U0226955

生物技术药物研究开发和质量控制

（第三版）

王军志　主编

科 学 出 版 社

北　京

内 容 简 介

近十年来，国内外生物技术药物无论在技术还是上市产品方面都取得了迅猛的发展。在创新生物技术药物研究开发过程中，质量控制和质量标准研究是保证其安全有效、顺利通过审评审批并成功上市的重要环节。

本书共分上、下两篇。上篇系统介绍了生物技术药物的上游研发、中试工艺、质量标准、临床前和临床研究及评价相关的共性技术问题；下篇介绍了12类生物技术药物的理化特性、生物学特性、质量控制要点和技术要求，特别增加了新产品的质量研究策略及新技术在质量控制中的应用。

本书反映了我国近十年来在生物技术药物质量研究领域的最新进展，可作为从事生物技术药物研究开发、质量控制、注册申报、审评审批和教学科研等人员的参考用书。

图书在版编目(CIP)数据

生物技术药物研究开发和质量控制 / 王军志主编. —3版. —北京：科学出版社，2018.6

ISBN 978-7-03-055150-4

Ⅰ.①生… Ⅱ.①王… Ⅲ.①生物制品-研究 Ⅳ.①R977

中国版本图书馆CIP数据核字(2017)第269315号

责任编辑：罗 静 刘 晶 / 责任校对：郑金红

责任印制：赵 博 / 封面设计：北京图阅盛世文化传媒有限公司

科学出版社出版

北京东黄城根北街16号

邮政编码：100717

http://www.sciencep.com

三河市春园印刷有限公司印刷

科学出版社发行 各地新华书店经销

*

2002年10月第 一 版 2024年10月第五次印刷

2007年10月第 二 版 开本：787×1092 1/16

2018年 6 月第 三 版 印张：72 3/4

字数：1 660 000

定价：498.00元

（如有印装质量问题，我社负责调换）

主 编 简 介

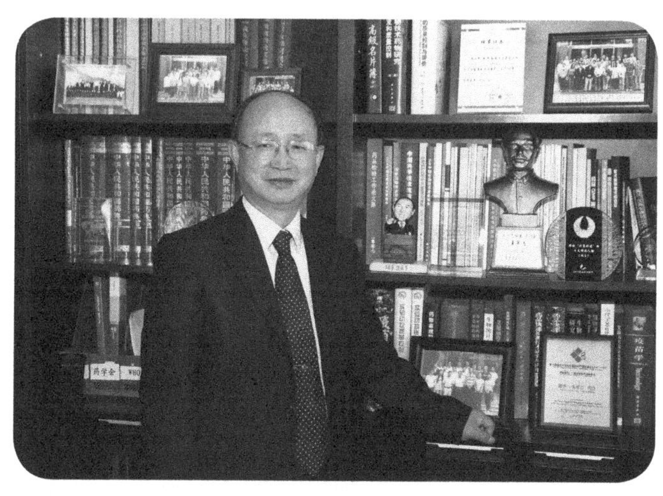

王军志，男，研究员。先后于1982年和1985年获得兰州医学院医学学士学位和医学硕士学位。1988年赴日本三重大学医学部留学，1993年获医学博士学位。1995年留学归国后，在中国药品生物制品检定所（2010年9月更名为“中国食品药品检定研究院”，即中检院）工作至今，先后任生化室副主任、主任、副所长、副院长，现为中检院学术委员会主任委员、生物制品检定首席专家、WHO生物制品标准化和评价合作中心主任、国家卫生计生委生物技术产品检定方法及其标准化重点实验室主任。

通过主持“重大新药创制”、863计划等16项国家级课题，突破系列技术瓶颈，建立了国际先进的生物药质量控制和安全评价关键技术体系，多项技术方法和标准被作为国家标准收录于《中华人民共和国药典》。在国家生物制品批签发、国家疫苗监管体系WHO认证、重大突发传染病防控中均提供了关键的技术支撑，为保障公众用药安全、促进创新生物药成果转化及参与国际竞争发挥了重要作用。推动中检院于2013年获批成为全球第七个、发展中国家唯一的WHO生物制品标准化和评价合作中心，提升了我国在国际生物药标准制定方面的话语权。

先后获得国家科技进步奖二等奖3项，国家技术发明奖二等奖1项，省部级一等奖2项、二等奖5项；中国药学会科学技术一等奖2项，中华预防医学会科学技术奖一等奖1项。以第一作者或通讯作者发表论文200余篇，其中包括在*Nature*、*Science*、*NEJM*、*The Lancet*等国际权威杂志发表的SCI论文90篇，总影响因子564.3；获得发明专利授权10项；培养硕士、博士和博士后40余人。先后获得“白求恩奖章”、全国优秀科技工作者、首届全国创新争先奖等荣誉。主要学术兼职包括：WHO生物制品标准化专家委员会（ECBS）委员、国家药典委员会生物技术专业委员会主任委员、中国药学会生物药品与质量研究专业委员会主任委员。

编委会名单

主　　编　王军志

编　　委（按姓氏笔画排序）

于传飞　卫江波　王　兰　王文波　王庆利　王军志
王春仁　王海学　王海彬　王敏力　王箐舟　史新昌
付　瑞　付志浩　白　玉　毕　华　刘　丽　刘春雨
孙　黎　李　波　李　萌　李　晶　李永红　李佐刚
杨　莉　杨　焕　杨化新　杨雅岚　吴勇杰　沈　琦
沈心亮　张　峰　张　慧　纳　涛　范文红　周　勇
孟淑芳　侯继锋　饶春明　贺　庆　秦　玺　袁宝珠
徐刚领　高　华　高　凯　陶　磊　常卫红　梁成罡
韩倩倩　傅道田　裴德宁　霍　艳

编辑秘书　付志浩　于传飞　陶　磊　秦　玺

序　一

1953 年 Watson 和 Crick 阐明 DNA 双螺旋结构是生命科学领域中的一项重大知识创新，开启了分子生物学时代。20 世纪 70 年代初限制性内切酶的发现和重组 DNA 技术的诞生，是生物技术领域的重要里程碑。1982 年重组胰岛素投放市场，是生物技术药物产业发展的起始。迄今全球已有 200 多种生物技术药物投放市场，对人类健康和经济发展做出了重要贡献。

我国的生物技术药物在国家 863 计划等项目支持下，自 1989 年重组干扰素 α1b 问世以来，目前已有四十余种生物技术药物获批上市，同时还有数百个生物技术药物处于临床研究的不同阶段，打破了国外同类制品的垄断，奠定了我国生物技术药物产业大发展的基础。

近年来诸多跨学科基础研究成果在生物技术药研发领域大量应用，在抗体工程、基因药物和疫苗、基因治疗、免疫细胞治疗和干细胞治疗等领域不断取得突破，创新生物技术产品不断涌现。由于生物技术药物本身理化特性和生物学活性的复杂性，为了将原始创新成果转化为产品，如何建立稳定工艺、质量控制标准，以及科学合理的临床前和临床评价方案，以保障产品的质量和安全显得尤为重要。

王军志研究员主编的《生物技术药物研究开发和质量控制》一书自 2007 年第二版出版以来，为我国生物技术药快速发展发挥了重要的技术指导作用，获得了业内广泛好评。此次重新修订仍分为上下两篇，上篇包括生物技术药物的研制开发、中试及生产工艺、质量控制体系、临床前安全与有效评价全过程的质量控制要点，以及对生物技术药物药学、非临床和临床研究技术审评的介绍，从而完善了自研发至临床研究全过程技术环节的系统介绍。下篇除更新了原有产品的进展，还新补充了近十年的新技术和新品种，以及质量研究方面的进展和实例。本书资料丰富，内容广泛，切合实际，集中反映了我国近十年来生物技术药物的质量研究成果和国际化进展，所提出的质量控制相关理论、方法、标准与国际先进水平相一致。相信本书的再版必将为我国生物技术产业的发展发挥重要的推动作用。

中国工程院院士

2017 年国家最高科学技术奖获得者

2017 年 12 月

序　二

党的十九大作出了中国特色社会主义进入新时代、我国社会主要矛盾已经转化为人民日益增长的美好生活需要和不平衡不充分的发展之间的矛盾等重大政治论断，确立了习近平新时代中国特色社会主义思想的历史地位。我国于 2017 年 6 月 24 日成为国际 ICH（人用药物注册技术要求国际协调会议）的正式成员国。“十一五”以来，我国的生物技术药物领域取得了一系列突破性进展。

自 2007 年王军志研究员主编的《生物技术药物研究开发和质量控制》（第二版）一书出版后，中国的生物制药行业又经历了蓬勃发展的十年，同时也正值国家“重大新药创制”科技重大专项两个五年计划实施的十年。在此期间，我国生物制药行业经历了由仿制为主到仿创结合、个别领域领跑的快速发展期。在重大专项的支持下，生物技术药物研发各关键环节的总体能力显著提升、产业化链条不断完善，支持了疫苗、重组蛋白和新型抗体等系列创新药和众多生物类似药完成临床前研究，通过国家审评进入到临床研究阶段，可以预测在 2020 年“十三五”规划结束时将有一大批生物药上市，极大改善我国在生物药领域依赖进口的局面。在生物技术药物研究开发过程中，由于其特有的理化性质和结构复杂的特点，使其在质控方法、质量标准和安全评价等方面有特殊的要求，每一环节均关系到公众用药的安全有效，也是保证新生物技术药物能否顺利上市的先决条件。该书具有较强的实用性，立足于为研发和质控一线人员提供有效的参考和指导，将成为众多研发企业和研究人员的重要参考书。

生物技术产业在经历了以重组细胞因子为代表的第一波产业发展后，目前正值以单抗药物为代表的第二波产业浪潮，以基因和细胞治疗为代表的新兴技术有望引领下一个十年的第三波产业浪潮。值此生物制药行业蓬勃发展之际，该书的再版很有必要。该书紧密结合当前生物技术药发展趋势，以及近年来国际监管科学的发展理念，纳入近十年的质量研究实践和经验，增加了大量新品种、新技术和新方法的内容，并配以大量的具体实例，特别对于发展较快的抗体类药物，补充了近年来的创新品种和相关质量研究成果。所增加的生物类似药章节，综合反映了 WHO、ICH 和 FDA 等国际监管科学研究机构在质量研究中的最新进展和发展趋势。该书的出版将在我国新一轮生物技术药的发展热潮中发挥重要作用。

该书的修订再版工作恰逢国家“十三五”的“重大新药创制”实施之际，通过总结我国生物技术药物质量控制领域近十年的研究成果，可以使生物技术药物研发者更好地了解国内外在质量控制方面的最新进展，对于引导我国生物技术产业健康发展、参与国际竞争并获取生物药物标准领域话语权具有积极的意义。

十一届全国人大常委会副委员长
“重大新药创制”科技重大专项总体组　技术总师
中国工程院院士

2017 年 12 月

序　　三

自 1982 年世界第一个基因工程药物人胰岛素面世以来，随着基因工程、细胞工程、酶工程、发酵工程等现代生物技术的发展，生物技术药物已成为全球重要的新兴产业，加速发展生物医药产业已成为各国的战略需求。我国自 1989 年上市第一个基因工程药物重组干扰素 α1b 以来，生物技术药物获得了快速发展，包括细胞因子、单克隆抗体、激素和酶等多种生物技术药物相继获批上市，并得到了广泛的临床应用。生物技术药已成为我国整个医药行业中增长最快的战略新兴产业。

生物技术药物不同于化学药物，其分子量大、结构复杂，且需要考虑免疫原性带来的影响，极大地增加了质量控制和临床研究的难度。随着技术的不断进步，诸如抗体偶联药物、双功能抗体、免疫检查点单抗、CAR-T 细胞治疗产品等创新药物不断涌现，给药物的质量评价带来了新的挑战。此外，随着早期生物技术药物专利不断到期，生物类似药的研发热度空前，生物类似药与原研药在生物学活性及理化性质方面的一致性评价标准的设定，也给我们带来新的考验。系统完善的质量评价体系不仅是保证生物技术药物安全、有效、质量可控的重要技术支撑，同时也是药物研发环节中保证其顺利通过审评审批进入临床研究及最终上市的重要环节。

该书适时再版，全面补充了国内外近十年来生物技术药物在研究开发、质量控制和质量标准等方面的最新进展，可以适应国内生物技术药物产业发展的需求，为各类新型药物从研发到临床的各个环节提供技术指导和规范化引导。希望该书的出版能够有效促进我国新型生物技术药物的研发进程，加速我国新型生物技术候选药物的成果转化，推动我国的生物技术药产业在创新水平、质量标准和国际化方面得到更好的发展。

中国工程院院士

沈倍奋

2017 年 12 月

序　四

生物技术是以现代生命科学原理为基础，综合多学科知识，采用各种先进生物工程技术手段，生产出所需药物或达到某种目的的技术。目前，生物技术已应用到医药、保健食品和日化产品等各个领域，尤其在新药研究、开发、生产和改造传统制药工业中得到日益广泛的应用，为制药工业带来了革命性的变化。

生物技术药物已经逐渐成为全球经济新的增长点，加速发展生物医药产业已成为各国的战略需求。我国自 1989 年首个基因工程药物重组干扰素 α1b 上市以来，经过近三十年的发展，生物技术药物已成为我国医药产业中增长最快的板块，并纳入我国的战略新兴产业，目前正迎来产业发展的重要机遇期。科学完善的质量评价体系是保证生物技术药安全有效、质量可控的重要技术支撑，也是医药产业转化医学链条中的关键环节。

该书 2002 年首次出版、2007 年出版第二版，15 年来为我国生物技术药物研发、质量控制和申报注册等起到了重要的技术指导作用。近年来国内外生物技术药物快速发展，新药及生物类似药不断涌现，该书在更新再版过程中，根据国际最新进展纳入了生物技术药物的新技术、新品种和新方法。上篇介绍了生物技术药物的研制开发、中试及生产工艺规范、质量控制体系建立、临床前安全与有效评价及临床研究等，梳理了自研发至临床研究全过程的各技术环节及其质量控制要点；下篇详细介绍了细胞因子、激素和酶、融合蛋白，特别是单抗药物、基因和细胞治疗等各类生物技术药物的研究进展和质量控制要点，并包含了大量质量控制方法及标准实例。该书内容广泛，资料翔实，集中反映了近十年来我国在生物技术药物质量评价研究领域的新成果，可以作为生物制药企业相关从业人员了解新药开发全过程的参考用书。相信该书的出版可以有效促进生物技术药质量控制研究成果的推广与应用，对于保证公众用药安全和促进产业发展将发挥重要的作用。

中国工程院院士

2017 年 12 月

前　言

《生物技术药物研究开发和质量控制》一书自2007年第二版出版以来，在生物技术药物研发领域得到了广泛应用。近十年来，国内外生物技术药物研究开发取得了重要进展和喜人成果，同时也对研发、质量控制和安全评价等环节提出了更高的要求。特别是美国FDA、EMA、WHO大力倡导系统的监管科学新理念，即在基础科学、应用科学和社会科学等多学科的基础上研究开发新的评价方法并制定标准，以保证产品的安全、有效和质量可控，为监管决策提供技术支撑。在国家“十一五”和“十二五”的“重大新药创制”重大专项课题“生物技术药物质量标准和质量控制技术平台”等项目的支持下，对生物技术药物质量控制相关的方法学、标准物质和质量标准进行了系统的研究，建立了比较完善的符合国际标准的生物技术药物技术评价支撑体系，通过新方法和新标准的应用，为我国创新生物药的研发和评价提供了重要的技术支持，这些研究内容正是国际上所倡导的监管科学的重要组成部分。2013年中国食品药品检定研究院通过WHO技术评估正式获批成为生物制品标准化与评价合作中心，标志着我国获得生物制品标准领域的国际话语权，同时为我国生物技术药物研发能力的提升和质量标准的国际接轨，以及推动产业的国际化创造了先决条件。为了及时总结近十年来我国在生物技术药物研发和质量研究方面取得的成果，应产业发展和广大读者的需求，我们对第二版进行了系统的补充修订。

《生物技术药物研究开发和质量控制》（第三版）分为上、下两篇。上篇主要介绍生物技术药物的上游研发、中试工艺、质量标准、临床前和临床研究及评价相关的共性技术问题，特别反映了近十年来国内外生物技术的进步、依托技术进步产生的新品种，以及在法规和技术指导原则方面的进展，根据当前关注的重点问题调整了部分章节。在上篇中较上一版补充了不同表达体系中试工艺及相关的过程质量控制，增加了“生物技术药物糖基化修饰分析”一章。在下篇针对品种的各论中，新增抗体类药物的最新进展和已上市产品的质量控制研究成果，针对国内外有突出进展的生物类似药的法规、技术评价原则和方法专门增设了“生物类似药质量评价”一章，增加了“融合蛋白药物”一章，将各类融合蛋白产品的质量控制特点予以介绍。为了突出服务生物技术药物产业发展的宗旨，在保留的各个章节中补充了针对CAR-T细胞治疗产品等新品种的质量研究策略和理念，以及基于转基因细胞技术的生物学活性测定等质控方法研究进展，进一步突出了该书较强实用性的特色。鉴于本人于 2013 年主编出版的《疫苗的质量控制与评价》一书中纳入了基因工程疫苗的相关章节，在本书中不再重复。

需要说明的是，在生物技术不断创新和高速发展的时代，本书历经三版，内容不断更新，尽量保证了相关技术要求和内容的连续性，其保障产品安全有效及服务产业发展的初心是不变的。本书作为质量研究相关的学术专著，不同于国家颁布的技术指导原则和指南，很多观点和方法要根据读者本人的研发实践来参考。尽管各位编者充分发挥了各自的专业特长和智慧，努力从技术层面将本领域的研究成果和经验呈现给读者，但鉴于医药生物技术的发展日新月异、生物技术药物领域新产品层出不穷，许多学术观点和技术方法仍然需要不断地更新和完善，不能完全满足需求，同时难免有差错，欢迎读者批评指正。

本人自 1995 年 8 月从日本学成归国以来，一直从事生物技术药物的质量研究工作，期间得到了中国食品药品检定研究院（原中国药品生物制品检定所）周海钧、李德富、桑国卫、李云龙、周国安、李成明、丁锡申等老领导的指导和帮助。在我本人主持的多项国家和省部级生物技术药物质量研究课题中得到了重组药物室、单克隆抗体产品室、激素室、细胞室、生物材料室、实验动物质量检测室、药理室、安评中心等部门同事的大力支持，同时也得到了国家药品审评中心和国家药典委专家的大力支持。我们共同完成的研究成果丰富了第三版的内容并增添了色彩，在此深表感谢！

在本书的编写过程中，非常荣幸得到了侯云德院士、桑国卫院士、沈倍奋院士和陈志南院士的指导并在百忙之中为本书欣然命序，谨代表全体编者深表谢意！

本书凝聚着全体编者的智慧和心血，除此之外还要感谢魏于全院士、郭中平、陈惠鹏、邵宁生、张哲如、王亚宁、范玉明等专家提出了很好的建议，感谢王飞志、王一平、曹俊霞在文献翻译和审阅校对中所做的贡献，感谢原生化室刘长暖、韩春梅、刘兰、田登安、丁有学、郭莹等同事的支持。许多生物技术药物研发单位的科研工作者也为部分章节提供了宝贵建议和参考资料，在此一并表示衷心感谢！

中国食品药品检定研究院生物制品检定首席专家

王军志

2018 年 1 月于北京

目　录

上　篇

第一章　生物技术药物发展概况……3
第一节　生物技术药物的开发和应用……4
一、生物技术药物关键技术的发展……4
二、生物技术药物应用现状……11
第二节　国外生物技术药物研究开发现状……19
一、美国生物技术药物研究开发现状……19
二、日本、韩国生物技术制药发展现状……24
三、欧洲国家生物技术制药发展现状……26
四、古巴生物技术制药发展现状……27
第三节　我国生物技术药物研究开发现状……28
一、重组蛋白……30
二、基因工程抗体……30
三、基因治疗……33
四、干细胞、免疫细胞和组织工程……34
五、基因工程疫苗……36
六、合成多肽药物……37
七、长效蛋白类药物……38
第四节　监管科学对我国生物技术药物发展的重要意义……40
一、监管科学的定义和国际沿革……40
二、我国生物技术药物标准和质量研究基础……41
三、我国在生物技术药物质量研究方面面临的挑战……42
四、加强监管科学研究，促进生物医药产业发展……43

第二章　生物技术药物的上游及中试研究……46
第一节　重组蛋白药物的上游及中试研究……46

一、重组蛋白药物的上游研究……47
二、重组蛋白药物的中试研究……53
第二节 抗体类药物的研究 ……58
一、工程细胞株的构建和筛选……58
二、细胞培养工艺研究……62
三、抗体类药物纯化工艺研究……67
第三节 基因治疗药物的上游及中试研究 ……74
一、基因治疗药物的上游研究……74
二、基因治疗药物的中试研究……77
第四节 制剂工艺和稳定性研究及复核样品的基本要求 ……84
一、制剂工艺研究……85
二、稳定性研究……87
三、复核样品的基本要求……89

第三章 生物技术药物的质量控制……94
第一节 概述 ……95
一、生物技术药物的定义和分类……95
二、国内外生物技术药物质量控制的相关法规和技术指南……98
三、生物技术药物质量控制的主要研究内容和原则…… 105
第二节 生物技术药物的质量控制要点 …… 108
一、生物学活性测定…… 108
二、蛋白质纯度检查…… 117
三、蛋白质含量测定…… 119
四、蛋白质药物理化性质的鉴定…… 121
五、糖基分析…… 127
六、残余杂质检测…… 129
七、安全性及其他检测项目…… 131
第三节 不同类型生物技术药物的质量控制 …… 133
一、单克隆抗体…… 133
二、基因治疗药物…… 135
三、基因工程疫苗…… 136
四、聚乙二醇化蛋白药物…… 137
五、合成多肽类药物…… 139
六、细胞治疗制品…… 139

第四章 生物技术药物检测方法的验证…… 145
第一节 生物技术药物检测方法的特点和种类 …… 145
一、生物技术药物及其检测方法的特点…… 145
二、生物技术药物检测方法的来源…… 145
三、生物技术药物的特殊检测方法…… 146

第二节　生物技术药物检测方法的验证要求 …… 146
一、专属性…… 147
二、线性…… 148
三、测定范围…… 148
四、准确性…… 149
五、精密度…… 150
六、检测限度…… 150
七、定量限度…… 151
八、耐用性…… 151
九、系统适用性…… 152
十、生物测定的特殊性…… 152
第三节　生物技术药物生物学活性测定方法的验证 …… 153
一、生物学活性测定方法验证应考虑的几个问题…… 153
二、采用96孔板测定生物学活性方法的验证 …… 153
三、生物学活性测定方法验证实例…… 155
第四节　生物技术药物生物学理化测定方法的验证 …… 157
一、理化测定方法验证应考虑的几个问题…… 157
二、理化测定方法验证实例…… 158

第五章　生物技术药物标准物质的研究…… 163
第一节　药品标准物质概述 …… 164
一、药品标准物质的历史…… 164
二、生物标准品效价的表示方法…… 174
三、生物标准物质的分类与意义…… 175
第二节　生物药品标准物质的研究 …… 179
一、药品标准物质的必备条件…… 179
二、生物标准物质原料的选择…… 180
三、生物标准物质的分装熔封…… 180
第三节　基因工程药物标准物质的质量要求 …… 182
一、原料检定…… 182
二、成品检定…… 182
三、标准品制备基本要求…… 183
四、协作标定…… 183
五、稳定性试验…… 190
六、rhTNF国家标准品的研究实例…… 190
第四节　理化测定标准品和工作标准品 …… 191
一、理化测定标准品…… 191
二、成品同质含量测定标准品…… 192
三、工作标准品的制备…… 193

第六章　生物技术药物生产 GMP 要求 …… 196
第一节　概述 …… 196
第二节　药品 GMP 的形成与发展 …… 197
第三节　生物技术药物生产质量管理规范的基本内容 …… 199
一、总则 …… 200
二、质量管理 …… 200
三、机构与人员 …… 201
四、厂房与设施 …… 204
五、设备 …… 207
六、物料与产品 …… 209
七、确认与验证 …… 211
八、文件管理 …… 216
九、生产管理 …… 218
十、质量控制与质量保证 …… 220
十一、委托生产与委托检验 …… 227
十二、产品发运与召回 …… 228
十三、自检 …… 228
十四、附则 …… 229
第四节　展望 …… 231

第七章　生物技术药物糖基化修饰分析 …… 233
第一节　糖基化修饰的基本概念 …… 233
一、糖基化的分类 …… 233
二、*N*- 糖的合成 …… 235
三、*N*- 糖的命名 …… 236
四、*N*- 糖质量控制的意义 …… 238
第二节　*N*- 糖结构对单克隆抗体结构和功能的影响 …… 239
一、*N*- 糖结构可维持单抗的构象 …… 239
二、*N*- 糖结构与 ADCC 的关系 …… 239
三、*N*- 糖结构与 CDC 的关系 …… 240
四、*N*- 糖结构与单抗半衰期的关系 …… 240
五、*N*- 糖结构与免疫原性的关系 …… 241
六、高唾液酸型糖型与抗炎作用之间的关系 …… 241
第三节　糖基化分析方法及应用举例 …… 241
一、完整糖蛋白质谱分析 …… 243
二、糖肽水平分析 …… 244
三、游离寡糖型分析 …… 245

第八章　生物技术药物病毒清除灭活及其验证 …… 251
第一节　病毒清除灭活概述 …… 251

第二节　病毒清除灭活的方法 …… 252
一、病毒清除灭活方法的选择及考虑 …… 252
二、常用病毒清除灭活的方法 …… 254
第三节　病毒清除灭活效果的验证 …… 260
一、病毒清除灭活验证病毒的选择 …… 261
二、病毒清除灭活效果验证试验的设计 …… 262
三、关于病毒清除灭活验证的说明 …… 265
四、病毒清除研究的局限性 …… 266
五、病毒清除研究的统计学分析 …… 267
六、病毒清除灭活方法的再验证 …… 268
第四节　病毒检测方法及应用 …… 268

第九章　生物技术药物的药效学研究 …… 282
第一节　生物技术药物的药效学概述 …… 282
一、生物技术药物的药效学特点与研究原则 …… 282
二、生物技术药物药效学研究的国内外相关技术指南 …… 283
第二节　生物技术药物药效学研究的主要关注点与要求 …… 284
一、对受试品的要求 …… 284
二、动物模型与种属的选择 …… 285
三、给药途径的选择 …… 294
四、给药剂量与量效关系、PK/PD 关系 …… 296
五、免疫原性对药效的影响 …… 298
第三节　抗体生物类似药的药效学研究 …… 299
一、体外比对研究与实例 …… 300
二、体内比对研究与实例 …… 302
第四节　免疫检查点抑制剂与免疫细胞治疗产品的药效学研究与挑战 …… 303
一、免疫检查点抑制剂药效标志物的应用与发展前景 …… 303
二、嵌合抗原受体 T 细胞的药效学研究与挑战 …… 304
三、转基因动物模型在免疫检查点抑制剂与免疫细胞治疗产品药效学研究中的应用 …… 305

第十章　生物技术药物的非临床安全性评价 …… 311
第一节　药物非临床研究质量管理规范（GLP）简介 …… 311
一、GLP 的历史和起源 …… 311
二、GLP 的目的和适用范围 …… 312
三、GLP 的基本原则和要求 …… 313
第二节　生物技术药物的非临床安全性评价指导原则及一般要求 …… 313
一、生物技术药物分类和特点 …… 313
二、生物技术药物非临床安全性评价的基本内容及要求 …… 314
第三节　抗体类药物的非临床安全性评价 …… 317

一、非临床安全性评价在抗体类药物研发过程中的统筹协调…… 317
二、抗体类药物分类、特点及非临床安全性评价关注点…… 318
三、抗体类药物非临床安全性评价一般原则…… 322
四、新型抗体类药物的非临床安全性评价策略和实例…… 323
五、抗体生物类似药的非临床安全性评价策略和实例…… 325
第四节　基因治疗类产品非临床安全性评价 …… 326
一、基因治疗产品分类、特点及非临床安全性评价关注点…… 326
二、基因治疗产品的非临床安全性评价一般原则…… 329
三、基因治疗产品的非临床安全性研究实例…… 330
第五节　细胞治疗产品的非临床安全性评价 …… 333
一、细胞治疗产品非临床安全性评价监管…… 333
二、细胞治疗产品非临床安全性评价关注点…… 333
三、细胞治疗产品非临床安全性评价一般原则…… 334
四、细胞治疗产品非临床安全性评价的主要内容…… 336
五、细胞治疗产品非临床安全性评价研究实例分析…… 338

第十一章　生物技术药物的非临床药代动力学和毒代动力学研究…… 349
第一节　生物技术药物非临床药代动力学研究 …… 349
一、生物技术药物药代动力学研究的目的和意义…… 349
二、生物技术药物药代动力学研究的特殊性和挑战…… 350
三、非临床药代研究技术指导原则和其他相关指导原则…… 353
四、生物技术药物非临床药代研究基本原则、方法和实验设计基本要求…… 354
五、研究报告的内容要求…… 358
第二节　生物技术药物非临床毒代动力学研究 …… 358
一、毒代动力学研究的目的和意义…… 358
二、生物技术药物的理化特性和代谢特点…… 359
三、毒代动力学的主要参数…… 360
四、生物技术药物毒代动力学研究方法…… 361
第三节　生物分析方法和技术 …… 365
一、中国、FDA 和 EMA 生物分析方法验证的指导原则要求和差异比较…… 365
二、生物分析方法和技术示例…… 369
第四节　生物技术药物非临床药代动力学研究评价示例 …… 372

第十二章　生物技术药物药学资料技术评价…… 375
一、工程细胞的构建、鉴定和细胞库的建立、检定等研究资料…… 375
二、原液生产工艺研究资料…… 379
三、制剂研究资料…… 381
四、表达产物结构确证资料…… 381
五、产品质量分析与质量标准研究资料…… 383
六、试制品的制造和检定记录…… 386

七、制造和检定规程草案及起草说明 …… 387
八、稳定性研究 …… 387
九、包装材料和其他接触材料 …… 387
十、药学申报资料常见问题 …… 388
十一、结语 …… 389

第十三章　治疗用生物制品非临床安全有效性资料的技术评价 …… 390
第一节　治疗用生物制品的主要特点 …… 390
一、质量控制特点 …… 391
二、生物学特点 …… 392
第二节　治疗用生物制品非临床安全有效性评价的基本考虑 …… 392
一、评价的一般原则和主要考虑 …… 392
二、非临床安全有效性评价的主要内容和具体考虑 …… 396
第三节　生物类似药非临床评价的特殊考虑 …… 400
一、关注点 …… 400
二、非临床安全有效性评价的基本考虑 …… 400

第十四章　生物技术药物临床研究质量控制和技术评价 …… 403
第一节　药物 GCP 和临床试验质量控制 …… 404
一、国际 GCP 发展和我国 GCP 制定 …… 404
二、临床试验质量控制和质量保证 …… 405
第二节　治疗性生物制品临床研究与评价 …… 407
一、新药临床研究基本考虑 …… 408
二、治疗用蛋白质药代动力学研究 …… 411
三、生物类似药临床研发与评价 …… 415
四、细胞治疗产品临床研究与评价 …… 420
第三节　预防性生物制品临床研究与评价 …… 425
一、新疫苗临床研究一般考虑 …… 425
二、疫苗临床相似性研究与评价 …… 426

下　　篇

第十五章　基因工程细胞因子类药物 …… 431
第一节　白细胞介素 …… 431
一、概述 …… 431
二、白细胞介素 -2 …… 433
三、白细胞介素 -4 …… 440
四、白细胞介素 -6 …… 445
五、白细胞介素 -11 …… 450

六、白细胞介素 -12 …… 455
七、白细胞介素 -15 …… 460
八、白细胞介素 -1 受体拮抗剂 …… 464
第二节　干扰素 …… 467
一、概述 …… 467
二、α 干扰素 …… 468
三、β 干扰素 …… 473
四、γ 干扰素 …… 475
五、ω 干扰素 …… 478
六、集成干扰素 …… 480
七、聚乙二醇干扰素 …… 483
第三节　肿瘤坏死因子 …… 486
一、概述 …… 486
二、肿瘤坏死因子 -α …… 487
三、肿瘤坏死因子相关凋亡诱导配体 …… 491
第四节　造血生长因子 …… 493
一、粒细胞集落刺激因子 …… 494
二、聚乙二醇粒细胞集落刺激因子 …… 498
三、粒细胞 - 巨噬细胞集落刺激因子 …… 501
四、巨噬细胞集落刺激因子 …… 506
五、干细胞因子 …… 508
六、促红细胞生成素 …… 512
七、聚乙二醇促红细胞生成素 …… 515
八、血小板生成素 …… 519
第五节　促生长因子 …… 521
一、表皮生长因子 …… 522
二、成纤维细胞生长因子 …… 525
三、神经生长因子 …… 530
四、睫状神经营养因子 …… 536
五、肝再生增强因子 …… 541
六、血管内皮生长因子 …… 544
七、转化生长因子 -β …… 547
八、角质细胞生长因子 -1 …… 551
九、角质细胞生长因子 -2 …… 555

第十六章　治疗用抗体 …… 565
第一节　抗体药物概述 …… 565
第二节　抗体药物质量研究要点 …… 569
一、国内外法规技术指南介绍 …… 569
二、抗体药物质量研究的共性问题 …… 570

第三节　单克隆抗体 …… 587
一、阿达木 …… 588
二、英夫利昔 …… 593
三、曲妥珠 …… 596
四、利妥昔 …… 599
五、西妥昔 …… 602
六、贝伐珠单抗 …… 604
七、巴利昔 …… 606
八、托珠单抗 …… 609
九、尼妥珠单抗 …… 612
第四节　抗体偶联药物 …… 615
一、抗体偶联药物的质量控制 …… 615
二、Trastuzumab Emtansine …… 621
三、Brentuximab vedotin …… 626
第五节　双特异性抗体 …… 628
一、双特异性抗体的质量控制 …… 629
二、重组抗 CD19 和 CD3 双特异性抗体 …… 630
第六节　抗体片段 …… 633
一、雷珠单抗 …… 633

第十七章　生物类似药质量评价 …… 638
第一节　生物类似药研发概况 …… 638
一、国外生物类似药的研发概况 …… 639
二、国内生物类似药的研发概况 …… 643
三、国内外生物类似药相关法规和技术指导原则 …… 644
第二节　生物类似药质量相似性研究 …… 648
一、生物类似药质量相似性评估理念 …… 648
二、生物类似药质量相似性研究实例 …… 649
第三节　FDA Tier 分级方法应用案例 …… 659
一、英夫利昔单抗生物类似药 …… 659
二、奥玛珠单抗生物类似药 …… 662

第十八章　融合蛋白药物 …… 670
第一节　概述 …… 670
一、融合蛋白药物的定义、特点及国内外发展前景 …… 670
二、融合蛋白药物的分类 …… 672
第二节　融合蛋白药物质量控制 …… 675
一、融合蛋白药物相关的国内外法规技术指南 …… 675
二、融合蛋白药物关键质量属性及质控方法介绍 …… 676
第三节　部分已上市及临床试验阶段融合蛋白药物的质量控制研究 …… 679

一、重组人Ⅱ型肿瘤坏死因子受体 -Fc 融合蛋白 …… 679
二、重组人细胞毒 T 淋巴细胞抗原 -4 抗体 Fc 融合蛋白 …… 681
三、重组人血小板生成素拟肽 -Fc 融合蛋白 …… 683
四、重组人血管内皮生长因子受体 -Fc 融合蛋白 …… 685
五、重组人粒细胞集落刺激因子 -Fc 融合蛋白 …… 688
六、胰高血糖素样肽 -1（GLP-1）受体激动剂类融合蛋白药物 …… 690
七、重组人干扰素 α2a-HSA 融合蛋白 …… 694
八、重组人促卵泡激素 -CTP 融合蛋白 …… 696

第十九章　基因工程激素类药物与合成肽 …… 703
第一节　基因工程蛋白质激素类药物 …… 703
一、重组人胰岛素 …… 703
二、重组人胰岛素类似物 …… 710
三、重组人生长激素 …… 715
四、聚乙二醇重组人生长激素 …… 720
五、重组人促卵泡刺激素 …… 726
六、重组人促黄体激素 …… 728
七、重组人绒促性素 …… 730
八、重组人促甲状腺激素 …… 732
九、重组人甲状旁腺激素 …… 734
十、重组类胰高血糖素 …… 736
第二节　多肽激素类药物 …… 739
一、艾塞那肽 …… 739
二、降钙素及其类似肽 …… 740
三、生长抑素及类似肽 …… 743
四、胸腺素 …… 747
五、促性激素释放素及其类似物 …… 751
六、缩宫素和加压素 …… 759

第二十章　重组酶类药物 …… 771
第一节　溶栓酶类药物概述 …… 771
一、基因工程溶栓药物的研究状况 …… 771
二、溶栓原理及其溶栓特异性 …… 772
三、生物来源的溶栓药物 …… 773
第二节　各类基因工程溶栓药物 …… 774
一、链激酶 …… 774
二、组织型纤溶酶原激活剂 …… 777
三、瑞替普酶 …… 782
四、TNK-tPA …… 784
五、尿激酶原 …… 786

六、葡激酶 ······ 790
第三节　其他重组酶类 ······ 792
一、超氧化物歧化酶 ······ 792
二、重组尿酸氧化酶 ······ 795
三、聚乙二醇化尿酸氧化酶 ······ 800
四、重组精氨酸酶 ······ 804
五、葡萄糖脑苷脂酶 ······ 807
第二十一章　基因工程凝血因子类药物与人血白蛋白 ······ 819
第一节　基因工程凝血因子类药物 ······ 819
一、重组激活的人凝血因子Ⅶ ······ 819
二、重组人凝血因子Ⅷ ······ 821
三、重组人凝血因子Ⅸ ······ 824
第二节　基因工程人血白蛋白 ······ 827
一、生产工艺 ······ 827
二、结构与理化性质 ······ 828
三、生物学功能 ······ 829
四、临床应用 ······ 829
五、质量控制标准 ······ 829
六、重组人血白蛋白质量研究的共性问题 ······ 835
第二十二章　其他生物技术药物 ······ 839
第一节　肿瘤血管生成抑制剂类药物 ······ 839
一、血管生成抑制剂概述 ······ 839
二、内皮抑素 ······ 841
三、人纤溶酶原 kringle 5 片段 ······ 846
四、其他内源性血管生成抑制剂 ······ 847
第二节　肿瘤疫苗 ······ 849
一、肿瘤疫苗的分类与进展 ······ 849
二、肿瘤疫苗作用机制 ······ 852
三、rhEGF-P64k 偶联肿瘤疫苗 ······ 853
四、rhEGF-CRM197 偶联肿瘤疫苗 ······ 855
五、重组人纽表位肽 12 ······ 856
六、胃泌素疫苗 ······ 857
七、HSP65-MUC1 融合蛋白 ······ 859
第三节　其他重组蛋白和多肽类药物 ······ 859
一、脑利钠肽 ······ 859
二、骨形成蛋白 ······ 862
三、心钠素 ······ 865
四、人降钙素基因相关肽脂质体 ······ 866

五、天花粉蛋白突变体…… 869
六、重组人纽兰格林…… 871

第二十三章 基因治疗药物…… 876
第一节 概述 …… 876
一、基因治疗药物研究进展简介…… 876
二、基因治疗药物的质量控制考虑要点…… 879
第二节 非复制型病毒载体类基因治疗药物 …… 883
一、非复制型腺病毒载体类基因治疗药物…… 883
二、腺相关病毒类基因治疗药物…… 891
三、仙台病毒载体类基因治疗药物…… 897
四、慢病毒载体类基因治疗药物…… 899
五、逆转录病毒载体类基因治疗药物…… 902
第三节 溶瘤病毒载体类基因治疗药物 …… 904
一、溶瘤腺病毒载体基因治疗药物…… 904
二、溶瘤单纯疱疹病毒载体基因治疗药物…… 908
三、溶瘤痘苗病毒载体基因治疗药物…… 912
第四节 非病毒载体类基因治疗药物 …… 915
一、裸质粒 DNA 基因治疗药物 …… 915
二、其他非病毒载体基因治疗药物…… 919
第五节 嵌合抗原受体 T 细胞（CAR-T）类基因治疗药物 …… 924
一、概述…… 924
二、CAR-T 细胞的结构 …… 925
三、CAR-T 细胞的生产流程和 cGMP 要求 …… 926
四、CAR-T 细胞的质量控制要点 …… 927

第二十四章 组织工程医疗产品…… 938
第一节 概述 …… 938
一、产品的定义和特性…… 938
二、主要分类…… 939
三、国内外研发现状、新进展及临床应用前景…… 940
四、质量研究的挑战…… 941
第二节 组织工程产品质量研究的重点及关键技术和方法 …… 942
一、国内外法规技术指南的特殊要求…… 942
二、质量控制研究的共性问题…… 944
第三节 组织工程医疗产品的临床前评价 …… 947
一、组织工程医疗产品的临床前研究…… 947
二、组织工程种子细胞的临床前评价…… 950

第四节　组织工程医疗产品具体品种质量标准介绍 …… 950
一、皮肤 …… 950
二、软骨 …… 954
三、肌腱 …… 956
四、角膜 …… 958

第二十五章　干细胞产品的质量控制 …… 962
第一节　干细胞治疗研究进展 …… 963
一、干细胞类型及相关产品分类 …… 963
二、国内外干细胞产品研发概况 …… 966
第二节　干细胞制备工艺及其与质量评价的关系 …… 968
一、干细胞的获取和扩增 …… 969
二、干细胞的诱导分化 …… 970
三、干细胞的特殊处理 …… 971
第三节　干细胞产品的质量控制 …… 973
一、干细胞产品的监管属性与质量属性 …… 974
二、干细胞产品的质量控制要求 …… 976
第四节　干细胞产品的质量评价内容及评价技术 …… 977
一、干细胞产品质量评价的主要内容 …… 977
二、干细胞产品质量评价规范 …… 979
三、代表性干细胞产品的质量评价及评价规范 …… 980

第二十六章　免疫细胞治疗制剂 …… 990
第一节　国内外免疫细胞治疗产品的管理现状 …… 991
一、美国对免疫细胞治疗产品的管理 …… 991
二、欧盟对免疫细胞治疗产品的管理 …… 993
三、日本对免疫细胞治疗产品的管理 …… 995
四、我国对免疫细胞治疗产品的管理 …… 998
第二节　国内外免疫细胞治疗制剂的研发现状 …… 1000
一、肿瘤浸润性 T 淋巴细胞 …… 1001
二、细胞因子诱导的杀伤细胞 …… 1001
三、树突状细胞治疗制剂 …… 1002
四、嵌合抗原受体 CAR T 细胞治疗制剂 …… 1003
五、TCR T 细胞治疗制剂 …… 1005
第三节　免疫细胞治疗产品的质量控制 …… 1007
一、免疫细胞治疗产品的复杂性及特殊性对质量控制的影响 …… 1007
二、免疫细胞治疗产品质量控制的考虑要点 …… 1009
三、免疫细胞治疗制剂质量控制项目设置的考虑 …… 1011

附　　录

附录 1　美国已批准的生物技术药物 ……1023
附录 2　我国生物技术药物研究开发进展表 ……1049
附录 3　理化特性一览表 ……1091

Contents

Part I

1. Development overview of biopharmaceuticals

1.1 Research, development and application of biopharmaceuticals

1.1.1 Development of key biopharmaceutical technologies

1.1.2 Current status of biopharmaceutical application

1.2 Current status of biopharmaceutical research and development overseas

1.2.1 Current status of biopharmaceutical research and development in United States of America

1.2.2 Current status of biopharmaceutical research and development in Japan and Republic of Korea

1.2.3 Current status of biopharmaceutical research and development in European countries

1.2.4 Current status of biopharmaceutical research and development in Cuba

1.3 Current status of biopharmaceuticals research and development in China

1.3.1 Recombinant proteins

1.3.2 Genetically engineered therapeutic antibodies

1.3.3 Gene therapies

1.3.4 Stem cells, immune cell therapies and tissue engineered medical products

1.3.5 Genetically engineered vaccines

1.3.6 Synthetic polypeptides

1.3.7 Long-acting therapeutic proteins

1.4 The significance of regulatory science to the development of biopharmaceuticals in China

1.4.1 The definition and international evolution of regulatory science

1.4.2 Research basis on the standards and quality of biopharmaceuticals in China

1.4.3 Challenges in the quality study of biopharmaceuticals in China

1.4.4 Strengthening the research of regulatory science to promote the development of biopharmaceutical industry

2. The research for upstream and pilot production of biopharmaceuticals

2.1 Upstream and pilot study of recombinant proteins

2.1.1 Upstream study

2.1.2 Pilot study

2.2 Upstream and pilot study of antibody drugs

2.2.1 Construction and screening of engineered cell lines

2.2.2 Study on cell culture processes

2.2.3 Study on purification processes of antibody drugs

2.3 Upstream and pilot study of gene therapy drugs

2.3.1 Upstream study of gene therapy drugs

2.3.2 Pilot study of gene therapy drugs

2.4 Formulation process and stability study of biopharmaceutical products, and basic requirements for sample review

2.4.1 Study of formulation processes

2.4.2 Stability study

2.4.3 Basic requirements for sample review

3. Quality control of biopharmaceuticals

3.1 Introduction

3.1.1 Definition and classification of biopharmaceuticals

3.1.2 Regulations and technical guidelines on quality control of biopharmaceuticals domestically and abroad

3.1.3 Quality control principles of biopharmaceuticals

3.2 Key points of quality control of biopharmaceuticals

3.2.1 Bioactivity detection

3.2.2 Protein purity detection

3.2.3 Protein content detection

3.2.4 Physicochemical identification of proteins

3.2.5 Glycosylation analysis

3.2.6 Residual impurity tests

3.2.7 Safety and other tests

3.3 Quality control of different types of biopharmaceuticals

3.3.1 Monoclonal antibodies

3.3.2 Gene therapy products

3.3.3 Genetically engineered vaccines

3.3.4 Pegylated proteins

3.3.5 Polypeptides

3.3.6 Cell therapy products

4. Validation for quality control methods of biopharmaceuticals
4.1 Classification and characteristics of quality control methods for biopharmaceuticals
4.1.1 Characteristics of quality control methods for biopharmaceuticals
4.1.2 Origin of quality control methods for biopharmaceuticals
4.1.3 Special quality control methods for biopharmaceuticals
4.2 Validation requirements for the quality control methods
4.2.1 Specificity
4.2.2 Linearity
4.2.3 Detection range
4.2.4 Accuracy
4.2.5 Precision
4.2.6 Detection limit
4.2.7 Quantitation limit
4.2.8 Robustness
4.2.9 System suitability
4.2.10 Particularity of bioassays
4.3 Validation of biological activity methods for biopharmaceuticals
4.3.1 Issues invovlved in the validation of biological activity methods
4.3.2 Validation of biological activity assay using 96-well plates
4.3.3 Examples of verification of biological activity assays
4.4 Validation of physicochemical methods for biopharmaceuticals
4.4.1 Issues invovlved in the validation of physicochemical methods
4.4.2 Examples of validation of physicochemical methods

5. Reference material study for biopharmaceuticals
5.1 Introduction of reference materials for drugs
5.1.1 History of reference materials for drugs
5.1.2 Potency indications of biological reference material
5.1.3 Classification and significance of biological reference material
5.2 Study of reference material for biopharmaceuticals
5.2.1 Prerequisites for pharmaceutical reference materials
5.2.2 Selection of raw materials for biological references
5.2.3 Filling and sealing for biological reference materials
5.3 Quality requirements for reference materials of genetically engineered proteins
5.3.1 Quality control of raw materials
5.3.2 Quality control of products
5.3.3 Basic requirements for the preparation of reference materials
5.3.4 Collaborative calibrations

5.3.5 Stability tests
5.3.6 Study example of national rhTNF bioassay reference material
5.4 Reference material for physicochemical analysis and working reference material
5.4.1 Reference material for physicochemical analysis
5.4.2 Homogeneous reference material for the content determination of the product
5.4.3 Preparation of working reference material

6. GMP Requirements for manufacture of biopharmaceuticals
6.1 General introduction
6.2 Generation and development of GMP
6.3 Basic contents of GMP for biopharmaceuticals
6.3.1 General principles
6.3.2 Quality control
6.3.3 Organizations and personnel
6.3.4 Workshop and facilities
6.3.5 Equipments
6.3.6 Raw materiels and products
6.3.7 Verification and validation
6.3.8 File management
6.3.9 Manufacture management
6.3.10 Quality control and assurance
6.3.11 Commissioned production and inspection
6.3.12 Product shipment and recall
6.3.13 Self-inspection
6.3.14 Supplementary rules
6.4 Prospects

7. Analysis of glycosylation modification of biopharmaceuticals
7.1 The basic concept of glycosylation modification
7.1.1 Classification of glycosylation
7.1.2 Synthesis of *N*-glycosylation
7.1.3 The naming of *N*-glycosylation
7.1.4 The significance of quality control of *N*-glycosylation
7.2 Influence of *N*-glycosylation on the structure and function of monoclonal antibodies
7.2.1 The *N*-glycosylation maintains the conformation of monoclonal antibodies
7.2.2 Relationship between *N*-glycosylation and ADCC
7.2.3 Relationship between *N*-glycosylation and CDC
7.2.4 Relationship between *N*-glycosylation and the half-life of monoclonal antibodies
7.2.5 Relationship between *N*-glycosylation and immunogenicity
7.2.6 Relationship between high-sialic acid glycoforms and anti-inflammatory action

7.3 Analytical methods of glycosylation and application examples
7.3.1 Mass spectrometric analysis of intact glycoprotein
7.3.2 Analysis of glycopeptides
7.3.3 Analysis of free oligosaccharides

8. Virus elimination、inactivation and validation for biopharmaceuticals
8.1 General introduction
8.2 Methods for virus elimination and inactivation
8.2.1 Considerations and selection of virus elimination and inactivation methods
8.2.2 General methods for virus elimination and inactivation
8.3 Validation of virus elimination and inactivation
8.3.1 Selection of virus for its validation of elimination and inactivation
8.3.2 Validation design for virus elimination and inactivation
8.3.3 Comments on validation of virus elimination and inactivation
8.3.4 Limitations of the studies on virus elimination and inactivation
8.3.5 Statistic analysis on virus elimination and inactivation studies
8.3.6 Revalidation for the methods of virus elimination and inactivation
8.4 Methods and application for virus detection

9. Pharmacodynamics study on biopharmaceuticals
9.1 Pharmacodynamics overview of biopharmaceuticals
9.1.1 Pharmacodynamics characteristics and study principles of biopharmaceuticals
9.1.2 Technical guidelines for the study of pharmacodynamics of biopharmaceuticals domestically and abroad
9.2 The main concerns and requirements of pharmacodynamics study on biopharmaceuticals
9.2.1 Requirements for experiment subject
9.2.2 Selection of animal model and species
9.2.3 Selection of administration routes
9.2.4 Relationship between dosage and dose-effect, relationship between PK and KD
9.2.5 Influence of immunogenicity on drug efficacy
9.3 Pharmacodynamics study on antibody biosimilars
9.3.1 *In vitro* comparability and cases
9.3.2 *In vivo* comparability and cases
9.4 Pharmacodynamics study and challenge of immune checkpoint inhibitors and immune cell therapy products
9.4.1 Application and development prospect of efficacy markers in immune checkpoint inhibitors
9.4.2 Pharmacodynamics study and challenge of chimeric antigen receptor T cell products
9.4.3 Application of transgenic animal disease models in pharmacodynamics study of

immune checkpoint inhibitors and immune cell therapy products

10. Preclinical safety evaluation of biopharmaceuticals

10.1 Introduction of Good Laboratory Practice (GLP) for preclinical safety evaluation of drugs

10.1.1 History and origin of GLP

10.1.2 Objective and scope of GLP

10.1.3 Basic principles and requirements of GLP

10.2 Guidelines and general requirements of preclinical safety evaluation of biopharmaceuticals

10.2.1 Classification and characteristics of biopharmaceuticals

10.2.2 Basic contents and requirements of preclinical safety evaluation of biopharmaceuticals

10.3 Preclinical safety evaluation of antibody drugs

10.3.1 Coordination of preclinical safety evaluation process in the research and development of antibody drugs

10.3.2 Classification and characteristics of antibody drugs and concerns of preclinical safety evaluation

10.3.3 General principles for preclinical safety evaluation of antibody drugs

10.3.4 Examples of preclinical safety evaluation of new-type antibody drugs

10.3.5 Strategies and examples of preclinical safety evaluation of antibody biosimilars

10.4 Preclinical safety evaluation of gene therapy products

10.4.1 Classification and characteristics of gene therapy products and concerns of preclinical safety evaluation

10.4.2 General principles for preclinical safety evaluation of gene therapy products

10.4.3 Examples of preclinical safety evaluation of gene therapy products

10.5 Preclinical safety evaluation of cell therapy products

10.5.1 Supervision on preclinical safety evaluation of cell therapy products

10.5.2 Concerns for preclinical safety evaluation of cell therapy products

10.5.3 General principles for preclinical safety evaluation of cell therapy products

10.5.4 Main contents of preclinical safety evaluation of cell therapy products

10.5.5 Examples of preclinical safety evaluation of cell therapy products

11. Preclinical pharmacokinetics and toxicokinetics study of biopharmaceuticals

11.1 Preclinical pharmacokinetics study of biopharmaceuticals

11.1.1 Objective and significance of preclinical pharmacokinetics study of biopharmaceuticals

11.1.2 Particularities and challenges of preclinical pharmacokinetics study of biopharmaceuticals

11.1.3 Technical and other relevant guidelines for preclinical pharmacokinetics study of biopharmaceuticals

11.1.4 General principles, methods and basic experimental design requirements for preclinical pharmacokinetics study of biopharmaceuticals

11.1.5 Requirements for pharmacokinetics study reports
11.2 Preclinical toxicokinetics study of biopharmaceuticals
11.2.1 Objective and significance of toxicokinetics study
11.2.2 Physicochemical properties and metabolic characteristics of biopharmaceuticals
11.2.3 Major parameters of toxicokinetics
11.2.4 Study methods of toxicokinetics study of biopharmaceuticals
11.3 Bioanalytical methods and techniques
11.3.1 Comparison of guidelines and requirements in bioanalytical methods between China, FDA, and EMA
11.3.2 Examples for bioanalytical methods and techniques
11.4 Examples for preclinical pharmacokinetics study of biopharmaceuticals

12. Technical review of CMC documents
12.1.1 Study data on construction and identification of engineered cells, establishment and quality control of cell banks, and etc.
12.1.2 Study data on production process of bulks
12.1.3 Study data on products
12.1.4 Structure conformation data of expressed products
12.1.5 Study data on quality control and specification of the product
12.1.6 Records of manufacture and quality control of the pre-industrial product
12.1.7 Protocol description of manufacture and quality control requirement
12.1.8 Stability study
12.1.9 Package materials and other contact materials
12.1.10 Common issues in dossier of CMC application
12..1.11 Conclusion

13. Technical review of preclinical safety and efficiency documents of biotherapeutics
13.1 Main characteristics of biotherapeutics
13.1.1 Quality control characteristics
13.1.2 Biological characteristics
13.2 Basic considerations on evaluation of non-clinical safety and efficacy of biotherapeutics
13.2.1 The general principles on review and the main considerations
13.2.2 The main contents and specific considerations of preclinical safety and efficiency evaluation
13.3 Special considerations of preclinical evaluation of biosimilars
13.3.1 Concerns
13.3.2 Basic considerations of preclinical safety and efficiency evaluation

14. Quality control and technical review of clinical study of biopharmaceuticals
14.1 GCP and quality control of clinical study
14.1.1 International development of GCP and GCP formulation in China

14.1.2 Quality control and assurance for clinical study
14.2 Clinical study and review for biotherapeutics
14.2.1 General considerations for clinical study of new drug
14.2.2 Clinical study and review for pharmacokinetics study of therapeutic proteins
14.2.3 Clinical study and review of biosimilars
14.2.4 Clinical study and review of cell therapy products
14.3 Clinical study and review of anaphylactic biologics
14.3.1 General considerations for clinical study of new vaccine
14.3.2 Study and review of clinical similarity of vaccines

Part Ⅱ

15. Genetically engineered cytokine
15.1 Interleukin
15.1.1 Introduction
15.1.2 Interleukin 2, IL-2
15.1.3 Interleukin 4, IL-4
15.1.4 Interleukin 6, IL-6
15.1.5 Interleukin 11, IL-11
15.1.6 Interleukin 12, IL-12
15.1.7 Interleukin 15, IL-15
15.1.8 Interleukin-1 receptor antagonist
15.2 Interferon, IFN
15.2.1 Introduction
15.2.2 IFN- α
15.2.3 IFN- β
15.2.4 IFN- γ
15.2.5 IFN- ω
15.2.6 Consensus IFN
15.2.7 PEG-IFN
15.3 Tumor necrosis factor, TNF
15.3.1 Introduction
15.3.2 TNF- α
15.3.3 TNF associated apoptosis-induce ligand
15.4 Hemopoietic growth factor
15.4.1 Granulocyte colony-stimulating factor, G-CSF
15.4.2 Pegylated G-CSF
15.4.3 Granulocyte macrophage colony stimulating factor, GM-CSF

15.4.4 Macrophage colony stimulating factor, M-CSF
15.4.5 Stem cell factor
15.4.6 Erythropoietin, EPO
15.4.7 PEG-EPO
15.4.8 Thrombopoietin, TPO
15.5 Somatomedin, SM
15.5.1 Epidermal growth factor, EGF
15.5.2 Fibroblast growth factor, FGF
15.5.3 Nerve growth factor, NGF
15.5.4 Ciliary neurotrophic factor, CNTF
15.5.5 Augmenter of liver regeneration, ALR or hepatocyte growth factor, HGF
15.5.6 Vascular endothelial growth factor, VEGF
15.5.7 Transforming growth factor-β, TGF-β
15.5.8 Keratinocyte growth factor 1, KGF-1
15.5.9 Keratinocyte growth factor 2, KGF-2

16. Therapeutic antibody
16.1 General introduction
16.2 Key points in the quality control of antibody drugs
16.2.1 Introduction of regulations and technical guidelines in domestic and abroad
16.2.2 Common issues in the quality study of antibody drugs
16.3 Monoclonal antibodies
16.3.1 Adalimumab
16.3.2 Infliximab
16.3.3 Trastuzumab
16.3.4 Rituximab
16.3.5 Cetuximab
16.3.6 Bevacizumab
16.3.7 Basiliximab
16.3.8 Tocilizumab
16.3.9 Nimotuzumab
16.4 Antibody-drug conjugates, ADC
16.4.1 Quality control of antibody-drug conjugates
16.4.2 Trastuzumab Emtansine
16.4.3 Brentuximab vedotin
16.5 Bispecific antibody
16.5.1 Quality control of bispecific antibody
16.5.2 Recombinant anti-CD19 and CD3 bispecific antibody
16.6 Antibody fragment

16.6.1 Lucentis

17. Quality evaluation of biosimilars

17.1 Research and development of biosimilars

17.1.1 Research and development of biosimilars abroad

17.1.2 Research and development of biosimilars in domestic

17.1.3 Relevant regulations and technical guidelines of biosimilars in domestic and abroad

17.2 Study on quality similarity of biosimilars

17.2.1 Concept of quality similarity assessment

17.2.2 Examples of quality similarity of biosimilars

17.3 Applicational examples of FDA Tier approach

17.3.1 Biosimilar of Infliximab

17.3.2 Biosimilar of Omalizumab

18. Fusion protein drug

18.1 Introduction

18.1.1 Product definition, characteristics and development status at home and abroad

18.1.2 Main classification

18.2 Quality control of fusion protein drugs

18.2.1 Technical guidelines and regulations for fusion protein drugs in domestic and abroad

18.2.2 Critical quality attributes and methods of fusion protein drugs

18.3 Quality control study of some fusion protein drugs approved and in clinical trials

18.3.1 rhTNFR-Fc

18.3.2 rhCTLA4-Fc

18.3.3 rhTPO analogue-Fc

18.3.4 rhVEGFR-Fc

18.3.5 rhG-CSF-Fc

18.3.6 rhGLP-1R agonist fusion protein

18.3.7 rhIFNα2a-HSA

18.3.8 rhFSH-CTP

19. Genetically engineered hormones and polypeptides

19.1 Genetically engineered proteohormone drugs

19.1.1 Recombinant human insulin

19.1.2 Recombinant human insulin analog

19.1.3 Recombinant human growth hormone, r-hGH

19.1.4 Pegylated recombinant human growth hormone

19.1.5 Recombinant human follitropin, r-hFSH

19.1.6 Recombinant human lutropin, r-hLH

19.1.7 Recombinant human chorionic gonadotrophin, r-hCG
19.1.8 Recombinant human thyroid-stimulating hormone, TSH
19.1.9 Recombinant human parathyroid hormone
19.1.10 Recombinant glucagon analogue
19.2 Polypeptide hormone
19.2.1 Exenatide
19.2.2 Calcitonin and its analogue
19.2.3 Somatostatin and its analogue
19.2.4 Thymasin, TM
19.2.5 Gonadorelin and its analogue
19.2.6 Oxytocin and antidiuretin

20. Recombinant enzyme drugs
20.1 Overview of thrombolytic enzyme drugs
20.1.1 Current research and development situation of genetically engineered thrombolytic drug
20.1.2 Thrombolytic principle and specificity
20.1.3 Biologically derived thrombolytic drugs
20.2 Classification of genetically engineered thrombolytic drugs
20.2.1 Streptokinase
20.2.2 Tissue plasminogen activator, tPA
20.2.3 Reteplase
20.2.4 TNK-tPA
20.2.5 Pro-urokinase
20.2.6 Staphylokinase
20.3 Other recombinant enzymes
20.3.1 Superoxide dismutase, SOD
20.3.2 Recombinant urico-oxidase, rUOX
20.3.3 Pegylated recombinant urico-oxidase
20.3.4 Recombinant arginase
20.3.5 Glucocerebrosidase

21. Genetically engineered blood coagulation factor and human serum albumin
21.1 Genetically engineered blood coagulation factor
21.1.1 Recombinant human activated coagulation factor Ⅶ, rF Ⅶa
21.1.2 Recombinant human coagulation factor Ⅷ, rF Ⅷ
21.1.3 Recombinant human coagulation factor Ⅸ, rF Ⅸ
21.2 Genetically engineered human serum albumin
21.2.1 Manufacture process
21.2.2 Physicochemical properties, structure, and functions

21.2.3 Biological functions
21.2.4 Clinical application
21.2.5 Quality control standard
21.2.6 Common issues in the quality study of recombinant human serum albumin

22. Other biopharmaceuticals
22.1 Angiogenesis inhibitors
22.1.1 Introduction to angiogenesis inhibitor
22.1.2 Endostatin
22.1.3 Kringle 5 fragment of human plasminogen
22.1.4 Other endogenous angiogenesis inhibitor
22.2 Tumor vaccines
22.2.1 Classification and progression of tumor vaccines
22.2.2 Action mechanism of tumor vaccines
22.2.3 rhEGF-P64k conjugated tumor vaccine
22.2.4 rhEGF-CRM197 conjugated tumor vaccine
22.2.5 Recombinant human neu epitope peptide 12
22.2.6 Gastrin vaccine
22.2.7 HSP65-MUC1 fusion protein
22.3 Other recombinant proteins and peptides
22.3.1 Brain natriuretic peptide, BNP
22.3.2 Bone morphogenetic protein, BMP
22.3.3 Atrial natriuretic polypeptide, ANP
22.3.4 Human calcitonin gene-related peptide liposome, CT/CGRP
22.3.5 Trichosanthin mutant, TCS
22.3.6 Recombinant human neuregulin

23. Gene therapy products
23.1 Overview
23.1.1 Introduction to the development of gene therapy products
23.1.2 Key points for consideration of quality control of gene therapy products
23.2 Non-replicative viral vector gene therapy products
23.2.1 Non-replicative adenovirus vector gene therapy products
23.2.2 Adeno-associated viral vector gene therapy products
23.2.3 Sendai virus vector gene therapy products
23.2.4 Lentivirus vector gene therapy products
23.2.5 Retrovirus vector gene therapy products
23.3 Oncolytic virus vector gene therapy products
23.3.1 Oncolytic adenovirus vector gene therapy products
23.3.2 Oncolytic herpes simplex virus vector gene therapy products

23.3.3 Oncolytic poxvirus vector gene therapy products
23.4 Non-viral vector gene therapy products
23.4.1 Nude plasmid DNA gene therapy products
23.4.2 Other non-viral vector gene therapy products
23.5 Chimeric antigen receptor T cell (CAR-T) gene therapy products
23.5.1 Introduction
23.5.2 The architecture of CAR-T
23.5.3 Manufacture process and cGMP requirements of CAR-T
23.5.4 Key points of quality control of CAR-T

24. Tissue engineered medical products
24.1 Overview
24.1.1 Product definition and characteristics
24.1.2 Main classification
24.1.3 Research and development status, new progress and clinical application prospect in domestic and abroad
24.1.4 Challenges of quality research
24.2 Focus and key technologies and methods of quality control for tissue engineered products
24.2.1 Special requirements for technical guidelines in domestic and abroad
24.2.2 Common issues in quality control study
24.3 Preclinical evaluation of tissue engineered medical products
24.3.1 Preclinical study of tissue engineered medical products
24.3.2 Preclinical evaluation of tissue engineering seeding cells
24.4 Introduction to quality standards for specific tissue engineered medical products
24.4.1 Skin
24.4.2 Cartilage
24.4.3 Tendon
24.4.4 Cornea

25. Quality control of stem cell therapy products
25.1 Research progresses of stem cell therapy
25.1.1 Classification and related products of stem cells
25.1.2 Research and development of stem cell products in domestic and abroad
25.2 Process of stem cell preparation and its relationship with quality evaluation
25.2.1 Acquisition and amplification of stem cells
25.2.2 Induced differentiation of stem cells
25.2.3 Special treatment of stem cells
25.3 Quality control for stem cell therapy products
25.3.1 Quality attributes of stem cell products

25.3.2 Quality control requirements for stem cell products

25.4 Quality evaluation contents and techniques of stem cell products

25.4.1 Main contents of quality evaluation of stem cell products

25.4.2 Standard for quality evaluation of stem cell products

25.4.3 Quality evaluation and evaluation specification of representative stem cell products

26. Immune cell therapy products

26.1 Management of immune cell therapy products at home and abroad and construction of related laws and regulations

26.1.1 Management of immune cell therapy products in the United States of America

26.1.2 Management of immune cell therapy products in the European Union

26.1.3 Management of immune cell therapy products in Japan

26.1.4 Management of immune cell therapy products in China

26.2 Research progress of immune cell therapy products at home and abroad

26.2.1 Tumor infiltrating T cell

26.2.2 Cytokine-induced T cell

26.2.3 Dendritic cell

26.2.4 Chimeric antigen receptor T cell

26.2.5 Genetically modified T cell receptor T cells

26.3 Quality control considerations for immune cell therapy products

26.3.1 Effects of complexity and specificity of immune cell therapy products on quality control

26.3.2 Key points for quality control of immune cell therapy products

26.3.3 Considerations on the quality control items of immune cell therapy products

Appendix

Appendix 1 Biopharmaceuticals approved by the United States of America

Appendix 2 Research and development progress of biopharmaceuticals in China

Appendix 3 List of physicochemical properties

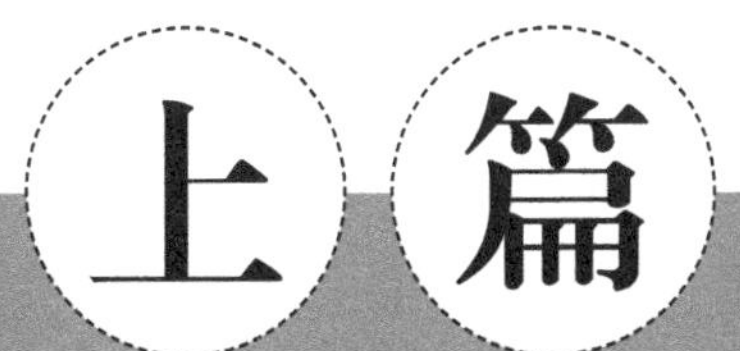

上篇

第一章

生物技术药物发展概况

生物技术药物是集生物学、医学、药学的先进技术为一体，以组合化学、药物基因组学、合成生物学、生物信息学等高新技术为依托，以分子遗传学、分子生物学、生物物理等基础学科的突破为后盾形成的产业。生物技术是指对有机体的操作技术，它涉及生物或其各种组分的实际应用，横跨了众多现代和传统工业。

在我国的悠久历史中，早期的生物技术在人们的生活中无处不在。在石器时代的后期，我国人民就擅长酒精发酵；在公元前 2 世纪，我国人民就能制作豆腐、酱油和酿醋，所用基本技术沿用至今；到了明朝，人痘接种已经普及，这种疫苗的接种技术还通过著名的丝绸之路传入了欧洲。

近代以来，应用现代技术从生物体中提取了大量的药物成分应用于临床。第二次世界大战期间，在英国细菌学家弗莱明和另外两位科学家的努力下，从青霉菌中提取出了抗感染药物青霉素；1947 年，美国科学家瓦克斯曼从放线菌中得到了治疗结核病的链霉素。

现代生物技术的基础是生命科学，而生命科学的支柱是遗传学。100 多年前，孟德尔通过豌豆试验观察到了遗传现象的一些规律，提出了遗传因子的概念。1953 年，Watson 和 Crick 提出了脱氧核糖核酸（DNA）的双螺旋结构模型，阐明了它是遗传信息的携带者。DNA 分子是所有生命机体发育和繁殖的蓝本。到 20 世纪 70 年代，DNA 重组技术得以发展。它向人们提供了一种可根据人们的意愿来操作基因、改造基因的手段，新的基因信息可以转入生命体中，用以改造谷物和家畜品种，或生产有效药物，或制作疫苗和一系列蛋白质，或进行基因治疗。这是人类科学技术史上一大进步，也是人类征服自然的一个里程碑。从此，人们可以越过生物体的种属屏障，干预和改造自然界的生物体，用以生产人体不能生成或缺乏的核酸、蛋白质等药物。

现在，世界生物制药技术的产业化已进入高速增长期，生物技术已应用和渗透到医药等各个领域，生物制药产业已成为最活跃、进展最快的产业之一。不论是发达国家还是发展中国家，都把生物技术医药确定为 21 世纪科技发展的关键技术和新兴产业。

第一节　生物技术药物的开发和应用

一、生物技术药物关键技术的发展

1953 年，Watson 和 Crick 提出的脱氧核糖核酸（DNA）双螺旋结构模型，阐明了生物有机体遗传物质的基本结构，是分子生物学和现代生物技术发展的里程碑。随后 20 年的新发现和新突破，为现代生物技术的发展和应用奠定了基础。

生物技术药物最能代表医药高科技发展的方向和水平，从重组人胰岛素到干扰素再到单克隆抗体，它们挽救、延长了众多患者的生命，提高了深受糖尿病、感染性疾病、癌症和血友病等疾病困扰的患者的生活质量。随着生物技术水平的提升，科学家对于疾病有了更深层次、更多角度的认识，生物技术药物将不断走向成熟。伴随着人们收入的提高，更多的患者将会选择生物技术药物。2006 年全球生物技术药物销售额为 790 亿美元，在全部类型药物的销售额中占比仅为 14%；至 2013 年，全球生物技术药物销售额增至 1650 亿美元，占比提高至 22%。2013 年我国生物技术药物的市场销售额达到 1085 亿元人民币。预计到 2020 年，全球生物技术药物销售额将达 2910 亿美元，其占比将超过 25%。尽管生物技术药物在整个医药市场增长较为平缓，但在全球销售额排名前 100 位药物中却增长较快。例如，2006 年，其占比仅为 21%；2013 年则增至 45%；预计 2020 年将超过 50%，达 52%。截止到 2016 年，全球处于临床至上市阶段的生物技术药物共 4747 个，与化学合成药物的规模比例已缩小至 1∶1.34，其中处于临床Ⅲ期的约有 470 个，全球范围内近两年有望获得上市批准的生物技术药物有 242 个，主要适应证为类风湿性关节炎、丙型肝炎、非胰岛素依赖型糖尿病、银屑病和肿瘤等。

生物技术药物的优势在于：大量生产过去难以获得的生理活性物质和多肽；挖掘更多的生理活性物质和多肽；改造内源生理活性物质；可获得新型化合物，扩大药物筛选来源。与传统的化学合成药物相比，借助 DNA 重组技术生产的生物技术药物越来越显示其优势特点。生物技术药物最大的优势是根据疾病的致病机制来设计。因此，当许多传统药物束手无策或是疗效不佳时，生物技术药物的优势就越加明显。自第一个生物技术药物上市 30 多年以来，越来越多的生物技术药物上市，并展现出极大的市场潜力，对人类健康的贡献不断增大。随着各种生物技术的不断完善、发展和更新，必将推动生物技术药物领域的持续活跃。

当代生物技术的主要进展如表 1-1 所示。

表 1-1　生物制药发展的主要事件

年份	事件
1953	DNA 双螺旋结构的发现
1958	实验证实 DNA 的半保留复制，提出了中心法则
1966	破译全部遗传密码

续表

年份	事件
1970	发现限制性内切核酸酶
1971	第一次完全合成基因
1972	得到了第一个体外重组 DNA 分子
1973	用限制性内切核酸酶和连接酶第一次完成 DNA 的切割与连接，揭开了基因重组的序幕
1975	杂交瘤技术创立，揭开抗体工程序幕
1977	第一次在细菌中表达人类基因
1977	第一代基因测序技术诞生
1978	基因重组人胰岛素在大肠杆菌中成功表达
1982	FDA 批准了第一个基因重组生物药物——胰岛素 Humulin 上市，揭开生物制药的序幕
1982	第一个用酵母表达的基因工程产品胰岛素 Novolin 上市
1983	PCR 技术出现
1984	嵌合抗体技术创立
1986	人源化抗体技术创立
1986	第一个治疗性单克隆抗体药物 Orthoclone OKT3 获准上市，用于防止肾移植排斥
1986	第一个基因重组疫苗上市（乙肝疫苗，Recombivax-HB）
1986	第一个抗肿瘤生物技术药物干扰素 α（Intron A）上市
1987	第一个用动物细胞（CHO）表达的基因工程产品 t-PA 上市
1989	目前销售额最大的生物技术药物 EPO-α 获准上市
1989	第一代 CAR-T 细胞免疫治疗技术诞生
1990	（噬菌体展示）人源抗体制备技术创立
1992	中国第一个基因工程产品——干扰素 α1b 上市
1994	第一个基因重组嵌合抗体 ReoPro 上市
1996	第一个克隆动物“多莉”羊诞生
1997	第一个肿瘤治疗的治疗性抗体 Rituxan 上市
1997	第一个组织工程产品——组织工程软骨 Carticel 上市
1998	第一个反义寡核苷酸药物 Vitravene 上市，用于治疗 AIDS 患者由巨细胞病毒引起的视网膜炎
1998	Neupogen 成为生物技术药物中的第一个重磅炸弹（年销售过 10 亿美元）
1998	第一次分离培养了人胚胎干细胞
2000	人类基因组草图绘制
2002	第一个治疗性人源抗体 Humira 获准上市
2004	中国批准了第一个基因治疗药物——重组人 p53 腺病毒注射液
2005	第二代基因测序技术诞生
2006	第一个宫颈癌疫苗 Gardasil 上市
2006	第一个生物类似药重组人生长激素获准上市
2006	中国批准了第一个单抗类药物——碘［^{131}I］肿瘤细胞核人鼠嵌合单克隆抗体注射液

续表

年份	事件
2010	第三代基因测序技术诞生
2012	治疗脂蛋白酯酶缺乏症的基因治疗药物 Glybera 上市
2012	CRISPR 基因编辑技术诞生
2015	第一个溶瘤病毒疗法药物 T-Vec 获批
2017	第一个 CAR-T 疗法 Kymriah 获 FDA 批准上市

（一）基因操作技术

基因操作技术是现代生物技术的核心技术，分为以下几个方面。

1. 基因克隆技术

基因克隆技术包括定位克隆技术和差异克隆技术，利用这一技术可以分离和克隆与疾病相关的基因，并应用于临床研究和治疗。蛋白质构象克隆技术可直接克隆出具有一定功能的蛋白质结构域基因序列，为分析和组建新蛋白质结构提供了高效技术支持。此外，将包含有全部基因信息的体细胞核放入去核卵细胞中可以发育成与细胞核供体遗传性状相同的新个体。克隆羊的成功问世，标志着克隆整体动物技术已趋成熟。我国克隆猴的成功，标志着我国在克隆整体动物技术上已达到世界领先水平。

2. 基因表达技术

基因表达技术是基因工程技术的核心。至今，人们已建立了许多基因表达系统，既有原核生物基因表达系统，也有真核生物基因表达系统，不同的表达系统有各自的特点。原核生物表达系统包括大肠杆菌表达系统、芽孢杆菌表达系统和链霉菌表达系统。原核生物转录增强子的发现不仅说明原核生物也有类似真核生物的转录调控机制，而且为我们提高外源基因在大肠杆菌中的表达提供了新思路。真核生物基因表达系统包括酵母表达系统、丝状真菌表达系统、昆虫表达系统、哺乳动物细胞表达系统、转基因动物和植物生物反应器。用于基因表达的各类载体有细菌质粒载体、酵母质粒载体、噬菌体载体、能穿梭于两种宿主之间的穿梭质粒、病毒载体，以及克隆基因大片段的酵母人工染色体（YAC）、细菌人工染色体（BAC）和人类人工染色体（HAC）等。

3. 基因测序技术

从 1977 年第一代 DNA 测序技术，发展至今三十多年时间，测序技术已取得了相当大的发展，从第一代到第二代乃至第三代，测序技术的每一次变革，都对基因组研究、疾病医疗研究、药物研发、育种等领域产生巨大的推动作用。

第一代基因测序技术以 Sanger 法为基础进行了改进，主要原理是：ddNTP 的 2′ 端和 3′ 端都不含羟基，其在 DNA 的合成过程中不能形成磷酸二酯键，因此可以用来中断 DNA 合成反应，在 4 个 DNA 合成反应体系中分别加入一定比例带有放射性同位素标记的 ddNTP（分别为 ddATP、ddCTP、ddGTP 和 ddTTP），通过凝胶电泳和放射自显影，可以根据电泳带的位置确定待测分子的 DNA 序列。

第二代基因测序技术的基本原理是：利用超声波打断 DNA 进行文库构建，桥式 PCR 扩增与变性，然后利用边合成边测序的方法进行测序。与第一代测序技术相比，其在保持了高准确率的同时，降低了成本，且大幅提高了测序速度。

第三代基因测序技术的基本原理是：DNA 聚合酶和模板结合，4 色荧光标记 4 种碱基（dNTP），在碱基配对阶段，不同碱基的加入会发出不同的光，根据光的波长与峰值可判断进入的碱基类型。以 SMRT 纳米孔单分子测序技术为代表，测序过程无需进行 PCR 扩增。

4. 基因合成技术

目前，基因片段的合成已是常规分子生物学实验。首先合成 DNA 单链，再根据碱基配对的原则，PCR 扩增得到双链 DNA 片段，一般 1~2 周即可完成。采用 DNA 合成仪可大量合成治疗用的反义核酸。

5. 基因扩增技术

基因扩增技术（PCR）的思路始于 1971 年，正式问世始于 1985 年。这是近年来发展最快、普及最广、影响最深的基因操作技术。除用于基因操作、基因诊断、基因克隆外，其用途一直在不断扩展，在人类基因组计划、单个精子分析、分子考古学和古 DNA、分子生态学、传染病诊断和流行病学分析、研制新药等方面获得了广泛应用。

6. 重组酶聚合酶扩增技术

由英国公司 TwistDx Inc. 开发的一种可以替代传统 PCR 的新型核酸检测技术——重组酶聚合酶扩增技术（recombinase polymerase amplification，RPA）。利用该技术，能够在 15min 内进行常温下的单分子核酸检测。该技术对硬件设备的要求很低，特别适合用于体外诊断、兽医、食品安全、生物安全、农业等领域。

7. 基因转移技术

基因转移技术（gene transfer）是基因操作技术的另一个重要技术，也是近年来发展最快的一项技术，包括磷酸钙共沉淀技术、病毒载体转染技术、脂质体 / 质粒 DNA 复合物、细胞受体介导的基因转移技术、病毒颗粒样载体基因转移技术、基因直接肌肉注射、呼吸道气溶胶基因转移技术、基因枪、电穿孔基因转移技术等。

8. 噬菌体表面展示技术

噬菌体表面展示技术（phage display）是一种将外源肽与特定噬菌体衣壳蛋白融合并呈现于噬菌体表面的技术。在这一技术中如果结合的是随机肽，就可构成噬菌体呈现库，如果与适当的生物学筛选方法结合起来，就可以对多肽或核酸的某些功能进行有效筛选。目前已经建立了丝状噬菌体表面展示技术、T4 噬菌体表面展示技术和 λ 噬菌体表面展示技术。此外，还发展了细菌表面展示技术、酵母表面展示技术等。

噬菌体表面展示技术可广泛应用于蛋白质与蛋白质、蛋白质与核酸相互作用的研究，如抗原决定簇的定位、抗体研制和筛选与抗原结合的肽、决定细胞受体的结合序列、受体的激动剂或拮抗剂、确定酶底物序列或酶的抑制剂、研制或改进多肽药物或蛋白质性质、筛选核酸结合蛋白、研制诊断试剂、研制疫苗、蛋白质亲和层析等。

9. 基因编辑技术

基因编辑技术（genome editing）是对目标基因进行“编辑”，实现特定 DNA 片段的插入或敲除。在第一代基因编辑技术锌指核酸内切酶（zinc-finger nucleases，ZFN）和第二代类转录激活因子效应物核酸酶（transcription activator-like effector nucleases，TALEN）之后，第三代基因编辑技术的代表 CRISPR/Cas9 以其能够在活细胞中快捷、高效地对任何基因进行“编辑”的优势，在科研和医疗中被广泛使用，并被 *Science* 列为 2015 年十大科学突破之首。其原理是：在前导区的调控下，CRISPR 被转录为长的 RNA 前体，然后加工成一系列短的、含有保守重复序列和间隔区的成熟 crRNA，最终识别并结合到与其互补的外源 DNA 序列上发挥剪切作用。该技术在基因治疗等领域具有潜在的应用前景。

（二）蛋白质工程技术

蛋白质工程技术是基因工程的延续，是高效利用基因产物的途径。蛋白质工程技术重点研究基因的高效表达及其调控技术、染色体结构与定位整合技术、编码蛋白基因的人工设计与改造技术、蛋白质肽链的修饰及改构技术、蛋白质结构解析技术、蛋白质规模化分离纯化技术。它可以创造出自然界没有的、功能更优良的蛋白质。

大规模哺乳动物细胞表达工程是抗体药物生产的核心技术之一。在过去的几十年里，随着大规模哺乳动物细胞表达工程的突破，抗体表达水平从每升 0.5g 以下上升到了每升 5~10g，甚至更高。在反应器规模上，从单反应器体积 500L 以下上升到了 1000~10 000L。生产规模的扩大及生产纯化效率的提高，使得抗体生产成本大幅度降低，从而也加速了抗体药物的研发和推广速度。

（三）多肽合成与测序技术

人工合成多肽不仅可用于各项研究，还可用于诊断试剂、多肽药物、多肽疫苗。分支肽合成技术可增加合成肽的免疫原性。N 端 15 个氨基酸序列测定已成为新药质控的常规要求；凝胶印迹微量测序技术和基于质谱的多肽分析技术也已成熟。

（四）转基因动植物反应器

据不完全统计，转基因研究至少在 35 科 120 种植物中获得了成功，所涉及的性状包括抗病毒、抗细菌、抗真菌、抗虫、抗除草剂、抗逆境、品质改良，以及对生长发育的调控以提高产量潜力等。

自 1992 年在转基因绵羊的奶中获得高产量的 α1 抗胰蛋白酶后，人们开始了以动物乳腺为生物反应器来生产多肽药物、疫苗、抗体和酶制剂的研究。从羊奶中生产的重组抗凝血酶 Atryn（rEVO 生物技术公司）是第一个从转基因动物中生产的人用生物制品。Atryn 于 2006 年获得 EMA（欧洲药品管理局）批准在欧盟国家上市，2009 年获得美国 FDA（食品药品监督管理局）批准上市。紧随其后，另一个从兔奶中表达的蛋白质——重组人 C1 酯酶抑制剂 Ruconest（Pharming 公司）分别于 2012 年和 2014 年获得 EMA 和 FDA 批准上市。

采用转基因鸡的蛋清作为生物反应器，符合生物技术公司对重组蛋白高产量的要求。Alexion 公司开发的一种重组人溶酶体酸性脂肪酶（LAL）Kanuma，可用于治疗 LAL 缺乏（LAL-D）这种高发病率和高死亡率的罕见基因疾病，已于 2015 年获得 FDA 批准上市。另一种药物 SBC-103，是一种重组人 α-*N*-乙酰-氨基葡萄糖苷酶（NAGLU），被用于治疗罕见的婴儿代谢疾病黏多糖病 IIIB（MPSIIIB），已处于临床试验阶段，并于 2015 年 1 月进入 FDA 快速审批通道。

转基因小鼠作为实验研究的新型动物模型也已经进入商业化，这些作为整体表达系统的转基因动物表达体系，日渐受到人们的重视。显微注射基因转移技术、精子载体介导技术的不断改进，明显提高了转基因动物的阳性率。在我国，利用转基因水稻生产的人血清白蛋白等均已进入临床试验；利用转基因水稻生产的人乳铁蛋白酶和利用转基因牛生产的人凝血因子Ⅸ均已处于临床申报阶段。我国已建立了较好的动植物生物反应器和体细胞克隆技术平台。

（五）基因组计划

人类基因组计划（human genome project，HGP）于 1985 年提出，旨在阐明人类基因组 30 亿个碱基对的序列，发现所有人类基因并确定其在染色体上的位置，破译人类全部遗传信息，使人类第一次在分子水平上全面地认识自我。2000 年 6 月 26 日，人类基因组工作框架图（working draft）的构建完成标志着生命科学研究进入了一个崭新的时代——后基因组时代（post-genome era）。对人类基因组的深度测序，有可能发现更多新的用药靶点，对于开发原创性生物技术药物，尤其针对罕见病靶点的生物药物具有极强的指导意义。

（六）基因治疗技术

基因治疗是将外源基因通过病毒或其他载体导入患者目的细胞中，使外源基因表达的产物能治疗某种疾病。近年来，由于病毒载体基因转移技术及基因分子生物学的发展突飞猛进，采用基因转移技术来治疗人类疾病越来越多，目前已有多个药物批准上市。由于直接将外源基因导入机体，其表达的产物可产生良好免疫反应，从而又引申出基因疫苗的概念，使基因治疗的前景更加广阔。

基因治疗的对象由最初的遗传病很快扩展到其他各种疾病，如恶性肿瘤、艾滋病、乙型肝炎、心血管疾病、代谢性疾病等。截至 2014 年，全世界已批准的基因治疗临床方案数达 2076 多项，其中美国占 63.2%，我国占 1.8%；全球处于临床Ⅲ期研究阶段的基因治疗药物达到 75 个。我国对病毒载体类基因治疗产品的开发走在世界前沿，已经上市 2 个以腺病毒为载体的基因治疗药物。

（七）RNA 干扰技术

RNA 干扰技术（RNA interference，RNAi）是利用双链 RNA 引起的序列特异性基因沉默，通过调节和关闭基因的表达使细胞表现出特定基因缺失的表型。在 RNAi 技术出现以前，基因敲除（gene knockout）是主要的反向遗传学（reverse genetics）研究手段，但其技术难度较高，且操作复杂、周期长。由于 RNAi 技术可以利用 siRNA 或 siRNA 表达载体快速、经济、简便地以序列特异方式剔除目的基因表达，现在已经成为探索基因功能的重要研究手段。同时，siRNA 表达文库构建方法的建立，使得利用 RNAi 技术进行高通量筛选成为可能，对阐明信号转导通路、发现新的药物作用靶点有重要意义。

由于使用 RNAi 技术可以特异性剔除或关闭特定基因的表达，所以该技术已被广泛用于探索基因功能和传染性疾病及恶性肿瘤的基因治疗领域。在利用 RNAi 技术对 HIV-1、乙型肝炎、丙型肝炎等进行基因治疗的研究中发现，选择病毒基因组中与人类基因组无同源性的序列作为抑制序列，可在抑制病毒复制的同时避免产生对正常组织的毒副作用。

（八）microRNA

microRNA（miRNA）是一组机体内天然存在的20~24个核苷酸的小RNA。通常一个miRNA可调控多个靶基因，也可由多个miRNA调节同一个基因。大多miRNA是由具有发夹结构的单链前体pre-miRNA经Dicer酶加工后形成的，其作用机制主要有三种模式：①与siRNA相同的切割同其完全互补的mRNA靶基因的模式；②与靶基因mRNA不完全互补，阻遏蛋白翻译而并未影响靶基因mRNA稳定性；③结合抑制模式，同时兼具上述两种作用方式。据推测，miRNA调节着人类1/3以上的基因，用于药物开发的前景巨大。目前国际上有处于Ⅱ期临床的用于治疗HCV感染的Miravirsen；处于Ⅰ期临床的用于治疗原发性肝癌、小细胞肺癌、淋巴瘤、黑色素瘤、多发性骨髓瘤和肾细胞癌的miRNA类似物MRX34；处于Ⅰ期临床的用于治疗恶性胸膜间皮瘤或非小细胞肺癌的miR-16类似物MesoniR-1等。

（九）干细胞技术

干细胞技术又称为再生医疗技术，是指通过对干细胞进行分离、体外培养、定向诱导，甚至基因修饰等过程，在体外繁育出全新的、正常的，甚至更年轻的细胞、组织或器官，并最终通过细胞组织或器官的移植实现对临床疾病的治疗。

但由于其涉及人类胚胎、物种安全方面的内容，且面临着机制不清晰、未经审批便过早投入临床等诸多问题，干细胞研究及转化一直面临着伦理挑战和政策限制。2016年国际干细胞研究学会（ISSCR）发布最新版《干细胞研究与转化指南》，从基础研究、临床转化等多个方面为干细胞行业发展提供参照准则和规范申明。我国的干细胞基础和临床研究也在积极推进的过程中，国家卫生和计划生育委员会为了推进干细胞的发展，出台了《干细胞制剂质量控制及临床前研究指导原则（试行）》（2015）等指导性文件。

（十）嵌合抗原受体T细胞免疫疗法

嵌合抗原受体T细胞免疫疗法（chimeric antigen receptor T-Cell immunotherapy，CAR-T），是免疫细胞治疗的一个分支。该技术于1989年首次问世，但是近几年才被改良使用到临床上的新型细胞疗法，被*Science*杂志列为2013年十大科学突破之首。该法通过提取患者自身T细胞，对其进行一系列基因改造，生成可精准识别癌细胞的CAR-T细胞，在体外扩增培养，达到数十亿之多后，将其注入患者体内，注入之后的T细胞也会在患者体内增殖，并杀死具有相应特异性抗原的肿瘤细胞。CAR是一种蛋白质受体，表达CAR的T细胞可识别并结合肿瘤抗原，进而攻击肿瘤细胞。这种表达CAR的T细胞被称为CAR-T，在急性白血病和非霍奇金淋巴瘤的治疗上有着显著的疗效，被认为是最有前景的肿瘤治疗方式之一。

（十一）新型抗体

新型抗体是目前生物技术药物中发展最快的一类，新技术的发展和应用层出不穷。

新型抗体主要包括以下四类。

1. 抗体偶联药物

抗体偶联药物（antibody-drug conjugate，ADC）是将抗体与细胞毒药物连接起来，将细胞毒药物靶向肿瘤，从而降低全身毒性。该技术已由最初的CG偶联发展到目前的定点偶联阶段。

Seattle Genetics、ImmunoGen开发了新型抗体偶联技术brentuximab vedotin（SGN-35，商品名Adcetris，Takeda/Seattle Genetics研发）作为首个新型抗体偶联药物，2011年被FDA批准用于治疗霍奇金淋巴瘤和系统性间变性大细胞淋巴瘤。2013年，抗体偶联药物再次取得突破，ado-trastuzumab emtansine（T-DM1，商品名Kadcyla，Genentech/ImmunoGen开发）被FDA批准用于HER2阳性乳腺癌，这是首个针对实体瘤的抗体偶联药物。

2. 工程化抗体

抗体通过Fc段与效应细胞FcR结合介导ADCC作用，改变Fc段的糖基化形式或氨基酸残基，可以调节Fc与FcγR的亲和力，同时还能延长抗体的半衰期。

Kyowa Hakko Kirin于2012年在日本上市了首个糖基化修饰的单抗Mogamalizumab（商品名Poteligeo），用于治疗成人T细胞白血病/淋巴瘤。Roche子公司GlycoMab拥有Glycart技术平台，2013年上市了糖基化修饰抗体Obinituzumab（GA101），用于治疗慢性淋巴细胞白血病，较第一代的利妥昔单抗有较大提升。

3. 双功能/多靶点抗体

德国Fresenius Biotech/Trion Pharma合作开发的catumaxomab（商品名Removab）于2009年获批上市，用于治疗癌性腹水，它能与CD3、EpCAM两个抗原结合。

4. 抗体相似物

抗体相似物不是抗体，但却与抗体有相似的作用，如锚蛋白、Monobody（源自人纤连蛋白，与抗体可变区结构相似）、Nanobody等。Nanobody是在骆驼和羊驼体内产生的一种独特的抗体，即缺失轻链的重链抗体（HcAb）。通常把源于这种抗体的可变区片段称为纳米抗体。纳米抗体具有高亲和力和高特异性的特点，而免疫原性和毒性则非常低。纳米抗体存在半衰期短的劣势，需要采取延长半衰期的改造措施，如Fc融合、PEG化、白蛋白融合等。

二、生物技术药物应用现状

目前，生物技术约有2/3用于医药领域，已有超过160种的生物技术新型药物和疫苗产品投放市场，产生了巨大的经济和社会效益。随着表达规模和纯化技术的不断更新发展、检验和质控方法的日趋成熟，必将推动生物技术药物更为迅猛的发展。生物技术作为21世纪的重要产业支柱之一，显示了前所未有的生命力，也影响到整个医药工业发展方向和格局。已上市的生物技术药物改变了人类的用药习惯，提高了人类抵御疾病的能力，对人类的卫生健康事业发挥了重要的作用。

（一）医药领域中的生物技术

与传统的化学药物相比，生物技术药物符合人体自身结构，大多是人体内活性物质，不需要肝肾代谢，长期使用对肝肾的毒副作用较小，且药效确切，更为安全。从2015年起，每年全球最畅销的十大药物中，有8个是生物技术药物。从全球发展趋势来看，生物技术药物已成为创新药物的重要来源。

1990年前已发现的人类基因约5000个，为制药工业提供了约500个药物筛选靶分子和50个基因工程药物及疫苗，形成了当前生物技术产业的规模。基因工程药物虽然绝大部分是人体内源蛋白质，具有传统药物不可替代的作用，但由于生产过程的差异、药理浓度与生理浓度的差异，以及药物吸收、分布与代谢等原因，有些基因工程药物仍呈现较大毒、副作用；有些重组蛋白虽然具有多种生理活性，但作为药物适应证不明确，尚待进一步研究。一种新药从研究开发到投放市场，耗资2.5亿美元，开发周期长达12年之久，其中临床期时间最长，约占药物研发时间的一半。但近几年来的资料表明，生物技术药物与传统药物相比，其平均开发费用少、开发周期短，而回报率较高。因此，近年来生物技术药物报批新药的数量迅速上升，已超过其他药物的增长趋势。

此外，在全球范围内，分子基因学的进步正在推动转基因动物和植物作为生物反应器的研究。例如，利用烟草杆状病毒来生产治疗埃博拉病毒感染的抗体，利用牛乳腺生物反应器生产凝血因子Ⅸ，利用家兔乳腺生物反应器研发重组人C1酯酶抑制剂等。目前，国外已经出台针对动物和植物作为生物反应器的相关技术指南。我国禾元生物公司开发的基于水稻胚乳细胞生物反应器的重组人血清白蛋白注射液已获批临床试验，而该公司研发的另一项同样基于水稻胚乳细胞生物反应器的重组人乳铁蛋白溶菌酶口服液也正在申报中。

（二）生物技术药物的分类和临床应用

生物技术药物是指采用DNA重组技术或其他创新生物技术生产的治疗药物，主要包括以下几类。

1. 细胞因子

细胞因子（cytokine）是由机体免疫细胞和非免疫细胞合成及分泌的具有多种生物活性的小分子蛋白物质的统称，通过结合细胞表面的相应受体发挥生物学作用。其主要作用在于促进造血与免疫功能重建及恶性肿瘤的治疗。目前上市的细胞因子类药物主要有以下几类。

1）干扰素

临床主要使用α干扰素，其适应证广泛，可用于治疗白血病、慢性乙肝、慢性丙肝、宫颈柱状上皮异位、多发性硬化症、骨髓增生综合征、肾癌、结直肠癌、膀胱癌、肺癌、类风湿性关节炎、呼吸道病毒感染等疾病。

2）白细胞介素

临床主要用于抗肿瘤治疗。目前已批准临床应用的白细胞介素有IL-2和IL-11。其中IL-2应用范围最广，主要用于肿瘤与病毒性疾病的治疗。

3）集落刺激因子

临床主要用于防治肿瘤患者放、化疗和意外照射所致白细胞减少，治疗慢性白细胞减少、外周血干细胞动员、血液病和肿瘤患者自体骨髓移植或外周血干细胞移植支持治疗等。主要使用的有 G-CSF 和 GM-CSF。

4）促红细胞生成素

促红细胞生成素是调节人体红细胞生成的重要激素之一。临床主要用于肾透析所致贫血、肾衰竭所致贫血、非髓性恶性肿瘤放化疗所致贫血、造血功能不良性贫血、红细胞过度破坏性贫血等治疗。

5）肿瘤坏死因子

肿瘤坏死因子（TNF）可对肿瘤产生直接溶解、抗增殖作用。经过基因重组、改构后的肿瘤坏死因子，毒性降低，可全身用药。

6）神经生长因子

神经生长因子（NGF）可用于各种神经损伤的修复、神经系统发育不良、神经系统变性疾病的治疗，并可促进伤口的愈合。目前上市的 NGF 多为鼠颌下腺提取。

7）表皮生长因子

表皮生长因子是一种小分子多肽，能促进上皮细胞再生。临床主要用于治疗烫伤、溃疡，促进损伤组织修复。

8）碱性成纤维细胞生长因子

碱性成纤维细胞生长因子可以促进多种细胞的生长，有促进血管形成、改善微环境的作用。临床上主要用于创伤及创面修复，烧伤及供皮区、手术伤口、外伤、慢性难愈合创面的治疗等。

9）血小板生成素

血小板生成素能快速提高血小板计数。临床上主要用于肿瘤化疗患者造血祖细胞、造血干细胞动员和肿瘤患者放化疗所致的血小板计数减少的治疗。

10）血管内皮生长因子

血管内皮生长因子可促进新血管形成。临床上主要用于冠心病患者冠状动脉术后再狭窄和心肌缺血等的治疗。

11）转化生长因子

转化生长因子临床主要用于治疗各种慢性溃疡、烧伤创面、角膜创伤等。

12）血小板衍生生长因子

血小板衍生生长因子主要用于损伤面积小于 5cm^2 创面的治疗，如褥疮、慢性糖尿病性溃疡、各种难愈合性创面等。

13）胰岛素样生长因子 -1

胰岛素样生长因子 -1（IGF-1）既有介导生长激素作用，又有胰岛素样作用。临床上主要用于治疗糖尿病、侏儒症等。

14）干细胞因子

干细胞因子（SCF）临床上主要用于防止艾滋病及肝炎病毒感染，也可用作肿瘤患者放化疗所致骨髓衰竭的支持治疗。

2. 抗体

抗体（antibody）作为药物用于疾病治疗始于19世纪末。因其具有特异性强、靶向性高、毒副作用小、疗效可靠等优点，治疗性抗体已成为生物制药业发展最快的领域之一。截止到2017年，全球已上市抗体达到了74种。抗体药物的临床应用主要集中在以下几个方面。

1）治疗肿瘤

单克隆抗体类药物包括：治疗淋巴瘤和慢性淋巴细胞白血病的利妥昔单抗、Obinutuzumab；治疗慢性淋巴细胞白血病的Ofatumubab；治疗乳腺癌和胃癌的曲妥珠单抗；治疗鼻咽癌的尼妥珠单抗；治疗慢性淋巴细胞白血病的阿伦珠单抗；治疗结直肠癌和头颈部肿瘤的西妥昔单抗；治疗结直肠癌的帕尼单抗；治疗霍奇金淋巴瘤的Brentuximab vedotin；治疗结直肠癌、非小细胞肺癌、恶性胶质瘤、肾癌的贝伐单抗；治疗黑色素瘤的纳武单抗和派姆单抗；治疗非小细胞肺癌的Necitumumab；治疗神经母细胞瘤的Dinutuximab；治疗多发性骨髓瘤的Daratumumab和Elotuzumab；治疗黑色素瘤的依匹单抗和易普利姆单抗；用于易普利姆单抗治疗无效和BRAFV600突变阳性的不可切除或转移性黑素瘤治疗的Pembrolizumab、Nivolumab；治疗乳腺癌的帕妥珠单抗和T-DM1；治疗胃癌的雷莫芦单抗；治疗肝癌的碘［^{131}I］美妥昔单抗；治疗肺癌的碘［^{131}I］肿瘤细胞核人鼠嵌合单克隆抗体等。单抗偶联物包括：治疗淋巴瘤的托西莫单抗和替伊莫单抗；治疗白血病的吉妥珠单抗奥唑米星等。双特异性抗体包括用于费城染色体阴性（Ph-）复发性/难治性前体B细胞急性淋巴细胞白血病治疗的Blinatumomab。

2）在抗移植排斥中的应用

达利珠单抗、巴利昔单抗、抗人T细胞CD3鼠单抗、重组抗CD25人源化单克隆抗体均可用于器官移植的抗排斥反应。

3）在自身免疫疾病中的应用

英夫利昔单抗可用于克罗恩病（Crohns disease）的治疗；阿达木单抗可用于类风湿关节炎和强直性脊柱炎的治疗；贝利单抗可用于系统性红斑狼疮、类风湿关节炎、Sjogren's综合征及B-淋巴肿瘤的治疗；托珠单抗可用于类风湿关节炎和全身型幼年特发性关节炎的治疗；苏金单抗、Ixekizumab、优特克单抗可用于治疗银屑病；抗人白细胞介素-8鼠单抗可用于寻常型银屑病的治疗；利妥昔单抗也可用于治疗类风湿关节炎和系统性红斑狼疮；卡那奴单抗可用于治疗儿童和成人的冷吡啉相关的周期性综合征（CAPS），包括罕有但有虚弱症状的终身自体炎症疾病。

4）在抗细菌、抗病毒感染的应用

帕利珠单抗可用于治疗婴幼儿严重下呼吸道合胞病毒感染；治疗吸入性炭疽感染的Raxibacumab；抗梭菌感染药物Zinplava等。

5）在眼科疾病中的应用

如雷珠单抗可用于湿性年龄相关性黄斑病变和视网膜静脉阻塞继发黄斑水肿的治疗。

6）在神经系统疾病中的应用

那他珠单抗和阿伦单抗可用于治疗多发性硬化症。

7）在呼吸系统疾病中的应用

奥马珠单抗可通过限制过敏反应介质的释放程度，用于治疗成人及12岁以上青春期中、重度哮喘；美泊利单抗、Reslizumab 可用于治疗哮喘。

8）在血液病中的应用

治疗 Castleman's 病的司妥昔单抗；用于逆转达比加群的血液稀释作用的 Idarucizumab。

9）在罕见病中的应用

依库组单抗可用于非典型溶血性尿毒综合征。

10）在骨科疾病中的应用

Xgeva/Prolia 可用于实体瘤转移患者中骨骼相关事件的预防。

11）在心血管疾病中的应用

Evolucumab 和 Alirocumab 可用于治疗血脂紊乱。

12）抗体药物的其他应用

维多珠单抗可用于治疗溃疡性结肠炎和克罗恩病；英夫利昔单抗可缓解类风湿性关节炎患者的疼痛、晨僵和关节肿胀，并对克罗恩病、溃疡性结肠炎、酒精肝等消化系统疾病有很好疗效。治疗性单克隆抗体和 Fc 融合蛋白的 SWOT 分析如表 1-2 所示。

表 1-2 治疗性单克隆抗体和 Fc 融合蛋白的 SWOT 分析（Strohl and Strihl，2012）

SWOT 类别	特点
优势	➢ 适应证广泛 ➢ 小分子不易找到胞外或细胞结合部的靶标（如蛋白质相互作用） ➢ 药物半衰期长 ➢ 缺少脱靶活性和相关毒性 ➢ 疗效确切 ➢ 与允许功能活性扩增和靶标清除的免疫系统相互作用
劣势	➢ 总体上缺乏一些单抗靶点的生物学知识，可能在Ⅱa 期临床试验中导致低成功率 ➢ 缺乏口服给药途径 ➢ 受限于胞外和细胞表面靶点 ➢ 患者和 / 或第三方付款人的花费高 ➢ 免疫原性和注射部位反应的潜在风险 ➢ 需冷链运输
机会	➢ 改变给药途径（如透皮吸收、口服、鼻内） ➢ 改进皮下给药装置 ➢ Fc 修饰；与免疫系统的微调作用 ➢ 可调的药代动力学，导致可预期的更长或更短的分子半衰期 ➢ 多特异性和多种抗体混合（如在保留较长半衰期的同时靶向多种靶点） ➢ 单抗偶联，包括非毒素偶联 ➢ 组织靶向性，如将单抗穿透血脑屏障 ➢ 新的市场（如金砖国家）和市场策略
威胁	➢ 小分子药物如同生物制品，在相同的信号通路和疾病状态中发挥功能 ➢ 在 Tegenero 公司产品 TGN1412 之后，持续地安全关注 ➢ 受限于报销的第三方支付 ➢ 后续生物制品对创新生物制品发展的威胁 ➢ 受限于好的靶标，导致在这些流行靶标中的激烈竞争（如 TNF-α、CD20、IGF-1R）

3. 融合蛋白

利用基因工程技术等手段将不同基因或基因片段融合在一起，融合的基因或基因片段经过表达得到了多功能的新型人工融合蛋白（fusion protein）。由于新组分的加入，融合蛋白的性能被优化，产生出新的生物学功能和活性，因而融合蛋白具有很高的应用价值和发展前景。目前上市的融合蛋白，其临床应用主要在于以下几个方面。

1）在自身免疫疾病中的应用

依那西普（Ⅱ型肿瘤坏死因子受体 P75 的胞外部分与 Fc 融合蛋白）及其生物类似药 Benepali 可用于类风湿关节炎、强直性脊柱炎、银屑病关节炎、全身型幼年特发性关节炎和银屑病的治疗；阿巴西普（CTLA4-Fc 融合蛋白）可用于类风湿关节炎的治疗；利洛纳塞（IL-1 受体拮抗剂）可用于治疗成人和 12 岁及以上儿童的 2 种冷吡啉相关周期性综合征（CAPS），包括家族性寒冷型自主炎症综合征和穆 - 韦二氏综合征；阿法赛特（人源 LFA-3/IgG1 融合蛋白）可用于治疗银屑病。

2）在抗移植排斥中的应用

贝拉西普（经修饰的胞外结构区 CTL4 与 Fc 融合）可用于预防成年肾移植患者的急性排异反应。

3）在眼科疾病中的应用

阿柏西普（VEGF Trap-Fc 融合蛋白）及其同类药物康柏西普均可用于有新生血管（湿）年龄相关黄斑变性患者的治疗，阿柏西普还可用于治疗近视性脉络膜新生血管形成造成的继发性视觉障碍。

4）在糖尿病中的应用

GLP-1 与 Fc 融合的度拉鲁肽、GLP-1 与白蛋白融合的阿必鲁肽作为长效药物，均用于 2 型糖尿病患者的治疗。

5）在抗贫血治疗中的应用

罗米司亭（Fc 融合血小板生成素拟肽）可用于贫血的治疗。

6）在抗肿瘤治疗中的应用

地尼白细胞介素 -2（IL-2 与白喉毒素融合蛋白）可用于治疗皮肤 T 细胞淋巴瘤。

4. 激素

激素类药物就是以人体或动物激素（hormone）为有效成分的药物，包括肾上腺皮质激素类、性激素类、甲状腺激素类、胰岛素类和五垂体前叶激素类。

1）肾上腺皮质激素类

肾上腺皮质激素是肾上腺皮质所分泌的多种激素的总称，包含盐皮质激素类和糖皮质激素类。盐皮质激素较少用于药物，糖皮质激素在临床应用广泛。糖皮质激素可用于替代治疗，包括：弥散性结缔组织病，类风湿关节炎，与免疫有关的过敏性疾病，其他关节炎伴重要器官损害，免疫因素有关的肾炎、软骨炎、浆膜炎、周围和中枢神经病变等，血液系统疾病，骨性关节炎局部应用，休克，皮肤病，恶性肿瘤，呼吸疾病等。该类药物主要包括氢化可的松、醋酸可的松、泼尼松龙、泼尼松、甲基强的松龙、地塞米松、倍他米松、曲安西龙、曲安奈德、倍氯米松、氟替卡松、氯倍他索、丁氯倍他索、哈西奈德、氟轻松、氟米龙、地夫可特、氯泼尼醇、阿氯米松等。

2）性激素类

性激素是由性腺产生和分泌的甾体激素，肾上腺皮质也能少量分泌。主要用作替代治疗和临床诊断，包含雄激素类、雌激素类、孕激素类、同化激素类、促性腺激素类等。

3）甲状腺激素类

甲状腺分泌 3 种激素，分别为甲状腺激素、甲状旁腺激素和钙调素。临床主要用于甲状腺功能低下（呆小病或黏液性水肿）的替代疗法；也用于治疗单纯性甲状腺肿，减轻甲亢患者服用抗甲状腺药后的突眼、甲状腺肿大，以及防止甲状腺功能低下、低钙血症等。

4）胰岛素类

胰岛是分散分布于胰脏内的内分泌腺，能分泌胰岛素与胰高血糖素等激素。临床主要用于治疗糖尿病、细胞内缺钾和精神病患者。目前上市的胰岛素类药物有门冬胰岛素、赖脯胰岛素、普通胰岛素、低精蛋白锌胰岛素、精蛋白锌胰岛素、甘精胰岛素、地特胰岛素、预混胰岛素等。

5）五垂体前叶激素类

五垂体前叶激素类包括生长激素类、生长抑素类、生长激素释放激素及类似药，主要用于儿童及成人激素紊乱所致的巨人症、肢端肥大症、侏儒症的替代治疗，以及原发性扩张性心肌病和心力衰竭、慢性肝病和肝硬化等。

5. 酶

酶（enzyme）是具有生物催化功能的高分子物质，广泛应用于医药、洗涤剂、纺织、淀粉制糖、发酵、酒精、食品、饲料、皮革、造纸和化工等领域。酶在医药工业中的应用主要集中在三个方面，即疾病的诊断、疾病的治疗和用酶制造各种药物。酶在疾病治疗方面的应用最初在于助消化，目前已发展到消炎、抗凝、促凝、降压等方面，如抗凝血药物组织型纤溶酶源激活剂（tPA）、溶栓药物 TNK-tPA 和葡激酶等。

6. 基因治疗

基因治疗（gene therapy）药物是将外源基因通过基因转移技术插入患者适当的受体细胞中，使外源基因制造的产物能治疗某种疾病，是现代生物技术与临床医学等多学科交叉融合而形成的针对人类重大疾病（如恶性肿瘤、心脑血管疾病、遗传性疾病、自身免疫性疾病等）进行治疗研究的新手段。目前上市的基因治疗类产品主要用于肿瘤和心血管疾病的治疗。2003 年我国批准第一个基因治疗药重组人 p53 腺病毒注射液用于晚期鼻咽癌的治疗；逐渐批准重组人 5 型腺病毒注射液用于头颈部肿瘤的治疗，Glybera（AAV-LDL）用于治疗脂蛋白脂酶缺乏症的治疗，T-VEC（HSV1-GMCSF）用于恶性黑色素瘤的治疗，ADV-TK（腺病毒 - 胸苷激酶）用于恶性脑胶质瘤术后辅助治疗。而第一个上市的非病毒载体基因治疗产品 Neovasculogen®（*VEGF* 基因的质粒 DNA 基因治疗产品）用于外周动脉及严重肢端缺血治疗；2016 年由 FDA 分别批准上市的反义核酸 Spinraza 用于治疗脊髓性肌萎缩，反义核酸 Exondys 51 用于治疗杜氏肌营养不良症；2017 年由韩国食品药品安全部（MFDS）批准上市的 Invossa-K Inj 是首个用于退行性关节炎治疗的细胞及基因疗法。2017 年 12 月，由 FDA 批准上市的 Luxturna 用于治疗患有特定遗传性眼疾的儿童和成人患者。

7. 细胞治疗

目前细胞治疗（cellular therapy）的方向主要集中在干细胞治疗、细胞免疫治疗和组织工程。

干细胞治疗是把健康的干细胞移植到患者体内，以修复或替换受损细胞或组织，从而达到治愈的目的。干细胞移植治疗范围很广，一般能治疗神经系统疾病、免疫系统疾病，以及其他的一些内外科疾病。目前国际上已有若干细胞药物获批上市，如 2009 年获得 EMA 批准用于治疗软骨与骨软骨损伤的 ChondroCelect；2010 年获得 FDA 批准用于治疗 1 型糖尿病的 Prochymal，该药于 2012 年获得加拿大批准用于治疗儿童急性重症 GvHD；2010 年获得澳大利亚 ATGA 批准用于骨修复的 Mesenchymal Precursor Cell（MPC）；2011 年获得韩国 KFDA 批准用于治疗急性心肌梗死的 HearticellgramRAMI；2011 年获得 FDA 批准用于治疗遗传性或获得性造血系统疾病的 Hemacord；2012 年获得 KFDA 批准用于治疗退行性关节炎、膝关节软骨损伤的 Cartistem；2012 年获得 KFDA 批准用于治疗复杂性克隆氏病并发肛瘘的 Cuepistem。

免疫细胞治疗是一种新兴的、具有显著疗效的治疗模式，是一种自身免疫抗癌的新型治疗方法。它是运用生物技术和生物制剂对从患者体内采集的免疫细胞进行体外培养和扩增后回输到患者体内的方法来激发、增强机体自身免疫功能，从而达到治疗的目的。免疫细胞治疗从早期的 NK 细胞、树突状细胞、CIK 细胞等发展而来，目前的研究热点是以 CAR-T 技术为基础的各类免疫细胞治疗方案。在最早接受 CAR-T 治疗的 30 位白血病患者中，27 位患者的癌细胞治疗后完全消失，20 位患者在半年以后复查仍然没有发现任何癌细胞。这个成果给全世界立志于攻克肿瘤的科学家们带来极大的振奋。2014 年 7 月 FDA 授予诺华公司开发的个性化 CAR-T 癌症疗法 CTL019 突破性药物认证，2017 年 3 月 29 日获得 FDA 优先审评资格，2017 年 7 月 12 日获得 FDA 肿瘤药物专家咨询委员会（ODAC）以 10：0 全票通过推荐批准。该药用于 3~25 岁多发或难治性急性淋巴细胞白血病。2017 年 3 月，FDA 批准由辉瑞（Pfizer）、施维雅（Servier）和 Cellectis 开发的通用型 CAR-T 疗法 UCART19 用于复发性 / 难治性急性淋巴细胞白血病（ALL）的临床试验。2017 年 5 月 26 日，FDA 给予 Kite 公司研发的用于非霍奇金淋巴瘤治疗的 CAR-T 类药物 Axicabtagene Ciloleucel 优先审评资格。在我国也有多家医疗机构、科研单位、生物公司从事 CAR-T 研究。CAR-T 在如何克服肿瘤免疫微环境和脱靶毒性等方面尚需完善。对患者在接受 CAR-T 治疗后因细胞因子风暴导致的人体高热的风险进行严密监护尤为重要。

组织工程是应用生命科学和工程学的原理与技术，在正确认识哺乳动物的正常及病理两种状态下的组织结构与功能关系的基础上，研究开发用于修复、维护、促进人体各种组织或器官损伤后的功能和形态的生物替代物的一门新兴学科。组织工程研究主要包括 4 个方面：种子细胞、生物材料、构建组织和器官的方法与技术，以及组织工程的临床应用。组织工程的核心是建立由细胞和生物材料构成的三维空间复合体，这与传统的二维结构（如细胞培养）有着本质的区别，其最大优点是可形成具有生命力的活体组织，对病损组织进行形态、结构和功能的重建并达到永久性替代；用最少的组织细胞通过在体外培养扩增后，进行大块组织缺损的修复；可按组织器官缺损情况任意塑形，达到完美的形态修复。目前 FDA 已批准了 11 种组织工程皮肤产品：Biobrane（1989 年）、Alloderm（1996 年）、TransCyte（1997 年）、Apligraf（1998 年）、Dermagraft（2001 年）、OrCel（2001 年）、Promogran（2002 年）、Integra（2002 年）、Oasis Wound Matrix（2006

年)、Integra Flowable Wound Matrix(2007 年)、PriMatrix(2008 年),此外还批准了 1 种组织工程软骨 Carticel(1997 年),还有多种产品处于临床试验阶段。第四军医大学(现空军军医大学)与陕西艾尔肤公司联合开发的我国第 1 个组织工程产品“安体肤”于 2007 年 11 月 13 日获得上市批准。第三军医大学(现陆军军医大学)采用复方壳聚糖和动物源性材料构建的组织工程皮肤目前处于临床试验阶段。2015 年 4 月,由中国再生医学国际有限公司自主研发的组织工程角膜产品“艾欣瞳”获 CFDA 批准上市,这也是世界上首个成功上市的组织工程角膜产品。

8. 治疗性疫苗

1995 年以前,医学界普遍认为疫苗只能用于疾病的预防。随着免疫学研究的发展,疫苗能够用于治疗一些难治性疾病的新用途被广泛认可。治疗性疫苗(therapeutic vaccines)是通过诱导特异性的免疫应答,治疗或防止疾病恶化的天然、人工合成或用基因重组技术表达的产品。治疗性疫苗按照使用方法不同可分为个体性疫苗和通用型疫苗。个体性疫苗是利用个体的免疫细胞,在体外用特异性抗原刺激后回输患者体内,以达到治疗的效果,该类疫苗同时兼具免疫特异性和患者的个体特异性。通用型疫苗是大规模生产的包括蛋白质、细胞及减毒病毒载体等的生物药物,只具有免疫特异性。目前,全球范围内共有 6 种治疗性疫苗获准上市,分别是:2001 年在加拿大上市的 Melacine,用于治疗黑色素瘤;2005 年在瑞士上市的 MVAX,用于治疗黑色素瘤;2007 年 11 月在瑞士上市的 DCVax-Brain,用于治疗脑癌;2008 年在俄罗斯上市的 Oncophage,用于治疗肾癌;2008 年 5 月在荷兰上市的 OncoVAX,用于治疗结肠癌;2010 年在美国上市的 Provenge,用于治疗前列腺癌。此外,尚有多个产品处于临床研究阶段,如法国生物技术公司 Vaxon 研发的用以治疗非小细胞肺癌的 Vx-001 等。我国百泰生物药业有限公司用于非小细胞肺癌治疗的 rEGF-p64K/Mont 疫苗目前处于Ⅲ期临床阶段。

第二节 国外生物技术药物研究开发现状

一、美国生物技术药物研究开发现状

(一)美国在生物技术方面的政策和成果

美国是现代生物技术的发源地,其生物技术产业在世界上处于领先地位,绝大多数创新技术都来源于美国。美国拥有世界上约一半的生物技术公司和一半的生物技术专利。美国国家科学和技术委员会从 1992 年起相继发表了题为《21 世纪生物技术》、《21 世纪生物技术:实现诺言》和《21 世纪生物技术:新的方向》等一系列战略报告、蓝皮书和行动计划,指出生物技术发展迅速,在第一次浪潮中,促进了医学卫生生物技术产业的发展,现已进入第二次浪潮,正在全方位地促进农业、环保、能源、海洋等生物技术产业化的发展。1998 年 12 月,美国白宫在题为《作用中的新力量关键技术》的关于高技术问题的研究报告中认为,软件、微电子、通讯、先进制造、材料、传感器和成

像技术对企业未来的发展是至关重要的，而生物技术是对全社会最为重要并可能改变未来工业和经济的一项关键技术。

在发展生物技术的过程中，美国在重视生物技术基础研究的同时，更重视技术创新和产业化。为此，在生物技术产业化的税收、经费预算、专利保护期等方面制定了一系列特殊优惠政策。例如，美国专利和商标局于 1994 年决定放松对用于生物技术生产的药物申请专利的要求，按照新规定，公司或研究者根据其体外试验或动物试验结果就可申请专利，生物技术药品的专利保护期限由 17 年延长至 20 年，而且在专利申请接受后立即生效。美国 FDA 于 1995 年也决定放宽对生物技术公司的限制，对用现代生物技术生产出来的药品与传统药品一视同仁，简化申请批准新药的手续。

2003 年，美国提出了转化医学的概念，是将基础研究的成果转化成为患者提供的真正治疗手段，强调的是从实验室到病床旁的连接，这通常被称为“从实验台到病床旁”。此后，转化医学的意义及其价值引起美国的高度重视并催生战略行动，已在 60 多所大学建立了转化医学中心。转化医学致力于弥补基础实验研发与临床和公共卫生应用之间的鸿沟，加速了新药品、新治疗方法的开发应用。

2011 年，时任 FDA 局长的 Hamburg Ma 为 *Science* 杂志撰写社论，强调推进监管科学的重要意义。监管科学是一门开发用于评估所监管产品的安全性、有效性、质量及性能的新工具、新标准或新方法的科学。美国 FDA 认识到监管科学是科学监管的基础，认为关键路径模式的成败在于能否扩大其应用范围，涵盖医疗产品的开发、评估、制造和应用的全过程。监管科学的进步将使医药产品评估和批准程序更高效，有利于更快地将新产品应用于患者，有利于增强产品使用过程的全程监控和产品性能持续提高，最终使患者受益。

2015 年 1 月 20 日，奥巴马在国情咨文演讲中提出了“精准医学（precision medicine）计划”，呼吁美国要增加医学研究经费，推动个体化基因组学研究，依据个人基因信息为癌症及其他疾病患者制订个体医疗方案。1 月 30 日，奥巴马正式推出“精确医学计划”，提议在 2016 财年向该计划投入 2.15 亿美元，以推动个性化医疗的发展。精准医学即通过生物标志物帮助找到疾病主因的精确缺陷，进而精准用药。精准医学对于患者精确治疗、延长生存期、降低治疗副反应有显著的作用，并可用于人体的健康状况检测。

2017 年 5 月，新任 FDA 局长 Scott Gottlieb 在履新的首次演讲中，即表达出对药物安全及可及性的关注，表示要采取更积极的措施让更多低成本的替代药物（特别是复杂药品和生物类似药）进入市场。

（二）美国 FDA 批准的生物技术药物

大肠杆菌表达的基因重组生物技术药物有 20 余种，其中有甲状旁腺激素（1-34）、利尿钠肽、胰岛素及其三种突变体、生长激素、干扰素 α2a、干扰素 α2b、干扰素 alfacon-1、干扰素 β1b、干扰素 γ、G-CSF、白细胞介素 1Ra、白细胞介素 2、白细胞介素 11、r-PA、白喉毒素 -IL-2 融合蛋白、OspA 脂蛋白、角化细胞生长因子（KGF）、胰岛素样生长因子 -1（IGF-1）、血管内皮生长因子抑制剂（lucentis）、羧肽酶（glucarpidase）、纤溶酶、GLP-2 类似物 Teduglutide、瘦素类似物 Metreleptin、甲状旁腺激素 Natpara 等；以及细菌发酵生产的 Dysport 和欧文氏菌生产的天冬酰胺酶。这些产品都是结构相对简单、分子量较小的蛋白质，而在翻译后修饰的缺陷，大肠杆菌表达系统的应用空间也极其有限。

酵母表达的基因重组生物技术药物有10余种，分别是尿酸水解酶（Rasburicase）、胰高血糖素（GlucaGen）、GM-CSF、血小板衍生生长因子（rhPDGF-BB）、乙肝疫苗（小S）、胰岛素Novolin及其突变体NovoLog、水蛭素、地特胰岛素、德谷胰岛素、溶组织梭菌胶原酶（Xiaflex）、GLP-1受体激动剂利拉鲁肽、Semaglutide lixisenatide、重组Ⅷ因子A亚单位（Tretten）等。由于酵母表达系统是一种真核表达系统，其表达的蛋白质可以正确折叠，相对大肠杆菌表达的蛋白质具有分子量大、结构复杂的特点。不过，虽然酵母表达系统表达的蛋白质有糖基化修饰，但是糖链结构和组成与天然糖蛋白相差甚远，对于糖链极大影响生物活性的蛋白质如EPO、治疗性抗体等，仍无法用酵母表达系统表达。

植物细胞表达的基因重组生物技术药物有Taliglucerase alfa。

哺乳动物细胞表达或生产的生物技术药物有100余种，其中激素类有6种，分别是人生长激素、促滤泡素α、促滤泡素β、人绒膜促性腺激素、促甲状腺素、促黄体素；酶有10余种，分别是组织型纤溶酶原激活剂（t-PA）、尿激酶（urokinase）、黏多糖-α-L-艾杜糖醛酸水解酶（laronidase）、葡糖脑苷脂酶（imiglucerase）、半乳糖苷酶-β（algasidase beta）、DNA酶（dornase alfa）、t-PA突变体（TNK-t-PA）、加硫酶（galsulfase）、α-葡萄糖苷酶（alglucosidase alfa）、艾杜糖醛酸-2-硫酸酯酶（idursulfase）、凝血酶（recothrom）、聚乙二醇重组尿酸酶（pegloticase）、葡糖脑苷脂酶（Vpriv）、*N*-乙酰半乳糖胺-6-硫酸酯酶（elosulfasealfa）等；糖蛋白分别有透明质酸、Asfotase alfa等；细胞因子有10种，分别是干扰素αN3、干扰素α-n1、干扰素β-la、EPO-α和EPO-α突变体Aranesp、长效EPO药物Pegzerepoetin α、骨形成蛋白2（rhBMP-2）和骨形成蛋白7（BMP-7）、短效G-CSF药物Tbo-filgrastim、聚乙二醇干扰素β-1a；凝血因子有10余种，分别是凝血因子Ⅶa（NovoSeven，BHK表达）、凝血因子Ⅷ（Helixate，BHK表达）、凝血因子Ⅷ（Bioclate，哺乳动物细胞表达）、凝血因子Ⅷ（Recombinate rAHF，CHO表达）、凝血因子Ⅷ（ReFacto，CHO表达）、凝血因子Ⅷ（Xyntha，CHO表达）、凝血因子Ⅸ（BeneFix，CHO表达）、重组单链凝血因子Ⅷ（Afstyla，CHO表达）、凝血因子Ⅷ（Kovaltry，BHK表达）、长效凝血因子Ⅷ（Adynovate，CHO表达）、重组猪凝血因子Ⅷ（Obizur，BHK表达）、重组rVWF（Vonvend，CHO表达）；融合蛋白有10余种，分别是Abatacept、Arcalyst、Nplate、Nulojix、Aflibercept、Ado-trastuzumab emntansine、Albiglutide、Dulaglutide、凝血因子Ⅸ-白蛋白融合蛋白（Idelvion）、重组凝血因子Ⅷ-Fc融合蛋白（rFVIIIFc）、凝血因子Ⅸ-Fc融合蛋白（Alprolix）；治疗性抗体有54种，分别是Avastin、Bexxar、Campath、Erbitux、Herceptin、Humira等（附录1）；体内诊断用抗体6种，分别是CEA-Scan、MyoScint、OncoScint、ProstaScint、Verluma、NeutroSpec；其他基因重组生物技术药物还有2种受体-Fc融合蛋白（Amevive、Enbrel）和活化蛋白C（Xigris）；组织工程产品有4种，其中3种是组织工程皮肤Apligraf、Dermagraft和OrCel，1种为组织工程软骨Carticel。哺乳动物细胞已成为生物技术药物最重要的表达或生产系统。

动物反应器生产的生物技术药物有2种，分别是兔奶分泌的C1酯酶抑制剂和鸡蛋清生产的 Sebelipase alfa。

细胞疗法有用于治疗成年鼻唇沟皱纹的 LaViv、用于治疗 1 型糖尿病的 Prochymal、用于治疗遗传性或获得性造血系统疾病的 Hemacord、用于治疗 12 岁以上儿童和成人的急性淋巴细胞白血病 Kymriah、用于治疗非霍奇金淋巴瘤的 Yescarta 等。基因治疗药物有Ⅰ型疱疹溶瘤病毒、Spinraza、Exondys 51、Luxturna 等。

（三）美国 FDA 药物审评过程

1999 年，生物药物评估和研究中心（Center for Biologics Evaluation and Research，CBER）接受 39 项产品申请，其中 9 项为优先生物技术产品，结果批准 24 项，审批时间平均为 8.37 个月。一份调查报告（*Tufts Center for the Study of Drug Development*，July 1999）指出，自 1992 年通过《处方药使用者收费法案》以来，美国开发新药的时间缩短了 18%。另一份研究报告（*Ashton CMRI International News*，Spring 1999，Vol17，No.1）指出，1998 年世界 75% 的新药在美上市。自 2004 年 10 月，美国 FDA 改革将治疗用生物技术药物如重组产品、单克隆抗体、治疗用蛋白包括细胞因子和酶类、免疫调节剂（除疫苗和变态反应产品、生长因子），划归药品评估和研究中心（Center for Drug Evaluation and Research，CDER）来评审。

美国的药物审批体系在全球来说是最为严格的。根据 1996 年 1 月 Boston 顾问团的报告，在美国，一种新药从试验室到临床患者平均需要 5 亿美元。根据 Tufts 大学 Tufts 药物开发研究中心对 1994~1998 年获批药物的研究，试验性药物从实验室到患者需要 10~15 年的时间。5000 种进入临床前研究的化合物中只有 5 种进行人体试验，这 5 种中只有 1 种获批上市。

当一种新化合物完成实验室研究后，则按如下程序发展（表 1-3）。

表 1-3　美国新药研究程序

内容＼时期	开发 / 临床前研究	Ⅰ期	Ⅱ期	Ⅲ期	NDA	Ⅳ期
时间 / 年	6.5	1.5	2	3.5	1.5	
受试人群	实验室及动物试验	20~100 名健康志愿者	100~500 名志愿患者	1000~5000 名志愿患者		
目的	安全性、生物活性及配方评价	确定安全性及剂量	有效性及副作用评价	确定有效性，监测长期使用的副作用	回顾进程 / 批准	FDA 需要的市场后监测
成功率	评估 5000 种化合物		5 种进入临床试验		1 种获批	

（1）临床前研究：制药公司进行体外试验及动物体内研究，证明其生物学活性及所治疗的疾病，以及评价该化合物的安全性。

临床研究申请（investigational new drug，IND）：为备案制，在开始人体试验之前，研究者必须向 FDA 递交临床研究的申请，FDA 会对实验室研究和动物试验的结果进行评价，以确保临床研究不必要的风险。临床研究申请必须包括：①动物药效和毒性研究结果——从临床前的数据判断开始人体试验是否安全，同时还要包括该药以前用于人体的情况；②生产工艺——药物组成、生产商、稳定性和质量控制的信息，这些数据主要是为评估制药公司是否具备足够的药品生产能力和批量供应一致性；③临床研究方案和研究者——详细具体的研究方案，是否能够保证受试者的安全，临床研究者是否具备相应的资质，是否经学院检查委员会审查批准（IRB），是否符合新药研究的法规。

（2）递交 IND 申请之后，研究者需要等待 30 天才能开始临床研究。在这段时间里，FDA 对申请的安全性进行评估，以避免不必要的临床风险。如果没有问题，可以自行启动临床试验。

（3）临床试验Ⅰ期：在 20~100 名健康志愿者中进行。该期试验研究药物的安全性，包括安全剂量范围；也包括给药方式、药物分布、代谢、清除等内容。

（4）临床试验Ⅱ期：在 100~500 名志愿患者（患有疾病）中进行对照试验，评价药物的有效性。

（5）临床试验Ⅲ期：在诊所或医院的 1000~5000 名患者中进行。医生应密切监测患者，从而确定药物的有效性及副作用。

（6）新药注册申请（new drug application，NDA）：Ⅲ期临床试验结束后，正式向 FDA 提出请求获准在美国上市的申请，申请资料包括所有动物和人体的数据及相关资料的分析，以及药物是怎样作用于人体、药物是怎样制造的，等等，通常都有超过 10 万页的资料等待 FDA 审评。NDA 申请提出之后 60 天内，FDA 根据提交的研究是否完整来决定接受或者不接受该申请进而进行评价。在 PDUFA（Prescription Drug User Fee Act）法案之后，90% 所受理的标准程序申请的审评时限不超过 10 个月，优先权药物是 6 个月。

（7）获得批准：开发研制安全有效的新药是一个长期、艰巨、代价昂贵的过程，一旦 FDA 批准 NDA，那么医生就可以开出这种新药的处方。但获准公司仍须继续向 FDA 递交周期性报告，包括发生副作用的个案和质控报告。对于某些药物，FDA 需要附加试验（Ⅳ期）进行长期评估。

另外，为了缩短新药和特需药上市时间，美国 FDA 主要设置了 4 种加快审批途径，分别是快速通道、突破性疗法、加速批准和优先审评。

快速通道　针对用于治疗严重疾病且临床或非临床数据显示具有填补临床用药空缺的新药或是被认定为抗感染的新药申请。

突破性疗法　针对用于治疗严重疾病且初步临床试验数据显示对现有疗法具有明显改善重要临床终点表现的新药。研发中的新药一旦被确认具“突破性疗法认定”资格，便能享受一系列优惠待遇，包括快速通道认定的特权、FDA 官员的悉心指导（早在Ⅰ期临床开发阶段便可开始，以推进一项高效药物开发计划的实施），以及有高级管理者和资深评审人员参与对开发计划进行积极协作性的跨学科评审。

加速批准　针对一些医疗需求未得到满足的严重疾病开发的药物，可基于替代终点批准其上市。

优先审评　针对用于治疗严重疾病且一旦获得批准，对现有疗法的安全性或有效性具有显著改善的新药，可以是首次新药申请，也可以是已上市药品的疗效补充申请，或是开展儿科用药研究而修订说明书的补充申请、被认定为抗感染的新药、治疗某些热带疾病的新药。

从历史上看，制药厂过去是通过大规模地筛选化学合成药获得新药，但是目前获得安全有效的新合成药的概率越来越低，从而增加了生物技术新药工业发展的前景。用于新药研究和开发的资金在美国增加最大，约为每年销售额的 17%。

二、日本、韩国生物技术制药发展现状

（一）日本生物技术产业特点

日本的生物医药产业经历了以仿制立足到产业立国的阶段。日本政府非常重视生物技术产业的发展，提出了“生物产业立国”的国家长远目标，并制订了具体的实施方案，把生物技术作为 21 世纪的基本技术。2000 年 1 月，日本国政府召开了 5 个部（科学技术厅、教育部、工业部、农林水产部、通商产业部）的联席会议，共同商讨发展日本生物技术产业的基本战略和制订日本 21 世纪生物技术发展规划。他们认为日本是资源小国，发展生物技术是继发展石油、电子、航空等工业之后 21 世纪可持续发展的最大、最有效的途径之一。

目前，在生物技术方面，日本在人类基因组研究方面虽落后于美国，但已成为主要生物技术药物研制国家。日本生物技术医学产业之所以发展如此迅速，在于政府立足于使美国研究开发的大部分生物技术产品在日本进行商业化。日本的基因工程医学产品的发展水平仅次于美国，世界排名第二。目前，日本企业正在加速研究开发的生物技术依次是再生医疗、个性化医疗、生物医药、基因检查和诊断、利用微生物制造有用物质、基因药物、基因芯片、生物信息技术、生物传感器、转基因植物、细胞治疗及基因治疗等。

生物技术产业的支撑有赖于大学等研究机构不断推出新的研究成果，只有将这些成果及时转移至相关企业，才能实现产业化。日本主要大学虽然相继设立了技术转移机构（TLO），但其功能远没有得到充分发挥，普遍缺乏新型的经营管理人才。日本政府为了促进基因制药的研究及生物技术风险企业的培育，出台了一系列有关政策。其中最引人注目的是日本政府成立了生物技术战略会议，并颁布了长达 200 余页的《生物技术战略大纲》，其中详细阐述了具体的战略重点及实施计划。战略大纲中提到的有些具体计划已列入政府重点开发项目，如日本国立癌症中心及日本国立循环器官疾病中心，建立了针对相关疾病的蛋白质组研究计划，旨在提高在检测解析仪器的研发及生物信息学等领域的国际竞争力。2004 年出台的《知识产权战略大纲》中明确提出了对生物技术相关专利的快捷审核、审核标准的国际化，以及促进大学发明技术向民间转移等有关措施，明确将严格执行蛋白质专利的审核条件，同时也明确了再生医疗领域相关技术也可申请专利的重大举措，从专利政策角度对正在崛起的生物技术产业给予有力的扶持。

近年来，日本独立行政法人医药品及医疗器械综合管理机构（PMDA）逐渐重视对监管科学的发展，通过合作开设研究生课程，推动监管科学的发展，培育监管科学家。例如，① PMDA 人才联合培养项目：PMDA 员工可以以访问学者的身份在高校任教，也可以去高校攻读监管科学专业的硕士或博士学位，加强在监管科学领域的理论基础

学习；高校也与 PMDA 开展合作，联合培养从事监管科学研究的研究生。② PMDA 监管科学研究与人才交流项目：研究人员在高校、研究所或医院等科研机构工作一段时间后，可以加盟 PMDA 从事监管科学的研究；在 PMDA 从事监管科学研究的研究人员可适时选择返回研究机构任教。他们指导的学生毕业后又会进入 PMDA，人员有进有出，构成一个人才循环，打通研究与应用的“旋转门”，让实用性成为配置创新资源的力量，把更多科技成果转化为现实生产力。同时，日本作为 ICH 成员国，自 1998 年开始采用 ICH 国际通用临床规则，为其医药产业的国际化打下良好基础。

日本在生物技术的开发上仅次于美国，目前共有生物制药公司约 600 家，其中麒麟啤酒、中外制药、味之素等著名厂商不仅在日本国内处于生物制药方面的领先地位，而且不断加强世界市场的开拓，进入欧洲和亚洲市场。

在医学领域的生物制药中，主要有促红细胞生成素、生长激素、粒细胞集落刺激因子、胰岛素、干扰素、高血糖素、Ⅷ因子、组织纤维蛋白溶酶原激活剂等产品。在干细胞和免疫细胞治疗领域，日本也发展较快，2016 年，首个完全批准的干细胞治疗产品 Temcell 在日本获批上市，用于治疗器官移植物攻击宿主细胞的患者。

（二）韩国生物技术产业特点

韩国生物产业政策的制定以“务实应用”为基本，兼顾抢占战略制高点，政府以“三步走”战略方案出台了相关政策。

第一步是鼓励并支持对已有技术成果的应用，重点支持成熟技术的产业化，同时支持某些领域的新技术及产业化，如基因组学、蛋白质组学、生物信息学等，并资助一些实力较强的研究机构对政府指定的一些重点技术领域进行开发研究。

第二步是鼓励引进国际先进技术和产品，从而拓展本国在生物技术方面的应用领域。这一阶段开始有选择性地重点支持部分研究机构对有前景、有战略意义的生物技术进行自主研究与应用开发。

第三步是鼓励并支持原始创新，通过原始创新产生一批具有自主知识产权的研究成果。这一阶段继续加大对有发展前景的技术领域的支持力度，同时进一步加强技术成果的转化。

韩国政府通过以上三步，逐步增强了韩国在生物技术领域的研究实力，在加强遗传基因、系统生物学、结构生物学等领域基础研究的同时，加大对生物信息学、纳米生物、医疗信息系统、新生物化学、信息技术 / 生物技术复合技术等多学科复合技术领域的支持力度，并集中对遗传基因新药研究、发育生物学研究、功能性作物及动物开发研究、新生物材料研究、脑科学研究、基因治疗和预防研究等，在某些技术领域确立了国际领先地位。

1994 年，韩国政府启动了第一个国家倡议“Biotech2000”，重点发展生物药行业，并在 2007 年前投入了大约 200 亿美元用于各种生物技术研究。随后韩国又实行了第二个政府计划“Biovision2016”。从 2008~2013 年，韩国食品药品管理局还实行了药物清单简化政策和一系列改革措施，包括：加快新药、仿制药和改良仿制药的上市审批进程；延长生物等效性试验的最终期限；取消附条件审批，扩大生物等效性例外等。从 2014 年起，韩国食品药品安全部（MFDS）对药品的评估更加关注数据完整性。

2016 年 3 月 30 日，韩国又发布了《药品管理法》实施令，对执业药师考试、中央药事法委员会的职能、药房设备标准、韩国药品安全和风险管理所的组织架构及运行等进行了明确规定。

而根据韩国政府“到 2020 年挑战发展世界七大制药强国”的《药业 2020 前景》，到 2020 年前，将投入 89 亿美元用于药品研发，扶持更多药企进入世界市场，韩国药品市场规模有望在 2020 年达到 243 亿美元。韩国在生物药方面的政策推动和研发进展更是令人瞩目：2009 年发布了《生物类似药开发临床指南》；2010 年推行 cGMP，目前大多数工厂都实行了 cGMP，并且通过了美国 FDA 和欧盟 EMA 检查。

三星生物公司开发的生物类似药依那西普已经获得韩国（2015.9）和 EMA（2016.1）批准，并且是欧洲首个依那西普生物类似药；英夫利昔单抗类生物似药也已获批。

Cellitrion 公司 2007 年被美国 FDA 批准生产单克隆抗体阿巴西普，并由 BMS 在全球销售。自此，Cellitrion 已经完成了多项全球多中心临床试验，公司研发的曲妥珠单抗生物仿制药在韩国（2014.1）获批上市，利妥昔单抗生物仿制药在韩国（2016.11）获批上市，英夫利昔单抗先后获得韩国（2012.7）、EMA（2013.9）、日本（2014.7）和美国（2016.4）等多国批准，是 EMA 批准上市的首个单克隆抗体生物类似药，并于 2015 年在欧洲开始出售。公司一期和二期工厂也都获得了美国 FDA 认证，并与多个跨国企业签订了生产和商业化合作协议。

韩国在干细胞治疗和基因治疗方面也进入世界前列，在国际上已经批准的 9 个干细胞疗法中，有 3 个在韩国，分别是：2011 年获批用于治疗急性心肌梗死的 HearticellgramRAMI；2012 年获批用于治疗退行性关节炎、膝关节软骨损伤的 Cartistem；2012 年获批用于治疗复杂性克隆氏病并发肛瘘的 Cuepistem。2017 年 7 月 12 日，由 MFDS 批准上市的 Invossa-K Inj（Invossa™）是全球首个用于退行性关节炎治疗的细胞及基因疗法。干细胞技术的发展，也催生了其美容业的繁荣。

我国与韩国生物技术公司合作较多，据不完全统计，目前与韩国生物技术公司签署合作协议的有天士力、璟泓万方堂医药、上海医药、江苏汇鸿、嘉和生物、复星医药、绿叶制药、三生制药等多家公司。从合作的项目来看，生物制药和器械诊断领域合作较多。

三、欧洲国家生物技术制药发展现状

欧洲国家如德国、法国、英国等均具有良好的工业基础、大量的投资商、众多的跨国公司，以及高水平的科技和管理人员。欧盟成立了专门委员会来协调与促进各成员国生物技术的研究和发展，明确表示生物技术是欧洲经济和科技发展的重点，以及再创世纪辉煌文明的曙光。目前，欧洲的生物技术工业也处于蓬勃发展阶段。

欧洲各国发展生物技术产业的模式不尽相同，主要模式是政府投资建立研究开发中心，并协调与企业的结合。据 2007 年数据统计，德国的生物技术研究开发水平仅次于美国和日本，居世界第三，从事生物技术的科研机构有 1000 多个，生物技术公司 300 多个。在英国，生物技术研究与技术力量比较雄厚，拥有较好的生物技术工业。同时政府极为关心支持相关研究单位及企业，目前英国有生物技术企业 400 多家，较大型的公司有 British Bidech 公司、Chirosciencee 公司、Antisorna 公司、PPL 公司、Imutran 公司。英国国家生物制品检定所（NIBSC）为 WHO 的国际生物标准化实验室，具有很强的技术支撑能力。总部在瑞士的 Roch 公司与 Genentech 公司联合在人源化抗体产品产业化领域达到了世界领先水平，其开发上市的产品如 Rutixan、Avastin、Herceptin、Ximnb、Trastuzumab 等已经占领世界大多数国家临床市场，取得了良好的效益。在中国进口注册的人源化抗体产品主要来自该公司。

近年来，欧盟 EMA 引领了世界生物类似药的发展，促进了生物类似药在各国的发展，对于最终降低药价、惠及大众做出了贡献。EMA 建立了完善的政策法规体系，使得 EMA 在生物类似药领域走在了世界的前列。早在 2005 年，EMA 就制定了《生物类似物指导原则》，2006 年之后共出台 9 个针对不同品种的生物类似药指导原则，用于指导研发企业进行生物类似药的开发，这些举措促使了多个品种获批。从获批厂家来看，有 Teva、Sandoz、Hospira、Celltrion 和 Samsung 等以仿制药为主的研发公司参与，也有 Eli Lilly 等巨头公司参与。自 2006 年批准第一个生物类似药至 2013 年，EMA 主要批准的生物类似药品种为结构和功能相对简单的重组蛋白类药物。2013 年 9 月，EMA 批准了第一个结构与功能复杂的单克隆抗体类生物类似药，对于世界各国开发结构与功能复杂的生物类似药具有重要参考意义。

由于生物类似药不同品种具有独特的性质，EMA 针对不同的品种提出了具体的指导原则。总体上要求生物药的相似性是至关重要的，需要证明产品差异对质量、安全性或疗效有无临床意义的影响，否则就会被拒绝。随着 EMA 对生物类似药监管政策的进一步完善，结合已批准品种的经验积累，EMA 将在世界生物类似药的开发与监管方面继续起着示范和引领作用。而随着“重磅炸弹”生物药的专利到期，生物类似药的开发将持续快速发展。

四、古巴生物技术制药发展现状

古巴生物技术是在 20 世纪 80 年代初开始起步的，只用了不到 20 年的时间，就在许多重大生物技术领域取得了丰硕成果，很快形成了一支产业化队伍，走在世界前列。

早在 1981 年，古巴政府决定加紧推行生物技术制药发展计划，立即着手把分散在国内不同单位的从事生物技术研究的高级技术人员组织起来，并成立了全国生物技术委员会，很快提出了新计划，决定投入巨资进行研究和开发。在政府的决策下，古巴在不到 10 年的时间内（1986~1994 年）先后建立了 4 大生物技术研究机构：1986 年建立古巴遗传工程和生物技术中心，1987 年建立免疫试验中心，1991 年建立芬莱研究院，1991 年筹建分子免疫学中心。

据称，古巴上述 4 大遗传学和生物学研究机构是拉丁美洲地区其他国家所没有的，也是第三世界国家中不多见的生物技术产业化机构。为保证古巴生物技术产品的质量能达到世界卫生组织的标准，便于进入国际市场，古巴成立了 3 个中心，专门负责质量监督和检查。目前古巴已有 30 余个品种上市。

古巴政府的发展战略之一是将生物技术产品作为国家的一种重要产品打入国际市场，每年都有一批生物技术产品出口国际市场，产品已销往世界上 30 多个国家，特别是B型脑膜炎疫苗已出口到美国。

中国和古巴在生物技术领域的水平，几乎是同时起步、各有所长，双方具有合作的潜力，特别是在人源化单抗产品的开发研究方面，以及建立1000L无血清CHO细胞连续培养技术均属于世界先进水平。此项目是由中方与古巴分子免疫中心合作，为重大的高科技合作项目，由古方提供全部工艺技术。中古合作的用于头颈部肿瘤治疗的人源化表皮生长因子受体单克隆抗体"泰欣生"于2008年在我国上市，其质量标准也是第一个纳入2015年版《中华人民共和国药典》（以下简称《中国药典》）的人源化抗体药物。另外，中古之间的合作项目还有EGF疫苗（rEGF-p64K/Mont疫苗）、CD6人源化抗体、CD3嵌合抗体、长效干扰素、EGF注射液等。

第三节　我国生物技术药物研究开发现状

我国生物技术药物的研究和开发起步较晚，直到20世纪70年代初才开始将DNA重组技术应用到医学上，但在国家产业政策，特别是国家高技术研究发展计划（863）和重大新药创制专项的大力支持下，这一领域发展迅速，逐步缩短了与先进国家的差距。自1992年第一个干扰素产品在我国获批上市以来，目前已有45种不同表达系统的基因工程药物和疫苗获得国家批准上市（表1-4）。随着我国大规模发酵和纯化等技术的成熟，基因工程药物不断开发生产和上市，一系列重磅产品（如康柏西普、尼妥珠、依那西普）的上市，开始改变国外生物制品长期垄断中国临床用药的局面，使中国数以千万计的患者从中受益。2011年中国疫苗监管技术体系通过WHO评估，中国食品药品检定研究院承担的疫苗批签发和实验室综合2项职能均满分通过，这表明我国生物药监管水平与国际接轨，也奠定了我国生物产业参与国际市场竞争的基础。目前，我国的新药研发已进入了仿创结合、以仿促创的阶段，大量的新药处于临床试验阶段，有望在未来若干年内实现井喷式的上市。

表1-4　中国已批准上市的45种生物技术药物

品种名称	表达体系	适应证	剂型
重组人干扰素α1b	大肠杆菌	病毒性疾病/恶性肿瘤	注射剂/喷雾剂/滴眼液
重组人干扰素α2a	大肠杆菌/酵母	病毒性疾病/恶性肿瘤	注射剂/栓剂
重组人干扰素α2b	大肠杆菌/酵母/假单胞菌	病毒性疾病/恶性肿瘤	注射剂/喷雾剂/栓剂/膏剂/滴眼液/泡腾片
重组人干扰素γ	大肠杆菌	类风湿性关节炎	注射剂
重组人白细胞介素-2（含125 Ala）	大肠杆菌	病毒性疾病，恶性肿瘤	注射剂
重组人白细胞介素-11	大肠杆菌/酵母	血小板减少症	注射剂
重组人粒细胞刺激因子	大肠杆菌	中性粒细胞减少症	注射剂
重组人粒细胞巨噬细胞刺激因子	大肠杆菌	肿瘤放化疗后引起的白细胞减少症等	注射剂

续表

品种名称	表达体系	适应证	剂型
重组牛碱性成纤维细胞生长因子	大肠杆菌	慢性创面愈合等	凝胶外用溶液
重组人碱性成纤维细胞生长因子	大肠杆菌	慢性创面愈合等	外用溶液
重组人酸性成纤维细胞生长因子	大肠杆菌	深度烧伤 / 慢性溃疡创面	外用溶液
重组人表皮生长因子	大肠杆菌 / 酵母	慢性创面愈合等	凝胶 / 滴眼液 / 外用溶液
重组人促红细胞生成素	CHO 细胞	肾功能不全所致的贫血	注射剂
重组人血小板生成素	大肠杆菌	血小板减少症	注射剂
重组人生长激素	大肠杆菌	生长激素缺乏症	注射剂
重组人胰岛素	大肠杆菌	糖尿病	注射剂
重组人甘精胰岛素	大肠杆菌	糖尿病	注射剂
重组人赖脯胰岛素	大肠杆菌	糖尿病	注射剂
重组人门冬胰岛素	大肠杆菌	糖尿病	注射剂
重组人促卵泡激素	CHO 细胞	不孕不育症	注射剂
重组葡激酶	大肠杆菌	急性 ST 段抬高心肌梗死的溶栓治疗	注射剂
重组链激酶	大肠杆菌	急性心肌梗死等血栓疾病	注射剂
瑞替普酶 / 重组人组织型纤溶酶原激酶衍生物	大肠杆菌	急性心肌梗死 / 肺栓塞 / 外周血管的血栓性疾病	注射剂
重组人组织型纤溶酶原激活剂 TNK 突变体	CHO 细胞	急性心肌梗死	注射剂
重组人尿激酶原	CHO 细胞	急性 ST 段抬高心肌梗死的溶栓治疗	注射剂
重组人血管内皮抑制素	大肠杆菌	非小细胞肺癌	注射剂
重组人脑利钠肽	大肠杆菌	急性代偿性心力衰竭	注射剂
重组人胸腺肽	大肠杆菌	T 细胞缺陷病 / 自身免疫性疾病	注射剂
抗人 T 细胞 CD3 单抗	杂交瘤细胞	肾脏移植器官移植患者急性排斥反应的治疗和预防	注射剂
抗人白细胞介素 -8 单克隆抗体	杂交瘤细胞	银屑病	乳膏剂
碘［^{131}I］肿瘤细胞核人鼠嵌合单克隆抗体	杂交瘤细胞	肿瘤	注射剂
碘［^{131}I］美妥昔单抗 / 利卡汀单抗	SP2/0 细胞	原发性肝癌	注射剂
尼妥珠单抗 / 泰新生单抗	NS0 细胞	鼻咽癌	注射剂

续表

品种名称	表达体系	适应证	剂型
重组抗 CD25 人源化单克隆抗体	CHO 细胞	肾移植中急性排斥和不良反应的治疗和预防	注射剂
重组人肿瘤坏死因子受体 -Fc 融合蛋白	CHO 细胞	类风湿关节炎 / 银屑病 / 活动性强直性脊柱炎	注射剂
康柏西普眼用注射液	CHO 细胞	黄斑病变	注射剂
PEG 修饰 G-CSF	大肠杆菌	中性粒细胞减少症	注射剂
PEG 修饰重组人生长激素	大肠杆菌	生长激素缺乏症	注射剂
PEG 修饰重组人干扰素 α2b	大肠杆菌	病毒性丙肝	注射剂
重组人 p53 腺病毒注射液	293 细胞	晚期鼻咽癌	注射剂
重组人 5 型腺病毒注射液	293 细胞	晚期鼻咽癌	注射剂
重组乙型肝炎疫苗	酵母	乙型肝炎预防	注射剂
重组 B 亚单位 / 菌体霍乱疫苗	大肠杆菌	预防霍乱	肠溶胶囊
重组幽门螺旋杆菌疫苗	大肠杆菌	幽门螺旋杆菌的预防	注射剂
重组戊型肝炎疫苗	大肠杆菌	戊型肝炎预防	注射剂

《中国生物制药行业技术研发与新品上市分析报告》显示，国家加大对生物技术创新和生物产业发展的支持力度，使我国生物制药行业保持快速发展势头。数据显示，2003~2010 年中国生物制药行业销售收入年复合增长率达 21.52%，2014 年行业实现销售收入 158.86 亿元，同比增长 14.93%。未来数年，一批基因治疗方案、药物将进入应用阶段。中国生物药研发与产业化能力也将大幅度提高，形成化学药、中药、生物药三足鼎立的药物新格局。我国将针对癌症、心脏病、高血压、糖尿病、神经系统疾病等重大疾病，取得 200 个生物新药证书，开发近 200 种生物药，近 400 个生物药进入临床试验阶段，中国生物制药的高速发展时代已经到来。

一、重组蛋白

重组蛋白类多肽药物的上市是基因工程技术在制药领域最成功的范例。我国的上游技术、规模化生产工艺，以及质量控制都比较成熟。随着人类基因组学和蛋白质组学的深入研究，越来越多的人体功能基因得到克隆和表达，将会开发出一系列新的具有自主知识产权（主要是物质发明专利和应用专利）的重组蛋白类多肽药物，如在我国率先批准上市的 EGF、bFGF、重组 endostatin 等。

二、基因工程抗体

基因工程抗体技术是将对抗体基因结构和功能的了解与 DNA 重组技术相结合，根据研究者的意图在基因水平对抗体分子进行切割、拼接和修饰，经过人工合成后导入受体细胞表达产生新型抗体的技术。

近年来，国外对基因工程抗体的研究非常活跃，主要包括对鼠源单克隆抗体人源化、小分子抗体人源性抗体的开发研究。由于抗体作用机制比较明确，作为药物开发的命中率较高，一般为 25%。美国 FDA 批准上市的治疗性抗体有 54 种，如 Herceptin、Zenapax daclizumb、Rituxan rtuximab 等。基因工程单克隆抗体产品上市后很快在我国注册，进口销售。以基因工程抗体为主的第二个生物技术医药产品发展的浪潮已经到来。

自 1975 年单克隆抗体杂交瘤问世以来，单克隆抗体被广泛地应用于疾病的诊断和治疗中。但由于绝大多数是鼠源性单克隆抗体，在临床重复给药时会产生抗抗体，而使临床疗效减弱或消失。理想的人源性单克隆抗体还有待于人 - 人杂交瘤技术的突破。目前较好的解决办法是研制基因工程抗体，以代替鼠源单克隆抗体。用家兔代替小鼠通过一次免疫可得到数千种单克隆抗体，用这样的方式建立抗体库可提高药用抗体的筛选效率。

截至 2016 年，我国已批准 22 个抗体类药物上市，其中进口 12 个，国产 10 个。我国申报及批准进入临床的有 150 余个抗体类药物，最近 3 年，平均每年有 20 种以上的单抗药物获批进行临床研究。2013 年国内抗体药整体市场规模为 42.6 亿元，年增长率达 42.1%，进口抗体药物销售额占国内市场的 80% 以上，中国抗体药物发展刻不容缓。

我国批准上市的 10 个抗体药物中，1 个人源单抗尼妥珠、3 个 TNF-α 抗体融合蛋白、1 个 VEGF 抗体融合蛋白，其余 5 个是早期研制的单抗药物。2013 年国产抗体药物销售总额达 14.3 亿元，其中，中信国健的“益赛普”（销售额 8.7 亿元）、百泰生物的“泰欣生”（销售额 4.5 亿元）市场表现较好（图 1-1）。

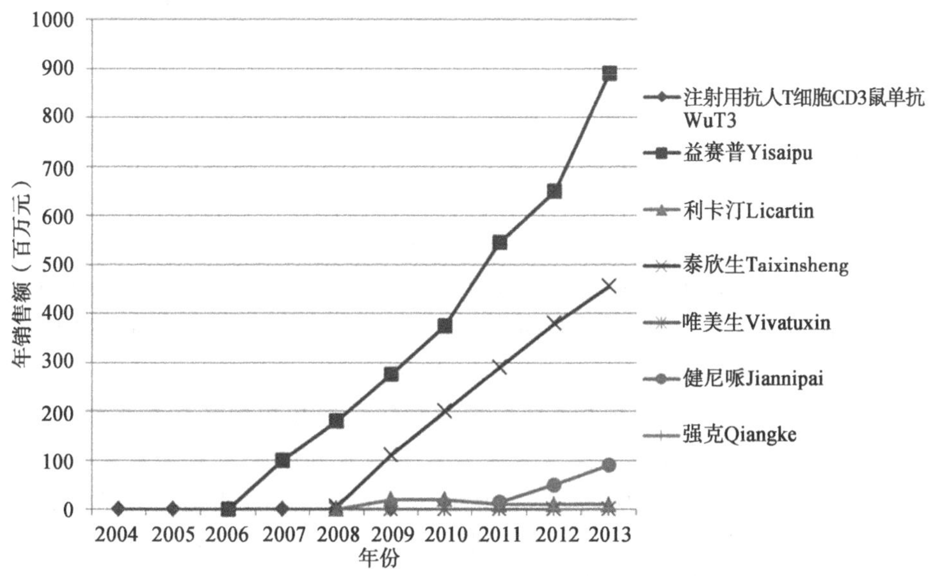

图1-1 2004~2013年国产抗体药物销售数据

目前批准用于临床的抗体药物有超过 20 个产品，这些产品的靶点主要集中在 VEGF、CD20、EGFR、TNF-α 和 HER2，以生物类似药为主。

我国在抗体药物的原始创新工作中，取得了包括噬菌体抗体文库、人免疫球蛋白转基因小鼠等全人源化抗体技术突破，为全新的具有自主知识产权的治疗性单抗类产品研发提供了技术保证。在抗体药物产业化方面，经过十二五重大新药创制的支持，高表达培养工艺在我国已渐趋成熟。部分生物制药企业将 300L 和 750L 培养罐放大到 3000L 罐进行补料批式培养（fed batch）生产，通过关键参数优化，配合改良培养基，可以使蛋白质表达量稳定在 1~3g/L，从而达到单批 2~5kg、单个产品年产 80~200kg 的产能；我国企业还研制了具有自主知识产权的高效无血清培养基，以及抗体纯化介质重组蛋白 A，实现其规模化生产，成为我国抗体药物产业健康快速发展的重要一环；理化分析方法技术方面，也取得了一定的突破；在传染病抗体的研制中，我国也取得了长足的进步，如埃博拉、H7N9、狂犬病、乙肝等传染病的应急抗体研制水平大幅度提升。

除传统的鼠源抗体、嵌合抗体、人源化抗体和全人源抗体外，新型抗体也重装登场。

抗体偶联（ADC）药物 ADC 是抗体药物研究热点之一，我国目前尚无 ADC 药物批准上市。国内仅有少数公司具备对 ADC 研发的能力，ADC 研发主要集中在生物类似药领域，如 Kadcyla 的类似药、靶向 EGFR 和 CD19 的 ADC 类似药等。恒瑞医药的 T-DM1 和烟台荣昌的抗 HER2-MMAE 已进入临床试验阶段。

双特异抗体 国外众多生物制药公司逐渐看到双特异性抗体在临床上的治疗优势，在该领域开展了大量的研究工作。目前已有一个双特异性抗体新药在欧洲获准上市，该药物为 Catumaxomab（商品名 Removab），用来治疗 EpCAM 阳性的上皮源性转移瘤所引起的恶性腹水。国内的双特异性抗体研究刚刚起步，目前武汉友芝友生物、信达生物等多家企业投入到双特异性抗体药物的研究中，已有产品完成临床前研究进入临床试验阶段。

新靶点 / 结构 / 表位抗体 近年来，全球越来越多的新药进入临床研究阶段，药物靶点主要集中在神经退行性病变、代谢、炎症、肿瘤及免疫细胞方面。默沙东的抗 PD-1 单抗于 2014 年 9 月获准在美国上市，用于不可手术的黑色素瘤。我国新靶点的抗体研发紧随其后，已经有上海君实生物等企业研发的抗 PD-1 单抗进入临床研究。针对高脂血症、骨质疏松症、老年痴呆等慢性病的抗体研发也在进行中。

生物类似药 目前国际上和我国在研的生物类似药大部分为抗体或抗体偶联药物。随着重磅炸弹级药物“专利悬崖”的到来，生物类似药的研发成为热点。根据 IMS 的数据，未来五年生物类似药将抢占 20% 的全球医药市场。我国于 2015 年发布《生物类似药研发与评价技术指导原则（试行）》，对生物类似药的申报程序、注册类别和申报资料等相关注册要求进行了规范。我国约有 270 个生物类似药处于研发状态，数量居全球第一，约有一半处于临床前研究阶段，其中 57 个已提交临床申请（大部分是在 2014 年以后提交的临床申请），8 个已经获得临床批件。靶点以 TNF-α、EGFR、VEGF、HER2、CD20 为主，即全球最畅销的几个抗体药物 Enbrel、Humira、Erbitux、Avastin、Herceptin、Rituxan 等。预计在 2020 年前均能够获得上市批准（图 1-2）。

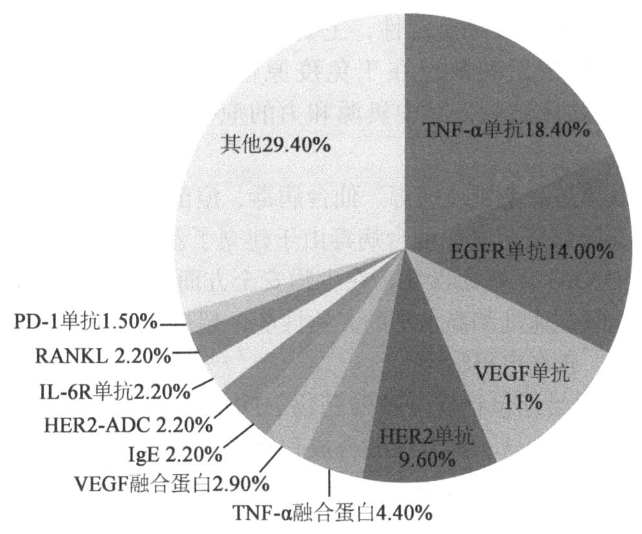

图1-2　CFDA已受理抗体类药物品种占比（截至2016年3月）

三、基因治疗

基因治疗主要分为病毒载体类基因治疗和非病毒载体类基因治疗。基因治疗从1990年开始临床试用，迄今仅30年的发展历史，虽几经波折，但依然发展迅速。目前全世界已有2000多个治疗方案进入临床试验，其中以癌症为首位、AIDS居次，并涉及心血管疾病及多种遗传病。

目前，应用于病毒载体类基因治疗的载体主要有4种，分别是慢病毒载体（LV）、腺病毒载体（AdV）、腺相关病毒载体（AAV）和单纯疱疹病毒载体（HSV）。

慢病毒载体主要应用于血液病的治疗，如β-地中海贫血症及CAR-T治疗，也可与CRISPR/Cas9技术相结合应用于基因编辑，但由于CRISPR/Cas9在切割基因后载体的自连问题，其成药性受到限制。

腺病毒载体主要应用于溶瘤病毒治疗（如我国在国际上率先批准上市的“今又生”），其优点在于不整合进宿主基因组，所携带外源基因可高水平表达；但其主要问题在于表达时间短，病毒载体的免疫原性强。目前所用腺病毒载体大部分为5型腺病毒，且将自然密码子进行了优化，以提高感染效率和外源蛋白表达水平。

腺相关病毒载体主要应用于遗传疾病的治疗，尤其是单基因遗传病的治疗。单基因遗传病约有3000余种，如脂蛋白酯酶缺乏症（LPLD）、血友病、LCA2型先天性黑蒙症等。腺相关病毒外壳无外膜，结构稳定，在70%的人群中天然感染，无致病性，免疫原性弱，且可实现外源基因的长期表达；其缺点在于可插入基因片段容量较小，但在单基因罕见病的治疗上仍显示出巨大的潜力，其中AAV9能够透过血脑屏障。我国研制的治疗溶酶体病的AAV-MPS3A、治疗运动神经元病的AAV-SMA及合作开发的AAV-ALS、治疗肌肉疾病的AAV-DMD、治疗黑蒙症的AAV2-ND4、治疗LCA2型先天性黑蒙症的AAV-LCA2等已显示出良好的应用前景。

单纯疱疹病毒载体由于其细胞毒性，主要作为溶瘤病毒应用于实体瘤的治疗，如2015年FDA获批的T-Vec，其缺点在于免疫原性较强。目前，我国已有多家企业申请疱疹溶瘤病毒的临床试验，其中奥源和力的疱疹溶瘤病毒产品已进入临床试验阶段。

其他基因治疗载体还有新城疫病毒、仙台病毒、痘苗病毒及M2病毒等。痘苗病毒载体用于研究开发艾滋病疫苗等。仙台病毒由于建立了新的RNA病毒载体，只在细胞质中复制，不影响DNA，无基因毒性，在生物安全方面具有一定的优势。实验证明这种载体在细胞质中的复制速度和高水平的表达性能，超过现有的任何载体。目前有关产品已完成临床前研究，正在申报临床。

非病毒载体类基因治疗包括反义核酸药物、DNA药物和DNA疫苗等，是生物医药技术领域中拓展出的新领域。随着核酸合成和修饰技术的进步，基因组研究为反义核酸药物提供大量靶序列，也为反义核酸药物的研制提供了更大的空间。2011年，俄罗斯药监局批准国际上第一个基于非病毒载体的基因治疗药物Neovasculogen® 上市销售，该药物是人类干细胞研究所（The Human Stem Cells Institute，HSCI）研发的用于外周动脉及严重肢端缺血治疗的基因治疗药物，它是一种重组血管内皮生长因子（VEGF）基因的质粒DNA基因治疗产品。2016年，美国FDA批准Eteplirsen（商品名Exondys 51）用于治疗杜氏肌营养不良症患者，作为一种反义RNA，Eteplirsen跳过外显子51表达，所以可以帮助患者合成一些有一定功能形式的抗肌萎缩蛋白。2016年FDA批准的另一非病毒载体类基因治疗药物Nusinersen（商品名Spinraza）为一段反义寡核苷酸（ASO），旨在改变*SMN2*基因的剪接，以增加全功能性SMN蛋白的生产，用以治疗儿童和成人脊髓性肌萎缩（SMA）。我国CFDA也批准了两个单位的质粒DNA基因治疗药物进入临床试验阶段，即由军事医学科学院放射与核辐射研究所和北京诺思兰德生物技术股份有限公司分别研发的携带重组人肝细胞生长因子（HGF）基因的质粒DNA基因治疗产品，局部注射用于治疗肢端缺血。我国反义寡核苷酸药物的研究也获得较大进展，如对端粒酶*hEST2*基因为靶点的反义寡核苷酸抗肿瘤药物的研究已进入临床前研究阶段，其研究是以端粒酶催化亚基*hEST2*基因为靶分子，设计并合成了多条硫代修饰的反义寡核苷酸。另外，针对预防HIV感染的DNA与重组痘病毒载体复合型艾滋病疫苗也已完成临床Ⅰ期试验。

四、干细胞、免疫细胞和组织工程

干细胞（stem cell）是一类具有自我复制能力的多潜能细胞，在一定条件下，它可以分化成多种功能细胞。人们希望用干细胞技术来修复受损的细胞和组织，治疗早老性痴呆、帕金森病、糖尿病、中风和脊柱损伤等一系列疾病。

人体几乎所有组织都存在成体干细胞。成体干细胞已经有相当程度的分化，如果不受外加条件的影响，一种组织的成体干细胞倾向于分化成该组织的各种细胞，如造血干细胞在体内自动分化成各种血细胞。干细胞研究的热点之一就是如何更有效地分离、纯化成体干细胞。在特定的外加条件下，一种组织的成体干细胞可以“横向分化”成其他组织的功能细胞。例如，造血干细胞可以分化成神经细胞和肝细胞；间充质干细胞可以分化成神经、肌肉、软骨和骨等多种细胞。最近科学家从脂肪组织中分离到干细胞，它在一定条件下可以分化成神经细胞。这使得利用患者自身健康组织的干细胞来修复病损组织成为可能。干细胞研究的另一个主要课题就是探讨成体干细胞“横向分化”的机制。

我国的干细胞研究经过近30年的发展已有了一定的研究基础，其中研究和应用最多的是造血干细胞。20世纪90年代以来，除骨髓移植外，外周血和脐血干细胞移植也逐步普及应用于治疗血液病和肿瘤。

除造血干细胞外，胚胎干细胞、治疗性克隆及组织干细胞的研究和应用已在我国多家研究机构中开展，如中国科学院动物研究所、中国科学院遗传与发育生物学研究所、西北农林科技大学、中山医科大学等。军事医学科学院、北京大学和中国医学科学院等在组织干细胞分离、体外培养、跨系和跨胚层分化、分化调控、定向诱导等方面取得了较好的研究进展。我国目前已掌握了脐血干细胞分离、纯化、冷冻保存及复苏的整套技术，并在北京、天津、济南、广州、上海、成都等地建立了多个脐血库，预计脐血样本保存规模可达5万份以上，能够缓解脐血干细胞数量不足的缺陷。在人类角膜干细胞研究方面，北京大学干细胞中心已成功建立了非病毒转化的角膜干细胞体外培养体系，组织工程角膜产品已进入临床研究阶段。数种造血干细胞细胞治疗产品正在申报临床研究，如间充质干细胞心梗注射液、自体卵巢细胞T淋巴细胞（O-CTL）、自体髓间充质干细胞注射液、间充质干细胞肝纤维化注射液、间充质干细胞。

为了支持干细胞的发展，2016年国家卫生和计划生育委员会、国家食品药品监督管理总局联合正式成立专家委员会，并且颁布了支持干细胞进行备案研究的三个文件，其中《干细胞制剂质量控制及临床前研究指导原则（试行）》是目前干细胞研究在技术标准方面应该遵循的原则。

免疫细胞治疗作为临床生物治疗的新手段，近年来国内外发展迅速。其主要原理是将患者的免疫细胞在体外采用细胞因子或肿瘤相关抗原处理后，经扩增纯化再回输到机体，发挥免疫治疗的作用。也有研究直接采用患者肿瘤组织制备瘤苗，在某些疑难病的治疗中显示出较好的应用前景。国内已经有10余个细胞治疗产品进入临床和申报阶段，如自体CIK细胞、自体免疫活细胞、自体树突状细胞、白细胞介素-2基因工程化胃癌细胞等。

嵌合抗原受体（chimeric antigen receptor，CAR）T细胞技术是近年来发展非常迅速的一种细胞治疗技术。CAR-T细胞是通过基因修饰的方法获得针对肿瘤细胞表面特定抗原的特异性T细胞，目前在晚期难治性白血病和淋巴瘤患者中进行的早期临床试验已经显示出非常振奋人心的结果。该疗法是从患者血液中分离出T细胞，然后在实验室对其进行基因改造，通过逆转录病毒和慢病毒载体、转座系统（如SB转座系统）或直接将mRNA转导到T细胞内，使T细胞表面表达嵌合抗原受体。在实验室对这些T细胞进行扩增后回输到患者体内，这种经过修饰的T细胞能够特异、高效地识别和杀死肿瘤细胞，从而在治疗肿瘤的同时避免对正常组织的损伤。2017年7月12日，FDA肿瘤药物专家咨询委员会（ODAC）以10：0的投票结果一致推荐批准诺华CAR-T疗法Tisagenlecleucel（CTL-019）上市。CTL-019申请的适应证是复发或难治性儿童和年轻成人急性淋巴细胞白血病（ALL），在绝大多数情况下，FDA都会遵从专家咨询委员会的意见，CTL-019将大概率成为全球首个获批上市的CRA-T疗法。2017年10月，FDA又批准了Kite公司同类产品上市。我国也掀起了CAR-T细胞治疗产品研究开发和申报注册的热潮。此外，针对实体瘤的CAR-T细胞治疗研究也不断有新进展，初步展现出广阔的应用前景。

组织工程是在组织水平上操作的生物工程，它涉及临床医学、发育生物学、细胞生物学、分子生物学、高分子化学和材料工程学等学科。该工程是将体外培养扩增的正常组织细胞种植于生物相容性良好并能被机体吸收的生物材料上的一类产品，包括组织、器官和细胞制品。该类制品主要用于整形外科、器官和组织移植，发展迅速。国外于1991年将软骨细胞接种于可降解材料上，于裸鼠体内形成新的软骨组织；1994年利用PGA塑型的载体种植软骨细胞，获得半透明软骨组织，同年在裸鼠体内形成了气管内环柱状毛上皮复合组织；1997年还利用半透明软骨，在裸鼠背上预制了人耳形耳廓。组织工程是近年来非常热门的研究领域，许多组织工程产品都处于临床试验中，目前FDA批准了11种组织工程皮肤，如Apligraf、Dermagraft、OrCel等，以及一种组织工程软骨Carticel。我国研究开发的组织工程皮肤已获批上市，组织工程角膜产品已获批开展临床试验；组织工程软骨和肌腱已经通过中国食品药品检定研究院（简称中检院）质量复核进入注册审评阶段；组织工程神经组织正在临床前研究阶段。人造生物器官等复杂组织工程产品仍停留在概念水平，因为还存在很多技术难点和切实可行的实验室质量控制系统，主要体现在种子细胞的质量控制问题，涉及选择什么样的细胞，细胞的分离纯化、培养传代，以及细胞的回收率等。需在各个环节中建立质控标准以控制产品质量，主要包括对细胞外源因子的污染、遗传特性，以及组织相容性等检查内容建立相应的质量控制标准。还需对细胞外支架材料建立实验室质控标准，如组织相容性、生物安全性、可吸收度和可塑性等方面。由于干细胞研究的关键技术在最近几年才得以突破，我国和发达国家处在相同的起跑线上，在这一领域最有希望做出原创性贡献。

五、基因工程疫苗

（一）重组预防性疫苗和重组多价疫苗

采用基因工程技术，克隆和表达保护性抗原基因，利用表达的抗原产物或重组体自身制成的疫苗称为重组疫苗，是新一代疫苗的研制方向。目前我国研究成功的重组疫苗有重组乙肝疫苗、福氏-宋内氏痢疾双价疫苗、霍乱疫苗、轮状病毒疫苗等。随着生物技术的发展，预计在21世纪，联合疫苗、可控缓释疫苗、载体疫苗（多价）、偶联疫苗、DNA疫苗、T细胞疫苗和治疗性疫苗制造技术将会有较大进展。这些新技术将在我国应用于发展新一代细菌性疫苗和病毒性疫苗，以预防肝炎、腹泻、脑膜炎、结核病、幽门螺杆菌感染、钩端螺旋体病、艾滋病等。

目前传染病仍严重威胁人类健康和生命，如艾滋病、病毒性肝炎、禽流感等。开发新疫苗和改进现有疫苗是预防传染病最有效的手段。疫苗产业化的难度在于投资强度大，研究、开发周期长，某些疾病免疫机制尚不明确等。

利用传统疫苗研制技术难以生产的疫苗类型有：

（1）针对不能培养或难于培养的病原体（如 HBV、HCV、HEV、CMV、HPV、麻风病菌等）的疫苗；

（2）针对有潜在致癌作用的病原体（如 HTLV-1、HIV、HSV、EBV）或有免疫病理作用的病原体（如 RSV、DGV、HFRSV 等）的疫苗；

（3）免疫效果差的（如霍乱、痢疾菌苗）或效果好但反应大的（如百日咳、伤寒菌苗）疫苗；

（4）多抗原联合疫苗。

如今采用重组技术能够开发以上疫苗，从而具有更好的保护效果和安全性。例如，重组幽门螺旋杆菌亚单位疫苗，已获得批准上市；重组痢疾双价疫苗，已进入申报阶段；重组戊肝疫苗已批准上市；霍乱毒素 B 亚单位疫苗已经批准上市。最有代表性的为重组人乳头瘤病毒（HPV）疫苗，它是利用大肠杆菌表达人乳头瘤病毒 L1 衣壳蛋白多聚体，并使用所表达蛋白作为 HPV 病毒抗原来预防由 HPV 病毒侵染所导致的男女生殖器疣瘤，特别是宫颈癌。HPV 疫苗获得 FDA 批准在美国已上市多年，国内正在进行临床Ⅲ期研究阶段。

（二）重组治疗性疫苗

近年来，国外大量治疗肿瘤的疫苗进入临床研究，为肿瘤的生物治疗提供了一个新的途径。肿瘤疫苗的来源有肿瘤细胞和基因改变的肿瘤或其他细胞、细胞裂解成分、多抗原组分、纯化蛋白质、合成蛋白多肽、神经节苷脂等物质，含有肿瘤抗原基因的病毒和质粒载体等。以肿瘤特异性受体为抗原的疫苗已有部分进入临床试验阶段，如法国生物技术公司 Vaxon 研发的用以治疗非小细胞肺癌的 Vx-001，在Ⅱb 期临床试验中，将从未吸烟或较少吸烟的患者生存期延长 2.5 倍。

在我国，肿瘤与传染病仍是危害人民健康的主要疾病，发展治疗性疫苗将对治疗持续性感染和肿瘤有重大意义。当前国际上治疗性疫苗也刚开始起步，还没有产品上市，如果我国能抓紧时机，选准目标产品来研发攻关，将能有所作为。

六、合成多肽药物

多肽是生物体内具有一定功能的蛋白质活性物质。存在于生物体的多肽有数万种，参与细胞几乎所有的生命活动。目前，多肽在医药中的应用主要集中在多肽疫苗、抗肿瘤多肽、抗病毒多肽、多肽导向药物、细胞因子模拟肽、抗菌活性肽、用于心血管疾病的多肽，以及诊断用多肽等。多肽药物与小分子药物相比，具有机制明确、副作用小等优点。因此，多肽药物也是生物技术药物发展的一个重要组成部分。

多肽类药物相对于一般的化药来说稳定性较差，其稳定性易受温度、pH 等的影响，在体内易降解，半衰期短。该类药物的主要临床应用剂型为注射剂。但是注射剂不仅患者的依从性差，并且副作用也大。因此，相对于注射制剂，蛋白质多肽类药物的口服、经呼吸道，以及经皮肤或黏膜给药制剂更具优越性。

1. 注射给药途径

（1）前体药物注射液。为延长药物半衰期，控制进入血液速度，常采用 PEG 对蛋白质结构进行修饰。用 PEG 连接的蛋白质使之变大而不易被肾小球滤过，延长了半衰期。Fc 融合技术研究，也是为了延长药物在体内的存在时间，提高疗效。

（2）注射用微球。发展注射用微球的主要目的是达到缓释效果。1986 年法国 Ipsen 生物技术公司首次上市肌注曲普瑞林 - 聚丙交酯 - 乙交酯微球。正在研究的其他微球制剂有皮下注射的生长激素释放因子（GRF）毫微球，大鼠皮下注射后可缓释 24h，比溶液剂生物利用度提高 20 倍。

2. 口服给药途径

胃肠道对多肽类药物的低吸收及其中的酶对药物的降解是口服给药面临的两个难点。除对药物的自身结构进行修饰外，加入吸收促进剂、酶抑制剂、微粒给药系统也可有效提高多肽类药物口服的利用度。

3. 呼吸道给药途径

鼻腔纤毛的清除作用及鼻黏膜中 3 种氨肽酶（氨基肽酶 N、氨基肽酶 A、氨基肽酶 B）对多肽类药物的降解作用是该给药方式的难点。研究集中在应用吸收促进剂、酶抑制剂、对多肽类药物进行化学修饰、制成前体药物或者使用大分子载体上。目前粉雾剂是肺部给药的主要剂型。

4. 透皮给药途径

如何克服皮肤角质层的屏障是该给药方式的难点。研究集中在改变药物成分、瞬时提高皮肤渗透性，以及各种绕过或清除最外层皮肤的方法上。目前应用较多的一种技术是离子导入技术。而将离子导入技术与电致孔、超声导入技术、化学促渗剂、透皮传递体（类脂材料制备的纳米脂质体）相结合，则能较好地解决药物进入问题。

七、长效蛋白类药物

我国在蛋白药物开发方面，近年主要聚焦在长效药物上，如长效胰岛素包括甘精、地特胰岛素和德谷胰岛素的开发，长效生长激素（如 PEG 化长效生长激素）获得新药批准，长效人促红细胞生成素，长效粒细胞刺激因子（如 PEG 修饰 G-CSF），长效 α 干扰素（如 PEG 化 α 干扰素），以及新型重组蛋白的开发（如重组 GLP-1）。另外，将蛋白质或多肽与免疫球蛋白 Fc 片段相融合的新功能重组蛋白也获得了一定的发展。该类融合蛋白不仅保留了功能蛋白分子的生物学活性，并且还具有一些抗体的性质，如长效半衰期、Fc 段介导 ADCC 及 CDC 效应的能力等，可以靶向杀伤功能蛋白受体阳性细胞。目前，欧美市场已经上市了 13 个 Fc 融合蛋白药物，如治疗类风湿关节炎的 Enbrel 等，我国在该类药物的研制主要集中在生物仿制药上。

蛋白药物的长效研究属于蛋白质的二次开发，它通过延长蛋白药物的半衰期，使药效得到改善，并降低给药次数、增加患者的依从性。长效的策略有：①增大蛋白药物的分子量，减少从肾小球的过滤；②增加稳定性，降低免疫原性；③将肽类转换为非肽类。

目前采用体外化学修饰技术和基因工程技术手段研发系列产品。

（一）体外化学修饰技术

较为成熟的是蛋白质的 PEG 化，它是指在体外适宜的条件下选用合适的活化 PEG 对蛋白药物进行修饰。修饰所带来的优点包括：①增加药物的分子量，延长体内的半衰期；②增加蛋白类药物的稳定性；③增加溶解度；④降低免疫原性；⑤增强了药物的体内活性；⑥降低了药物的毒性；⑦血浆药物浓度波动小，可提高疗效；⑧减少给药次数；⑨改变药物的作用机制。国外上市的药物有 Somavert（PEG 化生长激素）、Adagen（PEG 化腺苷脱氨酶）、PEG-Intron（PEG 化干扰素 α2b）、Pegasys（PEG 化干扰素 α2a）、Pegvisomant（PEG 化 HGR）、Neulasta（PEG 化 G-CSF）。

国内申报的产品有 PEG 化生长激素、PEG 化干扰素 α1b、PEG 化的集成干扰素、PEG 化 G-CSF；在研的产品还有 PEG 化白细胞介素 -2、PEG 化降纤酶、PEG 化酸性成纤维细胞生长因子、PEG 化 EPO、PEG 化胸腺肽、PEG 化内皮抑素等。

蛋白质 PEG 化开始于 1970 年，修饰技术的提高依赖于修饰剂的研发和对蛋白质结构性质的认识。为了使修饰产品具有更好的均一性，需要从非定点修饰技术转变为定点修饰技术；要减少修饰对体内活性的影响，必须将不可逆的修饰技术转变为可逆的修饰技术，这些都依赖于新型修饰剂的研制。通过构效关系的分析，在与蛋白活性关系不大的部位引入定点修饰基团，或将无关的氨基酸残基突变为定点修饰基团。这种将突变和修饰的结合就是对蛋白结构性质认识加深的结果。

PEG 修饰的不可避免的不足之处是它降低了体外的生物学活性，但修饰同时可以使体内半衰期延长进而改善药效学，从而弥补它所带来的不足。另外，修饰之后的难点是修饰产物的纯化和理化性质的分析，其原因是 PEG 链可能会改变蛋白的理化特性，如分子量的增加和等电点的改变等。

（二）基因工程技术

基因工程技术包括蛋白质突变技术和蛋白质融合技术，这又属于蛋白质工程的范畴。

1. 利用突变技术获得长效蛋白

Amgen 公司采用定点突变技术构建 EPO 的高糖基化突变体来延长它的半衰期，改善体内生物学活性。但是其体外的生物学活性降低，这一点类似于 PEG 化的产品，其原因很可能是糖链与 PEG 长链的作用相似。Novolog 公司的胰岛素类似物 Lantus 是将 A 链第 21 位 Asp 突变成 Gly，在 B 链碳端最后第 30 位加两个 Arg，使胰岛素等电点（PI）由原来的 4.0 变为 6.7。这就使得在酸性条件下是澄清的溶液，在皮下（pH7.4 环境）注射后形成不溶的微沉淀物，实现了缓慢吸收、持续释放。t-PA 有三种长效突变体，即 Reteplase、TNK-tPA 和 Lanoteplase，其突变位点分别位于 t-PA 不同区域。

另外，还能通过突变来改变药物蛋白的理化性质进而改变其内体转运，使得配体（蛋白药物）被重复利用。例如，将 G-CSF 与受体结合的氨基酸残基突变为组氨酸，使得它的等电点发生改变，有利于它被内吞后与受体的解离。

突变可能带来抗原表位的变化，进而带来免疫原性的改变、活性的改变。这是值得研发者所关注的。

2. 融合蛋白

被用来融合的有白蛋白和抗体的 Fc 段，利用的是两者的分子量大、具有能够延长被融合蛋白体内半衰期的特点。国外批准上市的 Amgen 和 Wyth 两家公司的 Enbrel，它们是 TNF-α 与抗体 Fc 段融合而成的。

与白蛋白（HAS）融合的药物有 HSA / IFN-2α 融合蛋白（Albuferon 2α）、HSA / IFN2β 融合蛋白（Albuferon 2β）、HSA / rIL22 融合蛋白（Albuleukin）、HSA / rG-CSF 融合蛋白（Albugranin）、HSA / rHGH 融合蛋白（Albutropin），其中 HSA / IFN-2α 融合蛋白（Albuferon 2α）已完成Ⅱ期临床试验。另外，融合白蛋白的目的是为了增加药物蛋白的分子量，基于这样的考虑，还有一种设计手段，即给药物蛋白融合上白蛋白结合肽，这样也可以增加药物的半衰期。

国内申报的融合药物有白蛋白融合干扰素 α-2b、白蛋白融合 GLP-1、CD 霍乱亚单位融合 NGF，以及 Fc 段融合药物 Enbrel、IL-2、G-CSF、Extendin4 和 IL-22 等。

第四节　监管科学对我国生物技术药物发展的重要意义

一、监管科学的定义和国际沿革

监管科学是一门新兴的学科，用于评估药物的质量、安全性和有效性，是国家做出是否批准产品上市等监管决定的基础，在药品监管中发挥了越来越重要的作用。监管科学覆盖了基础及应用生物科学（如微生物学、遗传学、药理学、生物统计学）、临床试验和流行病学，以及社会科学（如决策科学、风险评估和沟通）等领域。监管科学发展的目的是促进开发新的工具、标准和方法，用于评估被监管产品的安全性、有效性、质量和性能等。

监管科学起源于“过渡科学（trans-science）”。1987 年，日本国立卫生研究所的 Mitsuru Uchiyama 以日文形式提出监管科学的概念。1990 年，美国哈佛大学教授 Sheila Jasanoff 以英文形式提出“regulatory science”的概念，并对该内容进行了深入的描述。此后，监管科学得到美国 FDA 的重视，成为 FDA 在 21 世纪重点推动的学科。2011 年，时任 FDA 局长的 Hamburg Ma 为 *Science* 杂志撰写评论，强调推进监管科学的重要意义。美国成为监管科学发展最快的国家之一，这也是美国创新药在全球领先的重要因素。

监管科学对生物技术药物的安全有效和质量可控发挥了重要作用，它贯穿了生物技术药物从基础研究、生产工艺、质量研究、标准制定、临床试验到流通领域监管等各个方面，特别在生物技术药物质量标准的制定中发挥极为重要的技术支撑作用。

二、我国生物技术药物标准和质量研究基础

生物技术药物标准和质量的研究是监管科学的重要组成部分，我国的863计划和“重大新药创制”等17个国家科技项目均对其进行了长期立项支持，攻克多项关键技术，从无到有，建立了基因工程药物检测技术平台、基因治疗及核酸药物质量标准和技术平台、抗体及细胞治疗产品质量标准和技术平台、疫苗质量标准和技术平台、标准品制备技术平台、生物芯片质量标准和技术平台等多个生物技术药物质量标准和检测平台（表1-5）。通过这些平台建设，建立了与WHO相一致的质量标准、检定方法和国家标准品，解决了60多种国家Ⅰ类生物药的质量评价技术难题，支持了约100多个创新生物药上市或进入临床研究阶段，使我国在生物药质量标准的研究水平与国际接轨。2013年1月1日，中国食品药品检定研究院获批成为发展中国家第一个，也是全球第七个世界卫生组织合作中心（WHO CC）成员，标志着我国在生物制品领域的检验和质量保证能力、技术达到了国际水平，标志着我国在国际生物标准制定中获得话语权，使我国生物技术药物标准制定领域在国际上的地位由跟随转变为参与主导，同时也为我国的生物技术创新药早日研发成功、促进生物医药产业走出国门参与国际竞争创造了先决条件，为我国监管科学的发展建设打下良好基础。

表1-5 中国生物技术产品质量研究和质量控制技术国家级研究课题

序号	课题名称
1	七五国家攻关课题：基因工程干扰素质量标准及检定方法研究建立（1986~1990年）
2	八五863项目：生物技术目标产品的质量研究（1991~1995年）
3	九五863项目：生物技术目标产品的质量研究（1996~2000年）
4	国家计委高技术项目：几种新生物技术产品的质量研究（2000年）
5	国家科技部生物工程中心：新生物技术产品的质量研究（2000年）
6	国家科技攻关计划：重组人神经生长因子和重组人白细胞介素-11的质量研究（1998~2000年，96-901-06-041）
7	国家863项目：生物技术目标产品的质量研究（2001~2003年，2001AA215071）
8	十五国家重点科技攻关项目：微量DNA含量测定标准化研究（2001~2003年，2001DA707B03）
9	十五863项目：生物技术药物质量检测技术平台的研究（2003~2005年，2003AA2Z3480）
10	十一五863项目：核酸和多肽药物的质量控制研究（2007~2010年，2007AA021601）
11	十一五863项目：基因治疗产品质量控制研究（2007~2010年，2007AA021204）
12	十一五国家科技重大专项课题：生物技术药物质量标准和质量控制技术平台（2009~2010年，2009ZX09307）
13	十二五863课题：基因治疗产品质量控制研究（2012~2015年，2012AA020805）
14	十二五国家科技重大专项课题：生物技术药物质量标准和质量控制技术平台（2012~2015年，2012ZX09304010）
15	十二五国家科技重大专项课题：抗体类抗体类生物大分子药物质量属性分析标准物质及评价方法研究（2014~2016年，2014ZX09304311-001）

续表

序号	课题名称
16	十三五国家科技重大专项课题：生物类似药质量相似性评价体系建设研究（2015~2018 年，2015ZX09501008-001）
17	十三五国家科技重大专项课题：创新生物技术药评价及标准化关键技术研究（2018~2020 年）

三、我国在生物技术药物质量研究方面面临的挑战

尽管我国建立了比较完备的监管科学技术体系，但生物技术的发展日新月异，新品种、新的治疗技术不断涌现，使我们在质量标准研究中面临众多挑战。

（1）对于不断出现的新产品、新材料尚缺乏成熟的质量标准研究基础，如 CAR-T 等免疫细胞治疗、干细胞产品、纳米材料、肿瘤疫苗、新型抗体和新型佐剂等质量控制技术研究。

（2）对于新型的分子量大、结构复杂的功能蛋白及基因载体等，尚缺乏先进的分析技术。生物类似药与原研药在生物学活性及理化性质方面的一致性评价（头对头比对）标准尚缺乏，不能适应国内生物类似药迅猛发展的需要。

（3）新型生物表达体系如采用植物动物或其他非常规生物反应器所生产药物的质量评价研究尚缺乏经验，如植物表达体系生产的人重组白蛋白中极微量宿主蛋白残留的检测等。

（4）治疗性生物技术药的国家和国际标准品研制滞后，不能满足我国生物制药产业日益增长的需求。

（5）我国在监管科学研究方面的技术标准和指导原则与发达国家差距较大，主要体现在我国自主制定的技术规范缺乏，在标准指南的数量、质量及系统化方面与发达国家仍然差距较大。评价指南和标准大多跟随和参照发达国家的指南，药品标准、检测方法、技术指南的制定、修订也由发达国家来主导。欧美针对药品的技术指南和技术指导原则有 2000 多项，美国 FDA 已发布的化学药和生物药技术指导原则有 1021 项，而我国目前颁布的仅有 150 余项。建立与国际相一致的监管科学技术支撑体系，还需要很大程度的努力。

面对这些挑战，更显示出发展药品监管科学的重要性和紧迫性。监管科学的研究，特别是拥有药物质量标准制定的话语权，已经成为争夺新一代医药产业强国的必争之地。因此，必须加快监管科学的发展建设，为我国生物技术药物研发打下坚实的基础（表 1-6）。

表 1-6　我国生物药产业发展转化医学的 SWOT 分析

优势	劣势
✧ 健康需求增加，市场潜力巨大 ✧ 生物药物研发与生产已有较好基础 ✧ 建立了完善的生物药物评价和监管科学体系，保证上市生物药安全有效、质量可控 ✧ 列入国家发展战略	✧ 国内生物制品企业数量多、规模小，高端大规模产能的企业较少 ✧ 生物药物的原创性研发较少 ✧ 缺乏相关法规和技术指南

续表

机会	威胁
✧ 作为新兴产业结合"一带一路"战略，能够获得更多的政策支持 ✧ 大量生物药专利即将到期，为生物类似药的发展提供了机遇 ✧ 国家重大新药专项有利于引入更多资金 ✧ 中检院成为 WHO 生物制品标准化和评价合作中心，为我国生物药走向国际创造了条件	✧ 国际政策与技术壁垒 ✧ 国外制药企业原创生物药和生物类似药占领和竞争国内市场 ✧ 生物药属性复杂，特别是新技术、新品种的质量和安全评价技术所面临的风险

四、加强监管科学研究，促进生物医药产业发展

由于监管科学是开发用于评估创新药品的安全性、有效性、质量和性能的新工具、标准和方法的科学，贯穿于上市前和上市后全过程，是国家批准和评价新产品上市的依据。从"十五"开始，在国家重大新药创制计划等系列科技计划的资助下，我国药品安全的监管科学研究取得了长足的进步，基本可以满足质量评价的需求。由于历史原因，保障我国食品药品安全有效的监管科学水平与发达国家相比仍有差距，特别是在标准制定方面的差距，使我们国家充分认识到加强监管科学研究的重要性。习近平总书记指出，谁制定标准，谁就拥有话语权；谁掌握标准，谁就占据制高点；标准决定质量，有什么样的标准就有什么样的质量，只有高标准才有高质量。而标准的主导是建立在完善的监管科学的基础之上的，因此必须加强建立符合国际规范的监管科学技术支持体系。

第一，设立国家专项支持创新产品转化和建立安全有效的评价工具。面对不断涌现的新技术、新产品，其质量安全评价技术是世界性的难题，必须加强建立符合国际规范的监管科学技术支持体系，其中包括创新产品发现、中试工艺研究、临床前研究、临床研究，以及全过程质量控制研究等。建立保障安全性和有效性技术评价体系，打通创新链、产业链和技术服务链，促进研究成果转化。

第二，建立与国际发达国家相一致的技术评价指南和指导原则，及时将我国监管科学的研究成果转化为标准指南，指导我国生物技术药创新项目的研发，使其自研发到完成转化的全过程符合国家技术指南的要求，从而加快研发的进程，实现创新生物技术药早日上市的目标。

第三，在监管科学技术体系的支持下，在标准研制领域发挥更多的主导和引领作用，支持我国生物药实现国际化。在让中国制造走出去的进程中，借助 WHO 生物制品标准化评价与合作中心的平台，通过积极开展国际合作和交流，以监管科学研究成果为基础，制定完善的技术法规指南，主动参与和引领生物技术药物国际标准的制定，争取该领域更多的国际话语权，为我国生物技术药物上市和进入国际市场提供有力的技术支撑，为实现"健康中国 2030"规划纲要的目标做出贡献。

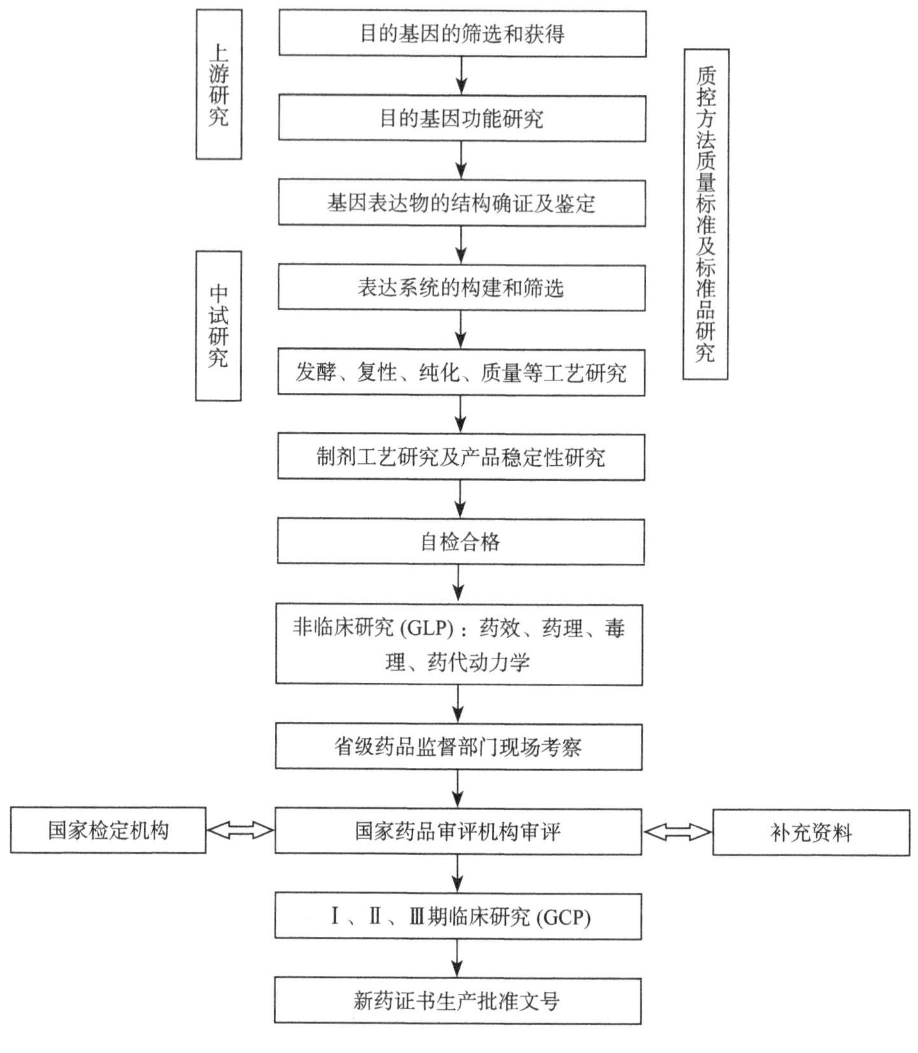

图1-3　生物技术药物研发注册一般流程

（王军志）

参考文献

白玉，王海学，谢松梅，等. 2015. 生物类似药药学研究的挑战. 中国药学杂志，50(6)：477-479.

陈志南，陈惠鹏，沈心亮，等. 2016. 2049年中国科技与社会愿景：生物医药与人类健康. 北京：中国科学技术出版社.

陈竺，强伯勤，方福德. 2001. 基因组科学与人类疾病. 北京：科学出版社.

邓洪新，魏于全. 2015. 肿瘤基因治疗的研究现状和展望. 中国肿瘤生物治疗杂志，22(2)：170-176.

冯毅，朱波. 2016. 关于我国仿制药质量一致性评价的研究及建议. 中国新药杂志，25(1)：19-26.

顾健人，曹雪涛. 2001. 基因治疗. 北京：科学出版社.

郭振红，曹雪涛. 2016. 肿瘤免疫细胞治疗的现状及展望. 中国肿瘤生物治疗杂志，23(2)：149-160.

国家发展和改革委员会高技术司. 2005. 中国生物工程学会编写：中国生物技术产业发展报告. 北京：

化学工业出版社 .
刘昌孝 . 2015. 抗体药物的药理学与治疗学研究 . 北京：科学出版社 .
马大龙 . 2001. 生物技术药物 . 北京：科学出版社 .
桑国卫，陈志南 . 2016. 中国创新药物研发战略研究报告 (2014—2015) . 西安：第四军医大学出版社 .
邵荣光，甄永苏 . 2013. 抗体药物研究与应用 . 北京：人民卫生出版社：3-31.
沈倍奋 . 2015. 肿瘤生物治疗的抗体研究进展 . 中国肿瘤生物治疗杂志，22(2)：166-169.
沈岩 . 2000. 人类基因组研究及其对科学、社会和经济发展的影响 . 生物技术中国论文集 . 北京：中国经济出版社：122-127.
王兰，夏懋，高凯 . 2014. 抗体偶联药物的研究进展与质量控制 . 中国生物工程杂志，34(4)：85-94.
杨策，张洁，徐苗，等 . 2017. 肿瘤预防性疫苗的研究进展 . 微生物学免疫学进展，45(2)：97-102.
中华人民共和国科学技术部社会发展科技司中国生物工程中心 .2009. 中国技术发展报告 . 北京：科学出版社 .
中华人民共和国科学技术部中国生物工程中心 . 2004. 中国生物技术年报 .
日経バイオ年鑑 . 2005. 研究開発と市場産業動向 . 日経バイオテク .
Bertolini L，Meade H，Lazzarotto C，et al. 2016. The transgenic animal platform for biopharmaceutical production. Transgenic Res，25(3)：329-343.
Elmgen L，Li X，Wilson C，et al. 2013. A global regulatory science agenda for vaccine. Vaccine，31S B16-B175.
Gootenberg JS，Abudayyeh OO，Lee JW，et al. 2017. Nucleic acid detection with CRISPR-Cas13a/C2c2. Science，356(6336)：438-442.
Lipowska-Bhalla G，Gilham DE，Hawkins RE，et al. 2012. Targeted immunotherapy of cancer with CAR T cells：achievements and challenges. Cancer Immunol Immunother，Jul；61(7)：953-962.
Mirzaei H，Mirzaei H，Lee S，et al. 2016. Prospects for chimeric antigen receptor (CAR) γδ T cells：A potential game changer for adoptive T cell cancer immunotherapy. Cancer Lett，380(2)：413-423.
Shalem O，Sanjana N，Hartenian E，et al. 2014. Genome-scale CRISPR-Cas9 knockout screening in human cells. Science，343(6166)：84-87.
Van Audenhove I，Gettemans J. 2016. Nanobodies as versatile tools to understand，diagnose，visualize and treat cancer. EBio Medicine，8：40-48.
Walsh G. 2000. Biopharmacenticals benchmarks. Nature Biotechnology，18(8)：831-833.
William RS，Lila MS. 2012. Therapeutic antibody engineering：current and future advances driving the strongest growth area in the pharmaceutical industry. Cambridge：Woodhead Publishing.

第二章

生物技术药物的上游及中试研究

生物技术药物开发涉及复杂的研究环节，包括：基因片段的筛选、获取及制备，表达载体和细胞基质的选择等上游研究，进行关键工艺参数确定的中试工艺研究和进入到产品的规模化工艺研究，为了发挥最大效力和确保其稳定的制剂研究，质量控制方法和质量标准的确定等研究。本章介绍了蛋白药物、抗体和基因治疗产品等生物技术药物上游及中试研究的主要策略和研究过程中为符合国家药品注册法规要考虑的技术细节，同时介绍进行制剂研究和稳定性研究时要考虑的主要环节，为生物技术药物研究者提供参考。

中试研究是生物技术药物从实验室阶段向生产阶段过渡的中间阶段，是对药物制备工艺的一系列参数和条件进行研究、工艺参数确认的过程。另外，中试研究还包括质控方法和质控体系的研究，质控体系的建立应贯穿在整个中试研究的过程中，有些指标需要在上游研究部分就已经建立，如表达产物的生物学活性测定方法。通过中试研究在生产条件下生产稳定可靠的产品，一般需要连续生产 3~5 批产品以考察制备工艺的稳定性。考虑到中试研究是决定产品能否研发成功的最重要环节，因此本章将中试研究作为主要内容加以阐述。

第一节　重组蛋白药物的上游及中试研究

自人类第一个基因工程药物开发成功后，基因工程药物获得了巨大的发展。早期基因工程药物以重组蛋白药物为主，多采用基因工程的方法表达和生产与人体自身蛋白结构及功能接近一致的产品。重组蛋白药物上游研究涉及新的功能基因的发现、基因功能筛选和功能鉴定。人类基因组图谱的完成奠定了现代生物技术药物产业化的基础，也成为这项研究的基础。鉴于多数知识产权保护对基因功能和用途的要求，只有明确功能的相关基因才可能获得相关保护，从这个意义上说，上游研究也变成了药物开发的重要组成部分。如何利用功能等相关研究构建知识产权的体系进行具有自主知识产权的药物研究和开发，如何通过结构的修饰和优化提升药物临床价值，是摆在所有从事基因工程药物研究的科研工作者面前的重要问题。本节主要简述重组蛋白药物研究过程。

一、重组蛋白药物的上游研究

（一）目标基因的获得和功能研究

1. 新功能基因的发现及开发

人类基因组计划已完成了人类染色体基因完整序列测定，我国科研人员完成了其中1%的序列测定工作。基于人类基因组计划的成果，基因可以通过不同克隆方法或全合成的方式取得。从测定的序列中进行功能基因研究是后基因组计划的主要内容，通过大量的筛选工作，确定其中与疾病相关的基因，从而找到对某种疾病具有治疗或抑制作用的相关蛋白质或基因。例如，通过对细胞凋亡和细胞周期研究发现正常细胞中p53的表达量很低，但当细胞DNA受到损伤时，p53蛋白水平迅速升高，p53作用机制之一是控制基因转录，p53结合在基因的转录调控区域，激活或抑制这些基因的表达。p53激活的基因包括*p21*基因，p21的激活将阻断细胞周期，研究发现调控的基因主要是*Bcl-2*基因（凋亡拮抗基因），如果所有癌基因活化在转化细胞的同时也诱导了这些细胞凋亡，那么癌症就不会发生。由于在肿瘤细胞中p53发生了突变，无法诱导p21表达，从而使细胞DNA受到损伤时阻断细胞周期以便进行DNA修复，细胞带着受损伤的DNA继续分裂，导致细胞恶性程度加深。在以上研究的基础上，*p53*基因和蛋白质已作为基因治疗药物和基因工程药物开发用于治疗各种肿瘤。

人类基因组计划的顺利实施使生命科学研究的重心正逐步转移至生物功能的整体研究。基于基因组学本身的局限性，它不能回答诸如蛋白质和蛋白质分子或其他生物分子相互作用等问题。澳大利亚的两位学者Wilkins和Williams在1994年首先提出了蛋白质组（proteome）的概念，即基因组所表达的全部蛋白质，更为清楚的表述是细胞或组织或机体在特定时间和空间上表达的所有蛋白质。从此，人们进入了一个全新的领域——蛋白质组学（proteomics）。它以蛋白质组为研究对象，在整体水平上研究蛋白质的组成与调控的活动规律。蛋白质组学研究直接位于蛋白质水平，从整体、动态、定量的角度去研究基因的功能，是后基因组计划的一个重要组成部分。通过采用DNA瞬时转染技术、高通量表达体系、酵母双杂交系统、流式细胞术和基因敲除技术等，从基因水平、表达调控水平、蛋白质水平、细胞水平和动物水平获得基因功能的信息，初步阐明该基因的作用机制，并从蛋白质整体水平上研究一些多基因疾病将有助于进一步揭示这些疾病的发病机制，发现这些疾病的特异标志物及其药物治疗的靶标，为蛋白质药物的开发提供一些新的思路。

2. 对已发现基因的改造及开发应用

对现有基因的功能相关区域进行研究，并采用基因修饰技术和点突变技术进行基因新功能研究与再确证，其目的主要有以下4点：

（1）提高目的基因表达产物的稳定性和体内半衰期；

（2）提高表达产物的生物学活性；

（3）降低有效使用剂量或提高表达量；

（4）降低毒性或免疫原性。

例如，Reteplase 是 t-PA 经基因工程改构的一个缺失型突变体，缺失部分包括 t-PA 的生长因子区 E 区、K1 区和指形区 F 区，缺失的 F 区是使其血浆半衰期大大超过 t-PA 的关键，通过同样的技术可以构建仅含有 K2 区、P 区或 K2 区、P 区和 F 区的多种突变体。K2 区和 P 区结构及功能相对独立，不受其他结构域的影响。Reteplase 在血浆中受抑制的程度与 t-PA 相似，但由于缺失了 E 区和 F 区，与内皮细胞和单核细胞的亲和性降低，从而增加了血液循环中的浓度。长效 Aranesp 通过突变引入 2 个新的 *N*- 糖位点，使产品半衰期由原来的 4~13h 延长到 27~89h。

3. 对已发现基因的药物开发

目前国内大部分基因工程药物为非自主知识产权的新药，即文献已报道某一基因的序列和功能，或者国外已批准临床研究。这种药物开发的具体方法是：通过全合成和其他方法克隆目的基因。部分研究者在开发这类新药时对已公布的序列进行了局部的修改，其目的在于提高表达量等，研究者根据表达载体和宿主系统的不同，设计了相应宿主细胞偏好的密码子以提高表达量，如以酵母作为表达体系需要设计酵母偏爱密码子。

2015 年国家食品药品监督管理总局已经颁布《生物类似药研发与评价技术指导原则（试行）》，在国内开发国外已上市产品时应尽可能满足相关指南要求，其改变应满足提高产品临床价值的原则。

（二）目标基因研究的相关检测及鉴定

在这一步研究中，应该提供以下几个方面的技术资料。

（1）基因信息资料：所有与目的基因获得相关的原始实验记录应保存备查，如引物的设计方案、基因的电泳图谱、构建过程示意图，在完成最后一步克隆后应进行目的基因核苷酸序列测定（从 5′ 端和 3′ 端两个方向测定并得到完整准确的核苷酸序列）并提供原始图谱，通过检索 GenBank 相关 cDNA 序列或 mRNA 序列，与目的基因序列进行同源性比较。

（2）基因功能研究资料：基因功能研究的过程资料，如对相关基因的调控作用、编码蛋白质的理化特性研究对部分动物模型的作用等。

（三）表达载体的构建和筛选

在得到目的基因后，进行一系列的分子生物学操作，构建适当的表达载体，这是上游研究向新药开发过渡的重要组成部分，其出发点是为了提高目的蛋白的表达产量，并最大限度地提高生物学活性，两者缺一不可。有的表达产物是糖蛋白才有活性，如重组人红细胞生成素，必须选择真核系统；有的产物的空间结构较复杂，采用原核表达系统，表达产物表达量虽然较高，但是体外复性率较低；而真核系统虽然培养成本较高，一般不需要体外复性，至于最终选择哪一种方式，研制者需要综合考虑生物学活性得率、杂质控制、工艺稳健性等因素。

1. 表达系统的种类和特点

目前应用最广泛的表达系统有三大类，分别是大肠杆菌表达系统、酵母表达系统和哺乳动物细胞表达系统，还有一些表达载体适用于一些特殊的蛋白质和特殊的剂型。

1）大肠杆菌表达系统

大肠杆菌表达系统是目前应用时间最长、最成熟的表达系统，适合于表达非糖基化蛋白质及二级结构较简单的蛋白质，表达产物可在细胞质内形成包涵体，需要经过复性工艺；也可分泌目的蛋白于细胞间质，或在细胞质内可溶性表达，这种情况一般不需要复性。传统的 T7 表达系统，表达水平较高，但只能表达非毒性蛋白。采用 araBAD（用阿拉伯糖诱导）等启动子调控紧密，操作方便，表达水平高，适合于表达对大肠杆菌有毒性的蛋白质。融合表达载体因其表达水平高、目的蛋白可溶性好、不易形成包涵体、纯化方便等特点，目前越来越受到重视，应用也非常广泛。例如，硫氧还蛋白融合表达系统的硫氧还蛋白可明显增加重组蛋白的可溶性及表达水平，在硫氧还蛋白与目的基因之间含肠激酶位点，用于分离目的蛋白。

2）酵母表达系统

酵母表达系统的特点是表达量高，适合于表达大量蛋白质和部分糖基化蛋白质，表达产物一般分泌到胞外，可以直接从培养液中检测目的蛋白，不需要复性。目前毕赤酵母表达系统已经逐渐替代啤酒酵母表达系统。其主要特点为大规模发酵生产方便，比哺乳类细胞表达系统成本低，最显著优点是易于实现高效表达，尤其是多拷贝毕赤酵母表达系统，可在染色体上整合多个目的基因拷贝，表达水平高，典型的例子就是重组人白蛋白的表达体系；缺点是发酵密度高时，酵母的蛋白酶能够降解表达的目的蛋白，引起目的蛋白 C 端或 N 端氨基酸降解。目前经过改造的酵母表达载体或利用蛋白酶缺陷型宿主菌已基本克服了这一缺陷。

3）哺乳动物细胞表达系统

哺乳动物细胞表达系统适合表达糖基化蛋白和空间结构较复杂的蛋白质，表达产物一般存在于细胞质中，如果在基因构建时于目的蛋白前加一段信号肽，表达产物会分泌到胞外，通过细胞翻译后包装成为有活性的蛋白质，目前一般采用 CMV、EF-1α、Ubc 等强启动子。CHO 属于该类表达系统，重组人红细胞生成素即采用这种表达系统。近年来，随着治疗性抗体药物的发展，相应的真核表达体系的研究也有了很大的发展，目的蛋白表达量能达到近 10g/L 细胞培养液。

4）特殊的表达体系

在大肠杆菌表达系统已经成为主要重组蛋白表达的主要模式时，一些研究小组已将他们的注意力转向于开发其他的生物表达系统。

（1）丝状真菌由于具有分枝状的菌丝体而有别于单细胞的酵母菌，是一类重要的工业微生物。丝状真菌为研究人员提供了可供选择的研究目标。其主要理由是：①丝状真菌的发酵是一门十分成熟的工业技术，有利于重组蛋白的生产工业化；②丝状真菌具有很强的分泌能力，传统发酵产品的产量可高达 25g/L 或更高，有望提高重组蛋白的生产效率；③可避开许多大肠杆菌重组蛋白生产的工艺专利的限制；④基因工程技术的不断进步使得外源基因在丝状真菌中表达成为现实；⑤米曲霉和黑曲霉这样的丝状真菌已被美国 FDA 和世界卫生组织认定为是安全的产生菌，使它们成为医疗用蛋白生产的优先可接受宿主菌。目前，在丝状霉菌中表达的蛋白质有小牛凝乳酶、溶菌酶、人干扰素 α、人乳铁蛋白、人组织血纤溶酶原激活剂、人 IL-6 及 GM-CSF 等。

（2）芽孢杆菌（*Bacillus*）表达系统是在 20 世纪 70 年代从枯草芽孢杆菌（又称枯

草杆菌，*Bacillus subtilis*）开始，逐步扩展至其他种。至今，人们用芽孢杆菌基因工程系统取得不少成绩，也发现了一些问题。芽孢杆菌的发酵技术相当发达，可大量产生α淀粉酶、苏云金杆菌的杀虫晶体蛋白等几个商品酶。作为革兰氏阳性成员的枯草杆菌，具有单层细胞膜组成较简单的细胞外壳。当分泌蛋白跨过细胞膜后，就被加工和直接释放到培养基中。这使得回收和纯化分泌蛋白较为简单。在芽孢杆菌表达了的真核基因产物有：IL-3、乙肝核心抗原、乙肝 PreS2 抗原、丙肝病毒壳蛋白、人生长激素、人组织型纤溶酶原激活物、胰岛素原、人表皮生长因子、人血清白蛋白等。研究人员在完善该系统、表达真核基因方面已进行了大量的工作，人们发现枯草杆菌存在着蛋白酶和质粒不稳定性两大难题，主要的解决方法是将目的基因整合到染色体中。

（3）还有一些其他的表达系统：①家蚕表达系统，即通过重组家蚕杆状病毒，病毒感染家蚕后在蚕蛹内高效表达目的蛋白，特点是产物安全，适于直接口服；②果蝇表达系统（DES），此系统兼具高水平昆虫表达系统及哺乳类细胞非裂解、稳定表达系统的优点，采用果蝇 S2 细胞可高效、迅速地瞬时或稳定表达外源蛋白；③ InsectSelect 系统，用表达载体直接转化昆虫细胞，不需杆状病毒，为非裂解型昆虫表达系统。

2. 高表达系统的筛选

表达系统的选择是重组蛋白类药物开发的最重要环节之一。表达系统一经确认，将确认产品开发全过程的起点。选择构建适当的表达体系，需要筛选出能够满足中试研究的、表达量高的工程菌（细胞），而中试工艺又将决定商业化规模的所有关键参数和种子库。因此，表达系统的筛选应综合考虑产品的临床使用剂量、潜在的临床需求总量等因素，在表达系统的筛选阶段也应全面评估系统对工艺稳定性的影响，尽可能选择目的蛋白高表达、杂质及相关杂质易去除的表达系统。例如，干扰素的临床使用量是几十到几百微克，表达量（用大肠杆菌）达到 20%（湿菌）以上就可以满足中试研究和生产的要求；重组水蛭素（酵母表达）的临床用量为 20mg，表达量至少是每升发酵液 300mg 以上；抗体类药物（如用 CHO 细胞表达的 TNFR-Fc）的临床用量甚至达到了接近 1g，对表达量和工艺的要求将更高。

3. 表达系统的检测和鉴定

表达体系建立后，必须要进行相应的检测和鉴定，分为质粒鉴定、细胞基质鉴定和表达细胞鉴定三个部分。

（1）质粒鉴定：要对整个表达体系进行分析以确保产品的正确编码序列被导入到宿主细胞，并从培养到生产结束保持不变。在活细胞或细菌中产生的重组蛋白，其基因序列可能发生突变而改变蛋白质的性质，从而对患者产生潜在的副作用，应明确说明编码蛋白质的核酸序列的来源，构建载体的过程应有详细的方案及相应的原始记录，如电泳图、质粒酶切图，表达载体的背景资料也应清楚详细，包括复制起点、抗生素耐药基因、启动子、增强子的来源和功能；克隆基因的 DNA 序列一般应在基础种子阶段予以证实。但是在某些情况下，例如，将基因的各个拷贝转入传代细胞系基因组，在基础种子阶段可能不适于进行克隆基因序列分析。在此种情况下，用 PCR 和印迹技术分析总细胞 DNA 或分析相关 mRNA 序列，应特别注意对最终产品的特征鉴定。

（2）细胞基质鉴定：对宿主系统（细菌、酵母、细胞或其他）的特性、遗传背景、基因型和表型特征都应有详细的文献或实验资料。用于生物技术产品生产的细胞基质的鉴定是生物技术产品质控体系的重要方面。过去，由于细胞源性的生物制品存在外来的污染物引发了对产品质量的关注，主要有以下几个方面的研究。①对细胞的起源、来源、历史要搞清楚，相关参考资料是引证科学文献还是实验室获得的资料。对于人细胞系，应相应描述原供体的下述特征：组织或器官的起源、人种和地理位置、年龄、性别和一般的生理状况，特别是人二倍体成纤维细胞，由于供体的年龄可能影响细胞系的体外寿命，应尽可能提供。对于动物细胞系的来源，应提供物种、品系、饲养条件、组织或器官的起源、地理位置、年龄和性别、致病因子的检查等。对于微生物细胞，应提供产生细胞系的物种、株、已知的遗传和表型特征，如有可能，还应提供其致病性、毒素产物和其他生物危害方面的资料，应记录细胞培养历史，包括最初分离细胞的方法、细胞体外培养的方法及建立细胞系的方法，还应提供所有对基因操作和筛选的描述、细胞内源性和外源性因子的鉴别、特性和检测结果等资料。对于来源于后生动物的传代细胞系，应研究传代次数并确定培养周期；对于体外有限代次的二倍体细胞系，应在整个研究、开发和生产阶段，准确估计其群体倍增数。②建立两级细胞库，即主细胞库（master cell bank，MCB）和工作细胞库（working cell bank，WCB）。通常，MCB 直接从最初的克隆或源于最初克隆的初级细胞库中获得，WCB 来源于一支或多支 MCB，新制备的 WCB 应鉴定符合生产要求。必须指出，MCB 和 WCB 在诸如培养基组分和培养条件方面也许有差别，制备 MCB 和 WCB 的培养条件也许与产品生产时不同，如果细胞培养条件的改变不影响产品质量，就不必重新克隆细胞或重新制备 MCB 及 WCB 库，如果每年生产的产品仅需有限的几支细胞时，原则上可以没有 WCB 库。在某些微生物表达系统中，对每批新细胞基质进行新的转化，这种新的转化要使用经过彻底检验的宿主细胞库和质粒库，每次转化的新细胞基质库都必须经过检验，这个转化的细胞基质库可被看成是 MCB，它被用作生产用细胞基质的来源，在这种情况下，宿主细胞库、质粒库和 MCB 都必须用合适的方法保存，因为细菌和酵母的转化通常重复性好、操作容易，生产厂家必须提供有关详细的方法及鉴定结果资料。③细胞库鉴定和检测的原则：检测的目的是为了证实用于生产的细胞基质的特性、纯度和可用性。选择什么样的检测方法和方案要根据细胞的生物学特性、培养历史等因素而定。一般鉴别试验通常做 MCB 而对 WCB 只做有限的鉴别，检测 MCB 和 WCB 的纯度，即没有外源性微生物因子和外源性细胞污染是关键，对真核细胞应检测有无支原体污染，细胞基质的纯度会由于污染相同或不同品系的细胞而降低，选择什么样的纯度试验方法取决于该细胞是否存在被其他细胞系交叉污染的可能性。有时，同一实验室会同时培养几种不同的细胞系，在建立细胞库的过程中，原则上不应同时培养，应注意避免与其他细胞系同时开放操作导致交叉污染，只要在同一个操作间有另一种细胞系存在，就要检测 MCB 中是否污染了这种细胞系。细胞库鉴定的另一个重要方面是细胞基质的稳定性，至少应考核两个时间点，一是最少传代数的细胞，另一个是上市申请生产时使用达到细胞体外传代限度或超过该限度的细胞，应提供证明种子批无传染性细菌、支原体、真菌、病毒、潜在致癌（必要时）和外源因子资料。应特别注意某些细胞株的内源性病毒，如逆转录病毒，且不易除去。当已确知在原始细胞库或载体部分中污染此类特定内源因子时，则应能证明在生产时的纯化过程可使之灭活或清除。

（3）表达细胞鉴定：在完成工程菌（细胞）构建后，需要鉴定工程菌（细胞）的传代稳定性，即检查质粒是否突变或缺失，用特征限制性内切核酸酶做酶切稳定性分析，并对部分代次的质粒进行核苷酸序列测定以确证质粒在传代过程中未发生任何基因突变。稳定性研究中的传代代次一般是实际生产扩增代次的3倍以上，有些大肠杆菌的质粒很容易丢失，在建立工作种子批时应对传代次数有明确规定和限制，生产用细胞或细菌体外传代的限度应根据小试和中试生产时生产细胞扩增到传代期限的数据而定，应研究传代限度以内的传代次数的变化对目的蛋白表达产物和表达量的影响。此外还要进行目的蛋白表达稳定性分析，即确证表达产物的蛋白质序列与预期相符。

无论是有限代次生产或连续培养，对用于培养和诱导基因产物的材料和方法应有详细资料。培养过程及收获时，应有灵敏的检测措施控制微生物污染。应提供培养生长浓度和产量恒定性方面的数据，并应确定废弃一批培养物的指标。根据宿主细胞 / 载体系统的稳定性资料，确定在生产过程中允许的最高细胞倍增数或传代代次，并应提供最适培养条件的详细资料。培养周期结束时，应监测宿主细胞 / 载体系统特性，如质粒拷贝数、宿主细胞中表达载体存留程度、含插入基因的载体的酶切图谱，必要时应做一次目的基因的核苷酸序列分析或表达产物的部分氨基酸序列分析。

通过以上工作，对基因的信息有全面的了解，在此基础上可以进一步开展中试研究和非临床研究。

（四）高效表达技术平台的流程（图2-1）

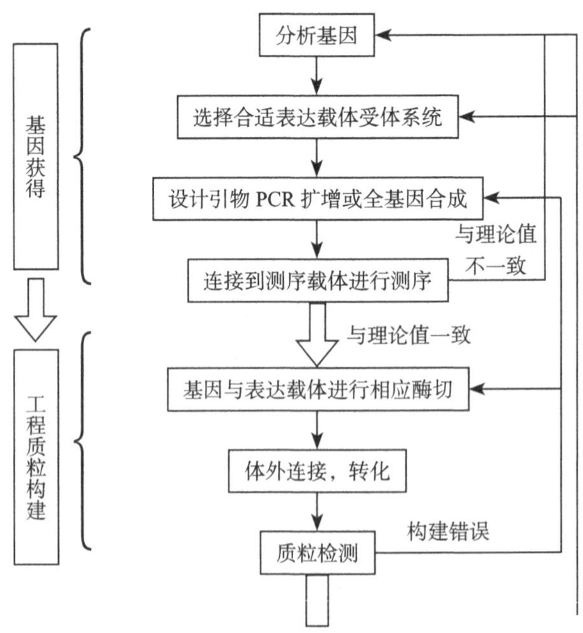

图2-1 高效表达技术平台的流程

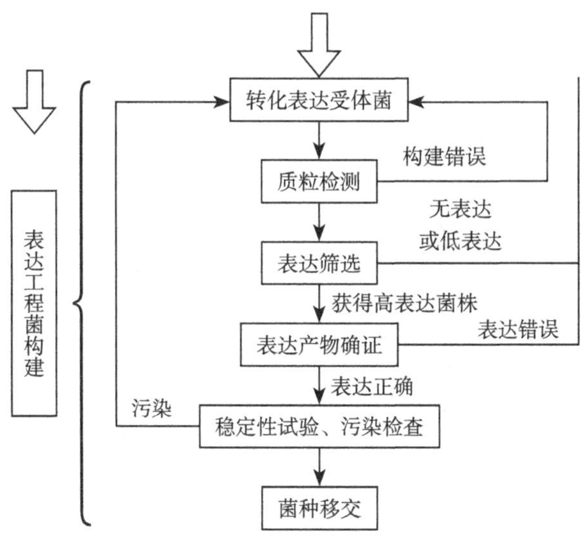

图2-1 高效表达技术平台的流程(续)

二、重组蛋白药物的中试研究

中试研究的内容可参考国家食品药品监督管理总局颁布的《人用重组DNA蛋白制品总论》、《人基因治疗研究和质量控制指导原则》等技术指导文件。随着我国相关法规进一步与国际接轨，研究也需满足ICH相关指南要求。根据上述要求可将中试研究的内容归纳成以下几个方面：

（1）建立细胞和菌（毒）种子库；

（2）探索生产工艺的可行性；

（3）制剂研究和成品的初步稳定性研究；

（4）中试的质量控制方法和质控标准的建立；

（5）中试工艺验证；

（6）制造和检定记录及规程草案；

（7）参比品的制备和标定；

（8）提供动物实验和临床研究用产品。

种子库的建立一般应包含主种子库和工作种子库。从已建立的主细胞库中，再进一步建立生产细胞库（WCB）。含表达载体的宿主细胞应经过克隆而建立主细胞库，在主种子库基础上建立工作种子库。建库过程必须严格受控，符合GMP相关要求。相关种子库需进行全面检定，合格后方可使用。

中试的生产工艺与实验室研究区别主要是充分考虑生产要求，建立一条完全模拟生产实际状况的小型生产线，同时探讨生产过程中的质量控制，建立基本的质控标准。中试研究实际上是实验室研究到生产阶段过渡的一个中间阶段。中试研究的理想状况是工艺稳定，工艺规模可同等条件放大，使设计的生产批量和成本符合使用要求。按重组蛋白产品的一般情况可将中试工艺分为几个阶段：培养或发酵，分步纯化，原液和半成品配制，分装（冻干）成品。由于重组蛋白类制品的工艺研究已经较为成熟，许多产品已经写进了《中国药典》，在研究过程中可进行参考。这几个阶段的主要内容分别叙述如下。

（一）发酵工艺研究及相关检测要求

在生产工艺研究及确定过程中，需要对工艺研究方法和结果进行详细的记录，具体内容包括：发酵培养基配方是如何确定的，依据是什么；发酵条件参数（pH、温度、补料、溶氧、搅拌速度等指标）是如何确定的；诱导表达条件的选择等。这些研究结果都应进行总结并保留原始记录备查，如对补料的研究中，加多少碳源或多少氮源、什么时候加、对表达量和表达产物有什么影响、对每次发酵后菌体密度及细胞产物的收获点应有明确规定和限制（比如在什么细菌 OD 值得到的菌体表达量在什么范围应有明确规定）。以 Pichia 酵母表达系统为例，具体研究参数如下。

1. 温度

Pichia 酵母最适生长温度在 28~30℃，温度太低会导致生长缓慢，而温度太高会影响 Pichia 酵母的生长与表达，其表达受抑制更为明显。试验证明，在超过 32℃长时间培养时，Pichia 酵母细胞基本不生长；短暂的升温影响较小。在低于 25℃时，Pichia 酵母生长缓慢，表达量极低。

2. 甲醇含量

甲醇的控制是Pichia酵母发酵的关键。甲醇作为Pichia酵母诱导后生长的唯一碳源，也是启动外源基因表达的诱导物。对于 Mut^+ 酵母，其生长速度快、甲醇利用率高，文献报道其表达适合的甲醇浓度是 0.5%~1.5%。试验证明，将甲醇含量恒定在 0.5% 即可满足工程菌生长和表达的要求；当甲醇浓度低于 0.5% 时，工程菌的生长和表达速率明显减慢；当甲醇的浓度高于 2% 时，工程菌的生长被抑制。

3. pH

Pichia 酵母可以在 pH 3~8 范围内生存。Pichia 酵母在生长过程中会表达多种蛋白水解酶，如细胞膜上的一种 KEX-2 蛋白水解酶，能专一性水解 α 因子前体中羧基端的肽键，使酵母分泌的外源蛋白发生不同程度的降解。而在酸性环境中，多数水解酶活性会受到抑制。

4. 菌种培养密度

菌种培养密度应控制，过高或过低将影响工程菌的适宜生长及表达。

5. 溶氧

Pichia 酵母的快速生长需要足够的溶氧，在未诱导表达前应将溶氧控制稍高（如 30%~40%），加入甲醇诱导表达后溶氧可控制在稍低的区间（如 20% 左右）。若溶氧长时间过高，或以纯氧发酵，对生长与表达亦不利。

6. 工程菌诱导——氮源的利用

由于酵母生长迅速，特别在表达阶段，外源蛋白大量合成，需要提供充足的氮源，通过流加氨水，不但能补充部分氮源，而且氨水可中和 Pichia 酵母生长过程中产生的酸性物质，从而调节 pH；同时，补充一定量的酪蛋白水解物有助于外源蛋白质的高效稳定表达。

需要对每一个参数的选择与表达量和产物活性的影响进行检测，一般采用电泳扫描法测定表达产物的表达量，细胞或酵母表达产物在上清液中，可以采用活性测定其含量，如对大肠杆菌表达系统诱导条件的选择、细菌扩增到多少 OD_{600} 值开始诱导表达使目的蛋白表达量最大化需要进行优化研究。综合以上的各项研究结果，得出最后发酵工艺的技术路线，一旦确定了发酵培养工艺条件，在今后的生产中不能随意改动。

（二）粗纯（细菌或细胞破碎、复性）工艺研究及相关检测要求

细胞破碎常用物理法和化学处理法两大类。

1. 物理法

（1）机械磨碎法：将细胞置于高速组织匀浆器中进行研磨。

（2）加压破碎法：将细胞在 55 MPa 的高压下，急速喷射撞击挤压，循环 3~4 次。该法操作方便，成本较低。

（3）超声波破碎法：用一定功率的超声波处理细胞悬液，使细胞急剧震荡破裂。

（4）反复冻融法：将细胞在低温下冰冻，室温溶解，反复几次，由于细胞内冰粒形成和剩余细胞液盐浓度增高引起溶胀，使细胞结构破碎。

2. 化学处理法

（1）自溶法：细胞膜结构在一定条件下，由于细胞自体的各种水解酶如蛋白酶、脂酶等的酶解作用而发生溶解。

（2）溶菌酶处理法：具有专一破坏细菌胞壁的功能，适合于多种微生物。

（3）表面活性剂处理法：常用十二烷基硫酸钠（SDS）等阴离子表面活性剂。

（4）脂溶性溶剂处理法：用丙酮、氯仿、甲苯等溶解细胞的脂蛋白。

（5）用低渗溶液，如氨水、稀盐及含有少量有机溶剂的水溶液等处理，使细胞膜胀破。

大肠杆菌表达产物如果是包涵体，需要经过复性工艺研究。复性工艺主要有两种，即稀释复性和超滤复性，此外还有近年来出现的采用分子伴侣帮助复性，这些复性工艺帮助蛋白质分子恢复到天然有活性的构象，在建立活性测定方法的基础上对整个复性过程进行检测，以找到最佳的活性点。这些参数包括变性试剂的选择（常用的是 6mol/L 盐酸胍和 8mol/L 尿素）和复性速率的控制，复性后的所有工艺步骤都要首先考虑活性回收率及活性稳定性，绝对避免蛋白质失活，所以所有操作均应有效地控制温度、pH、缓冲系统（离子强度）、蛋白浓度等参数；同样，复性研究过程原始记录也应保存备查。

对复性过程中的各个采样点进行活性测定，作出生物学活性和变性剂浓度变化图，以确定最佳的活性点。复性回收率包括蛋白回收率和活性回收率，作为一个成熟的复性工艺，应确定复性回收率的范围。

（三）纯化工艺研究及相关检测要求

为了有效去除培养物中的杂质，以及复性、纯化过程中引入的杂质和有害物质，需要对目的蛋白进行纯化工艺研究，最终产品达到什么纯度要根据产品使用的目的和剂量而定，一般来说注射剂比外用剂的纯度要求高，杂质的限度要更低，高剂量的产品对纯度要求比低剂量的要高。

1. 常见纯化工艺方法

根据分离的原理不同，常见纯化工艺方法有 5 种。

（1）分子排阻层析（size exclusion chromatography，SEC）：根据分子大小进行分离，即填料具有一定大小范围的孔径，大分子进不去先洗脱，小分子进入孔径而后被阻滞。SEC 能分离的分子量范围在 1 万 ~200 万，平均粒度为 3~13μm。这是比较常用的分离技术，缺点是分辨率较低，尤其是在分子量相近的分子之间。

（2）离子交换层析（ion exchange chromatography）：重组蛋白质分子和离子交换剂通过静电相互作用，离子交换剂表面的可交换离子与带相同电荷的蛋白质分子发生交换。离子交换剂的基体主要是亲水聚合物，如苯乙烯 - 二乙烯共聚物和大孔硅胶；根据蛋白质分子表面所带电荷不同进行分离，分别使用阳离子交换柱和阴离子交换柱。

（3）反相层析（reverse phase chromatography）：根据蛋白质分子疏水性进行分离，反相层析是基于溶质、极性流动相和非极性固定相表面间的疏水效应建立的一种分离模式。在进行生物技术产品反相层析分离时，流动相多采用酸性的、低离子强度的水溶液，并加入一定比例的能与水互溶的异丙醇、乙腈或甲醇等有机改性剂，使用的填料一般为 30nm 以上的硅胶烷基键合相，填料的烷基键越长，固定相疏水性越强。要使蛋白质较快洗脱下来，需要增加流动相的有机成分，过强的疏水性和过多的有机溶剂会导致蛋白质的不可逆吸附和生物学活性的丧失。

（4）疏水作用层析（hydrophobic interaction chromatography）：疏水作用层析的原理与反相层析相同，区别在于疏水层析的填料，其表面疏水性没有反相层析的强，所用填料多为有机聚合物（如交联琼脂糖 sepherose 12、乙烯聚合物 TSK-PW）和大孔硅胶键合相，流动相一般为 pH6~8 的盐溶液，在高盐浓度时，蛋白质与固定相疏水缔合，盐浓度低时疏水作用减弱，蛋白质逐步被洗脱下来，与反相层析相比，蛋白质回收率高。该方法蛋白质变性可能性小。

（5）亲和层析（affinity chromatography）：根据生物大分子与特异亲和力分子相互作用不同进行分离，如现在使用较多的单克隆抗体纯化工艺。硫氧还蛋白表达系统可使用镍离子亲和柱。

2. 检测内容

纯化工艺的每一步完成后均应测定收获物纯度，计算提纯倍数、回收率等，要对每一步的纯化效率、活性回收率和蛋白回收率进行检测，只有当这两种回收率呈正相关时，纯化过程才是有效和可行的。要明确使用的纯化方法的原理、目的，以及达到预期的去除杂质的效果，在不同纯化步骤中能去除不同性质的杂质，并进行相应的工艺验证。工艺验证的内容应包括分离度、目的蛋白回收率、活性回收率、每一步纯度变化情况等，也需要包括色谱柱使用的寿命、保存条件等。纯化方法的设计应考虑到尽量去除污染病毒、核酸、宿主细胞杂蛋白、糖及纯化过程带入的其他有害物质。纯化工艺过程中应尽量不加入对人体有害的物质；若不得不加时，应设法除去，并在最终产品中检测残留量，应远远低于有害剂量，还要考虑到多次使用的积蓄作用。

如用柱层析技术，应提供所用填料的质量认证证明（如 ISO9001 证书等），并证实从柱上不会掉下有害物质。上样前应清洗除去热原质等，若用亲和层析技术，如单克隆抗体，应有检测可能污染此类外源性物质的方法，不应含有可测出的异种免疫球蛋白。如用反相纯化，步骤中用到乙腈或甲醇等有机溶剂，用 Protein A 亲和层析纯化抗体，有机溶剂和 Protein A 等这些对人体有害的物质应加以去除和控制。

工艺流程中一般情况下是先复性（CHO 表达系统和酵母表达系统产物一般不需要复性）、后纯化，也可以先纯化、后复性，或者在纯化过程中复性（如柱上复性），其检测要点会有不同，但原则上可控、可追溯和可重复。

（四）重组蛋白产品检测方法和质控标准的建立

对最终产品和中间品的鉴定，包括组分含量测定、理化性质鉴定、生物学活性测定、免疫学性质鉴定，以及纯度、杂质和污染物的鉴定。含量一般即蛋白质含量（或多肽、核酸含量）；理化性质鉴定包括组分鉴定、物理性质、一级结构测定及高级结构分析，生物技术产品组成不仅限于单一组分，还有融合蛋白、各种修饰物（如聚乙二醇、糖基化、各种聚合物等）。需要指出的是，生物技术产品是由活体表达合成的，所以容易出现结构异质性，这种结构异质允许以一定比例存在的前提是它本身有生物学活性，并且不会对产品的有效性和安全性产生有害影响，但必须确保异质类型是固定的，并且批间比例是相对不变的，当然，新的分析技术的不断发展使我们对结构异质性分析更加可靠简便。

生物学活性的评价是确定产品全面特征的重要步骤，生物学活性测定方法包括以下几种。①测定产品对生物体产生生物反应的动物实验方法。这种方法的缺点是步骤烦琐，需要用活体动物，方法变异较大；优点是测定活性值相关性好，如用家兔球结膜血管扩张测定降钙素基因相关肽活性。②细胞水平测定产品生化和生理效应的细胞培养检测方法。这种方法应用最广泛，目前大多数基因工程产品都用这种方法，优点是方法变异系数较小，操作相对简便，关键是找到合适的细胞株，目标产品对某种细胞有明显的促进或抑制增殖的作用。③利用酶反应速率或免疫相互作用诱导的生物反应等方法测定生物活性的生化检测方法，如重组链激酶和组织型纤溶酶原激活剂的活性测定采用了纤维蛋白溶圈法和发色底物法，这种方法变异系数能控制在 20% 以内。④配体 / 受体结合试验，主要用于抗体检测等，方法的变异系数更小，控制在 10% 以内。以上检测方法不必要刻意模拟与临床试验相同的生物活性，但需要确定临床反应与生物学活性的相关性。

纯度分析的分析结果与分析方法密切相关，不同实验室的检测结果往往相差较大，对纯度的分析应用多种方法合并进行分析，产品在表达和储存过程中形成的结构变异体，如理化性质和生物学活性与预期产品相似，变异体可作为产品相关物质而不是杂质。杂质包括工艺相关杂质、产品相关杂质及环境污染杂质。工艺相关杂质是指生产过程中产生的杂质，如宿主细胞（或细菌）蛋白、DNA、培养物（诱导剂、抗生素或其他培养基成分等）、纯化等工艺产生的杂质（酶、化学试剂、无机盐、溶剂、载体、抗体等）；产品相关杂质是指产品肽链截短或延长形式、修饰形式（去酰胺化、异构体、二硫键错配、糖基化、磷酸化等形式）、聚合体、多聚体等；环境污染杂质包括细菌内毒素、可能携带的病毒和有害微生物等，这些指标应严格控制。对建立的检测方法及标准进行验证，方法验证的原则参见第 8 章。

质控标准包括常规性质控标准和对产品质量的研究，这两种质控标准的要求和检测指标是不一样的，研制单位容易混淆这两个概念，常规性质控标准往往不包括氨基酸组成分析、C 端氨基酸序列分析、质谱、圆二色光谱分析等质量研究资料，这些指标在稳定的生产工艺确定后一般只进行一次鉴定，不需要批批检测。

第二节　抗体类药物的研究

自 1986 年全球第一个治疗肾移植排斥反应的抗 CD3 鼠源化抗体 OrtholoneOTK3 上市后，在过去的 30 年间，抗体类药物因具有特异性强、疗效显著及毒性低等特点，在肿瘤治疗（包括肿瘤免疫治疗）、自身免疫性疾病、心血管疾病、过敏症、移植等多个治疗领域内快速发展，已成为新药市场的焦点。据不完全统计，截至 2016 年年底，全球已获批及进入临床Ⅲ期研究的抗体类药物共有 243 个，同时抗体类药物的生产工艺已发展为平台化技术，主要包括工程细胞株的构建和筛选、培养工艺和纯化工艺。

一、工程细胞株的构建和筛选

细胞株是抗体生产工艺开发的关键起始部分，稳定高产的生产用工程细胞株能显著降低产品的生产成本，且可保证生产的稳定性和抗体的质量。生产用工程细胞株的构建首先要选择适合规模化生产的宿主细胞和表达系统，包括转染的载体、启动子等，然后进行稳定细胞株的构建与筛选。抗体类药物的表达体系根据目标分子的不同，有大肠杆菌、酵母和昆虫细胞等，本节着重阐述哺乳动物细胞表达体系。

（一）宿主细胞的种类和特点

利用哺乳动物细胞表达治疗性抗体已广泛应用于规模化生产。作为生产用工程细胞株的宿主细胞需具备以下特点：

（1）生长特性：细胞分裂周期短，生长均一，可悬浮培养；

（2）遗传稳定性：遗传背景清晰，生理代谢稳定，外源基因稳定整合；

（3）选择性标记：便于转化株的筛选和维持；

（4）蛋白修饰准确性：与天然蛋白质具有相似的理化性质和生物学功能，在人体中易于清除，具有较低的免疫原性；

（5）冻存稳定性：可在超低温条件下长期冻存，复苏后具有良好的活性；

（6）安全性：不合成分泌致病、致癌物质。

构建生产用工程细胞株需要根据所表达的抗体性质、作用机制选择合适的宿主细胞。在抗体规模化生产中常用的宿主细胞有小鼠胸腺瘤（NS0）细胞、小鼠骨髓瘤（SP2/0）细胞、中国仓鼠卵巢（CHO）细胞、人胚胎肾脏 293（HEK293）细胞及人胚胎视网膜（PER.C6®）细胞等。应用于早期规模化生产中的 NS0 和 SP2/0 细胞生产的抗体因具有非人源的糖基化修饰易产生免疫原性，且表达量较低，因此逐渐被 CHO 细胞所取代，有超过 60% 以上的抗体药物采用 CHO 细胞作为表达的宿主细胞。CHO 细胞除具备上述宿主细胞特点外，还具有高密度生长、高产量表达和成熟培养工艺使抗体生产工艺趋于平台化的优势，目前已成为大规模生产抗体类药物最常用的宿主细胞，包括 CHO-K1（基于 GS 体系，如 CHO K1SV）、CHO/dhfr^{-}（二氢叶酸还原酶缺陷，如 DXB11 和 DG44）和 CHO-S。近些年，HEK293 细胞和 PER.C6® 细胞等人类细胞开始应用于抗体生产，从而进一步降低或避免了由于翻译后修饰所造成的免疫原性而引起的副作用。

随着生物技术的发展，人们开始采用基因编辑技术合理修改哺乳动物宿主细胞的特定功能，以提高其在抗体表达应用中的效用，如采用 CRISPR、锌脂酶等技术敲除 CHO 宿主细胞中的岩藻糖以提高抗体依赖细胞介导的细胞毒性作用（ADCC）和 CHO K1 宿主细胞中的 GS 基因，从而改善细胞株的稳定性等。

（二）表达载体

用于转入哺乳动物细胞的表达载体应该具有以下特征：①独立于在染色体中的整合位点；②表达水平与整合基因的拷贝数及表达水平的维持有关。

表达载体主要包括原核细胞 DNA 序列、转录相关元件、翻译相关元件、选择标记及其他元件，如标志基因、内含子、内部核糖体进入位点等，其中原核细胞 DNA 序列主要包括大肠杆菌复制子及抗生素抗原性基因，以便于载体 DNA 在原核细胞中的扩增；转录相关元件主要包括人巨细胞病毒早期启动子（hCMV）和猴空泡病毒增强子（SV40）、终止子和 polyA 加尾信号序列；翻译相关元件包括有效的 mRNA 翻译信号等；选择标记包括抗性标记和代谢标记，如氨基糖苷磷酸转移酶抗性标记、GS 和 DHFR 代谢标记。常用的选择标记、试剂和抑制剂见表 2-1。

表 2-1　构建哺乳动物表达载体的选择标记、试剂和抑制剂

选择标记	选择试剂	基因扩增酶抑制剂
氨基糖苷磷酸转移酶	新霉素	–
潮霉素 B 磷酸转移酶	潮霉素 B	–
嘌呤霉素乙酰转移酶	嘌呤霉素	–
博来霉素抗性基因隐性	博来霉素	–
谷氨酰胺合成酶（GS）	不含谷氨酰胺培养基	甲硫氨酸亚砜胺（MSX）
二氢叶酸还原酶（DHFR）	不含甘氨酸、次黄嘌呤和胸苷培养基	甲氨蝶呤（MTX）

（三）抗体的表达方式

抗体的表达通常采用瞬时表达和稳定表达两种方式。在瞬时表达系统里，含有抗体基因的质粒进入细胞后快速进行细胞染色体外复制，表达量低，适用于高通量筛选过程、早期开发的功能性评价。对于治疗性抗体的临床研究或商业化生产，抗体的纯度要求高且需求量大，稳定的表达系统是最佳选择，即含有抗体表达基因的 DNA 被整合到宿主细胞的染色体中，从而可以随着表达细胞进行基因复制。

（四）生产用工程细胞株的构建与筛选

生产用工程细胞株的构建主要包括质粒（载体）的构建、转染、细胞池筛选、单克隆筛选、细胞生长特性 / 表达量及质量评估、建库等关键步骤，构建流程见图 2-2。

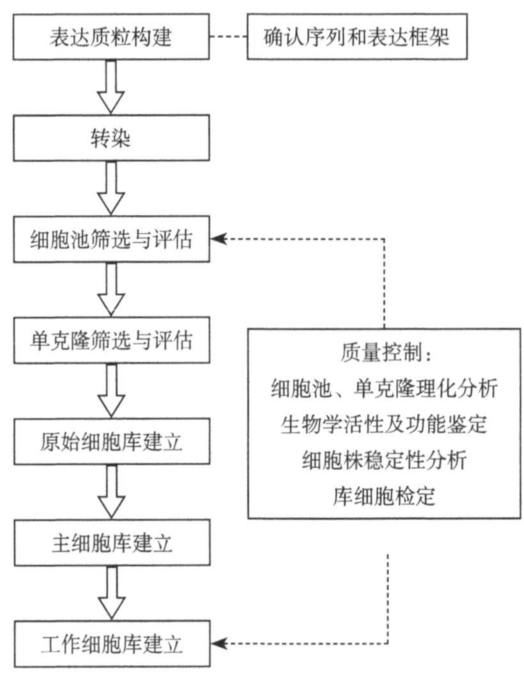

图2-2　生产用工程细胞株的构建流程

（1）表达质粒构建：将带有内切酶位点的抗体轻重链碱基序列通过聚合酶链反应（PCR）方法合成，然后与载体连接构建表达质粒，抗体的轻重链可放在同一或两个不同载体上。为保证克隆到载体中的靶基因的准确性，在转染宿主细胞前需对表达质粒中的靶基因进行测序。

（2）转染：将表达质粒通过四种不同的方法（化学法、物理法、基于脂质的脂质体方法、基于聚合物的转染法）导入哺乳动物细胞内，最为常用的是电穿孔转染法、脂质体转染法和聚乙烯亚胺介导的转染方法。转染的成功率取决于细胞的活性、质粒 DNA 的纯度、转染试剂及转染方法。

（3）细胞池筛选与评估：转染后的细胞需要在选择性培养基中培养至活率完全恢复，用以产生稳定的细胞池。选择试剂的使用取决于表达载体携带的选择基因及宿主细胞的类型。对于 CHO K1 细胞，通常采用 GS 表达系统，在不含谷氨酰胺的培养基中添加 MSX 进行筛选；而对于 DG44 和 DXB11 细胞，通过在不含甘氨酸、次黄嘌呤和胸苷的培养基中添加 MTX 进行筛选，并对细胞池增加 MTX 的选择压力来提高抗体表达水平。在细胞池筛选阶段，需要对细胞池表达抗体的产量和关键质量进行评估，根据评估结果选择 3~4 个细胞池进行克隆。

（4）单克隆筛选与评估：传统的单克隆筛选方法多采用有限稀释法，形成率呈泊松分布（Poisson distribution）。为保证克隆的单一性，需要一轮以上的克隆筛选，通常采用低于 1 个细胞 / 孔的方法铺 96 孔板，挑选约 300 个克隆经过 24 孔板、6 孔板和 T 方瓶逐级筛选放大，最后从每个细胞池挑选 10~20 个克隆扩展到 TPP 管或摇瓶，根据细胞生长特性、抗体产量及质量选择 4~6 个克隆在生物反应器中进一步评估，并建立研究细胞库（RCB）。

（5）三级库的建立：细胞库的建立是大规模抗体生产的需要。根据生物反应器评估结果及细胞株稳定性研究数据选择生产用工程细胞株及备用株，并建立原始细胞库（PCB），然后在 GMP 条件下建立主细胞库（MCB）和工作细胞库（WCB）。

同时，细胞库构建过程中要求使用的胎牛血清无 TSE 和 BSE 传播风险，胰酶无猪细小病毒和支原体传播风险。

（五）生产用工程细胞株筛选过程的质量控制

在生产用工程细胞株构建过程中，从表达质粒构建过程中的序列确认、细胞池 / 克隆筛选过程中的抗体表征分析和生物学功能鉴定，到细胞株的稳定性研究，质量控制贯穿始终。作为生产用的细胞株必须具有以下特点：①满足抗体质量属性要求（包括但不限于糖基化、脱酰胺化、多聚体、生物学活性和其他翻译后修饰）；②克隆单一性；③可放大性；④稳定性。为保证筛选出适用于规模化生产的细胞株，在前期筛选阶段还需模拟后期的大规模生产工艺对克隆进行评估以保证生产工艺的可放大性和抗体质量。细胞株筛选过程涉及的检测项目可参考表 2-2，不同筛选阶段检测项目会有所不同。

表 2-2　克隆筛选质量评估

质量属性	检测方法	质量评估标准
分子的完整性	cDNA 序列分析、肽图、还原、非还原毛细管电泳	cDNA 序列和氨基酸序列确认，避免氨基酸序列突变或截短
聚体	分子排阻色谱法	避免可能引起免疫原性的高水平的聚体
糖基化	高效液相或毛细管电泳法测糖法	检测 *N*- 糖基化的变化，避免高水平的异常糖基化形式
电荷异质性	成像毛细管凝胶电泳	避免高水平 / 额外的酸性 / 碱性变异体
生物学活性及功能鉴定	视抗体作用机制而定	视抗体作用机制而定

细胞稳定性是评估克隆的另一个重要指标。在细胞株筛选过程中，PCB 稳定性研究需覆盖未来最大规模的商业化生产代次，通常至少为 60 代，主要对细胞生长、抗体表达、抗体质量及目标基因的遗传稳定性进行评价。在质量没有发生改变的前提下，如果克隆在生产窗口周期内的抗体产量变化不超过 30%，通常被视为稳定的细胞株。

（六）细胞库检定

根据《中国药典》（2015版）“生物制品生产检定用动物细胞基质制备及检定规程”要求，需要对主细胞库和工作细胞库进行检定。

二、细胞培养工艺研究

哺乳动物细胞培养技术是指在人工条件下（特定pH、温度、溶氧、搅拌等），在生物反应器中培养细胞用于生产生物制品的技术，包括培养方式、培养基、培养条件的开发和优化。在特定的工程细胞株的基础上，细胞培养工艺在一定程度上决定该产品的产率水平和质量，尤其是翻译后修饰水平。

（一）细胞培养模式概述

细胞培养模式主要分为三种：批式培养（batch culture）、流加培养（fed-batch culture）和灌注培养（perfusion culture）。

批式培养是动物细胞培养发展进程中较早期采用的方式，在培养过程中不添加其他成分，待细胞数增长和产物积累到适当的时间一次性收获，具有操作简单、培养周期短、染菌和细胞突变风险小、可直接放大的特点，可直观反映细胞生长代谢的过程。但由于在培养过程中消耗的某些特殊营养物质得不到补充，且细胞代谢废物持续积累，故该法往往存在细胞密度不高、培养时间短和表达量低的缺点。

流加培养是在批式培养的基础上，根据细胞对营养物质的不断消耗和需求，补入浓缩的营养物或培养基，从而使细胞密度和目标产物均达到较高的水平。流加培养由于其操作的简易性、可放大性、灵活性和可重复性，已被广泛用于众多动物细胞表达产品的生产，成为动物细胞大规模培养的主流工艺。Huang等通过合理供给CHO细胞生长所需的氨基酸、维生素和金属元素而取得良好的培养效果，反应器中最大活细胞密度达到2×10^7 cells/ml，抗体产量达到13g/L。

灌注培养是通过细胞截留装置以一定速率加入新鲜营养液，并以相同速率排除上清液。其优点是可解决营养物耗竭和代谢副产物积累之间的矛盾，提高细胞密度和目标蛋白表达量，并有利于保持产品的活性，对生产一些表达不够稳定的产品尤为合适，同时也可以减小设备的尺寸和提高单位体积的产率；缺点是易染菌、工艺控制点多、难操作等。第一个采用灌注工艺生产获批上市的凝血因子Ⅷ，细胞密度和产能与批式培养相比提高了30倍，100L规模灌注培养的产量就可达到批式培养3000L规模的生产能力；Clincke等在10L反应器中使用ATF截留系统，细胞密度可达2.14×10^8 cells/ml。

（二）细胞培养基的种类和开发

细胞培养基作为抗体类药物生产的关键物料，直接影响产品的产量、质量和安全性。细胞培养基按照发展历程和组成成分可分为以下几种。

（1）含血清培养基：因添加血清易被病毒或支原体污染，且成分复杂不利于后续分离纯化，目前基本上不被抗体药物商业化生产所采用。

（2）无血清培养基：不含血清，可含各种动物或植物蛋白。

（3）无动物源培养基：无任何动物源成分，可含重组蛋白和植物蛋白水解物，减小污染风险。

（4）无蛋白培养基：无任何蛋白成分，但为支持细胞生长添加微量元素、生长激素、抗氧化剂和脂类前体等，且利于产物的下游纯化过程。

（5）化学成分限定培养基：所有成分明确，不含水解物等混合类物质，添加结构与功能已知的小分子化合物，如短肽等，可严格保证批次间的一致性，有利于研究细胞的代谢流和分析细胞的分泌产物，实现精准投料，是目前最安全、最理想的培养基。

按照细胞培养基的功能可分为：①种子培养基，用于细胞筛选、种子放大培养；②基础培养基，用于支持高密度生长，通常含有氨基酸、维生素、无机盐、金属离子、微量元素等50~70种成分；③流加培养基，用于维持高密度细胞活率和支持产物高表达，补充营养消耗、延长培养周期，通常含有氨基酸、维生素、无机盐等约20种成分。

培养基开发方法通常可分为统计学方法和培养过程分析方法。

（1）统计学方法。由于动物细胞培养过程中需要的营养物种类繁多，利用统计学方法能在有效减少实验量的基础上从诸多的培养基成分中快速、准确地筛选出关键组分，同时确定合适的比例及浓度，实现培养基的开发。从20世纪90年代，研究者们开始运用包括Plackett-Buamn设计、全/部分析因设计筛选、结合最速上升法和响应面等统计学方法进行培养基优化，在提高细胞生长和产物表达等方面取得明显的效果。

（2）培养过程分析方法。细胞培养过程是一个动态变化的过程，通过对培养基中葡萄糖、氨基酸和维生素等营养物质的代谢情况进行监测及分析，从而设计并优化各组分的比例及浓度，将营养物质维持在适当的水平，以满足细胞生长和产物表达的需求。相比非消耗型营养物（无机盐离子），实时检测快速消耗型营养物更为关键，根据消耗速率/生成速率的计算，通过在培养过程中补入快速消耗型营养物，如氨基酸等，可更好地实现细胞的稳态培养。代谢流分析（MFA）因能反映代谢网络中各支路的流量分配关系，有助于了解各营养物质的代谢情况，也成为培养基开发的重要工具。

此外，计算机辅助设计的遗传算法、基于基因组学和蛋白质组学的技术也被用于细胞培养基的开发与优化，如通过配基化合物的微阵列对细胞表达的受体进行目标识别，针对检测到的受体在培养基中添加相应的配基，从而避免了随机测试的盲目性。

目前工业界常用的培养基开发分为以下几步：①现有培养基筛选；②改变组分和浓度；③培养基上清成分分析；④单一组分浓度滴定；⑤正交试验设计；⑥代谢流分析。具体流程见图2-3。一个好的培养基开发是基于细胞代谢、培养基成分消耗和工艺表现调整的多种开发方法相结合的反复优化过程，最终目的使细胞生长与生理活动所需的营养达到平衡，尽量减少副产物的生成，并结合预设的目标质量指标（quality target product profile，QTPP），从而实现高密度、高细胞活力、目的产物高表达及改善目的产物质量。

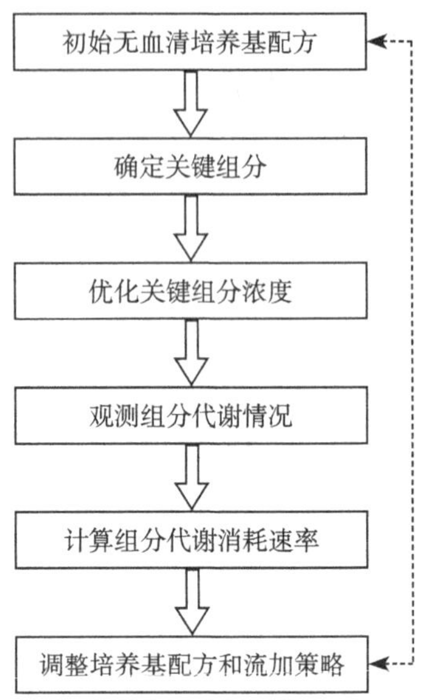

图2-3　培养基开发和优化的一般流程

（三）细胞培养工艺的设计与优化

动物细胞对培养环境比较敏感，其生长与表达水平容易受到环境参数的影响，包括温度、pH、溶氧、渗透压等，能显著影响细胞生长代谢、产物表达及产物质量。

1. 温度

细胞培养温度一般为37℃，过高或过低都会抑制细胞的生长，然而许多研究表明降低培养温度能诱导G_1期细胞的积累，从而提高蛋白质的表达水平。但也有研究表明降低培养温度不仅不能提高产物表达水平，还会抑制细胞的增殖和降低活细胞数量，影响产物的积累和唾液酸含量。因此，温度对产物表达及其质量的影响取决于细胞系和表达产物的种类。

2. pH

pH对细胞生长代谢、产物表达及产物质量有显著影响，通常控制在7.0附近。Yoon等发现pH从6.8提高至7.2时，葡萄糖和谷氨酰胺的比消耗率也随之增加。当细胞生长中不断消耗葡萄糖等产生酸性物质时，为维持一定的pH，可采用补加碱性物质（如碳酸钠）的方法，但大量碱液补入会导致培养基渗透压的升高，影响细胞的生长和表达；另外，可通过大孔径的sparger等增大二氧化碳移除速率，还可通过采用半乳糖替代葡萄糖从而减少乳酸生成来控制培养基pH的下降。

3. 溶氧

合适的溶氧水平是细胞生长和产物表达的重要前提，一般控制在30%~70%，过高或过低都可能会对细胞生长、产物表达和糖基化水平产生不利的影响。Kunkel等研究表明提高溶氧水平可提高抗体的半乳糖苷化水平，并发现细胞内UDP-半乳糖的含量也随着溶氧水平的提高而增加。此外，也有文献报道细胞在高溶氧水平的条件下会导致抗体甲硫氨酸氧化程度增加，从而影响抗体的结构和功能。

4. 渗透压

渗透压对产物表达的影响也较为显著，高渗透压条件下细胞容易发生凋亡，有研究发现当 CO_2 分压超过 140mmHg 时，细胞生长就会受到明显抑制。在培养基中添加一些抗渗透压的保护剂，如甘氨酸甜菜碱、甘氨酸、脯氨酸和苏氨酸等，可以有效缓解高渗透压引起的细胞凋亡问题。

上述关键工艺参数对产物产量及质量两个方面的影响主要体现如下。

（1）产物产量。以抗体类产物为例，其浓度一般可用 Gaden 公式（公式 2-1）描述，若抗体生成与细胞生长不相关，即单位时间单位细胞抗体表达量（抗体的比生成速率）在培养期间维持常数，则公式（2-1）可以分别简化为公式（2-2）。

$$P=\int q_{\mathrm{mab}} \cdot X_v \mathrm{d}t \tag{2-1}$$

式中，P 为抗体浓度（mg/L）；q_{mab} 为抗体的比生成速率 [mg/（10^9cells·d）]，代表细胞的抗体表达水平；X_v 为活细胞密度（10^6 cells/ml）。

$$P=q_{\mathrm{mab}} \cdot \mathrm{IVCC} \tag{2-2}$$

式中，IVCC（integral of viable cell concentration over time）为活细胞密度对时间的积分 [$\int_0^t X_v \mathrm{d}t$，（10^9cells·d）/L]。

由公式（2-2）可知，抗体浓度与单细胞的抗体表达水平、活细胞密度和培养时间有着密切的关系。因此，如何通过基因工程、细胞培养工程、代谢理论、生化反应器原理等知识提高宿主细胞抗体表达水平、提高培养过程中活细胞密度和延长细胞培养周期是当今动物细胞大规模培养技术研究的核心所在。

（2）抗体关键质量属性。在抗体类药物的工艺开发之前，应当预设目标产物的 QTPP 和明确关键质量属性（critical quality attributes，CQA）。通常抗体药物的功能属性主要包括影响药物代谢动力学和药物效应动力学的药效属性及免疫原性、毒性等安全属性，抗体的多聚体、片段、糖基化、电荷异构体、二硫键、氧化、脱酰胺化等质量属性均可能会对抗体类药物的有效性和安全性产生显著影响（表 2-3）。

表 2-3　抗体类药物的关键质量属性对其功能的影响

质量属性	生物学活性	CDC	ADCC	半衰期	安全性	免疫原性
多聚体	↑/↓				↓	→/↓
片段	↓	↓	↓	↓		
N 端 /C 端缺失	→	→		→	→	
氧化	→/↓			↓	↓	↓
脱酰胺化	→/↓			→	↓	→/↓
糖基化	↑/→	↑	↑	↑/→	↓	↑/→/↓
糖化	→			→		→
二硫键	↓		↑			↓
构象	↓					
序列变异	→				↓	↓

注：↑增强；↓减弱；→不变。

综上，在细胞培养工艺开发中确定影响 CQA 的关键工艺参数（critical process parameter，CPP）和关键物料属性（critical material attributes，CMA）对于细胞培养过程的开发和优化具有非常重要的意义，接种密度、培养基组分、补料策略及环境参数改变对产物的 CQA 有着重要的影响，包括抗体的异质性、糖基化水平和聚体 / 片段含量。Luo 等研究表明，调整培养基中铜、锌离子的比例可影响抗体 C 端的赖氨酸化程度，改变蛋白质的电荷分布。此外，代谢副产物氨也会降低蛋白质的唾液酸化水平。Jing 等在研究培养过程中温度、渗透压和半胱氨酸浓度等参数对蛋白质结构的作用时发现，这些参数能够通过不同类型的作用力引起蛋白结构的聚集，形成二聚体或多聚体蛋白。

（四）产物收获工艺设计与优化

产物收获即固液分离，是指从培养液中去除细胞和细胞碎片，并澄清包含抗体产物的细胞培养上清。当前哺乳动物细胞培养在实现高密度培养或增加培养时间的同时，也导致杂质水平如宿主细胞蛋白、核酸、脂类、细胞碎片的增加，给产物收获带来更大的挑战。

目前固液分离的方法一般有切向流过滤、深层过滤和离心等。

（1）切向流过滤：以压力为推动力，培养液通过多次再循环方式，根据分子尺寸切向通过膜表面，比膜截留分子量大的目标分子得到保留，小分子和缓冲液穿过膜。理想情况下 0.22μm 孔径的切向流过滤膜可分离收获液，但对于高密度细胞的分离就需要更开放的孔径处理杂质，从而意味着额外的分离步骤，如深层过滤。所以，切向流过滤适合于固体百分比＜ 3% 细胞培养的分离，当高密度细胞培养超过此水平且亚微米碎片较高时，深层过滤和离心成为更好的选择。

（2）深层过滤：由纤维素、多孔滤剂（如硅藻土）和带电荷的离子树脂粘和剂构成，带正电的深层过滤还可去除一定的内毒素、病毒和 DNA。在中试和规模较小的商业规模中，深层过滤较为常用，一般采用三级过滤，即初级处理整个细胞和大颗粒、二级清除胶体和亚微米颗粒、三级（为 0.2μm 孔径的膜过滤器）控制微生物。通常根据料液浊度和颗粒尺寸分布在实验室规模上优化过滤器的类型、孔径、表面面积和流量，通量通过在恒定的流量下以压力为端点确定，过滤过程大致呈线性变化，但为了确保有足够的过滤能力且减少产品的损失，各级的安全系数一般为 1.5~3 倍。

（3）离心：通常采用的碟式连续流离心机可有效去除细胞和大细胞碎片，但因为剪切力破坏细胞或细胞碎片而产生的亚微米大小的颗粒不能被去除，需要增加后续的深层过滤。进料速度、重力加速度、设备几何结构、操作压力等因素会影响澄清的效率，细胞培养过程中的最高细胞密度、总细胞密度和细胞活率也会影响离心的分离效果。当依据实验室规模和中试规模离心机来评估大型碟式离心机时，可保持相等的 Q（通过沉降室的液体流速）/ Σ（等效面积）进行放大。

通常中试和商业化规模下，离心加上深层过滤已被广泛应用，离心去除大颗粒后，采用孔径范围为 0.22~4μm 两种不同的深层过滤器截留较大和较小的颗粒，可以减少过早堵塞，提高过滤能力和澄清效率。值得注意的是，对于过滤器需要开展完整性测试。

（五）细胞培养工艺的中控检测

在整个培养过程中需监测细胞的生长状况，并根据生产系统的特点确定监测频率及检测指标，从而确定工艺属性参数。常规的中控检测有生化数据、细胞密度、细胞活力、产量等，且每次收获后应检测抗体含量、关键质量项（如聚体、电荷变体、唾液酸含量等）、微生物负荷（微生物限度 / 无菌检查）、细菌内毒素及支原体；另外，应根据生产所用材料的特点，在合适的阶段进行常规或特定的外源病毒污染检查，如批收获液或每启动一次新 WCB 的前 3 个批次检测病毒。通常对限定细胞传代次数的生产方式，需要对终末细胞库按照《中国药典》全面检查，同时至少 3 批收获物进行外源病毒检测，便于保证纯化工艺去除 / 灭活病毒的能力是否足够保证抗体药物的安全性。

（六）细胞培养工艺放大的策略和关键参数控制的关键点

细胞培养工艺的放大策略及生物反应器的强化操作是动物细胞大规模培养过程的核心之一。随着生物反应器规模的逐级放大，其混合能力和气液传质能力变差，流体剪切能力不同，细胞始终处于 pH、温度、溶氧和剪切力等时间 / 空间不均一的微环境中，以及高二氧化碳浓度状态下。基于“质量源于设计”的质量控制理念，首先分析与 CQA 密切相关的、因生物反应器体积扩大而变异的 CPP，降低生物反应器内因时空分布不均及二氧化碳累积导致产品质量下降的风险，具体包括：①气液间氧气传输速率（OTR）大于细胞最大氧气消耗速率（OUR），保证氧气的充足供应；②气液间二氧化碳移除速率（CTR）大于因细胞有氧呼吸产生二氧化碳的生成速率（CPR），保证二氧化碳的及时移除；③主体流场中涡旋尺度大于细胞直径，减少细胞因剪切而造成的死亡；④混合时间小于 90s，保证气液、液液及液固间高的传质效率。通常放大过程中维持不变的控制参数如 pH、温度、溶氧、二氧化碳分压等，线性放大的控制参数为搅拌速度，保障同一培养工艺在不同反应器规模条件下的细胞生长代谢（活细胞密度、乳酸浓度、氨浓度及其比生长 / 比生产速率等）和产物表达特别是产物质量的一致性。同时基于 Scale-down 模型，采用 DOE 等方法将过程参数与关键质量属性相关联，创建设计空间，使用在线 / 离线的电极、细胞计数仪、生化 /HPLC 检测等 PAT 手段，在确定的设计空间内对上述关键中控点进行有效管理，确保放大准则的有效实施及培养过程的稳定控制。

三、抗体类药物纯化工艺研究

（一）纯化工艺概述

纯化的目的是将抗体与工艺相关杂质和产品相关杂质分离，且将潜在内源病毒样颗粒和外源病毒进行灭活去除，最终得到高纯度、低潜在危害的产品。工艺相关杂质包括培养基成分、培养过程中的添加物、细胞、细胞碎片、宿主细胞蛋白（host cell protein，

HCP）、宿主细胞核酸及亲和蛋白 A 层析脱落的配基等；产品相关杂质包括抗体蛋白降解片段、聚集体、异构体及电荷变体等；潜在病毒主要是宿主细胞自身的内源性病毒样颗粒（virus-like particle，VLP）及工艺过程中可能引入的外源病毒，主要杂质及其性质见表 2-4。

表 2-4　抗体纯化过程中常见的杂质及其性质

	主要杂质	分子大小	等电点	疏水性
工艺相关杂质	宿主细胞蛋白（HCP）	近 75% 处于 25~75kDa	近 70% 小于 6.0	部分疏水性
	宿主细胞核酸（DNA）	10~1000kDa，≤ 500nm	$pK_a < 2$	与介质骨架存在疏水性吸附
	脱落蛋白 A	Native PrA，42kDa rPrA，34.3kDa SuRe，27kDa	Native PrA，pI5.1 rPrA，pI4.5 SuRe，pI4.9	PrA 疏水性小于 mAb；PrA-mAb 复合物疏水性大于 mAb
	内毒素	单体 10~20kDa 聚集体 1000kDa，0.1μm	pI3.1，某些过百万分子量的高聚体内毒素的电荷不外露	含有疏水性类脂 A
	培养基成分（如胰岛素、MSX、消泡剂和重金属等）	—	—	—
产品相关杂质	聚集体	大于单体	与单体相同，但较单体带有更多电荷	强于单体
	降解片段	小于目标分子	—	—
	电荷变体	与单体相当	与单体接近	与单体接近
	疏水变体	与单体相当	与单体接近	与单体接近
潜在病毒	一般通过模型病毒进行验证	X-MuLV，80~110nm SV40，40~50nm MMV，18~24nm PRV，150~200nm Reo3，50~70nm	X-MuLV，pI5.8 SV40，pI5.4 MMV，pI6.2 PRV，pI7.4~7.8 Reo3，pI3.9	—

由于抗体在结构和理化性质上具有相似性，所以纯化工艺成为通用性平台工艺（图 2-4）。首先采用亲和层析对细胞收获液捕获分离，随后将洗脱液进行低 pH 病毒灭活孵育，之后再采用阴阳离子交换层析进行精细纯化，纳滤膜病毒过滤，最后进行浓缩超滤置换等步骤获得抗体原液。John Curling 总结了 29 个欧美上市的抗体类药物纯化工艺，大多采用蛋白 A 亲和层析捕获抗体，精细纯化多采用阴阳离子交换层析，仅有少数精细纯化工艺采用疏水、羟基磷灰石和分子筛层析等。

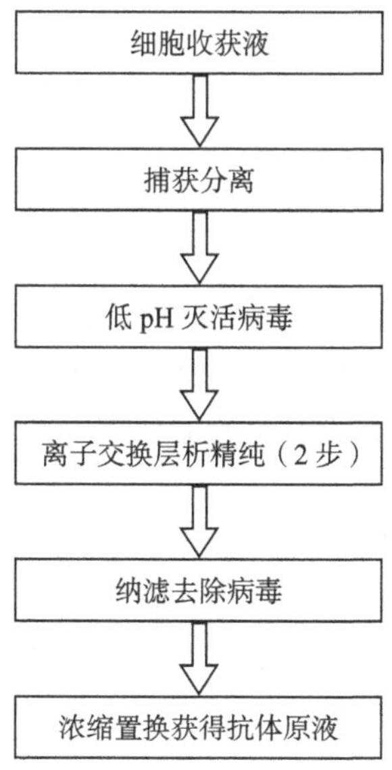

图2-4　抗体纯化流程示意图

每个纯化步骤都有去除杂质的功能，且每步纯化工艺都会影响到最终抗体的产品质量。纯化工艺与影响抗体质量属性的关系如表 2-5 所示。

表 2-5　抗体纯化工艺设计中的风险评估

质量属性	影响质量属性的风险因素					
	蛋白 A →	低 pH →	AEC →	CEC →	VF →	UF/DF
蛋白浓度						√
pH						√
渗透压						√
电荷变体		√	√	√		
HCP	√	√	√	√		
脱落蛋白 A	√	√	√	√		
聚体	√	√	√	√	√	√
宿主细胞核酸（DNA）	√	√	√	√		
内毒素			√	√		
病毒安全性	√	√	√		√	

注：蛋白 A，蛋白 A 亲和层析；AEC，阴离子交换层析；CEC，阳离子交换层析；VF，病毒过滤；UF/DF，超滤 / 透析。

（二）亲和层析工艺的设计与优化

约有 70% 以上抗体纯化采用蛋白 A 亲和层析进行捕获分离，收获液直接上样，选择合适的缓冲液预洗后，酸性条件下洗脱结合的抗体，可去除培养基成分、培养过程添加物、宿主细胞蛋白（HCP）、宿主细胞核酸及潜在病毒等。

蛋白A亲和层析工艺优化的重点包括动态载量、杂质清洗及洗脱条件等，同时还需要关注蛋白A配基的脱落及填料的寿命等问题。

1. 动态载量

蛋白A亲和层析介质比普通层析介质大约贵10倍左右，在生产原材料成本中占了很大的比重，所以亲和介质的动态载量是纯化工艺中影响经济效益的一个关键因素，其动态载量常用单一流速在上样停留时间5~6min的条件下进行测定，结果一般为20~40g/L。为了降低介质成本，通常可以将单批培养上清液分成多批次进行亲和纯化，或者优化深层过滤降低上清液杂质含量以延长亲和介质的使用寿命。

2. 杂质清洗

宿主细胞蛋白等杂质常常也会与蛋白A配基和介质骨架之间存在非特异性吸附作用，所以在上样结束后采用清洗来降低这些非特异吸附杂质的水平，清洗溶液通常是高盐溶液或偏酸性缓冲液。与琼脂糖基质的亲和介质相比，玻璃珠基质的非特异性吸附作用往往更强，所以该步骤清洗条件的优化显得更为重要。

3. 洗脱条件

酸性条件（pH3.0~3.5）是最为通用的洗脱蛋白A层析的方法。然而需要注意的是，在低pH条件下，有些抗体蛋白容易形成可溶性大分子物质聚集物及不溶性微粒，从而导致抗体纯度的下降和浑浊的产生。

4. 蛋白A配基脱落

蛋白A亲和层析在使用过程中会发生脱落，脱落的原因之一是细胞培养上清液中含有蛋白水解酶，在上样过程中会对蛋白A进行水解。部分脱落的蛋白A与抗体结合，会残留在洗脱液中，而蛋白A能引起人体发生免疫应答反应，因此在精细纯化步骤中应特别注意蛋白A的去除。

5. 填料寿命

有效的清洗方法对于延长蛋白A填料的使用寿命至关重要。天然结构蛋白A在强碱清洗时会降解，所以一般使用碱性高盐溶液（0.01mol/L NaOH+1mol/L NaCl）进行清洗，或者采用尿素或盐酸胍进行清洗，但因成本及废液处理等问题并不适用于大规模生产。有些亲和介质对蛋白A进行了重组，替换了蛋白A中易于碱性条件下降解的天冬酰胺，从而使得该介质的耐碱性能提高，可用0.1 mol/L或0.5 mol/L NaOH清洗，使用寿命至少在100次以上。同时，介质使用寿命也与上清液的澄清度有关，上清液的杂质越少，则越有利于延长介质的使用寿命。

（三）离子层析工艺的设计与优化

抗体药经过第一步的蛋白A亲和层析后，通用性的精细纯化方法采用阴离子交换层析和阳离子交换层析，可进一步去除宿主细胞蛋白、核酸、脱落蛋白A、聚集体、片段和变体等杂质，以达到对患者安全的纯度。

阴离子交换层析可去除HCP、核酸、脱落蛋白A、聚集体、病毒及内毒素等。DNA在pH4.0以上呈阴离子；HCP是蛋白混合物，其等电点分布跨域从酸性到碱性区域，具有酸性区域等电点的HCP在中性pH条件下也呈阴离子；内毒素是带负电的复合大分子；蛋白A分子的等电点在4.9~5.1，而多数单抗的等电点偏中性和碱性，所以在中性 pH 条件下，单抗在阴离子交换层析上流穿出来，而 DNA、HCP、内毒素及脱落的蛋白 A 分子等则吸附在阴离子交换介质上。

影响阴离子交换层析功能的工艺条件一般包括上样量、上样 pH、上样电导和流速，以及流穿峰的切割等。常见的操作 pH 是 7.0~8.0，一些工艺中甚至采用高达 8.5 的 pH。pH 越高，越有利于负电性杂质的吸附，但同时需要考虑目标抗体的收率，且高 pH 条件下抗体的脱酰胺反应和水解的风险会提高。上样量越高，引入的杂质越多，电导率增加则不利于杂质的去除。另外，阴离子交换层析有时对聚集体及电荷变体具有一定分离作用，所以可通过峰的切割来进行富集或去除。阴离子交换层析工艺的影响与设计见表 2-6 所示。

表 2-6　阴离子交换层析工艺的设计与优化

	收率	聚集体	HCP	蛋白 A	病毒	DNA	工艺优化
上样量	√	√	√	√		√	单变量
上样 pH	√	√	√	√	√	√	DOE
上样电导	√	√	√	√	√	√	DOE
流速							不需要
峰切割	√	√					单变量

亲和层析和阴离子交换层析后，阳离子交换层析可以进一步去除 HCP、DNA、脱落蛋白 A、聚集体、片段及变体等。酸性 HCP、DNA、脱落蛋白 A 和内毒素在 pH5.0~6.0 时都带有负电荷，而目标抗体蛋白带有正电荷，因此在合适的 pH 条件下，采用阳离子交换层析可以让抗体蛋白结合，而其他杂质流穿，从而进一步实现抗体的精细纯化。阳离子交换层析对 HCP 的去除能力略高于阴离子交换层析，对脱落蛋白 A 和聚集体的去除也更为有效，但是对于 DNA、内毒素及病毒的去除能力通常低于阴离子交换层析。阳离子交换层析通常在低 pH、低电导下进行，pH 通常为 5.0。聚集体通常分布在峰尾，同时电荷变体在不同峰位置的比例也不尽相同，填料的分辨率越高，对于聚集体和电荷变体的分离越好，所以同样可以通过峰的切割来对产品相关杂质进行富集或去除。阳离子交换层析工艺的影响与设计如表 2-7 所示。

表 2-7　阳离子交换层析工艺的设计与优化

	收率	电荷变体	聚集体	HCP	工艺优化
上样量	√	√	√	√	DOE
上样 pH					不需要
上样电导					DOE
流速					不需要
洗脱 pH	√	√	√	√	DOE
洗脱电导	√	√			单变量
峰切割	√	√	√		DOE
填料批次		√		√	DOE
样品批次		√		√	DOE

（四）病毒灭活和去除工艺的设计与验证

抗体生产中经常使用啮齿动物细胞系，存在内源性逆转录病毒基因组的多种拷贝，尽管这些内源性的逆转录病毒或病毒样颗粒（retrovirus-like particle，RVLP）还未被证明对人类有感染性，然而全球监管机构要求量化细胞培养生产的产品中含有的逆转录病毒滴度，并采用特定的模型病毒如鼠白血病病毒（X-MuLV）来验证逆转录病毒样颗粒在下游纯化步骤中的清除能力，保证临床用每一剂量抗体的病毒颗粒污染风险低于百万分之一。常用于灭活和去除验证的模型病毒如表 2-8 所示。

表 2-8　病毒验证时常用的模型病毒及其性质

病毒	基因组	包膜	尺寸 /nm	耐受性
鼠白血病病毒（MuLV）	ss-RNA	有	80~120	低
伪狂犬病病毒（PRV）	ds-DNA	有	150~200	低至中
呼肠病毒 3（Reo-3）	ds-RNA	无	60~80	高
鼠细小病毒（MVM）	ss-DNA	无	18~25	很高

通常病毒验证至少要求两个稳健且不同机制的正交步骤保证内源性病毒的清除，如低 pH 和纳滤。低 pH 灭活广泛用作抗体纯化工艺中的病毒灭活步骤。已有可靠数据显示，低 pH 能够灭活＞ 4log 的大包膜病毒，如 MuLV。低 pH 病毒灭活条件一般为：pH ≤ 3.8，时间≥ 30min，孵育温度≥ 14℃，高浓度蛋白质可能会对病毒灭活具有保护作用，且高浓度蛋白在酸性条件下更容易聚集，所以低 pH 灭活时，蛋白浓度一般低于 20mg/ml。

纳滤是通过体积排阻原理达到病毒的清除，一般采用孔径小于 20nm 的纳滤膜来清除有包膜或无包膜的小病毒，该步骤一般在恒定压力下进行，蛋白浓度、pH 条件和压力对过滤通量大小影响较大。病毒清除率与模型病毒分子的大小高度相关，而与缓冲液组成、处理时间、压力或蛋白质关系不大。另外，能明显影响病毒清除率的一个附加过滤性能参数是压力调整流速，恒压模式下，当流速降低超过 75% 时，LRV 也减小，这可能是由于污染造成的有效孔径降低，所以在验证研究中，流速降低可能比单位过滤器表面体积通量更适合作为某些过滤器的终点判定标准。

除了上述两个正交的专属病毒灭活去除步骤外，纯化中的各步骤包括深层过滤、蛋白 A 亲和层析和阴阳离子交换层析，都有不同程度的病毒灭活去除能力，尤其是阴离子交换层析。在阴离子交换中性上样条件下，病毒带负电荷，会吸附在阴离子交换介质上，而抗体则带正电荷流穿。层析介质多次使用后其性能会有下降，可能会降低对病毒的去除能力，因此需要对新介质和在使用寿命末期的介质进行病毒清除研究。通常情况下对于蛋白 A 亲和层析和阴离子交换层析，多次循环使用后，其病毒清除能力仍非常稳定。同时可以通过层析柱性能的变化来间接反映层析柱病毒去除能力的稳定性，如对于蛋白 A 亲和层析，收率下降和抗体流穿都是柱子性能下降最灵敏的指标，此时病毒去除能力往往会同时发生；对于阴离子交换层析，峰谱带扩展及反压增加或流穿液中出现杂质都是柱性能下降的指示，这也是丧失病毒清除能力的指示。

（五）纯化工艺的中控检测

中控检测是生产过程中，必要时调整工艺和 / 或确保中间样品达到预期质量而进行的检查，可对每步工艺进行监测或对中间样品进行分析，以确保每步工艺操作按预期进行，从而保证最终产品质量的批间一致性。

就抗体纯化工艺而言，中控检测项目至少应包括收率、微生物限度、内毒素及一些与安全性相关的杂质等，如蛋白 A 脱落的配基等。以英夫利昔单抗（类克）的纯化工艺举例，其中控检测项目如表 2-9 所示。

表 2-9 英夫利昔单抗（类克）的纯化工艺及其中控检测项目

纯化工艺步骤	中控检测项目
蛋白 A 亲和层析	pH 蛋白浓度（OD_{280}） 纯度（SEC-HPLC） 鉴定（IEF） 微生物限度 内毒素（LAL）
病毒灭活（SD 法）	pH
阳离子交换层析	纯度（SEC-HPLC） 内毒素（LAL）
病毒过滤	蛋白浓度（OD_{280}）
阴离子交换层析 1	pH 纯度（SEC-HPLC） 内毒素（LAL）
阴离子交换层析 2	纯度（SEC-HPLC） 内毒素（LAL）

（六）纯化工艺放大的策略

纯化工艺放大过程基于线性放大，保证与质量相关的关键操作参数保持不变，具体见表 2-10。

表 2-10 纯化工艺的放大策略

工艺步骤	工艺放大原则
层析工艺	维持不变的参数：柱高、洗脱流速、样品停留时间、样品浓度及其 pH 和电导率、上样量、梯度体积 / 柱床体积、层析介质、缓冲液； 线性放大：柱直径增加、上样体积与柱子截面积成比例、体积流速与柱子截面积成比例、梯度体积与柱子截面积成比例
病毒过滤工艺	维持不变的参数：单位膜面积体积载量、pH、电导率、蛋白浓度、温度、压力； 线性放大：膜面积
超滤工艺	维持不变的参数：L/m^2、进料端压力、过膜压力、透析倍数、蛋白浓度、pH、温度； 线性放大：膜面积

层析工艺放大的基本原则为：在保持柱高、洗脱流速、样品浓度和上样量等参数不变的前提下，增加柱直径、体积流速、上样流速、上样体积和梯度体积。若是梯度洗脱，梯度体积与柱体积的比例也应保持不变。病毒过滤的性能受膜材料及其孔径大小、操作压力、蛋白浓度、pH、电导率、温度及处理的体积与总表面积的比例等因素的影响，因此在工艺放大时，应保持这些因素不变。超滤工艺的关键参数包括膜材料和孔径大小、进料管道几何形状、进料压力，过膜压力、蛋白浓度和总表面积与运行体积的比例等，其最简单的放大策略是线性放大，即单位膜面积处理量（L/m^2）保持不变，透过液、缓冲液和回留液的体积随进料体积线性放大。

第三节　基因治疗药物的上游及中试研究

一、基因治疗药物的上游研究

基因治疗药物的上游研究原理与其他生物技术药物类似，主要是通过基因工程手段在不同的质粒载体上展开。首先根据治疗疾病类型和特点选择合适的目的基因及适当的基因治疗载体（如单基因遗传病的治疗多选择腺相关病毒载体、疫苗类药物多采用腺病毒载体、CAR-T 细胞的基因修饰多采用慢病毒载体等），依据具体载体的特点，通过合适的工具酶将目的基因构建入不同的病毒或非病毒载体；若是采用病毒载体，还需通过不同的包装细胞系获得相应的重组病毒（简要示意图见图 2-5）。

用于基因治疗的载体种类繁多，每种载体的构建方式均有其独特之处，一般根据治疗疾病的类型及治疗基因的特点选择合适的载体及给药方式。下面以研究使用较为广泛的重组腺病毒药物的上游研究作为例子进行详细介绍。

腺病毒载体是基因治疗中目前最具潜力的病毒载体之一，具有以下特点：①靶细胞种类广泛，具有高效感染分裂细胞和非分裂细胞的能力，导入效率高，这是逆转录病毒载体所不具备的；②易制备及纯化，滴度高，容量大，超离心可以制得高滴度（10^{13} PFU/ml）的病毒载体；③携带的外源基因不整合到宿主染色体中，避免了插入突变的危险；④可携带大容量的外源片段（至多可达到 36 kb），远高于逆转录病毒及腺相关病毒；⑤腺病毒能够高效地在 *ex vivo* 和 *in vivo* 途径进行基因转移，且操作方法简单；⑥到目前为止还未发现腺病毒与人类恶性肿瘤之间有任何直接关系，因此，在临床基因治疗领域已广泛用于 *in vivo* 的基因转移。1993 年，第一例应用腺病毒载体进行基因治疗的临床方案得到美国 NIH 的 DNA 咨询委员会（RAC）批准，首次将 *CTFR* 基因通过鼻腔黏膜给药转移至囊性化患者的上皮细胞。自此，腺病毒载体成为继逆转录病毒载体之后被广泛应用的病毒基因转移系统。

虽然目前的腺病毒载体还未完全解决一过性表达、免疫原性较高等缺陷，但由于其转基因效率高等优点，在临床上已得到越来越多的应用。截至 2017 年 4 月，在全世界范围内开展的 2463 项基因治疗临床方案中，以腺病毒为载体的方案占了其中的 21.2%（535 项），为应用最为广泛的基因治疗载体。在针对肿瘤的基因治疗中，腺病毒载体转染细胞广泛和高滴度使其应用于 *in vivo* 转移抑癌基因、*HSV-tk* 基因等方案及溶瘤病毒中具有较大的优势。

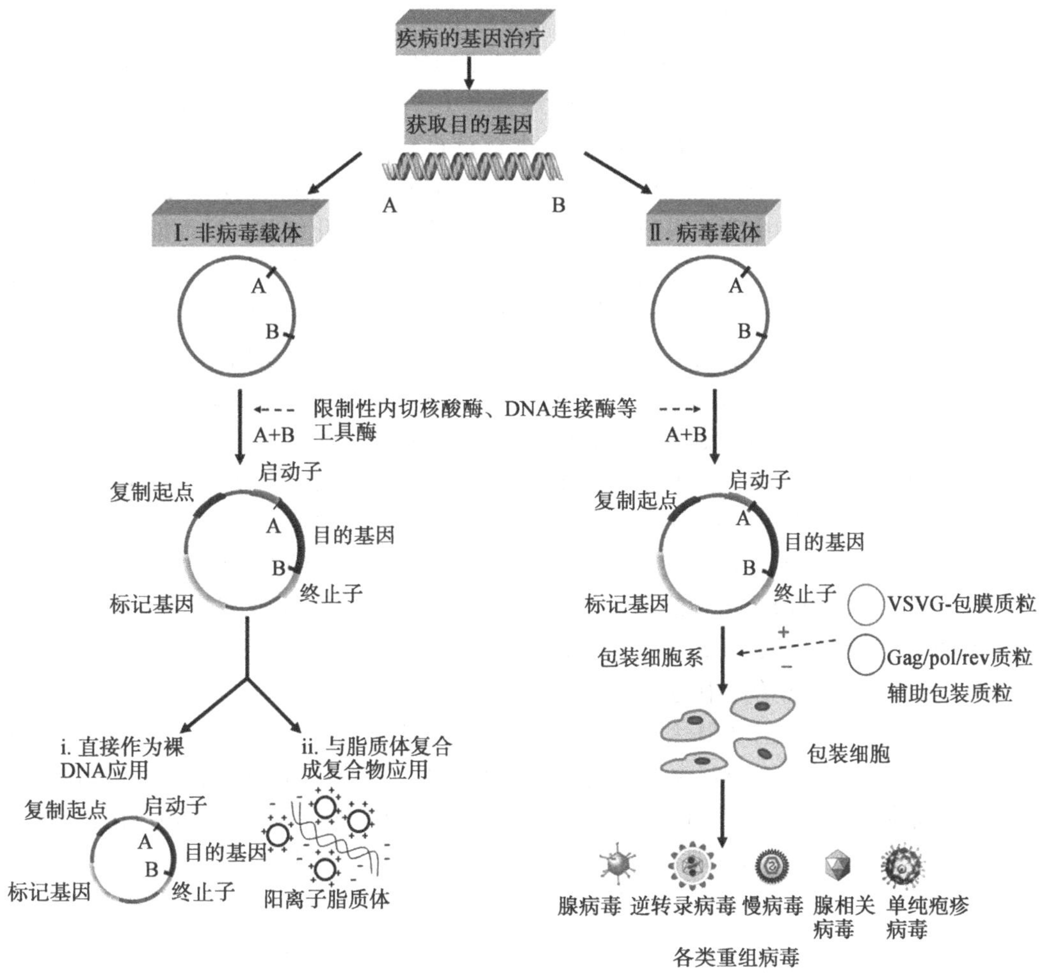

图2-5　基因治疗药物的上游构建示意图

Ⅰ. 非病毒载体的上游构建过程；Ⅱ. 病毒载体的上游构建

（一）目标基因的发现和功能研究

21 世纪初期，人类基因组计划（human genome project，HGP）的初步完成显示人类基因组存在 20 000~25 000 个编码蛋白的基因。在随后进入的后基因组时代中，随着新技术的不断涌现，测序成本不断降低，基因组数据呈指数增长，基因图谱解读能力不断加强，基因组学、生物信息学、蛋白质组学、代谢组学、表观遗传学等新兴学科的高速发展，使人类能够从整体的角度、不同的层面（基因、转录、翻译、修饰等）认识“从 DNA 到蛋白质”、“从基因到表型”的发生过程。“基因”的概念也在不断更新，其内涵也在不断丰富，定义为具有遗传效应的核酸片段，包括编码蛋白质、非编码 RNA（siRNA、miRNA 等）。新基因的不断涌现、疾病致病机制的解析、基因与疾病的关系陆续阐明，为基因治疗提供了更多的候选目标基因。

目标基因的功能研究一般从分子—细胞—个体三个层次开展，与之相关的分子生物学、细胞生物学研究手段很多，这里不再赘述。本部分以 *p53* 基因为例，简要说明目标基因的发现、功能验证，以及应用于基因治疗药物的研究过程。

p53 基因是最早发现的抑癌基因之一，其蛋白质形式在 1979 年已被发现并命名，1984 年克隆并定位于人的 17 号染色体的短臂上（17p13.1）。20 世纪 80 年初期，发现 p53 蛋白是与感染了 SV40 病毒的动物血清共沉淀得到的，同时许多实验室发现 *p53* 在肿瘤细胞中高表达，从中克隆的 *p53* 基因能转化正常细胞，普遍认为 *p53* 是一种癌基因。但其后发现在正常细胞中克隆得到的野生型 *p53* 基因无法转化细胞，反而能抑制肿瘤细胞生长。肿瘤细胞中克隆的 *p53* 基因存在大量突变，或 p53 蛋白缺失，说明 *p53* 基因实际上是一种抑癌基因。*p53* 基因是人体肿瘤细胞中突变最频繁的一个基因，超过 50% 的肿瘤患者发生突变。研究者对其作用机制的深入研究发现，p53 蛋白是一个序列特异性的转录因子，通过与靶基因内部或上游的 p53 反应元件结合的方式反式激活这些基因的转录。这些靶基因很多与细胞凋亡或细胞周期调控过程有关，如编码细胞周期依赖性蛋白激酶抑制蛋白的 *p21* 基因、凋亡前体蛋白 BAX 的编码基因、调控肿瘤发生发展过程的 miR-34 家族成员等。p53 蛋白还能起到转录因子之外的作用，例如，可与胞质中的 Bcl2 家族蛋白发生相互作用，使线粒体外膜通透性增高、释放细胞色素 c，诱导细胞凋亡。仍不断有 p53 蛋白的新功能及作用机制被报道，如调控细胞代谢通路、保护端粒，激活 MCP-1、IRF5、IRF9、PKR、TLR3 等一系列的免疫激活因子等。

p53 蛋白成为肿瘤治疗中药物研发的重要靶点，尤其是它既不是细胞表面膜蛋白也不是激酶类蛋白，将其作为基因治疗药物开发是一个很好的研究方向。基于其抑癌基因的特性，研究者将野生型 *p53* 基因构建入腺病毒载体，直接注射入肿瘤内，诱导肿瘤细胞凋亡，抑制肿瘤生长。2003 年，该产品（“今又生”）治疗恶性头颈部肿瘤已在中国批准上市，并在临床应用中取得较好的效果。另一方面，利用缺失了 E1B 的腺病毒能在正常 p53 缺失的肿瘤细胞扩增、杀灭肿瘤细胞的特性，研究者构建了溶瘤腺病毒，在临床试验中也取得较好的效果。2005 年，溶瘤腺病毒 H101 也被批准在中国上市，治疗恶性头颈部肿瘤。与此同时，还有一部分研究者正在开展利用腺病毒将突变型的 *p53* 基因导入 DC 细胞，构建疫苗诱导机体针对突变型 p53 蛋白的临床研究。

基因治疗药物的目标基因的选择必须基于对基因的功能、与疾病关系的透彻研究的基础上。

（二）目标基因研究的相关检测及鉴定

与前面的蛋白药物类似，基因治疗药物的目标基因的相关检测及鉴定需准备以下几个方面的技术资料。①目标基因信息资料：所有与目标基因获得相关的原始实验记录应保存备查，如引物设计方案或全基因合成信息、基因的电泳图谱、构建过程示意图及相关的电泳图谱、最终的目标基因的核苷酸序列测定（包括启动子、加尾信号的整个阅读框架）。②目标基因功能研究资料：基因功能研究过程的资料，如对相关基因编码蛋白质的理化特性研究、目标基因的调控作用、体外生物学活性验证、动物模型中的效果等。

（三）表达载体的构建和筛选

随着对病毒基因组结构研究的深入及满足临床的需求，基于病毒载体的基因治疗药物的构建载体也在不断发展。以腺病毒为例，从 20 世纪 90 年代初期发展到现在，已经历了三个发展阶段，从具有较强免疫原性、基因容量较小的第一代腺病毒发展到免疫原性较弱、基因容量大的第三代腺病毒。总体而言，重组腺病毒载体的构建主要有两种方式进行：一类是 AdEasy 系统，通过体外同源重组的方式构建重组载体，再转染包装细胞系 HEK-293 细胞，包装成重组病毒颗粒；另一类是 AdMax 系统，通过将穿梭质粒和腺病毒大骨架质粒共转染 HEK-293 细胞，在体内同源重组得到重组腺病毒颗粒。

以 AdEasy 系统为例（示意图见图 2-6），具体构建过程为：第一步，先将 PCR 扩增或全基因合成得到的目标基因（X）插入穿梭质粒 pShuttle 的多克隆位点中，筛选得到的重组质粒（pShuttle-X）再与包含腺病毒大部分基因组的 pAdEasy-1 质粒共转化具有重组酶活性的大肠杆菌 BJ5183，通过抗性的转换筛选得到重组 pAd-X 质粒；第二步，将用 *Pac*Ⅰ线性化的 pAd-X 转染 293 细胞，2~3 周后挑选病毒空斑，在 293 细胞中扩增后，通过 PCR、Western Blot 等手段鉴定得到能正确重组并表达目的基因的重组病毒颗粒，再在 HEK-293 细胞中大量扩增。扩增后的重组腺病毒进行相关的鉴定，这些鉴定一般包括：结构鉴定（限制性酶切图谱和 PCR 分析）、整个病毒的序列分析（≤ 40kb）、基因体外表达和生物活性、SDS-PAGE、表达盒 DNA 序列分析、Western Blot 分析、转染效率、复制型病毒的检测和其他污染因子的检测等。

二、基因治疗药物的中试研究

（一）中试研究的内容

基因治疗药物的中试研究内容可参考国家食品药品监督管理总局颁布的《人基因治疗研究和质量控制指导原则》、《药品注册管理办法》等技术指导性文件。与其他生物技术药物类似，基因治疗药物中试研究的内容主要为以下几个方面：

（1）建立细胞库和菌（毒）种子库；

（2）探索生产工艺的可行性；

（3）制剂研究和成品的初步稳定性研究；

（4）中试的检测方法和质控标准的建立；

（5）中试工艺验证；

（6）制造和检定记录及规程草案；

（7）参比品的制备和标定；

（8）提供动物实验和临床研究用产品。

首先，按基因治疗药物的不同类型，根据指导原则要求必须建立三级种子库，以满足长期产品生产的需要。如果是病毒类产品，需要建立细胞库和重组病毒种子库或生产病毒用质粒 DNA 的工程菌株库。如果是非病毒产品，需要建立生产重组质粒 DNA 的工程菌库。

其次，也是最为重要的，探索生产工艺的可行性，建立一条从实验室规模过渡到生产规模的小型生产线，同时探讨生产过程中的质量控制，建立基本的质控标准。中试研究的理想状况是工艺稳定，工艺规模可等同条件放大，使设计的生产批量和成本符合使

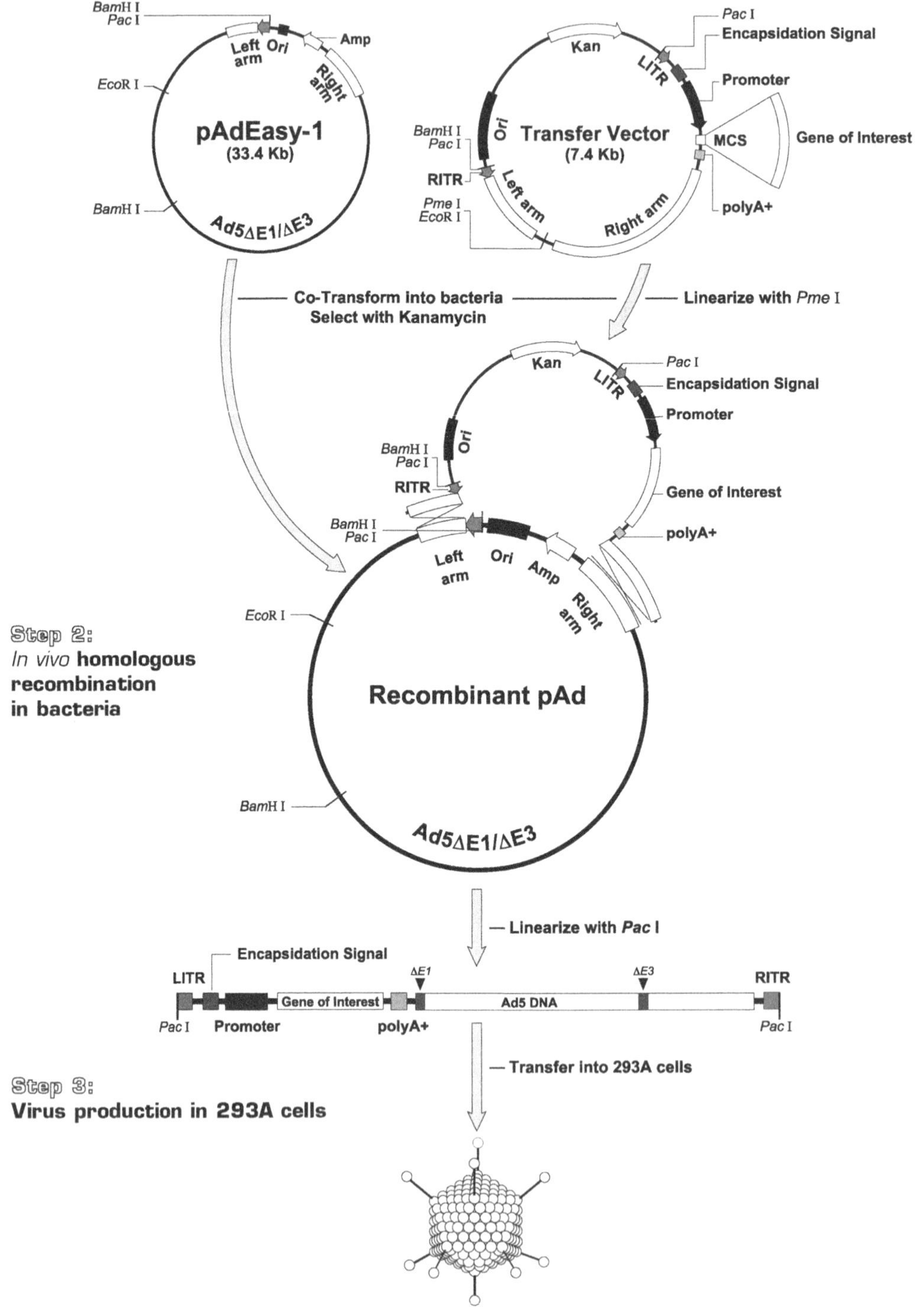

图2-6　AdEasy系统构建重组腺病毒的过程（引自Qbiogen说明书）

用要求。对于基因治疗药物而言，有些品种，如腺病毒、质粒 DNA 等的生产工艺，与基因工程药物或病毒疫苗类似，可以按照这个思路开展研究；但有些品种，如 AAV、慢病毒等，由于目前生产工艺的局限，难以按传统要求放大生产，只能具体问题具体分析，根据临床前或临床要求用量的扩大，逐步探索并完善中试生产工艺。重组腺病毒产品的中试工艺分为几个阶段：细胞发酵培养，病毒感染扩增，分步纯化，原液配制，分装成品。

（二）中试工艺介绍

重组腺病毒的中试工艺主要分成三个阶段，即发酵、纯化和制剂研究。如何有效提高单位体积的细胞数量及有活性病毒的产量，同时又能将其高效地分离制备出来，这是重组腺病毒产品（也是所有生物技术药物）中试生产的重点与难点。不同腺病毒产品插入的目标基因不同，但重组腺病毒表面的特性基本一致，故中试生产工艺中发酵条件可能有所差别，但纯化工艺及质量控制体系基本相同，简要的中试工艺流程如图 2-7 所示。在生产工艺的研究和确定过程中，需要对工艺研究方法和结果进行详细的记录，包括每个步骤的实验材料选择的依据、实验参数确定的依据、实验方法如何确定等，并加以总结得出初步的中试生产工艺，保留原始记录备查。

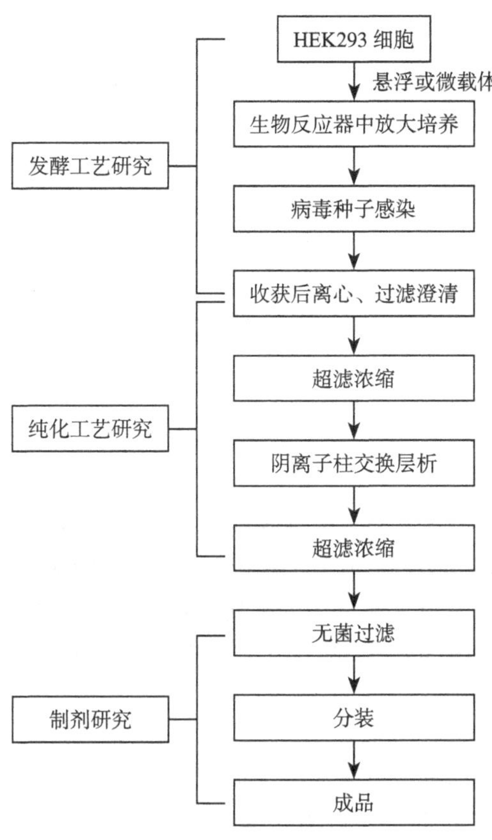

图2-7　重组腺病毒的中试工艺流程

1. 发酵工艺研究

重组腺病毒的中试生产将从小试时采用的方瓶 / 细胞工厂或摇瓶放大到生物反应器扩增细胞，根据生产细胞 HEK-293 或 PER.C6 的培养方式（贴壁或悬浮），采用无血清培养基的悬浮培养或在微载体 /Fibra-Cel 提供细胞贴壁支撑的培养系统进行。根据不同的目的或要求，采用批次培养或灌注培养，细胞密度达到一定程度后即可加入病毒种子进行感染，扩增腺病毒，在合适的时间收获。图 2-8 显示了一个典型的腺病毒发酵过程中细胞数量及活性、病毒感染时间及收获时间的选择与最终病毒产量的关系。要建立病毒产量高、稳定的生产工艺需要探查很多因素，如生产用细胞的选择、培养基的选择、细胞接种时密度的确定、细胞感染前密度的确定、病毒种子感染时感染复数（MOI）的确定、感染 / 收获时间的确定、生物反应器参数（温度、溶氧、通气量、补料时间等），这是非常复杂、挑战研究者，但又非常重要的工作。下面将就一些关键因素进行简要描述。

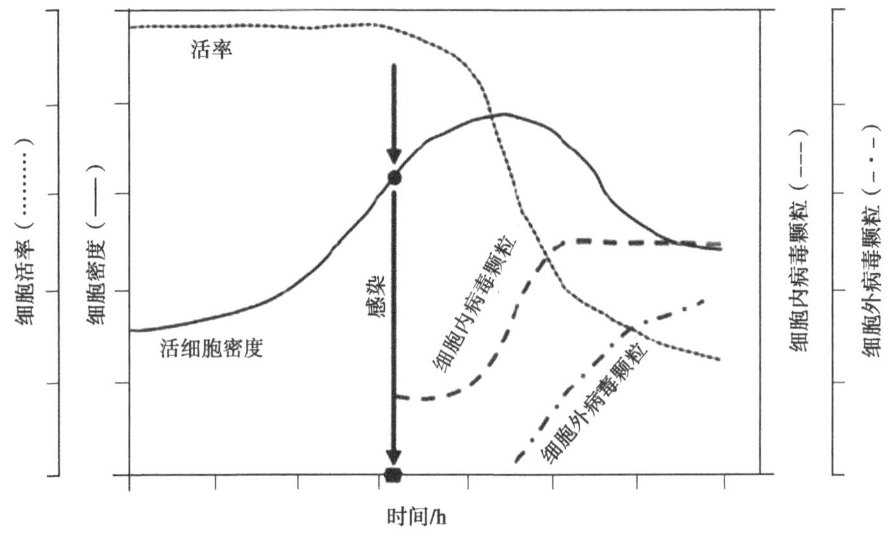

图2-8　重组腺病毒发酵过程的典型图谱（引自Altaras et al.，2005）

1）生产用细胞的选择

重组腺病毒生产过程中常用的生产细胞一般为 HEK-293 和 PER.C6，均为稳定转染了腺病毒 E1 区域，可以保证复制缺陷型腺病毒的增殖。HEK-293 细胞来源于正常人胎儿胚肾细胞，这是全世界研究者最常用的腺病毒包装及生产用细胞系。PER.C6 细胞是由美国 Crucell 公司独家持有的、来源于胎儿视网膜母细胞瘤细胞，不仅应用于腺病毒生产，还广泛应用于单抗的生产。

2）培养基的选择

目前的趋势是采用无动物成分来源的无血清培养基进行中试及以后的规模化生产。几乎所有主流培养基生产商都有针对培养腺病毒的 HEK-293 细胞或 PER.C6 细胞的特定配方设计和优化手段的无血清培养基，可满足小规模生产、早期临床研究阶段的需要，但是大规模的生产还是需要针对特定的腺病毒培养系统优化无血清培养基。除了基础培养基外，还需优化细胞生长不同阶段的补料培养基的配方，如在病毒感染和病毒增殖阶段，有些培养基成分消耗率呈上升趋势，其中包括葡萄糖和氨基酸，这些成分需求的变化需考虑列入优化培养基配方方案中。

3）细胞培养及病毒感染、收获

简单来说，腺病毒的生产就是在高细胞密度、高细胞活性的情况下感染病毒种子液，收获尽可能多的、具有感染活性的病毒原液。对发酵工艺的优化即是在如何提高细胞密度、维持细胞活性、保证病毒对细胞的充分感染、提高病毒在细胞内的增殖和包装、提高单细胞病毒产量等方面达到一个平衡。确定发酵过程相关的关键参数，如病毒感染复数（multiplicity of infection，MOI）、感染时细胞密度（cell concentration at infection，CCI）、感染时间（time of infection，TOI）、收获时间（harvest of time，TOH）等。一般而言，病毒感染时细胞处于对数生长期，细胞密度不要过高，太高的细胞密度将使细胞活性下降，产毒能力也下降；MOI 要足够大，确保细胞同步被病毒感染，进入病毒增殖周期，在同一个时间点裂解释放；病毒的 DNA 复制和病毒装配一般分别发生在感染后 10~24h 和 20~48h，48h 后病毒的产生达到平台期，可以根据病毒自身特点确定收获时间，如病毒载体的基因产物对包装细胞有毒性应考虑提前收获。收获时，通过提高转速增加剪切力使细胞破裂，释放腺病毒至培养液；也可添加非离子表面活性剂，如 TritonX-100 或吐温溶解细胞膜，使病毒释放。

在发酵过程中，在生物反应器上设定合适的温度、pH、溶氧（dissolved oxyen，DO）、转速、补料速度等参数控制细胞的生长速度。一般情况下，细胞增殖时的温度设定为 37℃，感染病毒时降至 35℃；培养体系的 pH 设定为 7.2~7.3；DO 值一般设定为＞30%；搅拌转速根据各厂家的生物反应器的设置，确保细胞不被剪切力破坏；补料速度也根据具体细胞的生长情况设置。

表 2-11 给出了不同公司腺病毒发酵工艺的一些条件供参考，根据自己的腺病毒品种对发酵工艺进行选择和优化。

表 2-11 腺病毒发酵生产实例（引自 Altaras et al.，2005）

公司	Canji	Schering	Introgen	Merck	Berlex	深圳赛百诺
病毒血清型	Ad5	Ad5	Ad5	Ad5	Ad5	Ad5
生产用细胞	293 GT	293	293	PER.C6	PER.C6	293
培养方式	微载体 / 灌注培养	微载体 / 批次或灌注培养	批次培养	批次培养	批次培养	Fibra-Cel/ 灌注培养
生产规模	5L	160L	100L	240L	3L 或 10L	14L
培养基	有血清	有血清	无血清	无血清	无血清	有血清
感染前细胞密度（cells/ml）	5×10^6~1×10^7	1×10^6	1×10^6	＜1×10^6	1×10^6	5×10^{10}/ 生物反应器
MOI（VP/ 细胞）	200	50~100	—	280	10~50	—
病毒产量（VP/L）	—	1×10^{13}	1×10^{14}	5×10^{13}~10×10^{13}	—	2×10^{13}（1×10^{13} VP/生物反应器）

续表

公司	Canji	Schering	Introgen	Merck	Berlex	深圳赛百诺
单细胞病毒产量（VP/细胞）	10 000~40 000	—	126 000	100 000	20 000	40 000
收获时间（hpi）	48	72	72	48	58	72

2. 纯化工艺研究

通过纯化的不同步骤，去除发酵液中的培养基、细胞碎片、残余宿主细胞 DNA、宿主蛋白等其他杂质，以及纯化过程中引入的杂质和有害物质，得到纯度合格的腺病毒。用于基因治疗药物研发的腺病毒一般来源于 Ad2 或 Ad5，其粒径、性状、表面电荷相似，故纯化路径基本一致，一般包括以下几个方面。

1）病毒液的澄清

一般通过离心、深层过滤或扩张床吸附层析技术澄清发酵液，有效分离去除细胞、细胞碎片和其他胶状物质，为下游纯化提供无杂质的料液。为降低生物负载，避免下游层析纯化柱过早堵塞，一般会增加 0.45μm/0.2μm 的终端除菌过滤。同时，为去除细胞裂解释放的外源 DNA 的影响，添加核酸酶进行处理。

2）超滤浓缩与换液

经过预过滤的细胞培养液中的腺病毒浓度较低，而且体积较大，不利于下游的纯化处理。因此在纯化前需要对培养液进行浓缩，同时将培养液置换成缓冲液，调整 pH、盐离子浓度以便腺病毒与柱子充分结合。一般常用超滤进行浓缩及换液。因腺病毒颗粒直径为 70~90nm，分子量远大于杂质蛋白、降解的核苷酸片段、其他杂质等，多采用截留量为 300kDa 的膜包进行超滤浓缩及换液。超滤也可用作层析纯化后的腺病毒的浓缩与换液。

3）柱层析分离纯化

柱层析是分离纯化生物大分子，包括病毒、蛋白质、核酸、多糖等的常用方法，根据目标分子的不同特性选择基于不同分离原理的层析柱进行分离纯化。依据腺病毒的结构和在特定 pH 条件下所带电荷等特性，可选择阴离子交换层析、凝胶层析、金属亲和层析、反相层析等进行纯化。

腺病毒的粗纯化一般选择阴离子交换层析，吸附容量大，易于操作。腺病毒表面衣壳蛋白的六邻体蛋白数量最多，在中性条件下每条链带有负电荷。腺病毒与阴离子交换基质（Q Sepharose XL、Source Q 等）的亲和力要高于细胞宿主蛋白和腺病毒衣壳蛋白，低于残余的大片段 DNA 分子，通过线性梯度洗脱能使它们得到有效的分离。

精细纯化可选择金属螯合亲和层析。Huyghe 等研究使用 Zn^{2+} 螯合柱层析作为 5 型腺病毒的精纯步骤，通过甘氨酸溶液进行梯度洗脱，病毒得率在 60%~80%。还可以通过对腺病毒外壳蛋白的改造，增加 His 重复提高与 Ni^{2+} 的结合，提高吸附效率。凝胶过滤也可作为腺病毒精纯的手段之一，通过分子量与其他杂质存在的较大差异，腺病毒直接排阻流出，而其他杂质滞后洗出。该法的优点是洗脱条件温和，也可用于脱盐，但上样量小、回收得率不高。反相层析和疏水层析因采用较为剧烈的缓冲条件，易影响腺病毒的活性，一般不用于分离制备过程，而作为腺病毒结构蛋白和杂质定性定量的分析手段。

表 2-12 给出了不同公司腺病毒纯化工艺的一些条件供参考，可根据自己的腺病毒品种对纯化工艺进行选择和优化。

表 2-12 腺病毒纯化生产实例

公司	Canji	Schering	Bioreliance	Aventis	Introgen	Puresyn	Merck	Berlex
血清型	Ad5	Ad5	—	Ad5	—	Ad5	Ad5	Ad5
病毒液来源	细胞	细胞（+上清？）	细胞 + 上清	细胞 + 上清	细胞 + 上清	细胞 + 上清	细胞 + 上清	细胞 + 上清
裂解方式	反复冻融	—	Microfluidier	反复冻融	加去垢剂	自然裂解	加去垢剂	提高转速
澄清	离心 +0.8/0.2μm 膜过滤	0.45μm 膜过滤	深层过滤	离心	深层过滤 +0.22μm 膜过滤	2.5/0.3μm 膜过滤	深层过滤	连续流离心
浓缩	裂解前离心收集细胞	-	超滤	—	超滤	超滤	超滤	裂解前离心收集细胞
核酸酶的使用	是（Benzonase）	—	是	否	是（Benzonase）	是（Benzonase）	—	—
粗纯化	阴离子交换（DEAE）	阴离子交换（DEAE）	阴离子交换	阴离子交换	阴离子交换（SuperQ）	阴离子交换（DEAE）	阴离子交换	阴离子交换（Q-XL）
精细纯化	IMAC	凝胶过滤或 HA	凝胶过滤	阴离子交换	无	反相层析	—	凝胶过滤
其他	—	—	—	—	—	超滤去核酸酶	裂解液沉淀 DNA	—

3. 制剂和稳定性研究

为充分保证重组腺病毒的活性，预防高浓度下病毒颗粒的聚集，分离纯化得到的病毒原液，需加入合适的保护液进行保存及分装。重组腺病毒保护液配方的选择与病毒颗粒浓度、缓冲体系、盐离子浓度、pH、稳定剂（甘油或蔗糖）等有关。理想的腺病毒保护液应能在低温下维持腺病毒活性的半衰期为 18~36 个月，常温下具有一定的稳定时间，保护病毒活性不会因反复冻融而受影响，并能与包装容器相容等。目前的研究一般多采用蔗糖保护剂、Tris-HCl 缓冲系统，并添加一定量的 $MgCl_2$，可允许病毒浓度达到 10^{13}VP/ml，并且具有良好的稳定性。由于重组腺病毒冻干后活性损失较大，一般不采用冻干制剂这种形式。

（三）中试过程的质量控制标准研究

腺病毒产品的质量控制包括若干个层面，除了对最终产品要进行严格的质量检测之外，更要对生产过程及生产过程中涉及的生物制品进行质量控制，尤其需要对用于生产的病毒库和细胞库进行监测（图 2-9）。因此，腺病毒的质量控制是一个复杂而重要的工作，是腺病毒能够进行大规模扩增、纯化和最终质量的保证。由于细胞的质量控制方法在以往的生物制品生产研究中已经趋于成熟，基本质量指标包括鉴别实验和效力实验，从腺病毒产品的鉴定，以及目标基因的存在、表达和生物学活性四个方面进行检测。中试过程的质量控制挑战性更大，需要建立快速、准确、重现性高、灵敏度高的病毒颗粒数及活性的检测方法，以对生产工艺进行参数摸索。病毒的颗粒数、活性感染单位和比活性、纯度是体现腺病毒产品有效性及一致性的核心指标。

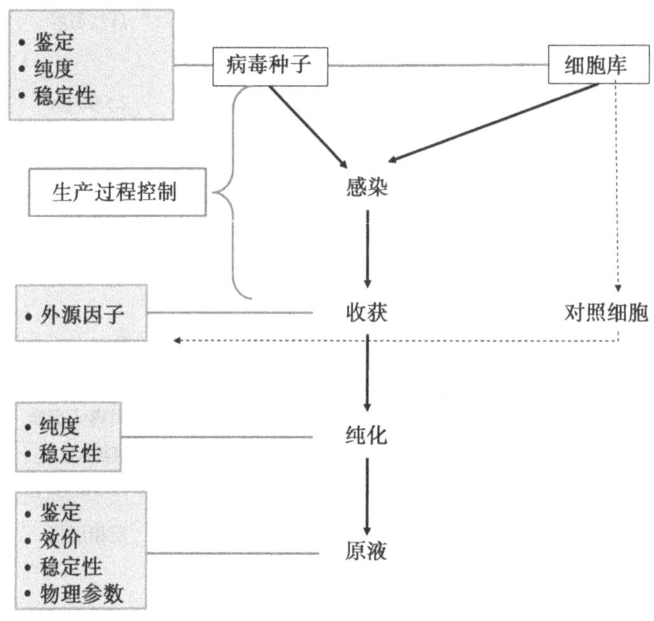

图2-9 腺病毒生产过程中的质量控制流程（引自Lusky，2005）

第四节 制剂工艺和稳定性研究及复核样品的基本要求

制剂工艺是生物技术产品从原液到制成供临床研究样品或使用产品的关键工艺过程。制剂工艺研究包括为了最大限度发挥产品效力进行的剂型选择和确定、辅料的选择、成品组成的确定等关键工艺参数的确认。稳定性研究是产品有效期确定、储藏条件和生产工艺、制剂合理性及产品质量标准制定的研究基础，涉及生物学活性、纯度和杂质等多因素的研究及评价方法的研究。在研究者进行临床研究申报前，产品需要由国家许可的检定机构进行检定，检定机构对复核样品有严格的（包括产品数量和规范性文件等方面）要求。本节主要结合国家药品注册法规和技术指导性原则的要求，针对在制剂工艺研究、稳定性研究时需要注意的细节，以及对复核样品的要求进行分析和介绍。

一、制剂工艺研究

制剂工艺研究是指从原液到半成品和成品的工艺研究。原液是指用于配制最终配制物或半成品的均一物，其应当完成了纯化，已经调整到合适的浓度，还没有配制为半成品或成品的液体；半成品是指已经加了赋形剂或保护剂等，还没有分装或冻干的液体；成品是指已经完成分装或冻干的制品。

为了能更有效地保护药物的活性和稳定性，或者发挥更好的效果，在进行制剂工艺研究时，通常需要添加辅料，如冻干制剂中的保护剂等，或者新型制剂如胶乳微球和纳米颗粒等，其中所添加的赋形剂和保护剂等辅料应当符合国家食品药品监督管理总局颁发的《药用辅料注册管理办法（试行）》的要求，并且在生产过程中要按照《中国药典》（2015 版）中“生物制品生产用原材料及辅料质量控制规程”进行质量控制研究。

（一）注射剂的研究

注射剂是指以蛋白质、多肽或新发展的重组病毒等生物分子的原液为原料药物，加入适宜稳定剂或其他辅料等制成的可供注射入体内的无菌溶液，或者用适宜的生物材料制成的乳液、混悬液（如胶乳微球制成的混悬液），也包括临用前用无菌溶剂复溶为溶液、混悬液的冻干制剂。注射剂型是生物技术药物的主要剂型，主要包括冻干剂型和液体剂型。

1. 冻干剂型

冻干剂型是生物技术药物的基本剂型。生物技术药物通常以水溶液或混悬液的状态存在并发挥活性作用。但随着溶液温度的升高，生物大分子易与外界物质发生化学反应从而导致变性失活。而由于许多化学反应往往在水溶液中进行，因此需要从溶液中除去水分，从而阻止化学反应的发生。为了有效地保护生物大分子的活性，需要从溶液中除去水分，冷冻干燥技术可以通过将水从固态直接变成气态，使药物保持原有的理化性质和生理活性，且有效成分损失较少。此外，冻干制剂特有的疏松多孔结构，可以使药物易于重新复水而恢复活性，而且冻干制剂含水量低，易长期稳定保存。因此，冻干剂型是生物技术药物的主要剂型之一。

冻干工艺主要包括冷冻、干燥、包装容器的封闭三个工艺过程，其中干燥包括第一次干燥和第二次干燥。在进行冻干工艺研究中，有多种因素对药物活性尤其是稳定性造成影响，主要包括蛋白质浓度、脱水、低温、水分含量、pH 等因素，在冻干过程中容易发生蛋白质聚集、变性及结构的破坏，因此在进行工艺研究时需要检测冻干前后药物活性的变化等。由于冻干制剂的溶解度也对生物活性的影响较大，因此进行冻干工艺研究时还要将溶解度作为主要质控项目之一进行研究。其他冻干工艺指标主要包括水分含量、外观等。在进行冻干工艺研究时，为了避免或者最大限度地减少冻干过程中生物学活性的损失，通常需要在药物的配方中添加保护剂。冻干保护剂包括冷冻保护剂和干燥保护剂。前者包括人血清白蛋白、聚乙二醇等，后者主要包括葡萄糖、蔗糖、麦芽糖和海藻糖等糖类。甘露醇等赋形剂也可作为保护剂。在选用保护剂时，除了要考虑其符合国家法规和技术指导原则的相关要求外，还要考虑其溶液在冷冻干燥时的崩解温度及崩解成分对生物学活性的影响。

冻干制剂作为生物技术药物的主要剂型之一，冻干工艺对生物技术药物发挥药效的影响因素较多，因此必须在工艺研究过程中引入过程分析控制技术，增强对冻干过程的可控性。

生物技术药物的冻干须按照“生物制品分装和冻干规程”的规定进行：

（1）环境要求：人员、环境按 GMP 要求净化，分装必须在百级条件下完成，不同品种、不同批号不得同时分装；

（2）用于冻干的原液必须首先检定合格后才能用于半成品配制，半成品配制后必须混匀，必须在规定的时间内分装完成，不得反复冻融；

（3）分装机或分装移液器必须做分装精度试验，分装精度一般要求 1% 以内；

（4）冻干：用于冻干的设备和工艺须经验证。要根据研究材料的特性进行工艺研究，不能未经验证引用其他制品的冻干曲线等参数，冻干过程应当有自动扫描记录；

（5）标签的设计、批号的编制应严格按照《中国药典》（2015 版）规定进行；

（6）制剂处方一般要求药用试剂，其质量标准应符合《中国药典》（2015 版）的有关要求，特殊处方试剂需提供处方的理由和相关的安全性资料；

（7）实际装量应当多于标签的标示量。

2. 液体剂型（包括病毒制剂）

液体剂型是生物技术药物的主要剂型，也是注射剂型的一种类型。除了水针剂外，为了延长半衰期从而维持足够的血药浓度和药效，将药物与胶乳连接或包裹于纳米颗粒等高分子材料中制成的混悬液和乳液等液体剂型。

因为生物技术药物多为蛋白质、多肽，或者为近年来研发的重组病毒制剂、核酸药物等，在常温或者低温等情况下稳定性较差。例如，病毒制剂和某些蛋白质药物如果作为水针剂，在 37℃条件和 4℃等条件下其稳定性较差，对临床使用和运输的要求较高，而冻干剂型的稳定性可保持 2 年以上，因此冻干剂型是注射剂型的首选。

对于经过长期稳定性、加速稳定性和强制实验条件稳定性研究，且经过验证能够证明其稳定性良好的生物技术药物，可以采用液体剂型。一些药物在冻干工艺上研究极为困难，也只能采用液体剂型，如使用铝佐剂的疫苗等。

（二）外用制剂的研究

生物技术药物的外用剂型主要包括凝胶剂、喷雾剂等，以及正在研发的贴皮制剂等。除了需要对原液进行分析外，在进行制剂工艺研究时还需要考虑生物利用度的问题，由于用于制备凝胶剂等外用制剂的辅料对于生物利用度的影响较大，因此应当按照《中国药典》（2015 版）“药物制剂人体生物利用度和生物等效性试验指导原则”进行辅料的选择研究并确定工艺标准。

1. 凝胶剂

凝胶剂是指用原料药物与能形成凝胶的辅料制成的具有凝胶特性的稠厚液体或半固体制剂。凝胶剂通常仅限于局部用于皮肤、体腔（如鼻腔）、阴道或直肠等。在制备凝胶剂前，所用的原液需要首先按照《中国药典》（2015 版）规定进行包括生物学活性、比活性、蛋白质含量、纯度、分子量等全部项目在内的检定，且须符合规定后才能用于制备凝胶半成品。与保湿剂、抑菌剂等混合后制备成的半成品的抑菌效力应符合《中国药典》（2015 版）确定的抑菌效力检测法的规定。凝胶剂的质控项目还应当包括粒度、装量和无菌及微生物限度的检查。

2. 喷雾剂

喷雾剂是指用原料药与适宜辅料填充于特制的装置中，使用时借助于手动泵的压力、高压气体、超声振动或其他方法将内容物呈雾状释出，用于肺部吸入或直接喷至腔道黏膜及皮肤等的制剂。用于制备喷雾剂的原液也必须按照《中国药典》（2015 版）规定的指标进行检定，合格后才能制备半成品。

喷雾剂的研究除了需要按照 GMP 要求在规定的环境下配制、辅料的选择要符合《中国药典》（2015 版）的相关规定外，重要的是定量喷雾剂的质量控制，主要包括每瓶总喷次、每喷次的主要含量、递送剂量的均一性和微细粒子剂量。还必须注意的是，定量吸入喷雾剂必须是无菌制剂。

二、稳定性研究

（一）稳定性研究方案设计及法规依据

进行稳定性研究时，应当按照国家食品药品监督管理总局药品审评中心颁发的《生物制品稳定性研究技术指导原则》（试行）进行研究方案设计。稳定性研究的内容包括长期稳定性研究、加速稳定性研究和强制条件实验研究。长期稳定性研究是在实际储存条件下开展的稳定性研究，用于制定产品的有效期和原液的保存期。加速稳定性研究是在高于实际储存温度条件下开展的稳定性研究，通常是指 37℃或室温。强制条件实验研究是在影响较为剧烈的条件下进行的稳定性研究，如高温、光照、振动、反复冻融、氧化等。开展稳定性研究之前，应当制订稳定性研究方案。研究方案应当包括样品及其储存条件（如温度、湿度）、检测项目及其检测方法、研究时间、运输、结果分析等方面的内容。

进行临床研究申报时，一般应先进行初步稳定性研究。初步稳定性研究可以在设定的保存温度和湿度等条件下，考察一定时间内成品的生物学活性、纯度和含量、杂质、保护剂等项目的变化，可以为长期稳定性提供研究方案上的支持。如在初步稳定性研究中，发现赋形剂和保护剂等发生变化如降解等，则需要在进行长期稳定性研究时加以注意并加入对该项目的检测。

通常生物技术产品需要明确规定储藏稳定，进行长期稳定性研究的条件应与规定的储藏温度相同。

由于稳定性研究包括原液、中间品、半成品和成品等各个阶段的产品，因此对于各个阶段的样品，所检测的项目有所不同。但不论是原液、中间产物、半成品和成品，都必须包括生物学活性、纯度和含量分析等内容。

（二）实施注意事项

1. 检测项目的时间节点

对于原液，需要根据实际工艺流程确定检测的时间节点，如从原液到配制成半成品或成品时间需要一段时间，则需要在此阶段内进行生物学活性、纯度和含量的检测和分析，如发现出现了含量的下降或者纯度发生变化，则要对降解产物和杂质进行检测及分析。对于中间产品也要按进行到下一步工艺的时间节点对关键项目进行检测。如果从原液到成品的每个工艺阶段的中间产品其储藏时间超过 6 个月，则必须提供 6 个月的稳定性研究资料。

对于临床申报的药物研究，需要进行初步稳定性研究并提供初步稳定性研究资料。原则上应当在成品配制完成后 1 个月、3 个月和 6 个月进行一次全部质控项目的检测。对于成品的长期稳定性研究时间点设定的一般原则是，第一年内每隔 3 个月检测一次，第二年内每隔 6 个月检测一次，第三年开始可以每年检测一次。如果有效期（保存期）为一年或一年以内，则长期稳定性研究应为前3个月每月检测一次，以后每3个月一次。由于长期稳定性是确定产品有效期的依据，因此长期稳定性试验的结束时间必须进行到样品完全不合格为止。

加速稳定性研究和强制试验条件稳定性一般分别设置为 6 个月和 14 天，在此期间若没有观察到产品有明显的降解变化，可以适当延长考察时间直至产品不合格。

2. 稳定性研究项目的完整性

针对不同阶段的样品及不同剂型的特点，稳定性研究的项目有不同的内容，但不论哪个阶段或哪个剂型的产品，生物学活性、纯度和含量是必须进行的检测项目。对于半成品，根据剂型的不同，如冻干剂型或者混悬剂等，由于添加了赋形剂或保护剂，在进行稳定性检测时要考虑赋形剂和保护剂等的降解对生物学活性的影响。

对于成品，如果有效期为 2 年及以上，则需要在第 12 个月和第 24 个月进行一次全部项目的检测，并在 24 个月后每 3 个月进行一次全面项目的检定。对于有效期为一年以内的成品，则每 3 个月必须进行一次全部项目的检测。

3. 稳定性研究的方法

应采用恰当的物理化学、生物化学和免疫化学等技术对其活性成分的性质进行全面鉴定，稳定性研究的方法应当是经过验证的方法。稳定性研究的方法除针对本制品的特定方法外，其他项目的检测方法应当是《中国药典》（2015 版）附录中确定的方法。例如，澄清度检查法应当制备或购买由国家检定部门许可的参比品进行检测；可见异物检查法通常需要针对不同的样品采用不同的方法。

4. 稳定性研究的批次数量要求

稳定性研究的样品批次数量至少为三批。应用于稳定性研究样品的生产工艺应当与正式生产工艺一致。中试研究样品的产量至少应保证 Ⅰ 期和 Ⅱ 期临床用药量，以及至少 5 倍的检定用药量，还必须留样进行稳定性研究。

5. 稳定性研究的样品规格要求

对于具有相同成分但规格（如装量或浓度）不同的样品，稳定性数据不能相互替代。最高规格和最低规格应当至少各检定三批次，中间规格的制品可依据不同浓度规格之间的内在联系及相互支持适当减少研究批次，但是检测项目必须完整。

三、复核样品的基本要求

（一）样品量的要求

复核样品的样品量应当按照检定项目确定，在确定每个检定项目的用量后，再确定每批次检定的样品用量。对于原液和成品，样品量应当是每批检定量的 3 倍。此外还应当有活性参比品 50 支、含量理化对照品 30 支等。

中试研究过程中的原液留样量应足够 6 倍的检定量，即除了保证自检用样品和国家检定机构复核检定用样品外，还必须保留足够 2 次全检量的样品，这部分样品作为原液留样，一方面可以做原液的稳定性研究，另一方面也是为了保证可以对成品质量问题的追溯。

（二）申报样品、试剂要求

所有样品、试剂均应有牢固、清晰、明确的标签，内容包括：样品名称、批号、装量、活性单位、蛋白含量（病毒载体类基因治疗产品应注明感染滴度、病毒颗粒数）、生产日期、失效日期、保存条件和生产单位等。成品、原液的批号的编制应按《中国药典》三部中“生物制品分批规程”的要求根据生产流水号来编制。复核检定的样品必须与自检用的样品完全一致。应当在原液和成品制备完成后分装与复核样品一样的规格，并在适宜的温度和湿度等条件下保存，这样才能保证自检结果与复核样品结果的一致性。

（三）文字材料要求

新药报检应提供 CFDA 规定的治疗用生物制品申报资料项目要求中的综述资料、药学研究资料和其他相关资料。非新药报检一般只需提供制造检定规程、检定方法和制造检定原始记录。提供的资料应注意以下几点。

（1）上游研究工作综述或总结（应提供表达产物完整的核苷酸序列和氨基酸序列）应简单说明基因的来源、研究过程和主要结果图谱。

（2）中试工艺研究工作综述或总结。

（3）制造及检定规程及检定方法应附电子版；规程参照《中国药典》三部格式规范书写，但是内容应比较具体。例如，检定方法中对试剂配制、试验操作、结果计算等叙述应尽可能详细，并对操作的注意事项进行说明。

（4）制造及检定规程的起草说明应对检定项目的设置、检定标准（范围）的规定、检定方法的选择等详细说明其理由，如检定标准范围的规定应提供详细实验数据和统计分析资料来说明规定的理由。

（5）检定方法的方法学验证资料应包括详细的实验数据、统计分析和总结报告。

（6）检定原始记录应具有完整、规范的详细记录试验过程和计算过程，并附有检定结果汇总表，其中包括检测项目、标准（范围）、详细方法、结果、结论等内容，每一项实验应有实验人和复核人签字。

（沈心亮　孙　黎　王海彬　杨　莉　卫江波）

参考文献

国家食品药品监督管理局 . 2003. 人基因治疗研究和制剂质量控制技术指导原则 .

国家食品药品监督管理局 . 2007. 药品注册管理办法 .

国家食品药品监督管理总局药品审评中心 . 2015. 生物制品稳定性研究技术指导原则 .

国家药典委员会 . 2015. 中华人民共和国药典（三部）. 北京：中国医药科技出版社 .

李丽，张玉琥 . 2014. FDA 新药生物利用度和生物等效性试验指导原则更新要点介绍 . 中国新药杂志，(23)8：932-935.

刘金涛 . 2015. GS-CHO 细胞流加培养工艺的开发与放大 . 上海：华东理工大学 .

邵荣光，甄永苏 . 2013. 抗体药物研究与应用 . 北京：人民卫生出版社：194-220.

孙文改，苗景赟 . 2008. 抗体生产纯化技术 . 中国生物工程杂志，28：141.

王军志 . 2007. 生物技术药物研究开发和质量控制（第 2 版）. 北京：科学出版社：35-54.

王亚敏，李湛军 . 2008. 两种不同剂型重组人生长激素在体生物活性比较 . 中国生化药物杂志，06：392-394.

韦薇 . 2013. 生物制品稳定性研究相关问题的考虑 . 中国新药杂志，(4)：390-392.

赵铠，章以浩，李河民 . 2007. 医学生物制品学（第二版）. 北京：人民卫生出版社：223-323.

钟大放，李高，刘昌孝 . 2011. 药物制剂生物利用度和生物等效性试验指导原则（草案）. 药物评价研究，5：321-335.

周海均 . 2000. ICH 药品注册的国际技术要求质量部分 . 北京：人民卫生出版社：144.

Abhinav AS，et al. 2006. Process Scale Bioseparations for the Biopharmaceutical Industry. Boca Raton：CRC Press.

Altaras NE，Aunins JG，Evans RK，et al. 2005. Production and formulation of adenovirus vector. Adv Biochem Engin/Biotechnol，99：193-260.

Anurag R，Gail S. 2012. Process Validation in Manufacturing of Biopharmaceuticals. 3rd. Boca Raton：CRC Press.

Bainbridge JWB，Smith AJ，Barker SS，et al.2008. Effect of gene therapy on visual function in Leber's congenital amaurosis. N Engl J Med，358(21)：2231-2239.

Blanche F，Cameron B，Barbot A，et al. 2000. An improved anion-exchange HPLC method for the detection and purification of adenoviral particles.Gene Ther，7：1055-1062.

Boedecker BGD，Newcomb R，et al. 1994. Animal cell technology：products for today prospects for tomorrow. Oxford：Butterworth-Heinemann：580-583.

Brock C R，Lavanya K，Esben B. 2013. Protein aggregation and lyophilization：Protein structuraldescriptors as predictors of aggregation propensity. Comput Chem Eng，58(2013)：369-377.

Brorson K，Brown，J，Hamilton E，et al. 2003. Identification of protein A media performance attributes that can be monitored as surrogates for retrovirus clearance during extended re-use. J Chromatogr A，989，155-163.

Cannon-Carlson S V，Cutler C，Stein K，et al. 2002. US Patent 20020064860 A1.

Cartier N，Hacein-Bey-Abina S，Bartholomae CC，et al. 2009. Hematopoietic stem cell gene therapy with a lentiviral vector in X-linked adrenoleukodystrophy. Science，326(5954)：818-823.

Cavazzana-Calvo M, Payen E, Negre O, et al. 2010. Transfusion independence and HMGA2 activation after gene therapy of human β-thalassaemia.Nature , 467(7313): 318-322.

Clincke MF, Mölleryd C, Zhang Y, et al. 2013. Very high density of CHO cells in perfusion by ATF or TFF in WAVE bioreactor™. Part I. Effect of the cell density on the process. Biotechnology Progress, 29(3): 754-767.

CMC Biotech Working Group. 2009. A-Mab: a case study in bioprocess development.

Condon RGG, Connelly NV, et al. 2004. US Patent 6783983.

DeZengotita VM, Abston LR, Schmelzer AE, et al.2002.Selected amino acids protect hybridoma and CHO cells from elevated carbon dioxide and osmolality. Biotechnol Bioeng, 78: 741-752.

EMA. 2015. First oncolytic immunotherapy medicine recommended for approval, Advanced therapy medicine Imlygic indicated to treat certain stages of melanoma, EMA Press Release(http: //www.ema.europa.eu/docs/en_GB/document_library/Press_release/2015/10/WC500195988.pdf).

EonDuval A, Broly H, Gleixner R. 2012. Quality attributes of recombinant therapeutic proteins: an assessment of impact on safety and efficacy as part of a quality by design development approach. Biotechnology Progress, 28(3): 608-622.

Ermak G. 2015. Emerging Medical Technologies. World Scientific.ISBN978-981-4675-81-9.

European Medicines Agency recommends first gene therapy for approval. EMAPress Release, 2012.7.20(http://www.ema.europa.eu/docs/en_GB/document_library/Press_release/2012/07/WC500130146.pdf).

FDA . 2015. FDA approves first-of-its-kind product for the treatment of melanoma. FDA NewsRelease(https://www.fda.gov/newsevents/newsroom/pressannouncements/ucm469571.htm).

Gene therapy clinical trials worldwide provided by the Journal of Gene Medicine(http: //www.wiley.com/legacy/wileychi/genmed/clinical/).

Goerke AR, To BC, Lee AL, et al. 2005. Development of a novel adenovirus purification process utilizing selective precipitation of cellular DNA. Biotechnol Bioeng, 91(1): 12-21.

Goudar CT, Matanguihan R, Long E, et al. 2007. Decreased pCO_2 accumulation by eliminating bicarbonate addition to high cell-density cultures. Biotechnology and Bioengineering, 96(6): 1107-1117.

Green AP, Huang JJ, Scott MO, et al. 2002. A new scalable method for the purification of recombinant adenovirus vectors. Hum Gene Ther, 13: 1921-1934.

https: //clinicaltrials.gov/ct2/results ? term=adenovirus+p53+vaccine&Search=Search.

Hu ZL, Guo DL, Shirley SM, et al. 2013. Chinese hamster ovary K1 host cell enables stable cell line development for antibody molecules which are difficult to express in DUXB11-derived dihydrofolate reductase deficient host cell. Biotechnology Progress, 29(4): 980-985.

Huang YM, Hu W, Rustandi E, et al. 2010. Maximizing productivity of CHO cell-based fed-batch culture using chemically defined media conditions and typical manufacturing equipment. Biotechnol Prog, 26(5): 1400-1410.

Iammarino M, Nti-Gyabaah J, Chandler M, et al. 2007.Impact of cell density and viability on primary clarification of mammalian cell broth. Bio Process International, 11: 38-50.

Jahoda M, Moštěk M, Kukuková A, et al. 2007. CFD modeling of liquid homogenization in stirred tanks with one and two impellers using large eddy simulation. Chemical Engineering Research and Design, 85(5): 616-625.

JingY, Borys M, Nayak S, et al. 2012. Identification of cell culture conditions to control protein aggregation of IgG fusion proteins expressed in Chinese hamster ovary cells. Process Biochemistry, 47(1): 69-75.

John G. 2004. The Challenge of CMC Regulatory Compliance for Biopharmaceuticals. New York: Kluwer Academic/Plenum Publishers.

Kozlowski S, Swann P. 2006. Current and future issues in the manufacturing and development of monoclonal antibodies. Adv Drug Deliv Rev, 58(5-6): 707-722.

Li F, Hashimura Y, Pendleton R, et al. 2006. A systematic approach for scale-down model development and characterization of commercial cell culture process. Biotechnol Prog, 22(3): 696-703.

Link T, Backstrom M, Graham R, et al. 2004. Bioprocess development for the production of a recombinant MUC1 fusion protein expressed by CHO-K1 cells in protein-free medium. J Biotechnol, 110(1): 51-62.

Luo J, Zhang J, Ren D, et al. 2012. Probing of C-terminal lysine variation in a recombinant monoclonal antibody production using Chinese hamster ovary cells with chemically defined media. Biotechnol Bioeng, 109(9): 2306-2315.

Lusky M. 2005. Good manufacturing practice production of adenoviral vectors for clinical trials. Hum Gene Ther, 16: 281-291.

Maguire AM, Simonelli F, Pierce EA, et al. 2008. Safety and efficacy of gene transfer for Leber's congenital amaurosis. N Engl J Med, 358(21): 2240-2248.

Monica TJ, Montgomery T, Ayala JL, et al. 2000. Monitoring adenovirus infections with on-line and off-line methods. Biotechnol Prog, 16: 866-871.

Mostafa SS, Gu XS. 2003. Strategies for improved dCO_2 removal in large scale fed-batch cultures. Biotechnology Progress, 19(1): 45-51.

Mraz M, Malinova K, Kotaskova J, et al. 2009. miR-34a, miR-29c and miR-17-5p are downregulated in CLL patients with TP53 abnormalities. Leukemia, 23(6): 1159-1163.

Muñoz-Fontela C, Mandinova A, Aaronson SA, et al. 2016. Emerging roles of p53 and other tumour-suppressor genes in immune regulation. Nat Rev Immunol, 16(12): 741-750.

Murphy C, Nahapetian A. 1998. In: 5th Annual Viral Vectors and Vaccines Conf, Williamsburg, VA.

Naldini LA. 2009. A comeback for gene therapy. Science, 326(5954): 805-806.

Nienow AW. 2006. Reactor engineering in large scale animal cell culture. Cytotechnology, 50(1-3): 9-33.

Norling L, Lute S, Emery R, et al. 2005. Impact of multiple re-use of anion-exchange chromatography media on virus removal. J Chromatogr A, 1069: 79-89.

Pan JJ, Zhang SW, Chen CB, et al. 2009.Effect of recombinant adenovirus-p53 combined with radiotherapy on long-term prognosis of advanced nasopharyngeal carcinoma. J Clin Oncol, 27(5): 799-804.

Parampalli A, Eskridge K, Smith L, et al. 2007. Developement of serum-free media in CHO-DG44 cells using a central composite statistical design. Cytotechnology, 54(1): 57-68.

Rathore A S, Winkle H. 2009. Quality by design for biopharmaceuticals. Nat Biotechnol, 27(1): 26-34.

Remmele RL, Krishnan S, Callahan WJ. 2012. Development of stable lyophilized protein drug products. Current Pharmaceutical Biotechnology, 13(3): 471-496.

Ryll T, Dutina G, Reyes A, et al. 2000. Performance of small-scale CHO perfusion cultures using an acoustic cell filtration device for cell retention: Characterization of separation efficiency and impact of perfusion on product quality. Biotechnology and Bioengineering, 69(4): 440-449.

Sadeghi H, Hitt MM. 2005. Transcriptionally targeted adenovirus vectors. Curr Gene Ther, 5: 411-427.

Selvarasu S, Kim DY, Karimi IA, et al. 2010. Combined data preprocessing and multivariate statistical analysis characterizes fed-batch culture of mouse hybridoma cells for rational medium design. Journal of Biotechnology, 150(1): 94-100.

Shukla AA, Thommes J. 2010.Recent advances in large-scale production of monoclonal antibodies and related proteins. Trends in Biotechnology, 28: 253.

Surget S, Khoury MP, Bourdon JC. 2013, Uncovering the role of p53 splice variants in human malignancy: a clinical perspective. OncoTargets and Therapy, 7: 57-68.

Tang JC, Vellekamp G, Bondoc LL. 2001. US Patent 6261823 B1.

Trummer E, Fauland K, Seidinger S, et al. 2006. Process parameter shifting: Part II. Biphasic cultivation-A tool for enhancing the volumetric productivity of batch processes using Epo-Fc expressing CHO cells. Biotechnology and Bioengineering, 94(6): 1045-1052.

Tutton S, Azzam GA, Stong N, et al. 2016.Subtelomeric p53 binding prevents accumulation of DNA damage at human telomeres. EMBO J, 35(2): 193-207.

Vaseva AV, Moll UM. 2009. The mitochondrial p53 pathway. Biochim. Biophys Acta, 1787: 414-420.

Vellekamp G, Porter F W, Sutjipto S, et al., 2001. Empty capsids in column-purified recombinant adenovirus preparations. Hum Gene Ther, 12: 1923-1936.

Wolinsky JB, Colson YL, Grinstaff MW. 2012. Local drug delivery strategies for cancer treatment: Gels, nanoparticles, polymeric films, rods, and wafers. Journal of Controlled Release, 159(1): 14-26.

Xie LZ, Metallo C, Warren J, et al. 2003. Large-scale propagation of a replication-defective adenovirus vector in stirred-tank bioreactor PER.C6 cell culture under sparging conditions. Biotechnol Bioeng, 83: 45-52.

Xing ZZ, Kenty BM, Li ZJ, et al. 2009.Scale-up analysis for a CHO cell culture process in large-scale bioreactor. Biotechnol Bioeng, 103(4): 733-746.

Yang M, Butler M. 2000. Effects of ammonia on CHO cell growth, erythropoietin production, and glycosylation. Biotechnol Bioeng, 68(4): 370-380.

Yoon SK, Hong JK, Lee GM. 2004. Effect of simultaneous application of stressful culture conditions on specific productivity and heterogeneity of erythropoietin in Chinese hamster ovary cells. Biotechnol Prog, 20(4): 1293-1306.

Zhang S, Thwin C, Wu Z, et al . 2001. US Patent 6194191 B1.

第三章

生物技术药物的质量控制

利用人体内的天然物质治疗人类的疾病或达到某种医学效果一直是医学上的一个重要研究领域。例如，从人血浆中分离提取白蛋白等多种血液制品，或从胎盘中提取人免疫球蛋白等用于某种医疗目的。但是，人体中多种极为重要的细胞因子、激素、淋巴因子等，含量极低，相关的人体脏器来源困难，难以大量提取。20 世纪 70 年代以来产生了 DNA 重组技术，就是在体外人为地把 DNA 分子进行切割、拼接（即重组），再设法转移到简单的细胞系统中扩增，并表达生产出人们所需要的、过去难以生产的人体蛋白质，这种新技术是现代生物技术的主体，近年来首先在医药领域获得了飞速发展。生物技术药物主要包括重组蛋白（单克隆抗体、细胞因子、融合蛋白、激素、酶、多肽药物等）、基因 / 细胞治疗药物（病毒载体类基因治疗药、非病毒载体类基因治疗药、小核酸药物、细胞治疗产品）等，现已广泛用于人类疾病的治疗、预防及发病机制研究等方面。

近年来，国际上药品监管理念不断发生深刻变化，从“药品质量通过检验检测控制来实现”到“药品质量通过生产过程控制来实现”，进而又发展到“药品质量是通过良好的设计而生产出来的”（即“质量源于设计（QbD）”理念）。这就意味着药品从研发开始就要考虑最终产品的质量。在配方设计、工艺路线确定、工艺参数选择、物料控制等各个方面都要进行深入研究，积累丰富的数据，并依此确定最佳的产品配方和生产工艺，最终确保产品的安全、有效和质量可控，这个理念和生物制品一直坚持的全过程质量控制的方针是基本一致的。

质量控制的基本要素包括检测方法、标准物质和质量标准，即根据不同产品的生物学、理化特性及生产工艺特点，研究开发相应的质量控制检测方法，为保证检验检测的准确性和可比性，应研究建立相应的检测用标准物质。质量控制检测方法和相关标准物质又是生物药物质量标准的两个重要技术支撑点，通常终产品只有在经过检测并符合质量标准后才能放行，只有采用符合一定质控标准的产品才能在非临床安全评价、临床试验等研究中获得可靠的数据。

质量研究是质量控制的前提和基础，也是生物技术产品申报材料的重要组成部分，能在一定程度上促进质控水平的提高并不断完善质量标准。质量研究包括分析方法的开发建立、产品理化特性及生物学活性的鉴定分析、生产工艺的优化及稳定性评价、残余杂质的影响及控制、产品结构与功能的相关性研究、产品的配方及保存运输条件的确定等一系列的内容，其中任何环节的疏忽都可能对终产品的安全性和有效性产生影响，因此质量研究应贯穿生物技术产品的整个研发过程。通过质量研究可以对产品的性质有更全面的了解，确定产品的关键质量属性，并根据产品本身的变异及检测方法的精密度和稳定性确定相应的质控标准，从这方面讲，质量控制是质量研究一个阶段的总结和提炼，随着质量研究的深入与拓宽，质量控制也会相应地完善和提高。

第一节　概　　述

一、生物技术药物的定义和分类

（一）定义

生物技术药物是指采用DNA重组技术或其他创新生物技术生产的药物。生物技术包括基因工程、蛋白质工程、细胞工程、酶工程、微生物发酵工程、生物信息技术、生物材料、生物反应器、大规模蛋白纯化制备技术等。

重组蛋白是最主要的一类生物技术药物，包括重组激素、酶、细胞因子、抗体类药物、基因工程疫苗等。此外，生物技术药物还包括基因治疗药物、干细胞、细胞治疗/组织工程产品等（表3-1）。

表3-1　生物技术药物的分类

类别	生物学活性成分	产品示例
激素	生殖激素	Gonal-F（促滤泡素-α）、Follistim（促滤泡素-β）、Ovidrel（绒毛膜促性腺激素）
	人生长激素	Somatrem（人蛋氨生长素，含192个氨基酸）、Somatropin（含191个氨基酸）、Saizen
	甲状腺刺激激素	Thyrogen（促甲状腺素-α）
	人胰岛素及其突变体	Humulin（胰岛素）、Humalog（胰岛素突变体）、Lantus（胰岛素突变体）、Novolin（胰岛素）、NovoLog（胰岛素突变体）
酶	代谢酶失常遗传性疾病的替代酶	Aldurazyme（治疗黏多糖病）、Cerezyme（治疗戈谢病）、Fabrazyme（治疗法布莱病）
	纤溶酶原激活剂	Alteplase（t-PA）、Reteplase（r-PA，t-PA突变体）、Tenecteplase（TNK，t-PA突变体）、Abbokinase（尿激酶）
	脱氧核糖核酸酶	Pulmozyme（治疗囊性纤维化）
	凝血因子	NovoSeven（凝血因子Ⅶ）、Kogenate FS（凝血因子Ⅷ）、BeneFix（凝血因子Ⅸ）
细胞因子	集落刺激因子	Neupogen（G-CSF）、Lenograstim（糖基化G-CSF）、Leukine（GM-CSF）
	白细胞介素	Kineret（IL-1Ra）、Proleukin（IL-2）、Neumega（IL-8），IL-11
	干扰素	Roferon-A（干扰素α2a）、Intron A（干扰素α2b）、Betaseron（干扰素β1b）、Avonex（干扰素β1a）、Actimmune（干扰素γ1b）

续表

类别	生物学活性成分	产品示例
	促红细胞生成素	Epogen（EPO-α）、Recormon（EPO-β）、Aranesp（EPO 突变体）
	其他细胞因子	INFUSE Bone Graft/LT-CAGE（BMP-2）、Regranex Gel（PDGF-BB）
疫苗	病毒疫苗	Engerix-B（乙肝小 S 疫苗）、Hepacare（乙肝大 S 疫苗）、Bio-Hep-B（乙肝大 S 疫苗）
	细菌疫苗	LYMErix、重组 B 亚单位 / 菌体霍乱疫苗、重组幽门螺旋杆菌疫苗
抗体类	嵌合抗体	ReoPro、Rituxan、Remicade、Simulect、Erbitux
	人源化抗体	Avastin、Campath、Herceptin、Mylotarg、Reptiva、Synagis、Xolair、Zenapax
	全人源抗体	Humira
	受体 -Fc- 融合蛋白	Enbrel（TNFαR-Fc）、Amevive（LFA3-Fc）
其他基因重组蛋白		Xigris（蛋白 C）、FORTEO、Natrecor、Ontak、Refludan
核酸	反义寡核苷酸	Vitravene
基因治疗	Adv 载体，AAV 载体	腺病毒 P53、腺病毒 -IL-2、腺相关病毒 -Ⅸ因子
组织工程产品		Apligraf（组织工程双层皮）、Carticel（组织工程软骨）、Dermagraft（组织工程真皮）、OrCel（组织工程双层皮）

（二）分类

1. 重组蛋白质药物

1）重组细胞因子

（1）干扰素系列：具有广谱的抗病毒、抗细胞分裂及免疫调节等多种生物学活性，是一类重要的抗病毒、抗肿瘤治疗药物。

（2）白细胞介素系列：功能各异，主要参与各种细胞如淋巴细胞、造血细胞的调节作用，刺激 T 细胞、B 细胞的增殖和分化，增强 NK 细胞、LAK 细胞的杀伤活性，是一类重要的免疫调节和抗肿瘤药物。目前上市的有 IL-2、IL-11 及 IL-1 受体拮抗剂。

（3）集落刺激因子系列：目前上市的 GM-CSF 和 G-CSF，是一类造血细胞生长因子，可用于血细胞减少症、再生障碍性贫血的治疗，以及癌症放、化疗的辅助治疗。

（4）生长因子：主要用于神经系统性疾病等的治疗，包括神经生长因子、表皮生长因子、成纤维细胞生长因子、转化生长因子等。

（5）其他细胞因子：红细胞生成素，用于治疗透析性或肾性贫血及其他类型的贫血；血小板生成素，可用于治疗血小板减少症，特别是放、化疗后引起的血小板减少；凝血因子，治疗血友病；心钠素，治疗心肾功能衰竭；突变型肿瘤坏死因子，可用于治疗肿瘤等严重病症；血管内皮抑制素（endostatin）；干细胞生长因子；血小板衍生增殖因子、胸腺素等。

2）重组激素类

（1）重组人胰岛素：用于治疗糖尿病。

（2）重组人生长激素：用于治疗因生长激素缺乏引起的侏儒症和慢性肾功能衰竭。

（3）重组人促卵泡激素：用于治疗不孕症。

（4）重组人甲状旁腺激素等：用于治疗甲状旁腺功能低下症。

3）重组酶类

（1）重组组织型纤溶酶原激活剂（tPA）、重组链激酶（SK）、重组葡激酶（SAK）、重组人尿激酶原（pro-UK）：用于溶血栓治疗。

（2）重组人 SOD：治疗急性心肌梗死、早产儿氧中毒症。

（3）DNA 酶：治疗囊性纤维化。

4）重组疫苗和菌苗制剂

传统疫苗，如减毒活疫苗、灭活疫苗等，对控制和预防人类多种疾病做出了重要贡献，但对某些病原体，传统的疫苗制备技术难以解决。

（1）不能培养或难于培养的病原体，如 HBV、HCV、HEV、CMV、HPV、麻风病菌、痢原虫等。

（2）有潜在致癌作用的病原体，如 HTLV-1、HIV、HSV、EBV，或针对有免疫病理作用的病原体疫苗，如 RSV、DGV、HFRSV 等。

（3）常规疫苗免疫效果差或效果好但反应大的病原体，如霍乱、痢疾菌苗、百日咳、伤寒菌苗等。

（4）多抗原联合疫苗。

在这种情况下，采用重组技术研究开发的基因工程疫苗可以达到较好的保护效果。例如，重组人乳头瘤病毒（HPV）疫苗，对预防 HPV 病毒感染所导致的男女生殖器疣瘤，特别是宫颈癌有显著作用。再如，重组幽门螺旋杆菌亚单位疫苗、重组痢疾双价疫苗、重组戊肝疫苗、霍乱毒素 B 亚单位疫苗等都已获批或处于临床研究阶段。

5）重组融合蛋白

（1）细胞因子融合蛋白：这种具有双功能的融合蛋白分子，可发挥双因子抗癌和 / 或增强免疫的综合效应，如 IFN-α/IL-2、IFN-α/TNF-α。

（2）细胞因子 / 抗原（抗体）融合蛋白：如 Id/IL-2、Id/IL-4、Id/GM-CSF 等，研究表明融合蛋白中的细胞因子部分可极大地提高 Id 部分的抗原性。此类产品还有 GD2（抗神经节苷脂抗体）/IL-2、Ch14.18（抗神经节苷脂抗体）/IL-2、Ch225（EGF 受体重组鼠人嵌合抗体）/IL-2 等。TNFR-IgGFc 融合蛋白的商品名为 ENBREL，于 1998 年 11 月由美国 FDA 正式批准上市，用于治疗类风湿性关节炎效果显著。

6）抗体类药物

抗体类药物是目前发展最快的一类生物技术药物，单抗从最初的鼠源抗体、人鼠嵌合抗体，发展到目前主要为人源化抗体和全人源抗体。除传统的单抗外，包括 Fc 融合蛋白、抗体偶联药物（ADC）、双功能抗体、单链抗体等均可纳入抗体类药物的范畴。

2. 其他生物技术药物

（1）寡核苷酸药物（oligo nucleotide drug）：主要包括反义核酸药物和干扰 RNA。

反义核酸药物是根据碱基互补原理，用人工合成或生物合成的特定互补寡核苷酸片段，抑制或封闭基因表达，阻断相应有害蛋白质的合成，因此是理想的具有精确选择性的特异基因靶向治疗药物。

干扰 RNA 是近年来兴起的研究热点，是以 RNA 为靶点的基因药物，是 mRNA 小片段的同源性双链寡聚核苷酸。被设计的每一个双链寡聚核苷酸分子都能与靶向 mRNA 的特异性区域相互作用，抑制靶向 mRNA 编码的蛋白质产生。设计的寡聚核苷酸都有潜在的高选择性治疗剂的功能。通过对疾病形成早期阶段的干预，干扰 RNA 能够特异性防止致病蛋白的产生。干扰 RNA（RNAi）研究主要集中在抗 SARS 冠状病毒、抗肿瘤、抗艾滋病等领域。

（2）基因治疗药物：基因治疗是通过载体将外源基因导入机体，表达目标蛋白达到治疗效果的所有治疗方法的总称。与基因治疗相关的载体有：病毒载体，包括逆转录病毒、腺病毒、腺相关病毒、单纯疱疹病毒、痘苗病毒等；非病毒载体，如裸 DNA、脂质体 DNA、DNA 偶联复合物等；基因修饰细胞制剂等。

我国已批准腺病毒 *p53* 基因治疗药物上市，另外还有腺病毒 -IL-2、腺相关病毒 - 凝血因子Ⅸ等基因治疗候选产品进入临床研究。

（3）细胞治疗制剂：如抗原致敏的人树突状细胞（antigen-presenting dendritic cell，APDC）。

（4）核酸疫苗（nucleic acid vaccine）：包括 DNA 疫苗和 RNA 疫苗，其中研究较多的为 DNA 疫苗。目前，核酸疫苗主要用于病毒性疾病、细菌性疾病、抗肿瘤免疫等适应证的研究。

二、国内外生物技术药物质量控制的相关法规和技术指南

（一）我国生物技术药物相关政策法规和技术指南

国家食品药品监督管理总局（CFDA）是我国药品的综合管理机构，其下设中国食品药品检定研究院、国家药典委员会、药品审评中心、食品药品审核查验中心、药品评价中心等直属机构，负责对各种医药产品的研究、生产、流通、使用的安全和质量监督管理。针对生物技术药物质量控制，CFDA 先后出台了若干法规和技术指南（表 3-2），这些法规和技术指南是我国重组技术药物质量控制研究的主要依据。

表 3-2　中国生物技术药物质量控制相关法规和技术指南

名称	颁布时间和文号
《中国药典》（2015 版）	2015 年 6 月 5 日发布，国家食品药品监督管理总局 2015 年第 67 号
药品注册管理办法附件 3（生物制品注册分类：治疗用生物制品）	2007 年 7 月 10 日发布，局令第 28 号
人用重组 DNA 产品质量控制技术指导原则	2003 年 3 月 20 日发布，国药监注［2003］109 号
人用单克隆抗体质量控制技术指导原则	2003 年 3 月 20 日发布，国药监注［2003］109 号
人基因治疗研究和制剂质量控制技术指导原则	2003 年 3 月 20 日发布，国药监注［2003］109 号

续表

名称	颁布时间和文号
人体细胞治疗研究和制剂质量控制技术指导原则	2003 年 3 月 20 日发布，国药监注［2003］109 号
进口药品注册检验指导原则	2004 年 06 月 25 日发布，国食药监注［2004］310 号
生物类似药研发与评价技术指导原则（试行）	2015 年 2 月 28 日发布，国家食品药品监督管理总局 2015 年第 7 号

《中国药典》(2015 版）和 2015 年发布的《生物类似药研发与评价技术指导原则（试行)》是近期发布的两个重要文件。根据 CFDA 2015 年 7 月 15 日发布的关于实施《中国药典》(2015 版）有关事宜的公告:《中国药典》是药品研制生产（进口）经营使用和监督管理等相关单位均应遵循的法定技术标准;《中国药典》(2015 版）包括凡例正文及通则，实施之日起，所有生产上市的药品标准（包括药品注册标准）应当执行本版药典的相关通用要求；药品注册标准中收载检验项目多于（包括异于）药典规定或质量指标严于药典要求的，应在执行药典要求的基础上，同时执行原注册标准的相应项目和指标；因辅料及生产工艺等差异导致的检测项目差异，生产企业应基于科学质量可控的原则开展研究，必要时申报药品补充申请；药品注册标准收载检验项目少于药典规定或质量指标低于药典要求的，应执行药典规定即在中国上市的重组药物，不论国产还是进口，均必须执行新版药典凡例正文及通则等相关通用要求。针对生物技术药物，2015 版《中国药典》三部的主要变化是新增了“人用重组 DNA 蛋白制品总论”和“单克隆抗体类生物治疗药物总论”，这两个总论的制定为生物技术药物的研发和质量控制提供了通用的指导原则，对促进我国生产企业重组药物标准物质的研究制备，以及对我国重组药物质量控制总体水平的提高具有重要意义。

进入 21 世纪以来，一些重要生物技术产品专利在欧美已纷纷到期。截止到 2015 年，已有超过 500 亿美元的生物技术药物市场失去专利保护。如何进行生物类似药（SBP）的注册管理已成为各国药品监管部门关注的重要问题。自 2006 年以来，欧盟、美国、日本和世界卫生组织（WHO）先后颁布了生物类似药的注册管理办法及技术指南，随后有 20 多个国家效仿，目的就是在保证科学性的前提下合理减少产品开发的技术要求，以节约时间与资金成本，同时兼顾药物经济的国际化战略考虑，让本国的制药产业在“专利断崖期”的生物类似药抢仿中占领先机。鉴于此，为指导和规范生物类似药的研发与评价，CFDA 于 2015 年 2 月 28 日发布了关于发布《生物类似药研发与评价技术指导原则（试行)》的通告：生物类似药按照新药申请的程序申报；根据产品性质和制备方法，生物类似药按照药品注册管理办法附件 3 中治疗用生物制品的相应注册分类（如第 2、10、15 类等）进行申报，并按照治疗用生物制品申报资料项目，结合该指导原则的具体要求提交申报资料。在该指导原则中，明确了生物类似药研发与评价的基本原则为“比对原则、逐步递进原则、一致性原则和相似性评价原则”，与质量控制关系密切的“药学研究和评价部分”，规定了应采用先进敏感的技术方法对产品进行质量特性分析，包括“理化特性、生物学活性、纯度和杂质、免疫学特性”，建立合适的质量标准，并开展稳定性研究。该指导原则的发布为规范和指导生物类似药的研发，提高其安全性、有效性和质量控制水平奠定了基础。

（二）美国生物技术药物相关政策法规和技术指南

美国作为全球药品监管的标杆，其注册审批政策亦经历了 100 多年的发展，目前已形成了一套完整丰富的监管激励体系，值得各国学习借鉴。美国是以创新药物研发为主导的国家，药物从研发到上市同样需要经过研究开发、非临床试验、临床试验和上市审批等系列过程。其中，以临床试验和上市审批所耗时间最长。因此，如何提升创新药物上市审批效率亦是美国政府重点关注的问题。美国药品注册管理法规体系按照“法案（Acts）”、“法规（Regulations）”和“指南（Guidance）”的层级自上而下共同构成，其内容涵盖了药品研发到药品审批上市的各个环节。其中，《联邦食品、药品、化妆品法案》（Federal Food，Drug，and Cosmetic Act，FDCA）为美国药品的注册监管提供了法律依据，《联邦法规》（Code of Federal Regulations，CFR）第 21 主题则依据法律要求提出了更为细化的注册管理规定和执行程序。“指南”虽然没有法律效力，但进一步阐述了法律法规的要求，为审评工作、企业药品研发和申请等实际操作提供指导。目前，美国食品药品监督管理局（Food and Drug Administration，FDA）已发布 470 多个与药品相关的指南文件。

美国对创新药物的上市审批采取的是 IND-NDA 制度，其中 IND（Investigational New Drug）申请即研究用新药申请，相当于我国的新药临床研究申请；NDA（New Drug Application）即新药申请，相当于我国的新药上市申请。美国对临床研究申请的审批采取“备案制”，即对于企业提交的 IND，若 FDA 在 30 日内没有任何反馈消息，企业就可以按照提交的临床试验方案进行临床研究。完成Ⅲ期临床研究后，申请人即可着手申报新药上市申请（NDA），FDA 收到 NDA 申报资料后首先对其进行初步审查，对于那些形式审查不合格或技术内容存在明显缺陷的申报资料一律不受理或退审。NDA 被正式接受后，即根据拟上市新药的医疗作用转送到相应审评室。审评员基于各自擅长的领域从医学、药学、配药学、统计学、化学和微生物学等各个方面对 NDA 进行技术审评，并准备审评建议。FDA 一般开始要求对 NDA 所涉及的各个机构（如原料药和制剂的生产场地和检测场地）进行现场检查（Pre-Approval Inspection，PAI），以确定 NDA 所报资料属实、GMP 执行状况良好。现场检查结束后，FDA 会根据技术审评和现场检查结果做出最终的审批结论。如果认为所申报新药满足安全性、有效性及生产控制和标签要求，且该药上市的效益大于风险，FDA 便会批准此申请，并向申请人颁发“批准件”。此时，该药便可在美国上市。

关于生物制品的审批：生物制品依据不同的属性，分别提交 FDA 的审评单位 CDER（Center for Drug Evaluation and Research）或是 CBER（Center for Biologics Evaluation and Research）进行审查。分类审查的方式大致上是根据下列原则：① CBER 主要审查细胞治疗产品（cellular product）、基因治疗产品（gene therapy product）、疫苗（vaccine）、变应原提取物（allergenic extract）、抗毒素（antitoxin）及其他血液制剂（blood，blood component，and plasma derived product）；② CDER 负责审查的产品包含了单克隆抗体（monoclonal antibody）、蛋白质产品（proteins intended for therapeutic use，including cytokine）、酶和激素（enzyme），以及其他未归属于 CBER 的新的蛋白质产品、非

疫苗和非变应原的免疫调节产品、生长因子等产品（growth factor，cytokine，and monoclonal antibody intended to mobilize）。

生物类似药（biosimilar）监管：美国于2010年3月颁布了《患者保护与评价医疗法案》，其中有关《生物制剂价格竞争与创新法》部分创建了生物类似药的法规审批路径，也为FDA提供了制定相关指南的框架思路。2012年2月初FDA出台了3份有关生物类似药指南的草案。与EMA和WHO现有法规和指南相同，该草案专注于确定生物类似物的生物相似性。生物类似性被定义为与原研生物制剂高度相仿，但是允许有少量不影响临床疗效和安全差异的成分存在。

1. FDA关于重组生物制品的指南法规

（1）Guidance for Industry for the Submission of Chemistry，Manufacturing，and Controls Information for a Therapeutic Recombinant DNA-Derived Product or a Monoclonal Antibody Product for *in vivo* Use CBER/CDER，August 1996（体内用治疗性重组DNA衍生制品或单抗制品的化学、生产和质控信息的提交指南，CBER/CDER，1996年8月）

（2）Changes to an Approved Application for Specified Biotechnology and Specified Synthetic Biological Products. CBER/CDER，July 1997（特定生物技术和合成生物制品的已批准申请的变更，CBER/CDER，1997年7月）

（3）Allowable Excess Volume and Labeled Vial Fill Size in Injectable Drug and Biological Products；Guidance for Industry. CDER/CBER，June 2015（注射药品和生物制品所允许的过量体积和标记瓶填充尺寸，CDER/CBER，2015年6月）

（4）Analytical Procedures and Methods Validation for Drugs and Biologics；Guidance for Industry. CDER/CBER，July 2015，CDER/CBER，2015年7月（药品和生物制品的分析程序和方法验证：行业指南，2015年7月）

（5）Technical Specifications Document：Quality Metrics Technical Conformance Guide，Version 1.0. CDER/CBER，June 2016（技术说明书文档：质量度量技术一致性指南，版本1，2016年6月）

（6）Submission of Quality Metrics Data；Draft Guidance for Industry. CDER/CBER，November 2016（质量度量数据的提交：行业指导草案，2016年11月）

2. FDA关于生物类似药的指南法规

（1）Considerations in Demonstrating interchangeability With a Reference Product：Draft Guidance for Industry CDER/CBER，January 2017（证明与参考产品互换性的考虑：行业指导原则草案，2017年1月）

（2）Labeling for Biosimilar Poducts Guidance for Industry CDER/CBER，March 2016（生物类似药标签的行业指导原则，2016年3月）

（3）Formal Meetings Between the FDA and Biosimilar Biological Product Sponsors or Applicants；Guidance for Industry，November 2015（生物类似药申请者的正式会议：行业指导原则，2015年11月）

（4）Biosimilars：Additional Questions and Answers Regarding Implementation of the Biologics Competition of the Biologics Price Competition and Innovation Act of 2009；Draft Guidance，May 2015（生物类似药：有关2009年生物制品价格竞争与创新法案实施的

附加问答：指导原则草案，2015 年 5 月）

（5）Scientific Considerations in Demonstration Biosimilarity to a Reference Product；Guidance for Industry，April 2015（证明生物类似药与参考产品相似性的科学考虑：行业指导原则，2015 年 4 月）

（6）Quality Considerations in Demonstrating Biosimilarity of a Therapeutic Protein Product to a Reference Product；Guidance for Industry，April 2015（证明治疗性蛋白制品与生物类似药相似性的质量考虑：行业指导原则，2015 年 4 月）

（7）Biosimilars：Questions and Answers Regarding Implementation of the Biologics Price Competition and Innovation Act of 2009 Guidance for Industry，April 2015（生物类似药：针对企业对于 2009 年生物制品价格竞争和创新法案实施的问答：2015 年 4 月）

（8）Reference Product Exclusivity for Biological Products Filed Under；Draft Guidance，August 2014（用于所提交生物制品的参考产品的排他性：指导原则草案，2014 年 8 月）

（9）Clinical Pharmacology Data to Support a Demonstration of Biosimilarity to a Reference Product；Draft Guidance，May 2014（支持与参考产品具有相似性的临床药理学数据：指导原则草案，2014 年 5 月）

（三）欧盟生物技术药物相关政策法规和技术指南

欧盟（EMA）的药事法规较为复杂，它主要分为有法律约束力的条例（regulations）、指令（directives）、决定（decisions），以及没有法律约束力的通告（notices）、建议与意见（recommendations and opinions）。欧盟的其他成员国，也会颁布一系列的药事法规，这属于国家立法范畴。例如，英国的《药品法》（*The Medicines Act*），该法管理所有的药品及各种在此法核发执照范围内的物品，它还系统地提供了核发执照的程序和要求等；《德国药品法》（*German Drug Law*）等。

EMA 新药上市的审查（不分生物药或是化学药）是由人用药委员会（Committee for Medicinal Products for Human Use，CHMP）配合所属的工作小组（working party）共同执行。除了协助审查外，工作小组尚有提供科学性建议并制定准备相关的法规资料的职能。新药上市审查主要依循 REGULATION（EC）No 726/2004 规定，其审查流程可分为三类：①集中程序（centralized procedure），即向总部设在伦敦的 EMA 递交审查资料，一经核准，便可在欧盟所有成员国销售；②相互承认程序（mutual recognition procedure），即如果在欧盟某一国的申请获得许可，便可根据该国与其他国家的相互承认程序将产品销售至其他欧盟国家，但生物技术相关衍生产品只能选择集中程序；③分布式审查程序（decentralized procedure），保留了参考成员国（reference member state，RMS，即第一个授予市场权限的国家）的概念，但欧盟所有成员国均有发表意见的权利，减小垄断的风险。

EMA 是第一个建立生物类似物综合框架的机构，2004 年就起草了生物类似物指南，并于 2005 年 10 月 30 日生效。该法规首先提出生物类似药不是仿制药，不同公司仿制原研生物制剂的产品与原研生物制剂相比都有所不同，并且这种不同只有在经历了大量的测试后才可以显现。为了患者安全以及上市后的药物警戒监测，需要明确告诉患者其所拿到的药品是原研制剂还是生物类似物。随后 EMA 又发布了一系列总则和针对不同品种的生物类似物指南及草案。至此，EMA 已建立起一套完善的生物类似物审批途径。欧盟目前已批准了生长激素、IFN-α、G-CSF、红细胞生成素、GLP-1 等多个生物类似物的上市许可，取得了良好的社会经济效益。

1. EMA 关于重组生物制品的指南法规

（1）Guideline on the Requirements for Quality Documentation Concerning Biological Investigational Medicinal Products in Clinical Trials，March 2012（临床试验中研究用生物药品的质量文件要求指导原则，2012 年 3 月）

（2）Guideline on Process Validation for the Manufacture of Biotechnology-derived Active Substances and Data to be Provided in the Regulatory Submission，April 2016（生物技术衍生活性物质的制造工艺验证指南和提交监管机构所提供的数据，2016 年 4 月）

（3）Guideline on Quality，Non-clinical and Clinical Aspects of Medicinal Products Containing Genetically Modified Cells，April 2012（含基因修饰细胞治疗产品的质量、非临床和临床指导原则，2012 年 4 月）

（4）Guideline on Development，Production，Characterization and Specification for Monoclonal Antibodies and Related Products，July 2016（单抗及相关制品的开发、生产、表征和质量标准指导原则，2016 年 7 月）

（5）CPMP Position Statement on DNA and Host Cell Proteins（HCP）Impurities，Routine Testing Versus Validation Studies，June 1997（CPMP 关于 DNA 和宿主细胞蛋白杂质：常规检测与验证研究的立场声明，1997 年 6 月）

（6）Production and Quality Control of Medicinal Products Derived by Recombinant DNA，July 1995（重组 DNA 技术衍生的医药产品的生产质量控制，1995 年 7 月）

2. EMA 关于生物类似药的指南法规

（1）Guideline on Similar Biological Medicinal Products Containing Biotechnology-derived Proteins as Active Substance：Quality Issues（revision 1），May 2014[含有生物技术衍生蛋白作为活性物质的生物类似药医用制品指导原则：质量问题（修订版 1），2014 年 5 月]

（2）Guideline on Similar Biological Medicinal Products，October 2014（生物类似药医用制品指南，2014 年 10 月）

（3）Reflection Paper on Statistical Methodology for the Comparative Assessment of Quality Attributes in Drug Development，March 2017[药品开发中质量属性比较评价的统计方法学的考虑（草案），2017 年 3 月]

（四）世界卫生组织生物技术药物相关政策法规和技术指南

世界卫生组织（World Health Organization，WHO）是联合国下属的一个专门机构。它负责拟定全球卫生研究议程，制定规范和标准，向各国提供技术支持，以及监测和评估卫生趋势。生物制品国际标准的制定是 WHO 的一项重要职能，该职能主要依赖于 WHO 在全球认定的若干个生物制品标准化和评价合作中心（WHO CC）。WHO CC 的主要职能包括：①标准化工作：为 WHO 生物制品标准化提供科学建议并开展相关的研究活动，包括国际标准品 / 参考品的制备、检定技术、方法及程序的标准化研究，以及对指导原则、技术指南的制 / 修订提供技术支持；②信息的收集与传播：收集与传播合作中心所需的及不断产生的科技信息、有利于国家卫生发展与 WHO 计划完成的信息，以促进科技及计划的信息在国内外合作中心与其他机构之间的交流；③服务功能：提供技术服务与合作，合作中心通过与各国合作机构的长期关系，在该领域的研究、培训及工作计划中起重要作用，合作中心将成为直接有效的技术合作机构；④研究功能：WHO CC 是 WHO 领导下的各级合作研究的基础，其研究工作日益显示出重要作用；⑤合作中心的发展也依赖于 WHO 计划中研究工作的发展，在各项计划中，合作中心必须为每个研究目标组成一个密切配合的功能网络，由合作中心主任会议制订该网络活动的计划、监督及评价的内容和程序；⑥培训工作：合作中心在培训工作中起重要作用，特别是在发展中国家的研究机构，这一作用更为重要；⑦协调工作：除上述合作中心的本职工作外，中心间需要开展项目合作，相互促进、支持与协调，共同进行工作。

1. WHO 生物制品相关指南法规

（1）Recommendations for the Evaluation of Animal Cell Cultures as Substrates for the Manufacture of Biological Medicinal Products and for the Characterization of Cell Banks，2013（评价动物细胞培养物作为基质生产生物药品和细胞库鉴别的建议，2013 年）

（2）Regulatory Assessment of Approved rDNA-derived Biotherapeutics，2016（已批准的重组 DNA 衍生生物治疗产品的监管评估，技术报告系列，2016 年）

（3）Guidelines on the Quality，Safety and Efficacy of Biotherapeutic Protein Products Prepared by Recombinant DNA Technology，2014（由重组 DNA 技术制备的生物治疗产品的质量、安全性和有效性指导原则，2014 年）

（4）Requirements for Human Interferons Made by Recombinant DNA Techniques，1988（由重组 DNA 技术制备的人干扰素要求，1988 年）

（5）Guidelines for Assuring the Quality of Monoclonal Antibodies for Use in Humans，1992（用于保证人用单克隆抗体质量的指导原则，1992 年）

（6）WHO Good Manufacturing Practices for Biological Products，2016（生物制品的良好生产规范，技术报告系列，2016 年）

（7）Recommendations for the Preparation，Characterization and Establishment of International and Other Biological Reference Standards，2014（国际和其他生物参考标准品的制备、鉴别和建立的建议，2014 年）

（8）General Requirements for the Sterility of Biological Substances，1973（生物制品原料药无菌的通用要求，1973 年）

2. WHO 关于生物类似药的指南法规

（1）Guidelines on Evaluation of Similar Biotherapeutic products，2009（生物类似药评价指导原则，2009 年）

（2）Guidelines on Evaluation of Monoclonal Antibodies as Similar Biotherapeutic Products（SBP），October，2016（单克隆抗体生物类似药评价指导原则，2016 年 10 月）

（五）ICH 相关政策法规和技术指南

ICH（International Conference on Harmonization of Technical Requirements for

Registration of Pharmaceuticals for Human Use，人用药品注册技术要求国际协调会）于1990年由美国、欧盟和日本三方药品监管部门和行业协会共同发起成立，于2012年启动改革，并最终于2015年12月由一个封闭的国际会议机制，转变成为在瑞士民法下注册的技术性非政府国际组织。ICH的基本宗旨是在药品注册技术领域协调和建立关于药品安全、有效和质量的国际技术标准及规范，作为监管机构批准药品上市的基础，从而减少药品研发和上市成本，推动安全有效的创新药品早日为患者健康服务。经过二十多年的发展，ICH发布的技术指南已经被全球主要国家药品监管机构接受和转化，成为药品注册领域的核心国际规则制订机制。2017年6月，CFDA正式加入ICH，成为其全球第8个监管机构成员。这标志着中国的药品监管部门、制药行业和研发机构将逐步转化和实施国际最高技术标准和指南，并积极参与规则制定。

ICH制定的指南包括质量（Q）、有效性（E）、安全性（S）、多学科（M）4个领域。质量（Q）系列包括“稳定性、分析方法验证、杂质、药典、生物制品质量要求、规范、GMP、药品研发、质量风险管理、制药质量体系、原料药研发和生产”11类共27个指南；安全性（S）系列包括“致癌性研究、遗传毒性研究、毒代动力学和药代动力学、重复剂量毒性、生殖毒理学、生物技术产品、安全性药理学研究、免疫毒理学研究、抗癌药物非临床评估、光学安全性评价”10类共16个指南；有效性（E）系列包括“长期治疗药品临床安全性、药物警戒、临床研究报告、剂量回应研究、种族因素、GCP、老年人临床试验、临床试验的一般考虑、临床试验的统计原则、临床试验对照组选择、儿科人群临床试验、按治疗类别的临床评价、QT临床评估、遗传药理学/药物基因学定义、基因组生物标志物资质”15类共24个指南；多学科（M）系列包括“MedDRA术语集、电子化标准、非临床安全性研究、通用技术文件、药物词典的数据要素和标准、基因治疗、基因毒性杂质、电子通用技术文件（eCTD）、生物制药系统的一致性评价豁免、生物分析方法验证”10个指南。

值得注意的是，尽管国内外对于生物技术药物的研发和质量控制已出台大量的法规和技术指导原则，但是这些指导原则的作用在于为药物研发提供基本的准则和参考。在实际的应用中，不可照搬指导原则中的某些描述，应详细区分药物的“共性与个性”，应在对所研发药物的质量属性充分理解的基础上，借鉴相关的指导原则，合理确定药物的关键质量属性，开展质量研究并建立相应的标准。

三、生物技术药物质量控制的主要研究内容和原则

（一）质量控制必须建立在方法学研究基础上

方法学研究是生物技术药物质量控制研究的基础，由于生物药物具有分子量大、结构复杂、对稳定性要求较高及生物学测定波动较大的特点，应从专属性、准确性、精密性、线性、测定范围、检测限度、定量限度、特异性和耐用性（或可靠性）等几个指标对生物技术药物质量控制的检测方法进行验证。如图3-1所示，一些分析结果既有精确度又有精密度，还有一些只有精确度而没有精密度，或者只有精密度而没有精确度，或者既没有精确度又没有精密度，当然，后三者均不能用来建立质量标准。

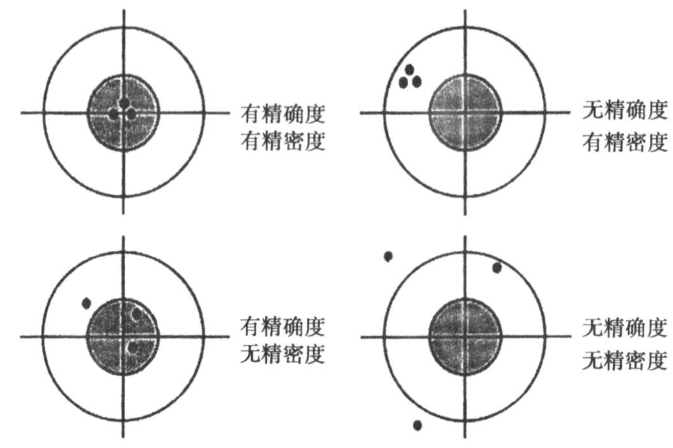

图3-1　分析方法中精确度和精密度的含义（Garnick，1997）

近年来，随着生物技术的不断发展、新产品的不断出现，其相应的质量控制方法也在不断地改进以适应新产品和新标准的需要。例如，在生物学活性测定方面，越来越多采用操作简便、周期短、精密性高的报告基因法；在DNA残留检测中，从最初的斑点杂交法，到后来开发的Pico-Green荧光法，发展到目前更多采用灵敏度更高的Q-PCR法。由于生物技术药物种类多样，结构复杂，功能各异，应根据不同产品的特点，确定其关键质量属性，研究开发相应的检测方法并对方法进行验证。切忌直接照搬药典方法，或者其他通用性技术方法，而未根据目标产品及其配方的特性对方法进行必要的验证。在创新产品的质量研究中，一方面要采用最新的技术“state of the art”解决复杂的问题；另一方面，对于产品放行标准，应考虑开发简单的方法代替复杂的方法，以及建立体外方法替代动物体内方法。

（二）标准物质是生物技术药质量控制的标尺

生物标准物质是指用于生物技术药物效价、活性或含量测定，或用于其特性鉴别、检查的生物标准品、生物参考品或对照品，是生物技术药物质量控制的标尺。特别是生物技术药的生物活性检测方法本身的误差范围比较大，一般应采用标准品进行校正以降低检测的误差，提高检测的准确度。根据使用目的不同，生物标准物质分为三级：国际、国家和工作标准物质。WHO负责建立国际标准品和其他生化物质的国际参考品，世界卫生组织的成员国一致承认并使用WHO的标准品。国家标准物质的建立，首先要按照WHO标准品制备要求对原料进行全面检定，并且以国际标准品为标准进行标定，按照相关要求进行分装、冻干和融封后，进行协作标定和稳定性研究，最后申报批准使用。在新生物药物的研究开发过程中，生物学活性测定在大多数情况下没有国家标准品和国际标准品。在这种情况下，研究者按标准品的制备要求可以自行制备工作标准品，以保证产品的质量。通常可以参照《中国药典》（2015版）三部“生物制品国家标准物质制备和标定规程”的有关规定，以确保标准品溯源和赋值的准确性。

值得关注的是，蛋白质结构鉴定是生物技术药物质量控制的重要技术指标，通常在原液检定中规定：等电点“应与对照品一致”；肽图“应与对照品图谱一致”，以确保每批产品蛋白质结构的正确和一致性。但对照品的结构是否正确或是否必须符合理论预期，一直以来相关文件并未做出明确规定，即对照品缺少相对完善和规范的质量标准。《中国药典》(2015版)三部新增的“人用重组DNA蛋白制品总论”对用于生物技术产品理化等方面测定的对照品做出了明确规定：根据重组产品特性应进行充分的分析鉴定后才能使用。

(三)质量研究和质量标准

在建立生物药物质量标准的工作中，质量控制检测方法和相关标准物质是生物药物质量标准的两个重要技术支撑点，完善的质量标准是保证生物药物安全与有效的必要条件。产品质量标准的形成是建立在质量研究的基础上，检测项目应依据现有法规、技术指南及产品本身特性和生产工艺来确定。以重组蛋白药物为例，通常质量研究的内容包括以下方面：生物学活性/比活，纯度，理化鉴定，安全性检测，残留杂质检测等。除此之外，蛋白结构表征研究方面包括一级结构、二级结构及蛋白修饰等方面的研究。特别是结构和功能活性关系的研究，对于理解产品的质量属性具有重要意义。

生物技术药物与化药不同，大多为具有特定活性的生物大分子蛋白药物，一级结构即氨基酸序列清楚，具有分子量大、空间结构复杂、活性多样、稳定性较差等特点，因此在制定质量标准时应考虑其特殊性。例如，表达产物在纯化过程中易发生蛋白质翻译后修饰产生各种异构体；蛋白质二硫键受还原剂、温度等影响有可能发生断裂或者重新错配连接并导致蛋白空间结构改变，影响药物的活性和免疫原性；二硫键分子间连接则可产生更大分子量的聚合体，不仅影响生物学活性，还增大免疫原性，这些情况的发生在临床使用时均可能导致药物疗效下降，免疫副反应增加。此外，一些重组药物如重组人干扰素、重组人IL-2等细胞因子的比活性高，在成品中含量很低(微克级)，在成品中为稳定产品的生物学活性通常添加毫克级的人血清白蛋白作稳定剂，使得许多重组药物的检定项目(如等电点测定、肽图分析、N端氨基酸序列测定等)均不能在成品中进行，而只能在原液中进行，通常以生物制品制造与检定规程的形式制定相关文件，即对产品的质量控制进行全程监控。除成品检定以外，还对原液进行检定和分析，并对原材料工程菌或细胞株进行全面检定。

多数蛋白类产品会随着时间延长而降解，这个因素必须在制定标准时考虑进去。为控制蛋白类产品在整个有效期中的质量，一般有两种方式：其一是在考虑稳定性的基础上建立统一标准；另一种方式是设置两套控制标准，一套标准为产品出厂时而设，即放行标准，另一套标准为达到有效期而设，即稳定性标准。但前提是要求生产者必须完全了解自己产品的降解规律，并能提供完整的稳定性研究资料来说明设两套标准的合理性。通常企业为了保证产品在货架期的质量，往往企业内部的放行标准比国家标准更为严格。

对于每个检测项目的标准范围的确定，应考虑方法本身的误差和工艺等影响因素，应建立在充分考虑方法精密度、多批次重复测定积累大量数据验证的基础上。质量研究结果、方法学验证和质量标准是药学申报材料的重要组成部分。

目前我国生物技术药上市后首先执行的是企业注册标准，企业注册标准经过一段时间的应用，通过药典会组织扩大范围的验证，最后提交生物技术专业委员会审核后，编入新一版《中国药典》，成为药典标准。自 1995 年以来，《中国药典》每 5 年更新一版，纳入的品种不断增加，1995 年版《中国生物制品规程》只有 2 个重组药物，到 2015 版《中国药典》共纳入了 14 个品种的 39 个重组药物质量标准，同时新增了“人用重组 DNA 蛋白制品总论”和“单克隆抗体类生物治疗药物总论”，我国很多有关质量研究的成果包括一些创新品种的标准和检测新方法也在国际上率先纳入药典。质量标准和检定方法不仅为保证我国重组药物的安全有效发挥重要作用，同时为创新生物技术产品的研发发挥了重要的技术指导作用。

第二节　生物技术药物的质量控制要点

由于生物技术药物大多数是蛋白质多肽类，在生产过程中容易受到各种理化条件等的影响。同时，生物技术药物的质量控制所使用的生物学活性测定方法与物理化学测定相比变异性较大，加之方法学和检测灵敏度的限制，对某些杂质在成品检定时可能检查不出来。因此，尽管在生产过程中进行了严格质量管理，对于最终目标产品的质量控制仍然非常必要。

生物技术药物的质量控制，应在充分参照相关法规、技术指南和已上市相关产品标准的基础上，根据生物技术药质量控制的基本内容和原则，结合产品自身的工艺特点和质量属性，设置合理的质量控制要点。以重组蛋白药物为例，其质量控制要点主要包括以下几个方面。

一、生物学活性测定

（一）生物学活性测定的意义和特点

生物学活性测定是测量生物活性物质效价的过程，可在体内或体外进行，通常应反映药物的作用机制。与理化测定不同，反应过程涉及活性物质间的结合等，如免疫试验和受体结合试验。正确设计的测定方法能估计生物分子与活性相关的对应关系，包括配体 - 受体结合、信号转导过程和最终观察到的生物学效应。信号转导过程很复杂，只有运用生物活性测定才能评估一个生物分子“触发”这些信号转导途径的能力。这是生物学活性测定与其他包括受体结合实验方法的最主要区别。

生物技术药物与化学药物不同，单独的理化方法不能完全反映其特性，生物学活性测定是反映其临床有效性的关键指标。必须要开发一种或多种生物学活性测定方法，以便用于产品生产的各个阶段及终产品的质量控制。要获得有效、准确的活性信息，首要任务是选择正确、可操作并且可分析的测定方法。

由于生物技术药物的化学本质主要为蛋白质、多肽，其活性由产品的氨基酸序列及其空间结构决定。多肽的活性效价和其绝对质量不一致，所以也就不能按化学药品那样直接用重量单位来决定。此类产品的生物学活性与药效学基本相一致，利用这类制品的特定生物学活性建立特定的测定效价体系，定出其效价单位，是生物技术药物质量控制的重要组成部分，也是保证产品药效的重要手段。

生物活性测定方法最好能反映与临床潜在应用相关的信息（表 3-3），也有国外专家认为产品的临床疗效和安全性最终要通过临床试验来确定，因此，生物活性测定方法不一定要直接反映临床适应证。即便活性测定的原理与临床适应证不直接相关，但只要能够准确地测定产品的生物学效价并评价其稳定性，反映产品批与批之间的一致性，就可以采用。

表 3-3　生物学测定方法与临床治疗疗效的相关性

生物学测定方法	临床治疗的相关性
动物模型	+ + + + + + + + + + +
器官培养	+ + + + + + + + +
细胞株模型	+ + + + + + +
结合受体模型	+ + + + +
抗原结合	+ + + +
色谱方法	+ +

（二）生物学活性测定结果的判定

利用生物活性测定获得的结果分析，在某种程度上依赖于所采用的方法。用同一种测定方法分析相同稀释度的待测样品和参考品，并对其剂量反应曲线进行比较。用于比较的样品，它们的剂量反应曲线必须是平行的；如果不平行，则说明存在于待测样品中的物质对生物活性测定方法的反应不同，或者两种物质的性质和作用机制不同。评估曲线的平行性显然需要分析每一个样品的许多稀释度，并对产生的剂量反应曲线进行比较，单独一个点的评价是不够的。

几乎所有的生物活性测定都是比较分析实验。因此，它们的标准计量需要使用已知效价的标准品或参考品。在参数方面，如 50% 最大增殖量，就不推荐这种标定测定方法，因为它忽略了标准物质的效价。有许多适合于标定效价的标准物质可以利用，有许多是由 WHO 提供的，如细胞因子。这些标准品以单位或国际单位来标示，可直接用于生物活性测定，或者间接标定工作标准品。世界范围使用同一个标准品有助于对不同测定结果的比较。每个测定中都要包括标准品，待测样品的效价通过与标准品的剂量反应曲线比较而得到。标准品和待测样品的剂量反应曲线保持平行是保证比较结果可靠的重要条件。在个别情况下，采用数学变换可推导出平行反应曲线。

生物活性测定得出的效价必须进行统计分析，计算与该方法相关的误差值。必须说明与测量相关的不确定因素，通常用估算效价的可信区间来表示。生物活性测定实验要经过认真设计，将测定效价相关的误差降到最低。

（三）生物学活性测定方法分类

生物学活性是蛋白质药物的重要质控指标。活性测定必须采用国际上通用的方法，用国际或国家标准品对测定结果进行校正，以国际单位或指定单位表示。根据产品的性质、药效学特点，活性测定可分为体外测定法和体内测定法，前者包括离体组织器官法、细胞法、酶促反应测定法和免疫学活性方法，以及近年来新兴的转基因细胞法等。

1. 体外细胞培养测定法

1）促进细胞生长作用

大多数细胞因子都能促进某种细胞生长或为某种细胞株生长依赖因子，利用其不同特点进行活性测定的产品有：G-CSF（NFS-60 细胞）、GM-CSF（TF1 细胞）、EGF（3T3 细胞）、IL-2（CTLL-2 细胞）、IL-3 和 GM-IL-3 融合蛋白（Mo7E，TF-1 细胞）、IL-6（B9-11，7TD1 细胞）、IL-11（T10 细胞）等。

2）抑制细胞生长作用

如利用 TNF 抑制 L929 细胞生长的作用测定其效价，测定方法是以 L929 为靶细胞，用不同浓度 TNF 处理细胞后，用结晶紫对存活 L929 细胞染色，在 570nm 比色，按标准品 50% 最大效应点的稀释倍数折算为样品 TNF 效价。

某种产品对细胞有促进生长作用，则该产品相应的抗体可发挥抑制作用，反之亦然，因此该细胞同样可测定其相应抗体的活性。表 3-4 为常见生物技术药物生物学活性测定方法及细胞株。

表 3-4　生物技术药物生物学活性测定方法及细胞株

细胞 / 方法名称	细胞的主要特性及应用
鼠结缔组织 L 细胞株 929 克隆（L929）	主要用于细胞繁殖培养及细胞定量培养；肿瘤转化试验；营养代谢及酶动力学；病毒检测；免疫学放射学及毒理学；对 rhTNF 活性测定非常敏感，并适用于其他抗肿瘤物质的活性测定
小鼠胚胎细胞（3T3 BALB/c clone A31）	有接触抑制现象，对猴病毒 40 及鼠肉瘤病毒敏感，并有转化作用，用于体外的致瘤性研究、rhEGF 和 rbFGF 的活性测定，生长因子类的生物制品（如 IGF-1 等）对其具有广泛的刺激生长作用
红白血病细胞（TF-1）	rhGM-CSF 的依赖株，用于其活性测定，也适用于 rhEPO 和 IL-5 的活性测定，最近发现 TGF-β1 和 TGF-β2 能抑制 TF-1 细胞的扩增
鼠成髓细胞（NFS-60）	M-NFS-60 来源于野生型小鼠同向性逆转录病毒 Cas-Br-MuLV 诱导的骨髓白血病细胞系，为成淋巴细胞，悬浮生长，对 IL-3 和 M-CSF 都有反应，可用于 rhG-CSF 的活性测定
人羊膜表皮细胞（WISH cell）	来源于人胎儿羊膜的上皮样肿瘤细胞，贴壁生长，对Ⅰ型和Ⅱ型脊髓灰质炎病毒、3 型腺病毒及疱疹病毒敏感，可用来测定 rhIFN 活性，也可作为抗病毒药物的活性测定细胞，同时也是细胞因子产生的鉴定模型
MDBK（NBL-1）细胞	来源于牛肾的正常上皮样细胞，对口腔疱疹病毒、感染性牛鼻气管炎病毒、牛细小病毒、1 型和 3 型牛腺病毒、牛病毒性腹泻病毒等敏感，可用于 rhIFN 活性测定
大鼠肾上腺嗜铬细胞（PC12 cell）	来源于鼠肾上腺髓质，圆形的嗜铬瘤细胞，NGF 可促进其神经元分化，可用于 NGF（重组和组织提取）的活性测定，也适用于其他神经营养因子（如 BDNF、CNTF、FGF、NT-3 等）的活性测定
B9-11 细胞	表达 gp130 的鼠杂交瘤细胞 B9 的亚克隆，只对人 IL-11、IL-6 有反应。抗鼠 IL-6 受体的单克隆抗体不影响 B9-11 在 IL-11 中的细胞增生。现应用于重组人白细胞介素 11（rhIL-11）的活性测定，是目前较好的 IL-11 依赖株

续表

细胞 / 方法名称	细胞的主要特性及应用
7TD1 细胞	来源于 C57BL/6 小鼠杂交瘤细胞，IL-6 依赖株，形态上为单个或成簇的圆形细胞。用于 IL-6 活性测定，同时也可测定白细胞介素 -11 的活性，但依赖性稍差
T10 细胞	来源于人类的浆细胞瘤，悬浮生长，形态上为成淋巴细胞，细胞为浆细胞抗原 1（PCA-1）、转铁蛋白受体、CD38 阳性。用于 rhIL-11 的活性测定，依赖性也较好，以上三种细胞可能也可应用于其他促血小板增殖的细胞因子如 TPO 的活性测定
人原巨核细胞系 UT-7	来源于急性髓样白血病患者的骨髓，结构型的细胞因子依赖，可对各种细胞因子反应，如 GM-CSF。形态上为圆形、相对较大的细胞，悬浮生长，1%~2% 的细胞有轻微贴壁现象。rhEPO 的依赖株，神经生长因子类物质对其具有较好的增殖作用，应用于 rhEPO 的活性测定及干细胞因子的效价测定
人血管内皮细胞（ECV-304）	来源于人脐静脉内皮细胞，怀疑污染有 T24 膀胱癌细胞。目前应用于 Endostatin 活性测定，可能应用于抑制内皮细胞增殖的活性物质的活性测定
牛肾小球内皮细胞 GEN-T	能刺激 IL-6 的产生，目前应用于 Endostatin 活性测定，可能应用于抑制内皮细胞增殖的活性物质的活性测定
CTLL-2	来源于 C57BL/6 小鼠的细胞毒 T 淋巴细胞，形态上为成淋巴细胞，悬浮生长，是 IL-2 的依赖株，用于 IL-2 的活性测定
人包皮纤维细胞（Hs68）	正常的人二倍体纤维原细胞，生长有代次限制，根据重组人血小板样生长衍生因子（PDGF）对其促增殖作用，现应用于 PDGF 的活性测定，可应用于组织生长作用的基因功能的筛选工作
MCF-7	来源于人腺癌细胞，胰岛素依赖的上皮细胞，贴壁生长，细胞雌激素受体阳性，可产生胰岛素样生长因子结合蛋白（IGFBP）BP-2、BP-4、BP-5，具有分化的乳腺上皮细胞的一些特性，TNF 抑制细胞的生长，抗雌激素处理可调整 IGFBP 的分泌
类原巨核细胞白血病细胞系的 UT-7 细胞株	SCF 的反应存在量 - 效关系。效价测定重复性好，A 值范围适合，能够更明显反映细胞的状态，结果更准确、客观，可用于干细胞因子的效价测定
牛毛细血管内皮细胞（BCE）	内皮细胞迁移试验法测定 endostatin 等血管抑制因子活性
网织红细胞计数法	rhEPO 促血红细胞生成活性测定
鸡胚神经节培养法	神经生长因子活性测定
溶圈法	测定 tPA、SK、SAK 等溶栓药活性
一期凝固法	血液凝血Ⅻ因子、Ⅸ因子、ⅩⅢ因子活性测定
酶底物显色法	重组水蛭素
碱性磷酸酶测定	重组骨形成蛋白（BMP）活性测定
家兔离体主动脉条测定法	重组脑利钠肽（BNP）活性测定
人黑色素瘤细胞 A375.S2	IL-1 的反应存在量 - 效关系，用于 IL-1 和 IL-1ra 的效价测定
CHO-PD-L1-CD3L 细胞和 Jurkat-PD1-NFAT 细胞	用于 PD-1 和 PD-L1 单抗的活性测定（转基因细胞法）
NFAT-RE-Luc2P/KDR HEK293	VEGF 靶点单抗活性的测定（转基因细胞法）
HEK293 GCA 细胞	脑利钠肽活性测定（转基因细胞法）
UT-7-SG-Luc 细胞	促红细胞生成素活性测定（转基因细胞法）
HEK293-ISRE-Luc 细胞	干扰素活性测定（转基因细胞法）

3）间接保护细胞作用

IFN 可以保护人羊膜细胞（WISH）免受水泡性口炎病毒（VSV）破坏，用结晶紫对存活 WISH 细胞染色，可以得到 IFN 对 WISH 细胞的保护效应曲线，按 50% 保护点的稀释倍数可以折算为待检样品中 IFN 的效价。

2. 离体动物器官测定法

如采用家兔主动脉条测定重组脑利钠肽生物学活性。

3. 生化酶促反应测定法

这类测定方法不依赖活的生物系统，主要基于产品与某种物质的结合或产品本身的化学反应，具有便于操作、精确、稳定等特点。例如，重组链激酶生物学活性测定，链激酶和纤溶酶原（h-plg）首先形成复合物，激活游离的 h-plg 为有活性的纤溶酶，纤溶酶能降解人纤维蛋白为可溶性的纤维蛋白片段，在不溶性纤维蛋白琼脂平板中形成溶圈，根据不同剂量产生的溶圈大小的量 - 效关系，计算样品的效价。

4. 免疫学活性测定法

利用异种蛋白质具有免疫原性的特点，通过免疫动物，制备相应的单克隆抗体或多克隆抗体，采取 ELISA 等方法测定产品的结合活性。由于蛋白质的生物学活性与其免疫学活性不一定相平行，如果蛋白肽键的抗原决定簇和生物活性中心相一致，ELISA 法测定结果和生物学活性测定结果一致；如果不一致，两者的结果也不平行。由于两种测定法所代表的意义不同，所以免疫学活性测定法不能完全替代生物学活性的检测（表 3-5）。

表 3-5　生物学检测与免疫学检测的比较

检测项目	生物学活性检测	免疫学活性检测
原理	产品特定生物学活性	产品与其抗体（单抗或多抗）的特异性结合能力
结果显示	生物学活性	含量
灵敏度	一般较高	一般较低，亦可高
特异性	低（有交叉反应）	高
周期	长	短
重复性	较差	较好
标准化大量检测	困难	容易
受实验培养条件影响	大	小
制品的相互干扰	有	无

5. 转基因细胞法

实际检测中，有些细胞不易培养，扩增缓慢，一次活性检测往往需要几天甚至几周；有些试验步骤冗杂，影响因素较多，重复性较差。此外，很多生物技术药物没有强反应性的细胞系，或者没有易检测的细胞学效应。基于细胞分子生物学技术的快速发展和信号通路的深入研究，人们设计出转基因细胞法，更加快速、简便地测定生物学活性。构建药物反应性转基因细胞系是依据药物的作用机制来制订方案的，包括受体激活、信号转导、信号传递及终效应，选择合适的靶标作为反映药物活性的指标。从目前文献报道来看，根据细胞改造方式的不同，主要分为以下几类：①导入天然受体；②导入报告基因；③导入天然受体和报告基因；④导入融合受体；⑤导入融合受体和报告基因。这些转基因细胞的主要目的就是增强靶标的信号强度或者获得易检测的靶标，解决某些生物技术药物的测活难题。

例如，某些细胞因子与细胞表面受体结合后的信号转导通路已经比较了解，可以在细胞中导入荧光素酶报告基因，如果细胞因子与其受体结合，将引起荧光素酶的表达，通过加入底物显色可以对结合情况进行评价，针对这些细胞因子的单抗可通过荧光素酶报告基因法测定中和活性。例如，针对 IL-1β 的卡那奴单抗（Canakinumab），测定原理如下：将带有荧光素酶报告基因的细胞铺板，加入梯度稀释的待测单抗及参比品，再加入 IL-1β，IL-1β 能刺激细胞引起荧光素酶的表达，但抗体与 IL-1β 结合能中和其刺激作用，随着抗体浓度的增加，荧光素酶表达量减少，二者呈负相关性，最后加入底物显色并检测，通过平行线分析法计算待测单抗的活性。

细胞分子生物学技术的快速发展和信号通路的深入研究促进了转基因细胞法的发展。目前转基因细胞法已较广泛应用于细胞因子类和单抗类药物的活性测定。报告基因法是最常见的转基因细胞法，例如，中国食品药品检定研究院和加拿大卫生部疫苗评价中心合作研究建立的干扰素报告基因测活方法，现已收录入 2015 版《中国药典》三部“干扰素活性测定第二法”。该法主要原理是将干扰素反应元件 ISRE- 萤光素酶报告基因载体导入 HEK293 细胞，加压筛选得到稳定的单克隆细胞株，通过检测干扰素作用后萤光素酶活性的变化来测定其生物学活性。此外，促红细胞生成素、促胰岛素分泌肽、VEGF 单抗、PD-1 单抗、IL-5 单抗、IL-6 单抗等药物均已建立了相应的报告基因测活方法。而脑利钠肽的转基因细胞法是通过向 HEK293 细胞中导入天然受体，增强细胞反应性，检测第二信使 cGMP 的含量变化来测定其活性。这些转基因细胞法与传统方法相比，操作更加简便快速，变异度小，准确度高，表明转基因细胞法在生物学活性测定领域具有良好的应用前景。

6. 体内测定法

利用动物体内某些指标的变化，测定出产品的生物学活性，如 EPO 活性测定。体内注射 EPO 后，计算小鼠网织红细胞增加的数量与标准品比较，确定其活性单位。骨形成蛋白（BMP）活性测定则是采用给小鼠身体局部植入药物一定时间后，根据局部产生骨组织结节的大小，用血清钙试剂盒测定钙的浓度，以植入区生成 1μg 钙为 1 个生物学活性单位（BU）来判定。

（四）生物学活性测定方法的选择

1. 体内测定和体外测定方法

体内测定就是整体动物测定，能为较大范围的重组产品的效价提供有用信息。但这些过程通常相对不精确，并且费时、昂贵、难操作。为获得可信的效价值，通常要使用相当数量的动物，这同时也带来伦理问题，也不符合目前国际上实验动物的“3R”原则。除一些个别情况，大多数情况下倾向于选择体外测定方法。

体外测定可使用分离的器官和组织、原代细胞或传代细胞系。整体器官测定方法所遇到的问题与使用动物测定遇到的问题相同，应尽量避免。使用原代细胞测定，由于制备的细胞每次不同，所以结果不能完全一致，不易于标准化。目前最为常用的方法是应用连续生长的、因子依赖的、克隆化的细胞系的方法，这些方法的优点是测定结果比较精确、重现性好、便于统计分析。

理论上，生物分子的任何生物学特性如果和可测量的量化结果相关，都可作为生物活性测定方法的依据。然而，有一些生物学效应显然比其他的效应更容易准确测量。实际上，已经建立起非常广泛应用的生物学活性测定系统，首先要确保能反映制品的生物学特性，其次是方法应稳定、可靠、易于标准化，此外还要考虑可利用的设备和人员的情况而综合确定。

2. 定量、半定量、定性方法

生物技术药物活性复杂多样，也有相当数量的测定方法可供利用。作为生物技术产品的生物活性测定常规评价方法一般确定一种就可以。通过研究，应首先选择能够定量评价的方法，最好能够选择背景较低、信噪比较高的反应系统，以得到较好的可重复剂量反应曲线。连续生长的、因子依赖的细胞系通常具有这些可信赖的特征。也有些制品不能满足以上条件以定量评价其生物学活性，可采用半定量方法，如神经生长因子（NGF）用鸡胚神经节突起测定方法，根据不同剂量 NGF 刺激鸡胚神经节突起程度分 5 个档计量，同时用标准品校正后确定样品的效价单位。以上方法都不能成功时，可建立定性方法来评价生物学活性。然而，即便已建立了半定量或定性活性测定方法，仍不能放弃开发定量测定方法，如前述的测定 NGF 活性的鸡胚神经节法，鉴于其操作复杂、结果变异较大，目前已开发成功了体外培养 TF-1 细胞的活性测定方法，该方法更加简便、灵敏和客观，已纳入《中国药典》（2015 版）三部（通则 3530 第二法）。

也有一些情况下，像生产工艺稳定、生物学活性测定方法特别复杂或困难的产品，可以与其他方法进行比较研究，经过验证证明两者相一致的情况下，可采用其他替代方法。例如，重组人生长激素就经过方法验证后采用了 HPLC 定量方法来代替原来复杂的动物活性测定方法。

3. 细胞培养法中细胞染色标记方法

1983 年 MTT 方法的文献发表后，大量文献对比实验证明 MTT 方法与同位素方法在一定范围内没有显著差异，近年来我国生物技术药物的活性效价的同位素测定法已基本被其他非同位素方法替代。MTT 在活细胞的线粒体中可以定量地被还原为 MTT Formazan，通过比色法测定 MTT Formazan 的量可以反映线粒体电子传递系统机能，间接表示细胞的生长状态，包括增殖的细胞和非增殖活细胞。该方法可用于悬浮细胞和贴壁细胞的量反应测定。如果改变细胞培养条件，如延长培养时间等，就有可能达到只检出增殖细胞的水平。

Alamar Blue 的原理为氧化型 Alamar Blue，可被活细胞中的线粒体酶还原，还原后发生颜色和荧光改变，由于颜色的深浅和荧光的强度与活细胞数成正比，可用分光光度计或荧光检测仪检测。Alamar Blue 具有对细胞的毒性小、对加入培养液中的细胞生存力不受影响而使培养可以持续进行的优点，可对增殖的活细胞和非增殖活细胞进行检测。

结晶紫（crystal violet）染色法是对活细胞进行染色后，在比色计中测定光吸收值（A），由于 A 值与着染细胞数成正比，适合于贴壁细胞的量反应测定。例如，用结晶紫对存活 L929 细胞染色，方法简单易行，但敏感度较差。

另外，在细胞增殖测定里，除了以上细胞数目检测方法外，还有细胞周期分析法（cell cycle analysis）。由于处在不同细胞周期的细胞 DNA 含量不同，采用 PI（propidium iodide）标记各周期的细胞中的 DNA，利用其荧光强度不同，可以用流式细胞仪进行细胞周期分析。在细胞增殖的显著状态上因为 S 期的细胞多，G_0/G_1 期的细胞的比例减少，所以从它们的比例变化可以评价细胞因子和添加抑制剂后的作用。虽然这个方法存在需要一定细胞数、样品处理费时的缺点，但因其可以将固定样品集中测定，所以也比较简便，并且根据改变程序的分析条件也可以对细胞凋亡情况进行分析。该方法所需分析仪器昂贵，不易普及（表 3-6）。

表 3-6　几种细胞染色测定方法比较

内容＼方法	^{3}H-Thymidine	BrdU	MTT	Alamar Blue
靶向物	← DNA 合成系统→		←线粒体电子传递系→	
检出细胞的状态	←增殖→		←增殖、生存→	
检出法	放射活性	色素、荧光	色素	色素、荧光
抽出的必要性	+	+	+	–
其他试剂的必要性	+	++	+	–
成本（以 MTT 为 1 时）	60	80~100 （使用试剂盒）	1	2
缺点	使用同位素	不适合悬浮细胞	检出大量未增殖活细胞 处理时费力	检出未增殖活细胞

4. 生物学活性测定分析方法

生物学活性测定方法的结果可用能诱导 50% 最大反应的待测样品最高稀释度作为参考效价（或滴度），或以此稀释度中所含样品的量为 1 单位（U），即以此稀释度的倒数为待测样品所含的单位数。较为准确的结果判定是比较已知浓度或活性单位的标准品和待测样品的实验结果。绘制标准品和样品的剂量 - 反应曲线，由于同样的分子反应，两种曲线应当平行，可在曲线上求得引起相同反应的待测样品的含量（浓度或活性单位数）。

早期人们通常用手工作图法来计算待测样品的浓度或活性单位，如 rhTNF 的生物学活性测定方法。以 rhTNF 标准品和待测样品的稀释度为横坐标、结晶紫染色法测定值（A）为纵坐标作图，以标准品的最低和最高 A 值的平均值处作平行于横坐标的直线，以该直线与各相应样品曲线的交点向横坐标作平行于 y 轴的直线，该直线与横坐标的交点为样品的半效稀释度。近年来，随着多功能酶标仪的推广，建议使用根据手工作图法公式设计的四参数分析软件，仪器自动读板后可以直接计算出待测样品的活性单位。经过两种方法的比较，统计学处理结果证明两者无显著差异。

5. 比活性测定的意义

比活性是每毫克蛋白质的生物学活性单位，这是重组蛋白质药物不同于化学药的一项重要指标，也是进行成品分装的重要定量依据。由于蛋白质的空间结构不能常规测定，而蛋白质空间结构的改变特别是二硫键的错误配对可影响蛋白质的生物学活性，从而影响蛋白质药物的药效，比活性可间接地反映这一情况。例如，人白细胞介素 -2 的比活性应为 10^7U/mg，如果某批人白细胞介素 -2 的比活性仅为 10^6U/mg，这就说明，这批产品中有 90% 的蛋白质不具有正常活性或已失活。通过对原料药比活性的检测，不仅可反映产品生产工艺的稳定情况，而且还可以比较不同表达体系、不同生产厂家生产同一产品时的质量情况。一般比活性的标准可根据中试工艺优化后的多次检定结果统计后定出下限。比活性的实测值可为工艺过程中成品的配制、分装提供依据。

（五）生物学活性测定标准范围确定

当建立常规质量控制的标准范围时，应考虑到多批次样品试验测定值的变化，以及相同分析程序的试验测定值的变化和以前的数据，并需要进行合理的统计学处理。

通常生物技术产品的说明书应明确标示所含的药物规格，即标示量，同时要在质量标准中对生物学活性设定标准。对每一批产品都应当按照其质量标准进行生物学活性测定，必须使用验证过的分析方法，并提供用此方法的效价测定平均值和单一测定的可信限范围。规定效价测定的范围主要包括测定方法的误差范围和生产工艺的偏差。效价测定标准的确定不仅符合平均效力测定，还应符合验收限度范围内测定效价的误差可信限范围。这种方法在一些常规生物制品特别是生物技术产品，如激素的标准中得到了很好的应用。例如，对某一产品，测定其误差置信范围为标示量的 64%~156%，生物活性测定效价的标准定为 80%~125%，当然规定标准的来源必须是从不同批次产品的平均效价测定结果统计得来的，目的是要保证 95% 以上的产品能够符合所规定的标准（图 3-2）。其规格应建立在真实的生物活性测定数据上，因此每种产品的效价测定的规定标准依不同产品的具体情况而定。产品标签上的效价可以为标示效价，效价标示量根据多批产品测定结果的平均效价值来定。规定标准必须建立在这一效价值上。虽然这是指定的效价标准，也可认为是所有批次产品的预期效价。效价测定的规定标准一旦确定，每一批产品的平均效价应必须在规定的标准范围内，否则该批产品不合格。

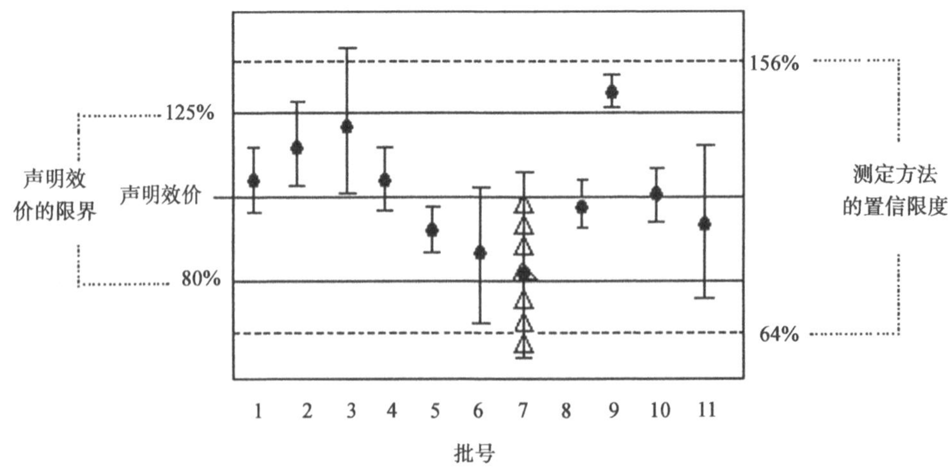

图3-2　生物活性测定中可信限的计算说明

应用几种不同的独立测定方法测定一种生物活性物质。每一种独立的测定方法应能提供样品的估测效价（△），每批的平均效价是从该批的独立估测得到的（•），置信限度是用对数效价间的变异得到的。标示效价范围的确定是以患者所需要的量为基础的。置信限度的设置是允许测定方法固有的变异和确保任何一批产品符合的质量标准。

一般在新生物技术药物的研究申报阶段，生物活性测定方法的建立是一个由不成熟到相对成熟的过程。这一阶段尚未建立国家标准品，所以在设定测定标准时可以适当放宽，等到新药得到批准，建立了国家标准品，相应生物学活性测定方法通过进一步优化调整，在综合多批次数据的基础上，可逐步收紧标准范围，形成更为严谨的质量标准。

二、蛋白质纯度检查

蛋白质纯度检查是重组蛋白质药物检测的重要指标之一。按规定必须用两种或两种以上不同原理的方法（如 HPLC 和电泳法）测定，并根据不同产品的特点设定质量标准。对于剂量较小的细胞因子（一般为微克级）等产品，纯度的检测通常是在原液中进行；对于剂量较大的抗体类产品（多为毫克级或更高），则在成品和原液中均需要进行纯度检测。

测定蛋白质的纯度受到很多条件的限制。鉴定小分子纯度的一般标准不适合于蛋白质。从蛋白质制剂中检测出少量的杂质蛋白是很困难的，因为杂质蛋白的量可能低于很多测定方法的检测下限。也可能有这种情况：当用一种方法测定蛋白质纯度时，可能有两种或更多的蛋白质表现出相似的行为。这种类似的行为可能会得出本来是混合物的样品也被认为是均一物质的错误结论。因此，只用一种方法作为纯度试验的标准是不可靠的，必须选择多种测定纯度的方法。事实上，所谓的纯度检测方法，更准确地说应该是检测样品不纯或非均一的方法。纯度最终取决于所用方法的类型和分辨率，低分辨率方法检测合格的样品改用高分辨率方法时就有可能证明它是不纯的，而且每一种方法只能描述样品在某一方面的性质。例如，用 SDS-PAGE 电泳法进行测定，得到一条均一带，这只能说明样品在分子量方面是均一的；如果用酶分析法检测污染物，分辨率还能进一步提高，但污染物必须有特异的酶反应性质。因此，最好的纯度标准是建立多种分析方法，如等电点、分子量、疏水性、电荷异质性等，从不同的角度来证明蛋白质样品的均一性。

（一）SDS-PAGE 非还原电泳法

用非还原型 SDS-PAGE 法，加样量不低于 5μg，用银染法染色（检测限在 1~10ng 范围）；或用考马斯亮蓝 R-250 染色（检测限在 0.1μg 范围），加样量不低于 10μg。结果应无明显杂蛋白出现，经扫描仪扫描，一般蛋白量应不低于总蛋白量的 95% 或 98%。

用 SDS-PAGE 法样品在凝胶电泳上显现出一个带，是纯度的一个指标。但只能说明，样品在荷质比（电荷 / 质量）方面是均一的。如果在不同的 pH 下进行凝胶电泳或采用双向电泳后都为一条带，其结果就更加可靠。

除通用的质量控制标准和检测方法以外，某些检测项目和所用方法应根据制品的具体情况来定，如 SDS-PAGE 分析原液蛋白纯度，通常情况下都用银染法进行显色，但某些制品如重组人白细胞介素 -2、重组链激酶等银染后区带中心（蛋白含量高）显黄色，区带边缘（蛋白含量低）显黑色，凝胶扫描后呈双峰，即蛋白含量高的凝胶扫描光吸收结果反而较低，缺少量效关系，则应以考马斯亮蓝染色为宜。

（二）HPLC 法（SEC-HPLC、RP-HPLC、IEC-HPLC 等）

HPLC 法应根据不同的纯化工艺选择不同的方法。除了 SEC-HPLC 外，还可采用与 SDS-PAGE 法原理不同的反相柱或其他离子交换柱进行分析。在质量标准中要说明采用的是什么性质的分析柱；如有些产品不适合用反相柱，要说明原因。

当用线性梯度离子交换法或体积排阻色谱检测样品时，如果制剂是纯的，应呈现出单一的峰，尤其是在凝胶色谱中更应如此。当然，有必要加大进样量，观察是否有杂质峰出现，若杂质峰与样品峰相差较远，有可能将含量 1%~2% 的杂质检测出来。在成品的检测中可能由于含有氨基酸或其他保护剂，也会出现色谱峰。

（三）毛细管电泳

毛细管电泳的方法简便、快速、灵敏度和分辨率高，目前已开始成为抗体等药物的常规检定方法。表 3-7 介绍了几种重组蛋白纯度检定方法的比较，表 3-8 介绍了几种研究蛋白质纯度的方法和机制。

表 3-7　几种重组蛋白纯度检定方法的比较

特性	HPLC	SDS-PAGE、IEF	CE
分离机制	极性、非极性分配，分子大小、离子交换	电荷、等电点	电荷等
分析所需时间	10~120min	几小时	10~30min
分辨力	好	好	好
样品体积	10~50μl	1~50μl	1~50nl
灵敏度范围	ng~μg	ng~μg	pg
定量准确性	++	+	+++
析出方式	紫外、荧光、折射、电化学、放射性	染色（可见、荧光）银染放射自显影	同 HPLC
仪器价格	中 ~ 高	低	中 ~ 高
日常消耗	低	高	低
自动化	中 ~ 高	低	中 ~ 高
人力操作	低	高	低
制备级	中	中	微量级制备
收集样品	可以	可以	较困难

表 3-8　用于研究蛋白质纯度的方法和机制

方法	分离机制
反相 HPLC	疏水性
毛细管电泳	荷质比
离子交换 HPLC	电荷
等电聚焦	电荷
双向电泳	电荷、分子大小
SDS- 聚丙烯酰胺凝胶电泳	分子大小
分子排阻 HPLC	分子大小
CE-SDS	分子大小
质谱测量法	分子大小

三、蛋白质含量测定

蛋白质含量测定是重组蛋白类药物质量控制中的重要指标之一，准确的蛋白质含量测定对产品的分装、比活性计算、残留杂质的限量控制及其他理化特性测定均具有重要意义。而蛋白质含量测定标准品作为蛋白含量测定中的“标准”或“尺子”，其本身的准确定量十分重要。

在质量标准中设定此项目主要用于原液比活性计算和成品规格的控制。蛋白质含量可根据它们的物理化学性质采用 Folin- 酚试剂法（Lowry 法）、染色法（Bradford 法）、双缩脲法、紫外吸收法、HPLC 法和凯氏定氮法等测定。

（一）凯氏定氮法

不需要昂贵的仪器设备，但操作比较复杂，灵敏度较低（毫克级水平），其结果受非蛋白氮的影响，可用钨酸沉淀法或三氯醋酸沉淀法加以排除。由于该方法为绝对定量，在蛋白标准品赋值时使用该方法，一般不作为常规的检定方法。但是对于某些本身带有颜色，不适合比色法测定的特殊制品，如磷脂化铜锌超氧化物歧化酶，在质量标准中也可采用此方法。

（二）Folin- 酚试剂法（Lowry 法）

定量范围为 5~100μg/ml，该方法适合蛋白质的微量测定。优点：方法简便，灵敏度较高，较紫外吸收法灵敏 10~20 倍，较双缩脲法灵敏 100 倍左右；所用仪器简单；不同蛋白质间的变异少，是蛋白质量化的可靠方法；所需时间约 40min。目前国内外多数细胞因子类制品蛋白含量用该法进行测定。缺点：受多种物质干扰；反应速度慢；某些试剂不稳定；蛋白质不可逆变性；芳香族氨基酸比例会影响蛋白检测结果。

（三）BCA 法

从 Lowry 法派生的蛋白含量测定方法。优点：操作比较简单，采用单一试剂 4, 4′-

二羧酸 -2，2′二喹啉（bicichoninic acid，BCA），终产物稳定，比 Lowry 法的干扰物少。所需时间：40min、2h 或过夜。缺点：反应时间长；蛋白质不可逆变性。定量范围：标准分析 10~1200μg/ml，微量分析 0.5~10μg/ml。

（四）Bradford 法

采用考马斯亮蓝 G-250 与蛋白质结合的原理，迅速、敏感地定量测定蛋白质的方法。所需时间：10min；定量范围：25~200μg/ml；0.1ml 的最小体积可测得的最低蛋白为 2.5μg。

（五）紫外吸收法

由于蛋白质中酪氨酸和色氨酸的苯环含有共轭双键，因此蛋白质具有吸收紫外光的性质，吸收高峰在 280nm 处。在此波长下，蛋白质溶液的光吸收值与其含量呈正比关系，根据光吸收值和不同制品的消光系数，可进行定量测定。定量范围：0.2~2mg/ml。

利用紫外吸收法测定蛋白质含量的优点：快速、非破坏性、直接测定不需要标准品。不消耗样品，低浓度的盐类不干扰测定。如果蛋白质不含苯丙氨酸、酪氨酸和色氨酸，它将无法检测。若样品中含有嘌呤、嘧啶等吸收紫外光的物质，会出现较大干扰。此外，结果可能受配方中光吸收物质影响，故应结合产品特点对方法进行验证。目前该方法是检测单抗类制品蛋白含量的最常用方法。

（六）ELISA 法

ELISA 法为特异蛋白含量测定方法，具有特异性强、灵敏度高、同时测定样品多等特点，可用于生产过程中目标蛋白含量的测定。

（七）HPLC 法

HPLC 法具有定量精确、灵敏度高、重复性好、自动化程度高等特点，多用于成品（drug product）的质量控制，且需要同种蛋白作为标准品。

（八）关于蛋白含量测定用标准品

以往细胞因子蛋白含量测定采用人或牛血清白蛋白作为标准品，由于不同蛋白质之间氮常数的差异，无法避免测定的系统误差，且无法测定加入人血白蛋白作为保护剂的成品中的蛋白含量。鉴于此，中国食品药品检定研究院组织研制了多种细胞因子蛋白含量测定同质标准品，采用的技术路线为：首先采用凯氏定氮法对标准品液体原料进行定量协作标定，然后采用 HPLC 法，以该液体标准品作为标准对冻干标准品进行赋值。通过两阶段协作标定组合，突破了凯氏定氮消耗标准品成品数量巨大且容易引入较大误差的瓶颈，保证了细胞因子蛋白含量测定同质标准品的发放和使用需求，提高了测定的准确性。表 3-9 比较了几种常用的蛋白质定量方法。

表 3-9　常用蛋白质定量方法的比较

方法	所需蛋白质的量 /（mg/ml）	破坏与否	蛋白质 / 蛋白质变化情况	技术复杂性	方法的变异系数 /%
双缩脲法	0.5~5	是	少	简单、快速	5
Lowry 法	0.05~5	是	中等	显色慢、试剂多	5
凯式定氮法	0.05~3	是	少	干扰、复杂 复杂、慢	0.154
紫外 A（280 nm）	0.05~2	否	大	简单、快速、干扰物质多	0.439
染料结合法	0.01~0.05	是	中等	简单、快速	3.75
荧光法	0.001~0.01	否	中等	较易	3.75

四、蛋白质药物理化性质的鉴定

（一）特异性鉴别试验

利用蛋白质具有抗原性的特性对特定蛋白质进行检定。

免疫学方法是根据抗原 - 抗体特异反应建立的方法，如免疫印迹（Western blot）、免疫斑点、免疫电泳、免疫扩散、ELISA 等。重组产品通常用免疫印迹和免疫斑点进行鉴定，特别是当电泳出现两条或两条以上区带时，应该用免疫印迹进行鉴定。

另外，抗体中和试验可用于原液和成品的鉴别。该方法简便易行，要求抗体必须为中和抗体。如干扰素具有抗病毒活性，当加入干扰素中和抗体后则失去抗病毒活性。

（二）分子量测定

1. 还原型 SDS-PAGE 法

采用还原型 SDS-PAGE 法测定时，蛋白质在 SDS 和 β- 巯基乙醇存在的条件下，沸水浴 5min 后会形成表面带大量负电荷的杆状分子，降低了分子形态和电荷的影响，在电泳过程中蛋白迁移率基本只与其分子量相关，因此，可以简便、快速、直观地测定蛋白质的分子量。但该法测定结果有一定的误差，如大于 10 000 Da 的蛋白质，其测定误差为 10% 左右，而对小分子蛋白和多肽用该法测定误差更大，须采用质谱法。

在用 SDS- 凝胶电泳法测定蛋白质 M_r 时应注意以下几个问题。

（1）如果蛋白质 -SDS 复合物不能达到 1.4g SDS：1g 蛋白质的比率并具有相同的构象，就不能得到准确的结果。影响蛋白质和 SDS 结合的因素主要有以下 3 个。①二硫键是否被还原：只有在蛋白质分子内二硫键被彻底还原的情况下，SDS 才能定量结合到蛋白质分子上去，并使之具有相同构象。②溶液中 SDS 浓度：溶液中的 SDS 总量，至少要比蛋白质的量高 3 倍，一般需高达 10 倍以上。③溶液的离子强度：溶液的离子强度应较低，最高不能超过 0.26，因为 SDS 在水溶液中是以单体和分子团的混合体存在的，SDS 结合到蛋白质分子的量，仅取决于平衡时 SDS 单体的浓度而不是总浓度，在低离子强度的溶液中，SDS 单体具有较高的平衡浓度。

（2）不同的凝胶浓度适用于不同的 M_r 范围。Weber 的实验指出，在 5% 的凝胶中，M_r 为 25 000~2 000 000Da 的蛋白质，其 M_r 的对数与迁移率呈直线关系；在 10% 的凝胶中，M_r 为 10 000~70 000Da 蛋白质呈直线关系；在 15% 的凝胶中，M_r 为 10 000~50 000Da 的蛋白质其 M_r 的对数与迁移率呈直线关系；3.33% 的凝胶可用于 M_r 更高的蛋白质（以上各种浓度的凝胶，其交联度都是 2.6%）。

可根据所测 M_r 范围选择最适凝胶浓度，并尽量选择 M_r 范围和性质与待测样品相近的蛋白质作标准蛋白质。标准蛋白质的相对迁移率最好在 0.2~0.8 范围内均匀分布。

在凝胶电泳中，影响迁移的因素较多，而在制胶和电泳过程中，很难每次都将各项条件控制得完全一致，因此，用 SDS- 凝胶电泳法测定 M_r，每次测定样品必须同时作标准曲线，而不得利用另一次电泳的标准曲线。

（3）有许多蛋白质是由亚基（如血红蛋白）或两条以上肽链（如胰凝乳蛋白酶）组成的，它们在 SDS 和巯基乙醇的作用下，解离成亚基或单条肽链。因此，对于这一类蛋白质，SDS- 凝胶电泳测定的只是它们的亚基或单条肽链的 M_r，而不是完整分子的 M_r，为了得到更全面的资料，还必须用其他方法测定其 M_r 及分子中肽链的数目等，与 SDS- 凝胶电泳的结果互相参照。

（4）不是所有的蛋白质都能用 SDS- 凝胶电泳法测定其 M_r，已发现有些蛋白质用这种方法测出的 M_r 是不可靠的。这些蛋白质包括电荷异常或构象异常的蛋白质、带有较大辅基的蛋白质（如某些糖蛋白）及一些结构蛋白（如胶原蛋白等）。

2. 质谱法

早期质谱法只能测定几千左右的分子量，直到 20 世纪末人们才开始用质谱测定大分子蛋白，主要是基于两种电离技术的出现：电喷雾离子化（electrospray ionization，ESI）和基质辅助激光解析离子化（matrix-assisted laser desorption ionization，MALDI）。蛋白离子化后，通过质量分析器测定其质荷比可计算分子量。ESI 离子源可使蛋白分子带不同数量的多个电荷，形成一系列质谱峰，分子量由这一系列质谱峰计算得出，测定结果相对准确；它的另一个优点是可以与高效液相色谱仪联用，能将液相的高效分离与质谱分子量的准确测定有机结合起来，可用于复杂样品的分析测定。ESI 源质谱仪不适于测定不均一样品的分子量，如 PEG 修饰蛋白、存在复杂糖基化修饰的蛋白质等。MALDI 离子源一般只产生带有一个或两个电荷的蛋白离子，形成单电荷质谱峰或双电荷质谱峰，并计算蛋白质的分子量。MALDI 离子源质谱仪能用于测定不均一样品的平均分子量，并可对电泳胶中的蛋白样品进行分子量的测定；所需样品量极少，几微升样品足够一次测定之用。分析时应根据蛋白质的具体情况选择合适的离子化方式。质谱法测定分子量具有准确、快速、重复性好、测定范围广等特点，其精确度可达 3‰。但因为仪器昂贵，不宜作为常规检定项目。

鉴于 SDS-PAGE 法测定分子量的局限性，在某些生物技术产品的质控中，可采用质谱法对参比品进行准确分子量测定，在样品的批放行检定中，可采用 SDS-PAGE 法，证明供试品与参比品一致即可，从而达到了将 SDS-PAGE 的简便性和质谱法的准确性相结合的目的。

（三）等电点测定

在样品脱盐后用等电聚焦电泳法测定。等电聚焦法也可用于测定纯度，此法的基础仅仅是根据等电点的不同来进行分离的。细胞中含有 10 000~50 000 种蛋白质，它们的等电点基本上分布在 pH4~10，因此，会有重叠现象。如果蛋白质均匀分布，1 个 pH 单位约有 7000 个蛋白质，而实际上分布并不均匀，主要集中在 pH4~8。

重组蛋白质药物的等电点往往是不均一的，这可能与蛋白质的构型改变、N 端甲硫氨酸的有无或 C 端有无降解有关。但是，重要的是在生产过程中批与批之间的电泳结果应一致，以反映其生产工艺的稳定性。

不同蛋白质由于某些带电氨基酸（如在 pH7 条件下带负电的 Glu、Asp 和带正电的 Lys、Arg、His 等）的存在，其净电荷各不相同，即等电点各不相同。均一的重组蛋白只有一个等电点，有时因加工修饰等影响可出现多个等电点，但应有一定的范围。所以等电点测定是控制重组产品生产工艺稳定性的重要指标。

（1）等电聚焦电泳（IEF）：在两性电解质存在下，电泳胶形成一个 pH 梯度，蛋白质根据其等电点不同进行分离。蛋白质电泳移至等电点 pH 位置上时净电荷为零而停止泳动，形成区带，用银染或考马斯亮蓝进行染色。该法手工操作比较烦琐，价格较低；用快速电泳仪能自动化且简便、快速地分析结果。

（2）毛细管等电聚焦电泳（CIEF）和成像毛细管等电聚焦电泳（iCIEF）：简便、快速、灵敏度和分辨率高，目前已得到了广泛的应用。

（四）肽图分析

肽图分析可作为重组蛋白与天然产品或参考品的一级结构进行精密比较的手段，与氨基酸组成和序列分析合并研究，可进行蛋白质一级结构的精确鉴别。可采用多种蛋白质定位裂解手段和方法，一般有化学裂解法（如溴化氰）及蛋白酶裂解法（如胰蛋白酶），将蛋白质断裂成固定大小的多个肽段，通过各种分离手段分离并检测，如 RP-HPLC 法、SDS-PAGE 电泳法、质谱法等。在不能快速、便捷得到蛋白质一级结构的情况下，肽图分析可以对蛋白质一级结构作较为精确的判断，虽然不一定能指出变化的确切位置，但可以说明待测蛋白与标准物质之间是否一致。该种方法是蛋白质类生物技术药物一级结构确证的重要手段。同种产品不同批次的肽图的一致性是工艺稳定性的验证指标，因此，肽图分析在基因工程产品质控中尤为重要。同时，肽图分析也成为了其他分析方法的基础。

1. 裂解方法

肽图分析对样品的纯度要求较严格，至少在 95.0% 以上，并且缓冲液的盐离子浓度要小，因此一般要对水或裂解缓冲液透析。

（1）化学法：简单，结果比较可靠，但是有非特异降解反应。实验时一般与阳性对照一起做，进行比较。裂解位点少，对一级结构的鉴别能力差。另外，所用的试剂大多毒性很强，操作时应特别注意。

（2）蛋白酶裂解法：使用方便、安全，非特异降解少，结果可靠。酶的裂解位点一般比较多，能够比较全面地反映蛋白质氨基酸的变化情况；缺点是不易降解完全，酶易失活，裂解后片段多，进一步分析困难。酶本身属于蛋白质，对测定结果有一定干扰。

（3）特殊产品处理方法：大多数蛋白质可采用以上方法进行肽图分析，而对部分含二硫键、空间构象较复杂的特殊产品，在裂解及分析后往往会发现裂解不完全的情况，这是因为在酶切后蛋白质含有的二硫键仍然将各个片段连接在一起，此时需要经过特殊处理后再酶切：先用还原剂（巯基乙醇等）打开二硫键成为巯基，再用碘乙酰胺等封闭巯基，使之不能再形成二硫键，之后步骤按照常规酶切方法进行。表 3-10 介绍了用于肽图分析的常用裂解方法和试剂。

表 3-10　裂解方法及试剂

试剂	裂解位点	缓冲液
化学裂解法		
溴化氰（1mg/ml）	甲硫氨酸的羧基端	70% 甲酸（水）
溴甲基 2- 硝苯基巯基 3- 甲基吲哚（1mg/ml）	色氨酸的羧基端	50% 冰醋酸 /50% 水
甲酸	天冬氨酸（氨基端）和脯氨酸（羧基端）	88% 甲酸（水）
氯胺 T（10mg/ml）	色氨酸的羧基端	水
羟胺（2mol/L）	天冬酰胺（氨基端）和甘氨酸（羧基端）	0.2mol/L 碳酸钾
稀盐酸（0.013mol/L）	天冬氨酸的羧基端	水
蛋白酶裂解法		
α 胰凝乳蛋白酶	酪氨酸、色氨酸、苯丙氨酸、亮氨酸的羧基端	50mmol/L 碳酸氢铵，pH7.85
胃蛋白酶 A	苯丙氨酸（比亮氨酸更易裂解）的氨基端	醋酸，pH3.0
嗜热菌蛋白酶	亮氨酸（比苯丙氨酸更易裂解）的羧基端	50mmol/L 碳酸氢铵，pH7.85
胰蛋白酶	精氨酸、赖氨酸的羧基端	50mmol/L 碳酸氢铵，pH8.5
V8 蛋白酶	谷氨酸、天冬氨酸的羧基端或谷氨酰胺的羧基端	50mmol/L 碳酸氢铵，pH8.5 或 pH 6~7（水）
谷氨酸蛋白内切酶	谷氨酸、天冬氨酸的羧基端	50mmol/L 碳酸氢铵，pH7.85
赖氨酸蛋白内切酶	赖氨酸的羧基端	50mmol/L 碳酸氢铵，pH7.85
精氨酸蛋白内切酶	精氨酸的羧基端	50mmol/L 碳酸氢铵，pH7.85

2. 常用的分析方法

（1）SDS-PAGE 电泳：分辨率较低、分子量小于 2000Da 的多肽不易检测。染色：考马斯亮蓝染色 10ng~1μg/ 带；银染色 2~10ng/ 带，一般采用银染法。

（2）反相 HPLC（RP-HPLC）：分辨率高，小分子按疏水性大小分离。由于其相对简单、重复性较好，多用于重组产品的质量常规检测。重组制品肽图分析其图谱应与制品蛋白特性相符合，而且批与批之间图谱应与标准品一致。

（3）高效毛细管电泳（HPCE）：小分子按荷质比大小分离。该方法分离模式多、分辨率高、分离速度快。由于糖基化蛋白上的糖链所致不均一性的存在，所以糖肽图较普通肽图更加复杂，HPCE 比 HPLC 对糖肽的分析效果更佳，但该方法用于质量常规检测的稳定性和重复性还有待进一步验证。

（4）质谱分析：①液质连用，HPLC 分离以后，用质谱法测各个片段的分子量，就得到质量肽图。该方法能检出的肽段可以占到被测蛋白全序列的 70% 以上。②测蛋白定位裂解后的肽段溶液，直接进样依靠质谱分离并检测，就得到肽指纹图谱。该方法耗时少，但由于干扰因素多，检出误差略大。

在重组蛋白制品肽图分析中，SDS-PAGE 电泳法、反相 HPLC 法和毛细管电泳法都需要标准品或参考品的支持。一般将供试品、标准品或参考品在相同条件下试验，并通过谱图比对加以判断。质谱分析方法由于可以精确测定各个分离肽段的相对分子量，并与理论值相比较，所以不需要标准品或参考品参与，因此可用于理化标准品或参考品的质量控制研究。

SDS-PAGE、反相 HPLC 和 HPCE 分离的组分（片段）可用以下方法做进一步分析，如 N 端氨基酸序列测定、质谱分析等。例如，重组人白细胞介素 -11 不同表达系统生产的重组 IL-11 在氨基端存在一定差异，一种为 177 个氨基酸（即 N 端少了脯氨酸），另一种为 179 个氨基酸（即 N 端多了甲硫氨酸），采用胰蛋白酶酶切后 RP-HPLC 分析的酶切图谱表明，两者相比多出了 G 和 M 两个峰，将这两个峰回收经过测序鉴定后确认是含脯氨酸和甲硫氨酸的片段（图 3-3）。

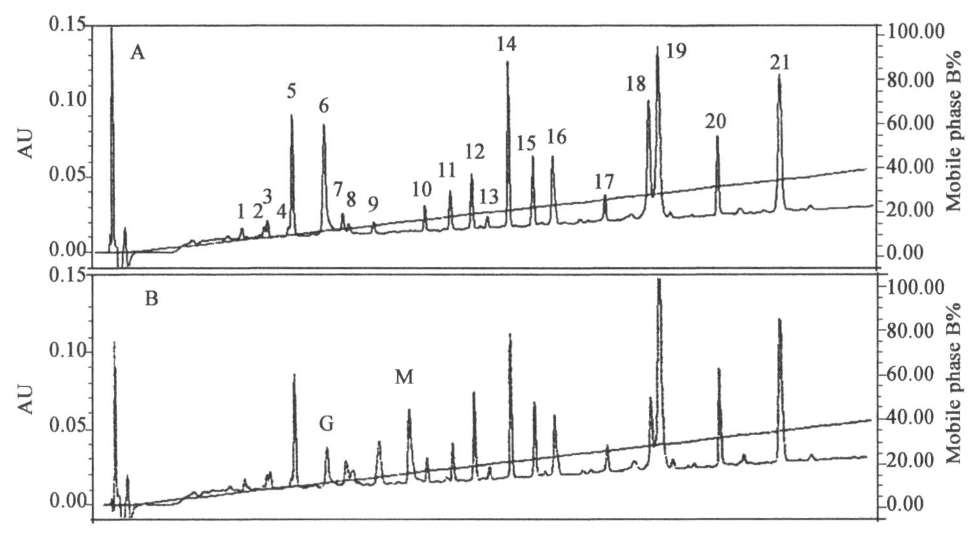

图3-3　两种IL-11的HPLC分析肽图

利用一级质谱分离特定质荷比的肽段，再对其进行二级质谱分析，可以测出该肽段部分序列，并与数据库中的序列比较，对蛋白质的归属加以判断。肽图分析已经不仅仅是一种分析方法，更是其他一些相关性分析的基础手段，如突变点分析、二硫键位点分析和糖基化位点分析等。

（五）吸收光谱

对某一重组蛋白质来说，其最大吸收波长是固定的，在生产过程中每批产品的紫外吸收光谱应当是一致的。

此方法是以生理盐水为对照，在 200~350nm 范围内对待检样品溶液进行扫描。批与批之间的紫外吸收图谱应一致，且最大吸收波长应与理论值相符。由于存在测定方法误差，需要确定一个标准范围，如 GM-CSF 最大吸收峰波长规定标准为（279 ± 3）nm。

有的重组产品一级结构不含芳香族氨基酸，在 280nm 附近没有最大吸收峰，可不做紫外吸收光谱测定，如重组人脑利钠肽（rhBNP）。

（六）氨基酸组成分析

采用微量氨基酸自动分析仪测定重组蛋白质的氨基酸组分，结果应与标准品一致。这在试生产的头三批或工艺改变时应当测定。

氨基酸组成分析目前用氨基酸自动分析仪进行测定，包括蛋白质水解、自动进样、氨基酸分析、定量分析报告等内容。

蛋白质水解方法通常采用酸水解，除了酸水解外，对于 35 个氨基酸以下的多肽，可用蛋白酶 Aminopeptidase M 和 Prolidase 完全酶解；大分子多肽和蛋白质可先用 Pronase 水解成小肽，再用上述两种酶进行完全水解。该法避免了酸水解所带来的氨基酸破坏，特别适用于天冬酰胺和谷氨酰胺含量的测定。

氨基酸组成分析有柱前衍生法和柱后反应法两大类。前者是氨基酸先与荧光试剂作用生成衍生物，然后用色谱柱进行分离，检测氨基酸衍生物的荧光；后者是氨基酸先用色谱柱分离，再与茚三酮、荧光胺等试剂显色后进行分析检测。

（七）N 端氨基酸测序

作为重组蛋白和肽的鉴别指标，一般要求至少测定 N 端 15 个氨基酸，在中试头三批产品应当测定。有的蛋白质如 TNK-tPA 以单链和从中间断裂后形成双链的形式存在，这种情况就会测出两个不同的 N 端，所以在质量标准中根据理论值可设定两个 N 端为标准。

N 端测序的基本原理为 Edman 化学降解法，目前已用蛋白质全自动测序仪进行 N 端氨基酸序列的测定，灵敏度可达到 pmol 级水平。

对于许多单抗药物，其第一骨架区可能相同，由于 Edman 技术所限，一般要求测得 N 端 15 个氨基酸，而 15 个氨基酸完全相同具有非常大的概率，所以 N 端测序法很多情况下并不能对两个不同的单抗进行鉴别，如 Edman 测序法不能对抗 VEGF 单抗和抗 Her2 单抗进行有效鉴别，提示 N 端测序在单抗类产品的常规放行和鉴别实验中是否应采用值得商榷。事实上，鉴于可通过应用标示有特征肽段的肽图方法及不同异质性分析方法（包括离子色谱、毛细管区带电泳和成像毛细管等点聚焦电泳）对单抗进行有效鉴别，目前很多单抗制品的质量标准中已不纳入 N 段测序。

（八）蛋白质的二硫键分析

二硫键和巯基与蛋白质的生物活性密切相关。测定巯基的方法主要有简化的巯基试剂、DTNB 分光光度法等。

基因工程药物的二硫键是否正确配对，是一个重要问题。例如，IL-2 分子中有三个半胱氨酸，其中 Cys-58 和 Cys-105 形成二硫键，而 Cys-125 是以游离巯基形式存在，如果发生错误配对，不但生物活性只有原来的 1/400，而且免疫原性会增强，为此应用分子生物学技术将 IL-2 的 Cys-125 改为 Ser 或 A1a，使其生物活性和热稳定性获得很大改善。为了验证重组 IL-2 的二硫键配对是否正确，在 pH8.5 下用 ^{3}H- 碘乙酸处理 IL-2，使游离巯基与 ^{3}H- 碘乙酸作用形成衍生物，然后再还原打开二硫键，并用 ^{14}C- 碘乙酸处理，结果 ^{3}H 仅标记在肽 -11 上（Cys-125），且肽 -11 基本上无 ^{14}C 标记；相反，^{14}C 全标记在肽 -12 和肽 -14 上（Cys-58 与 Cys-105 的二硫键位置上），因此说明 rhIL-2 的二硫键结构与天然 IL-2 是一致的。

尽管基因工程药物的质量研究中，对二硫键的分析在常规检定项目中没有规定，但在申报前的质量研究中应尽可能分析清楚。有些产品二硫键较多，用现有的技术完全分析清楚很困难，可以结合其他项目的检测，如比活性等进行有效的质量控制。

五、糖基分析

糖基化是蛋白质的一种重要的翻译后修饰，在真核细胞中寡糖链与蛋白质通过共价键相连形成糖蛋白。糖蛋白在细胞识别、免疫应答、炎症反应等许多生命过程中均发挥不可替代的作用。抗体也是一种糖蛋白，抗体类型不同，其糖基化程度及糖链位置也不尽相同。有研究发现，将抗体 Fc 段的糖链进行改造后，可显著改变其某些生物学作用，因此对抗体糖基的分析是十分必要的。糖基分析内容主要有以下几个方面。

（一）唾液酸含量测定

唾液酸含量的测定方法是先将唾液酸从糖链上降解成游离状态，再进行化学反应，通过测定反应产物间接反映唾液酸含量，具体的方法有间苯二酚显色法及液相色谱法等。间苯二酚显色法先用酸水解法将结合状态的唾液酸变为游离状态，游离状态的唾液酸与间苯二酚反应生成有色化合物，再用有机溶剂萃取后，紫外分光光度法测定唾液酸含量。液相色谱法通过温和酸水解从蛋白分子中释放唾液酸，使用邻苯二胺（OPD）将其衍生化，用带有紫外检测器的反相 HPLC 系统分离并定量标记的唾液酸。

（二）单糖组成分析

单糖组成分析是指糖链由哪几种单糖组成及各单糖所占比例。检测方法有气相色谱法、液相色谱法、毛细管电泳法等，可使用紫外检测器、积分脉冲安培检测器、质谱检测器等。通过酸水解或碱水解释放出抗体中的所有单糖，根据后续检测方法不同对单糖混合物进行不同的处理，用单糖标准品进行定性，分析测定单糖组成。

（三）寡糖层析图

用于分析测定重组蛋白或抗体中寡糖链的组成情况，即分子中不同形式的寡糖链所占比例如何。用糖苷酶将目标蛋白上的糖链切下，对其进行衍生并纯化，将纯化后的寡糖进行液相色谱分析以确定各自的比例（图 3-4）。通过液相色谱法不能对各种寡糖形式进行定性，需要通过寡糖参考品对其定性，或收集后通过其他方法对其寡糖形式进行测定。由于寡糖形式多种多样，可根据文献资料或相关研究大致了解目标蛋白可能的寡糖形式，并用相应的寡糖参考品进行验证。

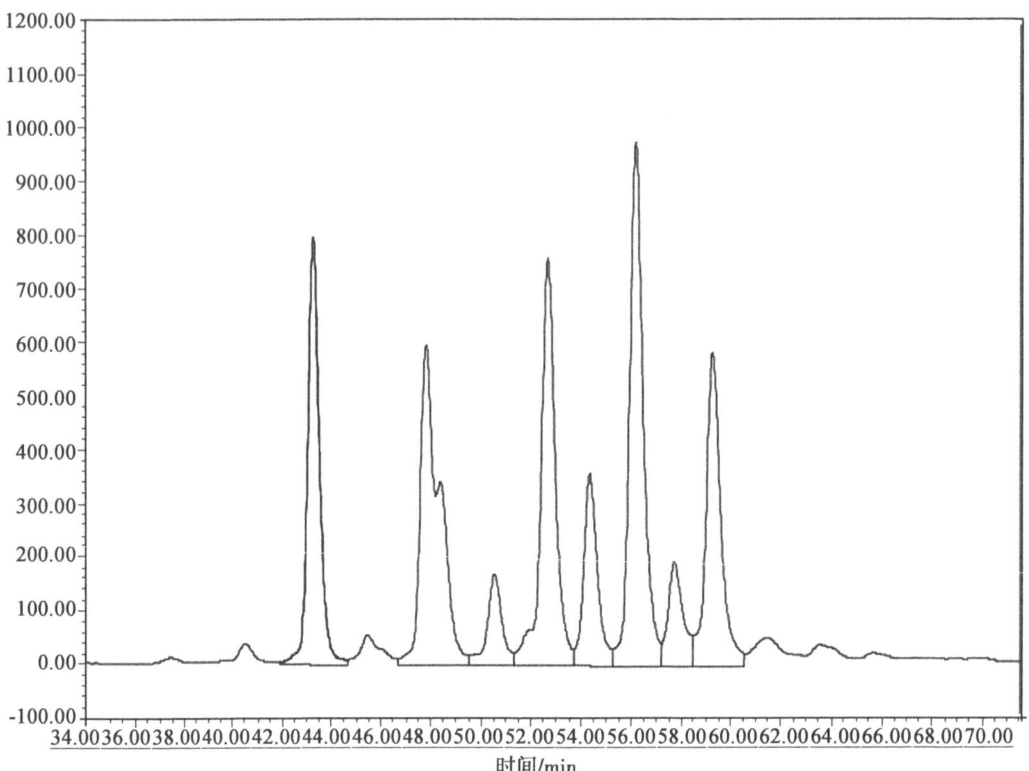

图3-4 某抗体寡糖层析图测定结果

（四）糖基化位点测定

糖基化位点即糖基与蛋白质连接的部位。蛋白质的糖基主要有 *N*- 糖与 *O*- 糖两种，*N*- 糖一般由 6 个到数十个单糖连接而成，位于糖链还原端的 *N*- 乙酰葡糖胺（GlcNAc）与蛋白质中的天冬酰胺（Asn）的酰胺氮以 β-1，4- 糖苷键相连，*N*- 糖基化位点处有特殊的序列子结构“Asn-X-Ser/Thr”，其中“X”为除脯氨酸（Pro）外的任意氨基酸，只有该序列子中的 Asn 才有可能发生 *N*- 糖基化；*O*- 糖没有与 *N*- 糖类似的序列子结构，与蛋白质中丝氨酸（Ser）或苏氨酸（Thr）的羟基相连。糖基化位点可通过液质肽图或肽质量指纹图谱的方法测定：用酶法或化学法切除糖链，分别测定切除糖链前、后蛋白质的液质肽图或肽质量指纹图谱，通过对图谱中的差异肽段进行分析，即可确定抗体的糖基化位点。对切糖前、后的抗体进行蛋白酶酶解时应尽量保证条件一致，以避免酶切过程造成的图谱差异，影响后续的糖基化位点测定。

（五）糖链结构测定

糖链的结构主要包括各单糖之间的连接顺序和连接方式。糖链结构测定是一个比较复杂的工作，随着人们对糖链功能认识的加深，糖链结构的研究也成为一个新的热点。许多方法已被应用于糖链的结构研究，如 X 射线衍射法、质谱法、毛细管电泳法、气相色谱法、离子色谱法及凝集素亲和层析法等，每种方法都有其优缺点，在测定糖链结构时根据侧重点不同，可以互补使用。抗体的糖链结构研究较多，在对抗体药物进行糖链结构测定时，可通过测定糖链的分子量，结合文献报道，对糖链结构作出大致的判断，再进一步通过其他方法，如糖苷酶顺次酶解法，做进一步的验证。

六、残余杂质检测

残余杂质可能具有毒性，引起安全性问题；可能影响产品的生物学活性和药理作用，或使产品变质；也可反映产品生产工艺的稳定性。因此，除了对生物技术产品本身进行广泛的定性检查之外，还有必要检查终产品中可能潜在的危险污染物。

残余杂质可分为外来污染物和与产品相关的杂质两大类。外来污染物包括微生物污染、热原、细胞成分（如细胞蛋白质、DNA、其他组分）、培养基中的成分、来自生产过程的物质（如产品纯化亲和柱中的抗体、其他试剂等）；与产品相关的杂质包括突变物、错误裂解的产品、二硫化物异构体、二聚体和多聚体、化学修饰的形态、脱去酰胺基的或氧化的形态、其他降解产物等。

（一）宿主菌/细胞残余蛋白含量测定

所用方法主要为双抗体夹心 ELISA。一般认为 CHO 细胞蛋白比大肠杆菌菌体蛋白危害更大，所以不同表达体系对菌体蛋白含量标准要求不同。

宿主残余蛋白是与生产过程相关的杂质，所有的重组药物很难做到绝对无宿主细胞的残余蛋白污染。宿主细胞残余蛋白污染的不良后果是过量会引起机体免疫反应。但据统计，迄今为止重组药物临床使用，约 100 万人，其中约 50 万属长期使用者，未发现明显的免疫反应的病例报告。

目前，该方法的发展趋势是开发产品专属性的检测试剂盒，即采用工艺伴随的宿主蛋白，而不是宿主全谱蛋白，来作为标准品并制备相应的检测抗体。这种方案可有效提高检测的准确性，特别对于剂量较高的制品，如单抗、重组人血白蛋白的宿主蛋白残留检测具有重要意义。

（二）宿主细胞 DNA 测定

由于生物技术药物在生产过程中通常使用了工程菌（细胞），而宿主菌的 DNA 残留是重组产品中特有的潜在致癌性杂质，因此这些产品中外源性 DNA 残留量的检测极为重要。

目前残余 DNA 的检测方法主要包括斑点杂交法、荧光染色法、定量 PCR 法等。杂交法无需特殊仪器设备，但步骤烦琐，重复性差；荧光染料法虽然简便快捷，但由于抗体药物残余 DNA 质控标准较高及检测限的原因，该法通常不适用于抗体药物的 DNA 残留量控制，所以现在国内外厂家基本都采用 Q-PCR 方法进行抗体类药物宿主 DNA 残留量测定。

采用 Q-PCR 法检测单抗等制品中的残余 DNA，一般需要对样品进行预处理，即 DNA 抽提，首先用蛋白酶 K 消化，然后采用磁珠法或沉淀法提取 DNA。以不同浓度的标准 DNA 作标准曲线，Q-PCR 法检测供试品中的 DNA 含量。

目前，国际上对于残余 DNA 的质量控制，已逐渐倾向于将其视为一般的工艺相关杂质。国际上很多生物技术药物，在已验证通过工艺过程可有效去除 DNA 的前提下，不将其作为放行标准。

（三）蛋白 A 含量测定

如所用亲和柱含有蛋白 A（protein A），必须设定蛋白 A 的测定项目，采用 ELISA 方法测定原液中的残留量应不高于规定值。

（四）残余抗生素检测

原则上不主张使用抗生素；如果在生产工艺中使用了抗生素，不仅要在纯化工艺中除去，而且要对终产品进行检测。不同的生产工艺中可以使用抗生素的种类不同，目前上市产品的菌种筛选中最常用的是氨苄青霉素。用生物法测定氨苄青霉素残余量，阳性对照管周围应出现光滑、清晰的抑菌圈，并与所含氨苄青霉素量呈显著的量效关系。阴性对照管周围应无抑菌圈出现。待检样品结果阴性者判为合格。另外在检测中要注意的是，如果制品中含 SDS，对残余抗生素活性测定有干扰作用。经不同浓度的 SDS 溶液作为样品进行残余氨苄青霉素活性测定研究证明，用水和 PBS 为介质分别稀释 SDS，当 SDS 浓度高于 0.04% 时有抑菌作用；当 SDS 浓度低于 0.02% 时完全没有抑菌作用。所以在测定这类制品时应采取排除干扰的措施。

（五）内毒素含量测定

通常按《中国药典》规定的方法测定，在测定中必须使用国家内毒素标准品，合理设定增强、抑制对照，采用固定厂家的鲎试剂盒，这些均为保证测定的准确性的必要条件。

（六）产品相关物质检测

在与产品有关的物质中，有许多已知的、与天然组分具有相同生物活性的组分，如胰岛素的脱酰胺基衍生物或人生长激素的脱酰胺基和亚砜衍生物。它们可能被认为是活性成分，但应制定允许的限度。

（七）其他杂质检测

生产和纯化过程中加入的其他物质，如铜离子、锌离子、抗生素、甲醛、SDS 等杂质的检测。对其他在生产工艺的提取、纯化过程中加入的有机化学物质，其限度规定应参考 ICH 关于杂质的规定，原则上要有毒理学资料的支持。

终产品中存在的一些杂质与质量和安全性密切相关，主要杂质在工艺过程中清除的确认，在决定终产品的检测范围时是非常重要的。

通过清除或者限制已知杂质的含量，我们将能避免这些物质所带来的特殊危险。对于最终产品来说，污染物越少意味着安全性越高，这对反复、长期或大剂量给药的产品尤为重要。通常，对微量的生物大分子采用酶联免疫学或类似的方法进行定量或限量分析，对小分子物质则采用气相色谱等分析化学方法或敏感的生物学方法进行限量分析。对具有自我复制、繁殖能力的病毒和支原体等烈性致病原应采用生物学、分子生物学、生物化学和免疫学等方法进行多重检测，确保最终制品的安全性。对检测方法进行方法学验证是保证检测结果可靠性的重要条件。通常采用重复性实验、加入内标或外标物质、建立平行方法等手段。另外，建立标准化的操作程序也对保证检测结果的可靠性和准确性有重要作用。

七、安全性及其他检测项目

（一）无菌试验

无菌试验按现行版《中国药典》进行。注射用制品无菌试验有平皿法和滤膜法。口服或外用制剂菌检项目有需氧菌、厌氧菌、霉菌和支原体。

随着微生物学技术的迅速发展，制药领域不断引入了一些快速微生物检测技术，主要有：基于微生物生长早期的技术，如 CO_2 浓度检测法、ATP 生物发光法；直接测定被测介质中活微生物的技术，如流式细胞计数法；基于微生物含有的特定组成成分的分析技术，如 PCR、脂肪酸分析等。与传统方法相比，快速无菌替代技术具有简便、快速，或者具有实时或近实时监控的潜力。根据文献报道，基于 ATP 发光的技术可以作为药典薄膜过滤法的替代方法（耗时 5 天）；基于 CO_2 浓度检测的方法可以作为药典直接接种法的替代方法；基于 PCR 的技术可以实现实时监测。

开展快速无菌检测技术研究的意义在于：传统无菌试验至少耗时 14 天，对于有效期短的产品，如体细胞治疗产品、基因治疗产品等，以及无菌灌装药品及疫苗的生产过程中中间产品、原液的检测，尤其需要快速无菌检测技术，以使产品在较短时间之内放行和使用。

（二）热原试验

一般情况下按现行版《中国药典》进行。如在纯化过程中带进酶的抑制剂，则不能采用鲎试验。例如，纯化人白细胞介素 -2 时，因有较高浓度的 SDS，采用鲎试验已无意义。热原测定一般采用家兔法进行，每只家兔耳静脉注射人用最大量的 3 倍量，共 3 只，静脉注射判定标准为每只体温升高不得超过 0.6℃，3 只总和不得超过 1.6℃。内毒素含量测定和家兔热原试验在化学药、中药、生物制品的标准中非常普遍。而大多重组产品具有很高的生物活性，特别是细胞因子类本身就有很强的致热原作用，在家兔热原试验中不时出现很难判定的结果，如经内毒素检测证明含量很低的肿瘤坏死因子、干扰素、G-CSF、IL-2 样品家兔热原试验出现复试结果。国外进口细胞因子的标准中大部分没有家兔热原试验项目。美国 FDA 已对此检测项目持取消态度。即便设了该检测项目的产品，其注射剂量也没有完全采用人用最大剂量的 3 倍量，如进口 rhIL-11 采用注射人用剂量的 1 倍量进行家兔热原试验。所以对于这类生物活性高的细胞因子产品，应考虑用内毒素检测代替家兔热原试验。

因上述传统热原检测法应用于产品质量控制所面临的问题，目前国际上已开展新型体外热原检测法（细胞法）的研究。细胞法依据人体发热机制设计，进入人体的外热原可刺激人体中单核细胞分泌过量内热原（如 IL-6、IL-1β、TNF-α 等细胞因子），内热原作用于人脑中体温调节中枢，进而引起机体发热。新方法用不同来源的单核细胞（如人外周血单个核细胞、新鲜或冻存人全血等）模拟人体，将其分别与热原标准品、受试药品进行孵育，检测并比较上述孵育体系中内热原的分泌量来反映药品的致热活性与热原污染情况。

经验证，细胞法具有可检测内毒素与非内毒素热原物质、可定量、应用范围广、可靠性强等优点，欧洲药典与美国 FDA 均已采纳此类新方法控制相关产品的质量。我国也相继研究并已建立 PBMC/IL-6 法、冻存人全血 /IL-6/IL-1β 法等细胞热原检测法，且同类方法的关键技术参数（如方法实验室内重复性、实验室间重现性、特异度、灵敏度）与国际研究水平相当（表 3-11）。

表 3-11　PBMC/IL-6 法关键技术参数国内外验证结果

PBMC/IL-6 法	国内验证结果 /%	国际验证结果 /%
重复性	92	93
重现性	86	85
灵敏度	90	87
特异性	92	98

（三）异常毒性试验

异常毒性试验主要检查生产工艺中是否含有目标产品以外的有毒物质。方法按现行版《中国药典》进行，常用小鼠和豚鼠。由于大多重组产品本身具有很强的生物活性，注射量过大会出现药物本身的生物活性，引起毒性反应。例如，重组水蛭素按现行版《中国药典》规定的剂量进行试验可导致小鼠不规律死亡，同样剂量腹腔注射出现与剂量无关的死亡，而采用尾静脉注射则不出现死亡。对某些新产品，如抗体偶联药物、病毒载体类基因治疗药物等，异常毒性试验注射量和注射途径的确定要根据生物学特性来定。如果由于样品本身的原因使试验剂量达不到评价异常毒性物质的目的，可考虑用其他方法进行质量控制。

（四）水分、装量、pH 和外观检测

冻干是保证产品在有效期内稳定性的重要工艺。水分检测主要针对冻干制剂的要求，控制制品的水分不超过规定的标准，目前国际上公认的标准为不超过 3.0%。所采用的方法有化学法（Fischer 法）和称量减重法。在生物技术产品的制剂中，固体成分的含量低，因此以 Fischer 法最常用。

近年来也有一些基因工程药物采用水针剂型。申报新剂型需要提供稳定性试验的资料，以证明在有效期内生物学活性不会有明显降低。如果添加了其他化学稳定剂，也要提供安全性的资料。水针剂型有降低生产成本、使用方便等优点。对这类产品应设装量试验，方法按现行版《中国药典》的规定标准。

pH 检测对以上两种剂型都是必要的，方法一般在《中国药典》中有规定。

外观检测一般可以按照药典规定测定，但是对于不同类型的生物技术药，如抗体，病毒为载体的基因治疗产品，要根据产品特性来设置判定标准。

第三节　不同类型生物技术药物的质量控制

生物技术药物的质量控制虽然有许多共性的方面，但因为其种类复杂、品种多样，各类药物的质量控制均有其特殊的考虑。本节以品种分类，简要介绍单克隆抗体、基因治疗药物、基因工程疫苗、PEG修饰的蛋白质药物、合成短肽类、细胞治疗制品等产品的质量控制中应考虑的问题。

一、单克隆抗体

抗体由两条重链和轻链以链间二硫键形成连接，且分子量高达150kDa。因其结构复杂、相对分子量大，采用哺乳动物细胞表达体系制备并通常含有多种翻译后修饰，与原核体系制备的生物技术产品相比，抗体类药物的质量控制难度相对较大。应深入了解表征研究和放行检验的差异，并对其进行有效区分，在表征、放行分析中推荐采用更为科学、客观的分析方法，根据工艺特征不断地完善各种质量研究方法。

单克隆抗体产品的质量控制根据相关法规、指导原则的要求及产品自身特性，其原液检定主要包括各种理化分析、活性测定、残留杂质分析等，成品除包括含量与活性测定外，还需要对安全性和注射剂的常规项目进行质控。单克隆抗体产品的电荷异质性和大小异质性，对抗体活性、免疫原性、药代动力学及稳定性均有影响，而且也是整个生产工艺的重要指征，所以电荷异质性分析和大小异质性分析是单抗生产工艺优化、生产过程控制及放行分析中不可或缺的检测项目。

建立能够反映抗体药物作用机制的生物学活性评价方法，将可以更加客观、有效地评价重组抗体产品的有效性。近年来，转基因细胞的测活方法因具有基于作用机制、快速、简单等优点而广泛用于单克隆抗体生物学活性的评价中。重组抗体翻译后修饰的糖链，其结构与生物学功能相关，并且结构非常复杂，因此糖基化分析十分具有挑战性，也是抗体质量控制的重点和难点，目前可采用液质联用的方法对寡糖图谱、糖基化位点等进行分析。另外，由于宿主残留蛋白可能会引起免疫反应，而各生产单位细胞株、生产工艺均不一致，建议使用工艺特异的宿主残留蛋白免疫学检测方法，如采用商用试剂盒，需验证其专属性、检测限、回收率等参数后方可使用。

《中国药典》（2015版）三部中新增了“人用重组DNA蛋白制品总论”和“单克隆抗体类生物治疗药物总论”，这两个总论是单抗药物质量控制和质量标准制定最重要的指导原则，单克隆抗体的质量标准研究应考虑以下内容。

1. 鉴别

采用已通过验证的目标产品专属性方法对供试品进行鉴定，如采用包括但不限于CZE、cIEF、CEX-HPLC、肽图或免疫学方法等方法将供试品与参比品比较。应符合已验证的系统适应性要求，测定结果应在该产品规定的范围内。

2. 纯度分析

采用适宜的方法检测分子大小分布，如凝胶过滤对单体、聚合体或片段的定量层析分析，应符合已验证的系统适应性要求，供试品测定结果应在该产品规定的范围内。采用适当的、经过验证的方法，如采用包括但不限于在非还原或还原条件下的 CE-SDS、HIC-HPLC、RP-HPLC、CEX-HPLC 等不同分离、分析机制方法进行检测。应符合已验证的系统适应性要求，供试品测定结果应在该产品规定的范围内。

3. 异质性分析

（1）电荷变异体：采用适当的、经过验证的方法，如采用包括但不限于 CZE、cIEF、CEX-HPLC 等方法进行检测。应符合已验证的系统适应性要求，供试品测定结果应在该产品规定的范围内。

（2）糖基化修饰和唾液酸分析：采用适当的、经过验证的方法，对供试品的糖基化成分进行分离、标记，并采用包括但不仅限于如 CE 或 HPLC 等方法进行检测。应符合已验证的系统适应性要求，供试品测定结果应在该产品规定的范围内。

（3）应用于修饰抗体的检测：根据所修饰抗体的类型、修饰特性，采用适合的方法进行检测，或用参比品进行比较。应符合已验证的系统适应性要求，供试品测定结果应在该产品规定的范围内。

4. 杂质

（1）产品相关杂质：采用适当的、经过验证的方法，对供试品氧化产物、脱酰胺产物或其他结构不完整性分子进行定量分析。应符合已验证的系统适应性要求，供试品测定结果应在该产品规定的范围内。如目标产品为经过修饰的抗体的类型，则应根据该修饰后分子特性，采用适合的方法对相应的特殊杂质进行检测，或用参比品进行比较。应符合已验证的系统适应性要求，供试品测定结果应在该产品规定的范围内。

（2）工艺相关杂质：采用适当的方法对供试品宿主蛋白、蛋白 A、宿主细胞和载体 DNA 及其他工艺相关杂质进行检测。应符合已验证的系统适应性要求，供试品测定结果应在该产品规定的范围内。如目标产品为经过修饰的类型，则应根据修饰工艺，采用适合的方法对相应的特殊杂质进行检测，或与参比品进行比较，应符合已验证的系统适应性要求，供试品测定结果应在该产品规定的范围内。

5. 效力分析

（1）生物学活性：依据单克隆抗体预期的作用机制和工作模式（可能不仅限于一种），采用相应的生物学测定和数据分析方法，将供试品与参比品进行比较。应符合已验证的系统适应性要求，供试品测定结果应在该产品规定的范围内。

（2）结合活性：依据单克隆抗体预期的作用靶点和工作模式，采用相应的结合活性测定和数据分析的方法，将供试品与参比品进行比较。应符合已验证的系统适应性要求，供试品测定结果应在该产品规定的范围内。

6. 蛋白质含量

根据产品质量属性，建立特异的含量方法，如在确定消光系数后采用分光光度法进行测定，供试品含量应在规定的范围内。建议采用其他绝对含量溯源方法进行校正。

7. 其他常规质量控制

包括外观及性状、溶解时间、pH、渗透压、装量 / 装量差异、不溶性微粒检查、可见异物、水分、无菌检查、细菌内毒素、异常毒性等，均应符合现行版《中国药典》的相关规定。

随着近年来单抗药物的迅速发展，在传统的全抗之外，还不断涌现出各种类型的抗体类药物，诸如抗体偶联药物、双功能抗体、复方抗体、单链抗体、抗体片段等。对于这些特殊类型的单抗，也应在参照药典总论规定的基础上，结合产品自身质量属性，建立与之相适应的质控方法和质量标准，以保证其安全、有效和质量可控。

以抗体偶联药物为例，抗体偶联药物因其良好的靶向性及抗癌活性，目前已成为抗肿瘤抗体药物研发的新热点和重要趋势，受到越来越多的关注。抗体偶联药物由单克隆抗体、高效应的细胞毒性物质及连接臂三部分组成，它将抗体的靶向性与细胞毒性药物的抗肿瘤作用相结合，可以降低细胞毒性抗肿瘤药物的不良反应，提高肿瘤治疗的选择性，还能更好地应对靶向单抗的耐药性问题。与单纯的单克隆抗体相比，抗体偶联药物在结构上更加复杂，除了抗体药物具有的质量属性外，还应考虑与接头、偶联工艺、负载药物相关的其他关键质量属性。

二、基因治疗药物

基因治疗药物通常是指以病毒、质粒 DNA、脂质体等为载体，将基因序列或核酸片段导入人体细胞后治疗某种疾病的药物。基因治疗药物的质量控制在细胞库、种子批、生产原辅材料等方面的要求与其他生物制品基本相同，其产品检定项目的框架也与其他重组产品基本相同，但根据不同的载体特点和所引入基因的不同，基因治疗药物具体的质控考虑要点和分析方法上会有较大的不同。

1. 鉴别试验

首先需要关注治疗基因、表达盒和载体 DNA/RNA 的正确性，由于测序通常难以作为常规手段，多采用 PCR、限制性酶切图谱等分子生物学方法进行鉴别，实验结果可以通过和对照品相同处理后的片段大小是否一致进行判定。

2. 生物学活性

基因治疗药物的生物学活性是通过基因序列进入人体细胞后经过转录、翻译等过程表达生成目的蛋白或 RNA 等，发挥其治疗性作用。与最终效应相关的因素包括感染能力、转导 / 转染能力、表达产物生成的数量、表达产物本身的活性等。一般采用在体外感染、转导或转染培养细胞，检测表达产物的数量与活性的方式进行检测。在体外难以进行时，则可能需要在动物模型上检测药物的功能效应。对于溶瘤病毒药物，还需要检测病毒对肿瘤细胞的选择性或特异性杀伤作用。应尽量开发定量的方法测定基因治疗药物的生物学活性，同时应建立活性标准品用于检测。

3. 含量

通常是用载体的数量表示。对于病毒载体，病毒颗粒数和病毒感染滴度分别表示病毒总数和有感染能力的病毒数量，应控制二者的比例。对于非病毒载体，含量常用质粒 DNA 的浓度表示。

4. 纯度和杂质

也应与其他重组产品一样尽量采用类似正交组合的方法来评估纯度，但基因治疗药物由于结构复杂，目前的理化分析手段往往难度较大或分辨率差，多数有待开发更为有效的检测方法。基因治疗药物的工艺相关杂质与其他重组产品有较大的相似，如包括宿主细胞蛋白质、宿主细胞 DNA、细胞培养残留物、下游工艺的残留物等。根据具体的宿主细胞、工艺的不同，应分别建立相应的检测方法和标准。基因治疗药物的制品相关物质 / 杂质主要源于其异质性和降解产物。对于病毒载体，其可能是空壳病毒、病毒聚集体、缺陷病毒、病毒碎片等，相关分析方法也有待开发。

5. 安全性

除了通常的细菌内毒素、无菌检查等外，采用病毒载体的基因治疗药物还需要严格控制非复制性病毒或野生型病毒的数量。

6. 非病毒载体的制剂相关分析

一些开发中的非病毒载体药物中治疗基因 / 核酸药物常常被脂质体、纳米颗粒、多聚物等载体包裹，或者二者结合，形成载体 - 药物复合体结构，并形成特殊的微粒制剂类型。对于符合微粒制剂定义的非病毒载体药物，可参考《中国药典》（2015 版）四部通则 9014“微粒制剂指导原则”的要求进行控制。

7. 基于 CRISPR/Case 9 技术的基因治疗药物

对于未来基于 CRISPR/Case 9 技术的基因治疗药物，一方面要根据所用载体（如慢病毒、腺相关病毒等）的性质进行相关的质控，另一方面要根据其具体产品药效发挥的机制和靶标设计相应的生物学活性方法。

三、基因工程疫苗

近年来，随着重组技术的发展，对于基因工程疫苗的研究越来越深入。由于基因工程疫苗具有安全性好、生产规模大的特点，尤其是对于那些无法进行细胞培养的病原体而言，具有更加明显的优势。因此，越来越多的疫苗研发和生产采用了此种技术。目前已经上市的有 HBV、HPV 和 HEV 疫苗。

重组疫苗的质量控制，与其他重组类产品以及单抗药物相比较，有很多相同之处。例如，主细胞库必须要经过检测，以确保无其他外源因子；纯化后的产物纯度要达到 95% 以上；需要过滤除菌；测定宿主细胞 DNA 残留等。但是，重组疫苗特性和质量控制还具有自身特点。

1. 结构组装

重组疫苗一般表达单一蛋白，且分子量较小（20~60kDa）。这些蛋白质可以在宿主细胞表达过程中，自发组装成 20~80nm 的二十面体病毒样颗粒。这种病毒样颗粒与真正的病毒结构类似，并且具有多个免疫表位，因此可以诱导机体产生较好的免疫应答。

2. 重组疫苗结构更为复杂

重组疫苗结构不稳定，在自然条件下存在一定的变化。因此，重组疫苗是一个结构存在一定差异的混合体。结构上的差异主要包括：构象的不均一性；肽链 N 端部分或完全修饰；二硫键的不同；糖基化或者磷酸化的修饰程度和差异；生产和储存过程中蛋白肽链不同程度的水解等。

3. 效力测定

效力试验是 VLP 疫苗所特有的。通常效力试验采用体内法（使用小鼠和大鼠）。体内效力试验主要测量 Th2 类诱导的反应，即中和抗体。因此，建立体外抗原性 - 体内保护效果之间良好相关性的方法十分关键。由于 VLP 是由相同蛋白重复组成的二十面体结构，具有多个免疫表位，因此，利用表位清晰的中和性单抗，针对关键的中和表位，建立 ELISA 体外效力检测方法，可以替代体内效力的评价。

此外，体外效力需要保证可以作为疫苗效力评价的替代指标。体外效力检测方法应与临床保护效果具有高度相关性。例如，目前对于 HBV 和 HPV 疫苗的质量控制，是以小鼠为基础的体内效力和以中和单抗为基础的体外效力检测，这些方法对于监测不同批次疫苗的有效性具有十分重要的作用。

4. VLP 大小的测定

重组疫苗的直径一般为纳米级别，其大小通常使用 DLS（dynamic light scattering）或 MALLS（multiangle laser light scattering）与 HPLC 联用进行测定。可以利用对疫苗粒径的检测，追踪不同批次产品的一致性。如果重组疫苗结构和状态发生变化，如 VLP 聚合或寡聚化，可以早期发现。

5. VLP 三维结构分析

疫苗的结构较大，并且具有对称性，因此可以使用 TEM（transmission electron microscopy）、cryo-TEM 和 AFM（atomic force microscopy）确定病毒的三维结构。此外，还可以利用三维结构，研究抗体与 VLP 的作用机制，以及 VLP 与佐剂吸附后的状态等。

6. 佐剂

疫苗中使用佐剂，可以增强机体的免疫应答。目前，使用的佐剂多为铝盐。因此，应对抗原吸附率和佐剂含量进行质量控制。

关于对基因工程疫苗的质量控制与评价，具体可参见《疫苗的质量控制与评价》（王军志，2013）。

四、聚乙二醇化蛋白药物

PEG 修饰蛋白研究近年来取得了一些进展，相应的质量控制标准也较复杂。因为不能根据治疗意义或生物活性归为某一个种类，所以聚乙二醇（PEG）修饰后的治疗性蛋白代表着一大类并且是多样性的产品。因为这类产品的异质性，要统一规定所有重要质量属性是不现实的。然而，还是有一些通用的参数对于准确检定 PEG 化蛋白很重要。在研究这类蛋白质量标准时要注意以下几点。

1. 未修饰蛋白和其他原材料在 PEG 修饰之前均需要准确检定

这包括用作 PEG 修饰的化合物和用作修饰试剂的原材料。

2. 必须验证衍生化生产工艺并且可重复

精确控制这一制造过程将确保产品质量的稳定性。修饰的程度和异质性应该被适当的分析技术准确量化。尽可能分析和描述化学定量及修饰位点。要注意影响原料生物学性质的修饰过程，制定针对 PEG 化过程带来的异源性物质的质量控制规范。确定针对产品的安全性、代谢和稳定性的质量标准。

3. 增加了异源物质的 PEG 化蛋白也能够准确检定

PEG 化蛋白都会不可避免地增加异源物质，这是生产过程中必然带来的。由于增加了异源物质而认为难以准确检定的观点是不正确的。增加了异源物质并不意味着这些产品不能符合相应的标准。目前一般认为 PEG 化的产品能够用推荐的标准准确检定，只要建立起合理的质量控制标准。在进行产品的质量研究中，使用化学定量的分析技术将 PEG 化的程度和异质性进行准确定量。

4. 必须进行确定修饰位点和产品活性相关的理化指标的研究

修饰位点的确定是根据对偶合物分步降解过程中释放的氨基酸的分析来进行的。对于短肽，修饰剂与蛋白质或多肽连接键的准确位置可以比较容易地辨认出，因为该情况可以对偶合物进行 Edman 降解；在蛋白质中，Edman 降解只有当蛋白质裂解为短肽后才能进行。由于修饰剂与蛋白质降解片段性质往往比较接近，将目的降解产物从混合物中分离纯化则相当困难。此外，结合到蛋白质上的修饰剂链会对序列研究中蛋白水解酶的作用带来附加阻力。迄今为止，有关 PEG 化的蛋白质的序列分析定性的研究报道很少。

一个成功的例子是聚乙二醇化的 α 干扰素混合物的表征分析。分析过程中首先通过离子交换色谱分离出单聚乙二醇化的肽类异构体，然后将每一种肽再通过 Edman 降解来分析。在更为复杂的情况下，多聚乙二醇化的生长激素被胰蛋白酶水解，修饰位点通过降解的肽片段与起始或空白的生长激素的基团比较来确定。过去，聚乙二醇化的蛋白质降解一般不会完全，最近则有了较为有效的办法：用含有甲硫氨酸基团的两种特殊聚乙二醇衍生物—— PEG-Met-Nle 或 PEG-Met-bAla，与蛋白质上的氨基酸残基共价结合。由于甲硫氨酸的存在，我们可以用蛋白质化学中常用的溴化氰处理手段将 PEG 聚合物链从蛋白质分子上去除。去除 PEG 聚合物链的蛋白质比聚乙二醇化的蛋白质更容易分级，以分级物中甲硫氨酸、异亮氨酸或丙氨酸为指示物，通过质谱、核磁共振等手段可以较为准确地辨识出修饰位点。

5. PEG 修饰蛋白的分析定性

对于修饰剂与蛋白质或多肽形成的偶合物的分析定性，需要考虑以下几个方面的问题。

（1）蛋白质或多肽的平均修饰度，即每个偶合物上平均偶联有多少个修饰剂分子。平均修饰度的测定方法常通过分光光度法，如 TNBS 法、铁氰酸胺法、荧光胺法。但这些分析方法有时结果不可靠。因为分光光度法和荧光法的干扰因素太多，分析前需要分离纯化。因此，光散射法等方法逐渐得到应用。

（2）偶合物的均一性，即偶联有不同数目修饰剂的偶合物的各自相对含量。偶合物的均一性可以通过凝胶过滤色谱、质谱、毛细管电泳等方法确定。

（3）为了保证衍生化产品的安全性，必须对其进行安全性和免疫原性评价，并对衍生化代谢产物的生物分布进行研究。

（4）终产品必须通过检定证实具有合适的纯度和生物活性。

（5）衍生化过程加入有害试剂的检测。

（6）对已上市重组产品的衍生化蛋白，除了一般重组产品的质量标准检测项目以外，还要建立针对衍生化物质的检测项目。

五、合成多肽类药物

合成多肽作为一类具有生物活性的药品，越来越多地用于治疗、预防和诊断疾病。近年来的研究表明合成多肽在结构复杂性方面有所增加，表现在：具有与天然小分子多肽类似的长度；存在包括糖基化、酰化和烷化等形式的修饰作用；由于二硫键连接、环化作用和分枝作用所产生的二级结构。

为了保证合成肽的质量，必须对生产工艺的全过程进行优化确认，其中包括建立稳定的生产工艺、可靠的制备与纯化程序，以及最终的合成多肽类的物理化学特性的确定，如肽图分析等。由于生产过程中的质量控制十分重要，在生产过程中的质量控制（QC）管理比产品放行检定更为重要。

一般认为小于 40 个残基的合成肽容易纯化，而大于 40 个残基的多肽不易纯化，包括多分枝多肽类、脂肽类等。针对合成肽的特点，应从下面几个方面考虑合成多肽的质量控制。

（1）纯度：HPLC 和 CE 被认为是一些最能准确定量的技术。

（2）理化性质均一性的确定：序列分析（N/C 端）、肽图（尤其是大于 20 个残基的肽类）、MS 分析及氨基酸组成分析（AAA）通常是最受欢迎的技术。

（3）产品相关的杂质：一般认为这些杂质种类可以通过 HPLC 中“污染的”肽峰和肽图的迁移率的变化进行识别。通过氨基酸分析或序列分析也能发现一些变化（如氧化作用、脱酰胺作用）。不完全的脱保护、截短和缺失可以通过色谱及 MS 分析检测，一般要求不超过 1/1000。

（4）与生产过程相关的杂质：用于测定毒性化学品或溶剂的程序通常用类似于 GC/原子吸收火焰离子化检测，溶剂可测百万分之一，氟化物离子可测 ppt 级。

（5）人为修饰的检测：首先，分析确定目标修饰产物（如糖基化或酰化作用）是非常重要的。其次，一般认为即使是非常均一的同种多肽，这些修饰也可能导致异质的终产品，依赖于修饰位点的数目。确定同质性或异质性可以采用不同的色谱方法，也可根据所需测定的修饰形式对方法进行调整。最终的目的是能确保和验证批与批之间的一致性。

（6）效价：一般合成短肽结构简单，没有空间构象的影响。可以不设活性效价测定项目。也有一些合成肽类具有可以被测定的生物学或免疫学特性。在某些情况下，效价的测定可能是对稳定性评价的一个比较好的指标，也可以采用与稳定性的相关性更好的新的分析方法。

（7）内部的参考标准品：一般认为是生产过程高度受控并经过确认的一批物质。然后将这批物质作为参考品，用于生物学活性或理化项目测定以反映产品批与批之间的一致性。

六、细胞治疗制品

细胞治疗是指利用某些具有特定功能的细胞特性，采用生物工程方法获取和 / 或通过体外扩增、基因改造、特殊培养等处理后，使这些细胞具有特异性增强免疫和杀伤肿瘤细胞、促进组织器官再生和机体康复等治疗功效。近年来，随着干细胞治疗、免疫细胞治疗、基因编辑等理论技术和临床医疗探索研究的发展与日益完善，细胞制剂拟作为药品的研发已成为热点，为一些重大及难治性疾病提供了新的思路和治疗方法。但是，与一般的生物技术药物不同，细胞制品的质量评价更为复杂且具有其特殊性，其中对于质量研究和质量控制的一般要求如下。

细胞特性研究包括细胞鉴定（基因型、表型）、分化潜能研究、表面标志物的表达、生化活性、对外源性刺激的应答和表达产物的定性与定量的研究等方面。异体来源的细胞成分，可采用遗传多态性的鉴定方法。对于预期产品为多种不同类型或不同基因型/表型细胞所组成的混合物时，应对细胞的混合特性进行鉴定研究和定量质控。

功能性分析应针对细胞的性质、特点和预期用途等，建立功能性研究的方法，并用于研究与分析。研究中应考虑到产品的作用机制（细胞直接作用、细胞分泌因子作用或是其他），结合临床应用的适应证或其他可替代的指标，建立合理、有效的效价检测方法。

细胞纯度方面应检测活细胞百分含量、亚细胞类别百分含量（如不同分化阶段细胞群体）；如果进行了基因修饰或分化诱导，则应检测功能性细胞的百分含量。对于其他无关的细胞群体，应进行定性和定量的研究与质量控制。

安全性相关的研究应根据细胞来源和制备工艺过程的特点考虑，可选择针对外源性因子、细胞恶性转化的可能性、致瘤性和促瘤性、相关杂质、病毒载体回复突变等方面开展研究。相关杂质研究中应包括工艺中引入的杂质（如血清、蛋白酶、分化诱导试剂、病毒载体等）和产品相关的杂质（如细胞非预期表达的产物、死细胞残余和其他可能的生物降解产物等）。

对于细胞制品放行标准，一般应包括鉴别、效价、纯度、杂质、活细胞数、细胞存活率和一般检测（如无菌、支原体、内毒素、外观、pH、渗透压、颗粒物控制）等。验收标准的制定应以临床前研究批次、临床研究批次和验证批次中检测获得的数据，以及其他相关数据（如经验、文献报道和稳定性研究等）确定。细胞制品放行时，如不能完成所有的检验，可考虑加强工艺过程中的样品检验，将过程控制与放行检验相结合，通过过程控制简化放行检验。以上操作应经过研究与验证，并附有相应的操作规范。应在产品使用前完成全部放行检验；当有些放行检验结果可能后置时，应对可能出现的意外检测结果制订处置方案，必要时留样备查。

一些细胞制品在给药前还需经过一系列操作步骤，在完成操作后建议对最终产品进行质量核准，如细胞形态、活细胞数、细胞存活率、颜色、浊度、颗粒物和可见异物等，以及操作步骤的复核和标签核对等。

放行检验用方法应经过研究与验证，特别是对于建立的新方法应进行全面的验证，对于药典中收录的方法应进行适用性的验证。对于效期短和样本量小的制品，可采用快速、微量的新型检测方法。研究者应对新型检验方法与传统检测方法进行比较和评估，必要时应采用两种检验方法进行相互验证。

对于各类 CAR-T 细胞类产品，由于其生产过程具有基因治疗和细胞治疗的特点，与其他生物技术产品不同，属于临床个体化治疗，细胞制备后 24 h 内就要输入人体，给质量控制带来极大的挑战，整个细胞的培养和处理过程的 GMP 条件和质量控制也尤为重要。

虽然临床研究中 CAR-T 细胞治疗产品属于"一对一"个体化治疗，美国 FDA 和 CFDA 均明确这类产品要按药品注册管理。和传统的生物药相比，在质量研究中须注意如下几个特点：如何确定产品的批次；活细胞产品的制备工艺、质量控制方法和标准不同于一般的生物药；在临床前药效研究中如何应用动物模型预测药效；在毒理学研究和药代谢动力学研究中如何考虑其特殊性。此外，对于临床试验的评价终点设计和严重不良反应的应对等问题均需要研究经验的积累。最重要的是需要充分考虑应用对象，在风险和效益的权衡中做出患者受益最大的选择。

由于 CAR-T 细胞制剂的质量控制内容，须在参考国内外法规和指导原则基础上，从生物技术产品、细胞制品和基因治疗产品不同层次综合考虑，进行全面的细胞质量、安全性和有效性的检验。同时，根据 CAR-T 细胞的来源及特点、体外处理的方法和过程，以及临床适应证等不同情况，对所需的检验内容做必要调整。另外，随着对 CAR-T 细胞知识和技术认识的不断增加，相应的检验内容也应随之不断更新，CAR-T 细胞作为一种生物制品，其质量控制检测包括对成品的放行检测、生产过程控制的过程检测和对生产原材料（包括病毒载体、质粒、细胞库和各种接触细胞的试剂材料等）的检测，应分别制定相应的检测指标和可接受的标准范围，同时根据制品特点研究建立特殊的替代方法。放行检测的质量标准一般应包括鉴别（CAR 阳性细胞比例等）、细胞体外杀伤活力、活力细胞总数、复制型慢病毒（RCL）检测等。

（王军志）

参 考 文 献

邓洪新，魏于全 . 2015. 肿瘤基因治疗的研究现状和展望 . 中国肿瘤生物治疗杂志，22(2)：170-175.

丁有学，田登安，饶春明，等 . 1998. 重组细胞因子制品热原质试验中的降温现象 微生物学免疫学进展，11(4)：39-40.

付志浩，高凯，李永红，等 . 2015. 重组 2 型腺相关病毒肿瘤坏死因子相关凋亡诱导配体基因治疗制剂的质量分析 . 中国生物制品学杂志，28(5)：501-504，509.

付志浩，韩春梅，李永红，等 . 2016. 磷脂化重组人铜锌超氧化物歧化酶的质量研究 . 中国新药杂志，25(16)：1855-1860.

付志浩，李永红，饶春明，等 . 2016. 重组 F 基因缺失型仙台病毒 hFGF2 基因治疗制剂质控方法及质量标准的建立 . 中国生物制品学杂志，29(4)：378-383.

高凯，任跃明，王兰，等 . 2014. 关于我国药典重组 DNA 技术产品总论的思考 . 中国生物工程杂志，34(5)：107-115.

高凯，王军志，饶春明，等 . 2003. 重组腺相关病毒 2 型 / 人凝血因子 IX 的质量研究 . 药学学报，38 (9)：684-689.

高凯，徐志凯，任跃明，等 . 2014. 关于我国药典单克隆抗体类生物治疗药物总论的思考 . 中国生物工程杂志，34(1)：127-134.

郭玮，于传飞，李萌，等 . 2014. N 端测序作为单克隆抗体常规放行分析方法的探讨 . 生物工程学报，30(9)：1-8.

国家食品药品监督管理总局 . 2015. 生物类似药研究与评价技术指导原则 (试行).

国家食品药品监督管理总局 . 2015. 生物制品稳定性研究技术指导原则 (试行).

国家食品药品监督管理总局 . 2015. 干细胞制剂质量控制及临床前研究指导原则 (试行).

国家食品药品监督管理总局药品审评中心 . 2016. 关于《细胞制品研究与评价技术指导原则》(征求意见稿) 的通知 .

国家卫生计生委，国家食品药品监督管理总局 . 2015. 干细胞临床研究管理办法 (试行).

国家药典委员会 . 2015. 中华人民共和国药典 (三部). 北京：中国医药科技出版社 .

贺庆，高华，谭德讲，等 . 2012. 人外周血单个核细胞热原检测法的研究 . 药物分析杂志，32(10)：5-11.

贺庆，谭德讲，高华，等 . 2012. 一种基于人体发热机理设计的新热原检测方法研究 . 药物分析杂志，32(12)：2112-2117.

李晶，何辉，程速远，等 . 2014. 多种 PEG 化重组人生长激素中蛋白含量测定的通用型方法的建立 . 药物分析杂志，34(9)：1556-1560.

李永红，王军志，饶春明，等 . 2003. 人 Vasostatin 的克隆、表达、纯化及活性检测 . 生物化学与生物物理进展，30(3)：447-452.

梁成罡，王军志 . 2014. 长效蛋白生物药研究进展 . 中国新药杂志，23(20)：9-14.

梁成罡 . 2014. 聚乙二醇化重组人生长激素质控难点探讨 . 中国新药杂志，23(3)：271-274.

饶春明，王军志，赵阳，等 . 2002. 重组人脑利钠肽质量标准与检定方法研究 . 药物分析杂志，22(5)：346-349.

饶春明，王军志 . 2015. 2015 年版《中国药典》生物技术药质量控制相关内容介绍 . 中国药学杂志，50(20)：1776-1781.

饶春明 . 2016. 我国重组药物质量控制技术体系的建立和应用研究 . 中国药学杂志，51(13)：1057-1066.

陶 磊，裴德宁，韩春梅，等 . 2015. 液质联用进行干扰素理化对照品的一级结构鉴定及比对研究 . 药学学报，50(1)：75 -80.

陶磊，丁有学，刘兰，等 . 2015. 应用串联质谱技术分析几种重组蛋白药物的翻译后修饰 . 中国药学杂志，50(19)：78-82.

陶磊，裴德宁，饶春明，等 . 2015. 液质联用法分析重组假丝酵母尿酸氧化酶的二硫键 . 中国生物制品学杂志，28(7)：746-748.

王军志，饶春明 . 1999. 重组人白细胞介素 -11 的质量研究 . 中国肿瘤生物治疗杂志，6(4)：272.

王军志，赵阳，陈国庆，等 . 2001. 重组人干细胞因子生物学活性测定的质量控制研究 . 中国肿瘤生物治疗杂志，8(4)：294-296.

王军志 . 2007. 生物技术药物研究开发和质量控制 (第 2 版) . 北京：科学出版社：58-113.

王军志 . 2013. 疫苗的质量控制与评价 . 北京：人民卫生出版社 .

王兰，王军志 . 2011. 关于生物制品残余 DNA 质量控制问题 . 中国新药杂志，20(8)：678-687.

王兰，徐刚领，王军志，等 . 2015. 抗体类生物治疗药物活性测定方法研究进展 . 中国生物工程杂志，35(6)：101-108.

韦薇，常卫红 . 2016. 关于细胞制剂产品质量研究与质量控制的一些思考 . 中国肿瘤生物治疗杂志，23(5)：609-612.

吴梧桐，丁锡申，刘景晶 . 1996. 基因工程药物—基础与临床 . 北京：人民卫生出版社 .

于传飞，郭玮，王兰，等 . 2014. 成像毛细管等点聚焦电泳法对单克隆抗体制品的电荷异质性分析 . 药物分析杂志，34(7)：1214-1217.

于雷，范文红，王兰，等 . 2016. 报告基因法检测促胰岛素分泌肽融合蛋白生物学活性 . 药物分析杂志，36(3)：426-431.

袁宝珠 . 2013. 治疗性干细胞产品的相关风险因素 . 中国生物制品学杂志，26(5)：736-739.

袁宝珠 . 2014. 干细胞研究产业发展及监管科学现状 . 中国药事，28(12)：1380-1384.

张峰，董衍东，郭莎，等 . 2016. 3 种中国仓鼠卵巢细胞蛋白残留量检测试剂盒的比较研究 . 中国药学杂志，51(13)：1107-1112.

张可华，纳涛，韩晓燕，等 . 2016. 基于免疫调控功能的间充质干细胞生物学有效性质量评价策略 . 中国新药杂志，25(3)：283-296.

张翊，王军志，郭莹，等 . 1998. GM-CSF 理化特性及肽图研究 . 中国肿瘤生物治疗杂志，5(2)：105-108.

Bollag DM，Rozycki MD，Edelstein SJ. 1996. Protein Methods. Hoboken：John Wiley & Sons，Inc.，Publication.

Fermandez J. 1997. Development of Specifications for Biotechnology . Pharmaceutical Products Dev Biol Stand. Basel Karger，91：31-36.

Garnick RL. 1997. Specifications from a biotechnology industry perspective. Dev Biol Stand，91：31-36.

Hayakawa T. 1997. Global perspective on specifications for biotechnology products-persective from Japan. Dev Biol Stand，91：15-23.

Hoffmanna S，Peterbauere A，Schindlera S，et al. 2005. International validation of novel pyrogen tests based on human monocytoid cells. J Immunol Methods，298(1-2)：161-173.

Gao K，Rao CM，Tao L，et al. 2012. Development and calibration of a standard for the protein content of granulocyte colony-stimulating factor products. Biologicals，40(2)：151-157.

Leung SO，Gao K，Wang GY，et al. 2015. Surrogate target cells expressing surface anti-idiotype antibody for the clinical evaluation of an internalizing CD22-specific antibody. MAbs，7(1)：66-76.

Li Y，Rao C，Tao L，et al. 2013. Improved detection of variants in recombinant human interferon alpha-2a products by reverse-phase high-performance liquid chromatography on a core-shell stationary phase. J Pharm Biomed Anal，88C：123-129.

Lupker JH. 1998. Residual host cell protein from continuous cell lines. *In*：Brown F，Griffiths E，Horaud F，Petricciani JC. eds. Safty of biological products prepared from mammalian cell culture. Dev Bio Stand Basel，Karger，93：61-139.

Li M，Rao CM，Pei DN，et al. 2014. Novaferon，a novel recombinant protein produced by DNA-shuffling of IFN-α，shows antitumor effect *in vitro* and *in vivo*. Cancer Cell International，14(8)：1-9.

Meulien P. 1998. DNA Issues. In：Brown F，et al. eds. Safty of biological products prepared from mammalian cell culture. Dev Bio Stand Basel，Karger，93：57-60.

Thorpe R，Wadhwa M，Mire-Sluis A. 1997. The use of bioassays for the characterization and control of biological therapeutic products produced by Biotechnology. Dev Biol Stand，91：79-88.

Wang L，Rao CM，Gao K，et al. 2013. Development of a reference standard of *Escherichia coli* DNA for residual DNA determination in China. PLoS One，8(9)：1-6.

Wadhwa M，Gaines-Das R，Thorpe R，et al. 2005. Detection，measurement and charactorization of unwanted antibodies induced by therapeutic biologicals. *In*：A. mire-Sluis. State of the art analytical methods for the characterization of biological prioducts and assessment of comparability. Dev Biol (Basel) Basel，Karger，122：155-170.

Walker JM. 1996. The Protein Protocols Handbook. New York：Human Press Inc.

Wang L，Yu C，Yang Y，et al. 2017. Development of robust reporter gene assay to measure the bioactivity of anti-PD-1/anti-PD-L1 therapeutic antibodies. J Pharm Biomed Anal，145：447-453.

Wadhwa M，Gaines-Das R，Thorpe R，et al. 2005. Detection ，measurement and charactorization of unwanted antibodies induced by therapeutic biologicals. Dev Biol (Basel)，122：155-170.

Wang L，Xu GL，Gao K，et al. 2016. Development of a robust reporter-based assay for the bioactivity determination of anti-VEGF therapeutic antibodies. J Pharm Biomed Anal，(125)：212-218.

Yu CF，Hou JF，Shen LZ，et al. 2016. Acute pulmonary embolism caused by highly aggregated intravenous immunoglobulin. Vox Sang，110(1)：27-35.

Yu C，Gao K，Zhu L，et al. 2016. At least two Fc Neu5Gc residues of monoclonal antibodies are required for binding to anti-Neu5Gc antibody. Sci Rep，7：20029.

Yu L，Rao CM，Shi XC，et al. 2012. A novel bioassay for the activity determination of therapeutic human brain natriuretic peptide (BNP). PLoS One，7(11)：1-8.

Yang YS，Zhou Y，Yu L，et al. 2014. A novel reporter gene assay for recombinant human erythropoietin (rHuEPO)pharmaceutical products. Journal of Pharmaceutical and Biomedical Analysis，100：316-321.

第四章

生物技术药物检测方法的验证

第一节　生物技术药物检测方法的特点和种类

一、生物技术药物及其检测方法的特点

生物技术药物具有区别于化学合成药和中药的一些特点。

（1）一般情况下，生物学活性是反映生物技术药物质量的重要指标；

（2）生物技术药物多为蛋白质多肽，具有分子量大、结构多样性和可变性等特点，结构的细微变化将会影响药物的活性和质量；

（3）对稳定性要求较高，对酸、碱、温度等因素不稳定；

（4）生物学测定的结果波动范围比较大，具有很大的可变性；经常要使用活体动物或细胞，这些有机体本身就具有较大的可变性；或利用酶联反应，反应体系的变化也会影响检测结果的准确性。因此，生物技术药物质量标准的特殊性主要是由生物学测定方法的变异性决定的。其检定方法的验证也有其特殊性。

二、生物技术药物检测方法的来源

生物技术药物的检测方法是其研究和开发的重要组成部分，其检测技术涉及一些新方法的研究和建立，用已有的方法对一种新产品的检测结果是否合理需要经过方法学验证，一般生物制品检测实验室使用的检测方法分为以下 3 种。

1. 经过验证的方法

经过验证的方法是指已经被多家实验室进行了广泛的研究，或政府部门、国际组织（WHO、国家药品管理当局或药典）要求各级检定实验室使用的方法，这些方法在被确定为正式方法以前，已经过了适当的验证，如在《中国药典》中颁布的方法。

2. 来自参考文献的方法

来自参考文献的方法是指在专业杂志或书籍上发表并介绍的方法，这类方法往往比较适合检测某种制品，但在应用于同类制品或其他产品时需要进行全面的验证。因此，一般要认真对待这类方法。

3. 新建立的方法

新建立的方法是指为了提高检测灵敏度或为了达到某一特定要求而开发的，或对原方法进行了修改的方法，这类方法需要进行严格的验证。

如果某实验室需要采用已经过全面验证的标准方法和正式方法，在第一次应用前需要进行验证以证实实验操作达到了要求。如果采用新开发的或修改了的方法作为常规检定方法，除需要进行一系列的验证外，还应考虑该方法的专属性、灵敏度、精密性、准确性、方法适用性等因素。

三、生物技术药物的特殊检测方法

生物学活性测定是生物技术药物质量控制的主要指标，测定生物技术药物活性的方法一般可分为四大类，即化学结合试验、酶反应试验、体外细胞测定试验和动物试验。

1. 化学结合试验

这类测定方法不依赖活的生物系统，主要基于产品与某种物质的结合特性或产品本身的化学反应。免疫结合即是一例，结合试验一般用于纯化过程的监测或清洁的验证试验。由于在结合试验中测定的分子不一定都是具有生物活性的分子，所以它一般不用作制品的效力测定。结合试验结果的变化一般在5%~20%。这类方法具有便于操作、精确、稳定等特点。

2. 酶反应试验

酶反应试验是指产品在体外能促进酶分子的活化或本身具备酶的活性，通过底物的变化检测酶活性。这类方法一般与温度及酶反应时间密切相关，方法准确度高，如采用溶圈法测定重组链激酶活性。该方法的变异系数在20%以内。

3. 体外细胞测定试验

体外细胞测定试验是指产品可以诱导细胞产生可测定的应答，如细胞聚集、裂解、融合或产生特异的化学物质。细胞测定试验比结合试验具有更大的变异性，因此应精心操作以保证试验结果的一致性。细胞测定结果的变化能达到30%。

4. 动物试验

动物试验包括饲养、管理和操作动物。它需要时间长并且具有更大的变异性，一般测定一个药物的生物活性是通过与已知的标准品或未处理（未免疫）的动物进行比较而得。由于使用动物数目多并且可变性大，动物测定结果的变化能达到50%。

第二节　生物技术药物检测方法的验证要求

检测方法的验证就是根据方法的需要测定该方法的专属性、准确性、精密度、线性、测定范围、检测限度、定量限度、特殊性和耐用性（或可靠性）等几个指标。以下针对每个指标分别进行阐述。

一、专属性

专属性（selectivity/specificity）是指可能存在某些组分（如杂质、降解物、基质等）时，对被分析物进行准确、可靠测定的能力。本参数用于鉴别试验、浓度或效力试验和纯度试验的测定，以确定使用该检测方法所测定的结果是否准确地反映了制品的鉴别、效价或纯度。专属性（特异性）就像准确性一样，一般用偏差或测定值与已知值之间的错误率（%）来表示。

在鉴别、杂质和含量测定的方法学论证中应进行专属性研究，证明专属性的方法将取决于分析方法的预期目的。

一般一种分析方法不太可能对某一特定的被分析物具有完全的鉴定作用，在此情况下，建议采用多种分析方法以达到尽可能的鉴定水平。例如，对重组产品的纯度分析，除了采用常规的电泳和 HPLC 分析外，生物学比活性、等电点测定、残留宿主菌蛋白测定也能间接反映产品的纯度水平。

（一）鉴别试验

鉴别试验应能区别出可能存在的、结构相似的化合物，可以通过与已知参比物的比较，从含有被分析物的样品中得到的正结果、从不含被分析物的样品中得到的负结果来确定。此外，鉴别试验也可以取与被测物结构相似或相关的物质来试验而得不到正反应来证实。在考虑可能会造成干扰的前提下，应根据合理科学的判断来选择可能存在的干扰物。

例如，用免疫印迹对重组干扰素成品进行鉴别试验时，应对所使用的检测抗体的特异性进行分析，以确定此抗体对于干扰素是特异的，并应该排除被检测物中其他物质（如人血白蛋白）可能引起的非特异性阳性反应。在采用 ELISA 方法检测宿主菌残留蛋白含量时，菌体蛋白一般成分较复杂，分子量从几 kDa 到几百 kDa 都有，但在产品中含有的残留菌体蛋白一般只剩下与产品理化特性类似的组分，所以我们使用的标准宿主菌蛋白应采用与样品中可能含有的残留宿主菌蛋白相类似的发酵、纯化方法，通过这种方法处理后获得的宿主菌蛋白再去免疫动物后获得的抗体对被检测物是特异的，有助于提高检出的准确性。

（二）含量测定和杂质检查

在色谱方法中，可用两个洗脱程度最接近的化合物的分离度来证明其专属性。保留时间和色谱峰的形态是否一致是判断方法是否成立的主要参数。当用非专属性方法测定含量时，可用其他辅助性的分析方法来证实整个方法的专属性。例如，用适宜的方法来测定出厂纯品的含量，可结合使用合适的杂质检查方法。

1. 对可得到杂质的分析

对含量测定来说，专属性应包括被分析物在杂质和 / 或赋形剂存在时能被区分开来的方法，实际操作中可以在纯品（原料或制剂）中加入一定量的杂质或辅料，与未加杂质或辅料的样品测定结果相比较，以证明其含量测定结果不受这些物质的影响。例如，可做杂质或辅料的回收率试验，根据回收率是否在可接受范围来确定方法的特异性。

2. 对无法得到的杂质的分析

如果杂质或降解物的对照品不能得到，可以通过将含一定量的杂质或降解产物的样品测定结果与另一种成熟方法 [如药典方法或经论证的其他方法（独立的方法）] 的测定结果比较来证实。必要时，应包括放置在强力破坏试验条件下，即光、热、湿度、酸碱破坏及氧化情况下的样品的测定。

二、线性

线性（linerity）是测定结果与样品中被测试物浓度成比例关系的能力，该参数的测定将确定检测方法的测量范围，它可以表示为回归线的斜率和离散性，或者相关系数（r）和确定系数（R^2）。

线性是在分析方法的范围内对方法进行评价，可用所建议的分析方法，直接对标准品或纯品（用标准储备溶液稀释）和 / 或对分别称取制剂组分的混合物进行测定，以证明其线性。

线性关系应以信号对被分析物的浓度或含量作图，根据图形是否线性进行评价。如果有线性关系，可用适当的统计方法估算试验结果，如最小二乘法。在某些情况下，为使分析指标和样品浓度呈线性关系，在回归分析前应对测试数据进行数学转换。

一些分析方法，如免疫测定法，在任何转换后，均不能证明呈直线线性，在这种情况下，分析的响应值应用样品中被分析物的浓度（含量）的适当函数来表示。生物学活性细胞测定方法一般采用的四参数拟合方程为：$y=(A-D)/[1+(x/C)^B]+D$

为建立线性关系，建议至少采用 5 个浓度（特殊情况如果做不到，应证明其合理性），不同的实验方法对回归系数的要求不一样，如化学测定对回归系数的要求至少在 0.99 以上，而生物学活性测定实验的回归系数一般要求 0.9 以上即可。

三、测定范围

测定范围（range）即能够得到满意的准确性、精密性和线性的最高至最低浓度的范围；在《中国药典》中规定测量范围是指能达到一定精密度、准确性和直线性，测定方法适用的高限到低限的量的区间。

测定的范围一般是从线性研究中得到的，它依赖于分析方法的应用目的。确定范围的方法是：样品中含有被分析物的量在范围内或范围末端，该分析方法均能获得良好的线性、精密度和准确性。

通常情况下至少应考虑如下最小的规定范围，这也是制定相应质控标准的依据之一。

（1）对生物技术药物的生物学活性测定：测定范围一般应为 70%~130%；特殊的方法（如动物试验）可达到 ±100%。例如，采用 L929 细胞测定重组人肿瘤坏死因子生物学活性，通过对测定同一个样品的实验结果统计分析，其实验误差测定范围为 30%，所以确定其测定范围为 70%~130%。

（2）对纯品或成品的含量测定：测试浓度范围一般应为 80%~120%。

（3）对含量均匀度检查：规定范围一般为 70%~130%。

（4）对于溶出度试验，应为规定范围的 ±20%。例如，控释制剂，规定 1h 后达到 20%，24h 后为 90% 以上，它的合理范围应为标示量的 0~110%。

（5）对于杂质检查，应为杂质的报告水平至标准规定的 120% 以内。对已知有异常功效的、有毒的或有意外药理作用的杂质，其检测限度和定量限度应与该杂质必须被限制的水平相当。注意，在研制阶段进行杂质检查方法论证时，有必要根据一些法规建议的限度来考虑范围。

（6）如果用一个试验同时进行含量测定和纯度检查，且仅使用 100% 的标准品，线性范围应覆盖杂质的报告水平至标准规定含量的 120%。

具体验证方法是：在测量范围内配制 6~8 个稀释度，每一稀释度至少测定 3 次，每次重复测定 3 份，计算每次试验的测定值、平均值和回收率，分析曲线拟合的回归率并计算每次试验的相关系数 r；在测定范围上限或下限附近，每一个稀释度的 3 个测定值之间的 CV 值将会有明显变化，如果在 10% 以上可能就是超出测定范围了。

四、准确性

准确性（accuracy）表示真实值或认可的参考值与测量值之间的相近程度。一般采用添加和回收试验来测定准确性，即将已知量的样品加到空白中进行测定，比较测定值与添加值之比。准确性一般表示为偏差（bias）或测定值与真实值之间的比值百分数（回收率）（即测定值 / 真实值 ×100%）。对于生物技术药物而言，因为没有纯的标准品，所以准确性不太实用。生物制品测定时一般与同时进行的标准品进行比较。

应在分析方法规定的范围内建立准确性。对于某些已达到敏感性和特异性要求的方法来说，可以不测定该参数。下述举例的方法只适用于免疫分析。至少配制 3 个不同浓度添加到空白中的测试物，每一浓度配制 2 份样品，每 1 次试验对 6 份样品重复测定 3 次，然后比较测定值和添加值，求出回收率（%），即偏差。

（一）含量测定试验

1. 纯品

（1）用该分析方法测定已知纯度的被分析物（如参比物质）。

（2）将建议采用的分析方法的结果与另一种成熟的分析方法的结果比较，后者的准确度是已知的。

（3）准确性可以在精密度、线性和专属性建立后推论而得。

2. 制剂

（1）用该分析方法去测定按处方量制成的混合物，其中加入了已知量的纯品。

（2）在不能获得制剂所有组分的情况下，可以将已知量的被分析物加入到制剂中，或者将测得结果与另一种已鉴定的分析方法分析的结果进行比较，后者的准确度是已知的。

（二）杂质定量分析

准确性评价应使用在样品中（纯品 / 制剂）加入已知量杂质的方式。

在不能获得含有明确杂质和 / 或降解产物的样品情况下，可以考虑与其他不同的方法测得的结果比较。应明确如何测定单个或总的杂质，如相对于主要被分析物所占的重量百分比或面积百分比。

准确性的评价需要对测定范围内的至少 3 种浓度，测定至少 9 次（按完整分析步骤对 3 种浓度分别测定 3 次）。准确性可通过在样品种加入已知量的被分析物测得的回收百分率或平均值与真实值的差异及其置信区间来报告。

五、精密度

精密度（precision）表示测定值之间的一致性或接近的程度，一般表示为变异系数（CV，%），即测定值的标准差（SD）与测定值均值的比值。精密性分为几种：一种是实验内的精密性（即重复性，repeatability），它是在同一次试验内同一个样品多次测定结果间的变异系数；另一种是实验间的精密性（或称为 intermediate precision），它是在同一实验室内不同次试验间对同一样品多次测定结果间的变异系数。实验室之间的精密性即重现性（reproducibility），一般可通过协作研究得到。含量测定和杂质定量测定方法的验证，均包括对精密度的考察。

（1）试验内精密性是为了确定在同一个试验内同一个样品在测量范围内的不同浓度时测定的精密性。需要配制 3 个稀释度的样品（测量范围的高、中、低浓度），每一个稀释度重复测定 10 份（同一试验内），计算每一浓度测定结果的均值和 SD，计算每一浓度的 CV 值。

（2）试验间精密性是为了确定在不同试验间对测量范围内同一个样品在不同浓度时测定的精密性。需要配制 3 个稀释度的样品（测量范围内的高、中、低浓度），在 3 个试验中对每一个稀释度重复测定 3 份，测定不同工作日间的变化，测定不同批号的试验材料间的变化，测定不同实验员间的变化等，计算每一试验中每一浓度测定结果的均值和 SD，计算试验间每一浓度的 CV 值。

（3）重现性是精密性测定的重要组成部分，它通过实验室之间的试验来评价，方法需要标准化，如需要收载到药典中，则尤其应考虑重现性。

六、检测限度

检测限度（limit of detection，LOD）是指能够测定出样品中的测试物质的最低量，该量并不一定要定量测出其准确的含量或浓度，它是检测限度实验中最重要的一个参数。根据分析方法是采用非仪器分析还是仪器分析。可用以下几种方法来确定检测限度。

（1）直观评价：可以用于非仪器分析方法，也可用于仪器分析方法，检测限度的测定是通过对一系列已知浓度分析物的样品进行分析，并以能准确测得被分析物的最小量来建立。

（2）信噪比：该方法仅适用于出现基线噪声（仪器分析）的分析方法。信噪比的测定是通过比较含已知低浓度被分析物的样品与空白样品的测试信号，确定被分析物可被确切地检测的最小浓度，当信噪比在 3 ∶ 1 或 2 ∶ 1 时的检测限度通常被接受。

（3）根据响应值的标准差和斜率

检测限度（DL）表示为

$$DL=3.3\sigma/S$$

式中，σ 为响应值的标准差；S 为校正曲线的斜率。斜率 S 可从被分析物的校正曲线来估算，σ 的值可由多种途径估算。

必须同时提供检测限度和测定检测限度的方法。如果 DL 是根据直观评估或信噪比得来的，应提供相关的一些色谱图。

（4）如通过计算或外推法得到检测限度的估算值，可对一系列接近或等于检测限度样品的逐个分析来论证这一估算值。对于生物测定，LOD 就是产生始终如一的比空白对照强的反应的最低浓度。产生比空白对照高 2~3 个 SD 的反应一般认为是满意的测定限度。例如，在免疫测定中，对 OD 值的要求要确定比空白对照高 3 个 SD 的值，需要配制一份适当浓度样品，配制一份不含样品的空白对照液（0 浓度），至少测定 3 次，每次要重复 2 遍，测定样品和空白对照的 OD 值，计算空白对照的 SD 值，LOD=3 × 对照的 SD 值 /（样品 OD/ 样品浓度）。

七、定量限度

定量限度（limit of quantitation，LOQ）是指在准确性和精密性都能达到要求时，能够定量测定出的样品中测试物的最低量。LOQ 是检查测定药品中杂质方法的一个参数。

根据检测方法是用非仪器分析还是仪器分析，可用几种方法来评价定量检测限度，除了下面列出的方法外，其他方法也是可接受的。

（1）直观评价。直观评价既可用于非仪器的分析方法，也可用于仪器分析方法。定量限度一般通过对一系列含有已知浓度被分析物的样品分析，在准确度和精密度都符合要求的情况下，来确定被分析物能被定量测得的最小量。

（2）信噪比。该方法仅适用于出现基线噪声的分析方法。信噪比的测定是通过比较含有已知低浓度被分析物的样品于空白样品的测定信号，来建立被测物能够准确定量的最小浓度。典型信噪比为 10 ∶ 1。

（3）响应值的标准差和斜率。定量限度（QL）表示为

$$QL=10\sigma/S$$

式中，σ 为响应值的标准差；S 为校正曲线的斜率。斜率 S 可从被分析物的校正曲线估算，σ 的值的估算可由多种途径得到。

八、耐用性

耐用性（robustness/ruggedness）是通过有效地改变实验方法的参数来测定此改变对

试验结果的影响，即试验结果各种影响的承受程度。参数的改变可以是温度、湿度，或改变培养时间，或对试剂的 pH 进行较小范围的调整等。在每种试验条件下，对准确性、精密性或其他参数进行测定，以确定试验方法的耐受或承受能力。

在研制阶段应对耐用性进行评估，它取决于所研究的分析方法的类型，并能表明方法参数在微小变异后分析方法的可靠性。例如，我们采用福林酚法测定蛋白含量时有室温放置的步骤，在夏天和冬天，南方和北方室温差异较大，这种变化对测定结果的影响有多大？如果测量结果表明对分析条件的变化是敏感的，那么该分析条件就应适当控制或在方法中预先注明。耐用性评估的结果建立了一系列的系统适用性参数（如分离度试验），以确保在任何时候使用该分析方法都是有效的。例如，有的生物学活性测定方法在不同的实验室采用相同的实验条件却得不到相同的结果，或者对实验条件的要求过于苛刻而在其他实验室达不到，这就是没有经过方法的耐用性验证。

在液相色谱实验中也有一些典型的参数变化的例子：流动相 pH 变化的影响、流动相组分变化的影响、不同柱子（不同的批号和 / 或供应商）、温度、流速等，这些因素都应在方法耐用性评价时加以考虑。

九、系统适用性

系统适用性（system suitability）是许多分析方法的组成部分，它是对由分析设备、电子仪器、实验操作和被分析样品组成的系统进行评估。根据被论证的方法类型，对某一特定方法建立系统适用性试验参数。

例如，在用高效液相色谱分析样品时，需要对仪器和色谱柱及流动相进行系统适用性试验，即用对照品对仪器进行试验和调整，主要检测以下几个参数。

（1）色谱柱的理论塔板数：如果测得的理论塔板数低于产品要求的理论塔板数，应改变色谱柱的某些条件（如柱长、载体性能、填充物的孔径粒度等），使理论塔板数达到要求。

（2）分离度：对于有两个以上组分的样品，在进行定量分析时，要保证被定量峰与其他组分峰之间有较好的分离度，一般情况下分离度应大于 1.5。

（3）重复性：对照品连续进样 5 次，其峰面积的测量值的相对标准偏差应不大于 2.0%。

（4）拖尾因子：在用峰高法进行定量分析时，应对拖尾因子进行检测，一般要求其在 0.95~1.05。

十、生物测定的特殊性

由于生物测定的持续性、复杂性，以及参考品和样品存放条件等特殊性，除了上述验证参数外，对于生物测定有另外几个参数也非常重要。

（1）试验顺序的影响：它是测定在一个较复杂的试验中，先测和后测对试验参数的影响。这是由于它们相对于对照品的测定时间不一样而造成的。

（2）冻融稳定性的影响：将样品反复冻融，以确定对测定结果的影响。

（3）批间的精密性：测定不同批细胞、血清或其他具有较高变化性的物质对测定方法精确性的影响。

根据 WHO 关于测定方法验证试验的文件，用于不同检定目的的实验方法需进行不同参数的测定（表 4-1）。

表 4-1　不同测定方法应进行的验证参数

参数	鉴别试验	杂质检查		效价测定	组成测定
		定量测定	限量分析		
准确性	−	+	−	+	+
精确性	−	+	−	+	+
耐用性	+	+	+	+	+
线性和测定范围	−	+	−	+	+
专属性（特异性）	+	+	+	+	+
检测限度	+	−	+	−	−
定量限度	−	+	−	−	−

第三节　生物技术药物生物学活性测定方法的验证

一、生物学活性测定方法验证应考虑的几个问题

生物学活性测定方法验证的目的就是要对引起实验结果变异和偏差的各种因素进行评价，以确定实验方法的可靠性和可行性，应考虑生物学活性测定方法的特点。

（1）生物学活性是相对活性，必须对单位有一个适当的定义或以有关机构颁布的标准品或参考品作为对照。

（2）样品和标准品的剂量反应曲线必须是平行的，即样品和标准品除了有效活性不同之外，必须是相同的。

（3）应对方法的变异性进行统计学分析，以确定生物学活性可接受的有效范围。效价测定的变异来源因素有：单次试验的变异性；在同一天试验的变异；不同实验日造成的变异；不同实验者造成的变异；不同分析方法造成的变异；不同实验室引起的变异。应对这些变异因素进行综合分析。

（4）应对引起系统偏差的某些因素进行综合分析：不同的实验平板；在平板的不同位置（边缘效应）；检测次序（加样先后）；在动物试验中应考虑的动物使用的笼子效应；样品分布的随机化原则；系统（平板和动物笼子）的平衡。

二、采用 96 孔板测定生物学活性方法的验证

采用 96 孔板测定生物学活性是活性测定的常用手段，方法的一致性实验对于建立

分析方法是有益的。一致性实验就是在96孔板上所有的孔都加入相同浓度的所有试剂，包括已知浓度的活性参考品，考察各种因素对检测结果的影响。主要考虑以下几点因素。

（1）位置效应的影响：位于板上不同位置的样品对检测结果的影响。

（2）序列稀释随机化影响：多道加样器实际上很难使得样品浓度及板上的位置完全随机化。序列稀释的物理过程及多道加样器的使用使得联合处理（不同浓度的样品）在板上的分布受到限制，随机化定义为具有相同含量的样本具有均等的机会分到给定的处理组中。

以下为实验单元及随机化概念的一个实例：样品要分配到96孔板的B、C、D、E、F及G行（整个板有8行12列）。共有两类样品（待测样品及参考品），每一样品使用3行复孔。行的安排细节就确定了实验单元，如B、C、D作为参考品而E、F、G作为待测样品或反之，则实验单元即为3行。如果我们希望将1行作为实验单元，那就应该将样品随机化分配至不同的行。注意，这就需要所有配对的行（如B和C、B和E等）都应有均等的机会给予给定的处理。

在生物学测定方法中，样品的不同浓度通常都是用多道加样器同时分配至一系列孔中（称为一列）；同时给予不同剂量的这一系列孔为浓度的实验单元。一个样品安排至一行（或邻近的几行），这一系列则为样品的实验单元。样品及浓度的特异组合则安排于某一孔或某几孔，此为样品及浓度联合的实验单元，即为分区设计。应注意其与分段设计的区别：分段设计就是随机安排样品至不同的行，以及随机安排不同的浓度至每一行中的不同的孔。

分区设计的随机化需要将样品随机安排至行而将浓度随机安排至列（图4-1，整个板为一个分区）。一块板上可以有一个或多个分区（图4-2，板上有两个分区）。在每一分区内每一样品可以有一行或多行而每一浓度也可以有一列或多列。通过随机化设计验证分析，可以最大限度地排除位置因素和序列稀释因素对检测结果的影响。

X	X	X	X	X	X	X	X	X	X	X	X
+	A6	A8	A1	A4	A7	A2	A3	A9	A10	A5	–
+	C6	C8	C1	C4	C7	C2	C3	C9	C10	C5	–
+	E6	E8	E1	E4	E7	E2	E3	E9	E10	E5	–
+	D6	D8	D1	D4	D7	D2	D3	D9	D10	D5	–
+	R6	R8	R1	R4	R7	R2	R3	R9	R10	R5	–
+	B6	B8	B1	B4	B7	B2	B3	B9	B10	B5	–
X	X	X	X	X	X	X	X	X	X	X	X

图4-1　样品随机分配至行、浓度至列的生物测定96孔板的一种可能安排

每板有一个分区，若进行分区分析则必须使用多块板。X为不用的孔；+为阳性对照；–为阴性对照；A、B、C、D、E为待测样品；R为参考品；1~10分别代表不同稀释度

X	X	A1	C1	R1	B1	R8	A8	C8	B8	X	X
X	+	A2	C2	R2	B2	R7	A7	C7	B7-	-	X
X	+	A3	C3	R3	B3	R6	A6	C6	B6	-	X
X	+	A4	C4	R4	B4	R5	A5	C5	B5	-	X
X	+	A5	C5	R5	B5	R4	A4	C4	B4	-	X
X	+	A6	C6	R6	B6	R3	A3	C3	B3	-	X
X	+	A7	C7	R7	B7	R2	A2	C2	B2	-	X
X	X	A8	C8	R8	B8	R1	A1	C1	B1	X	X

图4-2　一块生物测定96孔板上有两个分区

在每一分区内样品随机分配至列而浓度随机分配至行。一块板上可以进行合适的多个分区的分区模型。X 为不用的孔；+ 为阳性对照；- 为阴性对照；A、B、C 为待测样品；R 为参考品；1~8 分别代表不同稀释度

总之，生物技术产品的检测由于其特有的生物测定的变异性，不同的测定方法和反应原理在验证时应根据具体情况进行不同参数的测定，有时还要考察样品保存条件、处理方法等因素对测定结果的影响。建立规范的验证必须在一开始就受到重视，并且在早期验证研究中将大量的数据采集、保存下来作为有益的补充以确保批与批之间的稳定性，以及在性质、纯度、活性和安全性等方面一致。

在对测定方法的验证中，主要应对方法的适用性和可靠性进行测定，以确定该方法在本实验室内能够得到准确和重复的实验结果，并且在测定范围、测定限度和特异性等方面达到测定的要求，确保实验数据的准确与可靠。

良好的检定方法验证对于评价生物技术药物质量具有至关重要的意义，验证方法的科学性反映了采用该方法进行检测结果的可靠性。要进一步提高检定方法验证的规范性和科学性，还需要在检定工作实践中不断加以总结完善。

三、生物学活性测定方法验证实例

报告基因法作为一种Ⅰ型干扰素生物学活性测定的新方法，与经典的细胞病变抑制法相比，具有以下几个方面的优势：操作简便，易于掌握，耗时短，变异度小，不使用病毒，无需在生物安全实验室操作。在报告基因法纳入《中国药典》（2015 版）三部之前，对其进行了方法验证。

1. 专属性

使用报告基因法分别测定Ⅰ型干扰素、Ⅱ型干扰素、白细胞介素 -2、粒细胞刺激因子、肿瘤坏死因子 -α 等细胞因子的活性，只有Ⅰ型干扰素产生了量效反应。

2. 线性

标准品及供试品与测活细胞混合之前，均进行 4 倍系列稀释，共 8 个稀释度，浓度范围为 0.153~2500 IU/ml，剂量 - 效应曲线符合四参数方程（图 4-3），回归系数可以达到 0.98 以上，根据标准品及供试品的半效稀释倍数，计算供试品的生物学活性。

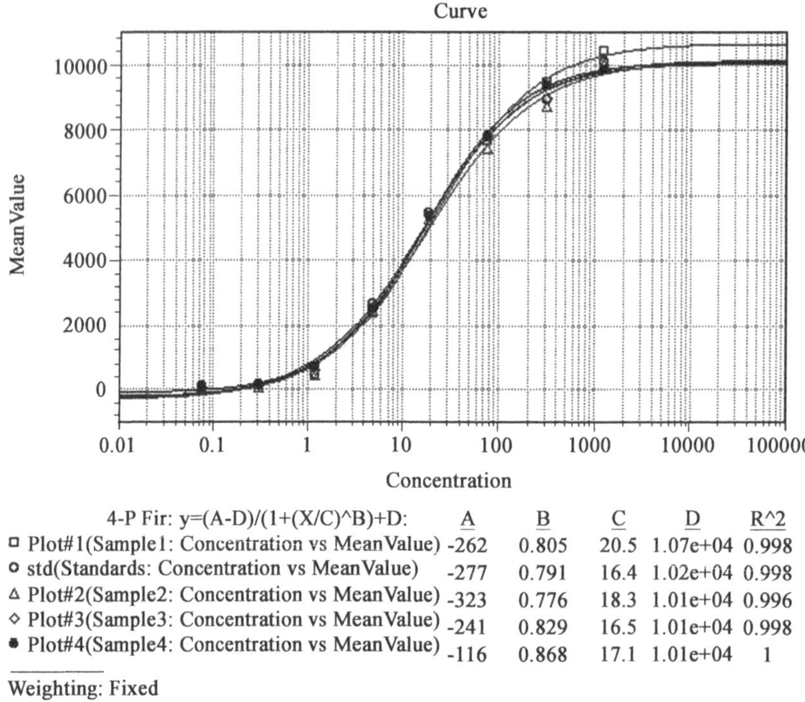

图4-3　报告基因法的剂量-效应曲线

3. 准确性

使用两种方法进行评价。

（1）回收率试验：多个样品的回收率均在 80%~120%（回收率测定结果见图 4-4）。

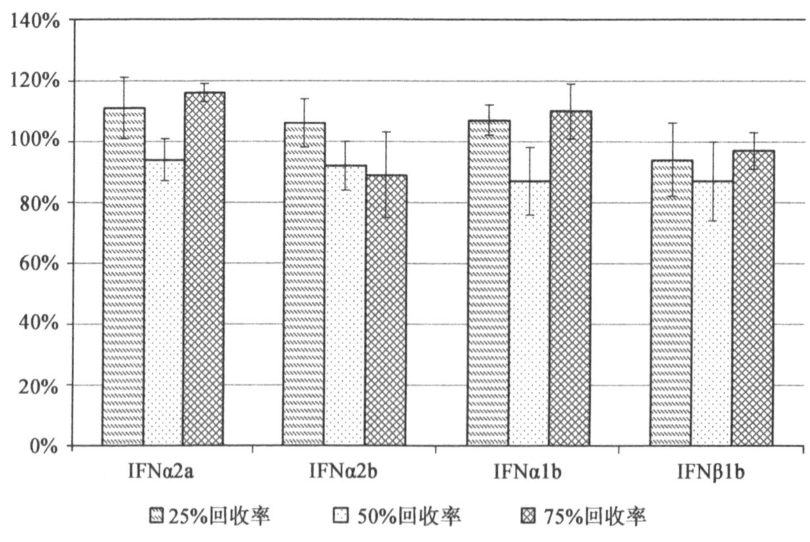

图4-4　报告基因法回收率测定结果

（2）报告基因法与细胞病变抑制法测定结果一致性比较：组织四个实验室，对多个样品分别使用报告基因法和细胞病变抑制法进行测定，两种方法的测定结果均没有显著性差异（两种方法测定结果一致性回归直线见图 4-5）。

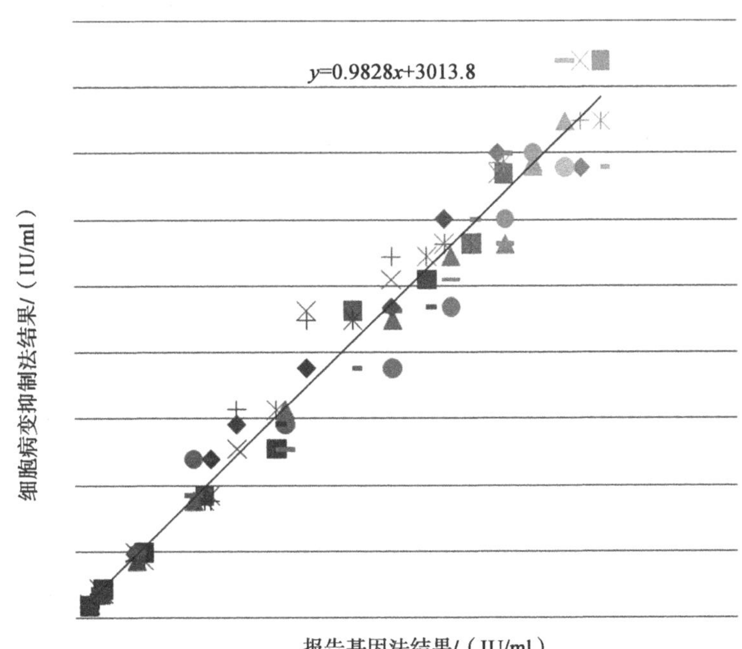

图4-5 报告基因法与细胞病变抑制法测定结果的一致性回归直线

4. 精密度

（1）试验内精密度：在同一试验内对多个样品进行重复测定，RSD 平均值为 6.5%。

（2）试验间精密度：在不同试验间对多个样品进行重复测定，RSD 平均值为 11.1%。

（3）重现性：在四个不同实验室对多个样品进行重复测定，实验室间 RSD 平均值为 12.8%。

5. 耐用性

改变某一个试验因素后对样品进行测定，通过计算多次测定结果的精密度，评价实验结果对各种影响因素的耐受程度，分别改变样品在测定板内的位置、更换测定人员、更换细胞代次、更换培养基批次后，多次测定的 RSD 分别为 7.2%、11.7%、7.4%、8.0%。

通过以上各方面的验证，证明报告基因法具有良好的专属性、线性、准确性、精密度、耐用性，并最终纳入《中国药典》（2015 版）作为 I 型干扰素生物学活性测定的法定方法。

第四节 生物技术药物生物学理化测定方法的验证

一、理化测定方法验证应考虑的几个问题

理化测定方法针对产品的理化性质进行分析，根据检测目的不同可分为两大方面：

含量测定试验与鉴别试验。含量测定试验针对产品中某一成分的含量进行测定，该成分包括重组蛋白药物本身、辅料成分、生产工艺相关杂质、产品相关杂质、不同翻译后修饰形成的产物等。鉴别试验是对重组蛋白药物的理化性质进行测定，以证明蛋白本身的特性或结构正确，如免疫斑点或免疫印迹、N 端氨基酸序列、肽图、等电点、电泳图谱、高效液相图谱等。

建立理化测定方法之初应对方法进行验证，以保证测定结果的准确可靠。与其他测定方法类似，理化测定方法验证主要考虑以下几个方面。

（1）方法的专属性。例如，免疫印迹或免疫斑点试验应确保检测抗体的特异性；另外，有些理化测定方法涉及产品的前处理，为保证待测品与标准品反应的一致性，应确保二者处于相同的缓冲体系；进行含量测定时，应确保目标物不受其他物质的干扰，或能与干扰杂质充分分离。

（2）检测限与定量限。对于定量检测方法，确定检测限与定量限是前提，一般以 3 倍及 10 倍信噪比作为检测限与定量限的标准。

（3）线性与检测范围。定量检测方法一般在直线线性关系下测定，检测范围与具体实验方法相关。利用标准曲线法检测时，一般需要设定 5 个浓度梯度；较为成熟的检测方法，在充分验证的基础上可采用单点法进行定量检测。

（4）加标回收率。将一定量的标准品加入待测样品中进行检测，检测到的标准品的含量与实际加入的标准品的含量的比值即为加标回收率。加标回收率是评价一种定量检测方法准确与否的重要指标。

（5）其他评价指标可参见本章第一节。

二、理化测定方法验证实例

本小节就含量测定实验与鉴别实验分别举一个实例，供读者参考。

（一）重组人干扰素 α2a 成品中蛋白含量体积排阻高效液相色谱法的建立及验证

由于重组人干扰素 α2a 等细胞因子稳定性较低，通常需要在成品制剂中添加大量人血白蛋白等作为辅料成分。这些成分对干扰素 α2a 蛋白含量的测定造成很大干扰，而《中国药典》（2015 版）三部中仅要求对成品进行生物学活性的测定，并未对干扰素 α2a 蛋白含量进行测定，因此不能进行比活性计算。为了更好地控制和评价该制剂的质量，研究建立了采用体积排阻高效液相色谱法（size exclusion-high performance liquid chromatography，SE-HPLC）测定该类制剂中重组人干扰素 α2a 蛋白含量的方法，并进行了验证。

（1）色谱系统的适应性：干扰素 α2a 蛋白含量国家标准品及干扰素 α2a 成品的 SE-HPLC 图谱见图 4-6。分离度为 2.7，色谱峰保留时间为 18.6min，表明该系统能够满足干扰素 α2a 和其他组分达到基线分离的要求。

（2）线性关系验证：经 6 次进样，得到的回归方程为 y=7 207 507x–309 980，R^2=0.9999。表明重组人干扰素 α2a 在 0.3648~11.67μg 范围内，与峰面积呈良好的线性关系。

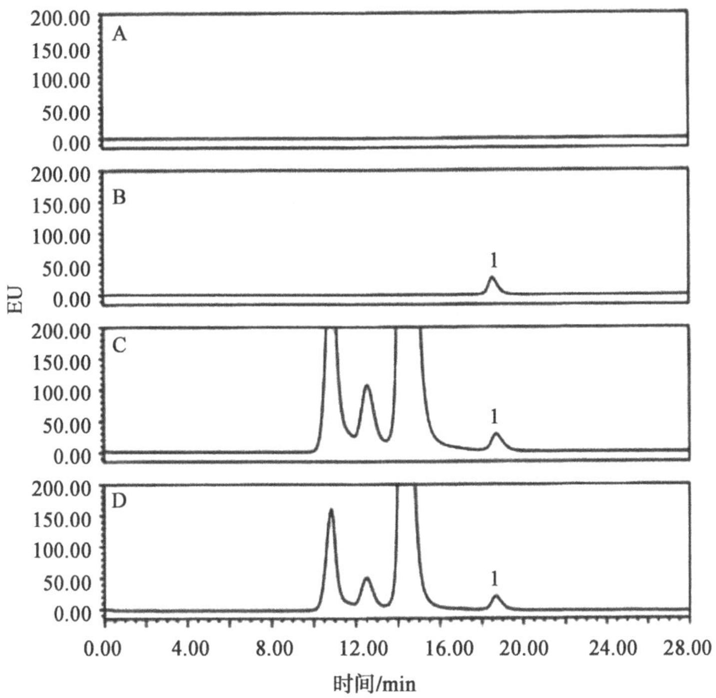

图4-6　干扰素α2a的SE-HPLC色谱图

1 表示干扰素 α2a 峰。A. 空白对照；B. 干扰素 α2a 蛋白含量国家标准品；C. 干扰素 α2a 样品（由企业 1 生产，批号为 20120202B）；D. B 和 C 混合样品

（3）精密度：对照品溶液连续进样：6 次的峰面积平均值为 349820，RSD 为 2.4%，表明该方法精密度良好。

（4）稳定性：供试品溶液 12h 内间歇进样：12 次的峰面积平均值为 11389690，RSD 为 2.8%，表明供试品溶液在 12h 内稳定性良好。

（5）重复性：6 份同一批次样品的重组人干扰素 α2a 的平均含量为 44.3μg/ 支，RSD 为 2.1%，表明该方法重复性良好。

（6）准确性：5 个企业 24 批重组人干扰素 α2a 样品的平均加标回收率为 103.5%，RSD 为 8.6%，表明该方法准确性良好。

综上所述，建立了重组人干扰素 α2a 蛋白含量 SE-HPLC 分析法，该方法简便、准确、重复性好，可用于重组人干扰素 α2a 成品中干扰素 α2a 蛋白含量的测定和比活性的计算，确保该产品的质量。

（二）毛细管等电聚焦电泳法测定某融合蛋白等电点

毛细管等电聚焦电泳（capillary isoelectric focusing，cIEF）技术是基于平板等电聚焦电泳的原理建立的，但是较常规的平板等电聚焦电泳具有高分辨率、自动化和结果准确的优点，以下是该方法的建立及验证过程。

（1）系统适用性：pI marker4.1、5.5、7.0 三个标记峰的迁移时间（x）与等电点（y）的标准曲线方程为：$y=-0.1924x+11.561$；$R^2=0.9934$。pI marker7.0 的迁移时间为 24.10min。样品主峰与次主峰的分离度为 1.249（USP），见图 4-7。

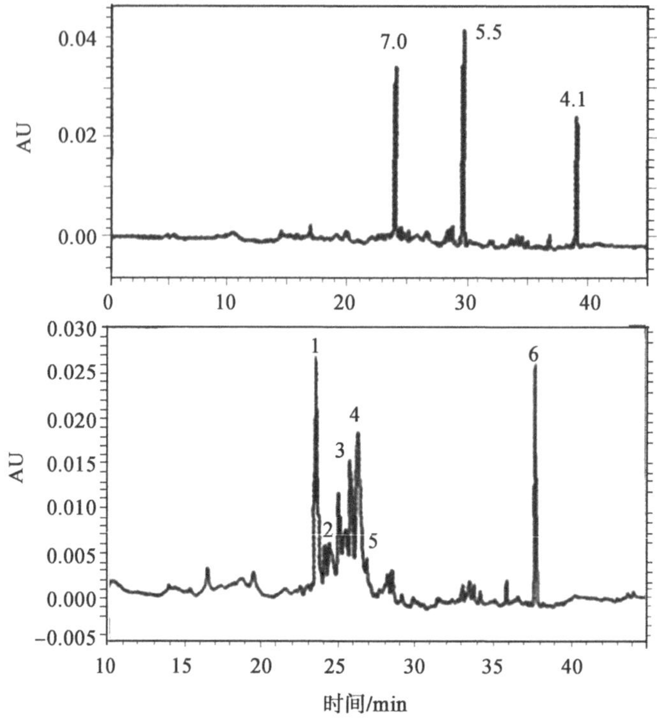

图4-7 等电点标准及样品电泳结果

1~6 分别为 pI marker7.0、碱峰、次主峰、主峰、酸峰、pI marker4.1

（2）不同两性电解质对样品分离效果的影响：对于该蛋白，Pharmalyte™3~10 的电泳峰形宽大，分离度不高；而采用 Ampholine™3.5~10，样品的各个电荷异质性组分可以有效地分离，见图 4-8。

（3）不同助溶剂对样品分离效果的影响：结果表明，采用 20% 的蔗糖未出峰，而尿素能提供良好的增溶环境、改善峰形，见图 4-9。

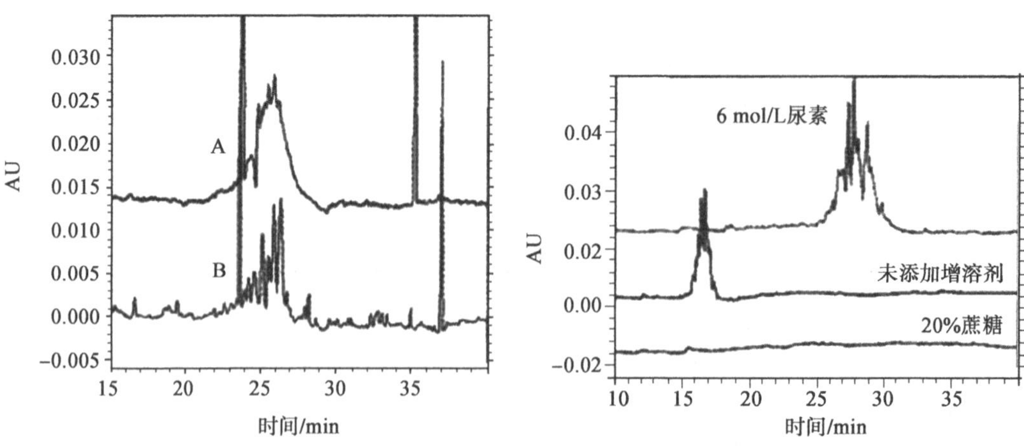

图4-8 Pharmalyte™3~10（A）和Ampholine™3.5~10（B）两性电解质对样品分离效果的影响

图4-9 不同助溶剂下样品的分离效果

（4）不同尿素浓度对样品分离效果的影响：结果表明，高浓度的尿素能增加分辨率，但同时增加了胶黏度，延迟了出峰时间，综合考虑选择 6mol/L 的尿素，见图 4-10。

（5）不同聚焦电压对样品分离效果的影响：结果显示在 20kV 和 30kV 的聚焦电压下，样品分离效果相当，电荷异质体均得到有效分离。

（6）方法的重现性：结果显示样品主区带的酸峰、碱峰、主峰和次主峰迁移时间的 RSD 分别为 1.30%、1.37%、1.29% 和 1.32%，均小于 1.4%，表明该方法重现性良好。样品主区带的酸峰、碱峰、主峰和次主峰等电点的 RSD 分别为 0.14%、0.10%、0.14% 和 0.13%，均不高于 0.14%，且重复进样间的样品主峰、次主峰的等电点之差均远小于 0.20。

（7）系统稳定性：样品分别放置 0、6h、12h、24h 后进样测定，电泳谱图的峰形基本一致，主峰迁移时间稳定，RSD 均小于 1.4%，表明该系统在 24h 内稳定，见图 4-11。

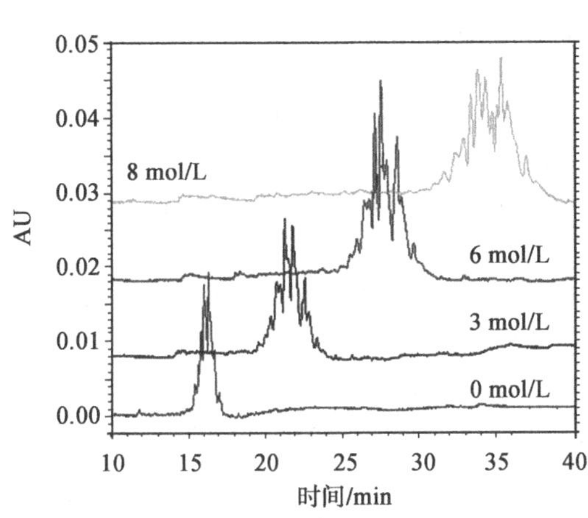

图4-10 不同尿素浓度下样品的分离效果

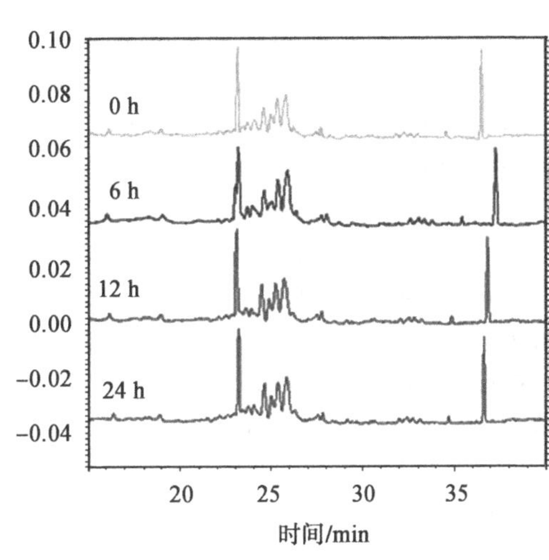

图4-11 样品放置不同时间后测定结果

综上所述，建立了采用 cIEF 法测定该融合蛋白等电点的方法并进行了验证，可为该类制品的质量评价提供更好的手段。

（沈 琦 付志浩 裴德宁 陶 磊 张 翊 王军志）

参 考 文 献

国家药典委员会 . 2015. 中华人民共和国药典 (三部) . 北京：中国医药科技出版社 .

国家食品药品监督管理总局 . 2010. 药品生产质量管理规范 .

李响，高向东，田宏，等 . 2012. 融合蛋白 FP3 等电点毛细管等电聚焦电泳分析方法的建立中国生物制品学杂志，25(4)：483-486.

李永红，裴德宁，陶磊，等 . 2013. 重组人干扰素 α2a 成品中蛋白含量体积排阻高效液相色谱法的建立 . 中国生物制品学杂志，26(8)：1175-1178.

中国生物制品标准化委员会办公室 . 2000. 国外生物制品管理和标准 .

周海钧 . 2007. 药品注册的国际技术要求——质量部分 . 北京：人民卫生出版社：82-98.

Brown F, Mire-Sluis AR.1999. Biological Characterization and assay of cytokines and growth factors. Dev Biol Stand Basel, Karger, 97: 151-168.

Commission of the European Communities. Analytical Validation. 1989. Guidelines on the Quality, Safety and Efficacy of Medicinal Products for Human Use. The Rules Govening Medicinal Products in the European Community, Volume III (Addendum July 1990).

International Organization for Standardization.1994. Accuracy (Trueness and Precision)of Measurement Methods and Results: ISO 5725-1, ISO 5725-2, ISO 5725-3, ISO 5725-4, ISO 5725-5726.

Kathryn S. 1998. Process validation. *In*: Brown F, et al. Characterization of biotechonology pharmaceutical products. Dev Bio Stand. Basel, Karger, 96: 169-171.

Larocque L, Bliu A, Xu RR, et al. 2011. Bioactivity determination of native and variant forms of therapeutic interferons. Jouranl of Biomedicine and Biotechnology, article ID. 174615.

Little LE. 1995. Validation of immunological and biological assays. Bio Pharm, 36-42.

Rao CM, Pei DN, Yu L, et al. 2015. Evaluation of a reporter gene assay for bioactivity determination of therapeutic interferons through a collaborative study. Current Pharmaceutical Analysis, 12(2): 129-136.

US-FDA.1995. International Conference on Harmonization; Guideline on Validation of Analytical Procedure: Definitions and Terminology; Availability. DHHS, Federal Register, 60: 11260-11289.

US-FDA.1996. Validation of Analytical Procedures: Methodology. Extension of Text on Validation of Analytical procedures. FDA, 61: 46, Docket No.96D-0030.

USP. 1995. Validation of Compendial Methods<1225>, General Information, The United State Pharmacopeia: 23-30.

WHO Expert Committee on Biological Standardization. 1992. Good Manufacturing Practice for Biological Products, Technical Report Series, No. 822, Annex 1, WHO Geneva.

WHO Expert Committee on Biological Standardization. 1997. A WHO Guide to Good Manufacturing Practice Requirements, Part 2: Validation, WHO Department of Vaccines and other Biologicals, WHO/VSQ/97.2.

WHO Expert Committee on Specifications for Pharmaceutical Preparations. 1992. Good Manufacturing Practice for Pharmaceutical Products. Technical Report Series, No.823, Annex 1, WHO Geneva.

第五章

生物技术药物标准物质的研究

测量是人类认识自然和改造自然的一种基本手段，是人类为了解物质的属性与特征而进行的工作。当对物质某一特性进行多次测量，测量的结果重复性好，而且不存在任何系统误差时，则可认为测量是准确的。正确的测量如实地反映了客观事物所处的状态及变化，使人们了解到事物的真实属性和特征。实现测量的准确，一般必须采用统一的计量单位、推广标准化的测量方法、颁布仪器检定规程和量值传递系统、使用适宜的计量器具或标准物质。因此，标准物质的采用是实现准确测量的必要条件。

药品是人类生存过程中与疾病作斗争的必要武器。人类为了预防、治疗、诊断疾病并促进机体恢复和保持正常机能，需要各种安全有效的药品。几千年来，人类在用药过程中逐渐对药品的功能、性质有所了解，并从中积累经验，吸取教训。例如，20 世纪 30 年代末期在美国发生过磺胺酯中毒事件，这是由于用乙二醇溶解磺胺配制酯剂，服用后在体内转化成乙二酸导致死亡，从而引起国际上对用药安全的极大关注。又如，氯霉素 B 在使用过程中，发现其晶形不同（α 型和 β 型），效价也不同，其中 β 型是无效的异构体。生物来源的药品问题更多，如被细菌、病毒污染，或者储存不当使效价降低或失活等，都将对药品的安全性和有效性产生较大影响。因此，人们在药品研发、生产、供应、储存和使用等环节中认识到影响质量的各种因素，通过制定药品质量标准来保证药品的安全有效。药品是否符合其质量标准可以通过某些参数，如药品的理化性质、结构、构象、活性、药效和毒性等作出判断，但在某些情况下只凭参数去评定药品的质量是远远不够的，因为药品的定性、定量，及其在研发、生产、供应、储存、使用过程中所发生的变化往往难以单纯用参数加以确认和控制，而需要实物标准，这个实物就是药品标准物质，它对保证药品的质量至关重要。随着卫生保健事业和医药工业的发展，对药品标准物质的需求不断增加，不仅要求品种多、涉及面广，而且数量亦日趋增长。标准物质是质量标准的物质基础，它是用来检查药品质量的一种特殊的专用量具，是测量药品质量的基准，也是作为校正测试仪器和方法的实物标准，在药品检验中，它是确定药品真伪优劣的对照，是控制药品质量必不可少的工具。

生物技术药物作为药品的一类，质量标准中的生物学活性检定是反映药物质量非常重要的环节，与产品的有效性密切相关。不同于化学药品，生物技术药物大多为高活性蛋白质及多肽。其生物学效价测定方法本身的变异幅度大，不易控制，特别是不同实验室的差异和不同工作人员的操作误差，更加大了对其进行质量控制的难度。为解决这一难题，世界卫生组织（World Health Organization，WHO）专门在英国设置机构 NIBSC，专门将许多具有生物学活性的物质，经过一系列研究，建立了统一的国际标准品，为各国建立国家标准提供标定依据。目前，我国在新药研究，特别是一类新药的申报中，要求提供标准品研究的资料。对已上市生物技术药物，参照国际生物标准原则，坚持量值溯源，尽可能在国际标准品的标定下建立我国生物技术药物的国家标准品，对于统一规范我国生物技术药物质量标准，保证正在申请注册的和已上市生物技术药物的质量可控具有十分重要的意义。

第一节　药品标准物质概述

一、药品标准物质的历史

早在 1890 年，von Behring 和 Kitasato 发现用白喉毒素反复接种动物后，血清中可产生一种抗毒素，该抗毒素可保护正常动物免受白喉毒素致命的攻击。不久有人用该抗毒素治疗患白喉的儿童。从此，西欧各国纷纷生产白喉抗毒素。直至 1895 年英国科学家发现，使用效价太低的抗毒素达不到治疗目的，因此提出白喉抗毒素的效价问题。1897 年，Ehrlich（1901 年诺贝尔奖获得者）经过认真研究，提出了解决制品效价的方法，他认为应该选用一批抗毒素原料作为标准品，将其一定量所产生的抗毒效果作为效价单位，以此作为标准比较各批样品的效价差异。鉴于同一批标准品的单位效价应在较长时期内不变，因此提出了标准品应冻干低温避光保存，制备量要大，足够分发若干年，以保持结果的一致性。这些要求为生物标准物质打下了基础。1914 年，他正式为各研究单位分发了白喉抗毒素标准品，该标准品 1922 年与华盛顿制备的标准品，在弗莱柯富、哥本哈根、罗马三个实验室作同时对比，得到一致的结果，从此 Ehrlich 白喉抗毒素标准品被正式认定为第一个国际标准品。

1921 年 8 月国际联盟成立临时卫生委员会，1924 年 2 月改为国际联盟卫生委员会，即 WHO 前身。丹麦国立血清研究所所长 Thorvald Madson 在该组织的开创时期做出了重要贡献，他一直担任卫生委员会的主席，并于 1921 年主持召开了第一次生物标准品国际会议。他非常重视生物检定的工作，多次主持了由国际联盟卫生委员会成立的生物检定常设委员会会议，并提出了国际生物标准品（International Biological Standard，IS）需多国协作研究的重要思想。

在药品生物检定方面，最早做出贡献的是英国国立医学研究所的 Sir Henry Dale，他在 1923~1928 年期间，主持召开了三次国际会议，研究讨论了药品和其他非免疫制品的生物检定原则。他指出，对于不能用化学方法测定其活性成分的药品或组织提取物，亦可运用破伤风抗毒素效价测定的原理进行生物检定，但由于生物反应的变异较大，用少量动物所产生的绝对反应来判定药品的效价单位是不够的，正确的方法应选择一批稳定性好的原料作为标准品，以其一定的重量作为单位数，样品的效价可与标准品对比而得，而且检定方法可随着科学技术的发展不断改进和完善。

到 1939 年，世界卫生组织共建立了 13 个免疫制品、10 个内分泌制品、5 个药品、4 个维生素的国际标准品，丹麦国立血清研究所（Statens Serum Institut，SSI）和英国生物制品检定所（National Institute for Biological Standards and Control，NIBSC）被分别指定为研究制备和分发血清及药品生物制品的两个标准品中心。

由于各国对标准品量的需求与日俱增，两个中心制备的标准品难以满足各国的需要，1935 年召开了生物标准品国际会议，要求各国都成立生物标准品的研究中心，各国可选择一批原料与国际标准品对比后作为国家标准品分发使用。

1951 年在第五次生物检定专家委员会会议上，应联合国粮食及农业组织（FAO）的寄生虫病专家委员会要求，将生物检定专家委员会的任务扩大到兽药领域。第六次生物检定专家委员会会议上，强调了世界卫生组织与 FAO 在标准品合作上的重要性，在这次会议上，正式将英国剑桥中央兽药研究所研制的牛抗布氏流产血清接纳为国际标准品；1962 年该所正式被世界卫生组织指定为第三个国际标准品实验室。之后，荷兰的红十字输血所又被指定为血液制品的第四个国际标准品实验室。

从以上发展历史来看，最初建立的标准物质主要是生物标准物质，以其为标准并采用生物检定手段，凭药物的生理活性来进行药品有效成分的定性定量工作。随着科学技术的不断发展，生物技术产品、各种特异的抗原抗体制品、血液制品、细胞因子亦进入预防、诊断、治疗的领域，截至 2017 年，世界卫生组织已建立的生物标准物质达 490 多种。

我国的药品标准物质的发展历史和国际药品标准物质的建立史是密切相关的。新中国成立后不久，卫生部就委托卫生部药物食品检验所和卫生部生物制品检定所（该两所于 1960 年合并为中国药品生物制品检定所）制备和分发药品及生物制品的国家标准物质，早在 1952 年就建立了垂体后叶素、洋地黄、破伤风抗毒素、白喉抗毒素、青霉素、双氢链霉素等国家标准品。

我国生物技术药物标准品的研究与生物技术药物发展进程密切相关。1989 年我国第一个基因工程干扰素 α1b 批准上市后，1991 年国家卫生部批准了第一批基因工程干扰素 α1b 和白细胞介素 -2 国家标准品。为了使基因工程类标准品特性量值与国际一致，采用与国际生物标准品溯源的基本原则，主要针对新生物技术药物进行研究建立国家标准品。截止到 2017 年，我国已批准的生物技术标准品有 60 种（表 5-1）。以上国家标准品的研究成功与对外发放，在保证我国生物技术产品质量方面发挥了重要的作用。

表 5-1 生物技术药物国家标准品、参考品汇总表

序号	名称	批准文号	编号	标定方法	含量或效价（95% 可信区间）
1	蛋白含量测定标准品	（91）卫生标字 0041 号，（2005）国生标字 0009	270009-970922	Lowry 法	19.17mg/ 支
			270009-2002/04	Lowry 法	21.24mg/ 支
			270009-201106	Lowry 法	19.83mg/ 支
2	大肠杆菌菌体蛋白	（2002）国生参字 0010	270012-99/01	ELISA	204μg/ 支（187~223）
3	重组人胰岛素	140633	140633-200603	RP-HPLC 效价测定	10mg/ 支

续表

序号	名称	批准文号	编号	标定方法	含量或效价（95% 可信区间）
4	重组人胰岛素单体 - 二聚体	140634	140634-200602	SE-HPLC 系统适用性试验	4mg/ 支
5	重组人生长激素	140635	140635-200603	RP-HPLC 含量测定	1.1mg/ 支
6	重组人生长激素单体 - 二聚体	140636	140636-200602	SE-HPLC 系统适用性试验	1.5mg/ 支
7	重组甲酰化人生长激素	140657	140657-200301	RP-HPLC 鉴别	2mg/ 支
8	重组甘精胰岛素	140701	140701-200401	RP-HPLC 含量测定	15mg/ 支
9	重组赖脯胰岛素	140729	140729-200501	含量测定 RP-HPLC	25mg/ 支
10	胸腺五肽	140728	140728-200602	含量测定 RP-HPLC	50mg/ 支
11	生长抑素	140711	140711-200401	含量测定 RP-HPLC	266mg/ 支
12	醋酸奥曲肽	140730	140730-200601	含量测定 RP-HPLC	20mg/ 支
13	鲑鱼降钙素	140734	140734-200501	鉴别 RP-HPLC	1mg/ 支
14	戈那瑞林	140754	140754-200601	含量测定 RP-HPLC	10mg/ 支
15	凝血酶（牛血）	140605	140605-201526	HPLC 效价测定	160BP 单位 / 瓶
16	甲酰化人生长激素	140657	140657-200301	鉴别检查用	2mg/ 支
17	甘精胰岛素	140701	140701-201502	HPLC 法鉴别和含量测定	15mg/ 支
18	生长抑素	140711	140711-201304	HPLC 法鉴别和含量测定	15mg/ 支
19	猪胰岛素（仅限 HPLC 使用）	140720	140720-200901	HPLC 效价测定	15mg/ 支
20	赖脯胰岛素	140729	140729-200501	HPLC 含量测定	25mg/ 支
21	醋酸丙氨瑞林	140667	140667-200601	HPLC 法含量测定	20mg/ 支
22	醋酸去氨加压素	140727	140727-200901	HPLC 含量测定	20mg/ 瓶
23	醋酸奥曲肽	140730	140730-201303	鉴别与含量测定	20mg
24	醋酸曲普瑞林	140743	140743-201101	鉴别及含量测定	15mg/ 支
25	普罗瑞林	140750	140750-201402	HPLC 法鉴别和含量测定	20mg/ 支
26	*N*- 乙酰 - 半胱氨酰 1- 鲑降钙素	140793	140793-201001	系统适用性试验	2mg/ 瓶
27	脱苏氨醇 8 奥曲肽	140795	140795-201001	系统适用性试验	2mg/ 瓶
28	曲普瑞林游离酸	140797	140797-201101	有关物质测定	5mg/ 支
29	重组人 bFGF	（2001）国生标字 0001	270019-9601	MTT/3T3 CELL	9800IU/ 支（8129~11 746）

续表

序号	名称	批准文号	编号	标定方法	含量或效价（95% 可信区间）
30	重组牛 bFGF	（2001）国生标字 0003	270017-9601	MTT/3T3 CELL	7000IU/ 支（6266~7753）
31	干扰素 α	（91）卫参字 0025 号	/	Wish-vsv-Reed-Muench 法	1000IU/ 支
				Wish-vsv-Reed-Muench 法	12 000IU/ 支
				Wish-vsv-Reed-Muench 法，Wish-vsv-结晶紫法	7500IU/ 支（6450~8802）
32	重组人 IFNα-1b 活性测定国家标准品	（2003）国生标字 002	270011-9701	Wish-vsv-Reed-Muench 法，Wish-vsv-结晶紫法	15 000IU/ 支（13 655~16 767）
33	重组人干扰素 α2b 活性测定国家标准品	（2013）国生标字 0027	270004-201301	Wish-vsv-Reed-Muench 法，Wish-vsv-结晶紫法	427 000IU/ 支
34	重组人干扰素 β1b 活性测定国家标准品	（2008）国生标字 0015	270020-0801	Wish-vsv-Reed-Muench 法，Wish-vsv-结晶紫法	72 000IU/ 支
35	重组人 IFNα-2a 活性测定国家标准品	（2008）国生标字 0017	270022-9701	Wish-vsv- 结晶紫法，Wish-vsv-Reed-Muench 法	16 000IU/ 支（13 647~19 016）
			270022-201202	Wish-vsv- 结晶紫法，Wish-vsv-Reed-Muench 法	387 000IU/ 支
36	重组人干扰素 α2b 蛋白含量测定国家标准品	（2009）国生标字 0021	270024-200801	重组人干扰素 α2b 蛋白	180.5μg/ 支
37	重组人干扰素 α2a 蛋白含量测定国家标准品	（2009）国生标字 0022	270025-200801	重组人干扰素 α2a 蛋白	182.4μg/ 支
38	重组人 IL-2	（91）卫参字 0040 号（2005）国生标字 0005	270008-9101	MTT/CTLL2 CELL	400IU/ 支
			270008-9902	MTT/CTLL2 CELL	2000IU/ 支（1887~2092）
39	重组葡激酶活性测定国家参考品	（97）卫生参字 01 号	270007-9701	效价测定	1000AU/ 支
40	重组人 TNFα	（2001）国生标字 0002	270018-9601	L929- 结晶紫法	3500IU/ 支（3298~4266）
41	重组人 EGF	（2001）国生标字 0008	270013-9701	MTT/3T3 CELL	6800IU/ 支（5958~7812）

续表

序号	名称	批准文号	编号	标定方法	含量或效价（95% 可信区间）
42	重组人 G-CSF	（2001）国生标字 0005	270015-9801	MTT/NSF-60 CELL	5.0×10^6IU/ 支（4.46×10^6~5.19×10^6）
43	重组人 GM-CSF	（2001）国生标字 0004	270016-9801	MTT/TF-1 CELL	1.80×10^5IU/ 支（1.23×10^5~2.34×10^5）
44	重组链激酶活性测定国家标准品	（2001）国生标字 0006	270014-9601	效价测定	500IU/ 支
45	重组 SK	（2001）国生标字 0006	96/01	平板溶圈法	500IU/ 支（457~535）
46	重组 SAK	（97）卫参字 0001 号	97/01	平板溶圈法	1000AU/ 支
47	人凝血因子Ⅱ	（2001）国生标字 0007	20010620	一期凝固法	16.1IU/ 支（15.6~16.6）
48	人凝血因子Ⅶ	（2001）国生标字 0007	20010620	一期凝固法	15.0IU/ 支（13.3~16.7）
49	人凝血因子Ⅷ	（91）卫生标字 0008 号	20010606	一期凝固法	3.8IU/ 支（3.4~4.2）
50	人凝血因子Ⅸ	（2001）国生标字 0007	20010620	一期凝固法	10.4IU/ 支（10.1~10.7）
51	人凝血因子Ⅹ	（2001）国生标字 0007	20010620	一期凝固法	12.1（11.8~12.4）
52	重组人促红素（CHO 细胞）活性测定国家标准品（rhEPO）	（2002）国生标字 0012	280014-980528 270028-201102	体内网织红细胞法	82IU/ 支 630IU/ 支
53	重组人凝血因子Ⅶa 国家标准品	（2015）国生标字 0029	280027-201501	效价测定	1568IU/ 支
54	重组人粒细胞集落刺激因子蛋白含量测定国家标准品	（2009）国生标字 0020	270023-200801	含量测定	215.4μg/ 支
55	CHO 细胞 DNA 含量测定国家标准品	（2012）国生标字 0025	270026-201101	含量测定	93.6μg/ml
56	大肠杆菌 DNA 含量测定国家标准品	（2012）国生标字 0026	270027-201101	含量测定	96.2μg/ml

续表

序号	名称	批准文号	编号	标定方法	含量或效价（95% 可信区间）
57	逆转录酶活性测定国家标准品	（2016）国生标字 0035	270028-201501	活性测定	26U/ 支
58	人凝血酶原复合物国家标准品	（2001）国生标字 0007	280017-20130306	效价测定	FIX：6.47IU/ 支 FII：8.64IU/ 支 FVII：2.75IU/ 支 FX：8.77IU/ 支
59	冻干人凝血酶国家标准品	（2003）国生标字 0001	280013-20021105 280013-20131217	效价测定	127IU/ 支 97IU/ 支
60	大肠杆菌 DNA 含量测定国家标准品	（2012）国生标字 0026	270027-201101	含量测定	96.2μg/ml
61	巨细胞病毒人免疫球蛋白国家标准品	（2017）国生标字 0042	280025-201501	含量测定	100U/ 支
62	呼吸道合胞病毒人免疫球蛋白国家标准品	（2017）国生标字 0043	280026-201501	含量测定	100U/ 支
63	重组埃博拉病毒疫苗滴度国家参考品	（2017）国生参字 0079	250019-201501	效价测定	2.1×10^9IFU/ml
64	发热伴血小板减少综合征病毒抗体国家标准品	（2017）国生标字 0044	250018-201501	含量测定	/
65	尘螨制品抗原活性检定用血清国家参考品	290002-201601	290002-201601	效价测定	屋尘螨 IgE 247.4 KUA/L；粉尘螨 IgE 243.4 KUA/L
66	胰岛素样生长因子 -1	（2017）国生标字 0039	360011-201601	含量测定	7.4μg/ 支
67	ABO 反定型血型类诊断试剂特异性项目用国家参考品	370022-201601	370022-201601	效价测定	/
68	抗人球蛋白试剂（抗 C3d）国家参考品	370027-201601	370027-201601	效价测定	/
69	抗人球蛋白试剂（抗 IgG）国家参考品	370028-201601	370028-201601	效价测定	/

续表

序号	名称	批准文号	编号	标定方法	含量或效价（95% 可信区间）
70	抗人球蛋白试剂（抗 IgG+C3d）国家参考品	370029-201601	370029-201601	效价测定	/
71	人免疫球蛋白甲型肝炎抗体国家标准品	（2016）国生标字 0033	280024-201501	含量测定	34.5IU/ 支
72	人血白蛋白国家对照品	（2016）国生标字 0031	280011-201501	含量测定	/

早在 20 世纪 80 年代，中国药品生物制品检定所（以下简称中检所，自 2010 年更名为中国食品药品检定研究院）在生物标准物质领域就已参与开展国际合作。随着我国疫苗生产水平和检定能力的提高，1991 年，中检所第一次参加人抗破伤风毒素免疫球蛋白国际标准品协作标定，之后陆续参加凝血因子Ⅷ国际标准品、重组人干扰素效力国际标准品、无细胞百白破效力国际标准品、重组人甲状旁腺激素国际标准品等 50 余次国际生物标准物质协作标定。2004 年，中检所与 WHO 生物标准物质的主要研究单位英国 NIBSC 签署了国际合作研究协议备忘录，双方在生物标准物质的研究、制备和标定的领域开展合作研究。2006 年实现了中检所与英国 NIBSC 的高层互访，确定了在生物标准化领域中长期合作的方向，并于 2008 年和 2010 年更新合作备忘录，合作范围进一步扩大至生物制品国际标准品在内的合作。随着双方合作的加深，中检所不仅参加了 WHO 生物标准品的协作标定，而是更多地参与到 WHO IS 的研制中。迄今，中检院已参加了 54 项国际生物标准物质的协作标定（表 5-2），而且绝大多数检测结果均位于国际各实验室中值，说明我国在国际生物制品协作标定中的检测准确性和重复性已达到国际先进水平。自 2008 年以来，我国开始向 WHO 提供标准物质的候选原料，更多、更积极地参与 WHO IS 的研制。例如，中检所向 NIBSC 提供了人禽流感 H5N1 抗体国际标准品候选原料，并被用于成功制备第一代抗体国际标准品 Influenza H5N1 antibody（human）（NIBSC 编号 07/150），该标准品于 2008 年被 WHO 批准，这是 WHO 第一次采用我国研制的原料制备国际生物标准品，中检所同时参加了该项标准品的国际协作标定，结果位于国际各实验室中值（表 5-3）。2010 年，WHO 再次采用我国研制的原料制备第一代抗体国际标准品 Influenza pandemic H1N1 virus antibody（NIBSC 编号 09/194），该标准品于 2010 年获 WHO 批准。不仅广泛参与 WHO IS 的研制，同时，中检院还借助国际合作进行国家参考品研制。例如，2011 年，中检院与 NIBSC 合作，共同研究我国 EPO（促红细胞生成素）国家参考品，包括双方共同讨论并确定研制方案，中检院向 NIBSC 提供了 EPO 原液，NIBSC 按 WHO IS 的标准对其进行质量分析和标准物质的批量生产后，NIBSC 与中检院共同组织该批标准物质的国际协作标定。

表 5-2　我国近年来参加国际生物标准物质协作研究的品种

时间	组织方	内容	结果
1991	WHO/NIBSC	人抗破伤风毒素免疫球蛋白国际标准品	已完成，结果被 WHO 接受，该标准品现已用于相关制品的质量控制检定
1997	WHO/NIBSC	抗 HCV 国际标准品	已完成，结果被 WHO 接受，该标准品现已用于相关制品的质量控制检定
1999	WHO/NIBSC	α 干扰素国际标准品	已完成，结果被 WHO 接受，该标准品现已用于相关制品的质量控制检定
2001	WHO/NIBSC	人源破伤风免疫球蛋白国际标准品的协作标定	已完成，结果被 WHO 接受，该标准品现已用于相关制品的质量控制检定
2002	WHO/NIBSC	凝血因子Ⅷ浓制剂国际参考品	已完成，结果被 WHO 接受，该标准品现已用于相关制品的质量控制检定
2003	WHO	HBsAg 标准品的协作标定	已完成，结果被 WHO 接受，该标准品现已用于相关制品的质量控制检定
2003~2004	NIBSC	三价口服脊髓灰质炎减毒活疫苗效力试验国际标准品候选品标化国际协作研究	已完成，结果被 WHO 接受，该标准品现已用于相关制品的质量控制检定
2005	NIBSC	生化测定用第一次重组人促甲状腺激素国际参考品协作研究	已完成，结果被 WHO 接受，该标准品现已用于相关制品的质量控制检定
2005	NIBSC	国际间联合标定第一批国际黄热疫苗效价标准品（NIBSC99/616）	已完成，结果被 WHO 接受，该标准品现已用于相关制品的质量控制检定
2006	WHO/NIBSC	rh-PTH1-34 国际标准品的首次标定	已完成，结果被 WHO 接受
2007	WHO/NIBSC	IGF-1 国际标准参考品的换批标定第二阶段	已完成，结果被 WHO 接受
2007	WHO/NIBSC	百日咳效力试验（脑腔攻击试验）参考品协作标定	已完成，结果被 WHO 接受，该标准品现已用于相关制品的质量控制检定
2007	WHO/NIBSC	人 H5N1 流感抗体国际标准品协作研究	已完成，结果被 WHO 接受，该标准品现已用于相关制品的质量控制检定
2008	WHO/NIBSC	人源百日咳血清参考品协作标定	已完成，结果被 WHO 接受，该标准品现已用于相关制品的质量控制检定
2008	WHO	HBsAb 标准品的协作标定	已完成，结果被 WHO 接受，该标准品现已用于相关制品的质量控制检定
2008	WHO/NIBSC	联合标定 WHO 第五批狂犬病疫苗效力试验用国际标准品	已完成，结果被 WHO 接受，该标准品现已用于相关制品的质量控制检定
2008	WHO/NIBSC	破伤风类毒素絮状反应用国际标准品的建立和首次标定	已完成，结果被 WHO 接受，该标准品现已用于相关制品的质量控制检定
2008	WHO/NIBSC	白喉类毒素絮状反应用国际标准品的建立和首次标定	已完成，结果被 WHO 接受，该标准品现已用于相关制品的质量控制检定
2009	WHO	破伤风疫苗效力标准品国际协作标定	已完成，结果正在 NIBSC 统计中

续表

时间	组织方	内容	结果
2009	WHO	白喉疫苗效力标准品国际协作标定	已完成，结果被 WHO 接受，该标准品现已用于相关制品的质量控制检定
2009	NIBSC	血小板生长因子 TPO 第一个国际标准品的制备和协作标定	已完成，结果被 WHO 接受
2009	NIBSC	GCSF 生物学活性测定标准品的协作标定	已完成，结果被 WHO 接受
2009	WHO	卡介苗国际标准品相关方法学验证的协作研究	已完成，结果被 WHO 接受
2009	WHO/NIBSC	百日咳凝集试验 Fim2 和 Fim3 单抗协作标定	已完成，结果被 WHO 接受，该标准品现已用于相关制品的质量控制检定
2010	WHO/NIBSC	重组人 G-CSF 第二代国际标准品	已完成，结果被 WHO 接受
2010	WHO/NIFDC	第一代 A/California/7/2009（H1N1）抗体国际标准品协作标定研究	WHO 批准 NIBSC 编号 09/194 1st A/California/7/2009（H1N1）Antibody IS，NIBSC code 09/194
2010	WHO/NIBSC	08/214 协作标定：C 群脑膜炎球菌多糖国际标准品的协作标定研究	正在进行中
2011	WHO/NIBSC	BCG vaccine of Moreau-RJ sub-strain	正在进行中
2011	NIBSC	百日咳疫苗毒性试验体外替代方法	已完成，结果已提交
2011	NIBSC	白喉血清抗体国际标准品（人源 IgG）的协作标定	正在进行中
2011	NIBSC	戊肝核酸定量国际参考品的协作标定	已完成，结果已提交
2011	IAVI（国际艾滋病疫苗联盟）	HIV 细胞免疫检测标准品的协作标定	正在进行中
2011	NIBSC	EPO 国际标准品与中国国家标准品的制备和联合标化	已完成，结果已提交
2011	NIBSC	C 群脑膜炎球菌多糖国际协作标定	已完成，结果已提交
2011	NIBSC	TGFbeta 活性标准品协作标定	已完成，结果已提交
2011	NIBSC	IL-2 活性标准品协作标定	正在进行中
2011	NIBSC	重组尿激酶原活性标准品协作标定	正在进行中
2011	NIBSC	Factors II & X concentrate 协作标定	已完成，结果已提交
2012	USP	Filgrastim collaborative study WHO 2nd International Standard for G-CSF	正在进行中
2012~2013	WHO	单价 OPV WHO 候选区域工作参考品协作研究	已完成

续表

时间	组织方	内容	结果
2012~2014	WHO	乙型肝炎病毒 e 抗原和 e 抗体标准品协作标定	已完成
2012~2013	NIBSC	第三代 TNFα 国际标准品协作标定	已完成
2013~2014	WHO	伤寒结合疫苗国际标准品协作研究（人抗 Vi 血清）	已完成。该项目未通过 WHO ECBS 批准
2013~2015	WHO	第二代 Hib 多糖（PRP）国际标准品	已完成
2014~2015	NIBSC	第一代 Enbrel TNFR：Fc 国际标准品协作标定	已完成
2014~2015	NIBSC	白喉类毒素絮状反应用国际标准品	已完成
2013~2015	NIBSC	第一代 WHO Anti-EV71 血清国际标准品	已完成。我国首个主导研发的国际生物标准物质
2015	NIBSC	A、X 群脑膜炎球菌多糖国际标准品	已完成
2015	NIBSC	联合制备重组促红素活性测国家标准品	已完成
2015~2016	NIBSC	第一代 Sabin-IPV 国际标准品	已完成
2015 至今	NIBSC	第一代 WHO 乙型脑炎疫苗和抗血清国际标准品	进行中
2013 至今	NIBSC	第一代 WHO EV71 疫苗抗原标准品	进行中
2015 至今	NIBSC	戊肝疫苗效力标准品	进行中
2016	NIBSC	破伤风人免疫球蛋白效力国际标准品	进行中
2017	NIBSC	第一代 Rituximab 生物学活性测定用国际标准品	已完成
2017	NIBSC	第一代 Infliximab 生物学活性标准品	已完成

表 5-3　参加人禽流感 H5N1 抗体国际标准品协作研究结果

指标＼方法	血凝抑制法（HI）		病毒中和法（VN）	
	试验室内变异 /%	实验室间准确性	试验室内变异 /%	实验室间准确性
范围	0~11.1	80	0	320
	11.1	406	25.9	1810
均值	7.4	140	8.7	518
中检所	0	101	3.7	480

二、生物标准品效价的表示方法

（一）动物单位

在人类长期与疾病的斗争中，探索用药物对生物体作用所产生的反应强度来表示药效。例如，洋地黄对治疗心力衰竭有很好疗效，但却由于各批次洋地黄的作用强度很不一致，同样的用量，有时显得效力不足、疗效不佳，有时却又作用过强、出现中毒，因此临床上很难确定各批次洋地黄的适宜剂量。为了能预先确知各批次洋地黄的效价，有人就利用洋地黄能使青蛙死于心室收缩停止这样一个生物反应，建立了早期的洋地黄蛙法生物测定，即以能使青蛙死于心室收缩期停止的按每克体重所需的洋地黄用量，称为洋地黄的一个蛙单位。又如，有人建立了早期的胰岛素兔法生物测定，以使家兔每100ml血液中血糖下降至45mg所需胰岛素的最低用量为胰岛素的一个兔单位。这就是以“动物单位”来表示药物效价的早期生物测定。

“动物单位”虽然初步解决了药物效价的表示方法，但由于一个药物可用几种动物来测定，各地的生物试验方法也不统一，造成一个药品定出若干个“动物单位”，如洋地黄有蛙单位、猫单位，胰岛素有兔单位和鼠单位等。一个洋地黄猫单位和一个洋地黄蛙单位相比，效价差多少？如何换算？这种用不同的“动物单位”表示效价的方法，造成概念上的紊乱，使临床医师无所适从。在不同的“动物单位”之间没有固定的换算方法，即使是用同一种“动物单位”表示的效价，也往往由于检验的时间、地点、条件、动物来源等因素不同，得出的结果相差悬殊。某批洋地黄粉，曾经在两年的时间内测定过20次，各次结果差异很大，最低结果每克为1310个蛙单位，而最高结果每克为3300个蛙单位，相差竟达两倍以上。但事实上，该批洋地黄粉保存了多年也没有变质，显然，这种用“动物单位”来表达药物效价的方法，存在着很大缺陷。

（二）效价单位

1897年，Ehrlich提出了供试品与标准品对比效价的设想，即在相同的实验条件下，测得供试品与标准品产生相同反应时的剂量比值，作为供试品相当于标准品的效价倍数。他于1914年第一次制出白喉抗毒素的对照标准品，并将供试品与标准品在同一实验条件下比较其产生相同反应的剂量，从而计算出供试品相当于标准品的效价。这种方法明显地缩小了由于生物差异性所产生的误差，它不同于“动物单位”这种绝对的效价单位表示法，而是以与标准品对比的相对效价表示，这样，同一药物在不同实验室测定时，即使实验条件和其他因素对生物反应产生影响，但这些影响对标准品和供试品起着相同的作用，在对比测定时可使这些影响彼此抵消，使它们之间的强度比值保持不变，这就在很大程度上提高了生物测定结果的可靠性和重现性。从此，人们彻底改变了过去以“动物单位”来表示效价的概念，而以对比测定和标准品的概念奠定了生物测定的基础。

由此看来，生物标准物质（为生物标准品、生物参考品和生物参考试剂的总称）是用于那些不能用化学或物理量表示强度的预防、治疗、诊断用生物制品。它们是在用生物方法试验时，使其表示的生物效价或活性在不同地点、不同条件、不同操作者间得出相对一致性结果的一种工具。

三、生物标准物质的分类与意义

（一）国外生物标准品的分类

生物标准物质是指用于生物制品效价、活性、含量测定，或其特性鉴别、检查的生物标准品、生物参考品或对照品。它们是进行生物方法试验时，以其表示的生物效价或活性在不同地点、不同条件、不同操作者间得出相对一致性结果的一种工具。生物标准物质与化学对照品不同，主要表现为：生物标准物质的被分析物是由所制备的生物标准物质决定的，而化学对照品的被分析物是由所采用的方法决定的。当新的生物标准物质取代旧的标准物质时，难以从检定方法上证明新、旧标准物质是否一致，这时被分析物从本质上是由新的标准物质决定的，人们只能在协作标定时，尽可能用各种方法使标准物质的"单位"含义具有连续性，对于新标准物质的使用者，无法追溯旧标准物质；而化学对照品在更迭时，使用者完全可以借助方法加以考证。

有关生物标准的分类和命名，国际上早在1923年，国际联盟常务委员会就采用国际标准品的术语。随后，对标准品名称问题多次提出修改。1958年，世界卫生组织（WHO）专家委员会决定将标准品分为两类：一类是用国际单位表示的，称国际生物标准品（IS）；另一类是没有国际单位表示的，称国际参考品（International Reference Preparations，IRP）。此后一段时间内，IRP实际上是"临时"和"不成熟"的概念。1986年WHO对生物标准物质重新作出定义，包括有国际单位的国际生物标准品（International Biological Standard，IS）和其他类型的国际生物参考试剂（International Biological Reference Reagent，IRR），总称为国际生物标准物质（International Biological Material）。2004年，WHO生物制品标准化专家委员会（Expert Committee on Biological Standardization，ECBS）通过了"国际和其他生物参考物质制备、鉴定和建立的建议"的指导性文件，将生物标准物质分为两类。①国际生物标准品（International Biological Standard，IS），指生物、生物技术或合成来源的物质，其活性由WHO赋予国际单位（IU）或其他适宜的活性单位。在建立第一次标准品时，其国际单位是在协作标定结果基础上经WHO ECBS讨论，取得一致意见后人为决定的。以后建立同一种标准品时，即以第一次标准品所定单位为依据，经过协作研究，将国际单位的含义传递到以后的标准品中，以保持活性位定义的连续性。②国际生物参考试剂（International Reference Reagent，IRR），指生物、生物技术或合成来源的物质，其活性由世界卫生组织赋予。参考试剂的建立是WHO考虑到在新药开发过程中，新的生物药品在临床使用前，研究和管理部门都需要WHO认可的标准物质进行质量控制，这在时间上不允许像IS一样经详细协作研究后制订，只能采用适宜的候选品，进行少量协作研究赋予活性单位以应付急用。因此，参考试剂实际上是临时性的生物标准品。参考试剂在应用过程中需积累科学数据，待ECBS认为可作为IS时，才能赋予IU或其他适宜的活性单位。国际生物参考试剂通常用于微生物的鉴别或疾病诊断，以及不宜以生物效价单位表示的品种的效价测定，这时往往没有单位或者活性的标示。

（二）国内生物标准的分类和命名

国内关于生物标准的分类和命名情况类似。1988 年，卫生部生物制品委员会调整更名为卫生部生物制品标准化委员会，《中国生物制品规程》（1990 版）将标准物质的技术审查的职责赋予该委员会。该规程将国家生物标准物质分为三类：①国家标准品，是指用国际标准品标定，用于衡量某一制品效价或毒性的特定物质，其生物活性以国际单位表示；②国家参考品，是指用国际参考品标定，用途与国家标准品相似的特定物质，一般不定国际单位；③国家参考试剂系，是指用国际参考试剂标定，用于微生物（或其产物）鉴定或者疾病诊断的生物诊断试剂、生物材料或特异性抗血清。1991 年，中检所报经卫生部批准，分 2 次批准了 107 个成熟的生物标准物质，并赋予批准文号，分别为 41 个国家标准品（卫生标字）、18 个国家参考品（卫生参字）、48 个国家参考试剂（卫生诊字）。部分批准文号现在依然在使用，但随着中检所对药品、生物制品和医疗器械标准物质的统一管理，有将批准文号转为统一编号管理的趋势。随着《中国生物制品规程》（2000 版）的颁布，生物制品标准物质的审批进入常态管理，并参照 WHO 对生物标准物质的定义，将我国的生物制品标准物质调整为 2 类。到 2005 年，《中国生物制品规程》纳入《中国药典》（三部），《中国药典》（2015 版）（三部）将生物制品标准物质定义为，用于生物制品效价、活性或者含量测定的或其特性鉴别、检查的生物标准品或生物参考品，分为两类：①国家生物标准品，系指用国际生物标准品标定的，或由我国自行研制的（尚无国际生物标准品者）用于定量测定某一制品效价、毒性或含量的标准物质，其生物学活性以国际单位（IU）、单位（U）或者重量单位（g、mg 等）表示；②国家生物参考品，系指用国际生物参考品标定的，或由我国自行研制的（尚无国际生物参考品者）用于微生物（或其产物）的定性鉴定或疾病诊断的生物试剂、生物材料或特异性抗血清；或指用于定量检测某些制品的生物效价的参考物质，如用于麻疹活疫苗滴度或类毒素絮状单位测定的参考品，其效价以特定活性单位表示，不以国际单位（IU）表示。

（三）国际生物标准物质的分级

关于生物标准物质的级别，可根据研制时协作标定范围和使用要求的不同，共分为三级标准物质：国际标准物质、国家标准物质和工作标准物质。

1. 国际标准物质

国际标准物质是一级标准物质（包括国际生物标准品和国际生物参考试剂），由 WHO 指定专门的协作中心负责制备，经 WHO 的专家委员会讨论通过，由 WHO 的总干事颁布。英国 NIBSC 是 WHO 负责生物标准物质制备最主要的协作中心，目前 90% 以上的国际生物制品标准品和参考品是由 NIBSC 提供，有 400 多个品种。此外，美国疾病预防控制中心（Center for Disease Control and Prevention，CDC）、美国食品安全监督管理局（Food and Drug Administration，FDA）、欧洲药品质量管理局（European Directorate for the Quality of Medicines，EDQM）、美国国家过敏和传染病研究所（The

National Institute of Allergy and Infectious Diseases，NIAID）、PEI（Paul-Ehrlich-Institut）等国际标准化组织和机构也承担一些国际生物标准物质研制。

2. 国家标准物质

国家标准物质为二级标准物质，是由各国使用国际标准物质标定的本国国家标准物质。除此之外，一些区域性组织或处于同一地区的几个国家，可形成一个网络，根据本地区生物制品的生产和质控需要及特点，可组织研制地区性标准物质，也被认为是二级标准物质。区域性标准品需要以 WHO 通用标准品为依据，通过实验室联合标定，汇集不同实验室、不同检测方法得到的结果，以 WHO 通用标准品对区域性标准品赋值，从而使其得到标化的结果。例如，目前东南亚地区（泰国、印度尼西亚等）正在组织 mOPV（mono-valanet Oral Poliomyelitis Vaccine，单价口服脊髓灰质炎疫苗）区域性标准物质的研究和协作标定。在国内，中检院是承担国家药品医疗器械标准物质的研制、分装、分发和仓储等国家任务的机构。在研制国家标准物质过程中，须与国际标准物质比对研究，并考虑我国生物制品生产、研究和质量水平的实际情况，对于尚没有国际标准品的产品，依据国际标准物质的技术要求，如 ISO 17034，研制国家标准品。

3. 工作标准物质

工作标准物质为三级标准物质，是指在一定范围内使用而建立的标准物质，是非法定的生物标准物质，一般由生产企业自己研究制备。

（四）国际生物标准物质的制备情况介绍

WHO 的生物标准化专家委员会（ECBS）负责建立生物国际标准品和国际参考品。ECBS 的会议记录刊发在 WHO 的技术报告系列。世界卫生组织的成员国一致承认并使用 WHO 的标准品。

英国国家生物制品检定所（NIBSC）是 WHO 最早指定的生物制品标准化与评价合作中心，并负责在世界范围内生产和分发生物物质的国际标准物质。此类物质通常用于国家协调组织、制药企业和其他进行医药研发的机构，同时在欧洲共同体的生化医药的标准和规定协调方面做出了十分重要的贡献。NIBSC 下设病毒性疫苗室、细菌性疫苗室、治疗用生物制品室、标准品室和干细胞库等研究室。NIBSC（英国国家生物制品检定所）主要包括三个方面的工作：标准品的研究、制备和分发，生物制品检定工作（MHRA 指令性任务、批签发和合同检定），技术咨询。研究和检定的品种范围有：疫苗、血液制品、治疗用生物制品、诊断试剂和生物标准参考物质。疫苗批签发几乎涉及目前所有品种，主要检定项目包括纯度、鉴别、效力、毒性和稳定性等相关测定。标准品的研究是 NIBSC 中心任务之一，目前国际标准品和参考品的 90% 以上是由 NIBSC 提供的，有 400 多个品种。英国国家干细胞库是 NIBSC 的重要组成部分之一，符合 EU cGMP 要求，主要生产成人、胎儿和胚胎干细胞用于科研和临床使用目的，属于非赢利机构。

NIBSC 是目前世界上 WHO 国际标准品和参考的主要生产者和分发者（提供 95% 以上的标准），疫苗、治疗中的大多数生物技术产品及其他许多生物产品的有效使用都取决于 NIBSC 所提供的国际生物标准品的可用性。目前，该单位已经建立 500 余种标准物质（含 400 余个国际标准物质），包括重组蛋白类、抗体类、血液制品、生化提取物及疫苗、抗血清等。NIBSC 制备国际标准物质的原料筛选由 WHO 专家委员会推荐，将具有潜在的临床意义的生物物质提前开展研究，并要经过规定方法和程序进行研究，包括原料筛选、理化检定、生物学活性测定方法的建立和验证、制备、协作标定、统计分、赋值、稳定性实验等过程。在 NIBSC 提供的标准品目录中虽然只有部分已经形成产品上市，其他的标准品也为开发研究者提供了控制质量的标准并发挥重要的作用。但是，近年来生物技术药的迅猛发展，上市品种不断增多，随着生物类似药的出现，如何建立统一的国际标准品来满足各成员国监管机构和企业对生物技术药评价及质量控制的需要，是目前面临的新挑战。特别是治疗性生物制品，如抗体类生物类似药等国际标准品的研究远远滞后的状态。近年 ECBS 会议上，每年都有 1~2 个抗体和融合蛋白产品的国际标准品获得批准。但这远远不能满足上市产品的需要。随着中国、加拿大、德国加入 WHO 生物制品标准化与评价合作中心（WHO Collaborating Center for Standardization and Evaluation of Biologicals，WHO CC）后，越来越多的国家参与合作研究以建立新国际标准品。

（五）国际标准品的重要意义

2016 年 3 月 11 日王军志研究员参加了英国 NIBSC 主办的生物标准品研讨会，本次会议的参会人员包括：WHO 生物制品司 David Wood 博士、Ivana 博士，美国 FDA CEDER、CEBER 专家，以及来自欧盟 EDQM、德国 Paul Ehrlich 研究所、韩国 MFDS、中国 NIFDC、英国 NIBSC 的专家。本次会议的主题为：在新的生物制品发展背景下，如何应对并满足生物标准品研制的需要，阐明国际标准品对于公众健康的重要性。会议达成如下几项共识。

1. 生物药国际标准品的主要意义

（1）可支持全球范围内高质量产品的质量控制，促进国际监管标准的融合。

（2）便于生物类似药的研发与比较研究。

（3）保证试验适用于多个企业生产研发的同一种产品。

（4）可帮助鉴定产品质量的变化，研发人员可用其检测出低质量产品。

（5）促进产品的透明度。

（6）可对上市产品生物活性的变化情况进行持续监测。

（7）可在国家层面进行市场监管，防止相关伪造品。

（8）标准品也应有相应的质量标准，以提高公众监督对产品质量的信心，特别是在处理严重不良反应和危机时，可支持产品应对挑战。

2. 缺乏国际标准品的风险

（1）如果强制使用标准品，将会降低监管的灵活性、限制研发领域的创新，但该风险取决于有多少国家的法律引入强制使用条款。

（2）标准品的不合理（非预期目的）应用，如作为过敏原使用，强加于现有产品可能引起破坏性后果，混淆参考标准品与参考产品的作用，超出标准品的说明进行应用。

（3）原料的供应可能存在不可持续性。

（4）鉴定产品时过度依赖标准品，而不是更为合理的方法。

本次研讨会正视了目前国际生物标准品所面临的困难，但针对面临上市的产品如何获得其标准品（如抗体标准品），本次会议还没有提出有效的解决方法。根据我国生物制品快速发展的现状，中国专家建议 WHO 应满足全球对国际标准品的需求，该建议已列入 WHO 未来发展计划。随着治疗性生物制品的快速发展及产业的国际化，特别是生物类似药研发评价的快速发展，未来对国际标准品的需求将越来越大。如何联合国际上有条件、有能力的机构（如 WHOCC 实验室等）共同解决这一难题，将是 WHO 面临的重要任务。

第二节　生物药品标准物质的研究

一、药品标准物质的必备条件

药品标准物质是国家颁布的一种实物计量标准，它必须具备以下条件，才能发挥它统一量值的作用（王军志，2013）。

1. 材料均匀

药品标准物质的某一个特定品种的标示量，是对这一批标准物质而言的定值数据。因此，标准物质必须是非常均匀的物质，其原材料应与待检样品同质，不应含有干扰性杂质，这是标准物质最基本的特征之一。要做到材料均匀，在制备标准物质时，必须采取措施保证其均匀性，并进行精确分装（精确度应在 ±1% 以内），对制备好的样品要做均匀性检验。

2. 性能稳定

生物标准物质应有足够的稳定性和高度的特异性，并有足够数量，负责制备分发的单位要提供标准物质的有效期限。在这一期限内，标准物质的特性量值保持不变，使用者可以放心使用。为提供这一期限，制备单位要进行稳定性考察，以实验数据推测使用的有效期限。如果标准物质需要添加保护剂等，保护剂应对标准物质的活性、稳定性和试验操作过程无影响，并且其本身在干燥时不挥发。

3. 准确定值

量值准确是药品标准物质的另一个基本特征。标准物质作为统一量值的一种实物计量标准，就是凭借该值及定值准确度进行量值传递。所以标准物质的特性量值必须由具有良好仪器设备的实验室、有经验的操作人员，采用完善的试验设计、准确可靠的测量方法进行测定。协作标定是保证准确定值的重要方法，新建标准物质的研制或标定，一般需经至少 3 个有经验的实验室协作进行。参加单位应采用统一的设计方案、统一的方法、统一的记录格式，标定结果须经统计学处理（标定结果至少需取得 5 次独立的有效结果）。

4. 程序合法

合法程序标准物质的制备、分装、研究、确认、分发必须经过一套经国家认可的合法程序。

二、生物标准物质原料的选择

原料的选择是制备标准物质的关键，这里应指出的是，生物标准品和标准试剂的要求是不同的。对于标准品来说，最理想的原料，应该是所含组分及配比与供试品所含组分和配比相似，这样可以把供试品看成稀释或浓缩若干倍的标准品。只有供试品与标准品在质上相同而仅量不同，它们的剂量（或其函数）与其反应（或其函数）所成的两条直线才是平行的，这时相同反应所需的不同剂量与效价呈反比。这是比较试验一条重要的原则。但是在实践中被测样品来源是多样性的，一种标准品只能是一种物质，不可能与多样性的样品完全一致，因此选择什么样原料制备标准品就成为标准品质量的关键问题。由此可知，标准品的原料并非越纯越好，不能把提高产品的质量依靠提高标准品的纯度来实现，这是因为标准品和产品质量标准的作用是不同的。标准品是为测定方法服务的，它的作用是使同一个产品在不同条件下测定结果相互一致，产品质量标准标准是体现产品各项质量指标的具体要求。要提高质量，可以修改产品质量标准所规定的各种指标，而提高标准品的纯度是达不到这个目的的。标准品纯度越高，与供试品相差越远，测定结果越不正确。根据标准品与供试品相似的原则，以含组分与供试品相似的原料或者以多种样品混合均匀的混合物作为原料为宜。

生物标准物质的纯度，还与活性物质的稳定性有关。一般掌握在含有的杂质不干扰活性物质的作用为宜；若遇有纯度高而影响标准物质稳定性或纯度提高后失活的品种，宁可用纯度较差的原料。

标准物质原料的均一性和稳定性亦是重要的条件。均一性可保证一批原料所制备的标准物质均匀一致；稳定性可使一批标准物质长期分发使用，以保持效价单位的连续性。

为了保持原料的稳定性，原料可分装成几个等量包装储存，原料干燥可储存较长时间。原料应储存于不受热、光、氧、温度影响的条件下。一般对蛋白质多肽类，应注意低温冷冻保存。

用人源的生物材料作为生物标准物质原料或辅料时，需用可靠的方法检测是否污染过 HBSAg、HIV 和 HCV。必须证明阴性，才能应用，除非该原料就是用于检测相应病毒。

三、生物标准物质的分装熔封

1. 安瓿

灼热熔封可保证在储存期内安瓿中标准物质不与外界气体和水分接触，是常用的分装方法。安瓿要采用高质量的中性玻璃，管壁厚至少 0.5mm，能承受高温或速冷至 -80℃的环境。安瓿的形状和大小要适宜，满足标准物质易装入、在熔封时不影响内在质量、使用时易开口、内含物易倒出等条件。安瓿的清洗是将安瓿浸于 20g/L HCl 溶液中，用高压器加热洗净，然后用清水反复清洗，直至 HCl 全部洗净为止，最后再用蒸馏水洗两次，洗净的安瓿于干燥烤箱中高温消毒，置洁净器中备用。

2. 分装

要保证整个分装过程的条件对每支标准物质是相同的，在分装过程中，温度、湿度要恒定，避免光照，避免微生物及其他化学物质和尘土污染。在分装过程中，要以相同间隔时间抽取 1%~2% 的安瓿进行内含物质均一性的检查。

生物标准物质一般均为活性物质，每支安瓿所装量极微，难以分装。为了保证分装时的精确度，一般需加辅形剂，然后再加溶剂（水）溶解后分装。使用辅形剂的目的，还可使活性物质保持稳定，保证在加工过程中活性物质不被玻璃吸附，或在低温及冷冻干燥时保证活性物质分子的完整性。

每批标准品分装量，应保证可供应 10 年以上，每支标准物质的分装量应可供作几次实验用，但对于那些溶解放置后易失活性的品种，装量仅供 1~2 次试验为宜。

对于水可溶性物质，尽可能采用先将标准物质按照重量或活性单位精确分装的方式，以 RSD 小于 1%（分装过程每隔一定时间抽样称定）精密度分装于安瓿中，冷冻干燥、熔封。在使用时，启开安瓿，不必称重，只要按标示量加一定量的溶剂溶解即可。

标准物质如为粉末分装，由于用时需精密称重，故在分装时精度要求不必太高，可采用长颈漏斗插入安瓿底部，粉末直接分装入管底，避免由于静电作用将粉末吸附管壁。

标准物质如为不能冻干的溶液、胶状物或悬浮液，则要特别注意各支间的均一性。在选用防腐剂时，要注意不能影响标准物质的生物活性，还要考虑不能对生物测定的全过程有所干扰。世界卫生组织推荐用 0.1g/L 的乙基汞硫代水杨酸钠（即 Thiomersal）。

3. 冷冻干燥

一批标准物质最好一次完成冷冻干燥。如条件不许可，亦可在保证一批标准物质在几次冷冻干燥过程中的条件基本一致前提下分批冷冻。冷冻速度对标准物质的生物效价及溶解度至关重要。其所需温度要低于其共融点的温度，一般先将安瓿速冻至 −60℃或以下。冷冻干燥的最适条件应用同一批少量标准物质进行预试验，如不具备预试验的条件，则维持温度越低越好，干燥的时间比估计值稍长一些，以保证冻干质量。但必须注意，有些蛋白质或多肽在过分干燥后，会与乳糖、甘露糖醇等载体形成不可逆的复合物而变性。

4. 熔封

标准物质的熔封是保证稳定性的重要因素。安瓿可真空熔封，亦可充入无氧的惰性气体熔封。从干燥器取出安瓿到熔封的时间越短越好，以避免吸收水分。

当采用充惰性气体熔封时，应在充惰性气体前，安瓿套上塑料制的螺旋式迷宫塞，这种塞在真空状态时，惰性气体很容易通过螺旋塞进入安瓿中，但在常压下，惰性气体很难散失，以保证充入的惰性气体不外逸。熔封的安瓿浸于亚甲蓝溶液中，抽真空 15~20min，有微孔漏气的安瓿即进入染料溶液而呈蓝色，应弃去。凡检查合格的熔封好的安瓿贴标签后，保存在 −20℃冰箱中备用。

第三节　基因工程药物标准物质的质量要求

一、原料检定

1. 纯度

（1）SDS-PAGE 电泳纯度：通常不低于 95.0%。

（2）HPLC 纯度：通常不低于 95.0%。

2. 理化特性

（1）N 端 15 个氨基酸序列：与理论值一致。

（2）质谱分子量：与理论值一致，通常误差应小于 0.1%。

（3）肽图分析：与理论值一致。

（4）电泳分子量：采用还原 SDS-PAG 电泳法，通常与理论值误差不高于 10%（特殊制品无法用质谱检测时使用）。

（5）等电点：与理论值相符。

（6）紫外光谱：与理论值相符。

3. 生物学效价（比活性）

（1）比活性：符合该制品检定规程要求。

（2）以上质量标准为原则性标准，具体制品应不低于产品的质量标准。

二、成品检定

1. 水分

水分含量对标准物质的稳定性十分重要，一般来说，水分越少，物质越稳定。但有些物质如狂犬疫苗及某些蛋白质，水分太低将减失效价。

2. 效价

通过测定效价，证实经过分装熔封过程后的标准品具体含有的生物效价值。

3. 无菌试验

大多数生物活性测定用标准品用于细胞培养实验，所以无菌要求是标准品制备的必要条件。

表 5-4　rhTNFα 国家标准品检定结果

	检定项目	检定方法	质量标准	检定结果
成品	无菌试验	薄膜过滤法	无细菌生长	合格
	水分含量	卡氏滴定法	＜ 3%	1.17%
	生物活性 IU/ 支	L929 细胞毒实验	—	3732
原液	RP-HPLC 纯度	反向柱	＞ 95%	＞ 95%

续表

检定项目	检定方法	质量标准	检定结果
SDS-PAGE 纯度	SDS-PAGE 电泳	＞ 95%	＞ 95%
分子量	SDS-PAGE 电泳	与理论值一致	17.5kDa
蛋白含量	Lowry 法	≥ 0.5mg/ml	0.63mg/ml
Western Blot	免疫杂交	阳性	阳性
紫外吸收	紫外扫描	278 ± 3nm	278nm
等电点	等电聚焦电泳	5.5~7.0	5.6
肽图	HPLC	批间一致	合格
N 端氨基酸序列	Edman 法	与理论值一致	MRKRKPVAHVVANPQ
比活性 IU/mg	L929 细胞毒实验	—	2.0×10^8

三、标准品制备基本要求

（1）数量：通常 1000 支以上。

（2）效价：不同产品的标准品其效价要求不同，最好与国际标准品相对应。

（3）分装精度：通常≤ 1.0%。

（4）水分：一般≤ 3.0%。

（5）无菌实验：合格。

（6）配方：通常与国际标准品或制品缓冲液相同。

（7）用分装误差小于 1.0% 的手动分装器每安瓿分装 0.5ml，分装时按前、中、后随机抽取 1%~2% 的安瓿进行误差测定。

（8）冻干后充氮封口（注意安瓿无头尾相接，以免造成部分样品受热失活）。

（9）完整的制造（包括原料制备和标准品分装、冻干记录）与检定记录（包括效价、分装精度、水分、无菌实验记录）。

（10）稳定性实验：-20℃、4℃、22℃、37℃条件下分别放置 10 支，于 3 个月、6 个月、1 年后测定活性，以评估其稳定性。

（11）初步标定；本实验室自己测定结果一般不少于 5 次独立标定的结果。

（12）协作标定。

（13）统计学处理及总结。

四、协作标定

（一）协作标定的目的和必要性

协作标定是同品种的生物标准物质的更替或建立新的生物标准物质时采用的重要步骤，亦是建立国家生物标准物质的重要手段。协作标定的目的是保持效价单位定义的连续性。它与协作研究目的虽然不同，但实验设计和标定报告的原则与协作研究相似。

不同的协作研究或协作标定有不同的实验设计和统计处理方法，协作研究的主要目的是评价候选品作为生物标准物质的适用性，并通过研究确定其适宜的效价单位。除此之外，还可以达到以下目的：

（1）考核候选标准品能否适用于不同生产厂的产品；

（2）采用的不同试验方法是否针对候选品的不同特性；

（3）考核候选品中哪几批最适宜作为标准物质的原料；

（4）将现行有效的标准品与拟替代的候选品对比；

（5）为某一品种建立标准物质，但该品种的效价测定方法尚未确证；

（6）将候选品与市售各厂生产的品种进行比较；

（7）评估候选品的稳定性。

每个品种协作研究的目的应简单明确，以便正确设计，经过统计后，结论亦较可靠。对于目的的确定，必须遵循两个原则：一是不能把干扰候选品评价的目的列入；二是不能把单独实验能解决的问题列入协作标定考察内容。

（二）协作标定方法和参加协作标定单位的确定及其要求

生物标准物质的建立或更替，需根据品种的性质、要求、难度和精密度等要求，邀请检定、科研、生产 3~10 个单位参与协作研究或协作标定。被邀请单位的条件是对品种的检定方法和实验设计有实践经验，并能提供符合精密度要求的实验结果。从原则上讲，协作标定参加单位的数量是由将来标准物质使用者的多少来定，特殊情况下，也可以由 1~2 家实验室承担。如在设计的实验总数相同情况下，参加的单位多但每个单位提供实验次数少，这要比参加单位少但每个单位提供实验次数多更符合统计要求。

检定方法应根据研究的科学目的进行选择，有时一个品种有许多检定方法，这是由于不同的检定方法是针对标定对象的不同部位或作用的不同形式，不同作用的部位或形式产生不同的生物效价。选择检定方法应特别慎重，注意最后所下结论应与所用的方法相关，如研究目的仅是证明候选品是否适用，选择的方法则应代表今后该标准品所使用的检定方法。必须注意，选用相近似的试验方法或标准试剂盒，必然减少实验室之间的误差，但只有在选用这些方法和标准试剂盒有利于试验目的时才是合理的。如果基于少量的协作研究结果，并提供相同的试剂得出实验室之间变异较小的结果，只能对结果作错误的理解。

协作标定应选择技术较好并有代表性的单位（不同地理环境、医院、研究所、生产部门），最好这些单位今后亦是该标准品的使用单位。单位数的确定与协作标定目的有关，亦与标准品所需精密度及方法精密度有关。如协作标定只是以候选品与原来标准品进行对比，则 3~10 个实验室即可；如果是建立第一次新的标准品或者是为了比较不同的方法，则需要更多实验室参与。

协作单位确定后，要正式发函向协作标定单位提供以下信息：

（1）做哪些不同试验方法？每个试验方法做几次试验？

（2）每个试验中包括哪些试验材料？比较哪些候选品？

（3）每个试验中如何稀释标准品与候选品？

（4）如何进行结果的统计处理？

总之，要使参加协作单位的实验室对相关文件的认识统一，要十分明确设计草案工作的每一个环节，以防止对文件的理解错误而产生不应有的误差。协作单位实验室之间结果的差异，是纯粹的实验室之间的差异。

（三）协作标定设计

设计中要统一报告格式及内容，包括：

（1）相互比较的样品，供量较少时，不一定每一种试验都用，供量充分时，可用于每个试验；

（2）每种相互比较的样品稀释间距及剂数；

（3）每个剂量实验重复次数；

（4）试验的前后次序。

在用免疫电泳或单盘免疫扩散试验时，需用平板的方法，这时用随机区组设计为宜。对于稀释度的选择，应由参加协作单位根据具体情况决定，因为不同的实验方法所采用稀释度不同，由于每个实验都要进行统计有效性测验，剂数不得少于 3 个，剂数越多，越易看出剂量 - 效应之间曲线的形状，剂距的选择应反映出剂量反应的全过程。

每个剂量至少要做重复试验，以便用统计估计实验本身的误差和估计相对效价的精密度。在稀释各种浓度时，最好每个剂量都从原始样品进行稀释，不要逐级稀释，因为逐级稀释不能暴露稀释误差，而实际上稀释误差是实验误差的重要根源之一。

每个参加协作研究单位所需提供的实验数据，随着实验的成本、复杂程度和实验精密度而异，但 1 个单位至少要 2 个实验单元。为可靠估计实验室内部的误差，实验数量应尽可能多些。从统计理论上讲，获得实验室之间的变异性比实验室内部变异性更重要，因此，在整个设计实验数相同情况下，尽可能增加实验室数量，因为实验室数量多、其提供实验数据少时，要比实验室数量少、其提供实验数据多时为好。对于日间变异较大的实验方法，要求提供不同日期所进行的实验数据，而不是在同一天做的若干次精密度大的数据。每个实验单独用一支安瓿，从头到尾稀释操作，称为独立实验（independent assay）。独立试验在协作标定中占有重要地位。有时样品较贵，不能满足每个实验用一支安瓿，而只能将一支原始安瓿稀释分装成若干安瓿，每个安瓿进行一次实验。这种设计在统计上价值较小。而协作标定用的国际标准品一般来源不多，所以事先要根据每次实验需要的量分装成小包装冷冻保存。这样可以保证每次标定实验只用一支分包装的国际标准品。

（四）关于标准物质协作标定的工作程序

（1）严格按统一 SOP 操作。

（2）如用 96 孔细胞培养板进行效价测定，在每块板上同时进行国际标准品和标准品的测定。每次实验只做 1 块板，用 1 支小包装国际标准品和 1 支标准品，设复孔至少 2 孔，以靠近标准曲线为基准设定 1 个或 1 个以上预稀释倍数，计算时以最靠近标准曲线者为准。

（3）实验总结要求：

①提供原始 A 值，并标出各列数据品名及处理方法，以便核对；

②填写统一计算表格，在表中标明曲线符号，由实验人、复核人签字负责；

③填写各平均A值，填入统一表格，绘出坐标图，计算半价稀释度值，并按公式算出效价；

④标定完成后，将每次结果汇总，填入标定结果汇总表（表5-5）；

⑤附每一次实验的原始实验记录。

表 5-5 标准品标定结果汇总报告

制品名称： 国际标准品批号：
生产单位： 国际标准品效价：
检定方法： 待测标准品批号：
测定结果：

实验编号	1	2	3	4	5	6
活性（IU/支）						
实验编号	7	8	9	10	11	12
活性（IU/支）						
均值：	SD：RSD：					

参加标定单位：
标定实验人：
标定复合人：
日期：

（五）协作标定结果合并统计方法

1. 数据核对

各协作单位的原始资料应报协作标定发起机构统一进行统计分析。但各协作单位亦可先进行分析，然后联同原始数据一并报协作标定发起机构，以便进行核对。

对工作上或技术上的错误应认真进行核对，包括誊写进表格时的错误、录入计算机时的录入错误、稀释错误等，对有怀疑的数据应向协作单位咨询，没有弄清楚的不应计算在内。计算机应录入两次，以便核对是否有误。

2. 实验模式的选择及统计分析

生物检定的原理是两个相比的样品含有相同的生物活性物质，则剂量与反应拟合的曲线应该相同，在坐标上位置的移动即标示两样品效价的差异，换言之，生物效价低的样品看似从生物效价高的样品稀释而来，假如剂量与反应拟合两条曲线不相似，则两个样品含有不同的生物活性物质，或者含有对活性物质干扰的杂质。在这种情况下，从理论上讲，以标准品的生物效价去推断供试品的效价是不成立的。

不同剂量与产生不同反应的关系有两种模式：一是剂量与反应呈直线关系，这种模式称为斜度比例模式，该模式是标准品与供试品零剂量时反应纵轴的点相同，其效价之比实际上是斜度之比；另一种模式是对数剂量与反应呈直线关系，这种模式为平行线模式，标准品和供试品的对数剂量与反应呈两条平行线，在相同反应时，其不同的对数剂量之差即为效价之比。

3. 统计有效性测验

将剂量与反应的数据作图，可以大致看出标准品与样品的相互关系。在斜度比例模式中两条直线零剂量应截于纵轴同一点，在平行线模式中两条直线应相互平行。由于生物实验的变异性，难以直接从原始数据看出剂量反应关系是否呈直线，两条直线是否平行或者截于纵轴同一点（斜度比例模式）。因此需借助统计学的方法测验是否显著偏离其模式，常用的方法是剂量与反应关系是否显著偏离直线，两条直线是否显著偏离平行（平行线模式）。如果剂量与反应关系经测验统计上偏离直线，主要是剂量选择不当，应重新选择剂量重做试验；如出现两条线显著偏离平行，则说明该实验不成立。

每个实验进行方差分析后，将结果汇总，再将各实验室结果汇总。如果实际的生物反应与所定模式没有真正的偏倚，则没有显著的不平行的实验数的比例应占绝大多数。*P* 值定在 5%，意思是：即使标准品与样品在生物效价上是相同的，亦有 5% 的实验结果，统计测验出现两条直线显著的偏离平行。由于 1 个试验要进行直线性和平行式测验，因此假阳性率约 10%。假如偏离平行的实验比例数超过理论值，则需要慎重考虑这次协作标定是否有效或在实验设计上有无不足之处（如低估实验误差，重复试验本身没有独立性）。如大部分单个试验统计上没有显著的不平行，而从全部实验整体分析看出两条斜率稍有差异的问题，则标准品与样品在生物本质上有可能不一致。以上问题分析后，即要决定哪些实验是可取的，哪些实验不能用。在平行线模式中，如果把对数剂量与反应的两条直线呈偏离平行的结果剔除，或者由于剂量选择不当导致直线性偏离的实验剔除，将会得到更正确的结论。删除或采纳哪些结果应有一定标准，并经统计和专业专家共同讨论。

4. 计算相对效价及误差分析

对于成立的实验结果，需要计算其相对效价。一般在实验设计时已明确指定了对照品，保证其余所比较的品种与该对照品进行过比较。因此，应以其中一个作为对照品，其余的都与该对照品比较，得出相对效价。

然后分别计算其相对效价的重复性，并从单个实验进行合并计算，得出平均相对效价。

估计效价的变异性来源于实验本身，亦来源于生物变异。实验内部变异是估计效价变异的最基本来源；然后是同一个实验室用相同方法重复实验带来的变异；最后是不同实验室及不同方法带来的变异。变异的来源可归纳于表 5-6。

表 5-6　相对效价估计值误差的来源

实验本身	吸管
	反应值的测量
	生物内在的变异性
重复实验	样品启开及溶解
	原始稀释液
	试剂
实验室之间	试剂
	仪器设备
	技术水平
	环境
方法之间	许多因素

方法之间带来的差异在生物标准化方面是最重要的，因为它可导致系统性误差，对效价估计值的影响最大，因此必须用专业知识和统计知识给以足够的分析研究。

实验本身误差是可从重复同样的实验结果估计出来的，从此可计算出统计权重。对于平行线模式，统计权重是对数相对效价估计值方差的倒数；对于斜度比例模式，统计权重是相对效价估计值的倒数。权重计算出来后，即可测验每个独立试验所得的相对效价估计值是否代表了全部的误差来源，这种测验称为一致性测验（homogeneity test）。例如，重复实验（between-assay）的相对效价估计值的方差统计上显著大于实验内（within-assay）的方差，称为统计上异质性（statistically heterogeneous）。如统计上测验结果是一致性（homogeneous），说明重复实验之间没有显著差异，这时合并计算用每一个试验的权重加权计算得出相对效价估计值。如统计上测验结果是异质性（heterogeneous），即存在重复实验误差和实验内误差，因此单独依据实验内误差去加权计算合并相对效价估计值就不尽合理，这时或者用不加权平均法，或者加权时既考虑实验内误差又考虑重复实验误差。

对于实验室之间（between-laboratory）和方法之间（between-method）的变异性，可用方差分析检验其统计上是否有显著性。实验室之间或方法之间变异性的存在与否直接影响到如何去估计总的平均相对效价的估计值。例如，实验室之间没有显著差异，对于某一种方法的平均效价估计值应为全部试验数的均值，其估计方法与单一实验室的方法相同，亦可用每一个实验室的方差倒数作为权重进行合并计算；如实验室之间差异显著，最好用各实验室非加权的均值来计算总体平均相对效价，因为在这种情况下，精密度高的结果并不代表正确的结果，因此对精密度高的实验室或者实验做得多的实验室给予更大权重，会导致总的平均效价估计值的偏倚。

如不同方法得出相同结果，可以将不同方法看成是同一方法按以上所叙述的方法加以平均；如不同方法得出不同结果，则需要专业知识及统计学家共同加以分析，不是简单加权或者不加权平均的问题，更多的要考虑方法专一性问题。

最后要计算总效价估计值的可信限以表明该均值的精密度。

（六）协作标定的时间安排

协作研究所需时间随品种而异，从开始计划到最后报告一般不少于 2 年。各阶段所需时间大致如表 5-7 所示。

表 5-7　协作研究各阶段所需时间

阶段	时间
计划阶段 取得原料 准备方案	6 个月
实验室阶段 分发样品 实验 返回数据	3~6 个月

续表

阶段	时间
分析阶段 统计分析 报告初稿	3 个月
协商阶段 报告送协作单位 听取意见并审议	1~2 个月
决定阶段 准备正式报告 提交讨论	1 年 1 次

（七）协作标定报告格式与内容

协作研究及协作标定结束后，写出文字报告，其内容如下：

（1）简要叙述该标准物质的历史，包括制备该次标准物质的必要性及前一次标准物质的概况；

（2）研究目的及参加协作标定单位；

（3）候选品的性质、制备加工过程、分装量、分装精密度、分装后初测数据、候选品的来源；

（4）协作研究的计划及设计内容；

（5）使用统计处理方法，存在什么问题（如异常值）及解决办法；

（6）全部统计成立的试验数和不成立的试验数，不参与计算结果的理由（如平行性和直线性没有通过），每个试验方法的估计效价（用异常值和不用异常值分别计算），不同试验方法所得不同的结果及其解释，对某些因素进行评价（如分布的频率、估计效价差异的原因、不同试验方法的相对精密度及偏倚）；

（7）候选品全部效价估计值的作图及 95% 可信限；

（8）建立首次标准物质时，从组织图及 95% 可信限进行评价，如何从实验室结果之间、不同方法之间计算效价值，以减低差异程度；

（9）对该候选品是否适用进行评价、哪些方法可能不适用等；

（10）稳定性资料，以加速破坏试验推测使用年限，每年减失效价的百分比及其可信限，并附实际保持该标准物质温度所得稳定性资料、说明书。

（11）其他：结论，参加协作单位名称地址，致谢，参考文献。

（八）申报批准及标签内容

以上材料经过专家委员会审查后，正式申报批准，并给予相应的批准文号。

制备的标签应至少包括以下内容：

（1）中文名称；

（2）批准文号，即（XXXX 年）国生标，（XXXX 年）国生标；

（3）有效期；

（4）批号；

（5）效价单位（含 1 个国际单位的固体量，或 1mg 含国际单位的数量，或每瓶内所含国际单位的数量）；

（6）规格；

（7）储存条件；

（8）使用方法；

（9）标准物质制备分发机构名称。

五、稳定性试验

稳定性研究过程应进行加速试验，根据制品性质放置不同温度（一般放置 4℃、25℃、37℃、–20℃）、不同时间，做生物学活性测定，以评估其稳定情况。标准物质建立以后应定期与国际标准物质比较，观察生物学活性是否下降，以确定保存温度和推测标准物质可保存使用的年限。

六、rhTNF 国家标准品的研究实例

该研究的目的是建立符合 WHO 重组细胞因子要求，用于 rhTNF 质量控制的国家标准品，具体如下。

按 WHO 标准品制备要求对 rhTNFα 国家标准品原料进行全面检定。结果表明，国家标准品的水分含量为 1.17%，比活性为 2.0×10^8IU/mg，SDS-PAGE 电泳纯度＞ 95%，HPLC 纯度＞ 95%，其他理化结果和常规指标均符合《中国生物制品规程要求》（1995 版），为保证标准品的质量和效价的稳定性打下了良好基础。用 NIBSC 提供的国际标准品为标准，采用 L929 细胞体外活性测定系统，绘制 rhTNF 国际标准品和待标定国家标准品的半对数剂量 - 反应曲线。对这两条曲线进行回归计算，结果如下。rhTNF 国际标准品：Y=0.28 ± 0.495Log（X），R^2=0.973; 待标定国家标准品：Y=0.28 ± 0.47Log（X），R^2=0.984；由 t 检验分析证明两条回归线的斜率之间无显著性差异（$P > 0.05$），故可认为两条回归线互相平行，即 rhTNF 国际标准品可用于 rhTNF 国家标准品的标定。依照 WHO 标准物质技术要求共组织了 4 家实验室，对这批 rhTNFα 国家标准品（批号 960508）的效价按统一制定的要求，统一分发国家标准品和国际标准品，严格按统一活性 SOP 方法进行标准品的活性效价标定。每次实验只做一块板，用 1 支国际标准品和 1 支国家标准品，设复孔至少 2 孔，以靠近标准曲线为基准设定 1 个或 1 个以上预稀释倍数，计算时以最靠近标准曲线者为准。协作标定结果如表 5-8 所示，本实验次数为 n=35，根据自由度 f=n–1=34，查 t 值表得显著水平为 0.05 时的值为：$t_{(3d)\,0.05}$=2.032。35 次 Log$X$ ± SD 为 3.5737 ± 0.1645，经分析，各实验数据在 Log$X$ 上下呈正态分布，故 $10^{3.5737}$=3747IU/ 支。实验均数的 95% 可信区间为 3288.5~4265.8IU/ 支。

实验均数的 95% 可信区间（对数值）= 均数 $\pm t_{(3d)\,0.05} \times$ 标准误（标准误 $s/\sqrt{n}$）

=3.5737 ± 2.032 × 0.1645/35=3.5737 ± 0.0565

95% 可信区间（算术值）=$10^{3.5137}$~$10^{3.6300}$=3288.5~4265.8IU/ 支

单次实验的 95% 参考值范围（对数值）= 均数 $\pm t_{(3d)\,0.05}\times$ 标准差

$=3.5737\pm2.032\times0.1645=3.5737\pm0.3343$

95% 参考值范围（算数值）$=10^{3.2392}$~$10^{3.9078}$=1734.6~8087.2IU/ 支。结果汇总后，用几何均数法进行统计分析，求出每支效价单位，并计算出平均数、95% 可信区间和 95% 参考值范围。经统计学分析，均数的 95% 可信区间为 3288.5~4265.8 IU/ 支，单次测定的 95% 标准值范围为 1734.6~8087.2 IU/ 支。这批国家标准品效价确定为 3500IU/ 支，并进行了稳定性实验，将已制备好且经检定符合要求的国家标准品分别放置在 −20℃、4℃、25℃，不同温度存放 27 个月。定期各取 1 支样品进行效价测定，以检测国家标准品的稳定性。结果表明其效价稳定。

表 5-8　rhTNFα 国家标准品的实验协作标定结果

	中检所		四军大		二军大		空军总院	
	实测值 IU/ 支	Log 转换值	实测值 IU/ 支	Log 转换值	实测值 IU/ 支	Log 转换值	实测值 IU/ 支	Log 转换值
1	5421	3.7341	4990	3.6981	2297	3.3612	3400	3.5315
2	2903	3.4628	4375	3.6410	2639	3.4214	2000	3.3010
3	2606	3.4160	3790	3.5786	3482	3.5418	4300	3.6885
4	3664	3.5640	3530	3.5478	4595	3.6623	7400	3.8692
5	1998	3.3006	3790	3.5786	3032	3.4817	6600	3.8195
6	1959	3.2920	4060	3.6085	—	—	2200	3.3424
7	4732	3.6750	4060	3.6085	—	—	6000	3.7782
8	2661	3.4250	4350	3.6385	—	—	7400	3.8692
9	4203	3.6236	4060	3.6085	—	—	7400	3.8692
10	3282	3.5161	4990	3.6981	—	—	2400	3.3802
均数	3342.9	3.5009	4199.5	3.6206	3209	3.4937	4910	3.6394
SD	1155.7	0.1499	488.2	0.0495	892.2	0.1158	2295.1	0.2337
CV%	34.6		11.6		27.8		46.7	

协作标定实验由 4 家实验单位共同协作完成，由于采用规范的要求使标定结果比较一致。此标准品生物学活性测定均数的 95% 可信区间为 3288.5~4265.8 IU/ 支，而每次实验的 95% 标准值范围为 1734.6~8087.2 IU/ 支。经统计分析初步确定此批 rhTNFα 国家标准品的效价为 3500 IU/ 支。通过审批，批准文号为（2001）国生字 0008（王军志，1999b）。

第四节　理化测定标准品和工作标准品

一、理化测定标准品

用于分子量、纯度、等电点、肽图等项目检测。理化测定用标准品一般为原液，不添加任何的干扰测定的物质，直接分装（一般满足 1~2 次实验即可），低温冷冻保存。

用于检测残留物质，根据生产工艺可以检测不同残留物质。为了标准测定的准确性，建立相应的标准品。一般生物技术药最常见的是残留宿主 DNA 和宿主蛋白。中检院已经建立的标准品有大肠杆菌、CHO、Vero 细胞的 DNA 标准品（图 5-1）。

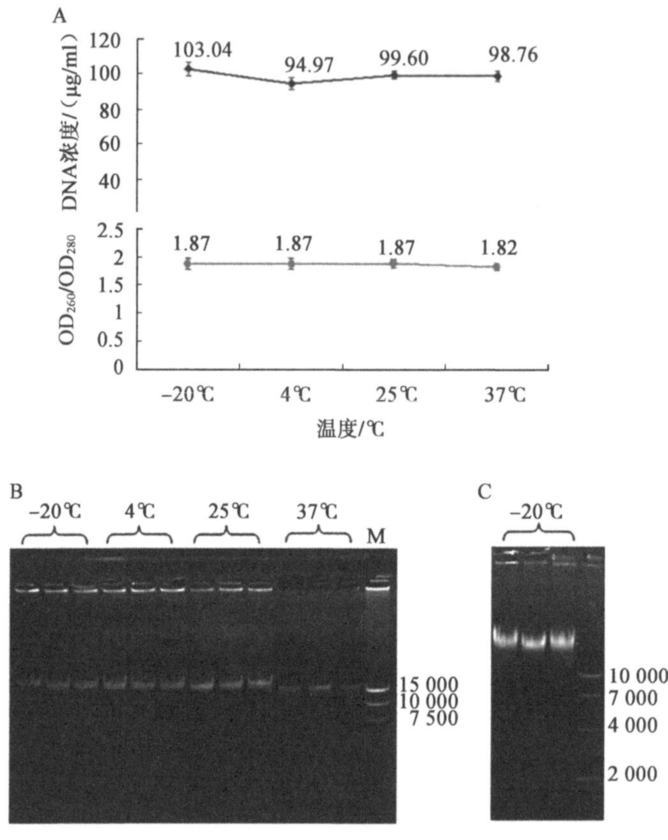

图5-1 大肠杆菌DNA标准品稳定性研究（Wang et al., 2013）

A. 不同温度下储存 4 个月，DNA 含量和 OD_{260}/OD_{280}；B. 不同温度下储存 4 个月，DNA 标准品电泳图谱，DNA 条带单一，纯度较好；C. -20℃储存 2 年，DNA 标准品电泳图谱，DNA 条带单一，纯度较好

二、成品同质含量测定标准品

蛋白质含量测定是生物技术药物质量控制中的重要指标之一。准确的蛋白质含量测定结果对相应产品的分装量、比活性计算、残留杂质的限量控制及其他理化特性测定都具有重要意义。目前我国在对重组生物技术产品蛋白含量测定时采用的标准品通常是人白蛋白来源的蛋白标准，美国药典规定可以用牛白蛋白作为标准品。由于标准品与待测样品是非同质原料，因此在蛋白质含量测定时会出现一些系统误差。这主要是由于标准品原料与不同产品的氨基酸组成存在差异，氮常数不同所致。由于在标准品研究建立过程中需要以凯氏定氮法对样品进行含量测定，以保证标准品的量值溯源，而生物技术产品剂量小、效应大、成本高，特别是细胞因子类产品通常微克级甚至纳克级在体内就具

有生物学效应，而凯氏定氮法测定每次实验最少用量均在几毫克以上，因此充足的原料是同质含量测定标准品建立的要点之一。随着我国生物技术药物产业的发展壮大与技术水平的不断提高，同质含量测定标准品原料来源瓶颈已经突破。重组细胞因子成品质量标准中的主药生物学效价测定环节，由于生物学活性测定方法采用细胞活体实验、测定结果波动相对较大，而含量测定又会受原料差异与到白蛋白等辅料保护剂的干扰，因此无法对制剂进行生物学活性和含量双重控制。成品同质含量测定标准品的研究建立，不仅可以排除标准品原料与待测样品非同质所造成的系统误差，而且还可以解决因白蛋白辅料对成品蛋白含量测定的干扰，进一步校正生物学活性测定结果的误差，直接用HPLC的方法，从而保证整体产品定量的准确性。该方法已经纳入《中国药典》(2010版)。中检院已经研究建立蛋白含量测定的国际标准品有G-CSF、INF-α2a、INF-α2b、IL-11。

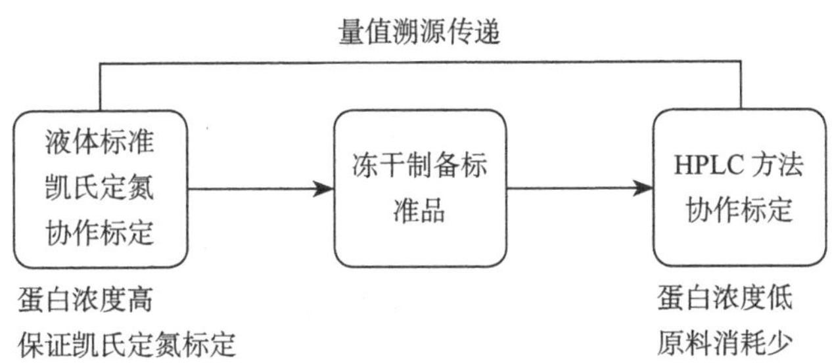

图5-2　同质标准物质的量值传递(Gao et al., 2012)

三、工作标准品的制备

在新生物技术产品的研究开发过程中，生物学活性测定在大多数情况下没有国家标准品(national standard)和国际标准品(international standard)。在这种情况下，研究者按标准品的制备要求可以自行制备工作标准品(in-house standard)，以保证每批产品的质量。而工作标准品的制备可包括生物学活性测定用工作标准品和理化项目测定用对照品。如果能够满足要求，采用一种工作标准品同时应用于生物学活性和理化测定是比较理想的。

制备工作标准品时应选择一批工艺稳定中试样品的代表性产品，进行严格、全面的检定(这种检定要求一般要高于常规检定，如对于重组产品就需要进行质谱、肽图谱、部分氨基酸序列分析等指标检测)，并进行分装、冻干、无菌、水分、活性、稳定性等实验，根据生物学活性测定结果，可以暂定一个比活活性单位，建立标准品详细研究资料档案，尤其是稳定性资料。生物学活性测定用标准品要求低温条件保存。为了使其活性效价保持稳定，在制备时添加必要的保护剂如人血白蛋白，并且要经过精确分装、冻干；一般按每支0.5ml进行分装，要保证一定的蛋白浓度，一般大于0.2 mg/ml。根据需要，每批至少分装50支，置-70℃冰箱保存。对照品配方应尽可能与原液配方保持一致。对于稳定性较差的对照品，可加适宜的稳定剂以提高其稳定性，但不应含有干扰理化测定的物质。如果证明其活性是稳定的，也可用于生物学活性测定。工作标准品的定值一般是按照标准品研究的相关技术指南自行研究定值。如果报告获得国际标准品和国家标准品，则尽可能用其标定。

该对照品 / 标准品可以在中试实验过程中用于对每一批产品的放行检定，这对于正确评价每批产品的质量、评价工艺稳定性具有十分重要的意义。该工作标准品经过国家检定所检定，并组织若干实验室按照国家药典标准品研究要求联合标定后，可以经过专家审评申报批准为国家标准品。生产机构在申报样品的检定中需同时提供生物学测定和理化项目测定用工作标准品，以便供国家检定所质量复核时使用，实践证明这样做对保证产品的质量和顺利通过国家检定所的质量复核非常有帮助。另外，所有工作标准品的研究记录及其总结应纳入申报资料中。

（王军志）

参 考 文 献

丁有学，张翊，郭莹，等 . 2005. 重组水蛭素生物学活性参考品的制备和标定 . 中国生物制品学杂志，18：498-500.

国家药典委员会 . 2015. 中华人民共和国药典 (三部). 北京：中国医药科技出版社 .

刘兰，饶春明，王军志，等 . 2002. 重组人表皮生长因子生物活性国家标准品的研制 . 中国生物制品学杂志，15(3)：175-176.

王军志，高凯，饶春明 . 1999a. 重组 TNF 生物学活性测定方法的改进及其对人白血病早粒细胞 HL-60 作用机理研究 . 中国肿瘤生物治疗杂志，6(2)：141-144.

王军志，高凯，饶春明 . 1999b. 重组人肿瘤坏死因子国家标准品的研制 . 中国肿瘤生物治疗杂志，6(4)：295-298.

王军志 . 2013. 疫苗的质量控制与评价 . 北京：人民卫生出版社：176-192 .

王兰，高凯，范文红，等 . 2013. 中国仓鼠卵巢细胞 DNA 国家标准品的研制 . 中国药学杂志，48(1)：68-72.

张翊，丁有学，饶春明，等 . 2000. 重组链激酶国家标准品的研制 . 中国生物制品学杂志，13(4)：237-238.

张翊，侯盛，饶春明，等 . 2004. 重组人 CTAL4-Ig 活性测定参考品的制备及标定 . 中国生物制品学杂志，17(1)：29-30.

张翊，饶春明，王军志，等 .1999. 重组葡激酶活性测定参考品的研制 . 中国生物制品学杂志，12(2)：52-54.

中国生物制品标准化委员会 . 2000. 中国生物制品规程 . 北京：化学工业出版社 .

周海均 . 1998. 标准物质的研制及其在药物开发中的应用 . 国家继续医学教育项目资料 (一).

周海均 . 2000. ICH 药品注册国际技术要求 . 质量部分 . 北京：人民卫生出版社 .

周海均 . 2005. 药品生物检定 . 北京：人民卫生出版社 .

Anthony R，Rose MS，Daset G. 1997. Implications for the assay and biological activity of interleukin-8：results of a WHO international collaborative study. J Immunol Methods，200：1.

Cao SC，Dong GM，Tang JR，et al. 2013. Development of a Vero cell DNA reference standard for residual DNA measurement in China. Hum Vaccin Immunother，9(2)：413-419.

Gao K，Rao CM，Tao L，et al. 2012.Development and calibration of a standard for the protein content of granulocytecolony-stimulating factor products. Biologicals，40：151-157.

Stephenson I，Heath A，Major D，et al. 2009. Reproducibility of serologic assays for influenza virus

A(H5N1). Emerg Infect Dis，15(8)：1252-1259.

Wang L， Rao CM，Gao K，et al. 2013. Development of a reference standard of *Escherichia coli* DNA for residual DNA determination in China. PLoS One，(9)e74166.

WHO. 2004. WHO Technical Report Seies，No. 932. 2006. Annex2 Recmmendation for the preparation，characterization and establishment of international and other biological reference standards (revised).

WHO. 2016. WHO Technical Report Series，No.999. 66threport. WHO Expert Committee on Biological Standardization.

第六章

生物技术药物生产 GMP 要求

第一节　概　　述

生物技术药物是指应用基因工程、细胞融合等现代生物技术和方法生产的药品，根据《中华人民共和国药品管理法》的有关规定和国家食品药品监督管理总局颁布的有关法规，其生产和质量管理应符合《药品生产质量管理规范》（Good Manufacture Practice，GMP）的要求。

影响药品质量的因素很多，既有人员素质、生产方法、检验控制技术等内在因素，又有生产环境、厂房设施、设备、原辅材料等外在因素。生物技术药物除具有药品的一般性质以外，还具有其特殊性。从原材料来源来看，生物技术药物生产操作的对象主要为工程菌（或细胞），具有无限繁殖的生命力；从生物安全的角度看，不仅要防止工程菌（或细胞）对制品的污染，而且要防止其从实验室或生产车间逃逸而进入自然环境中；从产品的化学成分来看，生物技术药物主要为蛋白质或核酸等生物大分子，其生物活性容易受酸、碱、高温甚至是常温的影响，因此对生产条件要求较高；又由于生物大分子结构比较复杂，而且常常因其比活性高而在成品中含量较低，并加人血白蛋白作为保护剂，所以无法在成品中对制品进行全面的质量检定，而必须对生产进行全程监控；从应用来看，生物技术药物不仅有治疗性药物，而且有预防性疫苗和菌苗，由于疫苗和菌苗大多用于健康人群，特别是健康儿童，在安全性方面显得尤其重要。因此，生物技术生产单位必须对这些影响因素进行有效的控制，即在立项、建厂和生产时，应严格按照 GMP 对药品生产的有关要求，在人员、硬件和软件等方面全面计划和发展，既保证拥有训练有素的生产、检验和管理人员，又要具备合适的厂房、设施及设备，合格的原辅料及包装材料，以及采用经过验证符合要求的生产方法，建立可靠的质量控制体系和完善的售后服务等，以最大限度地降低生产过程中出现的差错，保证生物技术药物的安全和有效。下面简要介绍 GMP 的由来、内容、管理办法及审批程序。

第二节　药品 GMP 的形成与发展

同一切事物一样，GMP 的理论和实践也经历了一个形成、发展和完善的过程，了解先进工业国家美国的 GMP 发展史，对理解 GMP 在药品生产和质量保证中的作用是十分有益的。早在 1962 年 10 月 10 日第一版 GMP 批准以前，美国食品药品监督管理局（FDA）对药品生产和管理尚处在“治表”的阶段，他们只把注意力集中在药品的抽样检定上，认为样品的检定结果是判定药品质量的唯一法定依据，即样品按《美国药典》（USP）和处方集的要求检验符合规定判为合格，反之则判为不合格。FDA 在管理实践中发现，被抽检样品的检定结果并不都能真实地反映市场上药品实际的质量状况，因为有些被抽检样品的检定结果虽然符合质量标准，但其同批号药品的质量实际上却可能不合格而发生不良反应。在这些药品不良反应事件中，有的用户受到伤害甚至死亡。为此，FDA 对一系列严重的药品投诉事件进行了详细的调查，结果表明，多数事故是由于药品生产中的交叉污染所致，并且往往与青霉素及己烯雌酚类药物的污染有关。含有这些交叉污染物的药品因其质量标准中未设相应项目的检测而通过检定出厂，并危害大众的健康。一系列临床事故的发生成为美国修订药品法规的强大推动力，1962 年美国国会认真地听取了 FDA 的报告并采纳了他们的建议，将 GMP 立法，实现了药品生产与管理由“治表”转向“治本”。从此，如果药厂所采用的生产工艺达不到规定的要求，则不管样品抽检是否合格，FDA 都有权将由这样的工艺生产出来的药品视作伪劣药品而不予认可。

1969 年世界卫生组织（WHO）制定并公布药品 GMP，标志着 GMP 从一国走向世界。在此后的 30 多年，许多国家的政府为了维护消费者的利益和提高本国药品在国际市场的竞争力，根据药品生产和质量管理的特殊要求及本国的国情，分别制订或修订了 GMP（表 6-1）。在长期的实践过程中，人们对药品生产及质量保证手段的认识逐步深化，GMP 的内容不断更新。如果对这类规范的各个版本进行历史性回顾，可以看出有两个倾向：一是规范的“国际化”，国家的规范向国际性规范靠拢或由其取代；二是验证概念的形成和发展使 GMP 朝着“治本”方向继续深化。

表 6-1　有关国家颁行 GMP 情况

1963 年	美国率先颁布政府制定 GMP
1969 年	WHO 22 届世界卫生大会向各会员国建议实施 GMP 制度
1973 年	日本制药工业协会提出了 GMP
1974 年	日本颁布了政府 GMP，指导执行
1975 年	WHO 提出 GMP
1978 年	美国再次颁行经修订的 GMP
1980 年	日本决定正式实施 GMP
1980 年	已有 68 个国家颁布了本国的 GMP

续表

1982 年	中国医药工业公司颁布行标《药品生产管理规范》（试行稿）
1985 年	中国医药工业公司正式颁布行标《药品生产管理规范》及该规范实施指南
1988 年	中国卫生部正式颁布了《药品生产质量管理规范》
1988 年	日本政府制订了原料药 GMP
1990 年	日本正式实施原料药 GMP
1992 年	中国卫生部修订了《药品生产质量管理规范》
1992 年	欧洲共同体委员会颁布了 GMP
1993 年	中国医药工业公司颁布了修订的《药品生产管理实施指南》
1994 年	WHO 制定了《生物制品生产企业 GMP 检查指南》
1995 年	中国药品认证管理中心制定了《药品 GMP 认证检查项目》
1998 年	中国药品认证管理中心制定了《生物制品 GMP 认证检查项目》
1998 年	中国药品认证管理中心制定了《中药 GMP 认证检查项目》
1999 年	国家药品监督管理局颁布了《药品生产质量规范管理规范》（1998 年修订）
1999 年	国家药品监督管理局药品认证管理中心制定了《药品 GMP 认证检查评定标准》
2001 年	中国医药工业公司再版了《药品生产质量管理规范（GMP）实施指南》
2002 年	国家药品监督管理局颁布了《药品生产质量管理规范认证管理办法》
2003 年	国家药品监督管理局颁布了《药品质量监督抽验管理规定》
2005 年	国家食品药品监督管理局修订并重新颁布了《药品生产质量管理规范认证管理办法》
2006 年	国家食品药品监督管理局颁布了《药品 GMP 飞行检查暂行规定》
2011 年	卫生部颁布了《药品生产质量管理规范（2010 年修订）》
2011 年	国家食品药品监督管理局发布《药品生产质量管理规范（2010 年修订）》无菌药品、原料药、生物制品、血液制品及中药制剂等 5 个附录
2011 年	国家食品药品监督管理局发布《药品生产质量管理规范认证管理办法》
2017 年	国家食品药品监督管理总局发布《药品生产质量管理规范（2010 年修订）》生化药品附录

我国于 1982 年由中国医药工业公司制定了《药品生产管理规范》（试行稿），并开始在一些制药企业试行；1984 年，原国家医药管理局正式颁布并推行《药品生产管理现范（修订稿）》；1988 年，卫生部颁布了我国第一部《药品生产质量管理规范》，并作为正式法规执行；1992 年，卫生部又发布了修订版，中国医药工业公司同时出版了 GMP 实施指南，对一些内容进行了比较具体的技术指导。1993 年，原国家医药管理局制订了我国实施 GMP 的八年规划（1983~2000 年），提出“总体规划，分步实施”的原则，按剂型的先后，在规划的年限内，达到 GMP 的要求。1995 年，经国家技术监督局批准，成立了中国药品认证委员会，开始接受企业的 GMP 认证申请并开展认证工作。1998 年，原国家药品监督管理局成立后，于 1999 年重新颁布了《药品生产质量管理规范》（1998 年修订），并制定了相应的《药品 GMP 认证检查项目》和《生物制品 GMP 认证检查项目》等，重新制订了药品 GMP 认证管理办法和药品 GMP 认证工作程序。2001 年，中国化学制药工业协会、中国医药工业公司再版了《药品生产质量管理规范（GMP）实施指南》，

同年，原国家药品监督管理局规定，2004 年 6 月 30 日以前，我国所有药品制剂和原料药的生产必须符合 GMP 要求，并取得“药品 GMP 证书”。新开办药品生产企业（包括新增生产范围、新建生产车间）必须通过 GMP 认证，取得“药品 GMP 证书”后方可生产。2003 年 4 月，原国家药品监督管理局正式更名为“国家食品药品监督管理局”。截至 2004 年底，全国 5071 家药品生产企业中，有大约 70% 通过 GMP 认证，未通过认证的已全部停产。2006 年开始，国家又加大了跟踪检查和飞行检查的力度，并陆续收回了部分企业的《GMP 证书》。

2011 年 2 月 14 日，卫生部颁布了《药品生产质量管理规范（2010 年修订）》，自 2011 年 3 月 1 日起施行；2011 年 2 月 24 日，根据卫生部令第 79 号《药品生产质量管理规范（2010 年修订）》第三百一十条规定，国家食品药品监督管理局发布了“无菌药品、原料药、生物制品、血液制品及中药制剂”等 5 个附录，作为《药品生产质量管理规范（2010 年修订）》配套文件，自 2011 年 3 月 1 日起施行。2011 年 3 月 1 日，国家食品药品监督管理局发布了“关于实施《药品生产质量管理规范（2010 年修订）》有关事宜的公告”，规定自 2011 年 3 月 1 日起，凡新建药品生产企业、药品生产企业新建（改、扩建）车间，均应符合《药品生产质量管理规范（2010 年修订）》要求；已有药品生产企业血液制品、疫苗、注射剂等无菌药品的生产，应在 2013 年 12 月 31 日前达到《药品生产质量管理规范（2010 年修订）》要求；其他类别药品的生产应在 2015 年 12 月 31 日前达到《药品生产质量管理规范（2010 年修订）》要求。对于未达到《药品生产质量管理规范（2010 年修订）》要求的企业（车间），在规定期限后不得继续生产药品。2011 年 8 月 2 日，原国家食品药品监督管理局印发了《药品生产质量管理规范认证管理办法》，加强药品生产质量管理规范检查认证工作的管理，进一步规范检查认证行为，推动《药品生产质量管理规范（2010 年修订）》的实施。2012 年 1 月 6 日，原国家食品药品监督管理局印发了“关于加强《药品生产质量管理规范（2010 年修订）》实施工作的通知”，要求加强组织领导，制定实施整体规划；强化监督检查队伍建设，保障药品 GMP 实施；完善企业质量管理体系，重视技术升级改造；采取有效措施，促进企业加快 GMP 改造。2017 年 3 月 17 日，国家食品药品监督管理总局根据《药品生产质量管理规范（2010 年修订）》第三百一十条规定，发布生化药品附录，作为《药品生产质量管理规范（2010 年修订）》配套文件，自 2017 年 9 月 1 日起施行。

第三节　生物技术药物生产质量管理规范的基本内容

我国《药品生产质量管理规范（2010 年修订）》既考虑了中国国情，又与国际接轨，它是在 1998 版 GMP 的基础上，用 14 章、共 313 条对药品生产质量管理提出更加规范的要求，并用附录的形式分别对无菌药品、原料药、生物制品、血液制品、中药制剂及生化药品的各项特殊项目做出具体的要求和规定。为了使生物技术药物生产企业能够对 GMP 有一个本质的了解，以便更好地准备和通过 GMP 现场检查并获得 GMP 认证证书，下面就其有关内容和现场检查中常出现的问题做一简要介绍。

一、总则

总则共分四条，第一条说明制定本规范的法律依据是《中华人民共和国药品管理法》、《中华人民共和国药品管理法实施条例》；第二条规定企业应当建立药品质量管理体系，该体系应当涵盖影响药品质量的所有因素，包括确保药品质量符合预定用途的有组织、有计划的全部活动；第三条说明本规范作为质量管理体系的一部分，是药品生产管理和质量控制的基本要求，旨在最大限度地降低药品生产过程中污染、交叉污染，以及混淆、差错等风险，确保持续稳定地生产出符合预定用途和注册要求的药品；第四条规定企业应当严格执行本规范，坚持诚实守信，禁止任何虚假、欺骗行为。

二、质量管理

（一）规范对质量管理的基本要求

质量管理的一般原则：企业应当建立符合药品质量管理要求的质量目标，将药品注册的有关安全、有效和质量可控的所有要求，系统地贯彻到药品生产、控制及产品放行、储存、发运的全过程中，确保所生产的药品符合预定用途和注册要求。企业高层管理人员应当确保实现既定的质量目标，不同层次的人员及供应商、经销商应当共同参与并承担各自的责任。企业应当配备足够且符合要求的人员、厂房、设施和设备，为实现质量目标提供必要的条件。

质量保证是质量管理体系的一部分。企业必须建立质量保证系统，同时建立完整的文件体系，以保证系统有效运行。质量保证系统应当确保：药品的设计与研发体现本规范的要求，生产管理和质量控制活动符合本规范的要求；管理职责明确；采购和使用的原辅料及包装材料正确无误；中间产品得到有效控制；确认、验证的实施；严格按照规程进行生产、检查、检验和复核；每批产品经质量受权人批准后方可放行；在储存、发运和随后的各种操作过程中有保证药品质量的适当措施；按照自检操作规程，定期检查评估质量保证系统的有效性和适用性。

药品生产质量管理的基本要求：制定生产工艺，系统地回顾并证明其可持续稳定地生产出符合要求的产品；生产工艺及其重大变更均经过验证；配备所需的资源（至少包括：具有适当的资质并经培训合格的人员；足够的厂房和空间；适用的设备和维修保障；正确的原辅料、包装材料和标签；经批准的工艺规程和操作规程；适当的储运条件）。

应当使用准确、易懂的语言制订操作规程；操作人员经过培训，能够按照操作规程正确操作；生产全过程应当有记录，偏差均经过调查并记录；批记录和发运记录应当能够追溯批产品的完整历史，并妥善保存、便于查阅；降低药品发运过程中的质量风险；建立药品召回系统，确保能够召回任何一批已发运销售的产品；调查导致药品投诉和质量缺陷的原因，并采取措施，防止类似质量缺陷再次发生。

质量控制包括相应的组织机构、文件系统，以及取样、检验等，确保物料或产品在放行前完成必要的检验，确认其质量符合要求。

药品质量控制的基本要求：应当配备适当的设施、设备、仪器和经过培训的人员，有效、可靠地完成所有质量控制的相关活动；应当有批准的操作规程，用于原辅料、包装材料、中间产品、待包装产品和成品的取样、检查、检验及产品的稳定性考察，必要时进行环境监测，以确保符合本规范的要求；由经授权的人员按照规定的方法对原辅料、包装材料、中间产品、待包装产品和成品取样；检验方法应当经过验证或确认；取样、检查、检验应当有记录，偏差应当经过调查并记录；物料、中间产品、待包装产品和成品必须按照质量标准进行检查和检验，并有记录；物料和最终包装的成品应当有足够的留样，以备必要的检查或检验；除最终包装容器过大的成品外，成品的留样包装应当与最终包装相同。

质量风险管理是在整个产品生命周期中采用前瞻或回顾的方式，对质量风险进行评估、控制、沟通、审核的系统过程。应当根据科学知识及经验对质量风险进行评估，以保证产品质量。质量风险管理过程所采用的方法、措施、形式及形成的文件应当与存在风险的级别相适应。

（二）现场检查常出现的问题

现场检查时常发现的问题有：①一些新的生产单位未能建立完善的质量保证体系，缺少必要的质量管理和检验人员，或者虽有人员但工作经验不足或培训不到位，对生物技术产品生产全过程的质量控制力度不够，如产品批记录内容不完整，有时缺少必要的原始记录，结果不可追溯；②检定批记录内容不完整，如有些检定项目只有结果，没有试验原始记录，或者缺少必要的试验条件记录，如pH测定缺少环境温度记录、水分测定缺少环境湿度记录；③有些单位缺少必要的检定仪器和设备，不能满足制品纯度和肽图分析的要求；④有些单位天平室缺少防震措施，水分测定室缺少防潮设施或者防潮措施不利；⑤生物学活性测定方法不规范，结果偏差较大，需要加强学习和培训；⑥质量管理部门未能会同有关部门对主要物料供应商质量体系进行评估，对原辅料的检测项目不全，未按生物制品原辅料的要求进行检定；⑦文件体系未能及时更新，如新版药典颁布后没有及时对其产品必须改进和提高的质量标准进行补充申请或者备案；⑧理化对照品未能按照《中国药典》（2015版）三部人用重组DNA蛋白制品总论的要求进行检定；⑨质量管理部门未能定期对洁净室（区）的尘粒数和微生物数进行监测。

三、机构与人员

（一）规范对机构和人员的基本要求

企业应当建立与药品生产相适应的管理机构，并有组织机构图。应当设立独立的质量管理部门，履行质量保证和质量控制的职责。质量管理部门可以分别设立质量保证部门和质量控制部门，应当参与所有与质量有关的活动，负责审核所有与本规范有关的文件。质量管理部门人员不得将职责委托给其他部门的人员。企业应当配备足够数量并具有适当资质（含学历、培训和实践经验）的管理和操作人员，应当明确规定每个部门和每个岗位的职责。岗位职责不得遗漏，交叉的职责应当有明确规定。每个人所承担的职责不应当过多。所有人员应当明确并理解自己的职责，熟悉与其职责相关的要求，并接受必要的培训，包括上岗前培训和继续培训。职责通常不得委托给他人，确需委托的，其职责可委托给具有相当资质的指定人员。

关键人员应当为企业的全职人员，至少应当包括企业负责人、生产管理负责人、质量管理负责人和质量受权人。质量管理负责人和生产管理负责人不得互相兼任。质量管理负责人和质量受权人可以兼任。应当制定操作规程确保质量受权人独立履行职责，不受企业负责人和其他人员的干扰。

企业负责人是药品质量的主要责任人，全面负责企业日常管理。为确保企业实现质量目标并按照本规范要求生产药品，企业负责人应当负责提供必要的资源，合理计划、组织和协调，保证质量管理部门独立履行其职责。

生产管理负责人应当至少具有药学或相关专业本科学历（或中级专业技术职称或执业药师资格），具有至少三年从事药品生产和质量管理的实践经验，其中至少有一年的药品生产管理经验，接受过与所生产产品相关的专业知识培训。主要职责包括：①确保药品按照批准的工艺规程生产、储存，以保证药品质量；②确保严格执行与生产操作相关的各种操作规程；③确保批生产记录和批包装记录经过指定人员审核并送交质量管理部门；④确保厂房和设备的维护保养，以保持其良好的运行状态；⑤确保完成各种必要的验证工作；⑥确保生产相关人员经过必要的上岗前培训和继续培训，并根据实际需要调整培训内容。

质量管理负责人应当至少具有药学或相关专业本科学历（或中级专业技术职称或执业药师资格），具有至少五年从事药品生产和质量管理的实践经验，其中至少一年的药品质量管理经验，接受过与所生产产品相关的专业知识培训。主要职责包括：①确保原辅料、包装材料、中间产品、待包装产品和成品符合经注册批准的要求及质量标准；②确保在产品放行前完成对批记录的审核；③确保完成所有必要的检验；④批准质量标准、取样方法、检验方法和其他质量管理的操作规程；⑤审核和批准所有与质量有关的变更；⑥确保所有重大偏差和检验结果超标已经过调查并得到及时处理；⑦批准并监督委托检验；⑧监督厂房和设备的维护，以保持其良好的运行状态；⑨确保完成各种必要的确认或验证工作，审核和批准确认或验证方案和报告；⑩确保完成自检；⑪评估和批准物料供应商；⑫确保所有与产品质量有关的投诉已经过调查，并得到及时、正确的处理；⑬确保完成产品的持续稳定性考察计划，提供稳定性考察的数据；⑭确保完成产品质量回顾分析；⑮确保质量控制和质量保证人员都已经过必要的上岗前培训和继续培训，并根据实际需要调整培训内容。

生产管理负责人和质量管理负责人通常有下列共同的职责：审核和批准产品的工艺规程、操作规程等文件；监督厂区卫生状况；确保关键设备经过确认；确保完成生产工艺验证；确保企业所有相关人员都已经过必要的上岗前培训和继续培训，并根据实际需要调整培训内容；批准并监督委托生产；确定和监控物料和产品的储存条件；保存记录；监督本规范执行状况；监控影响产品质量的因素。

质量受权人应当至少具有药学或相关专业本科学历（或中级专业技术职称或执业药师资格），具有至少五年从事药品生产和质量管理的实践经验，从事过药品生产过程控制和质量检验工作。质量受权人应当具有必要的专业理论知识，并经过与产品放行有关的培训，方能独立履行其职责。主要职责包括：①参与企业质量体系建立、内部自检、外部质量审计、验证，以及药品不良反应报告、产品召回等质量管理活动；②承担产品放行的职责，确保每批已放行产品的生产、检验均符合相关法规、药品注册要求和质量标准；③在产品放行前，质量受权人必须按照产品放行职责的要求出具产品放行审核记录，并纳入批记录。

企业应当指定部门或专人负责培训管理工作，应当有经生产管理负责人或质量管理负责人审核或批准的培训方案或计划，培训记录应当予以保存。与药品生产、质量有关的所有人员都应当经过培训，培训的内容应当与岗位的要求相适应。除进行本规范理论和实践的培训外，还应当有相关法规、相应岗位的职责和技能培训，并定期评估培训的实际效果。高风险操作区（如高活性、高毒性、传染性、高致敏性物料的生产区）的工作人员应当接受专门的培训。

所有人员都应当接受卫生要求的培训，企业应当建立人员卫生操作规程，最大限度地降低人员对药品生产造成污染的风险。人员卫生操作规程应当包括与健康、卫生习惯及人员着装相关的内容。生产区和质量控制区的人员应当正确理解相关的人员卫生操作规程。企业应当采取措施确保人员卫生操作规程的执行。企业应当对人员健康进行管理，并建立健康档案。直接接触药品的生产人员上岗前应当接受健康检查，以后每年至少进行一次健康检查。企业应当采取适当措施，避免体表有伤口、患有传染病或其他可能污染药品疾病的人员从事直接接触药品的生产。

参观人员和未经培训的人员不得进入生产区和质量控制区，特殊情况确需进入的，应当事先对个人卫生、更衣等事项进行指导。任何进入生产区的人员均应当按照规定更衣。工作服的选材、式样及穿戴方式应当与所从事的工作和空气洁净度级别要求相适应。进入洁净生产区的人员不得化妆和佩戴饰物。生产区、仓储区应当禁止吸烟和饮食，禁止存放食品、饮料、香烟和个人用药品等非生产用物品。操作人员应当避免裸手直接接触药品、与药品直接接触的包装材料和设备表面。

（二）现场检查常出现的问题

通常情况下，生物技术药物生产企业大多数为新建的高技术企业，各部门负责人学历均较高，能满足医药或相关专业大专以上学历的要求，但有时却缺少药品生产和质量管理的实践经验，在 GMP 认证初期，企业虽然基本能够做到行政机构明确，并将各级机构和人员的职责用行政组织机构图表示出来，做到生产管理和质量管理部门负责人互不兼任，而且质量管理部门负责人直接由企业负责人领导，但由于一些企业的负责人特别是质量管理部门负责人对 GMP 的学习不够或者理解不到位，未能建立完善的质量保证体系，因此在现场检查时常常缺少完善的质量保证体系组织机构图和规范的人员档案；培训计划虽有但不完整，如有 GMP 一般知识的培训，却缺少相关的岗位培训，或者虽有培训却缺少相应的记录和考核。在现场检查时，有时发现产品批号未按《中国药典》的要求进行编写，生产人员不知道种子批或细胞库的管理要求，检定人员仪器操作不熟练，回答问题不准确，如问及生物制品水分测定对环境的湿度要求时，新的生产单位检定人员很少能回答出正确答案，说明生产及检定人员对《中国药典》的有关内容学习不够。在其他部分的现场检查中也常常出现各种各样的问题，究其原因，大都是未能建立完善的质量保证体系和人员岗位培训不到位所致。

四、厂房与设施

（一）规范对厂房与设施的基本要求

厂房的选址、设计、布局、建造、改造和维护必须符合药品生产要求，应当能够最大限度地避免污染、交叉污染、混淆和差错，便于清洁、操作和维护。企业应当有整洁的生产环境；厂区的地面、路面及运输等不应当对药品的生产造成污染；生产、行政、生活和辅助区的总体布局应当合理，不得互相妨碍；厂区和厂房内的人、物流走向应当合理。

应当对厂房进行适当维护，并确保维修活动不影响药品的质量。应当按照详细的书面操作规程对厂房进行清洁或必要的消毒。厂房应当有适当的照明、温度、湿度和通风，确保生产和储存的产品质量及相关设备性能不会直接或间接地受到影响。

厂房、设施的设计和安装应当能够有效防止昆虫或其他动物进入。应当采取必要的措施，避免所使用的灭鼠药、杀虫剂、烟熏剂等对设备、物料、产品造成污染。应当采取适当措施，防止未经批准人员的进入。生产、储存和质量控制区不应当作为非本区工作人员的直接通道。应当保存厂房、公用设施、固定管道建造或改造后的竣工图纸。

为降低生产区污染和交叉污染的风险，厂房、生产设施和设备应当根据所生产药品的特性、工艺流程及相应洁净度级别要求合理设计、布局和使用，并符合相关要求：应当综合考虑生物技术药物的特性、工艺和预定用途等因素，确定厂房、生产设施和设备多产品共用的可行性，并有相应评估报告；药品生产厂房不得用于生产对药品质量有不利影响的非药用产品。生产区和储存区应当有足够的空间，确保有序地存放设备、物料、中间产品、待包装产品和成品，避免不同产品或物料的混淆、交叉污染，避免生产或质量控制操作发生遗漏或差错。应当根据药品品种、生产操作要求及外部环境状况等配置空调净化系统，使生产区有效通风，并有温度、湿度控制和空气净化过滤，保证药品的生产环境符合要求。洁净区与非洁净区之间、不同级别洁净区之间的压差应当不低于 10Pa。必要时，相同洁净度级别的不同功能区域（操作间）之间也应当保持适当的压差梯度。

洁净区的内表面（墙壁、地面、天棚）应当平整光滑、无裂缝、接口严密、无颗粒物脱落，避免积尘，便于有效清洁，必要时应当进行消毒。各种管道、照明设施、风口和其他公用设施的设计及安装应当避免出现不易清洁的部位，应当尽可能在生产区外部对其进行维护。排水设施应当大小适宜，并安装防止倒灌的装置。应当尽可能避免明沟排水；不可避免时，明沟宜浅，以方便清洁和消毒。

制剂的原辅料称量通常应当在专门设计的称量室内进行。产尘操作间（如干燥物料或产品的取样、称量、混合、包装等操作间）应当保持相对负压或采取专门的措施，防止粉尘扩散、避免交叉污染并便于清洁。用于药品包装的厂房或区域应当合理设计和布局，以避免混淆或交叉污染。如同一区域内有数条包装线，应当有隔离措施。生产区应当有适度的照明，目视操作区域的照明应当满足操作要求。生产区内可设中间控制区域，但中间控制操作不得给药品带来质量风险。

仓储区应当有足够的空间，确保有序存放待验、合格、不合格、退货或召回的原辅料、包装材料、中间产品、待包装产品和成品等各类物料及产品。仓储区的设计和建造应当确保良好的仓储条件，并有通风和照明设施。仓储区应当能够满足物料或产品的储存条件（如温湿度、避光）和安全储存的要求，并进行检查和监控。高活性的物料或产品及印刷包装材料应当储存于安全的区域。接收、发放和发运区域应当能够保护物料、产品免受外界天气（如雨、雪）的影响。接收区的布局和设施应当能够确保货物料在进入仓储区前可对外包装进行必要的清洁。如采用单独的隔离区域储存待验物料，待验区应当有醒目的标识，且只限于经批准的人员出入。不合格、退货或召回的物料或产品应当隔离存放。如果采用其他方法替代物理隔离，则该方法应当具有同等的安全性。通常应当有单独的物料取样区。取样区的空气洁净度级别应当与生产要求一致。如在其他区域或采用其他方式取样，应当能够防止污染或交叉污染。

质量控制实验室通常应当与生产区分开。生物检定、微生物和放射性同位素的实验室还应当彼此分开。实验室的设计应当确保其适用于预定的用途，并能够避免混淆和交叉污染，应当有足够的区域用于样品处置、留样和稳定性考察样品的存放，以及记录的保存。必要时，应当设置专门的仪器室，使灵敏度高的仪器免受静电、震动、潮湿或其他外界因素的干扰。处理生物样品或放射性样品等特殊物品的实验室应当符合国家的有关要求。

实验动物房应当与其他区域严格分开，其设计、建造应当符合国家有关规定，并设有独立的空气处理设施及动物的专用通道。

辅助区休息室的设置不应当对生产区、仓储区和质量控制区造成不良影响。更衣室和盥洗室应当方便人员进出，并与使用人数相适应。盥洗室不得与生产区和仓储区直接相通。维修间应当尽可能远离生产区。存放在洁净区内的维修用备件和工具，应当放置在专门的房间或工具柜中。

（二）生物技术药物洁净厂房与设施的基本要求

生物技术药物生产洁净车间属于一般生物洁净室，根据《规范》的要求，应把它作为一个综合整体来进行设计和建造，其光照、温度、湿度、压差、风速、风量、气流方向、换气次数、洁净度、平面布局、生产设备的安装应能最大限度地满足生物技术药物生产工艺的要求，以保证生产出的制品安全有效。例如，洁净车间的级别达到了标准要求，但工艺和平面布局不合理，有交叉污染的可能，这种洁净车间不能判为合格。如从装饰上看洁净车间很漂亮，很“高级”，静态测试洁净度级别也达到了，但应该是正压的成为负压，应该是负压的成了正压，甚至在某些关键工段的气流方向还有“顶送顶回”的情况，在动态生产中会影响洁净车间的级别，从而影响产品的质量，不能判为合格。达到洁净级别的洁净车间虽然提供了一个生产合格产品的环境条件，但如果新风不足、噪声较大，几个小时下来工人就觉得头昏脑涨、心烦意乱，这样的洁净车间不能认为是好的车间。

上述种种情况说明，仅有好的设计图不够，还必须有一个好的施工队伍，并了解

GMP 的有关要求。因此，评价生物技术药品生产洁净车间的质量仅靠洁净度或菌浓度是不够的，需要全面进行分析。

1. 洁净级别要求

生物技术制品的除菌过滤、灌封、冻干、压塞应为 A 级或 B 级背景下的 A 级；精洗间、精纯间、制剂配制间应为 B 级，精纯用缓冲液的配制及相应级别（A 级和 B 级）工作服的清洗应为 B 级；接种间、发酵间、压盖间、粗纯间、粗洗间、粗纯用缓冲液的配制及相应级别工作服的清洗应为 C 级；更衣及缓冲间的洁净级别应与其相邻高级别的相同。

2. 平面布置要求

（1）洁污分流、人物分流：①人、物分别通过各自的净化设施进入洁净区；②工艺布置应尽量避免人、物交叉往返；③室内只放有关物料，不作非操作区人物通道；④不同洁净级别房间之间应有缓冲室、传递窗；⑤人、物不共用电梯，电梯不能设在洁净区内；⑥冻干机操作部位不能设在洁净区内。

（2）洁净车间平面复杂，要充分考虑安全疏散：①人净出入口不能作为安全出入口，除人、物进口和安全门外，操作区不应有其他门窗通道直接通向外面低级别区域；②洁净区内的房门应向着洁净度高的一面开启，而洁净区与非洁净区、非洁净区与室外的门应像安全门一样向外开。

（3）尽量减少人物带进洁净区的尘粒：①人净设施必须是连续的、串联的，中间不能有非洁净用房隔断；②进入洁净区的人或物必须分别通过与其生产洁净级别相适应的缓冲设施进入洁净生产车间；③必须在洁净区外侧设立物料进入时清除外包装和清洁消毒的操作间，没有这种操作间而直接进入是不合格的，有此操作间而设在洁净区内侧是错误的；④不同级别的洁净车间不能有药品传送设备穿越。

3. 装饰要求

（1）不产尘、不产菌：木材、石膏板等不准用作表面装饰材料。

（2）不积尘、不积菌：表面应平整光滑，不应有明显突出的地方，为了避免工作时产尘，检修口、活接头、总阀门等应装在技术夹层内。

（3）易清洁：地面和墙壁的交角处易积尘，应成弧形，水、电、气等工艺管线应暗装。

4. 净化空调设计要求

（1）三级过滤：新风初效，回风中效，室内高效。

（2）末端过滤：把高效过滤器设置在风口末端。

（3）气流方向：应有利于灰尘的沉降与排除，避免顶送顶回。

5. 净化空调系统的制作安装要求

（1）管道系统：必须严密，不严密就要漏风，漏掉经过处理的净化空气是极大的能源浪费。

（2）不产尘、不积尘、易清扫：高效过滤器扩散板是最后干净空气通过的地方，绝不能产尘，所以应用铝合金、不锈钢等材料来制作；回风口应和管壁平，不能凸出来。

6. 洁净车间验收检测项目

（1）滤器的检漏：了解是否存在滤器的安装缺陷。

（2）风量、风速的检测：应达到设计要求。

（3）气密性及压差的检测：空气洁净度等级不同的相邻房间之间的静压差应大于10 Pa，并应有指示压差的装置。

（4）浮游菌和沉降菌检测：应符合相应级别的要求。

（5）尘粒数检测：应符合相应级别的要求。

（6）温度和湿度的检测：应符合产品设计要求。无特殊要求时，温度应控制在18~26℃，相对湿度控制在45%~65%。

（7）气流流向：除缓冲走廊外，操作间不能有顶送顶回现象。

（8）自净时间的检测。

（9）照度检测：主要工作室的照度宜为300lux；厂房应有应急照明设施。

（10）噪声检测。

五、设备

（一）规范对设备的基本要求

设备的设计、选型、安装、改造和维护必须符合预定用途，应当尽可能降低产生污染、交叉污染、混淆和差错的风险，便于操作、清洁、维护，以及必要时进行的消毒或灭菌。应当建立设备使用、清洁、维护和维修的操作规程，并保存相应的操作记录。应当建立并保存设备采购、安装、确认的文件和记录。

生产设备不得对药品质量产生任何不利影响。与药品直接接触的生产设备表面应当平整、光洁、易清洗或消毒、耐腐蚀，不得与药品发生化学反应、吸附药品或向药品中释放物质。应当选择适当的清洗、清洁设备，并防止这类设备成为污染源。设备所用的润滑剂、冷却剂等不得对药品或容器造成污染，应当尽可能使用食用级或级别相当的润滑剂。应当配备有适当量程和精度的衡器、量具、仪器和仪表。生产用模具的采购、验收、保管、维护、发放及报废应当制定相应操作规程，设专人专柜保管，并有相应记录。

设备的维护和维修不得影响产品质量。应当制定设备的预防性维护计划和操作规程，设备的维护和维修应当有相应的记录。经改造或重大维修的设备应当进行再确认，符合要求后方可用于生产。

主要生产和检验设备都应当有明确的操作规程。生产设备应当在确认的参数范围内使用，按照详细规定的操作规程清洁生产设备。生产设备清洁的操作规程应当规定具体而完整的清洁方法、清洁用设备或工具、清洁剂的名称和配制方法、去除前一批次标识的方法、保护已清洁设备在使用前免受污染的方法、已清洁设备最长的保存时限、使用前检查设备清洁状况的方法，使操作者能以可重现的、有效的方式对各类设备进行清洁。如需拆装设备，还应当规定设备拆装的顺序和方法；如需对设备消毒或灭菌，还应当规定消毒或灭菌的具体方法、消毒剂的名称和配制方法。必要时，还应当规定设备生产结束至清洁前所允许的最长间隔时限。已清洁的生产设备应当在清洁、干燥的条件下存放。

用于药品生产或检验的设备和仪器，应当有使用日志，记录内容包括使用、清洁、维护和维修情况，以及日期、时间、所生产及检验的药品名称、规格和批号等。生产设备应当有明显的状态标识，标明设备编号和内容物（如名称、规格、批号）；没有内容物的应当标明清洁状态。不合格的设备，如有可能应当搬出生产和质量控制区；未搬出前，应当有醒目的状态标识。主要固定管道应当标明内容物名称和流向。

应当按照操作规程和校准计划定期对生产和检验用衡器、量具、仪表、记录和控制设备、仪器进行校准和检查，并保存相关记录。校准的量程范围应当涵盖实际生产和检验的使用范围。应当确保生产和检验使用的关键衡器、量具、仪表、记录和控制设备及仪器经过校准，所得出的数据准确、可靠。应当使用计量标准器具进行校准，且所用计量标准器具应当符合国家有关规定。校准记录应当标明所用计量标准器具的名称、编号、校准有效期和计量合格证明编号，确保记录的可追溯性。衡器、量具、仪表、用于记录和控制的设备及仪器应当有明显的标识，标明其校准有效期。不得使用未经校准、超过校准有效期、失准的衡器、量具、仪表，以及用于记录和控制的设备、仪器。在生产、包装、仓储过程中使用自动或电子设备的，应当按照操作规程定期进行校准和检查，确保其操作功能正常。校准和检查应当有相应的记录。

制药用水应当适合其用途，并符合《中华人民共和国药典》的质量标准及相关要求。制药用水至少应当采用饮用水。水处理设备及其输送系统的设计、安装、运行和维护应当确保制药用水达到设定的质量标准。水处理设备的运行不得超出其设计能力。纯化水、注射用水储罐和输送管道所用材料应当无毒、耐腐蚀；储罐的通气口应当安装不脱落纤维的疏水性除菌滤器；管道的设计和安装应当避免死角、盲管。纯化水、注射用水的制备、储存和分配应当能够防止微生物的滋生。纯化水可采用循环，注射用水可采用70℃以上保温循环。应当对制药用水及原水的水质进行定期监测，并有相应的记录。应当按照操作规程对纯化水、注射用水管道进行清洗消毒，并有相关记录。发现制药用水微生物污染达到警戒限度、纠偏限度时，应当按照操作规程处理。

（二）现场检查应注意的问题

在现场检查中常常对注射用水的管理制度进行认真检查，并检查其是否能切实执行，如通过检查其是否有水质监测点，定期采样检查分析报告，以确定其纯化水的制备、储存和分配是否能防止微生物的滋生和污染，注射用水的细菌内毒素含量是否超过《中国药典》规定的限度，水处理及其配套系统的设计、安装和维护是否能确保供水达到设定的质量标准要求，如 70℃以上保温循环水系统的回水温度是否能达到 70℃。对其他项目也会根据其特点逐一进行检查：①对设备的设计、选型、安装是否符合生产要求，是否易于清洗、消毒或灭菌，是否便于生产操作和维修、保养，是否能防止差错和减少污染；②灭菌柜的容量是否与生产批量相适应，灭菌柜是否具有自动监测及记录装置；③生物技术药物生产使用的管道系统、阀门和通气过滤器是否便于清洁和灭菌，封闭性容器（如发酵罐）是否用蒸汽灭菌；④与药物直接接触的设备表面是否光洁、平整、易清洗或消毒、耐腐蚀，不吸附药物；⑤洁净室（区）内设备保温层表面是否平整、光洁、有颗粒性物质脱落；⑥与药液接触的设备、容器具、管路、阀门、输送泵等是否采用优质耐腐蚀材质；⑦过滤器材是否吸附药液组分和释放异物，是否禁止使用含有石棉的过滤器材；⑧设备所用的润滑剂、冷却剂等是否对药品或容器造成污染；⑨与设备连接的主要固定管道是否标明管内物料名称、流向；⑩生产和检验用仪器、仪表、量具、衡器等适用范围、精密度是否符合生产和检验要求，是否有明显的合格标志，是否定期校验；⑪生产设备是否有明显的状态标志；⑫生产设备是否定期维修、保养，设备安装、维修、保养的操作是否影响产品的质量；⑬非无菌药品的干燥设备进风口是否有过滤装置，出风口是否有防止空气倒流装置；⑭生物技术药物生产过程中污染病原体的物品和设备是否与未用过的灭菌物品和设备分开，并有明显标志；⑮生产、检验设备是否有使用、维修、保养记录，并由专人管理。

另外值得注意的是，生物技术药物属于高附加值产品，而且生物活性容易受酸、碱、高温甚至是常温的影响，不能在最终容器中进行灭菌，在生产过程中通常采用无菌控制，对生产条件要求较高，因此选择合适的生产设备很重要，特别是关键设备如发酵、纯化、除菌、灌封、冻干等设备应选择高品质产品。

六、物料与产品

（一）规范对物料的基本要求

药品生产所用的原辅料、与药品直接接触的包装材料应当符合相应的质量标准。药品上直接印字所用油墨应当符合食用标准要求。进口原辅料应当符合国家相关的进口管理规定。应当建立物料和产品的操作规程，确保物料和产品的正确接收、储存、发放、使用和发运，防止污染、交叉污染、混淆和差错。物料和产品的处理应当按照操作规程或工艺规程执行，并有记录。物料供应商的确定及变更应当进行质量评估，并经质量管理部门批准后方可采购。物料和产品的运输应当能够满足其保证质量的要求，对运输有特殊要求的，其运输条件应当予以确认。

原辅料、与药品直接接触的包装材料和印刷包装材料的接收应当有操作规程，所有到货物料均应当检查，以确保与订单一致，并确认供应商已经质量管理部门批准。物料的外包装应当有标签，并注明规定的信息。必要时，还应当进行清洁，发现外包装损坏或其他可能影响物料质量的问题，应当向质量管理部门报告并进行调查和记录。每次接收均应当有记录，内容包括：交货单和包装容器上所注物料的名称；企业内部所用物料名称和 / 或代码；接收日期；供应商和生产商（如不同）的名称；供应商和生产商（如不同）标识的批号；接收总量和包装容器数量；接收后企业指定的批号或流水号；有关说明（如包装状况）。物料接收和成品生产后应当及时按照待验管理，直至放行。物料和产品应当根据其性质有序分批储存和周转，发放及发运应当符合先进先出和近效期先出的原则。使用计算机化仓储管理的，应当有相应的操作规程，防止因系统故障、停机等特殊情况而造成物料和产品的混淆和差错。使用完全计算机化仓储管理系统进行识别的，物料、产品等相关信息可不必以书面可读的方式标出。

1. 原辅料

应当制定相应的操作规程，采取核对或检验等适当措施，确认每一包装内的原辅料正确无误。一次接收数个批次的物料，应当按批取样、检验、放行。仓储区内的原辅料应当有适当的标识，并至少标明下述内容：指定的物料名称和企业内部的物料代码；企业接收时设定的批号；物料质量状态（如待验、合格、不合格、已取样）；有效期或复验期。只有经质量管理部门批准放行并在有效期或复验期内的原辅料方可使用。原辅料应当按照有效期或复验期储存。储存期内，如发现对质量有不良影响的特殊情况，应当进行复验。应当由指定人员按照操作规程进行配料，核对物料后，精确称量或计量，并做好标识。配制的每一物料及其重量或体积应当由他人独立进行复核，并有复核记录。用于同一批药品生产的所有配料应当集中存放，并做好标识。

中间产品和待包装产品应当在适当的条件下储存，应当有明确的标识，并至少标明下述内容：产品名称和企业内部的产品代码；产品批号；数量或重量（如毛重、净重等）；生产工序（必要时）；产品质量状态（必要时，如待验、合格、不合格、已取样）。

2. 包装材料

与药品直接接触的包装材料和印刷包装材料的管理及控制要求与原辅料相同，应当由专人按照操作规程发放，并采取措施避免混淆和差错，确保用于药品生产的包装材料正确无误；应当建立印刷包装材料设计、审核、批准的操作规程，确保印刷包装材料印制的内容与药品监督管理部门核准的一致，并建立专门的文档，保存经签名批准的印刷包装材料原版实样。

印刷包装材料的版本变更时，应当采取措施，确保产品所用印刷包装材料的版本正确无误，应当设置专门区域妥善存放，未经批准人员不得进入。切割式标签或其他散装印刷包装材料应当分别置于密闭容器内储运，以防混淆。印刷包装材料应当由专人保管，并按照操作规程和需求量发放。每批或每次发放的与药品直接接触的包装材料或印刷包装材料，均应当有识别标志，标明所用产品的名称和批号。过期或废弃的印刷包装材料应当予以销毁并记录。

3. 成品

成品放行前应当待验储存。成品的储存条件应当符合药品注册批准的要求。

4. 特殊管理的物料和产品

易燃、易爆和其他危险品的验收、储存、管理应当执行国家有关的规定。

不合格的物料、中间产品、待包装产品和成品的每个包装容器上均应当有清晰醒目的标志，并在隔离区内妥善保存。不合格的物料、中间产品、待包装产品和成品的处理应当经质量管理负责人批准，并有记录。

产品回收需经预先批准，并对相关的质量风险进行充分评估，根据评估结论决定是否回收。回收应当按照预定的操作规程进行，并有相应记录。回收处理后的产品应当按照回收处理中最早批次产品的生产日期确定有效期。

制剂产品不得进行重新加工。不合格的制剂中间产品、待包装产品和成品一般不得进行返工。只有不影响产品质量、符合相应质量标准，且根据预定、经批准的操作规程及对相关风险充分评估后，才允许返工处理。返工应当有相应记录。对返工或重新加工或回收合并后生产的成品，质量管理部门应当考虑需要进行额外相关项目的检验和稳定性考察。

企业应当建立药品退货的操作规程并有相应的记录，内容至少应当包括：产品名称、批号、规格、数量、退货单位及地址、退货原因及日期、最终处理意见。同一产品、同一批号、不同渠道的退货应当分别记录、存放和处理。

只有经检查、检验和调查，有证据证明退货质量未受影响，且经质量管理部门根据操作规程评价后，方可考虑将退货重新包装、重新发运销售。评价考虑的因素至少应当包括药品的性质、所需的储存条件、药品的现状、历史，以及发运与退货之间的间隔时间等因素。不符合储存和运输要求的退货，应当在质量管理部门监督下予以销毁。对退货质量存有怀疑时，不得重新发运。对退货进行回收处理的，回收后的产品应当符合预定的质量标准，退货处理的过程和结果应当有相应记录。

（二）现场检查常出现的问题

我国生物技术药物生产单位有不少是新企业，与其他方面比较，在物料管理方面重视程度不够，对物料管理人员的要求和相应的岗位培训不到位，质量管理人员对其监管力度不够，在 GMP 自查中较少发现自身存在的问题，结果一到现场检查却被发现许多问题与规范不符合，严重的甚至不能通过现场检查，如菌毒种未按规定验收、储存、保管、使用、销毁；药品标签、使用说明书与药品监督管理部门批准的内容不一致等。同时，这些问题的存在，从另一方面说明该企业的质量保证体系还不完善，因此，企业负责人和质量管理人员对此应引起足够的重视，除加强自身 GMP 学习以外，还应加强对各岗位人员的培训与考核，在 GMP 自查中认真检查、排除可能存在的问题。下面简要介绍物料方面常出现的问题。

（1）由于仓储面积不够，原料、辅料未按品种、规格、批号分别存放，甚至还混有应该处理的废弃物品或杂物。

（2）待验、合格、不合格物料管理不够严格，在现场检查中常发现物料管理制度不完善，或者制定了未能切实执行，如在管理制度中规定物料应该先进先出，但检查物料领用台账时却非如此，有时还出现账、物、卡不相符的现象。

（3）对有特殊要求的物料、中间产品和成品未能按规定条件储存，如有些要求阴凉保存的物料在夏天存放于温度高达 30℃的仓库，或者缺少足够大的冷库，不能满足生物技术药物成品的低温储存要求。

（4）未建立生产用原始种子批（细胞库）、主代种子批（细胞库）和工作种子批（细胞库）系统。种子批系统的菌毒种原始来源、菌毒种特征鉴定、传代谱系、菌毒种是否为单一纯微生物、生产和培育特征、最适保存条件等资料不完整；细胞库系统细胞原始来源（核型分析、致瘤性）、群体倍增数、传代谱系、细胞是否为单一纯化细胞系、制备方法、最适保存条件等资料不完整。

（5）标签、使用说明书管理不规范：如未能按品种、规格专柜存放；标签未能计数发放，并由领用人核对、签名，现场检查时常发现标签使用数、残损数及剩余数之和与领用数不相符的现象。

七、确认与验证

（一）规范对确认与验证的基本要求

企业应当确定需要进行的确认或验证工作，以证明有关操作的关键要素能够得到有效控制。确认或验证的范围和程度应当经过风险评估来确定。企业的厂房、设施、设备和检验仪器应当经过确认，应当采用经过验证的生产工艺、操作规程和检验方法进行生产、操作和检验，并保持持续的验证状态。

应当建立确认与验证的文件和记录，并能以文件和记录证明达到以下预定的目标：设计确认应当证明厂房、设施、设备的设计符合预定用途和本规范要求；安装确认应当证明厂房、设施、设备的建造和安装符合设计标准；运行确认应当证明厂房、设施、设备的运行符合设计标准；性能确认应当证明厂房、设施、设备在正常操作方法和工艺条件下能够持续符合标准；工艺验证应当证明一个生产工艺按照规定的工艺参数能够持续生产出符合预定用途和注册要求的产品。

采用新的生产处方或生产工艺前，应当验证其常规生产的适用性。生产工艺在使用规定的原辅料和设备条件下，应当能够始终生产出符合预定用途和注册要求的产品。当影响产品质量的主要因素，如原辅料、与药品直接接触的包装材料、生产设备、生产环境（或厂房）、生产工艺、检验方法等发生变更时，应当进行确认或验证。必要时，还应当经药品监督管理部门批准。

清洁方法应当经过验证，证实其清洁的效果，以有效防止污染和交叉污染。清洁验证应当综合考虑设备使用情况、所使用的清洁剂和消毒剂、取样方法和位置，以及相应的取样回收率、残留物的性质和限度、残留物检验方法的灵敏度等因素。

确认和验证不是一次性的行为。首次确认或验证后，应当根据产品质量回顾分析情况进行再确认或再验证。关键的生产工艺和操作规程应当定期进行再验证，确保其能够达到预期结果。企业应当制定验证总计划，以文件形式说明确认与验证工作的关键信息。

验证总计划或其他相关文件中应当作出规定，确保厂房、设施、设备、检验仪器、生产工艺、操作规程和检验方法等能够保持持续稳定。

应当根据确认或验证的对象制订确认或验证方案，并经审核、批准。确认或验证方案应当明确职责。确认或验证应当按照预先确定和批准的方案实施并有记录。确认或验证工作完成后，应当写出报告，并经审核、批准。确认或验证的结果和结论（包括评价和建议）应当有记录并存档。应当根据验证的结果确认工艺规程和操作规程。

（二）现场检查应注意的问题

企业是否进行药品生产验证，是否根据验证对象建立验证小组，提出验证项目、制定验证方案并组织实施；药品生产过程的验证内容是否包括空气净化系统、工艺用水系统、生产工艺及其变更、设备清洗、主要原辅材料变更；关键设备及无菌药品的验证内容是否包括灭菌设备、药液滤过及灌封（分装）系统；生产一定周期后是否进行再验证；验证工作完成后是否写出验证报告，由验证工作负责人审核、批准；验证过程中的数据和分析内容是否以文件形式归档保存，验证文件是否包括验证方案、验证报告、评价和建议、批准人等。

此外，生物技术药物生产还应注意以下项目的验证：直接接触药液设备清洗的验证、除菌过滤系统验证、消毒效果验证、干热灭菌除热原质、发酵罐及其工艺验证、冻干机的验证、纯化层析系统验证、冷藏室的运行确认、普通冰箱与低温冰箱的运行确认、生物安全柜的运行确认、病毒灭活剂及灭活工艺的验证、清洁剂及其清洁效果验证、污物及清洁剂残余量对制品活性的影响、消毒剂及其消毒效果验证、质量控制方法的验证、不同生物制品（尤其是活疫苗及血液制品）共用同一冻干机和制品转换时清洁及消毒的验证、冻干生物制品赋形剂及稳定剂的验证、生物技术药物储存及运输条件效果验证。

（三）无菌分装过程的验证

无菌分装过程的验证是在其他各个系统诸如灭菌系统、公用系统、无菌环境保持系统、计算机控制系统及清洗过程等验证工作的基础上进行的，因而在无菌分装过程验证之前，首先确认其他与无菌分装生产过程有关的各项验证或再验证工作的完成情况是十分必要的。特别是应充分注意原材料、包装容器，以及与产品接触的设备表面的清洗消毒、灭菌方法和操作规程的验证，并应注意防止灭菌、消毒后的再污染。无菌分装室微生物污染是造成产品的污染或无菌分装过程验证失败的主要原因之一，为了防止或降低污染发生的概率，在无菌室设计时应注意提供方便的无菌室消毒条件。产品或产品容器暴露的空间应设有100级单向流空气保护，并应尽量减少人员对设备或物料的接触；无菌室的温度、湿度应控制在无菌室内操作者工作舒适的条件下等，以保证无菌室内的各种操作过程可以防止或减少污染的机会。

无菌分装过程的验证，许多公司都采用培养基模拟分装实验的方法，以证明无菌分装过程的可靠性，但亦有专家认为如果药品生产厂可以用其他方法证明其无菌分装过程的可靠性，也并非一定要进行培养基模拟分装试验不可，因此可以将无菌分装过程的验证方法归给为培养基模拟分装法和非培养基模拟分装法。但无论采用何种方法进行无菌分装过程的验证都是十分必要的，而且此项验证也是整个验证工作中难度较大的验证项目之一。

1. 无菌分装过程验证——非培养基模拟分装法

非培养基模拟分装法进行无菌分装过程验证的方法之一，是提供足够的试验数据证明在其生产过程中无论是产品还是其他材料所暴露的区域都是100级洁净区，且100级的结净区域连续覆盖全部分装生产线并覆盖环绕关键生产设备如分装、盖胶塞设备的毗邻区域。在生产过程中，整个分装室无论在有产品暴露期间或没有产品暴露期间都应进行空气尘埃粒子计数检测。对于无菌粉针分装过程，多采用无产品暴露时空气尘埃粒子计数检测的方法以证明其空气质量达到100级要求。专家们认为将来采用非培养基法进行无菌分装过程验证的方法将进一步发展到要求包括无菌生产区的微生物监测，以证明产品暴露区域既没有非微生物粒子污染，也没有微生物污染；同时这种验证方法可能发展到要求必须包括在生产全过程中连续不断地进行空气质量监测。这一点是粉针生产过程所难以进行的，因此这种方法更适用于水针分装过程的验证。

2. 无菌粉针分装过程验证——培养基模拟粉针分装试验

培养基模拟粉针分装试验的目的是证明在无菌粉针分装过程中所采用的各种方法和各种规程以防止微生物污染的水平达到可接受的合格标准的能力，或提供保证所生产产品的无菌性的可信限度达到可接受的合格标准的证据。

在培养基模拟粉针分装试验中，首先将适当体积的无菌液体培养基分装到无菌西林瓶中，再将一定重量的无菌粉末分装到瓶中，盖胶塞，封铝盖，然后进行微生物培养。很显然，采用这种试验方法分装过程包括二次连续分装，因而增加了污染的机会，对试验的成功和试验结果的分析都有一定的影响。为了减少试验过程导致的污染，目前国外有许多药品生产企业开发或设计了许多其他模拟分装试验的方法。例如，在模拟分装过程中只分装无菌粉末，然后用注射器将培养基注入瓶中；或者采用粉末分装过程将一种培养基干粉分装到西林瓶中，然后再用注射器将其他液体（如注射用水）注入瓶中等方法来证明无菌分装过程的可靠性。

（1）确定可接受的合格标准：确定可接受的合格标准是培养基模拟分装试验中讨论最多的课题，也是此项试验中第一个必须确定的内容。理论上药品生产企业必须首先确定两项指标：第一项指标是企业所希望达到的无菌性的可信限水平；第二项指标是企业可接受的污染（非无菌）率，由这两项指标可以计算模拟分装试验中应分装的西林瓶数量。目前一些企业在此项验证试验中经常选择分装样本＞3000 瓶、污染率＜0.1% 的指标作为可接受的合格标准。WHO 的 GMP（1992 版）中亦规定无菌培养基灌装应至少生产 3000 单位数，合格指标应为无菌生长，任何污染单位数＞0.1% 都被认为不合格。

（2）培养基微生物生长性能试验：模拟分装试验可以采用 TSB/SCDM 培养基（即胰酶酪胨大豆培养基）。培养基微生物生长性能可以通过下述试验确认：首先根据标准操作规程制备 TSB/SCDM 培养基并灭菌，将灭菌后的培养基分装于预定数量的试管或西林瓶中（此数量应具有统计学意义），在一半数量的试管或西林瓶中接种枯草杆菌，接种量＜100CFU；在另一半数量的试管或西林瓶中接种白色念珠菌，接种量＜100CFU，接种后盖塞、封口并分别在 30~35℃和 20~25℃培养 7 天，7 天内至少 50% 以上接种的各试管或西林瓶的 TSB/SCDM 培养基中应出现明显的所接种微生物的生长。

（3）培养基无菌性试验：培养基模拟粉针分装试验的结果受培养基无菌性的影响很大，若不能保证培养基在模拟粉针分装试验前的无菌性，或培养基在分装前受到微生物污染，则不能保证试验结果的可信性，也很难成功地完成此项模拟试验。因此，许多药品生产企业采用在粉针模拟分装试验之前进行培养基无菌性试验。在证明了培养基的无菌性之后进行模拟分装的方法，以排除培养基无菌性对此项验证试验的影响，从而确认模拟分装试验中的污染来源于分装过程。培养基无菌性试验的主要方法是将灭菌后用于模拟分装的培养基分装于一定数量的无菌试管或西林瓶中，盖塞、封口后在相应温度下培养 7 天，7 天内各试管或西林瓶 TSB/SCDM 培养基中应无任何微生物生长。

（4）模拟分装用无菌粉末：用于模拟分装试验的无菌粉末，应具有下述特性。①可以在干粉状态下灭菌，灭菌后其无菌性达到药典规定标准，如在适当的温度下进行微生物培养 14 天后检查应无菌。②流动性较好，可以用分装机分装。③可溶于液体培养基。④在试验应用的浓度下无抑菌性。

乳糖、甘露醇、PEG6000、PEG8000 等材料都可以用于模拟分装，也可以采用培养基干粉为模拟分装用无菌粉末。在选择时或使用前必须对无菌粉末的无菌性、抑菌性，以及经过 γ 射线照射后在液体培养基中的溶解性进行检验评价。

（5）操作过程及操作规程：模拟试验中使用的西林瓶和胶塞的清洗、灭菌，分装设备的清洗、消毒，产品接触的分装设备部件的清洗、灭菌、安装过程均应遵循相应的标准操作规程。在模拟分装过程中应制订取样计划，对其使用的西林瓶、胶塞间隔一定数量后随机取样进行无菌性检验证明其无菌性。分装机与产品接触部件表面应采用认可的方法取样进行无菌性检查，全部与产品接触的设备表面亦应无菌。分装机分装速度应与正常粉针分装生产的速度相同或略低于正常分装速度。参加模拟分装的操作人员应经过GMP、无菌操作、无菌更衣技术培训。无菌分装室内操作人员数量应与正常生产时的人数相同或略高于正常生产时的操作人员数，但过多的人员进入无菌分装室将增加污染的机会，因此模拟分装时无菌室人员数目及人员构成应与正常粉针生产一样严格控制。

（6）无菌环境控制与监测：①微生物控制与监测；②尘埃粒子监测。监测的结果应能证明分装生产的关键区域空气质量达到了100级洁净区的空气质量标准。

（7）模拟分装：模拟分装过程即将定量的无菌粉末分装到已分装一定量无菌培养基的西林瓶中（也可以将定量的无菌粉末分装到西林瓶中之后再分装无菌培养基），盖塞，封口。分装量应与产品常规装量相似，分装过程产品及产品容器的暴露时间应与正常产品分装过程相似。分装生产出来的每一支西林瓶应标记顺序号以便于调查其污染原因。进行模拟分装试验的时间可以选择在正常的批分装生产以后、区域熏蒸消毒之前，以使模拟试验结果与实际生产状况更接近，且更具有挑战性。

（8）微生物培养：①阴性对照：在模拟分装过程中，随机取出具有代表性的一定数量的装有培养基的西林瓶与分装无菌粉末的西林瓶一同培养作为阴性对照，亦可称为模拟分装现场用培养基无菌性试验。②阳性对照：将在模拟分装过程中随机取出的用于阳性对照试验具有代表性数量并装有培养基的西林瓶的一半，接种浓度< 100个微生物/0.1ml的枯草杆菌芽孢；另一半接种浓度< 100个微生物/0.1ml的白色念珠菌。接种后分别在其适宜的温度下培养7天，7天内至少50%的接种西林瓶的培养基中有明显的接种微生物的生长，并以此作为阳性对照。③试验样品培养：模拟分装生产的全部样品应在适宜的温度下培养14天，14天时应检查培养的全部样品的微生物生长情况。若发现污染应明确记录瓶号、瓶数，同时应检查铝盖、胶塞的密封情况；若有破损，应记录并检查其破损原因。对于微生物污染的样品应进行鉴别试验，鉴别的内容至少应包括菌落、细胞形态学及革兰氏染色特性等。

（9）试验结果评价：评价无菌模拟分装试验结果的主要指标之一是微生物污染水平，如果试验结果证明其污染水平超过规定的合格限度（样本3000瓶，污染率< 0.1%），则应立即停止生产，调查污染产生的原因，并在采用相应的措施后立即重复进行无菌分装模拟试验。重复模拟分装试验至少连续进行2次以上，2次均符合要求才可以认为此分装工艺过程符合无菌分装要求。

（10）验证制度及再验证：每个无菌粉针生产企业均应制定无菌分装模拟试验验证制度，以保证无菌分装工艺过程符合无菌分装要求。对于新建的粉针生产线，在其正式投入生产前，必须进行无菌分装模拟试验，合格后才能投入生产。对于已投入使用的无菌分装生产线，每年应至少进行2次无菌分装模拟试验。若一条生产线分装生产多种不同规格的无菌粉针产品，则每年应对不同规格的产品至少进行一次无菌分装模拟试验。若无菌分装过程实行倒班生产，则每班操作人员每年至少参加一次无菌分装模拟试验，并保证每个在无菌分装生产线上工作的人员，每年至少参加一次无菌模拟分装试验。除此以外，在生产用的设备、设施、人员结构及工艺方法有重要改动时都应该进行无菌分装模拟试验，以证明其改动对已经验证了的无菌分装工艺过程不产生不良影响。

八、文件管理

（一）规范对文件的基本要求

文件是质量保证系统的基本要素。企业必须有内容正确的书面质量标准、生产处方和工艺规程、操作规程及记录等文件。

企业应当建立文件管理的操作规程，系统地设计、制定、审核、批准和发放文件。与本规范有关的文件应当经质量管理部门的审核。文件的内容应当与药品生产许可、药品注册等相关要求一致，并有助于追溯每批产品的历史情况。

文件的起草、修订、审核、批准、替换或撤销、复制、保管和销毁等应当按照操作规程管理，并有相应的文件分发、撤销、复制、销毁记录，由适当的人员签名并注明日期。

文件应当标明题目、种类、目的，以及文件编号和版本号。文字应当确切、清晰、易懂，不能模棱两可。文件应当分类存放、条理分明，便于查阅。原版文件复制时，不得产生任何差错；复制的文件应当清晰可辨。文件应当定期审核、修订；文件修订后，应当按照规定管理，防止旧版文件的误用。分发、使用的文件应当为批准的现行文本，已撤销的或旧版文件除留档备查外，不得在工作现场出现。

与本规范有关的每项活动均应当有记录，以保证产品生产、质量控制和质量保证等活动可以追溯。记录应当留有填写数据的足够空格。记录应当及时填写，内容真实，字迹清晰、易读，不易擦除。应当尽可能采用生产和检验设备自动打印的记录、图谱和曲线图等，并标明产品或样品的名称、批号和记录设备的信息，操作人应当签注姓名和日期。记录应当保持清洁，不得撕毁和任意涂改。记录填写的任何更改都应当签注姓名和日期，并使原有信息仍清晰可辨，必要时，应当说明更改的理由。记录如需重新誊写，则原有记录不得销毁，应当作为重新誊写记录的附件保存。

每批药品应当有批记录，包括批生产记录、批包装记录、批检验记录和药品放行审核记录等与本批产品有关的记录。批记录应当由质量管理部门负责管理，至少保存至药品有效期后一年。质量标准、工艺规程、操作规程、稳定性考察、确认、验证、变更等其他重要文件应当长期保存。

如使用电子数据处理系统、照相技术或其他可靠方式记录数据资料，应当有所用系统的操作规程；记录的准确性应当经过核对。使用电子数据处理系统的，只有经授权的人员方可输入或更改数据，更改和删除情况应当有记录；应当使用密码或其他方式来控制系统的登录；关键数据输入后，应当由他人独立进行复核。用电子方法保存的批记录，应当采用磁带、缩微胶卷、纸质副本或其他方法进行备份，以确保记录的安全，且数据资料在保存期内便于查阅。

质量标准：物料和成品应当有经批准的现行质量标准；必要时，中间产品或待包装产品也应当有质量标准。

物料的质量标准一般应当包括：物料的基本信息（企业统一指定的物料名称和内部使用的物料代码，质量标准的依据，经批准的供应商，印刷包装材料的实样或样稿）；

取样、检验方法或相关操作规程编号；定性和定量的限度要求；储存条件和注意事项；有效期或复验期。

外购或外销的中间产品和待包装产品应当有质量标准；如果中间产品的检验结果用于成品的质量评价，则应当制定与成品质量标准相对应的中间产品质量标准。

成品的质量标准应当包括：产品名称及产品代码；对应的产品处方编号（如有）；产品规格和包装形式；取样、检验方法或相关操作规程编号；定性和定量的限度要求；储存条件和注意事项；有效期。

工艺规程：每种药品的每个生产批量均应当有经企业批准的工艺规程，不同药品规格的每种包装形式均应当有各自的包装操作要求。工艺规程的制定应当以注册批准的工艺为依据。工艺规程不得任意更改，如需更改，应当按照相关的操作规程修订、审核、批准。

制剂的工艺规程的内容至少应当包括以下几个方面。

（1）生产处方：产品名称和产品代码；产品剂型、规格和批量；所用原辅料清单（包括生产过程中使用，但不在成品中出现的物料），阐明每一物料的指定名称、代码和用量；如原辅料的用量需要折算时，还应当说明计算方法。

（2）生产操作要求：对生产场所和所用设备的说明（如操作间的位置和编号、洁净度级别、必要的温湿度要求、设备型号和编号等）；关键设备的准备（如清洗、组装、校准、灭菌等），所采用的方法或相应操作规程编号；详细的生产步骤和工艺参数说明（如物料的核对、预处理、加入物料的顺序、混合时间、温度等）；所有中间控制方法及标准；预期的最终产量限度，必要时，还应当说明中间产品的产量限度，以及物料平衡的计算方法和限度；待包装产品的储存要求，包括容器、标签及特殊储存条件；需要说明的注意事项。

（3）包装操作要求：以最终包装容器中产品的数量、重量或体积表示的包装形式；所需全部包装材料的完整清单，包括包装材料的名称、数量、规格、类型，以及与质量标准有关的每一包装材料的代码；印刷包装材料的实样或复制品，并标明产品批号、有效期打印位置；需要说明的注意事项，包括对生产区和设备进行的检查，在包装操作开始前，确认包装生产线的清场已经完成等；包装操作步骤的说明，包括重要的辅助性操作和所用设备的注意事项、包装材料使用前的核对；中间控制的详细操作，包括取样方法及标准；待包装产品、印刷包装材料的物料平衡计算方法和限度。

批生产记录：每批产品均应当有相应的批生产记录，可追溯该批产品的生产历史，以及与质量有关的情况。批生产记录应当依据现行批准的工艺规程的相关内容制定。记录的设计应当避免填写差错。批生产记录的每一页应当标注产品的名称、规格和批号。

原版空白的批生产记录应当经生产管理负责人和质量管理负责人审核与批准。批生产记录的复制和发放均应当按照操作规程进行控制并有记录，每批产品的生产只能发放一份原版空白批生产记录的复制件。在生产过程中，进行每项操作时应当及时记录，操作结束后，应当由生产操作人员确认并签注姓名和日期。

批生产记录的内容应当包括：产品名称、规格、批号；生产及中间工序开始、结束的日期和时间；每一生产工序的负责人签名；生产步骤操作人员的签名；必要时，还应当有操作（如称量）复核人员的签名；每一原辅料的批号及实际称量的数量（包括投入的回收或返工处理产品的批号及数量）；相关生产操作或活动、工艺参数及控制范围，以及所用主要生产设备的编号；中间控制结果的记录及操作人员的签名；不同生产工序所得产量及必要时的物料平衡计算；对特殊问题或异常事件的记录，包括对偏离工艺规程的偏差情况的详细说明或调查报告，并经签字批准。

批包装记录：每批产品或每批中部分产品的包装，都应当有批包装记录，以便追溯该批产品包装操作，以及与质量有关的情况。批包装记录应当依据工艺规程中与包装相关的内容制定。记录的设计应当注意避免填写差错。批包装记录的每一页均应当标注所包装产品的名称、规格、包装形式和批号。批包装记录应当有待包装产品的批号、数量，以及成品的批号和计划数量。原版空白的批包装记录的审核、批准、复制和发放的要求与原版空白的批生产记录相同。在包装过程中，进行每项操作时应当及时记录，操作结束后，应当由包装操作人员确认并签注姓名和日期。

批包装记录的内容包括：产品名称、规格、包装形式、批号、生产日期和有效期；包装操作日期和时间；包装操作负责人签名；包装工序的操作人员签名；每一包装材料的名称、批号和实际使用的数量；根据工艺规程所进行的检查记录，包括中间控制结果；包装操作的详细情况，包括所用设备及包装生产线的编号；所用印刷包装材料的实样，并印有批号、有效期及其他打印内容；不易随批包装记录归档的印刷包装材料可采用印有上述内容的复制品；对特殊问题或异常事件的记录，包括对偏离工艺规程的偏差情况的详细说明或调查报告，并经签字批准；所有印刷包装材料和待包装产品的名称、代码，以及发放、使用、销毁或退库的数量、实际产量及物料平衡检查。

操作规程的内容应当包括：题目、编号、版本号、颁发部门、生效日期、分发部门及制定人、审核人、批准人的签名并注明日期，标题、正文及变更历史。

厂房、设备、物料、文件和记录应当有编号（或代码），并制定编制编号（或代码）的操作规程，确保编号（或代码）的唯一性。

下述活动也应当有相应的操作规程，其过程和结果应当有记录：确认和验证；设备的装配和校准；厂房和设备的维护、清洁和消毒；培训、更衣及卫生等与人员相关的事宜；环境监测；虫害控制；变更控制；偏差处理；投诉；药品召回；退货。

（二）现场检查常出现的问题

现场检查时常发现文件的制定不规范，内容不完整，用词不准确，如在某一具体文件或管理制度中常常出现“定期”一词，而不是具体地规定某一时限，执行时有困难，因为不知道这个“定期”是指一个月、两个月，还是半年？一些新的生产单位缺少实际操作经验，完全照搬其他单位的生产管理文件，未能及时根据本单位具体情况对文件进行修订，相应的记录表格不符合生产实际的要求，生产批记录内容不完整，如有些检定项目只有结果，缺少必要的原始记录，结果不可追溯。

九、生产管理

规范对生产管理的基本要求

所有药品的生产和包装均应当按照批准的工艺规程及操作规程进行操作并有相关记

录，以确保药品达到规定的质量标准，并符合药品生产许可和注册批准的要求。

应当建立划分产品生产批次的操作规程，生产批次的划分应当能够确保同一批次产品质量和特性的均一性。应当建立编制药品批号和确定生产日期的操作规程。每批药品均应当编制唯一的批号。除另有法定要求外，生产日期不得迟于产品成型或灌装（封）前经最后混合的操作开始日期，不得以产品包装日期作为生产日期。每批产品应当检查产量和物料平衡，确保物料平衡符合设定的限度。如有差异，必须查明原因，确认无潜在质量风险后，方可按照正常产品处理。

不得在同一生产操作间同时进行不同品种和规格药品的生产操作，除非没有发生混淆或交叉污染的可能。在生产的每一阶段，应当保护产品和物料免受微生物和其他污染。在干燥物料或产品，尤其是高活性、高毒性或高致敏性物料或产品的生产过程中，应当采取特殊措施，防止粉尘的产生和扩散。

生产期间使用的所有物料、中间产品或待包装产品的容器及主要设备、必要的操作室应当贴签标识或以其他方式标明生产中的产品或物料名称、规格和批号，如有必要，还应当标明生产工序。容器、设备或设施所用标识应当清晰明了，标识的格式应当经企业相关部门批准。除在标识上使用文字说明外，还可采用不同的颜色区分被标识物的状态（如待验、合格、不合格或已清洁等）。应当检查产品从一个区域输送至另一个区域的管道和其他设备连接，确保连接正确无误。

每次生产结束后应当进行清场，确保设备和工作场所没有遗留与本次生产有关的物料、产品和文件。下次生产开始前，应当对前次清场情况进行确认。应当尽可能避免出现任何偏离工艺规程或操作规程的偏差。一旦出现偏差，应当按照偏差处理操作规程执行。生产厂房应当仅限于经批准的人员出入。

防止生产过程中的污染和交叉污染：生产过程中应当尽可能采取措施，防止污染和交叉污染。例如，在分隔的区域内生产不同品种的药品；采用阶段性生产方式；设置必要的气锁间和排风；空气洁净度级别不同的区域应当有压差控制；应当降低未经处理或未经充分处理的空气再次进入生产区导致污染的风险；在易产生交叉污染的生产区内，操作人员应当穿戴该区域专用的防护服；采用经过验证或已知有效的清洁和去污染操作规程进行设备清洁，必要时，应当对与物料直接接触的设备表面的残留物进行检测；采用密闭系统生产；干燥设备的进风应当有空气过滤器，排风应当有防止空气倒流装置；生产和清洁过程中应当避免使用易碎、易脱屑、易发霉器具；使用筛网时，应当有防止因筛网断裂而造成污染的措施；液体制剂的配制、过滤、灌封、灭菌等工序应当在规定时间内完成；软膏剂、乳膏剂、凝胶剂等半固体制剂及栓剂的中间产品应当规定储存期和储存条件。应当定期检查防止污染和交叉污染的措施并评估其适用性和有效性。

生产操作：生产开始前应当进行检查，确保设备和工作场所没有上批遗留的产品、文件或与本批产品生产无关的物料，设备处于已清洁及待用状态。检查结果应当有记录。生产操作前，还应当核对物料或中间产品的名称、代码、批号和标识，确保生产所用物料或中间产品正确且符合要求。应当进行中间控制和必要的环境监测，并予以记录。每批药品的每一生产阶段完成后必须由生产操作人员清场，并填写清场记录。清场记录内容包括：操作间编号、产品名称、批号、生产工序、清场日期、检查项目及结果、清场负责人及复核人签名。清场记录应当纳入批生产记录。

包装操作：包装操作规程应当规定降低污染和交叉污染、混淆或差错风险的措施。包装开始前应当进行检查，确保工作场所、包装生产线、印刷机及其他设备已处于清洁或待用状态，无上批遗留的产品、文件或与本批产品包装无关的物料。检查结果应当有记录。包装操作前，还应当检查所领用的包装材料正确无误，核对待包装产品和所用包装材料的名称、规格、数量、质量状态，且与工艺规程相符。每一包装操作场所或包装生产线，应当有标识标明包装中的产品名称、规格、批号和批量的生产状态。有数条包装线同时进行包装时，应当采取隔离或其他有效防止污染、交叉污染或混淆的措施。待用分装容器在分装前应当保持清洁，避免容器中有玻璃碎屑、金属颗粒等污染物。产品分装、封口后应当及时贴签。未能及时贴签时，应当按照相关的操作规程操作，避免发生混淆或贴错标签等差错。单独打印或包装过程中在线打印的信息（如产品批号或有效期）均应当进行检查，确保其正确无误，并予以记录。如手工打印，应当增加检查频次。使用切割式标签或在包装线以外单独打印标签，应当采取专门措施，防止混淆。应当对电子读码机、标签计数器或其他类似装置的功能进行检查，确保其准确运行。检查应当有记录。包装材料上印刷或模压的内容应当清晰，不易褪色和擦除。包装期间，产品的中间控制检查应当至少包括下述内容：包装外观；包装是否完整；产品和包装材料是否正确；打印信息是否正确；在线监控装置的功能是否正常。样品从包装生产线取走后不应当再返还，以防止产品混淆或污染。因包装过程产生异常情况而需要重新包装产品的，必须经专门检查、调查并由指定人员批准。重新包装应当有详细记录。在物料平衡检查中，发现待包装产品、印刷包装材料及成品数量有显著差异时，应当进行调查，未得出结论前，成品不得放行。包装结束时，已打印批号的剩余包装材料应当由专人负责全部计数销毁并有记录。如将未打印批号的印刷包装材料退库，应当按照操作规程执行。

十、质量控制与质量保证

（一）规范对质量控制与质量保证的基本要求

质量控制实验室管理：质量控制实验室的人员、设施、设备应当与产品性质和生产规模相适应。企业通常不得进行委托检验；确需委托检验的，应当按照委托检验部分的规定，委托外部实验室进行检验，但应当在检验报告中予以说明。

质量控制负责人应当具有足够的管理实验室的资质和经验，可以管理同一企业的一个或多个实验室。质量控制实验室的检验人员至少应当具有相关专业中专或高中以上学历，并经过与所从事的检验操作相关的实践培训且通过考核。

质量控制实验室应当配备药典、标准图谱等必要的工具书，以及标准品或对照品等相关的标准物质。质量控制实验室的文件应当符合本章第八部分文件管理的基本原则，并符合下列要求。

（1）质量控制实验室应当至少有下列详细文件：质量标准；取样操作规程和记录；检验操作规程和记录（包括检验记录或实验室工作记事簿）；检验报告或证书；必要的环境监测操作规程、记录和报告；必要的检验方法验证报告和记录；仪器校准和设备使用、清洁、维护的操作规程及记录。

（2）每批药品的检验记录应当包括中间产品、待包装产品和成品的质量检验记录，可追溯该批药品所有相关的质量检验情况。

（3）宜采用便于趋势分析的方法保存某些数据（如检验数据、环境监测数据、制药用水的微生物监测数据）。

（4)除与批记录相关的资料信息外，还应当保存其他原始资料或记录，以方便查阅。

取样应当至少符合以下要求。

（1）质量管理部门的人员有权进入生产区和仓储区进行取样及调查。

（2）应当按照经批准的操作规程取样，操作规程应当详细规定：经授权的取样人；取样方法；所用器具；样品量；分样的方法；存放样品容器的类型和状态；取样后剩余部分及样品的处置和标识；取样注意事项，包括为降低取样过程产生的各种风险所采取的预防措施，尤其是无菌或有害物料的取样以及防止取样过程中污染和交叉污染的注意事项；储存条件；取样器具的清洁方法和储存要求。

（3）取样方法应当科学、合理，以保证样品的代表性。

（4）留样应当能够代表被取样批次的产品或物料，也可抽取其他样品来监控生产过程中最重要的环节（如生产的开始或结束）。

（5）样品的容器应当贴有标签，注明样品名称、批号、取样日期、取自哪一包装容器、取样人等信息。

（6）样品应当按照规定的储存要求保存。

物料和不同生产阶段产品的检验应当至少符合以下要求。

（1）企业应当确保药品按照注册批准的方法进行全项检验。

（2）符合下列情形之一的，应当对检验方法进行验证：采用新的检验方法；检验方法需变更的；采用《中华人民共和国药典》及其他法定标准未收载的检验方法；法规规定的其他需要验证的检验方法。

（3）对不需要进行验证的检验方法，企业应当对检验方法进行确认，以确保检验数据准确、可靠。

（4）检验应当有书面操作规程，规定所用方法、仪器和设备，检验操作规程的内容应当与经确认或验证的检验方法一致。

（5）检验应当有可追溯的记录并应当复核，确保结果与记录一致。所有计算均应当严格核对。

（6）检验记录应当至少包括以下内容：产品或物料的名称、剂型、规格、批号或供货批号，必要时注明供应商和生产商（如不同）的名称或来源；依据的质量标准和检验操作规程；检验所用的仪器或设备的型号和编号；检验所用的试液和培养基的配制批号、对照品或标准品的来源和批号；检验所用动物的相关信息；检验过程，包括对照品溶液的配制、各项具体的检验操作、必要的环境温湿度；检验结果，包括观察情况、计算和图谱或曲线图，以及依据的检验报告编号；检验日期；检验人员的签名和日期；检验、计算复核人员的签名和日期。

（7）所有中间控制（包括生产人员所进行的中间控制），均应当按照经质量管理部门批准的方法进行，检验应当有记录。

（8）应当对实验室容量分析用玻璃仪器、试剂、试液、对照品及培养基进行质量检查。

（9）必要时应当将检验用实验动物在使用前进行检验或隔离检疫。饲养和管理应当符合相关的实验动物管理规定。动物应当有标识，并应当保存使用的历史记录。

质量控制实验室应当建立检验结果超标调查的操作规程。任何检验结果超标都必须按照操作规程进行完整的调查，并有相应的记录。

企业按规定保存的、用于药品质量追溯或调查的物料、产品样品为留样。用于产品稳定性考察的样品不属于留样。留样应当至少符合以下要求。

（1）应当按照操作规程对留样进行管理。

（2）留样应当能够代表被取样批次的物料或产品。

（3）成品的留样：每批药品均应当有留样；如果一批药品分成数次进行包装，则每次包装至少应当保留一件最小市售包装的成品；留样的包装形式应当与药品市售包装形式相同，原料药的留样如无法采用市售包装形式的，可采用模拟包装；每批药品的留样数量一般至少应当能够确保按照注册批准的质量标准完成两次全检（无菌检查和热原检查等除外）；如果不影响留样的包装完整性，保存期间内至少应当每年对留样进行一次目检观察，如有异常，应当进行彻底调查并采取相应的处理措施；留样观察应当有记录；留样应当按照注册批准的储存条件至少保存至药品有效期后一年；如企业终止药品生产或关闭的，应当将留样转交授权单位保存，并告知当地药品监督管理部门，以便在必要时可随时取得留样。

（4）物料的留样：制剂生产用每批原辅料和与药品直接接触的包装材料均应当有留样。与药品直接接触的包装材料（如输液瓶），如成品已有留样，可不必单独留样；物料的留样量应当至少满足鉴别的需要；除稳定性较差的原辅料外，用于制剂生产的原辅料（不包括生产过程中使用的溶剂、气体或制药用水）和与药品直接接触的包装材料的留样应当至少保存至产品放行后两年。如果物料的有效期较短，则留样时间可相应缩短；物料的留样应当按照规定的条件储存，必要时还应当适当包装密封。

试剂、试液、培养基和检定菌的管理应当至少符合以下要求。

（1）试剂和培养基应当从可靠的供应商处采购，必要时应当对供应商进行评估。

（2）应当有接收试剂、试液、培养基的记录；必要时，应当在试剂、试液、培养基的容器上标注接收日期。

（3）应当按照相关规定或使用说明配制、储存和使用试剂、试液和培养基。特殊情况下，在接收或使用前，还应当对试剂进行鉴别或其他检验。

（4）试液和已配制的培养基应当标注配制批号、配制日期和配制人员姓名，并有配制（包括灭菌）记录。不稳定的试剂、试液和培养基应当标注有效期及特殊储存条件。标准液、滴定液还应当标注最后一次标化的日期和校正因子，并有标化记录。

（5）配制的培养基应当进行适用性检查，并有相关记录，应当有培养基使用记录。

（6）应当有检验所需的各种检定菌，并建立检定菌保存、传代、使用、销毁的操作规程和相应记录。

（7）检定菌应当有适当的标识，内容至少包括菌种名称、编号、代次、传代日期、传代操作人。

（8）检定菌应当按照规定的条件储存，储存的方式和时间不应当对检定菌的生长特性有不利影响。

标准品或对照品的管理应当至少符合以下要求。

（1）标准品或对照品应当按照规定储存和使用。

（2）标准品或对照品应当有适当的标识，内容至少包括名称、批号、制备日期（如有）、有效期（如有）、首次开启日期、含量或效价、储存条件。

（3）企业如需自制工作标准品或对照品，应当建立工作标准品或对照品的质量标准，以及制备、鉴别、检验、批准和储存的操作规程，每批工作标准品或对照品应当用法定标准品或对照品进行标化，并确定有效期，还应当通过定期标化证明工作标准品或对照品的效价或含量在有效期内保持稳定。标化的过程和结果应当有相应的记录。

应当分别建立物料和产品批准放行的操作规程，明确批准放行的标准、职责，并有相应的记录。物料的放行应当至少符合以下要求。

（1）物料的质量评价内容应当至少包括生产商的检验报告、物料包装完整性和密封性的检查情况和检验结果。

（2）物料的质量评价应当有明确的结论，如批准放行、不合格或其他决定。

（3）物料应当由指定人员签名批准放行。

产品的放行应当至少符合以下要求。

（1）在批准放行前，应当对每批药品进行质量评价，保证药品及其生产应当符合注册和本规范要求，并确认以下各项内容：主要生产工艺和检验方法经过验证；已完成所有必需的检查、检验，并综合考虑实际生产条件和生产记录；所有必需的生产和质量控制均已完成并经相关主管人员签名；变更已按照相关规程处理完毕，需要经药品监督管理部门批准的变更已得到批准；对变更或偏差已完成所有必要的取样、检查、检验和审核；所有与该批产品有关的偏差均已有明确的解释或说明，或者已经过彻底调查和适当处理；如偏差还涉及其他批次产品，应当一并处理。

（2）药品的质量评价应当有明确的结论，如批准放行、不合格或其他决定。

（3）每批药品均应当由质量受权人签名批准放行。

持续稳定性考察：在有效期内监控已上市药品的质量，以发现药品与生产相关的稳定性问题（如杂质含量或溶出度特性的变化），并确定药品能够在标示的储存条件下符合质量标准的各项要求。持续稳定性考察主要针对市售包装药品，但也需兼顾待包装产品。例如，当待包装产品在完成包装前，或从生产厂运输到包装厂还需要长期储存时，应当在相应的环境条件下，评估其对包装后产品稳定性的影响。此外，还应当考虑对储存时间较长的中间产品进行考察。

持续稳定性考察应当有考察方案，结果应当有报告。用于持续稳定性考察的设备（尤其是稳定性试验设备或设施）应当按照本章第五、第七部分的要求进行确认和维护。持续稳定性考察的时间应当涵盖药品有效期，考察方案应当至少包括以下内容：每种规格、每个生产批量药品的考察批次数；相关的物理、化学、微生物和生物学检验方法，可考虑采用稳定性考察专属的检验方法；检验方法依据；合格标准；容器密封系统的描述；试验间隔时间（测试时间点）；储存条件（应当采用与药品标示储存条件相对应的

《中华人民共和国药典》规定的长期稳定性试验标准条件）；检验项目，如检验项目少于成品质量标准所包含的项目，应当说明理由。

考察批次数和检验频次应当能够获得足够的数据，以供趋势分析。通常情况下，每种规格、每种内包装形式的药品，至少每年应当考察一个批次，除非当年没有生产。某些情况下，持续稳定性考察中应当额外增加批次数，如重大变更或生产和包装有重大偏差的药品应当列入稳定性考察。此外，重新加工、返工或回收的批次，也应当考虑列入考察，除非已经过验证和稳定性考察。

关键人员，尤其是质量受权人，应当了解持续稳定性考察的结果。当持续稳定性考察不在待包装产品和成品的生产企业进行时，则相关各方之间应当有书面协议，且均应当保存持续稳定性考察的结果以供药品监督管理部门审查。应当对不符合质量标准的结果或重要的异常趋势进行调查。对任何已确认的不符合质量标准的结果或重大不良趋势，企业都应当考虑是否可能对已上市药品造成影响，必要时应当实施召回，调查结果及采取的措施应当报告当地药品监督管理部门。

应当根据所获得的全部数据资料，包括考察的阶段性结论，撰写总结报告并保存。应当定期审核总结报告。

变更控制：企业应当建立变更控制系统，对所有影响产品质量的变更进行评估和管理。需要经药品监督管理部门批准的变更应当在得到批准后方可实施。应当建立操作规程，规定原辅料、包装材料、质量标准、检验方法、操作规程、厂房、设施、设备、仪器、生产工艺和计算机软件变更的申请、评估、审核、批准和实施。质量管理部门应当指定专人负责变更控制。变更都应当评估其对产品质量的潜在影响。企业可以根据变更的性质、范围、对产品质量潜在影响的程度将变更分类（如主要、次要变更）。判断变更所需的验证、额外的检验及稳定性考察应当有科学依据。

与产品质量有关的变更由申请部门提出后，应当经评估、制订实施计划并明确实施职责，最终由质量管理部门审核批准。变更实施应当有相应的完整记录。改变原辅料、与药品直接接触的包装材料、生产工艺、主要生产设备及其他影响药品质量的主要因素时，还应当对变更实施后最初至少三个批次的药品质量进行评估。如果变更可能影响药品的有效期，则质量评估还应当包括对变更实施后生产的药品进行稳定性考察。变更实施时，应当确保与变更相关的文件均已修订。质量管理部门应当保存所有变更的文件和记录。

偏差处理：各部门负责人应当确保所有人员正确执行生产工艺、质量标准、检验方法和操作规程，防止偏差的产生。企业应当建立偏差处理的操作规程，规定偏差的报告、记录、调查、处理及所采取的纠正措施，并有相应的记录。任何偏差都应当评估其对产品质量的潜在影响。企业可以根据偏差的性质、范围、对产品质量潜在影响的程度将偏差分类（如重大、次要偏差）。对重大偏差的评估还应当考虑是否需要对产品进行额外的检验及对产品有效期的影响；必要时，应当对涉及重大偏差的产品进行稳定性考察。任何偏离生产工艺、物料平衡限度、质量标准、检验方法、操作规程等的情况均应当有记录，并立即报告主管人员及质量管理部门，应当有清楚的说明，重大偏差应当由质量管理部门会同其他部门进行彻底调查，并有调查报告。

偏差调查报告应当由质量管理部门的指定人员审核并签字。企业还应当采取预防措施有效防止类似偏差的再次发生。质量管理部门应当负责偏差的分类，保存偏差调查、处理的文件和记录。

纠正措施和预防措施：企业应当建立纠正措施和预防措施系统，对投诉、召回、偏差、自检或外部检查结果、工艺性能和质量监测趋势等进行调查并采取纠正及预防措施。调查的深度和形式应当与风险的级别相适应。纠正措施和预防措施系统应当能够增进对产品与工艺的理解，改进产品和工艺。

企业应当建立实施纠正和预防措施的操作规程，内容至少包括：对投诉、召回、偏差、自检或外部检查结果、工艺性能和质量监测趋势及其他来源的质量数据进行分析，确定已有和潜在的质量问题。必要时，应当采用适当的统计学方法；调查与产品、工艺和质量保证系统有关的原因；确定所需采取的纠正和预防措施，防止问题的再次发生；评估纠正和预防措施的合理性、有效性和充分性；对实施纠正和预防措施过程中所有发生的变更应当予以记录；确保相关信息已传递到质量受权人和预防问题再次发生的直接负责人；确保相关信息及其纠正和预防措施已通过高层管理人员的评审。实施纠正和预防措施应当有文件记录，并由质量管理部门保存。

供应商的评估和批准：质量管理部门应当对所有生产用物料的供应商进行质量评估，会同有关部门对主要物料供应商（尤其是生产商）的质量体系进行现场质量审计，并对质量评估不符合要求的供应商行使否决权。主要物料的确定应当综合考虑企业所生产的药品质量风险、物料用量，以及物料对药品质量的影响程度等因素。企业法定代表人、企业负责人及其他部门的人员不得干扰或妨碍质量管理部门对物料供应商独立作出质量评估。

应当建立物料供应商评估和批准的操作规程，明确供应商的资质、选择的原则、质量评估方式、评估标准、物料供应商批准的程序。如质量评估需采用现场质量审计方式的，还应当明确审计内容、周期、审计人员的组成及资质。需采用样品小批量试生产的，还应当明确生产批量、生产工艺、产品质量标准、稳定性考察方案。

质量管理部门应当指定专人负责物料供应商质量评估和现场质量审计，分发经批准的合格供应商名单。被指定的人员应当具有相关的法规和专业知识，具有足够的质量评估和现场质量审计的实践经验。现场质量审计应当核实供应商资质证明文件和检验报告的真实性，核实是否具备检验条件。应当对其人员机构、厂房设施和设备、物料管理、生产工艺流程和生产管理、质量控制实验室的设备和仪器、文件管理等进行检查，以全面评估其质量保证系统。现场质量审计应当有报告。必要时，应当对主要物料供应商提供的样品进行小批量试生产，并对试生产的药品进行稳定性考察。

质量管理部门对物料供应商的评估至少应当包括：供应商的资质证明文件、质量标准、检验报告、企业对物料样品的检验数据和报告。如进行现场质量审计和样品小批量试生产，还应当包括现场质量审计报告，以及小试产品的质量检验报告和稳定性考察报告。

改变物料供应商，应当对新的供应商进行质量评估；改变主要物料供应商的，还需要对产品进行相关的验证及稳定性考察。质量管理部门应当向物料管理部门分发经批准的合格供应商名单，该名单内容至少包括物料名称、规格、质量标准、生产商名称和地址、经销商（如有）名称等，并及时更新。质量管理部门应当与主要物料供应商签订质量协议，在协议中应当明确双方所承担的质量责任。

质量管理部门应当定期对物料供应商进行评估或现场质量审计，回顾分析物料质量检验结果、质量投诉和不合格处理记录。如物料出现质量问题，或生产条件、工艺、质量标准和检验方法等可能影响质量的关键因素发生重大改变时，还应当尽快进行相关的现场质量审计。

企业应当对每家物料供应商建立质量档案，档案内容应当包括供应商的资质证明文件、质量协议、质量标准、样品检验数据和报告、供应商的检验报告、现场质量审计报告、产品稳定性考察报告、定期的质量回顾分析报告等。

产品质量回顾分析：应当按照操作规程，每年对所有生产的药品按品种进行产品质量回顾分析，以确认工艺稳定可靠，以及原辅料、成品现行质量标准的适用性，及时发现不良趋势，确定产品及工艺改进的方向。应当考虑以往回顾分析的历史数据，还应当对产品质量回顾分析的有效性进行自检。当有合理的科学依据时，可按照产品的剂型分类进行质量回顾，如固体制剂、液体制剂和无菌制剂等。回顾分析应当有报告。企业至少应当对下列情形进行回顾分析：产品所用原辅料的所有变更，尤其是来自新供应商的原辅料；关键中间控制点及成品的检验结果；所有不符合质量标准的批次及其调查；所有重大偏差及相关的调查、所采取的整改措施和预防措施的有效性；生产工艺或检验方法等的所有变更；已批准或备案的药品注册所有变更；稳定性考察的结果及任何不良趋势；所有因质量原因造成的退货、投诉、召回及调查；与产品工艺或设备相关的纠正措施的执行情况和效果；新获批准和有变更的药品，按照注册要求上市后应当完成的工作情况；相关设备和设施，如空调净化系统、水系统、压缩空气等的确认状态；委托生产或检验的技术合同履行情况。

应当对回顾分析的结果进行评估，提出是否需要采取纠正和预防措施或进行再确认或再验证的评估意见及理由，并及时、有效地完成整改。药品委托生产时，委托方和受托方之间应当有书面的技术协议，规定产品质量回顾分析中各方的责任，确保产品质量回顾分析按时进行并符合要求。

投诉与不良反应报告：应当建立药品不良反应报告和监测管理制度，设立专门机构并配备专职人员负责管理。应当主动收集药品不良反应，对不良反应应当详细记录、评价、调查和处理，及时采取措施控制可能存在的风险，并按照要求向药品监督管理部门报告。应当建立操作规程，规定投诉登记、评价、调查和处理的程序，并规定因可能的产品缺陷发生投诉时所采取的措施，包括考虑是否有必要从市场召回药品。应当有专人及足够的辅助人员负责进行质量投诉的调查和处理，所有投诉、调查的信息应当向质量受权人通报。所有投诉都应当登记与审核，与产品质量缺陷有关的投诉，应当详细记录投诉的各个细节，并进行调查。发现或怀疑某批药品存在缺陷，应当考虑检查其他批次的药品，查明其是否受到影响。投诉调查和处理应当有记录，并注明所查相关批次产品的信息。应当定期回顾分析投诉记录，以便发现需要警觉、重复出现及可能需要从市场召回药品的问题，并采取相应措施。

企业出现生产失误、药品变质或其他重大质量问题，应当及时采取相应措施，必要时还应当向当地药品监督管理部门报告。

（二）现场检查常出现的问题

现场检查时常发现的问题有：①一些新的生产单位未能建立完善的质量保证体系，缺少必要的质量管理和检验人员，或者虽有人员但工作经验不足或培训不到位，对生物技术产品生产全过程的质量控制力度不够，如产品批记录内容不完整，有时缺少必要的原始记录，结果不可追溯；②检定批记录内容不完整，如有些检定项目只有结果，没有试验原始记录，或者缺少必要的试验条件记录，如 pH 测定缺少环境温度记录、水分测定缺少环境湿度记录；③有些单位缺少必要的检定仪器和设备，不能满足制品纯度和肽图分析的要求；④有些单位天平室缺少防震措施，水分测定室缺少防潮设施或者防潮措施不利；⑤生物学活性测定方法不规范，结果偏差较大，需要加强学习和培训；⑥质量管理部门未能会同有关部门对主要物料供应商质量体系进行评估，对原辅料的检测项目不全，未按生物制品原辅料的要求进行检定；⑦原液及成品因条件限制未能按照《中国药典》（2015 版）三部的要求进行检定，如原液缺少肽图分析和 N 端氨基酸序列测定、成品缺少免疫印迹鉴别试验；⑧质量管理部门未能定期对洁净室（区）的尘粒数和微生物数进行监测。

十一、委托生产与委托检验

原则：为确保委托生产产品的质量和委托检验的准确性与可靠性，委托方和受托方必须签订书面合同，明确规定各方责任、委托生产或委托检验的内容及相关的技术事项。委托生产或委托检验的所有活动，包括在技术或其他方面拟采取的任何变更，均应当符合药品生产许可和注册的有关要求。

委托方：委托方应当对受托方进行评估，对受托方的条件、技术水平、质量管理情况进行现场考核，确认其具有完成受托工作的能力，并能保证符合本规范的要求；应当向受托方提供所有必要的资料，以使受托方能够按照药品注册和其他法定要求正确实施所委托的操作；应当使受托方充分了解与产品或操作相关的各种问题，包括产品或操作对受托方的环境、厂房、设备、人员及其他物料或产品可能造成的危害；应当对受托生产或检验的全过程进行监督；应当确保物料和产品符合相应的质量标准。

受托方：受托方必须具备足够的厂房、设备、知识和经验人员，满足委托方所委托的生产或检验工作的要求；应当确保所收到委托方提供的物料、中间产品和待包装产品适用于预定用途。受托方不得从事对委托生产或检验的产品质量有不利影响的活动。

合同：委托方与受托方之间签订的合同应当详细规定各自的产品生产和控制职责，其中的技术性条款应当由具有制药技术、检验专业知识和熟悉本规范的主管人员拟订。委托生产及检验的各项工作必须符合药品生产许可和药品注册的有关要求并经双方同意。合同应当详细规定质量受权人批准放行每批药品的程序，确保每批产品都已按照药品注册的要求完成生产和检验。合同应当规定何方负责物料的采购、检验、放行、生产和质量控制（包括中间控制），还应当规定何方负责取样和检验。在委托检验的情况下，合同应当规定受托方是否在委托方的厂房内取样。合同应当规定由受托方保存的生产、检验和发运记录及样品，委托方应当能够随时调阅或检查；出现投诉、怀疑产品有质量缺陷或召回时，委托方应当能够方便地查阅所有与评价产品质量相关的记录。合同应当明确规定委托方可以对受托方进行检查或现场质量审计。委托检验合同应当明确受托方有义务接受药品监督管理部门检查。

十二、产品发运与召回

（一）规范对产品发运与召回的基本要求

原则：企业应当建立产品召回系统，必要时可迅速、有效地从市场召回任何一批存在安全隐患的产品。因质量原因退货和召回的产品，均应当按照规定监督销毁，有证据证明退货产品质量未受影响的除外。

发运：每批产品均应当有发运记录。根据发运记录，应当能够追查每批产品的销售情况，必要时应当能够及时全部追回。发运记录内容应当包括：产品名称、规格、批号、数量、收货单位和地址、联系方式、发货日期、运输方式等。药品发运的零头包装只限两个批号为一个合箱，合箱外应当标明全部批号，并建立合箱记录。发运记录应当至少保存至药品有效期后一年。

召回：应当制定召回操作规程，确保召回工作的有效性。应当指定专人负责组织协调召回工作，并配备足够数量的人员。产品召回负责人应当独立于销售和市场部门；如产品召回负责人不是质量受权人，则应当向质量受权人通报召回处理情况。召回应当能够随时启动，并迅速实施。因产品存在安全隐患决定从市场召回的，应当立即向当地药品监督管理部门报告。产品召回负责人应当能够迅速查阅到药品发运记录。已召回的产品应当有标识，并单独、妥善储存，等待最终处理决定。召回的进展过程应当有记录，并有最终报告。产品发运数量、已召回数量及数量平衡情况应当在报告中予以说明。应当定期对产品召回系统的有效性进行评估。

（二）现场检查常出现的问题

一些新的生产单位由于还未获得生产批文，未能建立产品销售、退货和收回管理制度；或者虽有制度，但记录表格设计不规范。

十三、自检

规范对自检的基本要求

原则：质量管理部门应当定期组织对企业进行自检，监控本规范的实施情况，评估企业是否符合本规范要求，并提出必要的纠正和预防措施。

自检：自检应当有计划，对机构与人员、厂房与设施、设备、物料与产品、确认与验证、文件管理、生产管理、质量控制与质量保证、委托生产与委托检验、产品发运与召回等项目定期进行检查。应当由企业指定人员进行独立、系统、全面的自检，也可由外部人员或专家进行独立的质量审计。自检应当有记录。自检完成后应当有自检报告，内容至少包括自检过程中观察到的所有情况、评价的结论，以及提出纠正和预防措施的建议。自检情况应当报告企业高层管理人员。

十四、附则

本规范为药品生产质量管理的基本要求。对无菌药品、生物制品、血液制品等药品或生产质量管理活动的特殊要求，由国家食品药品监督管理总局以附录方式另行制定。企业可以采用经过验证的替代方法，达到本规范的要求。

本规范下列术语（按汉语拼音排序）的含义如下。

（1）包装：待包装产品变成成品所需的所有操作步骤，包括分装、贴签等。但无菌生产工艺中产品的无菌灌装，以及最终灭菌产品的灌装等不视为包装。

（2）包装材料：药品包装所用的材料，包括与药品直接接触的包装材料和容器、印刷包装材料，但不包括发运用的外包装材料。

（3）操作规程：经批准用来指导设备操作、维护与清洁、验证、环境控制、取样和检验等药品生产活动的通用性文件，也称标准操作规程。

（4）产品：包括药品的中间产品、待包装产品和成品。

（5）产品生命周期：产品从最初的研发、上市直至退市的所有阶段。

（6）成品：已完成所有生产操作步骤和最终包装的产品。

（7）重新加工：将某一生产工序生产的不符合质量标准的一批中间产品或待包装产品的一部分或全部，采用不同的生产工艺进行再加工，以符合预定的质量标准。

（8）待包装产品：尚未进行包装但已完成所有其他加工工序的产品。

（9）待验：指原辅料、包装材料、中间产品、待包装产品或成品，采用物理手段或其他有效方式将其隔离或区分，在允许用于投料生产或上市销售之前储存、等待作出放行决定的状态。

（10）发放：指生产过程中物料、中间产品、待包装产品、文件、生产用模具等在企业内部流转的一系列操作。

（11）复验期：原辅料、包装材料储存一定时间后，为确保其仍适用于预定用途，由企业确定的需重新检验的日期。

（12）发运：企业将产品发送到经销商或用户的一系列操作，包括配货、运输等。

（13）返工：将某一生产工序生产的不符合质量标准的一批中间产品或待包装产品、成品的一部分或全部返回到之前的工序，采用相同的生产工艺进行再加工，以符合预定的质量标准。

（14）放行：对一批物料或产品进行质量评价，作出批准使用或投放市场或其他决定的操作。

（15）高层管理人员：在企业内部最高层指挥和控制企业、具有调动资源的权力和职责的人员。

（16）工艺规程：为生产特定数量的成品而制定的一个或一套文件，包括生产处方、生产操作要求和包装操作要求，规定原辅料和包装材料的数量、工艺参数和条件、加工说明（包括中间控制）、注意事项等内容。

（17）供应商：物料、设备、仪器、试剂、服务等的提供方，如生产商、经销商等。

（18）回收：在某一特定的生产阶段，将以前生产的一批或数批符合相应质量要求的产品的一部分或全部，加入到另一批次中的操作。

（19）计算机化系统：用于报告或自动控制的集成系统，包括数据输入、电子处理和信息输出。

（20）交叉污染：不同原料、辅料及产品之间发生的相互污染。

（21）校准：在规定条件下，确定测量、记录、控制仪器或系统的示值（尤指称量）或实物量具所代表的量值，与对应的参照标准量值之间关系的一系列活动。

（22）阶段性生产方式：在共用生产区内，一段时间内集中生产某一产品，再对相应的共用生产区、设施、设备、工器具等进行彻底清洁，之后更换生产另一种产品的方式。

（23）洁净区：需要对环境中尘粒及微生物数量进行控制的房间（区域），其建筑结构、装备及其使用应当能够减少该区域内污染物的引入、产生和滞留。

（24）警戒限度：系统的关键参数超出正常范围，但未达到纠偏限度，需要引起警觉，可能需要采取纠正措施的限度标准。

（25）纠偏限度：系统的关键参数超出可接受标准，需要进行调查并采取纠正措施的限度标准。

（26）检验结果超标：检验结果超出法定标准及企业制定标准的所有情形。

（27）批：经一个或若干加工过程生产的、具有预期均一质量和特性的一定数量的原辅料、包装材料或成品。为完成某些生产操作步骤，可能有必要将一批产品分成若干亚批，最终合并成为一个均一的批。在连续生产情况下，批必须与生产中具有预期均一特性的确定数量的产品相对应，批量可以是固定数量或固定时间段内生产的产品量。例如，口服或外用的固体、半固体制剂在成型或分装前使用同一台混合设备一次混合所生产的均质产品为一批；口服或外用的液体制剂以灌装（封）前经最后混合的药液所生产的均质产品为一批。

（28）批号：用于识别一个特定批的具有唯一性的数字和 / 或字母的组合。

（29）批记录：用于记述每批药品生产、质量检验和放行审核的所有文件和记录，可追溯所有与成品质量有关的历史信息。

（30）气锁间：设置于两个或数个房间之间（如不同洁净度级别的房间之间）的具有两扇或多扇门的隔离空间。设置气锁间的目的是，在人员或物料出入时，对气流进行控制。气锁间有人员气锁间和物料气锁间。

（31）企业：在本规范中如无特别说明，企业特指药品生产企业。

（32）确认：证明厂房、设施、设备能正确运行并可达到预期结果的一系列活动。

（33）退货：将药品退还给企业的活动。

（34）文件：本规范所指的文件包括质量标准、工艺规程、操作规程、记录、报告等。

（35）物料：原料、辅料和包装材料等。例如，化学药品制剂的原料是指原料药；生物制品的原料是指原材料；中药制剂的原料是指中药材、中药饮片和外购中药提取物；原料药的原料是指用于原料药生产的除包装材料以外的其他物料。

（36）物料平衡：产品或物料实际产量或实际用量及收集到的损耗之和与理论产量或理论用量之间的比较，并考虑可允许的偏差范围。

（37）污染：在生产、取样、包装或重新包装、储存或运输等操作过程中，原辅料、中间产品、待包装产品、成品受到具有化学或微生物特性的杂质或异物的不利影响。

（38）验证：证明任何操作规程（或方法）、生产工艺或系统能够达到预期结果的一系列活动。

（39）印刷包装材料：指具有特定式样和印刷内容的包装材料，如印字铝箔、标签、说明书、纸盒等。

（40）原辅料：除包装材料之外，药品生产中使用的任何物料。

（41）中间产品：指完成部分加工步骤的产品，尚需进一步加工方可成为待包装产品。

（42）中间控制：也称过程控制，是指为确保产品符合有关标准，生产中对工艺过程加以监控，以便在必要时进行调节而做的各项检查。可将对环境或设备的控制视作中间控制的一部分。

第四节　展　　望

为了适应飞速发展的医药工业，使国内企业更加积极参与国际医药市场竞争，经过多年的实践与总结，国家食品药品监督管理局及认证管理中心组织了多次包括企业在内的专家讨论会，对1998年版的规范进行了补充和完善，2011年3月1日发布并执行新版《药品生产质量管理规范（2010年修订）》；同时，为加强药品生产质量管理规范检查认证工作的管理，进一步规范检查认证行为，推动《药品生产质量管理规范（2010年修订）》的实施，国家食品药品监督管理局于2011年8月2日发布并施行了《药品生产质量管理规范认证管理办法》。新版《药品生产质量管理规范（2010年修订）》的实施不仅对推动药品生产企业的质量管理活动、提高药品质量、保证人民用药安全起着极为重要的作用，而且也是我国药品参与国际贸易、进入国际市场的重要手段。

国家食品药品监督管理总局为了适应新情况新任务，将认证管理中心更名为食品药品审核查验中心，扩大了检查范围，加强了对企业数据的可追溯性、真实性、生产能力及产品稳定性等的核查力度。涉及生物技术药物的检查和观察包括：药品GMP认证检查；药品注册生产现场检查；药品GMP跟踪检查；药品飞行检查；进口药品境外生产现场检查；国外监管机构GMP检查的观察。

总之，GMP是一个不断发展的过程，在执行GMP的过程中，人们对GMP的认识、理解和执行也逐步深入与加强，虽然我国的药品GMP起步要晚于欧美等发达国家，但经过国家多个部门及生产企业的共同努力、政策法规的逐渐完善，相信我国的药品GMP会更好地与国际接轨，药品质量会进一步提高，更快地走向世界。

（饶春明）

参 考 文 献

卞耀武，郑筱萸 . 2001. 中华人民共和国药品管理法释解 . 北京 : 物价出版社 .
国家食品药品监督管理局 . 2005. 国食药监安 437 号 . 中国药品认证委员会认证管理办法 .
国家食品药品监督管理总局 . 2017.《药品生产质量管理规范 (2010 年修订)》生化药品附录 (2017 年 第 29 号公告) .
国家药典委员会 . 2015. 中华人民共和国药典 (三部) . 北京 : 中国医药科技出版社 .
国家药品监督管理局 . 1999. 国家药品监督管理局令第 3 号 . 新生物制品审批办法 .
国家药品监督管理局 . 1999. 国家药品监督管理局令第 9 号 . 药品生产质量管理规范 .
国家药品监督管理局 . 1999. 药品生产质量管理规范 (1998 年修订) . 附录 .
国家药品监督管理局 . 2011. 药品生产质量管理规范 (2010 年修订) . 无菌药品、原料药、生物制品、血液制品及中药制剂等 5 个附录 (国家药品监督管理局 2011 年第 16 号公告) .
国家药品监督管理局 . 2011. 药品生产质量管理规范认证管理办法 (国食药监安 [2011]365 号) .
缪德骅 . 2001. 药品生产质量管理规范实施指南 . 北京 : 化学工业出版社 .
卫生部 . 2011. 药品生产质量管理规范 (2010 年修订)(卫生部令第 79 号).
叶瑛瑛 . 1996. 药品生产验证指南 . 北京：中国医药科技出版社 .
中国生物制品标准化委员会 . 2000. 中国生物制品主要原辅材料质控标准 . 北京：化学工业出版社 .
中国生物制品标准化委员会 . 2000. 中国药品生物制品规程 . 北京：化学工业出版社 .
中华人民共和国药品管理法 . 2001. 中华人民共和国主席令第 45 号令 .
中华人民共和国药品管理法实施条例 . 2002. 中华人民共和国国务院令第 360 号 .
WHO. 1994. 生物制品生产企业 GMP 检查指南 .

第七章

生物技术药物糖基化修饰分析

第一节　糖基化修饰的基本概念

蛋白质的糖基化修饰是一种非常重要的翻译后修饰，对于维持糖蛋白的正常结构和功能发挥重要作用。目前，在已经上市的生物技术药物中有60%以上是糖蛋白，它们主要由哺乳动物细胞表达，如抗体、重组激素和酶等。糖基通过共价键与蛋白质中的特定氨基酸残基连接，可以对蛋白药物的生物学活性、代谢特性或溶解性产生重要影响，有些已被列入相应药物的关键质量属性，因此，对糖蛋白的糖基化修饰进行分析表征，是产品质量研究的重要方面。

一、糖基化的分类

蛋白质糖基化修饰主要有*N*-糖基化修饰和*O*-糖基化修饰两种。*N*-糖基化修饰发生在蛋白质一级结构中的特征性序列NXT/S（其中X是除脯氨酸外的任意氨基酸）；*O*-糖可以与任何含有—OH基团的氨基酸连接，丝氨酸（S）和苏氨酸（T）是最常见的修饰位点。对于*N*-糖，当开始形成的蛋白质进入内质网，Glc3Man9GlcNAc2糖单元会转移到天冬酰胺的侧链氨基上，随后糖基在内质网和高尔基体内进行加工，形成三种主要的*N*-糖型：高甘露糖型、复杂型和杂合型。*O*-糖的生物合成发生在蛋白质*N*-糖基化修饰、折叠和聚合后，有一系列的单糖结构，最常见的是*N*-乙酰半乳糖胺（GalNAC）、*N*-乙酰葡萄糖胺（GlcNAc）、木糖、甘露糖和海藻糖，从核心半乳糖胺延伸出黏液素类似的*O*-糖结构（图7-1）。糖基化修饰过程中，并不是所有的*N*-糖修饰特征序列或者丝氨酸/苏氨酸一定会发生修饰，这就造成了糖基化修饰的点不均一性；另一方面，由于在生物合成过程中不同酶参与竞争，无论是*N*-糖修饰还是*O*-糖修饰，通常每个糖基化位点都会有不同的糖型结构（微不均一性）。鉴于*N*-糖基化修饰在生物治疗药物的稳定性、功能及结构完整性方面的重要影响，本章主要涉及*N*-糖基化的内容，尤其是单克隆抗体的*N*-糖基化修饰。

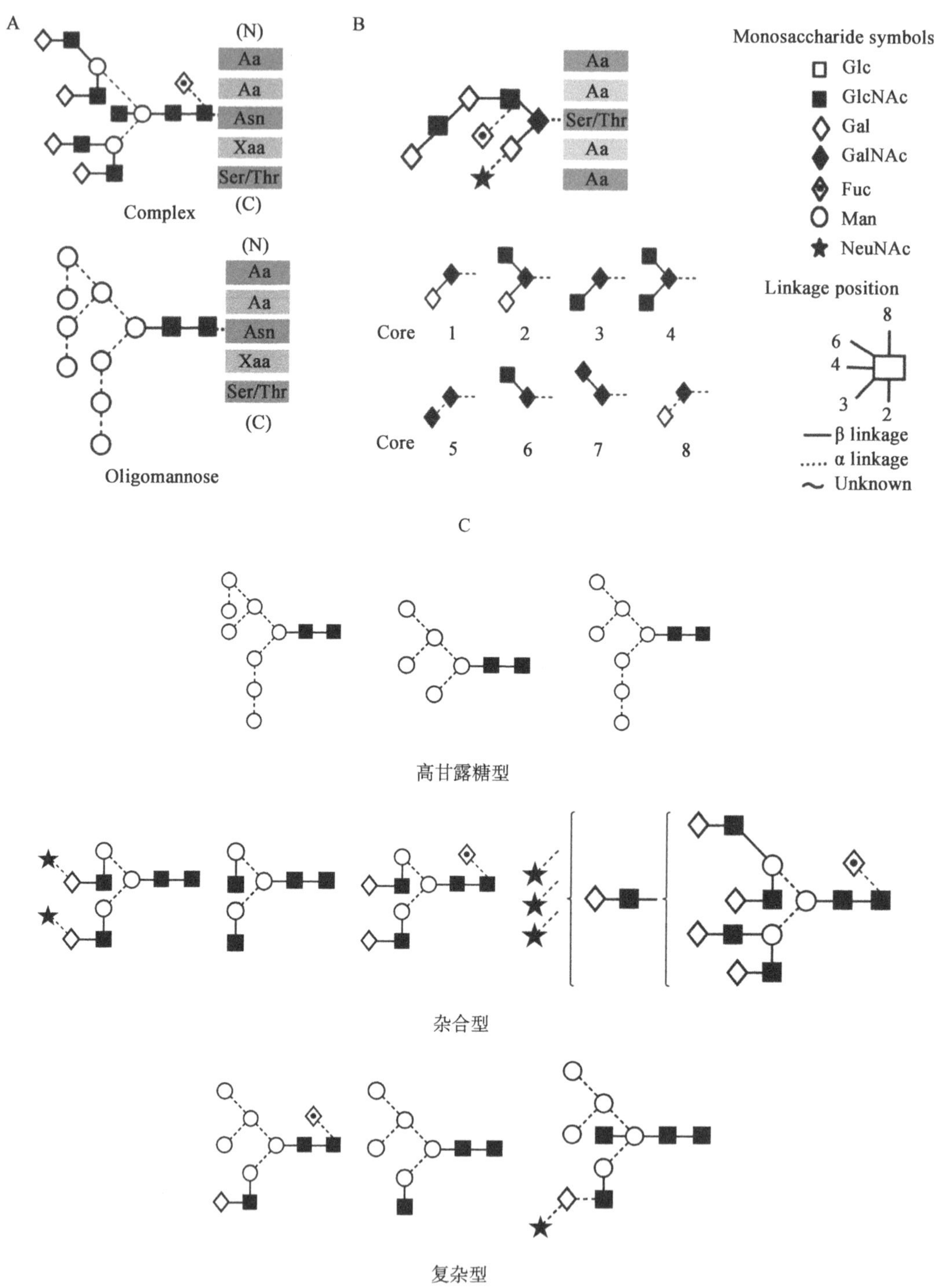

图7-1　*N*-糖和*O*-糖结构

根据 Oxford 符号表示法，如上图展示不同单糖的结构和连接方式。A. *N*- 糖与蛋白质中的连续序列 N-X-S/T 中的天冬酰胺连接，*N*- 糖的结构有高甘露糖型、复杂型和杂合型。它包含的单糖主要有半乳糖、甘露糖、*N*- 乙酰葡糖胺、岩藻糖、唾液酸（NANA、NGNA）。B. *O*- 糖与蛋白质序列中的苏氨酸和丝氨酸连接，常见的有 8 种不同的核心结构，其结构可以从核心结构进一步延伸，包括半乳糖胺重复单元、岩藻糖和唾液酸。C. 常见的高甘露糖型、复杂型和杂合型 *N*- 糖结构

二、N- 糖的合成

启动 *N*- 连接聚糖合成的供体是一种 Glc3Man9GlcNAc2 结构，通过焦磷酸键与脂质多萜醇结合。多萜醇以螺旋或折叠式构象插入脂双分子层中。多萜醇头部基团上的聚糖的组装分为两个阶段。第一阶段发生在内质网膜的细胞质侧面，第二阶段发生在腔内。催化 2 个 GlcNAc 残基和 5 个甘露糖残基结合所需的酶，直接利用了核苷酸供体尿苷二磷酸 UDP-GlcNAc 和 GDP-Man。此时，脂连接的聚糖进行跨膜易位。增长的聚糖链暴露在内质网膜的腔内侧，新糖继续添加，作为添加最后 4 个甘露糖残基和 3 个葡萄糖残基的中间供体是连接多萜醇的糖。与多萜醇连接的这两种糖，是由多萜醇磷酸与 UDP-Glc 或 GDP-Man 反应，在内质网膜的细胞质表面上合成的。在寡糖转移酶（oligosaccharyl transferase）的作用下，寡糖由多萜醇转移至新生蛋白质的 *N*- 糖基化位点即天冬酰胺残基上，此过程伴随着蛋白质的正确折叠。此后在蛋白质从内质网向高尔基体转移的过程中，一系列特异性的酶负责将糖链末端的一部分单糖切除，包括 α 葡萄糖酶 Ⅰ（α-glucosidase Ⅰ）、α 甘露糖酶 Ⅰ/Ⅱ（α-MAN Ⅰ/Ⅱ）等，另外一系列特异性的酶负责将 UDP 或 CMP 化的单糖加入至糖链，包括 *N*- 乙酰氨基葡萄糖转移酶 Ⅰ/Ⅱ/Ⅲ（GnT Ⅰ/Ⅱ/Ⅲ）、岩藻糖转移酶（fucosyl transferase）、半乳糖转移酶（glactosyl transferase）、唾液酸转移酶（sialyl transferase）等，在糖合成的不同阶段，蛋白质会离开高尔基体，从而形成蛋白质的不同 *N*- 糖型，导致蛋白质 *N*- 糖的高度异质化（图 7-2）。

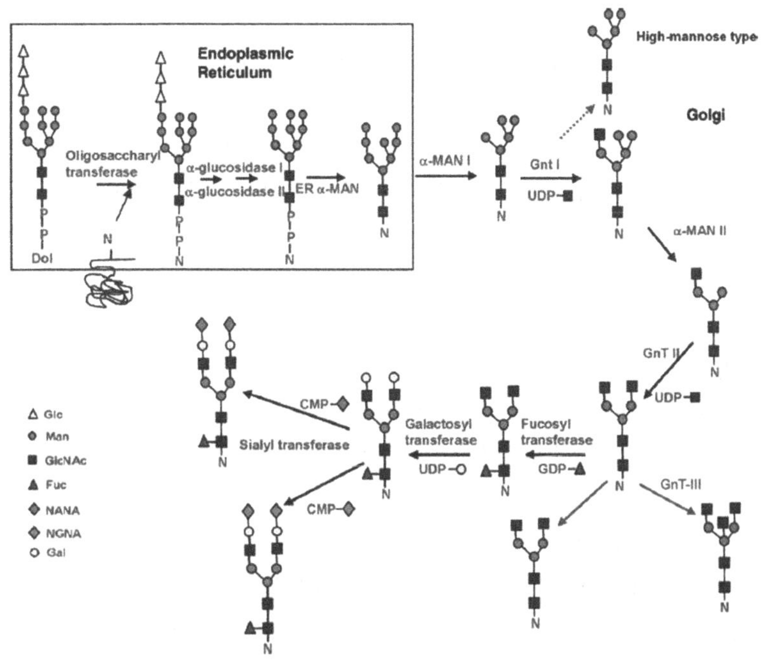

图7-2 *N*-糖型的生物合成路径

根据 CFG 符号表示法如上图展示不同单糖的类型。Glc 代表葡萄糖，Man 代表甘露糖，GlcNAc 代表 *N*- 乙酰葡萄糖胺，Fuc 代表岩藻糖，NANA 代表 *N*- 乙酰神经氨酸，NGNA 代表羟乙酰神经氨酸，Gal 代表脂质多萜醇

了解 *N*- 糖的生物合成路径，对理解 *N*- 糖作为治疗性蛋白制品质量属性的原因具有重要意义，并且有助于理解改造表达细胞从而改变治疗性蛋白的生物学特性。表达细胞的不同生长状态和生产工艺使治疗性蛋白产生不同类型糖型的组合，即不同的糖谱。所以糖谱在一定程度上可作为生产工艺稳定性的敏感指标，生产厂家应该对 *N*- 糖进行检测。*N*- 糖在寡糖转移酶的作用下只能从多萜醇转移至蛋白质的天冬酰胺残基上，罗氏公司为去除 Atezolizumab 可能的 Fc 段效应而去除 *N*- 糖（单抗 Fc 上的 *N*- 糖对其 Fc 段效应的发挥不可或缺，详见本章第二节），采取的策略是将 Fc 段上糖基化位点处的天冬酰胺突变为别的氨基酸。另外，为增强单抗的 ADCC 效应，可敲除表达细胞内的岩藻糖转移酶或者过表达 *N*- 乙酰氨基葡萄糖转移酶Ⅲ，从而消除或降低糖型中核心岩藻糖的含量。还可在培养基中加入一定量的镁离子或者丁酸盐，以增加单抗末端半乳糖的含量，从而增强其 CDC 功能。

三、*N*- 糖的命名

N- 糖的复杂性意味着对其结构的描述具有一定难度，准确描述 *N*- 糖包括三个方面：不同的单糖类型、单糖之间的连接位置及连接构象。

最准确的描述由国际纯粹与应用化学联合会（IUPAC，International Union of Pure and Applied Chemistry）提出并标准化，其单糖类型、连接构象和位置均由文字描述，其优点是描述准确，缺点为书写和理解较为困难。图 7-3A 为 IUPAC 对单抗中常见糖型 G2FS1 的表述，分为一种线性和三种二维描述，其中二维描述又包括完整型、改良型和简化型三种。后又出现 CFG（consortium for functional glycomics）和 Oxford 两种表述法，以简化 *N*- 糖型的描述，分别由功能糖组学联合会命名委员会（Nomenclature Committee of the Consortium for Functional Glycomics）和牛津大学糖生物学系（Oxford Glycobiology Institute）提出，现已广泛应用于糖科学家之间的学术交流。图 7-3B 描述了 CFG 对于常见糖型 G2FS1 的描述，其中不同单糖由带有不同颜色的不同形状描述，连接构象和连接位置则由文字描述，较 IUPAC 法更为直观。由于人体内蛋白 *N*- 糖上单糖之间的连接方式和位置相对比较固定，有时会省略对二者的描述，这种描述是我们在描述治疗性蛋白制品 *N*- 糖类型中的常见形式。图 7-3C 则是 Oxford 对于常见糖型 G2FS1 的描述，其中不同单糖由不同几何形状描述，连接构象中实线为 β、虚线为 α，连接位置则由几何形状的不同方位表述，此种方法更为简易、直观，并且准确地描述了不同糖型。

另外，对于单克隆抗体，由于绝大部分 *N*- 糖修饰只发生在重链大概 297 位的天冬酰胺残基上，此残基位于 CH_2 结构域内，其糖型相对简单，且绝大部分采用 CHO、SP2/0 和 NS0 等哺乳动物细胞表达，连接构象和连接位置较为固定，可采用简化的文字描述形式进行表述。表 7-1 对简化描述形式和 Oxford 文字描述形式，以及 CFG 结构式进行了对应性的联系。

A IUPAC(linear)

D-Gal*p*-(1→4)-β-D-GlcNAc*p*-(1→2)-α-D-Man*p*-(1→6)-[α-Neu5Ac-(2→6)-β-D-Gal*p*-(1→4)-β-D-GlcNAc*p*-(1→2)-α-D-Man*p*-(1→3)]-β-D-Man*p*-(1→4)-β-D-GlcNAc*p*-(1→4)-[α-L-Fuc*p*-(1→6)]-β-D-GlcNAc*p*

IUPAC(2-D)

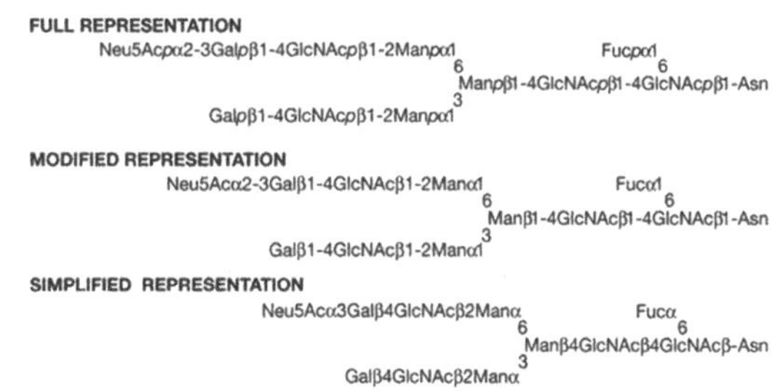

B

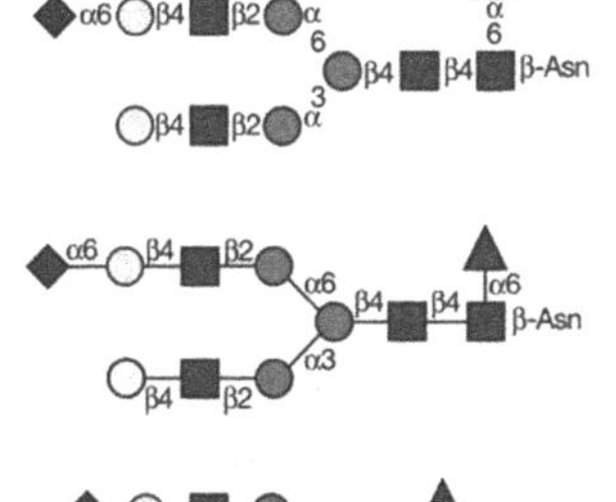

Symbolic Representations of Common Monosaccharides and Linkages

- Galactose (Gal)
- *N*-Acetylgalactosamine (GalNAc)
- Galactosamine (GalN)
- Glucose (Glc)
- *N*-Acetylglucosamine (GlcNAc)
- Glucosamine (GlcN)
- Mannose (Man)
- *N*-Acetylmannosamine (ManNAc)
- Mannosamine (ManN)
- Xylose (Xyl)
- *N*-Acetylneuraminic acid (Neu5Ac)
- *N*-Glycolylneuraminic acid (Neu5Gc)
- 2-Keto-3-deoxynononic acid (Kdn)
- Fucose (Fuc)
- Glucuronic acid (GlcA)
- Iduronic acid (IdoA)
- Galacturonic acid (GalA)
- Mannuronic acid (ManA)

Other Monosaccharides

Use letter designation inside symbol to specify if needed ⬡ Ⓐ

C

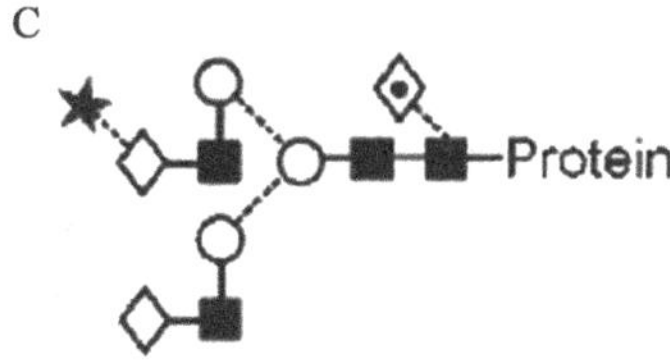

Proposed symbols (monosaccharides commonly found in *N*- and *O*-linked monosaccharides are named)

Sugar	Basic	*N*-Ac	NH_2	$(NH_2)_2$	Deoxy	Acid
Hexose						
Glucose	□ □ Glucose	■ ■ GlcNAc	⬓ ⬓	◩ ◩	⊡ ⊡	⊞ ⊞
Galactose	◇ ◇ Galactose	◆ ◇ GalNAc	⬙ ⬙	◈	◈ ◈ Fucose	◈ ◈
Mannose	○ ○ Mannose	● ●	◒ ◒	◕ ◕	⊙ ⊙	⊕ ⊕
Idose	✚	✚	✚	✚	✚	✚
Unknown or unspecified						
Pentose	⬠	⬟	⬠	⬟	⬠	-
Hexose	⬡	⬢	⬡	⬢	⬡	-
Pentose						
Xylose	△ △ Xylose	▲ ▲	▲ ▲	-	▲ ▲	-
Ribose	▽	▼	▽	-	▽	-
Arabinose	▷	▶	▷	-	▷	-
Sialic acids						
Neu5Ac	-	★ ★ Neu5Ac	-	-	-	-
Neu5Gc	-	☆ ☆ Neu5Gc	-	-	-	-
Miscellaneous						
Inositol	✡	-	-	-	-	-
Unsat-GlcA	⊞	-	-	-	-	-
Tyvelose	⊙	-	-	-	-	-

图7-3 *N*-糖型的描述

A、B、C 分别为 IUPAC、CFG 和 Oxford 描述方法

表 7-1 糖型简化描述、Oxford 文字描述形式及 CFG 结构式进行了对应性的联系

Oxford Notation Name	Short Name in IgG	CFG	Oxford Notation Name	Short Name in IgG	CFG
M3	Man3	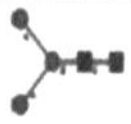	A2G2S1	G2S1	
M5	Man5	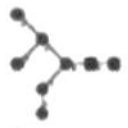	A2G2S2	G2S2	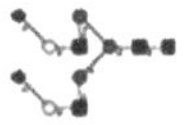
M6	Man6	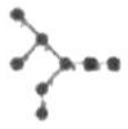	FA2	G0F	
M7	Man7	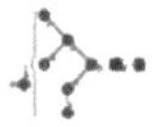	FA2[3]G1	G1F	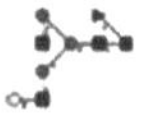
M8	Man8		FA2[6]G1	G1F	
M9	Man9	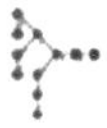	FA2G2	G2F	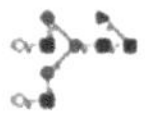
A2	G0		FA2G2S1	G2FS1	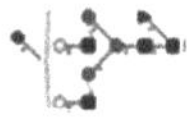
A2[3]G1	G1	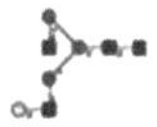	FA2G2S2	G2FS2	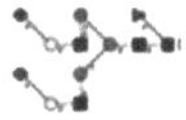
A2[6]G1	G1	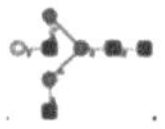	A3G3S3	—	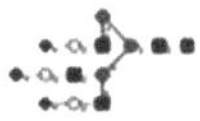
A2G2	G2	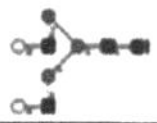	A4	—	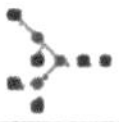

四、*N*- 糖质量控制的意义

2006 年，健赞（Genzyme）公司向美国 FDA 申请了药物阿葡糖苷酶 α（alglucosidase alfa）的上市申请，以替代疗法治疗罕见遗传病庞培氏病（Pompe's disease）并获批，其商品名为 Myozyme。为满足日益增长的患者需求，健赞公司同年进行了从 160 L 到 2000 L 的生产工艺规模放大，虽然小规模临床实验数据证明二者疗效并无差别，但是美国 FDA 认为放大规模后与之前的产品 *N*- 糖型具有不可忽略的差异，坚持让公司重新进行生物制品上市申请。直至 2008 年，美国 FDA 才批准放大工艺后的产品上市，但是不能应用以前的商品名，新产品被命名为 Lumizyme。由此可见 *N*- 糖型的控制对生物治疗产品的重要性。

N- 糖可影响重组蛋白的药效。促红细胞生成素具有三个 *N*- 糖和一个 *O*- 糖，糖非还原末端的唾液酸与其体内半衰期密切相关。促红细胞生成素突变 5 个氨基酸位点从而引入 2 个额外的 *N*- 糖后（darbepoetin alfa），其体内的半衰期明显增加；组织型纤溶酶原激活物（T-PA）其 kringlel 和 EGF 结构域上 *N*- 糖含有一定量的高甘露糖型，从而增加其体内清除率，对其进行突变后，半衰期增加。半衰期的增加可以降低给药剂量或者减少给药频率。单抗 Fc 段 *N*- 糖岩藻糖的含量与其 ADCC 活性密切相关，每增长 1% 无岩藻糖抗体的含量，其 ADCC 活性可增加百分之几十。

N- 糖型可影响重组蛋白的免疫原性。西妥昔单抗由小鼠 SP2/0 细胞表达，其 *N*- 糖末端具有 α- 半乳糖，注射人体后与人体内预存的抗 α- 半乳糖抗体结合，从而引发强烈

的过敏反应，因此对重组蛋白上的非人源的单糖应予以重视。

生产工艺可对重组蛋白的糖型具有重要影响。培养基中镁离子及丁酸根的增加可增加单抗 G1F 和 G2F 糖型的含量，从而对其 CDC 功能产生影响。生产工艺的稳定性对工艺变更前后的质量相似性具有重要意义，如上文所示的阿葡糖苷酶 α 实例。另外，对于生物类似药的研发，通常要对多批次的原研药进行详细的质量研究，尤其是糖型，然后对生产工艺进行开发，以生产出与原研药糖型具有可比性的生物类似药。

鉴于糖型的重要性，下文将以单抗为实例，对 *N*- 糖和功能结构之间的关系、*N*- 糖的分析流程及注意事项进行详细阐述。

第二节　*N*- 糖结构对单克隆抗体结构和功能的影响

免疫球蛋白为一种血清糖蛋白，分为 5 个亚型，其中 IgG 由两个 Fab 段和一个 Fc 段构成，Fab 段可结合特异性的抗原，而 Fc 段则负责其效应子功能如 ADCC 或 CDC 等。血清 IgG 在 Fc 段的 CH_2 结构域有一个保守的 *N*- 糖基化位点，其中 30% 在 Fab 段也具有一个 *N*- 糖基化位点。血清抗体具有复杂的双天线糖型，有些还有分支 *N*- 乙酰葡糖胺结构。与血清抗体不同，重组单抗大多由 CHO、SP2/0 和 NS0 细胞表达，多数只在重链 Fc 上具有 *N*- 糖基化位点（西妥昔除外），且不包含分支 *N*- 乙酰葡糖胺结构。单抗的糖型对单抗结构的维持和功能的发挥具有至关重要的作用。

一、*N*- 糖结构可维持单抗的构象

G0 糖型与单抗 Fc Cγ2 结构域共有 52 个疏水性相互作用，核心岩藻糖具有 7 个相互作用，α1-6 臂上的半乳糖具有 27 个相互作用。值得注意的是，α1-3 臂上糖并不与单抗表面接触，而是深入两条重链 Fc 上所组成的空间内，两条糖链 α1-3 臂上的甘露糖之间存在相互作用，对维持单抗的构象十分重要。若无糖链存在，Fc 的 CH_2 结构域会稍微扩大，在分子排阻色谱中表现为洗脱时间稍提前，在热加速稳定实验中表现为更敏感且容易聚集，并且其 ADCC 和 CDC 效应消失，对蛋白酶敏感而不稳定。

二、*N*- 糖结构与 ADCC 的关系

Fc 上 *N*- 糖可含有核心岩藻糖，以 α1-6 形式连接于核心 *N*- 乙酰葡萄糖胺上。缺少核心岩藻糖可使单抗 Fc 与 FcγRIIIa 的结合力明显增强，相应的，其 ADCC 效应明显增强。α1-6 岩藻糖转移酶（FUT8）负责将岩藻糖转移至核心 *N*- 乙酰葡糖胺，所以在工程细胞中敲除该酶，可获得无核心岩藻糖单抗，Kyowa Kirin Hakko 等将 CHO 细胞的 FUT 基因敲除，创造了生产无核心岩藻糖单抗的 POTELLIGENT® 技术，应用此技术所生产的多个单抗已进入临床试验。另外，分支 *N*- 乙酰葡萄糖胺的存在可阻碍核心

岩藻糖的生成，若在工程细胞中过表达 β-1-4-*N*- 乙酰葡萄糖胺转移酶增加分支 *N*- 乙酰葡萄糖胺的合成，也可使所表达单抗的 ADCC 效应增强，其代表性技术为罗氏公司的 Glycart-Roche 技术，已成功上市的 Obinutuzumab（GA101）即为应用此技术所生产的单抗产品。高甘露糖型 *N*- 糖可增强单抗的 ADCC 功能，其机制可能也是由于高甘露糖型 *N*- 糖缺少核心岩藻糖。

Fc 上 *N*- 糖末端的唾液酸可减弱单抗的 ADCC 效应，其机制可能是高唾液酸化可使单抗 Fc 与 FcγRIIIa 的结合力减弱。另外，高唾液酸化的 *N*- 糖可能变构铰链区，使单抗的 Fab 从双价变成单价，影响结合膜抗原。

三、*N*- 糖结构与 CDC 的关系

利妥昔单抗 Fc 上 *N*- 糖末端的半乳糖水平与其 CDC 效应相关，去除末端半乳糖可使其 CDC 效应减少一半。基于此，有文献强调了监测单抗 Fc 上 *N*- 糖末端半乳糖水平的重要性，同时 Gramer 等通过流加（fed-batch）方式对 GS-CHO 进行发酵，通过调节尿嘧啶、氯化锰和半乳糖的浓度，可使单抗的半乳糖末端水平明显升高。另外，Fc 上含高甘露糖型 *N*- 糖单抗的 CDC 效应也减弱，其机制可能为高甘露糖型 *N*- 糖其末端不含半乳糖。但是迄今为止，只有利妥昔 Fc 上 *N*- 糖末端半乳糖水平与 CDC 关系的报道，二者的关联关系是否在其他单抗上有所体现，需要进一步的实验验证。

我们的研究表明 Fc 上具有高唾液酸 *N*- 糖的单抗，其 CDC 活性明显降低，其机制正在进一步研究中（尚未发表数据）。

四、*N*- 糖结构与单抗半衰期的关系

抗体的半衰期较长，其主要原因为血管内皮细胞、巨噬细胞等所表达的新生儿 Fc 受体（FcRn）可以结合循环中的 IgG，经体内循环后可重新释放于血液，从而保护单抗不被降解。

无唾液酸糖蛋白受体（asialoglycoprotein receptor，ASGPR）可结合糖蛋白的末端半乳糖和 *N*- 乙酰葡萄糖胺，通过内吞作用介导糖蛋白的降解而降低糖蛋白的半衰期，例如，促红细胞生成素（erythropoitin，EPO）等糖蛋白高唾液酸化后可避免其半乳糖暴露，从而延长其半衰期。但是 Fc 上不同的糖基化类型并不能影响单抗的半衰期，可能是由于 *N*- 糖位于单抗 CH_2 结构域内部，产生空间位阻导致不能和 ASGPR 结合。

有研究表明甘露糖受体可结合糖蛋白末端的甘露糖，同 ASGPR 相似，可通过内吞作用介导糖蛋白的降解而降低其半衰期。但是也有研究揭示高甘露糖型 *N*- 糖由于被血清中的甘露糖酶所降解，表现为高甘露糖型单抗的减少而不是半衰期的缩短，高甘露糖型可能并不会影响单抗的半衰期。虽然两种观点并存，但是高甘露糖型可缩短单抗的半衰期得到普遍认可，所以应注意对单抗中高甘露糖型比例的控制。

五、N- 糖结构与免疫原性的关系

鼠源性细胞所表达的糖蛋白含有两种非人源单糖，即 α- 半乳糖（α-gal）和羟乙酰神经氨酸（Neu5Gc），其中，中国仓鼠卵巢（CHO）细胞所表达的单抗只含有痕量水平的 α-gal 和 Neu5Gc，而鼠骨髓瘤细胞系（包括 SP2/0 和 NS0 细胞）所表达的单抗通常含有相对较高水平的 α-gal 和 Neu5Gc。由于人类在进化过程中合成 α-gal 的基因缺失、合成 Neu5Gc 的基因突变，人体内存在抗 α-gal 和抗 Neu5Gc 的抗体，两种抗体所介导的免疫反应均有报道。

已上市的单抗中 40% 左右为 SP2/0 或 NS0 细胞所表达，其含有的 α-gal 和 Neu5Gc 可能引起的副反应值得注意。西妥昔单抗由 SP2/0 细胞表达，除在 Fc 上有 *N*- 糖基化位点外，Fab 上也含 *N*- 糖，其 Fab 上 *N*- 糖末端的 α-gal 可引起强烈的过敏反应，Neu5Gc 也可引起免疫副反应，使西妥昔的半衰期缩短。但是除西妥昔外，其他绝大多数单抗只有 Fc 上含 *N*- 糖基化位点，有文献证明单抗 Fc 上 *N*- 糖末端的 α-gal 并不能和人体内预存的抗 α-gal 的 IgE 抗体结合，提示其 α-gal 并不能引起免疫副反应；而我们的研究则表明只有 Fc 上含两个及以上 Neu5Gc 的单抗才能和抗 Neu5Gc 抗体结合，提示单抗 Fc 上的 Neu5Gc 只有微弱的免疫原性。

六、高唾液酸型糖型与抗炎作用之间的关系

Kaneko 等证明静注免疫球蛋白（intravenous imunoglobulin，IVIG）中可起到抗炎作用的成分主要是其中含有高唾液酸的组分，Anthony 等进一步证明其主要发挥作用的组分为具有高唾液酸化 *N*- 糖的 Fc，若用唾液酸酶去除 IVIG 所含的唾液酸，IVIG 则完全失去其抗炎作用。高唾液酸化使 Fc 结构变得更为紧密，使其与 FcγR 的结合力变弱，与一种免疫负调节的受体 DC-SIGN（dendritic cell-specific intercellular adhesion molecule-3-grabbing nonintegrin）结合力则变强，从而起到抗炎作用，这为单抗药物代替静丙的抗炎作用打开了大门。但是值得注意的是，IVIG Fc *N*- 糖末端的唾液酸为 α2-6 连接，也只有 α2-6 连接的末端唾液酸才能起到抗炎的作用，而 CHO 细胞表达单抗所含的唾液酸为 α2-3 连接，SP2/0 和 NS0 细胞表达单抗所含唾液酸则为 α2-6 连接。Hamilton 等发明了 GlycoFi 技术，敲除酵母的 4 种酵母特异性糖合成相关基因，并敲入 14 种异源性糖合成相关基因，使酵母合成了具有 Fc *N*- 糖末端高唾液酸化的抗体。

第三节 糖基化分析方法及应用举例

ICH Q5E 和 Q6B 中对糖的控制有如下描述：对于糖蛋白，应测定其糖含量（中性糖、氨基糖和唾液酸），另外需尽可能分析糖链结构、寡糖谱（天线类型）及糖基化位点。美国 FDA 的“治疗性蛋白免疫原性评价的行业指南”和 EMA 2007 年发表的单抗各论中均对糖分析有所要求，其中单抗各论中描述“应对糖型进行表征，尤其应关注甘

露糖化、半乳糖化、岩藻糖化和唾液酸化，应测定所存在的主要糖型（一般为 G0、G1 和 G2）"。但是这些文件对如何设置糖型检测的标准没有进行细节说明，也几乎没有推荐或描述可以得到稳定结果的分析技术和流程，所导致的结果为制药公司和监管机构有时在如何设置质量标准上产生分歧。另外，制药公司呈递给监管机构的报告中，经常运用不同的分析方法，即使在同一公司内部，分析方法和流程也经常变化，导致产生不一致的结果，最终可能导致监管机构审批的延迟。

《中国药典》（2015 版）"人用重组 DNA 技术产品总论"中理化特性分析部分的"3.1.1.2 糖基化修饰"中要求对糖基化修饰进行全面的分析和确定，如糖基化修饰与制品半衰期和生物学活性相关，则应确定糖的含量（如中性糖、氨基糖和唾液酸）。糖型结构可能与不良反应相关（如非人类的糖型结构或其残基），应尽可能对糖链的结构、糖型，以及多肽链的糖基化位点进行深入分析。《生物类似药研发与评价技术指导原则（试行）》"5.4.1 理化特性"要求采用适当的方法对糖基化修饰（包括糖链的结构和糖型等）的异同比对试验研究，包括定性和定量分析；在"纯度和杂质"部分要求对包括糖基化在内的各类翻译后修饰考虑适宜的技术和方法进行研究。《中国药典》"人用单克隆抗体产品总论""3.1.2 糖基化修饰分析"中提到关键质量属性中包含糖基化修饰的单抗制品，应在成品检定中对供试品的糖基化进行检测和控制，采用适宜的方法测定。

现代仪器分析技术包括液相色谱、毛细管电泳、飞行时间质谱和生物信息学软件及数据库的快速发展，使糖基化修饰已经成为生物医药领域质量研究和质量控制中的常规分析项目。对单克隆抗体产品而言，若其作用机制包括 Fc 段效应，其糖谱分析应纳入放行检测，并设置合理的质量标准；对作用机制不包括 Fc 段效应，应作为内控进行检测，以进行批间一致性的评估。但是也有很大部分企业将其设为放行的质量标准，这是由于随着对产品的作用机制认识的增加，单克隆抗体 Fc 段作用机制经常从认为无到认为有。另一方面，由于糖链的大小、结构和电荷对糖蛋白的性质有很大影响，研究糖的结构和组成还可以帮助解释质谱测量蛋白质分子量时的质量偏差、电荷异质性和色谱保留行为的差异。

建立稳定的糖型分析方法，对于制药企业产品质量、批间一致性的控制及工艺变更的可比性具有重要意义。一个好的糖型分析方法，第一需要具有经过良好表征的系统适应性标准品，以在最初表征产品或检测生产工艺时可对方法进行验证；第二需要具有良好表征的参比品，以作为标杆，检测产品的批间一致性，此参比品应该进行全面的表征分析，包括天线类型、唾液酸化状态（包括程度和连接类型 α，如 α2-3 或 α2-6 连接）、岩藻糖化、半乳糖化、高甘露糖化糖型组成等；第三，可鉴定出关键的糖型。

蛋白质糖基化修饰可以通过 4 种不同的方法进行研究：第一种策略是在完整糖蛋白水平或者蛋白亚基水平进行分析；第二种策略是在肽段水平进行分析；第三种策略是将糖蛋白通过酶切或者化学法处理，分析游离寡糖；第四种策略则为单糖的分析，较少应用。前三种方法提供互相补充的信息。质量研究人员根据需要获得哪个层面的数据信息、是否同时需要定性和定量以及可获得的样品量来决定最合适的分析策略（图 7-4）。

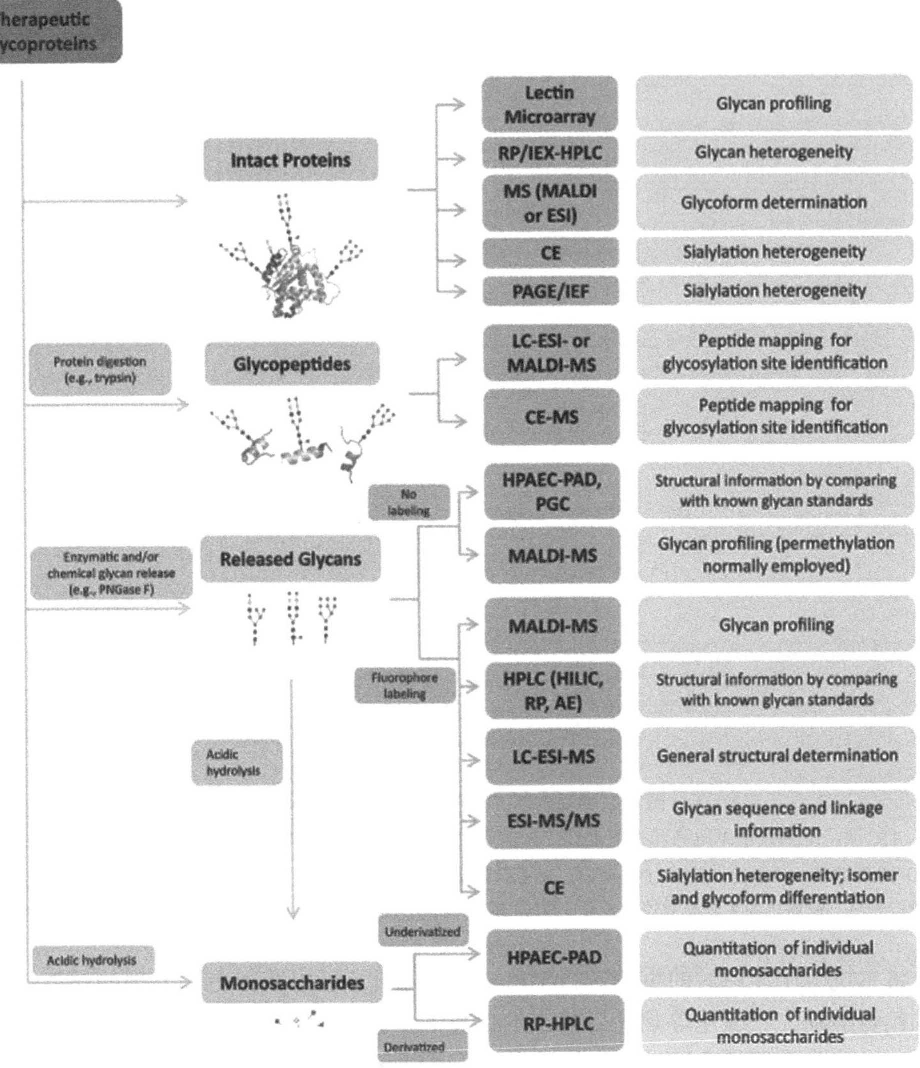

图7-4　*N*-糖型的4种主要分析方法

一、完整糖蛋白质谱分析

通常单克隆抗体的重链Fc段有一个*N*-糖修饰位点，经UPLC在线脱盐（反相或分子筛）后直接进行质谱分析，最常用的质谱是ESI-Q-Tof（电喷雾离子化-串联四极杆-飞行时间质谱仪），在ESI条件下，单抗可以带40~70个电荷，得到的质谱数据经解卷积可获得蛋白分子量信息及不同糖型的相对含量。图7-5所示的是曲妥珠单抗的完整蛋白质谱分析数据。完整蛋白质谱分析可以快速提供分子量及主要糖型的数据结果，对于生物类似药开发，能够快速对比生物类似药的序列是否与原研药物一致。

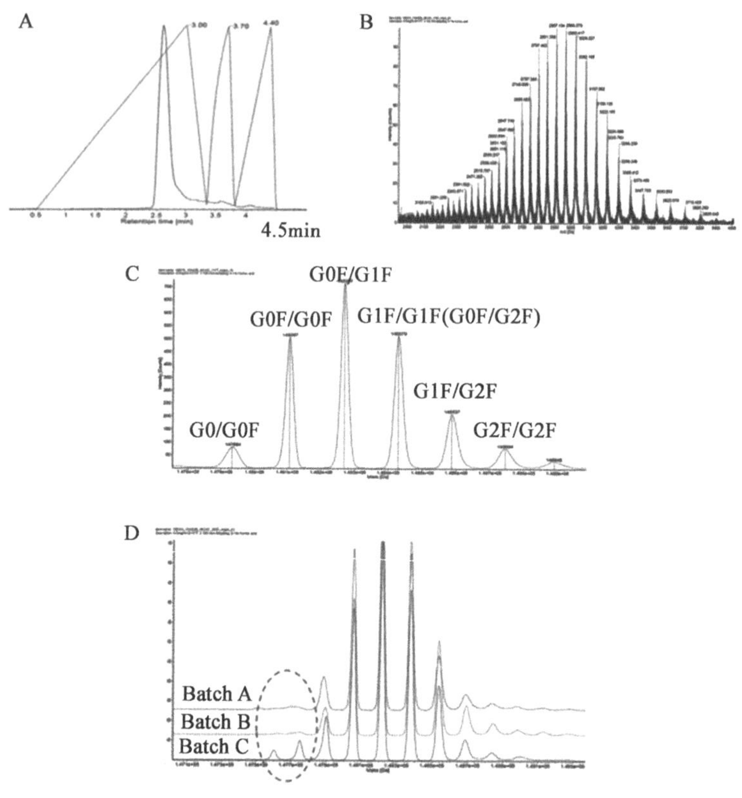

图7-5　曲妥珠单抗的完整蛋白ESI质谱分析结果

A. TIC 图，分别显示单抗峰和梯度曲线。B. 单抗的原始质谱图，采集范围 *m/z* 2000~4000，抗体分子带 40~70 个电荷，最强信号约 50 个电荷。C. 去卷积化处理后的数据结果，得到单抗的相对分子量和糖型信息，可以看出，此单抗的主要糖型约为 6 种。D. 市场上不同批次曲妥珠单抗完整蛋白质谱分析数据比对结果

将单抗分子还原后的重链进行 UPLC/MS 分析，可以获得更为准确的糖型，以及其他如赖氨酸缺失、氧化等翻译后修饰的信息。单抗重链的 UPLC/MS 分析在克隆筛选阶段是一个非常有用的方法，短时间内可得到糖型和分子量数据。图 7-6 是曲妥珠单抗经还原处理后重链的 UPLC/MS 分析结果。

近年来出现了利用凝集素芯片解析糖蛋白药物糖型的新技术。凝集素是一组来源于植物和多种物种的糖结合蛋白，可以选择性地与糖蛋白上的不同糖型结合。对于治疗性蛋白药物糖型的检测，凝集素的优势在于基本无样品处理步骤，且所需样品量较小。但是凝集素方法仍面临诸多挑战，如与糖蛋白的亲和力较弱，阻碍了技术的进一步推广。

二、糖肽水平分析

对于含有多个糖基化位点的复杂糖蛋白如 EPO、FSH、Eternecept 等融合蛋白，由于糖基化修饰非常复杂，直接进行质谱分析很困难。一般根据糖蛋白的序列特征通过还原、酶处理等得到蛋白亚基，再通过液质联用分析亚基的糖基化修饰情况。有文献报道使用 FabRICATOR 酶处理 Eternecep 分别得到 Fc 部分和 TNF-α 部分，结合游离寡糖鉴

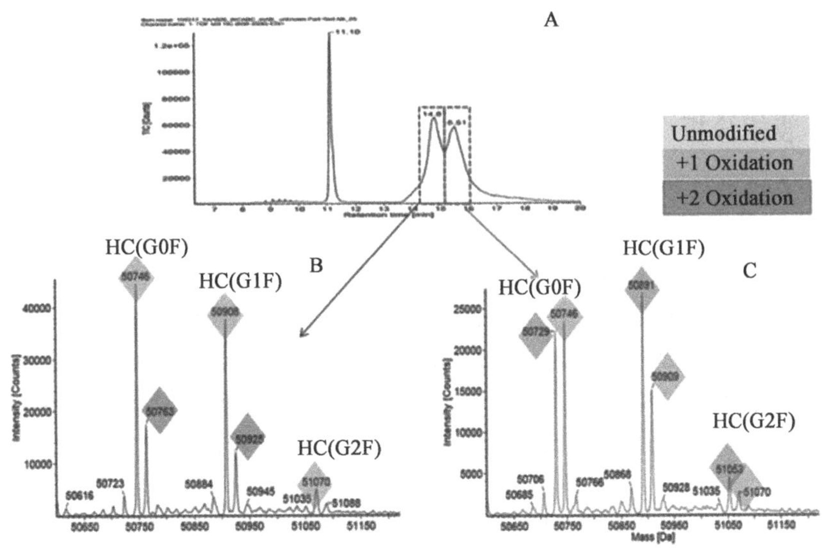

图7-6 曲妥珠单抗经还原处理后的LC/MS图谱

A. 轻链和重链的 TIC 图，可以看出重链包含两个峰。分别提取两个峰的质谱数据进行去卷积化处理，可以得到 B 和 C，从 B 和 C 中可以更清晰地看到糖基化修饰的情况，同时也可以看到重链上发生了较高程度的氧化

定的糖型数据，利用 UPLC/Q-Tof MS 在亚基水平分析 Fc 和 TNF-α 的糖型。

对于连接不同的糖型的同一肽段，其极性差别很小，常规的反相肽图方法往往不能有效分离。使用 HILIC 色谱柱分析经酶切处理后的抗体、CD44、人转铁蛋白等糖蛋白的混合肽段，能够将糖肽与没有发生糖基化修饰的肽段分离开来，连接不同糖型的同一条肽段也能有效分离，因此对于分析糖基化修饰的不均一性很有帮助。将曲妥珠单抗 HILIC 糖肽的定量结果与游离寡糖定量数据进行对比，结果具有非常好的一致性。目前商品化的 HILIC 色谱柱有 100Å 和 300Å 不同孔径、不同颗粒基体供选择，对于同时含有多个糖基化位点的复杂糖蛋白分析和质量研究很有帮助。

分析糖基化修饰位点需要保留糖与肽段的连接，因此是在肽段水平进行糖肽的 LC/MS 分析。根据糖肽碎片中常见的特征离子（204、186、168、274、292、366、657 *m/z*）及完整肽段与寡糖还原端一个 NAcGlc 糖残基相连形成的 Y1 离子等特点，对糖肽进行鉴定，并通过二级谱图糖基化位点进行确证。

三、游离寡糖型分析

游离寡糖分析的第一步是将 *N*- 寡糖从蛋白质上释放出来，由于在碱性条件下进行肼解或经典的 β 消除，反应特异性不强，一般选择特异性的糖苷酶进行酶切，包括 EndoH（endoglycosidase H）、PNGase F 和 PNGase A（peptide-*N*-glycosidase F/A）。其中，Endo H 酶切位点位于 *N*- 糖五糖核心中的两个 *N*- 乙酰葡萄糖胺之间，但是只能对高甘露糖型和部分杂合型寡糖进行酶切，而对复杂型 *N*- 糖则无效（双、三、四天线糖等）；PNGase F 酶切位点位于天冬酰胺与 *N*- 糖还原端的 *N*- 乙酰葡萄糖胺，但是对于

岩藻糖为 α（1,3）连接的情况则无效（这种结构通常在植物和昆虫糖蛋白中存在），而 PNGase A 则可以切除岩藻糖为 α1,3 连接的 *N*- 糖型。

（一）液相分析

切除的寡糖紫外吸收较弱，一般应用配有脉冲电流检测器的高效阴离子交换色谱（high pH anion exchange chromatography-pulsed amperometric detection，HPAEC-PAD）进行分析。*N*- 糖上的羟基为弱酸性，在高 pH（> 12）情况下可被电离为氧离子。不同糖型由于所带羟基及负电荷（如唾液酸）不同，可在 HAPEC 上得到有效分离。脉冲安培法最大的优势是所分析的 *N*- 糖不需要衍生，因此样品制备较为简便，并且由于无需后处理过程，避免了标记过程中所引起的唾液酸降解；但是与衍生化的方法相比，灵敏性较差，另外所得到的图谱基线不稳定、噪声较高，在 *N*- 糖分析中应用率不高。

目前常用的方法是将从蛋白质上释放出的 *N*- 糖进行荧光标记后再分离检测并进行定性定量分析，分离度较好，灵敏度较高。荧光标记试剂为 2-AB 或 2-AA，*N*- 糖从糖蛋白上释放后以糖胺形式存在，在温和条件下经酸水解开环转化为糖醛，末端糖醛与 2-AB/2-AA 发生还原胺化反应而进行荧光标记。目前有公司针对 *N*- 糖推出了一种新的标记方式，采用一个叔胺—NHS 氨基甲酸酯与 PNGase F 结合快速标记后进行 LC-FLR-MS 分析。该方法的优点是标记快，可用于日常的批间产品分析；缺点是它会与释放的多糖末端氨基反应，该反应不稳定，因此该过程需要快速操作。用于分离糖的液相方法较多，HILIC（亲水相互作用色谱）相对来说是比较受欢迎的一种，因为与 RP-LC 相比，其具有溶质扩散系数更高、高保留、高分辨率、高敏感性和良好峰型的优点。标记后的寡糖混合物通过 HILIC 色谱分离，能够将不同的糖型包括立体异构体分开。糖型的定量是使用面积归一化法计算每个色谱峰荧光响应的面积百分比。图 7-7 显示了一个 SP2/0 细胞所表达单抗的游离 *N*- 糖的典型图谱。

糖型的鉴定主要有三种方法：第一种为与标准糖型进行保留时间的比较；第二种为串联质谱法，根据糖基的一级分子量检索相应数据库，得到相应的糖型结构，再通过二级谱图做进一步确证；第三种根据色谱保留时间，检索 GlycoBase 3.0 数据库（http://glycobase.nibrt.ie）进行鉴定。该数据库使用荧光标记的 Dextran Ladder 的 GU（葡萄糖个数）来校准色谱峰的保留时间，根据 GU 值来鉴定糖型。色谱分离的重现性对糖型的鉴定非常重要，UPLC 除了在分离度和分析速度方面的优势外，重现性也非常好，8~10 次重复分析 GU 值的标准偏差小于 0.01。除以上三种方法外，还有一种相对复杂的方法是使用外切糖苷酶阵列特异性地切断单糖之间的连接后进行分析，该方法不仅可获得单糖的连接顺序，还可获得连接位置的信息。图 7-8 以抗体为例介绍游离 *N*- 糖鉴定的工作流程，此方法适用于未知糖蛋白糖型的鉴定。抗体用 PNGase F 酶进行处理得到游离 *N*- 糖，经荧光标记后被平均分到 5 个离心管中，按顺序加入适量的外切糖苷酶。将这些离心管依次标记为：①未酶解的对照品；② ABS；③ ABS+BTG；④ ABS+BTG、BKF；⑤ ABS+BTG、BKF、GUH。ABS（产脲节杆菌 α- 唾液酸酶）切除 α2-3/6/8 唾液酸，BTG（牛睾丸 β- 半乳糖苷酶）切除半乳糖 β1-3 > 1-4 键连接，BKF（牛肾脏 α- 岩藻糖苷酶）切除 α1-6/2 岩藻糖，GUH 是 *N*- 乙酰葡萄糖胺糖苷酶。

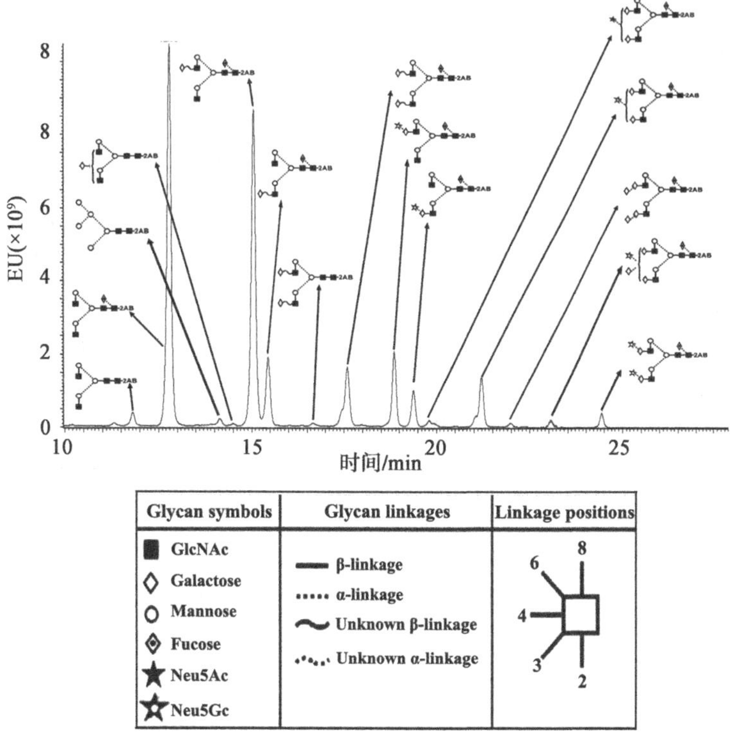

图7-7　糖蛋白游离*N*-糖的HILIC柱荧光色谱图（Yu et al.,2016）

糖型为 Oxford 方式标注

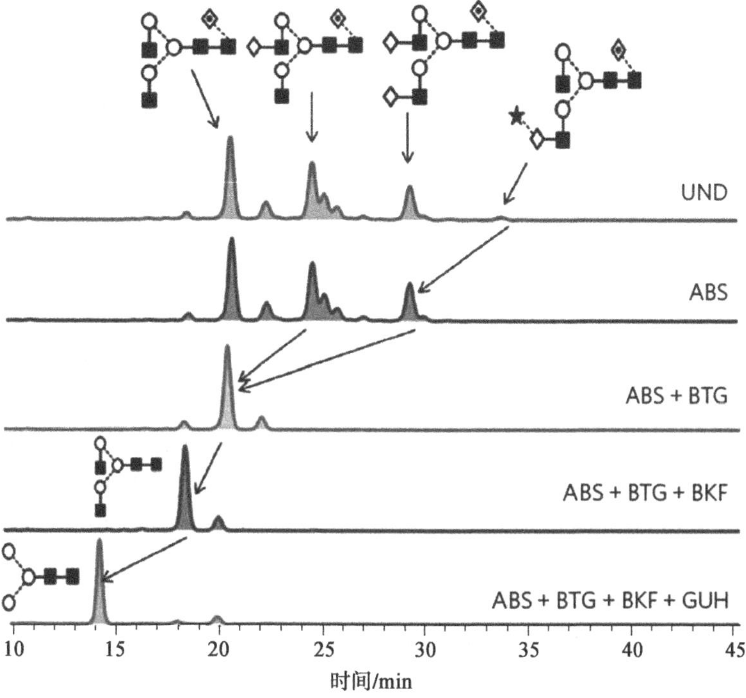

图7-8　抗体游离*N*-糖鉴定流程（Marino et al., 2010）

为了详细研究复杂糖蛋白的糖基化修饰情况，可以考虑在*N*-糖荧光标记后首先使用WCX（弱阳离子交换）色谱对含有不同唾液酸个数的糖分段收集，然后再分别进行HILIC UPLC/MS分析，以降低样品的复杂程度，获得更清晰的表征结果。

（二）毛细管电泳分析

2-AB衍生试剂不带有负电荷，广泛应用于HILIC色谱分离和荧光检测；而2-AA衍生试剂则带有一个负电荷，从而使其既可应用于液相，也可用于毛细管电泳（capillary electrophoresis，CE）分析；而APTS（1-aminopyrene-3,6,8-trisulfonic acid）衍生试剂则带有三个负电荷，使其十分适合于CE分析，因此在基于CE的糖型分析中得到广泛运用。CE分析糖型用时较短，通常在15min左右，经过CE分离后，利用激光诱导荧光进行检测（一般激发光为488nm，发射光为325nm）。

除了液相分析和毛细管电泳分析外，其他技术如芯片法也有科研和研发机构用于糖型分析。糖基化修饰分析是生物技术药物质量研究和质量控制的一项重要内容，随着现代仪器分析技术（如液相色谱、毛细管电泳和串联质谱等）的快速发展，以及对糖基化修饰认识的不断深入，糖基化修饰分析逐渐成为生物医药行业质量评价和质量控制的常规项目。联合多种方法对糖蛋白药物的糖型进行全面的表征分析，对生产工艺稳定性和批间一致性的控制具有重要的意义。

（于传飞　陶　磊　徐刚领）

参考文献

国家药典委员会. 2015. 中华人民共和国药典. 北京：中国医药科技出版社.

国家食品药品监督管理总局药品审评中心. 2015年. 生物类似药研发与评价技术指导原则（试行）.

王文波，王兰，王馨，等. 2015. 抗CD20人鼠嵌合单抗N糖的毛细管电泳分析. 中国新药杂志，(20)：2312-2316.

Alessandri L，Ouellette D，Acquah A，et al. 2012. Increased serum clearance of oligomannose species present on a human IgG1 molecule. mAbs，4：509-520.

Anthony RM，Nimmerjahn F，Ashline D J，et al. 2008. Recapitulation of IVIG anti-inflammatory activity with a recombinant IgG Fc. Science New York，320：373-376.

Borys MC，Dalal NG，Abu-Absi NR，et al. 2010. Effects of culture conditions on N-glycolylneuraminic acid(Neu5Gc) content of a recombinant fusion protein produced in CHO cells. Biotechnology and Bioengineering，105：1048-1057.

Bosques CJ，Collins BE，Meador JW，et al. 2010. Chinese hamster ovary cells can produce galactose-alpha-1，3-galactose antigens on proteins. Nature Biotechnology，28：1153-1156.

Chen X，Liu YD，Flynn GC. 2009. The effect of Fc glycan forms on human IgG2 antibody clearance in humans. Glycobiology，19：240-249.

Chou HH，Takematsu H，Diaz S，et al. 1998. A mutation in human CMP-sialic acid hydroxylase occurred after the Homo-Pan divergence. Proceedings of the National Academy of Sciences of the United States of America，95：11751-11756.

Chung CH，Mirakhur B，Chan E，et al. 2008. Cetuximab-induced anaphylaxis and IgE specific for galactose-alpha-13-galactose. The New England Journal of Medicine, 358: 1109-1117.

Davies J, Jiang L, Pan LZ, et al. 2001. Expression of GnTIII in a recombinant anti-CD20 CHO production cell line: Expression of antibodies with altered glycoforms leads to an increase in ADCC through higher affinity for FC gamma RIII. Biotechnology and Bioengineering, 74: 288-294.

Deisenhofer J. 1981. Crystallographic refinement and atomic models of a human Fc fragment and its complex with fragment B of protein A from Staphylococcus aureus at 2. 9- and 2. 8-A resolution. Biochemistry, 20: 2361-2370.

Ghaderi D, Taylor RE, Padler-Karavani V, et al. 2010. Implications of the presence of N-glycolylneuraminic acid in recombinant therapeutic glycoproteins. Nature Biotechnology, 28: 863-867.

Ghaderi D, Zhang M, Hurtado-Ziola N, et al. 2012. Production platforms for biotherapeutic glycoproteins. Occurrence, impact, and challenges of non-human sialylation. Biotechnology & Genetic Engineering Reviews, 28: 147-175.

Goetze AM, Liu YD, Zhang Z, et al. High-mannose glycans on the Fc region of therapeutic IgG antibodies increase serum clearance in humans. Glycobiology, 21: 949-959.

Gramer MJ, Eckblad JJ, Donahue R, et al. 2011. Modulation of antibody galactosylation through feeding of uridine, manganese chloride, and galactose. Biotechnology and Bioengineering, 108: 1591-1602.

Hamilton SR, Davidson RC, Sethuraman N, et al. 2006. Humanization of yeast to produce complex terminally sialylated glycoproteins. Science New York, 313: 1441-1443.

Hodoniczky J, Zheng YZ, James DC. 2005. Control of recombinant monoclonal antibody effector functions by Fc N-glycan remodeling in vitro. Biotechnology Progress, 21: 1644-1652.

Imai-Nishiya H, Mori K, Inoue M, et al. 2007. Double knockdown of alpha1, 6-fucosyltransferase(FUT8) and GDP-mannose 46-dehydratase(GMD)in antibody-producing cells: a new strategy for generating fully non-fucosylated therapeutic antibodies with enhanced ADCC. BMC Biotechnology, 7: 84.

Jefferis R. 2007. Antibody therapeutics: isotype and glycoform selection. Expert Opinion on Biological Therapy, 7: 1401-1413.

Kaneko Y, Nimmerjahn, Ravetch JV. 2006. Anti-inflammatory activity of immunoglobulin G resulting from Fc sialylation. Science New York, 313: 670-673.

Koike C, Uddin M, Wildman DE, et al. 2007. Functionally important glycosyltransferase gain and loss during catarrhine primate emergence. Proceedings of the National Academy of Sciences of the United States of America, 104: 559-564.

Krapp S, Mimura Y, Jefferis R, et al. 2003. Structural analysis of human IgG-Fc glycoforms reveals a correlation between glycosylation and structural integrity. Journal of Molecular Biology, 325: 979-989.

Lammerts van Bueren JJ, Rispens T, Verploegen S, et al. 2011. Anti-galactose-alpha-1, 3-galactose IgE from allergic patients does not bind alpha-galactosylated glycans on intact therapeutic antibody Fc domains. Nature Biotechnology, 29: 574-576.

Lee SJ, Evers S, Roeder D, et al. 2002. Mannose receptor-mediated regulation of serum glycoprotein homeostasis. Science New York, 295: 1898-1901.

Millward TA, Heitzmann M, Bill K, et al. 2008. Effect of constant and variable domain glycosylation on pharmacokinetics of therapeutic antibodies in mice. Biologicals , 36: 41-47.

Mizuochi T, Taniguchi T, Shimizu A, et al. 1982. Structural and numerical variations of the carbohydrate moiety of immunoglobulin G. J Immunol, 129: 2016-2020.

Nose M, Wigzell H. 1983. Biological significance of carbohydrate chains on monoclonal antibodies.

Proceedings of the National Academy of Sciences of the United States of America, 80: 6632-6636.

Raju TS, Jordan RE. 2012. Galactosylation variations in marketed therapeutic antibodies. mAbs, 4: 385-391.

Raju TS, Scallon BJ. 2006. Glycosylation in the Fc domain of IgG increases resistance to proteolytic cleavage by papain. Biochemical and Biophysical Research Communications, 341: 797-803.

Read EK, Park JT, Brorson KA. 2011. Industry and regulatory experience of the glycosylation of monoclonal antibodies. Biotechnology and Applied Biochemistry, 58: 213-219.

Roopenian DC, Akilesh S. 2007. FcRn: the neonatal Fc receptor comes of age. Nature Reviews, 7: 715-725.

Satoh M, Iida S, Shitara K. 2006. Non-fucosylated therapeutic antibodies as next-generation therapeutic antibodies. Expert Opinion on Biological Therapy, 6: 1161-1173.

Scallon BJ, Tam SH, McCarthy SG, et al. 2007. Higher levels of sialylated Fc glycans in immunoglobulin G molecules can adversely impact functionality. Molecular Immunology, 44: 1524-1534.

Shields RL, Lai J, Keck R, et al. 2002. Lack of fucose on human IgG1 N-linked oligosaccharide improves binding to human Fcgamma RIII and antibody-dependent cellular toxicity. The Journal of Biological Chemistry, 277: 26733-26740.

Son YD, Jeong YT, Park SY, et al. Enhanced sialylation of recombinant human erythropoietin in Chinese hamster ovary cells by combinatorial engineering of selected genes. Glycobiology, 21: 1019-1028.

Sondermann P, Pincetic A, Maamary J, et al. 2013. General mechanism for modulating immunoglobulin effector function. Proceedings of the National Academy of Sciences of the United States of America, 110: 9868-9872.

Tao MH, Morrison SL. 1989. Studies of aglycosylated chimeric mouse-human IgG. Role of carbohydrate in the structure and effector functions mediated by the human IgG constant region. J Immunol, 143: 2595-2601.

Umana P, Jean-Mairet J, Moudry R, et al. 1999. Engineered glycoforms of an antineuroblastoma IgG1 with optimized antibody-dependent cellular cytotoxic activity. Nature Biotechnology, 17: 176-180.

Weigel PH, Yik JH. 2002. Glycans as endocytosis signals: the cases of the asialoglycoprotein and hyaluronan/chondroitin sulfate receptors. Biochimica et Biophysica Acta, 1572: 341-363.

Yamane-Ohnuki N, Kinoshita S, Inoue-Urakubo M, et al. 2004. Establishment of FUT8 knockout Chinese hamster ovary cells: an ideal host cell line for producing completely defucosylated antibodies with enhanced antibody-dependent cellular cytotoxicity. Biotechnology and Bioengineering, 87: 614-622.

Yu C, Gao K, Zhu L, et al. 2016. At least two Fc Neu5Gc residues of monoclonal antibodies are required for binding to anti-Neu5Gc antibody. Sci Rep, 29(7): 20029.

Zhou Q, Shankara S, Roy A, et al. 2008. Development of a simple and rapid method for producing non-fucosylated oligomannose containing antibodies with increased effector function. Biotechnology and Bioengineering, 99: 652-665.

第八章

生物技术药物病毒清除灭活及其验证

第一节　病毒清除灭活概述

理想的生物技术药物应该是没有受到其他生命物质如病毒、细菌、真菌等微生物污染的、高度纯化的有效蛋白质、核酸或基因治疗制剂。但是生物技术药物生产的一个显著特点是以工程菌或工程细胞为起始原料，通过发酵或细胞培养而产生大量的目标产物，如果原料质量不合格或生产条件控制不好，都有可能受到微生物的污染。另外，由于生物技术药物主要为蛋白质与核酸等生物大分子，其生物活性容易受酸、碱、高温甚至是常温的影响，因此对生产条件要求较高，不能简单地用高压灭菌等方法进行最终处理。例如，蛋白质是活的生命体的组成部分，其理化性状与病毒很相似，所以那些能够破坏病毒的方法一样可以破坏蛋白质的结构，使其丧失生物活性。要使产品无细菌或真菌等微生物污染，可以通过除菌过滤而达到目的，但病毒颗粒与滤膜的孔径相仿甚至更小，要想达到完全无病毒污染，无法通过除菌过滤来实现。因此，生物技术药物的生产，不仅应研究防止病毒污染的方法和措施，而且应研究建立在维持生物技术药物理化特性及生物学活性的同时能够有效灭活或去除病毒的方法。

早期的生物技术药物如重组胰岛素、生长激素及干扰素是在大肠杆菌中表达的。在这些产品发酵体系的研究发展过程中，已经考虑到了必须排除外源细菌、支原体、酵母、真菌等的污染，发酵罐的设计及操作过程的飞速发展已经使这些污染发生的可能减到了最小，但污染还是由于设备或个人操作问题而有偶尔的发生。外源细菌、酵母、真菌的污染比较容易发现，而且很容易用微生物学的方法检测出来，通过使用密闭发酵系统可有效地限制这些污染的扩散。随后的许多生物技术药物如重组糖基化蛋白质rt-PA、rhEPO、Ⅷ因子、DNA 酶等，以及以病毒为载体的基因治疗药物通常不能用大肠杆菌进行表达，而只能通过真核细胞（如 CHO-K1、BHK-21）培养进行表达。由于病毒品种繁多，无处不在，对环境的污染极为严重，生产过程中所使用的工程细胞株及细胞培养所采用的培养基、气体和其他原料均有可能受到病毒的污染，并最终影响产品的质量。因此，在建立真核表达体系生产重组产品的初期，药品研究单位、生产企业及药品管理当局就已经开始采取措施来预防和控制可能发生的病毒污染，对主细胞库中内源性病毒（逆转录病毒）及其他偶然的污染物进行检测，同时对培养基及各种添加物逐一进行支原体、病毒、细菌、真菌的检测。随着药品 GMP 生产实践和经验的积累，人们进一步认识到要有效地预防和控制病毒的污染，还应根据生物技术药物的具体情况，建立有效的灭活或去除病毒的生产工艺，并对该生产工艺灭活或清除病毒的有效性进行验证和评价。一些新的灭活和清除病毒的方法得到快速发展，为了总结和交流经验，1995 年 6 月在美国马里兰州贝塞斯达（Bethesda）举行了“生物技术药物病毒安全性和病毒清除验证国际研讨会”，各国科学家报告了生物制品生产过程中如何避免细胞培养液被病毒污染，以及清除和灭活病毒的最新研究进展。1997 年 3 月，ICH 专家小组制定了病毒安全性文件“来源于人或动物细胞系的生物技术制品的病毒安全性评价”，该文件最终草案被推荐给欧盟、日本和美国的药品管理机构采纳。

我国在生物制品生产中有关病毒灭活和清除，以及病毒灭活工艺验证方面做了一些工作，积累了一些经验，如中国食品药品检定研究院于 1999 年用水疱性口炎病毒（VSV）和 sindbis 病毒为指示病毒，对精制人白细胞干扰素生产工艺中应用低 pH 法和低温乙醇法灭活病毒进行验证，证明该方法可达到灭活病毒的效果。在血液制品生产方面，国家食品药品监督管理局（CFDA）于 2002 年发布了《血液制品去除 / 灭活病毒技术方法及验证指导原则》（国药监注 [2002]160 号），生产单位建立了有效的灭活病毒方法，质量控制部门建立了相应的病毒灭活工艺验证方法及特定病毒检测方法。在生物技术药物生产方面，国家食品药品监督管理局药品审评中心（CDE）于 2005 年制定并发布了《生物组织提取制品和真核细胞表达制品的病毒安全性评价技术审评一般原则》，该指导原则主要包括以下 4 个方面的内容：①生物组织来源动物的病毒控制，生物组织原材料及细胞种子库病毒筛查；②细胞培养悬液及生物组织原材料匀浆中污染病毒的检测；③病毒去除 / 灭活工艺验证研究及综合评价；④病毒安全性追踪观察。该技术审评一般原则仅重点考虑研究、生产和检定中的一般共性问题，不可能包纳和适用于各种复杂的实际情况。因此，在论证动物源性生物制品的病毒安全性方面，应结合具体产品性质、特点充分考虑特定品种的个性问题，突出和强调科学性。

第二节 病毒清除灭活的方法

一、病毒清除灭活方法的选择及考虑

在生物技术药物生产中，通过采取有效的预防控制措施能保证大多数产品免受病毒污染，但要做到所有产品中均无病毒污染并不容易。多年来生物制品生产情况表明，偶发的或内在的病毒或病毒样颗粒的污染仍然存在。因此，生产工艺应包括灭活与清除病毒的方法。由于经费的考虑，在工艺研究和中试生产开始之前，比较容易选择和应用已知的灭活病毒的方法与条件，因此应在生物技术药物开发的早期阶段对病毒的去除与灭活加以重视，即在研究建立生产工艺时应选择合适的方法以便能够有效地去除及灭活病毒，同时保持产品的生物学活性。表 8-1 列出了常见的灭活和去除病毒的方法与条件，可能的话，应将所选择的灭活病毒的方法和条件直接编入纯化过程中，即使该方法对纯化目标产品并无用处，但该方法是为生产无病毒产品而设置的，对灭活和去除病毒具有

重要意义。由于所列的方法和条件对目标产物的分子结构及生物学活性也可能有不利影响，所以应尽可能在开发的早期，就对目标产品的各种理化特性、生物学活性及产品稳定性进行研究，以便选择合适的灭活和去除病毒的方法。评价某一生产工艺清除病毒的能力需要规范化的研究，其清除病毒的效果通常是用加入模拟病毒的方式进行评估的，即产物在纯化前加入模拟病毒然后进行纯化，并测定纯化产品的活病毒数量。病毒清除的研究也可用放射性标记的病毒，但可能的话，应尽量避免使用这一方法，因为常有一定比例的标记物与病毒解离，而且精确控制标记位点与纯度比较困难，使得对结果的解释也成问题。

表 8-1 灭活或去除给定病毒的一般条件（Burstyn and Hageman，1996）

	灭活				去除	
	低 pH	高 pH	脂溶剂	30min，＞56℃	0.2μm 滤膜	0.025μm 滤膜
DNA 病毒						
腺病毒	pH ≤ 3	pH ≥ 11	–	–	–	+
疱疹病毒	pH < 4	pH > 9.5	+	+	–	+
嗜肝 DNA 病毒	pH < 4	pH > 9.5	+	+	–	+
细小病毒	pH ≤ 3	pH ≥ 11	–	–	–	+
乳多空病毒	pH ≤ 3	pH ≥ 11	–	–	–	+
痘病毒	pH < 4	pH > 9.5	+	+	+	+
RNA 病毒						
布尼亚病毒	pH < 4	pH > 9.5	+	+	–	+
肠道病毒	pH ≤ 3	pH ≥ 11	–	–	–	+
黄病毒	pH < 4	pH > 9.5	+	+	–	+
环状病毒	pH < 4	pH > 9.5	–	–	–	+
正黏病毒	pH < 4	pH > 9.5	+	+	–	+
副黏病毒	pH < 4	pH > 9.5	+	+	–	+
逆转录病毒	pH < 4	pH > 9.5	+	–	–	+

如表 8-1 所示，过滤对去除非特异性的病毒颗粒是十分有效的方法，因此生物技术药物生产去除病毒的主要策略应该是充分利用不断发展的膜过滤技术。最近几年，膜过滤装置生产所取得的巨大进步使得应用微孔滤膜以物理方法去除病毒进入规范化阶段。除病毒滤器用于生物技术药物纯化过程的优越性是在去除大量病毒的同时，不仅可保持目标蛋白得率较高，而且还能保持蛋白质的生物学活性。膜过滤去除病毒的特征与灭活技术如热处理等相比，前者不会造成共存蛋白质的变性或降解，也不会因灭活后有残余的病毒而产生副作用。一般来讲，倾向于聚集的病毒对灭活有更强的抗性；而过滤对聚集的病毒较单独分散的病毒去除效率更高。膜过滤去除病毒比色谱去除病毒预期更为可靠，因为：①已建立了去除病毒的机制；②可进行滤膜完整性检测；③滤器通常一次性

使用。而色谱应用于病毒的去除，首先应开发一次性使用的色谱柱，或是再生后完整性检测的方法。

生物技术药物的大规模生产主要通过两种分离技术，即色谱与过滤，在纯化过程中增加病毒的灭活方法则可进一步保证制品的安全性。病毒清除应在纯化过程中进行，以防止最后纯化步骤的病毒污染。对于一个好的设计方案，必须考虑到技术可行性及经费的使用情况。为了使研究结果具有代表性，各项操作必须规范，使所用的仪器、设备必须等同，至少仪器要与商业化规模的仪器类型、大小相一致，以及在预期的生产过程条件下进行操作。但是对大规模生产的病毒灭活和病毒清除能力的研究，很多时候几乎不可能，至少是难于提供相应规模的足够量病毒，因此只能采用小规模生产的办法来进行研究，一种是使用同样的多个生产设备，另一种是对每一考虑的操作单元采用真正线性的减小规模的模式，使其提供的数据足以代表大规模生产的情况，以此研究来确保制品的安全性。采用减小规模的模式进行清除病毒研究，首先是设计并规范小规模生产过程的模型，必须考虑的内容包括：①在减小柱直径时维持树脂床的高度；②流速；③柱载量；④缓冲液体积；⑤柱体积等。

二、常用病毒清除灭活的方法

病毒灭活可通过采用剧烈的环境条件如高温、极端的 pH、加入有机溶剂和去垢剂等溶解病毒包膜和 / 或裂解核蛋白壳等，这些方法通常可选择用于某些原材料的病毒灭活，但由于生物技术药物的稳定性问题，这些剧烈的方法很难用于生物技术药物生产工艺中进行病毒灭活，因为该方法在杀灭病毒的同时也破坏了生物技术药物的分子结构和生物学活性。因此，只有那些能够部分破坏病毒结构和活性，或者部分去除病毒的同时还能维持生物技术药物理化特性及生物学活性的方法才是理想的方法，可用于生产工艺过程中去除和灭活病毒。

（一）纳米膜过滤技术去除病毒

自 20 世纪 50 年代膜技术进入工业应用以来，每 10 年就有一种新的膜技术得到工业应用：50 年代是微滤膜和离子交换膜，60 年代是反渗透膜，70 年代为超滤膜，80 年代是气体膜，90 年代为渗透汽化膜。这些成果为生产无病毒生物技术药物打下一定基础。

与常规分离方法相比，膜分离技术具有分离迅速、节约能耗、提高收率、减少污染、设备简单、连续操作等优点。各种膜分离技术目前已广泛应用于化工、电子、轻工、纺织、冶金、食品、环保、石油化工、生物技术等领域。

纳米膜过滤技术依据蛋白产物分子与病毒颗粒大小不同进行设计并优化，从而达到有效地去除病毒的目的。膜过滤去除病毒可分为直流过滤技术和切向流过滤技术。直流过滤技术通过深度孔径拦截使蛋白分子与病毒颗粒得到有效分离（图 8-1）；切向流过滤技术通过表面孔径拦截使蛋白分子与病毒颗粒得到有效分离（图 8-2）。

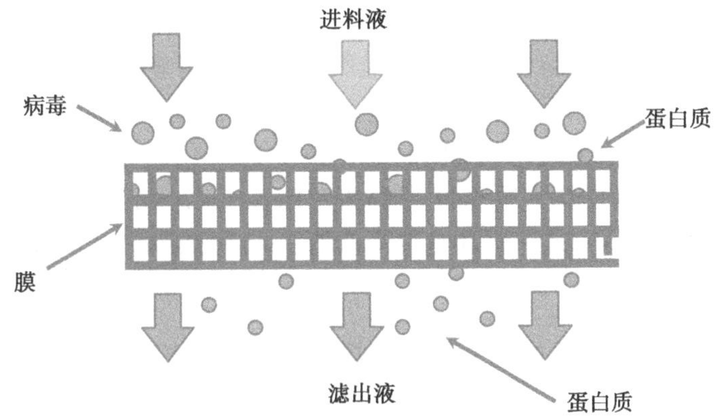

图8-1 直流过滤模式

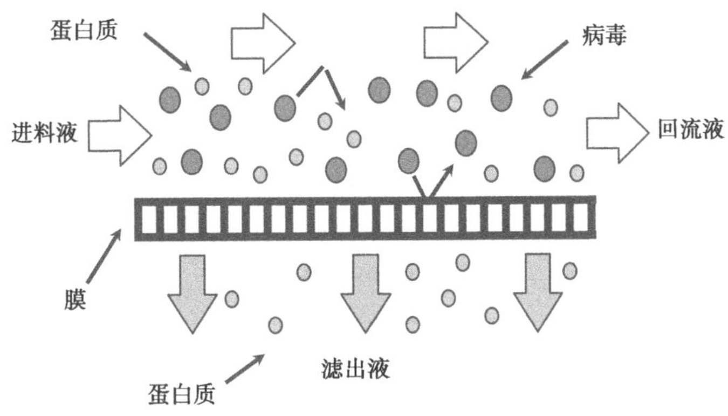

图8-2 切向流过滤模式

如前所述，膜过滤去除病毒在生物技术药物生产中具有较大的优越性，但不是对所有制品都适用，只有滤器膜的孔径比病毒有效直径小才能有效除去病毒。一般来说该法不能单独使用，需与其他方法联合使用。验证研究时应考虑蛋白溶液的离子强度、滤速、压力和过滤量等重要参数。应用时需在过滤前后测试滤器的完整性。

在考虑药物分子大小的基础上选择孔径大小合适的滤器，将取得良好的除病毒效果。抗病毒滤器的选择除需要对滤器性能进行评价以外，还应包括对其生产厂商及研发人员的评估，以确保所选的滤膜具抗病毒性质，并与整个生产过程相适应。随着人们对病毒安全性问题的关注，已有许多公司研究生产出性能良好的除病毒滤器，如美国 Pall 公司生产的 DV20 和 SV4 除病毒过滤器、Millipore 公司生产的 Viresolve™ 系统、Sartorius 公司生产的 Virosart® CPV 和 Virosart® HF 除病毒过滤器，以及 Asahi 化学工业公司生产的 PLANOVA 滤器。这些膜系统可应用于生产过程，从而建立有效的除病毒方法，并将生物技术药物潜在的各种病毒危险降至最低水平。

美国 Pall 公司生产的 DV20 除病毒过滤器，滤芯由三层独特的亲水、低蛋白吸附的聚偏二氟乙烯（PVDF）滤膜经新月型打褶方式构成，过滤面积大，具有可靠、安全和高流速特点，是较早进入中国市场的产品。为确保产品质量，出厂前每支滤芯都进行了100% 的完整性试验，并且所有试验结果都直接与病毒拦截试验建立了直接的验证对应关系。在使用前后，可进行完整性试验，易于生产工艺及质量控制。

DV20 对于直径较小的脂包膜及非脂包膜病毒均有明显的去除效果（表 8-2），经英国 INVERESK 实验室认证，对于人类免疫缺陷病毒 I 型（Human immunodeficiency virus-1，HIV-1）、伪狂犬病毒（Pseudoravies virus，PRV）、牛病毒性腹泻病毒（Bovine viral diarrhoea virus，BVDV）、甲型肝炎病毒（Hepatitis A virus HAV）和猪细小病毒（Porcire parvo virus，PPV）5 种病毒对数降低值（log reduction of virus，LRV）分别大于 4.73、5.61、5.63、5.74 和 5.55。

表 8-2　Ultipor VF DV20 过滤器病毒挑战性试验结果

病毒大小 /nm	样品液	病毒清除率的对数
PRV（120~300）	Plasma-derived IgG	＞5
HIV-1（80~100）	Plasma-derived IgG	＞4
BVDV（40~70）	PBS +1% BSA;	＞6.3
	Plasma-derived IgG	＞5
HBV（42~47）	PBS+1% BSA;	＞4.25
	TCM*+10% serum	
HCV（30~65）	PBS+1% BSA;	＞4.5
	TCM+10% serum	
EMC（22~30）	Plasma-derived IgG	＞5
HAV（22~30）	Plasma-derived IgG	＞5
PPV（18~26）	PBS+1% BSA	＞3
	Plasma-derived IgG;Factor IX	＞3~6
MVM（18-26）	Recomb. Protein	＞4.5

* TCM，tissue culture medium。

Millipore 公司生产的 Viresolve™ 是一个复合膜系统，由预制微孔膜及不对称的、具有阻隔特别颗粒特性的多孔薄层构成。该膜可有效控制微孔大小的分布，可隔离分子量约为 10 万 Da 的蛋白质，并获得明显的病毒对数降低值（log reduction value，LRV），即使是对小的无包膜病毒。该系统采用明确可控的液流及透过率的切向流模式，对大小为 28~93nm 的病毒截留能力对数值为 3~8。在这个范围内，膜系统的行为方式确定，病毒 LRV 随病毒粒径增大而递增。更有意义的是，仅用缓冲液获得的病毒 LRV 在更差的条件下及加入蛋白质后常会增加，说明常规操作中仅用缓冲液获得的 LRV 有可能比生产实际应用获得的 LRV 要低。

该公司 Viresolve™ 系统去除病毒效果的评估程序已经建立，该程序目前已应用于两个生物技术药物除病毒过程的滤器的选择。一个是干扰素混合物的纯化，切向流的膜（如 Viresolve 70™）可重复地去除 28nm 的噬菌体直至 85nm 的逆转录病毒。更大孔径切向流膜系统（如 Viresolve 180™）可用于免疫球蛋白的纯化，在此过程中显示了其附加的对包膜病毒的 LRV 约为 8。同样，其他模式的滤器也可去除高滴度的包膜病毒。切向流膜系统规范操作时，随病毒直径的增加 LRV 也增加。这些膜系统可被规范化并提供对缓冲液的最小清除因子，从而确保规范化试验中所得的数据低于蛋白产品存在时的清除值。

赛多利斯斯泰迪生物技术有限公司拥有目前市场上产品线最全的除病毒过滤器，不仅有针对单抗和重组蛋白的 Virosart® CPV、最新的 Virosart® HF，适合血液制品的 Virosart® HC 除病毒过滤器，还有目前最新的可用于上游培养基除病毒过滤的 Virosart® Media 除病毒过滤器。

以最新推出的 Virosart® HF 为例，Virosart® HF 病毒截留滤器在病毒去除方面可为生物制品提供最高的安全性。基于独有的改良聚醚砜材质，Virosart® HF 拥有极高的过滤速度和更优的产品通量。另外，Virosart® HF 具有更小的残留体积、更小的占地面积及更少的润湿液就可以满足滤前处理。

Virosart® HF 的无菌运输使其更易于安装和使用，并且可以截留大于 4log10 的非包膜病毒（如 PPV、MVM）和大于 6 log10 的大体积的包膜病毒（如 MuLV）。即使在整个过滤过程中流速衰减及操作压力发生变化时，Virosart® HF 在病毒截留上仍然可以提供较好的安全保证。

由 Asahi 化学工业公司生产的 PLANOVA 滤器，平均孔径分别为 15nm、35nm、40nm、50nm、75nm，也具有较好的病毒清除率及蛋白渗透率。目前已发表了许多有关膜过滤去除病毒的试验数据，其中典型的病毒清除因子列于表 8-3。病毒清除率随病毒体积增大而增加，随膜的孔径增大而减小。这些结果证明了 PLANOVA 滤器可根据分子或者颗粒大小不同而去除病毒。

表 8-3 不同平均孔径 BMM 滤器的微生物（病毒）清除率的对数（Manabe，1996）

微生物 / 培养基	BMM15	BMM35	BMM40	BMM50	BMM75
HSV-1/FBS10%D-MEM	（> 6）	> 6	（> 6）	（> 6）	（> 6）
HIV-1/hμman plasma	（> 5）	> 5	> 5	> 5	> 5
HIV-1/FBS10%D-MEM	（> 6）	> 6	> 6	> 6	> 6
CMV/FBS10%D-MEM	（> 5）	> 5	> 5	> 5	> 5
Xenotrope/5%FBS	（> 8）	> 8	（> 8）	（> 8）	（> 8）
T-4/FBS10%D-MEM	（> 8）	> 8	> 8	7.8	6.5
VSV/FBS10%D-MEM	（> 12）	> 12	> 12	> 12	NT*
Sindbis/FBS10%D-MEM	（> 8）	> 8	> 8	NT*	NT*
SV40/5%FBS	> 8	6.5	（4.5）	（2.5）	（1.5）
DHBV/duck plasma	（> 6）	6	5	NT*	NT*
JEV/FBS10%D-MEM	> 7	5.5	4.5	2.3	1.8
HBV/hμman plasma	（> 6）	6	5	2.4	1.9
HCV/hμman plasma	> 4	4	3.5	（2）	1.5
Polio/FBS10%D-MEM	5	0.2	（0）	（0）	（0）
ΦX174/FBS10%D-MEM	> 9	9	8	4	3
CJD/saline	> 6	> 6	4	3.5	2.2
A.laidlawii/FBS7%D-MEM	（> 5）	> 5	> 5	> 5	> 5
M.orale/FBS7%D-MEM	（> 5）	> 5	> 5	> 5	> 5
M.hyorhinis/FBS7%D-MEM	（> 5）	> 5	> 5	> 5	> 5

注：NT* 表示未检测；( ) 表示估计值。

为了得到较高的蛋白回收率，滤器的原料应该是吸水的，以使蛋白质的吸附最小化。PLANOVA 由铜铵纤维素制成，显示出极小的蛋白吸附而获得高水平的蛋白透过率。PLANOVA 滤器 BMM 对多数蛋白质显示了良好的透过率，获得了较高的蛋白得率。对于 DNA 和大分子量蛋白如Ⅷ因子，其蛋白透过率就其分子量来说相对较高，这是由于这些分子可以改变其形状，延伸为孔中流线方向的毛发样结构，然而病毒却因不能改变形状而不能透过。因此，蛋白透过率不仅依赖于大小因素（筛孔机制），而且还与颗粒的变形性有关。

膜过滤技术的应用首先必须进行病毒清除的有效性检测及滤膜完整性检测以确保所有的滤器具有超过指定值的病毒清除能力。当设计有效性试验时，病毒模型的选择是十分重要的。理想的病毒模型应该是：大小与滤膜平均孔径相近，形状为球形，浓度大于 10^6TCID_{50}，聚合体比例很小，对热及剪切力稳定性高。例如，日本脑炎病毒（Japanese encephalitis virus，JEV）及脊髓灰质炎病毒可分别用于 35nm 及 15nm 滤膜的检测。

滤膜的使用必须依据滤器使用的最差条件来设计有效性试验。一般而言，当蛋白二聚体、三聚体和 / 或多聚体与单体形式共存时，显示了用于有效性检测实际过程的液流情况。因为随着未过滤溶液中颗粒大小分布的改变，过滤过程中滤器孔的大小分布也在改变。因此使用时进行完整性检测要从理论及实际的观点出发，合理设计。例如，过滤前的完整性检测应该能够检测出新滤器孔的结构偶发改变的差异；过滤之后，与新滤器相比，膜孔结构应该有相应的变化。因为滤器的完全再生是不可能的，所以在进行完整性检测差异的研究时，必须使用新的滤器。

为了更有效地提高产品的病毒安全性，膜过滤去除病毒技术应与其他的灭活病毒方法联合应用。一般情况下，膜过滤后，再用热处理或紫外线处理要比顺序颠倒应用更为有效。

（二）色谱法去除病毒

色谱法依据蛋白质产物理化性质的不同进行设计并优化，从而达到分离杂蛋白及去除病毒等污染物的目的。核壳病毒及包膜病毒表面的各种蛋白质是构成病毒包膜的重要组成部分，这使得人们可以利用不同的分离方法将其去除。根据目标产品和病毒的各项理化特性，可建立相应的去除病毒的色谱法，包括分子筛、离子交换、反相层析及亲和层析等。

考虑到经费和病毒量的问题，一般对于色谱法去除病毒的研究通常采用减小规模的色谱柱装置。使用减小规模的色谱柱装置研究去除病毒的生产工艺，需要对色谱过程的各个参数仔细进行分析，对色谱分离前后的各个数据指标如除病毒能力、产量、选择性、分离度、流速、压力、pH、传导性及不同基质体积的产品载量的可重复性进行研究，要求色谱参数如基质的化学性质、柱床高度、线性流速及与基质体积相关的产品载量必须等同，同时还需要认真考虑的重要问题是色谱柱再生后病毒的残余量和色谱柱基质的使用周期。另外，在任何情况下该过程中用于平衡、分离及再生的缓冲液需与生产过程使用的缓冲液等同。加入病毒溶液的杂蛋白可能会影响其色谱行为，因此对色谱柱的分离效果必须进行相应的研究。

近年来，许多公司生产出具有良好去除病毒效果的膜层析产品，如美国 Pall 公司的

Mustang Q 阴离子交换膜层析系统和德国 Sartorius 公司的 Sartobind 膜层析系统。

Sartobind 膜层析由于＞ 3μm 的大孔膜结构和 4mm/8mm（15 层 /30 层）柱床高度可以忽略传质效应，从而使 Sartobind 膜层析滤器具有高通量的特点，同时也能够保证对于病毒等大颗粒杂质没有分子大小的排阻效应；而传统柱层析，其 95% 的结合位点集中在颗粒内部，大分子颗粒无法进入颗粒胶的小孔内，相比传统的柱层析技术膜层析技术，在实验的重复性和 LRV 值上也没有区别（表 8-4）。

表 8-4　Sartobind 膜层析对于病毒的清除效果（Zhang et al.，2004）

病毒	大小 /nm	包膜	第 1 次试验病毒清除率的对数	第 2 次试验病毒清除率的对数
MVM	20~25	无	≥ 6.77 ± 0.24	4.41 ± 0.37
Reo-3	75~80	无	≥ 7.28 ± 0.30	≥ 7.53 ± 0.29
MuLV	80~110	有	≥ 5.57 ± 0.25	6.29 ± 0.32
PRV	150~250	有	≥ 5.67 ± 0.17	≥ 5.76 ± 0.23

如表 8-4 所示，Sartobind 膜层析对于 MVM、Reo-3、MuLV、PRV 四种常见的指示病毒都有大于 4log10 的去除效果，同时重复实验之间也有着非常好的重复性。

（三）超短时微波加热灭活病毒

微波可以灭活有机体，对细菌、放线菌、真菌、噬菌体及病毒等均具有不同程度的灭活作用，具有作用速度快、处理后不残留有害物质等特点。微波应用于食品工业已有多年历史，在医药产品方面的应用也开始研究和发展。

制品溶液流经一个可暴露于微波能量的、一次性使用的单一环路通道；所应用的流速决定了暴露时间，典型的是在 2ms 的范围内，同时保持能量恒定，从而决定了温度峰值。为了节省研究所需的昂贵产品和病毒，需要进行的各项物理条件如流速及温度的研究通常是通过载体溶液进行的，而该载体溶液应与含有蛋白质的缓冲液完全等同。

因此，病毒灭活分析时，取体积为 25ml 的加入病毒的产物溶液于流路中通过环路，并在与生产过程相同的条件下暴露于微波能量。样品分前、中、后三部分收集，因为前后约 5ml 的体积有部分稀释，故而丢弃，中间的部分可用于病毒滴度的分析。

考虑到微波作用时间仅为毫秒范围，可不做动力学研究，但可在预定的病毒灭活温度附近进行一系列样品分析，从而确定病毒灭活的限度及目标产品性能的完整性情况。微波加热的另一用处是可处理原料如培养基或其他添加物以保证用于生产的物料不含活病毒颗粒。

（四）巴氏消毒法灭活病毒

巴氏消毒法常用于血液制品的病毒灭活，其中效果理想的是人白蛋白制品的巴氏消毒。几十年临床应用结果表明，除极少数几例外，白蛋白的巴氏消毒法对 HIV 和肝炎病毒是安全的。其病毒灭活条件已很完善，可不进行病毒验证。但是必须对巴氏消毒设施进行验证，使巴氏消毒各参数符合要求（包括制品内温度分布的均一性和灭活时间）。其他血液制品的巴氏消毒（如液体制剂）由于加入了不同的稳定剂如氨基酸、糖、枸橼酸盐等，在应用巴氏消毒前必须进行病毒灭活验证，因为稳定剂在稳定蛋白的同时也稳定了病毒。同样，细胞培养用的小牛血清等也可以用巴氏消毒法灭活病毒。

（五）干热法（冻干制品）灭活病毒

80℃加热 72h，可以获得令人满意的灭活 HBV、HCV、HIV 和 HAV 的效果。由于冻干条件不同，灭活病毒效果可能不同。病毒验证时应考虑制品的水分含量、制品组成（如蛋白质、糖、盐和氨基酸）对病毒灭活效果的影响。应在病毒灭活验证后确定允许的制品瓶间水分差异。病毒灭活用的干热箱应至少每半年验证一次。验证时干燥箱内应设多个测温点（包括制品内、空气最高温度点和最低温度点）。

（六）有机溶剂 / 去污剂（S/D）处理灭活病毒

有机溶剂如磷酸三丁酯（TNBP）和非离子化的去污剂如 Triton X-100 或吐温 -80 结合可以灭活脂包膜病毒，但对非脂包膜病毒无效。典型的灭活条件是：0.3%TNBP 和 1% 吐温 -80，在 24℃处理至少 6h；0.3%TNBP 和 1%Triton X-100，在 24℃处理至少 4h。S/D 处理前需先用 1μm 滤器除去蛋白溶液中可能存在的颗粒（颗粒可能藏匿病毒从而影响病毒灭活效果）。加入 S/D 后需确保是均一的混合物。灭活病毒全过程应将温度控制在规定的范围内。如果在加入 S/D 后过滤，则须检测过滤后 S/D 的浓度是否发生变化，如有变化应进行适当调整。吐温 -80 应采用植物源性，并规定量取方法（应采用称量法）。

（七）低 pH 孵放法灭活病毒

研究表明，某些生物制品如免疫球蛋白生产工艺中的低 pH（如 pH4）处理（有时加胃酶）能灭活几种脂包膜病毒。灭活条件如 pH、孵放时间和温度、胃酶含量、蛋白质浓度、溶质含量等因素均会影响病毒灭活效果。验证试验应该研究这些参数允许变化的幅度。该法多用于灭活免疫球蛋白类制品中可能含有的脂包膜病毒，也用于人白细胞干扰素和乙肝特异转移因子等产品的病毒灭活。

（八）紫外照射病毒灭活技术

紫外照射病毒灭活技术灭活病毒是基于 UV-C 照射能够破坏病毒的核酸，从而达到灭活病毒的目的。UVivatec® 紫外病毒灭活技术是 Sartorius 公司病毒去除 / 灭活正交技术平台的一部分。UVivatec® 病毒灭活技术是一种有效的病毒灭活技术，灭活率达到 4log10 以上，无论是非包膜细小病毒（20nm），还是包膜病毒（＞50nm）。UVivatec® 病毒灭活技术（254nm）在有效灭活如 PPV、MVM、MuLV 等非包膜 / 包膜病毒的同时，能够保证目标产品的完整性不受影响。

第三节　病毒清除灭活效果的验证

病毒清除灭活效果的验证在确保生物技术制品安全性方面起着重要作用。过去发生的许多污染实例是由未知的甚至怀疑存在的因子引起的，尽管这种情况偶尔发生于来源于各种原材料而不是来源于经过全面鉴定细胞系的生物制品，清除与灭活病毒效果的验证和评估可对任何未知、未发觉和有害病毒的去除提供一个可信的安全参考值。病毒清除灭活效果的验证目的是评估那些在灭活及去除病毒过程中定量估计病毒减少总水平方面认为有效的生产工序；病毒清除方法的验证过程是在原材料及不同生产阶段的不同组分中添加有效量的某一病毒，并证明随后的生产工序将其去除或灭活。若证明用较少的步骤就能充分清除病毒，则不必评估或鉴定生产过程的每一阶段。同时应注意，生产工艺中的其他工序可能对病毒灭活和去除也有直接作用，应说明并证明评估病毒清除试验所用的方法是合理的。

病毒清除灭活效果的验证是为了证明存在于主细胞库的外源病毒已被清除，以及对清除漏检的外源病毒或生产过程中导入的未知病毒提供某种程度的保证。除进行清除已知存在病毒的试验外，还应设计试验评定其去除及灭活其他病毒的能力。该试验的目的是用与未知病毒或怀疑存在的某一病毒的某些理化特性相同的病毒评价生产工艺灭活病毒的强度，而不是达到特异灭活或去除的目的。病毒清除灭活方法验证时，病毒清除系数一般用对数值表示，意思是残余病毒传染性可以大大减少，但绝不会减少至零。

一、病毒清除灭活验证病毒的选择

为了测试生产工艺去除病毒的总体能力，病毒清除灭活的验证一般应选用与可能污染产品病毒相似的并能广泛代表其理化性质的病毒来检验有关系统去除病毒的能力。病毒的选择应与验证目的及国家有关指导原则相一致，并参考 ICH 病毒安全性评价的有关要求。

首先，应选择与生产过程中采用的细胞系或原材料可能含有病毒种类相关的病毒；如果得不到相关病毒，或者得到相关病毒与清除病毒的评价研究不相适应（如不能离体培养到足够量的病毒），则应选择使用特异模型病毒代替。适用的特异模型病毒应该是与已知病毒密切相关的病毒或可疑病毒（同种或同属），并与所观察的或可疑的病毒具有类似理化特性的病毒。其次，所选择的病毒理化性质应有代表性（包括病毒大小、核酸类型及有无包膜等），其中至少应包括一种对物理或化学处理有明显抗性的病毒。再次，当其目的是确定生产工艺去除或灭活病毒的总体能力，即确定清除的效果如何时，应该使用具有不同特性的非特异模型病毒作为病毒清除定性研究。所用病毒的种类和数量应根据细胞系性质及生产工艺的情况来确定。

病毒选择时还应考虑的其他问题有：①最好能培养出高滴度病毒，尽管有时并不可能；②应有一种有效、可靠的检测方法对要测试的每一道生产工序中所用的各种病毒进行测定；③有些病毒可能会对做病毒清除研究的人员造成健康损害，对此应加以重视。

ICH 关于“来源于人或动物细胞系的生物技术制品的病毒安全性评价”列举了一些具有广泛物理化学结构的模型病毒例子，以及已用于病毒清除研究的一些病毒例子。这些病毒只是举例，不是必须采用的，在选择病毒时可作为参考，也可考虑选择其他病毒，尤其是选择那些对生产工艺更适合的病毒。一般说来，至少要用三种不同性质的、具有一定代表性的病毒对工艺的清除病毒能力进行评价。

（一）供病毒清除研究用的模型病毒举例

1. 非特异模拟病毒

代表某一范围理化结构的非特异模型病毒有：①猴空泡病毒 40（SV40）、人脊髓灰质炎病毒 1（萨宾）、动物细小病毒或其他一些小的非包膜病毒；②副流感病毒或流感病毒、辛德比斯（Sindbis）病毒或其他一些中到大的包膜 RNA 病毒；③疱疹病毒（如单纯疱疹病毒或伪狂犬病毒）或其他一些中到大的 DNA 病毒。

2. 特异模拟病毒

对于啮齿类动物细胞基质，一般用小鼠逆转录病毒作为特异模拟病毒。

（二）已用于病毒清除研究的病毒举例

表 8-5 列举了已用于病毒清除研究的病毒。这些病毒根据生产工艺研究情况，对物理化学处理具有不同的耐受性。病毒的耐受性与特定的处理方式有关，只有在了解病毒生物特性和生产工艺特定情况下才能使用这些病毒，而且实际结果会随着处理情况的变化而变化。

表 8-5 已用于病毒清除研究的病毒举例（ICH，1998）

病毒	科	属	天然宿主	基因组	囊膜	大小 /nm	形状	耐受性
小囊状口腔炎病毒	弹状病毒	水泡性病毒	马牛	RNA	有	70 × 150	子弹状	低
副流感病毒	副黏属	副黏液病毒	多种	RNA	有	100~200	多形 / 圆形	低
鼠白血病病毒	逆转录	C 型肿瘤病毒	小鼠	RNA	有	80~110	圆形	低
辛德比斯病毒	外衣	阿尔发病毒	人	RNA	有	60~70	圆形	低
BVDV	黄热	疫瘟病毒	牛	RNA	有	50~70	多 / 圆形	低
伪狂犬病毒	疱疹病毒		猪	DNA	有	120~200	圆形	中
脊髓灰质炎萨宾 1 型病毒	微小 RNA 病毒	肠道病毒	人	RNA	无	25~30	二十面体	中
脑心肌炎病毒（EMC）	微小 RNA 病毒	心病毒	小鼠	RNA	无	25~30	二十面体	中
呼肠病毒	呼肠	正呼肠病毒	各种	DNA	无	60~80	圆形	中
SV40	乳多孔	多瘤病毒	猴	DNA	无	18~24	二十面体	很高
细小病毒（犬、猪）	细小	细小病毒	犬、猪	DNA	无	18~24	二十面体	很高

二、病毒清除灭活效果验证试验的设计

（一）人员与设施

根据 GMP 的要求，不宜将任何病毒引入生产设施，因此，病毒清除灭活验证试验应在单独的、有病毒工作设备的实验室内进行，并由有病毒工作经验的人员和设计制定

按比例缩小纯化工艺的生产人员共同完成。

（二）缩小规模的生产体系

对于采用缩小规模的规范化研究，应对其有效性加以证实。缩小的生产规模应尽量接近实际生产水平。层析设备、柱床高度、线性流速、流速 / 柱床高度比（即接触时间）、缓冲液、凝胶型号、pH、温度、蛋白质浓度、盐浓度及产品浓度都应足以代表商业化生产水平，同时二者应有一个类似的洗脱方案。另外，为了确保缩小规模的模型具有代表性，伴随的规范内容还应包括所得产物与真正产物间的直接比较及参与过程预期的背景蛋白定量评估。评估的参数应包括产品产量、产品质量、背景蛋白、洗脱体积（表示为柱体积）、相对的色谱分离及加入的病毒对色谱柱行为的可能影响。至于规模的缩小程度，理论上并不特别重要（如 1%、0.1% 或 0.01%）。类似考虑同样适用于其他生产工序。有些偏差是不可避免的，应考虑其对结果的影响程度。

（三）逐步去除病毒的分析

在进行病毒清除研究时，不能只看某一个生产步骤对杀灭病毒的影响，而应对每个可能参与病毒清除的生产步骤的去除和 / 或灭活病毒的能力进行评价，并认真考虑各个生产步骤的确切任务。每一步骤要测试的材料中要有足够量的病毒以便对每一生产步骤、阶段的有效性进行充分的评价。一般来说，应将病毒加入到要测试的每一生产步骤正在加工的材料中去。在有些情况下，只要将高滴度病毒加到未提纯的产品中并测定其各步骤之间的浓度就可以了。当病毒清除在不同的提纯步骤完成时，若适用或者可能，建议对不同步骤的病毒量的分配进行研究。如果在生产过程中有多个步骤使用了杀病毒缓冲液，可能还要用较弱的杀病毒缓冲液进行类似的杀灭试验，这是对生产工艺进行总体评价的一个组成部分。应对每一步骤受试前和受试后样品的病毒滴度进行测定。感染性定量测定应有充分的敏感度和可重复性，而且要有足够的试验次数以确保所得结果具有统计学可信度。若有正当理由，也可使用与感染性无关的定量分析。在进行感染性检测时，要有相应的病毒对照组以保证方法的敏感性。同时，如果抽样病毒的浓度较低，其统计结果是否有意义值得考虑。

（四）对病毒物理去除和灭活作用的对比及测定

降低病毒感染性，可通过消除病毒或灭活病毒的方法实现。每一接受评定的生产工序，都应对病毒失去感染性的可能机制加以说明，弄清是由于去除的缘故还是灭活的缘故。如果生产工艺只清除了很少一部分病毒感染性，而病毒的清除又是保证该产品安全性的重要因素，应进行专门的或附加的灭活 / 去除步骤。对于某一特定步骤来说，可能需要分清究竟是去除还是灭活。例如，当一步以上的去除步骤使用了某种缓冲液，而且该缓冲液可能会影响各步生产步骤的灭活作用时，即灭活是因缓冲液与几步色谱层析分离步骤共同作用的结果，那么应分清每一步色谱分离对病毒去除所起的作用。

（五）病毒灭活的评估

为了对病毒灭活做出合理的评估，应在未加工的粗品或中间品中加入感染性病毒，并计算清除因子。应该认识到，病毒灭活不是一个简单的一级反应，通常比较复杂，有快的“一期”反应和慢的“二期”反应。因此，灭活试验的设计，应于不同时间取样，并绘制灭活曲线。建议灭活研究除了设定一个最低暴露时间点外，应至少有一个小于最低暴露时间点而又大于0的时间点。如果病毒是一种已知的对人致病的相关病毒，必须取得更多的资料，设计出一种有效的灭活工艺。但是，如果使用非特异模型病毒进行灭活研究，或者使用特异模型病毒作为病毒颗粒的替代物，如CHO细胞质内逆转录病毒样颗粒，必须至少分别做两次独立的研究来证实清除的可重复性。只要可能，应从加入病毒的起始材料中能检测出的病毒量确定病毒的起始量。如果这样不可行，可根据加入病毒的滴度计算起始病毒量。如果由于灭活太快，来不及根据工艺条件建立灭活曲线，应进行相应的对照试验以证实病毒的感染性确实经灭活处理而失去。

（六）分离柱的性能和再生

经过一段时间和反复使用后，纯化系统中色谱分离柱和其他设备清除病毒的能力有可能会发生变化。经过对反复使用后清除病毒的能力及纯化系统的稳定性进行某些评估，可提供重复使用层析柱及其他设备的依据。必须证明，生产设备可能残留的任何病毒都可以在设备再次使用前被充分灭活或去除。例如，可以通过提供证据证实色谱柱经过清洗和再生过程确实将病毒灭活或去除了。

（七）注意事项

（1）制备高滴度病毒时应注意避免聚集反应。它可增强对病毒的物理清除作用并降低对病毒的灭活作用，从而改变与实际生产的对比关系。

（2）应考虑能进行可靠分析的最低病毒量。

（3）试验研究应包含平行对照分析，并对因样品稀释、浓缩、过滤或滴定前储存等原因使病毒失去感染性作出评价。

（4）验证时加入产品中的病毒量体积要小，以保证不会使产品因稀释而改变性质。稀释过大有可能导致试验蛋白样品与商业化生产所获产品不同。

（5）诸如缓冲液、培养基或试剂等的微小差异都可能会显著影响病毒的清除效果。

（6）病毒的灭活是与时间相关的，因此，加入病毒的产品在某一缓冲剂中或特定色谱分离柱中停留的时间长短应能反映商业化生产条件。

（7）缓冲液和产品对病毒滴定方法的毒性或干扰应分别进行评定，这是由于这些成分对指示细胞可能有不良影响。若溶液对指示细胞有毒性，可能有必要对含病毒缓冲液进行稀释、调pH或透析。若产品本身有抗病毒活性，则病毒清除试验可能需在无产品的模拟情况下进行，尽管略去产品或以无抗病毒活性的类似蛋白代替在某些生产工艺中会影响病毒的行为。应有足够的对照来证明制备受检测样本的单个过程对去除或灭活加入病毒的影响。

（8）许多纯化工艺都反复使用相同或相似的缓冲液或分离柱。分析数据时，应考虑这种方式的各种影响。某一特定生产工艺的去除和灭活病毒效果会随生产阶段的变化而变化。

（9）当生产条件或缓冲液具有很强的细胞毒性或杀病毒作用时，有可能会低估总体清除因素，因而应具体情况具体分析。由于受病毒清除研究本身的限制或因设计不够合理，也可能会低估总体清除因素。

三、关于病毒清除灭活验证的说明

病毒清除灭活验证的目的是对各生产阶段作出评价，研究其对去除或灭活病毒是否有效，并对生产过程中病毒下降的总体水平进行定量分析。就病毒污染而言，如果在细胞库中或未加工品中检测到任何病毒，那么不仅要证明病毒被去除了或被灭活了，而且还要证明纯化工艺具有足够能力将病毒清除，从而确保最终产品具有相当的安全性。生产过程中所去除或灭活的病毒量应与未加工品中可能存在的病毒量相比较。为了进行这种比较，必须对未加工品中的病毒总量进行估计，应使用感染性检测方法或其他诸如透射电子显微镜（TEM）的方法进行估计，整个纯化工艺应能去除比未加工品中估计可能有的同等单剂量更多的病毒。通过病毒清除因子计算和每个剂量中病毒颗粒的估算，可对最终产品的病毒安全性作出相对合理的评价。

（一）病毒清除试验中病毒清除因子的计算

某一纯化或灭活工序中病毒清除因子定义为纯化前材料的病毒量与纯化后准备进入下一工序材料病毒量的比值。

设

起始材料：容量 V'；滴度 $10^{a'}$；

病毒量：$V' \times 10^{a'}$；

最终材料：容量 V''；滴度 $10^{a''}$

病毒量：$V'' \times 10^{a''}$

则

单个病毒清除因子 R_i 如下计算：

$$R_i = V' \times 10^{a'} / V'' \times 10^{a''}$$

该公式考虑了纯化工序前后材料的滴度和容量。

由于某些病毒滴定固有的不准确性，因此用于计算总病毒清除因子的单个病毒清除因子应大于1。整个生产过程的总病毒清除因子为各个生产步骤病毒清除因子的对数和，即第一次清除病毒开始时和最后一次清除病毒后病毒量比值的对数。

（二）每个剂量中病毒颗粒数的计算

本方法适用于那些可以估计开始量的病毒，如内源性逆转录病毒的计算。现举例如下。

1. 假定

测定或估计出细胞培养收获物中的病毒浓度 $=10^6$ 颗粒 /ml。

计算出的病毒清除因子 $\geqslant 10^{15}$

每个剂量产品需用细胞培养收获物量 =1L（10^3ml）

2. 病毒颗粒估计数 / 剂量

$$剂量=\frac{（10^6\ 病毒颗粒/ml）\times 10^3 ml/剂量}{病毒清除因子（\geqslant 10^{15}）}$$

$$\leqslant \frac{10^9\ 颗粒/剂量}{10^{15}}=10^{-6}\ 颗粒/剂量$$

因此，可以预计每 100 万剂量中病毒颗粒数少于 1 个。

对于不同种类的病毒，其清除机制有可能不同，因此判断病毒去除 / 灭活的有效性须考虑综合因素，不能仅仅根据病毒去除或灭活的量。在确定该步是否有效之前，必须考虑如下因素，慎重评价每次验证的结果：

（1）所用测试病毒是否合适；

（2）清除研究的设计是否合理；

（3）所获得的 log 下降值；

（4）灭活的时效问题；

（5）工艺参数变化对病毒去除与灭活的潜在影响；

（6）检测灵敏度是否符合要求；

（7）灭活与去除过程对某些种类病毒可能具有的选择性。

有效清除病毒的方式有多种：多步灭活法，多步互补分离法，灭活与分离结合法。由于分离法对病毒的物理化学特性具有很强的依赖性，它会影响病毒与凝胶基质的相互作用和沉淀特性，因此模型病毒可用与靶病毒不同的方法进行分离，应研究确定影响分离的生产参数并加以控制。表面特性的变化，如糖基化，也可产生差异，尽管有这些潜在的可变因素，仍可采用将几种互补分离过程结合的方法或将灭活与分离相结合的方法达到有效的病毒清除目的。因此，应设计至少几种分离步骤，如色谱层析分离、过滤和提取。只要适当控制条件，这些方法都可以是有效地清除病毒的方法。任何一种清除病毒的步骤，其降低病毒量的能力应该至少分别由两次独立的研究加以重复，才能确定是有效的。

总体清除因子一般以各因子之和来表示。但是，病毒滴度下降 1 log10 或以下被认为可忽略不计；除非另有合理说明，否则不予理会。如果生产工艺所能达到的清除率很低，而病毒清除对于产品安全又是一个重要因素，则应另外增加一次或多次专门的病毒灭活或去除步骤，并对所有病毒清除因子获得的合理性进行说明，根据以上所列因素对结果进行评价。

四、病毒清除研究的局限性

病毒清除研究有助于保证最终产品达到可接受的安全水平，但是，病毒清除研究设计和执行过程中有许多因素会使对生产工艺清除病毒感染的能力做出不正确的估计，其中包括以下几个方面的因素。

（1）用于某一生产工艺病毒清除研究的病毒制品可能是在组织培养中生产的。在某一生产阶段，组织培养的病毒，其特性可能与原病毒的特性有所不同。例如，天然病毒与培养的病毒的纯度和凝集度是不同的。

（2）病毒感染性的灭活常遵循双相曲线：先有一个快速起始阶段，接着是一个较慢的阶段。可能会有这种情况，即从最初灭活阶段逃逸的病毒对以后各阶段具有更强的耐受性。例如，如果具有耐受性的那一部分病毒以病毒凝集物的形式出现，其感染性可对许多不同的化学处理及热处理产生耐受性。

（3）生产工艺对病毒感染性的总体清除能力以每一阶段病毒下降 log 值之和表示。将各阶段的清除因子相加，尤其是将下降较少（如低于 1 log10）的阶段的因子相加，可能会对去除病毒的实际能力估计过高。此外，除非有合理说明，否则不能将重复相同或几乎相同的方法所获得的下降值包含在其中。

（4）清除因子用 log 滴度下降来表示，这说明，尽管残留的病毒感染性可能已大大降低，但是绝不会降至 0。例如，如果考虑到检测方法的检测范围，每毫升含 8 log10 感染单位的制品感染性下降 8 log10，其结果是每毫升 0 log10 或是每毫升 1 个感染单位。

（5）尽管缩小生产规模设计时慎之又慎，中试规模生产总是与商业化规模生产有所不同。

（6）生产过程中其他有相似灭活机制所产生的个别因子下降会对整体清除病毒能力产生过高的估计。

五、病毒清除研究的统计学分析

病毒清除研究应对数据进行统计学分析，对结果做出评价。病毒滴定遇到的偏差问题与所有生物测定系统一样。应对病毒滴定的准确性、从中获得清除因子的可行性及检测方法的有效性进行评价，从而确定研究的可靠性。统计学评估的目的是为了证明试验是在可以接受的病毒学水平上进行的。

（1）测定方法可以是半定量法（quantal）或定量法（quantative）。半定量法包括测定病毒对动物的感染性，或测定病毒对细胞培养的感染剂量（TCID），计数动物或细胞是否被感染，然后按动物或细胞被感染比例估算病毒感染滴度。定量法包括蚀斑法，认为 1 个蚀斑相当于 1 个感染单位。无论是半定量法还是定量法测定，都应服从统计学处理原则。

（2）在检测中，由于稀释误差、统计学处理的影响，以及未知或难以控制的检测系统的差异，常常会导致偏差上升。这种影响在对不同检测方法进行比较时，不同方法间的偏差很可能要大于对同一方法不同次试验间的偏差。

（3）同一方法不同次试验间偏差结果的 95% 可信限一般约为平均数 ±0.5 log10。同一方法不同次试验间的偏差可按标准教科书进行评估。不同测定方法间的偏差可用包括参考品的方法监控，估计效价大约应为在实验室内用可以接受检测方法建立的平均值的 0.5log10。若证明合理，低于此精确度的测定方法也可以应用。

（4）只要有可能，用相关和特异模拟病毒进行清除病毒试验时，应计算清除因子的 95% 可信限。若原材料病毒测定方法的 95% 可信限为 $+S$，加工后材料病毒测定方法的可信限为 $+a$，则减少系数的 95% 可信限为 $\pm\sqrt{(S^2+a^2)}$。

（5）检测低浓度病毒的概率。在病毒浓度较低时（如每升样品含 10~1000 个感染颗

粒），很显然，几毫升样品可能含有或不含有病毒感染颗粒。该样品不含病毒时的概率 p 为

$$p=((V-v)/V)^{n}$$

式中，V（单位：L）为被检材料总容量；v 为样品容量；n 为在统计学上分布于 V 中的病毒感染颗粒的绝对数。

若 $V>>v$，此公式可用 Poisson 分布近似法计算：

$$p=\mathrm{e}^{-cv}$$

式中，c 为每升中感染颗粒浓度；

$$或\ c=\ln p/-v$$

举例：若被试样品容量为 1ml，在病毒浓度范围为每升 10~1000 感染颗粒时的概率为

C	10	100	1000
P	0.99	0.90	0.37

这说明，对于每升含 1000 个病毒颗粒浓度的样本，有 37% 的样品 1ml 不含一个病毒颗粒。

若只检测某一样品的一部分，并且试验结果呈阴性，则应计算出使样品达到阳性结果时样品总容量中应含有的病毒量，并在计算病毒清除因子时把该值考虑进去，可信限最好是 95%，但在某些情况下由于材料限制，可能不可实现。

六、病毒清除灭活方法的再验证

当生产或纯化过程有显著改变时，应考虑这种改变对病毒清除的影响，并对病毒清除因子进行再评价。例如，生产过程的改变可能使细胞系产生的病毒量明显改变，生产步骤变更有可能改变病毒的清除程度。以下几种情况需进行病毒去除与灭活方法的再验证。

（1）新生产者，包括新建的生物技术药品生产单位和已获得生产许可证增加新品种者，需对生产工艺中特定的病毒清除灭活方法进行再验证。

（2）采用新工艺或对原有生产工艺进行了重大工艺改革时，需对生产工艺进行清除病毒能力验证，对特定的病毒清除灭活方法进行病毒清除灭活效果验证。

（3）工艺改变但不属重大工艺改革时，需对特定的病毒清除灭活方法进行再验证。

（4）被灭活的中间品组成成分或 pH 发生改变时，需对特定的病毒清除灭活方法进行再验证。

第四节　病毒检测方法及应用

用于生物技术药物生产中病毒检测的方法很多，ICH 关于“来源于人或动物细胞系的生物技术制品的病毒安全性评价”列举了一些用于检查内源性和外源性病毒的方法（表 8-6）。这些检测方法可认为是目前推荐的基本方法，但不是全部，也不是最终的方

法。由于大多数适用的方法会随着科学的发展而变化，因此只要有充分的数据支持，采用其他方法也是可接受的。对个别具体情况，可能需要做其他一些试验。测试应有相应的对照试验，以确保试验具有充分的敏感性和特异性。当从细胞基质的种属来源预计存在某一特定病毒的可能性很大时，可能需要进行特殊的试验和 / 或方法；若生产用的细胞系来源于人或非人灵长类动物，除另有理由外，应补充检查人源病毒，如 HIV 和肝炎病毒。PCR 可能适用于检查这些人源病毒和其他特定病毒的序列。下面简要叙述可供生产单位考虑采用的一般方案和理论背景。

表 8-6　用于病毒测试的检测方法的应用与局限性举例（ICH，1998）

测试	测试物品	检测能力	检测局限性
抗体产生	细胞及其培养基的溶解物	特异病毒抗原	抗原对动物测试系统不感染
体内病毒筛查	细胞及其培养基的溶解物	对人有致病作用的各种病毒	测试系统中致病因子不复制或不致病
体外病毒筛查		对人有致病作用的各种病毒	测试系统中致病因子不复制或不致病
①细胞库	细胞及其培养基的溶解物（共培养时，测试物品中的细胞应是完整的细胞）		
②生产筛查	从生产反应器中回收的未加工品或细胞及其培养基溶解物		
电镜检查		病毒或病毒样颗粒	通过性质鉴别，进行定性分析
①细胞底物	活细胞		
②细胞培养上清	无细胞培养上清		
逆转录酶（RT）	无细胞培养上清	逆转录病毒和已表达的逆转录病毒的 RT	只有在理想条件下测得到具有最佳活性的酶。由于有细胞酶存在，很难做出正确报告；会有一些浓缩样本的背景
逆转录病毒（RV）感染性	无细胞培养上清	感染性逆转录病毒	RV 在所选测试系统中不能复制或形成分散的病灶或噬斑
混合培养	活细胞	感染性逆转录病毒	RV 不能复制
①感染性终点			见 RV 栏
②电镜检查终点			见上述电镜检查
③ RT 终点			见 RT 栏
聚合酶链反应	细胞、培养液和其他材料	特异病毒序列	必须有引物序列。不能说明病毒是否有感染性

（一）逆转录病毒测试

对于 MCB 和培养到或超过细胞代次的生产限度的体外细胞，应用敏感的细胞培养进行逆转录病毒检查，包括对敏感细胞培养的感染性测定和电镜检查。如果没有检测到病毒感染，或者电镜检查没有发现逆转录病毒或逆转录病毒样颗粒，应进行逆转录酶（RT）测定或采用其他适当的方法，测定有无非感染性的逆转录病毒。

（二）体外检测

进行体外检测时，将被测试的物品（表 8-6）接种到能检测人和各种有关动物病毒的含敏感指示剂的细胞培养基中。对测试中所用细胞的选择应由待测试的细胞库来源进行决定，但必须包括一种对人病毒敏感的人或非人灵长目动物的细胞系。测试的种类和待测样本应根据细胞来源及操作过程中可能存在的病毒类型来决定，同时应检查致细胞病变病毒和红细胞吸附病毒。

（三）体内检测

应将被测试物品（表 8-6）接种到哺乳期小鼠和成年小鼠及鸡胚中，以测定有无在细胞中不能生长的病毒。根据被检细胞的性质和来源不同，有可能还需用另外一些动物进行测试。动物应进行健康监测，并且任何异常情况都应查出原因。

（四）抗体产生试验

对于啮齿类动物细胞系中种属特异性病毒的检测，可将被测试物品接种到无病毒的动物中去，然后经一段特定时间后测定动物血清中的抗体水平或酶活性。这种试验的例子包括小鼠抗体产生试验（MAP）、大鼠抗体产生试验（RAP）和仓鼠抗体产生试验（HAP）。最近有关用抗体产生试验筛查病毒的情况见表 8-7。

表 8-7　抗体产生试验中的病毒检测（ICH，1998）

小鼠抗体产生试验	仓鼠抗体产生试验	大鼠抗体产生试验
鼠痘病毒 [2、3]	淋巴细胞脉络丛脑膜炎病毒 [1、3]	汉坦（Hantaan）病毒 [1、3]
汉坦病毒 [1、3]	小鼠肺炎病毒（PVM）[2、3]	基尔汉姆（Kilham）大鼠病毒（KRV）[2、3]
K 病毒 [2]	呼肠病毒 3 型（Reo 3）[1、3]	小鼠脑脊髓炎病毒（Theiler-GDVII）[2]
乳酸脱氢酶病毒（LDM）[1、4]	仙台（Sendai）病毒 [1、3]	小鼠肺炎病毒（PVM）[2、3]
淋巴细胞脉络丛脑膜炎病毒（LCM）[1、3]	SV5	大鼠冠状病毒（RCV）[2]
小鼠细小病毒 [2、3]		呼肠病毒 3 型（Reo 3）[1、3]
小鼠腺病毒（MAV）[2、3]		仙台病毒 [1、3]
小鼠巨细胞病毒		涎泪腺炎病毒（SFDAV）[2]
小鼠脑脊髓炎病毒（Theiler-GDVII）[2]		Toolan's 病毒（H-1）[2、3]
小鼠肝炎病毒（MHVO）[2]		
小鼠轮状病毒（EDIM）[2、3]		
小鼠肺炎病毒（PMM）[2、3]		

续表

小鼠抗体产生试验	仓鼠抗体产生试验	大鼠抗体产生试验
多瘤病毒 [2]		
呼肠病毒 3 型（Reo 3）[1、3]		
仙台病毒 [1、3]		
胸腺病毒 [2]		

注：[1] 有证据表明能感染人和灵长目动物的病毒；
[2] 无证据表明能感染人的病毒；
[3] 能在体外细胞中进行复制来源于人或灵长目动物的病毒。

（付　瑞　饶春明）

参考文献

国家食品药品监督管理局 . 2003. 预防用以病毒为载体的活疫苗制剂的技术指导原则 (国药监注 [2003]109 号).

国家食品药品监督管理局 . 2003. 人用单克隆抗体质量控制技术指导原则 (国药监注 [2003]109 号).

国家食品药品监督管理局 . 2003. 人基因治疗研究和制剂质量控制技术指导原则 (国药监注 [2003] 109 号).

国家食品药品监督管理局 . 2002. 关于印发《血液制品去除 / 灭活病毒技术方法及验证指导原则》的通知 (国药监注 [2002]160 号).

国家食品药品监督管理局 . 1999. 国家药品监督管理局令第 3 号 . 新生物制品审批办法 .

国家食品药品监督管理局 . 2005. 生物组织提取制品和真核细胞表达制品的病毒安全性评价技术审评一般原则 .

王淑菁，付瑞，巩薇，等 . 2014. 重组融合蛋白柱层析病毒去除工艺的验证 . 中国生物制品学杂志，27(2)：241-244.

Alonso WR，Trukawinski S，Savage M，et al. 2000. Viral inactivation of intramuscular immune serum globulins. Biologicals，28 (1)：5-15.

Berthold W，Walter JK，Werz W. 1992. Experimental approaches to guarantee minmal risk of potential virus in purified monoclonal antibodies. Cytotechnology，9：189-201.

Berthold W，Werz W，Walter JK. 1996. Relationship between nature and source of risk and process validation. Dev Biol Stand，88：59-71.

Burstyn DG，Hageman TC. 1996. Strategies for viral removal and inactivation. Dev Biol Stand，88：73-79.

Garnick RL. 1998. Raw materials as a source of contamination in large-scalc cell culture. Dev Biol Stand，93：21-29.

Hughes B，Bradburne A，Sheppard A，et al. 1996 . Evaluation of anti-viral filters. Dev Biol Stand，88：91-98.

ICH Q5A. 1998. Guidance on viral safety evaluation of biotechnology products derived from cell lines of human or animal origin.

Kai UR，Georg L，Torben S，et al. 2017. Safety of a new intravenous immune globulin 10% liquid. BioDrugs，31：125-134.

Manabe S. 1996. Removal of virus through novel membrane filtration method. Dev Biol Stand，88：81-90.

Min ZH，George RM，Michael L，et al. 2014. Quality by design approach for viral clearance by protein A chromatography. Biotechnology and Bioengineering，11 (1)：95-103.

Minor P，Berthold W.1998. Safety of biological products prepared from mammalian cell culture. Detecting viruses in cell banks. Dev Biol Stand，93：129-140.

Reynolds KA，Gerba CP，Abbaszadegan M，et al.2001.ICC/PCR detection of enteroviruses and hepatitis A virus in environmental samples. Can J Microbiol，47 (2)：153-157.

Roberts P.1997. Efficient removal of viruses by a novel polyvinylidene fluoride membrane filter.J Virol Methods，65 (1)：27-31.

Walter JK，Werz W，Berthold W.1996. Process scale considerations in evaluation studies and scale-up. Dev Biol Stand，88：99-108.

Zhang R，Bouamama T，Tabur P，et al. 2004. Viral Clearance Feasibility Study With Sartobind Q Membrane Adsorber for Human Antibody Purification. IBC's 3rd European Event BioProduction 2004.

附录 1

重组抗 VEGFR2 全人单克隆抗体膜过滤处理去除病毒效果验证报告

制品名称：重组抗 VEGFR2 全人单克隆抗体
验证用样品：重组抗 VEGFR2 全人单克隆抗体中间品
样品批号：20151024、20151130、20151217
生产单位：某生物药业有限公司
验证依据：《血液制品病毒清除灭活技术方法及验证指导原则》

一、验证目的

根据供样单位送检制品生产制造工艺，验证膜过滤对所选指示病毒——小鼠微小病毒和呼肠孤病毒Ⅲ型的去除效果。

二、验证样品

送检样品取自生产过程中膜过滤处理之前一步，于 4℃保存。

三、指示病毒及其培养

（一）小鼠微小病毒

1. 小鼠微小病毒（MVM）：属细小病毒科，为单链 DNA 病毒，无囊膜，病毒粒子直径为 20~25nm，对热有强大抵抗力，对酸有较强的抵抗力，对乙醚、氯仿等脂溶剂有抵抗力。

2. 病毒滴度：感染样品前，经测定病毒滴度为 7.125Lg$TCID_{50}$/0.1ml，−70℃保存备用。

3. 培养用细胞：小鼠皮下结缔组织细胞（A9）。

4. 滴定方法：96 孔细胞病变法。

（1）将 A9 细胞以 6×10^4/ml 的密度加入 96 孔细胞培养板，每孔 0.1ml。

（2）将各对照及处理后样品做连续稀释，稀释倍数为 10^{-1}~10^{-11}。

（3）在细胞培养板的第 1~11 列加入 10^{-1}~10^{-11} 倍比稀释的病毒，每孔 0.1ml；第 12 列加入细胞培养基，每孔 0.1ml，作为细胞对照。

（4）培养板放入 37℃培养箱 5% 二氧化碳（CO_2）培养，每日观察细胞病变，记录病变细胞孔数目，直至细胞对照孔内细胞无法维持正常形态。

（二）呼肠孤病毒Ⅲ型

1. 呼肠孤病毒Ⅲ型（Reo3）：属呼肠孤病毒科，为双股 RNA 病毒，无囊膜，病毒粒子直径为 60~76nm，在 pH2.2~8.0 稳定，对热抵抗力强，对过氧化氢、甲醛和乙酸也有相当强的抵抗力。

2. 病毒滴度：感染样品前，经测定病毒滴度为 7.250Lg$TCID_{50}$/0.1ml，–70℃保存备用。

3. 培养用细胞：幼仓鼠肾细胞（BHK21）。

4. 滴定方法：96 孔细胞病变法。

（1）将 BHK21 细胞以 6×10^4/ml 的密度加入 96 孔细胞培养板，每孔 0.1ml。

（2）待细胞铺满单层后（约 24h），将各对照及处理后样品做连续稀释，稀释倍数为 10^{-1}~10^{-11}。

（3）在细胞培养板的第 1~11 列加入 10^{-1}~10^{-11} 倍比稀释的病毒，每孔 0.1ml；第 12 列加入细胞培养基，每孔 0.1ml，作为细胞对照。

（4）培养板放入 37℃培养箱 5% 二氧化碳（CO_2）培养，每日观察细胞病变，记录病变细胞孔数目，直至细胞对照孔内细胞无法维持正常形态。

四、对照系统

1. 样品对照：为考察样品本身对培养细胞的影响，设立样品对照。

2. 病毒对照：将指示病毒按照加入样品的比例（1%），用 DMEM 培养基稀释后作为病毒对照。

3. 零点对照：将指示病毒按照 1% 的比例加入未处理样品中，混匀后冻存于 –70℃，作为零点对照。

4. 终点对照：将指示病毒按照 1% 的比例加入未处理样品中，混匀后，放置于与膜过滤处理相同条件下，直至膜过滤结束。

5. 病毒对照与零点对照之间的差异用来考察样品本身对病毒的影响。

6. 零点对照与终点对照之间的差异用来考察温度及处理时间对病毒的影响，即病毒回收率。

五、病毒灭活有效性验证步骤

1. 样品对照处理：三批中间品各取 2ml，冻于 –70℃，作为样品对照。

2. 病毒对照处理：取 1.98ml DMEM 按照 1% 的比例加入 0.02ml 指示病毒，作为病毒对照。

3. 三批样品分别进行预过滤（预过滤膜型号：Viresolve Pro Shield；生产厂家：

Millipore），预过滤后样品按照 1% 的比例分别加入适量指示病毒，混匀后取出其中 3ml，除菌过滤，1.5ml 冻于 –70℃作为零点对照样品，剩余 1.5ml 室温放置至过滤结束后冻于 –70℃，作为终点对照。

4. 剩余样品 - 指示病毒混合液进行除病毒过滤（滤膜型号：Viresolve Pro；生产厂家：Millipore；滤膜孔径：20nm；工作压力：30psi）。样品 - 指示病毒混合液分别在过滤后 140ml、200ml 和过滤终点时各取 2ml 滤过后液体作为处理后样品。

5. 弃去压力容器中剩余样品 - 指示病毒混合液，加入 20ml 样品缓冲液，按照上述过滤同等条件进行过滤，当过滤量为 10ml 时停止过滤，从中取出 2ml 滤过后液体作为缓冲液冲洗样品。

6. 样品对照、病毒对照、零点对照、终点对照及处理后样品在处理结束后立即冻存于 –70℃，样品滴定时于室温复溶。分别采用 96 孔细胞病变法滴定细胞半数致死率（$TCID_{50}$），每批样品重复测定两次。

7. 计算零点对照样品和处理后样品检测值之差。

六、病毒滴定方法

96 孔细胞病变法，计算按 Karber 法。每批样品重复测定两次。

Karber 法是计算病毒感染力的一种方法，其公式为：

$$\mathrm{LgTCID}_{50}=\mathrm{L}-d\,(s-0.5)$$

式中，L 为最高稀释度的对数；d 为稀释对数之间的差；s 为阳性孔比率总和。

七、验证结果

1. 对照系统结果汇总

供试品对 A9 细胞和 BHK21 细胞无影响；对 MVM 和 Reo3 无影响；终点对照与零点对照无显著差异（详见附表 1、附表 2）。

2. 工艺验证结果

三批重组抗 VEGFR2 全人单克隆抗体中间品经模拟厂家生产工艺，进行膜过滤处理，可去除小鼠微小病毒效果详见附表 1。

附表 1　重组抗 VEGFR2 全人单克隆抗体中间品膜过滤处理去除小鼠微小病毒结果

病毒：MVM		残余指示病毒滴度（$LgTCID_{50}$/0.1ml）		
		批号：20151024	批号：20151130	批号：20151217
实验条件：病毒对照		5.063		
实验条件：样品对照		0.500	0.500	0.500
实验条件：零点对照		5.063	5.250	5.188
实验条件：终点对照		5.125	5.000	5.125
实验条件：滤后 140ml	处理后样品	0.500	0.500	0.500
	病毒降低量	4.563	4.750	4.688
	降低量平均值	4.667		

续表

病毒：MVM		残余指示病毒滴度（$LgTCID_{50}$/0.1ml）		
		批号：20151024	批号：20151130	批号：20151217
实验条件：滤后 200ml	处理后样品	0.500	0.500	0.500
	病毒降低量	4.563	4.750	4.688
	降低量平均值	4.667		
实验条件：20151024 批为 246mL，20151130 批为 257ml，20151217 批为 255mL	处理后样品	0.500	0.500	0.500
	病毒降低量	4.563	4.750	4.688
	降低量平均值	4.667		
实验条件：缓冲液冲洗	处理后样品	0.500	0.500	0.500
	病毒降低量	4.563	4.750	4.688
	降低量平均值	4.667		

注：病毒去除数值为零点对照样本与灭活工艺后样本检测值之差。

三批重组抗 VEGFR2 全人单克隆抗体中间品经模拟厂家生产工艺，进行膜过滤处理，可去除呼肠孤病毒Ⅲ型效果见附表 2。

附表 2　重组抗 VEGFR2 全人单克隆抗体中间品膜过滤处理去除呼肠孤病毒Ⅲ型结果

病毒：Reo3		残余指示病毒滴度（$LgTCID_{50}$/0.1ml）		
		批号：20151024	批号：20151130	批号：20151217
实验条件：病毒对照		5.500		
实验条件：样品对照		0.500	0.500	0.500
实验条件：零点对照		5.375	5.250	5.063
实验条件：终点对照		5.250	5.188	5.250
实验条件：滤后 140ml	处理后样品	0.500	0.500	0.500
	病毒降低量	4.875	4.750	4.563
	降低量平均值	4.729		
实验条件：滤后 200ml	处理后样品	0.500	0.500	0.500
	病毒降低量	4.875	4.750	4.563
	降低量平均值	4.729		
实验条件：20151024 批为 250ml，20151130 批为 258ml，20151217 批为 250ml	处理后样品	0.500	0.500	0.500
	病毒降低量	4.875	4.750	4.563
	降低量平均值	4.729		
实验条件：缓冲液冲洗	处理后样品	0.500	0.500	0.500
	病毒降低量	4.875	4.750	4.563
	降低量平均值	4.729		

注：病毒去除数值为零点对照样本与灭活工艺后样本检测值之差。

八、病毒去除曲线

（一）小鼠微小病毒去除曲线（附图1）

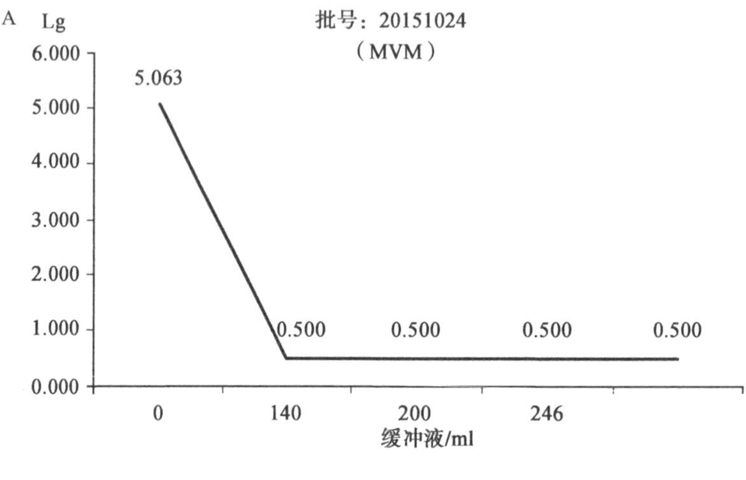

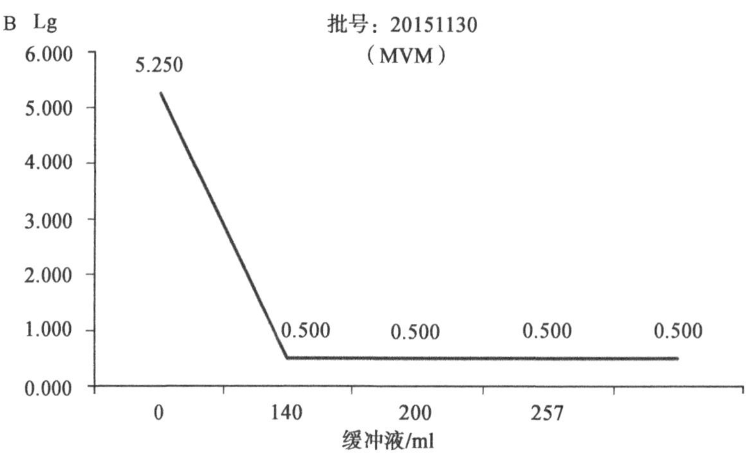

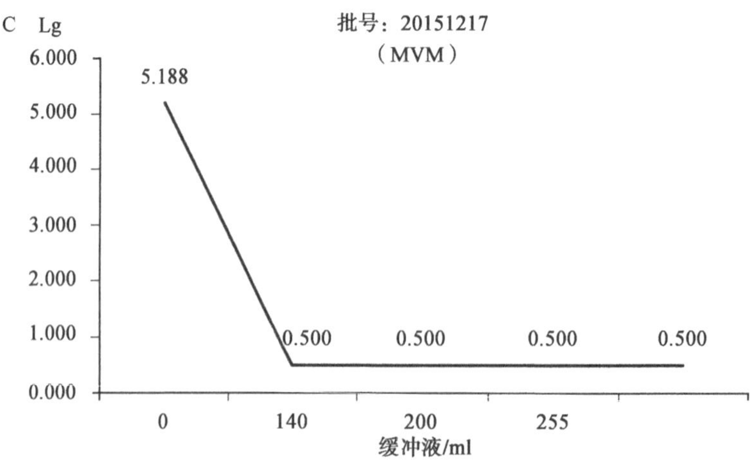

附图1 小鼠微小病毒去除曲线

（二）呼肠孤病毒Ⅲ型去除曲线（附图2）

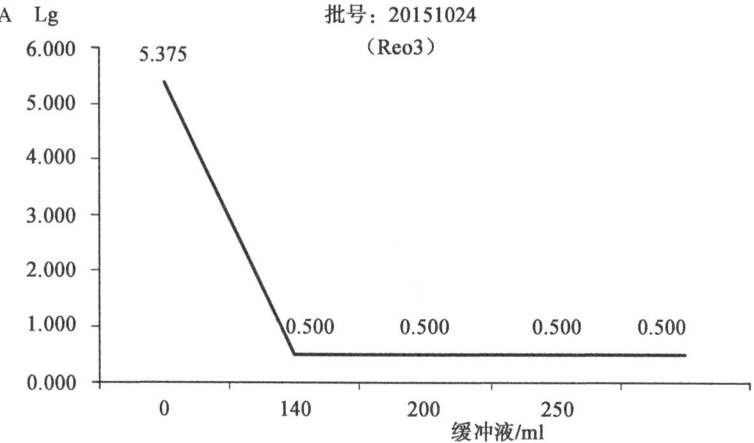

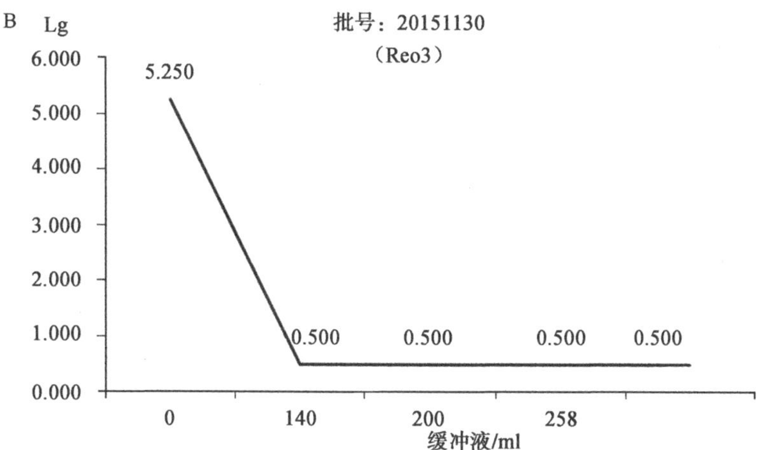

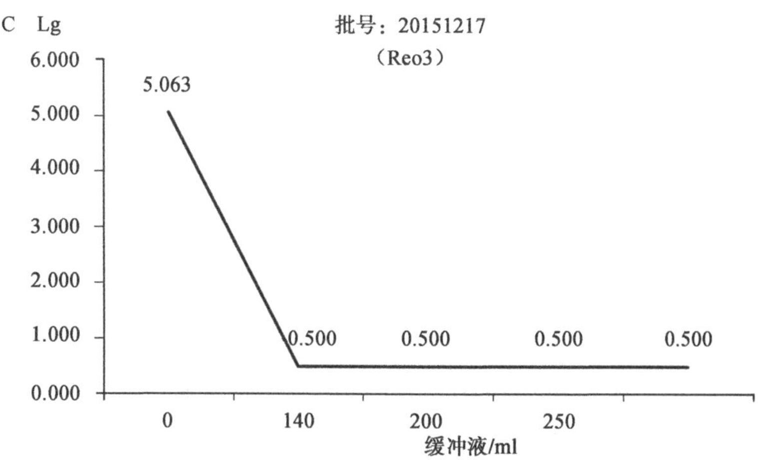

附图2　呼肠孤病毒Ⅲ型去除曲线

附录 2

重组全人源抗 RANKL 单克隆抗体低 pH 处理灭活小鼠白血病病毒效果验证报告

制品名称：重组全人源抗 RANKL 单克隆抗体
验证用样品：重组全人源抗 RANKL 单克隆抗体中间体
样品批号：20140401、20150701、20160301
生产单位：某生物医药有限公司
验证依据：《血液制品病毒清除灭活技术方法及验证指导原则》

一、验证目的

根据供样单位送检制品生产制造工艺，验证低 pH 对所选指示病毒——小鼠白血病病毒的灭活效果。

二、验证样品

送检样品取自生产过程中低 pH 处理之前一步，于 4℃保存。

三、指示病毒及其培养

1. 小鼠白血病病毒（MuLV）：属逆转录病毒科，为 RNA 有囊膜病毒，病毒粒子直径 70~90nm，对乙醚敏感，对热、脂溶剂、去污剂和甲醛敏感，50℃、30min 即可使病毒灭活，但对紫外线的抵抗力相当强。

2. 病毒滴度：感染样品前，经测定病毒滴度为 $6.750LgTCID_{50}/0.1ml$，−70℃保存备用。

3. 培养用细胞：猫星形脑胶质细胞（PG-4）。

4. 滴定方法：96 孔细胞病变法。

（1）将 PG-4 细胞以 3×10^4/ml 的密度加入 96 孔细胞培养板，每孔 0.1ml。

（2）37℃培养箱 5% 二氧化碳（CO_2）培养 24h，待细胞铺满后，将各对照及处理后样品做连续稀释，稀释倍数为 10^{-1}~10^{-11}。

（3）在细胞培养板的第 1~11 列加入 10^{-1}~10^{-11} 倍比稀释的病毒，每孔 0.1ml；第 12 列加入细胞培养基，每孔 0.1ml，作为细胞对照。

（4）培养板继续放入 37℃培养箱 5% 二氧化碳（CO_2）培养，每日观察细胞病变，记录病变细胞孔数目，直至细胞对照孔内细胞无法维持正常形态。

四、对照系统

1. 样品对照：为考察样品本身对培养细胞的影响，设立样品对照。

2. 病毒对照：将指示病毒按照加入样品的比例（2%），用 McCoy's 5A 培养基稀释后作为病毒对照。

3. 零点对照：将指示病毒按照 2% 的比例加入未处理中性样品中，混匀后，冻存于 –70℃，作为零点对照。

4. 终点对照：将指示病毒按照 2% 的比例加入未处理中性样品中，混匀后，放置于与低 pH 处理相同温度条件下，直至处理结束。

5. 病毒对照与零点对照之间的差异用来考察样品本身对病毒的影响。

6. 零点对照与终点对照之间的差异用来考察温度及处理时间对病毒的影响，即病毒回收率。

五、病毒灭活有效性验证步骤

1. 三批中间品中取出 5ml，除菌过滤后作为样品对照。

2. 取 Mccoy's 5A 培养基 1.96ml，按照 2% 的比例加入 0.04ml 指示病毒，作为病毒对照。

3. 三批中间品各取 20ml，1mol/L 柠檬酸调节 pH 至 3.5。取其中三批中间品各 5ml，用 2mol/L Tris-HCl 溶液（pH 9.5）调至中性，按照 2% 的比例分别加入 0.10ml 指示病毒，混匀后除菌过滤作为零点对照样品，从零点对照中各取 2ml，室温放置 4h，作为终点对照。

4. 剩余 15ml 样品中分别按照 2% 的比例加入 0.31ml 指示病毒，样品 - 指示病毒混合液置室温放置 4h，分别于第 1h、第 2h 和第 4h 取出 3ml，2mol/L Tris-HCl 溶液（pH 9.5）调 pH 至中性，除菌过滤，作为处理后样品。

5. 分别采用 96 孔细胞病变法滴定细胞半数致死率（$TCID_{50}$），每批样品重复测定两次。

6. 计算零点对照样品和处理后样品检测值之差。

六、病毒滴定方法

96 孔细胞病变法的计算按 Karber 法。每批样品重复测定两次。

Karber 法是计算病毒感染力的一种方法，其公式为

$$LgTCID_{50}=L-d(s-0.5)$$

式中，L 为最高稀释度的对数；d 为稀释对数之间的差；s 为阳性孔比率总和。

七、验证结果

1. 对照系统结果汇总

供试品对 PG-4 细胞无影响；对小鼠白血病病毒无影响；终点对照与零点对照无显著差异（附表 3）。

2. 工艺验证结果

三批重组全人源抗 RANKL 单克隆抗体中间体经模拟厂家生产工艺，进行低 pH 处理后，对小鼠白血病病毒的灭活结果见附表 3。

附表 3　重组全人源抗 RANKL 单克隆抗体中间体低 pH 处理灭活小鼠白血病病毒结果

病毒：X-Mulv		残余指示病毒滴度（LgTCID50/0.1ml）		
		批号：20140401	批号：20150701	批号：20160301
实验条件：病毒对照		5.250		
实验条件：样品对照		0.500	0.500	0.500
实验条件：零点对照		5.125	5.250	5.313
实验条件：终点对照		4.938	5.125	5.125
实验条件：低 pH 处理 1 h	处理后样品	0.500	0.500	0.500
	病毒降低量	4.625	4.750	4.813
	降低量平均值	4.729		
实验条件：低 pH 处理 2h	处理后样品	0.500	0.500	0.500
	病毒降低量	4.625	4.750	4.813
	降低量平均值	4.729		
实验条件：低 pH 处理 4 h	处理后样品	0.500	0.500	0.500
	病毒降低量	4.625	4.750	4.813
	降低量平均值	4.729		

注：病毒去除数值为零点对照样本与灭活工艺后样本检测值之差。

八、灭活病毒曲线（附图 3）

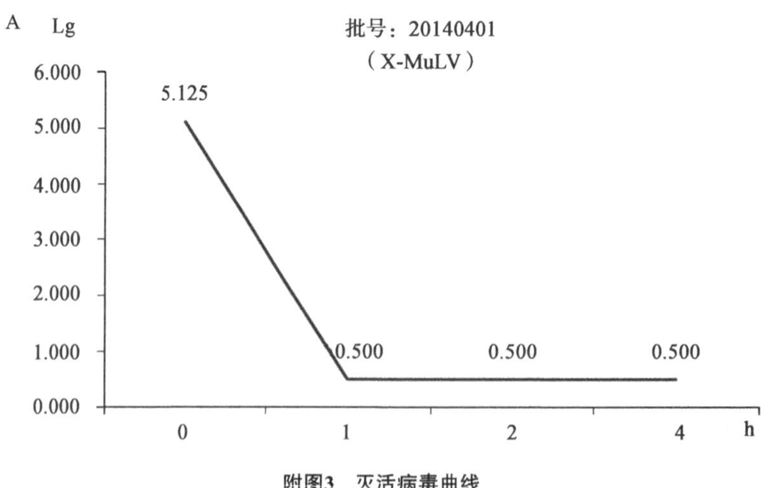

附图3　灭活病毒曲线

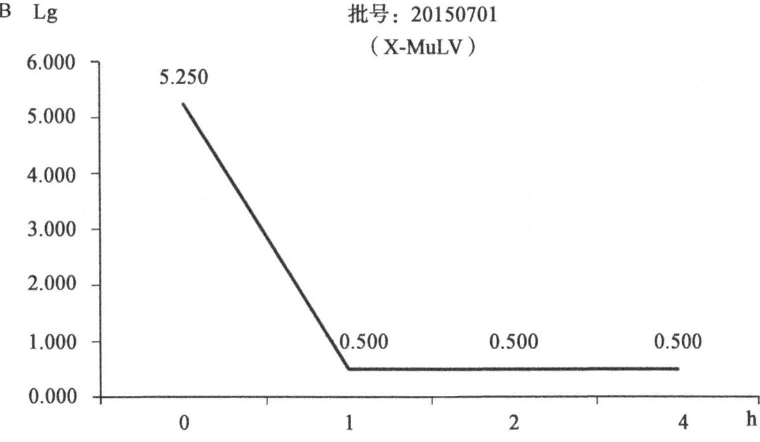
B Lg
批号：20150701
（X-MuLV）
6.000
5.000
4.000
3.000
2.000
1.000
0.000
5.250
0.500
0.500
0.500
0
1
2
4
h

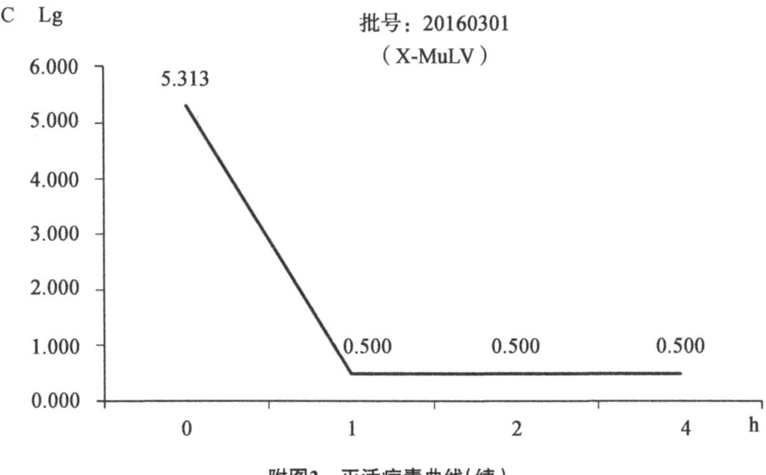
C Lg
批号：20160301
（X-MuLV）
6.000
5.000
4.000
3.000
2.000
1.000
0.000
5.313
0.500
0.500
0.500
0
1
2
4
h

附图3 灭活病毒曲线(续)

第九章

生物技术药物的药效学研究

第一节　生物技术药物的药效学概述

药效学即药效动力学（pharmacodynamics，PD），是研究药物效应随给药时间与浓度而变化的动力学过程，阐明药物对机体的作用与机制。药效学研究对于科学反映药物临床前药效学特征、确定其临床适应证和临床给药方案与剂量，具有重要作用与意义。

一、生物技术药物的药效学特点与研究原则

生物技术药物大多为蛋白质，蛋白质复杂的二、三、四级结构特征使其可以按不同方式折叠，形成具有不同生物活性的蛋白亚型，而折叠方式极易受外界因素影响，造成蛋白产品常为多种蛋白亚型的混合物，应用我们目前的分析技术与方法不能完全鉴定这些与蛋白活性相关的结构。蛋白质分子结构的复杂性和多样性决定了生物技术药物功能及成分的复杂性与多样性，此外，此类药物还具有多靶点、种属特异性、免疫原性、特殊的量 - 效关系等特点。生物技术药物的主要药效作用包括：①改变可溶性配体（包括药物、外源性物质、细胞因子）的药代与药效作用（如中和配体）；②清除靶细胞（如 ADCC、CDC）；③改变细胞功能（如封闭受体）；④靶向给药。

药效学研究的基本原则包括：①药代动力学或药物暴露是前提；②药物与受体的相互作用具有饱和性；③体内自我平衡反馈机制的存在。生物技术药物的药效学研究总体可参考传统小分子药物，但由于此类药物的分子特性（分子量大、结构多样、分子极性强）与传统小分子药物（分子量小、结构单一）存在诸多不同，常规用于小分子药物的研究方法不一定适用于此类药物，只能针对此类药物的作用机制在科学基础上按“case by case”的灵活原则设计实验，综合考虑产品质量、动物模型与种属、给药途径、给药剂量与量 - 效关系、免疫原性等因素对药效学研究的影响，这样才能科学反映此类药物的药效。

二、生物技术药物药效学研究的国内外相关技术指南

（一）国外相关技术指南（表 9-1）

表 9-1　生物技术药物药效学研究的国外相关技术指南

文件名称	发布单位	发布时间
Guidelines on evaluation of monoclonal antibodies as similar biotherapeutic products（SBPs）	WHO	2016 年
Guidelines on the quality，safety and efficacy of biotherapeutic protein products prepared by recombinant DNA technology	WHO	2013 年
Guidelines on evaluation of similar biotherapeutic products（SBPs）	WHO	2009 年
Regulatory Considerations for Human Cell，Tissues，and Cellular and Tissue-Based Products：Minimal Manipulation and Homologous Use	FDA	2017 年
Deviation Reporting for Human Cells，Tissues，and Cellular and Tissue-Based Products	FDA	2017 年
Recommendations for Microbial Vectors used for Gene Therapy	FDA	2016 年
Considerations for the Design of Early-Phase Clinical Trials of Cellular and Gene Therapy Products	FDA	2015 年
Design and Analysis of Shedding Studies for Virus or Bacteria-Based Gene Therapy and Oncolytic Products	FDA	2015 年
Determining the Need for and Content of Environmental Assessments for Gene Therapies，Vectored Vaccines，and Related Recombinant Viral or Microbial Products	FDA	2015 年
Preclinical Assessment of Investigational Cellular and Gene Therapy Products	FDA	2013 年
Potency tests for cellular and gene therapy products	FDA	2011 年
Cellular Therapy for Cardiac Disease	FDA	2010 年
Content and Review of Chemistry，Manufacturing，and Control（CMC）Information for Human Gene Therapy Investigational New Drug Applications（INDs）	FDA	2008 年
Content and review of CMC information for human somatic cell therapy IND application	FDA	2008 年
Gene Therapy Clinical Trials-Observing Subjects for Delayed Adverse Events	FDA	2006 年
Supplemental Guidance on Testing for Replication Competent Retrovirus in Retroviral Vector Based Gene Therapy Products and During Follow-up of Patients in Clinical Trials Using Retroviral Vectors	FDA	2006 年
Guidance for human somatic cell therapy and gene therapy	FDA	1998 年
Demonstration of comparability of human biological products，including therapeutic biotechnology-derived products	FDA	1996 年

（二）国内相关技术指南（表 9-2）

表 9-2　生物技术药物药效学研究的国内相关技术指南

文件名称	发布单位	发布时间
细胞治疗产品研究与评价技术指导原则（试行）	CFDA	2017
干细胞制剂质量控制及临床前研究指导原则（试行）	CFDA	2015
生物类似药研发与评价技术指导原则（试行）	CFDA	2015
预防用疫苗临床前研究技术指导原则	SFDA	2010
联合疫苗临床前和临床研究技术指导原则	SFDA	2005
预防用 DNA 疫苗临床前研究技术指导原则	SFDA	2003
人基因治疗研究和制剂质量控制技术指导原则	SFDA	2003
人体细胞治疗研究和制剂质量控制技术指导原则	SFDA	2003
人用重组 DNA 制品质量控制技术指导原则	SFDA	2003
人用单克隆抗体质量控制技术指导原则	SFDA	2003

第二节　生物技术药物药效学研究的主要关注点与要求

一、对受试品的要求

（一）对制剂工艺和稳定性的要求

蛋白类药物的制备工艺极大地影响产品的纯度与活性。在纯度相同、化学分析结果无明显差别的情况下，也可能因产品复性条件的改变使药物的立体结构不同，活性出现较大变化。有时为了加快研发速度，在工艺不成熟的情况下开始药效学试验，如实验中期变更样品制备工艺，将使受试品质量发生变化，活性测定结果难以重复；在稳定性不清的情况下盲目开始药效学试验，则样品药理作用强度可能会逐批降低，最终导致所有试验必须重新开始，造成极大浪费。因而，在药效学试验开始前必须完成此类药物的临床前药学研究，达到制备工艺成熟、质量可控、稳定性有保证。

（二）对样品量与质量的要求

药效学试验用药量较大，若受试品产量不足，试验中期更换不同批号的样品，会极大地影响药效学试验的重复性。因而，所有受试药样品尽量一批制足。一般来说，在药效学试验开始时，样品制备能力应达到中试水平。为确保药效试验结果稳定，所有稀释后的样品一般需在当日内用完，剩余部分弃去不用。为避免浪费，所有受试品应合理分装，以保证单位包装内的药量不大于一日量。

药效学研究样品质量标准应和临床用样品一致，纯度过高或过低，都可使药效学试验提供的信息在预测临床拟用剂量或预测临床前安全性评价剂量时发生较大的偏差。口服制剂中的细菌毒素对有些指标可能会产生影响，也可能产生免疫刺激作用，其含量应符合质量标准。发酵物必须除去细菌及其代谢产物，发酵过程的添加物残留量应符合质量标准。血管外给药时应均匀混悬，不均匀分散的成分将影响给药剂量的准确性和药物吸收的过程。血管内给药，应能全部溶解，受试品、赋形剂和溶媒等应保证无菌、无热原。

特别对于热原项，因大多生物技术药物常经注射给药，热原检测是保证其质量的关键指标，而目前传统热原检测方法（包括家兔热原检查法、细菌内毒素检查法）逐渐不能满足生物技术药物发展的质量控制需求。针对该问题，国际上已开展新型体外热原检测方法（细胞法）的研究，并证实细胞法具有可模拟人体发热机制、可检测内毒素与非内毒素热原物质、可定量、应用范围广、可靠性强等优点，欧洲药典与美国 FDA 均已同意采纳此类新方法。我们也相继研究并已建立 PBMC-IL-6 法、冻存人全血 -IL-6/IL-1β 法等细胞热原检测法，且同类方法的关键技术参数（如方法实验室内重复性、实验室间重现性、特异度、灵敏度）与国际研究水平相当（表 9-3）。

表 9-3　PBMC-IL-6 法关键技术参数国内外验证结果

PBMC-IL-6 法	国内验证结果 /%	国际验证结果 /%
重复性	92	93
重现性	86	85
灵敏度	90	87
特异度	92	98

（三）对赋形剂的要求

人血清白蛋白常作为生物制品的赋形剂和活性保护剂，分子量大，对动物有一定的免疫原性。对于蛋白质或多肽类药物，如为多次给药或给药时间长于一周，则药效学试验用受试品所含赋形剂不应有抗原性，以免因抗原抗体反应引起不可预料的结果；如为单次给药或给药时间不长于一周，可不考虑赋形剂抗原性的影响。如不加赋形剂会影响药物的稳定性，则可以考虑改变保存条件（如 –20℃冻存）来控制质量，但应先考察此保存条件下药物是否稳定、冻融在多大程度上会影响药物的活性，为避免反复冻融使药物活性丧失，首次冻存时应分装成小规格包装，保证一个包装单位一次用完。如必须加入稳定剂、赋形剂，则加入量不应影响对动物的给药体积。难溶性药应先解决溶解问题，所含溶媒应保证无毒。

二、动物模型与种属的选择

（一）动物模型的选择

1. 药物作用机制与动物模型病理生理机制对实验设计的指导作用

蛋白类药物进入临床前研究阶段时，通常作用机制都比较清楚，做好文献检索、充分了解受试药物的作用机制和特点，是做好实验设计的前提和基础；结合药物作用机制，充分了解动物模型的生理病理过程是模型选择成功的关键。

已知在大鼠佐剂关节炎及胶原性关节炎的炎症过程中肿瘤坏死因子起主导作用，因而在研究抗肿瘤坏死因子单克隆抗体治疗关节炎的作用时，可用此两种关节炎模型，而不用其他与 TNF-α 无关的化学性炎症模型。重组人睫状神经营养因子（rhCNTF）与大鼠和小鼠的同源性均较高，我们的实验结果表明，两种动物都能很好地评价 rhCNTF 及其变构体的减肥药效；正常体重的大鼠和小鼠对 rhCNTF 及其变构体极不敏感，而人工制成的高营养性肥胖性动物模型，却对其减肥作用的敏感性大大提高（图 9-1），这也说明药物的作用机制与动物的生理病理机制对模型选择成功与否的关键影响作用。

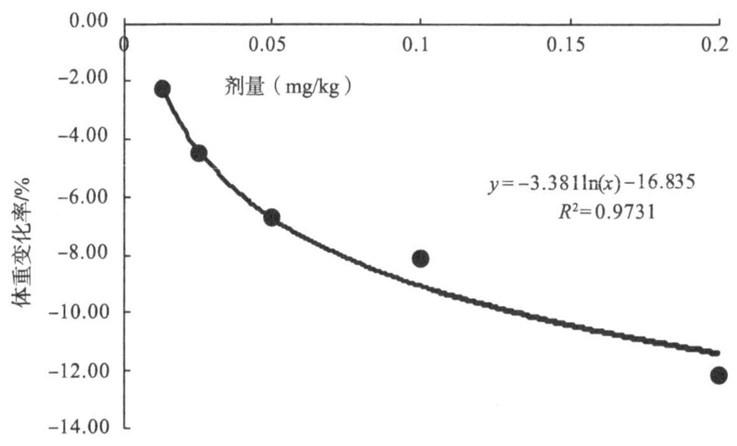

图9-1　rhCNTF突变体减轻高营养性肥胖大鼠体重的剂量-效应关系

用鸭乙肝模型筛选抗乙型肝炎病毒的化学药，对临床有效性有一定的预测价值；但研究抗乙肝的免疫治疗药物时，因鸭乙肝病毒与人乙肝病毒抗原表位差异性太大，无法用该模型进行此类免疫治疗药物的研究。根据历来研究经验，筛选抗肿瘤药阶段，用小鼠在体移植同源性肿瘤进行的药效研究对小分子药物有一定的预测价值，但细胞因子往往特异地作用于某个靶点，有时只作用于人源性肿瘤细胞的某个靶点，此时选择适当的肿瘤细胞株就相当重要。近年研究表明，选择人源性肿瘤细胞株进行体内药效学试验对临床疗效的预测价值更大。我们的实验表明，小鼠颌下腺神经生长因子对钳夹造成的小鼠和大鼠坐骨神经损伤有明显促进外周神经再生的作用，对己二酮（正已烷在体内的代谢产物）、丙烯酰胺性大鼠中毒性外周神经炎有明显促进神经损伤功能恢复的作用，临床也证明其对正己烷和丙烯酰胺中毒性神经炎有治疗作用；重组人碱性成纤维细胞生长因子对大鼠胃溃疡有促进修复、提高溃疡愈合质量的作用（图 9-2），对人溃疡病也有一定的疗效；rhCNTF 突变体对大鼠高营养性或糖尿病性肥胖动物模型有明显的减肥作用，临床也证明其对两型肥胖症的疗效明显。

2. 体内（*in vivo*）与体外（*ex vivo*）实验的关系、特点及选择

药效模型应根据临床适应证选择，以体内动物模型为主，配合体外模型阐明药物的作用特点与机制。例如，抗肿瘤药，体外试验可以说明药物的抗瘤谱及作用机制，但体外有活性的药物在体内不一定有效，只有体内抗肿瘤试验才能确证药物的作用，并能

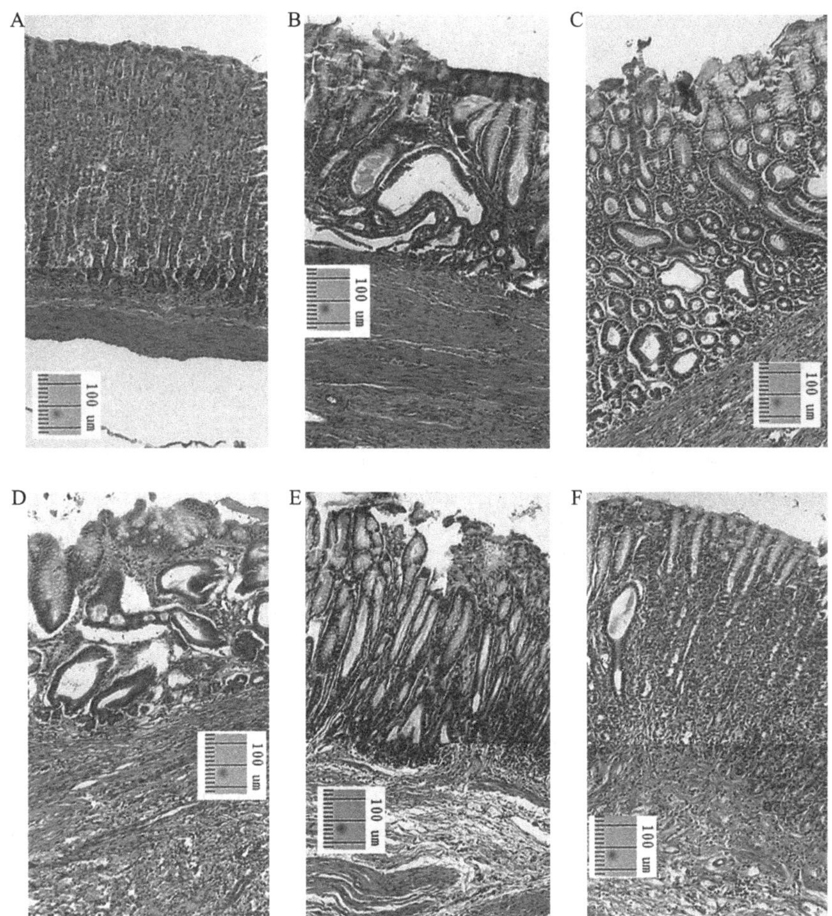

图9-2　大鼠醋酸性溃疡愈合后溃疡表面胃黏膜层厚度及形态的变化（HE染色）

A~C 分别为正常大鼠、对照组大鼠、法莫替丁组大鼠胃黏膜；D~F 分别为 rh-bFGF 2.5 kAU/kg、5 kAU/kg、10 kAU/kg 组大鼠胃黏膜组织

预测临床人拟用剂量。无体内模型时，使用体外模型也是一种不得已的选择，如抗病毒药，往往由于病毒感染的宿主限制性，无法找到相关动物模型，可利用体外细胞培养法，观察药物对病毒所引起细胞病变的影响。但体外试验结果外推于体内试验时，有时可能得出错误的推论，如重组人碱性成纤维细胞生长因子（rh-bFGF），体外试验中证实其有促进血管平滑肌细胞增殖的作用，就此推测其在体内可能具有促进血管损伤后再狭窄的作用。而整体动物模型研究证实，大鼠主动脉损伤后 rh-bFGF 注射给药有明显的促进血管内皮再生、促进损伤修复和抑制血管再狭窄的作用，表明体内、体外试验中 rh-bFGF 的促进修复作用是一致的，但上述根据体外结果推测其在体内具有促进血管再狭窄的作用是不正确的（图 9-3）。

采用动物离体细胞或组织器官，可测试药物是否作用于动物细胞受体并且诱导信号转导、产生效应的完整过程，该方法作为筛选药物的手段较适合于作用靶点单一且可直接发挥作用的药物。而细胞因子的作用十分复杂，常通过体内的网络作用间接发挥作用，此时体外试验的模拟作用十分有限，如何选择一个关键靶点进行试验就至关重要。

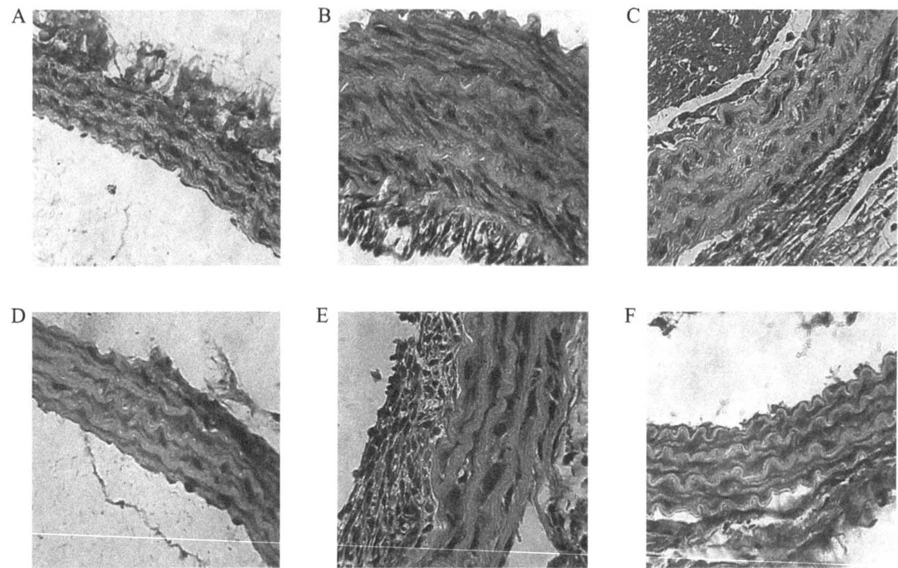

图9-3 Masson's染色示各组大鼠颈动脉内皮损伤后各阶段血管壁的胶原纤维含量(400×)

A 和 D 为正常对照组颈总动脉壁；B、C 分别为损伤后 7 天时损伤对照组及 rh-bFGF 肌注治疗组颈总动脉壁；E、F 分别为损伤后 14 天时损伤对照组及 rh-bFGF 肌注治疗组颈总动脉壁

受体结合试验可用于测定药物与人或动物靶细胞受体的亲和常数，通过两者的比值可预测人和动物细胞对药物的敏感性。如果某种药物能与动物细胞的相应受体结合，提示至少两者在空间结构上是互相适配的。但受体结合试验测定的只是药物与受体的结合力，其本质仍为一种理化试验而非活性试验。药物与受体结合后可能起到激动或者阻断作用（阻断剂通常与激动剂的结构略有不同），因而药物与动物细胞受体的亲和力高并不意味着必然有效，其结合后是否产生预期药效，还应通过相关功能活性实验进行证实。例如，我们的研究结果表明兔抗人胃泌素 17（G17s）抗体可特异性结合人 G17s（图 9-4），在此结合实验基础上应用 MTT 法进一步证实该抗体可显著抑制 G17s 依赖性人源肿瘤系 SGC7901 的体外生长（图 9-5）。

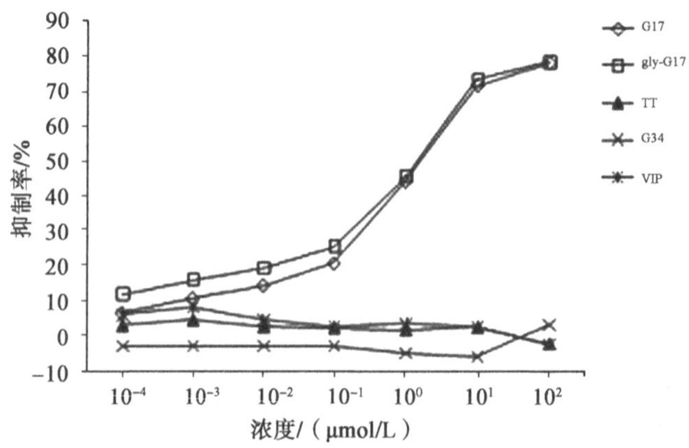

图9-4 竞争性ELISA法检测各种蛋白质[酰胺化胃泌素17(G17)、甘氨酸延伸型胃泌素17(gly-G17)、破伤风类毒素(TT)、酰胺化胃泌素34(G34)、血管活性肠肽(VIP)]对G17s抗体结合抗原的抑制率结果

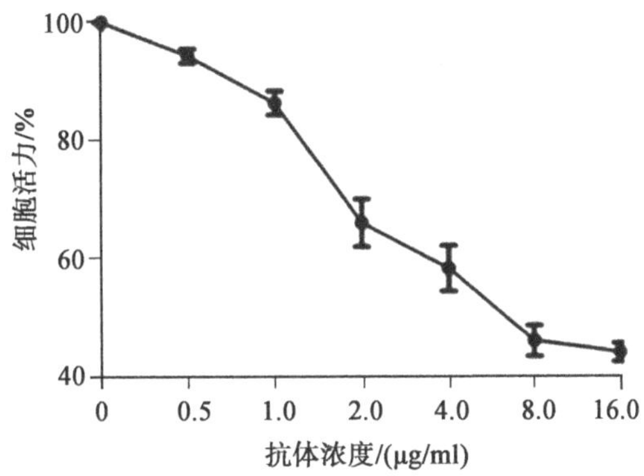

图9-5　MTT法检测G17s抗体抑制人源肿瘤细胞系SGC7901的生长结果

单克隆抗体与不同种属动物细胞抗原的交叉反应测定结果，也有助于动物模型的选择。某种人源单克隆抗体如果和动物体内的相应抗原有交叉反应，就可以采用相应的动物评价该药物的活性，如小鼠抗人 CD3 单克隆抗体（OKT3）可直接与人 CD3 结合，也可作用于小鼠 CD3 分子，产生交叉反应，抑制 T 细胞功能。小鼠动物模型已用于评价该类药的活性。

因体外试验不能模拟药物在体内的药代动力学过程，如果药物在动物的体内代谢、消除、分布等因素对药效有明显影响，就可能影响体外模型对药物体内药效作用的预测价值。总之，不管通过何种方法，药物在某种动物体内是否有效，最终还是要通过体内药效学预试验来确定。体内药效预试验模拟了药物的药代动力学过程、药物与受体结合、信号转导及引发效应的一系列生物学过程，也体现了药效学研究的基本原则，因而结果更为可靠。

（二）动物种属的选择

蛋白类药物绝大多数需要与其相应受体结合才能发挥作用。不同动物种属来源的同种蛋白质及其受体蛋白的氨基酸序列或空间结构可能不同，其药效作用也可能不同，有的甚至不产生种属间交叉反应，如 IFN-γ 有高度种属特异性，人 INF-γ 对动物基本无效。因此，在正式药效学试验之前，通常先要预测药物在不同种属动物间的有效性。

1. 不同种属来源蛋白药物的同源性比较

通常认为动物蛋白质和人体蛋白质氨基酸序列的同源性越高，人体蛋白质越容易与动物受体发生交叉反应，因此人源性重组蛋白与动物同源蛋白氨基酸序列的一致性往往被当作筛选相关种属动物的一种手段。

1）分析方法

分析蛋白同源性（相似度，identities）时先从 NCBI GenBank（http://www.ncbi.nlm.nih.gov/Genbank/）中查找目的蛋白的氨基酸序列，然后用该数据库提供的 BLAST 2 SEQUENCES（BlastP）软件（http://www.ncbi.nlm.nih.gov/blast/bl2seq/wblast2.cgi）在线比对（align），就可以计算出不同种属动物来源某种蛋白氨基酸序列的相似度（表 9-4）。

表 9-4 人与动物细胞因子氨基酸序列的相似度比较

	IFN-α	IFN-β	IFN-γ	TNF-α	IL-2	IL-6	EPO	CNTF
人	1	1	1	1	1	1	1	1
大鼠	0.59	0.47	0.39	0.78	0.66	0.41	0.81	0.84
小鼠	0.61	0.48	0.41	0.71	0.53	0.40	0.78	0.83
土拨鼠	0.54			0.79				
豚鼠			0.57	0.79				
松鼠猴	0.85		0.90					
狨猴	0.83		0.89	0.89			0.79	
食蝎猴		0.91					0.91	
红冠白脸猴			0.93					
猪尾猴			0.93					
恒河猴			0.93				0.90	0.93
狒狒				0.98	0.92			
黑猩猩				0.99				
Ma's 夜猴					0.92	0.96		
夜吼猴					0.92	0.88		
鬼夜猴					0.92	0.88		
猪	0.67	0.62	0.59	0.86	0.70			0.82
兔			0.66	0.79	0.80			0.85
羊	0.54		0.62	0.79				
猫	0.60	0.60	0.64	0.89			0.82	
狗	0.53	0.58	0.65	0.88	0.58	0.54	0.80	0.83
马	0.73	0.58	0.67	0.85				
牛	0.58		0.61		0.65			
鹌鹑			0.31					
火鸡			0.34					
鸡	0.22	0.23	0.35		0			0.44
斑马鱼				0.32				

注：以人细胞因子氨基酸序列相似度为 1。表中数据为与人细胞因子氨基酸序列进行比较后计算的相似度。

2）蛋白药物同源性与种属交叉反应活性的关系

一般来说，动物体内蛋白结构与人的同源性（相似度）越高，该蛋白质越有可能产生种属间交叉反应。结合文献归纳的同源性数据（表 9-4、表 9-5）与现有临床前及临床研究获得的交叉活性数据可大体看出：同源性在 60% 以上，可能有效；在 70% 以上，一般有效；在 80% 以上，一般效果良好。

表 9-5　人和小鼠刺激造血的生长因子的同源性及活性交叉情况

CSF	主要集落刺激作用	促进吞噬细胞功能	临床治疗疾病	人与鼠同源性 /%	人与鼠活性交叉
G-CSF	髓样、中性粒细胞集落增殖、分化成熟	PMN 的吞噬和杀伤功能，ADCC	增强化疗作用，用于治疗艾滋病、白血病、再障、癌症、骨髓移植	73	+
M-CSF	前单核、单核	Mϕ 吞噬和细胞毒功能，ADCC，促进 IL-1、TNF-α 的产生		80	+
GM-CSF	多能干细胞、髓样干细胞、单核、嗜酸、中性粒细胞增殖	增加 Mϕ、Mo、PMN、Eo 的数量，提高其吞噬功能	二次化疗所致中性粒细胞减少症，异体和自体骨髓移植，再障，血小板减小	54	–
IL-3	多能干细胞、多种定向祖细胞、前髓、髓样、红样、巨核、前单、单核、中性、嗜酸、肥大细胞	注射 IL-3 增加血中 PMN、Mo、Eo 的数量，促进 Eo ADCC		29	–
EPO	红细胞系	促进 BFU-E、CFU-E 及红系的增殖和分化	贫血	78	+
SCF	干细胞、造血祖细胞、髓系、红系、巨核细胞系	干细胞增殖和分化，与 IL-3、G-CSF、GM-CSF 和 EPO 协同	癌症	80	±
TPO	巨核细胞系		血小板减少	80	+

注：Mo，单核细胞；Mϕ，巨噬细胞；Eo，嗜酸性粒细胞；En，内皮细胞；Fb，成纤维细胞。

例如，重组人睫状神经营养因子与大鼠的同源性为 83%，与小鼠的同源性为 82%，我们的实验结果表明，两种动物都能很好地评价 rhCNTF 及其变构体的药效。人与动物红细胞生成素的同源性较高（约 80% 左右），其药效学、一般药理学和安全性均是用啮齿类和犬进行评价。rhEPO 可刺激多种哺乳类动物如小鼠、大鼠、兔、犬及非人灵长类动物骨髓造血。人与小鼠成纤维细胞生长因子（FGF）结构上的同源性达 90% 以上，小鼠颌下腺神经生长因子与人的同源性为 89%，有较强的生物学交叉反应。人与小鼠的 TNF-α 有 71% 氨基酸组成序列相似，TNF-α 的药效学作用种属差异性较小（毒性作用有种属特异性）。人和小鼠 TGF-β1 的同源性高达 99%，在不同种属中 TGF-β 都具有重要的生物学功能。人与小鼠促血小板生成素（TPO）在氨基酸水平上有 80% 的同源性，rhTPO 可刺激小鼠骨髓巨核细胞计数增多，使外周血小板计数增加，也可有效地升高恒河猴的血小板计数。

但有时种属关系远近与药效种属交叉反应性不一定相关，如 rhEPO 具有较高的种属同源性，在小鼠可观察到其刺激髓外脾脏造血的作用，而在非人灵长类中观察不到此种作用。该现象的原因可能为，与人蛋白同源性高的某些动物蛋白会因个别关键氨基酸（如半胱氨酸）残基的差别，或同时发生空间结构的变化，或因糖基化程度、二硫键、某段关键活性部位的同源性低而出现较大的种属差异性。因而，预测同源性程度与药效种属交叉反应性之间的关系，仍是生物技术药临床前研究的一道难题。

3）不对称的药物种属交叉反应活性

人和小鼠白血病抑制因子（LIF）在氨基酸水平上有 78% 同源性，人 LIF 对鼠源性细胞有较强的活性，而小鼠 LIF 对人细胞则作用很弱；IL-2 的作用也具有沿种系谱向上有限制性、向下无限制性的特点（表 9-6）。同样存在另一种相反的情况：人和小鼠 SCF 分别由 248 个和 220 个氨基酸组成，约有 80% 的同源性，人 SCF 对小鼠细胞活性较低，但大鼠和小鼠 SCF 对人细胞有完全的生物活性；人 IL-9 对小鼠细胞无刺激活性，而小鼠 IL-9 可作用于人细胞。

表 9-6　白细胞介素类的种属特异性

种类	同源性	种属特异性
IL-1	IL-1 在不同种属中有较高同源性。在氨基酸水平上，IL-1α 和 IL-1β 在不同种属的同源性分别为 60%~70% 和 75%~78%；但在同一种属中 IL-1α 与 IL-1β 同源性只有 25%	IL-1 无明显种属特异性，人 IL-1 可作用于小鼠源性的细胞
IL-2	人和小鼠 IL-2 基因 DNA 序列有 63% 的同源性，在氨基酸水平上同源性为 53%	IL-2 具有沿种系谱向上有限制性、向下无限制性的特点，如人 IL-2 能促进小鼠 T 细胞增殖，而小鼠 IL-2 对人 T 细胞无活性
IL-4	人 IL-4 前体蛋白从 N 端到 91 位氨基酸，以及 C 端到 128 位氨基酸与小鼠有 70% 的同源性；而 91~128 位氨基酸与小鼠的同源性很低，该段氨基酸序列的同源性决定了 IL-4 作用的种属特异性	人、鼠 IL-4 的生物学作用没有交叉反应
IL-5	人和小鼠 IL-5 在氨基酸水平有 70% 的同源性	生物学作用有交叉反应
IL-6	人与小鼠 IL-6 在氨基酸水平有 42% 的同源性	人 IL-6 对小鼠某些细胞有刺激作用
IL-7	人与小鼠 IL-7 在氨基酸水平有 60% 的同源性	人 IL-7 可作用于小鼠的前 B 细胞，而小鼠 IL-7 对人前 B 细胞无作用
IL-9	人和小鼠 IL-9 在氨基酸水平有 56% 同源性，均含有 10 个保守的半胱氨酸	小鼠 IL-9 可作用于人的细胞，而人 IL-9 对小鼠细胞无刺激活性
IL-10	人和小鼠 IL-10 在 DNA 和氨基酸水平分别有 81% 和 73% 的同源性	人 IL-10 可作用于小鼠细胞，而小鼠 IL-10 对人细胞无作用
IL-11	小鼠、非人灵长类和人类的 IL-11 氨基酸序列同源性达 90% 以上	人 IL-11 可刺激小鼠巨核系增生，提高外周血小板计数、中性粒细胞计数，增加 CFU-GM、CFU-Mix 和 CFU-Meg
IL-12	人 IL-12 有 2 个亚单位，小鼠 IL-12 P35 和 P40 亚单位分别与人的相应亚单位有 66% 和 70% 的同源性	人 IL-12 有种属特异性，人 IL-12 对小鼠细胞作用甚弱
IL-18	人和小鼠 IL-18 的氨基酸序列有 65% 的同源性	有种属差异性

4）相似度低、交叉活性高的反常现象

还有一种现象是，人与某种动物蛋白的氨基酸序列同源性很低，但却对该动物有效，原理不清。蛋白类药物在体内发挥作用时反复折叠，以一定的空间结构和对应的受体结合，引发效应。例如，两类不同种属来源蛋白的总相似度较低，但它们与受体结合部位氨基酸片段间的相似度较高，其仍可与异种受体结合产生效应。在这种情况下，根据氨基酸序列相似性分析进行的有效性预测就不可靠。人与动物 IL-2 和 IL-6 的同源性较低（人与小鼠 IL-6 氨基酸序列的同源性为 40%，人与小鼠 IL-2 氨基酸序列的同源性为 53%），但重组人 IL-2 和人 IL-6 却在很多种试验动物中显示出药理活性。干扰素（IFN）类的生物学作用有较强的种属特异性，人或小鼠 IFN-γ 只能增加同源性肿瘤细胞 MHC-I 类分子的表达，但对移植性小鼠肿瘤和人肿瘤，小鼠体内给药时均可观察到人源性 IFN-α 和 IFN-β 的治疗效果。因而，蛋白质的同源性是筛选相关动物的起点，但不是确定相关动物的决定性因素。

5）种属特异性较强的药物

家禽细胞因子与人和哺乳动物的同源性极低，如鸡与人 IFN 氨基酸同源性最高只有 22%~35%。人与小鼠或大鼠 IFN-β 在氨基酸水平上同源性不到 50%，IFN-β 的生物学作用有较强的种属特异性。

人和小鼠 IFN-γ 在 DNA 水平上有 65% 的同源性，在氨基酸水平的同源性只有 40% 左右，其生物学作用有严格的种属特异性，人 IFN-γ 只作用于人或灵长类动物的细胞。

人与鼠 IL-3 DNA 约有 45% 的同源性，氨基酸有 29% 的同源性，人与小鼠间 IL-3 生物学作用无交叉反应。

除了比较药物蛋白结构的种属差异性，目前许多药物受体的氨基酸序列已知，受体种属差异性的比较对于药物种属间交叉反应活性也可以提供一定的信息。例如，人与大鼠、小鼠、恒河猴 CNTFR-α 在氨基酸水平上的同源性分别为 95%、96% 和 99%，大鼠与小鼠 CNTFR-α 的同源性为 97%，大鼠、小鼠和猴对人 CNTF 均有良好的反应性。人与小鼠 G-CSFR 在氨基酸水平上有 62% 的同源性，二者对配体有交叉反应性。

2. 转基因动物、细胞和同系蛋白的使用

应用转基因技术建立表达人源受体的转基因动物也是药效模型的一种选择。转基因技术可根据生物技术药物作用受体的种属特征，将该受体在异种动物体内进行克隆、表达，使这些动物人为地转变为“相关种属动物”。例如，人源化单克隆抗体，可能在其他动物体内无交叉反应，此时无法在动物体内评价其活性，但可用表达人 CD4 分子的转基因小鼠来评价人源化抗 CD4 单克隆抗体的作用。

此外，也可以在体外将基因导入某些细胞，使这些细胞表达人源性蛋白，用于免疫治疗研究。例如，用人肿瘤表面的特异性抗原进行肿瘤免疫治疗时，在动物正常细胞或动物肿瘤细胞表面不存在相关抗原，而人肿瘤只能接种于免疫功能缺陷的裸鼠，因而不能进行主动免疫治疗实验，此时可通过转基因技术使动物肿瘤表达人源性相关蛋白，这种模型可观察药物在动物体内的代谢动力学、免疫活化及发挥作用的整个过程。小鼠黑色素瘤 B-16 细胞转染人 *MUC-1* 基因后，可表达人源性 MUC-1，接种于 C57BL 小鼠，形成皮下移植瘤，可用于重组人 MUC-1 的肿瘤免疫治疗试验。

如果确实无法找到相关种属动物时，使用同系蛋白进行药效学试验也是一种选择。

例如，IFN-γ 的药效学研究就是使用小鼠 IFN-γ 在小鼠体内进行试验；研究 IFN-β 的抗肝炎病毒作用，可观察重组小鼠 IFN-β 治疗小鼠肝炎病毒感染的作用。但这种方法对临床疗效的预测价值还有很大争议。

三、给药途径的选择

给药途径一般可分为血管内给药与血管外给药（如肌肉、皮下给药）。药效学研究中给药途径的选择应综合考虑药物作用靶点、分子大小、免疫原性、溶解度、吸收与生物利用度等因素的影响。

（一）静脉给药

大多数生物技术药物常经非肠道并针对某一特异性靶点给药，常有较慢的吸收速度、分布限制、不同消除机制所致的较长半衰期。静脉注射给药具有较高的生物利用度，大多数治疗类抗体采用静脉给药，可快速将抗体运送至靶点并达到较高浓度。相对于其他非肠道给药途径，静脉给药可注射较大体积药品。然而，静脉注射给药也存在操作复杂、快速注射抗体可能引起不良反应等缺陷。

（二）肌肉与皮下给药

疫苗给药途径的选择主要考虑其成分与免疫原性，应给到能引起预期免疫反应的靶组织，并尽可能减少血管损伤，一般采用血管外给药（如肌肉、皮下、口服、鼻内）。肌肉注射较皮下注射所引起的免疫原性大，皮下或皮内注射给药常引起强烈的局部刺激反应，导致皮肤硬化、色素减退、炎症及肉芽肿的形成，因此，对于含有佐剂的疫苗一般推荐肌肉注射给药。皮下注射给药能减少局部神经血管损伤，如果疫苗（如活病毒疫苗）皮下免疫后可以引起较好的免疫原性，则可以选择使用。皮内注射给药常用于接种卡介苗。

抗体经肌肉或皮下注射主要经淋巴系统吸收，高空隙度的淋巴系统允许大分子经组织液进行转运，淋巴液缓慢进入血液系统可使吸收过程持续数小时。蛋白类大分子药物经皮下注射后，根据其分子大小可经毛细血管或淋巴管吸收，一般大于 16 kDa 分子主要经淋巴管吸收，吸收较慢，途经酶的降解，使生物利用度降低；小于 1 kDa 分子大多数经毛细血管吸收，吸收速度快，生物利用度较高。我们的实验结果表明，分子量＞ 2 万的 rhCNTF 及其变构体，皮下注射生物利用度为 10% 左右，而小分子量的重组胸腺肽 α 或人工合成胸腺肽 α（分子量为 3108）皮下注射的生物利用度＞ 90%，这种现象可能和药物的吸收途径有关。

肌肉与皮下注射给药用药更方便，但也存在一些缺陷。例如，相对于静脉注射，肌肉与皮下注射途径常因进入体循环前的降解、注射部位不同的血流量、注射创伤、有效的毛管孔隙与扩散等因素导致许多蛋白的生物利用度降低，研究表明抗体经肌肉或皮下注射的生物利用度一般为 50%~100%，最大血药浓度一般出现在给药后的 1~8 天。肌肉与皮下注射体积分别超过 5ml、2.5ml 时常会引起疼痛。因 IgG 溶解度的相对有限性，肌肉与皮下注射途径不能给予大剂量抗体，而应用多针注射可在一定程度上克服该限制。

（三）口服给药

少数疫苗（如脊髓灰质炎疫苗、轮状病毒疫苗）可经口服给药，但其前提为疫苗可口服并不被降解。抗体经口服给药仅限用于胃肠道感染的治疗。而大多数生物制品一般不经口服给药，因为胃肠道中存在大量肽酶与蛋白水解酶，且胃肠道黏膜作为屏障可阻碍水溶性大分子（如多肽、蛋白质）的吸收，造成药物极低的生物利用度。如单克隆抗体因分子大小、极性、可经胃肠道降解，其口服给药的生物利用度基本为零，常通过非肠道途径注射给药（包括静脉注射、肌肉注射、皮下注射）。

某些情况下完整的免疫球蛋白也可通过细胞间转运或受体介导作用穿过胃肠道上皮细胞进入体循环。例如，新生动物免疫球蛋白 Fc 受体（FcRn）是 IgG 在乳腺、肠道运输过程中的唯一受体，该受体可保护 IgG 不被降解，对新生动物吸收初乳中的 IgG 具有关键作用；目前发现该受体也可表达于成年动物的多种细胞（包括肾脏上皮细胞、肝细胞、肺上皮细胞、肠巨噬细胞、外周血单个核细胞、树突状细胞）。

（四）其他给药途径（鼻内、腹腔、肺部、玻璃体内、关节腔内、颅内）

流感减毒活疫苗是唯一被批准经鼻内途径给药的疫苗，但该途径不适用于具有严重免疫抑制的人群。腹腔给药（如 Catumaxomab）主要经淋巴循环吸收，吸收速度较静脉给药慢，可模拟临床抗体缓慢的产生过程。肺脏具有较大表面积与较高灌注率，肺上皮细胞可表达 FcRn，使抗体更易吸收。生物制品经肺部给药可提高其系统功效，吸入性胰岛素就是一个成功实例，但抗体经肺部给药可能局限于具有较高活性且仅需给予少量液体的抗体。

为了提高局部效应，也可在药物作用靶点部位采用玻璃体内给药（如 Ranibizumab）、关节腔内给药（如 rAAV2/ratTNFR：Fc）等局部给药途径。我们在腺相关病毒载体介导大鼠肿瘤坏死因子Ⅱ型受体胞外区和免疫球蛋白 IgG1Fc 段融合基因（rAAV2/ratTNFR：Fc）的药效研究中，采用了在胶原诱导的关节炎大鼠关节腔给药途径，各剂量治疗组大鼠经与对照组比较，在关节评分、X 光关节保护评价、病理分析、炎症细胞因子下降水平等诸多方面均有不同程度改善，同时也说明腺相关病毒载体有效介导了 ratTNFR：Fc 基因在关节内的表达，发挥了药效作用（图 9-6）。

	正常大鼠对照	CIA 大鼠 PBS 给药	CIA 大鼠空载体（无治疗基因）给药	CIA 大鼠 rAAV2/ratTNFR：Fc 给药
照片	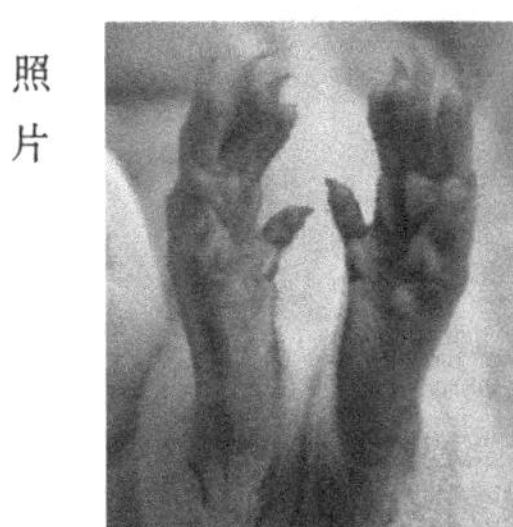	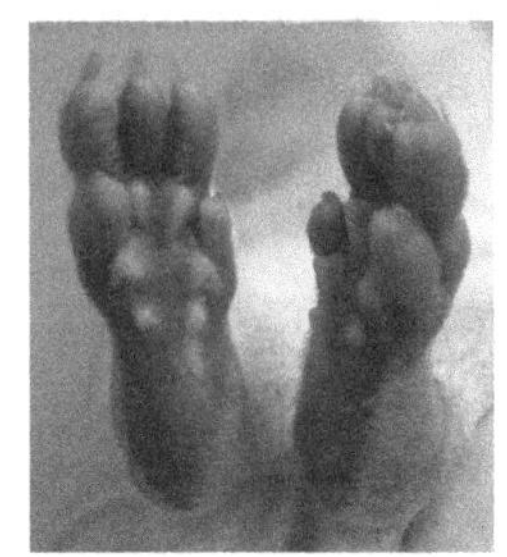	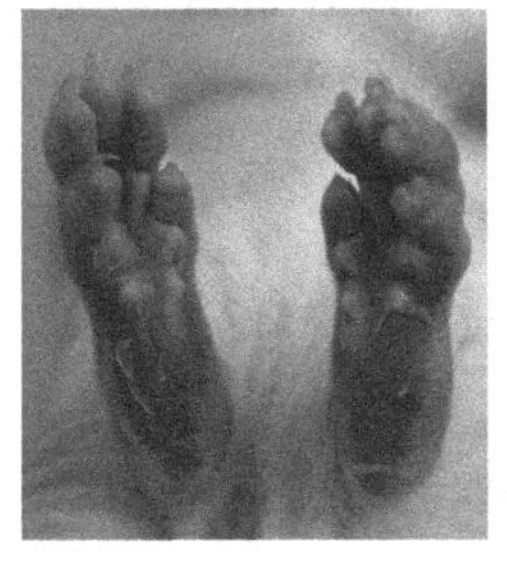	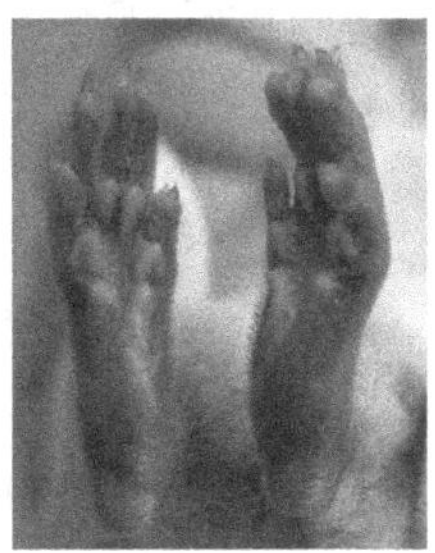

图9-6 rAAV2/ratTNFR：Fc于CIA大鼠模型关节腔给药后治疗效果图

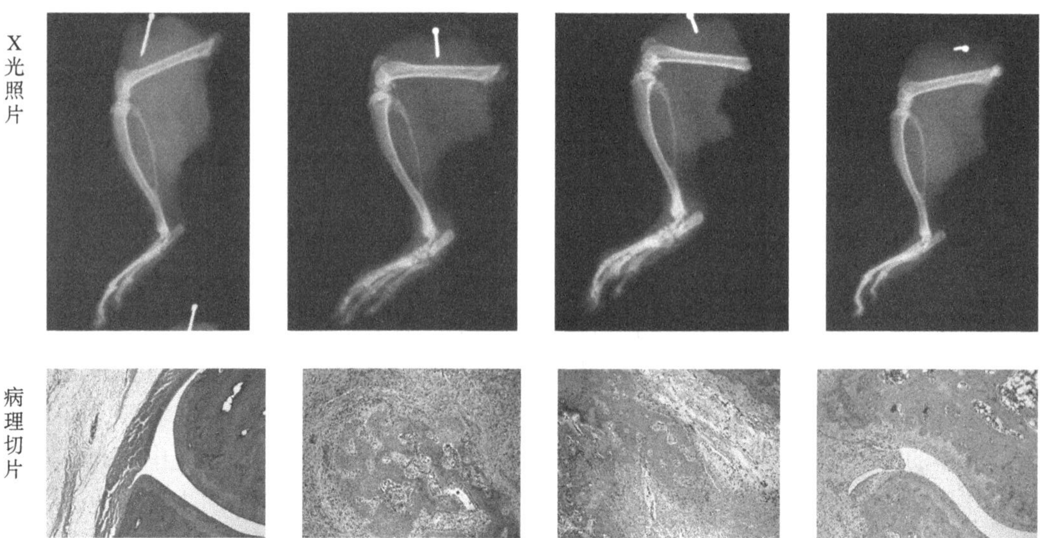

图9-6　rAAV2/ratTNFR: Fc于CIA大鼠模型关节腔给药后治疗效果图（续）

在腺相关病毒载体介导的绿色荧光蛋白报告基因和人神经生长因子基因（rAAV2/GFP、rAAV2/hNGF）的表达研究中，以甘露醇高渗溶液瞬时可逆开放血脑屏障后，再将携带报告基因或治疗基因的病毒载体以颈动脉插管的方式导入脑内，给药2个月后检测，结果表明大鼠脑内导入侧可见报告基因显著表达，非导入侧由于脑内基底侧支循环的作用，也可见报告基因表达（图9-7），并且NGF表达含量显著高于对照组。总之，根据不同生物技术药物的特性，开阔思路，研究科学合理的实验方法，对于证明其特别的药效作用具有非常重要的意义。

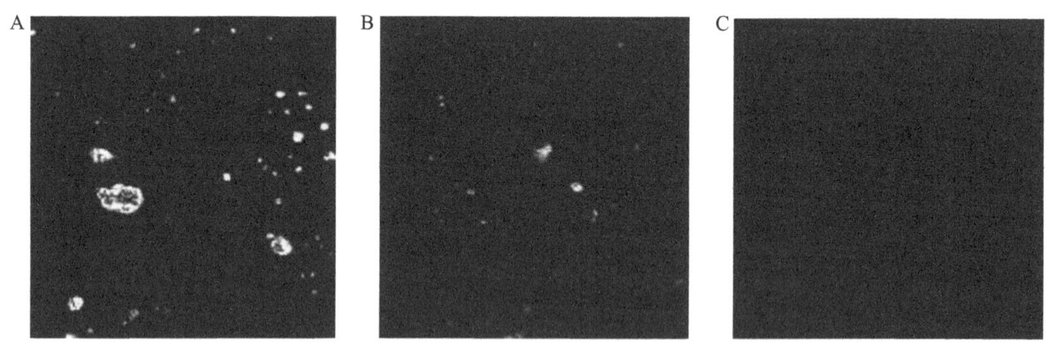

图9-7　血脑屏障开放后rAAV-2/GFP导入组大鼠脑切片绿色荧光蛋白表达检测（原始放大100×）

A. 血脑屏障开放后rAAV-2/GFP导入侧左脑切片；B. 血脑屏障开放后rAAV-2/GFP导入侧右脑切片；C. 阴性对照（PBS给药）

四、给药剂量与量效关系、PK/PD关系

（一）给药剂量与量效关系

蛋白类药物与其受体的亲和力高，有极高的生物学活性，给药剂量常常为μg/kg

级。一般药效试验须设高、中、低三个剂量，研究药物的量 - 效关系。而蛋白药物多靶点、多效性的特点会使其量 - 效关系较为复杂，其量 - 效曲线通常不像小分子药物那样呈 S 形，而是呈钟形，这点在剂量设计时尤其应加注意。例如，细胞因子在免疫反应中常影响多个不同的环节，剂量增加后可能引起关键受体下调或信号转导通路改变，预期的作用减弱或消失。

有的药物在低剂量时作用于高亲和力受体，有相对选择性和量 - 效关系，但高剂量时也可同时激活低亲和力受体，这样在激活正向调节的同时，也可能会激活负向调节机制，使量 - 效曲线下降。例如，TNF-α 低剂量时作用于高亲和力受体，可能会刺激细胞增殖；而高剂量时作用于低亲和力受体，呈现细胞毒作用。rh-bFGF 对大鼠醋酸性胃溃疡的量 - 效关系中，小到中剂量可促进溃疡愈合，大剂量时却无明显治疗作用（图 9-8）。这种量 - 效关系对确定临床起始量增加了一定的难度。

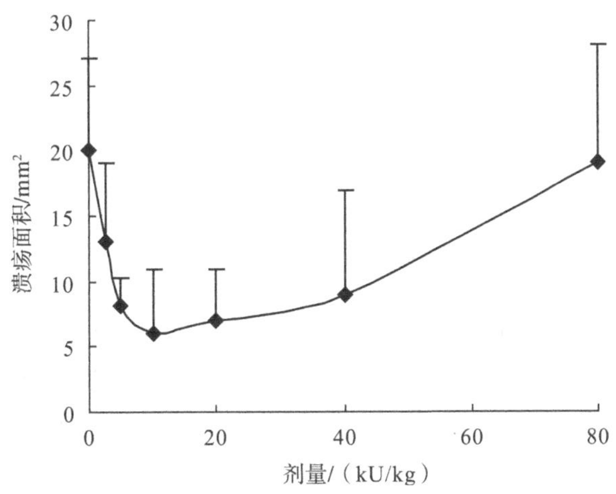

图9-8　rh-bFGF肌注治疗大鼠醋酸性溃疡时的量-效关系

有些蛋白类药物，在生理病理状态下以低浓度形式存在，与大剂量外源性药物的作用有所不同，如 bFGF 在体内炎症部位存在并参与炎症反应和损伤修复，在一定条件下，还可促进炎症介质 NO、PGE_2 的产生。bFGF 在炎症时生成增多，是促炎还是抗炎，生物学意义不清。我们在实验中大剂量肌内注射 rh-bFGF，结果显示 rh-bFGF 2 kU/kg、4 kU/kg 可明显抑制小鼠耳壳肿胀和足肿胀、减少小鼠腹腔渗出液中蛋白含量；rh-bFGF 4 kU/kg 可明显降低小鼠皮肤毛细血管通透性；rh-bFGF 2 kU/kg、4 kU/kg 可明显降低大鼠腹腔渗出液中白细胞计数和蛋白含量；rh-bFGF 4 kU/kg 可升高大鼠腹腔渗出液 SOD 的活性，降低腹腔渗出液 NO、MDA 含量，明显降低 PGE_2 含量，抑制 NOS 活性。结果表明，大剂量肌内注射 rh-bFGF 有明确的抗炎作用而非促炎作用。

（二）PK/PD 关系

和小分子药物不同，生物技术药物的药效与其血浆药物浓度并不一定平行，甚至可延迟至血中药物完全消失后才出现作用，例如，PGE-IL-2 可促进 T 淋巴细胞增殖并激活 T 淋巴细胞，而 T 淋巴细胞增殖和活化后可自行发挥作用，因此 PGE-IL-2 作用可持续至血中药物消失之后，或在血中药物消失后才出现作用（图 9-9）。第二种可能是，药物在细胞内发挥作用，药效的强度取决于进入细胞内的药量。第三种可能是引起细胞增殖，药效作用通过增殖后的细胞发挥作用（图 9-9）。生物药物很少降解为有活性的代谢产物，一般降解为无活性的氨基酸片段，因而分析药理活性时一般不考虑代谢物的影响。

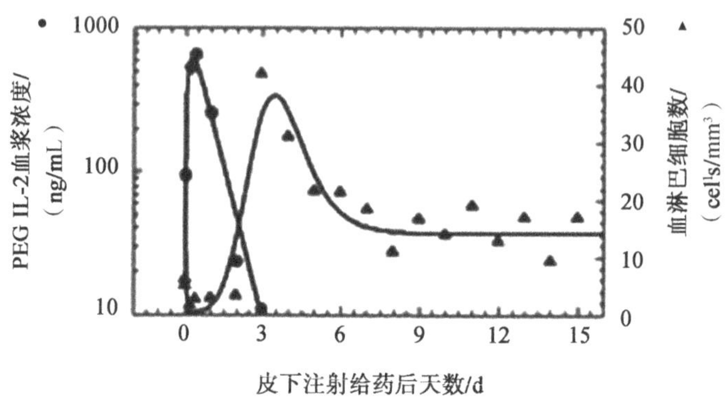

图9-9　PEG IL-2的血药浓度与药效的关系

●代表血浆浓度；▲代表血淋巴细胞数

五、免疫原性对药效的影响

任何外源性蛋白都会被机体视作外来物质并引发机体产生针对该蛋白质的内源性抗体，人源化与非人源化产品均有免疫原性问题。免疫原性问题可能不具有临床相关性，但由于抗药抗体、药物的药动学和药效学互相影响，导致该问题可能会影响药物的临床前药效学评价。

蛋白类产品免疫原性产生的原因包括：序列改变、糖基化（如 GM-CSF、INFB）、来源于原料或下游工艺的污染与杂质（如人生长激素、胰岛素）、制剂类型、给药途径与剂量、治疗时间、实验技术、患者特异质、其他未知因素等。一般长时间给药时应注意抗药抗体的生成，可用 ELISA 法动态检测抗药抗体的生成情况，用生物活性检定法评价抗药抗体对药物活性的中和特性。而肿瘤免疫治疗时，抗药抗体生成显示了药物的疗效，应加以区分。

免疫原性的大小取决于蛋白质性质（外源性＞内源性，局部分泌蛋白＞循环活性蛋白，大分子＞小分子）、给药途径（皮下注射＞静脉注射）、剂量（大剂量＞小剂量）与频率等因素。

蛋白类产品免疫原性产生的机制包括：①机体对异种蛋白的反应，如来源于异种蛋白疫苗类制品中和抗体的产生会减弱此类产品的药效作用；②机体免疫耐受的打破，如人源化 INF、IL-2、GM-CSF、EPO，少数患者长时间应用后体内会产生针对自身抗原的结合抗体，但在停止治疗后或治疗期间会消失，对大多数患者而言这些抗体不会产生不良影响。

免疫原性对药效的影响包括：①主要通过产生中和抗体导致药效作用的减弱，中和抗体也可能与抗原结构相似的内源性蛋白产生交叉反应，过去因产品的免疫原性常可导致免疫不良反应（如过敏反应或血清病），目前经产品的高度纯化，此类反应已较少发生；②非中和抗体也会影响药效，非中和抗体与药物结合后导致药物的分子量变大，进而引起药物的药动学特征发生变化，导致药物药效的增强或减弱。由于抗体 IgG 分子量大，抗药抗体即使不结合在药物的活性中心，也有可能因空间位阻效应使药物与受体无法结合（图 9-10，表 9-7），导致药效的消失。

表 9-7　治疗用蛋白免疫原性产生的机制

	经典免疫反应	打破免疫耐受
产品性质	微生物或植物来源产品，如链激酶	人源性，如细胞因子
抗体形成	产生快，通常注射一针即可产生，发生率高，为中和抗体，存在时间长	产生慢，通常在长期用药后逐渐生成，主要为结合抗体，发生率低，停药后消失或治疗期间消失
原因	存在非自身抗原	不纯或存在聚积体
后果	大多数活性消失	大多数对患者无明显影响

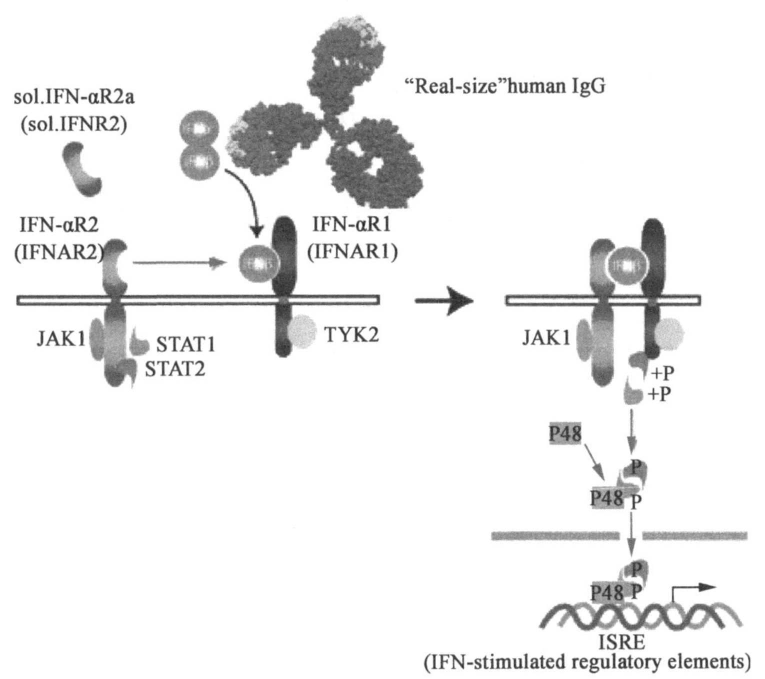

图9-10　抗体的空间位阻效应使药物与受体无法结合

第三节　抗体生物类似药的药效学研究

生物类似药是指在质量、安全性和有效性方面与已获准注册的参照药具有相似性的治疗用生物制品。治疗性单克隆抗体因其靶向性强、副作用小、疗效显著等特点，已广泛应用于自身免疫、肿瘤、感染等人类重大疾病的治疗；因其存在的巨大市场价值，以及相关原研产品专利保护的到期，目前国际对该类产品生物类似药的研发已成为研究热点。为保证此类产品安全、有效、质量可控，国内外相关机构（WHO、SFDA）已陆续出台相关指导原则，此类产品的药效学研究除应考虑本章所讨论的上述共性问题外，相关原则也对其药效学评价提出了具体要求，现予以简要介绍。

单克隆抗体生物类似药的非临床药效学评价应按逐步递进的原则比对类似药与参照药的相似性，首先应进行体外比对研究，然后在体外比对研究结果的基础上决定进行体内比对研究的必要性与程度。

一、体外比对研究与实例

结合单克隆抗体生物类似药的药效机制与“case by case”原则，此类产品的非临床药效学体外比对研究可总体参考下述方法进行设计。

1. 抗体结合能力的研究

（1）对目标抗原结合能力的研究。

（2）对 3 类 Fcγ 受体亚型（FcγR Ⅰ、FcγR Ⅱ、FcγR Ⅲ）、FcRn、补体（C1q）结合能力的研究。

2. 抗体功能 / 生物活性的研究

（1）与 Fab 功能相关的研究（如可溶性配体中和实验、受体激活或阻断实验）。

（2）与 Fc 功能相关的研究（如 ADCC、CDC、补体激活实验）。

例如，Visser 等对利妥昔单抗生物类似药（GP2013）与其参照药（Originator Rituximab）的比对研究中，就参考上述体外比对研究项对其功能特征进行了较为全面的比对研究（表 9-8~ 表 9-10）。

表 9-8 利妥昔单抗生物类似药（GP2013）与其参照药（Originator Rituximab）的比对研究设计（引自 Visser，2013）

Category	Quality attribute	Methods
Physicochemical characterization		
Primary structure	Amino acid sequence	Red. RP-HPLC-ESI-MS peptide mapping. intact mass of whole mAB，HC and LC by RP-HPLC-ESI-MS. Red RP-HPLC-UV peptide mapping
Higher order structure	Disulfide bridging	Non-red. RP-HPLC-ESI-MS peptide mapping
	Free thiols	Ellman's assay
	Secondary and tertiary structure	CD，FTIR，HDX-MS，X-ray
	Thermodynamic stability	DSC
General charge heterogeneity and amino acid modifications	OK variant，acidic variants，basic variant，Gln-variant，Lys-variant，amidated proline	CEX digested/undigested
	Glycation	Boronate affinity
	Oxidation/deamidation/C-terminal variants	RP-HPLC-UV/MS peptide mapping
Glycosylation	Galactosylation，sialylation，mannosylation，afucosylation，bisecting GleNAc，NGNA，α-galaetose，qualitative glycosylation pattern	NP-HPLC-FL

续表

Category	Quality attribute	Methods
Size heterogeneity	Monomer，low-molecular weight（LMW）and high molecular weight（HMW）variants（aggregates）	SEC，AF4
	Heavy chain（HC），light chain（LC），aglycosylated HC，clipped variants	Red CE-SDS
	Monomer，LMW（e. g.，half antibodies（HL）and HHL variant）and HMW variants	Non-red，CE-SDS
	Subvisible particles	Light obscuration（PhEur，≥ 10μm and > 25μm）
	Visible particles	Visual inspection（PhEur）
Functional characterization Target and receptor binding	FcRn binding	SPR
	FcγR binding（FcγR Ⅰa，FcγR Ⅱa，FcγR Ⅱb，FcγR Ⅲa（F158），FcγR Ⅲa（V158），FcγR Ⅲb）	SPR
Bicactivity	CD20 target binding	Cell-based binding assay
	CDC potency	Cell-based CDC assay
	ADCC potency	Cell-based ADDC assay
	Apoptosis	Cell-based apoptosis assay

表 9-9　利妥昔单抗生物类似药（GP2013）与其参照药（Originator Rituximab）对 Fcγ、FcRn 受体结合能力的比对研究结果（引自 Visser et al.，2013）

	Reference K_D	GP2013 K_D
FcRn	0.55~0.58μmol/L	0.54~0.58μmol/L
FcγR Ⅰa	10.4~11.8nmol/L	10.9~12.4nmol/L
FcγR Ⅱa	2.4~2.7μmol/L	2.4~2.7μmol/L
FcγR Ⅱb	11.4~12.8μmol/L	11.0~12.7μmol/L
FcγR Ⅲa F158	7.4~10.3μmol/L	8.5~10.9μmol/L
FcγR Ⅲa V158	3.5~4.9μmol/L	4.2~5.0μmol/L
FcγR Ⅲb	9.2~11.7μmol/L	9.9~12.4μmol/L

表 9-10　利妥昔单抗生物类似药（GP2013）与其参照药（Originator Rituximab）的功能 / 生物活性比对研究结果（引自 Visser et al.，2013）

	Target binding	ADCC	CDC	Apoptosis
GP2013/%	97~108	86~105	99~111	88~97
Reference range/%	96~110	70~132	95~127	88~102
p value（TOST）	< 0.0001	< 0.0001	< 0.0001	< 0.0001

二、体内比对研究与实例

如对类似药与参照药已进行充分的质量比对、体外比对研究，并可证明它们的相似性，则可不必进行体内动物比对研究；反之，则应考虑进行体内对比研究。例如，某些单克隆抗体所介导的效应不能采用体外比对方法充分阐明，则应进行体内比对研究，从而进一步提供相关补充信息。例如，Seo 等在重组人绒毛膜促性腺素生物类似药（DA-3803）与其参照药（Ovidrel）的比对研究中，就采用鼠精囊、子宫与卵巢增重法对其生物效价进行比对研究（表 9-11）。

表 9-11 HCG 生物类似药（DA-3803）与其参照药（Ovidrel）生物效价比对研究结果（mean ± SD）（引自 Seo et al.，2011）

Assay/dose	hCG products		
	NIBSC IS[a]	Ovidrel®	DA-3803
Seminal vesicle weight gain assay（EP）：weight of seminal vesicle/mg			
Dose/（IU/d）			
0	15.8 ± 2.2	15.8 ± 2.2	15.8 ± 2.2
0.25	39.8 ± 4.8	38.1 ± 6.1	41.6 ± 6.5
0.5	47.9 ± 6.9	49.6 ± 7.2	54.5 ± 6.0
1	59.2 ± 4.5	58.9 ± 6.7	59.7 ± 3.7
Uterus weight gain assay（USP）：weight of uterus/mg			
Dose/（IU/d）			
0	28.4 ± 7.6	28.4 ± 7.6	28.4 ± 7.6
0.05	29.6 ± 5.9	28.3 ± 4.8	30.1 ± 5.9
0.1	89.3 ± 26.1	93.4 ± 42.6	99.3 ± 24.8
0.2	160.8 ± 31.7	164.3 ± 14.9	171.4 ± 17.8
Ovary weight gain assay（KP）：weight of ovary/mg			
Dose/（IU/d）			
0	20.0 ± 2.1	20.0 ± 2.1	20.0 ± 2.1
2	44.7 ± 11.6	45.4 ± 4.8	47.6 ± 10.8
4	58.0 ± 5.3	57.0 ± 4.0	60.5 ± 6.9
Progesterone production assay：concentration of progesterone/（ng/ml）			
Dose/（ng/ml）			
0	139.1 ± 1.2	139.1 ± 1.2	139.1 ± 1.2
1	150.8 ± 15.5	281.2 ± 6.0	313.8 ± 43.9
5	365.5 ± 37.4	619.1 ± 84.7	631.2 ± 51.5
25	740.5 ± 83.1	881.4 ± 129.3	897.3 ± 103.5

a. WHO international standard hCG（4th international standard，NIBSC code 75/589）.

第四节　免疫检查点抑制剂与免疫细胞治疗产品的药效学研究与挑战

肿瘤免疫疗法即应用免疫学原理和方法，提高肿瘤细胞自身的免疫原性及其对效应细胞杀伤作用的敏感性，激发和增强机体抗肿瘤免疫应答，并应用免疫细胞和效应分子，协同机体免疫系统杀伤、抑制肿瘤生长的方法。

肿瘤免疫疗法主要应用非特异性或辅助治疗药物、单克隆抗体、疫苗、免疫细胞治疗肿瘤。非特异性或辅助治疗药物包括细胞因子及其他可激活免疫反应的化学药物，如细胞因子可促进免疫细胞生长与增殖进而发挥靶向抗肿瘤作用。单克隆抗体通过特异性结合抗原，可直接攻击肿瘤细胞或对肿瘤细胞进行标记。疫苗则利用肿瘤细胞抗原激活免疫系统攻击肿瘤。免疫细胞目前主要为利用嵌合抗原受体 T 细胞特异性杀伤肿瘤细胞。

一、免疫检查点抑制剂药效标志物的应用与发展前景

免疫检查点一般为控制或关闭免疫反应所涉及信号通路中的关键分子，如细胞毒 T 淋巴细胞抗原 4（cytotoxic T-lymphocyte antigen 4，CTLA4）、细胞程序性死亡受体 1（programmed cell death 1，PD-1）、细胞程序性死亡配体 1（programmed cell death ligand 1，PD-L1）。针对免疫检查点的肿瘤免疫疗法是目前开发肿瘤治疗药物的热点，其主要包括针对上述免疫检查点分子的抗体类药物，并已广泛应用于临床治疗黑色素瘤、肾癌、非小细胞肺癌等多种肿瘤。此类药物疗效较其他方法已有明显提高，如何准确评价此类药物药效，并利用相关特异性药效标志物评价或预测此类药物的疗效也成为研究者关注的热点与难点。

除应用一般药效指标与转基因动物模型外，对患者免疫状态进行监测，开发相关药效标志物常作为评价或预测此类药物药效作用的方法。例如，T 细胞免疫突触活性生物测定实验已成功用于检测经化学免疫疗法及来那度胺治疗慢性淋巴细胞白血病患者的 T 细胞功能，该实验允许同时检测早期 T 细胞活化信号及效应因子溶细胞颗粒酶 B 的表达，实验结果表明对上述治疗方法有较好疗效的患者，其 T 细胞免疫突触活性均有较好恢复。啮齿类与人类应用抗 CTLA-4 抗体后可导致体内效应 T 细胞与调节 T 细胞比率发生显著改变，上述细胞在瘤内的比率可作为评价抗 CTLA-4 相关药物药效的指标；而联合应用抗 PD-1 与抗 CTLA-4 药物可显著提高肿瘤内效应 T 细胞与调节 T 细胞之间的比率，也可显著提高效应 T 细胞与骨髓来源抑制细胞之间的比率。PD-L1 对于遴选相关肿瘤患者，特别对于应用派姆单抗（pembrolizumab）治疗非小细胞肺癌的患者筛选，该分子是一个重要的药效标志物。

虽然上述方法与指标对评价药效作用有一定作用，但研究鉴定用于评价此类药物治疗效果的分子标志物仍然是挑战。例如，有研究表明肿瘤或肿瘤微环境内 PD-L1 和

CTLA-4 的表达与肿瘤免疫疗法疗效有较好相关性，但不是所有表达 PD-1 或 PD-L1 阳性的患者都对其单克隆抗体有很好的治疗效果。肿瘤浸润免疫细胞中 PD-L1 与 CTLA-4 的表达与阿特珠单抗（atezolizumab）的疗效具有相关性；但肿瘤细胞中 PD-L1 的表达与其疗效不具有相关性。肿瘤细胞中 PD-L1 的表达与派姆单抗（pembrolizumab）的疗效具有相关性；而针对肿瘤细胞中 PD-L1 的表达与纳武单抗（nivolumab）间的相关性研究则出现了不一致结果。

除对肿瘤组织进行免疫监测外，外周免疫监测因其简便易行并能对药效进行较长时间监测而得到研究者青睐。早期研究主要针对 CTLA-4 抑制剂分析监测受试者血液中可用于预测药效或产生免疫反应的因子，PD-1 或 PD-L1 抑制剂对外周免疫细胞产生的影响显著不同于 CTLA-4 抑制剂所产生的影响。目前尚未发现可用于外周免疫监测中针对上述免疫检查点抑制剂较为理想的药效标志物与指标，如绝对淋巴细胞数不能用于反映机体对纳武单抗（nivolumab）单抗联合或跟随伊匹单抗（ipilimumab）治疗后的免疫反应，且其在阿特珠单抗（atezolizumab）治疗后不会产生变化。

总之，未来可在进一步了解肿瘤自身异质性（例如，对此类抗免疫检查点药物无反应患者，可对其免疫特征做进一步鉴定）、免疫检查点作用机制（如多个免疫检查点之间的协同作用机制）、肿瘤免疫逃逸与耐受机制基础上，针对肿瘤类型与免疫治疗方法开发相应的免疫监测实验与生物标志物。

二、嵌合抗原受体 T 细胞的药效学研究与挑战

嵌合抗原受体 T 细胞（chimeric antigen receptors T cell，CAR-T cell）是通过基因工程技术将特定 CAR 表达于 T 细胞的免疫细胞，其可通过人白细胞抗原（human leukocyte antigen，HLA）非依赖性方式特异性杀伤肿瘤细胞。根据 CAR 所含细胞外抗原结合域 [如抗体的单链可变区（single-chain fragment variant，scFv）] 与细胞内信号转导域 [如免疫受体酪氨酸活化序列（immunoreceptor tyrosine-based activation motifs，ITAM），共刺激分子 CD28、CD134 与 CD137，IL-12] 的分子组成不同，CAR-T 主要经历了 4 个发展阶段。

CAR-T 主要用于治疗恶性血癌，也正扩展用于治疗实体瘤。但实体瘤中存在多种阻碍 CAR-T 发挥药效作用的因素，如肿瘤微环境及其所含调节性 T 细胞（regulation T cell，Treg）、骨髓来源抑制性细胞（myeloid-derived suppressor cell，MDSC）、M2 巨噬细胞对 CAR-T 杀伤肿瘤细胞的物理与免疫阻碍。进一步提高 CAR-T 治疗实体瘤的疗效，是此类制品药效学研究面临的挑战，精准确定与控制 CAR-T 的作用靶点与使用剂量则是此类制品药效学研究的总体原则，如可提高相应抗原在实体瘤中的表达，并限制此类抗原在正常组织中的表达；也可通过设计能增加 CAR-T 肿瘤浸润作用的新型嵌合抗原受体或以肿瘤基质为靶点来提高 CAR-T 对实体瘤的疗效。

CAR-T 是个体化治疗的活细胞产品，从产品属性上讲，CAR-T 既属于细胞治疗产品也属于基因治疗产品，药效评价中应注意该类产品与其他生物技术药的不同特点。目前 FDA 也主要考虑 CAR-T 产品的这两大属性并通过一系列有关细胞治疗与基因治疗产

品的指导原则对其生产、过程控制、放行检验与质量控制进行监管，以保证其安全性的要求与有效性的最大化。我国已将免疫细胞治疗产品作为药品进行注册管理，针对大量不同类型免疫细胞治疗产品的迅猛发展，如何开展其临床前药效评价、如何利用体内外模型为评审提供临床相关的药效预测信息是当今世界面临的难题，尚缺乏足够的经验。目前，国内外也缺乏明确针对 CAR-T 产品的专用指导原则，导致其难于标准化生产与应用，是评价该类产品面临的挑战；具体到 CAR-T 的药效研究，则缺乏明确针对此类产品临床前药效评价的具体技术指南。

2017 年 8 月、10 月美国 FDA 先后批准 CAR-T 产品 Kymriah（tisagenlecleucel）、Yescarta（axicabtagene ciloleucel）上市，用于治疗成人 B 细胞前体急性淋巴细胞白血病、成人大 B 细胞淋巴瘤，是基因疗法发展的里程碑事件，也预示肿瘤免疫疗法将成为治疗癌症的主流方法；上述产品的体外药效评价方法主要通过检测 CAR-T 分泌的多种细胞因子、趋化因子与效应分子反映细胞药效活性，体内药效评价方法主要应用表达同系蛋白的转基因动物或经基因敲除的免疫缺陷动物建立移植瘤模型进行药效研究。

关于细胞与基因治疗产品临床前药效学评价的方法主要包括体外与体内药效评价试验，而体外药效评价试验最好为定量生物试验，如不能定量，则可采用与生物试验相关的定量理化实验并结合定性生物试验评价产品活性效价。体外药效试验主要指可用于推断产品潜在活性的试验，包括免疫表型、功能试验、形态评估、结合力试验、基因转染率等。例如，体外靶细胞杀伤试验可用于评价 CAR-T 的体外功能活性，通过分析细胞特异性表型 / 功能标志物、细胞分泌的生长因子与细胞因子（如 IFN-γ）、细胞活力反映 CAR-T 的表型与功能活性；该实验应注意可通过同时上调或下调靶细胞中的靶抗原作为对照，也可通过采用表达 CAR 阴性与阳性的 T 细胞作为对照，以反映 CAR-T 杀伤作用的特异性。

体内药效试验可采用免疫缺陷或免疫功能不全的啮齿类动物移植瘤模型进行药效评价。体内试验应注意评价量效关系。因 CAR-T 作用靶点的多样性与种属特异性等因素，目前其体内药效评价主要应用非标准化的基因修饰（如转基因或基因敲除）动物进行研究，相应基因修饰动物模型的建立也是体内药效研究的重点与难点。而药效功能主要通过动物外周血细胞计数与表型分析、血清细胞因子水平（如 IL-2、L-6、IFN-γ、TNF-α）、肿瘤相关参数（如瘤体积、瘤重、动物生存期）反映 CAR-T 的总体活性，但其无法准确反映 CAR-T 的靶向活性；活体成像技术（如 microPET、BLI）可直观定量检测 CAR-T 在机体的初始定位与扩散、在主要靶点部位的消耗，以及这些参数与 CAR-T 杀伤肿瘤作用的关系，是目前评价 CAR-T 体内药效作用的主要技术。

三、转基因动物模型在免疫检查点抑制剂与免疫细胞治疗产品药效学研究中的应用

转基因动物是对动物基因进行操作，导致其基因型获得稳定改变的动物。基于功能“获得”与“缺失”的基本策略，转基因动物制备技术主要包括：对生殖细胞的基因进行修饰与调节；直接显微注射 DNA 或基因进入受精卵；将经修饰的细胞（如胚胎干细

胞）整合入后期胚胎。得益于基因重组技术的发展，目前正常或疾病基因可靶向表达于几乎所有组织。

转基因动物的主要用途包括：获得基因功能与调控信息；获得相关产品（如重组蛋白、移植器官等）；改进消费性动物制品（如奶、肉、皮毛类）的相关特性等。转基因动物的合理应用对保证人类健康具有十分重要的影响与作用，其应用也正不断得到扩展与深入，具体到药品研发领域，转基因动物主要用于构建人类疾病模型（如癌症、AIDS、阿尔茨海默病、心血管疾病等）、阐明疾病发生机制并用于评价相关药品与治疗方法的安全性和有效性。

因许多人类疾病并不在其他动物中发生或仅发生在高级哺乳动物中，偶发的自发性动物模型基本不存在，造成相关模型稀缺且昂贵。而转基因动物疾病模型可避免上述问题，可用非人种属动物建立选择性表达人类或其他物种基因产物和疾病相关因子，高度模拟人类疾病的生理病理状态，为研究者提供近于“自发性”动物模型，更适用于评价药品的安全性与有效性。

目前，评价免疫检查点抑制剂治疗肿瘤的体内药效作用时，为了获得更为接近人种属的临床预测信息，主要应用转基因技术建立针对免疫检查点的人源化小鼠模型，而将人源肿瘤组织植入经基因敲除的免疫缺陷小鼠（如 Nude、NOD/SCID、NSG）建立人源性肿瘤组织异种移植（patient-derived tumor xenograft，PDX）模型也是评价免疫检查点抑制剂体内药效作用的技术趋势。

评价 CAR-T 治疗非实体瘤（如白血病）与实体瘤的体内药效作用时，除参考本章前述的生物技术药物药效学研究原则与主要关注点外，一般应用经基因敲除的免疫缺陷小鼠（如 NOD/SCID、NSG）或转基因小鼠建立靶细胞的移植瘤模型，同时应用基因工程技术对肿瘤细胞或 CAR-T 细胞进行标记（如荧光蛋白、萤火虫荧光素酶）与基因编辑（如 CRISPR-Cas9 定向编辑肿瘤细胞系中的靶点分子），并采用活体动物成像技术（如 BLI）动态监测 CAR-T 在动物体内的转运、留存时间与增殖状况，定量评价动物的肿瘤负荷与 CAR-T 的靶向抑瘤作用，上述技术也是目前评价 CAR-T 体内药效作用的主要方向。

虽然转基因动物可解决免疫检查点抑制剂与免疫细胞治疗产品药效评价中的一些问题（如抑瘤作用的靶点相关性与特异性、量效的依赖性），但转基因动物也存在一些由所转基因本身特性、整合位点、拷贝数与转基因表达等方面引起的问题：基因的随机整合与大量拷贝导致转基因的非受控表达与副作用（如某些基因的表达具有毒性作用）；插入突变可导致某些重要生理过程改变；镶嵌性基因可能导致转基因仅遗传给某些后代；Y 染色体上的基因整合可导致仅雄性后代遗传该基因。总之，转基因动物技术的最终用途与价值将受限于对功能基因及其相关调控序列的鉴定与获得，以及是否可以受控方式对所转基因进行适当表达。

（贺　庆　霍　艳　吴勇杰　高　华）

参考文献

高凯，赵爱志，吴小兵，等．2005. 重组腺相关病毒 2 型 / 人肿瘤坏死因子受体：Fc(rAAV2/hTNFR：

Fc) 的构建和生物学活性研究 . 病毒学报, 3 : 204-209.

高凯，赵爱志，吴小兵，等 . 2005. 重组腺相关病毒 I 型 / 大鼠肿瘤坏死因子受体：Fc(rAAV I / ratTNFR : Fc) 的构建和在大鼠体内表达的初步研究 . 苏州大学学报 (医学版), 2 : 182-185.

贺庆，高华 . 2008. 新的热原检测方法——细胞法介绍 . 药物分析杂志, 28(3) : 494-497.

贺庆，高华，高濛，等 . 2016. 新型抗胃泌素 17 疫苗的体液免疫原性与抗原性研究 . 药物分析杂志, 36(2) : 249-254.

贺庆，高华，谭德讲，等 . 2012. 人外周血单个核细胞热原检测法的研究 . 药物分析杂志, 32(10) : 5-11.

贺庆，高华，谭德讲，等 . 2017. 新型体外热原检测法的研究进展 . 中国新药杂志, 26(4) : 45-49.

贺庆，谭德讲，曹秀堂，等 . 2013. 生物测定法替代研究中统计学的应用 . 药物分析杂志, 33(11) : 20-25.

贺庆，谭德讲，高华，等 . 2012. 一种基于人体发热机理设计的新热原检测方法研究 . 药物分析杂志, 32(12) : 2112-2117.

李文广，吴勇杰 . 2003. 神经生长因子对丙烯酰胺中毒性大鼠周围神经病的治疗作用 . 中国药理通讯, 20(1) : 33-34.

路莉，吴勇杰，高明堂，等 . 2004. 重组人碱性成纤维细胞生长因子胶囊对大鼠慢性胃溃疡愈合质量的影响 . 中国药理学通报, 20(1) : 75-78.

欧瑞明 . 2001. 血小板生成因子的研究进展 . 中国病理生理学杂志, 17(3) : 285-288.

裴冬生 . 2000. 白细胞介素 18. 生物化学与生物物理进展, 27(6) : 576-578.

宋雪，吴雪伶，樊金萍，等 . 2017. 免疫细胞治疗制剂体外杀伤效力评价方法的分析研究 . 中华微生物学和免疫学杂志, 37(8) : 601-606.

王军志，吴勇杰，饶春明，等 . 1999. 重组人碱性成纤维细胞生长因子对大、小鼠胃溃疡的影响 . 中国药理学报 (英), 20(8) : 763-768.

吴勇杰，高明堂 . 2003. 神经生长因子对己二酮中毒性大鼠周围神经病的治疗作用 . 中国药理通讯, 20(1) : 75-78.

张巧玉 . 2004. 白介素 -5 的研究进展 . 重庆医学, 33(5) : 704-706.

Alonso-Camino V, Harwood SL, Álvarez-Mé ndez A, et al. 2016. Efficacy and toxicity management of CAR-T-cell immunotherapy : a matter of responsiveness control or tumour-specificity ? Biochem Soc Trans, 44(2) : 406-411.

Bendtzen K. 2003. Anti-IFN BAb and NAb antibodies. Neurology, 61 : S6-S10.

Braeckman R. 2000. Pharmacokinetics and Pharmacodynamics of Protein Therapeutics. *In* : Ronald ER ed. Peptide and Protein Drug Analysis. New York : Marcel Dekker Press : 633-670.

Chang L, Zhang C, Wu YJ, et al. 2001.Effects of recombinant human basic fibroblast growth factor on restenosis after arterial endothelial injury in rats. Acta Pharmacol Sin, 22(10) : 876-880.

Charo J, Perez C, Buschow C, et al. 2011. Visualizing the dynamic of adoptively transferred T cells during the rejection of large established tumors. Eur J Immunol, 41(11) : 3187-3197.

Crommelin DJA. 2003. Shifting paradigms : biopharmaceuticals versus low molecular weight drugs. International Journal of Pharmaceutics, 266 : 3-16.

Dunn DA, Pinkert CA, Kooyman DL. 2005. Foundation Review : Transgenic animals and their impact on the drug discovery industry. Drug Discov Today, 10(11) : 757-767.

Fry TJ, Shan NN, Orentas RJ, et al. 2017. CD22-targeted CAR T cells induce remission in B-ALL that is naïve or resistant to CD19-targeted CAR immunotherapy. Nat Med, doi : 10.1038/nm.4441.

Gao K, Wu YJ, Wu XB, et al. 2004.Expression of human nerve growth factor β gene in central nervous system mediated by recombinant adeno-associated viruses type-2 vector. Chinese Medical Journal, 117: 1370-1376.

Grossberg SE. 2003. Perspectives on the neutralization of interferons by antibody. Neurology, 61: S21-S23.

He Q, Gao H, Gao M, et al. 2015. Anti-gastrins antiserum combined with lowered dosage cytotoxic drugs to inhibit the growth of human gastric cancer SGC7901 cells in nude mice. Journal of Cancer, 6(5): 448-456.

He Q, Gao H, Gao M, et al. 2018. Immunogenicity and safety of a novel tetanus toxoid-conjugated anti-gastrin vaccine in BALB/c mice. Vaccine, 36(6): 847-852.

Hegde PS, Karanikas V, Evers S. 2016. The where, the when, and the how of immune monitoring for cancer immunotherapies in the era of checkpoint inhibition. Clin Cancer Res, 22(8): 1865-1874.

Houdebine LM. 2005. Use of transgenic animals to improve human health and animal production. Reprod Domest Anim, 40(4): 269-281.

Hu YF, Wu YJ. 2001. Effect of recombinant human basic fibroblast growth factor on acute inflammation in mice and rats. Acta Pharmacol Sin, 22(4): 375-379.

Huang SF. 2002. Inhibition of growth and metastasis of orthotopic human prostate cancer in athymic mice by combination therapy with pegylated interferon-α-2b and docetaxel. Cancer Research, 62: 5720-5726.

Izawa JI. 2002. Inhibition of tumorigenicity and metastasis of human bladder cancer growing in athymic mice by interferon-β gene therapy results partially from various antiangiogenic effects including endothelial cell apoptosis. Clinical Cancer Research, 8: 1258-1270.

Johnson RW. 1995. Pharmacological testing of recombinant human erythropoietin: Implication for other biotechnology products. Drug Development Research, 35: 173-178.

Kessler M, Goldsmith D, Schellekens H. 2006. The immunogenicity of biopharmaceuticals. Nephrol Dial Transplant, 21(5): 9-12.

Lang JA, Sinclair NL, Burson JM, et al. 1994. Transgenicanimals as tools in hypertension research. Proc Soc Exp Biol Med, 205(2): 106-118.

Lee L, Gupta M, Sahasranaman S. 2016. Immune checkpoint inhibitors: An introduction to the next-generation cancer immunotherapy. J Clin Pharmacol, 56(2): 157-169.

Liggitt HD, Reddington GM.1992. Transgenic animals in the evaluation of compound efficacy and toxicity: will they be as useful as they are novel. Xenobiotica, 22(9-10): 1043-1054.

Lobo ED. 2004. Antibody pharmacokinetics and pharmacodynamics. Journal of Pharmaceutical Sciences, 93(11): 2645-2668.

Mager DE, Woo S, Jusko WJ. 2009. Scaling Pharmacodynamics from In Vitro and Preclinical Animal Studies to Humans. Drug Metab Pharmacokinet, 24(1): 16-24.

Matsuyama S. 2000. Protective effects of murine recombinant interferon-β administered by intravenous, intramuscular or subcutaneous route on mouse hepatitis virus infection. Antiviral Research, 47: 131-137.

Mc Clanahan F, Hanna B, Miller S, et al. 2015. PD-L1 checkpoint blockade prevents immune dysfunction and leukemia development in a mouse model of chronic lymphocytic leukemia. Blood, 126(2): 203-211.

Meibohm B. 2007. Pharmacokinetic and pharmacodynamic evaluation of biologics: challenges and pitfalls. Chin J Clin Pharmacol Ther, 12(10): 1089-1097.

Ramsay AG, Clear AJ, Fatah R, et al. 2012. Multiple inhibitory ligands induce impaired T-cell immunologic synapse function in chronic lymphocytic leukemia that can be blocked with lenalidomide: establishing a reversible immune evasion mechanism in human cancer. Blood, 120(7): 1412-1421.

Ramsay AG. 2013. Immune checkpoint blockade immunotherapy to activate anti-tumour T-cell immunity. Br J Haematol, 162(3): 313-325.

Rudick RA. 2003. Biologic impact of interferon antibodies, and complexities in assessing their clinical significance. Neurology, 61: S31-S34.

Schellekens H. 2003. Immunogenicity of therapeutic proteins. Nephrol Dial Transplant, 18: 1257-1259.

Schellekens H. 2003. The immunogenicity of biopharmaceuticals.Neurology, 61(90095): S01-12.

Schellekens H. 2008. How to predict and prevent the immunogenicity of therapeutic proteins. Biotechnology Annual Review, 14: 191-202.

Schuster B. 2003. Signaling of human ciliary neurotrophic factor (CNTF) Revisited.The interleukin-6 receptor can serve as an receptor for CNTF. J Biol Chem, 278(11): 9528-9535.

Seo KS, Yoon JW, Na KH, et al. 2011. Evaluation of Process Efficiency and Bioequivalence of Biosimilar Recombinant Human Chorionic Gonadotropin (rhCG) . Biodrugs, 25(2): 115-127.

Snodin DJ. 2006. Understanding and applying regulatory guidance on the nonclinical development of biotechnology-derived pharmaceuticals. BioDrugs; 20(1): 25-52.

Sorensen PS. 2005. Appearance and disappearance of neutralizing antibodies during interferon-beta therapy. Neurology, 65: 33-39.

Takane H. 2000. Chronopharmacology of antitumor effect induced by interferon-β in tumor-bearing mice. J Pharmacol Exp Ther, 294(2): 746-752.

Talmadge JE. 1998. Pharmacodynamic aspects of peptide administration biological response modifiers. Adv Drug Deli Rev, 33(3): 241-252.

Tchou J, Zhao Y, Levine BL, et al. 2017. Safety and efficacy of intratumoral injections of chimeric antigen receptor (CAR)T cells in metastatic breast cancer. Cancer Immunol Res, 5(12): 1152-1161.

Textor A, Listopad JJ, Wü hrmann LL, et al. 2014. Efficacy of CAR T-cell therapy in large tumors relies upon stromal targeting by IFNgamma. Cancer Res, 74(23): 6796-6805.

Thayaparan T, Petrovic RM, Achkova DY, et al. 2017. CAR T-cell immunotherapy of MET-expressing malignant mesothelioma. Oncoimmunology, 6(12): e1363137.

Visser J, Feuerstein I, Stangler T, et al. 2013. Physicochemical and functional comparability between the proposed biosimilar rituximab GP2013 and originator rituximab. Biodrugs, 27(5): 495-507.

Wang JZ, Bai DC, Rao CM. 1997. Effects of 2.5 s mouse nerve growth factor on regeneration of injured sciatic nerves in mice and rats. Zhongguo Yao Li Xue Bao, 18(6): 501-504.

Wang W, Qin DY, Zhang BL, et al. 2016. Establishing guidelines for CAR-T cells: challenges and considerations. Sci China Life Sci, 59(4): 333-339.

Wang W, Wang EQ, Balthasar JP. 2008. Monoclonal antibody pharmacokinetics and pharmacodynamics. Clin Pharmacol Ther, 84(5): 548-558.

Weber J. 2010. Immune checkpoint proteins: a new therapeutic paradigm for cancer--preclinical background: CTLA-4 and PD-1 blockade. Semin Oncol, 37(5): 430-439.

Wei LN. 1997. Transgenic animals as new approaches in pharmacological studies. Annu Rev Pharmacol Toxicol, 37: 119-141.

Wheeler MB, Walters EM, Clark SG. 2003. Transgenic animals in biomedicine and agriculture: outlook for the future. Anim Reprod Sci, 79(3-4): 265-289.

Xia B, Herbst RS. 2016. Immune checkpoint therapy for non-small-cell lung cancer: an update. Immunotherapy, 8(3): 279-298.

Zhang C，Liu J，Zhong JF，et al. 2017. Engineering CAR-T cells. Biomarker Res，5：22.

Zhang W. 2016. CAR T-cell therapy：opportunities and challenges. Immunotherapy，8(3)：245-247.

Zhao L，Shang EY，Sahajwalla CG. 2012. Application of pharmacokinetics-pharmacodynamics/clinical response modeling and simulation for biologics drug development. J Pharm Sci，101(12)：4367-4382.

Zhao Z，Condomines M，van der Stegen SJC，et al. 2015. Structural Design of Engineered Costimulation Determines Tumor Rejection Kinetics and Persistence of CAR T Cells. Cancer Cell，28(4)：415-428.

第十章

生物技术药物的非临床安全性评价

第一节　药物非临床研究质量管理规范（GLP）简介

《中国药品注册管理办法》（2007 年发布）及其修订稿（2016 年）规定，药物临床前研究应当执行有关管理规定，其中安全性评价研究必须执行《药物非临床研究质量管理规范》，在通过 GLP 认证的机构开展。

一、GLP 的历史和起源

自工业革命以来，由于合成工业的迅猛发展，大量的化学合成医药产品越来越多地进入到人类的生活。进入 20 世纪 80 年代后，人类又迎来了生物技术药物的迅速崛起，生物技术药物被广泛应用到疾病的治疗、预防、诊断等领域。自 1982 年世界上第一个基因工程药物——重组人胰岛素获准生产销售以来，基因工程产品及细胞工程产品陆续商品化。截至目前，全球已有多种生物技术药物获准上市，使数千万患者获益。这些化学合成类或生物技术类药物一方面极大地丰富和提高了人类的生活质量；另一方面也给人类的健康带来了诸多不利的影响，其中不乏重大的灾难性事件，使人类付出了惨重的代价。为了应对这一挑战，各国政府从 20 世纪上半叶起，即在药物的安全性对策上采取了一系列的措施，通过数十年的努力逐步建立和完善了药物临床前安全性评价的一系列法规和管理规范。

药物作为一种特殊商品，仅有支持注册审批的技术指导原则是远远不够的，这就要求药物的安全性评价不但要遵从科学的技术规范，还要确保这些安全评价工作的研究数据和结果必须符合真实、完整、可供追溯的要求。由此，优良实验室规范（good laboratory practice）的概念应运而生，在我国被称为药物非临床研究质量管理规范（GLP）。最早提出这一理念的是 1972 年制定的《新西兰实验室注册法》。1973 年丹麦政府也采取了类似的措施，提出了“国家实验理事会法案”。不过这两个国家在 GLP 领域的探索性实践并没有立即得到世界范围的重视。直到 1976 年美国食品药品监督管理局（FDA）正式提出了 GLP 的概念，并在 1979 年 6 月正式立法实施（21CFR Part 58），才使得 GLP 引起世界的广泛关注。在美国实施 GLP 的影响下，英国（1982 年）、日本

（1982 年）、法国（1983 年）、瑞典（1985 年）、西班牙（1985 年）、荷兰（1986 年）、意大利（1988 年）、比利时（1988 年），以及德国、加拿大、瑞士等国先后颁布了自己的 GLP 法规，GLP 也逐渐成为世界范围内通行的确保药物临床前安全性评价研究质量的规范。

1978 年，经济合作与发展组织（OECD）在化学制品控制特别计划项目中组建了 GLP 专家组，依照美国的经验起草了 OECD 的 GLP 原则。1981 年 OECD 委员会推荐各成员国使用这些 GLP 原则，并且通过“关于对化学制品评价数据的相互认可问题的讨论”提出：在 OECD 成员国产生的、以保护人类健康和环境安全为目的的安全性评价数据，在符合 OECD-GLP 的情况下可以得到其他成员国的认可。

相比于西方发达国家，我国的 GLP 起步较晚。直至 1994 年 1 月 1 日，才由国家科委颁布了我国的第一部 GLP 试行规范，即《药物非临床研究质量管理规定（试行）》。1996 年 8 月 6 日又印发了与之配套的实施指南（试行）和执行情况验收检查指南（试行）。这一 GLP 试行规范的颁布，对我国 GLP 的发展起到了积极的推动作用。作为主管部门，国家食品药品监督管理局于 1999 年 11 月 1 日开始实施《药物非临床研究质量管理规范（试行）》，2003 年 9 月 1 日颁布了《药物非临床研究质量管理规范（实行）》。2006 年 11 月，国家食品药品监督管理局下发“关于推进实施《药物非临床研究质量管理规范》的通知”，从 2007 年 1 月 1 日开始，未在国内上市销售的化学原料药及其制剂、生物制品，未在国内上市销售的从植物、动物、矿物等物质中提取的有效成分、有效部位及其制剂，从中药、天然药物中提取的有效成分及其制剂，中药注射剂的新药非临床安全性评价研究，必须在经过 GLP 认证、符合 GLP 要求的实验室进行，这标志着 GLP 自此成为我国药物研发领域强制执行的规章制度。

近年来，随着新技术的运用和管理理念的发展，国际上主要的 GLP 法规历经了一些重要的增补和修订。与此同时，我国药品研发领域经过十余年的 GLP 实施，一方面积累了较为丰富的实践经验，一方面也面临着日益迫切的与国际接轨的需求。在这种形势下，2017 年 9 月 1 日，国家食品药品监督管理总局重新修订的《药物非临床研究质量管理规范》开始实施，极大地满足了我国药品研发领域应对国际化趋势的需要，促进了我国药品 GLP 与国际法规标准的一致，为提高药品研发的质量管理水平提供了有力的支撑。

二、GLP 的目的和适用范围

GLP 是针对实验室管理和试验实施的质量规范，不涉及安全评价研究的科学性。作为质量规范，实施 GLP 的主要目的是为了保障研究数据的质量，即研究数据的真实、完整和可追溯。因此，GLP 原则实质上是一套为了保障数据质量而制订的基本要求，涉及人员、设施、设备、工作程序、研究的计划、实施、报告、归档等诸多要素。国家监管部门希望试验机构能够通过对这些要素的有效控制来提高研究项目的管理水平，以便进一步减少不可预期的质量风险，并最大限度地限制人为错误导致的实验质量问题，在客观上避免错误的发生，降低试验失败的可能性。

就严格的定义而言，GLP 原则的适用范围有着清晰的界定：①非临床实验，主要为动物或体外实验，包括与之相关的分析实验；②用于获取受试物对人类健康和 / 或环境安全有关的安全性数据；③提交国家监管机构进行产品注册所需的数据。

三、GLP 的基本原则和要求

为使安全性试验数据具有可信性及完整性，监管机构要求研究机构必须遵守 GLP 的有关要求，对其实验室和实施的研究项目进行有效的质量管理。这些要求一般包括以下内容：

（1）研究机构必须具备足够数量和资质的工作人员，并进行有效的组织管理；

（2）必须设置质量保证部门，并对实验室的运行管理和试验项目进行独立的调查；

（3）必须建立标准操作规程，针对 GLP 的各项要求作出可执行的具体规定；

（4）必须对研究所使用的设施、设备进行有效的管理；

（5）必须对受试物及对照品的存储、配制、使用、废弃进行有效的管理；

（6）必须从试验设计、实施、结果报告、资料归档等方面对试验项目进行有效的管理。

总之，GLP 的基本要求涉及与研究有关的各方面要素，并且涵盖了从研究设计到结果报告的全过程，是一整套科学、严密的质量管理体系。

第二节 生物技术药物的非临床安全性评价指导原则及一般要求

一、生物技术药物分类和特点

以 DNA 重组、大规模细胞培养和单克隆抗体为代表的现代生物技术的飞速发展极大地促进了生物技术药物的研发，并不断地被用于各种疾病的预防、诊断和治疗。生物技术类药物基本上可分为重组细胞因子（蛋白）、单克隆抗体、疫苗、基因治疗和细胞治疗产品。其中，重组细胞因子（蛋白）和疫苗产品经过十多年发展，已经拥有了比较成熟的研发经验和研究体系，因此，本章主要介绍目前研究的热点类别——生物技术药物单克隆抗体、基因治疗和细胞治疗产品的非临床安全性评价研究的一般原则。

生物技术药物非临床安全性研究的目的与小分子药物的目的相同。都是为了研究药物的药理学和毒理学作用特点，发现药物潜在的毒性靶器官，确定毒性反应与剂量的相关性，从而为人体临床试验提供安全起始剂量和可能的监测指标。但由于生物技术药物本身具有分子量大、结构复杂、特异的生物活性和免疫原性等特点，其非临床安全性研究的设计又不完全等同于小分子药物，具有明显的自身特点。每一种产品均存在全新的、独特的安全性方面的担忧，不但需要根据具体品种的设计机制选择特异的检测指标，而且鼓励使用新的技术方法，包括分子生物学、生物化学、免疫学等对其安全性进行研究。

生物技术药物的毒性可分为三种：①生物技术药物本身生物活性（药理作用）的放大，常常可以预测；②继发于对生理通路的刺激，如抗原抗体反应、细胞因子和炎症急性期蛋白质的释放，往往不易预测，也是生物技术药物非临床安全性评价中应给予重点关注的部分；③非生物活性相关的生物技术药物本身引起的毒性，由于生物技术药物分子量大，一般并非通过受体以外的方式与细胞膜或细胞内成分直接作用，所以生物技术药物本身的毒性，并不像小分子药物那样重要。因此，生物技术药物的毒性作用主要是由受体介导，包括生物活性的放大和继发于对生理通路的刺激，也就是直接与其生物活性相关。

尽管各类药物的特点存在明显的差异，但其安全性评价方案的设计思路是一致的：均需要充分了解和理解每一品种的分子结构、潜在的药理作用，以及临床拟用的适应证和用药人群、临床用药方案等。在此基础上选择合适的相关种属动物，以科学为基础，具体问题具体分析，制订科学合理的毒性研究方案，从而阐明剂量或暴露量与毒性之间的关系、给药途径或给药方案对毒性的影响，为人体临床试验的安全性提供保障。

二、生物技术药物非临床安全性评价的基本内容及要求

（一）受试物的要求

1. 纯度

纯度应能够代表后续进行临床试验用样品，不应有杂质污染。来自昆虫、植物、哺乳动物细胞、转基因植物和动物的产品，还应排除病毒污染的可能性。

2. 稳定性

稳定性对生物技术类药物十分重要，应明确稳定保存条件，注意稀释液的影响和冻融对活性的影响。实验前应按预估的每日实验用量分装成大小不同的包装，使用一次后即弃去不用，这可有效地防止活性降低和污染。有些产品低温保存反而使活性丧失，在4℃更加稳定。

3. 制剂工艺

同一生物技术药物，批次不同，其生物活性可有所不同，应以生物活性单位作为计量的基础。许多生物技术药物活性测定方法的误差较大，为保证实验结果的可重复性，不同实验所用剂量的可比性，最好采用同一批产品进行临床前试验。细胞因子类制品常加人血清白蛋白作为保护剂，这对动物来说是异种蛋白，在重复用药的动物实验中可能引起抗人白蛋白抗体生成，引起变态反应，干扰对药物毒性的观察。如去除人白蛋白后在实验室条件下制剂的稳定性可控，则最好用不含人白蛋白的制品进行重复用药的实验。如白蛋白组分是必不可少的，可考虑用动物同源白蛋白或同源血清替代，但血清不同于血清白蛋白，其中含有活性成分，应适当灭活。替代血清不应简单地加入，制备过程、质量控制应与临床用制剂保持一致。

（二）动物种属选择

生物技术药物的生物活性具有组织特异性或 / 和动物种属特异性，进行非临床安全

性评价时需要选择相关种属的动物。所谓相关种属，是指相关动物细胞上具有受试物特异的受体或抗原决定簇，给予受试物后可显示特异生物活性的动物。可以采用免疫组化法、生物活性试验和受体结合试验等体内外的方法确定相关种属动物。通常可采用两种相关种属动物进行安全性评价，一种为啮齿类，另一种为非啮齿类。但在某些情况下，如只能确认有一种相关种属动物或对受试物的生物活性非常了解时，也可选择一种相关种属动物。

细胞因子类产品所表现的不良反应常是其药理活性的放大，因此选择相关种属动物进行安全性评价极为重要。例如，TGF-β1、IL-8 和 G-CSF 等高度保守，在多个动物种属中有活性，IL-2 和 IL-6 在人与小鼠的氨基酸序列上同源性较低，其重组蛋白在啮齿类动物有活性，但活性较低。IFN-γ、GM-CSF 和 IL-3 的种属特异性都十分明显。人 IFN-γ 对非人灵长类动物活性较低，在小鼠和大鼠体内无活性，因此，在大鼠安全性评价中，rhIFN-γ 无毒性反应，而在食蟹猴中则表现出与人一致的毒性。因此，用非相关种属动物进行的毒性研究可能会导致错误的结论。

在实验动物的选择上，最好选用与药效学研究同种的动物。至少有一种动物应为显示出药效作用的动物。如无体内动物药效模型的生物技术产品，应选择与人同源性较近的动物进行毒性试验。当无相关种属动物时，也可用表达人类受体的相关转基因动物或动物同系蛋白进行实验。

（三）动物数量、性别

毒性试验中每组动物的数目对毒性研究的预测性有直接影响，样本数过小可能导致毒性研究失败。非人灵长类动物数目常由于动物保护和成本的原因而受到限制，可以通过增加观察或检测频率来弥补。啮齿类动物的数量在可能的前提可以适当增加，以符合药品注册的要求。一般情况下雌雄动物各半，特殊情况可采用单一性别，但应予以说明。

（四）给药途径与给药剂量

给药途径和给药频度应尽可能与临床一致，并考虑受试物在所用动物中的药代动力学、生物利用度、动物可接受的安全给药容积等因素。例如，产品在受试动物中清除速率快、溶解度低而使给药体积受限时，可增加给药次数（多于拟用于临床的方案）加以补偿。在此种情况下，应确定受试动物相对于临床的暴露水平。还应注意给药体积、浓度、剂型、部位的影响。如果受到生物利用度或给药途径的限制、动物大小及生理的影响，使给药途径难以完全与临床相同时，可用替代途径给药。替代途径选择的依据是生物等效性。理想的替代途径与被替代途径的暴露水平应该接近。

剂量设计常参考主要药效学剂量、临床拟用量、动物药代动力学结果，可通过毒性预试验设计毒性试验剂量。

安全性评价所选剂量应能提供量 - 效关系的信息，包括一个出现明显毒性的高剂量、一个未观察到明显毒性反应的剂量（no observed adverse effect level，NOAEL）和一个中间剂量。选择高剂量时，应考虑预期的药理学 / 生理学效应、受试物的供应量、临床拟用量。高剂量按 ICH 指导原则要求应能观察到毒性反应，但在实际工作中，许多生物技术药物活性高、有效剂量低（ng 级或 μg/kg 级水平），毒性较低，同时此类药生产成本高，受试物的供应量也受到限制，无限制地增大高剂量水平，以期出现明显毒性存在很多困难，有时甚至难以做到。此时，最好的办法是用伴随毒代动力学的暴露水平解释高剂量设计的合理性。当产品亲和力低或对受试动物细胞的生物活性低于人体细胞时，所需剂量则应适量加大。

（五）毒性试验项目

毒性试验一般包括单次给药的急性毒性、重复给药的长期毒性、安全药理学等。是否进行生殖和发育毒性研究，取决于产品性质、临床适应证、临床用药人群。其实验设计、给药方案可根据种属特异性、免疫原性、生物活性、消除半衰期来相应调整。生物技术药物多为蛋白多肽，在生物体内被分解代谢为氨基酸，不会直接与 DNA 或染色体相互作用，因此一般不需要进行遗传毒性试验。若蛋白多肽产品中含有机连接分子（linker）时，仍需要进行遗传毒性研究。标准致癌试验不适合于生物技术药物，但当产品存在潜在致癌风险时，仍需要考虑采用适当的方法评价其致癌性。

（六）免疫毒性

生物技术药物，尤其是细胞因子类和疫苗类药物，多数可以刺激或者抑制免疫系统，影响体液和 / 或细胞免疫反应，从而发生药物超敏反应或自身免疫反应，因此，免疫毒性是生物技术药物非临床安全性评价中十分重要的组成部分。

目前尚没有专门的关于生物技术药物免疫毒性评价技术要求，权威机构也不推荐采用常规化学药物的免疫毒性评价策略。但是小分子化学药物免疫毒性评价的原则和技术方法可供生物技术药物免疫毒性评价充分借鉴。有关免疫毒性的评价内容主要包括超敏反应、对体液免疫和细胞免疫的影响及自身免疫反应等。由于生物技术类药物作用机制复杂，其免疫毒性更需要按照其对免疫系统影响的特点，设计不同的检测终点进行评价。

（七）免疫原性

免疫原性是指生物技术药物刺激机体形成特异抗体或致敏淋巴细胞的性质。从药物非临床安全性评价的角度可将其分为两类完全不同的免疫原性：其一是期望诱导机体免疫系统出现的反应，使机体产生特异抗体或特异致敏淋巴细胞的免疫原性，如疫苗；其二是不期望机体免疫系统产生抗体或致敏淋巴细胞的免疫原性。此类免疫原性又可分为两种情况，一种情况常见于机体给予异源蛋白时，如动物重复长期给予人源性蛋白药物，由于异源蛋白刺激机体产生的抗体，或人体给予人源蛋白制剂含有动物或植物源性蛋白，导致机体产生抗原性；另一种情况是人体给予人源性蛋白制剂，尽管人体接受的是同源蛋白，但由于免疫耐受崩溃导致免疫原性产生，这也是近年来重组人源性生物技术药物开发面临的重要课题，引起了生物医药技术领域的广泛关注，如重组人干扰素、重组人粒 / 巨噬细胞集落刺激因子等重组蛋白的长期使用导致产生特异抗体。

无论是期望出现的，还是不期望出现的免疫原性，在生物技术药物的非临床安全性评价中均需要进行监测，前者可通过检测抗体在动物体内出现的时程、强度，评价和推测疫苗在人体临床的可能效果；后者则可通过不同种属动物体内抗体产生的情况，一方面判断该生物技术药物的免疫原性，推测人体临床试验中是否存在产生抗体的可能性，另一方面也帮助研究人员正确合理地解释动物毒性试验中出现的毒性反应。因为抗药物抗体可能会中和药物的活性，影响药物的清除、血浆半衰期和组织分布，改变药效 / 药动学，使得在非临床研究中观察到的效应可能并非药物真正的药理和 / 或毒性反应，因此在评价药物安全性时需同时考察其免疫原性。除非大多数动物的免疫反应中和或消除了生物技术药物的药理和 / 或毒理作用，否则检出抗体（即使是中和抗体）不能单独作为提前终止非临床安全试验或改变试验设定的观察期限的标准。值得注意的是，尽管在动物模型中显示免疫原性并不一定预期在人体也会出现，但若在生物技术药物的研究过程中，不同种属的动物均出现明显和较强的抗体，尤其是在非人灵长类动物体内出现时，则很可能在人体中也会表现出免疫原性。

动物给予生物技术药物后产生抗体存在一定规律，一般在用药后第 2~3 周抗体滴度明显升高，抗体滴度与用药的剂量有关，停药 4 周后抗体滴度下降，但一般不会消失。可通过检测，得到抗体滴度和出现抗体反应的动态变化情况。抗体检测内容包括抗体滴度、抗体分型、中和活性等。

检测抗体产生的方法有：①免疫学检测方法，如 ELISA 法，可检测抗体滴度，如 BIAcore 和 IGEN 平台，不仅可以检测抗体是否产生，还可以分析抗体亚型、抗体浓度和相对亲和力；②生物学活性检测方法，如重组细胞因子采用国际上通用的依赖细胞株方法，检测抗体中和活性；③免疫组织化学方法，检查免疫复合物是否在组织中沉积。

（八）局部耐受性试验

局部耐受性试验是考察一次或多次用药后注射部位组织的反应，包括肌肉和静脉。可选择家兔，采用临床拟用浓度的临床用制剂进行试验，于给药后 24~96 h 观察，对局部组织进行组织病理学检查，并观察刺激反应的可逆性；也可与一般毒性试验结合进行。

第三节　抗体类药物的非临床安全性评价

近几年，我国抗体药物产业发展非常迅速，国内先后涌现出多家专门从事单抗药物生产的企业，许多传统制药企业也开始涉足抗体药物领域。抗体药物产业化过程中，非临床安全性研究是其研发链条中重要的一环。

一、非临床安全性评价在抗体类药物研发过程中的统筹协调

抗体药物的非临床安全性评价必须与其他开发过程相互协调，应该制订系统的计划表，使安全性评价和其他评价工作互相配合与支持。

1. 研发计划的制订

按照法规要求制订合理的评价计划，保证有足够的时间开展评价工作，确保评价工

作质量。创新抗体类药物的安全性评价可根据注册目标不同，分步骤开展。例如，可开展人体组织交叉反应研究、一般毒性研究、安全药理研究等，用于支持Ⅰ期临床的申请；支持Ⅱ期临床的安全性评价试验则需要包括更长周期的重复给药毒性试验，通常需要长于临床试验的周期；支持Ⅲ期临床的安全性评价试验通常为1~3个月的毒性研究，但对于需要长期用药的单抗，则需要开展6~9个月给药的重复给药毒性研究。

2. 药学研究

非临床安全性评价工作必须有药学工作的良好支持，应使用质量合格的样品，以确保前后实验具有一致性和可比性，包括提供适用于体内和体外临床前安全性评价的制剂，如不同的规格、浓度等。

3. 方法学开发和验证

单抗药物的评价方法往往复杂而特别，可能要花费大量时间，如果在毒性评价研究前不能准备好，会拖延评价时间。因此需要尽早进行方法学开发和验证，包括受试物分析方法（浓度、稳定性、活性）、药（毒）代动力学（血药浓度）分析方法、免疫学（免疫组织化学、免疫毒性和免疫原性等）分析方法的建立，并进行方法学验证。

二、抗体类药物分类、特点及非临床安全性评价关注点

抗体类药物分子量大，不容易穿透组织，分布慢，半衰期长，免疫原性强，具有明显的靶向性，因此，其非临床安全性评价方案与传统药物相比具有明显差异，需要根据不同抗体类别的特点进行个性化设计。

（一）抗体类药物分类及特点

根据分子的构成可将单克隆抗体药物分为三类。

1. 抗体或抗体片段

抗体包括鼠源单抗、人鼠嵌合抗体、人源化抗体和全人源抗体。抗体片段包括单价小分子抗体（如Fab、Fv、scFv）和多价小分子抗体 [F（ab'）^{2}、双链抗体、三链抗体等]。这类药物在已上市的单抗类药物中所占比例最大，其针对的靶点通常为细胞表面的疾病相关抗原或特定的受体。

2. 抗体偶联物或称免疫偶联物

抗体偶联物或免疫偶联物由抗体或抗体片段与“弹头”物质连接而成，可用作“弹头”的物质有放射性核素、化疗药物与毒素，这些“弹头”物质与抗体连接，分别构成放射免疫偶联物、化学免疫偶联物与免疫毒素。例如，FDA批准了第一个抗体偶联药物Mylotarg上市，它是抗CD33单抗与卡奇霉素（Calicheamicin）的免疫偶联物，用于治疗复发和耐药的急性淋巴细胞性白血病，后由于上市后风险收益比较小，已在2010年撤市。随后的2011~2013年，FDA相继批准了两个抗体偶联物，分别为抗CD30单抗与单甲基耳抑素的偶联物Adcertris，以及靶向Her2的抗体（曲妥珠单抗）与微管抑制剂DM1的偶联药物Kadcyla。

3. 抗体融合蛋白

抗体融合蛋白由抗体片段和活性蛋白两个部分构成。例如，抗体Fc融合蛋白，通

常是将某个受体分子（或受体分子的胞外区）与抗体 Fc 段进行融合。2001 年，Notter 等将 B7-1 和 IgG1 的 Fc 段构建成融合蛋白，利用 Fc 段的高亲和性将融合分子定位于急性粒细胞白血病细胞表面，然后发挥 B7-1 共刺激分子的作用。

抗体药物有以下几个特点：①具有高度亲和性和特异性，使抗体药物高效特异的发挥靶向治疗作用；②半衰期长，从而减少了使用次数，易被患者接受；③多样性，主要表现为靶抗原的多样性、抗体结构（抗原互补决定区氨基酸序列变化）的多样性和作用机制的多样性，以及"弹头"化合物的多样性；④制备靶向性的抗肿瘤抗体药物，即根据需要利用基因工程技术制备具有不同治疗作用的抗体药物。可以针对特定的靶分子，定向制备相应的抗体；也可以根据需要选择相应的"弹头"药物或效应分子，制备相应的免疫偶联物或融合蛋白。

（二）抗体类药物非临床安全性评价的主要关注问题

在生物技术药物非临床安全性评价中，单克隆抗体与其他生物技术药物相比，由于其结构和功能的特殊性，可能带来一些潜在安全性问题，例如，与靶组织以外的非靶组织的交叉反应产生的毒性；与抗体药物连接的细胞毒性药物、毒性蛋白、放射活性分子产生的毒性；与某类细胞为靶点的特异性抗原决定簇结合导致的毒性等。因此，抗体类药物与其他生物技术药物相比，在制订评价计划、试验设计、动物种属选择、评价内容等方面又有许多不同之处。

1. 抗体类药物结构和生物学特性

与其他生物技术药物可能产生广泛的药理活性和毒性作用不同，单克隆抗体与作用靶点结合具有高度特异性，通常只具有单一的生物功能。因此，单克隆抗体药物非临床安全性评价关注的重点是药理作用的放大或延伸所产生的毒性反应，通常是可以预测的。对于修饰性抗体，如毒素、药物、放射性核素或其他试剂偶联单克隆抗体，非临床安全性研究和评价中应考虑单抗结合物的结构、组成、结合特异性，单抗结合物的纯度，单抗结合物的免疫反应性、效力及稳定性；放射性核素偶联单克隆抗体还应关注终产品中共价结合的和游离的同位素浓度，以及标记试剂及其分解产物的残留水平。此外，当抗体类药物生产工艺发生改变时，还要考虑由此带来的药物生物学特性及有效性和安全性的变化，需要开展桥接试验，以证明和保证前后产品的一致性。

2. 动物种属 / 模型的选择

非临床安全性评价的意义很大程度上取决于动物毒性反应和人体不良反应之间的相关性，因此，选择一种与人体相关的动物对抗体类药物非临床安全性评价至关重要。相关动物是指体内能表达期望抗原表位的动物，抗体能与动物靶抗原表位结合，并表现药理活性，即药理作用与人体反应一致的动物。抗体非临床安全性评价设计方案中一般应包括两种相关种属的动物，但是当仅有一种被确认为相关动物或对此抗体的生物学活性已有充分了解时，也可以使用一种相关动物。另外，如果在急性毒性研究中使用两种动物，且两种动物表现相似的毒性特点，则在长期毒性研究中使用一种相关动物也是合理的。在缺乏相关种属动物的情况下，可以应用表达人源受体的相关转基因动物或使用同源 / 同系单抗替代受试物进行实验。

3. 动物数量的选择和给药设计

在抗体类产品的非临床安全性评价中，每一剂量组的动物数对试验中发现毒性的水平有直接影响。动物数少，可能会由于仅考虑观察次数而忽略严重程度，导致未能观察到毒性事件；动物数较多，会无意义地增加非临床安全性评价的成本。在非人灵长类动物研究中常会受到样本量大小的限制，可通过增加指标观察的频率和持续时间来部分弥补这一不足。实验动物性别选择一般雌雄各半。仅用单一性别的动物，应该对其合理性进行说明。周龄及生理状态的选择要依据临床适应证、用药人群和临床用药方案等。

给药途径和次数应与临床拟用的方案尽可能接近，同时还要考虑到所用动物种属对单抗类产品的药代动力学特性、生物利用度及给药容量的影响。单抗剂量的选择应该能反映剂量 - 反应关系，包括明显毒性反应剂量和未观察到明显毒性反应的剂量（NOAEL）。对某些毒性很小或无毒的单抗产品，不可能规定一个特定的最大剂量。在此情况下，应提供剂量选择及其预计人暴露量倍数的合理性。此外，还要考虑委托实验方对受试样品的供应承受能力。如果单抗对动物抗原决定簇的亲和力或作用强度较低时，选择较高的给药剂量尤为重要。为确定安全范围而设定的剂量常常需要随单抗药物的种类、性质和临床适应证的变化而变化，这就要求安全试验人员能灵活和合理地设定给药剂量及剂量间隔。

4. 免疫原性

几乎所有的生物技术药物都会有一定程度的免疫原性，抗体类药物也不例外。免疫原性对药物具有竞争抑制作用，可能会中和药物的活性，影响药物的清除、血浆半衰期和组织分布，改变药效 / 药动学，使在非临床研究中观察到的效应可能并非药物真正的药理和 / 或毒性反应。因此在临床前试验中评价免疫原性是生物技术药物申请临床试验和注册的重要内容。

在抗体类药物的重复给药毒性试验中测定与产品相关的抗体，有助于对研究结果作出更加合理的解释。如果检测结果存在抗体反应，则需要对抗体反应进行进一步地详细描述，如抗体滴度、抗体反应动物数、是否为中和抗体等。抗体形成还应与药理和 / 或毒理学变化相联系，进行综合分析，例如，抗体形成对药代 / 药效动力学参数、不良反应的发生率和严重程度、补体激活或新的毒性反应出现等是否存在影响。此外，还应注意与免疫复合物形成和沉积相关的可能病理变化。总之，在抗体类药物免疫原性评价中，应考虑到诸多因素，具体问题具体分析，结合药代动力学（pharmacokinetics，PK）、安全性和有效性等数据进行综合判定，除非免疫反应中和了单抗类药物在动物体内的大部分药理和 / 或毒理学效应，否则抗体检测不应成为早期终止非临床安全性评价和修改试验持续时间的唯一标准。

在非临床毒理学试验中，检测药物引起的抗体可以在一定程度上反映生物技术药物的免疫原性强弱，但动物试验中观察到的免疫反应并不一定代表受试药物在人体有同样的免疫反应，甚至有的生物技术药物在动物试验中发现具有免疫原性，但在临床上基本无免疫原性，两者之间相关性差，尤其是对一些种属间交叉反应极少或种属间免疫反应机制不同的生物技术药物来说，动物的免疫原性资料意义不大。尽管如此，对于部分生物技术药物来说，非人灵长类动物是目前免疫原性检测最好的动物。我们在临床前的健康猴子中观察到的阿达木 ADA 为 23.33%~41.67%，和健康人的数据非常接近，猴子和人没有太大差异。当然，健康动物或健康人群的 ADA 数据必须加上一个患者免疫体系影响因子来预测患者中的免疫反应强度。此外，动物数据外推到人时，还需要考虑药物暴露时间上人大于动物，且中和抗体产生时间难以确定，有的甚至给药后 12 个月才出现抗体。

5. 免疫毒性

免疫毒性是生物技术药物非临床安全性评价中十分重要的组成部分，主要包括免疫抑制毒性、免疫激活相关毒性等。单抗类药物作用于特定的靶抗原，大多数通过免疫反应发生作用，有可能激活一系列系统性免疫应答，因此，发生潜在免疫毒性的风险很大。2006 年单抗药物 TGN1412 因为诱发了细胞因子释放综合征（cytokine-release syndrome，CRS），在英国Ⅰ期临床试验中造成了灾难性的后果，实验组 6 名健康男性出现多器官功能衰竭，其中 2 名受试者出现深度昏迷。目前，已经证实 CRS 是该次灾难性事件的罪魁祸首。因此，细胞因子释放的检测是单抗类药物研发过程中必不可少的免疫毒性检测项目。通过临床前动物实验预测单克隆抗体是否会在人体中诱发 CRS 存在一定的困难。有时动物出现 CRS 的临床表现，有时动物虽没有临床症状但是血浆中存在大量的细胞因子。总之，啮齿类和非灵长类动物的体内实验对于 CRS 的预测价值非常有限。因此，采用不同的人源性细胞株进行体外试验可能是单克隆抗体药物临床前预测 CRS 的有效途径。人们开发了许多体外试验系统，用于细胞因子释放的体外试验研究，包括各种细胞株、外周血中的单核细胞、全血细胞等，每一种都存在优点和缺点，有待进行进一步的筛选和验证。

6. 组织交叉反应

组织交叉反应（tissue cross-reactivity，TCR）是单克隆抗体非临床安全性评价中比较重要和特殊的地方。尽管单克隆抗体是针对细胞或组织中特异性抗原或抗原决定簇，但如果抗体与非靶细胞或组织中的相同或相似抗原决定簇结合，就可能导致潜在的不良反应。因此在单克隆抗体非临床安全性评价中，必须考察单克隆抗体与非靶组织结合的潜在毒性反应，如与人组织或者细胞的交叉反应性等。TCR 试验过程中应关注以下几个方面。①组织材料。应选择形态完整、抗原表达好的人和动物的组织材料。组织结构的完整性与抗原定位具有直接的相关性。②实验方法。方法是实验设计的核心，应对不同的受试对象选用最佳的免疫组织化学方法，提高受试组织中抗原阳性表达的敏感度。用最佳受试物浓度（与靶抗原最强结合的最低抗体浓度）进行试验。③阳性和阴性对照。TCR 试验是对正常组织进行交叉反应筛选试验，应挑选含有目的抗原的组织切片和不含有目的抗原的组织切片作为每次交叉反应试验中的阳性及阴性对照，对整个组织交叉反应试验过程中的质量控制具有关键作用。同型抗体对照也非常有必要。④试验过程控制。严格试验操作，有效控制试验结果的准确可靠。⑤合理评估：TCR 研究可在人和动物组织中发现受试物可能的靶、非靶或非预期结合。应综合药理学及安全性评价数据，合理评估和解释所观察到的结果。

7. 由动物试验预测临床试验的局限性或不确定性

单克隆抗体非临床安全试验主要是采用动物作为实验对象，但最终的目的是评价单克隆抗体对于人体健康的影响，尽管非临床研究结果能够为临床试验提供参考依据，但是由于人和动物对药物反应的敏感性和耐受性不同，因此将单抗类药物的非临床动物试验结果外推到临床人体试验具有一定的局限性或不确定性。例如，上述 TGN1412 灾难事件中，在猕猴的临床前安全性试验研究中，给予 50mg/kg 的 TGN1412 后，$CD4^+$ 和 $CD8^+$T 细胞一过性升高，血清 IL-2、IL-5、IL-6 中度升高，但没有出现细胞因子释放综合征，以及其他不良反应。而在本次临床试验的剂量为该剂量的 1/500，却出现了严重的不良反应。动物试验中观察到的免疫反应并不一定代表受试药物在人体有同样的免疫反应，甚至有的生物技术药物在动物试验中发现具有免疫原性，但在临床上基本上无免疫原性，两者之间相关性差，尤其是对一些种属间交叉反应极少或种属间免疫反应机制不同的生物技术药物来说，动物的免疫原性资料意义不大。上述事例表明，不同种属动物与人体免疫系统存在着巨大的差异。如何科学、客观准确地评估免疫系统的毒性反应是临床前安全评价的难点，尤其是对于可能影响人类免疫系统的单克隆抗体药物，从动物试验结果外推到临床试验具有一定的风险，需更加慎重。

三、抗体类药物非临床安全性评价一般原则

对于单抗类药物的临床前安全性评价，可参考 FDA 的人用单克隆抗体制品生产及检定考虑要点、ICH 的生物制品临床前安全性评价指导原则及 CFDA 的治疗用生物制品非临床安全技术审评一般原则进行评价。在非临床安全性评价的研究内容方面，往往需要根据具体问题具体分析的原则，分析具体品种存在的不安全性因素，确定安全性评价的项目和内容。

一般的抗体类药物非临床评价主要包括药效学研究、药代动力学研究、安全药理研究、单次给药毒性研究、重复给药毒性研究、免疫原性 / 免疫毒性研究、各种刺激试验及特殊毒性试验。根据适应证或抗体类型可选择进行生殖毒性研究。遗传毒性通常不考虑。在评价过程中，相关动物种属的选择至关重要，一般通过体外检测单抗与人和动物细胞的结合力或功能活性，根据在动物体内是否具有药理活性或交叉反应来选择合适的动物。安全药理的研究可单独开展，也可并入重复给药的毒性试验设计中，其主要目的是评价单抗药物对主要生理功能的影响，如心血管系统、呼吸系统、肾脏、中枢神经系统等。单次给药能反映系统或 / 和局部毒性与剂量的关系，也可为长期毒性试验剂量选择提供依据。重复给药毒性研究需要注意给药周期和给药剂量的设计，以及毒代中暴露量与毒性反应的综合分析。免疫原性 / 免疫毒性研究和局部毒性研究可在重复给药毒性研究中结合开展。免疫毒性是单抗类大分子药物关注的重要内容，尤其是靶向免疫系统的创新单抗，安全性评价除了关注动物的免疫原性 / 毒性外，还需要设计一些用人来源的免疫细胞或组织进行免疫毒性评估，如检测细胞因子释放、ADCC 等相关指标。在抗体药物的评价中，免疫原性研究也是一项重要内容。免疫原性评价内容包括方法的开发、验证、药物诱导的抗体反应水平检测（滴度）、抗体的特性研究、抗体产生对疗效、毒性和药动学的影响等内容，并预测对人体潜在的免疫原性强弱。免疫原性检测方法注重灵敏度、药物耐受程度及检测方法的适应性，每种免疫原性检测技术平台需充分考虑优缺点（材料试剂获得、样本处理、检测技术、成本等），以确定合适的检测方案。

四、新型抗体类药物的非临床安全性评价策略和实例

（一）抗体药物偶联物（ADC）临床前安全性评价

1. ADC 药物的特点

抗体药物偶联物（antibody drug conjugate，ADC）是一种新型的靶向抗肿瘤药物，它利用抗体将连接的药物靶向输送至肿瘤细胞部位，以增强抗体治疗活性、增加细胞毒药物杀伤肿瘤细胞的靶向性并降低其对正常组织的毒副作用。尽管结构复杂，但由于其具有特异性高、选择性强和对正常细胞毒副作用低等优点，已经成为肿瘤靶向治疗的研究热点与发展方向。

2. ADC 药物的毒性风险

ADC 药物的毒性风险主要包括以下几个方面。①抗体分子。抗体分子属于生物大分子，存在一般生物大分子的毒性风险，如免疫原性、免疫毒性及抗体可能的 ADCC 作用。②连接子。ADC 药物常用的连接子主要包括腙键、二硫键和肽键。连接子的稳定性直接影响细胞毒药物的非预期解离情况，这种断裂造成小分子细胞毒药物脱落，可导致一定程度的脱靶毒性。③细胞毒药物。主要包括靶向毒性和非靶向毒性。④ADC 分子。抗体和小分子细胞毒药物通过连接子整合成一个整体后，药物抗体比（drug：antibody ratio，DAR）能明显影响 ADC 药物的毒性。ADC 药物一般为不同 DAR 的混合物，由于不同 DAR 所致的毒性不一致，DAR 的异质性将导致毒性的不确定。DAR 混合物中还可能有未结合至抗体的细胞毒药物，造成脱靶毒性。此外，抗体上增加连接子和小分子细胞毒药物后，可能造成抗体聚合、裂解、空间结构变化等，从而使抗体表现出不同于裸抗体的特性，导致非预期的毒性。

3. ADC 药物临床前安全性评价策略

ADC 既是生物大分子，又存在小分子细胞毒作用，临床前安全性评价可参考 ICH S6 及 ICH S9。动物试验将 ADC 作为一个整体，开展啮齿类急毒 / 长毒实验及非啮齿类急毒 / 长毒试验，当小分子药物为全新或研究不充分、可参考数据有限时，需通过短期毒性实验进行单独评价；毒代动力学研究应分别检测 ADC、抗体、小分子的代谢情况；安全药理试验可并入长毒试验，新的小分子药物需进行体外人类 eag 相关基因（human Ether-a-go-go related gene，HERG）测定；若小分子药物与 DNA 作用机制清楚，可不必做遗传毒性试验，否则需要进行遗传毒性试验；免疫原性 / 免疫毒性 / 局部耐受试验可结合动物试验进行；组织交叉反应可在人、啮齿类、非啮齿类中进行；生殖毒性根据用药人群及研究阶段确定是否进行；致癌试验可不做。

4. HER2 靶点药物抗体偶联美登素衍生物 DM1（T-DM1）的安全性评价

Kadcyla（T-DM1）是由 Roche 公司开发用于治疗 HER2 高表达乳腺癌的 ADC 药物，于 2013 年被美国 FDA 批准上市，它将美登素衍生物 DM1 通过稳定型二硫键与曲妥珠单抗相偶联，单克隆抗体与肿瘤细胞结合内化后，释放出细胞毒分子 DM1，最终发挥抑制微管聚合的作用，促使肿瘤细胞凋亡，其完成的临床前安评实验具有一定的参考价值。①动物种属的选择。T-DM1 是在抗体上连接化药，进入体内后既能发挥单抗作用，

也能发挥化学药物作用；既有生物技术药物属性，也有化学药物属性，所以采用两种属动物食蟹猴和大鼠进行安全性研究。②单次给药毒性实验。虽然 DM1 是临床上广泛使用的药物，其毒性较为清楚，但应进行 DM1 的单次给药毒性实验，以确定其毒效应谱，并分析 T-DM1 重复给药毒性实验毒性是否由 DM1 造成。③重复给药毒性实验。重复给药毒性实验指标包括体重、临床观察、摄食量、临床病理学、眼科检查、体格检查、神经学检查、毒代动力学评价、免疫原性和免疫毒性、大体病理学、组织病理学。④由于体外研究结果显示，DM1 对 *hERG* 基因钾离子通道有影响，这就提示评价研究中要加强动物的心电监测，考察药物对 QT 间期延长的影响。在食蟹猴急毒和长毒研究中，增加给药后动物心电监测频率，增加对心室肌复极的考察，监测 QTc 指标。

（二）双特异性抗体药物临床前安全性评价

1. 双特异性抗体药物的特点

双特异性抗体是含有两种不同的抗原结合域的抗体，拥有两个不同的 Fab 段，能结合两种抗原。双特异性抗体可分别与癌细胞的抗原和免疫细胞（分子）的抗原结合，为免疫细胞和癌细胞搭建桥梁，从而激发具有导向性的免疫反应。

2. 双特异性抗体药物的毒性风险

双特异性抗体药物是含有两种特异性抗原结合位点的生物大分子，存在一般生物大分子的毒性风险，包括免疫原性、免疫毒性等。例如，靶向 TNFα 及 IL-17A 的 DVD-Ig 抗体，通过与炎症相关受体或配体结合阻断多炎性反应信号转导，用于治疗自身免疫性疾病，在临床前研究中发现，皮下或静脉重复给予 DVD-Ig 抗体，会导致中和抗体产生，诱发急性过敏反应甚至造成动物死亡，这些毒性反应最终归因于抗药性抗体的产生、免疫复合物在组织和血管的沉积、补体反应的激活。此外，还需要关注的免疫毒性包括是否引起 T 细胞的增殖、细胞因子释放综合征（cytokine release syndrome，CRS）及免疫功能的抑制等。

3. 双特异性抗体药物临床前安全性评价策略

临床前安全性评价同样可参考 ICH S6。当有相关物种时，应开展啮齿类及非啮齿类急毒 / 长毒试验，啮齿类动物试验可用替代分子进行；免疫原性、免疫毒性、毒代动力学可结合动物试验进行；组织交叉反应可在人、啮齿类及非啮齿类中进行；生殖毒性试验可用替代分子进行；遗传和致癌试验可不做。若无相关物种时，可考虑开展原药和替代分子两个物种的急毒 / 长毒试验，生殖毒性试验可用替代分子进行，安全药理试验可伴随长毒或用替代分子进行，遗传和致癌试验可不做。

4. 双特异性 T 细胞 CD3 结合 CD19 靶向抗体药物 Blinatumomab 的安全性评价

Blinatumomab 是由安进公司研发的不含 Fc 区的双特异性抗体，该抗体药物于 2014 年获得 FDA 的批准，可同时靶向癌细胞的 CD19 抗原和 T 细胞的 CD3 抗原，用于治疗难治或复发的急性淋巴细胞白血病及淋巴瘤等。Blinatumomab 在临床前未进行单次给药毒性试验，其重复给药毒性试验用鼠源替代分子进行，检测指标包括临床观察、注射部位观察、体量、摄食量、临床病理学检查、眼科检查、尿检查、毒代动力学、免疫原性和免疫毒性、大体病理学、组织病理学评价等。在黑猩猩长毒研究中，还对给药后动物进行体温和血压测定及心电图检查。进行小鼠的安全药理学研究，结果未见与受试物相关的明显改变。生殖毒性实验结果显示 Blinatumomab 能透过胎盘屏障，可能存在胚胎毒性。临床前未进行遗传毒性评价。

五、抗体生物类似药的非临床安全性评价策略和实例

（一）生物类似药的定义

生物类似药是指在质量、安全性和有效性方面与已获准注册的参照药具有相似性的治疗用生物制品，我国《生物类似药研发与评价技术指导原则》（试行）规定生物类似药候选药物的氨基酸序列应与原研药相同，对研发过程中采用不同于原研药所用的宿主细胞、表达体系等，需进行充分验证。

（二）生物类似抗体药临床前安全性评价原则和一般策略

抗体生物类似药的评价应遵循比对原则，采取循序递进策略，通常需开展比对性的药效学、药动学和毒性实验研究，具体研究内容应首先根据药学方面的相似性程度来考虑。临床前试验中可先开展体外的药效学、药动学和免疫原性研究，然后进一步考虑体内药效和毒性研究。采用上述研究策略时，如果药学质量分析评判为相似，非临床研究有可能简化为药动学、药效动力学与免疫原性的比对研究；如果不能判定相似的，则需要开展全套的比对试验研究，或者按照新生物制品的思路进行研究开发。

（三）IBI305 的临床前安全性评价

IBI305 是针对血管内皮生长因子（vascular endothelial growth factor，VEGF）的重组人源化单克隆抗体，属于生物类似药，其原研药为罗氏公司生产的抗血管生成药物安维汀（Avastin），临床上用于治疗结直肠癌，以及晚期、转移性或复发性肺癌、乳腺癌等。下面以 IBI305 为例，探讨生物类似药的毒性研究。①动物种属的选择。我国《生物类似药研发与评价技术指导原则》指出，比对研究使用的动物种属应与原研药一致。前期的研究表明，安维汀及 IBI305 与小鼠和大鼠 VEGF 的亲和力不高，但是与食蟹猴 VEGF 均有很高的亲和力，在食蟹猴体内具有很好的药理学活性。组织交叉反应研究发现，生物素标记 IBI305 和安维汀均只与阳性组织（即人血管肉瘤组织）可见特异性组织交叉反应，与正常食蟹猴和人体组织无交叉反应，因此选用食蟹猴作为相关种属进行相似性研究。②进行了连续给药 4 周，恢复期 4 周的重复给药毒性试验，检测指标包括临床观察、注射部位观察、体量、摄食量、临床病理学检查、眼科检查、尿检查、大体病理学及组织病理学评价等。在长毒研究中，还对给药后动物进行了体温和血压测定及心电图检查。临床前的毒性比对研究结果提示，IBI305 和安维汀的毒性靶器官均为肺脏、骨和脾脏；同等剂量下，IBI305 和安维汀毒性反应相似。③通过伴随重复给药毒性试验的毒代试验，与安维汀定量比较多次给药的毒代动力学特性。毒代动力学特征的比对研究提示了两者的一致性。④伴随重复给药毒性试验进行了免疫原性和免疫毒性的比对，检测了抗体水平、淋巴细胞数目、细胞因子水平等相关免疫指标，结果显示 IBI305 的免疫原性与安维汀相似。

第四节　基因治疗类产品非临床安全性评价

一、基因治疗产品分类、特点及非临床安全性评价关注点

（一）基因治疗产品的分类和特点

“基因治疗”实质上就是一种以预防和治疗疾病为目的的人类基因转移技术，是以改变人的遗传物质为基础的生物医学治疗。外源基因的转移方法主要为间接体内法、直接体内法及病毒载体法。近年来在基因治疗临床方案中应用最广泛的方法之一是病毒载体法，也就是病毒携带外源基因法，系利用改造后的缺陷型病毒作为外源基因载体，将目的基因导入体内细胞。病毒载体有非病毒载体系统和病毒载体系统两大类。非病毒载体系统中的载体部分一般是指质粒 DNA，也可以是无载体的核酸，如反义寡核苷酸、核酶（ribozyme）、siRNA（short inhibitory RNA）等。病毒载体系统通常包括逆转录病毒、慢病毒、腺病毒、腺相关病毒、疱疹病毒（单纯疱疹病毒、痘苗病毒、EB 病毒）、痘病毒、仙台病毒、麻疹病毒、流感病毒、乙肝病毒等。

截止到 2016 年，在 2409 项基因治疗临床试验方案中，以病毒为载体的临床研究方案接近总量的 70%，如腺病毒（21.4%）、逆转录病毒（18.2%）、腺相关病毒（7.0%）、痘病毒（6.9%）、慢病毒（4.6%）、单纯疱疹病毒 -1（HSV-1）（3.6%）等。这主要是因为病毒介导的基因转移利用病毒对细胞的天然感染能力，将外源基因导入细胞中，效率明显高于非病毒载体系统，因此在基因转移系统和基因治疗中，以病毒为载体的治疗方案最有效并一直占据主导地位。本文也主要针对病毒载体基因治疗药物进行阐述。

（二）基因治疗产品非临床安全性评价关注点

对于基因治疗产品是否需要开展非临床安全性试验研究、进行何种类型的试验，需要根据已有的试验数据和信息，以及需要阐明的特异性问题来决定。安全性评价的内容取决于基因治疗产品的特性、临床用途、临床适用人群和拟用治疗周期。很多因素可以影响这类产品的安全性，如受试物、相关动物的选择、给药途径、给药频度、生物分布、基因整合和基因垂直传播评价，以及评价载体的安全性等。

1. 受试物

基因治疗产品往往不同于小分子化合物，其制剂中的缓冲液或 pH 的变化常常会改变基因产品在体内的暴露水平，因此在进行非临床安全性研究时常需要使用制剂，而不是原料药物，且一般均由具有 GMP 资质的生产厂家生产并对其质量进行控制。由于安全性评价往往处于产品研发的较早期阶段，因此，对用于安全性评价的样品需进行足够的理化和生物特性的考察，使其能够代表拟用于人体临床实验研究的样品。在研发过程中，任何对试验材料或生产过程的变动，都可能会对安全评价结果外推到人体产生潜在的影响。

2. 相关动物的选择

既要考虑产品的特点，也要兼顾临床适应证，给药的方式包括剂量、给药途径、频率和周期等。非人灵长类动物并非一定是首选动物模型。如果可能，要尽量地选择相关种属的动物，也就是动物或模型对表达的基因产物和基因转运系统的生物反应要与在人体上期望出现的反应相关。如果使用带有复制能力的病毒载体，所选动物应该对病毒感染敏感，并且最好由与病毒载体有关的野生型病毒的感染引起的动物病理学变化与人类相似。必要时，可以在人类疾病的动物模型上开展基因治疗产品的安全性研究，确定病理生理发生改变的条件下的安全性问题。也可以采用转基因动物或带有移植的人体组织的免疫缺陷动物。一般情况下采用1~2种相关动物进行单剂量或重复给药的毒性试验；如果存在对特别的安全性方面的担忧时，也可以采用更多种动物进行深入研究。

3. 给药途径

给药途径可影响体内毒性，非临床安全性试验应尽可能采用临床拟给药途径和给药方法。在小动物中难以采用与临床相同途径给药时，可采用类似于临床的给药途径，如腺病毒载体经鼻滴入肺内，可代替经支气管镜引导下的肺内给药方法。当肌肉注射给药时，可以考虑设计一个静脉注射给药组，以考察最大暴露状态下可能出现的毒性。给药持续时间、给药频度应和拟定的临床用药方案一致，并应与基因表达的水平和持续时间一致。

4. 给药剂量

根据体内或体外试验所获得的药物活性来确定适当的给药剂量，应包括无明显毒性反应剂量（低剂量）、出现明显毒性的剂量（高剂量）和一个至多个中间剂量。根据品种的不同，只要理由充分，均可以选择1~3个剂量水平。动物种属间剂量的换算可根据体重或体表面积，得到的信息可用于确定临床试验时载体的安全范围，也可用于估计临床试验的剂量递增方式。

5. 生物分布

各国药品注册管理部门均明确要求对基因治疗载体和所转移的目的基因的生物分布、表达程度和持续时间进行研究。其目的是研究基因治疗药物在动物体内各组织器官的分布情况，以评价其安全性。在动物体内的生物分布，可以与毒性试验结合进行，评价的方法可以应用当前的现有技术来进行研究，鼓励使用新的技术方法，包括分子生物学、生物化学、免疫学、毒理学和组织病理学等，具体如放射性标记、DNA印迹（Southern blot）、聚合酶链反应（PCR）、实时PCR（real time PCR）、原位PCR（*in situ* PCR）等方法，但需对所选用的方法进行验证，如灵敏度、线性、阴阳性对照等。对于所取材的样本，美国NIH提出至少应包括脑、肺、心脏、肝脏、肾脏、睾丸、附睾、前列腺、卵巢、注射位点等部位，并在合适的条件下储存（一般在−80℃下储存）。另外，如果所使用的载体具有某方面的嗜性，也可再增加特殊部位的取材，如HSV-1易感染神经元，因此在试验取材时可以加设背根神经节等。

对于载体的组织分布，普遍关注的是载体在生殖腺的组织、细胞中的分布。在进行PCR检测时，首先应避免组织交叉污染，尤其在取材时更要注意取材的顺序、器械、取材手法，其次是在进行DNA提取过程中的试剂、引物、容器，以及所建立方法的特异性、灵敏度、检测限等。若在生殖腺中检测到存在不期望的分布，需确定基因是否表达、是否与毒性反应有关，必要时，增加静脉注射卫星组，考察靶组织以外其他组织可能出现的毒性。对所有直接注射到人体的病毒载体，均要评价其转移到生殖细胞的危险性。对于基因存留时间短的载体，如非整合非复制型载体，则应选择适当的时间点对生殖腺进行检测，从而将假阳性发现减少到最低程度。

如果病毒载体被使用，那么任何保留有活病毒的液体或动物组织均应进行检测，当然在对动物及动物组织样本进行处理时也应进行必要的安全预防保护，在临床试验使用病毒载体制品时更应执行严格的控制措施以避免不必要的扩散。

6. 基因整合及基因垂直传播评价

由基因传导载体所引起的生殖细胞随机整合作用在理论上是不能排除的，尤其是临床试验中病毒载体导致的基因整合的可能性是我们最为关注的问题。

基因治疗病毒载体转移到宿主细胞与宿主基因组发生整合，主要导致插入突变或诱导修饰基因结构和 / 或表达的遗传重组。基于科学、伦理和法律方面的考虑，ICH 目前不允许直接进行生殖腺的整合。根据现有文献，目前所应用的病毒载体如腺相关病毒（adreno-associated virus，AAV）、腺病毒（adenovirus，ADV）、逆转录病毒、HSV-1、慢病毒均具有整合能力，并依据载体与宿主基因组整合能力的大小来对生殖腺整合的危险进行评价。一般分为三类：①载体能够进入细胞核，并具有整合能力；②载体能进入细胞核，但不具有整合能力；③载体不能进入靶细胞的细胞核，只能存留在细胞质中。①～③中载体与生殖腺细胞整合的危险性依次降低，其中逆转录病毒和慢病毒作为载体时，由于它们均有病毒整合酶且可以进入宿主细胞核中，从而可以发生整合，因此这些载体有可能增加生殖腺整合的危险；而像仙台病毒，只能存留在细胞质中，因此其有望成为最安全的载体。

因此，在临床前要对外源基因转移到生殖腺的可能性进行评价。当给予较高剂量时，有可能增加对生殖腺的暴露，从而增加载体与其的整合危险；另外，给药途径也是增加整合可能性的一个重要因素，如静脉注射病毒载体，则可能增加由血散播到生殖腺的危险性。对于基因整合，主要采用检测生物分布的方法来对其进行评价，具体的检测方法是用 PCR 或实时定量 PCR 方法检测病毒载体序列，评价的重点是插入的部位（或组织）、表达水平及持续的时间。

如果确实在动物生殖腺部位检出载体序列，则应进一步观察精液 / 生殖细胞，检测其存留时间，并对危险性进行评价，此结果及其潜在的危险应该反映到临床批件中，以便临床研究时对受试者进行监测。另外，如果传播到血液循环中，则要求使用任何可能的方法来进行检测。

7. 评价载体的安全性（携带目的基因到目的靶位的安全性）

对于病毒载体的安全性，目前还没有一个公认的实验用于预测重组病毒载体的病毒毒力或致病力。当使用高浓度的病毒悬液对敏感动物进行全身给药时，有可能诱发毒性反应。因此对于病毒载体，最重要的是应该具有足够的背景知识，了解这类病毒是如何进行复制、复制如何终止、任何内在的病原性和免疫原性，以及与野生病毒重组的任何危险性等。如果可能，首先应寻找敏感的动物模型或转基因动物模型，对载体颗粒进行毒性评价。可以先行评价载体颗粒的急性毒性（推荐使用兔子），目的在于在高剂量时，观察是否存在潜在的过敏反应，并看是否有中性粒细胞的增殖。

8. 评价基因表达蛋白产品的安全性

可应用从临床前药理学或毒理学研究取得的数据来支持基因表达蛋白产品临床试验的安全性。在体内研究期间，应能在血液和组织中检测到表达的蛋白质，但是较低的浓度和较短的半衰期往往成为研究的主要限制。另外，还需考虑其他相关的基因，如抗生素抗性基因，在临床上需避免使用该抗性基因。在对其进行评价时，敏感动物的选择是关键，要求所选种属应对病毒载体表达的基因产物产生生物反应，还需对病毒载体敏感。例如，棉鼠，其对人腺病毒敏感，常被用来评价呼吸道途径给予的基因修饰后的腺病毒载体的安全性。

二、基因治疗产品的非临床安全性评价一般原则

目前，国际上已经由 US FDA、ICH 等权威机构或组织颁布了多个对于生物制品及基因治疗产品进行研究的指导原则或规范，在现有的认知基础上，全球基因治疗产品研究者均在这些指南的指导下进行相应的研究。

（一）“具体问题具体分析”的原则

基因治疗产品往往每一个产品都有自己的特点，不可能用一套固定的方法与模式来满足评价每一种产品的评价要求。因此，对于每一个品种的评价，应遵循“具体问题具体分析”（case by case）的原则，尽量阐明每一个需要考虑的安全性问题，为临床试验提供安全性资料的支持。这一原则适于处理多种产品类型的特殊问题，是对这一类产品进行评价的最基本的原则（该原则也适用于其他生物制品）。

（二）生物技术制品评价的一般原则

（1）用于毒理试验的产品应与拟用于临床试验的产品具有可比性或相同。当在药物的开发过程中为提高产品的质量或产量进行工艺改进时，应考虑到生产工艺改变对动物试验结果外推至人体可能产生的影响。

（2）严格执行 GLP 规范，以保证试验质量和数据的可信。

（3）考虑使用疾病动物模型，可以更好地考察药物对生理变化或潜在的生理变化的影响，从而对其安全性和药效作出客观评价。

（4）免疫原性和免疫毒性评价。由于载体、基因表达产物或基因修饰的细胞可能引起细胞或体液免疫反应或免疫毒性反应，因此这是该类产品安全性评价考虑的重点。由载体引起的免疫反应可以减弱药效作用，并改变毒性反应的过程，如腺病毒载体在引起免疫反应的过程中可引起免疫佐剂的作用。如果基因表达产品与宿主体内的自身蛋白具有同源性，可能会出现对自身蛋白的自身免疫反应。由于本类产品均具有不同的免疫学特点，因此，对于免疫原性和免疫毒性的评价也应在“case by case”原则上根据所表达的蛋白质和治疗的适应证等多方因素权衡的基础上来进行设计处理。

（5）考虑到基因治疗产品的目的基因主要为人源，在使用动物进行安全评价时，可能在动物体内无法进行相应的表达及发挥效应，因此可能需要对相关基因进行动物源性改造，以便评价该类基因产品在动物体内充分发挥药效的过程中所显现出来的对机体的

毒性作用。

（6）其他考虑。此外，还要考虑溶瘤病毒的复制性，有可能也会给生产和监管带来一些独特的问题，比如病毒的生产需要组织培养、高滴度的病毒生产需要注意实验室安全。针对这些情况，FDA 已经发布了一份指南草案，对病毒、基于细菌的基因疗法和溶瘤病毒产品的设计和分析提供了建议（Guidance for Industry：Design and Analysisof Shedding Studies for Virus or Bacteria-Based Gene Therapy and Oncolytic Products），欧盟监管机构也出台了相关的文件。

三、基因治疗产品的非临床安全性研究实例

基因传递系统最为有效的为基因载体，其中大部分为病毒载体，如何对这类载体进行安全性评价，是我们所面临的一个重大挑战。近年来，以溶瘤病毒为载体的基因治疗产品的临床应用取得了长足的进步。溶瘤病毒是一种癌症免疫治疗方法，它利用天然的或者是经过基因修饰的病毒制成，这类病毒可以在肿瘤细胞内选择性地复制，并杀死癌症细胞。与另一种基于病毒制造的药物——疫苗不同，溶瘤病毒可以直接感染并裂解肿瘤细胞。它们不需要特定的抗原，并能发出促进抗肿瘤免疫应答的信号。全球第一个获得监管机构批准投入商业使用的溶瘤病毒是 Rigvir，这是目前获批的唯一未经改造的溶瘤病毒产品，包含有肠道病毒 Echo-7。2004 年 4 月，Rigvir 在欧盟成员国拉脱维亚获得批准用于黑色素瘤，2015 年格鲁吉亚监管机构也批准了这个药物。很多病毒都已经被用来作为溶瘤病毒的载体，科学家已开展了相当多的工作优化这类病毒，衰减这些病毒的致病性，同时提高免疫活性。截至目前，腺病毒、痘病毒、单纯疱疹病毒 -1（HSV-1）、柯萨奇病毒、脊髓灰质炎病毒、麻疹病毒、NDV（newcastle disease virus）、呼肠孤病毒等病毒为基础的溶瘤病毒药物已经进入了早期阶段的临床试验。

本文以人单纯疱疹病毒Ⅰ型（human herpes simplex virus-1，HSV-1）为载体，携带人类粒细胞 - 巨噬细胞集落刺激因子（granulocyte macrophage colony stimulating factor，GM-CSF）基因，从而发挥抗肿瘤作用，我们将以此为例来进行相关安全评价案例的解析，以期为大家提供一个评价思路。

（一）背景介绍

重组人 HSV-1-GM-CSF 抗肿瘤药物，主要选用亚洲黄色人种的单纯疱疹病毒载体和治疗基因，从 HSV-1 的基因组中删除了 ICP47、ICP34.5 和 ICP6，使得病毒毒力降低，且病毒不在正常成人神经元胞体内复制，而优先在高度分裂增殖的肿瘤细胞内复制以发挥溶瘤效应。GM-CSF 在肿瘤部位的表达引起局部 DC 细胞的分裂成熟，从而引导并加强全身性的抗肿瘤免疫反应。

设计机制：通过溶瘤效应诱发局部抗肿瘤作用，另外通过 GM-CSF 在肿瘤部位的表达来加强全身性的抗肿瘤免疫反应。

（二）试验设计

本受试物开展临床前安全性评价需要获取的资料信息包括：临床拟用剂量、频率、

周期及给药途径；受试物的理化特性、组成、浓度、稳定性、储存条件、生产厂家等资料；药效学相关资料信息；国外类似产品的相关资料信息（如果有）等。

（三）试验基本要素的选择

1. 动物选择

文献报道 BALB/c 小鼠为本类受试物作用的敏感物种；该种系经常用于生物技术药物的研究开发过程；由于委托方所做的前期相关毒理学研究即使用 BALB/c 小鼠，同时根据前期研究成果、现有药效学资料，选择 BALB/c 小鼠进行长期毒性试验。

另外，根据我国目前的安全评价及审评经验，还需选择一种非啮齿类动物来进行研究。恒河猴与人同属灵长类，基因同源性高，免疫学反应有很多相似性，免疫排斥反应相对较小，对毒性研究的干扰较小；且受试物中 HSV-1 载体及载体所携带的基因均为人源，载体所携带的 GM-CSF 基因与恒河猴的 GM-CSF 基因同源性达 98%，故确定本类受试物作用的敏感物种。

2. 受试物

基于 HSV-1 载体的设计，拟用于临床的受试物所含 GM-CSF 目的基因来源于人，由于种属特异性，其表达的目的蛋白 GM-CSF 对小鼠无法发挥其药效作用，因此可能无法考察受试物在小鼠体内发挥药效的过程中所显现出来的对机体的毒性作用，特此设定了鼠源性目的基因的同型受试物对比组，以同时进行安全性评价。在对恒河猴进行评价时，则不再加设额外的受试物对比组，只用人源受试物。

3. 给药途径

临床拟用给药途径是瘤体内注射，经过分析比较选择肌肉注射来进行小鼠及恒河猴给药，以期能最大限度地模仿临床给药途径。

4. 剂量选择

在对小鼠进行安全性评价时，根据临床拟用剂量、药效学剂量、受试物浓度、规格及小鼠肌肉给药体积的限制，对人源和鼠源受试物设定高、低 2 个剂量，低剂量为临床拟用剂量，高剂量设为低剂量的 5 倍量，以期考察在药效高剂量及毒性高剂量条件下对小鼠的影响。在对恒河猴进行安全性评价时，对人源受试物设定高、低 2 个剂量，低剂量为临床拟用剂量，高剂量设为低剂量的 5 倍量。

5. 给药次数

临床设计给药 3 次，间隔 1 周。根据该受试物的特点，以及前期药效学研究的试验数据和该受试物在国外的先前研究结果，采用比临床方案多 4 针即先后给 7 次药的方案，以期能够模仿在给药周期为 3 周的时间范围内，通过增加给药次数来观察受试物所致小鼠及恒河猴产生的毒性症状。

（四）小鼠安全评价设计方案

1. 急性毒性

使用人源和鼠源受试物进行急毒试验，以确定给药最大剂量和给药体积。

2. 长期毒性研究设计

一般毒理学指标（常规检测）：临床症状、注射位点症状、体重、摄食量、血液学、临床病理、组织病理、脏器重量及相对重量；免疫原性：血清抗 HSV-1 抗体、抗人及抗鼠 GM-CSF 抗体（ELISA 检测）；中和抗体测定；免疫毒性：$CD4^+/CD8^+$ 数量及相对比例（FCM）。

3. 组织分布研究

由于本受试物设计的独特作用原理，为了充分考察受试物在小鼠体内的组织分布，分别设计了 3 个试验来进行组织分布的研究。①受试物在正常小鼠体内的组织分布。目的在于考察供试品在正常小鼠体内的分布代谢情况，为临床试验提供参考，人源和鼠源受试物均使用，注射途径为肌肉注射。②受试物在荷瘤裸鼠（荷人源性肿瘤）体内的组织分布。目的在于考察受试物在免疫系统缺失的情况下，单独发挥局部溶瘤作用时对小鼠的毒性作用，在这里仅使用人源受试物，注射途径为瘤体内注射，同时加设肌肉注射对照组。③受试物在荷瘤小鼠（荷鼠源性肿瘤）体内的组织分布。目的在于考察受试物在小鼠免疫系统健全的情况下，分别发挥局部溶瘤作用和细胞因子作用时对小鼠的毒性作用，在这里使用鼠源受试物，注射途径为瘤体内注射，同时加设肌内注射对照组。

分布试验中的取材部位（real-time PCR）：心脏、肝脏、脾脏、肺、肾脏、脑、睾丸（雄性）、附睾（雄性）、子宫（雌性）、卵巢（雌性）、乳腺（雌性）、注射部位肌肉、腹股沟淋巴结、血液、尿、背根神经节（本部位为特别设定）。

（五）恒河猴安全评价设计方案

1. 长期毒性研究设计

一般毒理学指标（常规检测）：临床症状、注射位点症状、体重、摄食量、血压、心电图、体温、血液学、临床病理、组织病理、脏器重量及相对重量；免疫原性：血清抗 HSV-1 抗体、抗人 GM-CSF 抗体（ELISA 检测）、中和抗体测定；免疫毒性：$CD4^+/CD8^+$ 数量及相对比例（FCM）。

2. 组织分布研究

分布试验中的取材部位（real-time PCR）：心脏、肝脏、脾脏、肺、肾脏、脑、睾丸（雄性）、附睾（雄性）、子宫（雌性）、卵巢（雌性）、乳腺（雌性）、注射部位肌肉、腹股沟淋巴结、血液、尿、背根神经节。

（六）试验结果

在小鼠和恒河猴中均未检测到与 HSV-1-GM-CSF 载体剂量相关的毒性，尽管在背根神经节和注射部位中有分布，但在上述部位的分布较低且持续时间较短，在生殖腺没有检测到规律性分布。

（七）该类载体制品在国内的进展

目前该品种已经在我国顺利完成Ⅱ期临床研究，正在开展Ⅲ期临床研究。

第五节　细胞治疗产品的非临床安全性评价

一、细胞治疗产品非临床安全性评价监管

20世纪90年代，美国食品药品监督管理局（FDA）将细胞治疗产品纳入监管范围，随后不断完善相关制度和体系，于2013年颁布了指导原则 *Preclinical Assessment of Investigational Cellular and Gene Therapy Products*。欧洲药物管理局（EMA）紧随其后，分别于2008年和2011年颁布指导原则 *Guideline on Human Cell-based Medical Products* 和 *Reflection Paper on Stem Cell-based Medicinal Products*，将细胞治疗产品纳入监管。日本和中国台湾的药品监管部门仅在最近5年内才出台了相关法律法规对细胞治疗产品进行规范和管理。另外，在对生物制品安全性的相关要求中，美国FDA及ICH等均对细胞制品的临床前安全性研究提出了要求，临床前毒性研究所得的安全资料将是决定细胞制品用于临床试验的主要依据，同时也能为临床试验提供可能的毒性监测信息。

我国在2003年9月颁布的《人体细胞治疗研究和制剂质量控制技术指导原则》对细胞制品的来源分类、制备、质量控制、临床前试验，即安全性和有效性等均提出了共性要求。2012年我国开始制定干细胞管理的相关文件。截止到2015年，先后颁布了《干细胞临床研究管理办法（试行）》与《干细胞制剂质量控制及临床前研究指导原则（试行）》，它们是我国有史以来第一套针对干细胞治疗产品的技术性监管文件，对治理"细胞治疗乱象"和指导干细胞制品临床转化及产品研发具有重要意义，被评为2015年中国医药生物技术十大进展之一。

在技术指导原则方面，CFDA于2016年12月发布了《细胞制品研究与评价技术指导原则》征求意见稿，这是我国最新的针对细胞治疗产品（包括干细胞和其他细胞制品）的第一个临床前研究技术指导原则，并在2017年12月最终发布了《细胞治疗产品研究与评价技术指导原则》（试行）。该指导原则对细胞制品的临床前药学研究、药理毒理研究和临床前研究都进行了详细的技术性阐述，特别对大家比较关注的临床前毒理学研究的必要性和具体实施方法进行了充分地讨论，并作出了一些新的规定，如对药代动力学研究的要求。

二、细胞治疗产品非临床安全性评价关注点

相比一般化学药物，细胞治疗产品不是某一单一物质，而是一类具有生物学效应的细胞，因此其安全评价的策略也相对特殊，不同于一般化学药物，也不同于一般生物制品。目前，多数细胞治疗产品处于研究探索阶段，缺乏足够的临床前资料，其临床应用仍存在一定的安全风险。因细胞治疗产品自身具有的多样性、复杂性和特殊性，导致其很难像一般生物制品那样制订出一种单一的固定模式来对其进行临床前安全性评价。

FDA对细胞治疗产品临床前毒理学研究指出，安全性评价应能够全方位地充分鉴定、描述和量化潜在的局部或全身性毒性、急性或慢性毒性，分辨出任何可能的毒性，

以及产品剂量水平对毒性的影响。

致瘤性是细胞治疗产品进行安全性评价的一大重点。由于细胞治疗产品自身因素，细胞在体外经一系列操作处理的过程中，如体外扩增和传代、细胞的培养条件、对细胞进行遗传修饰等，可能导致细胞发生突变或者外源基因的整合，也可能导致细胞的许多生理性质发生改变，在进行回输后大大增加了致瘤的风险。在目前研究的几类治疗性细胞中，干细胞的致瘤性风险较大。干细胞许多特点与肿瘤细胞相似，如持续增殖、对凋亡不敏感、与肿瘤细胞有类似的生长调控机制。干细胞致瘤性风险与细胞类型密切相关，一般认为神经干细胞（ESC）和诱导多能干细胞（iPSC）比间充质干细胞（MSC）致瘤性风险高。细胞注射的时间、位置及体内免疫状态也与肿瘤发生密切相关。另外，除了关注细胞制品的致瘤性，其促瘤性也需要引起重视，因为细胞有可能分泌促肿瘤生长或转移的细胞因子，可能提供肿瘤持续增长的微环境。

生物分布也是细胞治疗产品进行安全性评价所关注的问题。研究表明，不同给药途径和移植部位对细胞体内分布的影响也不同，大量的细胞注射入体内可能会引起肺栓塞或组织坏死，门静脉系统给药等存在复杂的外科手术风险。细胞进入体内，在靶器官或靶组织之外的位点也具有一定的分布，即非靶部位转移，目前尚无法有效判断非靶部位转移的相关风险。

细胞治疗产品的免疫原性和免疫毒性比一般传统药物更强，有研究表明，在干细胞移植中，同种同系的异源间充质干细胞移植也会带来很强的免疫排斥反应。影响免疫原性和免疫毒性的因素主要包括：细胞与宿主的同源性、给药部位、是否重复给药、细胞自身特性和宿主免疫系统特性等。虽然一些干细胞，如 ESC 和 MSC，均有很低的免疫原性，但其分化后免疫原性可能增加。细胞制品也具有免疫调节能力，体外试验显示 ESC 和 MSC 均具有免疫调节能力，体内动物试验也显示治疗用干细胞可抑制宿主的先天性和获得性免疫力。例如，MSC 可抑制 T 细胞增殖分化和细胞因子分泌，抑制 NK 细胞增殖、杀伤和细胞因子产生，抑制同种或异种抗原刺激的增殖，动物试验证实其可用于降低或减轻移植物抗宿主反应（GVHD）。

总之，相比于其他生物技术药物，细胞治疗产品的安全性风险应该得到格外关注。例如，免疫细胞治疗产品中的 CAR-T 产品可能导致的细胞因子风暴、移植物抗宿主反应等；干细胞异常分化、变异导致的安全性风险等。当干细胞输入机体后，由于细胞自身内部的不同及细胞所处外部环境的差异，都有引发干细胞变异的可能，从而产生不可预见的安全风险。另外，由于干细胞制品在机体内存留时间通常较长，应特别注意干细胞给药后的存活、移走、状态改变甚至代谢等情况。实验研究中还要注意干细胞制品在机体内的生物分布，了解干细胞在体内靶器官和非靶脏器的滞留，为解释可能的毒性部位和在靶器官的有效细胞数目提供科学依据。

三、细胞治疗产品非临床安全性评价一般原则

（一）动物种属选择

在进行细胞治疗产品的毒理学研究时，动物种属的选择也十分重要，应考虑动物种

属对细胞治疗产品的应答，动物损伤病理生理学模型与模拟的临床试验也应尽可能地接近。由于免疫原性，将人的细胞成功导入具有正常免疫功能的动物体内是一个复杂的问题，可能会导致免疫排斥反应。这将会妨碍对人细胞治疗产品进行活性和安全性评价。因此，在进行临床前研究时，需要建立适当的动物模型来对这种跨种属的免疫排斥反应产生耐受。常用的动物模型有免疫抑制剂作用的正常动物、遗传免疫缺陷的动物及人源化的动物，或是上述几种情况的结合。

如果缺乏相关动物，可以选择体外实验、同源动物模型、基因敲除及转基因模型、人源化动物等开展试验，以研究细胞治疗产品某一方面或多方面的药理、毒理学特性。另外，可考虑采用疾病动物模型进行药理毒理学评价。由于细胞治疗产品的特性（如产品效应持续时间延长、在体内持续存在、细胞产品与疾病环境间复杂的作用机制、侵入性的给药途径），疾病动物模型可能更适合评价这些产品的活性与安全性。

（二）受试物要求

非临床评价试验应尽量使用拟用于临床的细胞产品；用于支持注册申请的关键试验的受试物，其生产工艺及质量应与拟用于临床试验的产品相一致（如果不一致应给予说明，并评估其对预测人体反应的影响）。

如果由于相关动物选择的限制，可使用动物源性类似物进行非临床评价，动物源性类似物应该与细胞治疗产品具有尽可能相似的生产工艺及质量标准，并进行必要的比较以确认替代品的质量属性。类似细胞治疗产品与人源细胞治疗产品的参数应尽量相近，从而可最大化提高动物试验所得数据的准确性。采用动物源性类似物进行的非临床安全性数据外推至临床试验起始安全剂量时，需要对数据进行充分、科学地考虑。临床前样品和临床用样品的任何相似性及区别均应在新药申报时予以说明。

考虑到细胞特性分析方法的复杂性，在生产单位提供质量检测报告的基础上，至少应开展细胞计数、活细胞比例测定，与药学研究要求一致，其他细胞属性及制剂质量分析等视具体情况定。细胞治疗产品在生产单位出厂时，应该提供在此之前的质量检测报告以及包括保存、运输、给药过程的浓度和温度条件下的稳定性研究资料。细胞治疗产品在运送到非临床研究单位后，给药前可能还需经过一系列操作步骤，在完成操作后需对受试物进行质量检测，检测指标包括细胞形态、总活细胞数、细胞存活率、颜色、除细胞之外的其他外源性异物等。

（三）给药方式（途径）

非临床评价中，细胞治疗产品的给药方式应能最大限度地模拟临床拟用给药方式。如果在动物试验中无法模拟临床给药方式，临床前研究中需明确替代的给药方式/方法，并阐明其科学性和合理性。

当使用特殊的给药器械（装置）进行给药时，非临床试验采用的给药器械系统必须与临床一致，否则应说明实际使用的给药器械系统的理由。申请人应提供足够的数据，以判断给药器械系统的安全性；给药器械系统的评价可以单独评价，也可以与细胞治疗产品一并评价。

四、细胞治疗产品非临床安全性评价的主要内容

（一）生物分布

分布是指细胞给予机体后最初的存在部位，包括血液及各种组织内的存在。初期的分布受血流影响较大，也与细胞的特异性相关。生物分布研究必须考虑取样的代表性和一致性，在实验周期内至少选择三个时间点进行研究。目前干细胞生物分布的检测方法有以下几种。①胞质标记物：常用的主要有 Hoechst 和 Dil 等荧光色素，主要用于细胞的追踪。但随着细胞的分裂，标记物会等分给两个子细胞，子细胞的荧光强度也随着下降。根据观察到的荧光只能判断干细胞的存在，而难以判断干细胞的形态和存活情况。②核酸标记：最常用的有 5- 溴脱氧嘌呤核苷（BrdU）标记法。其标记和检测方法简便，准确性及标记率高，是反映干细胞增殖及跟踪干细胞的理想指标。标记干细胞若发生死亡，其释放的 BrdU 则可掺入到发生细胞循环 S 期的任何细胞，从而难以区分移植细胞和宿主细胞。③光学成像标记：常用的有生物发光成像（biolminstcence/maging，BLI）和荧光成像，但由于定位困难、光穿透力有限，该方法不适于大动物，只用于小动物实验性成像的研究。④单光子发射计算机层摄影术（single photon emission computer tomography，SPECT）和正电子发射断层显像（positron emission tomography，PET），主要用于干细胞的细胞动力学和增殖研究。⑤核磁共振细胞成像显影，优点是可观察干细胞的动态迁徙过程，空间、时间分辨率高，对比度好，有利于观察、追踪活体细胞。

（二）致瘤性试验

致形成异体组织或肿瘤是细胞制品的一个主要安全关注点，而来源于植入细胞所形成的异体组织或肿瘤是可以通过临床前毒性评价来监测的。细胞制品的致瘤性取决于几个方面的因素，即细胞来源、操作影响和注射给药部位或途径。一般人干细胞有较高的致瘤性风险，而免疫细胞的致瘤性较低。干细胞分化状态、多能或细胞系定型及培养条件等均对致瘤性有一定的影响。致瘤性一般被认为是多能性干细胞，即 iPSC 和 hESC 的自身特性，而躯体干细胞如 MSC、HSC 等的致瘤性相对较小。干细胞制品致瘤易形成的部位主要在中枢神经系统、心脏和关节腔等组织连接部位。多能干细胞最易引起良性畸胎瘤、恶性畸胎瘤和继发性肿瘤。因人胚胎干细胞和诱导多能干细胞具有其自身特点，故比任何来源于胎儿或成年组织的干细胞具有更强的致瘤性。另外，延长干细胞体外培养时间有可能提高其遗传或表观遗传的变化，从而增加致瘤性风险。干细胞在体内存活时间越长，其致瘤性风险也相应提高。若干细胞植入体内后，在局部发挥作用而不迁移到其他组织，其致瘤风险相对变小。故在评价干细胞制品的致瘤性时应考虑：①干细胞体外培养的时间；②用于形成细胞制品的干细胞类别；③最终细胞制品的分化状态；④预期干细胞植入体内后的存活期；⑤干细胞在体内的分布和迁移；⑥若形成异体组织或肿瘤可能的临床后果；⑦使用干细胞制品的临床前研究信息等。

在致瘤性安全评价动物模型的选择方面，应该考虑到干细胞有足够长的生存时间。

一般推荐使用免疫抑制的啮齿类动物来进行。Gilbert 和 Blau 报道，T 淋巴细胞、B 淋巴细胞和 NK 细胞缺乏小鼠给予干细胞后畸胎瘤的发生率比单一 T、B 细胞缺乏小鼠要高，且畸胎瘤生长更快。另外，一般要求致瘤实验周期为 9~12 个月。

（三）免疫原性和免疫毒性试验

免疫原性是影响干细胞制品安全性的主要因素之一。自身来源的干细胞免疫排斥反应通常较低，但在体外培养过程中，外部环境的改变有可能会改变干细胞的一些特征，而引起宿主免疫效应。免疫原性受多种因素的影响，包括同源或非同源治疗、干细胞给予部位、细胞的成熟状态、反复给予和免疫性疾病等。免疫原性和免疫毒性对细胞制品而言是一个重要的安全问题。在进行免疫原性评价时还应充分考虑到动物模型与临床患者的差异。当将一个临床患者使用的干细胞制品输入到正常动物身上时，此干细胞就会成为一个外源异物。

细胞治疗产品在治疗过程中除可诱导机体产生免疫原性反应外，还可通过作用于或调节免疫系统产生免疫毒性。对于主要通过作用于或调节免疫系统而起药效作用的细胞治疗产品，其细胞治疗诱导的免疫毒性尤应值得关注。由于不同疾病状态下的动物可能对细胞治疗产品的反应不同，可以选择正常动物和疾病模型动物分别进行免疫毒性的评价。

（四）单次给药毒性实验

拟用于人体的细胞治疗产品需要进行单次给药毒性试验。通过该试验可获得剂量与全身和 / 或局部毒性之间的剂量 - 反应关系，有助于了解其毒性靶器官，为重复给药毒性试验的剂量设计提供重要参考。单次给药的观察时间应长于常规的单次给药毒性试验，因为细胞在体内存活时间长，其生物学作用也会持续较长时间。

（五）重复给药毒性试验

试验设计应包含常规毒理学研究试验的基本要素，并结合细胞治疗的特殊性设计，以期获得尽可能多的安全性信息。

1. 动物种属选择

通常应遵循“具体问题具体分析”的原则。对于可能因免疫原性导致细胞无法在动物体内存活的产品，可选择免疫缺陷的小鼠或大鼠进行试验。如果有足够的资料支持细胞产品不会因免疫原性导致细胞无法在动物体内存活，则可以选择合适的非免疫缺陷动物进行试验。如细胞治疗产品涉及支架或给药装置，且由于体型较小而无法在啮齿类动物进行给药的情况下，可考虑采用大动物进行试验。一般情况下应采用雌雄动物进行试验，如有特殊适应证，可根据实际情况选择单一性别动物。如果无相关动物，非相关动物试验对评价生产工艺过程、全处方的安全性及非靶效应也具有价值。

2. 剂量组设计

参考重复给药毒性研究指导原则，但至少包含临床拟用剂量或药效剂量及高于这一剂量的组别，结合处方组成及生产工艺，设置合适的对照组。

3. 观察指标

除常规观察指标外，结合产品特点，选择合适的观察指标，如选择性组织、给药部位及可能的增生性病变，并应观察细胞治疗的特殊指标，如输入细胞的存在、生物活性分子的分泌、免疫反应、与宿主组织的相互作用等；如果结合开展其他试验，则应设置相应的指标。

（六）安全药理学试验

细胞在体内分泌的活性物质可能会对中枢神经系统、心血管系统、呼吸系统功能等产生影响；分布或定植于生命中枢器官的细胞，细胞产品的处方成分等也可能影响器官功能，因此对于细胞治疗产品应考虑进行安全药理试验。如果毒性试验发现有潜在风险，应补充开展有关安全药理试验以确定其非预期的药理学作用。

（七）生殖毒性试验

细胞治疗产品的生殖和发育毒性评价主要是取决于产品的特性、临床适应证及临床拟用人群，应根据具体情况具体分析。

（八）遗传毒性试验

对于人源的细胞治疗产品，除非该产品与 DNA 或其他染色体物质存在直接的相互作用，否则无需进行遗传毒性试验。

（九）特殊安全性试验

应对局部耐受性、组织兼容性及所分泌物质的耐受性进行评估。

（十）其他毒性试验

对于采用基因修饰的细胞治疗产品，需关注有复制能力的病毒产生（replication-competent virus，RCV）和插入突变，特别是致癌基因的活化。在其生产质量评估阶段可对 RCV 形成风险进行评估，并应对其导致的插入突变风险进行评价。

五、细胞治疗产品非临床安全性评价研究实例分析

（一）扩增活化的淋巴细胞（EAL）非临床安全性研究

1. 扩增活化的淋巴细胞简介

扩增活化的淋巴细胞（expanded activated lymphocytes，EAL）是治疗肿瘤和慢性传染性病毒感染的细胞免疫疗法之一。其技术是从供者外周血中分离单个核细胞，经体外扩增活化培养，获得大量在生理条件下具有杀伤肿瘤细胞和病毒感染细胞的免疫细胞群，主要成分为 $CD8^+$ 杀伤性 T 淋巴细胞（CTL，约 70%）和自然杀伤细胞（NK，约 10%）。EAL 作为细胞过继性免疫治疗，经过一次或多次回输，可有效辅助恶性肿瘤和慢性传染性病毒感染的治疗。其适应证包括已明确诊断的恶性实体瘤和非实体瘤患者

（如肝癌、肺癌、胰腺癌、恶性脑肿瘤、乳腺癌等）、慢性炎症患者（如慢性咽炎、慢性支气管炎、慢性病毒性肝炎、慢性肠炎等）。中国食品药品检定研究院国家药物安全评价监测中心在以 EAL 为研究对象的临床前安全性研究中，通过小鼠体内实验，研究 EAL 的生物分布、致瘤性，以及单次和重复给药毒性，综合评价 EAL 的安全性，为其临床实验的审批提供了数据支持。为保证实验数据真实可靠，所有研究均在 GLP 条件下进行。

2. EAL 非临床安全性研究及结果

1）生物分布研究

（1）活体成像检测：采用 C57BL/6 小鼠，分别尾静脉注射给予生理盐水和 DiR 标记的 EAL 细胞，于 3h、1 天、3 天、6 天、9 天、15 天、21 天麻醉动物后进行活体成像，检测 DiR 标记的细胞在小鼠体内的分布。

（2）流式细胞仪检测：采用 C57BL/6 小鼠，分别静脉注射给予非转基因鼠源的 EAL 细胞和 GFP 转基因鼠源的 EAL 细胞，于 3h、1 天、3 天、6 天、9 天、15 天、21 天麻醉动物后解剖取外周血、淋巴结、胸腺、脾脏、肝脏、肺脏、肾脏、骨髓，流式细胞仪检测 GFP+EAL 细胞在上述组织器官中所占比例及分布数量。活体成像检测到 EAL 首先分布于肺脏、肝脏，之后在脾脏中也有较多分布，随时间延长，荧光强度逐渐变弱，于 15 天后基本消失。流式细胞仪检测到 EAL 首先在肝脏中分布比例最高（10.59%），随之逐渐降低，于第 21 天降至 0.52%；肺脏和脾脏在第一天达到最大值（肺脏 3.37% 和脾脏 1.68%），之后逐渐减低，到给药 21 天后分别降至 0.22% 和 0.36%；肾脏、骨髓和胸腺中的 EAL 在各检测时间点均维持较低水平。

2）致瘤性研究

采用 BALB/c 裸鼠，分为阴性对照组、阳性对照组（给予 HeLa 细胞）、EAL 低剂量（1×10^7 个细胞 / 只）及 EAL 高剂量（5×10^7 个细胞 / 只）组，皮下给药 1 次，观察裸鼠注射部位有无结节或肿物形成，并通过病理学检查确认是否有肿瘤形成。BALB/c 裸鼠阳性组成瘤率 100%，而 EAL 低剂量组及 EAL 高剂量组临床症状观察和组织病理学检测均未见肿瘤样病变。

3）单次给药毒性研究

采用 C57BL/6 小鼠进行单次尾静脉注射，给予鼠源和人源细胞治疗产品 EAL，并同时采用 EAL 溶媒及 EAL 洗液（鼠源和人源）作为对照，观察小鼠由供试品引起的死亡情况、毒性反应及其严重程度。研究结果表明，小鼠静脉注射鼠源 EAL 和人源 EAL，最大耐受量为 5×10^6 个细胞 / 只鼠，为人临床用量的 5 倍。

4）重复给药毒性研究

采用 C57BL/6 小鼠，分为阴性对照组、溶媒对照组、低剂量组（1.5×10^6 个细胞 / 只）及高剂量组（1×10^7 个细胞 / 只），静脉注射给药，每周 1 次，共 17 次，检测指标包括临床症状、体重、摄食量、血清生化、血液学、外周血 T 淋巴细胞亚群分布和病理学检查等，考察小鼠产生的毒性反应及其严重程度、主要毒性靶器官及损害的可逆程度。C57BL/6 小鼠重复给药 17 次，试验期间动物未见与给予受试物相关的异常临床症状，但长期给药可能会使体重增加和摄食量增加，给药组个别时间点 γ- 干扰素水平升高，其他检测指标未见明显改变。

3. EAL 非临床安全性研究案例分析

在 EAL 的临床前安全性研发中，我们从生物分布、致瘤性、急性毒性和重复给药毒性几个方面对免疫细胞治疗产品 EAL 进行了较全面的临床前安全性评价研究，建立了适用于免疫细胞产品临床前安全性研究的生物分布方法，采用同源产品替代的研究思路进行了动物毒理学研究的方案设计。主要研究要点如下。

1）生物分布检测方法的建立

采用近红外染料标记 EAL 细胞，用活体成像的方法检测给药后免疫细胞在小鼠体内的分布具有创新性。该方法相对传统方法，能够对细胞进行体内动态检测，具有操作简单、实时快捷的检测优势，同时在满足实验要求的前提下大量减少了实验动物的使用。使用 GFP 转基因鼠源的 EAL 细胞，流式细胞仪检测 GFP+EAL 细胞在不同时间点各脏器的分布，该方法检测结果与文献结果具有一致性。如果条件允许，可以采用活体成像、荧光定量 PCR 等方法进行组合研究。

2）致（成）瘤性研究

成功构建了 HeLa 细胞皮下移植瘤小鼠模型，阳性组成瘤率 100%，而 EAL 低剂量组及 EAL 高剂量组临床症状观察和组织病理学检测均未见肿瘤样病变，说明 BALB/c 裸鼠皮下注射的 EAL 细胞不具有致瘤性。但是，上述研究只能证明细胞制品本身的致瘤性，而不能很好预测体内长期存活的外源细胞刺激机体系统的肿瘤发生情况，有人建议在非人灵长类动物进行重复给药的致瘤性试验，研究该制品的致瘤性风险。但是，笔者认为，免疫细胞治疗类型的细胞不像干细胞那样具有持续增殖、多能分化等特性，其致瘤性风险很低，可能不需要更长期的、在更接近人类的物种上进行致瘤性研究。可以采用免疫缺陷小鼠，通过临床给药途径进行较长时间的致瘤性研究。

3）毒性研究

急性毒性研究中，采用鼠源细胞和人源细胞进行对比研究，以充分探索产品的安全性；重复给药毒性研究中采用鼠源产品在小鼠体内进行研究，是为了避免非同源受试物引起的免疫原性反应导致研究无法进行的问题，即便如此，研究中的鼠源细胞虽然来自同一小鼠品系，但属于同种异体细胞，并非动物个体自体细胞的对应回输，不同动物间存在的个体差异可能会导致动物的自身免疫反应，在研究中我们也发现了脾脏生发中心明显及易染体巨噬细胞增多的现象（细胞免疫反应导致，非毒性反应），说明细胞制品的免疫原性对受试物来源的选择和实验物种的选择至关重要。因此，有人提出对于与临床相同来源的人源产品的安全性研究，应采用人源产品在非人灵长类动物上进行长期毒性研究。但是，鉴于这种自体回输类细胞治疗制品在临床上已经有很多使用案例，笔者认为采用临床试验结果（人体数据）进行安全性预测更有意义。

（二）干细胞的非临床安全性研究案例分析

目前，完全按照最新的国内外指导原则进行的整套的用于注册申报的干细胞临床前安全性评价研究的案例还很少，欧盟批准的第一个干细胞制品为眼科局部用药，未进行常规的动物安全性研究，参考意义不大。本部分简单介绍国内几篇干细胞非临床安全性相关的文献研究，并对其研究方案等进行简单归纳分析。

1. 文献案例简介

1）脐带间充质干细胞临床前安全性考察

海泉等选取小鼠、大鼠和裸鼠作为评价模型，使用不同剂量的人脐带间充质干细胞（hUC-MSC），考察 hUC-MSC 进入动物体内后的急性毒性反应、长期毒性反应及致瘤性情况。结果发现，急性毒性试验在注射剂量不超过 1.25×10^8 个细胞 /kg 时，小鼠未呈现任何毒性反应，hUC-MSC 的 LD_{50} 和 MTD 分别为 1.632×10^8 个细胞 /kg、1.25×10^8 个细胞 /kg。长期毒性试验中，以临床使用剂量的 4 倍、2 倍和 1 倍（1.00×10^7 个细胞 /kg、5.00×10^6 个细胞 /kg 和 2.50×10^6 个细胞 /kg）3 个剂量，进行 12 次断续静脉注射，先连续 4 周进行注射，然后间隔 4 周，再连续 4 周进行注射，再间隔 4 周。如此反复进行，直至设定的 6 个月试验时间结束为止。结果未见大鼠毒性反应，致瘤性试验未有异常成瘤现象。

2）脐带间充质干细胞（人源 hUC-MSC 和鼠源 mUC-MSC）输注食蟹猴的毒性及免疫学研究

采用 24 只食蟹猴进行重复给药 4 周毒性研究，试验设阴性对照组、溶剂对照组、低剂量组（2×10^6 个细胞 /kg）、高剂量组（2×10^7 个细胞 /kg）。每周静脉输注 1 次，连续 5 次。除了常规毒理学指标外，还对免疫学指标进行了监测，包括 T 淋巴细胞亚群（$CD3^+$、$CD4^+$、$CD8^+$ 及 $CD4^+/CD8^+$）、$CD4^+CD25^+$ 调节性 T 细胞、Th1/Th2 细胞因子（IFN-γ、IL2、IL-4、IL-6、IL-5、TNF）、T 淋巴细胞增殖试验、免疫球蛋白 G 及 hUC-MSC 抗体等指标。结果未见 hUC-MSC、mUC-MSC 对食蟹猴的一般毒理学指标具有毒理学意义的改变；给药前后 T 淋巴细胞增殖能力及 IgG 均未见有统计学差异的改变。仅在个别时间点观察到 IFN-γ、IL-4、IL-6 与阴性对照组有统计学差异，个别动物体内检测到 hUC-MSC 抗体。

3）脐带间充质干细胞反复静脉滴注给予食蟹猴 6 周的毒性试验

研究采用 32 只食蟹猴，对不同代次的人源脐带间充质干细胞（hUC-MSC）和鼠源间充质干细胞（mUC-MSC）进行了研究，每 2 周给药一次，连续给药 4 次，共 6 周。检测指标包括常规毒理学指标和免疫毒性指标（淋巴细胞亚群分布检测、淋巴细胞增殖实验、细胞因子检测、抗体的测定），并且进行了体内生物分布和定植分布研究，采用的方法为荧光定量 PCR 方法（Q-PCR）和免疫组织化学方法。结果显示，试验期间各给药组动物的一般毒理学指标均未见有毒理学意义的规律性改变；未见明显的排异反应及肿瘤发生；可能的毒性反应为呕吐，RBC、HGB 和 HCT 降低，APTT 延长。hUC-MSC 和 mUC-MSC 反复静脉滴注给予食蟹猴，免疫原性较弱，未检查出针对完整细胞的抗体形成。Q-PCR 结果显示，个别动物心脏、脑、肝脏、肺、股四头肌、骨髓均可检测到 hUC-MSC 和 mUC-MSC，但免疫组化未检出 hUC-MSC 和 mUC-MSC 在这些组织中定植分化。

4）人骨髓间充质干细胞脑内注射给予食蟹猴的长期毒性研究

研究采用 24 只食蟹猴，随机分为对照组、低剂量组和高剂量组，给药组动物脑内基底节外囊区域定向注射人 BMSC 2 次，间隔 3 周。注射后观察动物的一般毒性反应，并进行体重、体温、神经功能、心电图、血液学和血液生化学、体液免疫（IgG、IgM）、细胞免疫（$CD3^+$、$CD4^+$、$CD8^+$）、尿液、脑脊液（一般性状、细胞计数、葡萄糖、蛋白质和氯化物含量）及组织病理学等指标测定。结果显示，人 BMSC 食蟹猴脑内基底节外囊区域注射仅对注射局部大脑组织产生一定的病理损伤（组织坏死及炎症反应），损伤可随着时间推移逐渐修复。

5）人骨髓间充质干细胞（hB-MSC）幼年食蟹猴脑内移植的安全评价、迁移及分布

直接向幼年食蟹猴脑内注射 hB-MSC，通过 HE 染色和免疫组化的方法观察注射部位炎症反应及免疫排斥情况；通过对 hB-MSC 体外标记示踪和携带的男性特异基因的检测，观察移植后 hB-MSC 在脑内的迁移及分布情况。研究结果显示，直接脑内注射 hB-MSC 未引起受试动物出现全身症状，移植部位脑组织炎症反应局限，未见明显免疫排斥反应，未见脑组织变性坏死和明显胶质细胞增生聚集。hB-MSC 移植 4 周后，仍大量存活，并可在脑内广泛迁移，其迁移分布具有一定的规律性，可观察到不同移植受体细胞分布重叠现象。另外，hB-MSC 迁移分布具有从前脑向后脑迁移及向血管和室管膜下迁移的趋势。上述结果表明，hB-MSC 直接脑内注射移植安全性好；hB-MSC 可以在脑内长期存活并迁移。

6）人脐带间充质干细胞对裸鼠的促瘤和致瘤性研究

研究人脐带间充质干细胞（hUC-MSC）对动物是否具有促瘤性，以及不同代次是否有致瘤性。促瘤性研究中分别用人淋巴瘤细胞 Raji 接种于 CB-17SCID 小鼠皮下、用人结肠癌细胞 WiDr 接种于 BALB/c 裸鼠皮下，建立皮下移植瘤模型，hUC-MSC 均静脉注射给药，观察 hUC-MSC 对皮下移植瘤的增殖是否有影响。另外，观察不同代次的 hUC-MSC 是否有致瘤性，NOD/SCID 小鼠分别皮下接种 hUC-MSC 的第 2 代、6 代、10 代的细胞，注射后 3 周、16 周对动物剖检，观察 hUC-MSC 皮下结节的形成及是否有肿瘤转化的倾向。对照组和 hUC-MSC 组的瘤体积及瘤重采用成组 t 检验进行统计分析，并计算 hUC-MSC 组相比对照组的相对肿瘤抑制率（T/C%）。结果表明，hUC-MSC 对裸鼠 WiDr 和 Raji 移植瘤模型的肿瘤增殖无促进或抑制作用，不同代次的 hUC-MSC 在 NOD/SCID 裸鼠体内移植也不具有致瘤性。

2. 干细胞非临床安全性研究案例分析

1）生物分布检测

静脉注射或者脑内注射干细胞后，可以采用体外标记示踪或者特异基因检测的方法对干细胞在体内的分布迁移等情况进行检测。在一篇文献研究中，食蟹猴静脉给药后，采用 Q-PCR 方法伴随进行了生物分布的检测。脑内注射给药后进行了免疫组织化学研究。指导原则要求生物分布研究必须考虑取样的代表性和一致性，在实验周期内至少选择三个时间点进行研究。目前的研究方法和手段对于连续多个时间点进行分布情况的监测不是很适合，需要开发出进行全面研究的方法，如可以快速检测出血液样本中细胞含量的流式细胞方法、直观检测细胞动态的活体成像方法等。生物分布研究也同样需要考察免疫原性、免疫排斥作用的影响。

2）对肿瘤发生的影响

干细胞致瘤性研究均采用免疫缺陷动物进行致瘤性考察，观察干细胞皮下接种后其自身在原位是否有增殖形成皮下肿瘤以及是否有肿瘤转化。促瘤性研究为皮下接种肿瘤造模后静脉注射干细胞，观察对原有的皮下肿瘤是否有促进作用。对肿瘤发生的影响还需要在更长期（9~12 个月）的模仿临床给药方式的动物（推荐免疫抑制动物）试验中

进行。

3）毒性研究方案设计

毒性研究通常选择大鼠、小鼠和食蟹猴，静脉注射途径的研究给药周期为 4 周至 6 个月，给药方案分别采用每周 1 次、每两周 1 次或者每周 1 次，连续 4 周为一个疗程，共 3 个疗程，每个疗程之前间隔 4 周。脑内注射途径给药研究给药 1 次或 2 次，每次间隔 3 周。检测指标包括常规独毒理学指标、免疫毒性指标、免疫原性、生物分布定植分布检测等，但是仅有 1 个研究包含了上述全部指标，多数研究未伴随进行生物分布或者免疫原性研究。

4）关于毒性研究物种选择的考虑

虽然普遍认为间充质干细胞具有较低的免疫原性，但是食蟹猴研究中有个别动物检测出抗细胞抗体。笔者研究小组进行的静脉注射给药免疫缺陷鼠和正常非免疫缺陷鼠的研究表明，在非免疫缺陷鼠中干细胞存活时间较长，而在正常大鼠中细胞存活时间很短（结果尚未发表）。上述文献研究中显示，在正常食蟹猴中个别组织可以检测到干细胞在给药后短时间的分布，但是时间较长（2 周）后未检测到分布。这种现象是否由正常动物对异种细胞的免疫排斥作用而产生还有待考察。因此，采用与人亲缘关系较远的物种（大鼠等）进性长期重复全身（静脉注射途径）给药的适用性还有待考察。食蟹猴局部（大脑）给药可见细胞在局部（大脑）存活时间较长，可以在脑内长期存活并迁移，说明局部短期注射可能对物种选择性的要求不是很严格。

5）免疫毒性

目前文献报道的免疫毒性检测指标包括：免疫细胞数目，如 T 淋巴细胞亚群（$CD3^+$、$CD4^+$、$CD8^+$ 及 $CD4^+/CD8^+$）、调节性 T 细胞（$CD4^+CD25^+$）；免疫细胞功能，如 T 淋巴细胞增殖试验等；免疫分子，如免疫球蛋白、Th1/Th2 细胞因子（IFN-γ、IL2、IL-4、IL-6、IL-5、TNF）等指标。大体和组织病理学检查可重点观察免疫器官（胸腺、脾脏、淋巴结等）的改变。

6）免疫原性

人源干细胞制品输入正常动物时，此干细胞就会成为一个外源异物，导致免疫原性。广义的免疫原性包括：发生免疫应答和免疫排斥反应等，表面抗原检测，刺激淋巴细胞增殖的情况及在体内是否持续存在均是表明免疫原性强弱的指标。目前文献报道的动物试验中直接检测免疫原性的方法为抗全细胞抗体的方法。也可采用荧光标记二抗（IgG）标记细胞通过流式细胞方法检测荧光细胞的浓度或者间接 ELISA 方法检测血清中抗干细胞的 IgG，从而确定血清中是否存在抗体。

（三）嵌合型抗原受体 T 细胞非临床安全性研究

嵌合型抗原受体 T 细胞（CAR-T cell）产品是目前癌症免疫细胞疗法的突破性进展，目前美国已经有两家公司的产品获得 FDA 批准上市，分别为 Novartis Pharmaceuticals Corporation 的 Kymriah 和 Kite Pharma Incorporated 的 Yescarta。国内多家公司也正在准备按照药物注册的程序申报此类产品。随着国内外研发的不断深入、药品审批进展以及业界和监管当局的不断沟通，关于 CAR-T 细胞产品如何进行临床前安全性研究的问题逐渐变得明朗。

根据已经进行的CAR-T细胞的临床研究结果，该类产品的安全性风险主要包括：细胞因子释放综合征（cytokine release syndrome，CRS）、一过性的神经毒性、发热、血细胞减少、感染。作为人源细胞，在进行动物毒理研究的时候，需要使细胞能够在动物体内分布、存活、发挥作用才可以检测出可能的毒性反应，毒理学常用动物模型不适合选用。Novartis采用了荷瘤鼠模在和免疫系统重建小鼠模型对Kymriah进行了毒性研究，Yescarta采用鼠源产品进行了动物体内研究。动物的临床前安全性研究检测指标包括：常规毒理学指标（临床症状、体重、摄食量、血液生化、血液学）、肿瘤荷载量、移植物抗宿主反应（GvHD）、大体病理和组织病理学、生物分布及生物学效应相关毒性。生物分布采用流式细胞方法、免疫组化和PCR方法。另外，基因组插入位点分析被用来检测CAR-T细胞是否具有可能的遗传毒性。

目前，国内外关于细胞治疗产品的指导原则中，尚无专门针对CAR-T细胞产品的专用指南，因此，应该结合我国行业现状，根据目前国内外的指导原则对细胞治疗产品研发中临床前安全性的一般要求及上述国外实例，确定该类产品临床前研究的安全性动物试验内容。初步认为，至少应该包括细胞对机体毒性指标的影响、细胞在体内的分布情况，以及较长期的毒性和致瘤性信息。例如：①采用荷瘤鼠进行药效学研究，同时包括细胞因子检测、CAR-T细胞分布等一些毒性和药代指标；②在肿瘤模型鼠、免疫系统重建小鼠或者免疫缺陷小鼠上进行单次和/或多次给药后的毒性研究，如果可能，致瘤性研究也可以结合进行；③荷瘤鼠和非荷瘤鼠中的CAR-T细胞药代动力学和分布研究，检测的方法可以是活体成像、流式细胞方法、免疫组化和PCR。

（霍　艳　黄　瑛　王三龙　谢　寅　李　伟　李　波）

参考文献

蔡永明，张宗鹏，刘昌孝，等.2011.生物技术药物临床前评价体系建立与应用.天津中医药，(1)：89.

岑小波.2013.生物仿制药临床前安全研究与评价.中国药理学与毒理学杂志，(3)：454.

高谋，徐如祥，许民辉，等.2016.诱导神经干细胞与诱导多能干细胞在同源宿主脑内的致瘤性及免疫原性研究.中华神经创伤外科电子杂志，(6)：350-354.

郭婷婷，梁锦峰，聂磊，等.2016.双特异性抗体药物的研究进展.中国新药杂志，(5)：518-523.

国家食品药品监督管理局.2003.人基因治疗研究和制剂质量控制技术指导原则.

国家食品药品监督管理局.2003.人体细胞治疗研究和制剂质量控制技术指导原则.

国家食品药品监督管理局.2005.预防用生物制品非临床安全性技术审评一般原则.

国家食品药品监督管理局.2005.治疗用生物制品非临床安全性技术审评一般原则(第二稿).

国家食品药品监督管理局.2005.治疗用生物制品非临床安全性技术审评一般原则.

国家食品药品监督管理局.2007.药品注册管理办法.

国家食品药品监督管理总局.2015.生物类似药研发与评价技术指导原则(试行).

国家食品药品监督管理总局.2016.药品注册管理办法(修订稿).

国家食品药品监督管理总局.2017.细胞治疗产品研究与评价技术指导原则(试行).

国家食品药品监督管理总局.2017.药物非临床研究质量管理规范.

国家卫生计生委和食品药品监管总局.2015.干细胞制剂质量控制及临床前研究指导原则(试行).中国医药生物技术，(5)：459.

韩倩倩，王春仁 . 2014. 基因治疗产品、细胞治疗产品和组织工程产品在欧盟的监管 . 组织工程与重建外科，10(5)：244-246.

洪敏，赵小平，马璟 . 2016. 抗体药物偶联物临床前安全性评价策略 . 中国药理学与毒理学杂志，(1)：7-12.

霍艳，王春仁，王军志 . 2008. 细胞治疗药物的安全性评价 . 见：王军志 . 生物技术药物安全评价 . 北京：人民卫生出版社：397-401.

基因治疗相关产品质量标准、检测技术建立及安全性评价 . 2004. 基因治疗相关产品质量标准、检测技术建立及安全性评价研讨会论文汇编：1-138.

姜德建，王全军，杨威，等 . 2016. 生物类似药研发法规与评价技术策略 . 中南药学，(8)：785-787.

李加美，朱华，姚志刚，等 . 2016. hBMSCs 幼年食蟹猴脑内移植的安全评价、迁移及分布 . 中国比较医学杂志，(9)：7-12.

李伟，白玉 . 2014. 美国生物类似物相关政策的介绍 . 中国新药杂志，(18)：2096-2100.

李伟，李佳，孙立，等 .2015. IBI305 和安维汀临床前安全性相似性评价 . 中国新药杂志，(20): 2330-2335.

李岩，高虹，李秦，等 . 2010. 人骨髓间充质干细胞脑内注射给予食蟹猴的长期毒性研究 . 毒理学杂志，(2)：89-93.

林志，吕建军，屈哲，等 . 2012. 浅析单克隆抗体诱导的细胞因子释放综合征 . 中国新药杂志，(7)：746-750.

林志 . 2007. 免疫交叉反应在单克隆抗体类药物临床前安全性评价中的应用 . 毒理学杂志，(4)：303.

罗建辉，韦薇，项金忠，等 . 2015. 关于生物类似药研发与评价的思考 . 中国药学杂志，(6)：473-476.

罗望，张泓，许淼，等 . 2006. 慢病毒 - 基因转移的潜在新载体 . 江苏药学与临床研究，14(16)：366-371.

吕秋军 . 2007. 生物技术药物免疫原性的评价及面临的挑战 . 中国新药杂志，(3)：181-188.

马金玲，孙云霞 . 2013. 单克隆抗体药物的临床前安全性评价 . 中国药理学与毒理学杂志，(3)：509-510.

苗玉发，李波 . 2008. 单克隆抗体药物临床前安全性评价中的几个问题 . 中国药事，22(6)：454-457.

汪巨峰，霍艳，王庆利，等 . 2013. 干细胞制品临床前药效学及安全评价研究概况 . 中国医药生物技术，(6)：446-451.

王冠华，荆宝琴，高畅，等 . 2015. 间充质干细胞的毒性作用研究 . 中国临床药理学杂志，(16)：1645-1647.

王海学，白玉，谢松梅，等 . 2015. 关于生物类似药非临床研究与评价的技术思考 . 中国药学杂志，(6): 480-482.

王海学，陆国才，张子腾，等 . 2015. 生物类似药的免疫原性研究与评价技术思考 . 中国药学杂志，(6): 483-489.

王军志 . 2008. 生物技术药物安全评价 . 北京：人民卫生出版社：140-153.

杨燕，王凌，杨男，等 . 2015. 间充质干细胞制剂临床试验注册现状研究 . 中国新药与临床杂志，34(11)：834-838.

尹晶晶，魏锦萍，许超琪，等 . 2012. 神经干细胞对裸鼠的致瘤性实验研究 . 中国药物与临床，(6)：730-731.

余珊珊，胡晓敏，王海学，等 . 2015. 从抗 CD20 单抗探讨我国生物类似药非临床研究与评价的思路 . 中国新药杂志，(22)：2544-2547.

袁宝珠 . 2013. 治疗性干细胞产品的相关风险因素 . 中国生物制品学杂志，26(5)：736-739.

袁伯俊 . 2007. 药物毒理学试验方法与技术 . 北京：化学工业出版社：178-189.

张可华，纳涛，韩晓燕，等 . 2016. 基于免疫调控功能的间充质干细胞生物学有效性质量评价策略 . 中国新药杂志，25(3)：283-290，296.

张若明，常卫红 . 2008. 对仿制生物技术药物临床前评价的思考 . 中国新药杂志，(11)：985-987.

赵世巧，冯文莉 . 2005. 基因治疗的病毒载体研究进展 . 国外医学临床生物化学与检验学分册，26(10)：709-711.

祝贺，郝捷，周琪，等 . 2016. 临床级干细胞库及干细胞制剂 . 生命科学，(8)：895-901.

曾静，郭亚军，方毅 . 2014. 双特异性抗体在肿瘤免疫治疗中的研究进展 . 现代医学，(5)：589-592.

曾宪成，周国民，李华，等 . 2012. 以腺病毒为载体的基因治疗药物毒性及其机制的研究进展 . 药物评价研究，1：27-31.

宗英，毛煜，张晓芳，等 . 2013. 抗体偶联药物临床前安全性评价关注点 . 中国新药杂志，(23)：2759-2764.

Arruda VR，Fields PA，Milner R，et al. 2001. Lack of germline transmission of vector sequences following systemic administration of recombinant AAV-2 vector in males. Molecular Therapy，4(6)：586-592.

Baumann A，Fischmann S，Blaich G，et al. 2016. Leverage nonclinical development of bispecifics by translational science. Drug Discov Today Technol，21-22：95-102.

Bumma N，Papadantonakis N，Advani AS. 2015. Structure，development，preclinical and clinical efficacy of blinatumomab in acute lymphoblastic leukemia. Future Oncol，11(12)：1729-1739.

Dempster A M. 2000. Nonclinical safety evaluation of biotechnologically derived pharmaceuticals. Biotechnol Annu Rev，5：221-258.

Ducry L，Stump B. 2010. Antibody-drug conjugates：linking cytotoxic payloads to monoclonal antibodies. Bioconjug Chem，21(1)：5-13.

EMA. 2004. Note for guidance on comparability of medicinal products containing biotechnology-derived proteins as drug. substance.http：//www.ema.europa.eu/docs/en_GB/document_library/Scientific_guideline/2009/09/WC500003963.pdf [2017-05-22]

EMA. 2009. Reflection paper on stem cell-based medicinal products.

EMA. 2012. Guideline on similar biological medicinal products containing monoclonal antibodies-non-clinical and clinical issues. http：//www.ema.europa.eu/docs/en_GB/document_library/Scientific_guideline/2012/06/WC500128686.pdf [2017-05-22]

EMA. 2014. International non-proprietary name：Ex vivo expanded autologous human corneal epithelialcells containing stem cells. Assessment report：Holoclar.

EMEA. 2005. Note for guidance on the quality，preclinical and clinical aspects of gene transfer medicinal products.

EMEA. 2008. Guidance on human cell-based medical products.

EMEA. 2009. Removab ：EPAR - Public assessment report . http：//www.ema.europa.eu/ema/index. jsp？curl=pages/medicines/human/medicines/000972/human_med_001024.jsp&mid=WC0b01ac058001d124 [2017-5-27]

EMEA.2002.Note for guidance on comparability of medicinal products containing biotechnology-derived proteins as drug substance.

European Agency for the Evaluation of Medicinal Products. 2001. Note for guidance on the quality，preclinical and clinical aspects of gene transfer medicinal products. CPMP/BWP/3088/99，2001.

FDA .2002. Immunotoxicology Evaluation of Investigational New Drug.

FDA. 1976. Food and Drug Administration. Good Laboratory Practice For Non-clinical Laboratory Studies.

FDA. 1997. Points to consider in the manufacture and testing of monoclonal antibody products for human use. https：//www.fda.gov/downloads/biologicsbloodvaccines/guidancecomplianceregulatoryinformation/otherrecommendationsformanufacturers/ucm153182.pdf [2017-05-22].

FDA. 2003. Guidance for industry，source animal，product，preclinical，and clinical issues concerning the use of xenotransplantation products in humans.

FDA. 2006. Supplemental Guidance on Testing for Replication Competent Retrovirus in Retroviral Vector Based Gene Therapy Products and During Follow-up of Patients in Clinical Trials Using Retroviral Vectors.

FDA. 2011. Pharmacology review(s) . https：//www.accessdata.fda.gov/drugsatfda_docs/nda/2011/125399_adcetris_toc.cfm [2017-4-25].

FDA. 2013. Pharmacology review9(s) . https：//www.accessdata.fda.gov/drugsatfda_docs/nda/2013/125427Orig1s000TOC.cfm [2017-5-27]

FDA. 2014. Pharmacology review(s) . https：//www.accessdata.fda.gov/drugsatfda_docs/nda/2014/125557Orig1s000TOC.cfm [2017-5-27]

FDA. 2015. Considerations for the Design of Early-Phase Clinical Trials of Cellular and Gene TherapyProducts.

FDA. 2015. Design and Analysis of Shedding Studies for Virus or Bacteria-Based Gene Therapy and OncolyticProducts(Guidance for Industry) . https：//www.fda.gov/downloads/ biologics blood vaccines/ guidance compliance regulatory information/guidances/cellular and gene therapy/ucm404087.pdf.

FDA. 2015. Guidance for Industry Scientific Considerations in Demonstrating Biosimilarity to a Reference Product. https：//www.fda.gov/downloads/drugs/guidancecomplianceregulatoryinformation/guidances/ucm291128.pdf [2017-05-22].

FDA. 2015. Recommendations for Microbial Vectors used for Gene Therapy.

FDA. Summary Basis for Regulatory Action BLA/ STN#：125646/0(KYMRIAH) https：//www.fda.gov/downloads/biologicsbloodvaccines/cellulargenetherapyproducts/approvedproducts/ucm577221.pdf

FDA. Summary Basis for Regulatory Action. BLA #：125643(YESCARTA™)https：//www.fda.gov/downloads/biologicsbloodvaccines/cellulargenetherapyproducts/approvedproducts/ucm584335.pdf

Francois V. 2002. Non-clinical vaccine safety assessment. Toxicology，174：37-43.

Frederickson RM，Carter BJ，Pilaro AM. 2003. Nonclinical toxicology in support of licensure of gene therapies. Molecular Therapy，8(1)：8-10.

Gabor MR. The future of human gene therapy. Molecular Aspects of Medicine，(22)：113-142.

Herberts CA，Kwa MS，Hermsen HP. 2011. Risk factors in the development of stem cell therapy. Journal of Translational Medicine，9(1)：29.

Hinrichs MJ，Dixit R. 2015. Antibody drug conjugates：nonclinical safety considerations. AAPS J，17(5)：1055-1064.

http：//www.sda.gov.cn/WS01/CL0051/115102.html [2017-05-22]

ICH G. 2009. Nonclinical evaluation for anti cancer pharmaceuticals S9.http：//www.ich.org/fileadmin/Public_Web_Site/ICH_Products/Guidelines/Safety/S9/Step4/S9_Step4_Guideline.pdf. [2017-5-26]

ICH. 2005. ICH S8：Immunotoxicity Studies for Human Pharmaceuticals.

ICH. 2006. ICH Considerations for General Principles to Address the Risk of Inadvertent Germline Integration of Gene Therapy Vectors.

ICH. 2009. ICH Considerations：General Principles to Address Virus and Vector Shedding.

ICH. 2011. ICH G. S6(R1)：Preclinical Safety Evaluation of Biotechnology-derived Pharmaceuticals. http：//www.ich.org/fileadmin/Public_Web_Site/ICH_Products/Guidelines/Safety/S6_R1/Step4/S6_R1_

Guideline.pdf [2017-5-27].

Linke R，Klein A，Seimetz D.2010. Catumaxomab：clinical development and future directions. MAbs，2(2)：129-136.

Lynch CM，Hart BW，Grewal IS. 2009. Practical considerations for nonclinical safety evaluation of therapeutic monoclonal antibodies. MAbs，1(1)：2-11.

Marguerite D. 2000. Nonclinical safety evaluation of biotechnologically derived pharmaceuticals. Biotechnology Annual Review，5：221-251.

Marielle C. 2002. Preclinical evaluation of gene transfer products：safety and immunological aspects. Toxicology，174：13-19.

Morrissey RE，Horvath C，Snyder EA，et al. 2002. Rodent nonclinical safety evaluation studies of SCH58500，an adenoviral vector for the p53 gene. Toxicological Sciences，65：266-275.

OECD. Chemical Group and Management Committee. 1998. OECD Series on Principles of Good Laboratory Practice and Compliance Monitoring.

Poon KA，Flagella K，Beyer J，et al. 2013. Preclinical safety profile of trastuzumab emtansine(T-DM1)：mechanism of action of its cytotoxic component retained with improved tolerability. Toxicol Appl Pharmacol，273(2)：298-313.

Roberts SA，Andrews PA，Blanset D，et al. 2013. Considerations for the nonclinical safety evaluation of antibody drug conjugates for oncology. Regul Toxicol Pharmacol，67(3)：382-391.

Salamanna F，Sartori M，Brodano GB，et al. 2017. Mesenchymal stem cells for the treatment of spinal arthrodesis：from preclinical research to clinical scenario. Stem Cells International，2017：3537094.

Sebastian M，Kuemmel A，Schmidt M，et al. 2009. Catumaxomab：a bispecific trifunctional antibody. Drugs Today(Barc)，45(8)：589-597.

Topp MS，Gokbuget N，Stein AS，et al. 2015. Safety and activity of blinatumomab for adult patients with relapsed or refractory B-precursor acute lymphoblastic leukaemia：a multicentre，single-arm，phase 2 study. Lancet Oncol，16(1)：57-66.

Vargas HM，Amouzadeh HR，Engwall MJ. 2013. Nonclinical strategy considerations for safety pharmacology：evaluation of biopharmaceuticals. Expert Opin Drug Saf，12(1)：91-102.

WHO. 2016. Guidelines on evaluation of monoclonal antibodies assimilar biotherapeutic products(SBPs) . http：//www.who.int/biologicals/expert_committee/mAb_SBP_GL-ECBS_review_adoption-2016.10.26-11.7post_ECBS-Clean_Version.pdf？ua=1 [2017-05-22].

Woldner O，Morris J. 2002. Subcutaneous administration of a replication-competent adenovirus expressing HSV-tk to cotton rats：Dissemination，persistence，shedding，and pathogenicity. Hum Gene Ther，13：101-112.

第十一章

生物技术药物非临床药代动力学和毒代动力学研究

第一节　生物技术药物非临床药代动力学研究

一、生物技术药物药代动力学研究的目的和意义

药物代谢动力学（pharmacokinetics，PK）简称药代动力学，是新药研发过程中的重要组成部分，主要包括非临床和临床药代动力学研究。非临床药代动力学研究是通过体外和动物体内的研究方法，揭示药物在体内的动态变化规律，获得药物的基本药代动力学参数，阐明药物的吸收、分布、代谢和排泄（absorption，distribution，metabolism and excretion，ADME）的过程及特征。

非临床药代动力学研究对于包括生物技术药物在内的新药研发具有重要的意义。在药效学和毒理学评价中，药代动力学特征可进一步深入阐明药物在体内的处置和潜在作用机制，同时也可为药效和毒理研究选择实验动物种属提供依据；药物或活性代谢产物浓度数据及其相关药代动力学参数是产生、决定或阐明药效或毒性大小的基础，可提供药物对靶器官药效或毒性作用的依据。在药物制剂学研究中，非临床药代动力学研究结果是评价药物制剂特性和质量的重要依据，可筛选代谢动力学性质更好的药物，提高药物成药性。非临床药代动力学研究结果能为预测临床药代动力学结果、设计和优化临床试验给药方案提供重要的参考信息。此外，对于改变生产工艺或处方的药品，在进行生物等效性研究时，药代动力学试验也是阐明其生物等效的重要指标。

《治疗用生物制品非临床安全性技术审评一般原则》要求“应关注生物制品在所用动物种属的药代动力学、生物利用度，如果活性成分清除较快或溶解度低，可采用补偿的方式，增加实验动物的给药次数。应确定实验动物的暴露水平，并与临床暴露量比较”。另外，非临床药代研究是进行生物类似药与参照药相似性评价的重要内容之一。2015 年 2 月发布的《生物类似药研发与评价技术指导原则（试行）》要求，可分阶段证明候选药与参照药的相似性，其中非临床研究部分首先要求进行包括药效、药代和免疫原性的比对试验研究。以上均说明了生物技术药物评价中药代动力学研究的重要性。

二、生物技术药物药代动力学研究的特殊性和挑战

生物技术药物主要包括多肽、蛋白质、单克隆抗体、细胞因子、酶、激素、核酸类等，深入理解生物技术药物体内 ADME 过程对推动其研发意义重大。尽管药代动力学研究的基本原则同时适用于小分子化学药物和生物技术药物，但两者在体内吸收、分布、代谢、排泄过程的机制差异巨大，如多数小分子药物通过肝氧化进行代谢，而蛋白类药物主要通过非特异性蛋白水解来消除。因两者化学和生物学特性存在根本差异，决定了生物大分子药物生物分析方法学和药代动力学研究具有特殊性。

（一）低药物浓度和高基质效应

与小分子化学药物相比，生物技术药物通常给药剂量较低，血液和组织中药物浓度很低（一般 0.01~10μg/ml）。同时，很多蛋白质、多肽或核酸类药物与生物体内的内源分子结构相同或相似，而后者的浓度一般比生物样本中药物的浓度高成千上万倍，可能存在交叉反应，产生明显的基质效应。内源分子的干扰给生物大分子药物的有效提取和准确测量增加了难度，对于建立标准校准品和质控品也是挑战，同时内源性组分也可能会导致生物技术药物 PK 特性发生变化。因此，需要建立对目标生物制品特异性强、灵敏度高的生物分析方法，这是进行此类药物药代动力学研究的关键和难点。

小分子药物一般通过前期样品萃取和液相色谱 - 串联质谱分析进行生物分析测定；而用于大分子分析物样品提纯的方法很有限，多数蛋白类药物都在不萃取的条件下进行分析，缺乏样品纯化步骤，所以在生物分析方法开发过程中需要多方面检测基质效应。

（二）靶向结合和药物处置的特点

很多生物技术药物通过靶向结合相应受体发挥药效作用，药物 - 受体复合物可进入细胞，通过细胞内代谢来进行药物消除，即生物技术药物特有的靶向药物处置，因而受体在组织器官中的分布往往对药物在体内的分布、效应和代谢具有重要的影响。如果受体数量与药物分子在同一个数量级或者更多，则药物与靶标相互作用进行清除将是整个药物消除的主要形式。靶向药物处置通常与药物的非线性药代动力学相关，在治疗浓度下，这种消除途径经常会出现饱和，一旦饱和，随着剂量的增加，药物的全身暴露量将突然大比例增加。有些单抗药物如果与靶点的亲和力低，或有大量靶点外（off-target）分布，会使其消除加快，尤其表现为早期血药浓度快速下降和很大剂量范围内的线性药代动力学特征。单抗的靶点外分布不仅会影响其 ADME 特征，也会影响药效和安全性。

（三）动物种属差异及与临床患者的药代差异

生物技术药物的作用靶点主要是受体或抗原表位，由于不同种属动物的同类受体在结构或功能上可能存在差异，有些动物种属缺乏人体所特有的某些药物受体或抗原靶位，或者表达量有所不同，因此对同一生物技术药物可能表现出不同反应及不同的药代动力学特点。在可能的情况下，应该选择有疗效的相关种属动物来进行生物技术药物安全性评价和药代动力学研究；另外，通过前期实验，应选择与人体受体亲和力和效应接

近的动物种属进行研究；如无合适的动物种属，也应选择常用动物进行药代研究。

有些生物技术药物缺乏相关动物种属，如抗人表皮生长因子受体 2（human epidermal growth factor receptor 2，HER2）的单抗，其靶向作用于在肿瘤细胞过表达而在正常细胞微量表达或不表达的 HER2 受体，该受体在正常动物是微量表达的，动物给药后与受体结合的量很小，多数在循环中，与肿瘤患者给药后药物大量与受体结合不同。因此，抗 HER2 单抗的非临床药代动力学研究对于临床肿瘤患者的药代动力学预测作用受到一定限制。

（四）免疫原性和长半衰期对药代动力学研究的影响

蛋白质水解、酰胺化和乙酰化等生物转化过程可能会改变蛋白质的抗原性及免疫原性，因此影响结合测定。诱导产生的抗药物抗体（anti-drug antibody，ADA）会与生物基质中药物结合，可延长药物在体内的滞留时间或加快药物的清除，直接影响测定所得的药物浓度，影响药物 PK 特征。

与小分子药物相比，很多生物技术药物具有较长的半衰期，尤其是单抗类药物。其药代动力学研究周期因此相应延长，单次给药也可能在研究期间诱导产生 ADA，对药代研究结果产生影响。因此，对于生物技术药物的单次或多次给药药代动力学研究，均宜同时开展伴随的免疫原性研究，以利于对药代研究结果进行分析和解释。小分子药物不具有免疫原性，所用试验动物经过一定的洗脱期后，可以重复用于其他药物的药代动力学研究。但生物技术药物半衰期长，其诱导产生的 ADA 有可能在动物体内存在很长时间，因此在重复利用试验动物时要慎重。

由免疫介导的清除机制所致药代动力学特征改变可影响动力学行为和对毒性试验数据的解释。某些产品还可能出现固有药效作用的表达比药代动力学特征的明显延迟（如细胞因子），或药效作用的持续时间长于相应血浆浓度保持时间。

（五）生物技术药物类型多样和复杂

生物技术药物种类繁多，不同的生物制品有各自不同的作用机制，其 ADME 特征也存在较大差异性，需要根据药物的理化特性、分子结构、作用机制等具体情况，制订科学合理的药代研究方案，摸索和验证适用的生物分析方法。

生物技术类药物的稳定性和渗透性是影响吸收的两个主要因素。许多生物技术药物在体内极易降解，一般认为降解部位遍及全身各组织，因此可能存在体循环代谢前降解。生物制品代谢的预期结果是降解成为小肽和各种氨基酸，通常对其代谢途径已有了解，因此一般不需要进行经典的生物转化试验，但应了解生物制品在生物基质（如血浆、血清、脑脊髓液）中的行为及其与结合蛋白的可能影响，这对于其药效学和安全性评价都有重要价值。

（六）单克隆抗体药物的药代动力学特点

治疗性单克隆抗体在近 30 年时间里经历了快速的发展，目前仍然是生物技术药物研发的热点。单克隆抗体药物相对分子量大，与靶点的结合具有更高的特异性和选择性。其吸收、分布、消除等药代动力学行为与传统的小分子药物存在较大的差异，靶向药物处置也可以极大地影响单抗药物的消除等过程。对单抗药物药代动力学过程的充分了解可有效地指导其筛选和开发，并支持其安全性评价和临床研究方案的设计。

1. 吸收

单抗药物因分子量大、膜通透性差、易被胃肠道中的酶降解等原因不适于口服给药，主要通过静脉、皮下或肌肉注射等给药。单抗难以通过在血管中的扩散作用进行吸收，其经皮下和肌肉注射给药后，主要是在淋巴系统中以对流转运的方式进行吸收，生物利用度较高，通常在 50%~100% 范围内。由于淋巴液的流动极其缓慢，药物由给药部位进入血管的时间较长，因此这类药物的达峰时间远长于小分子类药物，约为 1~8 天。

2. 分布

由于单抗药物分子体积大和极性高的特征，导致其难以通过扩散的方式分布进入组织，血液中的单抗主要通过细胞旁路转运或者跨细胞转运分布到外周组织。细胞旁路转运是指抗体在血液 - 组织静水压梯度驱动下，通过内皮细胞之间的空隙进入组织间隙；跨细胞转运是通过细胞内吞作用实现的，包括受体介导的细胞内吞作用、细胞的吞噬作用及流体相胞饮。受体介导的内吞是抗体分布至细胞内的最重要机制，介导的受体包括效应细胞表面的 Fcγ 受体及目标细胞表面的抗原。

单抗药物的相对分子量较高，决定其在血液 - 组织静水压作用下通过细胞间孔隙的对流速率较小，外周组织中靶点密度过高或者靶点与抗体结合过于紧密均能限制单抗在组织中的渗透，从而减少其分布。组织中的单抗主要聚集在靠近血管的部分，和完整抗体分子相比，抗体片段受到血液 - 组织屏障及结合位点屏障的影响较小，在组织中的分布速率更快，并能够更加深入地分布到组织深处，因此其表观分布容积相对较大。

3. 消除

由于极大的分子量，完整的单抗难以通过肾小球滤过，只有部分相对分子量低的单抗片段（Fab 或 Fv）能够通过肾小球滤过，滤过后被肾脏再吸收或被近端小管的细胞代谢。单抗也无法通过肝脏药物代谢酶进行代谢，因此绝大多数免疫球蛋白的消除是通过分解代谢进行的。已上市的单抗药物的清除率一般较低，半衰期较长（2~30 天）。单抗药物的消除机制主要有抗原介导的消除、吞饮作用、FcR 受体介导的消除和抗药物抗体的中和作用。

（七）新型生物技术药物的药代动力学挑战

近年来，许多新型生物技术药物不断研发，对药代动力学研究提出了更大的挑战，举例如下。

1. 抗体偶联药物

抗体偶联药物（antibody drug conjugates，ADC）由具有靶向性的抗体、偶联的小分子药物、抗体与药物之间的生物活性连接子（linker）组成，需要对 ADC 整体、单抗、连接的小分子药物分别进行体内药代动力学研究。ADC 药物在结合了单克隆抗体的高度靶向性和小分子毒素的强细胞毒性等优点时，也给其药代动力学研究带来了诸多挑战，主要体现在药代动力学特征、内在机制、药动 - 药效关系、分析物质、分析方法及数据解释的复杂性和多样性方面。由于其偶联特性、结构的复杂性和多样性、生物样本中药物含量较低等特殊性，传统的 ELISA 等方法难以满足其准确生物分析的需求，因此需要应用有效的、具有高灵敏度、宽线性检测范围的生物分析方法，评价 ADC 在体内的稳定性和代谢特征。另外，要考虑到连接子不稳定所带来的小分子药物非预期提前释放对药代结果和毒性的影响。

2. 双特异性抗体

双特异性抗体（bispecific antibody，BsAb）是含有两种特异性抗原结合位点的人工抗体，能在靶细胞和功能分子（细胞）之间架起桥梁，激发具有导向性的免疫反应，是基因工程抗体的一种，现已成为抗体工程领域的热点，在肿瘤的免疫治疗中具有广阔的应用前景。其分类包括双特异性微抗体、双链抗体、单链双价抗体、多价双特异性抗体等。同一抗体分子上有两个抗原结合位点，可以分别识别不同抗原，一个抗原结合域可以特异性地结合 T 细胞或 NK 细胞表面抗原（分别为 CD3 和 CD16），另一个抗原结合域可以结合肿瘤细胞表面抗原（如 CD19、CD20、HER2、癌胚抗原 CEA、上皮细胞黏附分子 EpCAM 等），从而将 T 细胞和 NK 细胞带到肿瘤细胞附近，对肿瘤细胞进行杀伤。

对于双特异性抗体，需要用双抗原夹心法进行生物分析。双特异性抗体药代研究给药剂量一般较低，血液和组织中的浓度较低，另外其结构特性可能会带来空间位阻，影响对某一抗原结合域的检测，给药代研究带来困难。

其他如非免疫球蛋白配体、纳米抗体等，都是近年来的研发热点，具有各自的结构和代谢特性，应根据其自身特点灵活、科学地设计研究方案，确定研究重点。

目前常用的测定组织中生物技术药物浓度的方法有一定的局限性，通常为低通量、费时费力，有的方法灵敏度不够高。一些新的检测手段如电化学发光检测法（electrochemiluminescence assay，ECL）、全自动微流控免疫测定工作站、放射标记或荧光标记的蛋白质和多肽非侵袭性显影技术等，因具有较多的优点，正在被越来越多地应用。

总之，生物技术药物的药代研究具有其特殊性，还面临许多挑战，需要建立针对不同生物技术药物的适用的研究模型和方法，建立生物分析关键技术体系。

三、非临床药代研究技术指导原则和其他相关指导原则

（1）药物非临床药代动力学研究技术指导原则（CFDA，2014 年）。

原为“化学药物非临床药代研究技术指导原则”，2014 年 5 月更新。该指导原则供中药、天然药物和化学药物新药进行非临床药代动力学研究，生物技术药物也可部分参考该指导原则。

（2）生物样品定量分析方法验证指导原则（《中国药典》2015 版）。

（3）Bioanalytical Method Validation（Draft Guidance）（FDA，2013 年）。

（4）Guideline on bioanalytical method validation（EMA，2012 年）。

（5）Guidance for Industry：Bioequivalence Studies with Pharmacokinetic Endpoints for Drugs Submitted Under an ANDA（FDA，2013 年）。

（6）治疗用生物制品非临床安全性技术审评一般原则（CFDA，2007 年）。

（7）药物暴露量 - 效应关系研究指导原则（FDA，2003 年）。

（8）ICH S6 指南“生物技术药物非临床安全性评价”（ICH，1997 年）。

涉及对生物技术药物非临床药代动力学、暴露水平 - 反应、药物代谢研究等要求。

（9）ICH E4 指南“药品注册所需的量效关系资料”（ICH，1994 年）。

四、生物技术药物非临床药代研究基本原则、方法和实验设计基本要求

（一）非临床药代研究一般原则

试验目的明确；试验设计合理；分析方法可靠；所得参数全面，满足评价要求；对试验结果进行综合分析与评价；具体问题具体分析。

（二）体内药代研究试验设计基本要求

1. 受试药物

受试物应采用工艺相对稳定、纯度和杂质含量能反映临床试验拟用样品和 / 或上市样品质量及安全性的样品。受试物应注明名称、来源、批号、含量（或规格）、保存条件、有效期及配制方法等，并提供质量检验报告。受试物如需稀释后给药，应提供稀释制剂的测定方法、稳定性报告和浓度分析报告。对于生物技术药物而言，活性测定是其质量和稳定性评价的重要指标之一。

2. 实验动物

应选择符合实验动物级别标准的健康成年动物，常用动物有小鼠、大鼠、兔、犬、猴等。在考虑与人体药代动力学性质相关性的前提下，尽可能选择与毒理学和药效学研究相同的动物。尽量在动物清醒状态下进行试验，最好从同一动物多次采样获取药代动力学参数。创新性药物应选用两种或两种以上的动物，其中一种为啮齿类动物，另一种为非啮齿类动物。其他药物可选用一种实验动物，建议首选非啮齿类动物。在动物选择上，建议采用体外模型比较动物与人代谢的种属差异性。

由于生物技术药物的效应通常具有较明显的种属差异，在可能的情况下，应选择有疗效、与人体受体亲和力和效应接近的相关种属动物来进行药代动力学研究。如无合适的动物种属，也应选择常用动物进行药代研究，同时尽可能明确药物代谢的研究对象（如原形药物、原形药物与代谢产物、单抗和抗体连接的小分子药物等）。组织分布试验和胆汁、粪、尿排泄试验通常用小鼠或大鼠进行。

3. 给药途经和频率

所用的给药途径应尽可能与临床用药一致，未能采用临床拟用药途经的应说明理由，同时也要兼顾药效学研究和毒理研究的给药途径。大分子药物由于口服生物利用度差，通常采用皮下给药、肌肉注射、静脉注射的给药方式。大分子单抗等半衰期长的药物可增大给药间隔，应根据具体药物的代谢特点、毒性特点和临床给药方案等设计给药频率。

4. 剂量设计和组别

动物体内单次给药药代动力学研究应设置至少三个剂量组，低剂量与动物最低有效

剂量基本一致，中、高剂量按一定比例增加。不应无根据的随意加大给药剂量，以弥补检测方法灵敏度的限制，因为加大给药剂量，可能会使动物出现生理异常，从而影响结果的可靠性。不同物种之间可根据体表面积或药物暴露量进行剂量换算。主要考察在所设剂量范围内，药物的体内动力学过程是属于线性还是非线性，以利于解释药效学和毒理学研究中的发现，并为新药的进一步开发和研究提供信息。

（三）研究项目

1. 血药浓度 - 时间曲线

1）受试动物数

以血药浓度 - 时间曲线的每个采样点一般不少于 5 个数据为限计算所需动物数。受试动物采用雌、雄各半；对于单一性别用药，可选择与临床用药一致的性别。

2）采样点

给药前需要采血作为空白样品。采样时间点的设计应兼顾药物的吸收相、平衡相（峰浓度附近）和消除相。在 C_{max} 附近需要 3 个时间点，整个采样时间应持续到 3~5 个半衰期，或持续到血药浓度为 C_{max} 的 1/10~1/20。

3）多次重复给药

对于临床需长期给药或有蓄积倾向的药物，应考虑进行单剂量多次（重复）给药的药代动力学研究。根据单次给药药代动力学试验结果并参考药效学数据，确定药物剂量、给药间隔和连续给药的天（次）数。

4）血药浓度测定（生物分析）

按照已验证的分析方法，对采集的生物样品进行处理及分析测定，获得各个受试动物的各采样点的血药浓度数据。生物技术药物生物分析（bioanalysis）主要为基于抗原抗体结合的免疫学方法，组织分布和排泄研究多用放射性同位素示踪法，小分子多肽类药物也可用色谱质谱法进行测定。应根据受试物的性质和具体的分析目的，选择特异性好、灵敏度高的测定方法。

方法学验证（method validation）是生物样品分析的基础。所有药代动力学研究结果都依赖于生物样品分析，只有通过可靠的方法才能得出可靠的结果。应通过准确度、精密度、特异性、灵敏度、重现性、稳定性、稀释线性、最小稀释度等研究，对建立的方法进行验证。制备随行标准曲线并对质控样品进行测定，以确保生物样品分析数据的可靠性。《中国药典》（2015 版）、FDA 和 EMA 生物分析验证指导原则都有非常详细的要求，三者不尽相同，在具体实施时应满足项目拟申报国家和地区的具体要求，详见本章第三节。

5）药代动力学参数

根据试验中测得的各受试动物的血药浓度 - 时间数据，求得受试物的主要药代动力学参数。静脉注射给药，应提供消除半衰期（$t_{1/2}$）、表观分布容积（V_d）、血药浓度 - 时间曲线下面积（AUC）、清除率（CL）等参数值；血管外给药，除提供上述参数外，还应提供峰浓度（C_{max}）和达峰时间（T_{max}）等参数，以反映药物吸收、消除的规律。另外，应提供统计矩参数，如平均滞留时间（MRT）、AUC（0~t）和 AUC（0~∞）等，全面深入地描述药物药代动力学特征。

6）应提供的数据

（1）单次给药：各个受试动物的血药浓度 - 时间数据及曲线，各组平均值、标准差及曲线；各个受试动物的主要药代动力学参数及各组平均值、标准差；对受试物单次给药非临床药代动力学的规律和特点进行讨论与评价。

（2）多次（重复）给药：各个受试动物首次给药后的血药浓度 - 时间数据及曲线和主要药代动力学参数，以及各组平均值、标准差和曲线；各个受试动物的 3 次稳态谷浓度数据及各组平均值、标准差；各个受试动物血药浓度达稳态后末次给药的血药浓度 - 时间数据和曲线、主要药代动力学参数，以及各组平均值、标准差和曲线。比较首次与末次给药的血药浓度 - 时间曲线和有关参数，对受试物多次给药非临床药代动力学的规律和特点进行讨论和评价。

2. 吸收

对于血管外给药的新药，进行整体动物试验时应尽可能同时进行血管内给药的试验，提供绝对生物利用度。

3. 组织分布和排泄

一般选用大鼠或小鼠进行组织分布试验和胆汁、粪、尿排泄试验，通常选择一个有效剂量给药，生物技术药物组织分布和排泄实验一般用同位素标记法进行，每个性别 3 只动物。分布实验应至少测定药物在心、肝、脾、肺、肾、胃肠道、生殖腺、脑、体脂、骨骼肌等组织的浓度，注意药物在药效靶组织或毒性靶组织的分布，选择至少 3 个时间点分别代表吸收相、平衡相和消除相的药物分布。

4. 与血浆蛋白的结合

药物与蛋白质的结合会明显影响药物分布与消除的动力学过程，并降低药物在靶部位的浓度。可根据药理毒理研究所采用的动物种属，进行动物与人血浆蛋白结合率比较试验，以预测和解释动物与人在药效和毒性反应方面的相关性。

5. 药代动力学参数计算

对于药代动力学参数计算，要选择国际或国内公认的计算机程序，并注明所用程序的名称和版本。

（四）大分子药物体外药代研究方法进展

体外模型已经被成功用于预测小分子药物代谢和分布，包括血浆成分亲和力、肝脏清除和受体介导的药物进出细胞等情况。通过整合体外数据和动物体内药代数据，为合理预测药物在人体内的药物处置提供了生物化学和生理基础。但药代动力学常用的许多体外方法并不适用于生物大分子药物。随着我们对影响生物大分子药物体内药代动力学的生化因素和细胞作用的深入理解，逐步建立了基于生物大分子药物特性的体外研究方法，从而可以更加精确地预测生物大分子药物的体内清除，为大分子药物的合理设计提供更多有用的信息。

大部分单抗药物经静脉注射给药，因此利用体外方法研究其血浆成分结合和血浆稳定性具有重要意义。皮下或肌肉注射的抗体主要经淋巴系统吸收，因此利用淋巴运输模型、动物和人组织的淋巴代谢模型研究其在淋巴系统的转运及代谢对合理预测其体内吸收意义重大。利用体外 FcRn 细胞结合模型和特异性受体结合相关的回收模型都可以有效评价单抗内吞，从而合理预测其体内分布情况；同时也为单抗体内消除评价提供了两个重要的体外评价模型。然而生物大分子的体外实验结果与体内研究相关性仍然需要进一步确认，如何进一步将大分子的体外实验结果与生理药代动力学模型结合，从而更加合理地预测大分子药物的体内药代特征是未来发展的方向。

随着生物大分子特别是蛋白类药物的广泛应用，蛋白药物与小分子药物的相互作用引起了越来越多的关注。蛋白药物与小分子药物相互作用主要是通过促炎症细胞因子或者细胞因子调节因子影响细胞色素 P450 酶的表达。与小分子药物相互作用体外研究不同，用于蛋白药物相互作用的体外模型选择较少。20 世纪 90 年代初，科学家用原代人肝细胞来研究促炎细胞因子对肝脏细胞色素 P450 酶表达和活性的影响，发现白细胞介素 6（IL-6）、肿瘤坏死因子 α（TNF-α）和干扰素 γ（IFN-γ）等可持续抑制人肝细胞里 P450 酶的表达。为了更好地模拟多种细胞因子和多种细胞类型之间的相互作用在炎症中的重要作用，科学家用人肝细胞和枯氏细胞共培养评价细胞因子对肝药酶的影响。随着器官生物学的发展，未来仿生体外模型将在蛋白药物相互作用评价上有更为广泛的应用。

（五）生理药代动力学模型在单抗类药物研究方面的应用

单抗类药物由于其特异靶向的特点，通常表现为种属特异的非线性药代动力学特征。靶点调节的药物处置饱和动力学会被许多因素影响，其中包括靶点的表达分布、靶点周转率及单抗靶点结合物的体内过程。生理药代动力学模型（physiologically-based pharmacokinetic，PBPK）预测小分子药物相互作用申报资料已得到 FDA 等相关部门的认可，在大分子药物方面，PBPK 在预测特异靶向单抗方面具有优势，主要体现在 PBPK 模型可以整合生理特性、靶点生物学、病理特征和药物靶点相互作用的特点。早在 1995 年 Baxter 实验室利用可以获得的生理数据结合抗体靶点、靶点调控的抗体清除和单抗靶点相互作用建立 PBPK 线性动力学模型，成功预测抗体药物（ZCE025）在直肠癌患者中的药代动力学特征。随着 PBPK 模型的发展，2016 年最新发表的研究描述了如何用 PBPK 模型结合药物作用机制和生理特征成功预测单抗药物的人体内非线性动力学。该研究组根据预测的血管外组织抗体进入速率和液相内吞、免疫组化预测的组织靶点浓度、体外测定的靶点周转速率和抗体靶点结合数据成功预测了西妥昔单抗（cetuximab）、曲妥珠单抗（trastuzumab）、dalotuzumab 在不同剂量下体内非线性药代动力学特征。

PBPK 模型可用于预测生物技术药物引起的炎症因子变化对肝脏代谢的影响。例如，最近有研究者通过综合循环白细胞介素 -6（IL-6）水平对肝脏和肠道内多种细胞色素 P450（CYP）酶表达的影响与体外研究结果构建了虚拟类风湿性关节炎（RA）患者人群，然后构建了健康成年人 CYP 酶底物 PBPK 模型。用综合 PBPK 模型定量预测了 RA 患者在给予人抗 IL-6 单克隆抗体 sirukumab 后通过对 IL-6 水平的调节所致多种 CYP 酶底物的药代动力学变化，并预测了 sirukumab 对 RA 患者的疗效。未来 PBPK 模型可能会在生物大分子药物特别是单抗类药物体内药代动力学预测、种属转换等方面有更加深入的应用。

（六）PK-PD 模型研究、疾病动物模型的药代研究

药代动力学（PK）和药效动力学（pharmacodynamics，PD）是决定药物效应 - 反应关系的两个重要因素。与小分子药物相比，生物技术药物尤其是单抗药物具有特定的

药代和药效特征，缺少对临床效应和安全性的良好预测是生物技术药物面临的一个重要问题。PK-PD 模型可结合药物研发过程中各种研究数据，根据药物的分子结构和相应特性，基于药物特定机制（如靶点介导的药物分布）和生理的 PK、PK-PD、剂量 - 反应荟萃分析模型，在指导生物技术药物各阶段研发中发挥重要作用，包括在临床Ⅰ期研究中确定起始剂量、在Ⅱ / Ⅲ期研究中优化给药方案等。

如前所述，有些生物技术药物只在高表达某些抗原的特定疾病人群中有作用靶点，对于不表达或低表达该靶点的动物，该类药物缺乏特异性结合或结合量很少，因此其非临床药代动力学研究对于临床患者的药代动力学预测作用受到一定限制。在类似情况下，用相应疾病模型动物或转基因动物进行药代动力学研究可能具有重要的意义。

五、研究报告的内容要求

当建立的生物分析方法除用于药代动力学研究，还可能用于毒代动力学研究时，生物分析方法验证试验及报告应符合 GLP 规范。

药代动力学研究一般是非 GLP 的，目前也有研究机构按 GLP 规范操作。药代动力学研究报告应包括：摘要，试验目的，试验设计，材料和方法，测定方法选择的依据，生物样品测定的原始数据（均数和标准差），浓度 - 时间曲线，药代动力学参数，统计分析方法，结论（总结所测得的药代动力学参数，说明药物吸收、分布、排泄、代谢转化和蛋白结合等特点），参考文献，试验负责人和参加人员等内容。

第二节　生物技术药物非临床毒代动力学研究

一、毒代动力学研究的目的和意义

毒代动力学（toxicokinetics，TK）是药代动力学（pharmacokinetics，PK）和毒理学（toxicology）相结合的交叉学科，目前已成为药物开发和非临床研究的重要内容。毒代动力学是运用药代动力学的原理和方法，定量研究在毒性剂量下药物在动物体内的吸收、分布、代谢、排泄的过程和特点，进而探讨药物毒性的发生和发展规律，了解药物在动物体内的分布及其靶器官，为进一步进行其他毒性试验和临床试验提供依据，为今后临床用药，以及药物过量的诊断、治疗提供依据。

毒代动力学不同于药代动力学之处是其研究药物的吸收、分布、代谢和排泄的剂量远高于通常的药物筛选或药物治疗的剂量。在毒性剂量下，体内的转运系统和代谢酶可能会变得饱和，蛋白结合率可能会发生改变，生理系统的整体反应也可能发生变化。所以，毒代动力学并不是简单描述受试物的基本动力学特征或者毒性反应事件，而是更加科学地建立浓度 - 反应关系（concentration-response relationship）和浓度 - 效应关系（concentration-effect relationship）。毒代动力学研究的目的是获知受试物在毒性试验中不同剂量水平下的全身暴露程度和持续时间，预测受试物在人体暴露时的潜在风险，研究的重点是解释毒性试验结果和预测人体安全性。

对于创新药而言，毒代动力学研究具有以下几个方面的明显价值：描述毒性试验中受试物的全身暴露与毒性反应的关系；描述重复给药暴露延长（extension of exposure）对代谢过程的影响，包括对代谢酶的影响（如药物代谢酶的诱导或抑制）；解释受试物在毒性试验中的毒理学发现或改变，评价受试物在不同动物种属、性别、年龄、机体状态（如疾病或妊娠状态）的毒性反应；支持非临床毒性研究的动物种属选择和用药方案；分析动物毒性表现对临床安全性评价的预测价值，如药物蓄积引起的肝毒性或肾脏损害，可为后续安全性评价提供量化的信息；综合药效及其暴露量、毒性及其暴露信息来指导人体试验设计，如起始剂量、安全范围评价等，并根据暴露程度来指导临床安全监测；某些情况下，短期的毒性试验（1~3 个月）伴随毒代动力学研究更能支持药物进入早期临床试验，有助于降低临床试验安全性风险和缩短药物研发周期。

二、生物技术药物的理化特性和代谢特点

与小分子化学药物相比，生物技术药物由于药物分子本身物理化学性质的显著不同，在 PK 和 TK 特征方面不仅会有一些差异（表 11-1），还存在某些特殊性。例如，大分子蛋白药物潜在的免疫原性可能影响 TK 行为和 TK 参数，从而影响药效和毒性。

表 11-1　生物技术药物与小分子药物在理化性质和代谢方面的不同点

小分子药物	生物技术药物
分子量一般低于 500Da	分子量非常大，如单克隆抗体类，分子量约 150kDa；肽类的分子量居中，如心房钠尿肽 ANP 的分子量约 3kDa
在有效期内性质相对稳定	对热和剪切应力敏感，所以稳定性分析是非常必要的
每日 1 次口服给药最常用，其实任何途径均可	一般采用注射途径给药。小蛋白如 EPO 或 GCSF 需要每日 1 次，单克隆抗体药物每周 1 次甚至每月 1 次给药
多种溶媒和剂型均适用。临床试验通常是胶囊、片剂或液态制剂等。上市剂型通常以混悬液、溶液或固体制剂的形式	通常为注射剂。剪切应力、吸附、聚集和稳定性是选择和优化给药制剂的关键因素。上市剂型通常以冻干粉（需重溶）或溶液的形式
溶解性和渗透性好的化合物可以很快地跨膜或通过细胞间隙吸收入血进入体循环。吸收过程中的胃肠道代谢和肝脏代谢会降低生物利用度	大分子药物跨膜吸收困难。当分子量大于 15~20kDa 时，淋巴系统成为血管外给药后吸收入血的重要屏障。这些分子易于在注射部位、间质转运和淋巴转运时发生蛋白水解
清除率和半衰期可长可短。通常在肝脏和肾脏进行清除	单克隆抗体和融合蛋白较小分子的清除率低，半衰期长。清除会发生在血液、肝脏、肾脏、注射部位及受体介导的清除
表观分布容积可大可小	表观分布容积通常较小，单克隆抗体仅局限在血浆和细胞外液。蛋白质越小，分布容积会越大
血细胞内分布会有，但不常见	不会有血细胞内分布的现象
代谢较大分子复杂，因为会生成有活性的和无活性的代谢产物，IND/NDA 申报时均需阐明代谢产物。代谢产物的安全性评价也是非常重要的，可参见药物代谢产物安全性评价指导原则	代谢途径简单，如分解代谢成内源性氨基酸。不需要进行代谢产物安全性评价

续表

小分子药物	生物技术药物
靶器官和非靶器官相关的毒性都可能发生	毒性通常与放大的药效学效应或者抗原性（免疫反应）有关
一般不是抗原，除非作为半抗原与蛋白结合形成活性中间体，但较为少见	分子量大于 10kDa 时可能会成为抗原。注射部位的不同会影响抗原性的大小（SC > IM > IV）
通常临床前研究、GLP 毒性研究和人 PK 研究采用同一种或者类似的通过验证的生物分析方法	大多数情况，生物技术药物 PK/TK 研究需要多种生物分析方法，如质量分析、生物分析、抗药抗体分析等。GLP 毒性试验和临床试验需要分析方法验证

三、毒代动力学的主要参数

毒代动力学试验的基本目的是评估受试物（和 / 或其代谢物，对于小分子药物）的全身暴露量。暴露程度可用原型受试物的血浆（血清或全血）浓度或 AUC 来表示。毒代动力学研究是通过测定合适时间点的样品浓度来计算动力学参数的。以下内容将简单介绍如何利用 PK 原理进行 TK 评价。

临床前的 PK 和 TK 研究一般选择非房室模型（non-compartmental analysis，NCA）拟合药时数据，计算动力学参数。因为 NCA 较房室模型灵活耐用，在临床前药物研究中最为常用。

（一）静脉内给药

毒性试验给药途径应与临床拟用途径一致，所以小分子多以口服（PO）为主；生物技术药物因其非常差的口服生物利用度，多以静脉内给药（IV）为主。IV 根据注射过程持续时间长短分为静脉推注（IV bolus）和静脉内缓慢注射（IV infusion），前者在 1min 之内完成；后者在 1~2min 以上，但不能超过 15min。

静脉内给药因为没有吸收过程，所以可以得到较为准确的清除率（clearance，CL）、分布容积（volume of distribution，V_d）和生物半衰期（half-life，$t_{1/2}$）。

1. 清除率

清除率（clearance）是单位时间从体内消除的含药血浆体积或单位时间从体内消除的药物表观分布容积。清除率常用“CL”表示，又称为体内总清除率。非房室模型利用如下公式计算 CL：

$$\mathrm{CL}=\frac{\mathrm{Dose_{IV}}}{\mathrm{AUC}_{0\sim\infty}}$$

式中，$\mathrm{Dose_{IV}}$ 是 IV 给药的剂量；$\mathrm{AUC}_{0\sim\infty}$，是外推至无穷大时的血浆药物浓度 - 时间曲线下面积。CL 具有加和性，多数大分子药物以肝脏、肾脏和其他方式从体内消除，因而药物的 CL 等于肝清除率、肾清除率和其他部位清除率之和。若毒性试验导致器官病理改变，则会影响器官特异性的清除率，从而影响总清除率，改变体内暴露量。

2. 生物半衰期

生物半衰期（biological half-life）是指药物在体内的药物量或血药浓度通过各种途径消除一半所需要的时间，以 $t_{1/2}$ 表示。生物半衰期是衡量一种药物从体内消除快慢的指标。

$t_{1/2}$ 可以通过如下公式得到：

$$t_{1/2}=\frac{0.693}{\lambda_z}=\frac{0.693}{CL}\cdot V_z$$

式中，λ_z 是消除速率常数。

3. 体内暴露参数 C_{max} 和 AUC

C_{max} 和AUC是描述药物暴露程度的动力学参数。C_{max} 是生物基质中测得的最高浓度。AUC 是血浆药物浓度 - 时间曲线下面积（area under the curve），在 TK 研究中用来进行不同剂量间暴露量的比较，计算多次给药（尤其是半衰期长的药物）的蓄积比。AUC 对剂量作图评价药物是否是线性动力学，评价暴露量是否与剂量等比例等。

$AUC_{0\sim\infty}$ 是由 $AUC_{0\sim T}$ 和 $AUC_{Tlast\sim\infty}$ 加和而来，而 $AUC_{Tlast\sim\infty}$ 是推算得到的，普遍认为若 $AUC_{Tlast\sim\infty}$ 即"AUC % extrapolated"大于 20%~25%，表明 $AUC_{0\sim\infty}$ 会存在明显的错误估算，与 $AUC_{0\sim\infty}$ 相关的其他参数如 CL 和 V_{ss} 也可能存在错误估算。

（二）血管外给药

生物技术药物口服后的酶降解、pH 降解和细胞渗透性差等特性几乎完全限制了生物技术药物的口服给药途径，除 IV 给药以外，多采用皮下注射（SC）、肌肉注射（IM）或腹腔注射（IP）等血管外给药方式。

生物技术药物血管外给药后吸收进入体循环的影响因素有：①与药物无关的生理因素，如注射的深度、注射的速度、注射部分的血管分布和血流速度，以及运动和温度等影响血液循环的因素；②生物技术药物分子量的大小、受体介导的转运过程，以及这些大分子药物是通过血液系统还是通过淋巴系统进入体循环。分子量大于 16kDa 的大分子药物应当关注其经淋巴系统转运方式。淋巴系统转运非常慢，若以此途径为主，则会出现达峰时间 T_{max} 延迟的现象，例如，Amgen 公司的重组人促红细胞生成素 Aranesp® 的 T_{max} 为 36~49h，所以 T_{max} 值也是 TK 评价的重要指标。

对线性动力学特征的药物而言，生物半衰期是药物的特征参数，不因药物剂型、给药方法（剂量、途径）或给药量的多少而改变。但最准确的生物半衰期是静脉给药后计算得到的，血管外给药得到的表观生物半衰期（apparent $t_{1/2}$）会与静脉给药生物半衰期不同。一般而言，小分子药物的口服给药表观 $t_{1/2}$ 比静脉给药 $t_{1/2}$ 要长，而单克隆抗体的皮下给药和静脉给药的 $t_{1/2}$ 近似一致。生物半衰期可以作为毒性试验 TK 研究中反映体内药物消除发生变化的指标。当毒性试验增高剂量、重复给药导致药物消除呈非线性改变时，$t_{1/2}$ 会增大。

四、生物技术药物毒代动力学研究方法

毒代动力学与药代动力学的基本原理和血药浓度分析方法相同，但在实验步骤安排和对数据要求上不完全相同。毒代动力学试验侧重观察长期重复给药条件下的血药浓度变化，而不要求提供全面的药代动力学参数。

对一个特定生物技术药物，应在全面了解其特性的基础上，根据"具体情况具体分析"的原则制订出合理的试验实施方案。新药开发是一个动态过程，毒代动力学研究同

临床前及临床不同阶段的研究存在着信息的相互反馈，其研究顺序也应灵活掌握。大多数毒代动力学试验与毒性试验并行开展，有些可能早于毒性试验，以便为毒性试验设置合理给药方案提供依据，个别药物在进入临床试验之后还有可能提出补充毒代动力学数据的要求，其最终的目的是与其他毒性研究一起提供充分的安全性评价资料。

（一）毒代动力学研究一般原则

1. 指导原则要求

ICH（International Conference on Harmonisation）人用药品注册技术要求的国际协调会议，于 1994 年 10 月 27 日颁布了 ICH 三方（欧盟、日本和美国）协调的指导原则 S3A（Note for Guidance on Toxicokinetics：The Assessment of Systemic Exposure in Toxicity Studies），并于 1995 年 3 月发布在美国 FDA 的 Federal Register 上（60 FR 11264），适用于化学药物和生物技术药物的毒代动力学研究。

OECD 在 2008 年发布了毒代动力学指导原则草稿（OECD Guideline for the Testing of Chemicals：Toxicokinetics），于 2010 年 7 月 22 日生效执行。该指导原则类似于试验指南。

我国于 2014 年 5 月 13 日颁布了《药物毒代动力学研究技术指导原则》，主要参考了 ICH S3A 的格式和内容。

毒性试验研究是在符合药品非临床安全性研究质量管理规定（Good Laboratory Practice，GLP）的研究机构中进行的；毒代动力学研究的样品分析和数据处理工作除需遵守技术指导原则外，也必须遵循 GLP 的原则。

2. 试验动物选择、受试物、给药方法

TK 研究中，动物选择、受试物、给药方法要求与 PK 研究基本一致。

3. 剂量选择

剂量设计应考虑之前进行的各项试验所评价的终点、受试物的理化性质和生物利用度等。重复给药 TK 试验原则上至少应设低、中、高 3 个剂量组，以及 1 个溶媒（或辅料）对照组，必要时设立空白对照组和 / 或阳性对照组。高剂量原则上使动物充分暴露产生明显的毒性反应，或达到最大给药量（maximum feasible dose，MFD），或系统暴露量达到临床系统暴露量的 50 倍（基于 AUC）。低剂量原则上相当于或高于动物药效剂量或临床使用剂量的等效剂量。中剂量应在高剂量和低剂量之间设立，以考察毒性的剂量 - 反应关系。如需要在试验中途改变给药剂量，应说明剂量调整理由，完整记录剂量调整过程。

4. 样品采集

采集血样的前提是受试物在血浆中的暴露量与作用靶点或毒性靶点的受试物浓度存在动态平衡关系，并且受试物容易进入动物和人的全身系统。若血液中受试物暴露量无法反映靶组织或器官的毒性反应时，则可能需要考虑采用尿液、其他体液、靶组织或器官来测定受试物浓度。

样品采集的时间点应尽量达到暴露评价所需的频度，但不可过于频繁，避免干扰毒性试验的正常进行并引起动物过度的生理应激反应。通常情况下，在大动物的毒性试验中，毒代动力学数据从主研究试验动物收集，而啮齿类动物的毒性试验中毒代动力学数据可从卫星组试验动物收集，以开展监测或特征研究。监测（monitor）是在给药间期内采血 1~3 时间点，用以估算 $C_{(\mathrm{time})}$ 或 $C_{\max}$，常在给药开始和结束时取样，单剂量毒性给药试验或较短期的重复给药毒性试验可考虑开展暴露量监测。特征（profile）是在给药间期采血样 4~8 时间点或更多点，用以估算 $C_{\max}$ 和 / 或 $C_{(\mathrm{time})}$、AUC。

采血量的最大限值的计算，主要依赖于关于循环血量的精确数据。血液总量取决于物种、性别、年龄、健康及营养状况。一般情况下，总循环血量为 55~77 ml/kg 体重。TK 研究长期多次采血，每 24 h 不超过总血量的 10%，可在 1~2 周后恢复。采集次数和 / 或采血量过多会引起贫血。TK 研究时大量采血（如 20%）会引起血液动力学变化，或许会对半衰期等参数产生影响。在采血方式上，同时也要兼顾动物福利。

采集全血后，对于小分子药物，多制备血浆样品用于 TK 研究，是基于大多数小分子药物进入红细胞内的比例极低的原因；对于大分子药物，可制备血浆或者血清样品用于 TK 研究，一般推荐血清，因为血清的背景值更低。

5. 分析测定

通常情况下，受试物的药理作用与作用部位受试物浓度的相关性比与给药剂量的相关性好。同样，受试物的毒性反应与特定毒性靶器官或组织的受试物浓度相关性较好。如果受试物在靶部位是高渗透性的，该部位的受试物浓度应该与血液中的受试物呈动态平衡和一定比率，可以采用测定血浆或血液中受试物浓度来反映靶部位的受试物暴露量。

受试物的系统暴露量与毒性反应缺乏很好的相关性时，应进行慎重分析，一般有两种情况：①所选择的分析物不正确，它不是毒性产生的物质基础；②全身的系统暴露量与毒性靶器官或器官暴露量之间的变化不平行。此时需测定靶部位的暴露量来评价其毒性或借助于数学模型来揭示全身暴露量与毒性靶器官的暴露量之间的关系，利用这种关系来间接反映全身暴露量与毒性之间的关系。

生物样品中药物及代谢产物的分析方法包括色谱法、配体结合分析（ligent binding assay，LBA）和放射性同位素标记法等。应根据受试物的性质，选择特异性好、灵敏度高的测定方法。一般情况下，大分子药物多利用配体结合分析的免疫学方法进行测定。毒代动力学测定工作开展之前，应当完成生物基质（生物体液或组织）中待测物分析方法的验证工作。具体方法参见本章第三节。

TK 样品测定时，一个分析批包括空白样品、至少 6 个浓度水平的校正标样、至少 3 个浓度水平双重质控样品或者 5% 试验样品量的质控样品，以及被分析的 TK 样品，所有样品均应复孔测定。TK 样品、质控样品和标准曲线样品的处理方法与方法验证时保持一致，以保证分析批可接受。来自同一个体的 TK 样品最好在同一批中测定。LBA 方法测定时一个微孔板通常为一个分析批，每个微孔板应包含一套独立的标准曲线和质控样品，以校准板间差异。标准曲线中最少 4 个有效浓度标样的偏差应在 ±20% 以内，定量上下限标样的偏差在 ±25% 以内，相关系数 r^2 大于等于 0.9900；如果某个标样不满足标准，可以删除该标样的数据，利用剩余的标样重新计算，并进行回归分析。质控样品的准确度偏差应当在标示浓度的 ±20% 范围内，至少 67% 质控样品且每一浓度水平至少 50% 的质控样品应符合这一标准；在不满足这些标准的情况下，应拒绝该分析批，相应的 TK 样品重新提取和分析。

在不同天的另外一个分析批中重新分析 TK 样品，开展试验样品再分析（incurred sample reanalysis，ISR），来评价实际样品测定的准确度。重新分析 10% 的 TK 样品，

包括 C_{max} 附近和消除相样品。对于至少 67% 的重复测试，原始分析测得的浓度和重新分析测得的浓度之间的差异应在两者均值的 ±30% 范围内。

浓度高于定量上限的样品，应采用相应的空白基质稀释后重新测定。对于浓度低于定量下限的样品，在进行药动学分析时，在达到 C_{max} 以前取样的样品应以零值计算，在达到 C_{max} 以后取样的样品应以无法定量（not detectable，ND）计算，以减小零值对 AUC 计算的影响。

6. 对产生抗药抗体的评价

人类靶点的生物大分子药物给予临床前实验动物体内，尤其是多次给药后，可能会刺激免疫系统产生抗药抗体（anti-drug antibody，ADA），皮下给药较肌肉注射和静脉注射更易出现。清除型 ADA 使得药物清除率增高，暴露量降低，影响基于 AUC 的安全窗判断；维持型 ADA 保护药物不被清除，延长了药物的暴露时间，可能有延长 TK 采样时间的必要性，且暴露量增加，有可能毒性表现增强。总之，由于 ADA 的产生，会影响大分子药物的体内 TK 浓度 - 时间特征、暴露程度、药效及临床前毒性数据的解释。

为了减少血浆或血清中高浓度受试物对 ADA 测定的干扰，通常还需在重复给药毒性试验的末次给药后恢复期采集血样，进行 ADA 的测定。

7. 数据处理与统计学评价

通过测定合适时间点的 TK 样品浓度来计算毒代动力学参数。评估的毒代动力学参数通常有 $AUC_{0\sim T}$、C_{max}、$C_{(time)}$。

暴露评价的数据需有代表性。由于动力学参数多存在个体差异，且毒代动力学资料多来源于小样本的动物，因此通常难以进行高精度的统计学处理。统计分析时应注意求平均值或中位数并评估变异情况。某些情况下，个体动物的数据比经整理、统计分析过的成组数据更为重要。如果进行了数据转换（如对数转换），应提供理由。

8. 报告

完整的毒代动力学资料应包括对毒代动力学研究结果的自身评价和对毒性反应的相关解释，并报告分析方法，说明分析中所选生物基质和分析物的理由。毒代动力学的结果分析中，应比较分析受试物的药效、毒性、药代和临床拟定用药的暴露量，采用暴露量来评估受试物的安全范围。

（二）毒代动力学在不同毒性试验中的应用

毒代动力学研究在不同毒性试验中的内容，如暴露监测和特征描述的频度，可根据研究需要有所增减。不同毒性试验的毒代动力学研究考虑如下。

1. 单次给药毒性试验

单次给药毒性试验的毒代动力学研究结果有助于评价和预测剂型选择、给药后暴露速率和持续时间，也有助于后续研究中选择合适剂量水平。

2. 重复给药毒性试验

毒代动力学研究内容一般应纳入重复给药毒性试验设计中，它包括首次给药到给药结束全过程的定期暴露监测和特征研究。后续毒性试验所采用的方案可依据前期试验的毒代研究结果修订或调整。当早期毒性试验出现难以解释的毒性问题时，可能需要延长或缩短对该受试物的毒性监测和特征研究的时间，或修订研究内容。

3. 遗传毒性试验

当体内遗传毒性试验结果为阴性时，需结合暴露量数据来评估遗传毒性风险，尤其是当体外试验显示为明确的阳性结果或未进行体外哺乳动物细胞试验时。

体内暴露的评估应采用与遗传毒性试验相同的动物种属、品系和给药途径，在最高剂量或其他相关剂量中进行。体内暴露可通过试验中所显示的体内细胞毒性（如微核试验中所检测组织的未成熟红细胞占红细胞总数的比例发生显著变化）或暴露情况（测定血液或血浆中的受试物和 / 或其代谢物的暴露，或直接测定靶组织中的受试物和 / 或其代谢物的暴露）来证明。

若体外遗传毒性试验结果为阴性，可采用上述方法或者为其他目的进行的啮类齿动物药代 / 毒代试验结果，结合体内暴露进行评估。

4. 生殖毒性试验

生殖毒性毒代动力学研究的主要目的在于分析生殖毒性试验的结果，有助于确定生殖毒性试验中不同阶段的不同剂量是否达到了充分暴露。应考虑妊娠期与非妊娠期动物的动力学特征的可能差异。

毒代动力学数据可以来自生殖毒性试验的全部动物，也可以来自部分动物。毒代动力学数据应包括胎仔 / 幼仔数据，以评价受试物和 / 或代谢产物能否通过胎盘屏障和 / 或乳汁分泌。

5. 致癌性试验

为获得有助于主研究的毒代动力学资料，剂量探索研究中需适当开展毒代动力学的监测或特征描述，尤其应注意在早期毒性试验中未采用的动物种属、品系，以及首次采用的给药途径和方法等情况。

应特别注意掺食给药情况下获得的毒代动力学数据。应根据受试动物和人可能达到的全身暴露量来确定致癌性试验中合适的最高剂量。致癌性试验所选择剂量产生的全身暴露量应超过人用最大治疗剂量时暴露量的若干倍。

主研究的试验方案、动物种属及品系的选择应尽可能根据已有的药代动力学和毒代动力学资料来考虑。

建议通过监测来确保主研究中的暴露与独立的或特定的剂量探索研究所获得的动力学特征描述相一致。这种动力学监测可在试验中的某些时间点即可，超过 6 个月的监测通常无必要。

第三节　生物分析方法和技术

一、中国、FDA 和 EMA 生物分析方法验证的指导原则要求和差异比较

生物分析方法验证被广泛应用于药物及其代谢产物的定量分析，生物分析数据是药物药代动力学和毒代动力学评价研究的重要组成部分，其数据的可靠性直接影响药代动力学和毒代动力学评价研究的质量与水平。美国 FDA、欧洲 EMA 及中国都根据最新技

术的发展和新药研发的需求，建立或者更新了生物分析方法指导原则。随着大分子药物的快速发展，目前美国 FDA、欧洲 EMA 和《中国药典》（2015 版）发布的最新生物分析方法学验证指导原则针对大分子分析常用的免疫结合方法分别描述了其特殊需要验证的项目，以及与小分子不同的验证标准。以下为《中国药典》（2015 版）对免疫结合方法各项验证的要求。

（一）特异性

采用未曾暴露于分析物的基质配制高浓度与低浓度质控样品，加入递增浓度的相关干扰物质或预期合用药物进行特异性考察。未加入分析物的基质应同时被测定。至少 80% 以上的质控样品准确度在 ±20% 范围内（定量下限在 ±25% 范围内），且未加入分析物的基质的测量值应低于定量下限。

（二）选择性

方法的选择性是指基质中存在非相关物质的情况下，准确测定分析物的能力。用至少 10 个不同来源的基质加入定量下限和定量上限水平的分析物来考察选择性，也应同时测量未加入分析物的基质。选择性考察要求至少 80% 以上的样品准确度在 ±20% 范围内（如果在定量下限水平，则在 ±25% 范围内），且未加入分析物的基质的测量值应低于定量下限。如果干扰具有浓度依赖性，则须测定发生干扰的最低浓度。

（三）最低需求稀释度

分析方法中为提高信噪比、减少基质干扰、优化准确度与精密度而必须使用缓冲液对生物样品进行稀释的最小倍数。使用与试验样品相同的基质来配制加药样品，从而确定最低需求稀释度。

（四）平行性

为发现可能存在的基质效应，或代谢物的亲和性差异，在可获得真实试验样品的情况下，应考虑对标准曲线和系列稀释的试验样品之间进行平行性考察。应选取高浓度真实样品（最好采用 C_{max} 附近的样品），用空白基质将其稀释到至少 3 个不同浓度后进行测定，系列稀释样品间的精密度不应超过 30%。

（五）精密度和准确度

选择至少 5 个浓度的质控样品进行准确度、精密度及方法总误差考察，包括定量下限浓度、低浓度质控（定量下限浓度的 3 倍以内）、中浓度质控（标准曲线中段）、高浓度质控（定量上限浓度 75% 以上）及定量上限浓度质控。批间考察应在数日内进行至少 6 个独立的分析批测定。每批内应包含至少 3 套质控样品（每套含至少 5 个浓度的质控样品）。

对于批内和批间准确度，各浓度质控样品的平均浓度应在标示值的 ±20%（定量下限和定量上限为 ±25%）范围内。

批内和批间精密度均不应超过 20%（定量下限和定量上限为 25%）。此外，方法总

误差（即 % 相对偏差绝对值与 % 变异系数之和）不应超过 30%（定量下限和定量上限为 40%）

（六）标准曲线与定量范围

在配体结合分析方法中，标准曲线的响应函数是间接测得的，一般呈非线性，常为 S 形曲线。使用至少 6 个有效校正标样浓度建立标准曲线。校正标样应在预期定量范围对数坐标上近似等距离分布。除校正标样外，可使用锚定点辅助曲线拟合。验证过程中，须至少对 6 个独立的分析批进行测定，以确定标准曲线回归模型整体的稳健性。拟合时，一条标准曲线允许排除由于明确或不明原因产生失误的浓度点。排除后应至少有 75% 的校正标样回算浓度在标示值的 ±20%（定量下限与定量上限在 ±25%）范围内。定量下限与定量上限之间的浓度范围为标准曲线的定量范围。锚定点校正样品是处于定量范围之外的标样点，用于辅助拟合配体结合分析的非线性回归标准曲线，因其在定量范围之外，可不遵循上述接受标准。

（七）稀释线性

评价样品浓度超过分析方法的定量上限时，用空白基质将样品浓度稀释至定量范围内后，验证方法能否准确测定。进行稀释实验的另一目的是考察方法是否存在高浓度分析物引起的信号抑制。稀释线性考察中，稀释至定量范围内的每个 QC 样品经稀释度校正后的回算浓度应在标示值的 ±20% 范围内，且所有 QC 样品回算终浓度的精密度不超过 20%。

（八）样品稳定性

使用低、高浓度质控样品考察分析物的稳定性。稳定性考察应包括室温或样品处理温度下的短期稳定性，以及冻 - 融稳定性。此外，如果试验样品需要长期冻存，则应在可能冻存样品的每个温度下进行长期稳定性考察。每一浓度质控样品应有 67% 以上的样品浓度在标示值的 ±20% 范围内。

（九）实际样品再分析

建议获得 C_{max} 附近和消除相样品的结果，一般应该重新分析 10% 样品，如果样品总数超过 1000，则超出部分重新分析 5% 样品。

至少在下列情形下，应该进行试验样品的再分析：

（1）毒动学试验，每个物种一次；

（2）所有关键性的生物等效性试验；

（3）首次用于人体的药物试验；

（4）首次用于患者的药物试验；

（5）首次用于肝或肾功能不全患者的药物试验。

表 11-2 详细比较了目前美国 FDA、欧洲 EMA 和《中国药典》（2015 版）发布的最新生物分析方法学验证指导原则中针对大分子分析常用的免疫结合方法学验证的要求差异。

表 11-2 美国 FDA、EMA 和《中国药典》（2015 版）的生物分析方法验证指导原则的主要差别

验证项目	《中国药典》（2015 版）	EMA	FDA
特异性	要求至少 80% 以上的特异性质控样品准确度在 ±20% 范围内（定量下限在 ±25% 范围内），且未加入分析物的基质的测量值应低于定量下限	要求 ULOQ 与 LLOQ 准确度在理论浓度的 25% 范围内	在选择性项下描述了特异性，但是并没有具体规定标准
选择性	如上“（二）选择性”中描述	与《中国药典》（2015 版）生物样品定量分析方法验证指导原则一致	在基质效应项下进行了描述，但是并没有规定具体判定合格标准
最低需求稀释度	如上“（三）最低需求稀释度”中描述	与《中国药典》（2015 版）生物样品定量分析方法验证指导原则一致	没有规定
平行性	如上“（四）平行性”中描述	与《中国药典》（2015 版）生物样品定量分析方法验证指导原则一致	在选择性项下描述了特异性，但是并没有具体规定标准
精密度和准确度	如上“（五）精密度和准确度”中描述 每批内应包含至少 3 套质控样品（每套含至少 5 个浓度的质控样品）； 对于批内和批间准确度，各浓度质控样品的平均浓度应在标示值的 ±20%（定量下限和定量上限为 ±25%）范围内； 批内和批间精密度均不应超过 20%（定量下限和定量上限为 25%）。此外，方法总误差（即 % 相对偏差绝对值与 % 变异系数之和）不应超过 30%（定量下限和定量上限为 40%）	与《中国药典》（2015 版）生物样品定量分析方法验证指导原则一致	FDA 对定量上限的要求规定其精密度和准确度均为 ±20%，并具体规定每批内应含有 5 套质控样品（每套含有至少 5 个浓度）。准确度未提及批间要求。没有对方法总误差的要求。其他要求与《中国药典》（2015 版）和 EMA 基本一致
标准曲线与定量范围	如上“（六）标准曲线与定量范围”中描述	与《中国药典》（2015 版）生物样品定量分析方法验证指导原则一致	FDA 对定量上限的要求规定其精密度和准确度均为 ±20%。标准曲线上的各点方法总误差（即 % 相对偏差绝对值与 % 变异系数之和）不应超过 30%，如果超过该点应被删除。其他要求与《中国药典》（2015 版）和 EMA 基本一致
稀释线性	如上“（七）稀释线性”中描述	与《中国药典》（2015 版）生物样品定量分析方法验证指导原则一致	在精密度准确度项下提到稀释线性，但是并没有具体规定标准
样品稳定性	每一浓度质控样品应有 67% 以上的样品浓度在标示值的 ±20% 范围内	每一浓度质控样品应在标示值的 ±20% 范围内。其他与《中国药典》（2015 版）生物样品定量分析方法验证指导原则一致	每一浓度质控样品应在标示值的 ±15% 范围内。其他与《中国药典》（2015 版）生物样品定量分析方法验证指导原则一致

续表

验证项目	《中国药典》(2015 版)	EMA	FDA
实际样品再分析	如上“(九)实际样品再分析”中描述建议获得 C_{max} 附近和消除相样品的结果，一般应该重新分析 10% 样品，如果样品总数超过 1000，则超出部分重新分析 5% 样品	与《中国药典》(2015 版)生物样品定量分析方法验证指导原则一致	重新分析样品总数 7% 的样品。挑选分析所有实验个体的 C_{max} 附近和消除相样品

二、生物分析方法和技术示例

随着分析技术的高速发展，近年来涌现了大量新的生物技术药的分析方法，大大提高了生物技术药体内分析的灵敏度和准确性。下面就生物技术药通常采用的三大类分析方法分别进行介绍，包括放射性核素标记示踪法、免疫分析法，以及近年来发展极为快速的液相色谱质谱法（LC/MS/MS）。

（一）放射性核素标记示踪法

放射性核素标记示踪法是目前蛋白多肽类药物药代动力学研究中广泛采用的方法之一，具有灵敏度高、简便快速的优点，可快速获取药物动力学数据，并且同时得到药物分布与排泄的资料，但由于不能识别原形药物和降解产物，影响了动力学数据的准确性，因此在应用放射性核素标记示踪法时，需结合高效液相或电泳等分离分析方法才能识别原型药物与降解产物。

对于蛋白质和多肽的放射性核素标记选择，首先考虑蛋白质和多肽中原有元素的同位素来标记。蛋白质和多肽中含有碳、氢、硫、磷原子，用其相应的放射性同位素 ^{14}C、^{3}H、^{35}S 或 ^{32}P 进行取代是比较理想的标记方法，氨基酸结构原子的标记对其生物活性的影响较小。标记方法包括生物合成或化学合成法，但因其制备相对复杂、半衰期相对较长等缺点，因此较少被选用。放射性核素标记物的选择，目前普遍被研究人员认可的是放射性碘（^{125}I）同位素标记蛋白或多肽。^{125}I 主要有两个优点：一是 ^{125}I 半衰期的长度允许标记物的商品化和储存应用一段时间；二是辐射自分解少，标记物有足够的稳定性。此外，^{125}I 还具有比活度高、标记物制备容易等特点，因此被认为是一种较好的标记物。其缺点是所得标记物与原蛋白质或多肽不完全相同，可能会影响其生物学活性。蛋白质或多肽的放射性碘标记技术迄今已有十几种方法，基本反应是通过碘化反应将 ^{125}I 共价结合在蛋白质多肽的芳香氨基酸残基的苯环或咪唑环上。常用标记方法有氯氨 -T 法和氯甘脲（iodogen）法。其中，氯甘脲法操作简单，标记效率高，反应温和，对蛋白质多肽生物活性及免疫原性影响较小，是相对理想的固相碘化试剂。

考察放射性标记蛋白质或多肽的三个主要参数是放射化学纯度（radiochemical purity）、比活度（specific activity）和生物活性（bioactivity）。放射化学纯度是指所需标记物的放射性占总放射性的百分值，一般要求高于 95%，因此要求对标记后的蛋白质或多肽进行分离纯化，以去除游离的放射性杂质。放射性碘标记蛋白质的纯化方法主要有凝胶过滤法、离子交换法、透析法、电泳法、亲和层析法和高效液相色谱法。测定纯度的方法中，放射性纸层析法能得到无机碘的纯度，但不能发现标记蛋白质中所含的杂质；电泳法能发现蛋白质杂质，但泳动和漂洗时无机 ^{125}I 和小分子 ^{125}I 标记杂质扩散至溶液中，使标记蛋白质纯度值人为偏高；反相高效液相色谱（RP-HPLC）测定可以同时发现蛋白质和非蛋白质的 ^{125}I 标记杂质，是更可靠的测定方法。比活度过低会使灵敏度降低，而过高则可能会使蛋白质三级结构改变和变性，影响蛋白质的生物活性和免疫活性，常通过控制加样量、反应温度和时间，以达到所需要的放射性比活度。普遍认为 ^{125}I 标记蛋白质、多肽对其生物活性的影响较小。测定标记蛋白质或多肽的生物活性或免疫活性的常用方法有物理化学方法、特异结合实验和生物测定方法。在药代动力学研究中，应尽可能提供标记前后蛋白质生物活性变化的资料。

由于标记蛋白质或多肽进入体内后会被迅速降解，所以所测得的样品的总放射性并不一定代表原型药物。因此，在药代动力学研究中要求将原形药物与降解产物识别和分离。目前较常用的方法有高效液相色谱法、三氯乙酸沉淀法和凝胶电泳法。选择适当的方法与放射性核素示踪方法结合进行研究，可以起到相互补充的作用。

放射性核素示踪法与高效液相色谱法结合的优点是特异性好、分辨率高，可以同时测定原型药物和降解产物。反向色谱是分离纯化蛋白质最有效方法之一，约占高效液相色谱蛋白质分离研究总数的 55% 以上，保留时间与蛋白质疏水性特征有关。离子交换色谱具有回收率高、洗脱液价格便宜、负荷量大和洗脱条件灵活等许多优点，也是值得采用的方法，但因受注入高效液相色谱系统的血清量的限制，使检测灵敏度大大低于放射性核素示踪法。放射性核素示踪法与聚丙烯酰胺凝胶电泳法相结合也是蛋白质、多肽类药品药代动力学研究中定量分析蛋白质的常用方法。聚丙烯酰胺凝胶电泳法具有较高的分辨率和灵敏度，优点是设备简单、操作容易，一般实验室即可开展；缺点是不能检测到小分子水榕性降解代谢物，许多样品在同一电泳槽中泳动时，扩散效应可造成高放射性样品对低水平样品的污染。放射性核素示踪法和三氯乙酸沉淀法相结合可用于分子量较大的蛋白质多肽的分离、分析。多数分子量较大的蛋白质多肽在一定浓度的三氯乙酸中沉淀，借助此法也可将含标记蛋白质的血浆或尿样品分为酸沉淀和酸可溶两部分，即含标记蛋白质的沉淀部分和降解代谢后生成的酸溶部分。这种方法最简单、灵敏，重现性好，精密度高，可以可靠地发现生物降解的程度，明显优于总放射性的测定，是值得采用的辅助方法。

（二）免疫分析法

免疫分析法是继单克隆抗体技术之后，快速发展起来的一种快速、灵敏和适于批处理的方法。其原理是利用针对被分析蛋白质多肽上的不同抗原决定簇部位的单克隆抗体或多克隆抗体，特异性地识别被检测的目标蛋白质，目前被认为是生物技术药物药代动力学研究的首选方法。免疫分析法特异性强，操作简单，观察终点也更客观；缺点则是对被分析蛋白质多肽不能给出确切的生化组成和序列，不能区分活性蛋白质与无活性蛋白质，不能同时测定代谢产物。

酶联免疫吸附分析法（ELISA）是最常用的免疫分析法，其主要优点是特异性好、灵敏度高、非同位素标记，而且可批处理和商品化。但 ELISA 有许多不可避免的缺陷，如操作繁琐、劳动密集、线性范围窄、基质效应大、精密度低等。近年来随着单克隆抗体药物的蓬勃发展，除了传统的ELISA法，一批基于免疫结合原理的高通量、高灵敏度的新方法陆续出现，其中包括基于电化学发光技术的MSD（meso scale discovery）、微小化自动化纳升级免疫分析系统Gyros等。下面分别比较这几种新方法与传统ELISA方法的优缺点。

基于电化学发光技术的MSD方法是用于药代毒代研究的目前最流行的ELISA替代方法之一。与传统ELISA方法比较，MSD的灵敏度高达pg/ml级，线性范围最宽可达6个数量级，有效解决了药代毒代样品测定时样品稀释倍数过多带来的误差。MSD平台由于其独特的电化学发光原理，可将许多非特异信号予以排除，所以受样本基质的影响小，从而简化了ELISA方法中的洗涤孵育等步骤，简化了操作流程和时间，减少了操作误差，大大提高了效率和通量。信号分子SULFO-TAG需在电激发的情况下才能产生信号，因此整个实验流程无需避光，不受实验操作人员技术水平差异和信号读取时间的影响，增强了数据的稳定性。当然MSD也有自身的缺陷和挑战，如石墨电极板价格昂贵且无法重复利用、需要购买MSD平台、需要使用SULFO-TAG试剂盒对相关分子进行修饰、修饰效率和纯度都对实验结果有影响等。

微小化自动化纳升级免疫分析系统Gyros最大的特点就是用移液针将样本和试剂精确地从微孔板转移到CD内的每一个微结构，并且确保每个CD以恰当的速度和时间精确旋转以保证最佳反应时间；通过15nl亲和柱样品捕获反应体系，获得较宽的定量范围，减少基质效应。该方法与传统ELISA相比，上样量在纳升级别，可以大大降低药代毒代实验中的血浆样品需求量。同时精准的移液、上样提高了方法的稳定性，其操作简单、高通量、可以过夜自动操作的特点，都显著提高了生物药分析速度。该微量自动化分析系统的缺点有：没有提高分析方法的灵敏度；其配套的CD成本高、无法重复利用；CD微结构中装有链霉亲和素包裹的微珠填料，使得方法开发的灵活性降低等。表11-3详细比较了ELISA、MSD和Gyros三种方法的差异。

表11-3 ELISA、MSD和Gyros比较差异

	ELISA	MSD	Gyros
样品用量	100μl	25μl	8μl（上样体积20~1000nl）
实验运行时间	6h	2.5~5.5h	＜1h
动态范围	10~600ng/ml	0.1~1 000 000pg/ml	10.5~6400ng/ml
Typical CV%	＜5%~20%	＜6%~15%	＜5%~15%
通量	低	中	高
劳动密集	高	中	低

（三）液相色谱质谱法（LC/MS）

随着质谱技术的进步和发展，在小分子定量领域应用成熟的液质联用法被引入到抗体等蛋白质的定量分析中，并展现出光明的前景。能够高通量、高灵敏度地测定多肽序列，鉴定蛋白质的质谱已是蛋白质组学研究中不可或缺的技术手段。随着样品处理方法的革新和加速数据处理的生物信息学软件的涌现，使得液质联用法在定量蛋白和多肽中的应用日益增加。LC-MS/MS 作为一种新方法，弥补了传统 ELISA 法的众多缺点，其有较宽的分析范围（2~5 个数量级）、较好的精密度（CV% ≤ 15%）、分析灵敏度高 [定量下限（LLOQ）可达 1ng/ml]、可进行多参数检测，与稳定同位素标记的内标和适当的抗体富集处理过程相结合，该方法目前已应用于多肽类、抗药抗体（ADA）、抗体药物联合体（ADC）和抗体药物（利妥昔单抗、曲妥珠单抗、Prolia 等）的 PK 特征研究。但受制于现有蛋白质分离方法和质谱检测范围，除少数个例，将单一目标蛋白从复杂基质中充分分离并直接定量仍极具挑战性，因此，将生物样品蛋白酶解，通过测定酶解产物中指纹肽浓度来间接定量是目前最广泛采用的方法。如何在保持高灵敏度、精密度和准确度的基础上合理对样品进行前处理及合理选择定量特征肽段是推动该方法广泛应用亟须解决的关键问题。

目前常用的样品前处理方法包括直接酶解法、酶解结合 SPE 法、蛋白 A/G 富集法、抗人 IgG Fc 富集法、白蛋白消耗法和免疫法。表 11-4 对这 6 种方法进行了比较，帮助读者选取适当的样品前处理方法，从而得到药物在体内准确可靠的 PK 特性，为药物给药方案的设计及 PK 评价提供依据。

表 11-4　LC-MS/MS 检测单抗药动学特指的样品前处理方法比较

样品前处理方法	灵敏度 /（g/ml）	回收率 /%	实验流程	效率	高通量
直接酶解法	10^{-6}	40~88（蛋白球酶解） 6~50（溶液中酶解）	简便	较高	可
酶解结合 SPE 法	10^{-7}	50~58	居中	居中	可
蛋白 A/G 富集法	10^{-8}	50~70	居中	居中	可
抗人 IgG Fc 富集法	10^{-9}	50 左右	复杂	居中	可
白蛋白消耗法	10^{-6}	60	较复杂	较低	否
免疫法	10^{-10}	40~50	繁琐	较低	否

第四节　生物技术药物非临床药代动力学研究评价示例

国家药物安全评价监测中心药物代谢动力学室近十年来完成了包括单抗在内的多种创新生物技术药物的药代和毒代动力学研究，近期根据单抗类药物的特点，对重组人源化细胞程序性死亡 - 配体 1（programmed cell death ligand 1，PD-L1）抗体进行了非临床药代动力学研究。以下从动物选择、免疫原性、药物复杂性和生物分析方法等方面结合实例总结讨论开展单抗类生物药非临床药代动力学研究的主要关注点。

（1）单抗类药物的作用靶点主要是受体，不同种属动物的同类受体在结构或功能上可能存在差异，有些动物种属缺乏人体所特有的受体或抗原靶位，因此选择合理评价单抗类药物的相关动物对研究其药代动力学特点意义重大。PD-L1 抗体特异性阻断 PD-L1 与其受体 PD1 的结合，文献显示食蟹猴存在 PD-L1 靶点，前期实验结果验证该药物与猴 PD-L1 结合，食蟹猴是评价该药的相关动物，因此选择食蟹猴进行该药的体内药代动力学研究。

（2）抗药物抗体（ADA）会与生物基质中药物结合，可延长药物在体内的滞留时间或加快药物的清除，直接影响测定所得的药物浓度和药物 PK 特征。因此在开展单克隆抗体药代研究时，同时进行了抗药抗体研究，从而合理解释药代动力学特征因抗药抗体所产生的改变。该 PD-L1 抗体不同动物之间显示出了明显的个体差异，其中绝大部分食蟹猴在单次给药 408 h 后，在血清中几乎检测不到药物，但一只动物在给药 768 h 后仍然可以检测到血药浓度。血清中抗药抗体检测结果显示除了该动物，其他动物在给药 768 h 后抗药抗体均为阳性，因此该个体差异与不同动物产生抗药抗体差异相关，抗药抗体影响了不同动物的血药浓度时间轮廓特征。该结果显示在开展单抗类生物药药代动力学研究时，同时开展免疫原性研究的重要性。

（3）与小分子化学药物相比，单抗类药物与很多生物体内的内源分子结构相同或相似，而后者的浓度一般比生物样本中药物的浓度高成千上万倍，可能存在交叉反应，产生明显的基质效应，因此，建立对单抗特异性强、灵敏度高的生物分析方法，是合理评价该类药物 PK 特性的关键点。本章第三节详细介绍了建立大分子药物特别是单抗类药物生物分析方法时，如何合理验证该方法的特异性和灵敏度，确保 PK 研究的准确性。我们也对该 PD-L1 抗体血清内药物分析的 ELISA 方法进行了全面验证，首先验证了如何合理稀释生物基质，使得该方法在降低基质效应的同时拥有较高的灵敏度，最终决定用 10% 食蟹猴血清作为最小稀释度，该方法在 10% 食蟹猴血清中的灵敏度为 0.75 ng/ml。在含有不同浓度该药物的血清中加入不同浓度的未来临床可能同时使用的其他单抗类药物，结果显示添加对方法的特异性没有影响，测定样品回收率在 85.1%~106.4%。除此之外，我们还对该方法的选择性、日内日间精密度和准确度、线性、稀释线性和稳定性等一系列内容进行了验证，保证该生物分析方法在 PK 样品测定时获得准确可靠的血药浓度数据。

（刘　丽　淡　墨　于　敏　李佐刚）

参考文献

柴彪新，刘秀文，汤仲明，等 .1998. 药代动力学研究用蛋白质多肽药物的放射性标记、分离纯化和鉴定 . 中华核医学杂志，18(1)：53-54.

郭建军，王丽丽，张琪，等 . 2016. 单克隆抗体药物的药代动力学研究进展 . 中国药理学通报，32(2)：172-176.

国家食品药品监督管理局 . 2005. 治疗用生物制品非临床安全性技术审评一般原则 .

国家食品药品监督管理局 . 2007. 治疗用生物制品非临床安全性技术审评一般原则 .

国家食品药品监督管理总局 . 2014. 药物毒代动力学研究技术指导原则 .

国家食品药品监督管理总局 . 2014. 药物非临床安全性评价供试品检测要求的 Q&A.

国家食品药品监督管理总局 . 2014. 药物非临床药代动力学研究技术指导原则 .

国家食品药品监督管理总局 . 2014. 药物重复给药毒性试验技术指导原则 .

国家食品药品监督管理总局 . 2015. 生物类似药研发与评价技术指导原则（试行）.

国家药典委员会 . 2015. 生物样品定量分析方法验证指导原则 . 中国药典 2015 年版 .

韩伟，刘瑞丽 . 2009. 生物技术药物的药代动力学研究 . 医药论坛杂志，30(9)：71-72.

何华，张雪，王玉浩，等 . 2015. 单克隆抗体药代动力学药效学模型研究进展 . 中国药科大学学报，

46(3)：279-288.

刘昌孝 . 2015. 抗体药物的药理学与治疗学研究 . 北京：科学出版社：77-85.

王晴，孙吉叶，沙春洁，等 . 2015. LC-MS/MS 测定单抗药动学参数的样品前处理方法研究进展 . 药学进展，39(4)，300-304.

张晟，罗弟祥，刘怡，等 . 2014. 生物膜干涉技术、HPLC 及 ELISA 在抗体定量检测中的比较分析 . 免疫学杂志，30(4)，338-341.

Baxter LT，Zhu H，Mackensen DG，et al. 1995. Biodistribution of monoclonal antibodies：scale-up from mouse to human using a physiologically based pharmacokinetic model. Cancer Res，55(20)：4611-4622.

Diao L，Meibohm B. 2015. Tools for predicting the PK/PD of therapeutic proteins. Expert Opin Drug Metab Toxicol，11(7)：1115-1125.

Diehl KH，Hull R，Morton D，et al. 2001. A good practice guide to the administration of substances and removal of blood，including routes and volumes. J Appl Toxicol，21：15-23.

EMA. 2012. Guideline on Bioanalytical Method Validation.

Evers R，Dallas S，Leslie J. 2013. Critical review of preclinical approaches to investigate cytochrome P450-mediated therapeutic protein drug-drug interactions and recommendations for best practices：A white paper. Drug Metab Dispos，41(9)：1598-1609.

Ezan E. 2013. Pharmacokinetic studies of protein drugs：Past，present and future. Advanced Drug Delivery Reviews，65：1065-1073.

FDA. 2003. 药物暴露量 - 效应关系研究指导原则 .

FDA. 2013. Guidance for industry：bioanalytical method validation（draft).

FDA. 2013. Guidance for Industry：Bioequivalence Studies with Pharmacokinetic Endpoints for Drugs Submitted Under an ANDA.

Glassman PM，Balthasar JP. 2016. Physiologically-based pharmacokinetic modeling to predictthe clinical pharmacokinetics of monoclonal antibodies. J Pharmacokinet Pharmacodyn，43：427-446.

ICH Guideline S3A. 1995. Toxicokinetics：a guidance for assessing systemic exposure in toxicology studies.

ICH. 1997. ICH S6 指南“生物技术药物非临床安全性评价”.

ICH.1994. ICH E4 指南“药品注册所需的量效关系资料”.

Jiang X，Zhuang Y，Xu Z，et al. 2016. Development of a physiologically based pharmacokinetic model to predict disease-mediated therapeutic protein-drug interactions：modulation of multiple cytochrome P450 enzymes by interleukin-6. AAPS J，18(3)：767-776.

Katya T，Steven AK. 2011. ADMET for medicinal chemists. New Jersey：John Wiley &Sons Inc：213.

Lipscomb JC，Ohanian EV. 2007. Toxicokinetics and risk assessment. New York：Informa Healthcare USA Inc：95-122.

Michael S，Kelly R. 2013. A comprehensive guide to toxicology in preclinical drug development. London：Elsevier Inc：33.

OECD. 2010. Guideline for the Testing of Chemicals：Toxicokinetics.

Vugmeyster Y，Xu X，Theil FP，et al. 2012. Pharmacokinetics and toxicology of therapeutic proteins：Advances and challenges. World Journal of Biological Chemistry，3(4)：73-92.

Xu Y，Hijazi Y，Wu B，et al. 2015. Physiologically based pharmacokinetic model to assess the influence of blinatumomab-mediated cytokine elevations on cytochrome P450 enzyme activity. Pharmacometrics & Systems Pharmacology，4(9)：507-515.

第十二章

生物技术药物药学资料技术评价

按照我国药品管理的相关规定，生物制品系药品的一种，在药品注册及审批程序方面与中药和化学药品基本相同，但由于其产品性质和研究方法特殊，在注册分类和申报资料要求方面又与中药和化学药品有着很大的不同。生物技术药物是生物制品中的一大类，在《药品注册管理办法》中对于该类药物并无明确的定义，一般可理解为采用现代生物技术制备的药物，如 DNA 重组蛋白、基因治疗产品等。上述不同性质的产品涉及不同的具体技术领域，因此对于注册资料的技术要求也各不相同。目前在生物技术药物中申报量最大的系 DNA 重组蛋白产品，包括重组单克隆抗体、细胞因子、融合蛋白、蛋白酶类、多肽等。因此，以下主要以 DNA 重组蛋白产品为例，简要介绍一下对于此类生物技术药物药学方面的申报资料要求和技术评价关注要点。本文基本参照《药品注册管理办法》（2007 版）中的申报资料项目排序，但条目及内容与其稍有差别，对相关的技术内容进行了一些拆分或合并，旨在重点体现对重组产品的共性要求并增加内容的系统性。

一、工程细胞的构建、鉴定和细胞库的建立、检定等研究资料

（一）生产用细胞的来源、构建（或筛选）过程及鉴定

此部分研究工作系指将含有重组蛋白基因编码序列的表达载体导入宿主细胞，从而构建成可表达目的蛋白的工程细胞。目前可采用多种表达载体、宿主细胞、基因导入方法和筛选标记等进行工程细胞的构建和筛选，构建成功的标志是工程细胞能够稳定、高效地表达结构正确且具有生物活性的目的产物。

应提供关于重组工程细胞构建和鉴定的详细资料，至少包括以下内容。

1. 目的基因的获得

需说明目的基因的来源、设计、优化及合理依据，提供目的基因的核苷酸序列（包括对应的氨基酸序列）、克隆方法和鉴定结果。如对目的基因进行改构或突变，应结合对产品结构和功能的影响进行说明。如目的基因通过免疫动物亲代细胞获得，应提供免疫原（包括来源、性质、种系）、免疫动物、免疫方式、杂交瘤细胞制备、单克隆筛选、人源化改造等研究资料。

2. 表达载体的构建

提供表达载体的名称、来源、结构和遗传特性。如对表达载体进行基因操作，应评估引入辅助基因（如某些转移酶或者病毒基因片段）的表达调控状态、表达产物残留量，以及对制品安全性和有效性的潜在影响等。提供重组表达载体构建、克隆筛选方法和酶切鉴定结果，插入基因和表达载体两侧端控制区的核苷酸序列及测序彩图，比较说明测序结果是否符合设计（理论）序列。

3. 宿主细胞（菌）的来源和检定

提供宿主细胞（菌）的名称、来源、培养特性、生物学特性（基因型和表型）、传代历史（包括驯化过程）、检定结果等，说明是否曾通过基因操作引入外源基因序列；如有，需进行安全性评估。

如果使用目前认知有限的特殊载体或细胞，需说明在人体应用情况，并对其安全性和使用优势进行说明。

4. 重组工程细胞（菌）的克隆筛选

应详细说明载体引入宿主细胞（菌）的操作过程和引入方法，说明重组工程细胞（菌）的筛选原理、条件和标准，包括采用了何种筛选标记（如抗生素抗性标记、G418及其他营养缺陷选择性等）、何种特定的培养条件，以及采用何种方法增加基因拷贝数等。符合筛选标准的候选细胞可能为多个细胞株，但拟用于建库的细胞株应为经研究比较后确定的单一克隆。

5. 对重组工程细胞的初步鉴定

应说明表达载体在宿主细胞（菌）内的状态（是否整合到染色体），并采用适宜的方法测定其拷贝数；说明启动和控制目的基因在宿主细胞（菌）中表达所采用的方法，并进行初步的表达产物鉴别和表达水平检测。

应对选定的工程细胞（菌）进行充分的目的基因全序列确认，以保证用于编码和表达目的产物的基因在初始核酸序列上的正确性。基因序列分析资料应包括试验方案和步骤、原始的测序图、测得序列及翻译后的氨基酸序列，同时应将实际测得序列与理论序列进行对比。

为保证产品结构的正确和稳定，基因序列分析应贯穿于工程细胞的筛选和鉴定、种子库的建立和检定，以及细胞培养监控的全过程。

此部分资料作为工程细胞（菌）的背景资料，不但反映了生产用细胞（菌）的可溯源性，也可为后续细胞库的管理和质量评估，以及细胞增殖培养和发酵条件控制等提供了必要的基础信息。

（二）种子库的建立、检定及遗传稳定性研究

用工程细胞（菌）生产重组制品的最大优点是使每批产品都有一个经过检定的共同起源，因此建立种子库的目的就是为了保证生产的可持续性和产品质量的稳定。重组制品的生产必须建立在良好的种子库管理基础上。

种子库的制备、管理和检定应符合现行版《中华人民共和国药典》中“生物制品生产检定用菌毒种管理规程”和“生物制品生产检定用动物细胞基质制备及检定规程”等的相关要求。

1. 种子库的建立

种子库可为三级库管理，即原始种子库、主种子库和工作种子库；也可采用主种子库和工作种子库组成的两级库管理；在某些特殊情况下，也可使用主种子库一级库。重组产品的生产中多采用两级种子库的管理方式，该方式为目前国际上公认且较为实际的方法。

通常，原始种子库系由选定的原始工程细胞（菌）株经克隆培养而形成的均一细胞群体，经检定后，在特定条件下定量分装，并于适宜条件下储存。主细胞库（MCB）可直接源于最初的细胞克隆或源于最初克隆的原始细胞库，通过一定的方式进行传代、增殖后均匀混合成一批，定量分装，密封后在适宜条件下储存。工作细胞库（WCB）源于一支或多支 MCB 细胞，由 MCB 的细胞经传代增殖，合并后制成一批均质细胞悬液，定量分装，密封后在适宜条件下储存。

在制备 WCB 过程中不得再进行单克隆筛选，以避免由于个别基因突变引起 WCB 中细胞群体性的遗传特性改变。另外，为了保证细胞库中每个容器中的内容物完全一致，如培养细胞采用几个器皿的，应将所有培养皿中的细胞混合成单批后再分装。

种子库应在符合我国现行 GMP 的条件下制备。在种子库的建库期间应采取适宜的预防措施，以确保细胞不被污染（包括微生物污染和实验室中其他类型细胞的交叉污染等）。

培养基对细胞（菌）的生长特性和表达蛋白质量有直接的影响，也是细胞（菌）污染的可能来源之一。应明确培养基的组成、来源及质量标准。对于添加的动物源性成分，应尽可能控制并减少其使用；如确需使用，应阐明选择的理由，并说明该成分的来源和病毒安全性控制方法。目前提倡采用无血清培养基，并尽可能减少动物源性成分的使用。各种培养基的来源和质量检测数据均应有可追溯的文件记录。如培养中使用了牛源性物质，应明确其来自非疯牛病（BSE）疫区，并应按照国家食品药品监督管理总局的相关规定提供必要的证明性文件。

上述各级种子库，应按照特定的要求经过全面检定合格后方可使用。

2. 种子库的检定

应提供各级种子库（包括生产终末细胞）检定的详细资料，检定项目应全面，并提供原始检定记录和检定结果，同时应注意检测方法的规范性。

如为大肠杆菌和酵母表达系统，可参照《中国药典》三部中相应制品的菌种检定要求进行检定；在研发阶段，尚应进行更全面检定，建议增加目的基因序列测定、酵母菌的主要生化指标和遗传标记等检测项目。

近年来，采用哺乳动物细胞表达系统的生物技术药物逐渐成为主流，对此类工程细胞库的检定要求也日趋严格。细胞库建立后，应至少对 MCB 和生产终末细胞进行一次全面检定。当发酵生产工艺发生改变时，还应重新对生产终末细胞进行全检。每次从 MCB 建立一个新的 WCB，均应按规定进行检定。细胞库的检定项目一般包括：细胞鉴别（验明细胞的种属来源，分析细胞的同一性，排除与其他细胞的交叉污染）、目的基因和表达框架序列分析、目的产物表达水平、致瘤性试验、外源因子和内源因子的检查等。哺乳动物细胞可能的微生物污染来源有细菌（包括分枝杆菌）、真菌、支原体和内外源病毒等，检测方法可参照《中国药典》三部“生物制品生产用动物细胞制备及检定规程”中的方法进行。其中，分枝杆菌的检查是 2015 年版药典新增项目，检定时应关注。另外，对于该类细胞表达系统可能带来的病毒污染问题，世界各国均十分重视，ICH 为此制定了相应的技术要求（见 ICH 关于“生物技术产品的病毒安全性评价”），药品审评中心发布了有关的技术审评一般原则，可以参考。技术审评中现行的一般要求为：一方面，应加强细胞库的病毒因子检测，检查项目至少应包括细胞形态观察和血吸附试验、不同细胞传代培养试验、接种动物和鸡胚试验、逆转录病毒的检测及种属特异性病毒的检测等，以尽可能保证细胞库不被污染，没有感染性的内源性病毒。现在常用的 CHO 细胞等，含有内源性逆转录病毒。对这类细胞的逆转录病毒进行检测时，如果逆转录酶为阳性，需采用其他的方法，如通过透射电镜和感染性试验来证明是否有感染性的逆转录病毒颗粒存在。对于可能含有内源性病毒的细胞，尚需检测其收获液中病毒颗粒的量，在下游工艺中验证病毒被清除的情况，并增加针对性的灭活 / 去除病毒的工艺步骤，以最大限度地避免外源病毒带入生物技术药物中，从而保证使用者的安全（相关技术要求详见生产工艺研究部分）。

3. 细胞（菌）稳定性研究

为保证种子库细胞（菌）的稳定性，需提供细胞（菌）储存复苏过程及经传不同代次载体和宿主的遗传稳定性研究资料，在此基础上确定细胞传代限度。传代稳定性研究的传代代次应超过实际生产的倍增代次。除库细胞外，还需对生产过程细胞进行传代 / 扩增的稳定性研究。可将复苏的库细胞连续传代培养至一定的代次，并将工作库细胞在模拟实际生产条件下（如去除选择压力）连续培养、扩增直至预期培养时间，以及超过实际生产倍增代次，收获后进行检测分析。对于不同表达系统，遗传稳定性的研究方法有所不同。对于大肠杆菌表达系统，一般需进行质粒丢失率、表达载体结构鉴定（酶切鉴定）、目的基因测序和蛋白表达水平等的检测。对于哺乳动物细胞表达系统，由于其复杂性和易变性，所以研究方法要复杂得多，检测项目一般应包括：目的基因及表达框架序列分析、基因拷贝数、目的产物表达水平和功能分析（如糖修饰蛋白）、细胞自身的稳定性（如细胞的形态、生长、代谢、遗传特征等）、内源病毒因子检查、致瘤性监测等。

总之，工程细胞的构建、鉴定，以及细胞库的建立和管理，是为了从源头上保证产品的结构正确和质量稳定，因此，此部分研究工作对于重组蛋白产品而言非常重要，研究者应高度重视，注意试验设计的严谨性、研究记录的完整性，以及细胞质量管理和控制的系统性，在申请注册时应提供全面、详实的研究资料。

（三）生产用其他原材料来源及质量标准

按照工艺流程工序，以表格形式列明生产中使用的其他原材料的名称、质量标准、生产商、使用步骤等。生产用原材料应符合现行版《中华人民共和国药典》标准或《中华人民共和国药典》三部“生物制品生产用原材料及辅料质量控制规程”的相关要求，按照风险等级分级，提供相应的证明性文件和 / 或质控检测报告等。

提供生产用原材料的质量控制信息，明确引用标准，或提供内控标准（包括项目、检测方法和限度）及必要的检测方法学验证资料。关键性原材料（如工艺中使用的蛋白酶等）还应提供更详实的资料，包括供应商、生产工艺、质量控制标准、内控标准等。

除生产过程中使用的主要原材料外，还应提供包括工程细胞 / 菌建立、筛选、建库等步骤使用的原材料（如动物血清、培养添加物），以及生产过程中使用的一次性细胞培养袋、树脂填料、除病毒滤器、除菌滤器等相应信息。

详细说明生产工艺中动物或人源性材料的使用情况，并进行病毒安全性风险评估；涉及牛源性物质的，需按国家食品药品监督管理总局的有关规定具备非疫区来源证明；提供是否有 BSE/TSE（可传播海绵状脑病）风险的声明；建议使用重组产品替换动物源性原材料，最大限度地降低产品安全风险。

如所用主要生产用原材料系采用重组技术或生物 / 化学合成技术自行制备（如酶、亲和纯化用抗体、化学偶联物等），需提供详细的生产工艺和质量研究资料。如为化学合成技术生产，参照“化学药品新注册分类申报资料要求”提供相关研究资料。

二、原液生产工艺研究资料

在成功构建了工程细胞（菌）的基础上，需进一步进行发酵及纯化工艺的研究，确定的生产工艺应能保证获得足够量的、符合临床用药要求的重组蛋白。此部分应提供详细的工艺研究资料，包括确定工艺路线和工艺条件的依据，并附有关参考文献；应说明工艺的设计思路、各工艺参数设定的依据，以及采用确定的工艺路线生产数批产品的工艺验证总结资料。

对于发酵工艺，应根据优化研究结果确定培养基、发酵模式、规模，提供工艺参数（如温度、pH、搅拌速度、通气、溶氧等）及确定依据、内控要求（如细胞 / 菌密度、存活率、诱导表达条件、微生物污染监测等）、培养周期等，确定废弃一批培养物的指标。在抗体等哺乳动物表达系统的工艺开发中，有些企业会用到一次性反应袋。在反应袋的选择方面还需进行有关研究，除了关注产品质量和得率外，也应注意反应袋析出物对制品的影响和人体安全性相关问题。

对于纯化工艺，应明确分离原理和主要控制参数，如为层析柱纯化，应提供纯化介质的类型、填料载量、柱高、流速、缓冲液、洗脱液、收峰条件等主要参数和内控要求；如需要，应明确病毒灭活 / 去除关键工艺步骤的工艺参数。

对于化学偶联修饰的蛋白制品，应提供修饰工艺理论依据，详述分子活化、化学修饰、蛋白偶联、修饰产物纯化等工艺操作参数及内控要求，如反应体系、温度、时间、pH、化学偶联物与蛋白配比等。

合理的生产工艺应是最大可能地提高目的产物的得率，保证终产品的纯度及活性，并可有效去除各种有害杂质。所提供的工艺研究资料应尽可能详细，以便审阅者能够评价该生产工艺的合理性及可行性。

此外，还需提供主要和特殊设备的生产厂商、型号、关键技术参数等。

另外，根据目前相关指导原则的要求，还应加强工艺验证方面的工作。工艺验证资料一般包括工艺验证方案和验证报告。申报临床阶段一般应提供至少三批与临床试验用样品工艺、规模等一致的生产工艺验证和评价资料，申报生产时应完成至少连续三批的商业化生产规模工艺验证，所验证工艺参数应符合预期的验收标准。

鼓励采用先进的生产技术和分析技术，并基于工艺数据和产品质量属性的统计趋势分析，证明生产工艺处于持续、动态的验证过程，且产品质量属性在整个工艺中处于受控范围内。

发酵生产工艺验证应关注的主要工艺性能指标包括细胞（菌）活率、活细胞（菌）密度、代谢产物、目的产物表达量等。纯化工艺验证应关注的主要工艺性能指标包括产品纯度、生物学活性、工艺步骤收率、产品相关杂质和工艺相关杂质的去除等。对于化学偶联修饰的制品，还应关注偶联步骤主要工艺性能指标，如修饰度、总体收率、游离修饰基团、未偶联蛋白比例等，评价偶联工艺对蛋白本身质量属性的影响。

应优先采用连续不间断的生产方式，如需储存中间产物，应对中间产物的储存条件及时间进行验证，证明该储存过程不影响后续工艺用物料的质量指标和制品在有效期内的稳定性。验证内容还包括层析柱循环使用寿命、培养基 / 缓冲液制备和放置时间及过滤器清洁等。

对于真核细胞表达的重组制品，还需提供病毒灭活工艺验证资料。来源于动物细胞的生物技术产品的一个共同特点就是存在病毒污染的风险性，这种污染在临床上可能产生不良后果。污染可来自生产用细胞，也可来自生产过程中偶然带入的外源病毒。为了控制这类产品的病毒污染以保证使用者的安全，除了对细胞库进行外源因子检定外，尚需对生产工艺清除病毒的能力进行评估，即需要进行病毒去除 / 灭活验证研究。验证研究的目的是为了获取充足的试验研究数据，证明生产工艺是否包含有效的病毒去除 / 灭活工艺步骤。对于真核细胞表达制品，应至少包含一个有效工艺步骤。验证的方法通常是将已知量的指示用活病毒，加入到模拟的原液或者不同生产工艺阶段的中间产品中，然后定量测定经特定工艺步骤或者技术方法处理后病毒滴度下降的幅度，由此评价工艺的去除 / 灭活病毒效果。指示病毒的选择原则应以种子细胞或者培养细胞结束时混悬液中可能出现的污染病毒为核心，结合能够用于评价验证效果的指示病毒的可获得性、可培养滴度、对于理化处理方法的耐受性和对于不同种类病毒的代表性等进行合理选择。对于病毒去除 / 灭活有效工艺步骤的评价，主要考虑病毒载量下降的程度和动态过程两个方面。一般将病毒感染性滴度减少≥ 4log 的处理步骤认可为有效的病毒去除 / 灭活工艺步骤。因为生产中如使用动物源性成分（如各种动物来源的酶）可大大增加引入外源病毒的风险，所以应尽可能避免使用；如不得不使用，应将其放在去病毒工艺之前，即病毒去除 / 灭活有效工艺步骤之后不可再进行可能引入新污染的操作。

关于生产规模，目前法规上无明确规定，此问题需结合实际情况考虑。在申报临床研究时，需说明生产的工艺规模，并分析整体工艺的规模匹配性。申报临床阶段如工艺规模非商业化生产规模，还需评估工艺放大到拟定商业化的可行性。关键性临床所用样品的工艺、规模等原则上需与商业化产品一致。

生产工艺研发总结有利于审评者对产品进行全面评价。需要在上述确定工艺参数基础上，总结说明在工艺开发过程中生产工艺的主要变化（包括工艺规模、生产设备、工艺参数、工艺路线、生产场地 / 生产线等的变化）及相关的支持性验证研究资料，提供工艺开发各阶段产品质量的可比性研究资料。列表说明所有工艺开发的原液批次、批量、生产时间、生产地点，以及对应的生产工艺、生产规模和样品用途（如质量研究、毒理研究、工艺验证、稳定性研究、对照品 / 参考品批等），并提供检定结果。

三、制剂研究资料

药物必须制成适宜的剂型才能用于临床，制剂的研究工作在新药研究与开发中占有重要的地位。此项申报资料要求内容充分、形式规范。应以规范形式列出产品处方，说明每支成品中所含主药和各种辅料的量。主药可以活性或重量单位表示。辅料均应以重量单位表示，包括缓冲液成分也应明确其含量。需提供处方依据，并应提供详细的处方筛选资料，说明各辅料在处方中的作用，附有关参考资料（如国外同类产品的处方等）。创新性制品尚应考虑进行主药与辅料相互作用的研究，其他类新制品必要时也需进行此项研究。合理的剂型和处方主要是为了保证药物有良好的稳定性，另外还可以达到增加药物的溶解度、提高药物的生物利用度或方便临床给药等目的。生物技术药物的制剂应符合《中国药典》制剂通则的有关要求。

由于生物技术产品的性质不稳定，易受各种环境因素的影响，所以进行处方筛选时需注意所选用的辅料应不对主药的生物活性产生影响。成品配制中所选用的保护剂、赋形剂等辅料必须符合药用标准，并符合国家食品药品监督管理总局《关于发布药包材药用辅料申报资料要求（试行）的通告》（2016 年第 155 号）的相关要求。应尽可能避免选择动物或人体组织来源的成分，如果之前已经选择了，后续应尽可能考虑采用非动物源成分替代。对于单剂量的制品，不宜使用防腐剂。如选用的辅料国内无药用级产品，可购买进口的国外药用级产品。选择辅料时应兼顾其合法性和可获得性。研制单位对于辅料的选择应给予足够的重视，如不能持续合法地取得符合药用要求的辅料，将会给药品的注册和上市带来难以克服的问题。

审评中常常发现申请人对制剂研究的重视程度不够，故制剂研究成为我国生物技术药物研发中的一个薄弱环节。由于生物技术产品具有多样、复杂和易变的特性，因此如何将这类药物制成稳定、安全、有效的制剂，往往成为研究开发中的重点和难点问题。如不对此项研究工作给予足够的重视，就有可能影响到制品的最终获准上市。制剂研究是一个基础性研究工作，必须做在前头。目前国外上市的许多生物技术药物制剂处方组成很复杂，组分较多，这些处方都是通过深入的制剂研究后确定的，并且这些制品在上市后，研究者也在不断优化产品处方，如去除人血白蛋白的处方优化、通过改变制剂辅料组成提高蛋白浓度、改静脉给药为皮下给药等。

四、表达产物结构确证资料

表达产物结构确证是产品质量研究中的一项重要内容，但由于其研究方法、研究内容和研究目的不同于一般的质量研究，大部分研究项目也不需列入常规质控项目中，所以在此单独列出。对重组产品而言，需结合多种结构确证手段对样品结构进行解析，包括一级结构、二级结构和高级结构。研究内容一般包括：分子量检测、氨基酸组成分析、N/C 端氨基酸测定、氨基酸全序列分析、二硫键分析、蛋白质翻译后修饰的分析、圆二色谱分析等。对于化学偶联修饰的制品，还应对修饰位点等进行确证。

表达产物的结构确证在 DNA 重组产品的药学研究中占有重要地位，也是审评的重点内容之一。应提供完整的分析检测报告，包括实验日期、样品批号、实验材料及方法、实验结果及结论、实验人及复核人签字、测试单位盖章等，附有关原始图谱和数据。该部分试验往往需要一些较特殊的仪器设备，研究工作难度较大，如研发单位难以自己完成全部测定工作，也可委托其他有条件的测试单位进行。申报单位不但应注意实验资料的完整性，还应重视对结果的分析，对于一些不理想的或异常的结果需进行进一步的分析。必要时，需进行反复多次测定，以证实其表达产物结构正确。

1. 分子量测定

一般采用十二烷基磺酸钠 - 聚丙烯酰胺电泳（SDS-PAGE）、毛细管电泳（CE-SDS）、质谱等方法检测。对于 SDS-PAGE 方法，如果是含有链间二硫键连接方式的蛋白质，需采用还原和非还原两种条件进行电泳分析，并与理论值比较。采用质谱技术精确测定大分子蛋白分子量的方法已被广泛应用。该技术的应用解决了原来采用 SDS-PAGE 电泳法无法准确测定蛋白质分子量的问题。对于糖蛋白来讲，进行质谱分子量检测时，还需比较切糖前后的分子量变化情况，以及与理论分子量的差异。

2. N 端分析

目前常用 Edman 降解法进行 N 端分析。除检测报告外，尚需提供标准氨基酸和每一循环降解氨基酸的 HPLC 图谱。如遇 Cys，应尽可能对其进行修饰后测定。应分析 N 端序列是否一致，如 N 端不均一，还应估测出各种 N 端所占比例。如一次测定结果不理想，由原始图谱难以读出氨基酸序列，应改进条件或改换测试单位进行重复测定。

3. C 端测定

应尽可能采用各种可行的方法（如蛋白酶切后 LC-MS/MS 分析）进行 C 端序列分析，并提供相关的原始检测图谱和数据。此外，还应对 C 端修饰进行分析，如乙酰化、酰胺化导致的部分降解等。

4. 肽图分析

肽图分析结果可说明两个方面的问题，一个是确证表达产物结构的正确性，另一个是说明批间产品结构的一致性。为达到前者的目的，应进行质量肽谱分析，即应用合适的酶或化学试剂作用于产品后产生不连续多肽，而后采用质谱法鉴定各多肽片段，将测得肽段的分子量与理论值比较，分析其一致性，并计算检出率 / 覆盖率（测得肽段占全序列的百分比）；如可获得已上市同结构产品，也可与之作对照，进行酶解后 HPLC 图谱分析，通过比较来粗略分析二者结构的一致性。为达到后者的目的，应至少对连续三批自制样品进行肽图谱测定，并分析批间样品肽图谱的一致性，以说明批间产品质量稳定。

随着生物技术的不断发展，对于大多数重组蛋白制品已经可以借助蛋白酶切肽图分析结合二级质谱等多种手段检测分析全长的氨基酸序列，建议开发此类药物时考虑进行全长氨基酸序列分析，尤其是对于按生物类似药研发的重组蛋白产品需提供与原研药比对的蛋白质一级序列确证分析。

5. 巯基和二硫键

如果产品基因序列存在半胱氨酸残基时，应尽可能确定巯基和 / 或二硫键的数量及位置。使用方法包括肽谱分析（还原和非还原条件下）联合质谱测定法或其他适当的方法。

6. 蛋白质翻译后修饰的分析

蛋白质翻译后修饰具体包括氧化、脱酰胺等。可以采用蛋白酶切质谱（Lys-C 肽图）等多种技术手段综合分析。在分析样品时，需注意分析不同批次间的一致性，同时也要进一步研究其对制品生物活性等功能的影响，必要时还需进行含量控制。

7. 糖基化结构分析

对于含有糖基化位点的糖蛋白而言，采用真核表达体系制备时可产生糖基化修饰。而糖基化的有无及类型，往往影响到糖蛋白的生物活性、药代动力学行为、体内的稳定性及免疫原性等，因此对于糖蛋白进行必要的糖基化结构分析是很有意义的。目前，一般对于糖结构意义明确的产品，应检测分析糖蛋白中糖基化位点、糖链结构、糖型、唾液酸含量等。现有的技术手段对于 *N*- 糖的研究比较成熟，但对于 *O*- 糖的研究还有待加强。

8. 高级结构的分析

一般来讲，蛋白质的高级结构对保证其生物活性非常重要，所以还应尽可能进行表达产物高级结构的研究。但对于大分子蛋白来讲，进行此方面的研究手段还比较有限。目前较为方便、可行的测试方法仍是圆二色谱分析，不过受多种因素的影响，该项测试结果的意义也是有限的。对于以下情况应尽可能提供圆二色谱分析结果：如能取得标准品做对照，应将样品和对照品同时进行圆二色谱比较分析；如为改构产品，应以天然结构产物作为对照进行圆二色图谱比较，以分析改构前后产品的二级结构是否发生变化。近几年，随着蛋白质结构分析技术的发展，在表达产物结构确证方面有了更多可利用的手段。例如，分析蛋白质高级结构的方法，如差示扫描量热法、傅里叶变换红外光谱法、X 射线晶体衍射、核磁共振等。建议研究开发单位尽可能采用一些新的技术，多方求证其产品结构的正确性。

9. 其他

对于化学偶联修饰的制品，如 PEG、化学小分子、多糖偶联修饰制品，应对修饰基团 / 蛋白比例、修饰位点、修饰比例等进行分析，如可采用蛋白酶切质谱的方法。

五、产品质量分析与质量标准研究资料

虽然生物制品需进行全程的质量控制，但是勿庸置疑，质量标准的建立和完善是这一过程中最重要的环节。与其他药物相比，生物技术产品的分析检定项目繁多，且检定方法复杂。按照我国现行的技术标准，对于重组产品来讲，需分别针对原液、半成品、成品等研究制定相应的标准。设定质量标准时应考虑理化性质、生物活性、含量、纯度、杂质及其他常规检测等几个方面。检定项目通常有数十项，一般包括：鉴别、含量测定、分子量测定、肽图分析、纯度和有关物质分析、活性及比活性、残余 DNA 含量、残余宿主蛋白含量测定及其他有害杂质的检查等。应提供有关多批次的检测记录及检测结果。

（一）检测项目、方法和标准

1. 鉴别

鉴别试验应高度特异，可根据制品特性，选择理化、生物和 / 或免疫学方法中的一

种或几种进行鉴别试验。现行制品中一般采用免疫印迹试验对产品进行鉴别。实验方法应规范，需设标准分子量 Marker，最好设转移前电泳对照。随着对蛋白特性认识水平的不断深入，也可采用如毛细管区带电泳、毛细管等点聚焦电泳、高效液相色谱等，通过与参比品的比较进行产品鉴别。需要提醒的是，在质量标准描述时还要纳入对主要峰或条带成分的数目和比例控制。

2. 含量测定

可采用理化方法和 / 或免疫学方法进行含量测定。应选择适宜的参考品作对照。对于蛋白含量，也能通过一个绝对定量的方法测定，该方法可对含量测定方法进行溯源和验证，如果偏差过大，应考虑启用其他方法重新检测。

3. 纯度和有关物质分析

至少应采用两种不同原理的分析方法进行检定。现行版药典一般包括非还原 SDS-PAGE 方法和 HPLC 方法。进行 SDS-PAGE 分析时，如采用银染法，上样量应不少于 5μg；如采用考马斯亮蓝染色，上样量应不少于 10μg。结果应显示预期条带，经扫描产品纯度一般应至少大于 95%。如出现次带（含量小于 5%），应对次带的性质进行分析，并在质控方法描述中予以体现。进行 HPLC 分析时，建议同时采用多种分离原理的层析介质（如分子筛色谱、反相层析色谱和离子交换色谱等），应明确所使用色谱柱的型号及选择的理由。当层析色谱分离的结果为多个峰时，说明蛋白质出现了不均一性，并尽可能去分析确证这些峰对应的异构体成分，分析它们与制品活性或体内代谢、免疫原性的关系，必要时需进行含量控制。

4. 生物活性测定

需说明具体的测定方法并提供方法学研究资料，附有关国外参考文献，提供检定用标准品或参考品。此项工作对于生物制品的质量研究和质控标准的建立意义非常重大。一般来讲，各种产品质量检定方法的不同主要体现在活性测定上。该项研究工作的难度通常较大，所确定的测活方法不但应能反映产品的活性，而且要求定量、专一性强、重现性好。如为已收载于药典的品种，应采用药典中规定的方法；如为仿制性产品，应尽可能采用与国外产品相同的测定方法，并采用与之相同的标准品（或参考品），以保证与被仿制品活性单位相当；如为创新药，应研究建立测定方法，并建立自己的参考品。如拟采用与药典或被仿制品不同的测定方法，应提供两种方法的相关性研究资料。凡采用较成熟测定方法的，可适当减少方法学研究资料，但应注意对成熟方法适用性的研究；否则，应提供有关详细的研究及验证资料。活性测定方法原理应尽可能与制品的作用机制相关。

5. 残余 DNA 含量检定

现行版药典方法为 DNA 探针杂交法和荧光染色法，目前正在研究采用定量 PCR 方法代替。检测限度需根据工艺验证及临床批次结果和制品在人体的暴露情况制定，一般应小于 10ng/ 剂量。对于采用致瘤性风险较大的哺乳动物细胞系生产的制品及人体暴露量较大的制品，应制定更高的 DNA 残留量控制限度标准。

6. 残余宿主蛋白含量

一般采用 ELISA 的方法。多数制品采用商业化检测试剂盒进行检测。建议进行试剂盒的适用性分析，必要时需根据自身产品特点建立更特异的检测方法。目前，大部分已批准上市的生物制品的残余宿主蛋白含量均规定在 0.1% 以下，但这些制品的临床单次给药剂量较低，如某一新产品的拟用药剂量较高，需要多次给药，在人体内的暴露量较大，则应根据临床的实际适当提高该标准。

7. 生产过程中使用有潜在毒性物质的检查

生物制品在生产中可能会用到一些对人体不安全的物质（如动物血清、消泡剂、有机溶剂、抗生素、蛋白酶、活化/偶联试剂等），需在原液和/或终产品中检测其残留量，制定合理的含量限度标准并提供制定依据。采用的检测分析方法应满足检测该物质的专属性、灵敏度、特异性等要求。

8. 其他

对于生物制品的一些常规检定项目，如无菌、内毒素、外观、渗透压、不溶性微粒、pH、热原质实验、异常毒性实验等，可参照《中国药典》三部中的相应规定进行检定。

由于生物制品的易变性，某些指标在储存过程中难免不发生变化，这会给标准的制定带来困难。如在储存过程中某种蛋白药物的氧化形式由 5% 增加到 10%，而研究结果，尤其是临床研究数据表明含 10% 氧化形式的药物仍是安全、有效的，这时如果将合格标准定为小于 5%，则投放市场后的产品检定结果可能会超过标准限度；如定为小于 10%，则存在风险。为了解决这种问题，国外有些企业采用两种标准，即出厂标准（release specification）和有效期内标准（end of shelf life specification），其中出厂标准高于有效期内标准，由此既可以保证产品在有效期内的检定结果都合格，又可以保证临床使用中的安全有效性。一些国内研制的生物药物有时也会遇到同样的问题，国外的上述做法值得借鉴。

需要提醒的是，一个生物制品质量限度标准的制定除了结合生产中多批次质量检测的结果外，还需结合稳定性研究和临床试验批次的质量分析结果综合考虑。为加强产品质量管理及保证临床用药的安全有效，应结合临床试验的安全性和有效性总结提炼出制品的关键质量属性（CQA），并科学制定限度标准。

质量标准的研究不仅仅局限于申报临床和生产阶段，还需随着工艺的改进、对制品 CQA 认识的深入，在制品的整个生命周期中不断进行修订和完善。

2015 年 2 月底，国家食品药品监督管理总局发布了《生物类似药研发与评价技术指导原则》，对于按照生物类似药开发的制品，还需参照该技术指导原则，开展与原研参照药全面的质量比对研究。

（二）参考品或对照品的制备及检定

一般包括活性测定用参考品和理化分析用对照品。对于已有国际标准品或国家标准品（参考品）的，需溯源到这些标准品或参考品；自行研制的，应提供不同开发阶段的参考品或对照品的详细信息（包括含量、支数、溶媒、包装容器、用途、保存条件等）、制备过程、结构表征、质量标准、标定依据（包括含量、纯度、生物学活性等）、桥接试验、检验报告、稳定性研究（定期复检）结果等，关注对照品在产品开发过程中的可溯源性。

对于自行制备的关键生产用原材料，也应进行相应的参考品或对照品研究建立工作。

（三）质控分析方法的验证

质控分析方法验证就是证明采用的方法适合于相应检测要求，具有相当的准确性和可靠性，进而可以达到控制产品质量的目的。只有经过验证的分析方法才能用于控制产品质量，因此方法验证是制定质量标准的基础。

一般情况下，需验证的分析项目有：鉴别试验、杂质检查、原液或制剂中有效成分的含量测定及生物活性测定。其他质控方法，如必要时也应加以验证。

根据质控分析方法来源的不同，对于验证的要求也有所不同。对于已有国家标准的质控方法，一般不需重新进行系统验证，但研制单位在首次采用此类方法前，也应对该方法进行适当的验证，如进行专属性和精密度的验证，以便证明在实际的使用条件下该方法也是适用的。而对于各种自建或参照文献建立的非标准方法，则应进行全面系统的验证。

质控分析方法的验证就是根据方法的需要测定该方法的专属性、准确性、精密度、线性、范围、检测限度、定量限度、耐用性等几个指标中的一个或几个，用于不同检测目的的试验方法需进行不同参数的测定，表 12-1 为各种检测方法通常需测定的参数。

表 12-1　各种检测方法通常需测定的参数

参数＼分析方法	鉴别试验	杂质检查		生物活性（效价）测定	含量测定
		定量	限度		
准确性	−	+	−	+	+
精密度	−	+	−	+	+
耐用性	+	+	+	+	+
线性	−	+	−	+	+
范围	−	+	−	+	+
专属性	+	+	+	+	+
检测限度	−	−	+	−	−
定量限度	−	+	−	−	−

注：− 表示通常不需测定的参数；+ 表示通常需测定的参数。

在对不同检测方法进行验证时，可根据检测目的、方法的原理、方法的技术特点、被检物的成分等设计具体的验证方案。最后，应根据方法的来源及具体的验证结果等，对于质控分析方法的准确性和可靠性进行综合分析，并评价由拟定的质控分析方法构成的制检规程能否基本控制产品质量。

六、试制品的制造和检定记录

按照经研究确定的生产工艺路线连续生产多批试产品，并进行全面的质量检定，目的是验证工艺的可行性及稳定性。根据现行注册法规的要求，需提供确定用于临床试验或上市的工艺、规模及生产线后所生产连续三批试产品的制造及检定记录。对于首家申报的国内外尚未上市销售的制品，在申报临床试验时，可以视产品成熟度情况酌减注册批记录的批次。此项资料应真实、规范、完整，包括生产全过程的原始记录（附纯化过程的层析图谱）及全部原液、半成品和成品的检定原始记录（复印件）。生产记录应尽可能表格化。检定记录应完整，包括实验日期、样品批号、实验方法及实验材料、原始结果和结论等；如结果为胶片或膜，应附清晰的图谱照片。

七、制造和检定规程草案及起草说明

经工艺研究和质量分析，并经连续多批产品的试制和检定，可拟定该制品的制造及检定规程，即今后进行每批生产和检定时需依据的技术文件。其主要项目包括：基本要求、制造、检定、保存运输和有效期等。书写格式参照现行版《中国药典》三部。检定项目应全面且符合有关规定。

需逐项阐述规程的起草依据，对于检定规程中的检定项目、方法及判定标准，应进行重点说明。

八、稳定性研究

为了确证在储存期内制品的质量稳定，需提供相应的稳定性试验数据。稳定性研究内容一般包括影响因素试验（如高温、光照、振荡、冻融、氧化等）、加速试验和长期试验，合理制定考察时间。考察项目要全面，影响制品安全性、有效性及敏感的稳定性考察指标应重点关注。提供至少三批原液和三批制剂的稳定性研究结果总结及关键图谱。如中间品需要储存，应提供中间品储存条件下的稳定性研究结果。根据品种特点，开展模拟临床使用情况的稳定性研究，并将研究信息纳入产品说明书。原液如需转运，应进行相关运输稳定性验证。如按照生物类似药申报，还需按照有关的指导原则开展候选药与参照药的稳定性比对研究。申报生产时需提供支持拟上市产品有效期的稳定性研究数据；如生产工艺、生产地点等发生变更，应提供支持其有效期的桥接研究资料。

生物制品一般稳定性较差，结构和性质复杂，产品内在质量变化不易被检测到，所以稳定性研究有一定的难度。目前国内生物技术产品稳定性研究中的问题较多，如考察批数少、考察条件单一（仅设温度条件，而不考虑光照、反复冻溶、冻干制品溶解后的稳定情况）、检测指标少（缺少含量、纯度和降解产物等方面的分析）、对不同规格不同内包装的样品不分别考虑、生产工艺等发生变化后未进行桥接研究等。由于上述问题的存在，作为制定效期依据的稳定性研究数据通常不是很充分，对于储存条件的规定不是很全面，有时根据已有结果甚至难以确定产品的有效期。由于稳定性研究的欠缺很难在后续的工作中弥补，所以这项工作需做在前头，结合制品开发的阶段性严谨周密设计，并要在很长时间里坚持按计划进行。

九、包装材料和其他接触材料

原液、成品、中间品等需要直接接触内包材或容器等进行存放。对这些直接接触内包材或容器应说明来源、规格、材质、结构组成、质量标准，并进行有关研究以支持其选择的合理性。

其中一项就是相容性研究资料，由于目前尚无针对生物制品的相关技术指导原则，可参考国内外其他相关指导原则开展相应研究。另外，生物制品多为注射剂，常采用预充式注射器或多剂量笔包装，对其密封性、给药剂量准确性等也应采用适宜的方法进行研究确证。

对于其他生产工艺中使用的接触材料，如一次性反应袋、中间品盛放容器等，应参照内包材的有关要求开展相容性等研究，并提供研究资料。如采用在线滤器对成品中不溶性微粒进行去除，应一并提供相关材料。

十、药学申报资料常见问题

根据笔者在技术审评中的体会，申报资料中的常见问题有以下三类。

（一）研究设计缺陷问题

缺少生产终末细胞的全面检定；发酵规模过小，申报临床阶段生产规模不足以支持临床样品生产；工艺设计未考虑发酵规模与纯化能力的匹配性；缺乏关键工艺步骤控制；对于已知含有内源性病毒的表达体系，未开展整体纯化工艺对病毒去除能力的评估；未对产品相关杂质（分子大小变异体、电荷异质性）进行充分研究；未对具有潜在安全风险的工艺相关杂质进行去除验证；原液或制剂质量标准中关键技术指标低于已上市同类品种；未进行参考品或对照品的有关研究；未采用敏感指标和代表性批次产品开展稳定性研究；生物类似药稳定性研究中，未开展候选药与参照药的稳定性比对研究；未根据品种生产与临床使用特点，进行运输稳定性或临床使用过程稳定性研究等。

（二）规范性问题

仅将研究数据结果简单罗列和堆砌，而未进行任何分析和整理（例如，稳定性研究关键项目未进行汇总做趋势分析；测序图谱未标注关键序列，如连接子部分或改构序列等）；规程中未纳入详细的关键工艺控制参数；提供的电泳图谱为复印件，清晰度差，难以辨别主带的位置及有无杂带；检测图谱未标注分子量 Marker、pI 标准、标准 DNA 加量及待检品的上样量，无法分析相应的实验结果或结论等。

（三）完整性问题

药品研制现场核查报告不全面；未提供关键原材料和辅料来源、质量控制要求；未提供宿主细胞或载体来源证明性文件；未提供分子改构的依据、方法及鉴定等资料；缺少纯化过程的层析图谱；缺少分装及冻干记录，未提供每批的分装量；研究资料中缺少部分检定项目或与制检规程中的检定项目不完全一致；活性测定、蛋白质含量测定、残余宿主蛋白含量测定等记录中仅给出最后的合格或不合格结论，而未提供有关具体实验数据；有些检定记录中缺少实验人及复核人签名，无实验方法或未计算出具体结果等。

十一、结语

以上是对于DNA重组产品药学资料申报要求的一般性介绍。药品的申报过程就是研发单位以技术资料的形式再现其研究工作，而审评机构依据该申报资料对其研发工作及产品质量进行评价的过程，所以申报资料是联系制品研究者与审评者的最重要一环。可以说，高质量的研究工作和规范性的申报资料是顺利通过新药技术审评的关键所在。

国家食品药品监督管理总局和总局药品审评中心已出台一系列与生物技术药物质量控制相关的技术指南。2003年国家食品药品监督管理局出台了《人用重组DNA制品质量控制技术指导原则》、《人用单克隆抗体质量控制技术指导原则》、《人体细胞治疗研究和制剂质量控制技术指导原则》和《人基因治疗研究和制剂质量控制技术指导原则》等。2005年和2006年，国家食品药品监督管理局药品审评中心又上网公布了《生物组织提取制品和真核细胞表达制品的病毒安全性评价技术审评一般原则》、《生物制品质量控制分析方法验证技术审评一般原则》、《重组制品生产用哺乳动物细胞质量控制技术评价一般原则》。2015年，国家食品药品监督管理总局先后发布了《生物类似药研发与评价技术指导原则（试行）》、《生物制品稳定性研究技术指导原则（试行）》。目前正在起草的还有《生物制品变更研究技术指导原则》等，研制单位在进行相关研究和整理申报资料时可将之作为重要参考。如果国内尚无相关指导原则或缺乏有关具体要求的，也可以参考国际通用的科学性技术文件。

需进一步说明的是，本文所介绍内容只是现阶段我们在审评中对相关技术资料的一般性要求，具有一定的局限性，有关要求必将随着我国生物技术产品开发水平的提高和技术审评部门的经验积累而不断提高与完善。另一方面，对于生物制品这样一类品种多样、性质复杂的制品来讲，本章所涉及的评价内容考虑也不能完全涵盖所有生物技术产品，建议研究者参照有关法规和技术要求，具体问题具体分析。药品监管部门本着鼓励创新的原则，欢迎申报单位和研究者与技术审评部门进行沟通。

（白　玉　常卫红）

第十三章 治疗用生物制品非临床安全有效性资料的技术评价

治疗用生物制品非临床安全性评价的主要目的与化学药物一致，主要为：①确定潜在的毒性靶器官和毒性反应的性质、程度及其可逆性；②推测人体使用的安全起始剂量及随后的剂量递增方案；③确定临床监测的安全性参数。

但是，治疗用生物制品非临床安全性研究的方法和内容与常规化学药物存在许多不同之处，常规化学药物的安全性评价方法和模式并不都适用于治疗用生物制品。治疗用生物制品的非临床安全性研究更多强调根据生物制品特点采取"具体问题具体分析"的原则来评价其安全性，以支持该类生物制品的临床开发和上市批准。

治疗用生物制品（下文简称生物制品）是指采用不同表达系统的工程细胞（如细菌、酵母、昆虫、植物和哺乳动物细胞）制备的蛋白质、多肽及其衍生物，它包括细胞因子、纤维蛋白溶解酶原激活因子、重组血浆因子、生长因子、融合蛋白、酶、受体、激素和单克隆抗体等，也可包括化学合成多肽、从（人）组织提取的单组分内源性蛋白，但不包括基因治疗产品、体细胞治疗产品、变态反应原制品、由人或动物的组织或者体液提取或者通过发酵制备的具有生物活性的多组分制品、微生态制品、治疗用疫苗、寡核苷酸产品和血细胞组分。预防用生物制品（如疫苗）和治疗用生物制品的非临床评价明显不同，此节内容也未进行讨论。

本节内容综合考虑了生物制品的特点、药物非临床安全性和有效性评价的一般规律，以及我国药物研究技术的工作实际，科学合理地阐明了治疗用生物制品非临床安全性研究和评价的总体原则，为该类产品的非临床安全性技术审评提供指导，也可为申请人进行治疗用生物制品非临床安全性研究提供了参考。

第一节 治疗用生物制品的主要特点

治疗用生物制品的质量控制特点和生物学特点是确立该类产品非临床安全性评价特殊性及评价策略的基础。

一、质量控制特点

生物制品的化学性质多为蛋白质、多肽及其修饰物，难以通过标准化学分析方法确认，是需要应用免疫学、生物分析技术测定表达量和活性的高分子量物质。该类产品的生物活性与其氨基酸序列和空间结构等有密切关系。与化学药物相比，其质量控制的特点表现在以下几个方面。

（一）结构确认的不完全性

这是由生物制品的化学性质所决定的，即由于其为蛋白质或多肽及其修饰物，具有分子量相对较大、结构复杂多样和可变的特点，因此，通过现有的物化方法和手段不能完全反映其化学特征，如生物制品的空间构象；同时难以像化学药一样通过质量标准的控制来把握产品的质量，如生物制品的活性。通过现有手段难以完全确证生物制品与天然产物之间，已上市生物制品与所申报生物制品间化学性质的一致性，这也是我们为什么说生物制品没有仿制品的主要理由。

（二）质量控制的过程性

生物制品具有分子量较大、结构复杂、容易受到各种理化因素影响等化学特点，现有的化学分析技术手段尚难以满足对生物制品结构确证的要求，且分离提纯工艺复杂，因此，其质量控制体系是针对生产全过程，采用化学、物理和生物学等手段而进行的全程、实时的质量控制，并按质量标准对终产品进行全面的质量检测。由于蛋白质、多肽类生物制品的化学特点，在其生产全过程（包括上游研究）的各个环节中，任何步骤或制备条件（理化因素）的改变都可能（甚至是明显）影响到中间产物和终产品的质量，因此有必要对其生产的各个重要过程进行质量控制，同时在生产工艺改变前后进行全面的质量比较。“相似性”生物制品（是指开发的与已上市生物制品相似的产品，这是目前国内开发最多的治疗用生物制品，下同）在进入人体试验前还应在一定程度上将其当作新制品来考虑进行非临床安全性和有效性评价。

（三）生物学活性检测的重要性

生物制品的生物学活性与其药效性有一定或较好的相关性，甚至是其药效学评价的主要依据，因此与治疗作用有关的生物学活性测定对其有效性有重要提示作用。此外，鉴于大部分情况下，目前常用的理化测试方法很难对生物制品的结构予以完全确认，生物学活性检测成为反映生物制品天然结构是否遭受破坏的主要依据之一，往往也成为生产各阶段工艺合理性和终产品质量控制的重要内容。生物学活性测定可在体内或体外进行，由于许多生物制剂具有种属特异性，有时很难选择到合适的动物进行药效试验，而哺乳动物细胞系可用于预测体内活性的特异性，并可定量评估生物制品对不同动物种属的相对灵敏度，因此应重视体外生物活性测定结果。评估体内外试验结果，也成为非临床药理毒理、药代等试验方案中剂量确定的依据。

二、生物学特点

（一）种属特异性

由于不同动物种属中生物制品的作用靶点（如受体）在结构上存在差异或信号通路不同，从而表现出对该生物制品的反应性不同，此时需要采用能反映该生物制品活性的动物来进行安全性研究，该特点表明了该类药物采用相关动物来进行毒理研究的重要性。

（二）免疫原性

免疫原性是指机体受刺激后产生的抗原特异的适应性免疫应答，涉及细胞及体液免疫应答，也包括固有免疫应答。许多人源大分子（蛋白质和多肽）生物制品对实验动物而言都是异源分子，可能存在免疫原性，产生的抗体可能会明显影响到对药效、药代和毒性（特别是长期重复给药毒性试验）结果的解释。一方面需考虑动物给予人源蛋白质后出现的毒性反应是否由过敏引起，因为实验动物长期给予种属特异性很强的人源蛋白质可能导致免疫复合物疾病，对于提示药物在临床研究中的预期作用并无价值；另一方面，还需考虑是否由于其抗体的产生，中和了生物制品本身的生物活性，从而使其活性或毒性无法在试验中体现出来，试验结果为假阴性，也可能使某些常规的毒理试验研究无法长期进行下去（如中和抗体的产生会使试验期限受到影响）。基于上述原因，从免疫原性角度考虑，对试验结果和临床的相关性进行分析就显得尤为重要。

（三）多功能性

多肽和蛋白质类生物制品的活性特点是往往具有广泛的作用靶点和病理生理、药理作用（其中可能包括继发性基因表达所诱导的进一步反应），有的是预期的药效作用，有的为非预期的毒性作用，这与多肽和蛋白质体内受体（对单克隆抗体药物而言为抗原）的多器官广泛分布有关，有时可在某些重要的生命器官如心脏、大脑等组织分布，出现严重的非预期不良反应。非临床安全性评价需关注该类产品在不同动物种属的多功能性，必要时可选用转基因动物的靶基因或受体来预测一个生物制品的临床研究风险性。

第二节　治疗用生物制品非临床安全有效性评价的基本考虑

一、评价的一般原则和主要考虑

（一）评价的一般原则

1. 常规研究方法的适用性

鉴于生物制品结构和生物学性质的专一性及多样性，包括种属特异性、免疫原性和无法预测的多组织亲和性等，一般药物毒性试验的常规步骤、设计和项目不一定都适合于生物制品。

2. 良好试验管理规范（GLP）要求

毒性试验条件应符合 GLP 要求，然而也应认识到，生物制品往往需要采用特殊试验系统，可能不会完全符合 GLP 要求。应区分不符合的条件，并明确其对于总体安全性评价的相对影响。在某些情况下，未全面达到符合 GLP 要求并不一定意味着这些试验数据不能用于支持临床试验和批准上市。

3. 具体品种具体分析

生物制品非临床安全性的评价内容涉及试验项目选择、试验设计、结果评价等。

强调根据具体生物制品的立题设计（包括药物设计思路、作用机制、分子结构特点、创新程度和特点等）、质量控制、非临床安全性和临床特点（临床适应证的性质和用药人群、临床拟用药剂量、是否已有较多人用经验、预期重要临床不良反应）等，以及药品注册管理办法中治疗用生物制品注册分类及申报资料项目要求、相关技术指导原则等来对上述内容进行具体问题具体分析。对于那些在结构和药理作用上与已在临床大量使用产品类似的生物制品，可酌情减少毒性试验。

鉴于生物制品的化学特点，其质量控制是从目的基因确立、表达载体构建、细胞库建立到原材料、生产控制、质量标准的全过程质量控制，非临床安全性研究是在此基础上针对相关安全性担忧而进行的毒理学“质量控制”，两者密切关联、相互影响。上述药学质量控制因素的改变都有可能影响到已有的安全性评价的结论，并可能因此而提出新的非临床安全性及相关研究的要求。

（二）评价的主要考虑

1. 生物制品安全性担忧的性质和来源

从临床角度考虑，治疗用生物制品的安全性性质主要包括三个方面：一为其药理作用的放大或延伸；二为免疫毒性，包括免疫原性、免疫抑制和刺激反应及过敏反应；三为杂质或污染物所致的相关毒性。

关于其安全性的担忧主要来源于生物制品本身和杂质，前者一般包含活性成分和产品相关蛋白，杂质主要包括工艺相关杂质、产品相关杂质和环境污染杂质。工艺相关杂质是指生产过程中产生的杂质，如宿主细胞蛋白、DNA、培养物（诱导剂、抗生素或其他培养基成分等）、纯化等工艺产生的杂质（酶、化学试剂、无机盐、溶剂、载体、抗体等）；产品相关杂质是指产品肽链的截短或延长形式、修饰形式（去酰胺化、异构体、二硫键错配、糖基化、磷酸化等形式）、聚合体、多聚体等；环境污染杂质包括细菌内毒素、可能携带的病毒和有害微生物等，这些指标应严格控制。

若理化性质和生物活性与产品本身相似，变异体可作为产品相关蛋白而不是杂质来对待。需要特别指出的是，生物制品是由活体细胞表达合成，表达和储存过程容易出现结构异质体，这种结构异质体允许以一定比例存在的前提是它本身具有生物活性，并且不会对产品的有效性和安全性产生不利影响，还必须确保异质类型是固定的，并且批间比例相对稳定。

总之，根据对产品安全性影响因素的性质和来源进行分析与判断可以有针对性地确定非临床安全性研究的试验项目和具体设计，最大限度地为人体临床研究提供有价值的安全性信息。

2. 受试物的质量要求

安全性的考虑可能涉及药物中存在的杂质或污染物，较好的解决方法是通过纯化过程去除，而不是为其建立一套非临床试验方案。非临床安全性评价主要是针对生物制品（活性物质）本身，杂质的安全性问题应尽可能地通过质量控制手段来解决。在所有情况下，均应充分确证产品的特征，以便对非临床安全试验进行合理设计。

宿主细胞（如细菌、酵母、昆虫、植物和哺乳动物细胞）污染物具有潜在危险性。例如，宿主细胞污染物可导致超敏反应和其他免疫病理反应；核酸污染虽然仅在理论上存在引起不良反应的可能，但也具有整合至宿主细胞基因组的可能性；源于昆虫、植物和哺乳动物细胞或转基因动、植物的产品存在带来病毒感染的潜在危险。一般来说，正规药理和毒理试验所用产品与拟用于初期临床试验的产品应具有可比性。在药物开发过程中允许为提高产品的质量和产量进行正常的生产工艺改进，但应考虑此类改变对动物试验结果外推至人体的可能影响。

药物开发过程中若采用新的或改进的制备工艺，或产品及其处方出现重大改变时，应证明其可比性。可比性评价应基于生化和生物学特征（如鉴别、纯度、稳定性和效价），某些情况下可能需要增加其他试验（如药代动力学、药效学和/或安全性试验）来阐明所用方法的科学合理性。

3. 相关动物种属/模型的选择

生物制品的生物活性与动物种属和/或组织特异性相关，其安全性评价常不能按标准毒性试验采用常规动物（如大鼠和犬），而应使用相关动物种属。相关动物种属是指受试物在此类动物中有对应的受体或抗原表位表达，能够产生药理活性，其对生物制品的生物学反应能模拟人体反应。例如，细胞因子在相关动物种属上可与相应细胞因子受体结合，亲和力与其在人相应受体上的表现相似，且产生与预期人体反应相似的药理作用。免疫化学和功能试验等许多技术可用于确定相关动物种属。体外亲和力试验、传统的竞争结合试验或细胞功能试验常可用于比较种属间的药理活性。种属比较时需进行生物制品在人体作用靶点的克隆、表达和纯化等研究，了解有关受体/抗原表位的分布有助于科学评价潜在的体内毒性。

用于单克隆抗体试验的相关动物，应能表达预期的抗原表位并能证明其与人体组织具有类似的组织交叉反应性，从而提高评价其与抗原决定簇结合及其非预期组织交叉反应所致毒性的能力。若能证明非预期的组织交叉反应性与人体的类似，即使是一种不表达所预期抗原决定簇的动物，对毒性评价仍有一定意义。

安全性评价方案一般应包括两种相关种属的动物，但在某些已证明合理的情况下，若只能确定一种相关种属的动物对该生物制品的生物学活性，则一种相关种属的动物亦足够。此外，即使短期毒性试验必须使用两种动物确定毒性，随后的重复给药毒性试验仍可能有理由使用一种动物，例如，当两种动物的短期毒性试验结果类似时。

不相关动物种属的毒性试验可产生误导，因而应避免。如果无相关动物种属时，建议考虑使用表达人源受体的相关转基因动物或使用同系蛋白进行安全性等研究。应用同系蛋白应关注其生产过程、杂质/污染物种类和含量、药代动力学特征和确切的药理机制，及其与拟用于临床产品的可能不同之处。如不能应用转基因动物模型或同系蛋白时，可考虑采用一种动物进行有限的毒性试验，如包括心血管和呼吸等重要功能指标的重复给药毒性试验，但应结合疾病适应证特点、产品性质、技术难度等来判断其必要性和可行性。

近年来，模拟人类疾病的动物模型研究进展很快，包括诱发及自发疾病动物模型、基因敲除及转基因动物。这些模型动物不仅可用于药效学、药代动力学研究，同时可为安全性研究提供有价值的信息。某些生物制品可应用疾病动物模型替代正常动物来进行毒性研究，此时应阐明这种选择的合理性。考虑到疾病动物模型并不常用于安全性评价，可参照的历史数据也相对缺少，应关注动物基础数据的收集及其对试验设计方案优化的重要作用。

4. 动物数量 / 给药剂量的确定

每个剂量所用的动物数量直接影响毒性的检测。样本小可能会由于仅考虑观察次数而忽略严重程度，导致未能观察到毒性事件。因样本大小所受到的限制（往往见于非人类灵长类动物试验）可通过增加观察的次数和延长观察时间而得到部分补偿。

应关注生物制品在所用动物种属的药代动力学、生物利用度，以及可安全、人道地给予的药物容量。如果活性成分清除较快或溶解度低，可采用补偿的方式，增加实验动物的给药次数（与拟用临床试验方案相比），此时应确定试验动物的暴露水平，并与临床暴露量比较，也应考虑容量、浓度、制剂和给药部位的影响。如受到生物利用度、给药途径或动物大小 / 生理状态等限制，采用与临床不同的给药途径也可接受。

剂量设置应反映剂量 - 反应关系，包括一个中毒剂量和一个未观察到不良反应的剂量（NOAEL）。对某些毒性很小或无毒产品，不可能规定一个特定的最大剂量，在此情况下，应提供剂量选择及其预计人暴露量倍数的合理性。与小分子化合物不同，生物制品的非临床安全性试验中常常难以找到最大耐受剂量（MTD）。这往往与其溶解度（影响给药容积）、注射给药次数等方面的问题而限制实际给药剂量有关。由于这些限制，目前国外通常采用的为预期最大人体暴露量（AUC）的 5~10 倍以上。

证明高剂量选择的合理性时，应关注其预期的药理 / 生理作用、足量受试物的可获得性和推荐的临床适应证。当一个产品在所选动物细胞的亲和力和效力低于人细胞时，应采用更高剂量进行动物试验。用于确定足够安全范围的人用剂量倍数，可能随每一类生物制品及其临床适应证而有所不同。

5. 免疫原性

很多拟用于人的生物制品对动物有免疫原性，因此，这类产品进行重复给药毒性试验时，给药期间应检测抗体以帮助解释试验结果。应明确抗体反应特点，如滴度、出现抗体的动物数、中和或非中和抗体等，并将抗体的出现与所有药理和 / 或毒理的变化进行综合考虑。尤其在解释数据时应考虑抗体形成对药代动力学 / 药效参数、影响范围和 / 或不良反应的严重程度、补体活化或出现新的毒性作用等影响，也应注意评价与免疫复合物形成和沉积有关的病理变化。

除非大多数动物的免疫反应中和或消除了生物制品的药理和 / 或毒理作用，否则检出抗体（即使是中和抗体）不能单独作为提前终止非临床安全试验或改变试验所设定观察期限的标准。大多数情况下，正如在人类中所观察到的一样，生物制品所致的免疫反应是可以改变的。若对安全试验数据的解释不受这些问题的干扰，可认为抗体反应并无特殊意义。

在动物中诱导抗体形成并不能预示在人体可能生成抗体。人体可能产生抗人源蛋白的抗体，但往往出现抗体后仍存在治疗作用。人体很少发生对重组蛋白的严重过敏反应，一般对蛋白产品呈阳性的豚鼠过敏试验结果不能预测人体反应，因此，此类试验对于这类产品的常规评价几乎没有价值。但对那些针对试验动物和人体均为异体蛋白的生物制品，豚鼠等动物的过敏试验结果对预测人体临床的过敏反应可能仍有一定价值。

生物制品的长期暴露试验中，一些小分子量的人源蛋白在动物体内不会产生免疫原性，或者产生很弱的免疫原性，它们也未见产生中和性抗体，即使对人源蛋白产生抗体，也不一定会引起免疫病理改变或中和活性。

二、非临床安全有效性评价的主要内容和具体考虑

下面主要阐述治疗用生物制品非临床安全性、有效性评价所涉及的药理毒理各项研究的特点和基本考虑，涉及与化学药相同的内容可参见已发布的化学药相关技术指导原则（各化学药毒理试验技术指导原则和药物安全性评价一般原则）。

（一）生物活性测定 / 药效学试验

生物活性可用体外测定法予以评价，以确定产品的何种作用与临床药效相关。细胞系和 / 或原代细胞培养常用于检测药物对细胞表型和增殖的直接作用。哺乳动物细胞系可用于预测体内活性的特异性，并可定量评估生物制品对不同种属（包括人类）的相对灵敏度。设计此类试验可测定受体结合、受体亲和力和 / 或药理作用，帮助选择合适的动物种属进行进一步的体内药理和毒理试验。综合考虑体内、外试验结果有助于将发现的情况外推至人类。评价药理作用的体内试验，包括作用机制的解释，常用来支持临床试验研究适应证等选择的合理性。

对于单克隆抗体，应详细描述抗体的免疫学性质，包括抗原特异性、补体结合、交叉反应和 / 或对人非靶组织的细胞毒性。应利用适当的免疫组织化学方法在一系列人的组织上进行此类交叉反应试验。

在药效学研究过程中监测安全性指标可提供在疾病状态下的安全性评价信息，在某些情况下甚至可以提供很有价值的信息。从相关动物角度考虑，生物制品的有效性是安全性评价的基础，应从生物制品的生物学特点、作用机制和开发立题角度加强生物制品有效性研究，提高生物制品药效性研究的针对性，为临床研究方案的合理设计提供重要信息。

（二）安全药理学试验

用合适的动物模型研究潜在的、无法预料的药理作用很重要，必要时应结合毒性试验和 / 或临床试验，对这些作用进行详细的观察。安全药理学试验的目的在于提示治疗用生物制品对机体主要生理系统功能（如心血管、呼吸、肾脏和中枢神经系统）的影响，它可以单独进行，也可以结合其他毒性试验同时进行。安全药理学试验也可采用离体器

官或其他非整体动物的试验系统，试验结果可用于解释靶器官的毒性发生机制，但应慎重考虑毒性反应与用药人群和临床适应证的关系。

（三）单次给药毒性试验

通过单次给药毒性试验可获得剂量与全身和 / 或局部毒性之间的剂量反应关系，试验结果有助于选择长期重复给药毒性试验的剂量。单次给药毒性试验可在安全药理学或模型动物药效学试验中进行，也可考虑将安全药理学参数结合到这些试验的设计中。考虑到单次给药毒性试验主要是为重复给药毒性试验的剂量选择提供依据，因此对于毒性反应轻微的生物制品，单次给药毒性试验可考虑不采用两种相关动物种属。一般情况下，只有在确认啮齿类动物不是相关动物种属时，方有必要采用非啮齿类动物进行单次给药毒性试验。这些生物制品的单次给药毒性试验通常不需要测出近似致死剂量，但对生物制品毒性反应是否轻微的评价应慎重并提供充分的证据。

（四）重复给药毒性试验

重复给药毒性试验的动物种属选择考虑见前述。给药途径和方案（如每天给药或间断给药）应充分考虑临床拟用途径或用药（暴露）情况。这些试验应尽可能包括毒代动力学评价。

试验设计一般应包括恢复期，以观察毒性的可逆性、潜在的药理 / 毒性反应加剧和 / 或潜在的延迟毒性。对于药理 / 毒理作用持续时间较长的生物制品，其恢复期试验动物的观察期限应延长，直至毒性反应的恢复被证实。重复给药毒性试验的期限应根据其临床疗程和适应证情况确定，大多数生物制品的动物给药期限为 1~3 个月。对于计划短期使用（如 7 天以内）及治疗急性危及生命疾病的生物制品，可认为 1 个月重复给药试验足以支持其临床试验及上市批准。对拟用于慢性适应证的生物制品，一般给药期限为 6 个月，但某些情况下给药期限缩短或加长都已用于支持上市批准。计划长期使用的生物制品，应科学地阐明重复给药毒性试验给药期限确定的合理性。若两种相关动物种属在较短给药期限（通常指 1~3 个月）的重复给药毒性试验中显示的毒性反应相似时，可采用一种动物种属进行较长给药期限的重复给药毒性研究。毒性反应相似性主要考虑毒性反应类型和严重程度等，但对两种动物种属毒性反应是否相似的评价应慎重。

重复给药毒性试验恢复期设计的基本考虑与常规毒性试验一致。生物制品同样可能出现药理 / 毒理作用的延迟现象，恢复期的设计应反映毒性的可逆性。如果毒性反应是可预知的，其可逆性也是可预知的，尤其当毒性反应是药理作用的放大时，可不考虑设置恢复期，但对毒性反应和可逆性的可预知性评价应非常慎重。若毒性反应的发生机制不清楚或不是由药理作用所致时，应严格进行恢复期的评价。

（五）免疫原性 / 毒性试验

免疫毒理学评价的内容之一是评价潜在免疫原性。很多生物制品试图用来刺激或抑制免疫系统，因而不仅影响体液免疫，也影响细胞免疫。靶细胞表面抗原的表达可能被改变，这暗示有自身免疫的可能。免疫毒理研究方案中可考虑进行筛查试验，若出现阳性结果，则随后进行机制研究以阐明其作用机制。然而，并不推荐常规的阶梯式试验方法或标准试验组合用于生物制品的免疫毒性评价。

考虑到许多治疗用生物制品具有免疫调节作用，因此应重点关注免疫抑制和免疫刺激反应等免疫毒性。建议进入Ⅰ期临床研究前在常规的动物重复给药试验中重点观察相关的免疫指标，包括血液学指标（白细胞分类）、详细的免疫器官组织病理学检查和淋巴器官称重。若上述研究发现明显异常，应考虑进行相关的免疫功能试验以明确其作用的机制，为临床研究方案的设计提供重要参考。

（六）生殖毒性试验

应根据产品、临床适应证和拟用的患者人群情况，决定是否需要进行生殖/发育毒性试验。其具体试验设计和给药方案（如给药期限、动物选择）可根据种属特异性、免疫原性、生物学活性和/或过长的消除半衰期等问题加以修改。例如，当存在某些涉及潜在发育免疫毒性的担忧时，特别是对于某些有长效免疫作用的单克隆抗体，应对试验设计进行修改，以评价新生动物的免疫功能。

某些特殊类型化合物（如干扰素，其唯一相关动物种属为非人灵长类动物）的潜在生殖和/或发育作用可能已有大量的资料发表，因此，如果机制研究提示一个相关的新化合物可能引起相似的作用时，则可能无必要进行正规的生殖/发育毒性试验，此时应提供评价其潜在生殖/发育作用的科学依据。

（七）遗传毒性试验

常规用于药物评价的遗传毒性试验并不适用于生物制品，因此通常不需要进行这些试验。一般不认为这类物质会直接与DNA或其他遗传物质发生相互作用，大量的多肽/蛋白质给药可能得到无法解释的结果。对于某些生物制品，可能担心由于自发突变细胞的累积（如通过促进增殖的选择优势）而致癌，但标准的一组遗传毒性试验并不能用于检测这类情况，此时可能需要开发替代的体内或体外模型来评价该相关毒性。

（八）致癌性试验

标准致癌试验一般不适用于评价生物制品。然而，可能也需要根据产品（如生长因子、免疫抑制剂等）的特点如临床用药疗程、患者人群和/或生物活性，对其潜在致癌性进行评价。当存在潜在致癌性担忧时，可考虑采用多种方法评价其风险。如果生物制品在生理水平下用于替代治疗，特别是有一定临床经验时（如胰岛素、降钙素、PDGH），一般不适于进行致癌性研究。对于有可能诱导细胞增殖的产品（如生长因子），可在患者相关的细胞中进行体外受体表达评价。如果这些资料表明需要进一步评价其致癌性，则可以考虑在一种啮齿类动物进行周期为2年的研究。

如结合适应证性质、用药疗程和作用特点（如有促进细胞异常增生的倾向）来综合考虑是否有必要进行致癌性研究的话，内源性多肽、蛋白质及其类似物在以下情况中可能仍需要进行长期致癌性评价：

（1）生物活性与天然物质明显不同；

（2）与天然物质比较，修饰后结构发生明显改变；

（3）药物的暴露量超过了血液或组织中的正常水平。

关于内源性物质及其类似物什么时候、如何进行致癌性研究，依然需具体情况具体分析，制药企业必须谨慎，以免夸大生物制品通常不适合进行致癌性研究的说法。

具有加强或诱导转化细胞增生和克隆扩增潜力的产品可能具有致癌性，应采用与患者人群可能相关的多种恶性和正常人体细胞，对其受体表达进行评价，以判断产品刺激表达该受体的正常或恶性细胞生长的能力。当体外结果提示存在潜在致癌性担忧时，可能需要用相关动物模型进行进一步试验。在长期重复给药毒性试验中检测一些灵敏的细胞增生指标可能提供有用的信息。

在某些情况下，若产品对啮齿类动物具有生物活性且无免疫原性，而其他试验又未提供评价潜在致癌性的充足资料，则应考虑用一种啮齿类动物进行试验。应慎重选择用药剂量，将药代动力学和药效学指标与受体特征和拟定人暴露剂量结合起来考虑，是确定合适剂量的最科学方法，应阐述剂量选择的合理性。

（九）局部耐受性试验

应对拟上市的制剂进行局部耐受性试验，但在某些已证明合理的情况下，可对处方具有代表性的制剂进行试验。某些情况下，可在急性或重复给药毒性试验中评价产品的潜在不良反应，因而可无需单独进行局部耐受试验。

（十）药代动力学 / 毒代动力学试验

一般应考虑在相关种属动物中进行单剂量（必要时包括多剂量）给药的药代动力学和组织分布试验。不同种属间药代动力学的差别，对动物研究的预测性或评价毒性试验的剂量反应关系有明显的影响。由免疫介导的清除机制引起的药代动力学特征改变可影响动力学行为和对毒性试验数据的解释。某些产品可能还出现固有药效作用的表达比药代动力学特征明显延迟（如细胞因子）或药效作用的持续时间可能比血浆浓度水平更长的现象。

生物制品的药代动力学研究应注意中和抗体的存在。中和抗体可导致重复给药或单剂量给药中 PK 参数特征发生改变，因此应特别注意抗体及其对 PK 的改变。

在可能情况下，药代动力学研究应尽可能使用拟用于毒性试验和临床研究的制剂，给药途径也应与临床试验给药途径相关。制剂、浓度、给药部位和 / 或给药容量都可影响吸收模式，如有可能，在各项毒性试验中监测全身药物暴露情况对把握相关毒性的安全范围和临床风险性控制有重要价值。

当使用放射性标记蛋白时，需要阐明放射标记的受试物质仍保持了与非标记物质相当的活性和生物学性质。由于体内代谢迅速或放射性标记物联结不稳定，可能难以解释用放射性标记蛋白得到的组织放射活性浓度和 / 或放射自显影数据。解释特定的放射性示踪氨基酸试验时应谨慎，因为氨基酸可进入药物无关的蛋白质或多肽再循环。

临床研究前应提供相关动物模型中的吸收、分布和清除的数据，以便根据暴露水平和给药剂量预测其安全范围。

（十一）测定

应在个案分析基础上提出使用一种或多种测定方法，并阐述方法的科学合理性。通常考虑使用一种经过确证的方法。例如，一种放射标记蛋白给药后定量测定 TCA 沉淀部分的放射活性，可提供一定的信息，但应优先考虑使用一种特异的分析方法。较为理想的是动物和人体研究中使用相同的分析方法。应确定血浆 / 血清中血浆结合蛋白和 / 或抗体对测定的可能影响。

（十二）代谢

生物制品代谢的预期结果是降解成为小肽和各种氨基酸，因此一般不需要进行经典的生物转化试验，但应了解生物制品在生物基质（如血浆、血清、脑脊髓液）中的行为及其与蛋白结合后的可能影响，这对于其药效学和安全性评价具有重要价值。

第三节　生物类似药非临床评价的特殊考虑

本文所述生物类似药是指在质量、安全性和有效性方面与已获准注册的参照药具有相似性的治疗用生物制品。生物类似药候选药物的氨基酸序列原则上应与参照药相同。本文的讨论内容适用于结构和功能明确的治疗用重组蛋白质制品。对聚乙二醇等修饰的产品及抗体偶联药物类产品等，按生物类似药研发时应慎重考虑。

一、关注点

考虑到生物制品的质量控制一般应通过对生产过程的全程控制（包括质检规程和质量标准）来实现，因此生物类似药的生物制品可能存在以下两个方面的重要问题。

（1）与已上市品比较，基因工程蛋白产品生产过程中的任何改变或改进都可能对产品的质量、安全性和有效性产生影响。

（2）开发与已上市品相同的生物制品时，虽然生产厂家拥有其产品生产过程的所有必需信息，但通常并不能获得用于进行质量比较的已上市品的全部所需信息。其表达 / 载体系统、生产和纯化过程、设备 / 仪器或分析技术等都可能与已上市产品不同，申报者很难对差别程度进行评价，而基于原料药和终产品检测和特征化检查的比较并不足以确认其质量、安全性和有效性与已上市品具有可比性。

此外，根据国外经验，产品开发者在其上市后或上市前的不同阶段变更上游或生产过程中的某些环节和工艺，可出现变更前后产品在临床安全性方面（主要表现在免疫毒性方面）较明显的差别。对于生物制品而言，由于可比性的评价难度更大，上述问题往往更容易出现。

二、非临床安全有效性评价的基本考虑

鉴于上述问题的复杂性，建议研究者在进行上述生物制品的非临床安全性、有效性研究时应充分与药学质量控制的研究和评价相结合。原则上，应借助已有信息充分评估和全面比较“相似性”生物制品与已上市制品在主要上游制备、主要生产过程和产

品质量方面的可比性，并评估可能存在的不一致对产品质量和安全性、有效性的潜在影响。

非临床比对试验研究应先根据前期药学研究结果来设计。对药学比对试验研究显示候选药和参照药无差异或很小差异的，可仅开展药效动力学（简称药效，PD）、药代动力学（简称药代，PK）和免疫原性的比对试验研究。对体外药效、药代和免疫原性试验结果不能判定候选药和参照药相似的，应进一步开展体内药效和毒性的比对试验研究。

比对试验的研究方法和检测指标应采用适宜的方法与技术，首先考虑与参照药一致；对采用其他技术和方法的，应提供依据。

（1）药代动力学：应选择相关动物种属开展单次给药（多个剂量组）和重复给药的药代比对试验研究。单次给药药代试验应单独开展；重复给药的药代试验可结合在药代动力学 / 药效动力学（简称 PK/PD）研究中或重复给药毒性试验中进行。对结合开展的药代试验影响主试验药物效应或毒性反应评价的，应进行独立的重复给药比对试验研究来评估药代特征变化。

（2）免疫原性：采用的技术和方法应尽可能与参照药一致；对采用其他方法的，需进行验证。抗体检测包括筛选、确证、定量和定性，并研究与剂量和时间的相关性。必要时应对所产生的抗体分别进行候选药和参照药的交叉反应测定，对有差异的还应当分析其产生的原因。对可量化的比对试验研究结果，应评价其对药代的影响。

免疫原性比对试验研究可同时观察一般毒性反应。对需要开展重复给药的药代试验或毒性试验的，可结合免疫原性比对试验进行。

对所采用的宿主细胞、修饰及杂质等不同于参照药的，还应设计针对性的比对试验研究。

（3）药效动力学：应选择有代表性的批次开展药效比对试验研究。对具有多重生物活性的，其关键活性应当分别进行比对试验研究，并设定相似性的评判标准；对相似性的评判，应根据各种活性与临床效果的相关程度确定评判相似性的权重，并设定标准。体内药效比对试验研究应尽可能选择参照药采用的相关动物种属和模型进行。

（4）重复给药毒性试验：毒性比对试验研究应根据药学研究显示的相似性程度和早期非临床阶段的体外研究、药代研究和免疫原性研究结果来考虑。对药学比对试验研究显示，候选药与参照药之间存在差别且无法确定对药品安全性和有效性影响的，如杂质差异，应开展毒性比对试验研究；对仅开展药效、药代及免疫原性比对试验研究，其研究结果显示有差异且可能与安全性相关的，应进行毒性比对试验研究。

毒性比对试验研究通常在一种相关动物种属中进行至少 4 周的研究，持续时间应足够长以便能监测到毒性和 / 或免疫反应。研究指标应关注与临床药效有关的药效学作用或活性，并应开展毒代动力学研究。对有特殊安全性担忧的，可在同一重复给药毒性研究中纳入相应观察指标或试验内容，如局部耐受性等。

比对试验研究用的动物种属、模型、给药途径及剂量应考虑与参照药一致。对选择其他的，应当进行论证。对参照药有多种给药途径的，必要时应分别开展研究。对剂量的选择，应尽可能选择参照药暴露毒性的剂量水平，候选药剂量还应包括生物活性效应剂量和 / 或更高剂量水平。

（5）其他毒性试验：对药学及非临床比对试验研究显示有差异且不确定其影响的，应当开展有针对性的其他毒性试验研究，必要时应进行相关的比对试验研究。

最后，鉴于生物类似药问题的特殊性和复杂性，建议研究者就相关的细节问题与药品审评机构的相关专业审评人员进行沟通和讨论，以便从科学角度进行研究和评价。

（王庆利　王海学）

声明：本文所述内容仅代表作者的学术观点，不用作技术指导原则或类似技术要求。

参考文献

国家食品药品监督管理局 . 2007. 药品注册管理办法及附件三：生物制品注册分类及申报资料项目要求 .

国家食品药品监督管理总局 . 2015. 生物类似药研发与评价技术指导原则 (试行).

王军志 . 2002. 生物技术药物研究开发与质量控制 . 北京：科学出版社：1-124，262-301.

王军志 . 2007. 生物技术药物研究开发和质量控制 (第 2 版). 北京：科学出版社：403-414.

Dorato M，Vodicnik MJ. 2001. The Toxicological Assessment of Pharmaceutical and Biotechnology Products. *In*：Principles and Methods of Toxicology. 4th Edition. Taylor & Francis Routledge：243-283.

EME. 2001. Note for Guidance on Comparability of Medical Products Containing Biotechnology-derived Protein as Drug Substance - annex on Nonclinical and Clinical Consideration.

EMEA. 2002. Note for Guidance on Comparability of Medical Products Containing Biotechnology-derived Protein as Drug Substance.

FDA. 1996. FDA Guidance Concerning Demonstration of Comparability of Human Biological Products，Including Therapeutic Biotechnology-derived Products.

FDA. 2001. Immunotoxicology Evaluation of Investigational new drugs.

ICH. 1991. Current regulatory situation in Japan with respect to the preclinical safety testing for biotechnology products intended for human use. ICH Proceeding：269-301.

ICH. 1995. Safety testing of biotechnology products. ICH Proceeding：226-244.

ICH. 1997. Preclinical safety testing for biological products. ICH Proceeding：202-230.

ICH：S6. 2001. 生物制品的非临床安全性评价 . 药品注册的国际技术要求 - 安全性部分：121-135.

Jennifer Sims. 2002. Assessment of biotechnology products for therapeutic use.Toxicology Letters：59-66.

Non-clinical Evaluation Subcommittee，Drug Evaluation Committee，Japan Pharmaceutical Manufacturers Association. 2002. “Points to Consider” Regarding Safety Assessment of Biotechnology-derived Pharmaceuticals in Non-clinical Studies.

Schellekens H. 2002. Bioequivalence and the immunogenicity of biopharmaceuticals. Nature Reviews-Drug Discovery：445-462.

Zbinden G. 1987. Biotechnology Products Intended for Human Use，Toxicological Targets and Research Strategies. *In*：Preclinical Safety of Biotechnology Products Intended for Human Use.New York：Alan R Liss，Inc：143-259.

第十四章 生物技术药物临床研究质量控制和技术评价

正如前所述，广义的生物技术药物是指利用生物技术生产的具有生物学活性的物质。狭义的生物技术药物主要包括蛋白质类药物与核酸类药物两大类，蛋白质类药物包括重组多肽和蛋白质药物、单克隆抗体和基因工程抗体、重组疫苗和重组多价疫苗等；核酸类药物包括反义核酸药物、基因治疗药物等。上述不同性质的医药生物技术产品涉及不同的具体技术领域，应用于人类疾病的诊断、治疗、预防及发病机制研究等方面。

按照我国目前现行法规和《药物注册管理办法》中药物管理的相关规定，生物制品是其中的一类药物，生物技术药物按生物制品管理。

从管理角度，生物制品具体分为治疗性生物制品和预防性生物制品两类。

本章主要涉及这两个方面临床研究技术评价的相关内容。

生物制品是指以微生物、细胞、动物或人源组织和体液等为起始原材料，用生物学技术制成，用于预防、治疗和诊断人类疾病的制剂，如疫苗、血液制品、生物技术药物、微生态制剂、免疫调节剂、诊断制品等。

预防用生物制品是指用于传染病或其他疾病预防的细菌性疫苗、病毒性疫苗、类毒素，以及重组或基因工程疫苗等人用生物制品。

治疗用生物制品是指采用不同表达系统的工程细胞（如细菌、酵母、昆虫、植物和哺乳动物细胞）所制备的蛋白质、多肽及其衍生物，包括：细胞因子、纤维蛋白溶解酶原激活因子、重组血浆因子、生长因子、融合蛋白、酶、受体、激素和单克隆抗体等；从人或者动物组织提取的单组分的内源性蛋白；以及基因治疗产品、变态反应原制品、由人或动物的组织或者体液提取或者通过发酵制备的具有生物活性的多组分制品、微生态制品等生物制品。

细胞治疗产品是按药品进行注册申请的，可按治疗用生物制品相应类别要求进行申报。对于治疗用疫苗产品，申请人可根据产品主要用途自行选择按预防用或治疗用生物制品进行申报。审评机构将依据申请人的申请，按照相应类别的技术要求进行技术审评。

生物制品在药物注册及审批程序方面与中药、化学药物基本相同；尽管现行注册法规从管理角度对治疗性生物制品和预防性生物制品的注册分类及申报资料的要求方面与中药、化学药物有所不同，具体申报资料条目设定、项目排序稍有差别，但在临床方面对于注册资料的技术要求原则性上基本一致。随着我国成为 ICH 成员，药品注册和上市许可的技术要求逐步国际化。

本章在我国临床研究方面已制定的药物研发通用指导原则基础上，从《药物临床试验管理规范》（GCP）角度强调在新药临床研发过程中，如何对临床试验进行质量控制和质量保证并提出共性要求；基于生物制品在临床应用方面与化学药物要求一致的共性，以及治疗和预防性两类生物制品的特性与相关研究方法的特殊性，从新药角度分别阐述其临床设计和技术评价的关注要点，重点介绍近年来国内外药品管理机构最新发布的技术指导原则和生物技术药物近年关注的临床研究热点问题。

第一节 药物 GCP 和临床试验质量控制

《药物临床试验管理规范》（Good Clinical Practice，GCP）是一种对涉及人类受试者的临床试验的设计、实施、记录及报告的国际性道德和科学质量标准，是临床试验全过程的标准规定，内容包括方案设计、组织实施、监查、稽查、记录、分析总结和报告。制定 GCP 的目的在于保证临床试验过程规范，结果科学可靠，保护受试者的权益并保障其安全。任何药物进行各期临床试验、人体生物利用度或生物等效性试验，均须按此规范执行。

一、国际 GCP 发展和我国 GCP 制定

随着科学技术尤其是化学工业和生物技术的发展，每年都有许多新药被研究、开发、生产并上市。如何保证这些药物的安全、有效就成为一个重要问题。为此目的而制定的保证药物实验室研究质量的实验室质量管理规范（Good Laboratory Practice，GLP），以及保证药物生产质量的药物生产质量管理规范（Good Manufacturing Practice，GMP）已作为国际上共同遵循的准则用于规范新药的研发和生产中。但在 20 世纪 70 年代中期，一些发达国家开始注意到新药研发中的另一个环节，即临床试验质量管理中的一些问题。例如，发现有些研究者滥用受试者进行临床试验（如强迫囚犯或黑人参加具有潜在危险的药物试验），于是在 1964 年第 18 届世界医疗协会（World Medical Association）上医生们共同撰写了《赫尔辛基宣言》，该宣言声明医生的首要职责是保护受试者的生命和健康，它可被看成是 GCP 的雏形。同时，美国食品药品监督管理局（FDA）在发现了临床试验中存在欺骗行为的证据后，于 20 世纪 70 年代末颁布了临床试验管理规范细则。新的联邦法规定临床试验应取得伦理委员会的批准并获得受试者知情同意书。80 年代 FDA 又修订了新药审评规定，并以法律形式在美国加以实施。此后，欧共体亦在 1990 年制定了“医药产品的临床试验”管理规范，即现在所称的 GCP。在随后的几年中，英国、法国、北欧、日本、加拿大、澳大利亚和韩国也先后制定并颁布了各自的 GCP。中国也在 1998 年首次颁布 GCP。各国所制定的规范虽原则相同，但具体细节又各有所异。因此，人用药物注册技术要求国际协调会议（International Conference on Harmonization，ICH）应运而生，其目的是协调各国并交换意见以制定全球共同依据的准则。迄今为止，有关 GCP 方面最显著的进步就是 ICH GCP 的诞生。

我国GCP从引入、推动到实施经过了近十年的时间。我国自1986年起就开始了解国际上GCP发展的信息；1992年派人参加了WHO的GCP指导原则的定稿会议；1993年收集了各国的GCP指导原则并邀请国外专家来华介绍国外实施GCP的情况；1994年举办GCP研讨会并开始酝酿起草我国的GCP规范；1995年成立了由5位临床药理专家组成的起草小组，起草了我国的《药物临床试验管理规范》，并开始在全国范围内组织GCP知识的培训；1998年3月2日卫生部颁布了《药物临床试验管理规范（试行）》；国家药品监督管理局（SDA）成立后对该规范进行了进一步的讨论和修改，于1999年9月1日以13号局长令正式颁布并实施。重新修订的GCP于2003年6月4日经国家食品药品监督管理局（SFDA）审议通过，自2003年9月1日起施行；近年正在准备更新。

无论是由制药企业发起或是由合同研究组织（Contract Research Organization，CRO）实施的临床试验，都应遵从GCP并按此标准进行操作。GCP与《赫尔辛基宣言》的原则相一致，即保证受试者的权益、安全及健康得到保护，同时亦保证试验资料的准确性、真实性及可信性。目前美国、欧盟及日本实施的是ICH GCP。

我国现行GCP主要参照ICH GCP制定，共13章、66条，具体内容包括：临床试验前的准备，受试者的权益保障，试验方案，研究者、申请人和监查员的职责，试验数据的记录报告、统计分析与数据处理，试验用药物的管理，质量保证，有关多中心试验的规定。

二、临床试验质量控制和质量保证

临床试验的质量控制和质量保证需在事先制订了详实可行的临床研究计划与临床试验方案前提下，严格按照GCP要求实施。

实施GCP要求合格的研究者及研究基地才能进行临床试验，从而使得试验数据更准确、真实和可信，可确保临床试验的质量；受试者可得到更好的保护；GCP和标准操作程序（standard operating procedure，SOP）的实施可使制药企业内部、企业之间及各国之间的临床试验得以统一。

如何理解GCP中临床试验过程的质量保证和质量控制？在我国GCP中规定，注册申请人应建立对临床试验的质量控制和质量保证系统，可组织对临床试验的稽查以保证质量；还规定申请人及研究者均应履行各自职责，并严格遵循临床试验方案，采用标准操作规程，以保证临床试验的质量控制和质量保证系统的实施。

根据质量管理学的理论和实践，客观上在临床试验过程中应建立一个质量管理体系。尽管ISO9000系列标准是一个通用型的质量管理体系标准，但具体体现在临床试验过程中就是GCP标准。ISO9000规定："质量保证"（QA）是质量管理的一部分，致力于提供质量要求会得到满足的信任；"质量控制"（QC）不仅是质量管理的一部分，也是QA的一部分，致力于满足质量要求，QA以QC为手段作保证。

ICH GCP中对"质量保证"定义是"一类有计划的、系统的行动，其建立是为了确保试验的执行和数据的产生、文件注明（记录）的提供及报告符合GCP和现行管理法规的要求"；对"质量控制"定义是"在质量保证系统内执行的操作技术活动，为了保证与试验相关活动的质量已经符合要求。"

我国现行 GCP 保证临床试验质量的方法和措施，可归纳为以下几个方面：

（1）规范临床试验的各有关人员（研究者、申请人、伦理委员会和监查员等）的资格和职责；

（2）规范临床试验进行的条件、程序和试验方案的内容；

（3）规范试验资料的记录、报告、数据处理和存档制度；

（4）规范试验用药物的准备、分发和回收等管理制度；

（5）制定并遵循标准操作规程（SOP）来规范各种试验和操作；

（6）建立多环节的质量保证体系（QAS）。

在质量保证体系中，临床试验的质量是核心，质量控制是关键，监查、稽查和视察是保障，同时所有环节中涉及的相关人员及行为都应当遵循 SOP，并且必须有认真的书面记录。

（一）建立良好的质量保证体系

在质量保证体系中包含了临床试验过程中的质量控制。质量控制是为达到临床试验某一质量要求所采取的具体操作技术和实施行为，是贯穿临床试验全过程中的一个发现问题、寻求原因、寻求解决办法而最终解决问题的连续过程。在临床试验全过程中的质量控制，由主要研究者（PI）全面负责，由各个研究者及其他参与人员具体实施执行。质量控制一般包含以下几个方面：

（1）定期验证试验系统与校准仪器设备；

（2）所有人员严格按照试验方案与各项 SOP 进行操作；

（3）数据的记录要及时、直接、准确、清楚，签名并注明日期；

（4）要经常自查数据记录的准确性、完整性，更正错误时要按照规定的方法进行；

（5）数据的统计处理采用验证的、可靠的统计软件，数据的输入采用有效的质控措施。

在临床试验中应特别强调试验记录，重视原始记录的质量控制。记录既是对药物的安全性、有效性进行评价的依据，也是临床试验是否按照 GCP、试验方案和 SOP 进行的主要依据。准确、真实而完整的记录是保证临床试验质量数据可靠性的基础。

对临床试验过程中质量保证的理解，就是强化试验过程的质量控制、监查、稽查和视察，并且准确、及时地记录，一切做到有据可查。

监查员（monitor）是由申请人任命并对申请人负责的具备相关知识的人员（研究护士、医师、药师、CRO 或具备相关知识人员），目的是保证临床试验中受试者的权益受到保护，试验记录与报告数据准确、完整并与原始资料一致，确保试验遵循试验方案、SOP、GCP 及现行的法律法规。

稽查（audit）由申请人委托质量保证部门或不直接涉及试验的第三方对临床试验机构和项目进行的系统而独立的检查，以评价临床试验的运行及其数据的收集、记录、分析和报告是否遵循试验方案、SOP、GCP 和相关法规要求，报告的数据是否与试验机构的记录一致。

检查（inspection，也可称核查）是药物监督管理部门对从事药物临床试验的单位在遵守 GCP 和有关法规的依从性方面进行的监督管理手段，是对开展药物临床试验的机构、人员、设施、文件、记录和其他方面进行的现场考核，分为定期视察和有因视察。

正如实施 GMP 过程中的四个“一切”一样，下面四句话也同样适用于实施 GCP 的过程：一切行为有标准；一切操作有记录；一切过程有监控；一切差错可追溯。

（二）临床试验数据管理和质量保证

临床试验的数据质量是评价临床试验结果的基础。数据管理过程包括数据接收、录入、清理、编码、一致性核查、数据锁定和转换等环节，所有涉及数据管理的步骤均需记录在案，以保证临床试验的源数据可核实性。数据管理应建立和实施质量保障及评估措施，明确责任和权限，制定标准操作程序，完善内部质量审核和稽查机制，保证质量持续改善。

临床试验数据的收集和管理可采用多种形式，但须提供相关资料体现整个临床试验过程有良好的质量控制，如编盲、盲底保存、随机分配、紧急解盲、数据核查、数据锁定、盲态审核和揭盲的标准操作规程、原始记录等。从试验数据的采集到数据库的完成，均应符合 GCP 的相关规定和国家食品药品监督管理总局（CFDA）发布的技术指导原则等技术要求。

按现行注册法规要求应提交所有的临床试验数据库（即锁定的原始和分析数据库），并附数据库结构及变量赋值说明。鼓励新药临床试验中采用电子数据采集系统（EDC）以保证数据采集的及时、准确和完整。

具体如何在临床试验中进行数据管理、如何实施质量保证，建议参考 2016 年 CFDA 发布的《临床试验数据管理工作技术指南（2016 年第 112 号）》、《临床试验的电子数据采集（EDC）技术指导原则》及《药物临床试验数据管理和统计分析的计划和报告指导原则》。

为加强药物临床试验的管理，2015 年 7 月 22 日，CFDA 发布了《关于开展药物临床试验数据自查核查工作的公告（2015 年第 117 号）》，在我国进行注册的国内外申请人均开始按《药物临床试验数据现场核查要点》（2015 年第 228 号）开展自查核查，进一步提高了临床试验的质量。

自 2010 年以来，疫苗的临床试验实施遵循 CFDA 的《一次性疫苗临床试验机构资格认定管理规定》及《疫苗临床试验质量管理指导原则》，同时加强对注册临床试验期间的安全性管理，并按《疫苗临床试验严重不良事件报告管理规定》的程序向药品审评中心报告。

2011 年，疫苗的国家质量监管体系通过 WHO 评估。我国疫苗企业可以通过 WHO 国际预认证向全球供应高质量的预防用生物制品。

最后建议所有与注册相关的药物临床试验实施前按 2013 年我国监管机构的要求进行注册登记，详见 CFDA 发布的《关于药物临床试验信息平台的公告》。

第二节　治疗性生物制品临床研究与评价

由于生物制品具有的生物学特征（种属特异性、免疫原性和多功能性）和质量控制特点（结构确认的局限性、产品质量控制的过程性和生物活性检测的重要性），与化学药物相比，生物制品是一类需要应用免疫学测定或生物学测定其表达量和活性的高分子量物质，该类产品的活性与其氨基酸序列和空间结构等有密切关系。但生物制品作为药物，其开发过程中的临床研究也应遵循药物研发的一般规律，符合药物评价的基本技术要求。

一、新药临床研究基本考虑

理想的新药开发是一个有逻辑、有步骤的过程，在这一过程中，早期小规模临床研究的信息用于支持更大规模、目的性更强的后续研究。为了有效地开发新药，在开发早期必须尽快确定研究药物的特性并据此制订适宜的临床开发计划。

（一）受试者保护

1. 执行相关法律法规

药物临床试验必须遵循世界医学大会《赫尔辛基宣言》，执行 GCP 等相关法律法规。

2. 应具备的安全性基础

开展任何临床试验之前，其非临床研究或以往临床研究的结果必须足以说明药物在所推荐的人体研究中有可接受的安全性基础。

在整个药物研发过程中，应当动态地对药理毒理数据和临床数据进行评价，以评估临床试验可能给受试者带来的安全性风险。必要时，对于正在或将要进行的临床试验方案，也应进行调整。

参与药物临床试验的有关各方应当按各自承担的职责保护受试者。

（二）临床试验一般规律

新药的临床试验应根据合理的科学原则进行设计、实施、分析以达到预期目的，并出具恰如其分的报告。合理的药物临床开发的核心在于提出重要的问题并通过适宜的研究来回答这些问题。任何一个试验研究的主要目的应该表达得简明扼要。

药物研发的本质在于提出有效性、安全性相关的问题，然后通过研究进行回答。临床试验是指在人体进行的研究，用于回答与研究药物预防、治疗或诊断疾病相关的特定问题。

1. 临床试验的分类

通常采用两类方法对临床试验进行描述。按研发阶段分类，将临床试验分为Ⅰ期临床试验、Ⅱ期临床试验、Ⅲ期临床试验和Ⅳ期临床试验。按研究目的分类，临床试验分为临床药理学研究、探索性临床试验、确证性临床试验、上市后研究。两个分类系统都有一定的局限性，但两个分类系统可以互补考虑。

根据临床研究在药物临床开发中的发生时间或根据表 14-1 所列的研究目的，可将临床试验分类。研发新药临床研究的逻辑思路是：前期试验的结果影响后续临床研究计划，开发策略应经常随着最新的研究结果而迅速调整。

表 14-1　临床试验各研究类型的研究目的和举例

研究类型	研究目的	举例
人体药理学	• 评价耐受性 • 药物动力学及药效学的评价 / 描述 • 药物代谢和药物相互作用的研究 • 评估药物活性	• 剂量 - 耐受性研究 • 单剂量、多剂量的药物动力学和 / 或药效学研究 • 药物相互作用研究
疗效探索性研究	• 研究目标适应证 • 为后续研究探索给药方案 • 为疗效确证研究的设计、终点、方法学提供依据	• 概念验证研究（POC） • 采用替代终点 / 药理学终点，在少量严格入选的人群中进行相对短期的初步早期临床研究 • 剂量 - 效应探索性研究
疗效确证性研究	• 阐明 / 确定疗效 • 描述安全性特征 • 为利益 / 风险关系评价提供足够依据以支持注册 • 确立剂量 - 效应关系	• 适宜且良好的对照研究以确证疗效 • 随机平行的剂量 - 效应研究 • 临床安全性研究 • 死亡率 / 发病率终点的研究 • 扩大的无对照试验 • 对照研究
临床应用	• 提高对药物在广泛普通人群、特殊人群和 / 或自然环境中的利益 / 风险关系的认识 • 确定较少见的不良反应 • 优化推荐剂量	• 有对照的疗效研究 • 死亡率 / 发病率终点的研究 • 其他额外疗效终点的研究 • 扩大的无对照试验 • 药物经济学研究

概念验证（proof of concept，POC）是指验证候选药物的药理效应可以转化成临床获益，一般在早期临床研究阶段进行，用以探索安全耐受剂量下有效性的信号，降低临床开发风险。

临床药理学研究的目的是评价耐受性，明确并描述药代动力学及药效学特征，探索药物代谢和药物相互作用，以及评估药物活性。

探索性临床试验的研究目的是探索目标适应证后续研究的给药方案，为有效性和安全性确证的研究设计、研究终点、方法学等提供基础。

确证性临床试验的研究目的是确证有效性和安全性，为支持注册提供获益 / 风险关系评价基础，同时确定剂量与效应的关系。

上市后研究的目的是改进对药物在普通人群、特殊人群和 / 或环境中的获益 / 风险关系的认识，发现少见不良反应，并为完善给药方案提供临床依据。

2. 以目标为导向的临床研发

在药物临床研发策略上，应采用以目标为导向的临床试验研发模式。整个临床研发计划要设定明确的终极目标与清晰的研究路径；每个具体的临床试验应有明确的试验目的。

3. 阶段性临床试验决策

临床试验的过程，是一个不断决策的过程。在每个临床试验结束后，都应及时进行阶段性获益与风险评估，以决定终止或继续进行临床研发。如有数据提示有明确风险（缺乏有效性或存在安全性问题），临床试验应尽早终止。如果数据提示研究药物有研发前景，临床试验应在已有研究数据支持的基础上，逐步向前推进。临床研发计划应随着研究结果而作适当调整，例如，临床有效性验证的研究结果可能提示需要进行更多人体药理学研究。在某些情况下，根据临床试验筛选结果，需要放弃或改变原来拟定的适应证。

4. 规范临床试验过程

每一个临床试验必须体现研究的目的、设计、实施、分析和报告 5 个方面内容，在每个临床试验开始前，每一部分均应明确写入临床方案中。

临床试验应科学地进行设计、实施和分析，保证试验过程规范、结果科学可靠，并完整真实地呈现在临床试验报告中。

5. 安全性总体考虑

一般情况下，临床试验中样本量估算是基于有效性考虑，对于安全性评价的样本量不一定充分。安全性评价应有足够多的样本量和足够长的暴露时间。在评价非危重患者长期用药的安全性时，一般应遵循如下原则：在药物临床研发阶段，应定性和定量地描述药物的安全性特征，临床试验中用于安全性观察的时限建议与临床拟长期用药的时限一致。为充分暴露药物的安全性隐患，进行样本量设定时应考虑以下几点：①药物的暴露时限；②暴露时限内药物不良事件发生的时间和程度；③不良事件随着治疗时间延长的变化趋势。

一般情况下，对于长期用药的非危重患者，暴露常见不良事件所需总样本量约为 1500 例（包括短期暴露）。首次不良事件常在最初几个月内出现，以临床治疗期 6 个月为例，共需要 300~600 例样本量来暴露常见的不良事件发生率（如总体发生率在 0.5%~5%）和变化趋势（增加或减少）。随治疗时间延长，一些不良事件发生频率和强度有所增加，也有一些严重不良事件出现在药物治疗 6 个月后，发现此类不良事件需要 100 例患者至少暴露 12 个月。在一些特殊情况下，尚需要根据实际情况扩大（减少）样本量或延长观察周期。

具体临床研究方案的设计、试验结果分析计划、统计分析及试验报告可参考 2017 年 CFDA 发布的《药物临床试验的一般考虑指导原则》；参考 2016 年 CFDA 发布的《药物临床试验数据管理和统计分析的计划和报告指导原则》；统计学相关问题的考虑详见我国 2016 年 CFDA 更新的《药物临床试验的生物统计学指导原则》；临床试验报告应按照 CFDA 发布的《化学药物临床试验报告的结构与内容技术指导原则》和相关 ICH 指导原则书写。

（三）新药研发模式的探索

前述的临床研究基本考虑的是经典临床研究模式。但近年来制药企业的研发开支尤其是临床研究费用正逐年增多，而递交的新药申请却在逐年减少，这种投入和产出不成正比的问题日益凸显。美国 2004 年 3 月的《关键路径报告》（Critical Path Report）中显示“一个进入Ⅰ期临床试验的新药，通常为 10 年或以上临床前的筛选和评估结果的积累，但估计此类新药只有 8% 的上市率”。目前一个新药上市将花费 15 亿美元并耗时 10 余年，因此有观点认为，由于某些严重疾病或危及生命的适应证（肿瘤、心脏和神经系统疾病）对风险的耐受程度较高，需要寻找一些相对应的灵活开发策略，使得创新性药物的研发更有效。例如，抗肿瘤药物在临床研究过程中试验方案的设计相对更为大胆和激进，在目前国际上新药上市数量不断减少的背景下，抗肿瘤新药研发数量和投入却不断增加，上市产品也有增加的趋势。

这些药物研发模式的探索具体体现在临床开发模式和手段方面，如生物标记物（biomarker）的应用、Ⅰ/Ⅱ期联合开发、Ⅱ/Ⅲ期联合开发、适应性临床研究设计（adaptive design）、早期探索性临床研究（exploratory clinical trial）等。

近年欧美发达国家药品监督机构正试图采用一些倾斜性政策来调整技术要求，以加快创新性药物上市。2006 年 1 月 FDA 发布《临床研究用新药（IND）探索性研究》（Exploratory IND Studies）指导原则和相关药学方面的 Approaches to Complying with CGMP During Phase 1 指导原则。同时，ICH M3 指导原则也指出：当所研发药物的适应症为目前不能有效治疗的严重疾病或危及生命的疾病时，也可准许采用“case by case”原则进行毒理学评估和临床研究，以优化和加快药物研发。在这些情况下，可以简化、延迟或省略特殊的试验。

二、治疗用蛋白质药代动力学研究

治疗用蛋白质药物（含多肽类药物）包括从肽类到大分子蛋白（如单克隆抗体）的各种不同的分子。长期以来，由于此类药物的药代动力学评价很大程度上受检测方法局限性的影响（特异性和灵敏度问题），由此限制了临床应用。

临床药代动力学研究的主要目的之一是为了确保药物在人体中的有效性和安全性，包括在Ⅲ期临床试验中没有进行研究的亚组人群。治疗用蛋白质/多肽类分子的研发具有同样的目的，就是为开展安全的人体研究，获得在患者人群中有说服力的有效性和安全性信息。因此，其药代动力学应当基于与传统分子（如小分子化合物）同样的科学依据进行评价。但由于蛋白质与传统分子相比的自身特性，需在设计药代研究时给予特殊考虑。

2006 年欧盟 EMEA 发布《治疗用蛋白质药代动力学的临床研究指导原则》，针对蛋白质类药物进行临床药代动力学评价时提出考虑要点，并指出研发过程中需要慎重考虑的药代相关特殊问题及与传统分子在药代特征方面的不同点，就此类药物开展药代研究提出建议。

（一）生物测定分析方法

治疗用蛋白质药代研究的要素之一，是关注分析方法及其在含有多种其他蛋白质的复杂生物基质中检出某一分析物（原形和/或代谢产物），并随时间追踪其过程的能力。方法学要求具有满意的特异度、灵敏度和定量范围，以及足够的准确度和精确度。在选择分析方法时要考虑所选方法对治疗用蛋白质和内源性相同蛋白质、代谢产物（包括蛋白质的体内降解产物）的鉴别能力。

（二）一般考虑

检测生物样本中的蛋白质类药物最常用的分析方法有：①免疫分析法（免疫测定法），此方法能估计与特异抗体结合的受试物（生物分析样本）的量；②生物检定法

（生物测定法），此方法可以测定某具体过程中受试物的活性。由于所用方法和待检测及定量的蛋白质特性的不同，所以在临床研究中建议采用免疫测定和生物测定相结合的方法。

实际上，免疫测定法能够检出结构相关的物质，无论其是否具有活性；而生物检定法则只能检测出有活性的物质，无论其是原型还是代谢产物，或者是任何其他结构上相关的化合物，包括内源性蛋白质。其他方法如 HPLC-MS，也可以采用。如果有条件，最好是在研发早期开发出一种专用的检测方法，整个研发计划中都使用此方法。然而，在早期阶段开发这样一种检测方法有一定的难度，其方法学应当在研究前和研究中按标准操作规范进行充分的验证。

分析方法的验证应当包括两个不同的阶段：①研究前阶段，此阶段检测方法要确定受试物在相关基质中的稳定性、特异性、准确度、精确度、定量限和检测限、所测定的量效关系；②研究期间阶段，此阶段所选方法要用于生物研究样本和对照样本（QC 和校准标准品）的检测，用于验证检测操作过程准确无误。

（三）药代动力学研究和评价

一般情况下，在评价药物药代方面，对治疗用蛋白质的要求与对传统产品的要求是相同的，但针对蛋白质的内在特性也需加以特殊考虑。在相关人群中需阐明单剂给药和稳态条件下的药代动力学特征（吸收、分布和消除）。但也因蛋白质的类型不同，对药代研究的要求会有所不同。

如果已在健康志愿者中收集了部分药代动力学信息，需要考虑将该信息外推到目标人群的可靠性问题。因为某些药物的消除主要依靠靶受体的摄取，所以健康志愿者和目标人群在受体密度方面的差异（如肿瘤或炎症组织中受体的过度表达）可能引起半衰期等重要的药代动力学差异，在使用健康志愿者的数据预测目标人群时要考虑到这一点。

1. 吸收

适当的健康志愿者或患者体内的药代研究可描述蛋白质的吸收特征，即吸收的程度和速度，静脉途径给药除外。一般情况下单剂给药研究足以阐明产品吸收的情况，以及对不同的给药途径进行比较。

多数获得批准上市的蛋白质类药物是通过静脉（IV）、皮下（SC）或肌肉注射（IM）等途径给药。皮下注射后药物经过淋巴系统，通常会导致进入全身循环之前有部分消除，因此其生物利用度低于 100%。淋巴中的回收量与分子量（MW）相关。小分子蛋白可能通过首过效应在组织中被蛋白水解酶降解。不同的给药部位，如大腿、腹部，其生物利用度可能有所不同，应当在临床研究中测定每个给药部位的相对生物利用度。需要考虑其他对生物利用度的影响因素，包括注射的深度、注射液的浓度和注射液的体积。

起始原料或原料药的生产工艺变更可能引起蛋白质类药物的药代动力学和免疫原性的改变。有时原研产品和变更产品的理化特性及体外生物分析不足以排除对安全性和有效性的影响，故在有些情况下，有关药代及浓度与有效性、安全性（PK/PD）之间关系的全面信息可以减少对临床试验的要求。

改变给药途径可能会引起药物药代动力学和免疫原性的改变。蛋白质类药物的其他给药途径如鼻腔和肺部给药，可以避免通过皮下或肌肉内组织间隙。因生物利用度低，用于全身作用的蛋白质经口服给药的方式仍然罕见。

2. 体内处置过程

对于蛋白质类药物应当明确主要的消除途径，很大程度上可以从分子量的大小进行预测。蛋白质的分解代谢通常是通过蛋白水解过程。分子量（MW）$<$ 50kDa 的小分子蛋白通过肾脏滤过消除（蛋白质分子量越小，肾脏滤过作用就越重要），然后经过肾小管再吸收，随后经过分解代谢过程。对于较大分子量的蛋白质，通过受体介导的胞吞作用，然后进行分解代谢的肝脏消除作用比肾脏滤过更加重要。还有，其他组织和 / 或靶细胞中由受体介导摄取的消除途径适于 G-CSF 这类蛋白质。对于某些蛋白质（如重组的组织型和尿激酶型纤溶酶原活化因子），主要由肝细胞受体介导摄取的消除受血流灌注的限制。

物料平衡研究对于测定药物及相关物质的排泄模式没太大帮助。因为排泄的蛋白质不一定能从尿或粪便中完整回收，而经过代谢和再吸收的氨基酸又可能参与到整个蛋白质合成过程中。

临床前代谢研究的重点应放在与正常的蛋白质分解代谢有差别的那些蛋白质上，特别是对小分子蛋白质要考虑经肝脏微粒体代谢的可能性。如果证实存在微粒体代谢，可通过体外研究，即在人肝细胞中对鉴定的代谢产物进行评估。

有药效活性的代谢产物应当进行测定，如通过色谱分离、收集，然后进一步在体内通过生物检定法进行定量。代谢产物可能具有与原型不同的药代特点。同样也应考虑对蛋白质和血浆中其他成分之间形成的复合体进行测定。对于某些蛋白质药物，活性不仅与血浆中未结合的部分有关，而且也与结合的部分相关。因此，在对数据进行解释的时候，重要的是要认识到生物分析中检测出的是哪一部分。在缺少对代谢产物可选择性的免疫测定方法的情况下应当考虑采用生物检定法，对此应当阐述理由。

稳态分布容积（Vss）和 MW 之间呈负相关关系，通透性和 MW 之间也存在类似的关系。对于分子量较大的蛋白质，Vss 与白蛋白的分布容积（约 0.1L/kg）相似。与传统分子不同，蛋白质的组织分布（如细胞摄取）常常是消除过程的一部分，而不是分布过程，因此导致分布容积小。所以，比较小的 Vss 不一定代表药物在组织中穿透或分布少，由于受体介导的摄取，单个靶器官中可以达到足够高的浓度。

3. PK/PD 关系

建议对药物浓度与药效反应之间的关系（PK/PD）进行评价，最好同时在研究中测定已建立的有效性和安全性的替代标志物（替代指标）。由于分子的修饰或产生这种蛋白质的表达系统的改变、与血液成分的结合或者形成抗药抗体等因素，其药效学和药代动力学可能发生改变，所以评价暴露量 - 效应的关系可作为药物研发中的一个重要工具。可以采用恰当的模型对早期的临床前和临床资料进行评估，此模型有助于从作用机制上了解疾病和 PK/PD 关系，用模型来解释说明血浆浓度和实测效应之间的时间延迟问题。如果提出了合理的假设条件（如涉及病理因素），这种模型可允许从志愿者的数据外推到目标人群，为剂量选择提供指导；在重要的亚群中对药代动力学的改变或者对可比性的原因做出解释时，此模型也很有帮助。鼓励探索相关生物标志物及其与安全性和疗效终点的关联性（替代效果）。

4. 免疫原性

对于多数蛋白质和肽类药物来说，部分患者会出现有临床意义的相关抗药抗体。治疗用蛋白质的免疫反应在不同的生物技术药物之间有所不同，其免疫原性（新抗原性，neoantigenicity）受许多因素的影响，如产生这种蛋白质的表达系统、蛋白质纯化系统或蛋白质最终的剂型处方，另外还有其他许多因素仍然不明或无法预测。一般人体内的抗体反应无法从动物研究进行推测。免疫反应可能取决于剂量和给药途径（SC 给药的免疫原性大于 IV 给药）。抗体应答方面可观察到相当大的不均一性，因为每个个体可能形成亲和力、表位和结合能力不同的多种抗体。因此，应当从足够数量的患者中收集数据，以明确抗体应答的变异情况。

因为抗药抗体可能引起蛋白质的药代动力学和药效学发生改变，所以在开发一种新的蛋白质药物时一定要检测抗体应答情况，对于准备多次给药或用于长期治疗的新药，这一点尤其重要。应当对检测抗体应答的采样时间进行认真评估，并说明其合理性。例如，最后一次用药和检测抗体的时间点之间要有充足的间隔，这一点至关重要，因为药物分子需要从循环中消除，否则可能会干扰抗体检测。因此，应当在药物浓度很低，不足以对分析检测形成干扰，即 6~7 个半衰期之后抗药抗体已经形成的时候，才采集标本。药物治疗期间测定抗体时，要对可能干扰分析的各种情况进行研究和分析。最好是在Ⅰ/Ⅱ期临床研究（Ⅱ期的暴露时间可能比较长）中就收集抗体产生的有关信息，以指导Ⅲ期临床试验的设计。

尽管只有中和抗体会直接引起药效学作用的改变，但无论抗体的中和/结合能力大小，都会对药代动力学产生影响。因此，由于产生抗药抗体导致的疗效改变可能包括药代和药理学两个方面。同样，如果药效学改变很大，则可能是非中和作用的抗体也引起了疗效的变化。产生抗体可引起治疗用蛋白质清除率（CL）的升高或降低，但最为常见的是清除率升高的情况。

当对药物产生相关抗体时，应当研究抗药抗体对这种蛋白质药代动力学的影响，除非能说明有合理的原因。由于个体之间的变异，注意要在同一个受试者给药前和给药后均采集标本。随着整个药物比较长时间的暴露和研究样本量的增加，Ⅲ期临床研究中药代动力学采样对于评价抗药抗体的影响非常重要。至少，应当在首次和最后一次给药后采集药代分析的血浆标本，以便对抗体阳性和抗体阴性受试者中的血浆药物浓度和药物蓄积程度进行比较。要特别注意从试验中退出的患者。抗体应答的出现时间和程度应当与药物暴露情况或相关的药代参数关联起来。有条件的情况下，要尽量对抗体产生的整个时间过程进行评价，要考虑保留血样。

总之，要解决的最主要的问题是抗体对药物有效性和/或安全性的影响。这包括怎样对由于抗体出现而使药物疗效降低的患者进行治疗，以及在相当长时间的“休药期”（drug holiday）后重复治疗的安全性和有效性问题。如上所述，充分的药代动力学研究数据对于解决这些问题很有价值。

5. 可比性

证明两种生物技术药物之间具有可比性（两者相当）往往是一个逐步进行的过程，其中药代动力学资料是一个重要部分。药代研究的设计应当根据研究目的进行，通常要确定可比的药代动力学特征，以证明两种产品具有等效性。因为值得关注的不仅是药物

吸收 / 生物利用度方面具有相似性，所以常规的生物等效性研究设计可能对蛋白质类药物并非最佳。事实上，消除速率存在差异的风险更大，所以要求证明两种产品在清除率和 / 或半衰期方面相当。

选择单剂给药的研究设计还是多次给药的稳态研究，或在一定治疗期内前后重复测定 PK 参数，都要说明其选择的合理性。常规的交叉设计不适用于长半衰期的治疗用蛋白质，如治疗性抗体和聚乙二醇化的蛋白质，也不适用于可能产生抗药抗体的蛋白质。在平行组设计中，要尽量降低各组间可能出现潜在的不均衡风险。

在任何蛋白质类药物的药代动力学参数上得出等效性结论，其可接受的范围应当基于临床判断，要把参比制剂和受试制剂所有可以得到的有效性和安全性信息都考虑在内。因此，常规生物等效性研究中所用的标准可能并不适用于蛋白质类药物。在进行研究之前要事先规定此类药物等效性的界限（限度），并阐明其合理性。

特别注意蛋白质类药物之间不仅药代动力学存在差异，而且要关注药物浓度 - 效应的关系也可能存在差别。因此，充分的 PK/PD 研究资料可作为对临床数据额外的支持。

有关生物技术产品之间的可比性内容详见 2005 年 CHMP《关于含有生物技术得到的蛋白质作为活性成分的相似性生物制品的指导原则：非临床问题和临床问题》。

三、生物类似药临床研发与评价

自从首个重组 DNA 药物胰岛素在 1982 年被 FDA 批准上市，生物技术药物行业发展已趋于成熟，而我国生物技术药物研究也从单纯仿制逐步发展到仿制与创新并存的阶段。

由于生物技术药物多为蛋白质或多肽，具有分子量相对较大、结构复杂、生产工艺对产品质量影响大等特点，用现有手段难以全面检测其物理及化学特性（如氨基酸序列、糖基化程度、免疫原性等）。也就是说，与小分子药物相比，通过现有手段难以完全确证生物技术药物与天然产物之间，以及已上市生物技术药物与被仿制的生物制品之间化学本质的一致性，有研究表明，即使两者之间存在很小的产品差异，也可能导致临床上安全性或疗效的显著不同。这意味着生物非专利药要想进入市场，必须证明其安全性和有效性，为此要进行耗时耗费的临床研究（包括临床前研究），这一点与小分子非专利药不同。这就是生物制品没有仿制药的理由。

对于生物类似药，各国监管机构从命名方面就有所区别，例如，2010 年 WHO 在指南中命名为“similar biotherapeutic products”；美国命名为“biosimilar ”或“biosimilarity”；欧盟则命名为 “similar biological medicinal products（biosimilars）”；加拿大的命名与众不同，取名 “subsequent entry biologic”。2015 年，我国在 CFDA 发布的生物类似药研究与评价技术指导原则（试行）中，则命名为生物类似药（biosimilar）。

随着生物制品专利陆续到期，研发生物类似药已经成为全球制药行业关注的焦点之一。与创新性生物制品研发相比，生物类似药研发中的临床研究因其 “仿制” 而有所简化；同时，与小分子化学药品相比，又因其大分子产品的特性，需要有更多、更为复杂的考虑，不是简单的 “仿制” 概念。

（一）国外药品管理机构的考虑

欧盟的管理机构对引入生物非专利药的进程要快一些。2003 年欧盟通过立法，为“相似性”生物制品的简化审批建立了一个管理路径，后来不断进行修改。前期指导原则中针对“biogenerics”生物技术药物，提出仿制生物制品要进行“一致性研究”，提倡进行生物等效性试验。

在前几年欧盟 EMEA 的指导原则中，常提到的术语是非专利生物药物（generic biopharmaceuticals），也称生物非专利药（biogenerics）或后继生物药（follow-on biologics），就是指专利期满可以仿制的生物制品。随着 EPO、hGH、G-CSF、IFN、IL-2、GM-CSF 等早期的生物技术药物专利失效，使更多患者可以支付和更加可接受，是公众和政府重点关注的问题和面临的挑战。自 2004 年以来，由于国内外面临着同样的问题，WHO、EMEA 及美国 FDA 等一直致力于制定相关的指导原则和政策研究。

然而，随着单克隆抗体等大分子糖蛋白药物的研究进展，人们逐渐认识到生物技术药物要达到完全“一致性”并不容易，似乎将仿制的生物制品称为“biosimilar”或“similar biological medicinal products”更为合理。2005 年下半年到 2006 年 3 月，EMEA 又相继发布了 8 个相似性生物技术药物的指导原则，包括 3 项通则和 5 个附件：3 项通则分别是总则、质量研究部分、非临床及临床部分，5 个附件分别是胰岛素、生长激素、EPO、G-CSF 及干扰素非临床与临床研究的指导原则。

EMEA 指导原则的总则《相似性生物技术药物指导原则》内容包括：整体介绍了一系列相关指导原则的适用范围、必要性及目的；相似性生物技术药物的概念、参考品的选择；强调该系列指导原则在适用于所有生物技术药物技术要求的基础上，对于不同的产品，如重组蛋白、疫苗、变态反应原、血液制品，还要遵循其相应的指导原则。

《生物技术产品相似性研究指导原则（质量研究部分）》强调在研制相似性生物制品过程中，首先要考虑的是自己的生产工艺，并根据自己产品的性质及生产工艺制定相应的质控标准；在此基础上，再考虑与仿制的产品进行相似性研究。该原则非常重要的一个理念是：不要求仿制产品与被仿制产品完全一致（identical），允许其在转录后修饰（如糖基化）等方面及因工艺不完全相同导致的杂肽（或异构体）方面的差别，但必须提供适当的临床前及临床试验结果以证实这些改变不会影响产品的安全性及有效性。在参考品选择方面，除了要求参考品必须是在欧盟已上市的产品，还要求在质量研究、非临床及临床研究时使用同一参考品（或参比制剂）作为标准，不仅需要对活性物质进行比较研究，还要求对最终制剂进行比较。值得注意的是，该指导原则指出，公认的标准物质（如欧洲药典标准品、WHO 标准品）虽然在产品研发过程中有其非常重要的作用，但不适合作为参考品，因为这些标准品的安全性和有效性未得到充分验证。在质量的相似性研究方面，该指导原则主要强调了仿制品与参考品的平行对照研究，主要包括理化性质、生物活性、纯度及杂质（含有部分杂肽）等方面，特别需要强调的是，分析方法必须经过验证，其方法的专属性和适用性要好，要能够检测出仿制品与参考品细微的差别。

《生物技术产品相似性研究指导原则（非临床和临床部分）》是在前期指导原则的基础上修订，不同之处在于 2004 年指导原则适用于产品工艺改进和仿制两种情况，而本指导原则仅针对仿制生物技术药物而言。

临床研究是新药研发过程中费用最高的一部分，因此，仿制生物制品在临床研究方面如何要求，也就成为研发单位最为关注的一个问题。该指导原则中强调了临床药代动力学研究的重要性，明确指出对比性药代动力学研究是仿制产品与原创产品临床一致性研究的重要组成部分（此部分内容详见前述的治疗用蛋白质药代动力学临床研究）。

对比性研究不仅关心药物的吸收和生物利用度，同时要关注两产品间体内清除及消除半衰期的差别。至于是选择进行单次给药的研究设计，还是多次给药达稳态的 PK 试验，或在一定治疗期内前后重复测定 PK 参数，由研究者自行决定。对于半衰期较长的治疗性蛋白类产品，如单克隆抗体、PEG 修饰的蛋白产品或产生抗药物抗体的蛋白产品，不适宜采用常规的交叉设计 PK 试验。至于 PK 参数相差多少可以接受，取决于受试制剂与参比制剂（被仿的上市品）的产品特性及临床安全性有效性数据。将 PD 与 PK 研究相结合，有助于说明药物暴露与临床疗效的关系。所选剂量应反映剂量 - 效应关系，并应选择不止一个剂量。

在某些情况下，PD/PK 试验可以证明受试制剂与参比制剂之间的临床等效性（这种情况下可以仅进行临床 PD/PK 研究），前提是：①文献中详细描述了参比制剂的 PK 特征；②对于参比制剂的 PD 特性有足够的认识，包括其靶分子、内在活性甚至是疾病特异性的作用机制；③文献中详细描述了参比制剂剂量 / 暴露与反应 / 疗效之间的关系（即药物浓度 - 效应曲线）；④至少一个 PD 指标可以作为疗效评价的替代指标。

在一般情况下，还是有必要进行生物类似药的临床试验。而且，在批准生物类似药上市前，要提供足够的临床安全性研究资料以说明仿制品与上市品在安全性方面是否存在差异，申报材料中必须说明用药可能存在的风险。

该指导原则中特别强调了免疫原性研究的重要性，指出在临床研究过程中必须建立可行的方法进行抗药物抗体的检测，并对抗体产生与疗效及不良反应的关系作出评价。

对于胰岛素、生长激素、G-CSF、EPO、干扰素等因品种不同，其具体要求亦有所不同，但都特别强调了临床 PK/PD 研究及免疫学指标的测定，这也反映了生物技术药物临床研究的一种趋势，值得我国生物技术药物研发者和审评机构借鉴。

（二）我国生物类似药临床研究考虑

我国目前生物类似药是指在质量、安全性和有效性方面与已获准注册的参照药具有相似性的治疗用生物制品。生物类似药候选药物的氨基酸序列原则上应与参照药相同。对研发过程中采用不同于参照药所用的宿主细胞、表达体系等需进行充分研究。已发布的指导原则适用于结构和功能明确的治疗用重组蛋白质制品、对聚乙二醇等修饰的产品及抗体偶联药物类产品等，按生物类似药研发时应慎重考虑。

1. 选择参照药的考虑

参照药是已获批准注册的，在生物类似药研发过程中与之进行比对试验（comparability）研究用的产品，包括生产用的或由成品中提取的活性成分，通常为原研产品。

研发过程中各阶段所使用的参照药，应尽可能选择相同产地来源的产品；对不能在国内获得的，可以考虑其他合适的途径。临床比对试验研究用的参照药，应在我国批准注册。

对于比对试验研究需使用活性成分的，可以采用适宜方法分离，但需考虑并分析这些方法对活性成分的结构和功能等质量特性的影响。

按生物类似药批准的产品，原则上不可用作参照药。

2. 生物类似药研发和评价的基本原则

1）比对原则

生物类似药研发是以比对试验研究证明其与参照药的相似性为基础，支持其安全、有效和质量可控。每一阶段的每一个比对试验研究，均应与参照药同时进行，并设立相似性的评价方法和标准。

2）逐步递进原则

生物类似药研发可采用逐步递进的顺序，分阶段证明候选药与参照药的相似性。根据比对试验研究结果设计后续比对试验研究的内容。对前一阶段比对试验研究结果存在不确定因素的，在后续研究阶段还必须选择敏感的技术和方法设计有针对性的比对试验进行研究，并评价对产品的影响。

3）一致性原则

比对试验研究所使用的样品应为相同产地来源的产品。对候选药，应当为生产工艺确定后生产的产品，或者其活性成分。对工艺、规模或产地等发生改变的，应当评估对产品质量的影响，必要时还需重新进行比对试验研究。

比对试验研究应采用适宜的方法和技术，首先考虑与参照药一致，对采用其他敏感技术和方法的，应评估其适用性和可靠性。

4）相似性评价原则

对全面的药学比对试验研究显示候选药与参照药相似，并在非临床阶段进一步证明其相似的，可按生物类似药开展后续的临床比对试验研究与评价。

对不能判定相似性且仍按生物类似药研发的，应选择敏感的技术和方法，继续设计针对性的比对试验研究以证明其相似性。

药学比对试验研究显示的差异对产品有影响并在非临床比对试验研究结果中也被证明的，不宜继续按生物类似药研发。对按生物类似药研发的，应慎重考虑。

对临床比对试验研究结果判定为相似的，可按生物类似药的技术要求进行评价。

（三）临床研究与评价

1. 一般考虑

临床比对试验研究通常从药代和 / 或药效比对试验研究开始，根据相似性评价的需要考虑后续安全有效性比对试验研究。

临床试验用样品应使用相同产地来源的产品。对产地、生产工艺和规模、处方发生改变的，应当评估对产品质量的影响，必要时还需重新进行比对试验研究。

对前期研究结果证明候选药与参照药之间无差异或差异很小，且临床药理学比对试验研究结果可以预测其临床终点的相似性时，则可用于评判临床相似性。对前期比对试验研究显示存在不确定性的，则应当开展进一步临床安全有效性比对试验研究。

2. 临床药理学

对于比较药代和药效特征差异的比对试验研究，应选择最敏感的人群、参数、剂量、给药途径、检测方法进行设计，并对所需样本量进行论证。应采用参照药推荐的给药途径及剂量，也可以选择更易暴露差异的敏感剂量。应预先对评估药代和药效特征相似性所采用的生物分析方法进行优化选择和方法学验证。应预先设定相似性评判标准，并论证其合理性。

1）药代动力学

在符合伦理的前提下，应选择健康志愿者作为研究人群，也可在参照药适应证范围内选择适当的敏感人群进行研究。

对于半衰期短和免疫原性低的产品，应采用交叉设计以减少个体间的变异性；对于较长半衰期或可能形成抗药抗体的蛋白类产品，应采用平行组设计，并应考虑组间的均衡。

单次给药的药代比对试验研究无法评判相似性的，或药代呈剂量或时间依赖性，并可导致稳态浓度显著高于根据单次给药数据预测的浓度的，应进行额外的多次给药药代比对试验研究。

对药代比对试验研究，通常采用等效性设计研究吸收率 / 生物利用度的相似性，应预先设定等效性界值并论证其合理性，对消除特征（如清除率、消除半衰期）进行分析。

一般情况下不需进行额外的药物 - 药物相互作用研究和特殊人群研究等。

2）药效动力学

采用药效比对试验研究应选择最易于检测出差异的敏感人群和量效曲线中最陡峭部分的剂量进行，通常可在 PK/PD 研究中考察。对药代特性存在差异，且临床意义尚不清楚的，进行该项研究尤为重要。

对药效指标，应尽可能选择有明确的量效关系，且与药物作用机制和临床终点相关的指标，并能敏感地检测出候选药和参照药之间具有临床意义的差异。

3）药代动力学 / 药效动力学

采用 PK/PD 比对试验研究结果用于临床相似性评判，所选择的药代参数和药效指标应与临床相关，应至少有一种药效指标可以用作临床疗效的评判，且对剂量 / 暴露量与该药效指标的关系已有充分了解；研究中选择了测定 PK/PD 特征差异的最敏感的人群、剂量和给药途径，且安全性和免疫原性数据也显示为相似。

3. 有效性

应遵循随机、双盲的原则进行比对试验研究。样本量应能满足统计学要求。剂量可选择参照药剂量范围内的一个剂量进行。

对有多个适应证的，应考虑首先选择临床终点易判定的适应证进行。对临床试验的终点指标，首先考虑与参照药注册临床试验所用的一致性，也可以根据对疾病临床终点的认知选择确定。

临床有效性比对试验研究通常采用等效性设计，应慎重选择非劣效性设计，并设定合理的界值。对采用非劣效设计的，需考虑比对试验研究中参照药的临床疗效变异程度以评价候选药和参照药的相似性。

4. 安全性

安全性比对试验研究应在药代、药效和 / 或有效性比对试验研究中进行，必要时应对特定的风险设计针对性的安全性比对试验研究。

比对试验研究中，应根据对不良反应发生的类型、严重性和频率等方面的充分了解，选择合适的样本量，并设定适宜的相似性评判标准。一般情况下仅对常见不良反应进行比对试验研究。

关于药物警戒，生物类似药也应提供安全性说明和上市后风险管理计划 / 药物警戒计划，按照国家相关规定开展上市后的评价，包括安全性和免疫原性评价。

5. 免疫原性

应根据非临床免疫原性比对试验研究结果设计开展必要的临床免疫原性比对试验研究。当非临床免疫原性比对试验研究结果提示相似性时，对提示临床免疫原性有一定的参考意义，可仅开展针对性的临床免疫原性比对试验研究；对非临床比对试验研究结果显示有一定的差异，或者不能提示临床免疫原性应答的，临床免疫原性试验的设计应考虑对所产生的抗体分别进行候选药和参照药的交叉反应测定，分析其对安全有效性的影响。

临床免疫原性比对试验研究通常在药代、药效和 / 或有效性比对试验研究中进行。应选择测定免疫应答差异最敏感的适应证人群和相应的治疗方案进行比对试验研究。对适应证外推的，应考虑不同适应证人群的免疫原性应答，必要时应分别开展不同适应证的免疫原性比对试验研究。

研究中应有足够数量的受试者，并对采样时间、周期、采样容积、样品处理 / 储藏及数据分析所用统计方法等进行论证。抗体检测方法应具有足够的特异性和灵敏度。免疫原性测定的随访时间应根据发生免疫应答的类型（如中和抗体、细胞介导的免疫应答）、预期出现临床反应的时间、停止治疗后免疫应答和临床反应持续的时间及给药持续时间确定。

免疫原性比对试验研究还应考虑对工艺相关杂质抗体的检测，必要时也应开展相应的比对试验研究。

比对试验研究还应对检测出的抗体的免疫学特性及对产品活性的影响进行研究，并设定相似性评判的标准。

6. 适应证外推的原则

对比对试验研究证实临床相似的，可以考虑外推至参照药的其他适应证。

对外推的适应证，应当是临床相关的病理机制和 / 或有关受体相同，且作用机制及靶点相同的；临床比对试验中，选择了合适的适应证，并对外推适应证的安全性和免疫原性进行了充分的评估。

适应证外推需根据产品特点个案化考虑。对合并用药人群、不同合并疾病人群及存在不同推荐剂量等情形进行适应证外推时应慎重。

关于生物类似药上市的说明书内容描述，应符合国家相关规定的要求，原则上内容应与参照药相同，包括适应证、用法用量、安全性信息等。当批准的适应证少于参照药时，可省略相关信息。说明书中应描述候选药所开展的临床试验的关键数据。

四、细胞治疗产品临床研究与评价

近年来，随着干细胞治疗、免疫细胞治疗和基因编辑等基础理论、技术手段和临床医疗探索研究的不断发展，细胞治疗产品为一些严重及难治性疾病提供了新的治疗思路与方法。

细胞治疗产品此处是指用于治疗人的疾病，来源、操作和临床试验过程符合伦理要求，按照药品的管理相关法规进行研发和注册申报的人体来源的活细胞产品；未包括部分输血用的血液成分，已有规定的、未经体外处理的造血干细胞移植，生殖相关细胞，以及由细胞组成的组织、器官类等产品。

我国既往多年在细胞治疗领域的监管一直处于界定不清的状态。目前细胞治疗还处在两种监管途径，一种是国家卫生和计划生育委员会备案制度，另一种是按药品注册申报。我国干细胞和免疫细胞治疗（如 CAR-T，Chimeric antigen receptor T-cell therapies）的研发数量已处于全球领先，例如，截至 2017 年 11 月，我国在国际登记注册仅 CAR-T 临床研究就有近 130 个，其数量占据全球首位；干细胞治疗临床研究也有几千个；包括系列再生医学产品已按医疗技术进行临床应用，但与细胞结合类的再生医学产品在临床使用存在潜在的风险。

美国 FDA 在注册法规层面按风险对细胞产品进行分级管理，整体上从作用同源性和干扰最小化两方面考虑来划分。如果产品拟用的适应证 / 临床用途与细胞来源是一致的，且细胞在体外未经过加工和改造，就按低风险产品执行相关的 361 法规要求（备案管理）；若反之，属于高风险产品，按 351 法规要求，以药品申报流程和技术要求。

针对细胞治疗领域，由于各种细胞分类复杂，相对应的细胞治疗产品风险程度不一，应在我国建立细胞治疗监管的分级体系。

2017 年 8 月 31 日，美国 FDA 按基因治疗产品批准上市了诺华公司首个针对 CD19 靶点的 CAR-T 细胞治疗产品 Kymriah（tisagenlecleucel），用于青少年和成人复发难治的急性淋巴细胞白血病；2017 年 10 月 19 日，FDA 又批准 Kite 公司的 Yescarta（axicabtagene cilolercel）上市，用于复发难治的 B 细胞淋巴瘤患者。这两个细胞治疗产品的获批，对于复发难治肿瘤有了新突破，是肿瘤治疗史的一个里程碑式事件。

细胞治疗类产品又被喻为“活的药物”，具备高新的生物技术及产品显著的差异化特征，对于全球的监管机构来说，如何规范和指导这类产品进行研发与评价是巨大的挑战。

以下是基于当前对此类细胞产品的认知提出临床研发的考虑。

（一）风险管理与控制

由于细胞治疗产品种类多、差异大、性质复杂多变、研究进展快、技术更新迅速、风险程度不同，因此，对于不同类型产品，可基于风险特征和专项控制措施，制定适合其产品的特有技术要求。细胞治疗产品的风险很大程度上取决于细胞的来源、类型、性质、功能、生产工艺、非细胞成分、无关细胞群体、全生产过程中的污染和 / 或交叉污染的防控，以及具体治疗途径及用途等。不同细胞治疗产品的制备及使用过程可能会给患者带来不同程度的风险。细胞治疗产品应根据不同的风险制订相应的风险控制方案。从细胞治疗产品研发初始，应根据已有认识及其预期用途进行全面分析，并应在整个产品生命周期内不断地收集和更新数据，明确和防范风险。

在评估产品的整体风险时，应考虑各种因素对产品风险的影响。例如，细胞的来源，细胞的操作程度，细胞的增殖、分化、迁移能力，细胞体外暴露于特定培养物质时间、细胞培养时间、细胞存活情况和细胞代次，非细胞成分的毒性作用，物理性及化学

性处理或基因修饰 / 改造对细胞特性的改变程度，细胞和生物活性分子或结构材料组成的组合产品，激活免疫应答的能力，免疫识别的交叉反应，使用方式，对受者的预处理，类似产品的经验或相关临床数据的可用性等多方面因素。

在细胞治疗产品的研发中，应不断综合各种风险因素进行分析评估，特别是应将综合风险分析结果用于：确定与产品的质量和安全性相关的风险因素；确定在非临床和临床应用中所需数据的范围和重点；确定风险最小化措施的过程等。

细胞治疗产品中的细胞来源、获取和操作过程应当符合伦理。生产者应建立“知情与保密”管理体系，一方面让供者充分了解细胞的用途和使用情况，另一方面让供者的个人信息得到充分的保护。对于制备过程中不合格及临床试验剩余的细胞治疗产品或供体细胞，必须采用妥善、合法并符合伦理和生物环境安全性相关要求的处理方式。

细胞治疗产品的生产者应建立产品可追溯的管理体系，以确保产品从供者到受者全过程的可追溯性。需列出供者 - 产品 - 受者链，或自体产品 - 受者链，需规范和监控生产操作过程，严格防控不同供者样品（或不同批次样品）的混淆。

（二）临床研究基本原则和考虑

当细胞治疗产品进入临床试验阶段时，同药物一样应遵循 GCP 的要求。临床试验的研究内容原则上应包括临床安全性评价、药代动力学研究、药效学研究、剂量探索研究和确证性临床试验等。根据不同细胞治疗产品的产品性质，可酌情调整具体的试验设计。

鉴于细胞治疗产品特殊的生物学特性，在临床试验研究中，需要采取不同于其他药物的临床试验整体策略。为了获得预期治疗效果，细胞治疗产品可能需要通过特定的手术措施、给药方法或联合治疗策略来进行给药。因此，在临床试验方案设计中应一并考虑。

细胞治疗产品很多特有的性质也会影响其临床试验的设计，包括产品特性、生产特点及临床前研究的结果等。

1. 受试者的保护

受试者的选择需要考虑多方面的因素，选择宗旨是能使研究受试者的预期风险与潜在获益经过慎重评估，同时能实现进行科学研究的目的。

在早期临床试验阶段，所预期的获益或风险存在很大的不确定性。对于预期作用持久或永久，以及侵入性给药等高风险特点的细胞治疗产品，在试验中应选择预期治疗可能获益的患者。

选择患者作为受试者时，应充分考虑患者疾病的严重程度、疾病的不同阶段及现有治疗手段；如果不能获得有效的治疗，特别是不可治愈性疾病重度致残和危及生命时，患者接受细胞治疗临床研究是合理的。同时应确定并减小受试者可能承担的风险。

在受试者的选择中，还应关注，如果患者将来需要通过细胞、组织或器官移植治疗该疾病或其他疾病，异体细胞治疗产品诱导产生的抗体可能会影响到移植的成功率。

受试者选择可能会影响临床试验的风险和获益，应尽可能减少风险、提高分析结果的能力，并增加对个体受试者和社会的获益。

对受试者可能带来的风险和获益应在知情同意书中给予充分表述。

2. 药效学研究

即使受试的细胞治疗产品的作用机制尚不清晰，但对其主要的作用应有所了解。

在早期临床试验中，通常其主要目的是评价产品的安全性，常见的次要目的则是初步评估产品有效性，即药效学评价。评估指标为，可能提示潜在有效性的短期效应或长期结局。这些概念验证数据可以对后续的临床开发提供支持。在细胞治疗产品的活性评估中，可以包括基因表达、细胞植入、形态学变化和其他生物标志物等特殊指标，也可以包括免疫功能变化、肿瘤体积改变或各种类型的生理应答等更常见的指标，以及因技术发展可以检测的指标。

如果使用细胞治疗产品的目的是纠正功能缺陷或受损的细胞或组织的生物学功能，则应进行细胞治疗产品功能学检测。如果细胞治疗产品的预期用途是修复、免疫调节、替换细胞、组织，并有望能够终生发挥功能，则相关的结构、组织学检测指标可作为潜在的药效学标志物而进行检测，包括镜检、组织学检测、成像技术或酶活性指标检测等。

当细胞治疗产品包含非细胞成分时，应该考虑对该产品进行生物相容性、体内降解速率和生物学功能等综合评估。

3. 药代动力学研究

传统的药代动力学研究方法并不适合人的细胞治疗产品的药代动力学研究。应尽可能开展细胞治疗产品的体内过程研究。临床试验中应对研究要求、可能采取的方法及可行性进行讨论，并注意在细胞治疗产品预期的活性过程中，重点检测细胞的活力、增殖与分化能力、体内的分布 / 迁移和相关的生物学功能。

如果需对细胞治疗产品进行多次（重复）给药，临床方案设计时应考虑细胞治疗产品在体内的预期存活时间及相应的功能。

4. 剂量探索研究

早期临床试验的目的之一是探索细胞治疗产品的有效剂量范围；如可能，还应确定最大耐受剂量。

应基于在产品的质量控制研究和临床前研究中所获得的结果来确定细胞治疗产品给药剂量，并充分考虑产品的生物学效力。

与小分子药物不同，细胞治疗产品的首次人体试验起始剂量一般难以从传统的非临床药代动力学和药效学中评估确定，但其既往临床使用经验（如有）可能有助于合理地确定临床起始剂量。很多细胞治疗产品会长期存在于受试者体内或作用时间持久，所以首次人体试验应采用单次给药方案，只有在初步了解产品的毒性和作用持续时间之后，才可考虑重复给药。

细胞治疗产品通常采用半对数递增（$10^{0.5}$ 倍）的方法来制定剂量递增方案。给药剂量增幅的设定应该考虑到临床前数据中与剂量变化有关的风险和活性，以及现有的任何临床数据。同时应充分考虑细胞治疗产品特有的安全性风险，设定足够的给药间隔和随访时间，以观察急性和亚急性不良事件。

尽管细胞治疗产品的给药剂量可能取决于患者的个体情况，然而早期临床试验所提供的剂量探索研究的证据仍然是确证性临床试验中给药剂量确定的重要依据。

5. 临床有效性研究

通常，临床有效性的确证性试验应在目标适应证人群中开展，应有足够样本量、合理的对照并选择具有临床意义的终点指标。同时，该临床试验应能够提供可产生预期治疗效果的临床给药方案、治疗效果的持续时间，以及在目标人群中的获益与风险。

针对特定适应证的确证性研究应符合现有的相关技术指导原则。在研究过程中，如果与上述原则有偏离，应提供合理的解释。

可以使用以往经过验证或普遍认可的指标作为替代终点，该替代终点应具有临床意义并与治疗有效性相关。如果产品的有效性依赖于该产品需要长期维持输入细胞的生物学活性，临床试验观察时间应按照该产品的预期生物学活性设计，并应提供长期的患者随访计划。

6. 临床安全性监测

细胞治疗产品的安全性监测应贯穿于产品研发全过程。

应对非临床研究中出现的所有安全性问题进行分析并提出解决措施，尤其是在缺乏相应的动物模型进行安全性评估或缺乏同源动物模型来预测人与动物在生理学存在差异的情况下的安全性评估。

在确定临床研究方案和患者目标人群时，应该将细胞治疗作为一个整体进行风险评估，如在实施细胞治疗产品所需的手术或免疫抑制治疗等过程中。

早期试验中，其主要目的是评价安全性。基于风险考虑，应在首例受试者安全性尽可能充分暴露后再逐例入组其他受试者。安全性评价的一般性监测通常包括症状记录和常规的临床检查，具体的监测项目取决于多种因素，如产品的性质和作用机制、研究人群、动物研究的结果和任何相关的临床经验。除了针对预期和非预期安全性问题的一般性项目检查和监测外，还可以针对细胞治疗产品的特定预期安全性问题进行评估，如急性或迟发性输注反应、细胞因子释放综合征、自身免疫反应、移植物失功或细胞治疗产品失活、移植物抗宿主反应、伴发恶性疾病、供体传染性疾病的传播、病毒重新激活等。研究者应该收集临床试验中的所有不良事件。

在细胞治疗产品的确证性临床试验及上市后阶段，除一般的症状记录和常规的临床检查外，还应注意一些重要生物学过程的改变，包括免疫应答、免疫原性、感染及恶性转化等。

由于细胞治疗产品的药理学活性可能起效缓慢或者延迟，因此，无论受试者是否接受了整个治疗方案，都应该持续监测安全性和药理学活性。对于预期具有长期活性的产品，应对患者进行随访以确定治疗产品的长期有效性及充分暴露产品相关的安全性问题。随访持续时间应能提供初步的有效性证据和该产品的活性持续时间，并应考虑该产品是否引起迟发型安全性问题等因素。

基于风险考虑，建议开展重复给药产品的临床安全性研究。确定最大安全剂量时应该考虑到重复给药的可能性。

在细胞治疗产品临床试验中，不良反应的频率或严重程度存在相当大的不确定性，因此，临床试验方案应该包括停止标准、风险评估方案，并成立独立的数据和安全监察委员会。

7. 制定风险管理方案与实施

在针对每个细胞治疗产品制订风险管理方案时，应阐述常规药物警戒及产品的可追溯性。同时应考虑细胞治疗产品在给药、个体化制备、特殊处理（如有效期短暂）或辅助治疗中可能带来的疗效和安全性差异。作为风险管理的一部分，应制定规范可行的标准操作规程。

细胞治疗产品可能需要特定的长期研究来监测特定的安全性问题，包括失效。应对长期安全性问题，如感染、免疫原性 / 免疫抑制和恶性转化进行评估，因此需要有足够的随访时间以评价其安全性。

在现阶段，对高风险的细胞治疗产品，患者的随访时间应足够长，甚至终身随访。如美国 FDA 对基因治疗类产品的生物安全性建议随访 15 年以上。

随着对细胞治疗产品认识的增加，可延长或缩短随访间隔时间。根据细胞治疗产品的生物学特性，可能需要开展特定的流行病学调查和研究。

综上，以上主要是基于目前的认知，提出涉及细胞治疗产品安全、有效、质量可控的一般技术考虑。随着技术的发展、认知的提升和经验的积累，将会逐步完善、细化与修订不同细胞类别产品的具体技术要求。对于多种细胞类型的产品，技术要求的适用性还应当采用“具体问题具体分析”的原则。

第三节　预防性生物制品临床研究与评价

预防用疫苗（以下简称疫苗）是指具有免疫原性，通过接种人体后诱导机体产生特异性主动免疫，从而保护人体免受相应抗原性物质所致疾病的生物制剂。传统疫苗主要包括灭活疫苗、减毒活疫苗和裂解疫苗等；而基于 DNA 重组技术生产的疫苗，如重组亚单位疫苗、重组 VLP 疫苗、载体疫苗等，可归入生物技术药物的范畴。

由于疫苗应用于健康人群与治疗性药物截然不同，对于新疫苗临床试验的评价有其特殊性。本节主要阐述临床试验评价的一般性考虑和要求。

一、新疫苗临床研究一般考虑

通过良好设计和实施完成的Ⅰ ~ Ⅲ期（部分还包括Ⅳ期）临床试验为新疫苗的注册上市提供了可供评价的基础和支持。临床设计方法学的考虑是贯穿在整个临床试验中的基本思路，在各个阶段的临床试验研究方案中均应有所体现。

疫苗临床试验的分期有其相对性，各期之间并不存在十分严格的界限。Ⅰ期临床试验的研究重点是考察安全性，通过少数的易感健康志愿者作为受试者，来确定人体的耐受性和初步了解疫苗的安全性，同时尽可能获得免疫学指标。Ⅱ期临床试验扩大了样本量，其目的是获得疫苗在目标人群中的初步有效性（通常是免疫原性）和安全性信息。Ⅲ期临床试验所需的样本量更大，其目的是全面和充分地评价疫苗的试验性保护效果和安全性，为疫苗上市提供基本可靠的依据。

（一）临床方案设计的总体考虑

Ⅰ期临床试验是小范围的研究，主要目的是观察疫苗的耐受性和安全性。因为不同年龄组可能在疫苗的剂量、疫苗接种时间、接种途径或疾病发生的风险等方面存在差异，因此，此期研究可能会在不同年龄组人群中进行。Ⅰ期临床试验可以采用开放、无对照的研究设计，并根据具体情况进行初步的免疫效果观察。

Ⅱ期临床试验则需要一系列试验设计和更多的受试者参与，通过评价疫苗抗原在目标人群的免疫应答，来确立合理的剂型、剂量、接种程序和途径等，为更大范围的Ⅲ期临床试验提供依据，同时评价与受试者免疫应答相关的多种可变因素，如年龄、性别、已存在的抗体等。此期临床试验主要为探索性研究，通常可采用较为灵活的研究设计，以便根据逐渐积累的试验结果对后续的试验设计进行完善。但最终应采用随机、盲法、对照试验，并通过严格的实施和合理的分析后从中得出可靠的结论，用于指导Ⅲ期临床试验。由于Ⅱ期临床试验的重要内容之一是评价疫苗抗原的免疫应答，因此，在方案中需确定产生免疫应答者的比例，并应观察保护性抗体（如中和抗体）滴度出现的时间、持续时间等抗体变化的情况，按时间间隔收集所有受试者的血清样本。

Ⅲ期临床试验是为确证疫苗的有效性和安全性而设计的大规模临床研究，是一种事先提出假设并对其进行检验的有对照的临床试验。确证性试验应严格按照事先设计的方案进行，如需要改变方案，必须有明确充分的理由。

需特别强调的是，前瞻性的随机、盲法、对照的临床试验是确定疫苗有效性的核心、关键性的研究。采用随机化可避免研究分组产生的偏倚，可发现试验疫苗和对照疫苗间细小的差别。随机单位可以是临床研究中的个体，它是统计分析的理想单位，但在某些情况下，也可用组或群为随机单位。使用对照和盲法可减少试验中潜在的判断偏倚，可反映疫苗的真实效果。

（二）风险 / 获益的权衡

对于研发的全新疫苗，应根据临床试验过程中出现的所有不良反应与临床保护的疫苗效力之间进行风险和利益的权衡，结合该疫苗针对疾病的现有预防方法、预防效果及同类疫苗的安全性情况综合考虑。如果可能，应与阳性对照数据进行分析比较。

具体参考 CFDA 发布的《疫苗临床试验技术指导原则》和《预防性疫苗临床试验的不良反应分级标准指导原则》。

二、疫苗临床相似性研究与评价

为保证同类疫苗注册上市时具有一致的安全性和有效性，拟采用临床相似性研究进行评价的试验疫苗，以及涉及处方和生产工艺等变更的疫苗。除遵循前述一般原则外，还需关注以下要求。

（一）临床试验设计一般考虑

临床相似性研究方案的设计在符合伦理和科学要求的同时，还要考虑近期疾病流行病学特征（传播途径、发病率等）、已上市同类疫苗应用的覆盖率及人群免疫水平等因素对临床试验的可能影响。大多数情况下此类疫苗的免疫原性替代指标与临床保护效力的相关性已明确，在此基础上，可采用免疫学替代指标，借助可靠的实验室检测方法并确定合理的临床有效性判定标准。一般多采用等效或非劣效的试验设计，并设定合理的界值。如缺少可靠的免疫原性替代终点时，通常应进行临床保护效力试验，无法提供保护效力试验时应说明理由，并提供足够的其他支持注册的证据。具体要求参照相关指导原则。

试验疫苗与已上市同类疫苗应首先进行药学和非临床研究的全面比较；建议充分考虑生产规模、生产工艺及产品关键质量属性（如病毒滴度、抗原含量/效价、产品相关杂质、工艺相关杂质等）的变异度、产品货架期降解等因素，选取具有代表性批次的试验疫苗进行注册临床试验。试验疫苗要充分考虑其关键质量标准项目的可接受限度（如抗原含量/效价、病毒滴度、产品相关杂质等），不仅须根据生产工艺能力、稳定性研究等前期药学研究数据确定，还应结合非临床毒性研究批次和结果、注册临床试验批次的核定结果及临床试验有效性和安全性结果分析论证其合理性。鼓励采用商业化规模生产的疫苗用于Ⅲ期临床试验。

试验疫苗成品批次间的质量稳定是临床相似性研究的前提之一。建议试验疫苗注册上市前进行商业化规模的多批次疫苗间比较的临床研究，即采用等效性试验设计，通过免疫原性指标来评价试验疫苗的批间一致性、质量稳定及工艺可重复性，以保证注册上市的疫苗质量科学可控。

（二）批（次）间一致性临床试验

通常情况下，对于商业化规模生产的试验疫苗批次间生产工艺的一致性和质量稳定性的临床验证，应使用足够批次与临床试验用批次疫苗进行药学比对研究。必要时，申请注册生产还应采用等效性试验设计对试验疫苗进行多批次间一致性的临床比较（应至少3批）研究。3批一致性临床研究应至少包括商业化规模疫苗，以证明商业化规模生产的疫苗与临床试验用批次疫苗及上市对照疫苗比较的临床相似性，并证明各批次商业化规模试验疫苗均能够诱导产生相同的免疫应答。

依据质量标准中关键检定项目的限度（如抗原含量/效价、病毒滴度上下限的范围等），采用具有代表性批次进行临床一致性比较，为确定质量标准中检定项目的有效性下限和安全性上限提供支持，保证质量控制标准科学和合理，从而达到安全有效、质量可控的上市要求。

（三）临床试验生物样本检测的基本要求

为保证临床试验中候选试验疫苗与对照疫苗实验室检测结果源数据的准确性、可重复性、可核实性和不同实验室间的可比性，生物样本检测分析的全过程应遵循临床实验室质量管理规范（GCLP）相关的标准和规定。临床试验生物样本检测应采用经过方法学验证或已普遍认可的分析技术和方法，保证有足够的能力可检出试验疫苗与对照疫苗之间可能存在的差异。

所有实验室指标（如血清学、细胞学、病原学等）检测应在通过国家实验室认可或业内公认并具备实验室资质认定的检测机构进行，按照临床试验方案确定的方法和要求实施。所有实验室的检测方法和分析技术均应提供选择依据及方法学验证资料，提供实验室检测标准操作规程（SOP）和质量控制规程。

具体的技术要求建议参考 CFDA 发布的《药物临床试验生物样本分析实验室管理指南（试行）》，以及药品审评中心（CDE）发布的《生物制品质量控制分析方案验证技术审评一般原则》。

（杨　焕）

参 考 文 献

国家食品药品监督管理局 . 2003. 药品临床试验质量管理规范 .

国家食品药品监督管理局 . 2004. 疫苗临床试验技术指导原则 .

国家食品药品监督管理局 . 2005. 疫苗临床研究报告基本内容书写指南 .

国家食品药品监督管理局 . 2005. 预防性疫苗临床试验的不良反应分级标准指导原则 .

国家食品药品监督管理局 . 2007. 药物注册管理办法及附件三：生物制品注册分类及申报资料项目要求 .

国家食品药品监督管理局 . 2011. 药物临床试验生物样本分析实验室管理指南 (试行).

国家食品药品监督管理局 . 2012. 药品定期安全性更新报告撰写规范 .

国家食品药品监督管理局药品审评中心 . 2005. 生物制品质量控制分析方法验证技术审评一般原则 .

国家食品药品监督管理总局 . 2013. 关于药物临床试验信息平台的公告 .

国家食品药品监督管理总局 . 2013. 一次性疫苗临床试验机构资格认定管理规定 .

国家食品药品监督管理总局 . 2013. 疫苗临床试验质量管理指导原则 (试行).

国家食品药品监督管理总局 . 2014. 疫苗临床试验严重不良事件报告管理规定 (试行).

国家食品药品监督管理总局 . 2015. 生物类似药研究与评价技术指导原则 (试行).

国家食品药品监督管理总局 . 2015. 药物临床试验数据现场核查要点 .

国家食品药品监督管理总局 . 2016. 临床试验的电子数据采集 (EDC) 技术指导原则 .

国家食品药品监督管理总局 . 2016. 临床试验数据管理工作技术指南 .

国家食品药品监督管理总局 . 2016. 药物临床试验数据管理和统计分析的计划和报告指导原则 .

国家食品药品监督管理总局 . 2017. 药物临床试验的一般考虑指导原则 .

国家食品药品监督管理总局药品审评中心 . 2017. 细胞治疗产品研究与评价技术指导原则 (试行).

王军志 . 2007. 生物技术药物研究开发和质量控制 . 北京：科学出版社：415-440.

EMEA. 2005. Guideline on Similar Biological Medicinal Products.

EMEA. 2006. Guideline on Similar Biological Medicinal Products Containing Biotechnology-derived Proteins as Active Substance：Non-clinical and Clinical Issues.

EMEA. 2006. Guideline on the Clinical Investigation of the Pharmacokinetics of Therapeutic Proteins(Draft).

FDA. 2012. Draft Guidance for Industry-scientific Considerations in Demonstrating Biosimilarity to a Reference Product.

ICH. 2013. 药物注册的国际技术要求 - 临床部分 (E1-E17).

WHO. 2010. Guidelines on Evaluation of Similar Biotherapeutic Products(SBPs).

下篇

第十五章

基因工程细胞因子类药物

细胞因子（cytokine）是由细胞分泌的具有生物活性的小分子蛋白质的统称。可产生细胞因子的细胞主要有活化免疫细胞和非免疫细胞，如骨髓或胸腺中的基质细胞、血管内皮细胞、成纤维细胞等。细胞因子具有调节细胞生理功能、介导炎症反应、参与免疫应答和组织修复等多种生物学效应。目前发现的细胞因子有几十种。细胞因子用于临床治疗疾病的研究从 20 世纪 80 年代开始，1986 年第一个细胞因子重组人干扰素 α 得到美国食品药品监督管理局（FDA）批准用于临床，目前至少有 10 种以上的基因工程细胞因子类药物在美国、欧洲和世界各地用于临床治疗疾病，另外还有一些细胞因子正处于研究开发阶段。我国于 1986 年开始基因工程干扰素药物的研究开发，于 1992 年由原卫生部批准我国第一个重组药物——基因工程干扰素 α1b 上市。截至 2017 年 3 月，由原卫生部和 CFDA 批准的各种重组细胞因子药物共计 16 种，其中包括 2 种 PEG 化细胞因子药物。本章分别对这些细胞因子的基因、分子结构、理化特性、受体、生物学活性、活性测定方法及临床应用等进行简要介绍，对一些较为成熟的品种还列出其质量标准以供参考。

第一节　白细胞介素

一、概述

（一）定义

白细胞介素（interleukin，IL）是由多种细胞产生并作用于 T 细胞、B 细胞及自然杀伤细胞等多种靶细胞的一类细胞因子。由于其最初发现是由白细胞产生且在白细胞间发挥作用，所以由此得名，现仍一直沿用。白细胞介素和血细胞生长因子同属细胞因子，两者相互协调、相互作用，共同完成造血和免疫调节功能。白细胞介素在传递信息、激活与调节免疫细胞、介导 T 细胞和 B 细胞活化、增殖与分化，以及炎症反应中起重要作用。

白细胞介素的功能与免疫反应的应答和调节相关，这种调节由来源于淋巴细胞或巨噬细胞等的许多细胞因子参与。来源于淋巴细胞的称为淋巴因子（lymphokine），来源于巨噬细胞的总称为单核因子（monokine），其中各个细胞因子的生物活性各有不同（例如，巨噬细胞活化，促进 T 细胞繁殖等）。

在对免疫应答的研究过程中，在丝裂原刺激的细胞培养上清中发现了许多具有生物活性的分子，研究者各自以测得的生物学活性进行命名，十几年间报道了近百种因子。后来借助分子生物学技术进行比较研究发现，以往许多以生物学活性命名的因子实际上是具有多效性的同一分子。

（二）发展历史

1979 年，为了避免命名的混乱，第二届国际淋巴因子专题会议将免疫应答过程中白细胞间相互作用的细胞因子统一命名为白细胞介素（interleukin，IL），在名称后加阿拉伯数字编号以示区别，如 IL-1、IL-2……，新确定的因子依次命名。只有取得克隆化的基因、明确产物的性质和活性才能得到国际会议的认可。这些物质分属于淋巴因子及单核因子中，已分别进行分离纯化并确定了相关性质。最初确定的物质为 IL-1 和 IL-2。IL-1 属于单核因子，以前曾以淋巴细胞活化因子（lymphocyte activating factor）、细胞促进蛋白质（mitogenic protein）及 B 细胞活化因子（B cell-activating factor）等 7 种名称命名。而 IL-2 属于淋巴因子，以前曾以胸腺细胞刺激因子（thymocyte stimulating factor）、T 细胞生长因子（T cell growth factor）等 6 种名称命名。

1987 年，人 IL-3 克隆成功，并成功制备重组 IL-3。

1995 年，国际免疫学学会联合会根据 IL-16 的基本结构和基因顺序，将 IL-16 正式命名。

2001 年，Lee 等首先报道了 IL-17E 的 cDNA 和氨基酸序列。

截至 2013 年 12 月，得到国际会议认可的白细胞介素成员至少达 38 个。

（三）分类

目前发现了 38 个白细胞介素，分别命名为 IL-1~IL-38，并按照其类似的功能分为不同的家族（表 15-1）。

表 15-1　白细胞介素分类表

分类	简介	成员
白细胞介素 -1 家族	白细胞介素 -1 家族（interleukin-1 family，IL-1F）有 11 个成员，可称为 IL-1F1~IL-1F11；其中绝大多数是促炎性细胞因子，主要通过刺激炎症和自身免疫病相关基因的表达，诱导环氧化酶 2、磷脂酶 A2、一氧化氮合酶、干扰素 γ、黏附分子等效应蛋白的表达，在免疫调节及炎症进程中扮演着重要的角色；多数经典家族成员的受体、信号转导和功能已经得到了广泛而深入的研究	IL-1α、IL-1β、IL-1 受体拮抗剂（IL-1 receptorantagonist，IL-1Ra）、IL-18、IL-36Ra、IL-36α、IL-37、IL-36β、IL-36γ、IL-38 和 IL-33
白细胞介素 -2 家族（γc 家族）	有 5 个成员，是信号转导都依赖于 γc 链（common γ chain）的一组细胞因子	IL-2、IL-4、IL-13、IL-15 和 IL-21

续表

分类	简介	成员
趋化因子家族	IL-3 和一些不属于白细胞介素的细胞因子归类为趋化因子家族	IL-3
趋化因子家族 C-X-C/α 亚族	IL-8 和一些不属于白细胞介素的细胞因子归类为趋化因子家族 α 亚族	IL-8
白细胞介素 -12/ 白细胞介素 -6 家族	白细胞介素 -12 家族 / 白细胞介素 -6 家族包含 5 个成员	IL-6、IL-12、IL-23、IL-27（即 IL-30）、IL-35
白细胞介素 -10 家族	IL-10 家族是Ⅱ类细胞因子的一个亚家族，对免疫系统发挥着多种多样的调节作用	IL-10、IL-19、IL-20、IL-22/IL-TIF、IL-24/MDA-7、IL-26 等
白细胞介素 -17 家族	白细胞介素 -17 家族有 2 个成员	IL-17 和 IL-25 即（IL-17E）
其他	其余的白细胞介素不明确属于任何一个家族	IL-5、IL-7、I-L9、IL-11、IL-14、IL-16、IL-31、IL-32

二、白细胞介素 -2

1976 年 Morgan 等发现小鼠脾细胞培养上清中含有一种刺激胸腺细胞生长的因子，由于这种因子能促进和维持 T 细胞长期培养，故称为 T 细胞生长因子（T cell growth factor，TCGF），1979 年统一命名为白细胞介素 -2（interleukin-2，IL-2）。

（一）IL-2 的产生

IL-2 是辅助性 T 细胞受丝裂原或抗原刺激后产生的一种淋巴因子。人辅助性 T 细胞受植物血凝素（PHA）或抗原刺激，鼠辅助性 T 细胞受刀豆蛋白 A（ConA）或抗原刺激均可产生 IL-2。人的 IL-2 产生细胞有末梢血淋巴细胞、脾细胞、扁桃体细胞、骨髓细胞和人白血病来源的传代的 jurkat 细胞系；鼠脾细胞、胸腺细胞和传代的鼠 EL4 细胞系均可产生 IL-2。

（二）*IL-2* 基因

人和小鼠 *IL-2* 基因 DNA 序列有 63% 同源性。人 *IL-2* 基因定位于 4 号染色体，约 5kb，由 4 个外显子和 3 个内含子组成。第 1 个外显子含有 5′ 端非编码区的 47bp 和编码人 IL-2 的前 49 个氨基酸残基的 147bp（其中含前 20 个氨基酸残基组成的信号肽）。第 2 和第 3 个外显子分别含 60bp 和 144bp，编码 20 个和 48 个氨基酸残基，最末 1 个外显子含有编码人 IL-2 末端的 36 个氨基酸残基的 108bp 和 3′ 端非编码的 280bp。三个内含子的长度为 91bp、2292bp 和 1364bp。人 *IL-2* 基因编码 153 个氨基酸残基的 IL-2 前体，当从细胞分泌时，N 端 20 个氨基酸残基的肽段被切掉，成为成熟的人 IL-2。

（三）分子结构和理化特性

人 IL-2 含有 133 个氨基酸残基，分子量为 15.5kDa，等电点在 6.6~8.2。天然 IL-2 的 N 端含有糖基，但糖基对 IL-2 的生物学活性无明显影响。IL-2 分子含有 3 个半胱氨酸，分别位于第 58、105 和 125 位，其中 58 位与 105 位半胱氨酸之间所形成的链内二硫键对于保持 IL-2 生物学活性起重要作用（图 15-1）。IL-2 对热较稳定，56℃处理 1h 或 37℃处理 15min 后仍保留活性，4℃可保存 1 年以上，其活性在 pH2~9 范围内保持稳定。IL-2 对蛋白酶敏感，对 DNA 酶、RNA 酶和神经氨酸酶不敏感。

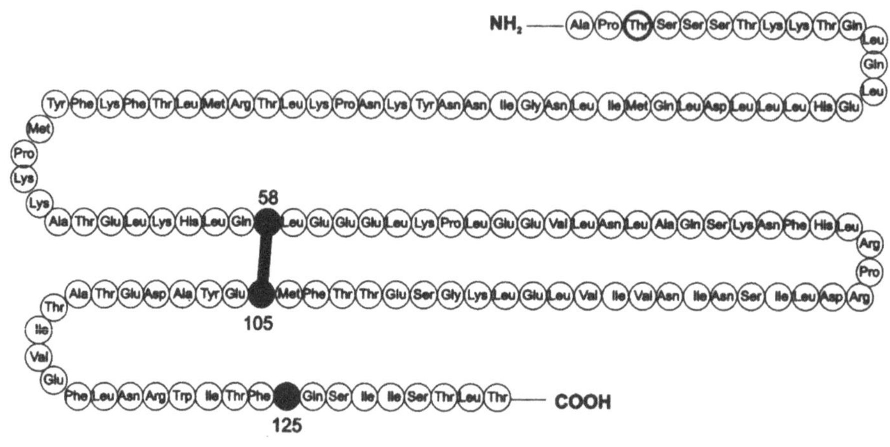

图15-1　IL-2蛋白质一级结构（Anthony et al.，1998）
实心圆表示半胱氨酸，粗圈表示可能的糖基化位点

在基因工程 IL-2 的提纯和复性过程中，如二硫键配错或分子间形成二硫键都会降低 IL-2 的活性。现已有应用点突变，将第 125 号位半胱氨酸突变为丙氨酸或丝氨酸，使其只能形成一种二硫键，保证了 IL-2 复性过程的活性。IL-2 有明显的疏水性，以单体存在，二级结构有 4 个反平行 α 螺旋区。重组 IL-2 因细菌缺少翻译后修饰功能，都不是糖蛋白，分子量约为 14kDa，等电点大部分为 7.1，少部分为 8.2。

（四）IL-2 的受体

IL-2 受体（IL-2R）由 α、β 和 γ 三条链组成。

1. IL-2Rα 链

Uchiyama（1981）首次制备了抗活化 T 细胞抗原 Tac 的 McAb，与 IL-2 相互竞争结合到 Tac 阳性细胞。Tac 的分子量为 55kDa。1984 年 Leonard 将 Tac 分子的 cDNA 克隆成功。Tac 分子为糖蛋白，由 272 个氨基酸残基组成，包括 21 个氨基酸残基信号肽；成熟分子含 251 个氨基酸，含有多个半胱氨酸、2 个 *N*- 糖基化位点，穿膜区和胞质区分别含 19 个和 13 个氨基酸残基。人 Tac 的基因定位于 10 号染色体，包括 8 个外显子和 7 个内含子，长约 25kb。Tac（p55）即为 IL-2 受体 α 链（或亚单位），又称 CD25，是活化 T 淋巴细胞的标志。在骨髓移植中如除去 Tac 阳性供体细胞，可以降低移植物抗宿主反应（GVHR），现已进入Ⅱ期临床验证。也可用抗 IL-2R McAb 选择性地封闭、消除活化的效应细胞，从而治疗同种异体移植物排斥反应及某些自身免疫性疾病。

2. IL-2Rβ 链

分子量为 70kDa，故又称 p70，在人白细胞分化抗原中编号为 CD122。人 IL-2Rβ

链基因定位于22号染色体。成熟IL-2Rβ链有525个氨基酸、5个*N*-糖基化位点，包括胞膜外区、穿膜区和胞质区。胞膜外区由214个氨基酸组成，有8个Cys，其结构上有1个红细胞生成素（EPO）受体超家族特征性的结构域，还有1个Ⅲ型纤维粘连蛋白结构域。跨膜区有25个氨基酸。胞质区有286个氨基酸，与EPO受体胞质区有一定的同源性。IL-2Rβ链本身无酪氨酸激酶区，但胞质区中有两个结构域：一个是靠近膜端的丝氨酸富含区，在IL-2诱导的增殖信号传递中起重要作用；另一个是与酪氨酸激酶相连的酸性区域。缺乏酸性区域的IL-2Rβ链突变体能传导增殖信号，并诱导转录c-myc，但不能介导诱导转录因子Fos的作用；缺乏丝氨酸富含区的IL-2Rβ链突变体不能诱导细胞增殖及c-myc的转录。因此，酪氨酸激酶途径似乎与*c-fos*基因的诱导有关，而非激酶依赖的途径与*c-myc*基因的诱导有关。IL-2Rβ链主要分布于T细胞、大颗粒淋巴细胞（LGL）、B细胞、pre-T细胞。

3. IL-2Rγ

糖蛋白，含347个氨基酸，分子量为64kDa。胞膜结构特征属于红细胞生成素家族成员，胞质区含86个氨基酸，第288~321位氨基酸序列似乎与src同源区2（SH2）同源，此区能与一些磷酸化蛋白中磷酸化酪氨酸残基相连，参与信号的转导。IL-2Rγ链表达于多种淋巴样细胞表面，如Molt-β、Molt-4、Jurkat、MT-1、MT-2，以及EB病毒感染的Raji细胞。

4. IL-2R的组成与亲和力的关系

单独IL-2Rγ链不能结合IL-2，但对于中亲和力IL-2R（βγ链）和高亲和力IL-2R（αβγ链）的组成、IL-2的内化及信号转导是必需的。X-性联重症联合免疫缺陷症患者的*IL-2Rγ*基因发生突变而丧失IL-2R功能。表15-2列举了三种不同亲和力的IL-2R的组成和分布。

表15-2　三种亲和力IL-2R的组成

组成	亲和力/kDa	细胞分布举例
α链（p55，CD25）	低，10^{-8}mol/L	B淋巴细胞
β链（p70，CD122）+γ链	中，10^{-9}mol/L	YT（NK细胞株），MLA144
α链+β链+γ链	高，10^{-11}mol/L	PHA刺激母细胞，HUT102B2

5. 可溶性IL-2R

可溶性IL-2R（soluble IL-2 receptor，sIL-2R）是膜结合形式IL-2Rα链的脱落物，分子量为45kDa。在人类T细胞白血病Ⅰ型病毒（HTLV-I）感染的HUT102B2细胞培养上清中含有大量sIL-2R。PBMC经丝裂原、CD3 McAb和同种异体抗原刺激后可释放sIL-2R。正常人血清和尿液中亦可检出少量sIL-2R。sIL-2R可能与膜表面IL-2R（mIL-2R）竞争结合IL-2，从而成为一种免疫抑制物质。sIL-2R增高可见于某些恶性肿瘤、自身免疫病、病毒感染性疾病及移植排斥等。

（五）IL-2的生物学作用

IL-2具有沿种系谱向上有约束性、向下无约束性的特点，如人的IL-2能促进小鼠T

细胞的增殖，而小鼠的 IL-2 不能维持人 T 细胞的生长。体内 IL-2 的半衰期只有 6.9min。据报道，IL-2 经聚乙二醇（PEG）修饰后对生物学活性无影响，半衰期可延长 7 倍左右。具有中和活性的抗 IL-2 抗体可抑制 IL-2 的生物学活性。

（1）Th、Tc 和 Ts 细胞都是 IL-2 的反应细胞：IL-2 对静止 T 细胞作用较弱。胸腺细胞和 T 细胞经抗原、有丝分裂原或同种异体抗原刺激活化后，在 IL-2 存在的条件下进入 S 期，维持细胞的增殖。IL-2 可刺激 T 细胞转铁蛋白受体（TfR、CD71）、胰岛素受体、MHC Ⅱ类抗原的表达，并产生多种淋巴因子如 IFN-γ、IL-4、IL-5、IL-6、TNF-β 及 CSF 等。

（2）诱导 CTL、NK 和 LAK 等多种杀伤细胞的分化和效应功能，并诱导杀伤细胞产生 IFN-γ、TNF-α 等细胞因子。IL-2 可增强 CTL 细胞穿孔素（perforin）基因的表达。

（3）直接作用于 B 细胞，促进其增殖、分化和 Ig 分泌。已发现活化的 B 细胞也可具有 IL-2R，IL-2 对 B 细胞的调节作用除通过刺激 T 细胞分泌 B 细胞增殖和分化因子间接发挥作用外，还可能有直接的调节作用。

（4）活化巨噬细胞。

（六）IL-2 的临床应用

1992 年美国 FDA 首先批准 IL-2 上市，目前在美国、日本、丹麦、中国等国家生产，批准的临床适应证主要是用于肾癌、黑色素瘤、恶性血管内皮细胞瘤、皮肤 T 淋巴细胞瘤、癌性胸水等的治疗。目前国内外白细胞介素 -2 正在进行临床研究的新适应证有：①与抗癌药（包括干扰素）联合应用治疗恶性肿瘤，提高疗效；②治疗艾滋病，可减少病毒总产量，降低发病率；③辅助治疗乙型肝炎，提高疗效；④辅助治疗肺结核，提高疗效；⑤辅助治疗麻风病，提高疗效；⑥骨髓发育不良症；⑦恶性间皮瘤；⑧晚期成神经细胞瘤。

综合目前的研究情况，IL-2 的临床应用主要可包括两个方面：一是 IL-2 单独或与其他细胞因子及化疗药物联合使用治疗疾病，二是用 IL-2 诱导的淋巴细胞（LAK 或 TIL）进行过继免疫疗法。目前重组 IL-2 已用于临床治疗肿瘤及感染性疾病等。

1. 抗肿瘤

IL-2 对血管肉瘤有良好的疗效，对转移性肾细胞癌有较明确的治疗作用，还可用于治疗其他抗肿瘤疗法无效的癌症，与其他细胞因子（如 IFN-γ、IL-12 等）联用常有相加或协同效应。由于 IL-2 可提高免疫力，与化疗药物联用可增加化疗药物的抗肿瘤作用。IL-2 与 LAK 或 TIL 联用是治疗肿瘤（特别是晚期肿瘤）的一种方法。LAK 疗法是将患者外周血淋巴细胞在体外经 IL-2 诱导扩增到足够数量，再与大剂量 IL-2 同时回输给患者，使 LAK 细胞在体内发挥抗肿瘤作用。而 TIL 疗法是从手术摘除的肿瘤中分离淋巴细胞，在体外经 IL-2 诱导扩增到足够数量，再与 IL-2 同时回输给患者。这种方法对某些晚期肿瘤（转移性肾细胞癌、黑色素瘤、结肠直肠癌、非霍奇金淋巴瘤）有一定的治疗作用，TIL 的治疗效果比 LAK 好，联合其他细胞因子（如 IFN-γ、TNF）使用疗效更好。但是这种疗效对其他肿瘤的治疗效果仍有待评价和研究。近年来已开始采用 *IL-2* 基因治疗对黑素瘤、肾细胞癌及神经母细胞瘤等肿瘤等进行临床验证。

2. 治疗感染性疾病

动物试验结果表明，IL-2 对某些因细胞免疫功能低下而受病毒感染，需增强细胞免疫功能的患者有一定疗效。IL-2 本身无直接抗病毒活性，它是通过增强 CTL、NK 活性，以及诱导 IFN-γ 产生而介导抗病毒感染的。目前用 IL-2 治疗活动性肝炎已显示出可喜的苗头，对于单纯疱疹病毒感染、AIDS 病（已进入Ⅱ期临床验证）、结节性麻风、结核杆菌感染等也有一定疗效。例如，IL-2 明显延长结核杆菌 H37RV 株感染小鼠和豚鼠的半数死亡时间，降低死亡率，减少感染动物脾、肺组织内的结核杆菌数，目前正在对 IL-2 的新适应证即用于治疗结核病进行研究。另外，IL-2 也能抗寄生虫的感染，能增强虐原虫感染的患者 T 细胞对疟原虫抗原刺激的反应，使 T 细胞大量增殖，细胞免疫功能增强。

3. 治疗艾滋病

后天获得性免疫缺陷综合征（AIDS）系受 HIV 感染，$CD4^+$ 细胞遭大量破坏所致，所以 IL-2 的产生、IL-2 受体表达、NK 细胞的活性、IFN-γ 的产生都明显降低。而注射 IL-2 治疗艾滋病能够显出一定效果，具有增加患者 $CD4^+$T 细胞数的作用，常与抗病毒药合用，并增加患者抗肿瘤和抗其他病毒感染能力，改善身体机能状态。

4. 免疫佐剂作用

应用 IL-2 作为佐剂与免疫原性弱的亚单位疫苗联合应用，可提高机体保护性免疫应答的水平，具体应用在幼儿接种乙肝疫苗过程中。

5. 抗高血压作用

国外有资料报道，高血压大白鼠注射 IL-2 5000IU/kg 体重，大白鼠高血压消失，一年之内不再表现高血压症状，但只对无心血管病理改变的机能性高血压大白鼠有效。

（七）生物学活性测定

下面介绍的是一种比较成熟的 CTLL-2 细胞株 /MTT 比色法，可用于 IL-2 的常规测定。

1. 材料和设备

（1）1640 培养液：按生产厂家说明书配制后过滤除菌。置于玻璃或塑料瓶中，4℃条件下保存。使用期限不得超过产品标示有效期。

（2）基础培养液：1640 培养液添加 10%（*V*/*V*）胎牛血清 FBS 或新生小牛血清（无支原体，需经促增殖试验验证）。置于玻璃或塑料瓶中，4℃条件下保存。

（3）完全培养液：基础培养液添加 rhIL-2 至终浓度 400~800IU/ml。置于玻璃或塑料瓶中，4℃条件下保存。

（4）PBS 缓冲液：取 8g NaCl、0.2g KCl、1.44g Na_2HPO_4、0.24g KH_2PO_4 用蒸馏水配成 1000ml 的溶液，经 121℃、15min 高压灭菌。置于玻璃或塑料瓶中，室温保存。

（5）MTT 溶液：用 PBS 缓冲液配成 5.0mg/ml 的溶液，经 0.22μm 滤膜过滤除菌。置于玻璃或塑料瓶中，4℃条件下避光保存。使用期限不得超过 6 个月。每次实验前检查，发现蓝色沉淀者应重新配制。

（6）裂解液：将 SDS 用蒸馏水配成 15% 的溶液。使用期限不得超过 12 个月。

（7）CTLL-2 细胞培养物：应为偏酸性、略微混浊液体，上次传代后 48~60h 用于

rhIL-2 效价测定。镜检 CTLL-2 细胞应呈光滑球状，分散悬浮，具良好折光性。培养物中应无其他镜检可见固形物。

（8）标准品：rhIL-2 效价测定用国家标准品。

（9）净化工作台、倒置显微镜、CO_2 培养箱、普通冰箱、低温冰箱、液氮罐、取液器、普通离心机、多功能酶标仪。

2. 实验步骤

（第一天）

（1）实验准备：取适量 Eppendorf 管、96 孔细胞培养板等做相应标记。

（2）制备细胞悬液：收集 CTLL-2 细胞，用基础培养液洗三次，每次 2000r/min 离心 5min。用基础培养液配成 5.0×10^5~6.0×10^5/ml 的细胞悬液，置于 37℃条件下备用。

（3）制备样品溶液：取 1 支标准品按说明书配成标准样品溶液。取规定数量的待检样品按说明书配成待检样品溶液。

（4）制备样本溶液：用基础培养液将标准样品溶液稀释至 200IU/ml；根据情况用基础培养液将待检样品溶液稀释至约 200IU/ml，每步稀释不得超过 10 倍。按以上预稀释程序制备的溶液称为样本溶液。

（5）制备样本梯度：在 96 孔细胞培养板中，每孔加入 50μl 基础培养液。在 A4~6 各孔中每孔加入 50μl 标准样本溶液，在 A1~3、A7~9、A10~12 各孔中每孔加入 50μl 各待检样本溶液，每个待检样品做 3 个复孔。自 A 行至 H 行做对倍稀释，每孔留 50μl 余液。其中，H4~6 三孔留作空白。

（6）加入细胞悬液并培养：每孔加入 50μl 细胞悬液，37℃、5%CO_2 条件下培养 18~24h（至第 H4~6 各孔存活细胞数量不足 A4~6 各孔的 10%）。

（第二天）

（7）加入 MTT 溶液并培养：每孔加入 20μl MTT 溶液，37℃、5%CO_2 条件下培养 4~6h。

（8）加入裂解液并保温：每孔加入 150μl 裂解液，37℃条件下保温 18~24h。

（第三天）

（9）测定 OD 值：在酶标仪上比色，测定波长 570nm，参比波长 630nm，记录测定结果。

3. 结果计算

用多功能酶标仪读出吸光度（A）值后，应用计算机程序或采用四参数法，以 IL-2 浓度的对数对样品吸光度作图，对各实验样品的各实验点吸光度、预稀释倍数、样本梯度等数据采用计算机程序进行处理。分别计算各实验样品的半效稀释倍数，即从样本溶液至相当于标准品 50% 最大效应点的稀释倍数，并按下式计算实验结果：

$$\text{供试品生物学活性（IU/ml）} = Pr \times \frac{Ds \times Es}{Dr \times Er}$$

式中，Pr 为标准品生物学活性（IU/ml）；Ds 为供试品预稀释倍数；Dr 为标准品预稀释倍数；Es 为供试品相当于标准品半效量的稀释倍数；Er 为标准品半效量的稀释倍数。

（八）质量标准

重组人 IL-2 原液和成品的质量标准参见表 15-3。

表 15-3　重组人 IL-2 质量标准

检测项目	检测方法	规定标准
原液		
生物学活性	CTLL-2 细胞株 /MTT 比色法	无
蛋白质含量	Lowry 法	无
比活性	生物学活性 / 蛋白质含量	≥ 1.0×10^7IU/mg 蛋白质
SDS-PAGE 纯度	非还原型 SDS-PAGE	≥ 95.0%
HPLC 纯度	HPLC	≥ 95.0%
分子量	还原型 SDS-PAGE	（15.5 ± 1.6）kDa
外源性 DNA 残留量	荧光染色法或 DNA 探针杂交法	≤ 10ng/ 剂量
宿主菌蛋白残留量	酶联免疫吸附试验	≤总蛋白的 0.10%
残余抗生素活性	培养法	阴性
细菌内毒素检查	凝胶法	＜ 10EU/100 万 IU
等电点	等电聚焦电泳	6.5~7.5
紫外光谱扫描	紫外光谱扫描	最大吸收峰波长应为（277 ± 3）nm
肽图	胰蛋白酶裂解后，RP-HPLC 法测定	应与对照品图形一致
N 端氨基酸序列	Edman 降解法	应为（M）APTSSSTKKTQLQLE
成品		
鉴别试验	免疫印迹法或免疫斑点法	阳性
外观	肉眼观察	应为白色或微黄色疏松体。加入 1ml 蒸馏水后应迅速溶解为澄明液体，不得含有肉眼可见的不溶物
可见异物	灯检法	应符合规定
装量差异	重量法	应符合规定
水分	费休氏试验	≤ 3.0%
pH	电位法	6.5~7.5
渗透压摩尔浓度	冰点下降法	应符合批准的要求
生物学活性	CTLL-2 细胞株 -MTT 比色法	应为标示量的 80%~150%
残余抗生素活性	培养法	不应有残余氨苄西林或其他抗生素活性
无菌检查	薄膜过滤法或直接接种法	无菌生长
异常毒性检查	小鼠试验法	无异常反应，动物健存，体重增加
细菌内毒素检查	凝胶法	＜ 10EU/ 瓶
乙腈残留量	气相色谱法	≤ 0.0004%

三、白细胞介素 -4

1982 年 Howard 发现 T 细胞培养上清中有一种促进 B 细胞增殖的因子，起初命名为 B 细胞生长因子 -1（B cell growth factor-1，BCGF-1）。有的实验室称为 B 细胞刺激因子 -1（B cell stimulating factor-1，BSF-1）、T 细胞生长因子 -2（T cell growth factor-2，TCGF-2）。1986 年基因克隆成功，国际统一命名为白细胞介素 -4（interleukin-4，IL-4）。白细胞介素 -4（IL-4）是由辅助 T 细胞（Th 细胞）产生的细胞因子，主要作用于 B 细胞，能增加 IgE 介导的体液免疫和杀伤细胞的能力。IL-4 又名 B 细胞生长因子、B 细胞分化因子 γ、B 细胞刺激因子、T 细胞生长因子 Ⅱ 和肥大细胞生长因子 Ⅱ。

（一）IL-4 的产生

人的 IL-4 主要由活化 T 细胞产生，小鼠由 Th2 亚群产生。此外，肥大细胞、IL-2 刺激小鼠 T 细胞系 2.19、ConA 刺激人 Th 克隆 2F1、小鼠胸腺瘤 EL-4 细胞及 B 细胞系 CH12 均能分泌 IL-4。

大多数能诱导 T 细胞活化的因素都能诱导 T 细胞产生 IL-4，如异种抗原、抗原提呈细胞提呈的抗原肽、抗 CD3 单克隆抗体、抗 T 细胞受体的单克隆抗体、T 细胞促分裂原（PHA、Con A 和 PWM）等。PMA 与抗 CD2 单克隆抗体或钙离子载体（A23187）或上述因素一起能增加 T 细胞释放 IL-4。细胞因子，如 IL-2、IL-4 本身和血小板活化因子（PAF）也能增加 T 细胞产生 IL-4。TGF-β 和环胞霉素 A 抑制 T 细胞产生 IL-4。

（二）*IL-4* 基因

小鼠 *IL-4* 基因长约 6kb，成熟 IL-4 分子由 120 个氨基酸残基组成，裸肽分子量为 14kDa，有 3 个糖基化位点，经糖基化后 IL-4 分子量为 30kDa。人 *IL-4* 基因定位于 5 号染色体，由 4 个外显子和 3 个内含子组成，约 10kb，4 个外显子分别编码 45、17、59 和 33 个氨基酸残基，3 个内含子分别长 272bp、5200bp（2966~3077 位是 TG 重复区）和 2577bp（7694~7902 位中有 3 个 70bp 的随机重复）。在 –27 处是 TATA 样的序列，其上游约 400bp 与 IL-2 基因同源，含 Oct 结合元件（ATGCAAAG）、NFAT 结合元件（–69~–79）、两个负调节元件（NRE）、一个正调节元件（PRE，–240~–223）、CCAAT 元件和 IFN 刺激反应元件（ISRE）。NRE-1（CTCCCTTCT，–311~–303）和 NRE-2（CTTTTTGCTTTGC，–288~–303）分别结合核因子 Neg-1 和 Neg-2，其中 Neg-1 是 T 细胞特有的。尽管 PMA 能诱导 IL-4 产生，但 IL-4 基因 5′ 端上游没有 TGACTCA 区。IL-4 mRNA 为 0.9kb。

（三）分子结构和理化特性

成熟人 IL-4 分子由 129 氨基酸残基组成，分子量为 15kDa，经过不同的 *N*- 糖基化后可达 18~19kDa，甚至 60kDa。IL-4 的等电点（pI）为 10.4~10.5。IL-4 前体是 153 肽，信号肽为 24 个氨基酸，分泌的成熟 IL-4 有 129 个氨基酸残基，含 3 个分子内二硫键（3~127，4~65，46~99），二硫键是 IL-4 活性所必需的。IL-4 有两个可能的 *N*- 糖基化位点，其中 Asn38 总是糖基化的，糖基对 IL-4 有的活性似乎没有影响。IL-4 的构型以 α 螺旋为主（9~21，45~64，74~96，113~129）。小鼠 IL-4 前体为 140 肽，成熟的小鼠 IL-4 含 120 个氨基酸残基，pI 为 9.7，有 3 个 *N*- 糖基化位点、3 个二硫键（图 15-2）。

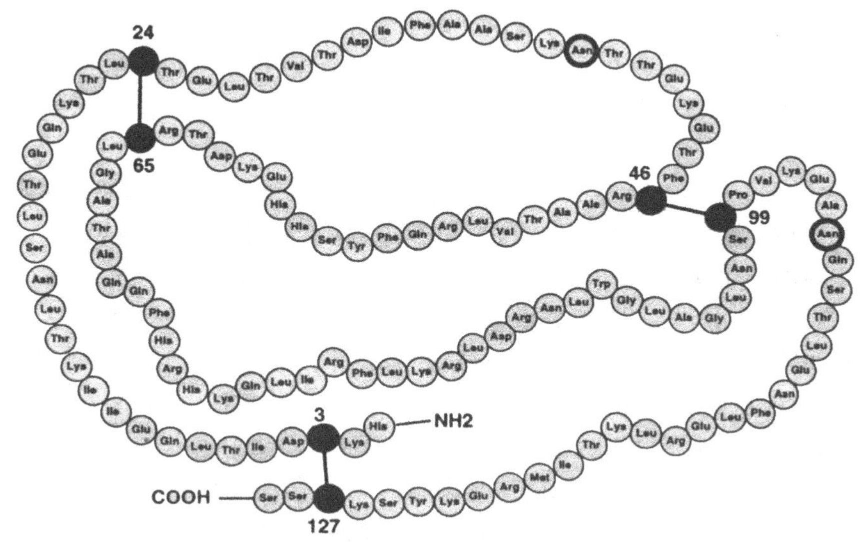

图15-2　IL-4蛋白质一级结构（Anthony et al.，1998）

实心圈表示半胱氨酸，粗圈表示可能的糖基化位点

IL-4 对多种蛋白酶敏感，如胰蛋白酶、糜蛋白酶和 V8 蛋白酶。IL-4 在 4℃中可保存 3 个月以上，在室温中可保存 1 个月，56℃、10min 不被灭活。在 pH2~10 中保持稳定。

（四）IL-4 受体

对 IL-4 敏感和不敏感的细胞都能表达低水平的高亲和力（K_d 为 40~200pmol/L）IL-4 受体，包括 T 细胞、B 细胞、单核巨噬细胞、粒细胞、成纤维细胞、内皮细胞和上皮细胞。

IL-4R 是异二聚体，有一条特异性的 α 链，以及一条与 IL-2R 和 IL-7R 共有的 γ 链（γc）。人 IL-4Rα 链是糖蛋白（130~140kDa），还原蛋白的分子量为 87kDa。IL-4Rα 链的 mRNA 约长 5kb，翻译含 825 个氨基酸残基的 IL-4R 前体，其中 25 个是信号肽；细胞外有 207 个，其中有 7 个 Cys、WSXWS 区和一个 *N*- 糖基化位点；穿膜区为 24 个氨基酸残基；胞质内有 569 个氨基酸残基，含有 2 个酸性氨基酸区、富含丝氨酸和脯氨酸的区域、6 个糖基化位点和 21 个 Cys，但是没有与蛋白激酶特征相似的保守区。

用竞争抑制实验和抗体抑制实验证明，IL-4R 中有一条与 IL-2 和 IL-7 共有的 γc 链。IL-4 与 α 链结合后才与 γc 链结合形成完整的 IL-4R，γc 链使受体的亲和力提高 2~3 倍，并参与 IL-4 诱导的一个主要的细胞内蛋白（胰岛素受体底物 1，IRS-1）的酪氨酸磷酸化。γc 链并不参与 IL-4 和受体结合的特异性，也与 IL-4R 的特异性信号转导无关。

（五）生物学功能

IL-4有单向种属特异性，人IL-4对小鼠细胞有作用，小鼠IL-4不能作用于人的细胞。

1. IL-4对免疫活性细胞的作用

IL-4属于Th2细胞产生的特征性细胞因子，能抑制Th1细胞产生细胞因子的能力和其他辅助功能。IL-4对免疫应答的影响主要是抑制细胞免疫，促进体液免疫（特别是IgE反应），增强特异性和非特异性的杀伤功能。

1）B细胞

IL-4的主要作用是针对B细胞的，是IgE的特异性诱导剂。IL-4抑制人或小鼠前体B细胞的自发增殖，但基质细胞能通过产生IL-4诱导小鼠前B细胞成熟。IL-4增加B细胞表达MHC-Ⅱ类分子、LFA1、LFA3和CD23（低亲和力IgE受体）。由于正常人静止B细胞已经高水平表达MHC-Ⅱ类分子和LFA，IL-4的这种诱导作用在Burkitt淋巴瘤细胞、慢性淋巴细胞白血病细胞等细胞中表现得比较明显。IL-4能诱导正常B细胞和白血病B细胞表达CD23α、CD23β和可溶性CD23，IFN-α和IFN-γ则可阻断IL-4的诱导作用。IL-4能促进B细胞表达SmIgM、CD40、B7等分子，抑制小鼠B细胞表达CD32（FcγRⅡ），提示IL-4能增强B细胞对T细胞的抗原提呈作用，增加B细胞与T细胞的相互作用，促进体液免疫应答，特别是促进IgE介导的免疫反应。

IL-4并不能诱导静止B细胞增殖，但能维持抗原活化B细胞的生长和扩增。IL-4和IL-2通过不同机制诱导B细胞增殖，IL-4可抑制IL-2诱导的B细胞增殖和Ig分泌，还抑制TNF-α诱导的PMA活化B细胞的增殖。IL-4与抗CD40抗体一起能维持放射处理的表达人FcγRⅡ的L细胞增殖达5周，扩增1000倍，加入IL-10后在2周内可使B细胞扩增60~100倍，扩增的B细胞表达CD19、CD20、高水平CD23和MHCⅡ类分子；在此系统中，IL-4诱导增殖的B细胞产生低水平IgM、IgG和IgA，但分泌大量IgE。增加细胞内cAMP的因素可增加IL-4诱导的细胞增殖。IL-4诱导IgE产生的作用不被IFN抑制，TNF-α能增强之，而TGF-β和PGE_2则抑制此作用。IL-4还抑制IgA表达，抑制抗原诱导的Ig产生。IL-4诱导SAC活化B细胞产生IgG和IgM的作用可能与诱导增殖有关。

在$CD4^+$T细胞辅助下，IL-4诱导人Ig类型从IgM向IgE、IgG4或IgG1转换，TGF-β抑制而TNF-α促进这种作用。IL-4直接诱导IgM转换为IgE，或经过IgG再转换到IgE。

2）T细胞

人和小鼠的胸腺细胞对IL-4和PMA都有增殖反应，反应亚群是$CD4^-$、$CD8^-$的早期T细胞，以及$CD4^+$、$CD8^-$或$CD4^-$、$CD8^+$的成熟T细胞；对$CD4^+$、$CD8^+$T细胞无作用或抑制增殖。IL-4优势诱导TCRγ/δ前T细胞分化。IL-4能在一定条件下维持胸腺细胞和活化T细胞生长，诱导活化T细胞表达CD23。IL-4抑制T细胞表达IL-2受体，抑制Th1细胞产生细胞因子（IFN-γ、TNF-α、TGF-β和GM-CSF等），抑制IL-2诱导的外周血淋巴细胞和T细胞（特别是$CD4^+$、$CD45RA^+$T细胞）的增殖，说明IL-4能拮抗IL-2的作用从而抑制细胞免疫。IL-4能增加抗原特异性CTL的活性。可溶性IL-4R抑制小鼠的移植排斥反应，增加移植物的成活率，可能与抑制IL-4诱导的CTL有关。

3）NK 细胞和 LAK 细胞

IL-4 能诱导 NK 细胞增殖。但是，IL-4 抑制 IL-2 诱导的人 NK 细胞增殖，抑制发生在诱导水平，可能与 IL-4 阻断 IL-2 诱导的 IL-2Rα 链产生有关；细胞产生高亲和力受体后，IL-4 不再有这种抑制作用。IL-4 也抑制 NK 细胞产生 TNF-α 和丝氨酸脂酶。IL-4 还抑制 IL-7 诱导的 LAK 细胞活性，能诱导小鼠 LAK 细胞表现活性。

2. 对其他细胞的作用

1）造血细胞

IL-4 增加 G-CSF 诱导的粒细胞集落，这种作用被 IFN-γ 抑制；增加 EPO 诱导的红细胞集落；增加 IL-6 诱导的红细胞和粒 / 单核细胞集落；增加 IL-3 诱导的嗜碱 / 肥大细胞集落，却抑制 IL-3 诱导的混合集落；抑制 M-CSF 或 GM-CSF 诱导的单核细胞集落或粒 / 单核细胞集落；抑制人造血细胞前体形成巨核细胞集落；在小鼠体内诱导嗜酸性粒细胞产生。IL-4 转基因小鼠表现为大量嗜碱性粒细胞及肥大细胞引起的眼和结缔组织炎症。

2）血液细胞

IL-4 通过增加呼吸暴发增强中性粒细胞的吞噬功能；增加中性粒细胞表达膜结合型和可溶性 IL-1R Ⅱ，这种作用与 IL-4 的抗炎效应有关。IL-4 还抑制嗜酸性粒细胞的分泌和细胞毒作用，减少细胞表达 FcγR。

IL-4 增加单核巨噬细胞表达 MHC Ⅱ类分子、LFA-1、CD23；减少 CD14 和 FcγR（CD64、CD32 和 CD16）表达；阻断巨噬细胞介导的 ADCC（抗体依赖的细胞介导的细胞毒作用）但不影响细胞吞噬；抑制单核细胞自发释放或被诱导释放细胞因子（IL-1、IL-6、IL-8、TNF-α 和 IFN）的能力，但增加细胞释放 IL-1ra。IL-4 还能诱导单核细胞凋亡；抑制单核细胞分泌胶原酶，从而降低细胞对细胞外基质的降解作用；抑制细胞释放超氧化离子和 PGE_2。这些作用说明 IL-4 是有效的抗炎因子。输入 IL-4 可抑制小鼠体内抗原特异性 T 细胞介导的抗炎反应。对于人，输入 IL-4 可增加循环中 IL-1ra 水平。IL-4 抑制巨噬细胞杀伤寄生虫的作用。

3）其他细胞

IL-4 诱导成纤维细胞趋化，表达 ICAM-1，分泌细胞外基质（纤粘素、Ⅰ型和Ⅲ型胶原等）和产生 G-CSF、M-CSF；抑制 IL-1 和 PDGF 诱导的成纤维细胞增殖；抑制单核细胞产生 IL-6。IL-4 增加 IL-1 诱导人胸腺上皮细胞的 IL-6 表达水平，但减少 GM-CSF 诱导的 IL-6 表达水平。IL-4 促进血管内皮细胞增殖，增加内皮细胞表达 VCAM-1，从而增加其与 T 细胞、嗜酸性粒细胞和嗜碱性粒细胞之间的黏附。IL-4 抑制其他细胞因子诱导内皮细胞表达 ICAM-1 和 ELAM-1 的作用；与 TNF 或 IFN-γ 一起使内皮细胞向成纤维细胞转化，这种形态学变化伴有细胞内基质从弥散状态重组到核周围。IL-4 增加内皮细胞产生 IL-6，此作用与 IL-1 和 IFN-γ 协同。IL-4 还能抑制 LPS、IL-6 和 TNF-α 诱导的内皮细胞表达前凝血活性。IL-4 能增加肝细胞表达细胞色素 P450 的亚单位 2E1，对 1A2、2C 和 3A 无作用或弱抑制。IL-4 减少肝细胞表达某些球蛋白，如白蛋白和 C 反应蛋白。

（六）生物学活性的检测

可采用 TF-1 细胞体外增生实验检测 IL-4 活性，操作步骤为：用含 10% 小牛血清和 2ng/ml rhGM-CSF（重组人粒细胞 - 巨噬细胞集落刺激因子）的 RPMI1640 培养液培养

TF-1 细胞株，活性检测前用只含有 10% 小牛血清的 RPMI1640 洗涤 3 次，以除去原培养液中的 rhGM-CSF。调整细胞浓度至 4×10^5 个细胞 /ml，接种到 96 孔板，每孔 50 μl，加入不同稀释度的重组 IL-4 待测样品，每个稀释度 3 个复孔，每微孔 50 μl，在 37℃、5% CO_2 条件下培养。设含 rhGM-CSF 的阳性对照和不加 hIL-4 的阴性对照。培养 48~72h 后，每孔加 10 μl MTT，继续培养 4~6h。每孔加 100 μl 的 10%SDS 溶液过夜，570nm 测定吸光度值。

（七）临床应用前景

IL-4 是重要的免疫活性调节分子，主要由 Th2 细胞产生，在 T 细胞、B 细胞、巨噬细胞的增殖分化及功能调控方面起重要的作用。近年来发现 IL-4 在树突状细胞扩增培养中至关重要，而树突状细胞作为一种体内最强的抗原提呈细胞，在抗肿瘤、抗感染免疫中具有不可忽视的作用，随着对其相关机制的进一步认识，IL-4 可能会显示出更多的研究和应用价值。

在一些体外和动物试验中已观察到 IL-4 有明显的抗肿瘤作用，如抑制胃肿瘤、脑肿瘤、乳房肿瘤，以及治疗慢性 B 淋巴细胞白血病、急性髓性白血病等。IL-4 对人类肿瘤细胞抑制作用的研究多局限于体外细胞培养，同时也进行了一些应用 IL-4 治疗晚期癌症患者的临床研究，但在不同类型肿瘤患者的临床试验中结果存在许多差异。IL-4 是唯一能够促进体外 Th2 途径的细胞因子，能够减轻 Th1 介导的自身免疫性疾病，用 IL-4 治疗牛皮癣能够获得较好的效果。IL-4 能调节前胶原Ⅰ的转录，提高 TIMP-2/MMP-2 的比例，在哮喘的前纤维化进程中起重要的作用。hIL-4 可能成为哮喘患者治疗潜在的靶分子。

IL-4 的抗炎作用可能在某些炎症或自身免疫病中有治疗价值。在硬皮病、多发性硬化症、自身免疫性甲状腺疾病、炎性肠道疾病、子宫内膜异位症和支气管哮喘、特应性皮炎等变态反应过敏性疾病时，机体 IL-4 水平显著增加。IL-4 增加抗 HBV 特异性抗体产生的作用也有应用价值。IL-4 还可能成为防治糖尿病的药物。针对 IL-4 诱导 IgE 产生的作用，目前正开发用抗 IL-4 抗体或可溶性 IL-4 受体治疗过敏性疾病。

（八）质量标准

重组人 IL-4 质量标准的制定可参考表 15-4，残留杂质及辅料检测等项目根据厂家的具体工艺情况制定。

表 15-4　重组人 IL-4 质量标准

检测项目	检测方法	规定标准
原液		
生物学活性	TF-1 细胞 -MTT 比色法	无
蛋白质含量	Lowry 法	无
比活性	生物学活性 / 蛋白质含量	≥ 2.5×10^6IU/mg 蛋白质
SDS-PAGE 纯度	非还原型 SDS-PAGE	≥ 95.0%
SEC-HPLC 纯度	SEC-HPLC	≥ 95.0%
RP-HPLC 纯度	RP-HPLC	≥ 95.0%

续表

检测项目	检测方法	规定标准
分子量	非还原型 SDS-PAGE	（15.1 ± 1.5）kDa
外源性 DNA 残留量	荧光染色法或 DNA 探针杂交法	≤ 10ng/ 剂量
宿主菌蛋白残留量	酶联免疫吸附试验	≤总蛋白的 0.10%
细菌内毒素检查	凝胶法	＜ 10EU/ 剂量
残余抗生素活性	培养法	不应有残余氨苄西林或其他抗生素活性
等电点	等电聚焦电泳	主区带应为 8.4~9.4，且供试品的等电点图谱应与对照品一致
紫外光谱	紫外光谱扫描	最大吸收峰波长应为（276 ± 3）nm
肽图	胰蛋白酶裂解后，RP-HPLC 法测定	应与对照品图形一致
N 端氨基酸序列	Edman 降解法	MHKCDITLQIIKTL
成品		
鉴别试验	免疫双扩散法或免疫印迹法	阳性
外观	肉眼观察	应为白色薄壳状疏松体，按标示量加入灭菌注射用水后应迅速复溶为澄明液体
可见异物	灯检法	应符合规定
装量差异	重量法	应符合规定
pH	电位法	7.5~8.5
水分	费休氏试验	≤ 3.0%
渗透压摩尔浓度	冰点下降法	根据产品情况规定
效价测定	TF-1 细胞 /MTT 比色法	应为标示量的 50%~150%
蛋白质含量	HPLC 法	应为标示量的 80%~120%
无菌试验	直接接种法	无菌生长
异常毒性检查	小鼠试验法	无明显异常反应，动物健存，体重增加
细菌内毒素检查	凝胶法	＜ 10EU/ 剂量

四、白细胞介素 -6

1980 年发现成纤维细胞经 Poly I-C 刺激后能产生一种抑制病毒复制的细胞因子，称为 β2 干扰素（IFN-β2）。以后的研究结果未能证实这种因子的直接抗病毒作用，但具有其他多方面的生物学功能，根据实验系统和功能的不同，还被命名为杂交瘤 / 浆细胞瘤生长因子（hybri-doma/plasmacytoma growth factor，HPGF）、B 细胞分化因子（B cell differentiation factor，BCDF）、B 细胞刺激因子 -2（B cell stimulatory factor 2，BSF-2）、溶细胞性 T 细胞分化因子（cytolytic T cell differentiation factor，CDF）和肝细胞刺激因子（hepatocyte stimu-lating factor，HSF）等。1986 年统一命名为白细胞介素 6（interleukin 6，IL-6）。

（一）IL-6 的产生

淋巴样和某些非淋巴样细胞均可产生 IL-6。

（1）T 细胞：T 细胞产生 IL-6 依赖于巨噬细胞或 PMA。抗原提呈细胞刺激相应的 T 细胞克隆，以及 HTLV-I 感染的 T 细胞系等均可分泌 IL-6。

（2）B 细胞：如 SAC 刺激而活化的 B 细胞。

（3）单核细胞：LPS 刺激单核细胞产生 IL-6，某些单核细胞系如 P388D1 也可分泌 IL-6。

（4）成纤维细胞：可自发产生 IL-6，其他因子或刺激物如 IL-1、TNF、PDGF、IFN-β、PolyI-C、A23187、PMA 等可促进 IL-6 的产生。

（5）肾小球系膜细胞、角朊细胞、内皮细胞等在一定培养条件下均可产生 IL-6。此外，肿瘤细胞或细胞系如 MG63 成骨肉瘤、T24 膀胱癌、A549 肺癌、7860 肾癌、SK-MG-4 神经胶质母细胞瘤、U373 星状细胞瘤、心脏黏液瘤细胞和骨髓瘤细胞等也能分泌 IL-6。最近发现垂体前叶中的滤泡——星状细胞（folliculostellate）可产生 IL-6，可能与败血症时 LPS 刺激导致 GH、ACTH 等激素水平升高有关。

（二）IL-6 的基因

1985 年，Kishimoto 等从 T 细胞中首先获得 IL-6 cDNA 克隆成功，人 *IL-6* 基因与小鼠有 65% 同源性。人 *IL-6* 基因位于 7 号染色体，约 5kb，有 5 个外显子和 4 个内含子。在 IL-6 基因功能调节区基因中存在着几种转录控制元件（transcriptional control element），如糖皮质激素反应元件（glucocorticoid responsive element，GRE）、AP-1 结合位点、c-fos 血清反应元件同源物（c-fos serum responsive element homology，c-fos SRE homology）、cAMP 反应元件（cycli AMP responsive element，CRE）和 NF-κB 结合位点。

（三）分子结构和理化特性

人 IL-6 分子由 212 个氨基酸残基组成，包括 28 个氨基酸残基的信号序列。成熟 IL-6 为 184 氨基酸残基，分子量为 26kDa。IL-6 分子由 4 个 α 螺旋和 C 端（175~181 位氨基酸）受体结合位点所组成，其中 179 位精氨酸残基对于与受体的结合非常重要。IL-6 有两对二硫键（Cys44-Cys50 和 Cys73-Cys83），IL-6 活性要求 Cys 的正确配对。分子中糖基对生物学活性功能并非必需，N 端 23 个氨基酸残基虽不直接与 IL-6 生物学活性有关，但对整个 IL-6 分子组成起稳定作用（图 15-3）。人 IL-6 氨基酸序列与小鼠 IL-6 有 42% 同源性，人的 IL-6 对小鼠某些细胞有刺激作用。IL-6 与 G-CSF 和 IFN-β 有较高同源性，对骨髓造血细胞和髓样白血病细胞的某些作用也有相似之处。

（四）IL-6 受体

目前已知，IL-6R 是由称为 IL-6 结合受体蛋白（IL-6 binding receptor protein）和称为信号转导蛋白（signal-transducing protein）的 gp130 组成，习惯上将前者称为 IL-6R。

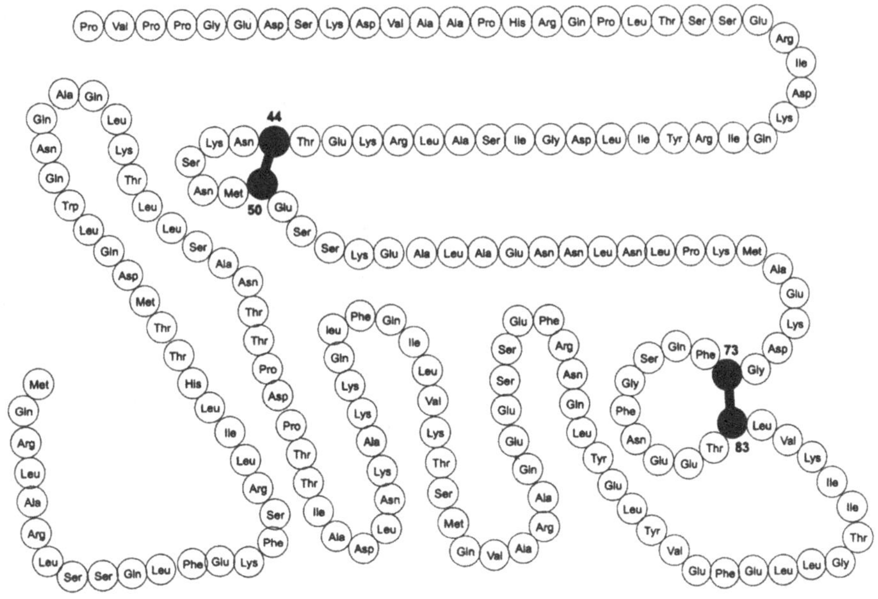

图15-3　IL-6蛋白质一级结构（Anthony et al.,1998）

实心圈表示半胱氨酸

1. IL-6R（CD126）

人IL-6R由468个氨基酸组成，切除N端19个氨基酸残基后的成熟分子有449个氨基酸，胞膜外区、穿膜区和胞质区分别为339个、28个和82个氨基酸，分子量为80kDa，6个*N*-糖基化位点。胞膜外由一个Ig样区（C2，约100氨基酸）、2个Ⅲ型纤维结合蛋白结构（各含100氨基酸）及1个细胞因子受体的同源区所组成，后者含4个保守的Cys和1个WSXWS结构。单独IL-6R与IL-6结合为低亲和力。IL-6R分布于淋巴样细胞和非淋巴样细胞，如活化B细胞、EBV转化B细胞、急性淋巴母细胞白血病细胞、骨髓瘤细胞、静止T细胞、肝细胞、单核细胞、急性髓样白血病（AML）细胞、嗜铬细胞瘤细胞等。

2. gp130（CDw130）

分子量为130kDa的糖蛋白，共有14个潜在*N*-糖基化位点，胞膜外区、穿膜区和胞质区分别有597个、22个和277个氨基酸。胞膜外区有1个IgC2区、6个Ⅲ型纤维结合蛋白的结构，其中第二个和第三个结构区之间有4个保守的Cys和WSXWS结构的区域，形成一个细胞因子受体家族结构特征的结构域。gp130不能直接与配基IL-6结合，在生理情况下，IL-6与IL-6受体结合后使IL-6R的构象发生变化并迅速与2个gp130分子结合，形成高亲和力的结合位点，并通过gp130亚单位传递信号。人和小鼠gp130在氨基酸水平上有77%的同源性。转染gp130 cDNA小鼠pro-B细胞在IL-6/sIL-6R复合物刺激下可传递增殖信号。小鼠体内注射IL-6可增加gp130 mRNA的表达。目前已证实，gp130除组成IL-6高亲和力受体外，也是白血病抑制因子（LIF）、抑瘤素M（OSM）、睫状神经营养因子（CNTF）和IL-11等受体所共用的亚单位。

3. 信号转导

gp130与IL-6/IL-6R复合物结合后，刺激gp130胞内部分发生酪氨酸磷酸化，目前关于参与此过程的酪氨酸蛋白激酶的作用还不清楚。酪氨酸激酶被激活后继而引起丝氨酸/苏氨酸激酶如丝裂原活化的蛋白激酶（mitogen activated protein kinase，MAPK）的激活，使 IL-6 核因子（nuclear factor for interleukin-6 expression，NF-IL-6）中丝氨酸和苏氨酸磷酸化而被激活，从而促进相应基因的活化。

4. sIL-6R

sIL-6R 存在于正常人尿、骨髓瘤细胞系 U266 培养上清，PHA 活化人 PBMC 及 HTLV-I 阳性细胞也能分泌 sIL-6R，分子量为 50kDa。用逆转录 PCR 从正常人细胞和骨髓瘤细胞中均分离出编码 sIL-6R mRNA，序列分析表明与膜结合受体相应区域序列一致。sIL-6R 也可从膜结合的 sIL-6R（mIL-6）脱落而来。sIL-6R 与 IL-12 p40 亚基具有高度同源性，而 IL-6 与 IL-12 的 p35 亚基序列高度同源，因此可以推测类似于 IL-6/sIL-6R 复合物的 IL-12 分子可能也通过类似于 pg130 的分子作用于细胞。与其他可溶性细胞因子受体不同，sIL-6R 结合 IL-6 后可与细胞膜表面 gp130 结合，增强 IL-6 的刺激活性；而可溶性 gp130（sgp130）可抑制 sIL-6R/IL-6 复合物的活性。sIL-6R 水平的升高与某些自身免疫性疾病有关。

（五）生物学功能

（1）刺激细胞生长：IL-6 可促进多种细胞的增殖，如 B 淋巴细胞杂交瘤、浆细胞瘤、EBV 转化的 B 细胞、T 细胞、PMA 和 IL-4 刺激的胸腺细胞、造血干细胞、角朊细胞和肾小球系膜细胞。

（2）促进细胞分化：如 B 细胞分化和 Ig 的分泌，CTL 分化，协同 IL-2 增强 CTL 中穿孔素基因的表达并增加 T 细胞 IL-2 产生和 IL-2R 表达，诱导异巨噬细胞、神经细胞和 NK 细胞分化。协同 IL-3 促进干细胞分化和巨核细胞的成熟，明显促进小鼠骨髓移植后免疫功能的重建。

（3）加速肝细胞急性期蛋白（acute phase protein）的合成。

（4）抑制 M1 髓样白血病细胞系的生长，促进其成熟和分化；抑制黑色素瘤、乳腺癌细胞生长。

（六）生物学活性测定

1. 原理

IL-6 在体外能促进 B 细胞杂交瘤的生长，故又称为杂交瘤生长因子（HGF）。小鼠 B 细胞杂交瘤 7TD1 是一株对 IL-6 依赖的细胞系，由 Van Snick 于 1986 年建立，只有在 IL-6 存在的培养基中才能生长，可以作为指示细胞来测定待检样品中 IL-6 水平。这类 IL-6 依赖的小鼠 B 细胞杂交瘤细胞系还有 MH60·BSF2、B9 等。

2. 材料和设备

（1）IL-6 依赖的 7TD1 细胞系。

（2）10%FCS-RPMI1640 及无 FCS 的 RPMI1640。

（3）^{3}H-TdR。

（4）标准 IL-6。

（5）PPO，POPOP，二甲苯。

（6）9999 型玻璃纤维滤纸。

（7）96孔平底培养板。

（8）多头细胞收集仪。

（9）CO_2孵箱。

（10）β液闪计数仪。

3. 实验步骤

主要为 ^{3}H-TdR 掺入法。

（1）将 IL-6 依赖的 7TD1 细胞用无 FCS 的 RPMI1640 洗涤 2 次，每次 1000r/min、5min，除去原培养液中的 IL-6。

（2）用 10%FCS-RPMI1640 调整活细胞数至 2×10^4 个 /ml。

（3）96 孔平底培养板中每孔加 100μl 7TD1 悬液（2×10^3 个 / 孔）。

（4）加入不同稀释度标准 IL-6 和待检样品（100μl/ 孔）。

（5）37℃、5%CO_2 孵箱培养 48~72h。

（6）每孔加 ^{3}H-TdR 0.5μCi/50μl。

（7）10h 后用多头细胞收集仪收获于玻璃纤维滤纸上。

（8）干燥后移入液闪瓶中，加入 1ml 闪烁液，于液闪仪中测 β 射线的 cpm 值。

4. 结果计算

（1）根据 cpm 值，将能使 7TD1 细胞 ^{3}H-TdR 掺入 cpm 值达到最大值 50% 的 IL-6 的活性定为 1U/ml。

（2）以刺激指数（SI）表示。

5. 注意事项

（1）7TD1 细胞洗涤要充分、轻柔，每次弃洗涤上清力求彻底。

（2）避免同位素污染。

（3）加样品时，应从低浓度到高浓度顺序加。

（4）加入 ^{3}H-TdR 最适时机是阴性对照 95% 以上死亡。

（5）为了增加检测方法的敏感性，可采用新复苏 7TD1 细胞，或用 pH4.0 枸橼酸缓冲液处理培养状态的 7TD1 细胞。

（七）IL-6 与临床

1. IL-6 的治疗作用

（1）治疗血小板减低：IL-6 对因化疗、放疗引起的血小板减少有肯定的疗效，IL-6 曾一度作为血小板制剂的替代品，在用于抗癌剂导致的造血功能不全方面寄予了很大的期望。由于TPO的克隆成功使得IL-6的开发前途较为黯淡。TPO-CNP1 配体小鼠实验中，投药 7 天使血小板增加 4 倍，同时投药的 IL-6（IL-3、IL-11 相同）最多增加 1.5 倍，而且 IL-6 的副作用较大（发热、头痛、白蛋白下降等）。由于 IL-6 单独形成药品的难度较大，有的厂家转向 IL-6 与集落刺激因子组合，以促进末梢血中骨髓干细胞增殖为适应证的开发研究。

（2）恶性肿瘤的辅佐治疗：IL-6 可增强癌症患者的免疫力，清除癌症患者手术治疗后体内残留的瘤细胞，预防恶性肿瘤的复发；与放、化疗等配合使用能提高患者的生存质量，延缓肿瘤进展。

（3）治疗某些免疫缺陷：IL-6可增强体液及细胞免疫，对一部分免疫功能缺陷患者也有治疗作用。

（4）其他作用：文献报道，动物实验证实IL-6可促进肝细胞再生，因此，IL-6可能对慢性肝炎及其他肝病患者有治疗作用，这一作用尚待观察。另外，IL-6可能用于促进神经细胞再生和抗骨质疏松。

2. IL-6的致病作用

多种疾病可能都与IL-6基因调节异常有关，包括炎症、自身免疫性疾病和恶性肿瘤。已知有IL-6异常表达的疾病状态包括：多克隆B细胞异常、自身免疫性疾病（心脏黏液瘤、类风湿关节炎、酒精性肝硬化、Castleman病、1型糖尿病、甲状腺炎等）、慢性增殖性疾病（膜增殖性肾小球肾炎、牛皮癣、Kaposi肉瘤）、恶性病变（浆细胞瘤、骨髓瘤、淋巴瘤、白血病、肾细胞癌）、AIDS病、脓毒败血症、骨质疏松、Fanconi贫血和HBV感染等。

许多自身免疫病中出现的自身抗体可能与IL-6的高表达有关。在肺结核、类风湿关节炎、溃疡性结肠炎、类肉瘤病、麻风病、Castleman病、Takayasu动脉炎、多发性骨髓瘤和姥鲛烷诱导的关节炎等都有半乳糖化的Ig出现，而IL-6转基因小鼠中也有半乳糖化的Ig增加。膜增殖性肾小球肾炎患者的肾小球膜细胞能产生IL-6，患者尿液中也能检出IL-6，而且尿中IL-6的水平与该病的进程有关，其他类型的肾小球肾炎无此现象。IL-6能促进角质细胞增生，可能参与牛皮癣的发病机制。IL-6还可能与B细胞增生白血病有关，用抗IL-6抗体能抑制患者体内骨髓瘤细胞的生长，但IL-6单独应用并不足以引起浆细胞瘤。无论如何，IL-6的拮抗剂在临床应用有很大的潜在价值。由日本中外制药公司开发的IL-6拮抗剂进入Ⅰ/Ⅱ期临床研究阶段，适应证为骨髓瘤、淋巴瘤。

五、白细胞介素-11

白细胞介素-11（interleukin-11，IL-11）是一种主要由间充质来源的黏附细胞产生的细胞因子，具有促进造血作用等生物学功能，1990年被命名。

（一）*IL-11*基因、分子结构和理化特性

人*IL-11*基因位于染色体19q13.3-13.4，有5个外显子（分别编码3个、57个、29个、54个或56个氨基酸）和4个内含子。IL-11的分子量为23~24kDa，pI为11.7。其前体是199肽，其中21个氨基酸是信号肽，成熟IL-11有178个氨基酸残基（PGPPPGPPRV SPDPRAELDS TVLLTRSLLA DTRQLAAQLR DKFPADGDHN LDSLPTLAMS AGALGALQLP GVLTRLRADL LSYLRHVQWL RRAGGSSLKT LEPELGTLQA RLDRLLRRLQ LLMSRLALPQ PPPDPPAPPL APPSSAWGGI R AAHAILGGL HLTLDWAVRG LLLLKTRL），没有二硫键和糖基化位点。中性环境中IL-11呈高度碱性，带7个正电荷。23% Leu使IL-11具有强的疏水特征；12% Pro集中在N端1/3，可能与IL-11的功能有关，但去除N端序列并不显著影响IL-11的活性。IL-11可能有4个α螺旋，构成2个受体结合位点：C端α螺旋（螺旋D）和Met59邻近区构成结合IL-11Ra链的位点1，N端α螺旋（螺旋A，Arg15~Leu35）构成结合gp130的位点2。

IL-11对热稳定，在中性PBS溶液中可耐受80℃处理。在疏水表面、液气交界面和机械剪切可引起IL-11的结构改变，导致自身凝聚和沉淀。IL-11在碱性环境中稳定，但很容易与保存管管壁结合而降低活性，在低浓度时尤其明显。在酸性环境下，IL-11的两个Asp-Pro结构极易被水解而灭活。Met59的氧化也使IL-11失去活性。常见Asn50的脱氨基化，但不影响活性。

（二）IL-11受体

IL-11受体有两条链：IL-11Ra链的分子量约151kDa，属于造血因子受体超家族，是受体与IL-11特异性结合的部分；另一条链是与IL-6、LIF、Onco M和CNTF等受体共用的信号转导链gp130，因此IL-11与这些细胞因子有相似的生物学活性。IL-11Ra链共432个氨基酸：胞外区344个氨基酸，有2个糖基化位点、4个Cys和WSXWS结构；穿膜区26个氨基酸；胞质区39个氨基酸。

（三）生物学功能

1. IL-11促进造血作用

（1）祖细胞的生长和分化：IL-11与IL-3、IL-4、IL-7、干细胞因子（stem cell factor，SCF）、flt3-L、GM-CSF协同作用，刺激来自于脐血、骨髓（BM）、外周血不同培养系统、不同来源的原始干细胞、多能干细胞和定向干细胞的扩增。与造血微环境中的其他细胞因子合用，IL-11可增加多能干细胞向原始祖细胞分化，并刺激定向干细胞的扩增和分化。

（2）IL-11引起的巨核细胞集落形成或血小板生成有可能由TPO介导。

（3）促红细胞生成：IL-11单独或与其他细胞因子（如IL-3、SCF或EPO）联合使用，可刺激人、小鼠胎肝多个阶段的红细胞生成。IL-11和SCF还可引起红系细胞自BM至脾脏的重新分布。

（4）髓系细胞的生成：IL-11可调节髓系祖细胞的分化和成熟。联合使用IL-11，SCF和G-CSF可显著增加周围血中性粒细胞数。

（5）淋巴细胞的生成：IL-11和SCF或IL-4联合使用，有效地支持5-FU处理的小鼠骨髓细胞原代培养中B细胞的产生。用SCF和IL-7处理的细胞，可得到相似的结果。IL-11和IL-4还可以逆转IL-3对早期B淋巴细胞产生过程中的抑制效应。

（6）对造血微环境的影响：IL-11最先来源于造血微环境中的基质细胞，在此微环境中可能起着旁分泌或自分泌生长因子的作用。

2. IL-11对非造血系统的作用

（1）IL-11可能调控胃肠道（gastrointestinal，GI）上皮细胞的正常生长。另外，IL-11可增强大鼠GI对铁的吸收，而此作用与红细胞的生成改变无关。

（2）破骨作用：IL-11与1,25（OH）$_2$D$_3$和甲状旁腺激素（PTH）联合作用，可刺激破骨细胞的产生，抑制骨结节（bone nodule）的形成。

（3）神经发生：IL-11是感觉和运动神经的重要生长因子。

（4）其他效应：IL-11还有许多非造血活性，可刺激急性期反应物质的产生，抑制脂肪形成，引起发热及调节细胞外基质（ECM）的代谢。IL-11可降低炎症性细胞因子的表达，尤其是单核 / 巨噬细胞 TNF-α 的释放。

（四）临床应用

化疗引起的骨髓抑制及与之相关的贫血、白细胞减少症和血小板减少症是很多化疗药物的剂量限制性毒性。尽管几种生长因子，如促红细胞生长素、集落刺激因子的出现大大减轻了贫血及粒细胞减少症对患者的危害，但血小板减少却是一个一直都未解决的问题。虽然输注血小板可暂时缓解血小板减少，但这种作用仅是暂时的，同时还可能出现其他问题，如感染、输血反应、抗体产生。因此临床上迫切需要促进血小板生长的因子。

在寻找血小板生长因子的过程中，人们陆续发现了 TPO（促血小板生长素）、干细胞因子（c-kit 片段），以及白细胞介素 -1、3、6、11 和 GM-CSF，其中白细胞介素 -11（IL-11）显示了较好的作用。重组人 IL-11（rhIL-11）由美国 GI（Genetics Institute）公司研制成功，1997 年 11 月经 FDA 批准上市，商品名为 Neumega，它是目前治疗化疗导致的血小板减少症的唯一有效药物。但在自体骨髓移植中，rhIL-11 不能降低血小板输注事件的发生率，同时还会出现水肿和较高的心血管系统不良反应。

主要的不良反应为水钠潴留，患者可出现周围性水肿、呼吸困难、疲乏，严重者出现胸水、腹水、心包积液。水钠潴留可导致血红蛋白、红细胞计数下降，有时患者还需输注红细胞。注射局部可出现疼痛、红肿，还有少数患者出现皮疹、厌食、暂时性视力模糊（由视神经乳头水肿所致）、抗体形成、过敏等。部分患者出现心血管方面的不良反应，如心率不齐、晕厥、心动过速、房颤等。

rhIL-11 一般在化疗完成后 6~24h 开始皮下注射，剂量为 50μg/kg，每日一次，连用 14 天，或直到血小板最低点过后计数≥ 100 000/mm^3 方可停药。往往注射 5~9 天后血小板数量开始上升，停止给药后连续 7 天血小板仍继续上升并于 14 天内恢复至基数水平。

虽然，rhIL-11 是目前唯一批准用于血小板减少症治疗的药物，但由于它对血小板生长的刺激程度仅为中等，同时应用中又有一系列不良反应，因此人们还在不断研究以期开发出疗效更好、毒性更低的药物。目前正在进行研究的药物有融合蛋白 PIXY321、C-mpl 片段模拟肽、高度亲和的白细胞介素 -3 受体片段 IL3-synthokine 等。也有学者试图联合应用几种有效药物综合治疗血小板减少症。

（五）生物学活性测定

下面介绍的是一种比较成熟的 B_{9-11} 细胞株 /MTT 比色法，可用于 IL-11 的常规测定。

1. 原理

IL-11 效价测定采用 B_{9-11} 细胞株 /MTT 比色法。适当浓度的 IL-11 对 B_{9-11} 细胞具有剂量依赖性促增殖作用。MTT 在活细胞的线粒体中可以定量地被还原为 MTT Formazan，通过比色法测定 MTT Formazan 的量可以直接表示 B9-11 细胞的生长状态。制备一系列 IL-11 稀释溶液，按 50% 最大效应点的稀释倍数可以折算为待检样品中 IL-11 的效价，测定结果需用 IL-11 效价测定用参考品校正。

2. 材料和试剂

（1）A 液：RPMI-1640 培养液，置 4℃保存。

（2）B 液：95% RPMI-1640 培养液，5% FBS。

（3）C 液：B 液添加 5ng/ml 的 IL-11（终浓度）。

（4）B9-11 细胞株：用 C 液在 37℃、5%CO_2 条件下进行培养。

（5）PBS 缓冲液：取 8g NaCl、0.2g KCl、1.44g Na_2HPO_4（或 3.63g $Na_2HPO_4 \cdot 12H_2O$）、0.24g KH_2PO_4（或 0.335g $KH_2PO_4 \cdot 3H_2O$）用蒸馏水配成 1000ml 的溶液。经 121℃、15min 高压灭菌，保存于室温。

（6）MTT 溶液：用 PBS 缓冲液配成 5.0mg/ml 的溶液，经 0.22μm 滤膜过滤除菌。置于玻璃或塑料瓶中，4℃条件下避光保存。使用期限不得超过 6 个月。每次实验前检查，发现蓝色沉淀则应重新配制。

（7）裂解液：DMSO。

（8）IL-11 标准品、IL-11 样品。

3. 设备和器材

（1）洁净工作台、CO_2 培养箱、酶标仪、移液器、显微镜、血细胞计数板、血细胞计数器、离心机。

（2）其他无菌器材：Eppendorf 管、取液器吸头、96 孔细胞培养板、储液槽等各种材料和器具应洁净、干燥和无菌。

4. 实验步骤

（1）~（6）各步骤应于无菌条件下进行。

（1）制备细胞悬液：取对数生长期 $B_{9\text{-}11}$ 细胞，用 A 液洗三遍，再用 B 液调整至 1.4×10^5 个细胞 /ml 的细胞悬液待用。

（2）制备样品溶液：取 1 支标准品按说明书配成标准样品溶液。取规定数量的待检样品按说明书配成待检样品溶液。

（3）制备样本溶液：用 B 液将标准样品溶液和待检样品溶液稀释至 500IU/ml，每步稀释不得超过 10 倍。按以上预稀释程序制备的溶液称为样本溶液。

（4）制备样本梯度：于 96 孔细胞培养板中，第 2~11 列各孔加入 150μl B 液。在 A6、A7 各孔中每孔加入 50μl 标准样本溶液，在 A2、A3；A4、A5；A8、A9；A10、A11 各孔中每孔加入 50μl 各待检样本溶液，每个待检样品做 2 个复孔。自 A 行至 H 行做 4 倍稀释，每孔留 150μl 余液。

（5）加样：将步骤（4）制备的实验样本梯度按位置对应关系移入 96 孔培养板，每孔 50μl。将步骤（1）制备的细胞悬液移入 96 孔培养板，每孔 50μl。37℃、5%CO_2 条件下培养 48~72h。

（6）加入 MTT 溶液并培养：每孔加入 20μl MTT 溶液，37℃、5%CO_2 条件下培养 4~6h。

（7）加入裂解液并测定结果：96 孔培养板离心去上清，加入裂解液 100μl，混匀，测定波长 500nm，记录测定结果。

5. 结果计算

对各实验样品的各实验点 OD 值、预稀释倍数、样本梯度等数据采用手工绘图或计算机程序进行处理，分别计算各实验样品的半效稀释倍数，即从样本溶液至相当于标准品 50% 最大效应点的稀释倍数，并按下式计算实验结果：

$$\text{待检样品效价}=\text{标准品效价}\times\frac{\text{待检样品预稀释倍数}}{\text{标准品预稀释倍数}}\times\frac{\text{待检样品半效稀释倍数}}{\text{标准品半效稀释倍数}}$$

（六）质量标准

rhIL-11 原液和成品的质量标准参见表 15-5。

表 15-5　rhIL-11 的质量标准

检测项目	检测方法	规定标准
原液		
生物学活性	$B_{9\text{-}11}$ 细胞株 -MTT 比色法	无
蛋白质含量	Lowry 法	无
比活性	生物学活性 / 蛋白质含量	≥ 8.0×10^6AU/mg 蛋白质
SDS-PAGE 纯度	非还原型 SDS-PAGE	≥ 95.0%
HPLC 纯度	RP-HPLC	≥ 95.0%
分子量	还原型 SDS-PAGE	（19.0 ± 1.9）kDa
等电点	等电聚焦电泳	应与对照品一致
外源性 DNA 残留量	DNA 探针杂交法或荧光染色法	≤ 10ng/ 剂量
宿主菌蛋白残留量	酶联免疫吸附试验	≤总蛋白的 0.05%
* 残余抗生素活性	培养法	不应有残余氨苄西林或其他抗生素活性
细菌内毒素含量	凝胶法	≤ 10EU/mg
紫外光谱	紫外光谱扫描	（280 ± 3）nm
肽图	胰蛋白酶裂解后，RP-HPLC 法测定	与对照品图形一致
N 端氨基酸序列	Edman 降解法	GPPPGPPRVSPDPRA
* 羟胺残留量	化学法	＜ 100nmol/mg
成品		
外观	肉眼观察	应为白色疏松体，加入 1ml 注射用水后溶解迅速，溶液为无色澄明液体，不得含有肉眼可见的不溶物
溶液的澄清度	肉眼观察	按标示量加入灭菌注射用水，复溶后溶液澄清，如显浑浊，应与 1 号浊度标准液比较，不得更浓
可见异物	灯检法	除允许有少量细小蛋白絮状物或蛋白质颗粒外，其余应符合规定
装量差异	容量法	应符合规定
鉴别试验	免疫双扩散法或免疫印迹法	阳性
pH	电位法	1ml 注射用水溶解后，pH 应为 6.5~7.5
水分	费休氏试验	≤ 3.0%
生物学活性	$B_{9\text{-}11}$ 细胞株 -MTT 比色法	应为标示量的 80%~150%
蛋白质含量	分光光度法	应为标示量的 80%~120%

续表

检测项目	检测方法	规定标准
无菌试验	薄膜过滤法	无菌生长
异常毒性试验	小鼠法	无异常反应，动物健存，体重增加
细菌内毒素检查	凝胶法	＜10EU/支
甘氨酸含量	高效液相法	应符合批准要求
*甲醇残留量	气相法	＜0.0003%
渗透压摩尔浓度	冰点下降法	应符合批准要求
*残余抗生素活性	培养法	阴性

*项为据实选择项。

六、白细胞介素-12

1982年，Wagner等发现在丝裂原刺激小鼠淋巴细胞的条件培养液中存在一种不同于IL-2的细胞因子，这种细胞因子在体外能与IL-2协同促进鼠CTL应答。1986年在人混合淋巴细胞培养（MLC）或PHA活化的PBMC培养上清中也发现了与此类似的因子，称为CTL成熟因子（cytotoxic lymphocyte maturation factor，CLMF；或Tc maturation factor，TcMF）。1991年Gubler等将CLMF cDNA克隆并表达成功，表明是一种新的细胞因子，遂将CLMF命名为白细胞介素-12（interleukin-12，IL-12）。

（一）IL-12的产生

产生IL-12的细胞主要是具有抗原提呈功能的细胞，如活化的巨噬细胞、树突状细胞等。活化T细胞通过CD40配体等共刺激信号诱导树突状细胞和巨噬细胞产生IL-12。郎格汉斯（Langerhans）细胞和正常或恶性的角质细胞产生低水平的IL-12。正常B细胞几乎不产生IL-12。B细胞和外周血淋巴细胞在SAC、钙离子载体、LPS和结核杆菌的诱导下可产生IL-12。

（二）*IL-12*基因

IL-12由p40和p35两个亚基组成，由两个不相关的基因编码：p40的基因位于人染色体5q31-33，约20kb，有8个外显子；p35的基因位于人染色体3p12-3q13.2，约7kb，有7个外显子。细胞必须同时表达这两个基因才能产生有活性的IL-12。p35的mRNA长1.3kb，p40的mRNA长2.3kb，两种mRNA的3′非翻译区含有多个与加速mRNA降解有关的AUUUA区，许多细胞mRNA都有这个区域。

（三）分子结构及理化特性

IL-12是分子量为75kDa（SDS-PAGE）的异源二聚体糖蛋白，由35kDa（p35）和40kDa（p40）两条链经2个二硫键共价结合而成，pI为4.5~5.5，在等电点聚焦电泳上呈现3条主带。其重链（p40）由306个氨基酸组成，包含10个半胱氨酸残基和4个潜在的糖基化位点；轻链（p35）由197个氨基酸组成，包含7个半胱氨酸残基和3个潜在的糖基化位点（图 15-4）。单独将 p35 或 p40 的 cDNA 转染 cos 或 CHO 细胞后均只能得到对应的单条链，只有共转染才能得到有生物活性的 IL-12（P75 异源二聚体）。种间杂合的 IL-12 异源二聚体，若 p35 来自鼠，则对人和鼠淋巴细胞均有效应；若 p35 来自人，则不论 p40 来源如何，都只对人淋巴细胞有效应，故 IL-12 的种属特异性取决于 p35 亚基的差异。

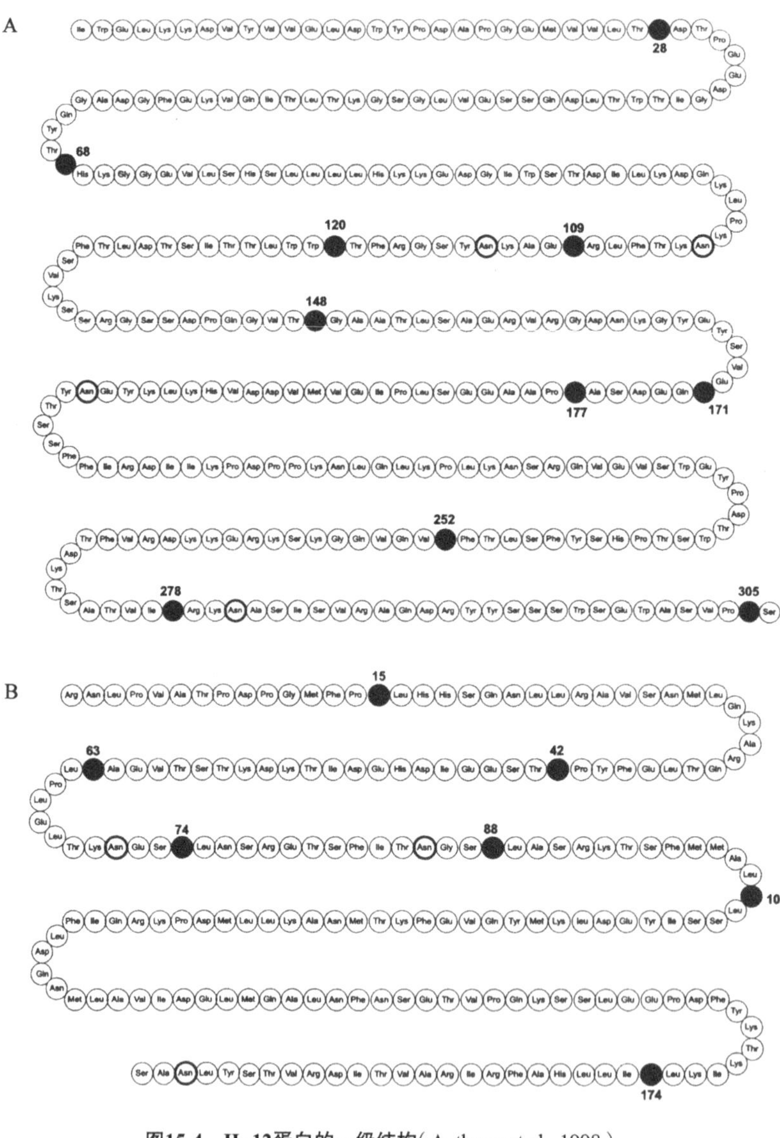

图15-4　IL-12蛋白的一级结构（Anthony et al., 1998）

A. 40kDa 亚基；B. 35kDa 亚基。涂黑的圆圈表示半胱氨酸残基，边缘加深的圆圈表示可能的 *N*- 连接寡糖位点

IL-12 的 p35 与 p40 亚基之间无序列的同源性，但 p35 亚基与 IL-6、G-CSF 及鸡骨髓单核细胞生长因子有一定的序列同源性，并且与许多细胞因子一样，有 α 螺旋丰富区。p40 亚基与其他细胞因子无序列同源性，却与促红细胞生成素（hemopoietin）受体超家族的 IL-6 受体 α 亚基和睫状神经营养因子（CNTF）受体有一定的同源性。

（四）IL-12 受体

IL-12 的生物活性是由专一性的、高亲和力的受体 IL-12R 介导的。流式细胞仪分析表明，在静息的人 NK 细胞上有 IL-12R，而在静息的人 T 细胞、单核细胞及活化的 B 细胞上均检测不到 IL-12R。在丝裂原或同种异型抗原（alloantigen）激活的 T 细胞（包括 $CD4^+$ 和 $CD8^+$）、IL-2 激活的 NK 细胞上，IL-12R 的表达可被 IL-12 上调。IL-12R 由两条多肽链 β1 和 β2 组成，均符合 B 型细胞因子受体的特点。IL-12 信号转导实验模型显示，β1 亚单位可与 Janus 激酶家族 -1（JAK2）相互作用，β2 亚单位与信号转导转录激活因子 3 和 4（STAT3，STAT4）及 TYK2 相互作用。比较 IL-2 和 IL-12 的信号转导途径发现，IL-2、IL-4、IL-7、IL-9 和 IL-15 能提高 TAK、STAT3 等分子的表达，IL-12 能激活 JAK2、TYK2，并诱导 STAT3、STAT4 分子中酪氨酸、丝氨酸的磷酸化作用，而且 IL-12 是唯一能诱导 STAT4 磷酸化的细胞因子，可见 IL-12 和 IL-2 有不同的信号转导途径。以上研究表明，IL-12 和 IL-12R 结合后，通过复杂的信号转导途径，促进 NK 细胞的活化，为以后抗肿瘤作用奠定基础。

（五）生物学功能

人 IL-12 作用有种属特异性，人 IL-12 对小鼠细胞作用甚微。IL-12 的靶细胞主要是 NK 细胞和活化淋巴细胞。

（1）免疫调节作用：已证实 IL-12 是诱导 Th1 产生的必需因子，它可促进人和小鼠体内 Th0 细胞向 Th1 细胞分化，激活细胞毒性 T 淋巴细胞，从而触发以细胞免疫反应为主、体液免疫为辅的免疫反应类型；IL-12 可明显刺激静止或激活的外周血 T 淋巴细胞和自然杀伤细胞（NK 细胞）产生 γ 干扰素，提高体液免疫水平，这也是机体抗病毒、抗寄生虫的第一道防线。

（2）抗肿瘤作用：IL-12 增强 NK 细胞和 CTL 细胞的免疫应答、引起 IFN-γ 产生的能力表明它可能具有抗肿瘤作用。体外试验证明 IL-12 可显著增加 PBMNC 的 NK 活性，杀伤多种肿瘤细胞株，包括结肠癌和神经母细胞瘤，并能使实体瘤患者已发生缺陷的 NK 活性得到恢复，对接受 IL-2 治疗者，用 IL-12 与 PBMNC 共同培养可明显加强针对 NK 敏感或抵抗的肿瘤细胞的杀伤作用，IL-12 还可增强 TIL 细胞对自体肿瘤包括黑色素瘤、肾癌、卵巢癌等肿瘤的杀伤活性。

（3）调节造血作用：体外试验证实，IL-12 能刺激造血，不仅作用于造血干细胞，也作用于定向分化的造血祖细胞；IL-12 与 IL-3、IL-11 或 SCF 等细胞因子联用时，能促进造血祖细胞生长和增殖，而且这种协同作用直接作用于造血细胞。而体内试验却显示，正常小鼠体内 IL-12 抑制骨髓造血，而且这种造血抑制作用与介导产生的 IFN-γ 有关；在致死剂量照射的小鼠体内，却观察到 IL-12 促进造血功能的恢复。截然不同的结果提示，IL-12 在体内对造血的平衡起着重要的作用，在造血功能正常的机体内给予超出生理剂量的 IL-12 能够抑制造血；而在造血受到抑制的机体内，IL-12 却能正向调控造血。

（4）抗血管生成作用：能阻止肿瘤和其他恶性病变中的血管生成，这一作用与 IP-10 趋化因子有关，抗 IP-10 抗体能抑制此效应。

（六）临床应用前景

研究发现，IL-12 可增强或改善艾滋病、麻风、利氏曼原虫和血吸虫等慢性感染宿主的细胞免疫功能，从而达到根除感染的作用，其主要机制是 IL-12 能促进 Th1 免疫应答。因而，IL-12 在抗感染免疫中有着广泛的应用前景。

IL-12 通过调节 T 细胞介导细胞免疫、诱生 IFN-γ、抑制血管生成，以及巨噬细胞、中性粒细胞等非淋巴细胞因素发挥抗肿瘤作用。IL-12 调节肿瘤患者的免疫应答是肿瘤治疗的一个新的、有前途的策略。IL-12 抗肿瘤作用在动物模型中已取得令人鼓舞的效果。临床证实，IL-12 能恢复由实体瘤转移患者 PBMC 获得的 NK 细胞活性，还能增强毛细胞白血病患者 NK 细胞活性。随着对 IL-12 抗肿瘤机制研究的深入，以及 IL-12 用药剂量、途径、协同用药等方面的改进，IL-12 将会成功发展为有重要临床应用价值的抗癌新药。

目前，美国基因研究所和惠施 - 阿耶斯特制药公司已将 IL-12 用于治疗艾滋病感染患者和肿瘤患者，并已进入到临床Ⅲ期，IL-12 用于抗利什曼原虫、抗疟原虫、抗结核病、抗血吸虫病等适应证已进入动物试验，效果十分明显。

另外，近年来研究发现，小剂量 IL-12 能够通过刺激骨髓造血、保护造血微环境而发挥辐射防护作用。研究证实，IL-12 具有良好的辐射防护作用，保护并刺激造血、保护肠道及调节免疫系统功能可能是 IL-12 发挥辐射防护作用的主要途径。

（七）生物学活性测定

利用 IL-12 刺激人外周血单个核细胞或 NK 细胞株产生 γ 干扰素，通过 ELISA 检测 γ 干扰素产生情况，可检测 IL-12 的生物学活性。另外，KIT-225 细胞是 IL-12 的依赖细胞株，可以用 [^{3}H]TdR 掺入法或 MTT 检测法等检测 IL-12 促进该细胞株增殖的活性。

实验具体步骤如下：取抗凝的健康人新鲜外周血，用等体积生理盐水稀释混匀。用淋巴细胞分离液分离淋巴细胞，生理盐水洗 2 次后，混悬于含 10% 胎牛血清的 RPMI1640 培养基中，调整细胞浓度为 1×10^6 个 /ml。将国际标准品用含 10% 胎牛血清的 RPM I1640 培养液稀释成 40ng/ml、10ng/ml、2.5ng/ml、0.625ng/ml、0.156ng/ml、0.039ng/ml、0.010ng/ml 和 0.002ng/ml 8 个稀释度，供试品稀释成 80ng/ml、20ng/ml、5ng/ml、1.250ng/ml、0.312ng/ml、0.100ng/ml、0.078ng/ml 和 0.020ng/ml 8 个稀释度，待用。在加有细胞的 96 孔板里，每孔再加 100μl 不同稀释度的 rhIL-12 标准品或供试品（每个稀释度做 2 复孔）。37℃、5% CO_2 培养 18h 后，离心 5min，每孔取 50μl 培养上清，用 IFN-γ 试剂盒检测 IFN-γ 的含量。

用多功能酶标仪读出吸光度（A）值后，应用“Softmax”软件，采用四参数法，以样品吸收度对 IL-12 浓度的对数作图，对各实验样品的各实验点吸光度、预稀释倍数、样本梯度等数据采用计算机程序进行处理。分别计算各实验样品的半效稀释倍数，即从样本溶液至相当于标准品 50% 最大效应点的稀释倍数，并按下式计算实验结果：

$$\text{供试品生物学活性（IU/ml）} = Pr \times \frac{Ds \times Es}{Dr \times Er}$$

式中，Pr 为标准品生物学活性（IU/ml）；Ds 为供试品预稀释倍数；Dr 为标准品预稀释倍数；Es 为供试品相当于标准品半效量的稀释倍数；Er 为标准品半效量的稀释倍数。

（八）质量标准

重组人 IL-12 质量标准的制定可参考表 15-6，原液中残留杂质及成品中辅料的检测根据各个厂家不同的工艺情况来制定。

表 15-6　重组人 IL-12 质量标准

检测项目	检测方法	规定标准
原液		
生物学活性	NK 细胞 -IFN-γ 诱生法	无
蛋白质含量	Bradford 法	无
比活性	生物学活性 / 蛋白质含量	≥ 5.0 × 10^6U/mg 蛋白质
SDS-PAGE 纯度	非还原型 SDS-PAGE	≥ 95.0%
SEC-HPLC 纯度	SEC-HPLC	≥ 95.0%
RP-HPLC 纯度	RP-HPLC	≥ 95.0%
分子量	非还原型 SDS-PAGE	（70.0 ± 7.0）kDa
外源性 DNA 残留量	DNA 探针杂交法 / 荧光染色法	≤ 10ng/ 剂量
宿主菌蛋白残留量	酶联免疫吸附试验	≤总蛋白的 0.05%
细菌内毒素检查	凝胶法	< 10EU/ 剂量
等电点	等电聚焦电泳	主区带应为 4.5~5.5，且供试品的等电点图谱应与对照品一致
紫外光谱	紫外光谱扫描	最大吸收峰波长应为（278 ± 3）nm，批与批之间应一致
肽图	胰蛋白酶裂解后，RP-HPLC 法测定	应与对照品图形一致
N 端氨基酸序列	Edman 降解法	P35 N 端氨基酸序列应为：RNLPVATPDPGMFPC；P40 N 端氨基酸序列应为：IWELKKDVYVVELDW
成品（注射用重组人白细胞介素 -12）		
鉴别试验	免疫双扩散法或免疫印迹法	阳性
外观	肉眼观察	应为白色薄壳状疏松体，按标示量加入灭菌注射用水后应迅速复溶为澄明液体
可见异物	灯检法	应符合规定
装量差异	重量法	应符合规定
pH	电位法	5.5~6.5
水分	费休氏试验	≤ 3.0%
渗透压摩尔浓度	冰点下降法	根据产品情况规定

续表

检测项目	检测方法	规定标准
效价测定	NK 细胞 -IFN-γ 诱生法	应为标示量的 50%~150%
蛋白质含量	Bradford 法	应为标示量的 80%~120%
无菌试验	直接接种法	无菌生长
异常毒性检查	小鼠试验法	无异常反应，动物健存，体重增加
细菌内毒素检查	凝胶法	< 10EU/ 剂量

七、白细胞介素 -15

白细胞介素 -15（interleukin-15，IL-15）最初在猿的肾脏上皮的细胞系（CV-1/EBNA）的培养上清液中发现，具有 T 细胞刺激活性。具有生物活性的 IL-15 在浓缩的培养上清液中含量十分丰富，能够维持 IL-2 依赖鼠源的 CTLL T 细胞系的增殖。这种新的促细胞分裂剂与 IL-2 有许多相同的活性。IL-15 与 IL-2 受体的 β 链结合时，需 IL-2 受体的 γ 链同时存在，但不需要 IL-2 受体的 α 链。尽管 IL-15 和 IL-2 有许多共同的特点，但它们具有显著不同的序列，并且在受体用途方面也不同。IL-15 采用了附加结合组分，称之为 IL-15 受体 α 链。由于 IL-15 所具有的特性，在仅有少量的 IL-2 存在时，IL-15 可以替代 IL-2 作为 T 细胞的激活剂。

（一）IL-15 的产生

在表达的组织和细胞类型方面，IL-15 与 IL-2 形成鲜明的对比。人体多种组织和细胞表达 IL-15 mRNA，如心、肺、肝、肾，尤以胎盘和骨骼肌、黏附性外周血单核细胞、上皮和成纤维细胞系最为丰富。活化的外周血 T 淋巴细胞含有丰富的 IL-2 和 IFN-γ，却检测不到 IL-15 mRNA，同样在淋巴母细胞系也检测不到 IL-15 mRNA。IL-15 似乎应该是由单核细胞和巨噬细胞合成的。人类骨髓（BM）来源的基质细胞可以进行 IL-15 的转录，并且在长期的 BM 基质细胞培养上清液中包含了 IL-15。表达方式的不同，尤其是在非淋巴组织中 IL-15 的表达，表明 IL-15 可能除了促进淋巴细胞的生长和功能的激活作用外，在体内可能还有其他的功能。

（二）基因和蛋白质

人 *IL-15* 基因包含一个长度为 486bp 的开放阅读框和长度为 400bp 的 3′ 端非编码区，以及 316bp 的 5′ 端非编码区，定位在人类的染色体 4q31。一些其他的人类生长因子和组织因子的基因定位也在人类的 4 号染色体的相同上臂区域，包括表皮生长因子、成纤维细胞生长因子、趋化因子和其他的细胞因子（如 IL-2）。*IL-2* 和 *IL-15* 基因非常相似，具有 α 螺旋细胞因子家族的特性。鼠源 IL-15 的基因为至少跨越 34kb 的 8 个外显子，并且被定位在小鼠 8 号染色体的中央区域。与 IL-15 序列邻近的人类的 15kb 序列包含 6 个编码蛋白质的外显子序列和与侧面相接的内含子序列。据估计，基因的全部大小至少 32kb。

全长的人类 IL-15 cDNA 克隆编码含有 162 个氨基酸的多肽前体，此前体包含了一个长度为 48 个氨基酸的前导序列，在裂解之后产生一个长度为 114 个氨基酸的成熟蛋白质。IL-15 蛋白质的表观分子量为 14~18kDa。计算机模拟研究显示出包含氨基酸 1~15，18~57、65~78、97~114 的区域具有 α 螺旋结构，而且为这个蛋白质构建出 4 个螺旋结构。因此，IL-15 属于 4 个螺旋的细胞因子家族，可与造血因子家族的受体结合。一个三维模型（经过以几何学为基础的同系物模型的包装、折叠）表明有两对二硫键相互连接：Cys^{35}-Cys^{85} 和 Cys^{42}-Cys^{88}，后者与 IL-2 中唯一的二硫键相似。IL-15 在位于羧基端的 Asn-79 和 Asn-112 处有两个潜在的 *N*- 糖基化位点。非糖基化的重组 IL-15 的活性比糖基化的 IL-15 要高 2~3 倍。图 15-5 为 IL-15 蛋白的一级结构。

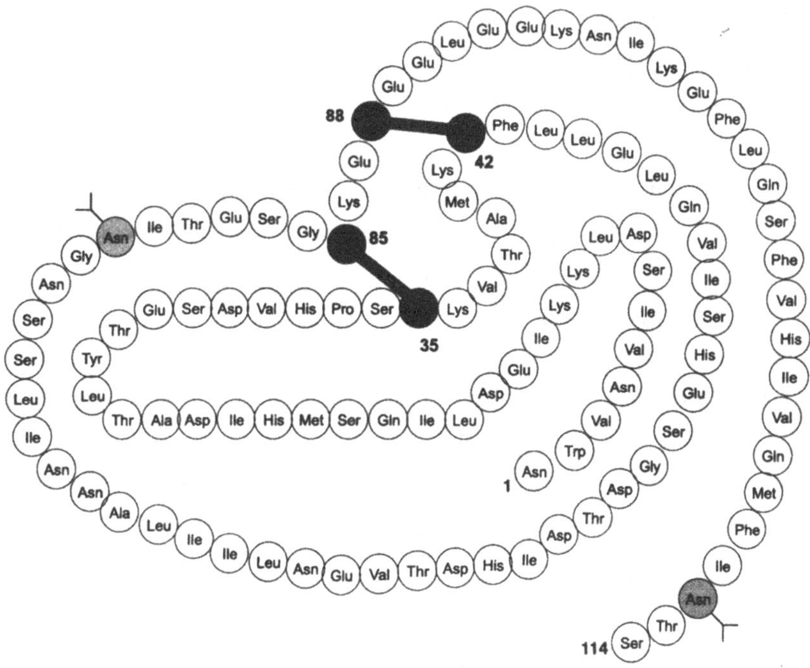

图15-5　IL-15蛋白的一级结构（Anthony et al.，1998）

实心圈表示半胱氨酸

（三）IL-15 受体

IL-15 与 IL-2 虽缺乏序列同源性，但 IL-15 与 IL-2 同属螺旋型细胞因子家族，其介导的生物学活性需要 IL-2 受体（IL-2R）复合物成分。IL-2R 的 β 链和 γ 链在 IL-15 的结合与信号转导中是必需的，β 链是 IL-15 发挥特异性功能所必需，γ 链则主要介导信号传递。某些细胞对 IL-2 和 IL-15 结合能力存在差异，也意味着存在另外的 IL-15 特异受体成分。有报道认为 IL-15R 复合物应包括 IL-15Rα 链，该链可表达于多种组织细胞表面，自身足以介导与 IL-15 的结合，并可能赋予 IL-2Rβ、γ 异源二聚体复合物体系以反应性和 / 或特异性。

（四）生物学功能

1. IL-15 对淋巴细胞的调节作用

1）对 T 细胞的作用

和 IL-2 作用强度相似，IL-15 能够促进 IL-2 依赖性 CTLL 细胞株及植物血凝素激活的 T 细胞增殖，但对 $CD4^+$ 或 $CD8^+$ 亚群 T 细胞的促增殖效应明显低于 IL-2。在混合淋巴细胞培养中，IL-15 可以诱导同种抗原特异性细胞毒 T 细胞的产生。相同浓度条件下，诱导 LAK 活性或 / 和 CTL 活性，IL-15 明显强于 IL-2。

2）对 B 细胞的作用

IL-15 可增强被抗人 IgM 抗体或佛波酯激活的 B 细胞增殖反应，但对静止 B 细胞则缺乏这种作用。IL-15 能够诱导活化的 B 细胞产生 IgM、IgG、IgA，但却不能诱生 IgE、IgG4。使用中和性抗体的研究证实，在 B 细胞的信号转导过程中，IL-15 利用了 IL-2R 的 β 链，不利用 IL-2R 的 α 链，而 IL-2 利用的是 IL-2R 的 α 链。

3）对 NK 细胞的作用

IL-15 对 $CD56^{dim}$ NK 细胞具有较弱的促增殖反应和较强的促细胞毒作用，同时诱导 $CD56^{dim}$ NK 细胞产生 TNF-α、IFN-γ 和 GM-CSF。对 $CD56^{bright}$ NK 细胞来说，IL-2 和 IL-15 的促增殖效应存在明显差异，IL-2 在 0.1~1.0ng/ml 浓度时，其促增殖作用呈对数增加；而 IL-15 的显效浓度需要大于 10ng/ml。

2. IL-15 的趋化作用

IL-15 对人外周血单核细胞具有明显的趋化作用。体外试验证明，IL-15 在 0.6ng/ml 浓度时，能导致人外周血单核细胞出现去极化现象，其作用明显强于 IL-8 和巨噬细胞炎性反应蛋白 -1α，而且 IL-15 对 $CD4^+$ 或 $CD8^+$T 细胞亚群的极化作用无显著差异，但对 B 细胞和中性粒细胞无极化作用。IL-15 的趋化作用预示它可能参与炎症反应的调节。

（五）生物学活性测定

1. 用 CTLL 细胞株检测 IL-15 的活性

依赖 IL-2 的小鼠 CTLL 细胞也能对 IL-15 反应，因此可用 CTLL 细胞株检测 IL-15，但应使用中和抗体鉴定其特异性，并加以区别。具体方法如下。

1）CTLL 细胞的培养

培养 CTLL 细胞的培养液是含有 10% 小牛血清和纯化 IL-15（基本生长所需要的）或大鼠条件培养液（20%）的 RPMI-1640 培养液。一般在细胞培养瓶中接种 2×10^4 个细胞 /ml，在 37℃、5%CO_2 的饱和水气二氧化碳培养箱中培养 3 天，细胞密度达到约 2×10^5 个 /ml 时再稀释到 2×10^4/ml，加入新鲜的 IL-15 或大鼠条件培养液继续培养。

2）大鼠条件培养液的制备

取 3 只以上 300g 左右的大鼠，断头处死，无菌摘取脾脏，置平皿中。用无菌注射器芯挤压脾脏通过 200 目的钢丝网分离单个脾细胞。洗涤后，用含 10% 小牛血清的 RPMI-1640 培养液稀释细胞至 5×10^6~10×10^6 个 /ml，加入 ConA（终浓度 5~8μg/ml），在 37℃、5%CO_2 的饱和水气二氧化碳培养箱中培养 24h，收集上清液，分装后保存于 −20℃。此即大鼠条件培养液。

3）CTLL 细胞的冻存和复苏

CTLL 细胞冻存后不易复苏，所以在冻存和复苏时应当注意几个问题：冻存时细胞应生长旺盛；冻存的细胞密度应较高（10^7 个 /ml）；冻存时间不要超过 1 年；复苏约 1 周后细胞才能逐渐恢复正常形态，3 周后才能恢复增殖能力，约 4 周后才对白细胞介素类细胞因子有反应性，所以复苏后要耐心培养。

（1）取培养 2~3 天的、生长旺盛的 CTLL-2 细胞，用细胞培养液配成 2×10^7 个 /ml。

（2）在 1ml 细胞冻存管中加入 0.5ml 细胞悬液、0.4ml 小牛血清和 0.1ml 二甲基亚砜（或甘油）。混匀后密封。置 4℃、1h，0℃、2h，然后直接放入液氮中或置液氮蒸气上过夜后浸入液氮中。

（3）复苏时，从液氮中取出冻存管，立即置 37℃水浴中融化细胞。将细胞直接加入 10ml 含 20% 大鼠条件培养液、15% 小牛血清的 RPMI-1640 培养液中，37℃、5%CO_2 饱和水气二氧化碳培养箱中培养 2~3h，更换新鲜的上述培养液，继续培养。

（4）约培养 7 天，待细胞形态正常后，每 3 天更换一次培养液。4 周后用于检测。

4）用 CTLL 细胞检测 IL-15 的生物活性（[^{3}H] 脱氧胸苷摄入法）

（1）用 RPMI-1640 培养液洗涤对数生长期（培养 3 天）的 CTLL 细胞 2 次，每次离心（250*g*）10min，洗去培养液中残存的 IL-15。

（2）用台盼蓝（1%Trypan blue）染色法计数细胞并决定细胞的活力（活细胞应＞85%），用含 10% 小牛血清的 RPMI-1640 培养液悬浮细胞至 5×10^5 个 /ml。

（3）取 96 孔细胞培养板，每孔加 0.1ml 倍比稀释的标准 IL-15 或待测样品，每个稀释度 3 个复孔，标准应具有 8~10 个稀释度，阴性对照只加细胞培养液。每孔加 0.1ml 细胞悬液，在 37℃、5%CO_2 的饱和水气二氧化碳培养箱中培养 18~24h。

（4）每孔加 10μl[0.5μCi（18.5kBq）][^{3}H] 脱氧胸苷（thymidine，TdR），继续培养 4h。

（5）用多头细胞收集器将细胞收集到玻璃纤维滤纸上，在液体闪烁仪上计数细胞摄入的放射性活性，用 cpm 值对样品稀释倍数作图。在图上，标准 IL-15 的曲线与待测样品的曲线应当呈平行的 S 形。比较同样 cpm 处（通常在 50% 最大 cpm 处作一水平线）的不同稀释倍数，计算待测样品中 IL-15 的生物学活性。

检测 IL-15 生物学活性还可用 MTT 检测法、XTT 法和 MTS 法，试验更简便，结果也准确敏感。

2. 用活化的人外周血 T 淋巴细胞株检测 IL-15 的活性

活化的人外周血 T 淋巴细胞（PBT）也对 IL-15 反应并呈剂量相关的增殖，对 IL-2 同样有反应，应当用中和抗体加以区分。具体方法如下。

1）分离 PBT

人 T 细胞主要来源于外周血单个核细胞（peripheral blood mononuclear cell，PBMC）。在 PBMC 中，T 细胞占 50%~70%，B 细胞占 10%~15%，单核细胞占 10%~25%，还有部分 NK 细胞和其他细胞。常规的促细胞分裂剂（mitogen）诱导的 T 细胞增殖试验和特异性抗原诱导的 T 细胞增殖试验可直接用 PBMC 作为靶细胞，其中混杂的单核细胞可作为抗原提呈细胞促进细胞增殖。小鼠或大鼠的 T 细胞主要来源于脾脏或胸腺。分离外周血中的单个核细胞（PBMC）的方法如下。

（1）抽取正常人静脉血加到肝素抗凝管（每毫升血加 5~10IU 肝素）中，加等量含 5~10IU/ml 肝素的无血清缓冲液（PBS、Hank's 液或细胞培养液）悬浮细胞。将细胞悬液小心加在与血液等量的淋巴细胞分离液（Ficoll-Hypaque，d=1.077）上，室温中，水平离心（500g）20min。此时离心管中形成 5 层：最上面是血浆，血浆层和淋巴细胞分离液层之间是 PBMC，淋巴细胞分离液层和最下面的红细胞层之间是粒细胞层，又称为棕黄层。

（2）吸去最上层的血浆，收集血浆层和淋巴细胞分离液交界面的单个核细胞，尽量全部吸出 PBMC。加 1~2 倍量含 5IU/ml 肝素、2% 灭活小牛血清的 Hank's 液（洗涤液），混匀后 200g 离心 10min，低速离心有利于去除细胞悬液中留存的血小板，去上清液。

（3）再用同样洗涤液洗涤细胞 2 次，每次 500g 离心 10min，洗去残留的淋巴细胞分离液。用 1% 台盼蓝染色检测细胞活力（应＞95%）并计数细胞，再用含 10% 小牛血清的细胞培养液（含 2mmol/L 谷氨酰胺，抗生素的 RPMI-1640 培养液）将细胞配成适当浓度（如 1×10^6/ml）。通常，每毫升外周血可得 1×10^6~2×10^6 个 PBMC。

2）用含 1%PHA 的细胞培养液活化细胞 72h，再用含 500U/ml IL-15 的细胞培养液培养细胞 24h。收集细胞，洗涤后用于检测 IL-15。

3）取 96 孔细胞培养板，每孔加 5×10^4 个细胞和不同稀释度的 IL-15 样品（或以 IL-2 作为对照），培养 48h 左右，用［^{3}H］脱氧胸苷掺入法或 MTT 检测法测定增殖的细胞数并判定结果。

（六）临床应用前景

IL-15 可能在抗肿瘤免疫中发挥重要的作用。体内、外试验都已证实，IL-15 能够通过诱导 CTL 细胞和 LAK 细胞活性发挥抗肿瘤活性。Gamcro 和同事于 1995 年证明 IL-15 能够在相对稳定的黑色素瘤患者体内诱导淋巴细胞中的 LAK 活性，从新生的肿瘤组织中杀伤自体固有的黑色素瘤细胞。

在慢性炎症性疾病（类风湿性关节炎）中，IL-15 通过趋化作用征集和活化 T 淋巴细胞的能力已得到证明，这表明 IL-15 在病理状况下能发挥生物学作用。目前在类风湿性关节炎中，直接针对 T 细胞的治疗方法证明能够改善疾病状况，IL-15 可能是未来治疗性介入的一个有用的对象。

八、白细胞介素 -1 受体拮抗剂

在某些白血病患者血清和尿中及单核细胞培养上清中发现一种多肽性质的 IL-1 特异性抑制因子，称为 IL-1 受体拮抗剂（IL-1ra），又称 IL-1 受体拮抗蛋白（IL-1 receptor antagonist protein，IRAP）。IL-1ra 体外可由 LPS 刺激的单核细胞，以及 PMA、PHA、CSF 刺激的单核细胞系产生。

（一）IL-1ra 分子的结构和基因

IL-1ra 基因于 1990 年克隆成功，编码人 IL-1α、IL-1β 和 IL-1ra 的基因都定位于 2 号染色体。IL-1ra cDNA 编码的多肽为 17kDa，糖基化后分子量为 25kDa，但糖基对 IL-1ra 活性

并非必需。未成熟的IL-1ra分子为177个氨基酸残基的肽链，N端25个氨基酸多为疏水性氨基酸，构成典型的信号肽顺序。成熟分子由152个氨基酸残基组成（RPSGRKSSKM QAFRIWDVNQ KTFYLRNNQL VAGYLQGPNV NLEEKIDVVP IEPHALFLGI HGGKMCLSCV KSGDETRLQL EAVNITDLSE NRKQDKRFAF IRSDSGPTTS FESAACPGWF LCTAMEADQP VSLTNMPDEG VMVTKFYFQE DE），在66、69、116及122位上有4个保守的半胱氨酸残基，Cys66-116和Cys69-122间形成链内二硫键。从cDNA推算的氨基酸序列IL-1ra与IL-1α和IL-1β分别有19%和26%的同源性，人和小鼠的IL-1ra有77%同源性。

（二）IL-1ra的生物学作用

IL-1ra能特异性地抑制T细胞表面IL-1R与IL-1结合，但不抑制TNF或IL-2与相应受体的结合。IL-1ra不与IL-1直接结合，而是一种IL-1与IL-1R相互结合的竞争性抑制物。rIL-1ra与Ⅰ型和Ⅱ型IL-1R都能结合，但与IL-1RtⅠ结合的亲和力要高于与IL-1RtⅡ结合的亲和力。rIL-1ra、rIL-1α、rIL-1β与IL-1RtI结合的亲和力比较相近，但rIL-1ra、rIL-1α与IL-1 RtⅡ结合的亲和力要低于rIL-1β与IL-1RtⅡ结合的亲和力。IL-1ra能抑制IL-1刺激滑膜细胞PGE2的产生和软骨细胞胶原酶合成，抑制胸腺细胞的增殖及中性粒细胞、嗜酸性粒细胞与内皮细胞的黏附。在体内可抑制IL-1引起的发热。IL-1ra可结合T细胞和成纤维细胞表面IL-1RtⅠ，也能抑制IL-1与PMN、B细胞、髓样单核细胞白血病细胞IL-1RtⅡ的结合。IL-1ra可抑制PBMC、骨髓细胞衍生的髓样淋巴细胞白血病细胞自发增殖，以及自发产生IL-1、IL-6和GM-CSF。在体内，IL-1ra可阻止LPS引起的家兔死亡，减轻免疫复合物所诱导的炎症，抑制小鼠骨髓移植后GVHR的发生，提高存活率，此外还可防治动物实验性溃疡性结肠炎。

（三）IL-1ra与临床

正常人血清IL-1ra水平在200pg/ml以下，感染、炎症及内毒素血症患者血清中IL-1ra水平可升高到8ng/ml。应用IL-1ra治疗败血症已进入Ⅲ期临床验证，死亡率明显下降。IL-1ra在体内的副作用很小，但应用剂量较大，阻断IL-1 50%生物学效应时所用IL-1ra的用量是IL-1用量的10~500倍。

（四）生物学活性检测方法

1. 材料和设备（所用试剂均需分析纯或与指定产品相当）

（1）测活细胞株：A375·S2细胞，经检测无支原体污染，用含10%新生小牛血清（NBS）的RPMI-1640/D’MEM（1∶1）培养液传代培养于25~75cm^{2}方瓶中。

（2）培养液：A为含10%新生小牛血清（NBS）、RPMI-1640/D’MEM（1∶1）培养液；B为无血清RPMI-1640/D’MEM（1∶1）培养液。

（3）胰蛋白酶：0.25%胰蛋白酶溶解于细胞培养用PBS中，过滤除菌，−20℃可保存1年，4℃可保存2个月。

（4）培养条件：37℃、5% CO_2，饱和湿度。

（5）IL-1β标准品：R & D公司产品。用培养液B溶解至1500ng/ml，分装为40μl/支，−80℃保存。

（6）国际参考品：Amgen Inc. 公司产品。蛋白浓度 100mg/0.67ml；活性标示 100IU/ 支。

（7）染色液：噻唑蓝溶液（MTT）终浓度 5mg/ml，经 0.22μm 滤膜过滤。4℃避光保存。

（8）裂解液：二甲基亚砜（DMSO）。

（9）净化工作台、倒置显微镜、CO_2 培养箱、普通冰箱、低温冰箱、液氮罐、取液器、多功能酶标仪。

2. 实验步骤

（1）将 IL-1ra 国际参考品及待测样品用培养液 A 溶解或稀释，分别逐步稀释至浓度为 800ng/ml，再做 3 倍连续稀释，共 8 个稀释度，每孔 100μl。

（2）取对数生长期的 A375・S2 细胞，胰蛋白酶消化，计数，每次测活（1 块 96 孔板）取约 8×10^5 个细胞，用培养液 A 逐步稀释 IL-1β 标准品至 1ml，再加入细胞悬液中充分混合，加入培养液 A 调整细胞密度至 8×10^4 个 /ml，加入 96 孔培养板中，0.1ml/ 孔。注意：每次稀释倍数不大于 10 倍；不使用 96 孔板边缘的孔，但在这些孔中加入无菌水（防止多孔板的边缘效应）。

（3）在 37℃、5% CO_2 的饱和水汽二氧化碳培养箱中培养 72h。

（4）每孔加 MTT 溶液 20μl，继续培养 3h。

（5）每孔加 100μl 裂解液，用多功能酶标仪测量其 A_{570} 值。采用四参数法计算生物学活性。

（五）质量标准

rhIL-1 受体拮抗剂原液和成品的质量标准参见表 15-7。

表 15-7 rhIL-1 受体拮抗剂的质量标准

检测项目	检测方法	规定标准
原液		
生物学活性	A375 性的质细胞株 /MTT 比色法	无
蛋白质含量	Lowry 法	无
比活性	生物学活性 / 蛋白质含量	≥ 0.26U/mg
SDS-PAGE 纯度	非还原型 SDS-PAGE	≥ 95.0%
HPLC 纯度	RP-HPLC	≥ 95.0%
分子量	还原型 SDS-PAGE	（19.8 ± 2.0）kDa
等电点	等电聚焦电泳	4.8~5.8
外源性 DNA 残留量	荧光染色法或 DNA 探针杂交法	≤ 10ng/ 剂量
宿主菌蛋白残留量	酶联免疫吸附试验	≤总蛋白的 0.001%
残余抗生素活性	酶联免疫吸附试验	阴性
细菌内毒素含量	凝胶法	＜ 30EU/ 支
紫外光谱	紫外光谱扫描	（280 ± 3）nm
肽图	裂解肽 RP-HPLC 法	与对照品图形一致
N 端氨基酸序列	Edman 降解法	MRPSGRKSSKMQAFR

续表

检测项目	检测方法	规定标准
成品		
鉴别试验	免疫印迹法	阳性
外观	肉眼观察	应为白色疏松体，加入标示量注射用水后迅速溶解为澄明液体，不得含有肉眼可见的不溶物
可见异物	灯检法	应符合规定
pH	电位法	6.0~7.0
水分	费休氏法	≤ 3.0%
生物学活性	A375 性眼可细胞株 -MTT 比色法	应为标示量的 80%~150%
IL-1RA 含量	SEC-HPLC 法	应为标示量的 80%~120%
Tween 80 残留量	比色法	＜ 5mg/ml
无菌试验	薄膜过滤法	无菌生长
残余抗生素活性	酶联免疫吸附试验	阴性
异常毒性试验	小鼠试验法	无异常反应，动物健存，体重增加
热原质试验	家兔法	应符合规定
渗透压摩尔浓度	冰点下降法	应符合批准要求

第二节　干　扰　素

一、概述

干扰素（interferon，IFN）最早是由英国科学家 Isaacs 和 Lindemann 于 1957 年发现的。他们在研究病毒干扰现象时，将 56℃加热 1h 灭活的流感病毒加入到鸡胚绒毛尿囊膜碎片中，孵育后发现此膜能抵抗活流感病毒的感染，并且向外周释放具有干扰活性的因子，离心后吸取的上清液能使别的鸡胚绒毛尿囊膜碎片获得对病毒的抗性，他们将该物质称为干扰素。此后，1965 年发现了白细胞干扰素，1969 年发现了致敏细胞干扰素。从此，关于干扰素的研究便如火如荼地展开了。

1980 年国际干扰素命名委员会正式将该物质命名为 Interferon，简写为 IFN，并给出如下定义：干扰素是一类在同种细胞上具有广谱抗病毒活性的蛋白质，其活性的发挥又受细胞基因组的调节和控制，涉及 RNA 和蛋白质的合成。现在，干扰素一般是指脊椎动物受干扰素诱生剂作用后合成的一类具有细胞功能调节作用的蛋白质。

干扰素是一组多功能的细胞因子，根据受体、结构、来源的不同，将其分为Ⅰ、Ⅱ、Ⅲ三型。Ⅰ型干扰素包括 α、β、ε、τ、ω、κ 等亚型，编码基因位于人 9 号染色体，具有类似的空间结构和活性，由白细胞、巨噬细胞、成纤维细胞等在病毒等诱导下产生，与受体 IFNAR1 和 IFNAR2 结合，发挥抗病毒感染、抗肿瘤的功能；Ⅱ型干扰素目前只发现一种，即 IFN-γ，编码基因位于 12 号染色体，由免疫细胞，如 B 细胞、

T 细胞和 NK 细胞产生，受有丝分裂原和抗原诱导，以糖基化的同型二聚体与靶点受体 IFNGR1 和 IFNGR2 结合，主要起免疫调节作用；Ⅲ型干扰素即 IFN-λs，包括 IFN-λ1、IFN-λ2 和 IFN-λ3，编码基因位于 19 号染色体，在病毒感染、免疫复合物刺激或者用脂多糖处理时，主要由抗原提呈细胞产生，与受体 IL-28R 和 IL-10R 结合，功能上与Ⅰ型干扰素相似。Ⅰ型、Ⅱ型、Ⅲ型干扰素之间的同源性很低，只有 3%~13%，同源性的差异是它们功能差异的基础。

二、α 干扰素

α 干扰素（interferron-α，IFN-α）是一组能够诱导一系列细胞内蛋白表达，继而发挥抗病毒、抗细胞增殖和调节免疫应答作用的细胞因子。IFN-α 又名白细胞干扰素（leukocyte interferon）、棕黄层干扰素（buffy coat interfon）、淋巴母细胞干扰素（lymphoblast interferon 或 lymphoblastoid interon）、B 细胞干扰素（B-cell interferon）。

（一）IFN-α 基因

IFN-α 基因（*IFNA*）都来源于同一祖先，有高度同源性。*IFNA* 至少有 21 个非等位基因，另有一些假基因，它们成簇状分布于染色体 9p21-pter。IFN-α 和 IFN-β 的基因特点是没有内含子。基因编码 188 个或 189 个氨基酸的前体，其中信号肽有 23 个氨基酸残基。IFN-α 的 mRNA 长 1~2kb。

（二）分子结构和理化特性

IFN-α 至少有 20 种以上不同的亚型。IFN-α 家族成员具有相似的结构特点：分子量为 19~26kDa；等电聚焦电泳表明它们的等电点（pI）也不均一，多数在 pH5.5~6.5；氨基酸数目为 165 或 166（约 19.4kDa），氨基酸成分相似，富含亮氨酸和谷氨酸 / 谷氨酰胺。不同亚型间氨基酸序列的同源性为 70%。尤其值得注意的是，第 1、29、98/99 和 138/139 位上的半胱氨酸非常保守，形成两个二硫键（C1-C98、C29-C138 或 C1-C99、C29-C139），二硫键对 IFN-α 的正确折叠、维持干扰素的立体结构和生物学活性十分重要。大多数 IFN-α 没有 *N*- 糖基化位点（Asn-X-Ser/Thr），但有几种 IFN-α 亚型带有糖基，可能是 *O*- 糖基化。重组人 α 干扰素是最早应用重组 DNA 技术大量生产的细胞因子。人 IFN-α2a 和 IFN-α2b 的氨基酸相似，只是第 23 位上的 Arg 变成了 Lys。IFN-α 对蛋白酶（胰蛋白酶、糜蛋白酶和 V-8 蛋白酶）敏感。大多数 IFN-α 在 4℃可以保存 6 个月以上，56℃处理 10min 保持稳定，pH2 处理亦稳定，少数对上述处理敏感。IFN-α2b 氨基酸序列如下：CDLPQTHSLG SRRTLMLLAQ MRRISLFSCL KDRHDFGFPQ EEFGNQFQKA ETIPVLHEMI QQIFNLFSTK DSSAAWDETL LDKFYTELYQ QLNDLEACVI QGVGVTETPL MNEDSILAVR KYFQRITLYL KEKKYSPCAW EVVRAEIMRS FSLSTNLQES LRSKE。

（三）IFN-α 受体

IFN-α 和 IFN-β 结合相同的受体，而 IFN-γ 不同。与 IFN-α 和 IFN-β 结合的Ⅰ型干

扰素受体数量不多，为 2×10^3~5×10^3 结合部位 / 细胞，与配体的平衡解离常数 K_d 为 10~100pmol/L，但不同亚型 IFN-α 和 IFN-β 结合受体的亲和力有差异，其基因位于 21 号染色体，为单链多肽。该受体分布相当广泛，包括单核细胞、巨噬细胞、多形核白细胞、B 细胞、T 细胞、血小板、上皮细胞、内皮细胞和肿瘤细胞等。

IFN-α/IFN-β 受体和 IFN-γ 受体虽然不同，但结构上有相似之处，因此都划入干扰素受体家族。除人和鼠干扰素受体的所有肽链外，该家族还包括白细胞介素 -10 的受体。

（四）生物学功能

（1）抗病毒作用：IFN-α/β 具有广谱的抗病毒作用，其作用机制是通过抑制某些病毒的吸附（如 VSV）、脱衣壳和最初的病毒核酸转录（如 SV-40、HSV-1、流感病毒和 VSV）、病毒蛋白合成（如 SVS、SV-40）及成熟病毒的释放（如逆转录病毒、HSV-1）等不同环节来发挥作用；通过 NK、巨噬细胞和 CTL 杀伤病毒感染靶细胞。

（2）抑制和杀伤肿瘤细胞：IFN-α/β 杀伤肿瘤细胞主要是通过促进机体免疫功能，提高巨噬细胞、NK 和 CTL 的杀伤水平。

（3）免疫调节作用：促进大多数细胞 MHC 类抗原的表达，活化 NK 细胞和 CTL。

（4）抑制某些细胞的生长（cytostatic），如抑制成纤维细胞、上皮细胞、内皮细胞和造血细胞的增殖，其机制可能是通过使细胞停留在 G_0/G_1 期，降低 DNA 合成，下调 c-myc、c-fos 等细胞原癌基因转录水平，下调某些生长因子（如 EGFR、胰岛素 -I R 和 M-CSFR 等）受体表达。

不同亚型 INF-α 的诱生、抗病毒和免疫调节活性可有所不同，例如：①同一病毒在不同细胞中诱生 IFN-α 亚型种类有很大差别，如仙台病毒在人白细胞中以诱生 IFN-α1 为主，其次为 IFN-α2，少量 IFN-α14；而在类淋巴母细胞中却以诱生 IFN-α2 为主，IFN-α1 为次，无 IFN-α14；在单核细胞中则主要诱导 IFN-α8。② IFN-α 的不同亚型对于不同靶细胞表现出不同的抗病毒活性，如人 IFN-α1 在 MDBK 细胞上的抗病毒活性比 Wish 细胞高 20~30 倍，而人 IFN-α2a 在这两种细胞中抗病毒活性无明显差别。③不同 IFN-α 亚型对不同病毒的抗病毒作用有很大差异，如人 IFN-α1 抑制肾综合征出血热病毒的繁殖能力比 IFN-α2a 高 15 倍。④不同 IFN-α 亚型对 MHC 抗原表达、NK 活性及细胞因子产生的调节作用也有较大的差异，如人 IFN-α1 可促进单核细胞 MHC Ⅱ类抗原的表达，而人 IFN-α2 则无这种诱导作用。

（五）临床应用

FDA 批准 IFN-α 用于治疗毛细胞白血病、AIDS 病的 Kaposi 肉瘤、黑色素瘤、尖锐湿疣、乙型肝炎、丙型肝炎、亚急性硬化性脑炎和 T 细胞白血病等，其临床应用主要包括在病毒性疾病和肿瘤方面的应用。

1. IFN-α 在治疗肝炎等病毒性疾病方面的应用

大量资料表明，IFN-α 制剂用于治疗由乙型或丙型肝炎病毒引起的慢性活动性肝炎方面是有效的。长期给予 IFN-α 能使相当一部分接受治疗的患者体内病毒减少，并使血清转氨酶正常。IFN-α 对急性病毒感染无效。通常治疗慢性肝炎的剂量为 200 万 IU/m^2，皮下注射，每周 3 次，连续 6 月以上。治疗慢性乙型肝炎的有效率是 30%~50%，患者可长期缓解，HbsAg 消失。足够剂量的 IFN-α 连续治疗 6 个月以上可以减缓肝炎的发展，使患者长期缓解。每周 3 次连续 12 个月治疗，48% 患者核心抗体转阴。联合应用 IFN 和其他抗病毒药物能够进一步提高疗效。

IFN-α 对尖锐湿疣也有一定疗效，在病变局部多点注射效果较好，每天注射 500 万 IU，每周 3 次，连续 1 个月。

IFN-α 对某些乳头瘤病毒感染有肯定的疗效，对流感病毒感染只有部分疗效。

在干扰素治疗病毒感染的实际应用过程中，发现其有两个方面的局限性。一个局限性就是与干扰素的给药时间有关。动物实验表明，干扰素在感染前或感染早期给药最有效，即在疾病的临床症状出现之前，在靶器官的病毒增殖达到高峰前给药最有效；另一个局限性是机体全身用药所需的大剂量干扰素引起的不良反应。因此，干扰素还不能常规应用于许多常见病毒感染的预防和治疗。

2. IFN-α 在治疗肿瘤方面的应用

IFN-α 在造血系统恶性病变和淋巴瘤中的疗效肯定，可用于治疗毛细胞白血病、慢性粒细胞白血病（CML）、血小板增多症、红细胞增多症、多发性骨髓瘤、非霍奇金淋巴瘤、皮肤 T 细胞淋巴瘤等。IFN-α 在多数实体瘤的治疗中也有一定疗效，如 AIDS 相关的 Kaposi 淋巴瘤、胃肠道肿瘤、肾细胞癌、恶性黑色素瘤、卵巢上皮癌、宫颈癌、鳞状细胞癌等。单独使用 IFN-α 治疗肿瘤大多效果不佳，常需要与一些化疗药物联合用药，并且需要大剂量（300 万 ~1000 万 IU/m^2，甚至更高）、长期（如每周 3 次，连续 6 个月以上）用药才能显效。

（六）生物学活性测定

1. 病毒抑制法

本法系依据干扰素可以保护人羊膜细胞（WISH）免受水疱性口炎病毒（VSV）破坏的作用，用结晶紫对存活的 WISH 细胞染色，于波长 570nm 处测定其吸光度，可得到干扰素对 WISH 细胞的保护效应曲线，以此测定干扰素生物学活性。

1）试剂

MEM 或 RPMI 1640 培养液：取 MEM 或 RPMI 1640 培养基粉末 1 袋（规格为 1L），加水溶解并稀释至 1000ml，加青霉素 10^5IU 和链霉素 10^5IU，再加碳酸氢钠 2.1g，溶解后，混匀，除菌过滤，4℃保存。

（1）完全培养液：量取新生牛血清 10ml，加 MEM 或 RPMI 1640 培养液 90ml。4℃保存。

（2）测定培养液：量取新生牛血清 7ml，加 MEM 或 RPMI 1640 培养液 93ml。4℃保存。

（3）攻毒培养液：量取新生牛血清 3ml，加 MEM 或 RPMI 1640 培养液 97ml。4℃保存。

（4）消化液：取乙二胺四乙酸二钠 0.2g、氯化钠 8.0g、氯化钾 0 .2g、磷酸氢二钠 1.152g、磷酸二氢钾 0.2g，加水溶解并稀释至 1000ml，经 121℃、15min 灭菌。

（5）染色液：取结晶紫 50mg，加无水乙醇 20ml 溶解后，加水稀释至 100ml，即得。

（6）脱色液：取无水乙醇 50ml、乙酸 0.1ml，加水稀释至 100ml。

（7）PBS：取氯化钠 8.0g、氯化钾 0.20g、磷酸氢二钠 1.44g、磷酸二氢钾 0.24g，加水溶解并稀释至 1000ml，经 121℃、15min 灭菌。

2）标准品溶液的制备

取人干扰素生物学活性测定的国家标准品，按说明书复溶后，用测定培养液稀释至 1ml 含 1000IU。在 96 孔细胞培养板中做 4 倍系列稀释，共 8 个稀释度，每个稀释度做 2 孔。在无菌条件下操作。

3）供试品溶液的制备

供试品按标示量溶解后，用测定培养液稀释成 1ml 约含 1000IU。在 96 孔细胞培养板中，做 4 倍系列稀释，共 8 个稀释度，每个稀释度做 2 个孔。在无菌条件下操作。

4）测定法

使 WISH 细胞在培养基中贴壁生长。按 1：2~1：4 传代，每周 2~3 次，于完全培养液中生长。取培养的细胞弃去培养液，用 PBS 洗 2 次后消化和收集细胞，用完全培养液配制成 1ml 含 2.5×10^5~3.5×10^5 个细胞的细胞悬液，接种于 96 孔细胞培养板中，每孔 100μl。于 37℃、5% 二氧化碳条件下培养 4~6h。将配制完成的标准品溶液和供试品溶液移入接种 WISH 细胞的培养板中，每孔加入 100μl。于 37℃、5% 二氧化碳条件下培养 18~24h。弃去细胞培养板中的上清液。将保存的水疱性口炎病毒（VSV，−70℃保存）用攻毒培养液稀释至约 $100CCID_{50}$，每孔 100μl。于 37℃、5% 二氧化碳培养 24h（镜检标准品溶液的 50% 病变点在 1IU/ml）。然后弃去细胞培养板中的上清液，每孔加入染色液 50μl，室温放置 30min 后，用流水小心冲去染色液，并吸干残留水分，每孔加入脱色液 100μl，室温放置 3~5min。混匀后，用酶标仪以 630nm 为参比波长，在波长 570nm 处测定吸光度，记录测定结果。

试验数据采用计算机程序或四参数回归计算法进行处理，并按下式计算试验结果：

$$\text{供试品生物学活性}=\text{标准品生物学活性}\times\frac{\text{供试品预稀释倍数}}{\text{标准品预稀释倍数}}\times\frac{\text{供试品相当于标准品半数量的稀释倍数}}{\text{标准品半效稀释倍数}}$$

2. 报告基因法

本法系将含有干扰素刺激反应元件和荧光素酶基因的质粒转染到 HEK293 细胞中，构建细胞系 HEK293puroISRE-Luc，作为生物学活性测定细胞。当Ⅰ型干扰素与细胞膜上的受体结合后，通过信号转导，激活干扰素刺激反应元件，启动荧光素酶的表达，表达量与干扰素的生物学活性成正相关，加入细胞裂解液和荧光素酶底物后，测定其发光强度，以此测定Ⅰ型干扰素生物学活性。与病毒抑制法相比，报告基因法具有以下几个方面的优势：操作简便，易于掌握；变异度约为病毒抑制法的 1/2，耗时约为病毒抑制法的 1/3；不使用病毒，无需在生物安全实验室操作。

1）试剂

（1）完全培养液：MEM 培养液，含有 2mmol/L 的 L- 谷氨酰胺、1mmol/L 的丙酮酸钠、0.01mg/l 的非必需氨基酸、2μg/ml 的嘌呤霉素、100U/ml 的青霉素、100μg/ml 的链霉素、10% 的胎牛血清。4℃保存。

（2）测定培养液：除不含嘌呤霉素外，其他成分与完全培养液相同。4℃保存。

（3）PBS：取氯化钠 8.0g、氯化钾 0.20g、磷酸氢二钠 1.44g、磷酸二氢钾 0.24g，加水溶解并稀释至 1000ml，经 121℃、15min 灭菌。

（4）消化液：称取乙二胺四乙酸二钠 0.2g、胰酶 2.5g，用 PBS 溶解并稀释至 1000ml，除菌过滤。4℃保存。

（5）荧光素酶报告基因检测试剂盒：包括细胞裂解液、荧光素酶底物等。

2）标准品溶液的制备

取重组人干扰素生物学活性测定国家标准品，按说明书复溶后，用测定培养液稀释至 1ml 约含 10 000IU。在 96 孔细胞培养板中，做 4 倍系列稀释，共 8 个稀释度，每个稀释度做 2 孔。在无菌条件下操作。

3）供试品溶液的制备

将供试品按标示量溶解后，用测定培养液稀释成 1ml 约含 10 000IU。在 96 孔细胞培养板中，做 4 倍系列稀释，共 8 个稀释度，每个稀释度做 2 孔。在无菌条件下操作。

4）测定法

使 HEK293puroISRE-Luc 细胞在完全培养液中贴壁生长。按 1∶4 传代，每周 2~3 次，于完全培养液中生长。取培养的细胞弃去培养液，用 PBS 洗 1 次后消化和收集细胞，用测定培养液配制成 1ml 含 3.5×10^5~4.5×10^5 个细胞的细胞悬液。将配制完成的标准品溶液和供试品溶液移入可用于细胞培养和化学发光酶标仪测定的 96 孔细胞培养板中，每孔加入 100μl，然后将上述细胞悬液接种于同一 96 孔细胞培养板中，每孔 100μl。于 37℃、5% 二氧化碳条件下培养 18~24h。小心吸净 96 孔细胞培养板中的上清液，按荧光素酶报告基因检测试剂盒说明书加入细胞裂解液和荧光素酶底物，用化学发光酶标仪进行测定，记录测定结果。

试验数据采用计算机程序或四参数回归计算法进行处理，并按下式计算试验结果：

$$\text{供试品生物学活性}=\text{标准品生物学活性}\times\frac{\text{供试品预稀释倍数}}{\text{标准品预稀释倍数}}\times\frac{\text{供试品相当于标准品半数量的稀释倍数}}{\text{标准品半效稀释倍数}}$$

（七）重组人 IFN-α 的质量标准

目前我国有重组人 IFN-α1b、α2a、α2b 等制品生产，表 15-8 仅以 IFN-α1b 作为例子。另外，干扰素类制品有多种剂型，如滴眼液、栓剂、凝胶剂等。在采用这些剂型时，成品的检定项目应按《中国药典》对某类特殊剂型的要求进行设置。

表 15-8　IFN-α1b 的质量标准

检测项目	检测方法	质量标准
原液		
生物学活性	细胞病变抑制法或报告基因法	无
蛋白质含量	Lowry 法	无
比活性	生物学活性 / 蛋白质含量	≥ 1.0×10^7IU/mg 蛋白质
电泳纯度	非还原型 SDS-PAGE	≥ 95.0%
HPLC 纯度	SEC-HPLC	≥ 95.0%
分子量	还原型 SDS-PAGE	（19.4 ± 1.9）kDa
外源性 DNA 残留量	DNA 探针杂交法 / 荧光染色法	≤ 10ng/ 支
鼠 IgG 残留量	酶联免疫吸附法	≤ 100ng/ 剂量
宿主菌蛋白质残留量	酶联免疫吸附法	≤ 0.10%
残余抗生素活性	培养法	不应有残余氨苄西林或其他抗生素活性
细菌内毒素检查	凝胶法	< 10EU/30 万 IU
等电点	等电聚焦电泳	主区带应为 4.0~6.5，且供试品的等电点图谱应与对照品一致
紫外光谱	紫外光谱扫描	最大吸收峰波长应为（278 ± 3）nm
肽图	胰蛋白酶裂解后，RP-HPLC 测定	应与对照品图形一致
N 端氨基酸序列	Edman 降解法	（M）CDLPETHSLDNRRTL
成品		
鉴别试验	免疫印迹法或免疫斑点法	阳性
外观	肉眼观察	白色薄壳状疏松体，按标示量加入灭菌注射用水后迅速复溶为澄明液体
可见异物	灯检法	应符合规定
水分	费休氏法	≤ 3.0%
pH	电位法	6.5~7.5
渗透压摩尔浓度	冰点下降法	应符合批准的要求
生物学活性	细胞病变抑制法或报告基因法	应为标示量的 80%~150%
残余抗生素活性	培养法	不应有残余氨苄西林或其他抗生素活性
无菌检查	薄膜过滤法	无菌生长
细菌内毒素检查	凝胶法	< 10EU/ 支
异常毒性检查	小鼠试验法	无异常反应，动物健存，体重增加

三、β 干扰素

β 干扰素（interferon-β，IFN-β）由成纤维细胞产生，其氨基酸序列和抗原性与 IFN-α 显著不同，但与 IFN-α 结合相同的受体，发挥类似的生物学活性。基因重组

IFN-β 用 Ser17 替代 Cys17，称为丝氨酸 β 干扰素（IFN-βser），取代后的产物在大肠杆菌中能正确折叠成高活性 IFN-β。

（一）IFN-β 基因

IFN-β 基因（*IFNB*）也位于人染色体 9p21-pter，占 777bp，在 IFN-α 基因群的远端，IFN-β 基因只有一个基因，人 IFN-β 前体有 187 个氨基酸，信号肽为 21 个氨基酸。

（二）分子结构和理化特性

IFN-β 只有一个亚型，是含 166 个氨基酸的 20kDa 糖蛋白，其 80 位 Asn 是糖基化位点，成熟 IFN-β 有 20% 糖基。IFN-β 有 3 个 Cys，其中 Cys31 和 Cys141 形成二硫键，二硫键与分子的正确折叠和功能有关，而 Cys17 与功能无关，在基因重组表达时可将其换成 Ser，不但活性未受到影响，而且还增加了其稳定性。IFN-β 的等电点有 8.9、8.6 和 7.8 几种，重组人 IFN-β 等电点是 8.9。IFN-β 对蛋白酶（胰蛋白酶、糜蛋白酶和 V-8 蛋白酶）敏感。其在 4℃可以保存 6 个月，56℃处理 10min 仍保持稳定，对 pH2 处理稳定。IFN-β 氨基酸序列如下：MSYNLLGFLQ RSSNFQCQKL LWQLNGRLEY CLKDRMNFDI PEEIKQLQQF QKEDAALTIY EMLQNIFAIF RQDSSSTGWN ETIVENLLAN VYHQINHLKT VLEEKLEKED FTRGKLMSSL HLKRYYGRIL HYLKAKEYSH CAWTIVRVEI LRNFYFINRL TGYLRN。

（三）IFN-β 受体

IFN-β 的受体与 IFN-α 的受体完全一样。IFN-β 与受体的亲和力 K_d 为 44pmol/L。

（四）生物学功能

IFN-β 与 IFN-α 的生物学功能基本相同，也包括抗病毒、抗细胞增殖和免疫调节作用等几个方面。

（五）临床应用

IFN-β 用于治疗多发性硬化症（MS）已得到 FDA 批准。多发性硬化症是与免疫应答有关的神经系统疾病，IFN-β 治疗 MS 是基于它的免疫调节作用。对 372 例 MS 患者的多中心、随机双盲和安慰剂对照实验表明，重组人 IFN-β 隔天皮下注射 800 万 IU，连续使用 2~3 年，能显著减少恶化率、恶化的程度和核磁共振影像的异常，每年恶化率比安慰剂组降低 34%。

由于 IFN-β 与 IFN-α 的作用基本相同，所以 IFN-β 可能对其他肿瘤也有作用。1997 年 IFN-β 已申请用于治疗黄斑变性症。

（六）生物学活性测定

IFN-β 与 IFN-α 的生物学活性测定的方法相同。

（七）重组人 IFN-β 的质量标准

重组人 IFN-β 原液和成品的质量标准参见表 15-9。

表 15-9　重组人 IFN-β 的质量标准

检测项目	检测方法	质量标准
原液		
生物学活性	细胞病变抑制法或报告基因法	无
蛋白质含量	Lowry 法	无
比活性	生物学活性 / 蛋白质含量	≥ 2.0×10^7IU/mg 蛋白质
电泳纯度	非还原型 SDS-PAGE	≥ 95.0%
HPLC 纯度	SEC-HPLC	≥ 95.0%
分子量	还原型 SDS-PAGE	（18.5 ± 1.8）kDa
外源性 DNA 残留量	荧光染色法 /DNA 探针杂交法	≤ 10ng/ 支
宿主菌蛋白质残留量	酶联免疫吸附法	≤ 0.10%
细菌内毒素检查	凝胶法	＜ 10EU/250μg
等电点	等电聚焦电泳	主区带应为 7.6~9.3，且供试品的等电点图谱应与对照品一致
紫外光谱	紫外光谱扫描	最大吸收峰波长应为（278 ± 3）nm
肽图	胰蛋白酶裂解后，RP-HPLC 测定	应与对照品图形一致
N 端氨基酸序列	Edman 降解法	（M）SYNLLGFLQRSSNFQS
成品		
鉴别试验	免疫印迹法或免疫斑点法	阳性
外观	肉眼观察	白色薄壳状疏松体，按标示量加入灭菌注射用水后迅速复溶为澄明液体
可见异物	灯检法	应符合规定
水分	费休氏法	≤ 3.0%
pH	电位法	6.5~7.5
渗透压摩尔浓度	冰点下降法	应符合批准的要求
生物学活性	细胞病变抑制法或报告基因法	应为标示量的 80%~150%
无菌检查	薄膜过滤法	无菌生长
细菌内毒素检查	凝胶法	＜ 10EU/ 支
异常毒性检查	小鼠试验法	无异常反应，动物健存，体重增加

四、γ 干扰素

γ 干扰素（interferon-γ，IFN-γ）的结构、来源、产生条件和基因等与 IFN-α/β 完全不同，但生物学活性有许多相似之处。IFN-γ 主要由 T 细胞和 NK 细胞产生，在调节免疫应答、抗增殖活性等方面的作用远强于 IFN-α/β，而抗病毒活性低于 IFN-α/β。

（一）IFN-γ 基因

IFN-γ 基因（*IFNG*）约长 6kb，位于人 12 号染色体，有 3 个内含子和 4 个外显子（分别编码 38 个、23 个、61 个和 44 个氨基酸）。IFN-γ mRNA 约长 1.2kb，编码含 166 个氨基酸残基的前体，其中信号肽有 23 个氨基酸残基，成熟 IFN-γ 有 143 个氨基酸残基。IFN-γ 有等位基因存在，如第 6 位 Glu 可被 Lys 替代。

（二）分子结构和理化特性

IFN-γ 也只有一个亚型，在 SDS-PAGE 上表现的分子量有 15.5~17kDa、20kDa 和 25kDa 几种形式，可能是由于多肽分子糖基化程度不同造成的。25kDa 的分子中有两处（Asn25 和 Asn97）糖基化位点，而 20kDa 分子中只有一处（Asn97）糖基化位点。成熟的单体 IFN-γ 含有 143 个氨基酸，天然 IFN-γ 的羧基端不均一，可能是在其分泌过程中或分泌后蛋白酶消化的结果。IFN-γ 没有二硫键，其活性形式是牢固的二聚体或四聚体，单体没有活性。IFN-γ 在 4℃保存 6 个月活性不变，55℃处理 10min 不灭活，但 65℃处理 10min 则失去活性；在 pH ＜ 5.0 或 SDS 浓度＞ 0.1% 时不稳定。IFN-γ 氨基酸序列如下：QDPYVKEAEN LKKYFNAGHS DVADNGTLFL GILKNWKEES DRKIMQSQIV SFYFKLFKNF KDDQSIQKSV ETIKEDMNVK FFNSNKKKRD DFEKLTNYSV TDLNVQRKAI HELIQVMAEL SPAAKTGKRK RSQMLFRGRR ASQ。

（三）IFN-γ 受体

IFN-γ 受体 α 链基因位于 6 号染色体，该链具有单一的穿膜区，其胞外区具有种属特异性。IFN-γ 二聚体可结合两个 IFN-γ 受体 α 链，但两个 α 链并不相互作用，而是分离的。人 IFN-γ 与其可溶性受体 α 链的复合物已得到结晶并作了分析。但人 IFN-γ 与其受体 α 链的结合必须再与至少一个 β 链结合，才能启动信号转导。IFN-γ 受体 β 链基因位于 21 号染色体，结构与 α 链相似。IFN-γ 与其受体 α 链和 β 链的结合导致两种蛋白质酪氨酸激酶（Jak-1 和 Jak-2）的结合并磷酸化，进而刺激核内转录因子，启动特殊的蛋白质合成，并产生相应的生物学效应。

（四）生物学功能

IFN-γ 生物学功能有较严格的种属特异性，人 IFN-γ 只作用于人或灵长类动物的细胞。IFN-γ 的生物学功能与 IFN-α/β 有相似，但又明显不同。IFN-γ 除有抗病毒和抑制细胞生长活性外，主要还参与免疫调节作用。

（1）IFN-γ 是一种主要的巨噬细胞激活因子（MAF），可介导 T 细胞对巨噬细胞的激活；可直接诱导参与呼吸暴发的酶的合成，从而增强巨噬细胞的杀伤能力；可与 LPS、TNF 协同增强巨噬细胞的杀瘤能力；作为引导信号，使巨噬细胞对激活信号（如 LPS、TNF 及 IL-1 等）敏感，并迅速而有效地活化，发挥其功能；可上调内皮细胞 ICAM-1（CD54）表达，促进巨噬细胞 FcγR 表达，协同诱导 TNF 并促进巨噬细胞杀伤病原微生物。

（2）促进静止的 $CD4^+T$ 细胞分化为 Th1 细胞，并抑制 Th2 细胞的增殖；可促进 $CD8^+CTL$ 的成熟及杀伤活性；可作用于 B 细胞，促使它增生分化，产生抗体，并诱导 IgG2a 和 IgG3 的类型转换，但抑制 IgG1 和 IgE 的类型转换。

（3）诱导单核细胞、巨噬细胞、树突状细胞、皮肤成纤维细胞、血管内皮细胞、星状细胞等 MHC Ⅱ类抗原的表达，使其参与抗原提呈和特异性免疫的识别过程。

（4）可激活中性粒细胞，促进其呼吸暴发。

（5）促进 NK 细胞的杀伤活性，其机制为增强 NK 细胞识别结构的表达，并上调 NK 细胞合成细胞毒性因子。

（6）激活血管内皮细胞，促进 $CD4^+T$ 细胞与内皮细胞的黏附及向血管外渗透，还可增强 TNF 对血管内皮细胞所介导的多种功能。

（五）临床应用

重组人 IFN-γ 在我国已批准上市。IFN-γ 主要是利用其免疫调节作用，治疗慢性肉芽肿性疾病、类风湿性关节炎、宫颈瘤、生殖器疣、病毒感染及某些肿瘤。由于 IFN-γ 在肿瘤的局部活化免疫细胞，增强肿瘤细胞自身 MHC-Ⅰ抗原的表达，采用腺病毒为载体将 IFN-γ 基因导入肿瘤细胞的临床试验正在进行中。

（六）生物学活性测定

使用病毒抑制法进行生物学活性测定。

（七）重组人 IFN-γ 的质量标准

重组人 IFN-γ 原液和成品的质量标准参见表 15-10。

表 15-10 重组人 IFN-γ 的质量标准

检测项目	检测方法	质量标准
原液		
生物学活性	细胞病变抑制法	无
蛋白质含量	Lowry 法	无
比活性	生物学活性 / 蛋白质含量	≥ 1.5×10^7IU/mg 蛋白质
电泳纯度	非还原型 SDS-PAGE	≥ 95.0%
HPLC 纯度	SEC-HPLC	≥ 95.0%
分子量	还原型 SDS-PAGE	（16.8 ± 1.7）kDa
外源性 DNA 残留量	DNA 探针杂交法 / 荧光染色法	≤ 10ng/ 支
宿主菌蛋白质残留量	酶联免疫吸附法	≤ 0.10%
残余抗生素活性	培养法	不应有残余氨苄西林或其他抗生素活性
细菌内毒素检查	凝胶法	< 10EU/100 万 IU
等电点	等电聚焦电泳	主区带应为 8.1~9.1，且供试品的等电点图谱应与对照品一致

续表

检测项目	检测方法	质量标准
紫外光谱	紫外光谱扫描	最大吸收峰波长应为（280 ± 3）nm
肽图	胰蛋白酶裂解后，RP-HPLC 测定	应与对照品图形一致
N 端氨基酸序列	Edman 降解法	（M）QDPYVKEAENLKKYF
成品		
鉴别试验	免疫印迹法或免疫斑点法	阳性
外观	肉眼观察	白色薄壳状疏松体，按标示量加入灭菌注射用水后迅速复溶为澄明液体
可见异物	灯检法	应符合规定
水分	费休氏法	≤ 3.0%
pH	电位法	6.5~7.5
渗透压摩尔浓度	冰点下降法	应符合批准的要求
生物学活性	细胞病变抑制法	应为标示量的 80%~150%
残余抗生素活性	培养法	不应有残余氨苄西林或其他抗生素活性
无菌检查	薄膜过滤法	无菌生长
细菌内毒素检查	凝胶法	＜ 10EU/ 支
异常毒性检查	小鼠试验法	无异常反应，动物健存，体重增加

五、ω 干扰素

ω 干扰素（interferon-ω，IFN-ω）是在 1985 年由三个独立的科研小组同时发现的，属于 I 型干扰素，与 α 干扰素在基因序列上有 60% 同源性，主要由白细胞产生。

（一）IFN-ω 基因

IFN-ω 基因（*IFNW*）位于 9 号染色体短臂（9p22）上，包括 1 个有功能的基因和 6 个假基因，与 α 干扰素基因紧密连锁。IFN-ω 基因内部无内含子，前体有 195 个氨基酸，由于信号肽切割的差异而编码 172 个或 174 个氨基酸残基。

（二）分子结构和理化特性

IFN-ω 成熟蛋白分子量约为 20 000Da，等电点在 9 左右。与 IFN-α 相似，序列中包括 4 个保守的半胱氨酸，形成两个二硫键；与 IFN-β 类似，成熟蛋白中有一个潜在的 *N*-糖基化位点，天然蛋白在该位点上有糖基化，为单体糖蛋白。IFN-ω 对蛋白酶（胰蛋白酶、糜蛋白酶和 V-8 蛋白酶）敏感，在 4℃可以保存 6 个月，56℃处理 10min 仍然稳定，而在 pH2 条件下会丧失部分生物学活性。下面是成熟蛋白（174 个氨基酸残基）的氨基酸序列：LGCDLPQNHG LLSRNTLVLL HQMRRISPFL CLKDRRDFRF PQEMVKGSQL QKAHVMSVLH EMLQQIFSLF HTERSSAAWN MTLLDQLHTG LHQQLQHLET CLLQVVGEGE SAGAISSPAL TLRRYFQGIR VYLKEKKYSD CAWEVVRMEI

MKSLFLSTNM QERLRSKDRD LGSS。

（三）IFN-ω 受体

IFN-α、IFN-β 和 IFN-ω 的受体为同一种分子，其基因位于 21 号染色体上，表达在几乎所有类型的有核细胞表面，因此其作用范围十分广泛。

（四）生物学功能

与 IFN-α、IFN-β 生物学功能基本相同，包括抗病毒、抗细胞增殖和免疫调节作用几个方面。目前认为由病毒感染的白细胞所分泌的 IFN-ω 约占抗病毒效应的 15%，IFN-ω 抑制病毒的复制可能是它可以促使细胞合成许多酶，如寡腺苷酸合成酶集中干扰 RNA 和 DNA 病毒的复制。IFN-ω 的抗病毒作用主要是旁分泌的，由易感染病毒的细胞分泌干扰素以保护邻近未受病毒感染的细胞。IFN-ω 抑制细胞的增殖可能是因其诱导抑制病毒增殖的酶，也包括防止氨基酸合成的酶，特别是必需氨基酸合成的酶来抑制细胞的增殖。IFN-ω 的免疫调节作用是其可以调节主要组织相容性抗原（MHC-Ⅰ类分子）的表达，一般来说它增强 MHC-Ⅰ类分子的表达，而极度地抑制 MHC Ⅱ类分子的表达；增强吞噬细胞的活性，增强天然杀伤细胞和细胞毒性 T 细胞的活性。

（五）临床应用

在美国，Intarcia 公司正在进行 IFN-ω 治疗 HCV 感染的Ⅱ期临床试验。在对 102 名未使用过干扰素治疗的慢性Ⅰ型 HCV 感染者单用 IFN-ω 或与利巴韦林联合治疗时，使用 IFN-ω 和利巴韦林联合治疗的患者 84%（56/67）出现了早期病毒反应（EVR），单用 IFN-ω 治疗的患者 60%（21/35）出现了 EVR，总计有 75%（77/102）的患者出现了 EVR。另外，出现 EVR 的 77 名患者中有 71 人血液中检测不到病毒（低于 600IU/ml）。2003 年，国家食品药品监督管理局（SFDA）曾批准重组人干扰素 ω 鼻喷剂进行预防非典型肺炎的临床试验。2005 年 11 月 7 日，国家食品药品监督管理局批准“重组人干扰素 ω 喷雾剂”作为技术储备，列为 SARS 防治应急使用药物之一，可在疫情暴发时用于应急预防。2005 年 5 月，ω 干扰素的冻干剂和喷雾剂两种剂型获得国家药监局颁发的临床批文，冻干剂主要用于治疗丙型肝炎，喷雾剂主要用于治疗鼻炎及防治流感，即将进入临床试验阶段。

（六）生物学活性测定

与 IFN-α 的生物学活性测定方法相同。WHO 生物标准委员会（ECBS）规定的第一个人 IFN-ω 国际标准品（编号为 94/754）的生物学活性为 20 000IU/ 支。在体外抗病毒试验中，IFN-ω 比活性可以达到 4.0×10^8IU/mg。

（七）质量标准

重组人 IFN-ω 原液和成品的质量标准参见表 15-11。

表 15-11　重组人 IFN-ω 的质量标准

检测项目	检测方法	质量标准
原液		
生物学活性	细胞病变抑制法 / 报告基因法	无
蛋白质含量	Lowry 法	无
比活性	生物学活性 / 蛋白质含量	$\geqslant 6.0\times10^{7}$IU/mg 蛋白质
电泳纯度	非还原型 SDS-PAGE	≥ 95.0%
HPLC 纯度	SEC-HPLC	≥ 95.0%
分子量	还原型 SDS-PAGE	（22.5 ± 2.2）kDa
外源性 DNA 残留量	DNA 探针杂交法 / 荧光染色法	≤ 10ng/ 支
宿主菌蛋白质残留量	酶联免疫吸附法	≤ 0.10%
残余抗生素活性	培养法	不应有残余氨苄西林或其他抗生素活性
细菌内毒素检查	凝胶法	＜ 10EU/30 万 IU
等电点	等电聚焦电泳	主区带应≥ 9.0，且供试品的等电点图谱应与对照品一致
紫外光谱	紫外光谱扫描	最大吸收峰波长应为（280 ± 3）nm
肽图	胰蛋白酶裂解后，RP-HPLC 测定	应与对照品图形一致
N 端氨基酸序列	Edman 降解法	LGXDLPQNHGLLSRN
成品		
鉴别试验	免疫印迹法或免疫斑点法	阳性
外观	肉眼观察	白色薄壳状疏松体，按标示量加入灭菌注射用水后迅速复溶为澄明液体
可见异物	灯检法	应符合规定
水分	费休氏法	≤ 3.0%
pH	电位法	6.5~7.5
渗透压摩尔浓度	冰点下降法	应符合批准的要求
生物学活性	细胞病变抑制法 / 报告基因法	应为标示量的 80%~150%
残余抗生素活性	培养法	不应有残余氨苄西林或其他抗生素活性
无菌检查	薄膜过滤法	无菌生长
细菌内毒素检查	凝胶法	＜ 10EU/ 支
异常毒性检查	小鼠试验法	无异常反应，动物健存，体重增加

六、集成干扰素

集成干扰素（consensus interferon，CIFN）是一种重组的、非天然的 I 型干扰素。它是通过对已知的 α 干扰素亚型序列筛选，采用每个位点上最常出现的氨基酸决定簇，用基因重组技术复合而成。人 α 型干扰素有 20 多种不同亚型，在核苷酸水平上有大约

90% 的同源性。目前已有许多证据说明不同 α 型干扰素亚型有不同的生物学特性和意义，在临床上是不能完全相互代替的。因此，开发新型 α 型基因工程干扰素具有广阔的应用前景，而如何进一步提高干扰素分子的生物学活性、降低副作用也是临床应用 α 型干扰素所亟待解决的问题。20 世纪 80 年代初，美国安进公司将已知的 13 种 α 干扰素序列进行比较，把出现频率最高的氨基酸分配到各自相应的位置，并对个别位置做了修改，得到集成干扰素的氨基酸序列，并在大肠杆菌中表达。体外试验表明，集成干扰素的抗病毒活性、抗增殖活性及诱导 NK 细胞的活性均高于 IFN-α2a 和 IFN-α2b，比活性高达 1.0×10^9 IU/mg，可能与其和更多的细胞表面受体结合，且具有更强的亲和力有关。该药已于 1997 年 10 月和 12 月分别被美国 FDA 和我国卫生部批准治疗慢性丙肝。商品名为干复津（Infergen）。目前国内有多家药厂仿制干复津，或者通过定点突变技术获得新的集成干扰素突变体。

（一）分子结构和理化特征

干复津的化学名称为 *N*-L- 亚甲基 -22-L- 精氨酸 -76-L- 丙氨酸 -78-L- 天冬氨酸 -79-L- 谷氨酸 -86-L- 酪氨酸 -90-L- 酪氨酸 -156-L- 苏氨酸 -157-L- 天门冬酰胺 -158L- 亮氨酸干扰素 -α-1，含有 166 个氨基酸（脱 N 端甲硫氨酸）。为了便于分子构造，对 4 个氨基酸作了改变。其与 IFN-α2b 的同源性为 88%，与 IFN-β 同源性为 34%；分子量为 19 434Da，等电点为 5.7~6.1；正确复性的分子内存在两对二硫键，起着稳定蛋白结构的作用。研究表明，集成干扰素三个活性区域为 29~35、78~95、123~140 位氨基酸残基。干复津的氨基酸序列为：MCDLPQTHSL GNRRALILLA QMRRISPFSC LKDRHDFGFP QEEFDGNQFQ KAQAISVLHE MIQQTFNLFS TKDSSAAWDE SLLEKFYTEL YQQLNDLEAC VIQEVGVEET PLMNVDSILA VKKYFQRITL YLTEKKYSPC AWEVVRAEIM RSFSLSTNLQ ERLRRKE。

（二）集成干扰素受体

与 IFN-α 受体相同。

（三）生物学功能

与 IFN-α 生物学功能相同，包括抗病毒、抗细胞增殖和免疫调节作用几个方面。

（四）临床应用

干扰素是目前治疗慢性丙型肝炎的有效药物，但很多患者治疗无效或停药后复发，使用集成干扰素治疗可取得较好的效果。根据国外的资料，使用 CIFN 9μg，1 周 3 次、共 24 周治疗慢性丙型肝炎初治患者与 IFN-α2b 3MIU 同样有效。李晓绢等报道 CIFN 15μg 可单独用于治疗复发或无应答的慢性丙型肝炎，未发现严重不良反应。姚光弼等报道 CIFN 15μg 和 9μg 对治疗慢性丙肝安全有效，15μg 剂量组的近期和远期疗效优于 IFN-α2a 3MIU。

（五）生物学活性测定

与 IFN-α 的生物学活性测定方法相同。

（六）集成干扰素 α 质量标准

集成干扰素原液和成品的质量标准参见表 15-12。

表 15-12 集成干扰素的质量标准

检测项目	检测方法	质量标准
原液		
生物学活性	细胞病变抑制法或报告基因法	无
蛋白质含量	Lowry 法	无
比活性	生物学活性 / 蛋白质含量	≥ 6.4×10^8IU/mg 蛋白质
电泳纯度	非还原型 SDS-PAGE	≥ 95.0%
HPLC 纯度	SEC-HPLC	≥ 95.0%
分子量	还原型 SDS-PAGE	（19.0 ± 1.9）kDa
外源性 DNA 残留量	DNA 探针杂交法 / 荧光染色法	≤ 10ng/ 支
宿主菌蛋白质残留量	酶联免疫吸附法	≤ 0.10%
残余抗生素活性	培养法	不应有残余氨苄西林或其他抗生素活性
细菌内毒素检查	凝胶法	＜ 10EU/ 支
等电点	等电聚焦电泳	等电点图谱应与对照品一致
紫外光谱	紫外光谱扫描	最大吸收峰波长应为（278 ± 3）nm
肽图	胰蛋白酶裂解后，RP-HPLC 测定	应与对照品图形一致
N 端氨基酸序列	Edman 降解法	MCDLPQTHSLGNRRAL
成品		
鉴别试验	免疫印迹法或免疫斑点法	阳性
外观	肉眼观察	白色薄壳状疏松体，按标示量加入灭菌注射用水后迅速复溶为澄明液体
可见异物	灯检法	应符合规定
水分	费休氏法	≤ 3.0%
pH	电位法	6.5~7.5
渗透压摩尔浓度	冰点下降法	应符合批准的要求
生物学活性	细胞病变抑制法或报告基因法	应为标示量的 80%~150%
残余抗生素活性	培养法	不应有残余氨苄西林或其他抗生素活性
无菌检查	薄膜过滤法	无菌生长
细菌内毒素检查	凝胶法	＜ 10EU/ 支
异常毒性检查	小鼠试验法	无异常反应，动物健存，体重增加

七、聚乙二醇干扰素

干扰素因具有明确的疗效，被广泛用于治疗肝炎、癌症等疾病，但是作为一种蛋白多肽类药物，它也具有不可避免的缺点：稳定性差，在体内易被酶降解或抗体中和而失活；分子量小，易被肾脏排泄；血浆半衰期短；具有免疫原性，易引起过敏反应；加大剂量、频繁给药虽然可以提高疗效，但同时不良反应增大。对干扰素进行聚乙二醇修饰可以克服这些缺点。

（一）聚乙二醇修饰的优势

聚乙二醇本身免疫原性极低，其聚醚骨架很难被酶降解，当聚乙二醇与干扰素结合后，分子量比干扰素大很多，同时聚乙二醇强大的亲水性增加了干扰素的水溶性，使结合水分子后的干扰素分子大小相应于原分子更扩大了 5~10 倍，给干扰素添加了屏蔽层，能够保护干扰素免受蛋白酶的降解，同时屏蔽干扰素抗原决定簇，避免抗体的产生，降低干扰素的免疫原性，由于分子量较大而又具有分枝状结构，肾脏代谢减少。另外，聚乙二醇修饰使干扰素的药代特性发生改变，延长在肝脏中的聚集时间，对肝脏的抗病毒作用更有效。上述机制在临床上，可以使聚乙二醇化干扰素减少肾脏与细胞清除，延长半衰期，增强生物利用度，降低免疫原性，减少不良反应。

（二）聚乙二醇干扰素的临床应用

2000 年欧盟批准了 Schering-Plogh 公司的聚乙二醇修饰干扰素 α2b 上市。这是世界范围内第一个聚乙二醇化干扰素产品，该产品的聚乙二醇修饰剂是分子量为 12 000Da 的线性 SC-m 聚乙二醇分子。2002 年 FDA 批准 Roche 公司的聚乙二醇修饰干扰素 α2a 上市，其修饰剂是分枝状的 mPEG-NHS 40 000。两者均用于治疗成人慢性丙肝感染，与未修饰的干扰素相比，其临床剂量从每周皮下注射三次减少到一次。两者单独的临床试验结果表明：高分子量和分支结构的聚乙二醇修饰的干扰素 α-2a 可能比低分子量的聚乙二醇修饰的干扰素 α-2b 具有更好的药代动力学和药效学性质，其实际的差异还需要两者直接的临床试验验证。这两种产品在国内均已上市。聚乙二醇干扰素吸收入血后，代谢速度缓慢，半衰期为 40~100h，而普通干扰素仅为 4h 左右。在用药 168h 后，聚乙二醇干扰素仍能维持较高的血药浓度，因此可以每周给药一次。聚乙二醇技术延长半衰期的益处是通过持续的抗病毒压力阻止病毒的复制，并且抑制耐药变异株的产生。此外，聚乙二醇化还能减少由于频繁给药造成的峰 - 谷血药浓度所带来的不良反应。国内有数家单位正在进行聚乙二醇干扰素 α1b 和聚乙二醇集成干扰素的临床前研究。

（三）生物学活性的变化及测定

与 IFN-α 的生物学活性测定方法相同。干扰素聚乙二醇修饰后会引起体外生物学活性的降低。聚乙二醇与干扰素分子表面特定基团偶联，对干扰素的空间结构产生影响，不可避免地在一定程度上遮蔽干扰素表面的活性部位，以及与干扰素受体结合的位点；

修饰的条件、反应的副产物等也可造成生物学活性的降低。文献报道，用聚乙二醇修饰干扰素 α2b 的研究表明，活性损失与修饰率有关，修饰率保持在 30% 以内时，生物学活性可较好保持。

（四）质量控制中需要研究的问题

1. 分子量

由于聚乙二醇分子的反常泳动性，在 SDS-PAGE 测定的表观分子量比实际的分子量高得多，Niven 等分别用 SDS-PAGE 电泳和质谱的方法测定连接了聚乙二醇 6000、聚乙二醇 12 000 的两种 rhG-CSF 的分子量，结果表明同样条件下，电泳法的测定结果明显偏大，因此宜采用质谱法确定真实的分子量。目前，检测聚乙二醇和聚乙二醇修饰药物相对分子量分布指数的最佳方法是基质辅助激光解吸附离子化飞行时间质谱（matrix-assisted laser desorption ionization time of flight mass spectrometry，MALDI-TOF-MS），该方法的最大特点是能分析高分子量的生物大分子，被测分子量可达 5×10^5Da。

2. 残留聚乙二醇检测

由于干扰素修饰过程中使用的聚乙二醇可能过量，聚乙二醇干扰素中的聚乙二醇可能发生脱落，因此应当控制游离聚乙二醇的含量。干扰素纯度一般用紫外检测器检测，但是聚乙二醇用紫外检测器检测吸收值极低，所以经过 RP-HPLC 分离后，要使用蒸发光检测器检测残留的聚乙二醇，它的工作原理是：柱流出物经惰性气体雾化并在加热管中将流动相蒸发掉，留下的聚乙二醇颗粒进入光管，在光散射池中，记录聚乙二醇颗粒散射光源发出的光的强度变化，即得到聚乙二醇的残留量。

3. 游离干扰素检测

聚乙二醇干扰素经纯化后，可能会有游离干扰素残留，聚乙二醇干扰素在保存过程中，聚乙二醇脱离也可能形成游离干扰素，游离干扰素不但没有长效作用，而且因其比活性远大于聚乙二醇干扰素，少量的游离干扰素就能影响产品生物学活性测定的准确性，所以必须对游离干扰素的含量进行控制。一般使用 SEC-HPLC 或 RP-HPLC 检测游离干扰素含量。

4. 多聚体的检测

干扰素进行聚乙二醇修饰时，容易发生交联反应，形成二聚体、三聚体等，增加产品的免疫原性，产生用药安全隐患，因此需要检测控制多聚体的含量，可以使用 SEC-HPLC 或 RP-HPLC 进行检测。

5. 修饰度及修饰位点检测

聚乙二醇分子存在一定的相对分子量分布，因此，聚乙二醇修饰的多肽蛋白质无精确理论相对分子量。此外，蛋白质表面可修饰的氨基位点较多，难于实现定点修饰，从而使聚乙二醇修饰的空间结构进一步复杂化。总之，蛋白质与聚乙二醇反应后的产物是混合物，即使是相同修饰度的蛋白质分子之间，也会因修饰位点的不同而呈现多态性。这种多态性给聚乙二醇修饰的多肽蛋白质的分析带来较大困难。目前聚乙二醇修饰蛋白质的分析，主要有聚乙二醇化位点的鉴定及聚乙二醇化程度的检测两方面内容。

1）聚乙二醇化位点的鉴定

蛋白质类药物聚乙二醇化位点鉴定的一般方法是以天然蛋白质作对照，用蛋白酶

（如胰蛋白酶）水解，由缺失的肽片段来推断聚乙二醇化位点。但该方法存在一定缺陷，易出现鉴定误差。Veronese 等采用一种新的聚乙二醇衍生物，可解决鉴定误差的问题，即用经琥珀酰亚胺酯活化的氨基酸臂（Met2Nle 或 Met2β2Ala）作为连接键，偶联物经 BrCN 裂解可得到与 Nle 或 β 2Ala 相连的蛋白质，经常规分析（如氨基酸分析、Edman 降解法）可以确定 Nle 或 β2Ala 连接位点，进而确定聚乙二醇化位点。Vestling 等对聚乙二醇修饰后的超氧化物歧化酶（SOD）进行水解，采用串联质谱（tandem MS）测定其肽图，以判断修饰位点及修饰程度。

2）聚乙二醇修饰程度的检测

多肽或蛋白质的修饰度是指每个修饰产物上偶联的聚乙二醇分子数。可通过三硝基苯磺酸（TNBS）法、铁氰酸胺法、荧光胺法来测定未被修饰的氨基酸残基的量，而间接得到蛋白质的修饰度。TNBS 法是 Habeeb 等采用的一种通过测定蛋白质表面游离氨基数目来间接确定聚乙二醇修饰程度的方法。用 TNBS 与蛋白表面赖氨酸 ε- 氨基发生反应，该反应生成的三硝基苯酚衍生物在 335nm 有特征吸收，通过该反应可以确定蛋白自由氨基数目；对采用氨基作为蛋白连接位点的连接方法，聚乙二醇修饰将直接减少蛋白表面的自由氨基，因此，可以通过 TNBS 反应间接计算蛋白质的聚乙二醇修饰程度。该法简单易行，但精确性较差。Stocks 等用荧光胺代替 TNBS 来测定蛋白质的平均修饰度，该方法的优点是不受未反应的聚乙二醇分子的干扰，仅需纳克级的蛋白质含量就可完成测定。巯基的测定采用二硝基苯甲酸 DTNB 分析法。Sartore 等提出了一种根据氨基酸测定多肽或蛋白质修饰度的方法：正亮氨酸（Nle）是很少在多肽或蛋白质中出现的氨基酸，所以可先合成聚乙二醇 -Nle-OSu，用其修饰蛋白质，再用盐酸水解，通过测定 Nle 的含量可计算得出修饰度。

目前常用基质辅助激光解吸附离子化飞行时间质谱分离和检测。通过得到的分子离子峰及所用修饰剂的分子量，就可确定不同产物的修饰度。但由于仪器昂贵、样品需前处理，使其应用也受到了一定的限制。另外，SDS-PAGE、毛细管电泳、分子筛色谱（SEC）、反相高效液相色谱（RP-HPLC）、核磁共振（NMR）、光散射法（light scattering）、傅里叶变换红外光谱法（FTIR）等也可用于聚乙二醇化蛋白的分析。

（五）聚乙二醇干扰素的质量标准

聚乙二醇干扰素由于干扰素类型不同、PEG 分子大小不同，以及修饰类型和修饰位点不同，其质量标准的规定范围也有所不同，应根据具体情况分别制定。以聚乙二醇干扰素 α2b 为例，其质量标准见表 15-13。

表 15-13　聚乙二醇干扰素 α2b 的质量标准

检测项目	检测方法	规定标准
原液		
生物学活性	细胞病变抑制法或报告基因法	无
蛋白质含量	HPLC 或 Lowry 法	无
比活性	生物学活性 / 蛋白质含量	2.0×10^6~5.0×10^6U/mg*
电泳纯度	非还原型 SDS-PAGE	≥ 95.0%

续表

检测项目	检测方法	规定标准
HPLC 纯度	HPLC	聚乙二醇 - 干扰素单体≥ 95.0% 游离干扰素≤ 1.0%
游离聚乙二醇	RP-HPLC	≤ 5.0%
表观分子量	还原型 SDS-PAGE	（120 ± 12）kDa*
等电点	等电聚焦电泳	5.0~6.7*
外源性 DNA 残留量	DNA 探针杂交法 / 荧光染色法	≤ 10ng/ 支
宿主菌蛋白残留量	酶联免疫吸附法	≤ 0.10%
残余抗生素活性	培养法	不应有残余氨苄西林或其他抗生素活性
细菌内毒素检查	凝胶法	＜ 10EU/ 支
紫外光谱	紫外光谱扫描	（278 ± 3）nm
肽图	胰酶裂解后，RP-HPLC 测定	与对照品图形一致
N 端氨基酸序列	Edman 降解法	（M）CDLPQTHSLGSRRTL*
成品		
鉴别试验	免疫印迹法或免疫斑点法	阳性
外观	肉眼观察	白色薄壳状疏松体，按标示量加入灭菌注射用水后迅速复溶为澄明液体
可见异物	灯检法	应符合规定
水分	费休氏法	≤ 3.0%
pH	电位法	6.5~7.5
渗透压摩尔浓度	冰点下降法	应符合批准的要求
生物学活性	细胞病变抑制法或报告基因法	应为标示量的 80%~150%
蛋白质含量	HPLC 或 Lowry 法	应为标示量的 85%~115%
HPLC 纯度	HPLC	聚乙二醇 - 干扰素单体≥ 95.0% 游离干扰素≤ 1.0%
游离聚乙二醇	RP-HPLC	≤ 5.0%
残余抗生素活性	培养法	不应有残余氨苄西林或其他抗生素活性
无菌检查	薄膜过滤法	无菌生长
细菌内毒素检查	凝胶法	＜ 10EU/ 支
异常毒性检查	小鼠试验法	无异常反应，动物健存，体重增加

* 不同生产企业规定标准可能不同。

第三节　肿瘤坏死因子

一、概述

1975 年 Carswell 等发现接种卡介苗的小鼠注射细菌脂多糖后，血清中含有一种能杀伤某些肿瘤细胞或使体内肿瘤组织发生出血坏死的因子，称为肿瘤坏死因子（tumor necrosis factor，TNF）。TNF 在急性感染、恶液质、炎症和组织增生中起着多种生物学作用，如增强非特异性抵抗力，激活白细胞和内皮细胞，促进白细胞化学趋向性、MHC 抗原表达、中性白细胞脱颗粒和对致病菌的吞噬力等。1985 年 Shalaby 把巨噬细胞产生的 TNF 命名为 TNF-α，把 T 淋巴细胞产生的淋巴毒素（lymphotoxin，LT）命名为 TNF-β。TNF 家族除这两种外还发现约 30 种，如肿瘤坏死因子相关凋亡诱导配体（tumor necrosis factor-related apoptosis inducing ligand，TRAIL）、BLyS（B lymphocyte stimulator）、OPGL 等。其中，TNF-α 是第一个用于肿瘤生物治疗的细胞因子，研究较多的还有 TRAIL，本节以这两种为例进行介绍。

二、肿瘤坏死因子 -α

肿瘤坏死因子 -α（TNF-α）还被称为细胞毒素（cytotoxin，CTX）、巨噬细胞细胞毒素（marcophage cytotoxin，MCT）、坏死素（necrosin）、巨噬细胞细胞毒因子（marcophage cytotoxic factor，MCF）、分化诱导因子（differentiation-inducing factor，DIF）、出血因子（hemorrhagic factor）等。

（一）TNF-α 的产生

在体内，肿瘤坏死因子 -α 由单核巨噬细胞产生；体外包括 NK 细胞、T 细胞、B 细胞、嗜酸性粒细胞、嗜碱性粒细胞、成纤维细胞、树突状细胞、脂肪细胞、星形细胞、神经元、角质细胞、乳腺和结肠的上皮细胞等，以及一些肿瘤细胞（乳腺癌、卵巢癌细胞）都可以产生 TNF-α。

（二）TNF-α 基因

人类 TNF-α 基因于 1985 年成功克隆，定位于 6p21.4，长约 3.6kb，有 4 个外显子和 3 个内含子，与主要组织相容性复合体（MHC）基因紧密连锁位于 HLA-B 和 HLA-C2 位点之间的 MHC Ⅲ类基因区内，由 TNFA 和 TNFB 组成，分别编码 TNF-α 和 TNF-β。该基因位于启动子区 238 位和 308 位，存在单核苷酸多态性，被认为可调节 TNF 的转录水平，与慢性乙肝、自身免疫性疾病、胰岛素抵抗、肿瘤等多种疾病的易感性相关。TNF 的 mRNA 约 1.7kb，在其 3′ 非翻译区有一段许多细胞因子都具有的保守 TTATTTAT 序列（AU 富含元件，ARE）。

（三）分子结构和理化特性

TNF-α 前体是 233 肽，N 端 76 肽不是信号肽，但可将 TNF-α 前体固定于细胞膜。成熟 TNF-α 含 157 个氨基酸残基，无糖基化位点，含一对二硫键（C70-C102），等电点为 5.6，分子量为 17.5kDa。TNF-α 二级结构为 β 片层，其 N 端与活性相关：去除前 4~7 个氨基酸的 TNF-α 细胞毒活性增加 2~3 倍；去除前 8 个氨基酸后活性与完整分子相同；去除前 10 个氨基酸后活性明显降低，受体亲和力显著下降。TNF-α 对多种蛋白酶（胰蛋白酶、糜蛋白酶等）敏感；4℃可保存 6 个月；56℃、10min 处理后稳定；

70℃处理 1h 后失活。重组人 TNF-α 由 158 个氨基酸组成，序列如下：MVRSSSRTPS DKPVAHVVAN PQAEGQLQWL NRRANALLAN GVELRDNQLV VPSEGLYLIY SQVLFKGQGC PSTHVLLTHT ISRIAVSYQT KVNLLSAIKS PCQRETPEGA EAKPWYEPIY LGGVFQLEKG DRLSAEINRP DYLDFAESGQ VYFGIIAL。

（四）TNF-α 受体

TNF-α 的受体主要有两种：TNFRp55，分子量为 55~60kDa，存在于几乎所有细胞表面，没有种属特异性；TNFRp75，分子量为 75~80kDa，只在有限细胞表达，有种属特异性。TNFRp55 与 TNF 的大多生物学活性有关。可溶性 TNF-α 与 TNFRp55 解离的半衰期为 180min，而与 TNFRp75 解离的半衰期仅为 10min。由于 TNFRp75 与 TNF-α 的快速解离，推测 TNFRp75 只是将结合的可溶性 TNF-α 传递给 TNFRp55，TNFRp55 主要介导可溶性 TNF-α 活性，而 TNFRp75 主要介导膜型 TNF-α 的活性。

（五）生物学功能

TNF-α 能诱导敏感细胞的凋亡，可快速、不可逆地抑制粒系肿瘤细胞的生长，且无需淋巴或巨噬细胞的参与；TNF-α 可抑制造血，引起红细胞减少，增强巨噬细胞的杀伤功能，增强其促进免疫应答的能力，对炎症局部的中性粒细胞的活性和聚集也有促进作用。TNF-α 在骨质吸收和重建中起重要作用。

（六）临床应用

国外 TNF 本身的开发性临床研究基本停止，国内针对肿瘤治疗的改构体已批准上市，而针对 TNF 活性起抑制作用的抗体、可溶性受体的开发研究在国内进展很快，作为抗炎药主要针对痛风症、克隆病、糖尿病等。TNF-α 有报道在临床试用于黑色素瘤、结肠癌、Kaposi 肉瘤、乳腺癌、肝癌、头颈部肿瘤、卵巢癌和神经胶质瘤等晚期肿瘤患者。TNF-α 的全身副作用大，一般临床使用均为肿瘤局部给药，局部用药的疗效明显高于全身用药。TNF-α 的副作用包括寒战、发热、低血压、疲劳、恶心呕吐、肌肉疼痛、腹泻和体重减轻等，但最大耐受剂量随不同输入方法而异，临床受试者个体副作用差异不同。TNF-α 单独应用效果不佳，但在体外与 IFN、IL-2、化疗药物等联合使用有协同作用。

综上所述，TNF-α 能在局部通过增强免疫细胞功能、诱导炎症反应而改善宿主的防御机制，但使用时应注意平衡 TNF-α 的毒副作用。

（七）生物学活性测定

1. 原理

TNF 效价测定采用 L929 细胞株。适当浓度的 TNF 对 L929 细胞具有杀伤作用，用细胞染色液对存活的 L929 细胞染色，可以得到 TNF 的效应曲线。按 50% 最大效应点的稀释倍数可以折算为待检样品中 TNF 的效价，测定结果需用 TNF 效价标准品校正。

2. 材料和试剂

（1）完全培养基 1：DMEM 培养液添加 10%FBS（*V*/*V*）。置于玻璃或塑料瓶中，4℃条件下保存。使用期限不得超过产品标示有效期。

（2）完全培养液 2：DMEM 培养液添加 3%FBS（*V*/*V*）、0.7μg/ml 放线菌素 D。置于玻璃或塑料瓶中，4℃条件下保存。使用期限不得超过产品标示有效期。

（3）L929 细胞株：纤维母细胞，来源于鼠结缔组织，梭状。

（4）细胞染色液：自行配制或市购，根据染色液种类选择合适染色方法。

（5）标准品：TNF 效价测定标准品。

3. 实验步骤

步骤（1）~（5）应于无菌条件下进行。

（第一天）

（1）铺板：消化和收集 L929 细胞，用完全培养液 1 配成 1.5×10^5/ml 的细胞悬液，接种于 96 孔细胞培养板中，每孔 100μl。37℃、5%CO_2 条件下培养 18~24h（镜检细胞布满孔底面积 80% 以上）。

（第二天）

（2）制备样品溶液：取 1 支标准品按说明书配成标准样品溶液。取规定数量的待检样品按说明书配成待检样品溶液。

（3）制备样本溶液：用完全培养基 2 将标准样品溶液稀释至 100IU/ml；根据情况用完全培养基 2 将待检样品溶液稀释至约 100IU/ml，每步稀释不得超过 10 倍。按以上预稀释程序制备的溶液称为样本溶液。

（4）制备样本梯度：于 96 孔细胞培养板中，在 A6、A7 各孔中每孔加入 200μl 标准样本溶液，在 A2、A3；A4、A5；A8、A9；A10、A11 各孔中每孔加入 200μl 各待检样本溶液，每个待检样品做 2 个复孔。第 2~11 列其余各孔加入 150μl 完全培养基 2。自 A 行取 50μl 至 H 行作 4 倍稀释，每孔留 150μl 余液。

（5）加样：取步骤（1）制备的细胞培养板，吸去各孔上清。将步骤（4）制备的实验样本梯度按位置对应关系移入该细胞培养板，每孔 100μl。37℃、5%CO_2 条件下培养 18~24h（镜检标准样本的 50% 病变点在 D 或 E 行）。

（第三天）

（6）染色：染色及脱色步骤参照各染色液说明书。

（7）比色：设定合适波长，记录测定结果。

4. 结果计算

对各实验样品的各实验点 OD 值、预稀释倍数、样本梯度等数据采用手工绘图或计算机程序进行处理，分别计算各实验样品的半效稀释倍数，即从样本溶液至相当于标准品 50% 最大效应点的稀释倍数，并按下式计算实验结果：

$$\text{待检样品效价} = \text{标准品效价} \times \frac{\text{待检样品预稀释倍数}}{\text{标准品预稀释倍数}} \times \frac{\text{待检样品半效稀释倍数}}{\text{标准品半效稀释倍数}}$$

（八）重组 TNF-α 的质量标准

TNF-α 为典型多肽重组制品，其质量控制主要通过结构确认、蛋白特性、纯度、残留杂质几个方面来进行（表 15-14）。

表 15-14　重组 TNF-α 的质量标准

检测项目	检测方法	规定标准
原液		
生物学活性	L929 细胞毒方法	无
蛋白质含量	Lowry 法	无
比活性	生物学活性 / 蛋白质含量	≥ 1.0×10^8IU/mg 蛋白质
分子量	还原型 SDS-PAGE	（17 ± 1.7）kDa
SDS-PAGE 纯度	非还原型 SDS-PAGE	≥ 95.0%
HPLC 纯度	HPLC	≥ 95.0%
紫外光谱	紫外光谱扫描	（278 ± 3）nm
等电点	等电聚焦电泳	5.5~7.0
肽图	胰蛋白酶裂解后，RP-HPLC 测定	与对照品图形一致
N 端序列	Edman 降解法	（M）VRSSSRTPSDKPVAH
外源性 DNA 残留量	荧光染色法	≤ 10ng/ 剂量
宿主菌蛋白残留量	酶联免疫吸附法	≤ 0.1%
残余抗生素活性	培养法	阴性
细菌内毒素	凝胶法	≤ 10EU/ 剂量
成品		
鉴别实验	斑点免疫法或免疫印迹法	应为阳性
外观	肉眼观察	白色疏松体，加水后溶解为澄明液体
pH	电位法	6.5~7.5
水分	费休氏试验	≤ 3.0%
不溶性微粒	光阻法	应符合规定
装量差异	重量法	应符合规定
渗透压摩尔浓度	冰点下降法	应符合规定
效价测定（IU/ml）	L929 细胞毒方法	标示量的 80%~150%
无菌试验	薄膜过滤法	无菌生长
细菌内毒素检查	凝胶法	＜ 10EU/ 支
异常毒性	小鼠试验法	无异常反应，动物健存，体重增加

三、肿瘤坏死因子相关凋亡诱导配体

细胞凋亡是维持机体正常发育，清除肿瘤细胞、自身反应淋巴细胞和病毒感染细胞的重要生理机制，而肿瘤坏死因子超家族成员在诱导细胞凋亡中发挥着重要作用。1995年 Wiley 等从心肌 cDNA 文库中克隆了肿瘤坏死因子相关凋亡诱导配体（tumor necrosis factor-related apoptosis inducing ligand，TRAIL），由于 *TRAIL* 基因结构与 TNF 家族另一细胞凋亡配体成员的 FasL/Apo-1L 极为相似，又称 Apo-2L。

（一）*TRAIL* 基因

人 *TRAIL* 基因定位于 3q26，cDNA 全长 1769bp，TRAIL 分子属于 TNF 超家族，在肺、肝、肾、脾、胸腺、前列腺、卵巢、心脏、胎盘、骨骼肌、小肠等组织，以及外周血淋巴细胞和转化的 T、B 淋巴细胞中都有广泛表达，其中在脾、肺和前列腺表达量最高。

（二）分子结构和理化特性

人 TRAIL 由 280 个氨基酸组成，分子量为 32.5kDa，等电点 7.6；它是一种Ⅱ型糖蛋白。胞内区很短，只有 17 个氨基酸，C 端（114~281）细胞外区域是其活性部位，其中 230 位的半胱氨酸不仅维持其功能，而且参与凋亡活性的调节。TRAIL 胞外区有同源三聚体的亚单位结构，其胞外区可被蛋白酶剪切至体液中，形成可溶性 19kDa 单体，并可形成 48kDa、66kDa 的二聚体、三聚体，其中膜结合形式和三聚体形式活性最高。三聚体蛋白其间包埋一个 Zn^{2+}，Zn^{2+} 对保持 TRAIL 的原始结构、稳定性和生物学活性十分重要。TRAIL 的 C 端细胞外区域与其他 TNF 家族成员显示明显的同源性—— Fas/Apo-1L/CD95 配体（28%）、TNF-α（23%）、LTα（23%）、LTβ（22%）。重组人 TRAIL 由 281 个氨基酸组成，序列如下：MAMMEVQGGP SLGQTCVLIV IFTVLLQSLC VAVTYVYFTN ELKQMQDKYS KSGIACFLKE DDSYWDPNDE ESMNSPCWQV KWQLRQLVRK MILRTSEETI STVQEKQQNI SPLVRERGPQ RVAAHITGTR GRSNTLSSPN SKNEKALGRK INSWESSRSG HSFLSNLHLR NGELVIHEKG FYYIYSQTYF RFQEEIKENT KNDKQMVQYI YKYTSYPDPI LLMKSARNSC WSKDAEYGLY SIYQGGIFEL KENDRIFVSV TNEHLIDMDH EASFFGAFLVG。

（三）TRAIL 受体

在研究 TRAIL 对癌细胞诱发凋亡作用的研究中，陆续发现了 2 类共 5 种胞外区同源受体。一类为含有死亡受体结构域（death domain，DD）功能受体，包括 TRAIL R1[又称死亡受体 DR4（death receptor 4，DR4）]、TRAIL R2[又称死亡受体 DR5（death receptor 5，DR5）]；另一类为不含有或部分含有死亡结构域的 TRAIL R3[又称诱捕受体 DcR1（decoy receptor 1，DcR1）]、TRAIL R4[又称诱捕受体 DcR2（decoy receptor 2，DcR2）]、可溶性受体（osteoprotegerin，OPG）。

DR4 和 DR5 与 TRAIL 特异结合后，可通过死亡受体结构域激活 Caspase 蛋白酶级联反应，导致细胞凋亡，这两种受体在转化细胞和肿瘤细胞株中高表达。DcR1 和 DcR2 的胞外区含有与 DR4 和 DR5 高度同源的半胱氨酸重复序列，虽可与 TRAIL 结合，但由于 DcR1 无胞内区，DcR2 的胞内区死亡结构域不完整，呈无功能的截短状态，而不能传导凋亡信号，这两种受体主要分布于正常组织，而在转化细胞和肿瘤细胞株中不表达或低表达，因此有研究表明，由于在正常组织中广泛表达的 DcR1 和 DcR2 可与 DR4 和 DR5 竞争结合 TRAIL，保护正常组织免受攻击，而肿瘤细胞则由于缺乏 DcR1 和 DcR2 的保护而易被 TRAIL 诱导细胞凋亡。OPG 在体内有抑制破骨和增加骨密度的功能，并与 TRAIL 有交叉性调节作用。TRAIL 受体的多样性提示了 TRAIL 介导的生物学功能的复杂性。

（四）生物学功能

TRAIL 通过特异性受体途径发挥作用，其受体的表达和分布特征决定了它对多种肿瘤细胞具有选择性杀伤作用。TRAIL 不仅可与其特异性受体结合，将死亡信号传递至胞内相关分子，还可激活核转录因子 NF-κB（nuclear factorκB）和 JNK（c-JUN NH2 terminal kinase）。此外，TRAIL 还参与免疫系统的凋亡调节，如 T 细胞的凋亡、NK 的靶向杀伤，以及巨噬细胞和树突状细胞的死亡均受 TRAIL 的调节。

（五）临床应用

TRAIL 能作用于多种肿瘤细胞，并有效诱导肿瘤细胞的凋亡，而对正常细胞没有毒性，这使 TRAIL 可能成为新一代的抗肿瘤药物。TRAIL 的体外、体内抗肿瘤研究已经取得了一些令人兴奋的结果，并提示了 TRAIL 在包括黑色素瘤、髓母细胞瘤、乳腺肿瘤、神经胶质瘤等疾病中的治疗潜力。然而只有大剂量的 TRAIL 蛋白才能够抑制肿瘤细胞在体内的增殖，这可能与机体广泛表达 TRAIL 受体有关，TRAIL 在外周被拦截，而到达肿瘤组织的 TRAIL 蛋白量不能有效抑制肿瘤生长。来自于体外试验和动物模型的研究表明，离子射线辐射、抗真菌药物（放线菌酮）、化疗药物（喜树碱）、基因毒性药物（鬼臼乙叉）、细胞因子（IFN）等可增强肿瘤细胞对 TRAIL 诱导凋亡的敏感度，提示了联合用药的前景。

（六）生物学活性测定

TRAIL 效价测定采用 NCI-H460 细胞株。适当浓度的 TRAIL 对 NCI-H460 细胞株具有杀伤作用，具体测定方法与 TNF-α 相似。

（七）质量标准

重组 TRAIL 原液和成品的质量标准参见表 15-15。

表 15-15　重组 TRAIL 的质量标准

检测项目	检测方法	规定标准
原液		
生物学活性	NCI-H460 细胞毒法	无
蛋白质含量	Lowry 法	无
比活性	生物学活性 / 蛋白质含量	≥ 5.0×10^4IU/mg 蛋白质
分子量	还原型 SDS-PAGE	（18.1 ± 1.8）kDa
电泳纯度	非还原型 SDS-PAGE	≥ 95.0%
色谱纯度	RP-HPLC	≥ 95.0%
紫外光谱	紫外光谱扫描	（280 ± 3）nm
等电点	等电聚焦电泳	7.5~8.5
肽图	胰蛋白酶裂解后，RP-HPLC 测定	与对照品一致
N 端氨基酸序列	Edman 降解法	（M）AMMEVQGGPSLGQTC
外源性 DNA 残留量	荧光染色法	≤ 10ng/ 剂量
宿主菌蛋白残留量	酶联免疫吸附法	≤ 0.1%
残余抗生素活性	培养法	不应有残余氨苄西林或其他抗生素活性
细菌内毒素	凝胶法	≤ 10EU/5mg
成品		
鉴别实验	斑点免疫法或免疫印迹法	应为阳性
外观	肉眼观察	白色疏松体，加水后溶解为澄明液体
pH	电位法	5.5~7.5
水分	费休氏试验	≤ 3.0%
不溶性微粒	光阻法	应符合规定
装量差异	重量法	应符合规定
渗透压摩尔浓度	冰点下降法	应符合规定
生物学活性	NCI-H460 细胞毒方法	标示量的 80%~120%
无菌试验	薄膜过滤法	无菌生长
细菌内毒素检查	凝胶法	＜ 10EU/ 支
异常毒性	小鼠法	无异常反应，动物健存，体重增加

第四节　造血生长因子

造血生长因子是一类能促进骨髓造血细胞分化增殖和定向成熟的细胞因子，主要作用是调节机体的造血功能，包括各种集落刺激因子和红细胞生成素等，如白细胞介素类（interleukin，IL）、干细胞因子（stem cell factor，SCF）、集落刺激因子（colony stimulating factor，CSF）等，可分成两大类：第一类是集落刺激因子，能刺激体外培养的造血前体细胞形成定向分化的细胞克隆，但不能直接作用于淋巴细胞；第二类是白细胞介素类，包括 IL-1、IL-2、IL-3、IL-4、IL-5、IL-6、IL-7、IL-8、IL-9、IL-10、IL-11，可直接作用于淋巴细胞，亦能作用于造血前体细胞，促进其分化成熟，其中 IL-3 又称多能集落刺激因子。本节侧重对已经成药或具有成药潜力的细胞因子质量控制进行介绍。

一、粒细胞集落刺激因子

LPS、TNF-α、IFN-γ 可活化单核细胞和巨噬细胞产生粒细胞集落刺激因子（granulocyte colony stimulating factor，G-CSF）。此外，成纤维细胞、内皮细胞、星状细胞和骨髓基质细胞等在 LPS、IL-1 或 TNF-α 刺激活化后也可分泌 G-CSF。G-CSF 主要作用于中性粒细胞系（lineage）造血细胞的增殖、分化和活化。

（一）G-CSF 基因、分子结构和理化特性

G-CSF 基因长约 2.5kb，位于人染色体 17q11，有 4 个内含子和 5 个外显子 [分别编码 12 个、56 个（或 53 个）、36 个、49 个和 54 个氨基酸]。G-CSF 的 mRNA 约 1.6kb，编码 207 肽的前体，mRNA 的 3′ 非翻译区也有与 mRNA 降解有关的 AUUUA 序列。

人类有两种不同的 G-CSF cDNA，分别编码含 207 个和 204 个氨基酸的前体蛋白，均有 30 个氨基酸的先导序列，成熟蛋白分子分别含 177 个和 174 个氨基酸，前者除了在成熟分子 N 端 35 位处插入了 3 个氨基酸外，其余的序列与含 174 个氨基酸的分子相同：TPLGPASSLP QSFLLKCLEQ VRKIQGDGAA LQEKLCATYK LCHPEELVLL GHSLGIPWAP LSSCPSQALQ LAGCLSQLHS GLFLYQGLLQ ALEGISPELG PTLDTLQLDV ADFATTIWQQ MEELGMAPAL QPTQGAMPAF ASAFQRRAGG VLVASHLQSF LEVSYRVLRH LAQP。人 G-CSF 分子量为 19.6kDa，pI 5.5~6.1（与唾液酸的含量有关），有 5 个半胱氨酸，Cys 36 与 Cys42、Cys74 与 Cys64 之间形成两对二硫健，Cys17 为不配对半胱氨酸，二硫键对于维持 G-CSF 生物学功能是必需的因素。天然的 G-CSF 含有糖基，糖基化位点位于 Thr133，无 *N*- 糖基位点。G-CSF 的疏水性很强，亲水的糖链可增加分子的可溶性和稳定性。糖基对 G-CSF 的生物学活性没有贡献，在 *E. coli* 中表达的 G-CSF 无糖基，但其功能与天然 G-CSF 无明显差别。G-CSF 对酸碱（pH2~10）、热及变性剂等相对较稳定，对胃蛋白酶和枯草杆菌蛋白酶敏感，对胰蛋白酶和金葡菌 V8 蛋白酶部分敏感。G-CSF 在 4℃能保存 1 年以上。商品化的制剂通常保存在 4~8℃，在室温可保存 24h 或 1 周。

（二）G-CSF 受体

1990 年 G-CSF 受体 cDNA 克隆成功，基因组长 16.5kb，有 17 个外显子。G-CSFR 为高亲和力受体，表达在造血祖细胞、中性粒细胞、胎盘细胞、内皮细胞和髓样白血病细胞株如 HL-60 细胞等，每个中性粒细胞有 300~1000 个 G-CSFR，K_d 为 100pmol/L。小鼠 G-CSFR 是高度糖基化的，含 812 个氨基酸。膜型 G-CSFR 包括胞膜外区、穿膜区和胞质区。胞膜外区含有 3 个区域：① N 端 1 个 Ig 样区；② 1 个红细胞生成素受体超

家族结构域，这是识别 G-CSF 配体的部位；③三个串联的Ⅲ型纤维粘连素（fibronectin）结构区。人 G-CSFR 含 813 个氨基酸，与小鼠 G-CSFR 有 62% 同源性。此外，人 G-CSFR 还有一种 759 个氨基酸的异构体（isoform），这种异构体 G-CSFR 除 C 端序列不同外，其他部分与前者相同。G-CSFR 还可以可溶性形式（sG-CSFR）存在于体液中。

（三）生物学功能

G-CSF 主要作用为刺激中性粒细胞系（lineage）造血细胞的增殖、分化和活化。在体外 G-CSF 刺激骨髓造血祖细胞中中性粒细胞集落的形成，延长成熟中性粒细胞的存活时间，活化中性粒细胞，促进其 ADCC、超氧阴离子的产生和碱性磷酸酶的合成。最近研究表明，单独 G-CSF 或与 SCF 协同可促进多能造血干细胞的增殖、干细胞母细胞集落形成及体内 CFU-S 的形成。G-CSF 还具有对人粒细胞、单核细胞、成纤维细胞、平滑肌细胞及成肌纤维细胞的趋化作用。肿瘤患者注射 G-CSF 后可提高血循环中中性粒细胞的水平，这种作用可能与缩短某些骨髓细胞进入 S 期的时间及增加生成粒细胞的祖细胞数量有关。

（四）临床应用

G-CSF 于 1991 年被美国 FDA 批准投放市场，用于治疗放疗后中性粒细胞减少症；我国于 1996 年批准上市，目前已有十多家企业生产 G-CSF，其疗效与进口产品相当。美国 Amgen 公司 PEG 修饰的长效 G-CSF 于 2002 年批准上市，我国于 2012 年批准 PEG-G-CSF 上市，目前已有两家企业生产 PEG-G-CSF。

1. 应用于癌症化疗和骨髓移植等相关的中性粒细胞减少症

由于 rhG-CSF 能显著提高人外周血中中性粒细胞的水平，因而各种原因的中性粒细胞减少症均被视为 rhG-CSF 的临床适应证，而化疗相关的中性粒细胞减少症被作为该药物临床首选应用。

2. 用于白血病治疗

白血病原始粒细胞具有 G-CSF 受体，并且可在体外受其刺激而增殖，有证据表明人白血病原始粒细胞在体内也对 G-CSF 产生效应。利用这一性质，人们设计了临床应用 rhG-CSF 与抗白血病药物联合治疗顽固性和复发的急性白血病。

3. 用于治疗顽固性感染。

由于 rhG-CSF 刺激中性粒细胞的增殖及促进其发挥功能活性，可用于治疗艾滋病患者、老年人，以及各种身体虚弱、免疫力低下患者的顽固性感染。

（五）生物学活性测定

1. 原理

rhG-CSF 效价测定采用 NFS-60 细胞株 /MTT 比色法。NFS-60 细胞的生长依赖于培养体系中 rhG-CSF 的含量。MTT 在活细胞的线粒体中可以定量地被还原为 MTT Formazan，通过比色法测定 MTT Formazan 的量可以直接表示 NFS-60 细胞的生长状态。按 50% 最大效应点的稀释倍数可以折算为待检样品中 rhG-CSF 的效价，测定结果需用

rhG-CSF 效价测定用参考品校正。

2. 材料和试剂（所用试剂均需分析纯或与指定产品相当）

（1）1640 培养液：按生产厂家说明书配制，经过滤除菌后置于玻璃或塑料瓶中，4℃条件下保存。使用期限不得超过产品标示有效期。

（2）基础培养液：1640 培养液添加 2.5%FBS（*V*/*V*）、12.5%HS（*V*/*V*），每升补加 2ml 巯基乙醇溶液、10ml 丙酮酸钠溶液、10ml 谷氨酰胺溶液。置于玻璃或塑料瓶中，4℃条件下保存。使用期限不得超过 3 个月并应于产品标示有效期内。

（3）完全培养液：基础培养液添加 rhG-CSF 至终浓度 20ng（3000U）/ml。置于玻璃或塑料瓶中，4℃条件下保存。使用期限不得超过基础培养液有效期。

（4）PBS 缓冲液：取 8g NaCl、0.2g KCl、1.44g Na_2HPO_4、0.24g KH_2PO_4 用蒸馏水配成 1000ml 的溶液，经 121℃、15min 高压灭菌。置于玻璃或塑料瓶中，室温保存。使用期限不得超过 12 个月。

（5）MTT 溶液：用 PBS 缓冲液配制成 5.0mg/ml 的溶液，经 0.22μm 滤膜过滤除菌。置于玻璃或塑料瓶中，4℃条件下避光保存。使用期限不得超过 6 个月。每次实验前检查，发现蓝色沉淀者应重新配制。

（6）裂解液：含 1% 浓盐酸（HCl）、5%Triton X-100 的异丙醇（iso-propyl alcohol）溶液。置于棕色玻璃瓶中，室温避光保存。使用期限不得超过 6 个月。

（7）NFS-60 细胞培养物：应为偏酸性、较混浊液体，上次传代后 48~60h 用于 rhG-CSF 效价测定。镜检 NFS-60 细胞应呈光滑球状，分散悬浮，具良好折光性。培养物中应无其他镜检可见固形物。

（8）标准品：rhG-CSF 效价测定用国家参考品。

3. 实验步骤

步骤（1）~（7）应于无菌条件下进行。

（第一天）

（1）实验准备：取适量 Eppendorf 管、96 孔细胞培养板等做相应标记。将实验所用溶液预温至 37℃。

（2）制备细胞悬液：取足量 NFS-60 细胞培养物，2000r/min 离心 5min，弃去上清，重悬于 10ml PBS 缓冲液中，37℃条件下放置 5min；重复三次。镜检结果应如步骤 2（7）项所述，用基础培养液配成 2.0×10^5 个 /ml 的细胞悬液，置于 37℃条件下备用。

（3）制备样品溶液：取 1 支标准品按说明书配成标准样品溶液。取规定数量的待检样品按说明书配成待检样品溶液。

（4）制备样本溶液：用基础培养液将标准样品溶液稀释至 10~20U/ml；根据估计效价用基础培养液将待检样品溶液稀释至约 20U/ml。按以上预稀释程序制备的溶液称为样本溶液。每 100 倍稀释应分解为 $4 \times 5 \times 5$ 的步骤，100 倍以内的稀释应逐步进行 2 倍或 4 倍稀释。稀释过程使用 96 孔细胞培养板，单倍体积为 50μl。

（5）制备样本梯度：在 96 孔细胞培养板中，第 1~11 列每孔加入 50μl 基础培养液，第 12 列每孔加入 50μl 完全培养液。在 A6、A7 各孔中每孔加入 50μl 标准样本溶液，在 A2、A3、A4、A5、A8、A9、A10、A11 各孔中每孔加入 50μl 各待检样本溶液，每个待检样品做 2 个复孔。自 A 行至 H 行作对倍稀释，每孔留 50μl 余液。

（6）加入细胞悬液并培养：每孔加入 50μl 细胞悬液，37℃、5%CO_2 条件下培养 64~72h（至第 1 列存活细胞数量不足第 12 列的 25%）。

（第四天）

（7）加入 MTT 溶液并培养：每孔加入 20μl MTT 溶液，37℃、5%CO_2 条件下培养 5h。

（8）加入裂解液并测定结果：每孔加入 200μl 裂解液，混匀后在酶标仪上比色，测定波长 570nm，参比波长 630nm，记录测定结果。

4. 结果计算

对各实验样品的各实验点 OD 值、预稀释倍数、样本梯度等数据采用手工绘图或计算机程序进行处理，分别计算各实验样品的半效稀释倍数，即从样本溶液至相当于标准品 50% 最大效应点的稀释倍数，并按下式计算实验结果：

$$\text{待检样品效价}=\text{标准品效价}\times\frac{\text{待检样品预稀释倍数}}{\text{标准品预稀释倍数}}\times\frac{\text{待检样品半效稀释倍数}}{\text{标准品半效稀释倍数}}$$

（六）质量标准

重组人 G-CSF 原液和成品的质量标准参见表 15-16。

表 15-16　重组人 G-CSF 的质量标准

检测项目	检测方法	质量标准
原液		
生物学活性	NFS-60 细胞株 -MTT 比色法	无
蛋白质含量	Lowry 法	无
比活性	生物学活性 / 蛋白质含量	≥ 6.0 × 10^7U/mg 蛋白质
SDS-PAGE 纯度	非还原型 SDS-PAGE	≥ 95.0%
HPLC 纯度	HPLC	≥ 95.0%
分子量	还原型 SDS-PAGE	（18.8 ± 1.9）kDa
外源性 DNA 残留量	DNA 探针杂交法或荧光染色法	≤ 10ng/ 剂量
宿主菌蛋白残留量	酶联免疫吸附试验	≤总蛋白的 0.1%
残余抗生素活性	培养法	阴性
细菌内毒素含量	凝胶法	≤ 10EU/300μg 蛋白质
等电点	等电聚焦电泳	5.8~6.6
紫外光谱	紫外光谱扫描	（278 ± 3）nm
肽图	胰蛋白酶裂解后，RP-HPLC 测定	应与对照品图形一致
N 端氨基酸序列	Edman 降解法	应为 TPLGPASSLPQSFLL

续表

检测项目	检测方法	质量标准
成品		
外观	肉眼观察	应为无色或淡黄色澄明液体，无异物，絮状物及沉淀
装量	容量法	应不低于标示量
pH	电位法	3.4~4.5
鉴别试验	免疫斑点或免疫印迹法	阳性
生物学活性	NFS-60 细胞株 -MTT 比色法	应为标示量的 80%~150%
无菌试验	薄膜过滤法	无菌生长
细菌内毒素检查	凝胶法	＜ 10EU/ 剂量
可见异物	灯检法	应符合规定
渗透压摩尔浓度	冰点下降法	应符合批准的要求
残余抗生素活性	培养法	阴性
异常毒性检查	小鼠试验法	动物健存，体重增加，无异常反应

二、聚乙二醇粒细胞集落刺激因子

聚乙二醇粒细胞集落刺激因子是将粒细胞集落刺激因子（granulocyte colony stimulating factor，G-CSF）聚乙二醇化修饰后的产物，可延长 G-CSF 在体内的半衰期，并降低重组人 G-CSF 的免疫原性。

（一）聚乙二醇性质

聚乙二醇（poly ethylene glycol，PEG）的基本结构为 H—（OCH_2CH_2）$_n$—OH，该化合物水溶性好、不挥发、无味、不带电荷，可获得多种分子量不同、结构不同的聚合物形式。PEG 本身免疫原性极弱，分子量大于 1kDa 的 PEG 口服、静脉注射或是经皮肤给药时，无毒性，人体每天可接受 PEG 最大摄入量为 10mg/kg 体重，其在体内可以被迅速清除。PEG 的多聚乙醚（polyether）骨架，在生理条件和绝大多数化学反应条件下稳定。用 PEG 对蛋白质进行修饰，反应可以在较温和的条件下进行，温度在 4~25℃范围内，pH 接近中性，这样的条件对蛋白质的高级结构及其活性影响较小。

（二）PEG 分类

PEG 修饰蛋白质类药物的效果主要取决于 PEG 原料和 PEG 的活化方式。由于聚乙二醇末端的醇羟基化学性质不活泼，为保证与蛋白质表面亲核基团的适宜反应速率，需将 PEG 末端的醇羟基进行活化。为避免在修饰过程中发生交联或聚集，通常采用单甲氧基聚乙二醇 [monomethoxypoly（ethylene glycol），mPEG] 作为修饰剂的合成原料。在众多的 PEG 活化方式中，以氰尿酰氯活化的 mPEG、mPEG 琥珀酸琥珀酰亚胺酯、mPEG 对硝基苯碳酸酯、mPEG 琥珀酸碳酸酯等的应用较为普遍，见图 15-6。

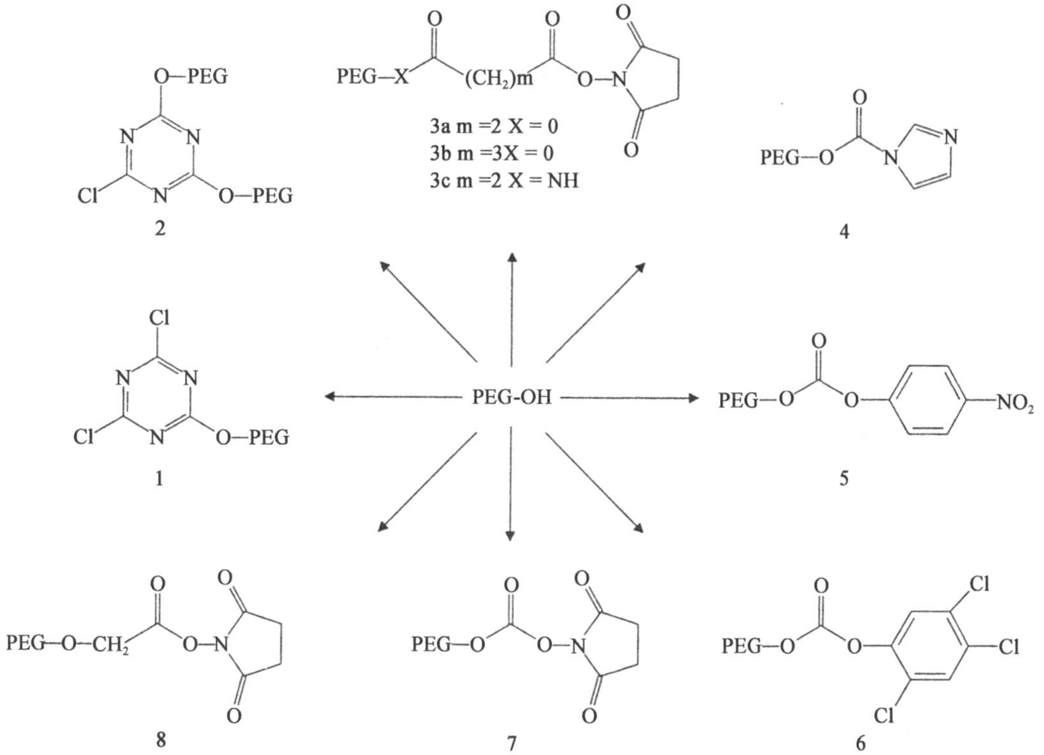

图15-6　PEG的活化方式

1. 氰尿酰氯法；2. 改良氰尿酰氯法；3a. PEG- 琥珀酰亚胺琥珀酸法；3b. 改良琥珀酸残基戊二酸法；3c. 改良脂肪族酯酰胺键法；4. 咪唑基甲酸法；5 和 6. 苯碳酸盐 PEG 修饰法；7. 琥珀酰亚胺碳酸盐法；8. 琥珀酰亚胺活性酯法

最早应用于蛋白质修饰的 PEG 为线性直链 PEG，这种 PEG 进行修饰引入一个 PEG 单体，多位点修饰影响生物学活性。随着研究的不断深入，制备了分枝状和梳状 PEG 分子衍生物，这两种衍生物分子在一个结合位点可以结合两个或多个线性 PEG 分子，这样就可以在不增加 PEG 修饰位点的情况下增加结合 PEG 单体的数量。

修饰反应根据 PEG 结合位点选择方式的不同，可以分为非定点修饰和定点修饰。非定点修饰是指活化的 PEG 非特异性地结合于蛋白质的可反应基团。但由于修饰反应是非特异性的，具有随机性，从而对蛋白质的活性有所影响。

通过反应试剂的选择与设计、反应条件的控制与改变、采用某些保护措施等，可以实现定点修饰。定点修饰主要是选用具有专一性的 PEG 修饰蛋白质分子中的特定氨基酸残基，如半胱氨酸（Cys）、甲硫氨酸等（Met）。定点修饰最主要的方法是对 N 端游离氨基的修饰。聚乙二醇化粒细胞集落刺激因子就是在粒细胞集落刺激因子的 N 端游离氨基上定点修饰了一个直链 20kDa 的 PEG。

（三）生物学活性测定方法

参见粒细胞集落刺激因子的生物学活性测定方法，其活性标准品可沿用粒细胞集落刺激因子的生物学活性标准品，但制备聚乙二醇化粒细胞集落刺激因子生物学活性标准品是一项势在必行的项目。目前，WHO 已经制备了第一批聚乙二醇化粒细胞集落刺激因子活性标准品。

（四）质量标准

重组人聚乙二醇化 G-CSF 原液和成品的质量标准参见表 15-17。

表 15-17　重组人聚乙二醇化 G-CSF 质量标准

检测项目	检测方法	质量标准
原液		
G-CSF 原液		
生物学活性	NFS-60 细胞株 -MTT 比色法	无
蛋白质含量	Lowry 法	无
比活性	生物学活性 / 蛋白质含量	≥ 5.0×10^{7}U/mg 蛋白质
SDS-PAGE 纯度	非还原型 SDS-PAGE	≥ 95.0%
HPLC 纯度	HPLC	≥ 95.0%
分子量	还原型 SDS-PAGE	（18.8 ± 1.9）kDa
外源性 DNA 残留量	DNA 探针杂交法或荧光染色法	≤ 10ng/ 剂量
宿主菌蛋白残留量	酶联免疫吸附法	≤总蛋白的 0.1%
残余抗生素活性	培养法	阴性
细菌内毒素含量	凝胶法	≤ 10EU/300μg 蛋白质
等电点	等电聚焦电泳	5.8~6.6
紫外光谱扫描	UV 法	（278 ± 3）nm
肽图	胰蛋白酶裂解后，RP-HPLC 测定	应符合 rhG-CSF 的图形，或与对照品图形一致
N 端氨基酸序列	Edman 降解法	应为 TPLGPASSLPQSFLL
PEG-G-CSF 原液		
生物学活性	NFS-60 细胞株 -MTT 比色法	无
蛋白质含量	Lowry 法	无
比活性	生物学活性 / 蛋白质含量	≥ 5.0×10^{7}U/mg 蛋白质
SDS-PAGE 纯度	非还原型 SDS-PAGE	≥ 95.0%
HPLC 纯度	HPLC	≥ 95.0%
分子量	还原型 SDS-PAGE	（38.8 ± 3.9）kDa
残留 PEG	RP-HPLC	≤ 2.0%
残留 G-CSF	RP-HPLC	≤ 2.0%
残余抗生素活性	培养法	阴性
细菌内毒素含量	凝胶法	≤ 10EU/300μg 蛋白质
成品		
鉴别试验	免疫斑点或免疫印迹法	阳性
外观	肉眼观察	应为无色或淡黄色澄明液体，无异物、絮状物及沉淀

续表

检测项目	检测方法	质量标准
可见异物	灯检法	应符合规定
装量	容量法	应不低于标示量
pH	电位法	3.4~4.5
生物学活性	NFS-60 细胞株 -MTT 比色法	应为标示量的 80%~150%
无菌试验	薄膜过滤法	无菌生长
细菌内毒素检查	凝胶法	＜ 10EU/ 剂量
残余抗生素活性	培养法	阴性
渗透压摩尔浓度	冰点下降法	应符合批准要求
异常毒性检查	小鼠试验法	动物健存，体重增加，无异常反应

三、粒细胞 - 巨噬细胞集落刺激因子

T 细胞、B 细胞、巨噬细胞、肥大细胞、内皮细胞、成纤维细胞等均可产生粒细胞 - 巨噬细胞集落刺激因子（granulocyte-macrophage colony-stimulating factor，GM-CSF）。其中，T 细胞和巨噬细胞一般在免疫应答或炎症介质刺激过程中直接产生；而内皮细胞、成纤维细胞可能通过 IL-1 和 TNF 的诱导而产生。

（一）*GM-CSF* 基因、分子结构和理化特性

GM-CSF 基因位于人染色体 5q21-31，约长 2.5kb，在 *IL-3* 基因下游约 10kb 处。*GM-CSF* 基因含有 4 个外显子（分别编码 53 个、14 个、42 个和 35 个氨基酸）和 3 个内含子，mRNA 长 0.7kb，编码含 144 个氨基酸的前体蛋白（16.3kDa），其中信号肽含 17 个氨基酸残基。

GM-CSF 有 127 个氨基酸残基，序列为：APARSPSPST QPWEHVNAIQ EARRLLNLSR DTAAEMNETV EVISEMFDLQ EPTCLQTRLE LYKQGLRGSL TKLKGPLTMM ASHYKQHCPP TPETSCATQI ITFESFKENL KDFLLVIPFD CWEPVQE，含两个二硫键（Cys54-Cys96，Cys88-Cys121），只有第一对二硫键与活性相关；GM-CSF 有两个 *N*- 糖基化位点（Asn27 是糖基化位点，而 Asn37 不一定），天然 GM-CSF 约有 34% 的糖基化，糖基化与 GM-CSF 的抗原性有关。但糖基化程度不同的 GM-CSF 生物学活性却无明显不同，甚至有报道证明大肠杆菌表达的非糖基化 GM-CSF 有比真核表达 GM-CSF 更高的生物活性。另外，未糖基化的重组 GM-CSF 有更长的半衰期，结合受体的亲和力也更高。不同来源的 GM-CSF 的分子量范围为 14.5~35kDa，分子量差异是由于糖基化程度的不同，GM-CSF 的等电点为 3.5~4.5。GM-CSF 的分子一级结构对其活性有较大影响，N 端 1~13 位氨基酸残基被去除后，对其活性无明显影响，而 14~25 位氨基酸，特别是 16~18 位氨基酸残基对保持生物学活性是至关重要的，C 端 122~127 位氨基酸残基对其活性亦无影响。

（二）GM-CSF 的受体

GM-CSF 受体由 α、β 两条链组成，单独 α 链与配体的结合为低亲和力，β 链单独不结合配体，但与 α 链共同组成高亲和力受体，在信号转导中起主要作用。GM-CSFRα、β 两条链胞膜外结构均属于造血因子受体超家族（或称红细胞生成素受体超家族）成员。已证实 GM-CSFRβ 链为 IL-3、IL-5 受体所共用。GM-CSFR 主要分布于髓系细胞，但分布的方式有所不同。在中性粒细胞表面仅有 GM-CSFR 的 α 和 β 链，而无 IL-5R 和 IL-3R 的 α 链，因而 IL-3、IL-5 对 GM-CSF 与中性粒细胞表面 GM-CSFR 结合不发生竞争，由于 α 链数目少于或等于 β 链的数目，所以中性粒细胞表面仅有高亲和力 GM-CSFR，而无低亲和力受体。IL-3、GM-CSF 两种细胞因子均可作用于单核细胞，而且可以相互竞争结合。单核细胞可同时表达 IL-3、GM-CSF 的高亲和力受体，也表达这两种低亲和力受体，提示在单核细胞表面这两种细胞因子受体 α 链表达的数目多于 β 链。在嗜酸性粒细胞表面同时表达 IL-3、IL-5 和 GM-CSF 三种受体，而且 IL-3、IL-5 和 GM-CSF 三种配体均可相互竞争抑制。嗜碱性粒细胞亦具有这三种受体，但结合相应配体的能力依次是 GM-CSF ＞ IL-3 ＞ IL-5。

（三）生物学功能

GM-CSF 的主要作用是对粒细胞系和单核细胞系细胞的维持存活、促进生长、诱导分化和增强功能等。GM-CSF 可维持造血前体细胞和成熟血细胞（中性粒细胞、嗜酸性粒细胞和单核巨噬细胞）的存活，撤去 GM-CSF 后细胞的半衰期只有 9~24h；GM-CSF 能够促进造血前体细胞（包括粒细胞、单核细胞和巨核细胞等前体细胞）增殖分化，但分化的细胞仍然不能长期存活；GM-CSF 维持细胞存活的浓度为促进细胞增殖分化的浓度的 1/100。GM-CSF 短期维持粒细胞和巨噬细胞存活的作用在调节宿主的炎症反应中可能有重要意义。GM-CSF 与 IL-2 一起能诱导 T 细胞前体生长；与红细胞生成素一起能诱导红细胞前体生长；与 IL-3 或 G-CSF 一起对骨髓集落形成有协同作用；但是与 M-CSF 合用则抑制某些巨噬细胞形成集落。与 IL-3 相比，对 GM-CSF 反应的骨髓细胞属于比较分化的前体细胞。

GM-CSF 能增强中性粒细胞和巨噬细胞的吞噬功能，诱导这些细胞表达黏附分子和 CD11/CD18、FcγR Ⅱ，并且通过诱导细胞产生甲酰肽、补体和其他免疫活性物质，促进中性粒细胞、巨噬细胞和嗜酸性粒细胞释放活性氧等过氧化离子杀伤细菌、真菌、寄生虫。GM-CSF 还能增强巨噬细胞的抗体依赖性细胞介导的细胞毒作用，对粒细胞和巨噬细胞有直接的趋化作用。GM-CSF 诱导树突状细胞成熟和功能性分布的作用已受到广泛注意，有可能被应用于免疫治疗中，诱导抗原提呈细胞。

（四）临床应用

重组人 GM-CSF 制剂已作为治疗造血系统异常的有效药物，并得到越来越广泛的临床应用。

（1）肿瘤化疗所致的造血障碍：细胞毒性的化疗药物对骨髓的抑制和免疫功能的损伤是恶性肿瘤大剂量化疗失败的原因之一，GM-CSF 可有效地防止并发症，恢复化疗后减少的白细胞、中性粒细胞，提高治疗肿瘤的效果，其疗效已充分肯定。

（2）艾滋病：白细胞减少是 AIDS 患者的主要并发症，因此很容易感染；同时患者伴有淋巴细胞、单核细胞和中性粒细胞功能异常。GM-CSF 不但能增加患者外周血中性粒细胞的数量，也能增加中性粒细胞功能，对 HIV 有一定的对抗作用。

（3）治疗骨髓异常增生综合征（MDS）和再生障碍性贫血：GM-CSF 可有效地修复 MDS 的粒系再生能力，对中性粒细胞、单核细胞和嗜酸性粒细胞都有明显的有升高作用。对再生障碍性贫血患者，输注 GM-CSF 也可产生与 MDS 同样的效果，且有部分患者红细胞数量有所增加，对于再障的治疗是尝试阶段，有些患者疗效差，治疗结果不尽一致。

（4）骨髓移植：骨髓移植后，GM-CSF 能加快骨髓造血的重建，并促进周围血白细胞恢复，减少了细菌感染等严重并发症，增加了骨髓移植的成功率。

（5）免疫增加作用：GM-CSF 不仅仅局限于对血细胞的生成，还可以促进单核巨噬细胞的生成，并激活单核的巨噬细胞合成和释放抗瘤因子。这在临床使用中已得到证实，但仅限于局部应用或与化疗合用，单独应用尚不多见。

（五）生物学活性测定

1. 原理

rhGM-CSF 效价测定采用 TF-1 细胞株 /MTT 比色法。TF-1 细胞的生长依赖于培养体系中 rhGM-CSF 的含量。MTT 在活细胞的线粒体中可以定量地被还原为 MTT Formazan，通过比色法测定 MTT Formazan 的量可以直接表示 TF-1 细胞的生长状态。按 50% 最大效应点的稀释倍数可以折算为待检样品中 rhGM-CSF 的效价，测定结果需用 rhGM-CSF 效价测定用参考品校正。

2. 材料和试剂（所用试剂均需分析纯或与指定产品相当）

（1）1640 培养液：按生产厂家说明书配制，经过滤除菌置于玻璃或塑料瓶中，4℃条件下保存。

（2）巯基乙醇溶液：用 1640 培养液配制置于玻璃或塑料瓶中，4℃条件下保存。使用期限不得超过产品标示有效期。

（3）基础培养液：1640 培养液添加 10%FBS（*V*/*V*），每升补加 2ml 巯基乙醇溶液、10ml 丙酮酸钠溶液、10ml 谷氨酰胺溶液。置于玻璃或塑料瓶中，4℃条件下保存。使用期限不得超过 3 个月并应于产品标示有效期内。

（4）完全培养液：基础培养液添加 rhGM-CSF 至终浓度 5.0ng（80IU）/ml。置于玻璃或塑料瓶中，4℃条件下保存。使用期限不得超过基础培养液有效期。

（5）PBS 缓冲液：取 8g NaCl、0.2g KCl、1.44g Na_2HPO_4、0.24g KH_2PO_4 用蒸馏水配成 1000ml 的溶液，经 121℃、15min 高压灭菌。置于玻璃或塑料瓶中，室温保存。使用期限不得超过 12 个月。

（6）MTT 溶液：用 PBS 缓冲液配制成 5.0mg/ml 的溶液，经 0.22μm 滤膜过滤除菌。置于玻璃或塑料瓶中，4℃条件下避光保存。使用期限不得超过 6 个月。每次实验前检查，发现蓝色沉淀者应重新配制。

（7）裂解液：含 1% 浓盐酸（HCl）、5%Triton X-100 的异丙醇（iso-propyl alcohol）

溶液。置于棕色玻璃瓶中，室温避光保存。使用期限不得超过6个月。

（8）TF-1细胞培养物：应为偏酸性、略微混浊液体，上次传代后24~36h用于rhGM-CSF效价测定。镜检TF-1细胞应呈光滑球状，分散悬浮，具良好折光性。培养物中应无其他镜检可见固形物。按标准操作细则进行TF-1细胞的培养、冻存、复苏、克隆和筛选。

（9）标准品：rhGM-CSF效价测定国家参考品。

3. 实验步骤

步骤（1）~（7）应于无菌条件下进行。

（第一天）

（1）实验准备：取适量Eppendorf管、96孔细胞培养板等做相应标记。将实验所用溶液预温至37℃。

（2）制备细胞悬液：取足量TF-1细胞培养物，2000r/min离心5min，弃去上清，重悬于10ml基础培养液中，37℃条件下放置5min；重复三次。镜检结果应如步骤2（8）项所述，用基础培养液配成4.0×10^5个/ml的细胞悬液，置于37℃条件下备用。

（3）制备样品溶液：取1支标准品按说明书配成标准样品溶液。取规定数量的待检样品按说明书配成待检样品溶液。

（4）制备样本溶液：用基础培养液将标准样品溶液稀释至10~20IU/ml；根据估计效价，用基础培养液将待检样品溶液稀释至约20IU/ml。按以上预稀释程序制备的溶液称为样本溶液。每100倍稀释应分解为$4\times5\times5$的步骤，100倍以内的稀释应逐步进行2倍或4倍稀释。稀释过程使用96孔细胞培养板，单倍体积为50μl。

（5）制备样本梯度：在96孔细胞培养板中，第1~11列每孔加入50μl基础培养液，第12列每孔加入50μl完全培养液。在A6、A7各孔中每孔加入50μl标准样本溶液，在A2、A3、A4、A5、A8、A9、A10、A11各孔中每孔加入50μl各待检样本溶液，每个待检样品做2个复孔。自A行至H行作对倍稀释，每孔留50μl余液。

（6）加入细胞悬液并培养：每孔加入50μl细胞悬液，37℃、5%CO_2条件下培养40~48h（至第1列存活细胞数量不足第12列的10%）。

（第三天）

（7）加入MTT溶液并培养：每孔加入20μl MTT溶液，37℃、5%CO_2条件下培养5h。

（8）加入裂解液并测定结果：每孔加入200μl裂解液，混匀后在酶标仪上比色，测定波长570nm，参比波长630nm，记录测定结果。

4. 结果计算

对各实验样品的各实验点OD值、预稀释倍数、样本梯度等数据采用手工绘图或计算机程序进行处理，分别计算各实验样品的半效稀释倍数，即从样本溶液至相当于标准品50%最大效应点的稀释倍数，并按下式计算实验结果：

$$\text{待检样品效价}=\text{标准品效价}\times\frac{\text{待检样品预稀释倍数}}{\text{标准品预稀释倍数}}\times\frac{\text{待检样品半效稀释倍数}}{\text{标准品半效稀释倍数}}$$

（六）质量标准

重组人 GM-CSF 的原液和成品的质量标准见表 15-18。

表 15-18 重组人 GM-CSF 的质量标准

检测项目	检测方法	规定标准
原液		
生物学活性	TF-1 细胞株 -MTT 比色法	无
蛋白质含量	Lowry 法	无
比活性	生物学活性 / 蛋白质含量	$\geqslant 1.0 \times 10^7$ IU/mg
SDS-PAGE 纯度	非还原型 SDS-PAGE	≥ 95.0%
HPLC 纯度	HPLC	≥ 95.0%
分子量	还原型 SDS-PAGE	（14.5 ± 1.5）kDa
等电点	等电聚焦电泳	4.7~5.7
外源性 DNA 残留量	DNA 探针杂交法或荧光染色法	≤ 10 ng/ 剂量
宿主菌蛋白残留量	酶联免疫吸附试验	≤总蛋白的 0.1%
残余抗生素活性	培养法	阴性
细菌内毒素含量	凝胶法	≤ 10 EU/300μg 蛋白质
紫外光谱	紫外光谱扫描	（279 ± 3）nm
肽图	胰蛋白酶裂解后，RP-HPLC 测定	与对照品图形一致
N 端氨基酸序列	Edman 降解法	应为（M）APARSPSPSTQPWEH
成品		
鉴别试验	免疫双扩散法或免疫印迹法	阳性
外观	肉眼观察	应为白色或灰白色疏松体，无融化；溶解后为无色或淡黄色澄明液体
装量	容量法	应不低于标示量
可见异物	灯检法	应符合规定
pH	电位法	3.4~4.5
生物学活性	TF-1 细胞株 -MTT 比色法	应为标示量的 80%~150%
无菌试验	薄膜过滤法	无菌生长
异常毒性试验	小鼠试验法	无明显异常反应，动物健存，体重增加
细菌内毒素检查	凝胶法	＜ 10EU/ 剂量
残余抗生素活性	培养法	阴性
渗透压摩尔浓度	冰点下降法	应符合批准要求

四、巨噬细胞集落刺激因子

巨噬细胞集落刺激因子（macrophage colony-stimulating factor，M-CSF）由多种细胞产生，又称集落刺激因子 1（CSF-1）、集落刺激因子（CSF）、巨噬细胞生长因子（MGF）、巨噬细胞和粒细胞诱导物 IM（macrophage and granulocyte inducer IM，MGI-IM）等。能合成 M-CSF 的细胞很多，包括成纤维细胞、内皮细胞、骨髓基质细胞、角质细胞、胸腺上皮细胞、妊娠子宫柱状上皮细胞、成骨细胞、星形细胞、活化的 T 细胞、肝实质细胞等。

（一）M-CSF 的基因、分子结构和理化特性

编码 M-CSF 的基因约长 21kb，位于人染色体 1p13-21；有 10 个外显子和 9 个内含子，外显子 1~8 编码 M-CSF 的多肽部分；外显子 9 和 10 编码 3′ 非翻译区；外显子 6 的不同拼接产生不同长度的 mRNA 和不同氨基酸数目的成熟 M-CSF 分子；外显子 9 和 10 的不同拼接产生 2.5kb 和 4kb 的 mRNA，4kb mRNA 的 3′ 端有 3 个 AUUUA 结构（使 mRNA 不稳定），而 2.5kb mRNA 无此结构。M-CSF 的 mRNA 有 1.6kb、2.2kb、2.5kb、3.1kb 和 4kb 等不同长度。

分泌型 M-CSF 是糖蛋白或蛋白多糖（proteoglycan），单体分子量为 45~90kDa，等电点为 3~5。M-CSF 的氨基酸长度多变，最小的活性分子含 150 个氨基酸，有 3 对链内二硫键（C7-C90、C48-C139、C102-C146），天然 M-CSF 由链间二硫键（C31-C31）相连成寡二聚体，可能还有 C157-C157、C159-C159 形成的链间二硫键。*N*- 糖基化位点（N122，N140）总是存在，*O*- 糖基化位点随着氨基酸的减少而逐渐减少或缺失。糖基化并非活性所必需，单体 M-CSF（第 4~158 位氨基酸残基）的晶体结构分析表明，它有 4 个 α 螺旋呈“上上下下”排列，与 GM-CSF 和生长激素相似，单体平行形成扁的二聚体（800nm × 300nm × 200nm）。只要链内二硫键保持完整，单体 M-CSF 同样有生物学活性，说明链间二硫键并不是活性必需的。

全长的 M-CSF 前体是 522 肽，另有 32 个氨基酸的信号肽。M-CSF 对胰蛋白酶和木瓜酶不敏感，对糜蛋白酶敏感。4℃中可保存 6 个月，50℃中 30min 处理仍不失活，4℃中在 pH 2~12 范围内保持稳定。

（二）M-CSF 受体

M-CSF 受体只有一种，是分子量约 150kDa 的糖蛋白，属于免疫球蛋白超家族中的 PDGF 受体亚家族，与 M-CSF 高亲和力结合。M-CSF 受体 mRNA 长约 4.3kb，编码 M-CSFR 前体，其中信号肽为 19 个氨基酸，胞外区含 493 个氨基酸残基，有 5 个免疫球蛋白样结构域和 8~12 个 *N*- 糖基化位点，穿膜区有 25 个氨基酸，细胞内部含 436 个氨基酸残基并有酪氨酸激酶活性，其中 Y699、Y708 和 Y809 被磷酸化以后能与细胞内信号转导分子相互作用，C 端氨基酸抑制 M-CSF 诱导的信号转导，去除此区域使 M-CSF 诱导转化的活性增加。

（三）生物学功能

M-CSF 能诱导细胞内 Na^+/K^+ATP 酶活性增加，Na^+/H^+ 反转运（antiport）增加，细胞摄入葡萄糖增加，细胞内蛋白降解率减低，PGE_2 产生受抑。M-CSF 诱导的巨噬细胞形态学变化包括：胞质膜皱褶，形成丝状伪足，细胞内颗粒增多，肌动蛋白的细胞骨架重组，细胞增大（1min）和细胞质内形成空泡（5min），细胞快速吞饮并伴有溶解产物在细胞器间流动。在体外 M-CSF 能维持单核巨噬细胞存在，激活这些细胞增殖和分化。10^{-10}~10^{-12}mmol/L M-CSF 即可诱导造血前体细胞增殖，细胞增殖速度与 M-CSF 的浓度直接相关。M-CSF 与 IL-1、IL-3、CSF 或 IL-6 能协同刺激巨噬细胞增殖和分化。M-CSF 还能诱导巨噬细胞产生 IL-1、G-CSF、IFN、TNF、纤溶酶原激活物、前列腺素、促凝血酶原激酶、谷氨酸转肽酶、thromboxane 和杀菌氧化代谢产物等；增加巨噬细胞抗白色念珠菌、抗肿瘤的活性；促进抗体依赖性细胞介导的细胞毒作用；增加细胞摄入葡萄糖和细胞内 Na^+/K^+ATP 酶活性。M-CSF 单独能刺激白血病母细胞的分化，与 GM-CSF 或 TFN-α 一起则诱导细胞增殖。M-CSF 抑制巨噬细胞表达 MHC Ⅱ类抗原。M-CSF 还能刺激小角质细胞增殖。资料显示，局部合成的 M-CSF 就近调节肌肉、肌腱、骨膜、滑液、膀胱、唾液腺、肠、肾上腺和骨髓中的单核巨噬细胞功能。

妊娠子宫（腔和腺体）和输卵管的上皮细胞在雌性内分泌系统（雌二醇和黄体酮协同）的调节下分泌大量 M-CSF，妊娠子宫中的 M-CSF 比正常子宫高 1000 倍。M-CSF 在局部作用于蜕膜细胞和滋养层细胞，促进细胞分裂和分泌促性腺激素，调节正常胎儿的发育。M-CSF 诱导的单核细胞在胎儿发育的器官发生和组织重建中起营养及清道夫作用。

循环的 M-CSF 调节成骨细胞的产生和功能，但并不诱导成骨细胞增殖。缺乏 M-CSF 的小鼠会引起骨质硬化。

M-CSF 能诱导细胞转化，在不同的人肿瘤细胞上有 M-CSFR/c-fms 产物的表达，v-fms 产物的几个细胞外氨基酸点突变使其致细胞转化能力升高。M-CSFR/c-fms 产物的异常表达或 M-CSFR/c-fms 产物与 M-CSF 在细胞上共表达都会诱导细胞转化。在人的子宫内膜、卵巢和乳腺等的腺癌及白血病细胞中，都曾检测到 M-CSF 与其受体的共表达，患者血清中 M-CSF 也显著增加。

（四）生物学活性测定

用于检测 M-CSF 的细胞是 BAC1 或 2F5，具体检测方法与用依赖细胞株检测 G-CSF 等其他细胞因子的方法相同，每孔加入的细胞量可以从 1×10^6~2×10^6，增殖细胞的检测可用 MTT 检测法。

（五）临床应用

M-CSF 的副作用有发热、出疹、头痛、面红、肌肉痛、畏光，大肠杆菌来源的产品还可能有中度血小板减少、胸痛和喘息等副作用，停药后完全恢复，通常患者能耐受。

在卵巢肿瘤、子宫内膜癌和造血系统恶性肿瘤患者的血液中 M-CSF 明显增加，提示肿瘤生长可能有自分泌效应；检测患者血液总 M-CSF 水平，有辅助诊断的价值。

由于 M-CSF 能显著增加巨噬细胞的数量和功能，其在宿主抗微生物感染方面起重要作用。在急性炎症反应的渗出液中能检测到 M-CSF 迅速增加，所以 M-CSF 有可能用于治疗病毒、细菌、真菌或原虫感染。

肿瘤化疗后应用 M-CSF 能加速造血功能的恢复，改善患者的抗感染能力。化疗后骨髓移植时加用 M-CSF 同样能促进造血功能恢复，增加血液中单核细胞水平。

M-CSF 在动物实验中有促进肿瘤细胞分化、使白血病细胞增殖能力下降的作用，还能增强巨噬细胞对肿瘤的杀伤能力，但临床用于治疗肿瘤仍需进一步研究。

五、干细胞因子

干细胞因子（stem cell factor，SCF）又称为肥大细胞生长因子（mast cell growth factor，MCGF），最初从 Buffalo 大鼠干细胞系中成功克隆出其 cDNA。在小鼠，*MCGF* 基因位于 10 号染色体 *SL* 基因，是前癌基因 *C-Kit* 的配体，因此也称之为造血生长因子 KL（C-Kit ligand，KL）。SCF 通过骨髓基质细胞以一定的水平产生，是构成造血中心的一种细胞因子，它的表达调节不明。有报道，造血干细胞通过与骨髓基质细胞的接触而增强表达。SCF 在骨髓基质细胞、血管内皮细胞等细胞里最初以膜结合型的形式合成，通过蛋白水解酶产生可溶型，通常在血液中可以检出高浓度的 SCF。

（一）*SCF* 基因、分子结构和理化特性

SCF 基因位于人染色体 12q22-24，约长 1.4kb，有 8 个外显子，外显子 6 编码区和外显子 7 编码的穿膜区 N 端部分有两个酶切位点，该两处在转录和翻译时的不同拼接可产生不同的 SCF。

SCF 为分子量 20~36kDa 的糖蛋白，等电点为 5.0。在机体内，由于编码基因剪切位点不同，可翻译成两种蛋白质，表现为可溶型和膜型。可溶型 SCF 由膜外区 1~164 位氨基酸组成，含有 SCF 主要生物学活性区域，天然可溶性 SCF 是非共价结合的寡二聚体（53kDa）；膜型 SCF 由 248 个氨基酸组成，包括 23 个疏水性氨基酸组成的跨膜区。膜型和可溶型 SCF 功能没有明显不同。SCF 的 N 端 145 个残基即可介导全部 SCF 活性。人源 SCF 中具有 5 个 Cys，其中 4 个参与了分子内二硫键的形成，它们的配对方式为 Cys4-Cys89 和 Cys43-Cys138，这两个分子内二硫键的存在都是维持 sSCF 生物活性所必需的。糖基约占分子量的 40%，包括 *N-* 和 *O-* 两种糖基化类型，但分析认为糖基化与否对 SCF 的活性没有影响。

（二）SCF 受体

SCF 受体（SCFR、CD117）是原癌基因 *C-kit* 的产物，具有酪氨酸激酶活性。SCFR 的结构与 M-CSFR 和 PDGFR 同源，胞外区有 520 个氨基酸，也含有 4 个免疫球蛋白样结构域，其中第四个免疫球蛋白样结构域与结合配体及信号转导有关；穿膜区 23 个氨基酸，胞质内 384 个氨基酸，含有 2 个酪氨酸激酶区（TK1 和 TK2）。由于 RNA 的不同拼接，SCFR 有几种异构体。一种异构体在穿膜区 N 端缺失了 4 个氨基酸

（Gly-Asn-Asn-Lys），称为 GNNK-SCFR；另一种异构体在 715 位插入了一个 Ser；在人血清中还发现可溶性 SCFR，浓度达到（324 ± 105）ng/ml。

（三）生物学功能

在正常成年小鼠的骨髓基质细胞中可检测到 SCF mRNA 的存在，在胚胎小鼠的脑、骨髓、肺、肝、肾、骨髓等组织中也能发现有 SCF 的表达；在人的骨髓基质细胞和血清中能够检测到 SCF，其浓度水平相对高于其他的造血生长因子，如粒细胞集落刺激因子 G-CSF、粒 - 巨噬细胞集落刺激因子 GM-CSF 等，说明 SCF 是正常哺乳动物维持生命所必需的。

SCF 是一种跨膜酪氨酸激酶受体——C-kit 受体的配体。C-kit 受体是由原癌基因 *C-kit* 编码，属免疫球蛋白超基因家族。目前一般认为，它在依赖基质细胞分化和增殖的造血细胞（如原始红细胞系、祖细胞系等）形成过程中起重要作用。SCF 与 C-kit 受体的相互协同作用在早期是非常重要的。

SCF 作用于多系的造血细胞生长因子，它所作用的靶细胞比祖细胞更原始，是极早期的、具有多向分化潜能的造血干细胞，如 $CD34^+ Lin^+$ 等，促使这类细胞由静止、休眠状态进入细胞周期或加快细胞周期的进程。SCF 本身不刺激集落的生成，但与其他生长因子（GM-CSF、G-CSF、EPO、IL-1、IL-3、IL-5、IL-6、IL-7、IL-9 等）有较好的协同作用，能促进多系造血细胞的增殖与分化，生成各种定向祖细胞集落或使集落体积增大。推测原因可能是 SCF 增加了祖细胞对一些造血因子（如 EPO、IL-3 等）的敏感性，或是由于增加了早期祖细胞的自我更新，也可能是使休止期细胞进入周期，或是延长了早期祖细胞的存活期。需要指出的是，SCF 对晚期造血细胞很少作用或无作用。

SCF 对肥大细胞的发育和生存也有重要作用，在 C-kit 存在的情况下，还能调节肥大细胞细胞因子的分泌，促进其释放 IL-5，从而减少分泌 TNF-α。

（四）临床应用

（1）放、化疗的辅助治疗：SCF 可改善化疗、放疗引起的骨髓抑制状态，加速造血功能恢复；有利于放疗后自体骨髓移植物的存活和扩增；可协同 G-CSF 诱导外周血前体细胞增加；可防治致死性照射，加速多系造血细胞增殖，增加骨髓细胞，增加外周血的干细胞数。

（2）对 HIV 感染、再生障碍性贫血等也可能有治疗作用。

（3）SCF 是一种有前途的恢复造血功能的药物，可能用于治疗骨髓衰竭。

（4）用于末梢血干细胞移植（PBSCT）：已经明确在动物试验中 SCF 可以使末梢血中具有骨髓再造机能的造血干细胞增殖。在美国开始了以 PBSCT 为目的的 SCF 投入试验，SCF 和 G-CSF 的并用使 CFU-GM 数目及 $CD34^+$ 细胞显著增加。

（五）生物学活性测定

对 SCF 生物学活性测定可采用 UT-7 细胞 /MTT 法，具体操作如下。

1. 材料和设备

（1）1640 培养液：按生产厂家说明书配制，经过滤除菌后置于玻璃或塑料瓶中，

4℃条件下保存。使用期限不得超过产品标示有效期。

（2）基础培养液：1640 培养液添加 10%FBS（*V*/*V*）。置于玻璃或塑料瓶中，4℃条件下保存。使用期限不得超过 3 个月并应于产品标示有效期内。

（3）完全培养液：基础培养液添加 rhEPO（KIRIN）至终浓度 3ng（3000U）/ml。置于玻璃或塑料瓶中，4℃条件下保存。使用期限不得超过基础培养液有效期。

（4）PBS 缓冲液：取 8g NaCl、0.2g KCl、1.44g Na_2HPO_4、0.24g KH_2PO_4 用蒸馏水配成 1000ml 的溶液，经 121℃、15min 高压灭菌。置于玻璃或塑料瓶中，室温保存。使用期限不得超过 12 个月。

（5）MTT 溶液：用 PBS 缓冲液配制成 5.0mg/ml 的溶液，经 0.22μm 滤膜过滤除菌。置于玻璃或塑料瓶中，4℃条件下避光保存。使用期限不得超过 6 个月。每次实验前检查，发现蓝色沉淀者应重新配制。

（6）裂解液：含 1% 浓盐酸（HCl）、10%Triton X-100 的异丙醇（iso-propyl alcohol）溶液。置于棕色玻璃瓶中，室温避光保存。使用期限不得超过 6 个月。

（7）UT-7 细胞培养物：应为偏酸性、较混浊液体，上次传代后 40~48h 用于 rhSCF 效价测定。镜检 UT-7 细胞应呈光滑球状，分散悬浮，具良好折光性。培养物中应无其他镜检可见固形物。

（8）标准品：rhSCF 效价测定用参考品。

（9）净化工作台、倒置显微镜、CO_2 培养箱、普通冰箱、低温冰箱、液氮罐、取液器、普通离心机、多功能酶标仪。

2. 实验步骤

步骤（1）~（7）应于无菌条件下进行。

（第一天）

（1）实验准备：取适量 96 孔细胞培养板等做相应标记。将实验所用溶液预温至 37℃。

（2）制备细胞悬液：取足量 UT-7 细胞培养物。1200r/min 离心 8min，弃去上清，重悬于 10ml PBS 缓冲液中，37℃条件下放置 5min；重复三次。镜检结果应如步骤 1（7）项所述，用基础培养液配成 4.0×10^5 个 /ml 的细胞悬液，置于 37℃条件下备用。

（3）制备样品溶液：取 1 支标准品按说明书配成标准样品溶液。取规定数量的待检样品按说明书配成待检样品溶液。

（4）制备样本溶液：用基础培养液将标准样品溶液稀释至 500AU/ml；根据估计效价用基础培养液将待检样品溶液稀释至约 500AU/ml。按以上预稀释程序制备的溶液称为样本溶液。每 100 倍稀释应分解为 $4 \times 5 \times 5$ 的步骤，100 倍以内的稀释应逐步进行 2 倍或 4 倍稀释。稀释过程使用 96 孔细胞培养板，单倍体积为 50μl。

（5）制备样本梯度：在 96 孔细胞培养板中，第 1~11 列每孔加入 50μl 基础培养液，第 12 列每孔加入 50μl 完全培养液。在 A6、A7 各孔中每孔加入 50μl 标准样本溶液，在 A2、A3、A4、A5、A8、A9、A10、A11 各孔中每孔加入 50μl 各待检样本溶液，每个待检样品做 2 个复孔。自 A 行至 H 行作对倍稀释，每孔留 50μl 余液。

（6）加入细胞悬液并培养：每孔加入 50μl 细胞悬液，37℃、5%CO_2 条件下培养 40~42h（至第 1 列存活细胞数量不足第 12 列的 25%）。

（第四天）

（7）加入 MTT 溶液并培养：每孔加入 20μl MTT 溶液，37℃、5%CO_2 条件下培养 5h。

（8）加入裂解液并测定结果：每孔加入 100μl 裂解液，混匀后在酶标仪上比色，测定波长 570nm，参比波长 630nm，记录测定结果。

3. 结果计算

对各实验样品的各实验点 OD 值、预稀释倍数、样本梯度等数据采用手工绘图或计算机程序进行处理，分别计算各实验样品的半效稀释倍数，即从样本溶液至相当于标准品 50% 最大效应点的稀释倍数，并按下式计算实验结果：

$$\text{待检样品效价} = \text{标准品效价} \times \frac{\text{待检样品预稀释倍数}}{\text{标准品预稀释倍数}} \times \frac{\text{待检样品半效稀释倍数}}{\text{标准品半效稀释倍数}}$$

（六）质量标准

重组人干细胞因子原液和成品的质量标准参见表 15-19。

表 15-19 重组人干细胞因子的质量标准

检测项目	检测方法	规定标准
原液		
生物学活性	UT-7 细胞 -MTT 法	无
蛋白质含量	Lowry 法	无
比活性	生物学活性 / 蛋白质含量	≥ 5.0×10^5 AU/mg
SDS-PAGE 纯度	非还原型 SDS-PAGE	≥ 95.0%
HPLC 纯度	RP-HPLC	≥ 95.0%
分子量	还原型 SDS-PAGE	（18.6 ± 1.9）kDa
等电点	等电聚焦电泳	4.8~5.8
外源性 DNA 残留量	DNA 探针杂交法或荧光染色法	≤ 10 ng/ 剂量
宿主菌蛋白残留量	酶联免疫吸附试验	≤总蛋白的 0.05%
残余抗生素活性	培养法	阴性
细菌内毒素含量	凝胶法	＜ 10EU/mg
紫外光谱	紫外光谱扫描	（277 ± 3）nm
肽图	胰蛋白酶裂解后，RP-HPLC 测定	应与对照品图形一致
N 端氨基酸序列	Edman 降解法	应为 MEGICRNRVTNNVKD
成品（注射剂）		
鉴别试验	免疫双扩散法或免疫印迹法	阳性
外观	肉眼观察	应为无色澄清液体，无异物
装量	容量法	应不低于标示量
可见异物	灯检法	应符合规定

续表

检测项目	检测方法	规定标准
pH	电位法	5.7~6.7
效价测定	UT-7 细胞 -MTT 法	应为标示量的 80%~150%
无菌试验	薄膜过滤法	无菌生长
异常毒性试验	小鼠试验法	无明显异常反应，动物健存，体重增加
热原质试验	家兔法	应符合规定
残余抗生素活性	培养法	阴性
渗透压摩尔浓度	冰点下降法	符合批准要求

六、促红细胞生成素

促红细胞生成素（erythropoitin，EPO）是最早被发现的细胞因子之一，可促进红系祖细胞的增殖、分化和红细胞的成熟。EPO 主要在人的肾脏产生，胚胎时期主要由肝脏产生。EPO 分泌到血液后，主要由肝脏代谢，生理条件下，人血清 EPO 浓度范围在 5~20mU/ml。在 1985 年人们首先从人胚肝 cDNA 文库中获得了 EPO 的 cDNA，并得到了具有生物活性的表达产物。由于 EPO 糖基化在体内生物学功能方面十分重要，所以 *EPO* 基因的表达不能在 *E. coli* 中，而只限于哺乳类细胞如 CHO、COS、BHK 及 Psi-2 细胞等。*EPO* 基因在不同细胞中表达产物的糖基化程度不同，国内主要是用 CHO 细胞系生产。

（一）发展现状

重组人促红细胞生成素（recombinant human erythropoitin，rhEPO）是美国 Amgen 公司在 1989 年率先上市的一种重组产品，临床上用于补充体内 EPO，纠正贫血。rhEPO 的上市立即取得了巨大的社会和经济效益。目前 Amgen 公司开发出作为 rhEPO 的后继产品，名为新红细胞生成刺激蛋白（novel erythropoietic stimulating protein，NESP），它是一种高度糖基化的 rhEPO 同型异构体，对 EPO 氨基酸序列和糖链结构进行了改造，使其体内代谢稳定性增高，在血中半衰期增加 3 倍，可大大减少用药次数，现已开始研究它对红系造血延迟的治疗作用和在外周血干细胞移植术后中的应用。我国 rhEPO 的研制发展很快，国内有十几家企业获得了 rhEPO 的生产文号。另外，目前对 EPO 缓释剂型的开发，以及其低分子化合物和基因治疗的研究正在进行中。

（二）理化性质和结构功能

EPO 基因定位于 7 号染色体长臂 21 区，含有 5 个外显子和 4 个内含子，编码 193 个氨基酸，包括由 27 个氨基酸组成的信号肽和 166 个氨基酸组成的成熟 EPO 分子。体内存在的 EPO 活性蛋白通常为 165 个氨基酸，N 端的 Arg 缺失可能由翻译后的加工过程所致。分子量为 30 400Da，其成分包括 60% 蛋白质和 40% 碳水化合物。成熟的 EPO 中有 4 个半胱氨酸形成的 2 对二硫键，含有 3 个 *N*- 连接和 1 个 *O*- 连接的糖基化位点。

糖基化对稳定 EPO 的体内活性具有重要作用。去除糖基化的 rhEPO 不影响体外生物学活性，但加速了肝脏对其的清除，缩短了半衰期，使 rhEPO 丧失体内生物学活性。

（三）生物学功能

EPO 先与骨髓中红细胞祖代细胞的 EPO 特异性受体（EPOR）结合，促使其增殖和分化为成熟的红细胞，亦促进红细胞从骨髓中释放和进入血液循环，从而增加了红细胞数量，改善了供氧不足状况。

（四）临床应用

rhEPO 有注射液和冻干剂型。注射途径包括肌肉和静脉注射两种，静脉注射 100 IU/kg 体重 / 次，每周三次，疗效可达 95% 以上。治疗 6~8 周后，可使网状红细胞血细胞压积及血色素接近正常值。

肾性贫血的严重程度和肾脏功能损害程度呈正相关，研究证实主要原因是肾脏 EPO 产生缺乏。根治肾性贫血就是恢复肾功能并促使内源性 EPO 分泌或外源性 EPO 替代。rhEPO 可以逆转大多数血液透析患者的贫血症状，替代疗法的有效率为 100%，治愈率高达 90%。

rhEPO 不仅应用于肾性贫血患者，也应用于各种慢性炎症、恶性肿瘤、免疫疾病及 AIDS 等伴随的贫血，疗效满意。rhEPO 治疗皮肤溃疡、骨髓增生异常综合征（MDS）、再生障碍性贫血（AA）、类风湿性关节炎（RA）、癌症贫血、化疗所致贫血、早产儿贫血，都取得了比较满意的疗效。

（五）质量标准

rhEPO 质量标准收载在《中国药典》（2015 版）三部中（表 15-20）。特殊项目包括 rhEPO 的生物学活性测定。用酶联免疫法测定 rhEPO 体外生物学活性，用网织红细胞法测定 rhEPO 体内生物学活性、唾液酸含量测定。

表 15-20 重组人促红细胞生成素的质量标准

检测项目	检测方法	规定标准
原液		
蛋白质含量	紫外分光光度法	≥ 0.5 mg/ml
生物学活性	网织红细胞法	无
比活性	生物学活性 / 蛋白质含量	≥ 1.0×10^5 IU/mg 蛋白质
SDS-PAGE 纯度	非还原型 SDS-PAGE	≥ 98.0%
HPLC 纯度	SEC-HPLC 法	≥ 98.0%
分子量	还原型 SDS-PAGE	36~45kDa
紫外光谱	紫外光谱扫描	（279 ± 2）nm 最大吸收峰；（250 ± 2）nm 最小吸收峰；（320~360）nm 应无吸收峰。
等电聚焦	等电聚焦电泳法	应与对照品一致
唾液酸含量	间苯二酚显色法	≥ 10.0mol/mol EPO

续表

检测项目	检测方法	规定标准
外源性 DNA 残留量	固相斑点杂交法	≤ 100pg/10 000 IU EPO
CHO 细胞蛋白残留量	酶联免疫吸附法	≤ 0.05%
细菌内毒素	凝胶法	＜ 2EU/10 000IU EPO
牛血清蛋白残留量	酶联免疫吸附法	≤ 0.01%
肽图	胰蛋白酶裂解后，RP-HPLC 测定	应与对照品一致
N 端氨基酸序列	Edman 降解法	APPRLICDSRVLERY
成品		
鉴别试验	免疫印迹或免疫斑点法	应为阳性
外观	肉眼观察	白色疏松体，液体制剂和冻干制剂重溶后应为无色澄明液，不应有异物、混浊和沉淀
溶解时间	记时法	＜ 2min
水分	费休氏法	＜ 3.0%
可见异物	灯检法	应符合规定
装量	容量法	应不低于标示量
pH	电位法	应符合批准的要求
人血白蛋白质含量	Lowry 法	应符合批准的要求
渗透压摩尔浓度	冰点下降法	应符合批准的要求
体外活性	酶联免疫吸附法	标示量的 80%~120%
体内活性	网织红细胞法	标示量的 80%~140%
无菌检查	薄膜过滤法	无菌生长
内毒素检查	凝胶法	小于 5000IU 的，＜ 2EU/1000IU EPO；高于 5000IU 的，＜ 10EU/ 支
异常毒性检查	小鼠试验法	无异常反应，动物健存，体重增加

rhEPO 在 4 个糖基链上有 16~18 个唾液酸，一旦失去唾液酸后，rhEPO 在肝脏中很容易被代谢、清除，rhEPO 迅速丧失体内活性，而酶联免疫法（ELISA）是通过检测 rhEPO 的抗原决定簇来测定 rhEPO 的体外活性，因而失去唾液酸后的 rhEPO 体外活性不变。只有当 rhEPO 糖基化比较完全，大部分糖基末端被唾液酸覆盖时，体内外活性测定结果才会一致，这时 rhEPO 才是合格的产品。

经典的 rhEPO 的体内生物学活性测定方法是多血症小鼠法。在 20 世纪 80 年代，多血症小鼠法是首选的测活方法，我国在厂家申报 rhEPO 新生物制品评审的检定中也采用该法。但多血症小鼠法要应用同位素（^{59}Fe）、预处理动物（将 ICR 小鼠置于低压氧仓中 14 天，使其形成多血小鼠）、历时长且需要特殊昂贵的实验设备和仪器，难以推广应用。90 年代初，我国和国外同步开展了用网织红细胞法取代多血症小鼠法的研究，结果经比较分析证明网织红细胞法比多血症小鼠法有更好的重复性和更高的可信度，网织红细胞法是一种理想的、可取代多血症小鼠法作为常规 rhEPO 质控的手段。目前国外(欧洲药典)及我国都采用网织红细胞法。其具体做法是：将BALB/C(雌性，6~8周)随机分成标准品组和样品组，每组至少12只，分成高、中、低三个剂量组，皮下注射rhEPO，第四天内眦静脉采血，用网织红细胞分析仪计数每只小鼠网织红细胞数，用剂量反应平行线法计算出样品的效价。rhEPO的体外生物学活性目前用酶联免疫试剂盒进行测定。

CHO细胞蛋白残留量采用酶联免疫的方法进行测定。CHO细胞蛋白对于人体来说是一种异种蛋白，反复注射一定量的异种蛋白会产生毒负作用，如发生过敏反应。检测制品是否受宿主细胞蛋白（HCP）污染的常用分析工具是Western blot，但是该方法只能进行限量分析，而且灵敏度较低，通常达不到质控要求。在国内，中国食品药品检定研究院于1998年率先建立了CHO细胞蛋白残留量测定方法，并将该方法列入了2000年版《生物制品规程》。CHO细胞蛋白标准品是用未插入人*EPO*基因的空白CHO细胞模拟EPO发酵工艺制备的，再经标化制成国家标准品。同时，用CHO细胞蛋白免疫家兔制备抗血清，建立CHO细胞蛋白ELISA试剂盒。国外Cygnus Technologies公司生产的CHO细胞蛋白ELISA试剂盒，不仅价格昂贵，其标准品是用两种CHO细胞株混合培养，用机械方法破碎、加热和变性剂处理制备而成，Western blot证明有40多条带，是一个广谱试剂盒，用于EPO测定时，标准品的组成成分与供试品中残留的CHO细胞蛋白存在差异。我国制备的标准品模拟EPO发酵工艺，未对标准品进行加热和变性剂处理，保持其天然状态，SDS-PAGE蛋白区带较少，相对Cygnus Technologies公司生产的CHO细胞蛋白ELISA试剂盒来说，更接近EPO供试品残留的CHO蛋白组成，所以用我们的方法测定的结果能更真实反映样品的CHO蛋白残留量。加热和变性剂处理有可能导致某些抗原位点丢失或新抗原位点的产生。

唾液酸含量测定方法是采用间苯二酚显色法。在酸性条件和二价铜离子参与下，间苯二酚与唾液酸的加热水解产物吡咯缩合成一种灰蓝色物质，其色泽深浅与唾液酸的含量成正比。用分光光度计进行比色，用直线回归方法根据样品的OD值从标准曲线上计算出样品的唾液酸含量。

糖基化程度还未作为rhEPO产品的常规质控指标，其测定的方法目前采用SDS-PAGE法。该法利用*N*-聚糖酶和*O*-聚糖酶部分酶解rhEPO，通过SDS-PAGE电泳分离部分酶解所形成的不同相对分子量的片段，采用电泳图象分析系统分析部分酶解电泳图谱，根据标准蛋白分子量曲线，计算rhEPO各酶解片段分子量，从而测定其糖基化程度。糖基化程度完全的rhEPO样品，经*N*-聚糖酶部分酶解，应得到4条酶解片段，分子量分别为36~45kDa、32~34kDa、26~28kDa和18~22kDa。

七、聚乙二醇促红细胞生成素

自1989年Amgen公司上市第一个rhEPO产品以来，rhEPO药物就因其良好的抗贫血效果而迅速增长，到2006年时全球rhEPO药品销售额达到峰值126亿美元，成为当时最成功的基因工程生物制品。如果说rhEPO是第一代促红细胞生成药物（ESA），那么长效重组促红素被认为是第二代促红细胞生成药物，与普通第一代促红素相比，它的半衰期长，可以大大降低患者的用药频率。长效 EPO 的类型主要有两种，一种是以安进公司生产的 Aranesp（达依泊汀）为代表的高糖基化型，一种是以罗氏公司生产的 Mircera（聚乙二醇化的倍他依泊汀）为代表的 PEG 化修饰型。

活化的聚乙二醇（PEG）可与 rhEPO 分子的自由氨基形成稳定的共价化合物即 PEG 化重组人促红素（PEG-EPO），PEG 化的 rhEPO 分子量增大，肾小球去除速率降低，体内循环半衰期和生物利用度均增加。PEG 化的 rhEPO 用于临床可延长血药浓度，减少患者的给药次数。

（一）临床应用

2007 年 11 月，Roche 公司上市了一种长效重组促红素产品 Mircera（聚乙二醇化的倍他依泊汀，PEG-EPO）。Mircera 是将一个线性的甲氧基聚乙二醇分子 [MPG，分子量大约为 30kDa] 与 EPO 大分子共价结合的一种衍生化的生物大分子，分子量大约 60kDa，而普通 EPO 分子量约为 30.4kDa，适应证与 rhEPO 一样，主要用来作为慢性肾病（CKD）的辅助治疗。由于 Mircera 的长效特性，用药频率可由一周一次减为一月一次。Mircera 自 2007 年上市以来，销售额一直处于快速增长状态，其在全球的销售收入在 2008 年为 5700 万美元；2013 年，在其他产品市场逐年萎缩的情况下，该产品较 2012 年增长 10.7%，达到 4.8 亿美元。

聚乙二醇修饰的 EPO 代谢速度缓慢，半衰期长达 137h，这可能是因为聚乙二醇的修饰，使得体内 EPO 受体（EPOR）结合 PEG-EPO 的效率大大降低导致。有研究表明，EPO 被 PEG 修饰后与 EPOR 结合率降低为原来的 1/100~1/50。目前国内有 1 家单位正在进行 PEG-EPO 的临床研究，2 家在做临床前研究。

（二）生物学活性的测定

生物学活性测定是控制蛋白类药物有效性的重要指标，PEG-EPO 是将活化的聚乙二醇（PEG）与 rhEPO 分子的自由氨基形成稳定的共价化合物，PEG 化的 rhEPO 分子量增大，体内半衰期延长。在现行版《中国药典》三部中，rhEPO 体内生物学活性测定法是小鼠注射 rhEPO 72h 后计数网织红细胞的数量，以此为参考研究建立 PEG-EPO 的生物学活性测定方法。通过比较小鼠注射 PEG-EPO 后不同时间的网织红细胞的数量，发现注射 PEG-EPO 后 96h 网织红细胞的数量达最大值，故选择注射 PEG-EPO 后 96h 采血计数网织红细胞的百分含量。对 PEG-EPO 体内生物学活性测定法进行了重复性试验（n=10），平均比活性为 1.02×10^4U/mg，RSD 为 10.5%，方法的回收率为 85%~120%。

（三）质量标准

聚乙二醇促红素 -β 原液和成品的质量标准参见表 15-21。

表 15-21　聚乙二醇促红素 -β 的质量标准

检测项目	检测方法	规定标准
原液		
鉴别试验	还原型 SDS-PAGE	与对照品一致
纯度	非还原型 SDS-PAGE	≥ 95.0%，寡聚体≤ 5.0%
	RP-HPLC 法	≥ 97.0% 寡聚体≤ 3.0% 相关物质≤ 0.5%
	SEC-HPLC 法	≥ 97.5% 寡聚体≤ 2.5% 多聚体≤ 0.5%
蛋白质含量	分光光度法	5.0~8.0mg/ml
体内生物学比活性	生物学活性 / 蛋白含量	8.0×10^3~12.5×10^3 U/mg
肽图	胰蛋白酶裂解后，RP-HPLC 法测定	与对照品图形一致，且 NH_2 异构体含量 32%~50%，Lys^{45} 异构体含量 5%~23%，Lys^{52} 异构体含量 16%~34%，其他异构体含量 9%~33%
唾液酸含量	离子色谱法	≥ 9.5mol/mol PEG-EPO
N- 连接糖链糖谱	离子色谱法	图谱应与对照品一致，且各结构含量：二天线结构 2%~6%，三天线结构 8%~15%，四天线结构 41%~51%，三天线 +1 个重复结构 4%~10%，四天线 +1 个重复结构 21%~28%，四天线 +2 个重复结构 4%~10%
等电聚焦	毛细管等电聚焦电泳	图谱应与对照品一致，且各异构体含量：异构体 2 含量 2%~20%，异构体 3 含量 12%~30%，异构体 4 含量 22%~29%，异构体 5 含量 16%~27%，异构体 6 含量 6%~20%，异构体 7 含量 2%~11%，异构体 8 含量 0%~4%，异构体 9 含量 0%~1%
游离 PEG 含量	HPLC 法	≤ 5.0μg/mg
细菌内毒素含量	凝胶法	＜ 0.5EU/mg
成品		
鉴别试验	还原型 SDS-PAGE RP-HPLC 法	主电泳条带应与对照品一致 图谱应与对照品一致
外观	肉眼观察	应为无色或微黄色澄明液体
可见异物	灯检法	应符合规定
装量	容量法	应不低于标示量
不溶性微粒	光阻法	应符合规定
pH	电位法	6.0~6.4
渗透压摩尔浓度	冰点下降法	应为 270~330mOsmol/kg
纯度	非还原型 SDS-PAGE	PEG-EPO 单体含量应≥ 95.0%，且杂质带含量总和≤ 5.0%

续表

检测项目	检测方法	规定标准
	SEC-HPLC 法	单体纯度应≥ 95.0%
	RP-HPLC 法	单体纯度应≥ 95.0%
蛋白含量	分光光度法	应为标示量的 90%~110%
生物学活性	体内法	7.0×10^3~14.0×10^3U/mg
L- 甲硫氨酸含量	HPLC 法	1.4~1.6mg/ml
泊洛沙姆 188 含量	HPLC 法	0.05~0.15mg/ml
无菌检查	薄膜过滤法	无菌生长
细菌内毒素检查	凝胶法	不高于 0.1EU/μg
异常毒性检查	小鼠试验法	无异常反应，动物健存，体重增加

（四）质量控制中需要研究的问题

1. 异构体的检测

由于 PEG-EPO 是糖蛋白分子，糖结构和糖化程度的差异会出现不同的异构体，各异构体含量的测定是保证该药品质量稳定性和均一性的关键质控指标。rHEPO 多采用区带毛细管电泳分析异构体，但其灵敏度、分辨率较低，费时且重复性较差。运用全柱成像毛细管等电聚焦分析技术，不仅可快速高效分析各异构体含量，还可同时确定各异构体的等电点，与 PEG-EPO 标准品比较可判断生产工艺和产品质量的稳定性，甚至以此可制定某一单一异构体的含量标准。

2. 唾液酸含量

促红素的唾液酸对维持结构有重要作用，《中国药典》（2015 版）（三部）收录的测定方法系用酸水解方法将结合状态的唾液酸变成游离状态，游离状态的唾液酸与间苯二酚反应生成有色化合物，再用有机酸萃取后，测定唾液酸含量。由于唾液酸连接在寡糖链末端上，也可以通过唾液酸酶将其酶解后，游离的唾液酸可被安培检测器检测，用高 pH 阴离子色谱分析定量。一般可加入啰嗦尼克酸（KDN）作为内标，以达到准确定量的目的。

3. *N*- 寡糖图谱

重组人促红素糖基化位点较多，其末端唾液酸化程度高，寡糖类型繁多，通过糖苷酶切下 *N*- 糖链后，2AB 做荧光标记，可以通过液质联用，并根据质谱分子量分析寡糖组成进行糖型分析，根据丰度对各个寡糖比例含量进行评价。在质控应用中，运用配备安培检测器的离子交换色谱将寡糖进行色谱分离分析，该方法无需对酶解下的寡糖链做衍生化处理，可以直接检测，图谱简明，特征性强。*N*- 寡糖图谱也是一种重要的质量特征。

八、血小板生成素

（一）发展现状

血小板生成素（thrombopoietin，TPO）又称为巨核细胞生长衍生因子（megakaryocyte growth and development factor，MGDF）和 mpl 配基。2006 年国内已有企业完成重组人血小板生成素（recombinant human thrombopoietin，rTPO）产品Ⅲ期临床，获批上市销售，这是世界上最早批准上市的 rTPO 产品。

早在 20 世纪 50 年代人们就发现，TPO 的存在对巨核细胞血小板系统发育有调控作用。在 TPO 的分离纯化和基因克隆方面进行了大量深入的研究，相继报道了细胞因子 IL-6、LIF 和 IL-11，发现它们与巨核细胞血小板系的增殖分化和成熟有关。体内外试验数据显示，这些因子可增加血小板数量。IL-6、IL-1 和 IL-3 临床试验结果表明这些因子对肿瘤化疗后骨髓抑制的患者可增加血小板数量，但与巨核细胞分化和成熟无关。1994 年人们纯化了 c-mpl 配体，克隆了人的 c-mpl 配基的 cDNA。TPO 的成功克隆源于对一种鼠类逆转录病毒的研究。1986 年研究者发现一种鼠类骨髓增生性白血病病毒（MPLV），并成功地得到了 MPLV 的转化基因 *v-mpl*。此后克隆了人的细胞内同源基因 *c-mpl*。人的 *TPO* 基因在 CHO 细胞和 *E. coli* 中表达，获得具有 TPO 活性的 rTPO。

（二）理化性质和结构功能

人的 *TPO* 基因位于 3 号染色体长臂 2 区 6 带与 7 带（3q26-27）间。cDNA 编码区全长 1059bp，由 5 个外显子组成，编码 353 个氨基酸，除去信号肽后的分泌产物由 332 个氨基酸残基组成。TPO 含有两个功能区域，即 153 个氨基酸组成的 N 端和 179 个氨基酸组成的 C 端。其 N 端与 EPO 有高度同源性（23% 氨基酸残基相同）。N 端在不同种属间具有高度保守性。人、猪和鼠 TPO 的 cDNA 是高度保守的，分别编码包括信号肽在内的 353 个、352 个和 356 个氨基酸，这三种蛋白质具有高度的同源性，有 69.1%~76.5% 的氨基酸残基相同，而 C 端则显示高度种属多样性。经切割后仅余 N 端 153 个氨基酸序列与原有全长肽链 332 个氨基酸序列具有相同的生物活性。N 端 153 个氨基酸残基截短形式表达产物能够与 TPO 的受体 mpl 结合并激活 mpl。其细胞表达上清与 TPO 全长的细胞表达上清有相似的活性。现有的 rTPO 包括截短后含 N 端 153 个氨基酸残基的经聚乙二醇修饰后的 PEG-rhu MGDF 和全长 TPO 两种。

N 端为受体结合区，有两个受体结合位点，意味着结合后受体的二聚化。C 端则与任何已知蛋白质无同源性，富含 Ser、Thr 和 Pro。TPO 分子 117 位和 191 位保守的 Arg 残基是凝血酶的作用位点。C 端 Arg191 处的酶切能提高 TPO 活性，而 N 端 Arg117 处的酶切则破坏其活性。这两个保守酶切位点的存在为 TPO 的活性调节提供了一种可能的方式。研究表明，巨核细胞有 TPO 受体表达，TPO 与细胞膜表面的受体结合后，激活了细胞内的信号传递系统。

（三）生物学功能

正如 EPO 和 G-CSF 缺乏种属特异性一样，rTPO 在小鼠、大鼠、狗和灵长类动物都具活性。体外培养巨核细胞实验证明 rTPO 能显著促进巨核细胞集落形成，并能使巨核细胞倍体数增加。其他的造血因子如 IL-3、IL-11、EPO 等都能够增强 CFU-MK 的增殖。正常血小板的生成需要 95% 的巨核细胞至少达到 16~32 倍体。但无 TPO 时，增殖是有限的，往往不能完全成熟，很少能达到多于 16 倍体的发育状态，而 TPO 存在时，半数以上的巨核细胞多于 64 倍体。

在正常和血小板减少症动物模型体内，rTPO 增加血小板数量，提高血小板的最低值，缩短因放、化疗引起的血小板减少的持续时间。在致死剂量放射后，对照组动物因血小板缺乏性出血而死亡，而接受 rTPO 治疗的动物全部存活。rTPO 是非常有效的因子，可以减少放疗后血小板减少症的发生并加速其恢复。外周血中 TPO 水平随血小板数量而有所波动。当患者血小板减少时，TPO 水平升高；而血小板恢复正常时，TPO 水平回到基线。正常情况下 TPO 由肝脏和肾脏产生。在血小板减少时，骨髓也参与制造，与 TPO 一样，IL-6 和 IL-11 刺激血小板生成的作用可以被可溶性 TPO 受体 c-mpl 所中和。因此，IL-6 和 IL-11 并非直接而是通过 TPO 间接增加血小板。

通过转基因技术培养出 *c-mpl* 基因缺失的小鼠 c-mpl$^{(-/-)}$，这种纯合小鼠并无明显的表型异常，从不出现凝血障碍。这些动物的循环血液中血小板明显减少，骨髓和脾脏中巨核细胞减少，血循环中 TPO 含量增高，这表明在体内 TPO/c-mpl 系统并不是血小板生成的唯一调节因素，体内仍然存在某些代偿途径。

（四）临床发展前景

现有 rTPO 剂型为注射液，临床注射剂量为 0.03~5.0μg/kg 体重 /d，皮下注射 10 天为一个疗程。

聚乙二醇的 rTPO 和全长的 rTPO 在美国、日本、澳大利亚、中国和欧洲正在进行临床试验阶段。美国临床试验表明，无论是否联合使用 G-CSF 支持治疗，对癌症化疗后患者治疗都是安全有效的。在化疗以前和化疗之后，以同样剂量注射，接受注射的患者在化疗前血小板明显增高。无论是否有 G-CSF 支持，TPO 都可以明显提高化疗后血小板减少症的最低值，并缩短其持续时间。rTPO 可以治疗和阻止癌症化疗引起的血小板减少症，也可用于 BMT 和再障性贫血、血小板移植和外用血干 / 祖细胞动员。

（五）生物学活性测定及质量标准

利用 TPO 依赖细胞株检测 rTPO 体外生物学活性：将 TPO 标准品和样品分别稀释到一定的浓度，加到 96 孔细胞培养板中，每孔加入 TPO 依赖细胞，在 37℃、5% CO_2 孵育箱培养 48h 后，加入四唑化合物，再培养（6±2）h，在 492nm 波长下测 *A* 值。用 TPO 标准品做对照。根据剂量反应平行线法，计算出样品相对的体外生物学活性。该方法重复性好（CV=9.1%），回收率高（100.8%），便于推广应用。

重组人血小板生成素的原液和成品的质量标准见表 15-22。

表 15-22 重组人血小板生成素的质量标准

检定项目	检定方法	规定标准
原液		
蛋白质含量	Lowry 法	≥ 0.5mg/ml
生物学活性	依赖细胞株法	应“符合比活性项”规定
比活性		≥ 2.5×10^5U/mg
SDS-PAGE 纯度	非还原性 SDS-PAGE	≥ 98.0%
HPLC 纯度	HPLC 法	≥ 98.0%
分子量	还原性 SDS-PAGE	70~120kDa
HPLC 纯度	HPLC 法	≥ 98.0%
紫外（UV）光谱分析	紫外（UV）光谱分析	（277 ± 2）nm 最大吸收峰。
等电点	等电聚焦	3.5~6.5
免疫印迹检查	免疫印迹法	出现单一阳性带
外源性 DNA 残留量	固相斑点杂交法	≤ 100pg/15 000U TPO
CHO 蛋白残留量	酶联法	≤ 0.10%
细菌内毒素	凝胶限量法	< 2EU/10 000U
牛血清白蛋白残留量	酶联法	≤ 0.01%
肽图	HPLC 法	与标准品一致
N 端氨基酸序列	Edman 降解法	SPAPPACDLRVLSKLR
成品		
鉴别试验	免疫斑点法	应为阳性
外观	灯检法	无色澄明液体
可见异物	灯检法	应符合规定
装量	重量法	不低于标示量
pH	电位法	6.4~7.4
蛋白质含量	Lowry 法	2.0~3.0mg/ml
渗透压摩尔浓	冰点下降法	240~360mOsmol/kg
生物学活性	依赖细胞增值测定法	标示量的 80%~140%
无菌检查	膜过滤法	无菌生长
细菌内毒素检查	凝胶限度法	< 1EU/1500U
异常毒性试验	小鼠法	无异常反应，动物健存，体重增加

第五节 促生长因子

促生长因子是一类具有促细胞增殖活性的细胞因子，通过与其细胞膜上受体结合，调节细胞生长与其他细胞功能，有些具有强专一性，有些专一性不强。例如，表皮生长因子（epidermal growth factor，EGF）、成纤细胞生长因子（fibroblast growth factor，FGF）、血小板来源增殖因子（platelet-derived growth factor，PDGF）及生长激素释放抑制因子（somatostatin）等。从分泌特点上看，生长因子主要属于自分泌（autocrine）和旁分泌（paracrine）。本节侧重对已经成药或具有成药潜力的促生长因子质量控制进行介绍。

一、表皮生长因子

表皮生长因子（epidermal growth factor，EGF）可刺激多种细胞的增殖，主要是表皮细胞、内皮细胞，用于角膜损伤、烧烫伤及手术等创面的修复和愈合取得了很好的疗效。

（一）*EGF* 基因、分子结构和理化特性

人 *EGF* 基因位于染色体 4q25-27，mRNA 约长 4.75kb，编码含 1217 个氨基酸残基（130kDa）的 EGF 前体。小鼠 *EGF* 基因位于染色体 3，mRNA 长 4.9kb，编码含 1168 氨基酸残基（120kDa）的 *EGF* 前体：其中 7~19 位可能是信号肽，1039~1058 位疏水肽可能是穿膜区，977~1029 位是成熟的 EGF。EGF 前体中还有 7 个 EGF 样的结构（357~359，400~440，441~480，745~784，803~885，886~925，926~976）。

人和小鼠 *EGF* 的分子量为 6.2kDa（SDS-PAGE），等电点为 4.7。人和小鼠的 EGF 都含有 53 个氨基酸残基。重组表达的 EGF 含有 51 个氨基酸残基 NSDSECPLSHDGYCLHDGVCMYIEALDKYACNCVVGYIGERCQYRDLKWWE，在 Cys5 与 Cys20、Cys14 与 Cys31、Cys33 与 Cys42 之间形成 3 对二硫键，没有糖基化位点；二级结构中没有 α 螺旋。人 EGF 的 20~31 位氨基酸残基是 EGF 结合受体的部位，而 N 端和 C 端的氨基酸对结合部位的构型稳定性十分重要。EGF 对蛋白酶水解敏感；在 −20℃中能保持长期稳定；在中性 pH 中 100℃煮沸 30min 仍保持稳定，但在 100℃的 0.1mol/L NaOH 或 0.2 mol/L HCl 中失活。

（二）EGF 受体

EGF 受体（EGFR）存在于许多细胞表面，受体表达与否同细胞株和细胞的特异性分化阶段有关。EGFR 至少有高亲和力（K_d < 0.1nmol/L，约占 5%）和低亲和力（K_d 为 3~10nmol/L，约占 95%）两种，两种受体是基因不同拼接的产物。

（三）生物学功能

（1）促生长作用：EGF 不仅在表皮细胞，在各种组织、细胞中也发挥作用，是与增殖有关的生长因子。对外胚层和内胚层来源的一些组织有促分裂和刺激合成代谢的作用，所以能加速创伤和烧伤的愈合。

（2）促发育作用：最初认为鼠 EGF 是一种能诱导新生小鼠早熟牙齿萌生和眼睑张开的因子。

（3）抑制胃酸分泌：最早认为人 EGF 是一种能抑制胃酸分泌的泌尿系统蛋白（抑

胃素）。

（4）促进损伤愈合：EGF 能加速损伤和烧伤的愈合过程。

（5）促进血管形成：仓鼠颊囊活检表明 TGF-α 和 EGF 均能促进血管形成。

（6）对肿瘤发生的作用：肿瘤细胞对 EGF 的反应不同，一些肿瘤细胞能以自分泌的方式促进自身的增殖，而另一些肿瘤细胞的生长被 EGF 抑制。

（四）临床应用

国内已批准的临床适应证为外用治疗烧伤、创伤及外科伤口的愈合、加速移植的表皮生长。本品也可促使角膜上皮细胞、实质细胞生长，因而在外伤性角膜糜烂、角膜溃疡、角膜损伤、化学试剂灼伤角膜的治疗上取得显著效果，并可加速移植的角膜生长。

另外，EGF 还有抑制胃酸分泌的功能，动物试验表明 EGF 可促进胃、十二指肠溃疡愈合。将大剂量的 EGF 与毒素结合，利用肿瘤细胞表面 EGFR 与 EGF 特异性结合的特点，可用于肿瘤、皮肤癌、乳腺癌等的治疗，特别是治疗鳞状皮肤癌疗效显著。

（五）EGF 生物学活性测定

1. 原理

EGF 效价测定采用 BalB/c 3T3 细胞株 /MTT 比色法。适当浓度的 EGF 对 BalB/c 3T3 细胞具有促增殖作用。MTT 在活细胞的线粒体中可以定量地被还原为 MTT Formazan，通过比色法测定 MTT Formazan 的量可以直接表示 BalB/c 3T3 细胞的生长状态。按 50% 最大效应点的稀释倍数可以折算为待检样品中 EGF 的效价，测定结果需用 EGF 效价测定用参考品校正。

2. 材料和试剂（所用试剂均需分析纯或与指定产品相当）

（1）1640 培养液：按生产厂家说明书配制，除菌过滤后置 4℃保存。

（2）完全培养液 1：1640 培养液添加 10%FBS（*V*/*V*）。

（3）完全培养液 2：1640 培养液添加 0.4%FBS（*V*/*V*）。

（4）BalB/c 3T3 细胞株。

（5）PBS 缓冲液：取 8g NaCl、0.2g KCl、1.44g $NaHPO_4$（或 3.63g$NaHPO_4 \cdot 12H_2O$）、0.24g KH_2PO_4（或 0.335g $KH_2PO_4 \cdot 3H_2O$）用蒸馏水配成 1000ml 的溶液。经 121℃、15min 高压灭菌，保存于室温。

（6）MTT 溶液：Fluka 88415，用 PBS 缓冲液配成 5.0mg/ml 的溶液，经 0.22μm 滤膜过滤除菌。置于玻璃或塑料瓶中，4℃条件下避光保存。使用期限不得超过 6 个月。每次实验前检查，发现蓝色沉淀者应重新配制。

（7）裂解液：DMSO 或 10%SDS、50%DMSO。

（8）EGF 标准品、EGF 样品。

3. 实验步骤

步骤（1）~（7）应于无菌条件下进行。

（第一天）

（1）铺板：消化和收集 BalB/c 3T3 细胞，用完全培养液 1 配成 6.0×10^4 个 /ml 的细胞悬液，接种于 96 孔细胞培养板中，每孔 100μl。37℃、5%CO_2 条件下培养 18~24h。

（第二天）

（2）饥饿：取步骤 3（1）制备的细胞培养板，吸去各孔上清。加入完全培养液 2，每孔 100μl。37℃、5%CO_2 条件下培养 18~24h。

（第三天）

（3）制备样品溶液：取 1 支标准品按说明书配成标准样品溶液。取规定数量的待检样品按说明书配成待检样品溶液。

（4）制备样本溶液：用完全培养基 2 将标准样品溶液稀释至 50IU/ml；根据情况用完全培养基 2 将待检样品溶液稀释至约 50IU（或 50ng）/ml，每步稀释不得超过 10 倍。按以上预稀释程序制备的溶液称为样本溶液。

（5）制备样本梯度：于 96 孔细胞培养板中，在 B6、B7 各孔中每孔加入 200μl 标准样本溶液，在 B2、B3；B4、B5；B8、B9；B10、B11 各孔中每孔加入 200μl 各待检样本溶液，每个待检样品做 2 个复孔。第 2~11 列其余各孔加入 150μl 完全培养基 2。自 B 行取 50μl 至 H 行作 4 倍稀释，每孔留 150μl 余液。

（6）加样：取步骤 3（2）制备的细胞培养板，吸去各孔上清。将步骤 3（5）制备的实验样本梯度按位置对应关系移入该细胞培养板，每孔 100μl。37℃、5%CO_2 条件下培养 64~72h。

（第六天）

（7）加入 MTT 溶液并培养：每孔加入 20μl MTT 溶液，37℃、5%CO_2 条件下培养 5h。

（8）加入裂解液并测定结果：每孔吸去 80μl 上清，加入裂解液 100μl，室温放置 30min 后比色，测定波长 510nm，记录测定结果。

4. 结果计算

对各实验样品的各实验点 OD 值、预稀释倍数、样本梯度等数据采用手工绘图或计算机程序进行处理，分别计算各实验样品的半效稀释倍数，即从样本溶液至相当于标准品 50% 最大效应点的稀释倍数，并按下式计算实验结果：

$$\text{待检样品效价}=\text{标准品效价}\times\frac{\text{待检样品预稀释倍数}}{\text{标准品预稀释倍数}}\times\frac{\text{待检样品半效稀释倍数}}{\text{标准品半效稀释倍数}}$$

（六）质量标准

EGF 可用大肠杆菌或酵母表达系统进行表达，重组人 EGF 制品因临床用途的不同，可制成冻干、水剂、针剂、喷雾剂、软膏、滴眼剂、油膏剂等不同的剂型。根据不同的生产工艺、不同的剂型，质量标准的项目不同。重组人 EGF 的质量标准一般包括表 15-23 的内容，对于不同剂型的产品按药典的要求采用相应的检定项目，如滴眼液进行澄明度检查、眼膏进行金属性异物和粒度的检测。在 EGF 进行 SDS-PAGE 时，因分子量小有一定困难，可采用增大聚丙烯酰胺凝胶的浓度（15%~20%），或者增加甲叉双丙烯酰胺的浓度，以及在含有 SDS 的凝胶中加 8mol/L 的尿素等方法。生物学效价测定方法因细胞反应梯度小，误差比较大，所以标准范围根据这一特点制定得比其他细胞因子大。

表 15-23 重组人 EGF 滴眼液（酵母）质量标准举例

检测项目	检测方法	规定标准
原液		
生物学活性	BALB/c 3T3 细胞株 -MTT 法	无
蛋白质含量	Lowry 法	无
比活性	生物学活性 / 蛋白质含量	≥ 5.0×10^5IU/mg 蛋白质
SDS-PAGE 纯度	非还原型 SDS-PAGE	≥ 95.0%
HPLC 纯度	RP-HPLC	≥ 95.0%
分子量	还原型 SDS-PAGE	（6.2 ± 0.6）kDa
等电点	等电聚焦电泳	4.5 ± 0.5
外源性 DNA 残留量	荧光染色法或 DNA 探针杂交法	≤ 10ng/ 剂量
宿主菌蛋白残留量	酶联免疫吸附试验	≤总蛋白的 0.10%
残余抗生素活性	培养法	阴性
细菌内毒素含量	凝胶法	≤ 10 EU/mg
紫外光谱扫描	紫外光谱扫描	（277 ± 3）nm
肽图	胰蛋白酶裂解后，RP-HPLC 法测定	与对照品图形一致
N 端氨基酸序列	Edman 降解法	NSDSECPLSHDGYCL
鉴别试验	免疫印迹法	阳性
甲醇残留量	气相法	＜ 0.0004%
成品		
鉴别试验	免疫印迹法或免疫斑点法	应为阳性
外观	肉眼观察	应为白色疏松状或粉状冻干品，加入 1ml 蒸馏水后能迅速溶解，不得含有肉眼可见的不溶物
装量	容量法	应不低于标示量
pH	电位法	6.5~7.5
生物学活性	BalB/c 3T3 细胞株 -MTT 比色法	应为标示量的 70%~200%
水分	费休氏法	≤ 3.0%
无菌试验	薄膜过滤法	无菌生长
可见异物	灯检法	应符合规定
渗透压摩尔浓度	冰点下降法	应符合批准要求

二、成纤维细胞生长因子

成纤维细胞生长因子（fibroblast growth factor，FGF）能诱导神经外胚层和中胚层来源的细胞增殖与分化。根据等电点的不同，FGF 分为酸性 FGF（aFGF）和碱性 FGF（bFGF）。FGF 家族至少还有 5 个结构相关的成员。FGF 是由多种多肽因子组成的一个大家族，至少包括 7 个成员：酸性 FGF（aFGF）、碱性 FGF（bFGF）、FGF-3/Int2、FGF-4/Hst-1/KFGF、FGF-5、FGF-6/Hst-2 和角质细胞生长因子（keratinocyte growth factor，KGF/FGF-7）。

（一）FGF 的基因、分子结构和理化特性

bFGF 基因位于人染色体 4q26-27，长度大于 38kb，有 2 个内含子（分别插入第 60 位密码子内、第 94 和 95 位密码子之间）和 3 个外显子；转录的 mRNA 有不同的长度，7kb、4.5kb 和 3.7kb 的常见，2.5kb 和 1.5kb 的较少。这些 mRNA 编码不同分子量的多肽：17.8kDa、22.5kDa、23.1kDa 和 24.2kDa；17.8kDa 多肽（155 个氨基酸）由 AUG 起始翻译，它被进一步加工成 146 肽和 131 肽的 bFGF；后三种多肽由 CUG 起始翻译，仅发现于少数细胞。不同的细胞和组织优势表达不同的 bFGF mRNA：正常人皮肤成纤维细胞表达 7kb、3.7kb、2.2kb 和 1.5kb 的 mRNA；牛下丘脑中的 bFGF mRNA 为 5kb；人肝细胞瘤细胞产生 4.6kb 和 2.2kb 的 bFGF mRNA。bFGF 分子量为 16.4kDa（SDS-PAGE）或 16kDa（凝胶过滤），pI 9.6~9.8，氨基酸数目有 155、146 和 131 三种，其中 146 肽是主要存在形式，分子中没有二硫键和糖基化位点。bFGF 的晶体结构与 IL-1β 很相似。

aFGF 基因位于人染色体 5q31.2-33.2，长度大于 19kb，也有 2 个内含子（分别插入第 57 位密码子内、第 91 和 92 位密码子之间）和 3 个外显子；转录不同长度的 mRNA，4.2kb 的常见，3.2kb、2.7kb、1.2kb 和 0.8kb 的少见。aFGF 分子量为 16kDa 和 15.5kDa（SDS-PAGE）或 16kDa（凝胶过滤），pI 5.4，氨基酸数目有 155、140 和 134 三种，其中 140 肽和 134 肽是主要存在形式，分子中也没有二硫键和糖基化位点。有人将 155 肽称为 EDGF-β，140 肽称为 aFGF。aFGF 与 IL-1 也有同源性。

FGF 对胰蛋白酶、糜蛋白酶和 V8 蛋白酶敏感；在 pH < 4.0 时失活；在 −70℃可保存几年，4℃可保存 1 周，60℃处理 5min 即失去活性。

（二）FGF 受体

FGF 受体（FGFR）至少有 4 种，2 种具有酪氨酸激酶活性，分别称为 FGFR-2/Bek（低分子量受体，125kDa）和 FGFR-1/Flg（高分子量受体，145kDa），两者有 70% 的同源性，同属 Ig 受体超家族。细胞外区有 376 个（Flg）或 377 个（Bek）氨基酸，组成 3 个 Ig 样结构域；穿膜区 21 个氨基酸；胞质内区有 426 个（Flg）或 423 个（Bek）氨基酸，分别含有 2 个酪氨酸激酶区。大多数细胞同时表达这两种受体，有些细胞只表达一种受体。每个敏感细胞有 2×10^3~1×10^5 个受体，受体高亲和力结合 FGF（K_d 为 10~70pmol/L）。FGF 受体也能与 FGF 家族的其他成员（FGF-3、FGF-4、FGF-5 等）结合。

在人 K562 细胞上还发现有 FGFR-3（*sam-3* 基因产物）和 FGFR-4（*tkf* 基因产物）。其中 FGFR-4/TKF 与 FGFR-1/Flg 和 FGFR-2/Bek 约有 55% 同源性，只与 aFGF 高亲和力结合，不结合 bFGF。人胎儿肾上腺表达高水平 FGFR-4/TKF，很少表达 FGFR-1、FGFR-2 和 FGFR-3。

不同 FGF 受体的表达有一定组织或细胞特异性，可能介导不相同的功能。

（三）生物学功能

FGF 是促进细胞生长作用很强的多肽因子，能在低浓度起作用，影响多种细胞生长、分化及功能。

（1）促血管形成：FGF 是很强的促血管壁细胞增殖因子，对血管内皮细胞具有趋化作用和促有丝分裂作用。体外研究发现，在培养的毛细血管内皮细胞中加入 FGF，不但可以促进细胞增殖、分裂和生长，而且还可以诱导毛细血管样的管腔形成。bFGF 还具有促血管平滑肌有丝分裂作用。免疫学研究发现，大鼠的主动脉有 bFGF。全身使用 bFGF，可强烈地促进受损伤的血管平滑肌细胞分裂和增殖。

（2）参与心肌损伤的修复：FGF 参与心肌缺血与心肌梗死的修复过程。在心肌缺血时，梗死区周围的心肌细胞、血管内皮细胞和平滑肌细胞中 bFGF mRNA 的含量极度增高。在猪的慢性心肌缺血实验中，夹闭猪的冠状动脉可引起冠脉内 aFGF 前体的增多，提示 aFGF 在促进创伤愈合、心肌代偿性肥大方面都有作用。

（3）降血压作用：最近发现，FGF 有降血压作用。这种作用是由于 FGF 可以导致细胞内钙离子浓度的升高，刺激内皮源舒缓因子合成增加，结果导致血管舒张。这种作用是内皮细胞源生长因子和对 ATP 敏感的 K^+ 通道所介导的，并与它的刺激细胞分裂的作用相分离，这进一步说明了 FGF 作用的多样性。

（4）对神经系统的作用：FGF 广泛存在于中枢及外周神经系统中，它在神经系统中的含量比其他组织都高，说明 FGF 在体内神经系统生长发育过程中起着十分重要的作用。FGF 能促进神经元的存活。损伤大鼠视神经后植入浸有 bFGF 的胶块，可使视网膜神经元的存活天数大大增加。FGF 能促进损伤神经元的修复和再生。22~24 天的鸡胚手术切除部分视网膜后，将 bFGF 缓缓释放入眼，7 天后发现视网膜再生与 bFGF 呈量效关系。另外，中枢与外周神经损伤后，伤口中 FGF 的产生和分泌迅速增加，并引起一系列生物学效应，如促进神经节细胞增殖、神经元突起生长及防止神经元胞体死亡。这也说明体内神经元的损伤与修复需要 FGF 的存在。

FGF 除具有上述作用外，还能促进软组织、软骨组织、骨组织等损伤修复，促进肢体再生；多种溃疡动物模型实验证明 FGF 有显著促进溃疡修复作用。

（四）临床应用

由于基因重组的 FGF 与天然 FGF 有同样的生物学功能，因此重组人 bFGF 的成功，从根本上解决了 bFGF 的规模生产问题，从而为临床应用 FGF 创造了条件。bFGF 的主要治疗作用有：①促进创伤愈合；②促进软骨、骨组织损伤修复；③促进神经组织损伤修复；④促进肢体再生；⑤通过影响内皮细胞功能而控制高血压、动脉粥样硬化，通过其改善侧支循环和促进新生血管形成而用于冠心病、心肌梗死的治疗；⑥促进溃疡愈合。1993 年，美国 FDA 已批准将 bFGF 作为治疗神经系统疾病和抗溃疡药物用于Ⅱ / Ⅲ期临床。目前国内有多家企业在生产不同类型的 bFGF，均为外用剂型，治疗烧伤和外周神经系统疾病已收到较好疗效，内用 bFGF 的临床应用则尚待更深入的研究。国内作为外用治疗创伤修复药物已经上市，珠海亿胜生物制药有限公司开发的贝复济（bFGF 喷雾剂）用于主治各种急慢性溃疡（包括糖尿病溃疡、血管性溃疡、放射性溃疡、褥疮、瘘窦等）、新鲜创面（包括外伤、刀伤、冻伤、激光创面、供皮区创面、手术伤口等）和各种烧烫伤创面（浅Ⅱ度、深Ⅱ度、肉芽创面）；贝复舒（bFGF滴眼液）主治各种原因引起的角膜上皮缺损和点状角膜病变，包括复发性浅层点状角膜病变和轻中度干眼症、大泡性角膜炎、角膜擦伤、轻中度化学烧伤、角膜手术及术后愈合不良、地图状（或营养性）单疱性角膜溃疡等。国外利用缓释剂型对难治性骨折、齿科疾病的研究开发正在进行中。另外，美国Chiron公司进行冠状动脉硬化症、冠状动脉搭桥术后治疗的临床研究。

（五）生物学活性的测定

1. 原理

bFGF效价测定采用BalB/c 3T3细胞株/MTT比色法。适当浓度的bFGF对BalB/c 3T3细胞具有促增殖作用。MTT在活细胞的线粒体中可以定量地被还原为MTT Formazan，通过比色法测定MTT Formazan的量可以直接表示BalB/c 3T3细胞的生长状态。按50%最大效应点的稀释倍数可以折算为待检样品中bFGF的效价，测定结果需用bFGF效价测定用参考品校正。

2. 材料和试剂

（1）1640培养液：按生产厂家说明书配制。除菌过滤后置4℃保存。

（2）完全培养液1：1640培养液添加10%FBS（*V/V*）。

（3）完全培养液2：1640培养液添加0.4%FBS（*V/V*）。

（4）BalB/c 3T3细胞株。

（5）PBS缓冲液：取8g NaCl、0.2g KCl、1.44g $NaHPO_4$（或3.63g $NaHPO_4 \cdot 12H_2O$）、0.24g KH_2PO_4（或0.335g $KH_2PO_4 \cdot 3H_2O$）用蒸馏水配成1000ml的溶液。经121℃、15min高压灭菌，保存于室温。

（6）MTT溶液：Fluka 88415，用PBS缓冲液配成5.0mg/ml的溶液，经0.22μm滤膜过滤除菌。置于玻璃或塑料瓶中，4℃条件下避光保存。使用期限不得超过6个月。每次实验前检查，发现蓝色沉淀者应重新配制。

（7）裂解液：DMSO或10%SDS、50%DMSO。

（8）bFGF标准品、bFGF样品。

3. 实验步骤

步骤（1）~（7）应于无菌条件下进行。

（第一天）

（1）铺板：消化和收集BalB/c 3T3细胞，用完全培养液1配成8.0×10^4个/ml的细胞悬液，接种于96孔细胞培养板中，每孔100μl。37℃、5% CO_2条件下培养18~24h。

（第二天）

（2）饥饿：取步骤3（1）制备的细胞培养板，吸去各孔上清。加入完全培养液2，每孔100μl。37℃、5%CO_2条件下培养18~24h。

（第三天）

（3）制备样品溶液：取1支标准品按说明书配成标准样品溶液。取规定数量的待检样品按说明书配成待检样品溶液。

（4）制备样本溶液：用完全培养基 2 将标准样品溶液稀释至 50IU/ml；根据情况用完全培养基 2 将待检样品溶液稀释至约 50IU（或 50ng）/ml，每步稀释不得超过 10 倍。按以上预稀释程序制备的溶液称为样本溶液。

（5）制备样本梯度：于 96 孔细胞培养板中，在 B6、B7 各孔中每孔加入 200μl 标准样本溶液，在 B2、B3、B4、B5、B8、B9、B10、B11 各孔中每孔加入 200μl 各待检样本溶液，每个待检样品做 2 个复孔。第 2~11 列其余各孔加入 150μl 完全培养基 2。自 B 行取 50μl 至 H 行作 4 倍稀释，每孔留 150μl 余液。

（6）加样：取步骤 3（2）制备的细胞培养板，吸去各孔上清。将步骤 3（5）制备的实验样本梯度按位置对应关系移入该细胞培养板，每孔 100μl。37℃、5%CO_2 条件下培养 64~72h。

（第六天）

（7）加入 MTT 溶液并培养：每孔加入 20μl MTT 溶液，37℃、5%CO_2 条件下培养 5h。

（8）加入裂解液并测定结果：每孔吸去 80μl 上清，加入裂解液 100μl，室温放置 30min 后比色，测定波长 510nm，记录测定结果。

4. 结果计算

对各实验样品的各实验点 OD 值、预稀释倍数、样本梯度等数据采用手工绘图或计算机程序进行处理，分别计算各实验样品的半效稀释倍数，即从样本溶液至相当于标准品 50% 最大效应点的稀释倍数，并按下式计算实验结果：

$$\text{待检样品效价}=\text{标准品效价}\times\frac{\text{待检样品预稀释倍数}}{\text{标准品预稀释倍数}}\times\frac{\text{待检样品半效稀释倍数}}{\text{标准品半效稀释倍数}}$$

（六）质量标准

目前国内申报的 FGF 类制品既有 bFGF，也有 aFGF；bFGF 既有重组牛 bFGF 制品，也有重组人 bFGF 制品。表 15-24 仅以重组人 bFGF 举例。由于这类制品还常采用喷雾剂、凝胶剂、眼膏剂等剂型，这些剂型的成品检定项目则须按现行《中国药典》的要求进行。

表 15-24 重组人 bFGF 滴眼液质量标准

检测项目	检测方法	规定标准
原液		
生物学活性	BalB/c 3T3 细胞株 -MTT 比色法	无
蛋白质含量	Lowry 法	无
比活性	生物学活性 / 蛋白质含量	≥ 2.0×10^5 AU/mg
SDS-PAGE 纯度	非还原型 SDS-PAGE	≥ 95.0%
HPLC 纯度	RP-HPLC	≥ 95.0%
分子量	还原型 SDS-PAGE	（17.0 ± 1.7）kDa
等电点	等电聚焦电泳	9.0~9.6

续表

检测项目	检测方法	规定标准
外源性 DNA 残留量	荧光染色法或 DNA 探针杂交法	≤ 10 ng/ 剂量
宿主菌蛋白残留量	酶联免疫吸附试验	≤总蛋白的 0.1%
残余抗生素活性	培养法	阴性
细菌内毒素含量	凝胶法	≤ 10EU/mg
紫外光谱	紫外光谱扫描	（276 ± 3）nm
肽图	胰蛋白酶裂解后，RP-HPLC 法测定	或与对照品图形一致
N 端氨基酸序列	Edman 降解法	ALPEDGGSGAFPPGH
成品		
外观	肉眼观察	应为白色疏松体，加入 1.0ml 生理盐水或注射用水后，应为无色液体，不得含有肉眼可见的不溶物
鉴别试验	免疫印迹法	阳性
pH	电位法	6.5~7.5
水分	费休氏试验	≤ 3.0%
效价测定	BalB/c 3T3 细胞株 -MTT 比色法	应为标示量的 70%~200%
无菌试验	薄膜过滤法	无菌生长
可见异物	灯检法	应符合规定
渗透压摩尔浓度	冰点下降法	应符批准要求

三、神经生长因子

神经生长因子（nerve growth factor，NGF）能促使鸡胚背根神经节和交感神经节明显增长、变粗。研究发现人成纤维细胞、心肌细胞、胚癌细胞、肌原性和脂肪原性细胞都可产生 NGF，在外周神经组织中主要由颗粒小管、交感、感觉神经元的靶细胞等非神经细胞产生。国内用鼠颌下腺提取的 NGF 用于治疗化学性神经损伤症获得国家批准。

（一）*NGF* 基因、分子结构和理化特性

人 *NGF* 基因位于人染色体 1p21-22.1，cDNA 为 1.1kb，含 5 个内含子、6 个外显子。从小鼠颌下腺分离的 NGF 沉降系数为 7S，该多聚蛋白由 α、β、γ 3 个亚基和锌离子构成，化学计算式为 $\alpha_2\beta\gamma_2$，在酸（pH ＜ 5）、碱（pH ＞ 8）或单纯衡释时会被解离。α 亚单位是非匀质的酸性糖蛋白，分子量为 26kDa，pH 为 4.3。一般认为它起保护性或携带载体作用，因为它能阻止 γ 亚单位对 β 亚单位的分解；β 亚基是活性部分；γ 亚单位是一种精基酸特异性酯肽酶，可正确酶解 NGF 307 肽前体，并可保护 β 亚基不被降解，锌离子则有稳定亚单位结构的作用；人与鼠的 NGF 同源性达 86%。目前 hNGFβ 的研究比较清楚，其单体为 118 个氨基酸（13kDa）：SSSHPIFHRGEFSVCDSVSVWVGDK TTATDIKGKEVMVLGEVNINNS VFKQYFFETKCRDPNPVDSGCRGIDSKHWNSYCTT

THTFVKALTMDGKQAAWRFIRIDT ACVCVLSRKAVR。有一个糖基化位点，链内有三对活性必需的二硫键分别在 Cys15-Cys80、Cys58-Cys108、Cys68-Cys110，等电点为 9.3，β 亚基的活性形式是非共价连接的二聚体（26kDa）。NGFβ 单体是由三对反向平行的 β 折叠构成的立体构型，含 4 个环区，其环区具有识别不同受体的特性，是 NGF 与受体结合产生信号转导的关键区域。

（二）NGF 受体

NGF 受体主要有两种，即高亲和力受体（HNGFR，158kDa）与低亲和力受体（LNGFR，75kDa），表达 NGF 受体的细胞有交感神经系统的长轴突交感神经元、短轴突交感神经元、中枢神经系统的基底核、纹状体的胆碱能神经元、内侧隔核等；HNGFR 在细胞表面数目较少，而 LNGFR 在细胞表面数目较多，两者与 NGF 结合的速率相似，但解离速率相差较多，HNGFR 主要诱导神经细胞合成蛋白及诱导轴突生长，LNGFR 与细胞摄取氨基酸有关，NGFR 介导的信号转导包括激活蛋白酶 C、腺苷酸环化酶、诱导多种蛋白质磷酸化、增加单双价离子内流、改变肌醇磷酸的转换等。

（三）生物学功能

NGF 是交感神经元和发育中的感觉神经元存活、生长和分化所必需营养因子。NGF 能调节神经干细胞的增殖和分化，促进中枢及外周神经元的正常发育，刺激神经元、胞体和树突的发育，对受损神经元有促再生和保护作用。除了营养功能以外，NGF 还能调节神经递质的产生，参与神经系统的发育和调节垂体功能。动物实验证明 NGF 可以促进外周神经损伤修复过程，还可促进家兔视网膜缺血损伤的恢复。

（四）临床应用

NGF 临床上可用于治疗外周神经病、醇中毒及重金属中毒、创伤性脊髓麻痹、骨髓退化，以及某些大脑退化疾病如早老性痴呆症及帕金森病等。在癌症化疗和病毒化疗中，外周神经病是常见并发症，因此神经生长因子也是常用辅助药物。

给 Alzheimer's 病大鼠模型脑内注入 NGF，不仅可防止 90%~100% 胆碱能神经元的死亡，而且可预防学习和记忆能力丧失等缺陷。最近有人通过 NGF 药理试验显示，持续地向脑内注射 NGF 能部分恢复胆碱能细胞体萎缩，提高大鼠空间记忆的持久性。同时有报道表明，NGF 直接注射入 Alezheimer's 病患者的脑内后有较为明显的效果。可见，外源性 NGF 可在脑内作为神经营养因子来阻止神经元的死亡和提高残余神经元的活性。一方面，通过脑内注射外源性 NGF 是极为困难和不方便的；另一方面，NGF 作为一大分子蛋白质，是无法在血液注射后通过脑血屏障而进入大脑发挥作用的。有人已经用基因治疗的方法来研究解决这个问题。国外神经生长因子 NGF 用于治疗末稍神经炎、肌萎缩硬化症，已进入Ⅲ期临床。

（五）生物学活性测定

1. 鸡胚背根神经节法

NGF 的生物活性测定方法有大鼠纹状体细胞增殖试验、PC12 细胞分化试验、鸡胚背根神经节法；大鼠纹状体细胞增殖实验每次需制备大鼠纹状体细胞，并进行细胞原代培养，操作复杂、重复性差；PC12 细胞分化实验与鸡胚背根神经节法同属半定量法，但该细胞并不特异依赖 NGF 生长，其量效关系并不十分明显，在结果判定时，显微镜下的视野选择具有主观性，重现性不佳，一般用来进行定性试验。

鸡胚背根神经节法为目前较为成熟的、用于 NGF 生物学活性测定的半定量方法。该法较上述两种方法的优点在于：实验材料准备相对简单，在无血清培养基稀释条件下 NGF 的量效关系较明显，且试验重现性较好，基本可以客观地反映 NGF 的生物学活性；缺点在于 7 日龄鸡胚背根神经节的显微制备需要一定经验和熟练程度，在结果判定时，容易出现人为误差，一般通过标准品可以得到校正。图 15-7 为鸡胚背根神经节法测定 NGF 生物学活性的结果判定示意图。

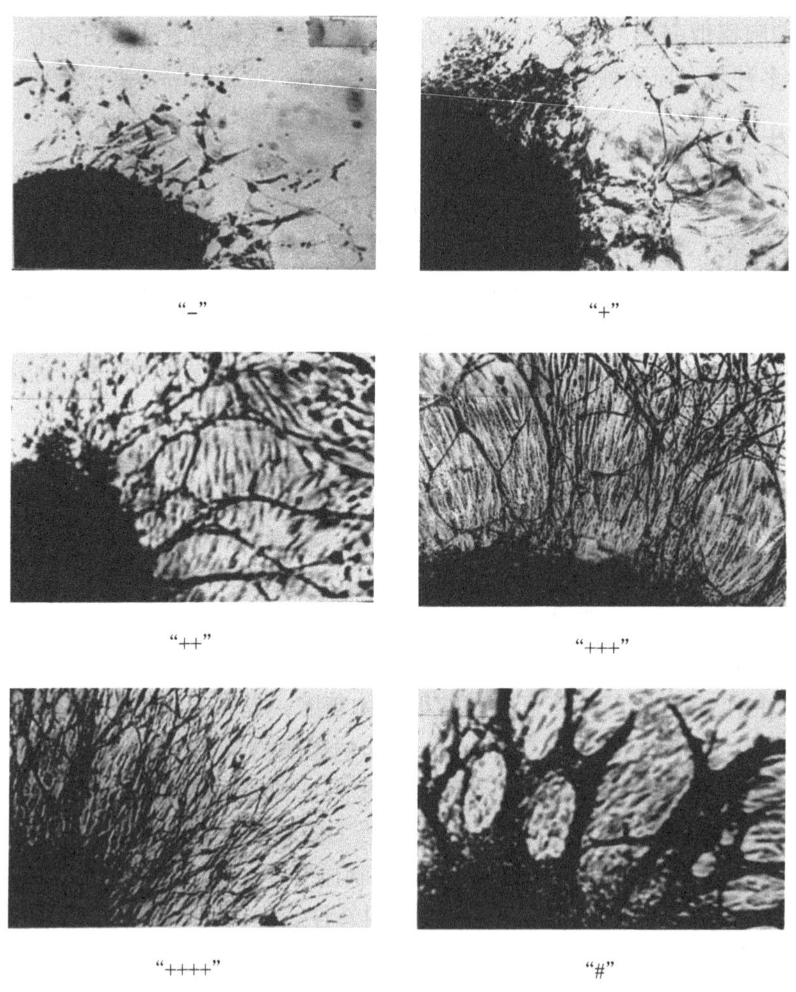

图15-7　NGF生物学活性（鸡胚背根神经节法）判定示意图

具体操作如下。

1）原理

NGF效价测定采用鸡胚背根神经节法。适当浓度的NGF可以促进原代培养的鸡胚背根神经节的树突生长。按50%最大效应点的稀释倍数可以折算为待检样品中NGF的效价，测定结果需用NGF效价测定用参考品校正。

2）材料和试剂（所用试剂均需分析纯或与指定产品相当）

（1）鼠尾胶原：–20℃条件下保存。

（2）鸡胚：8日龄，SPF（special pathogen free）级。

（3）DMEM培养液：按生产厂家说明书配制，添加$NaHCO_3$后经布氏漏斗过滤除菌。置于玻璃或塑料瓶中，4℃条件下保存，使用期限不得超过产品标示有效期。

（4）完全培养液：DMEM培养液添加10%FCS（*V/V*，GIBCO）。

（5）标准品。

3）设备和器材

专用解剖器具：一套器械包括两把小解剖镊、两把解剖针、一个接种钩针、一把大镊子、一个大烧杯、若干塑料袋，均应洁净、干燥和无菌。解剖镜应状态良好。

4）方法

各步操作均应于无菌条件下进行。

（前三天）

（1）实验准备：取冻存的鼠尾胶原，融化后加入足够数量的细胞培养瓶，每瓶50μl，用平头玻棒均匀涂布于底面的内1/3处，敞口置于洁净工作台中自然干燥48h。每瓶加入完全培养液2ml，盖上瓶盖，浸泡18~24h。

（第一天）

（2）解剖和接种：将步骤（1）制备的细胞培养瓶中的培养液倒入灭菌平皿中，将解剖器具浸入平皿内，于解剖镜下摘取鸡胚的背根神经节。接种于步骤（1）制备的细胞培养瓶中，每瓶接种3~5个神经节，37℃条件下保温2h。

摘取鸡胚背根神经节手术术式：取鸡胚一个，置于掌心，往上翘的一端为鸡胚所在处。左手将该端朝上握持，右手用大镊子围绕这一端轻轻敲击一圈，拨去蛋壳。用小镊子轻轻夹住鸡胚的黑色头部，将鸡胚从蛋壳中取出，置于解剖镜下的无菌滤纸上。将鸡胚的腹部朝上，四肢伸展，剪去头部及尾部，夹断胸部血管。调节解剖镜的焦距、光圈及目镜，至能看清鸡胚内部结构。用两把小解剖针去掉覆盖在脊柱上面及侧面的肌肉和腹膜，暴露出脊柱两侧侧后方的神经节。每个神经节与一细丝轴突相连，似蝌蚪状，靠近尾部的最下方三个神经节即为要摘取的背根神经节。双手持两解剖针同时操作，一手持解剖针夹断脊柱与神经节相连处，另一手持解剖针夹住细丝将神经节往外迁移，夹断细丝，摘取神经节并转移至另一解剖针上。将摘取的神经节转移到接种钩针上，用接种钩针轻轻接种到准备好的细胞培养瓶中。

（3）制备样品梯度：NGF待检样品和参考品用DMEM培养液做3倍梯度稀释，每个样品做5~6个稀释度（应稀释至实验出现阴性结果）。依次加入相应标记的细胞培养瓶中，同时设空白对照。37℃、5%CO_2条件下培养24h。

（第二天）

（4）观察结果：在显微镜下观察结果，根据神经节突起生长的不同程度作分级记录。未见神经节生长者为阴性，以“-”表示；神经节突起但生长较稀疏以“+”表示；明显生长”以“++”表示；生长较好以“+++”表示；生长最好以“++++”表示；出现过量抑制以“#”表示。

（5）判定：一般在实验结果中，神经节生长最好者出现在从阴性结果的稀释度开始往回数第 3 至第 4 稀释度中，从这两个稀释度中取生长最好者作为判定终点计算样品和标准品的实测活性，如果两个稀释度长得同样好，则取两者的平均值。

（6）结果计算

按下式计算实验结果：

$$\text{待检样品效价（U/ml）} = \text{参考品标示效价} \times \frac{\text{样品实测活性}}{\text{参考品实测活性}}$$

样品的实测活性即样品的预稀释倍数 × 样品对应于参考品神经节生长最好的倍比稀释点处的实测活性。

2. TF-1 细胞法

1）材料和设备（所用试剂均需分析纯或与指定产品相当）

（1）RPMI 1640 培养液：GIBCO72400120，4℃条件下保存。使用期限不得超过产品标示有效期。

（2）基础培养液：量取胎牛血清 100ml，加入 RPMI 1640 培养液 900ml 中。4℃保存。使用期限不得超过产品标示有效期。

（3）完全培养液：基础培养液加鼠神经生长因子（苏肽生 15 000AU）至终浓度为每毫升含 25ng。使用期限不得超过产品标示有效期。

（4）PBS 缓冲液：称取氯化钠 8g、氯化钾 0.2g、磷酸氢二钠 1.44g、磷酸二氢钾 0.24g 加水溶解并稀释至 1000ml，经 121℃、15min 灭菌。置于玻璃或塑料瓶中，室温保存。使用期限不得超过 12 个月。

（5）MTS 溶液：Promega 5430，4℃避光保存。使用期限不得超过产品标示有效期。

（6）TF-1 细胞培养物：TF-1 细胞株用完全培养液于 37℃、5% 二氧化碳培养，控制细胞浓度为每毫升含 1.0×10^5~7.0×10^5 个细胞，传代后 24~36h 用于生物学活性测定。

（7）标准品：鼠神经生长因子生物学活性测定用参考品。

（8）仪器设备：净化工作台、倒置显微镜、二氧化碳培养箱、普通冰箱、低温冰箱、液氮罐、取液器、普通离心机、多功能酶标仪（Molecular Devices 公司）。

2）实验步骤

步骤（1）~（7）应于无菌条件下进行。

（第一天）

（1）实验准备：取适量 Eppendorf 管、96 孔细胞培养板等做相应标记。将实验所用溶液预温至 37℃。

（2）制备细胞悬液：取足量 TF-1 细胞培养物 1000r/min 离心 5min，弃去上清，收集 TF-1 细胞。加入 10ml RPMI-1640 培养液 1000 r/min 离心 5min 后弃去上清，如此洗

2 次后重悬于基础培养液配成 1ml 含 5.0×10^4 个细胞的细胞悬液，置于 37℃、5% 二氧化碳条件下备用。

（3）制备标准品溶液：取鼠神经生长因子标准品复溶后，用基础培养液预稀释至 1ml 含 100AU，每步稀释最大不超过 10 倍。

（4）制备供试品溶液：将供试品按标示量复溶后，用基础培养液预稀释成约 1ml 含 100AU，每步稀释最大不超过 10 倍。

（5）制备样本梯度：在 96 孔细胞培养板中，第 1~11 列每孔加入 100μl 基础培养液，第 12 列每孔加入 100μl 完全培养液。在 A6、A7 各孔中每孔加入 100μl 标准品溶液，在 A2、A3、A4、A5、A8、A9、A10、A11 各孔中每孔加入 100μl 各供试品溶液，自 A 行至 H 行进行 3 倍系列稀释，共 8 个稀释度，每个稀释度做 2 个孔，每孔分别留 100μl 溶液，弃去孔中多余溶液。

（6）加入细胞悬液并培养：向加有标准品溶液和供试品溶液的 96 孔细胞培养板中加入细胞悬液，每孔 100μl，于 37℃、5% 二氧化碳条件下培养 72h。

（第三天）

（7）加入 MTS 溶液并培养：每孔加入 MTS 溶液 20μl，于 37℃、5% 二氧化碳条件下培养 3h。

（8）测定结果：放入酶标仪，以 550nm 为参比波长，于波长 490nm 处测定吸光度，记录测定结果。

（六）质量标准

由于现阶段国内报检的 NGF 为鼠颌下腺提取，表 15-25 的质量标准主要针对制品的蛋白质特性判定来进行制品的质量控制，鉴别实验（Western blot）确认了 NGF 蛋白，等电聚焦电泳、分子量、紫外最大吸收波长等确认了 NGF 特异的理化性质。但如果是重组生产的 NGF，还需要增加 N 端 15 个氨基酸序列测定、残留宿主菌蛋白和残留宿主菌 DNA 测定等项目。

表 15-25　鼠 NGF 的质量标准

检测项目	检测方法	规定标准
原液		
生物学活性	鸡胚背根神经节法或 TF-1 细胞法	无
蛋白质含量	Lowry 法	≥ 0.4 mg/ml
比活性	生物学活性 / 蛋白质含量	≥ 1.0×10^5U/mg
SDS-PAGE 纯度	非还原型 SDS-PAGE 电泳	≥ 95.0%
HPLC 纯度	HPLC	≥ 95.0%
分子量	还原型 SDS-PAGE 电泳	（13.5 ± 1.4）kDa
等电点	等电聚焦电泳	8.4~9.4；与对照品一致
紫外光谱	紫外光谱扫描	（280 ± 3）nm
鉴别试验	免疫印迹	阳性
细菌内毒素检查	鲎试剂法	＜ 10EU/ 支

续表

检测项目	检测方法	规定标准
磷酸三丁酯	气相法	≤ 10μg/ml
聚山梨酯 80 残留量	化学法	≤ 100μg/ml
鼠源性病毒检查	培养法	应无任何特定的鼠源性病毒
成品		
外观	肉眼观察	白色疏松体或粉末，加标示量灭菌注射用水后迅速复溶为无色澄明液体
可见异物	肉眼观察	应符合规定
不溶性微粒检查	光阻法	应符合规定
装量差异	重量法	应符合规定
水分	费休氏法	≤ 3.0%
pH	电位法	6.0~7.4
渗透压摩尔浓度	冰点下降法	应符合批准要求
辛酸含量	色谱法	≤ 0.1mmol
生物学活性	鸡胚背根神经节法或 TF-1 细胞法	≥标示量的 80%
含量测定	ELESA 法或 HPLC 法	80%~120%
无菌实验	薄膜过滤法	无菌生长
细菌内毒素检查	凝胶法	< 10EU/ 支
异常毒性实验	小鼠试验法	无明显异常反应，动物健存，体重增加
外源病毒污染检查	培养法	应符合规定

在鼠颌下腺提取的 NGF 中，由于原料动物可能污染病毒，虽然纯化工艺已保证了目标蛋白纯度，但为确保最终制品的安全性，应对鼠源病毒进行检测，详见《中国药典》（2015 版）（三部）。

四、睫状神经营养因子

睫状神经营养因子（ciliary neurotrophic factor，CNTF）是分子量为 22~26kDa 的酸性蛋白质。1976 年，Helfand 等在鸟的睫状神经节中发现了 CNTF；1984 年，Barbin 等从鸡的睫状神经元中成功提取出来，并于 1989 年获得 CNTF cDNA，因为对睫状节神经元有营养作用，并且可以维持鸡副交感神经节的存活而命名。它与 NTF（neurotrophic factor）家族明显不同，没有同源性，是非靶源性的营养因子，与白血病抑制因子（LIF）、白细胞介素 6（IL-6）等具有相似的螺旋框架结构，被认为属于 IL-6 家族。

（一）CNTF 的产生

CNTF 在体内分布十分局限，在中枢神经系统，CNTF 阳性神经元和胶质细胞主要位于大脑皮质、小脑皮质下区和脊索，在体外培养的 I 型胶质细胞也可见有 CNTF 表达。胶质细胞 CNTF 阳性免疫反应定位于胞体，而突起呈阴性反应；在神经元主要位于胞核，而胞质呈阴性反应。用抗 CNTF cDNA 探针原位杂交证实，CNTF mRNA 具有特定的区域分布，在脊索、脑干和后脑的表达明显高于听觉区，在听觉神经 $GFAP^+$ 胶质细胞亚群也含有 CNTF。在周围神经系统、髓鞘和睫状神经节的施万细胞，CNTF 呈高水平表达，主要位于细胞体和突起，而核中无阳性反应。此外，现已发现人和鸡视网膜组织、牛心血管系统，鼠的脑、心脏、肺、肝、肾等器官都有此物质的存在，但含量最多的是鼠的坐骨神经。

（二）*CNTF* 基因

人 *CNTF* 基因定位于 11 号染色体长臂 11q，属单拷贝基因，编码区长 600 bp，两个外显子之前有一个 1kb 左右的内含子，内含子位于第 38 和 39 氨基酸之间，在基因转录的启动子上游的 500 个碱基中存在 TF D、AP-1、Jun-Fos 二聚体的结合位点。转录起始位点在起始密码子上游约 81bp 处。转录产物 5′ 端有 48bp 的非翻译区，3′ 端有 440bp 的非翻译区，还有两个重叠的 polyA 加尾信号。

（三）分子结构和理化特性

人 CNTF 是一种酸性蛋白质，其等电点大约 5.8，分子量为 22~26kDa。它由 200 个氨基酸组成，无分子内二硫键，无分泌信号，无糖基化位点，属于细胞内蛋白质，而非分泌蛋白质，能耐受剧烈的化学处理。

Bazan（1991）在 hCNTF 一级结构的基础上进行了分析，认为 CNTF 和白血病抑制因子（LIF）、白细胞介素 -6、白细胞介素 -11、粒细胞集落刺激因子（G-CSF）有相似的螺旋结构，都是由 4 条反向平行的 α 螺旋组成骨架。其 C 端形成松散的转角和无规则卷曲，B 螺旋结构后段和 C 螺旋结构可能形成蛋白质的疏水核心。Ruttgen 等于 1994 年通过已知 G-CSF 的三维结构模型预测了 CNTF 的立体模型，认为它是 4 条反向平行的 α 螺旋结构，属 α 螺旋细胞因子家族，侧链的 4 个亚基覆盖分子的疏水部位，带电荷部分接近水分子。

CNTF 的氨基酸序列在人和大鼠有 84% 的序列相同，人和兔有 87% 序列相同。三种 CNTF 分子的氨基酸差异主要集中在 C 端。Cys 在三种 CNTF 之间具有保守性，CNTF 进化过程中结构的保守性可能决定了它在功能上的相似性。CNTF 与神经生长因子（NGF）同源性很低，其分子结构和生物学活性也不同于 NGF 家族的生长因子，如神经营养因子 -3（NT-3）、脑源性神经营养因子（BDNF）和视网膜神经节细胞营养因子（RGNTF）等。

（四）CNTF 受体

CNTF 受体在神经系统和骨骼肌中广泛存在，在运动神经系统以及与运动系统有关的部位大量表达。CNTF 受体由 CNTFRα、gp130、LIFRβ 三种成分构成，其中 CNTFRα 是 CNTF 特异性结合部位，决定哪些细胞对 CNTF 有反应，而 gp130、LIFRβ 与信号转导有关。起初这三部分在细胞表面互不相关，但共同形成 CNTF 的应答体系。

CNTFRα 由 372 个氨基酸残基组成，分子量为 68kDa，通过 GPI 键（糖基化磷酸肌醇）结合到细胞膜上，但可被细胞膜上的磷脂酶裂解。因此 CNTFR-α 可以膜结合形式或可溶形式存在，它不是跨膜蛋白。gp130 是一个分子量为 130kDa 的糖蛋白，在 IL-6 家族中作为信号传递体。LIFRβ 分子量为 190kDa，是 gp130 的结合蛋白。LIFRβ 胞质部分没有蛋白激酶活性和 GTP 结合位点。

CNTF 的信号转导是通过 gp130 和 LIFRβ 的异二聚体化实现的，CNTF 与 CNTFRα 的结合启动转导，引起 gp130 和 LIFRβ 的聚合，激活 gp130 上 Box-1 区 JAK 激酶的活性，然后引起 gp130 远端 Box-3 区的磷酸化，Box-3 吸引 STAT3 的 SH2 区与之结合，最后 STAT3 被 JAK 激酶活化，导致 STAT 二聚体的形成，STAT3 转位到细胞核后，通过结合到 DNA 上的基因反应元件调控转录。

（五）生物学功能

1. 维持神经元成活，诱导神经元分化

在体外，CNTF 能促进副交感神经元、交感神经元、感觉神经元、中间神经元及海马神经元的存活。CNTF 还能诱导神经元分化，阻止交感神经细胞的增殖并促进其分化。CNTF 还是交感神经元的胆碱能分化因子，能通过提高胆碱转乙酰酶（ChAT）而降低酪氨酸羟化酶（TH）的水平，将肾上腺能神经元转变为胆碱能神经元。CNTF 可阻止体内神经元的退行性丧失，并可阻止新生小鼠面神经元由于轴突横断而引起的退行性改变。CNTF 虽与运动神经元的发育无关，却对出生后运动神经元功能的维持、防止运动神经元退行性丧失有着重要的作用。

2. CNTF 对肌肉的营养作用

下述两种现象表明，CNTF 可能是神经元性肌营养因子：一是 CNTF 在周围神经中有丰富表达；二是 CNTFα、gp130、LIFRβ 在骨骼肌中有丰富表达。CNTF 促进运动神经元在正常肌肉中分支发芽。在体内，在去神经去血管引起肌肉损伤的情况下，应用 CNTF 能直接作用于肌源细胞，加速肌管分化形成，增加再生肌纤维的数量，促进肌肉再生。神经损伤后，其支配的骨骼肌萎缩，CNTFRα mRNA 表达增高 20~50 倍。应用 CNTF 后，可减少神经损伤后引起的肌肉失重及肌肉总蛋白的丢失，肌肉痉挛张力及强直张力的下降较对照组减少。

3. CNTF 参与神经损伤的修复

在外周神经系统和中枢神经系统受损伤后，CNTF 合成量迅速上升，CNTF 被释放入细胞外空间，作用于损伤部位的神经元或神经胶质细胞而发挥神经营养作用，CNTF 可能是中枢神经系统的一个损伤修复因子。

4. 影响非神经组织

CNTF 属于细胞因子大家族的成员，因此它对非神经组织生理、病理过程也有调节作用。体外试验证实，CNTF 能够微弱抑制外周血单核细胞产生 IL-8 和前列腺素 E2，加入 CNTFRα 后 CNTF 的这种抑制作用大大加强。此外，CNTF 能抑制胚胎多能干细胞的分化，诱导肝细胞产生急性期反应蛋白。

5. CNTF 应用于减肥

当 CNTF 用于脊髓侧索硬化症的治疗时发现用药者体重减轻，进一步的研究表明，

CNTF 受体的位置和作用机制与瘦素的作用机制相似。瘦素是从脂肪细胞中释放的体重天然激素调节剂，然而在最常见型的肥胖（饮食引起的肥胖）动物模型中，动物对激素的使用具有抵抗力，而 CNTF 能够引起实质上的体重减轻。睫状神经营养因子与位于丘脑部位的受体结合，能使缺乏 leptin 的肥胖小鼠（ob/ob mice）脂肪减少，体重降低；对于食物诱导的肥胖小鼠（diet-induced obesity，DIO）模型，CNTF 也能使之体重下降，DIO 小鼠具有提高的 leptin 的血浆水平，说明它们对激素的体重减轻作用比较不灵敏，这种小鼠模型更能代表人类肥胖症的实际情况。据研究推测，CNTF 可能使丘脑的体重调节点（weight setpoint）下调，从而抑制食物摄入。与通过饮食减肥及其他的治疗方法相比，CNTF 不会发生停药后过量摄入食物而引起的体重反弹。

（六）生物学活性检测

目前，国内外的文献未见报道有细胞的生长和维持绝对依赖于外源性的 CNTF。通常所采用的 CNTF 生物学活性测定方法主要有以下三种。

1. 鸡胚背根神经节无血清培养法

解剖镜下取 8 日龄鸡胚背根神经节接种于涂有鼠尾胶原的培养瓶中，每瓶种 3~5 个神经节，37℃保温 2h，将 CNTF 突变体蛋白 A 用无血清 DMEM 培养液做倍比稀释，稀释至出现阴性结果，并用 NGF 标准品作为阳性对照，同时以无血清 DMEM 培养液作为阴性对照，置 37℃、5%CO_2 孵箱培养 24h，倒置显微镜下观察结果。根据神经节突起生长的不同程度分级记录。

2. 细胞活性测定法

受试细胞本身不含 CNTFR，在实验时需要在受试细胞中转染 CNTFR 及其与信号转导有关分子的 cDNA 后，方可引起反应，从而用于活性测定，如 TF-1 细胞和 BAF/3 细胞。下面就以转染了 CNTFR cDNA 的 TF-1 5N1 细胞方法为例进行介绍。

1）材料和设备

（1）RPMI1640 培养液：GIBCO 产品，取 RPMI1640 培养基粉末 1 袋（规格为 1L），加水溶解并稀释至 1000ml，添加 2.0g 碳酸氢钠、2.0g 葡萄糖、110mg 丙酮酸钠（ACROSORCANICS）、2.38g（10mmol/L）HEPES，溶解后，混匀，除菌过滤，至玻璃或塑料瓶中，4℃保存（或按说明书配制）。使用期限不得超过产品标示的有效期。

（2）基础培养液：1640 培养液补充 20% 胎牛血清（FBS，*V/V*），然后 1L 培养液补加 G-418 至终浓度为 0.4mg/ml，4℃保存备用。

（3）完全培养液：基础培养液加入 rhGM-CSF 至终浓度为 2.0ng/ml。

（4）rhGM-CSF：STRATHMANN BIOTEC AG 公司产品。

（5）G-418：Roche 公司产品。

（6）PBS：取 8g 氯化钠、0.2g 氯化钾、1.44g 磷酸氢二钠、0.2g 磷酸二氢钾用超纯水配成 1000ml 的溶液，经 121℃、20min 高压灭菌。

（7）噻唑蓝 MTT 溶液：用 PBS 将 MTT 配置成 5mg/ml 的溶液，经 0.22μm 滤膜过滤除菌。−20℃避光保存。

（8）裂解液：含 1% 浓盐酸、5%Triton X-100 的异丙醇溶液，于室温避光保存。

（9）TF-1.CN5a1 细胞培养物：TF-1.CN5a1 细胞株用完全培养液于 37℃、5%CO_2

培养，传代后 24~36h 用于 rhCNTF 生物学活性测定。

（10）仪器设备：净化工作台、倒置显微镜、二氧化碳培养箱、普通冰箱、低温冰箱、液氮罐、取液器、普通离心机、多功能酶标仪。

2）实验步骤

以下各步骤均应于无菌条件下进行。

（1）制备细胞悬液：取足量 TF-1.CN5a1 细胞培养物，离心收集细胞，用基础培养液洗涤 3 次，然后重悬于基础培养液配成 2.0×10^5 个 /ml 的细胞悬液，至 37℃备用。

（2）标准品溶液：标准品购于 NIBSC，取 1 支标准品（8000U/10μg/ 支）用无菌超纯水溶解成 4μg/ml，加样时用基础培养液稀释至 40ng/ml。

（3）样品溶液：将待检品按标示量溶解后，用基础培养液稀释至 40ng/ml。

（4）样品稀释：在 96 孔细胞培养板中，标准品和待检样品以 40ng/ml 为起始浓度连续以 4 倍稀释做梯度稀释，标准品和待检样品同做 10 个稀释度，每个梯度做 2 个复孔。每孔保持 100μl 的体积。

（5）加入细胞悬液并培养：每孔加入 100μl 细胞悬液，标准品和待检样品的起始浓度则稀释为 20ng/ml，37℃、5%CO_2 培养（69 ± 0.5）h。

（6）加入 MTT 溶液并培养：每孔加入 20μl MTT 溶液，37℃、5%CO_2 继续培养 4h。

（7）加入裂解液并测定结果：每孔去掉 50μl 上清，加入 150μl 裂解液，混匀后在酶标仪上比色，测定波长 570nm，参比波长 655nm，记录测定结果。

3）结果计算

用酶标仪以 570nm 波长测定 OD 值，稀释倍数、样本梯度等数据采用计算机程序进行处理。分别计算各实验样品的半效稀释倍数，即从样本溶液至相当于标准品 50% 最大效应点的稀释倍数，并按下式计算实验结果：

$$\text{待测样品效价} = \text{标准品效价} \times \frac{\text{待检样品预稀释倍数}}{\text{标准品预稀释倍数}} \times \frac{\text{待检样品半效稀释倍数}}{\text{标准品半效稀释倍数}}$$

3. 间接测定法

测定 CNTF 与受试细胞发生反应后产生的物质的量的多少或者活性的高低来间接反映 CNTF 的活性。例如，采用 HepG2 细胞，测 CNTF 与其作用后分泌结合珠蛋白的量；或者是采用 IMR-32 或 SN-56 细胞，测 CNTF 与其作用后产生的乙酰胆碱转移酶的活性。

（七）临床应用前景

随着研究不断深入，已逐步认识到 CNTF 的医用价值，在治疗神经系统疾病（如 ALS、AD、HD、Pd 等）、眼科疾病（如视网膜炎等），以及治疗肥胖和糖尿病方面都具有药用潜力。但是对于中枢神经系统疾患，在药物递送途径和方法上还需改进。另外，虽然动物试验表明，CNTF 不会导致任何行为变异，还必须开展积极而慎重的基础药理学试验和临床药理学研究，从而为 CNTF 的临床治疗疾病提供可靠的基础。

五、肝再生增强因子

1994 年 Higya 等克隆大鼠的 cDNA 得到这一细胞因子的，并命名为肝再生增强因子（augmenter of liver regeneration，ALR）。根据同源克隆的原则，克隆了人肝再生增强因子基因，推导出来的一级结构的氨基酸序列，理论分子量为 15 028Da。通过大肠杆菌表达，最终纯化出重组人源肝细胞生长因子蛋白（recombinant human hepatocyte growth factor，rhHGF）。

（一）*ALR* 基因、分子结构与理化性质

人、大鼠、小鼠的 *ALR* 基因中的读码框都是由 375 个核苷酸组成，而且有高度的同源性，人与大鼠相比有 87% 的同源性，人与小鼠有 85% 的同源性，可见在进化过程中它是一个非常保守的基因。人 *ALR* 基因有三个外显子，分别为 E1（18bp）、E2（198bp）、E3（159bp）。

ALR 的一级结构为 125 个氨基酸残基组成的多肽，理论分子量为 15 028Da，含有 8 个半胱氨酸残基，现已证明分子内二硫键有 2 对，分子间二硫键有 1 对，其活性状态为同源二聚体。ALR 是耐热蛋白，70℃加热 15min 仍能保证其生物学活性。在 pH4.5~7.5 稳定；对唾液酸苷酶、SDS、还原剂不敏感，但对胰蛋白酶敏感；无种属特异性和器官特异性。

（二）ALR 的受体

研究表明，胞质、核膜、胞膜都有与 ALR 结合的蛋白质。研究报道，已应用酵母双杂交技术筛选到了 80 多个克隆，有关受体正在鉴定之中。

（三）生物学功能

ALR 是在研究肝细胞再生过程中发现的，所以 ALR 的主要生物学活性集中在促进肝细胞生长方面，但是近期研究发现 ALR 具有多种功能，如具有巯基氧化酶的活性，诱导大鼠线粒体基因表达的功能，增强肝线粒体氧化磷酸化的能力，抑制肝损伤后肝内 NK 细胞的活性。

（1）促进肝损伤修复作用：体内研究表明 ALR 能促进 CCl_4 所致的小鼠肝损伤修复作用，促进肝细胞再生，提高 CCl_4 所致的大鼠肝损伤动物的存活率。

（2）巯基氧化酶的活性：Lisowsky 利用还原型的溶菌酶及硫醇为底物检测 412nm 下硫醇的浓度变化，证明重组 ALR 具有巯基氧化酶的活性。

（3）氧化磷酸化活性：Polimeno 利用重组 ALR 注射大鼠后发现线粒体 ATPase 6/8、ND1 和线粒体转录因子 A 的表达，用检测细胞色素 c 浓度的方法可以检出重组 ALR 的线粒体氧化磷酸化活性。

（4）对细胞毒的保护作用：在动物体内可降低肝内 NK 细胞的细胞毒作用，而对脾及外周血中的 NK 细胞则无作用。对体外培养的 NK 细胞，不论是来自肝脏、脾及外周血均无作用，通过整体调节作用而保护肝脏。

（5）能促进单层培养原代肝细胞及 HTC、QGY-7703 肝癌细胞的 DNA 合成，并有明显的剂量依赖关系。

（四）生物学活性测定

1. 对培养肝细胞的作用

一般采用原代培养的肝细胞或肝瘤细胞株，如 HTC 肝瘤细胞株。接种时细胞数为 2×10^4~3×10^4 个 /ml 培养基，存活率应＞ 90%，同时加入被检的提取液，24h 后掺入 ^{3}H-TdR，再过 2h，用带橡皮头的玻璃搅棒擦取细胞做 DNA 定量及 ^{3}H-TdR 掺入量的分析，或直接原位固定后进行形态学或放射自显影观察。

HSS 或 rhALR 对原代培养的肝细胞的 DNA 合成，以及培养的大鼠 HTC 肝瘤细胞、MH1C1 肝瘤细胞、人 PLC 肝瘤细胞、HepG2 肝癌细胞、SMMC-7721 肝瘤细胞、PRC 非恶性肝细胞株和 HL-7704 肝组织细胞株数量增加及 DNA 合成都有明显的促进作用，尤其对 HTC 肝瘤细胞和 7721 肝癌细胞 DNA 合成与增殖作用最明显。rhALR 促肝细胞增殖和分裂作用具有组织特异性而无种属特异性。

2. 活体动物模型试验

1）正常大、小鼠肝和大鼠再生肝模型实验结果

通常采用正常大、小鼠或 34%~40% 肝部分切除后的大白鼠作检测对象，后者更敏感。将待检测的提取液经腹腔注射给大白鼠，一定时间后掺入 ^{3}H-TdR，切取肝脏，提取 DNA 进行光谱定量，液闪计数 DNA 中 ^{3}H-TdR 的掺入量；或做成切片，进行形态学观察、有丝分裂计数和放射自显影观察。

HSS 或 rhALR 可使正常大白鼠肝细胞的 DNA 合成和有丝分裂增加 2~4 倍。腹腔注入 HSS 或 rhALR 15h 后，肝细胞的 DNA 合成才开始增加。HSS 或 rhALR 可使 34%~40% 肝部分切除后的大白鼠肝细胞的 ^{3}H-TdR 掺入量增加 2~4 倍，有丝分裂指数增加 2~3 倍。经放射自显影观察，发现 ^{3}H-TdR 掺入的部位是肝细胞核而不是胞质或线粒体，提示 ^{3}H-TdR 的掺入并非为胞吞或非特异性吸附。

2）实验性肝损伤动物模型试验

临床上肝炎和药物性肝炎的发病机制较为复杂，涉及病毒复制、炎症介质的释放、免疫功能紊乱、自由基损伤等多个环节。因此，在研究 HSS 或 rhALR 抗肝炎的作用中，有必要采取损伤机制不同的多种模型观察其保护作用。现有几种药物包括四氯化碳（carbon tetrachloride，CCl_4）、D- 氨基半乳糖（D-galactosamine，D-Galn）、扑热息痛（acetaminophen，APAP）、阿霉素（doxorubicin，DXR）、硫代乙酰胺（Thioacetamide，TAA）和氯苯丁酯等均能引起化学性肝损伤。

目前国际上最常用的是 CCl_4 和 D-Galn。CCl_4 进入体内后，经肝脏细胞色素 P450 激活，生成三氯甲基自由基（CCl_3·），通过氢的吸附而攻击内质网膜上的磷脂分子，引起膜的脂质过氧化，CCl_3·继而与膜脂质和蛋白质大分子进行共价结合，引起膜结构和功能完整性的破坏。CCl_3·还可抑制细胞膜和微粒体膜上钙离子泵的活性，使 Ca^{2+} 内流增加，从而引起细胞中毒死亡。D-Galn 通过引起肝脏的代谢紊乱而导致肝损伤。一般认为，它与肝细胞内尿苷二磷酸（uridine diphosphate，UDP）结合而形成 UDP-D-Galn，使肝细胞内尿苷三磷酸（UTP）耗竭，尿苷类化合物环化不能进行，导致 RNA 和

蛋白质合成受阻，质膜结构蛋白质合成减少，使 UDPG- 焦磷酸转移酶活性和数量均下降，引起糖（包括糖原和黏多糖）和磷脂代谢障碍，膜损伤加重，Ca^{2+} 内流增加，最后细胞中毒死亡。

（1）重型肝衰模型。常用大白鼠，禁食 12h 后，按 2.0g/kg 体重腹腔一次注射 D-Galn 生理盐水溶液，48h 后将存活大鼠随机分组，按一定剂量给 HSS 或 rhALR 一次腹腔注射，正常对照组及损伤对照组给予相应的生理盐水。通常观察 15~30 天，并在不同时间杀鼠，取血测定 GPT 和 GOT。同时取肝大叶相同部位的一小块肝组织，用 10% 福尔马林固定后，做病理切片检查。实验还统计动物的总存活率。

通过观察 rhALR 对致死量肝毒性药物处理过大鼠的生存率、广泛坏死的肝组织学特征和肝细胞的 DNA 合成增加程度定性检测 rhALR 的生物学活性。

（2）急性化学性肝损伤模型。常用大白鼠和小鼠，致肝损害药为 CCl_4 橄榄油或植物油溶液和 D-Galn 生理盐水溶液。

将动物随机分组，急性试验在给化学毒物前 0.5~1h 注射 HSS 或 rhALR 一次或提前 24h 连续注射 2~3 次，正常对照组和损伤对照组注射相应的溶剂，阳性对照组则注射相当剂量的已知药。腹腔注射 0.1% CCl_4（10mg/kg）或 D-Galn（800mg/kg）后禁食过夜，16h 后断头处死动物，取血清测定 GPT、GOT 和病理切片检查。经 CCl_4 处理后的动物，其血中 GPT、GOT 活性升高，肝脏外观呈土黄色，病理检查可见肝脏炎性细胞浸润、脂肪性变和肝细胞坏死。D-Galn 诱发的模型中，肝细胞破损后释放出 GPT 和 GOT，使血中 GPT、GOT 升高，但升高幅度明显小于 CCl_4 模型。肝脏肉眼可见弥漫性病变，病理检查可见肝脏炎症细胞浸润、脂肪性变和肝细胞坏死。

HSS 或 rhALR 通过促进急性肝损伤的肝细胞的 DNA 合成和再生修复，抑制肝组织内 NO 合成酶的活性等，从而减轻肝组织细胞的变性坏死和炎性细胞浸润，促进肝细胞再生和增强肝细胞抗损伤的能力。

（3）慢性化学性肝损伤模型。凡长期给予 CCl_4 的实验动物，其损伤的肝细胞进一步发生纤维化，肝脏中羟脯氨酸含量升高，肝细胞制造血清白蛋白的能力降低，血清中 A、G（白蛋白 / 球蛋白）比例降低，从而测定这种模型动物血清中 GPT、GOT、A/G 比值和肝羟脯氨酸含量，可反映肝损伤和肝纤维化程度。

实验动物经皮下注射 10% CCl_4 5mg/kg，每周两次，连续 2~3 个月，即可诱生上述模型。药物治疗组在注射 CCl_4 后第 2 或第 3 个月起开始，给药途径最好与临床用药的途径相同，每日一次，连续 1~2 个月。于末次给药后 24h,，取血清测定 GPT、GOT、总蛋白、白蛋白，计算 A/G 比例，同时取同一部位的肝脏一块，制备肝匀浆，测定羟脯氨酸含量，作为肝纤维化形成程度的判定标准。另取肝大叶相同部位的一小块肝组织，做病理切片检查。

HSS 或 rhALR 可通过促进损伤肝细胞再生，抑制成纤维细胞的增殖，改善肝细胞膜脂质流动性，稳定肝细胞膜的结构和功能，降低细胞内游离钙离子的浓度，减少细胞内溶酶体酶的外漏，降低血清酶的活力，从而起到保护慢性肝损伤后肝细胞的作用，发挥其抗纤维化的功能。

（五）临床应用

根据 pHGF 在临床上应用的情况分析，rhALR 可促进肝细胞再生和损伤修复，临床主要用于治疗重型肝炎、慢性肝炎和肝硬化等。

六、血管内皮生长因子

血管内皮细胞生长因子（vascular endothelial growth factor，VEGF）是 1989 年 Ferrara 等在牛垂体滤泡星状细胞体外培养液中首先纯化出来的糖蛋白，它是内皮细胞的特异性有丝分裂原，也是一种有效的血管形成和血管通透性诱导因子。

（一）VEGF 的产生

VEGF 可在很多正常成人和动物组织中表达，但一般水平较低。在一些代谢旺盛、血供丰富的组织如心肌细胞、前列腺上皮细胞、精子细胞、肾上腺皮质细胞等，VEGF 的表达高于其他组织。胎盘组织、胚胎组织、黄体、增殖期的子宫内膜，由于血管生成的需要，VEGF 的表达常处于较高的水平。在正常成年鼠脑中，VEGF 表达在小脑的颗粒细胞层明显。

在病理条件下，特别是肿瘤细胞中，VEGF 无论是在 mRNA 水平还是在蛋白质水平均有过量的表达。另外，VEGF 的过量表达也可在缺血性心肌细胞、风湿性关节炎中观察到。VEGF 的表达也与周期性的血管生成有关，因此，激素调节是重要方式之一。一般认为低氧可能诱导 VEGF 的表达，如缺血的心肌细胞等。在梗塞的生理过程中缺血是一个重要的诱因，几个实验已经发现缺血能明显诱导 VEGF 生成。在脑梗塞中，水肿的形成先于血管生成，VEGF 已被证实能发挥调节毛细血管的通透性和血管生成的作用。

（二）VEGF 的结构特点

人 *VEGF* 基因位于染色体 6q21.3，全长 14kb，由 8 个外显子、7 个内含子组成。编码产物为 34~45kDa 通过二硫键相连的同源二聚体糖蛋白，如被还原则丧失所有的生物学活性。VEGF 在 SDS-PAGE 上显示的分子量为 46kDa（非还原型）和 23kDa 或 18kDa（还原型）；凝胶过滤中的分子量是 36~41kDa；pI 8.0。VEGF 以 4 种不同的亚型存在，分别为 VEGF121、VEGF165、VEGF189、VEGF206（121、165、189、206 分别是其单体的氨基酸数目）。不同亚型的 VEGF 是由于基因转录时不同拼接产生的。人的短 VEGF 缺失了 116~159 位的 44 个氨基酸，而长 VEGF 在 116 位插入了 24 个氨基酸。在氨基酸序列上，VEGF 与 PDGF 同源。不同亚型的分子分泌性质不同：VEGF121 可溶，分泌后较弥散；VEGF189 和 VEGF206 分泌后与细胞表面或基底膜或细胞外基质含有肝素的蛋白多糖结合；而 VEGF165 以上述两种方式存在。各种细胞分泌 VEGF 以 VEGF165 为主。VEGF165 一方面可溶，便于肌注或静脉使用；另一方面可与蛋白多糖结合，延长其作用时间，因此实验及临床应用多为 VEGF165。

VEGF 存在两类结合位点：受体结合位点与肝素结合位点。VEGF 受体特异性地存在于血管内皮细胞，VEGF 与其受体有高度亲和力。VEGF 的半衰期短，如果通过肝素结合位点结合到含有肝素的蛋白多糖上，可延长外源 VEGF 的作用时间。

VEGF 在中性 pH 环境中，-70℃可以保存几年，4℃能保存 1 周；60℃即可灭活 VEGF；VEGF 在 pH < 3.5 时不稳定。

（三）VEGF 受体

血管内皮细胞上具有与 VEGF 高度特异结合的受体 flt-1（fms like tyrosine kinase）和 flk-1（fetal liver kinase）/kDaR，同属酪氨酸激酶受体，其基因分别定位于染色体 13q12 和 4q12。flt-1 和 flk-1/kDaR 的 cDNA 编码产物为同源性的穿膜蛋白，这两个穿膜蛋白都包含 7 个细胞外免疫球蛋白的功能区和 1 个细胞内酪氨酸激酶功能区，两者被一个插入激酶打断。实验表明，VEGF 结合受体的能力依赖于细胞表面肝素和肝素样分子的存在，改变细胞表面肝素或肝素样分子的结构也许可以分别影响每个 VEGF 变异体与 VEGF 受体的交互作用。VEGF 的结合位点位于细胞膜上，除内皮细胞外，在成骨细胞、晶状体上皮细胞、单核细胞及鼠的造血细胞中均发现了 VEGF 的结合位点。

VEGF 受体仅存在于血管内皮细胞中，正常情况下表达水平甚低，大多数组织中不易检出。但在病理的条件下，如多数人和动物的肿瘤细胞、牛皮癣的真皮细胞及接触性皮炎等，可在其血管的内皮中检测到受体的高表达。有的实验使这两种受体缺乏，结果胚胎小鼠血管生成严重障碍，常于 8~9 天就胎死腹中。血管内皮细胞还特异表达另一种氨基酸激酶受体 fit-4，与前 2 个受体不同的是，fit-4 在胚胎初期存在于内皮细胞的干细胞中，随后定位于小静脉和淋巴内皮细胞中。

（四）VEGF 的生物学功能

1. 改变细胞外基质

VEGF 可以诱导内皮细胞表达血浆蛋白溶酶原激活物及血浆溶酶原激活物抑制剂 -1，以及诱导组织因子、基质胶原酶等在内皮细胞的表达，激发Ⅷ因子从内皮细胞中释放。这些作用可以改变细胞外基质，使其更易于血管的生长。Houck 等认为 VEGF 可能与细胞外基质中的肝素硫酸盐相连接，在细胞外蛋白酶的作用下以生物活性形式从基质中释放出来。Unemori 等认为 VEGF 本身也可以通过刺激内皮细胞产生蛋白酶，并引发基质的崩解，使基质中的 VEGF 释放出来，有利于血管的生长。

2. 增加血管的通透性

最初发现 VEGF 能够对毛细血管后静脉和小静脉施加影响增加血管的通透性。该作用十分强烈，用 milles 检测法，其浓度不足 nmol/L 级就发挥作用。

VEGF 增加血管通透性被认为是通过增加内皮细胞的间隙来实现的。目前在内皮细胞的超微结构下发现，小静脉的内皮细胞的胞质中有一些由囊、液泡组成的葡萄簇样结构，被称为小囊叶泡器（VVO）。每个 VVO 一般由 12 个囊、液泡组成，跨度可从内皮细胞的腔面至基底膜面。囊、液泡之间通过 3 层单位膜相连，此处有一个由膈膜组成的、能够被开启和关闭的小窗，该窗打开时，血液中的大分子物质可以从一个个囊液泡中通过，进入周围的组织间隙中。免疫组化发现血管内皮细胞的基底膜面和 VVO 中有结合的 VEGF。局部注射 VEGF 后可观察到 VVO 的功能增强，提示 VEGF 可能是通过对 VVO 之间窗口开启的调节而促使血管通透性增加的。

3. 促进内皮细胞的增殖

有证据显示，VEGF 的表达与组织中微血管的密度及新生血管的密度密切相关。VEGF 是一种内皮细胞的特异性有丝分裂原，在体外可促进内皮细胞生长，在体内可诱导血管发生。这种作用主要是由于 VEGF 对血管内皮细胞的生长刺激作用和趋化作用，可提高内皮细胞中 GluT-1 葡萄糖运输。VEGF 对内皮细胞的直接作用可能是通过激活细胞上的磷脂酶 C，短暂地诱导 Ca^{2+} 而发生的。

4. 血管生成功能

VEGF 具有血管生成功能已得到公认，一般认为在血管生成过程中，内皮细胞需要表现出一系列特殊、复杂的行为，包括增殖、迁移、细胞间互相黏着、排成直线及形成开放的腔样结构。当然，血管的生成受内部基因调控，后者又受外部调节因子的影响，但这些量化的基因调节因子如何产生立体信息指导内皮细胞产生复杂的结构变化至今尚不清楚。目前越来越多的观点认为细胞外基质在基因的调节、翻译和血管结构之间起重要作用，而血管通透性的改变对细胞外基质成分又具有重要的影响。通透性与血管生成之间的关系如何？ Dvorak 提出一种假说：肿瘤组织中血管通透性的增加，使循环中的血浆蛋白进入 ECM 中，形成一种暂时性的新基质，允许并支持内皮细胞和成纤维细胞内向移动。迁移的成纤维细胞合成并分泌基质蛋白、蛋白聚糖，内皮细胞形成新的血管，共同组成成熟的肿瘤基质。正常成人组织中的 ECM 可限制或阻止基质细胞的迁移。这一假说得到许多实验的支持。人们发现内皮细胞在具有韧性的支持物上运动时，可使其产生皱缩，把内皮细胞接种在一种凝胶样的基底膜基质上就是如此。由于运动的牵拉，使得每一个内皮细胞作为一个张力中心持续地将基质牵向自己，在其周围产生放射状的牵引域，相邻细胞的牵引域互相重叠，在基质平面上产生棋盘格状结构，随着牵引张力的不断增加，最后使基质由平面结构转为立体的索网状结构，为内皮细胞的方向性行为提供了条件。

（五）临床应用

目前，主要进行 VEGF 阻断剂的研究。抗 VEGF 受体的抗体取得良好的临床试验结果，作用为抑制血管生成从而抑制肿瘤的形成。对于 VEGF 的应用并非就此否定，而需要进行深入的研究，以下是其以前的一些研究情况。

一系列动物试验证实，VEGF 能促进缺血区侧枝循环的建立。Isner 等采用大白兔慢性后肢动脉缺血模型，应用 VEGF 及其基因进行动物试验，证明 VEGF 能促进缺血肢体侧枝循环的形成并达到治疗缺血的效果。

VEGF 促进冠状侧枝循环形成在动物试验中也得到证实。Banai 等结扎狗的冠脉左回旋支，10 天后通过导管给予 VEGF，每天 1 次共 4 周，结果治疗组毛细血管密度较对照组增加 89%。经美国 FDA 和 NIH 批准，1994 年 Isner 等将 *VEGF* 基因治疗方案正式应用于临床。他们首选由于各种原因不能进行旁路手术和血管成形术的慢性下肢动脉缺血的患者进行治疗。

VEGF 基因可以促进血管的新生和侧支循环的建立，代替血管重建和搭桥术，使血流迅速恢复，防止组织的缺血和坏死。这种方法可作为一种分子血管搭桥术，防治血

管闭塞性疾病，应用于断肢再植、创伤愈合、冠状动脉再狭窄等疾病的治疗。一些实验证明，冠状动脉内持续滴注高剂量的重组 VEGF 可以防治心肌梗死，使梗死面积缩小 2/3。

VEGF 基因在心血管及其他学科所取得的成果已引起神经内科的关注，能否对脑梗死的患者进行 *VEGF* 基因治疗，改善缺血周围区的血液供应、缩小梗死面积是未来研究的关键。在脑梗死的病理生理过程中，中心缺血区在一定的时间后神经细胞将发生不可逆的损伤，而缺血周围区的神经细胞转归则受多种因素的影响，其中血供的恢复是一个重要的因素。国内外试采用动静脉溶栓抗凝、扩溶的方法改善缺血半影区的血流供应，以减少缺血的范围，但目前尚无令人鼓舞的进展。VEGF 已被证实能发挥调节毛细血管通透性和血管生成的作用，几个实验已经发现缺血能明显诱导 VEGF 生成。局灶脑缺血的动物实验证实梗死后 3 天是最活跃的血管增生期，并可见明显的 VEGF 表达。细胞计数研究揭示在第 3~14 天伴随Ⅷ因子和 fit 免疫活性的内皮细胞数量明显增加，观察到在脑梗死的组织匀浆中有两个典型的带分别为 45kDa 和 38kDa，自然联想到 VEGF165 和 VEGF121 的存在。VEGF 强烈促血管生成的功能，向我们提示采用 *VEGF* 基因治疗有可能促进缺血半影区的血管增生，改善该区微循环的血流供应，减少梗死的面积，以达到分子搭桥术的目的。这一方法已在心血管实验中取得进展，也给脑梗死的治疗带来了希望。

七、转化生长因子 -β

1985 年转化生长因子 -β（transforming growth factor-β，TGF-β）的基因克隆成功，并在大肠杆菌内得到表达。哺乳动物中至少发现有 TGF-β1、TGF-β2、TGF-β3、TGF-β1β2 四个亚型。

机体多种细胞均可分泌非活性状态的 TGF-β。在体外，非活性状态的 TGF-β 又称为潜在相关肽（latency associated peptide，LAP），通过酸性环境可被活化。活化后的 T 细胞或 B 细胞产生 TGF-β 的水平明显高于静止细胞。几乎所有肿瘤细胞内可检测到 TGF-β mRNA。神经胶质细胞瘤在体内可分泌较高水平的 TGF-β。

（一）*TGF* 基因、分子结构和理化特性

人 TGF-β1、TGF-β2 和 TGF-β3 的基因分别定位于染色体 19q3、1q41 和 14q24，均含有 7 个外显子，核苷酸序列有高度同源性，所编码的前体分子 C 端 9 个保守的 Cys，提示 TGF-β1、TGF-β2 和 TGF-β3 的基因可能来自一个共同的祖先基因。人和小鼠 TGF-β1 的同源性高达 99%，表明在不同种属中 TGF-β 都具有重要的生物学功能。对人 TGF-β1 的基因调控区进行研究，发现该基因 5′ 端序列包含 5 个明显的调控区：1 个类增强子（enhancer-like）活性区、2 个负调控区和 2 个启动子区。

活性 TGF-β 以同源二聚体的形式存在。TGF-β 在 SDS-PAGE 上的分子量是 11.5~12.5kDa 和 25kDa（非还原型）。成熟 TGF-β 单体有 112 个氨基酸残基，含 9 个 Cys，其中 1 个（C77）形成链间二硫键，其他形成 4 个链内二硫键（C7-C16、C15-C78、C44-C109、C48-C111），成熟 TGF-β 没有糖基化位点。活性结构域的同源性在人和鼠占

98%，TGF-β 的各种异构体间占 60%~80%。TGF-β 对胰蛋白酶和糜蛋白酶敏感。TGF-β 在 pH2~3 时保持稳定；在低 pH 条件下，0℃可保存 6 个月以上；pH7 时 80℃处理 8min 或 pH2 时 100℃处理 5min 即灭活。

（二）TGF-β 受体

许多细胞表面都有 TGF-β 受体。大鼠成纤维细胞系 NRK-49F 和 BALB/c 3T3 细胞表面 TGF-β 受体亲和力 K_d 值为 5.6×10^{-1}~14×10^{-1}mol/L，每个细胞 TGF-β 结合点为 1.6×10^{4}~1.9×10^{4}。在淋巴细胞表面，TGF-βR K_d 值为 1×10^{-12}~5.1×10^{-12} mol/L。T 细胞、B 细胞每个细胞 TGF-βR 数约 250，活化后受体数量可增加 5~6 倍，但 K_d 值无明显变化。造血细胞表面 TGF-βR 对 TGF-β1 亲和力要比 TGF-β2 明显为高，这可能解释了造血细胞对 TGF-β1 反应要比 TGF-β2 更为敏感。TGF-β1、TGF-β2 和 TGF-β3 结合细胞表面相同的受体。

最近发现 TGF-βR 存在着Ⅰ、Ⅱ、Ⅲ型三种形式，分子量分别为 53kDa、70~85kDa 和 250~350kDa。Ⅰ、Ⅱ型 TGF-βR 均为糖蛋白，它们和 TGF-β1 的亲和力要比和 TGF-β2 的亲和力大 10~80 倍；Ⅲ型受体是一种蛋白聚糖（proteoglycan），它与 TGF-β1、TGF-β2、TGF-β3 的亲和力近似，是 TGF-β 主要的受体，可能在 TGF-β 发挥生物学功能中起着主要作用。TGF-βR Ⅲ又名 Endoglin、CD105，TGF-β1 和 TGF-β3 为其主要配体。

Ⅱ型 TGF-βR 胞质区具有丝氨酸 / 苏氨酸激酶区。这种结构也见于活化受体Ⅱ（ActR Ⅱ）和 ActR Ⅱ B。Ⅲ型 TGF-β 受体本身缺乏蛋白激酶活性，对于其如何参与信号的传递还不清楚。当 TGF-β 诱导增殖时，G 蛋白可能参与诱导过程。此外，TGF-β 促进 Ca^{2+} 内流和胞内 IP_3 水平的升高，激活 PKC。

（三）生物学功能

起初对 TGF-β 的生物学功能研究主要在炎症、组织修复和胚胎发育等方面，近年来发现 TGF-β 对细胞的生长、分化和免疫功能都有重要的调节作用。TGF-β1、TGF-β2 和 TGF-β3 功能相似，一般来说，TGF-β 对间充质来源的细胞起刺激作用，而对上皮或神经外胚层来源的细胞起抑制作用。

（1）抑制免疫活性细胞的增殖：①抑制 IL-3、GM-CSF、M-CSF 所诱导小鼠造血前体细胞和 LTBMC 的集落形成，并降低巨核细胞对 IL-3 和 CSF 的反应性；②抑制 ConA 诱导的或 ConA 与 IL-2、IL-6 联合诱导的胸腺细胞增殖；③抑制丝裂原、同种异体抗原刺激的 T 细胞增殖或 IL-2 依赖的 T 细胞生长；④抑制 SAC 刺激后 IL-2 依赖的 B 细胞增殖。

（2）对细胞表型的调节：①抑制 IL-2 诱导的 T 细胞 IL-2R、TfR 和 TLiSA1 活化抗原的表达，对 CD3 表达未见有影响；②抑制 IFN-γ 诱导黑素瘤细胞 MHC Ⅱ类抗原表达。

（3）抑制淋巴细胞的分化：①抑制 IL-2 和 BCDF 依赖的 B 细胞分泌 IgM，促进 B 细胞分泌 Ig 类型转换为 IgA 和 IgE；②抑制混合淋巴细胞培养（MLC）中 CTL、NK 和 LAK 功能，这种抑制作用可被 TNF-α（小鼠 MIC）或 IL-2（人 MLC）所逆转；③抑制 ConA 和 IL-2、IL-6 协同诱导小鼠胸腺 MHC 非限制杀伤性细胞的活性。

（4）抑制细胞因子产生：如抑制 PBMC 中 IFN-γ 和 TNF-α 的产生。

（5）其他调节作用：①促进成纤维细胞、成骨细胞和施万细胞的生长。TGF-β1、TGF-β2 促进人成纤维细胞 IL-6 的产生，其机制可能是通过对 IL-6 基因转录的调节；②抑制上皮细胞、破骨细胞、内皮细胞生长和脂肪、心肌、骨骼肌的形成，TGF-β 可拮抗 EGF 的某些生物学功能；③促进细胞外基质（ECM）如胶原蛋白、纤粘连蛋白的表达，抑制 ECM 的降解，对细胞的形态发生、增殖和分化过程起着重要作用，有利于胚胎发育和细胞修复，动物体内试验表明，局部注射 TGF-β 可以促进伤口愈合和典型肉芽组织形成；④单核细胞和成纤维细胞的趋化剂，但不引起胶颗粒和氧化物的产生；⑤抑制淋巴细胞与内皮细胞的黏附；⑥促进嗜碱性粒细胞释放组织胺。

（6）TGF-β1 与原癌基因表达：TGF-β1 能诱导 c-sis 的表达，但抑制 c-myc 的表达，这种诱导或抑制作用与作用细胞种类及 TGF-β 的不同功能有关。例如，TGF-β 诱导成纤维细胞中 *c-sis* 基因表达，与促进其在软琼脂中生长有关；而对上皮角朊细胞生长的抑制则与抑制 *c-myc* 基因表达有关。TGF-β1、TGF-β2 和 TGF-β3 在大多数生物学作用方面非常相似，但在有些作用方面可有很大差异，如 TGF-β2 对血管内皮细胞和造血祖细胞的生长抑制作用仅为 TGF-β1 和 TGF-β3 的 1%。

（四）生物学活性测定

1. 增殖测定法

常用 NRK 成纤维细胞亚株 49-F（ATCC/CRL1570），并采用 TGF-α 或 EGF，以及 PDGF 或 FGF 等细胞因子促使细胞形成较大的克隆。具体操作为：将终浓度为 0.5%~0.8% 的琼脂倾入培养皿，待形成固体饲养层后再铺上琼脂半固体诱导细胞层，其中琼脂浓度 0.3%，NRK49-F 细胞 1000~5000 个 /ml，EGF 或 TGF-α 2~10ng/ml 和待测 TGF-β，培养皿置 37℃、5%CO_2 湿度培养箱中培养 7~10 天后染色，显微镜下计数 60~100 个细胞形成的大克隆。

本法由于细胞具有许多易变性，测定结果不稳定。同时由于测定时常需要其他辅助因子参加，它们的活性效应在测定中有干扰，现已逐渐被其他方法取代。

2. 细胞抑制测定法

各亚型 TGF-β 都具有抑制包括上皮、内皮、淋巴来源的多种类型细胞增殖的能力，用 ^{3}H-TdR、^{125}I-UdR 或其他细胞染色方法可以评估细胞增殖受抑制的程度。Mv-1-Lu 貂肺上皮细胞（ATCC/CCL-64）可能是最适合用于抑制法测定 TGF-β 活性的一个细胞株，它的生长被 TGF-β 强烈地抑制，在相当低浓度 TGF-β（≤ 1ng/ml）存在时，貂肺上皮细胞株的生长即完全受抑。具体操作为：将低细胞密度（5000~20 000 个 / 孔）的 Mv-1-Lu 细胞接种于 96 孔板中，加入梯度稀释的 TGF-β 标准品或待测样品，37℃、5%CO_2 饱和湿度培养箱中培养 2~4 天，加入 ^{3}H-TdR 或 ^{125}I-UdR 继续培养 4h，收集细胞测定 cpm 值。此外，也可用 MTT 细胞染色方法示踪 TGF-β 活性。

本方法的缺点为：第一，测定结果随所用细胞株和克隆的不同而变化，有时连续长期传代的细胞会失去对 TGF-β 的反应性，因此必须在早期将敏感细胞冻存以便取代变异细胞；第二，测定所用的细胞很少仅对 TGF-β 产生特异反应，例如，TGF-α 和 TGF-β 对 Mv-1-Lu 细胞的生长也能产生明显的抑制作用，TGF-β 与 TGF-α 同时存在对

Mv-1-Lu 细胞的生长抑制有协同作用；第三，血清中的一些蛋白如 α_2 巨球蛋白等能影响 TGF-β 介导的生长抑制。

3. 其他几种生物学活性测定方法

可利用 TGF-β 的其他生物学活性进行测定：①抑制丝裂原和白细胞介素介导的细胞增殖；②诱导、改变细胞基质形成和表面抗原表达；③对某些细胞株蛋白分泌产生影响。这几种方法的主要问题仍旧是所用细胞株的敏感性和特异性。这里介绍 Lisa 等建立的一种灵敏的方法，它是基于 TGF-β 抑制白细胞介素 -5 诱导的细胞增殖。靶细胞为人红白血病细胞株 TF-2，培养条件为 5%FCS 1640、2ng/ml rhGM-CSF。具体操作为：洗去原培养液，加入 IL-5 和 TGF-β 标准品及待测 TGF-β 样品，37℃、5%CO_2 培养 24~48h 后加 ^{3}H-TdR，4h 后收集细胞测定 cpm 数。此法对 TGF-β1 的检测灵敏度达 100fg/ml，TGF-β2 为 5~10pg/ml，并且各种来源的 TGF-β，包括重组 TGF-β1、重组 TGF-β2、牛血小板 TGF-β1、牛血小板 TGF-β2、人血小板 TGF-β1 等均能测定。

（五）临床应用前景

1. TGF-β 的治疗作用

TGF-β 可促进成纤维细胞等间质细胞的增殖和分化，对上皮细胞和免疫细胞有很强的抑制作用，作为新药进行开发将来可能具有以下几种临床应用。

（1）创伤治疗药：用于促进褥疮、糖尿病引起的溃疡、烧伤、外科创伤、牙周疾病和视网膜剥离等的愈合。由于某些疾病等因素的干扰，如风湿性关节炎、糖尿病、营养不良、局部缺血、衰老、药物处理（糖皮质激素或阿霉素）、辐射等，从而导致慢性伤口的发展，上述传统的创伤治疗方法对慢性伤口疗效甚微。使用 TGF 可在创面局部通过复杂的调节，促进组织生长，大大缩短伤口愈合时间。美国 Genzyme Tissue Repair 公司开发的 TGF-β2 在Ⅱ期临床试验中，对 177 个糖尿病患者足部溃疡创面的愈合有显著的意义。

（2）骨相关疾病治疗药：TGF-β 能同时调节促进骨形成的成骨细胞和促进骨吸收的破骨细胞的作用，因而在骨骼发育和骨的重建中起重要作用，可以应用于改善骨折愈合和人工关节移植。此外，TGF-β 可能在骨质疏松症中也有一定的作用。

（3）抗炎剂：TGF-β 在炎症反应和免疫反应的发生和消退中都起重要作用，局部应用 TGF-β 是成纤维细胞和白细胞的趋化剂，能启动炎症反应；而全身应用 TGF-β 则具有抗炎症作用。

（4）免疫抑制剂：TGF-β 抑制免疫功能的作用使其可能用于器官移植和皮肤移植时防治移植排斥反应。

（5）其他：利用 TGF-β 抑制骨髓造血的作用，可在大剂量化疗时防止化疗药物对骨髓细胞的损伤。TGF-β 对大脑、心脏和其他内脏的缺血损伤也具有修复与调节作用。

2. TGF-β 拮抗剂的治疗作用

用 TGF-β 中和抗体、TGF-β 可溶性受体、蛋白聚糖、LAP 等 TGF-β 活性抑制因子使 TGF-β 的作用减弱，可抑制免疫不全症、多发性硬化症、自身免疫疾病、慢性炎症纤维性疾病的发病。英国 CAT（Cambridge Antibody Technology）公司开发的抗 TGF-β2 的单克隆抗体 CAT-152 对于防止青光眼、白内障手术后疤痕形成有效，目前进入Ⅱ / Ⅲ

期临床试验。另外，抗 TGF-β1 的单克隆抗体 CAT-192 用于治疗弥漫性系统性硬化症（diffuse systemic sclerosis）进入Ⅰ/Ⅱ期临床试验。

八、角质细胞生长因子 -1

角质细胞生长因子 -1（keratinocyte growth factor 1，KGF-1）是 Rubin 等（1989）从胚胎肺成纤维细胞培养上清中发现的，为 FGF 家族成员，即 FGF-7。KGF 由间质细胞产生，通过旁分泌机制分泌，与上皮细胞上的特异性受体相结合，与上皮创伤愈合、胚胎发育、肿瘤形成与发展及免疫重建关系密切。

（一）*KGF-1* 基因

KGF-1 基因位于 15 号染色体（15q15-q21.1），包括 3 个外显子和 2 个内含子，产生 1 个 3.853kb 的 mRNA。启动子区位于 -225/+190 区，具典型的 TATA（31bp）和 CCAAT（50bp），为顺式作用调控因子（如 IL-6、毛喉素）提供结合位点，1503/-775 区存在抑制因子的结合部位。9 号染色体上存在 5 个重复 KGF 基因序列，预测不能产生有功能的蛋白产物。9 号染色体臂间倒位是一种常见的染色体畸变，可能涉及多种肿瘤的发病机制。在畸变的 9 号染色体的 9p11~9q13 重复出现 1 个 57.7 kb 的 KGF 相似基因序列，包括外显 2 和外显子 3。另外，在 21 号染色体上也存在 KGF 相似基因序列。但目前尚不清楚存在于其他染色体上的 KGF 相似基因序列的作用。

（二）分子结构和理化特性

人 KGF-1 的 cDNA 编码是 1 条 194 个氨基酸的单链多肽，包括 1 个有 21 个氨基酸的信号肽及 N 端的糖基化位点。成熟 KGF 为 163 个氨基酸残基的单链多肽，相对分子量为（26~28）$\times 10^3$，与肝素及硫酸乙酰肝素蛋白多糖（heparan sulphate proteoglycans，HSPG）有高度亲和力。重组 KGF-1 为 1 条相对分子量约为 21×10^3 的单链多肽，其活性约为天然蛋白的 10 倍，可能由于表达于细菌中的重组 KGF 未被糖基化，表明 KGF-1 的翻译后修饰以某种方式影响了其稳定性及其与受体的相互作用。KGF-1 的 N 端是由 12 条反向平行的链构成的三叶草型模序，KGF-1 的受体结合特异性、有丝分裂原特性及其受体介导的磷酸化功能均存在于其中。肽链前 23 个氨基酸的缺失并不降低 KGF 促有丝分裂活性，但随后的 6 个氨基酸缺失则极大降低了 KGF-1 的生物学活性。成熟肽的第 122~132 个氨基酸是 KGF 的受体特异性结合位点。KGF-1 和其他 FGF 的同源区域包括近羧基端约 2/3 KGF 编码片段，在该区域，KGF 片段 30%~50% 同源于 FGF 家族的其他 8 种蛋白质。另外，与 aFGF、bFGF 蛋白不同的是，KGF 具有一个经典的信号肽结构。

天然 KGF-1 的稳定性差于其他家族成员，活性易受环境影响，生物半衰期短，并且缺乏组织选择性。在 50℃孵育 10min 活性不受影响，60℃孵育 10min 活性降低 68%，100℃孵育 3min 后则不能检测到活性。KGF 在 0.5mol/L 乙酸中室温放置 60min，活性下降 14%。KGF 应用于创面，易受创面蛋白酶的影响，稳定性较差。

（三）KGF-1 受体

KGF-1 受体（KGF receptor，KGFR）是一种表达于上皮细胞的酪氨酸激酶受体，由 FGF 受体 2（FGF receptor 2，FGFR-2）基因编码，为 FGFR-2 的剪切变异体 FGFR-2-Ⅲb，是 KGF 唯一可结合的高亲和力受体。KGFR 的结构包括细胞外段、跨膜区和细胞内段三部分。Miki 等（1991）研究发现细胞外段除含有信号肽外，在 N 端大约 50 个氨基酸处包含 3 个免疫球蛋白（k）样结构域，在 Ig Ⅰ和 Ig Ⅱ结构域之间，含有一段酸性氨基酸序列（主要是天冬氨酸或谷氨酸）。人 KGFR 有两种，其中一种不含 Ig Ⅰ和酸性氨基酸序列，两种 KGFR 具有同样结合配体的能力，提示 Ig Ⅰ结构域并不参与配体结合。Miki 等（1992）又发现 KGFR 和 FGFR-2 是同一基因编码的不同产物，结构极其相似，但在 IgⅢ羧基端的 49 个氨基酸处则有明显不同，决定了 KGFR 结合配体的特异性。细胞内段有酪氨酸激酶结构域，被一段 14 个氨基酸的插入序列分为两部分。

（四）KGF 的生物学作用

KGF 具有广泛的生物学活性。KGF 不仅表达于胚肺成纤维细胞，亦表达于多种器官来源的间质细胞，其受体 KGFR 则在上皮细胞中表达，角质细胞生长因子通过旁分泌作用于上皮细胞，当角质细胞生长因子与其受体结合以后，引起受体同源或异源二聚体化，从而导致受体胞内区酪氨酸激酶区激活，使二聚体内特异的酪氨酸残基发生自身磷酸化，激活下游细胞内信号转导系统靶分子和蛋白质，经 MAPK 信号转导途径完成一系列的级联反应，发挥生物学效应。目前研究表明的角质细胞生长因子的生物学作用主要有以下几个方面。

1. 在组织器官生长发育的作用

在哺乳动物的组织、器官形成过程中，间充质细胞与上皮细胞的相互作用是不可缺少的。KGF 与其受体结合通过间质细胞 - 上皮细胞相互作用在组织器官形成过程中具有重要作用。FGFR2 Ⅲ b 产生于胚胎形成期，随后聚集在多种器官的上皮细胞上。而 KGF 晚于 FGFR2 Ⅲ b 表达，主要表达于间质细胞中。KGF 与很多组织器官的发育密切相关：KGF 促进鳞状细胞角化和毛发长出。KGF 刺激毛囊干细胞、毛母质细胞增殖和分化，促进毛囊发育；角质细胞生长因子对早期肺发育和肺泡Ⅱ型上皮细胞形态形成具有正调控作用，促进肺早期分支形成、晚期刺激上皮细胞分化，以及促进表面蛋白合成；同样，KGF 在卵泡中对粒层细胞的增殖也具有很重要的作用。此外，在前列腺和精囊腺中，雄激素刺激间质细胞分泌 KGF，介导精囊腺和前列腺发育。在软骨膜和生长层，KGF 与 KGFR 高表达，促进软骨生成和软骨内成骨。

2. 促进细胞增殖与损伤修复

KGF-1 作为一个强有力有丝分裂原，能够促进许多器官如皮肤、肺、肝和胃肠等细胞的增殖。KGF-1 对皮肤及角膜损伤具有重要修复作用，它可以诱导上皮细胞增殖，加快真皮和表皮再生、新生血管形成，促进角质化细胞从伤口边缘移行至基质。动物试验研究表明，在小鼠的气管中加入 KGF-1 可以引起短暂且显著的肺部支气管和肺泡上皮细胞的增生，在 2~3 天细胞增殖达到高峰。KGF-1 预处理可以有效减轻高氧、酸、博来霉素（BLM）、辐射对肺组织的损伤程度，而且在肺损伤中 KGF-1 表达水平明显增高，提示 KGF 对肺损伤具有较好的保护作用。此外，KGF 抑制肝细胞坏死，明显提高肝细胞存活和增殖，减少肝星状细胞激活，进而减少纤维组织增生发挥抗纤维化的作用。原位杂交测到 KGF-1 与其受体在胃肠道中都有表达，KGF-1 能够刺激胃肠上皮细胞的增殖，降低胃酸分泌，对损伤修复及保持胃肠粘膜的完整性有着很重要的作用。

3. KGF-1 与肿瘤发生

大多数人类肿瘤均表现出上皮细胞数异常增多，且这种增多趋势在相同组织的其他细胞相对静止时仍继续保持上升，呈现生长因子和肿瘤的相关性。因此，推测这些因子可能是正常上皮细胞转化为肿瘤细胞过程中一个很重要的部分。KGF 及其受体在肿瘤中高表达，可作为抗肿瘤治疗的新靶标，应用靶向性的抗 KGF 抗体和 KGF 受体拮抗剂可能会抑制肿瘤生长。许多研究证实 KGF 与多种肿瘤的发生发展有关。

4. KGF-1 与免疫调节

KGF-1 在同种异体造血干细胞移植、自体造血干细胞移植及同种骨髓移植中能够预防移植物抗宿主疾病和保持移植物抗白血病效应，保护胸腺上皮细胞，增强胸腺重建，改善移植后胸腺和外周血 T 淋巴细胞重建。KGF 促进胸腺生成素生成，增加外周幼稚 $CD4^{+}$T 细胞和 T 细胞依赖性抗体的数量，诱导胸腺上皮细胞（thymic epithelial cell，TEC）数目增加和胸腺内 IL-7 生成，重组皮质和髓质结构。KGF 诱导体内幼稚 TEC 扩增、成熟和促进晚期各型细胞分化的信号途径，包括 p53 和 NF-κB 途径，导致与 TEC 功能和 T 细胞发育有关的靶基因转录，包括 BMP-2、BMP-4、Wnt5b 和 Wnt10b。应用 KGF 能够降低细菌活力，抑制细菌生长，改善皮炎和胃肠道炎症。

5. KGF-1 与银屑病

KGF-1 与银屑病的发生发展有关，银屑病皮损区域 KGF 及其受体表达增加可能是引起表皮过度增殖的重要致病因子。表皮内环境稳定依赖于 NM23 亚型水平的紧密调节，血脯氨酸过多症、表皮创伤和银屑病患者 KGF 敏感角质化细胞高表达 NM23-H1 和 NM23-H2。IL-20 正调节 $CD8^{+}$T 细胞 KGF 的转录，后者可能促成角质化细胞的血脯氨酸过多状态。

（五）KGF-1 的临床应用

重组人 KGF-1（Palifermin）于 2004 年由美国 FDA 批准用于治疗白血病患者高剂量化疗或者联合放疗导致的严重口腔黏膜炎，商品名 Kepivance。Palifermin 为静脉注射剂，在抗癌治疗开始前后连续 3 天给药，化疗前后 24h 停药，给药剂量每天 60mg/kg 体重。Palifermin 能减轻黏膜炎的严重程度，且能减少它的持续时间。Ellison 等通过试验发现 Palifermin 不光通过对上皮细胞的保护作用改善黏膜炎，而且可通过免疫调节作用来减少急性移植物抗宿主病的发生。

目前 KGF 产品主要有以下几种：① KGF 重组体，rhKGF 能够模仿内源性 KGF 的作用，促进角质细胞增殖；②截短 KGF（DeltaN23-KGF），可改善急性肺损伤的不良反应，如局部缺血和再灌注；③ KGF 交联复合物，主要有 RGD-IPN/KGF、交联 HA 或纤维蛋白的 KGF 水凝胶，经上述交联处理，可显著提高 KGF 生物相容性和生物利用度，并使其具有缓释功能。

（六）生物学活性测定

将对数期生长的HaCat细胞消化，用含5% FBS的DMEM培养基稀释至2×10^4个/ml，接种到96孔板，每孔加入100μl细胞悬液，37℃、5% CO_2的条件下培养24h。KGF-1蛋白溶液用含1% FBS的DMEM培养基稀释9个浓度梯度，分别为1.5ng/ml、3.1ng/ml、6.3ng/ml、12.5ng/ml、25ng/ml、50ng/ml、100ng/ml、200ng/ml和400ng/ml。待细胞培养24h后，吸去原培养基，加入含药培养基，每个浓度做5个复孔，对照组直接加入含1% FBS的DMEM培养基，37℃，5% CO_2条件下培养48h后，每孔加入CCK8溶液10μl，反应4h，以630nm为参比值，测定450nm的吸光值。

（七）质量标准

重组人KGF-1质量标准的制定可参考表15-26，残留杂质及辅料检测等项目根据厂家的工艺具体情况制定。

表15-26 重组人KGF-1质量标准

检测项目	检测方法	规定标准
原液		
生物学活性	HaCat细胞细胞株-CCK8比色法或其他方法	无
蛋白质含量	Lowry法	无
比活性	生物学活性/蛋白质含量	≥ 1.4×10^6U/mg蛋白质
SDS-PAGE纯度	非还原型SDS-PAGE	≥ 95.0%
SEC-HPLC纯度	SEC-HPLC	≥ 95.0%
RP-HPLC纯度	RP-HPLC	≥ 95.0%
分子量	还原型SDS-PAGE	（18.0 ± 1.8）kDa
外源性DNA残留量	DNA探针杂交法/荧光染色法	≤ 10ng/剂量
宿主菌蛋白残留量	酶联免疫吸附试验	≤总蛋白的0.1%
残余抗生素活性	培养法	阴性
细菌内毒素检查	凝胶法	≤ 10EU/100万IU
等电点	等电聚焦电泳	电泳图谱应与对照品一致
紫外光谱	紫外光谱扫描	最大吸收峰波长应为（278 ± 3）nm
肽图	胰蛋白酶裂解后，RP-HPLC法测定	应与对照品图形一致
N端氨基酸序列	Edman降解法	应为SYDYMEGGDIRVRRL
成品		
鉴别试验	免疫双扩散法或免疫印迹法	阳性
外观	肉眼观察	应为白色或微黄色疏松体。加入1ml蒸馏水后应迅速溶解为澄明液体，不得含有肉眼可见的不溶物

续表

检测项目	检测方法	规定标准
pH	电位法	6.9~7.9
水分	费休氏试验	≤ 3.0%
装量差异	重量法	应符合规定
渗透压摩尔浓度	冰点下降法	应符合规定
效价测定	HaCat 细胞细胞株 -CCK8 比色法或其他方法	应为标示量的 80%~150%
蛋白质含量	HPLC 法	应为标示量的 80%~120%
无菌试验	直接接种法	无菌生长
异常毒性检查	小鼠试验法	无异常反应，动物健存，体重增加
细菌内毒素检查	凝胶法	＜ 10EU/ 剂量

九、角质细胞生长因子 -2

角质细胞生长因子 -2（KGF-2）又称为成纤维细胞生长因子 -10（FGF-10），是成纤维细胞生长因子超家族中角质细胞生长因子亚家族的一员。该亚家族成员包括 KGF-1（又称为成纤维细胞生长因子 -7，FGF-7）和 KGF-2。

（一）分子结构和理化特性

人 KGF-2 cDNA 于 1997 年首次从人的肺中克隆，因其与 KGF-1 具有较高的同源性（约 60%），故称为 KGF-2。氨基酸序列分析表明，人与大鼠的 KGF-2 具有 95.6% 的同源性。KGF-2 全长 627bp，编码的蛋白质由 208 个氨基酸残基组成，N 端是由 39 个疏水氨基酸组成的信号肽序列，成熟蛋白 169 个氨基酸（40~208 氨基酸残基），理论分子量为 19 300Da，分子量约为 24 000Da，其等电点为 9.4~9.6，有酸和热不稳定性。KGF-2 为单拷贝基因，位于染色体的 5p12~p13 区域，由 3 个外显子和 2 个内含子组成。KGF-2 是一条单链多肽，含有 5 个半胱氨酸残基，其中 4 个半胱氨酸形成 2 对二硫键，另一个折叠在肽中。KGF-2 的立体结构与其他 FGF 家族成员相似，为 β- 三叶草型。

KGF-2 与 KGF-1 性质接近，都能够促进上皮细胞的增殖且与肝素有高度的亲和力，但是二者略有区别，如肝素能够促进 KGF-2 活性却抑制 KGF-1 活性，高浓度 KGF-2 能够促进 NIH/3T3 细胞增殖，而 KGF-1 则不能。

（二）KGF-2 受体

KGF-2 的诸多生物学功能主要是通过受体的介导完成的。KGF-2 特异性作用于上皮细胞表面的酪氨酸激酶受体 FGFR1 Ⅲb（KGFR）和 FGFR2 Ⅲb，分别为 FGFR1（成纤维细胞因子受体 1）和 FGFR2 的剪切变异体。KGF-2 与 FGFR2 Ⅲ b 的亲和力很高，而与 FGFR1 Ⅲb 的亲和力很低，只有在高浓度 KGF-2 存在时才与 FGFR1 Ⅲb

结合。KGF-2 特异性促上皮细胞增殖作用主要通过 FGFR2 Ⅲ b 介导。FGFR1 Ⅲ b 和 FGFR2 Ⅲ b 同为跨膜蛋白质，主要由胞外区、跨膜区和胞内区三个部分组成，其中胞外区为配体结合区，跨膜区为一个单跨膜螺旋结构域，胞内区为具有酪氨酸激酶活性的 C 端结构域。KGF-2 与受体结合后，促使受体胞内的 C 端酪氨酸残基磷酸化，磷酸化的受体具有酪氨酸激酶活性，并与一系列的靶蛋白发生作用，引发信号转导级联反应，其生理作用主要承担间质细胞 - 上皮细胞之间的信号转导，是体内上皮细胞增殖的重要旁分泌介质，有广泛的生物学功能。

（三）生物学作用

KGF-2 由成纤维细胞及其他间质细胞分泌产生，上皮细胞表达其相应受体，能够以旁分泌和自分泌的方式发挥其在皮肤、黏膜损伤修复、角膜损伤修复及组织器官发育中的作用。

1. KGF-2 促进皮肤、黏膜损伤修复

（1）KGF-2 促进皮肤损伤修复：KGF-2 涂膜剂对大鼠皮肤深Ⅱ度烫伤和皮肤全层切除伤口的愈合均有明显的促进作用，使新生上皮面积、平均厚度和上皮细胞移行距离等明显增加。另外，KGF-2 涂膜剂也能明显加快家兔皮肤烫伤和皮肤全层切除创面周围上皮细胞的增生与迁移，缩短其愈合过程。

（2）KGF-2 促进黏膜损伤修复：对慢性静脉溃疡患者，局部连续给予 KGF-2 12 周，能够加速伤口愈合，剂量与愈合天数成反比，且无明显不良发应。采用 X 射线照射小鼠舌表面诱导形成溃疡后，皮下注射 KGF-2，能明显减少溃疡发生并同时大大缩短溃疡持续时间。

2. KGF-2 促进角膜损伤修复

各种因素造成的角膜损伤不但导致角膜本身的器质性损伤，进而影响视力，还可诱发多种并发症，严重者可导致失明。激光照射兔角膜后，经 KGF-2 治疗，角膜上皮细胞修复良好，基质中纤维板层排列整齐，无明显的炎症反应，新生血管形成较少，角膜透光率增加，损伤斑面积明显缩小，且 KGF-2 浓度为 25μg/ml 时达到最大修复。另外，外用旋滴 25mg/L KGF-2 可加速碱烧伤角膜上皮损伤的恢复，减轻角膜烧伤的各种炎症反应症状，减轻角膜基质水肿和纤维化。同时，KGF-2 亦表现出显著的抑制角膜新生血管形成的作用。

3. KGF-2 在组织器官发育中的作用

KGF-2 能够诱导鸡胚背根神经结神经轴突的生长，促进鸡胚尿囊膜血管生成，显示其具有促神经细胞生长和血管生成的作用。另外，KGF-2 具有促人胚神经干细胞增殖及诱导分化为神经元细胞的作用。经脱毛膏拔毛处理的大鼠，皮肤涂抹给予 KGF-2 后 14 天处死并对实验区皮肤进行组织病理学检查，发现 KGF-2 具有促进实验秃毛大鼠毛囊新生与成熟的作用，即 KGF-2 具有促进毛发再生的作用。KGF-2 在前列腺及其他附属性器官的发育中具有重要作用，KGF-2（–/–）雄性小鼠出生时，包括前列腺、精囊、尿道球腺和尾部输精管在内的雄性性器官缺失或萎缩。

4. KGF-2 的其他生物学功能

KGF-2 对脂多糖引起的大鼠急性肺损伤具有保护作用，能够提高动脉血氧分压，降低肺泡灌流液总蛋白浓度、白细胞及中性粒细胞数、巨噬细胞炎性蛋白 2（MIP-2）和白细胞介素 -6（IL-6）水平。

（四）临床应用

KGF-2 通过与上皮细胞细胞膜上的受体作用，特异性促进上皮细胞的增殖、分化和迁移，能刺激并提高细胞合成的能力，可以刺激角质形成细胞生长和增殖。因此，KGF-2 能刺激上皮细胞增殖和基底角质形成细胞用于创伤愈合，并刺激毛囊产生和皮肤创伤的痊愈。这些创伤可能是表面的或是深层的，包括皮肤真皮和表皮的损伤。

美国的人类基因组公司（HGSI）对 KGF-2 进行了临床研究：伤口愈合模型中，KGF-2 通过使新皮肤生成使全层伤口在短时间内愈合，疤痕很少；在口腔和肠道内皮损伤（黏膜炎）模型中，KGF-2 使病情减轻并加快愈合速度；在炎性肠道疾病模型中，KGF-2 使受试对象胃肠道内膜细胞几乎恢复了正常结构。KGF-2 全身给药是安全的，正常人体对其产生很好的耐受。

KGF-2 的另一应用是治疗黏膜炎。黏膜炎是黏膜组织的炎症，见于口腔和胃肠道，是癌症放疗和化疗过程中相当严重的剂量依赖性毒性反应，症状为溃疡和红肿。严重时患者需要住院或延长住院治疗时间，以保证人体的营养和控制疼痛。起保护作用的黏膜受破坏还可能引起严重的感染，令患者受到脓毒血症和死亡的威胁。KGF-2 能通过吸引成纤维细胞胶原和结缔组织向伤口处移行而促使新组织生成。

KGF-2 还可用于治疗静脉溃疡。静脉溃疡症由慢性静脉供血不足引起，常会造成踝部和小腿皮肤机能障碍。静脉曲张经常引发血液淤积、肿胀或水肿及鳞状皮肤病，当皮肤炎症发生时渐渐形成溃疡。目前的治疗方法主要是用清创术控制感染发展，治疗常连续数月，而且有时以失败告终。

另外，在促进上皮细胞的增殖、分化和迁移的过程中，新生的表皮细胞取代衰老的表皮细胞，维持皮肤的厚度，进而达到保持皮肤光泽细嫩的目的，因此在化妆品行业也具有较大的应用潜力。

（五）生物学活性测定

将对数期生长的 HaCat 细胞消化，用含 5% FBS 的 DMEM 培养基稀释至 2×10^4 个 /ml，接种到 96 孔板，每孔加入 100μl 细胞悬液，37℃、5% CO_2 的条件下培养 24h。KGF-2 蛋白溶液用含 1%FBS 的 DMEM 培养基稀释 9 个浓度梯度，分别为 1.5ng/ml、3.1ng/ml、6.3ng/ml、12.5ng/ml、25ng/ml、50ng/ml、100ng/ml、200ng/ml 和 400ng/ml。待细胞培养 24h 后，吸去原培养基，加入含药培养基，每个浓度做 5 个复孔，对照组直接加入含 1% FBS 的 DMEM 培养基，37℃、5% CO_2 条件下培养 48h 后，每孔加入 CCK8 溶液 10μl，反应 4h，以 630nm 为参比值，测定 450nm 的吸光值。

（六）质量标准

重组人 KGF-2 质量标准的制定可参考表 15-27，残留杂质及辅料检测等项目根据厂家的工艺具体情况制定。

表 15-27　重组人 KGF-2 质量标准

检测项目	检测方法	规定标准
原液		
生物学活性	HaCat 细胞细胞株 /CCK8 比色法或其他方法	无
蛋白质含量	Lowry 法	无
比活性	生物学活性 / 蛋白质含量	≥ 2.0×10^5AU/mg 蛋白质
SDS-PAGE 纯度	非还原型 SDS-PAGE	≥ 95.0%
SEC-HPLC 纯度	SEC-HPLC	≥ 95.0%
RP-HPLC 纯度	RP-HPLC	≥ 95.0%
分子量	还原型 SDS-PAGE	（19.4 ± 1.9）kDa
外源性 DNA 残留量	DNA 探针杂交法 / 荧光染色法	≤ 10ng/ 剂量
宿主菌蛋白残留量	酶联免疫吸附试验	≤总蛋白的 0.1%
残余抗生素活性	培养法	阴性
细菌内毒素检查	凝胶法	≤ 10EU/100 万 IU
等电点	等电聚焦电泳	电泳图谱应与对照品一致
紫外光谱	紫外光谱扫描	最大吸收峰波长应为（278 ± 3）nm
肽图	胰蛋白酶裂解后，RP-HPLC 法测定	应与对照品图形一致
N 端氨基酸序列	Edman 降解法	应为 MQALGQDMVSPEATN
成品		
鉴别试验	免疫双扩散法或免疫印迹法	阳性
外观	肉眼观察	应为无色澄明液体
可见异物	灯检法	应符合规定
pH	电位法	6.0~7.0
装量	容量法	应不低于标示量
渗透压摩尔浓度	冰点下降法	应符合规定
效价测定	HaCat 细胞细胞株 -CCK8 比色法或其他方法	应为标示量的 70%~200%
蛋白质含量	HPLC 法	应为标示量的 80%~120%
无菌试验	直接接种法	无菌生长
异常毒性检查	小鼠试验法	无明显异常反应，动物健存，体重增加
细菌内毒素检查	凝胶法	< 10EU/ 剂量

（饶春明　周　勇　高　凯　李永红　史新昌
裴德宁　李　响　毕　华　王军志）

参 考 文 献

常卫红 . 2001. TRAIL 与肿瘤治疗 . 中国肿瘤生物治疗杂志, 8(2) : 157-159.

程雅琴，周勇，王箐舟 . 2001. 第一批重组人红细胞生成素国家标准品的研制 . 中国生物制品学杂志, 14(3) : 152-155.

方煌，罗永湘 . 1995. 神经生长因子研究近况 . 中华外科杂志, 11(9) : 64-67.

高凯，史新昌，丁有学，等 . 2007. 重组人白细胞介素 -1 受体拮抗剂质量控制研究 . 中国生物制品学杂志, 20(5) : 362-368.

高凯，杨婉娟，韩春梅，等 . 2005. 重组人肿瘤坏死因子相关凋亡诱导配体 (rhTRAIL) 质控方法和质量标准的研究 . 药物分析杂志, 25 : 253-257.

何成，陈江野，路长林，等 . 1997. 人睫状神经营养因子结构和功能的研究 . 第二军医大学学报, 18(5) : 401-405.

侯继锋，程雅琴 . 1998. 重组人红细胞生成素制品中 CHO 细胞蛋白残留量的测定 . 中国生物制品学杂志, 11(4) : 237-239.

李臣宾 . 2005. IFN- ω 的研究进展 . 国外医学 · 免疫学分册, 28(1) : 7-9.

李发成，关天翔 . 2000. 睫状神经营养因子的研究进展 . 中华整形外科杂志, 16(5) : 364-367.

李炯，崔凯军，文静，等 . 2007. 人白细胞介素 4 的原核表达、复性、纯化及生物学活性鉴定 . 生物医学工程学杂志, 24(4) : 866-869.

李敏，郭婧，汪洌 . 2013. 单核细胞趋化蛋白诱导蛋白 -1 的研究进展 . 生命科学, 25(10) : 1015-1021.

李睿 . 2011. 白细胞介素 - 4 的研究进展 . 华北煤炭医学院学报, 13(3) : 329-332.

李晓娟，于岩岩，斯崇文，等 . 2004. 复合干扰素治疗复发及无应答慢性丙型肝炎效果观察 . 中华传染病杂志, 22(5) : 327-330.

李永红，李响，韩春梅，等. 2014. 高效液相色谱蒸发光散射检测法测定聚乙二醇干扰素 α -2a 注射液中游离聚乙二醇的含量. 药物生物技术, 21(4) : 353-354.

刘兰，史新昌，高凯，等 . 2013. 重组人粒细胞集落刺激因子 (rhG-CSF) 生物学活性分析 . 中国生物制品学杂志, 26(4) : 521-524.

刘兰军，葛永红，沈富兵，等 . 2004. 重组人促红细胞生成素聚乙二醇修饰及纯化研究 . 中国生物制品学杂志, 17(1) : 23-25.

刘长暖，刘兰，王军志，等 . 1999. 应用结晶紫染色法测定干扰素效价 . 中国生物制品学杂志, 12(1) : 36-38.

马金波，郄建坤，刘克良 . 2005. 多肽蛋白质类药物聚乙二醇化修饰研究进展 . 中国药物化学杂志, 15(2) : 116-120.

裴德宁，李响，韩春梅，等 . 2011. 重组人血清白蛋白 - 干扰素 α 2a 融合蛋白质控方法与质量标准的建立 . 药物分析杂志, (9) : 1750-1753.

裴德宁，饶春明，李永红，等 . 2009. 重组抗肿瘤抗病毒蛋白乐复能质控方法与质量标准的建立 . 中国肿瘤生物治疗杂志, 16(4) : 364-368.

祁岩超，王德州，李志阳 . 1996. 神经生长因子的基础研究和应用前景 . 广州医药, (1) : 3-5.

饶春明，丁丽霞 . 2005. 我国基因工程药物质量标准研究 (上) 中国药师, 8(6) : 456-458.

饶春明，丁丽霞 . 2005. 我国基因工程药物质量标准研究 (下) 中国药师, 8(6) : 459-461.

饶春明，刘兰，丁有学 . 2001. 重组牛碱性成纤维细胞生长因子国家标准品的研制 . 中国生物制品学杂志, 14(2) : 94-96.

饶春明，陶磊，史新昌，等 . 2007. 重组人干扰素 α1b 质量肽图分析及二硫键定位 . 药物分析杂志，27(10)：1505-1510.

饶春明，王军志，赵阳，等 . 2002. 重组人脑利钠肽质量标准与检定方法研究 . 药物分析杂志，22(5)：346-349.

饶春明，王军志 . 2015. 2015 年版《中国药典》生物技术药质量控制相关内容介绍 . 中国药学杂志，50(20)：1776-1781.

饶春明，张翊，韩春梅，等 . 2000. 重组人白细胞介素 -11 的胰蛋白酶切肽图分析 . 药学学报，35(5)：378-380.

饶春明，赵阳，丁有学，等 . 2001. 重组人粒细胞集落刺激因子活性测定标准品的研制 . 中国生物制品学杂志，14(2)：231.

饶春明 . 2016. 我国重组药物质量控制技术体系的建立和应用研究 . 中国药学杂志，51(13)：1057-1066.

申星，邢爽，熊国林，等 . 2013. 白细胞介素 12 辐射防护作用研究进展 . 国际药学研究杂志，40(3)：299-303.

沈琦，王威，刘大英 . 1999. rHu-TPO 体外生物学活性测定方法的建立 . 中国生物制品学杂志，12(3)：159-161.

沈琦，王威，刘大英 . 2001. 重组血小板生成素参考品的研制 . 中国生物制品学杂志，14(4)：223-224.

史新昌，刘兰，秦玺，等 . 2016. 重组人粒细胞刺激因子测活方法中几种常见显色方法的对比分析 . 中国药学杂志，13(7)：1080-1084.

孙卫民，王惠琴 . 1999. 细胞因子研究方法学 . 北京：人民卫生出版社：367-767.

王军志，高凯 饶春明 . 1999. 重组人肿瘤坏死因子 (rhTNF-α) 国家标准品的研制 . 中国肿瘤生物治疗杂志，6(4)：295-298.

王军志，高凯，饶春明 . 1999. rhTNF-α 生物学活性测定方法的改进及其对人白血病早幼粒细胞 HL-60 作用机理研究 . 中国肿瘤生物治疗杂志，6(2)：141-144.

王军志，李成明 . 1996. 日本基因工程药物产业化最新动态 . 微生物免疫学进展，24(3)：76-82.

王军志，饶春明，吴勇杰 . 1998. 神经生长因子眼球旁注射对家兔视网膜缺血损伤的保护作用 . 中国生物制品学杂志，11(2)：107-109.

王军志，赵阳，陈国庆，等 . 2001. 重组人干细胞因子生物学活性测定的质量控制研究 . 中国肿瘤生物治疗杂志，8(4)：294-296.

王军志 . 2007. 生物技术药物研究开发与质量控制 . 北京：科学出版社：457-618.

王箐舟，程雅琴，周勇，等 . 2000. rHuEPO 体内生物学检测方法比较 . 中国生物制品学杂志，13(2)：105-107.

王箐舟，程雅琴 . 1997. 检测 EPO 体内生物学活性的网织红细胞法的建立 . 中国生物制品学杂志，10(1)：45-48.

吴梧桐，丁锡申，刘景晶 . 1996. 基因工程药物——基础与临床 . 北京：人民卫生出版社：154-181.

肖林，程雅琴 . 1999. rHuEPO 唾液酸含量测定方法的建立与应用 . 中国生物制品学杂志，12(4)：233-235.

徐莉，饶春明 . 2014. 神经生长因子的研究进展 . 中国生物制品学杂志，27(1)：131-133.

杨鹏云，程雅琴，袁汉成 . 1997. 应用胰蛋白酶裂解反相 HPLC 法分析 rHuEPO 肽图 . 中国生物制品学杂志，10(4)：214-216.

姚光弼，傅希贤，徐道振，等 . 2000. 重组复合干扰素治疗慢性丙型肝炎的临床研究 . 中华传染病杂志，

18(2)：101-105.

苑方圆，李晶，梁成罡，等. 2014. 聚乙二醇 (PEG) 化尿酸氧化酶中游离 PEG 的含量测定. 药物分析杂志，34(3)：461-464.

张修建，王清明，陈惠鹏，等 . 2003. 药物的聚乙二醇修饰研究进展 . 解放军药学学报，19(3)：213-216.

张翊，饶春明，丁锡申 . 1996. 应用 RP-HPLC 分析基因工程人表皮生长因子肽谱 . 中国生物制品学杂志，9(3)：129-131.

张翊，王军志，郭莹，等 . 1998. 重组人 GM-CSF 的理化特性及其肽图的研究 . 中国肿瘤生物治疗杂志，5(2)：105-108.

周勇，程雅琴 . 2001. SDS-PAGE 法测定重组人红细胞生成素糖基化程度 . 中国生化药物杂志，22(4)，193-194.

日経バイオ年鑑 . 2000. 研究開発と市場産業動向 . 日経バイオテク ：41-393.

平嶋邦猛，浅野茂隆，朝長万左男 . 1996. サイトカインの基礎と臨床 . 東京：メディカルレビュー社：92-95.

Abbas AK，Lichtman AH，Pober JS. 1997. Cellular and Molecular Immunology(3rd ed). Philadelpia：W. B. Saunder Company.

Almasan A，Ashkenazi A. 2003. Apo2L/TRAIL：apoptosis signaling，biology，and potential for cancer therapy. Cytokine Growth Factor Rev，14：337-348.

Andrews RG，Knitter GH，Bartelmez SH，et al. 1991. Recombinant human stem cell factor，a c-kit ligand，stimulates hematopoiesis in primates. Blood，78：1975-1980.

Anthony R，Mire-Sluis，Robin T. 1998. Cytokines. London：Academic Press.

Bazan JF. 1991. Neuropoietic cytokines in the hematopoietic fold. Neuron，7(2)：197-208.

Blatt LM，Davis JM，Klein SB，et al. 1996. The biologic activity and molecular characterization of a novel synthetic interferon-alpha species，consensus interferon. J Interferon Cytokine Res，16(7)：489-499.

Browning JL，Ngam-ek A，Lawton P，et al. 1993. Lymphotoxin beta，a novel member of the TNF family that forms a heteromeric complex with lymphotoxin on the cell surface. Cell，72(6)：847-856.

Bussolino F，Wang J，Defilippi P，et al. 1989. Granulocyte and granulocyte-macrophage colony-stimulating factors induce human endothelial cells to migrate and proliferate. Nature，337：471-473.

Carroll MC，Katzman P，Alicot EM，et al. 1987. Linkage map of the human major hiscopatibility complex including the tumor necrosis factor genes. Proc Natl Acad Sci USA，84：8535-8539.

Center DM，Kornfeld H，Cruikshank W. 1996. Interleukin 16 and its funtion as a CD4 ligand. Immunol Today，17：476-478.

Chen WF，Zlotnik A. 1991. IL-10：a novel cytotoxic T cell differentiation factor. J Immnol，147：528-534.

Davatelis G，Wolpe SD，Sherry B. 1989. Macrophage inflammatory protein-1：a prostaglandin-independent endogenous pyrogen. Science，243：1066-1068.

Dembic Z，Loetscher H，Gubler U，et al. 1990. Two human TNF receptors have similar extracellular，butdistinct intracellular，domainsequences. Cytokine，2(4)：231-237.

Demetri GD，Griffin JD. 1991. Granulocyte colonystimulating factor and its receptor. Blood，78：2791-2802.

Dinarello CA. 1991. Interleukin-1 and interleukin-1 anatagonism. Blood，77：1627-1652.

Frampton JE，Lee CR，Faulds D. 1994. Filgrastim. A review of its pharmacological properties and therapeutic efficacy in neutropenia. Drug Evaluation，48：731-760.

Gao K，Rao CM，Tao L，et al. 2012. Development and calibration of a standard for the protein content of granulocyte colony-stimulating factor products. Biologics，40：151-157.

Gately MK. 1993. Interleukin-12：a recently discovered cytokine with potential for enhancing cell-mediated immune responses to tumors. Cancer Invest，11：500-506.

Giri JG，Kumaki S，Ahdieh M，et al. 1995. Identification and cloning of a novel IL-15 binding protein that is structurally related to the alpha chain of the IL-2 receptor. EMBO J，14：3654-3663.

Goodkin DE. 1994. Interferon beta-1b. Lancet，344：1057-1060.

Hall SS. 1994. Il-12 holds promise against cancer，glimmer of AIDS hope. Science，263：1685-1687.

Hassan HT，Zander A. 1996. Stem cell factor as asurvival and growth factor in human normal and malignant hematopoiesis. Acta Haematol，95：257-262.

He YS. 1991. Effect of nerve growth factor on the lesioned septohippocampal cholinergic system of aged rats. Brain Research，552：159-162.

Helgren ME，Squinto SP，Davis HL，et al. 1994. Trophic effect of ciliary neurotrophic factor on denervated skeletal muscle. Cell，76(3)：493-504.

Henderson JT，Seniuk NA，Roder JC. 1994. Localization of CNTF immunoreactivity to neurons and astroglia in the CNS. Brain Res Mol Brain Res，22(1-4)：151-165.

Hirano T，Akira S，Taga T，et al. 1990. Biological and clinical aspects of interleukin 6. Immunol Today，11：443-449.

Hollingshead LM，Goa KL. 1991. Recombinant granulocyte colony-stimulating factor(rG-CSF). A review of its pharmacological properties and prospective role in neutropenic conditions. Drug Evaluation，42：300-330.

Ihle JN. 1992. Interleukin-3 and hematopoiesis. Chem Immunol，51：65-106.

Keller JR ，Ruscetti FW. 1992. Transforming growth factor β(TGFβ)and its role in hematopoiesis. Int J Cell Cloning，10：2-11.

Kelley SK，Harris LA，Xie D，et al. 2001. Preclinical studies to predict the disposition of Apo2L/tumor necrosis factor-related apoptosis inducing ligand in humans：characterization of in vivo efficacy，pharmacokinetics，and safety. J Pharmacol Exp Ther，299：31-38.

Kishimoto T，Akira S，Narazaki M，et al. 1995. Interleukin-6 family of cytokines and gp130. Blood，86(4)：1243-1254.

Kohno T，Brewer MT，Baker SL，et al. 1990. A second tumor necrosis factor receptor gene product can shed a naturally occurring tumor necrosis factor inhibitor. Proc Natl Acad Sci USA，87(21)：8331-8335.

Korn AP，Rose DR，Fish EN. 1994. Three dimensional model of a human interferon-consensus sequence. J Interferon Res，14：1-9.

Koyama AH，Arakawa T，Adachi A. 1999. Comparison of an antiviral activity of recombinant consensus interferon with recombinant interferon-alpha-2b. Microbes Infect，1(13)：1073-1077.

Larocque L，Bliu A，Xu RR，et al. 2011. Bioactivity determination of native and variant forms of therapeutic interferons. Jouranl of Biomedicine and Biotechnology，article ID：174615.

Lebeaut A，Garaud JJ. 1997. Clinical development of interleukin-10. Eur Cytokine Netw，8：303-304.

Leblanc HN，Ashkenazi A. 2003. Apo2L/TRAIL and its death and decoy receptors. Cell Death Differ，10(1)：66-75.

Levi-Montalcini R. 1987. The nerve growth factor thirty five years later. Science，237：1154-1162.

Li Y，Rao C，Tao L，et al. 2014. Improved detection of variants in recombinant human interferon alpha-2a products by reverse-phase high-performance liquid chromatography on a core-shell stationary phase. J Pharm Biomed Anal，88：123-129.

Ma XJ, Chow JM, Gri G, et al. 1996. The interleukin 12 p40 gene promotor is primed is primed by interferon γ in monocytic cells. J Exp Med, 183: 147-152.

Marques MJ, Neto HS. 1997. Ciliary neurotrophic factor stimulates in vivo myotube formation in mice. Neurosci Lett, 234(1): 43-46.

Mcinnes IB, Liew FY. 1998. Interleukin 15: a proinflammatory role in rheumatoid arthritis synovitis. Immunology Today, 19: 75-79.

Mckenzie AN, Culpepper JA, de Waal Malefyt R, et al. 1993. Interleukin 13, a T-cell-derived cytokine that regulates human monocyte and B-cell function. Proc Natl Acad Sci USA, 90: 3735-3739.

McNiece IK, Briddell RA. 1995. Stem cell factor. J Leukocyte Biol, 58(1): 14-22.

Meager A , Gaines Das R , Zoon K. 2001. Establishment of new and replacement World Health Organization International Biological Standards for human interferon alpha and omega. Journal of Immunological Methods, 257(122): 17-33.

Milla P, Dosio F, Cattel L. 2012. PEGylation of proteins and liposomes: a powerful and flexible strategy to improve the drug delivery. Curr Drug Metab, 13(1): 105-119.

Mine-Sluis AR, Thorpe R, 1998. Cytoleines. San Diego California USA: Academin Press Inc.

Moore KW, O' Garra A, e-Waal Malefyt R, et al. 1993. Interleukin-10. Ann Rev Immunol, 11: 165-190.

Nelson-Dooley C, Della-Fera MA, Hamrick M, et al. 2005. Novel treatments for obesity and osteoporosis: targeting apoptotic pathways in adipocytes. Curr Med Chem, 12(19): 2215-2225.

Nophar Y, Kemper O, Brakebusch C, et al. 1990. Soluble forms of tumor necrosis factor receptors(TNF-Rs). The cDNA for the type I TNF-R, cloned using amino acid sequence data of its soluble form, encodes both the cell surface and a soluble form of the receptor. EMBO J, 9(10): 3269-3278.

Ozer H, Wiernik PH, Giles F, et al. 1998. Recombinant interferon-α thrapy in patients with follicular lymphoma. Cancer, 82: 1821-1830.

Pestka S, Langer JA, Zoon KC, et al. 1987. Interferons and their actions. Annu Rev Biochem, 56: 727-777.

Podlaski FJ, Nanduri VB, Hulmes JD. 1992. Molecular chanracterization of interleukin 12. Arch Biochem Biophys, 294: 230-237.

Puri RK, Siegel JP. 1993. Interleukin-4 and cancer therapy. Cancer Invest, 11: 473-481.

Qin Z, Blankenstein T. 1995. Tumor growth inhibition mediated by lymphotoxin: evidence of B lymphocyte involvement in the antitumor response. Cancer Res, 5(21): 4747-4751.

Quesniaux VFJ, Mayer P, Liechl E, et al. 1993. Review of a novel hematopoietic cytokine, interleukin-11. Int Rev Exp Pathol, 34A: 205-214.

Rao CM, Pei DN, Yu L, et al. 2016. Evaluation of a reporter gene assay for bioactivity determination of therapeutic interferons through a collaborative study. Current Pharmaceutical Analysis, 12(2): 129-136.

Sacca R, Cuff CA, Lesslauer W, et al. 1998. Differential activities of secreted lymphotoxin-alpha3 and membrane lymphotoxin-alpha1beta2 inlymphotoxin-induced inflammation: critical role of TNF receptor 1 signaling. J Immunol, 160(1): 485-491.

Smith CA, Davis T, Anderson D , et al. 1990 . A receptor for tumor necrosis factor defines an unusual family of cellular and viral proteins. Science, 248(4958): 1019-1023.

Sporn M, Roberts A, Wakefield L, et al. 1987. Some recent advances in the chemistry and biology of transforming growth factor-β . J Cell Biol, 105: 1039-1045.

Steward WP. 1993. Granulocyte and granulocte-macrophage colony-stimulating factor. Lancet, 342: 153-157.

Takatsu K. 1992. Interleukin-5. Curr Opin Immunol, 4: 299-306.

Theze J, Alzari PM, Bertoglio J. 1996. Interleukin-2 and its receptors: recent advances and new immunological functions. Immunology Today, 17: 481-486.

Van De water TR, Staecker H, Ernfors P et al. 1996. Neurotrophic factor as pharmacological agents for the treatment of injury auditory neurons. Ciba Found Symp, 196: 149-154.

Van Snick J. 1990. Interleukin-6: an overview. Annu Rev Immunol, 8: 253-278.

Veronese FM, Saccà B, Laureto PP, et al. 2001. New PEGs for protein modification, suitable for identification of the PEGylation site. Bioconjug Chem, 12(1): 62-70.

Wagner JA. 1996. Is IL-16 both a cytokine and a neurotrophic factor? J Exp Med, 183: 2417-2419.

Wang JZ, Bai DC, Rao CM, et al. 1997. Effect of 2. 5 s mouse nerve growth factor on regeneration of injured sciatic nerves in mice and rats. Aacta Pharmacologica Sinica, 18(6): 501-504.

Wang JZ, Wu YJ, Rao CM, et al. 1999. Effect of recombinant huamn basic fibroblast growth factor on stomach ulcers in rats and mice. Acta Pharmacologica Sinica, 20(8): 763-768.

Watt MJ, Dzamko N, Thomas WG, et al. 2006. CNTF reverses obesity-induced insulin resistance by activating skeletal muscle AMPK. Nat Med, 12(5): 511-512.

Weisbart R, Golde D, Clark S, et al. 1985. Human granulocyte macrophage colony-stimulating factor is a neutrophil activator. Nature, 314: 361-363.

Wolff SN, Herzig R, Lynch J, et al. 2001. Recombinant human thrombopoietin(rhTPO)after autologous bone marrow transplantation: a phase I pharmacokinetic and pharmacodynamic study. Bone Marrow Transplant, 27(3): 261-268.

World Health Organization. 2013. WHO Guidelines on the Quality, Safety, and Efficacy of Biological Medicinal Products Prepared by Recombinant DNA Technology. Switzerland: WHO Press: 91-92.

第十六章

治疗用抗体

第一节　抗体药物概述

抗体（antibody）是由免疫原（抗原）免疫动物，由动物体内产生的可与相应的抗原结合的免疫球蛋白。抗体与抗原结合后，可降低、去除或中和抗原的毒性，使机体免除由抗原导致的疾病。由于抗体只与它识别的抗原发生结合，具有高度的特异性，人们便利用抗体的此种特性，将它用于某些疾病的治疗，由此产生了抗体药物。广义上讲，所有机体内使用的抗体（除体内导向定位诊断用抗体）均属于这一类，如直接用于对某种疾病治疗或预防性治疗（如 CD3 单克隆抗体）的高效价免疫球蛋白等。抗体用于疾病的治疗已成为生物医学领域中的一个重要方面，1975 年 Köehler 和 Milstein 建立的杂交瘤细胞生产鼠单克隆抗体技术，为抗体药物的研究开发开创了一个崭新的时代。

1891 年德国医生首次将白喉毒素免疫血清用于患者的治疗并获得了成功，开创了抗体治疗的时代。20 世纪上半叶，随着免疫学的发展，动物免疫血清对疾病的治疗得到了非常广泛的应用。但随着抗生素及疫苗的出现，防治传染性疾病的新方法不断问世，加之某些免疫血清疗法的效果并不十分显著，导致了免疫血清的品种减少，但仍有一些因无其他更有效的药物或治疗方法而保留下来，如抗破伤风、抗白喉毒素等，这些制品的形式及质量均有了较大的改进，并且已由原来的抗血清过渡到精制抗体制品。目前使用的多为抗体 $F(ab')_2$ 片段，它们在相关疾病的预防和治疗中仍起着非常关键的作用。

20 世纪 80 年代之后，伴随着单克隆抗体技术及基因工程抗体技术在全世界的广泛普及，针对各种微生物抗原或人体蛋白质的单克隆抗体相继出现，单克隆抗体所具有的高特异性为其用于临床上特殊疾病的治疗奠定了基础。80 年代中期，美国 FDA 批准了鼠抗人 CD3 单克隆抗体 OKT3 应用于抗移植排斥。90 年代初期，众多的生物技术公司向美国 FDA 申报了 30 余种单克隆抗体制品进行临床研究，临床试验的结果充分展示了单克隆抗体在某些化学合成药物难以治疗的疾病方面具有广阔的应用前景。90 年代中期以后，随着分子生物学技术的发展，鼠源抗体的人源化改造成为可能，为人用治疗用单克隆抗体的开发奠定了基础。随着化学合成药的发现越来越难、研究成本越来越高，世界各国的大制药厂商均加大了对生物技术药品尤其是抗体药物的关注，加大了对抗体药物研发的投资，涌现了为数众多的以抗体作为主营业务的新型生物技术公司。抗体药物，尤其是人源化或人源单克隆抗体已成为目前发展最快的生物制品之一，是 21 世纪生物制药界的热点。

1986 年，世界上首个单克隆抗体药物——用于治疗器官移植出现的排斥反应的抗 CD3 单抗 OKT3 获得美国 FDA 的上市批准，由此拉开了单抗药物发展的序幕。单克隆抗体作为治疗药物，因其高度的特异性、有效性和安全性，在恶性肿瘤、自身免疫性疾病、感染和器官移植排斥等多种疾病中取得了较好的治疗效果，现已成为推动全球生物产业发展的引擎，更是制药企业争相布局的“金矿产业”。截至 2016 年 11 月，FDA 和 EMA 共批准 65 个抗体类药物上市（表 16-1），2013~2015 连续三年全球销售排名前十位的处方药中有 6 个为抗体类药物，单品种销售额均超过 60 亿美元。目前，我国抗体药物开发市场正处于高速发展的时期，虽然国内单抗的市场规模还较小，具有成熟的抗体工业体系和规模化生产能力的企业为数不多，但在过去的 5 年内，国内陆续有创新的抗体药物上市或者进入后期临床阶段，这些突破性的成果一步步推动着我国抗体产业的发展，截至 2016 年 11 月，CFDA 共批准了 10 个国产抗体类药物（表 16-2）。

表 16-1　美国 FDA 和欧盟已批准上市的抗体类药物

商品名	INN	类型	抗原	适应证	批准时间
OKT3	Muronomab-CD3	鼠源	CD3	异体移植	1986
Reopro	Abciximab	嵌合，Fab	GP Ⅱb/ Ⅲa	心血管疾病	1994
Panorex	Edrecolomab	鼠源	17-1A	直肠癌	1995
Rituxan	Rituximab	嵌合	CD20	非霍奇金淋巴瘤	1997
Zenapax	Daclizumab	嵌合	CD25	肾脏移植	1997
Simulect	Basiliximab	融合蛋白	CD25	肾脏移植	1998
Enbrel	Etanercept	人源化	TNF	类风湿关节炎等	1998
Synagis	Palivizumab	人源化	RSV 融合蛋白 A	呼吸道感染	1998
Herceptin	Trastuzumab	嵌合	HER2	乳腺癌，胃癌	1998
Remicade	Infliximab	鼠源	TNFα	类风湿关节炎等	1999
CroFab	Crotalidae Immu Fab	羊源	Snake poison	抗蛇毒	2000
Mylotarg	Gemtuzumab ozogamicin	人源化	CD33	白血病	2000
DigiFab	Digoxin Immu Fab	羊源	Digoxin	地高辛毒性	2001
Campath	Alemtuzumab	人源化	CD52	淋巴癌	2001
Zevalin	Ibritumomab Tiuxetan	抗体偶联药物	CD20	淋巴癌	2002
Humira	Adalimumab	完全人源化	TNFα	类风湿关节炎等	2002
Amevive	Alefacept	融合蛋白	CD2	银屑病	2003
Raptiva	Efalizumab	人源化	CD11a	银屑病	2003
Xolair	Omalizumab	人源化	IgE	过敏性哮喘	2003
Bexxar	131I-Tositumomab	人源化	CD20	淋巴瘤	2003
Tysabri	Natalizumab	人源化	α4β1 Integrin	多发性硬化症	2004

续表

商品名	INN	类型	抗原	适应证	批准时间
泰欣生	Nimotuzumab	人源化	EGFR	神经胶质瘤	2004
Erbitux	Cetuximab	嵌合	EGFR	结直肠癌等	2004
Avastin	Bevacizumab	Fab-PEG	VEGF	结直肠癌等	2004
Orencia	Abatacept	融合蛋白	CD80/CD86	类风湿关节炎	2005
Vectibix	Panitumumab	完全人源化	EGFR	结直肠癌	2006
Lucentis	Ranibizumab	人源化	VEGF	湿性黄斑变性	2006
Soliris	Eculizumab	人源化	C5	血红蛋白尿症	2007
Cimzia	Certolizumab Pegol	人源化	TNFα	类风湿关节炎	2008
Removab	Catumaxomab	双特异抗体	EpCAM，CD3	恶性腹水	2009
Simponi	Golimumab	完全人源化	TNFα	类风湿关节炎等	2009
Ilaris	Canakinumab	完全人源化	IL-1β	关节炎	2009
Stelara	Ustekinumab	完全人源化	IL-12，IL-23	银屑病性关节炎	2009
Arzerra	Ofatumumab	完全人源化	CD20	慢性淋巴性白血病	2009
Actemra	T℃ ilizumab	人源化	IL-6R	类风湿性关节炎	2010
Prolia	Denosumab	完全人源化	RANKL	骨质疏松	2010
Benlysta	Belimumab	完全人源化	BLyS	系统性红斑狼疮	2011
Yervoy	Ipilimumab	完全人源化	CTLA-4	黑色素瘤	2011
Nulojix	Belatacept	融合蛋白	CTLA-4	移植排斥	2011
Adcetris	Brentuximab Vedotin	抗体偶联药物	CD30，MMAE	淋巴瘤	2011
Eylea	Aflibercept	融合蛋白	VEGF	黄斑变性等	2011
Perjeta	Pertuzumab	人源化	HER2	乳腺癌	2012
ABthrax	Raxibacumab	完全人源化	炭疽菌保护性抗原	吸入性炭疽热	2012
Kadcyla	Ado-trastuzumab emtansine	抗体偶联药物	HER2，DM1	乳腺癌	2013
Gazyva	Obinutuzumab	人源化	CD20	白血病	2013
Cyramza	Ramucirumab	完全人源化	VEGFR2	胃癌	2014
Sylvant	Siltuximab	嵌合	IL-6	卡斯特雷曼氏症	2014
Entyvio	Vedolizumab	人源化	Integrin α4β7	溃疡性结肠炎等	2014
Keytruda	Pembrolizumab	人源化	PD-1	黑色素瘤	2014
Blincyto	Blinatumomab	完全人源化	CD19，CD3	白血病	2014
Opdivo	Nivolumab	完全人源化	PD-1	黑色素瘤	2014
Cosentyx	Secukinumab	人源化，Fab	IL-17A	严重斑块性银屑病	2015
Unituxin	Dinutuximab	嵌合	GD2	神经母细胞瘤	2015
Praluent	Alir℃ umab	完全人源化	PCSK9	高胆固醇血症	2015
Repatha	Evol℃ umab	完全人源化	PCSK9	高胆固醇血症	2015

续表

商品名	INN	类型	抗原	适应证	批准时间
Praxbind	Idarucizumab	人源化	Dabigatran	Pradaxa 解毒剂	2015
Nucala	Mepolizumab	人源化	IL-5	哮喘	2015
Darzalex	Daratumumab	完全人源化	CD38	多发性骨髓瘤	2015
Portrazza	Necitumumab	完全人源化	EGFR	非小细胞肺癌	2015
Empliciti	Elotuzumab	人源化	SLAMF7	多发性骨髓瘤	2015
Anthim	Obiltoxaximab	嵌合	炭疽菌保护性抗原	吸入性炭疽热	2016
Taltz	Ixekizumab	人源化	IL-17A	斑块性银屑病	2016
Cinqair	Reslizumab	人源化	IL-5	重度哮喘	2016
Tecentriq	Atezolizumab	人源化	PD-L1	尿路上皮癌	2016
Zinplava	Bezlotoxumab	完全人源化	艰难梭菌毒素	预防艰难梭菌感染的复发	2016

表 16-2　CFDA 已批准上市的国产抗体类药物

药品名称（商品名）	靶点	适应证	生产企业	批准时间
抗人白细胞介素 -8 鼠单抗乳膏（恩博克）	IL-8	银屑病	大连亚维	2003
碘 [^{131}I] 肿瘤细胞核人鼠嵌合单克隆抗体注射液（唯美生）	肿瘤坏死区中变性、坏死细胞的细胞核	肺癌	上海美恩	2006
注射用抗人 T 细胞 CD3 鼠单抗	CD3	移植排斥	武汉生物制品研究所	2010
碘 [^{131}I] 美妥昔单抗注射液（利卡汀）	HAb18G	肝癌	成都华神	2011
注射用重组人Ⅱ型肿瘤坏死因子受体——抗体融合蛋白（强克）	TNFR	强直性脊柱炎	上海赛金	2011
重组抗 CD25 人源化单克隆抗体注射液（健尼哌）	CD25	移植排斥	上海中信国健	2011
尼妥珠单抗注射液（泰欣生）	EGFR	鼻咽癌	百泰生物	2012
康柏西普眼用注射液（朗沐）	VEGF	湿性年龄相关性黄斑变性	成都康弘	2013
注射用重组人Ⅱ型肿瘤坏死因子受体 - 抗体融合蛋白（益赛普）	TNF-α	类风湿性关节炎、银屑病、强直性脊柱炎	上海中信国健	2015
注射用重组人Ⅱ型肿瘤坏死因子受体 - 抗体融合蛋白（安佰诺）	TNFR	类风湿性关节炎、银屑病、强直性脊柱炎	浙江海正	2015

抗体类药物经历了鼠源抗体、嵌合抗体、人源化抗体、全人源化抗体的发展历程，在这一过程中逐步减少了鼠基因序列及抗抗体反应，提高了单克隆抗体的功效和安全性，目前人源化及全人源化抗体以其低排斥反应等优点成为抗体药物发展的主要趋势。近年来，随着分子生物学技术的发展，国内外各类新型抗体药物，包括新靶点、新结构人源化抗体、抗体偶联药物、双特异性抗体、复方抗体、抗微生物感染抗体、单臂抗体、骆驼抗体、抗体融合蛋白及生物类似药不断涌现。面对种类复杂多样的单抗药物，其质量控制也变得愈发重要，只有日趋完善的质控技术保证抗体药物的安全有效，它才能在人类与疾病抗争的过程中发挥越来越重要的作用。单抗属于蛋白聚合体，由两条相同的重链和轻链通过链间二硫键连接形成，分子量大，结构复杂，对单抗的质量控制也相对困难。现有单抗药物多通过重组技术由哺乳动物细胞表达生产，完整的生产过程包括生产细胞系的构建及传代扩增、细胞培养及抗体的纯化、抗体产品分装保存等，参照生物制品需要全程质控的原则，抗体药物的质量控制主要包括三个方面的内容：生产细胞、生产过程及产品的质量控制。鉴于抗体的生产过程与其他生物制品一样，须遵循《药品生产管理规范》(Good Manufacture Practice，GMP）的要求，本章未对生产工艺验证及生产过程的质控问题进行阐述，主要介绍了生产细胞及产品质量研究要解决的共性问题，以及质控中所用标准物质的相关研究。

第二节 抗体药物质量研究要点

一、国内外法规技术指南介绍

近年来医药工业对于生物大分子药品质量控制实践经验的不断积累、分析手段的持续进步，以及质量源于设计、风险评估等国际先进药品质量控制理念的逐步推广，推动了各类生物药质量控制国际指南、法规的修订。抗体类药物属于重组技术产品，质量控制方面应满足国内外重组技术产品相关要求。目前新版《WHO 重组 DNA 产品质量安全有效性评价指南》(WHO Guidelines on Quality，Safety，and Efficacy of Biological Medicinal Products Prepared by Recombinant DNA Technology）已颁布；《欧洲药典》(Monoclonal Antibodies for Human Use)、《美国药典》(Control Strategies for Recombinant Therapeutic Monoclonal Antibodies）均设立了针对抗体类产品的总论，即 General Monograph 或 General Chapter；ICH-Q5、Q6、Q8-Q11 等技术指南为抗体类产品的质量控制提供了指导性的范本。由于众多生物药物面临专利保护到期，为了确保生物类似药的质量与安全，欧盟于 2006 年首先颁布实施了生物类似药的指南，WHO 和 FDA 也先后于 2009 年和 2012 年颁布了生物类似药指南，并影响了亚洲、南美洲、中东、非洲等医药工业相对欠发达的国家和地区类似法规的制定。近两年这些国家都对已颁布的生物类似药指南进行了修订，WHO 也新增了针对单克隆抗体生物类似药的技术指导原则，中国也于 2015 年 2 月发布了《生物类似药研发与评价指导原则》。上述指南和法规中有大量是关于生物大分子量控制技术要求的论述，使包括抗体在内的生物大分子药物质量有了进一步提升的空间。

《中国药典》(三部) 颁布了我国单克隆抗体类生物治疗药物的总论和重组 DNA 技术产品总论，在此基础上制定相应品种各论，对新产品的质量标准化研究具有重要的指导意义。在抗体类药物质量控制方面，应当依据或参照以上药典标准进行，同时也应参照《人用重组 DNA 制品质量控制技术指导原则》、《人用单克隆抗体质量控制技术指导原则》等相关国内法规和技术指导原则的要求。

二、抗体药物质量研究的共性问题

(一) 细胞株的质量控制

细胞株的质量控制在《中国药典》(2015 版)(三部) 通则"生物制品生产检定用动物细胞基质制备及检定规程"中有非常具体的规定，用于生物制品生产和检定的细胞株需通过全面的检定，目前单抗的细胞株主要有鼠源的 SP2/0、NS0 和 CHO 细胞株，这几种细胞除一般的细胞株的特征外，还可能携带鼠源性的病毒等外源因子的污染，特别是自身携带的逆转录病毒，动物试验显示具有致肿瘤性，因此必须严格控制细胞株的质量。申报单位不仅要提供规定十分详实的文件资料，还要有具体的试验结果，特别是包括病毒灭活工艺在内的工艺验证资料，并经过国家有关管理部门的认可或批准。

1. 重组工程细胞的构建

1) 宿主细胞的选择

宿主细胞的选择主要基于两个方面的考虑：安全性及适用性。基于安全的考虑，宿主细胞的来源及培养历史应十分清楚，可溯源有关背景资料，例如，最初分离建立株/系的机构、是否有外源添加序列、传代经过及传代过程中所用过的人源或动物源性材料、细胞可能存在的内源病毒及致瘤性等。对于改良的传代细胞、全新构建的转化细胞等，由于前期研究、背景资料和致瘤性风险等积累的认识十分有限，其开发应用将引入新的安全性隐患，需要慎重权衡利弊，在开展充分研究的基础上严格控制潜在的风险性。

基于适用性的考虑，应明确细胞的生长特征、培养条件、培养液要求、导入目的基因的表达水平等信息，结合产品的临床适应证及用法用量等进行综合分析，选择与特定单抗制品相适应的宿主细胞。

2) 构建过程中的质量控制

目前可采用多种表达载体、基因导入方法和筛选标记等进行工程细胞的构建及筛选，构建成功的标志是工程细胞能够稳定、高效地表达结构正确且具有生物活性的抗体。构建过程应有详细的克隆基因的序列，包括插入的抗体基因及表达载体两侧端控制区的核苷酸序列；应详细说明载体引入宿主细胞的方法、载体在宿主细胞内的状态(是否整合到染色体内)及拷贝数；应提供宿主和载体结合后的遗传稳定性资料；应详细叙述在生产过程中，启动和控制克隆基因在宿主细胞中的表达所采用的方法及表达水平。

2. 细胞库的建立

细胞库的建立是为了保证重组单抗生产的稳定性及批间一致性。参照《中国药典》

（2015 版）（三部）中“生物制品生产检定用动物细胞基质制备及检定规程”的要求，细胞库为三级管理，即原始细胞库、主细胞库及工作细胞库。如为引进的细胞，可采用主细胞库和工作细胞库组成的二级细胞库管理。在某些特殊情况下，也可使用主细胞库一级细胞库，但须得到国务院药品监督管理部门的批准。

1）原材料的选择及细胞操作要求

用于建库的初始工程细胞株应为经过克隆选择而形成的均一细胞群体，必要时须经与实际生产过程采用的无血清培养基和培养条件相一致的适应性培养。细胞培养及扩增所用原辅料应按照国家药品监督管理总局有关规定执行；动物源性原料的使用应提供来源及质控检测资料；细胞培养液不得含有人血清，不得使用青霉素或β- 内酰胺类抗生素。

细胞操作过程应符合现行版《药品生产质量管理规范》的要求。生产人员应定期检查身体。为避免微生物污染和实验室中其他类型细胞的交叉污染，在生产区内不得进行微生物或非生产用细胞的操作；在同一工作日进行细胞操作前，不得操作或接触有感染性的微生物或动物。

2）原始细胞库（PCB）

重组工程细胞经过克隆培养形成的均一细胞群体，通过检定可用于重组单抗的生产，在特定条件下，将一定数量、成分均一的细胞悬液，定量均匀分装于安瓿，于液氮或 –130℃以下冻存，即为原始细胞库，供建立主细胞库用。

3）主细胞库（MCB）

取原始细胞库细胞，经过一定方式进行传代、增殖后均匀混合成一批，定量分装保存于液氮或 –130℃以下，经全面检定合格后，即为主细胞库，用于工作细胞的制备。生产企业的主细胞库最多不得超过 2 个细胞代次。

4）工作细胞库（WCB）

工作细胞库的细胞由 MCB 细胞传代扩增制成。由 MCB 的细胞经传代扩增，达到一定代次水平的细胞，合并成一批均质细胞悬液，定量分装于安瓿或适宜的细胞冻存管，保存于液氮或 –130℃以下备用，即是工作细胞库。生产企业的工作细胞库必须限定为一个细胞代次，冻存细胞的传代水平需确保细胞复苏后传代增殖的细胞数量能满足生产一批制品。复苏后细胞的传代水平不应超过批准用于生产的最高限定代次。

3. 细胞库的管理

细胞库中每支细胞应有明确的标记，包括细胞系 / 株名、代次、批号、编号、冻存日期、储存容器的编号等；冻存前的活细胞比例应不低于 90%，复苏后细胞存活率应不低于 85%，冻存后的细胞应至少做一次复苏培养并连续传代至衰老期，检查不同传代水平的细胞生长情况；主细胞库和工作细胞库应分别存放，非生产用细胞应与生产用细胞严格分开存放。上述各级种子库的细胞应按照特定的要求经过全面检定合格后方可使用。

4. 细胞的检定

合格的生产细胞是得到合格的重组抗体的前提和基础，为保证产品的安全性和有效性，应对生产细胞进行全面的检定。《中国药典》（2015 版）（三部）中“生物制品生产检定用动物细胞基质制备及检定规程”及“重组制品生产用哺乳动物细胞质量控制技术评价一般原则”对细胞的质控内容作了较为详细的阐述，主要包括细胞的鉴定及微生物污染的检定。重组单抗生产细胞作为经过 DNA 重组技术获得的含有特定基因序列的细胞系，在质控内容方面还增加了细胞稳定性的考察、抗体基因或抗体的鉴别试验、细胞产物中外源病毒因子的检测。

由于生产细胞分三级细胞库管理，对于原始库细胞和 / 或主库细胞，通常需要进行一次全面系统的研究检定，包括遗传学、生物学和微生物学检定，以保证起始细胞的一致性并排除污染。经过传代稳定性研究的主细胞到工作细胞，只经过简单的传代、扩增，可适当简化检定项目，重点检测外源因子污染和细胞污染。

1）细胞的鉴定

（1）细胞鉴别试验：现行药典规定，新建细胞库（MCB 和 WCB）及生产终末细胞应进行细胞鉴别试验，以对细胞的种属来源进行确证并排除其他细胞的交叉污染。细胞鉴别可通过生长形态、生化检测法（如同工酶法）、免疫学检测（如组织相容性抗原、中和特异性免疫血清）、遗传学检测（如染色体核型、标记染色体检测）、遗传标志检测（如 DNA 指纹图谱、STR 图谱、基因组二核苷重复序列）等方法进行。

（2）抗体基因及抗体的鉴别试验：抗体基因的检测是抗体生产细胞鉴别试验的重要组成部分，其目的是保证生产细胞中抗体基因的正确与完整，以得到结构正确的抗体产品。常用的方法包括：通过 PCR 扩增样本 DNA 或用从细胞基质中分离的 RNA 制备的 cDNA 来进行 DNA 序列分析；通过限制酶酶谱和 Southern 杂交来检测基因的完整性，确定目的基因的拷贝数，并检测是否有任何序列插入或缺失等。目的基因的检测应贯穿于工程细胞的构建及筛选、细胞库的建立和检定，以及生产细胞培养监控的全过程。抗体产物可通过免疫斑点或免疫印迹试验等进行鉴别。

（3）致瘤性鉴定：目前生产重组单抗经常用到的细胞株 CHO、NS0、C127 等已证明具有致瘤性，国外指导原则通常不再要求进行致瘤性检查，但对于该细胞来源的制品，要优化生产工艺，严格限制致瘤性成分如宿主残余 DNA 在成品中的含量；现行药典也规定对于已证明具有致瘤性的传代细胞可不必进行致瘤性检查，但一般认为生产中应用的插入外源基因的工程细胞应当视为全新的细胞，必须进行致瘤性的检查，并在细胞库检定中进行传代 / 扩增过程中的对比试验，观察致瘤性特征的改变，并制定后续处理工艺条件和限制性要求，对致瘤性带来的安全性风险进行控制。

致瘤性试验可通过体内试验和体外试验进行。体内试验有裸鼠法和新生小鼠法，体外法可采用软琼脂克隆形成试验或器官培养试验，具体实验操作参见现行药典中“生物制品生产检定用动物细胞基质制备及检定规程”。

2）病原微生物污染检测

（1）细菌、真菌及支原体检查：对细胞培养上清液进行无菌检查，结果须符合规定要求。使用的培养基应适合需氧菌、厌氧菌和真菌的生长，并且培养基的灵敏度要满足要求。无菌检查法包括直接接种法和薄膜过滤法，如供试品允许，应优先采用薄膜过滤法。对于直接接种法，若制品中含有防腐剂，应先行增菌培养。在进行支原体检查时，应注意同时进行培养法和指示细胞法两种方法。

（2）内、外源病毒因子检查：用于确定待检细胞中是否存在潜在的可感染的病毒（如鼠源性病毒）及操作带入的外源性病毒。检测病毒的种类及方法须根据细胞的种属来源及细胞特性决定，对于重组工程细胞来说，还应当对细胞裂解物或收获液进行外源因子检测。

一般病毒因子可通过细胞形态观察及红细胞吸附试验、不同细胞传代培养法及接种动物和鸡胚法检测，其中《中国药典》(2015 版)(三部)中新增规定：用不同细胞传代培养法检测病毒因子时，应设立病毒阳性对照，包括可观察细胞病变的病毒阳性对照及血吸附阳性对照。另外，新版药典对检定用细胞也增加了明确要求，具体参见《中国药典》(2015 版)中“生物制品生产检定用动物细胞基质制备及检定规程”。

对于逆转录病毒及其他内源性病毒或病毒核酸的检测，现行药典规定：小鼠来源和其他啮齿类来源的细胞系或其杂交瘤细胞系有可能携带潜在的逆转录病毒。因此，对于人 - 鼠杂交瘤细胞系应进行特异性逆转录病毒检测。如用于单克隆抗体生产的小鼠细胞系，则可不检测特异性的逆转录病毒，但在生产工艺中应增加病毒灭活程序。

根据待检细胞系 / 株的种属及组织来源，还应进行特殊外源病毒因子的检测。如为鼠源细胞系，一般检测出血热病毒、淋巴细胞脉络从脑膜炎病毒、Ⅲ型呼肠孤病毒、仙台病毒、脱脚病病毒、小鼠腺病毒、小鼠肺炎病毒、逆转录病毒等；如为人源细胞系，应检测人鼻咽癌病毒、人巨细胞病毒、人逆转录病毒、人乙型肝炎病毒、人丙型肝炎病毒等。

3）细胞的稳定性研究

抗体生产细胞一般为通过基因工程获得的重组工程细胞，生产者须具有相关的稳定性研究资料，包括重组细胞的遗传稳定性、目的基因表达稳定性、目的产品持续生产的稳定性，以及一定条件下保存时细胞生产抗体产品能力的稳定性等资料。

(二)抗体药物的表征分析

单克隆抗体是迄今为止分子量仅次于重组人凝血因子Ⅷ的药用蛋白，其分子结构具备高度的复杂性。IgG 型抗体是由两条重链（≈ 50kDa）和两条轻链（≈ 25kDa）经链间二硫键相连，所构成的“Y”形四聚体糖蛋白。一般在抗体的恒定区或可变区还存在 *N*/*O*-糖基化修饰。抗体药物与药物靶标特异性结合后，通过阻断细胞信号转导通路，或诱导效应功能，如抗体依赖的细胞介导的细胞毒性作用（ADCC)、补体依赖的细胞毒作用（CDC)、抗体依赖的细胞介导的细胞吞噬作用（ADCP）或运载偶联小分子化药等多种方式发挥作用。

由于重组抗体的制备工艺采用动物细胞异源表达，其分子结构上存在多种翻译后修饰。因此，抗体药物的结构还具有显著的“异质性”或“非均一性”的特点。根据 IgG 型抗体潜在的修饰位点（*N*/*O*- 糖基化、焦谷氨酸环化、赖氨酸剪切、天冬氨酸异构及甲硫氨酸氧化等)，推测出的理论变异体至少有 108 种，这些修饰变异又表现为分子大小、电荷、糖谱等多种形式的差异。临床研究已经证实，某些抗体药物的变异体具有不同的药代、药效和免疫原性属性。可以说，抗体分子结构上存在的“复杂性”和“异质性”，决定了抗体药物表征研究的难度与挑战。

正确的分子结构是保证抗体药物安全、有效的物质基础。质量研究中对抗体药物进行全面的表征研究是进行质量控制的重要手段。因此，国内外关于抗体药物研发的指导原则均强调，抗体药物的表征研究应采用现有先进的分析手段（state-of-the-art)，从物理化学、免疫学、生物学等角度对产品进行全面的分析，并提供尽可能详尽的信息以反映目标产品内在的质量属性。下文将结合抗体药物具体案例，介绍抗体药物表征研究的主要内容与一般方法。

1. 一级结构

1）分子量

由于抗体的恒定区具有糖基化修饰，一般经过脱糖处理后测定分子量。通过实测值和理论值的比较，可以初步判定抗体药物序列是否正确。例如，某曲妥珠生物类似药完整蛋白分子量与原研参比存在 64Da 差异，重链分子量与原研参比存在 32Da 差异，因此，可初步判定该生物类似药重链氨基酸序列存在错误或翻译后修饰。

2）氨基酸序列

抗体药物的一级结构（氨基酸序列）是其生物活性、临床疗效的物质基础，尤其是对于生物类似药而言，确保氨基酸序列与原研参比一致是首要条件。一般重组抗体经蛋白酶切（Lys-C、Asp-N 或 Glu-C）后，利用串联液相质谱技术进行肽质量图谱分析来确证氨基酸序列。例如，上文提及的曲妥珠生物类似药经肽质量图谱分析确定，其分子量差异位于胰蛋白酶酶切肽段 T35 上。在生物类似药开发的早期筛选阶段也会出现一级结构的改变，均可以利用质谱技术予以鉴定。

3）氨基酸含量分析

重组抗体酸水解后，经衍生化试剂处理后可使用液相定量分析其氨基酸含量。但是由于水解过程中对于稳定性差的氨基酸（丝氨酸、苏氨酸等）破坏较大，或某些氨基酸因空间位阻原因难于水解（异亮氨酸），某些氨基酸的实际测定值偏低。此外，对于生物大分子而言，氨基酸含量仅是其一级序列确证的佐证，并不能表明其氨基酸序列的正确性。因此，氨基酸含量分析在抗体药物的结构确证研究中意义有限。

4）N/C 端异质性

N 端测序是抗体药物一级结构鉴定的重要方法，通常将还原后的抗体轻、重链经 Edman 降解依次测定 N 端氨基酸序列。若抗体的 N 端存在焦谷氨酰封闭，需采用焦谷氨肽酶去封闭后再进行 Edman 降解测定。重组表达的抗体药物由于工程细胞内羧肽酶 D 的降解，还会导致重链 C 端赖氨酸不完全剪切。目前，已经证实重组抗体普遍存在着 N/C 端异质性的现象，并且没有证据表明 N/C 端异质性对抗体的安全性、有效性产生影响。但是，通过 N/C 异质性的分析有助于加强重组抗体药物的质量控制。为了减少 C 端的异质性，亦有通过基因水平去除末端赖氨酸的设计。

5）氨基酸修饰分析

抗体药物的质量肽图通过测定肽段分子量及二级碎片分子量，可以进一步分析氨基酸的修饰类型及其比例，如脱酰胺、甲硫氨酸氧化、糖基化修饰、N 端焦谷氨酸环化、C 端赖氨酸切除等。目前已经证实在加速降解条件下，抗体 CDR 区氨基酸的化学修饰可能会影响其亲和力和生物学活性。鉴定修饰的类型及位置可作为抗体药物 CQA 评定的重要指标。

6）糖基化修饰

除了个别改构的 IgG1（N297A）型抗体不具有糖基化修饰外，绝大多数抗体和抗体融合蛋白均存在 *N*- 糖或 *O*- 糖修饰。抗体的 *N*- 糖修饰发生在“Asn-X-Ser/Thr”（X 为除 Pro 外的任意氨基酸）序列中的 Asn 位点。*O*- 糖修饰没有特殊基序结构，多发生在抗体融合蛋白序列的 Ser 和 Thr 的羟基上。糖基化修饰在维持抗体正常结构和生物活性上发挥着重要作用。例如，高半乳糖修饰可提高抗体的 CDC 效应；低岩藻糖修饰可提高抗体的 ADCC、ADCP 效应；而 α-1, 3 半乳糖或 NGNA 等非人糖基化修饰则可在临床上引起免疫原性等。

因此，需要对糖基化位点、寡糖分布及糖链结构等进行充分研究。例如，阿巴西普存在 3 个 *N*- 糖基化修饰位点和 4 个 *O*- 糖基化修饰位点；依那西普含有 3 个 *N*- 糖修饰位点和 13 个 *O*- 糖修饰位点；西妥昔单抗在 Fab 和 Fc 区域均具有 *N*- 糖修饰。寡糖分布是对抗体药物中不同修饰形式的寡糖链所占比例进行分析。一般使用糖苷酶酶切糖链后，经衍生化处理，使用液相色谱分析确定各寡糖链所占的比例。在抗体药物的质量控制中，对于影响抗体效应功能的寡糖分布，应重点关注并进行控制。例如，以 ADCC 效应为主要作用机制的曲妥珠单抗，应重点关注影响恒定区效应功能的寡糖分布，但是曲妥珠单抗原研产品不同批次的糖基化修饰亦有较大的变异。糖链的结构分析一般采用多种糖苷酶分步酶切确定单糖连接方式，通过测定糖链分子量预测糖链结构。

2. 二级结构

1）二硫键

IgG 型抗体由两条轻链和重链，通过链间二硫键组装而成。二硫键的构型有时可以显著影响抗体的功能。二硫键的测定通常采用酶切后质量肽图谱的方法，通过测定还原与非还原状态的酶切分子量或通过二硫键肽段的二级质谱碎片来确证抗体二硫键配对情况。抗体药物的表征研究既要验证正确的二硫键配对，也要关注二硫键错配形式。对于治疗性抗体应用较多的 IgG 亚型：IgG1 和 IgG4 抗体分子内含有 16 个二硫键，其中链内二硫键 12 个，链间二硫键 4 个；IgG2 抗体分子内含有 18 个二硫键，其中链内二硫键 12 个，链间二硫键 6 个；而对于复杂的抗体融合蛋白依那西普，则含有 29 个二硫键和多种错配形式二硫键。

2）自由巯基

理论上含完整二硫键的 IgG 抗体分子内应不存在自由巯基，但是由于有些抗体存在额外的半胱氨酸或者存在未形成二硫键的半胱氨酸残基，抗体分子中一般含有少量的自由巯基（0.02mol/mol 蛋白左右）。通常采用 ELLMAN 试剂法测定自由巯基，其原理为 DTNB 与抗体的自由巯基反应后生成 TNB，根据 TNB 吸光度确定抗体的自由巯基含量。

3. 高级结构

测定抗体分子高级结构的常用方法是圆二色谱法，该方法利用蛋白质的圆二色性及不对称分子对左右圆偏振光吸收的不同来进行结构分析。远紫外区（190~230nm）光谱可反映蛋白质二级结构，即 α 螺旋、β 折叠、转角和不规则卷曲的比例。近紫外区（250~350nm）光谱反映蛋白三级结构变化，即侧链生色基团色氨酸、苯丙氨酸、酪氨酸等残基的排布信息和二硫键微环境的变化；此外，差示扫描量热法（differentical scanning calorimetry）、氢氘交换质谱（hydrogen/deuterium exchange and mass spectrometry）、傅里叶转换红外光谱（Fourier-transform infrared spctroscopy）、X 光晶体学（X-ray crystallography）、核磁共振技术（nuclear magnetic resonance technology）

等也常用于分析抗体药物的高级结构。

4. 免疫学活性

1）可变区抗原亲和力

抗体药物的靶向特异性体现在其可变区与靶抗原特异性结合，可变区的抗原亲和力一般采用酶联免疫吸附法、流式细胞术和 BIA 法等方法进行测定。采用竞争 ELISA 法测定抗体结合活性时，将供试品与标准品与酶标抗体竞争结合包被抗原，对抗体浓度与吸光值的量效关系进行四参数拟合后，计算供试品与标准品的 EC_{50} 值来评价抗体药物的结合活性；流式细胞术通过测定抗体与表达抗原的靶细胞之间的结合阳性率，评价抗体与细胞表面抗原的结合活性；BIA 法是通过实时、动态监测抗体与芯片表面固化的抗原之间的结合 - 解离反应，计算出抗体的亲和常数等动力学参数。

2）恒定区效应功能

抗体的恒定区通过与 FcγR 结合介导 ADCC、ADCP 等功能，通过与 C1q 结合介导 CDC 功能，通过与新生儿受体 FcRn 结合延长抗体在体内的半衰期。因此，可以通过测定抗体与相应受体结合力（CD16，C1q）来间接反映其潜在体内效应功能，也可以采用基于细胞的生物测活方法直接测定恒定区介导的效应功能。例如，采用新鲜分离的人外周血单个核细胞或 NK 细胞作为效应细胞，或者采用报告基因法测定抗体介导的 ADCC 效应；采用补体与靶细胞共孵育的方法，测定抗体介导的 CDC 效应。

5. 生物活性

抗体药物的生物活性直接反映了其临床应用的体内效力，是抗体药物质量控制的重要指标。抗体药物的生物学活性测定，一般采用体外细胞法或动物模型法模拟药物的体内作用机制，并通过与活性标准品的比较对其量效关系进行赋值评价。

常用生物活性测定方法主要有细胞增殖抑制法、细胞毒性法、抗体依赖性细胞介导的细胞毒性法和补体依赖的细胞毒性法等。例如，靶向细胞生长因子（VEGF、Her2、EGFR 等）抗肿瘤单抗均采用表达靶抗原的细胞（HUVEC、BT474、DiFi 等）进行细胞增殖抑制实验进行生物测活；靶向 TNF-α 的抗体或融合蛋白，根据拮抗 TNF-α 对敏感细胞系（L929 细胞）的杀伤活性测定生物活性；利妥昔单抗通过测定介导补体对靶细胞的杀伤测定生物活性等。

近年来，除了上述采用原代细胞生物测活外，通过导入抗体靶标和报告基因构建的转基因指示细胞株开始应用于抗体药物的生物测活。例如，靶向 PD-1 或 PD-L1 单抗，采用稳转 NFAT 报告基因和人 PD-1 的 Jurkat 细胞作为效应细胞，采用高表达人 PD-L1 的 CHO 细胞作为靶细胞。在效应细胞与靶细胞共孵育条件下加入抗体，根据荧光素酶检测系统评价抗 PD-1/L1 抗体生物活性。

对于抗体药物而言，表征研究始终贯穿着药物研发的生命周期。申请临床前，在工艺开发、CQA、CPP 评估、质量研究和稳定性研究中对候选药物进行充分的表征研究，有助于尽早锁定生产工艺，确定批次放行质量标准和产品的储存条件及有效期；产品申请上市前，对工艺验证批次产品的质量进行表征研究，可以证明拟上市规模下生产工艺的稳健性和产品质量的一致性；在产品上市后，如果发生生产工艺的变更，则要提供变更前后多批次产品的表征研究数据，以支持工艺变更前后产品质量具有“可比性”。此外，近年来国内外正在兴起抗体生物类似药研发的热潮。其中，对多批次原研参比和生物类似药进行全面表征比对研究，也是证实生物类药具备“质量相似性”，进而减免非临床、临床研究的关键所在。

（三）抗体药物的纯度和杂质分析

1. 大小异质性分析

纯度测定是重组蛋白药物的一项重要检测指标，该指标直接反映了抗体纯化工艺水平及产品质量的高低。抗体纯度测定主要涉及两个方面的问题。一是抗体分子与杂质的有效分离。在实际测定中，某些产品相关杂质，如肽链截短或延长形式、修饰形式、聚合体、多聚体等，由于性质与主蛋白比较接近，分离起来可能有些困难，须选用合适的分离方法。二是对主蛋白及杂质的检测与定量。常用的检测器有紫外检测器、凝胶成像扫描仪、荧光检测器、电化学检测器、示差检测器、蒸发光检测器、质谱检测器等。由于各种检测器灵敏度的限制，有些生产纯化过程及操作环境中引入的微量杂质不易检测到。为避免一种检测方法在蛋白纯度检测中的偏差，一般选用至少两种分离方法进行检测，以得到相对准确的纯度信息。测定抗体纯度的常用方法是非还原型或还原型 SDS-PAGE 或 CE-SDS 法、分子排阻色谱法（SEC-HPLC）等方法，对单体、聚合体或片段进行定量分析，如供试品具有 Fc 效应子功能，则还需关注非糖基化重链的情况。供试品测定结果应在规定的范围内。

单克隆抗体（单抗）由两条重链和两条轻链构成，相对分子量高达 15 万 Da 左右，结构复杂，其中大小异质性是单抗的重要质控指标之一。大小异质性一般可分为三类，即单体、片段和多聚体。片段包括降解的单抗和组装不完全的重轻链等；而多聚体则包括二聚体、寡聚体或更复杂的聚体等，多聚体不仅可能是单抗中的无效成分，还是导致单抗免疫原性的重要原因之一，所以大小异质性是单抗生产工艺优化、生产过程控制及放行分析中不可或缺的检测项目，也是单抗稳定性评价的重要指标之一。随着技术的进步，单抗大小异质性的分析手段不断涌现，不同的分析技术其分析原理不同，所获得的结果反映单抗在大小异质性方面不同的特性。由于 SEC-HPLC 及 CE-SDS 相对简单易行，成为分析单抗类制品大小异质性的两种常规方法。有研究利用非还原（SDS 和碘乙酰胺处理）及常规（无处理）和变性（SDS 和碘乙酰胺处理）SEC-HPLC 评价了一种抗 VEGF 单抗的大小异质性，初步阐明了二者结果差异的原因，为单抗制品的质量控制研究提供了理论基础。

三种分析的结果比较如图 16-1 所示，可以看出非还原 CE-SDS 的多聚体含量分析结果显著低于常规 SEC-HPLC，但与变性 SEC-HPLC 的分析结果基本一致。多聚体为共价和非共价结合两种形式总和，而在 CE-SDS 分析的情况下，由于去垢剂 SDS 的存在，非共价形式的多聚体被解离成为单体，所以多聚体的含量相比常规 SEC-HPLC 明显降低。在变性 SEC-HPLC 分析的情况下，由于 SDS 的存在，多聚体含量则与非还原 CE-SDS 的分析结果基本一致。所以与非还原 CE-SDS 相比，SEC-HPLC 可更加客观地评价样品中总多聚体的百分比含量。该研究分析的单抗样品多聚体主要是以非共价键的形式连接，所以应注意两种方法所得到的多聚体含量结果具有不同的含义，在分析多聚体含量时，常规 SEC-HPLC 分析比 CE-SDS 分析更加客观。

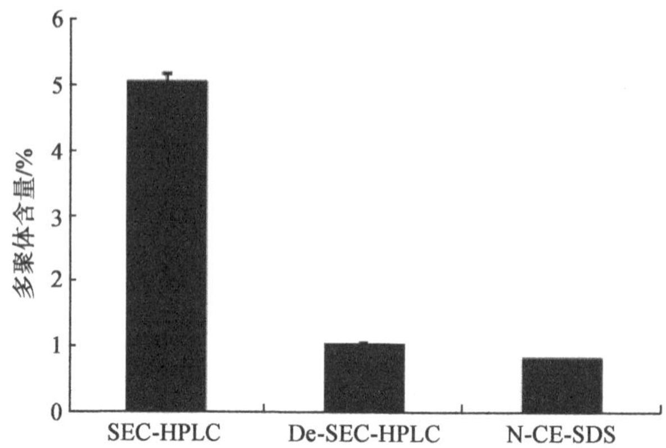

图16-1 常规SEC-HPLC、变性SEC-HPLC和非还原CE-SDS分析单抗多聚体含量的统计学结果（于传飞等，2014）

对于片段分析，由图 16-2 可以看出，非还原 CE-SDS 所分析的片段比例显著大于常规和变性 SEC-HPLC，其主要原因是 SEC-HPLC 的分辨率较低，无法对单体及大部分片段进行有效分离。单抗分子中往往有少部分重链和 / 或轻链的链间二硫键连接不完全，以非共价键与单抗其他部分相连接。而 SDS 可打开非共价键，所以在非还原 CE-SDS 分析结果中，除 HHLL（全抗分子）外，还可形成 HHL、HH、HL、H、L，以及其他与单抗非共价结合的降解片段；常规 SEC-HPLC 由于不能有效解离非共价结合的片段，加之其低分辨率，对片段含量的检测有一定的局限性，所以非还原 CE-SDS 和 SEC-HPLC 二者片段峰所代表的形式并不相同。

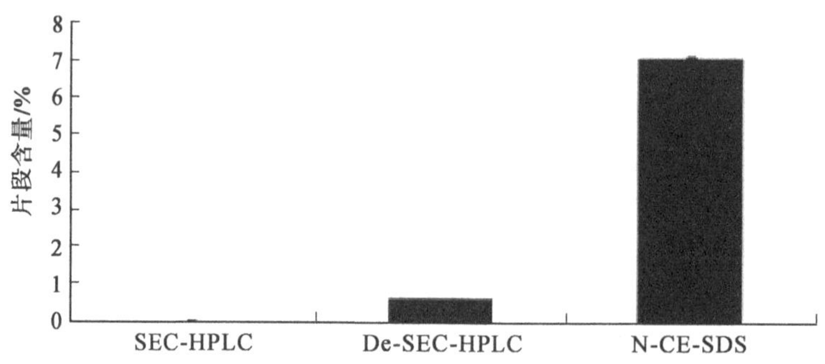

图16-2 常规和变性SEC-HPLC和非还原CE-SDS分析单抗片段含量的统计学结果（于传飞等，2014）

上述研究初步阐明了单抗类制品大小异质性的两种常规放行分析方法即 SEC-HPLC 和非还原 CE-SDS 二者结果差异的原因，为单抗制品的质量控制研究提供了理论基础，为单抗分子大小变异体质检策略提供了技术支撑。

2. 电荷异质性分析

单抗类制品的多种翻译后修饰可导致其电荷异质性，而某些电荷异质性由于对单抗稳定性及其生物学功能发挥具有重要的影响而成为关键质量属性（CQA），并且电荷异质性可反映其生产工艺的稳定性，所以受到生物技术产业界及监管机构密切关注。成像毛细管等电聚焦电泳是单抗电荷异质性分析的常用分析技术，可利用此方法对单抗电荷异质性峰的组成进行初步研究。

将单抗 Ustekinumab（由 SP2/0 细胞表达）用羧肽酶 B 去除 C 性峰为 C 端赖氨酸不均一性所引起，如图 16-3 所示。但是经羧肽酶 B 酶切后，其主峰前仍有 2 个比例较高的酸性峰。为判断唾液酸修饰对其电荷异质性的贡献，将羧肽酶 B 酶切后的抗体继续用 *N*- 糖苷酶酶切，分析其电荷异质性，结果显示经过 2 个酶切处理后抗体 2 的图谱基本上只剩 1 个主峰，证明抗体 2 的电荷异质性主要是由 C 端赖氨酸的不均一性和唾液酸修饰所引起。

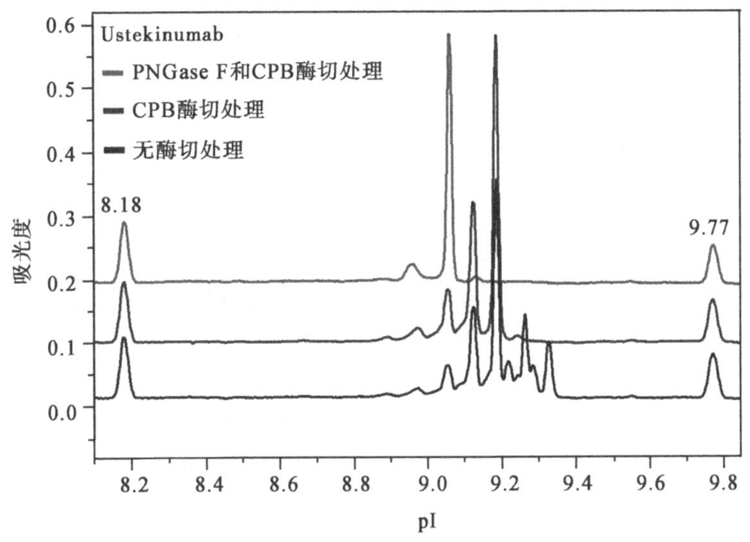

图16-3 Ustekinumab的iCIEF分析（Yu et al., 2016）

由于单抗制品高度复杂的异质性其质控需要组合多种理化分析技术对其进行检测，如 cIEF、IEX-HPLC、iCIEF、疏水高效液相色谱（HIC-HPLC）、反相高效液相色谱（RP-HPLC）等方法，尽可能对不同电荷变异体组分进行鉴别，并规定相应的可接受标准。成像毛细管等电聚焦电泳为对其进行分析提供了一个快速、灵敏、高分离度的选择，对保证单抗类生物技术药物生产工艺的稳定性及控制其质量和提高质量标准均具有重要意义。

3. 杂质分析

采用适宜的方法对供试品氧化产物、脱酰胺产物或其他结构不完整分子进行定量分析。采用适宜的方法对供试品宿主蛋白质、宿主细胞和载体 DNA、蛋白 A 及其他工艺相关杂质进行检测。由于单克隆抗体人用剂量较大，基于方法学灵敏度考虑，目前残余 DNA 检测常用方法是定量 PCR 法，样品需要经过前期抽提处理，因此应对抽提及定量 PCR 整个过程进行方法学验证。重组抗体多由哺乳动物细胞表达产生，在抗体的纯化过程中不可能将宿主细胞蛋白完全去除，残留的异体蛋白进入人体有可能引发免疫反应，故需对残留蛋白量进行限制。宿主细胞蛋白残留量检测中，除杂交法（WB、2D-WB、2D-DIGE）和傅里叶转换红外光谱法外，ELISA 方法是目前最常用的方法，其灵敏度高于上述两种方法。ELISA 方法检测 HCP 效率受所使用抗体对残留 HCP 的覆盖率的影响，而残留 HCP 种类受生产细胞株、细胞培养工艺和下游纯化工艺等多种因素的影响。因此需要对商用试剂盒的适用性进行方法学验证，并建议开发工艺相关的 HCP 检测方法。在蛋白 A 残留量检测中，对抗体进行纯化时会应用蛋白 A 亲和柱，柱子型号不同，所用蛋白 A 也有差异，USP 制备了包括原料在内的 4 种不同类型的蛋白 A 标准物质：Natural Protein A 46800，Recombinant Protein A 44600，Cys-rpA 34300，Mahselec SuRe 26700®。标准物质的建立对蛋白 A 含量测定方法的标准化很有意义。蛋白 A 测定方法多采用 ELISA 法：将蛋白 A 的特异性抗体包被 96 孔板，加入待测样品及蛋白 A 标准溶液，溶液中的蛋白 A 与包被抗体结合，洗涤后加入酶标抗体，加底物显色并测定吸光值，通过标准曲线法测定待测抗体溶液中的蛋白 A 含量。

（四）生物学活性

活性测定是对抗体类药物的有效成分和含量及药物效价的测定，是确保药物有效性的重要质控指标。抗体类药物可通过其 Fab 段结合抗原发挥生物学效应，如大多数抗细胞因子类抗体药物即是通过和细胞因子或其受体结合阻断从而阻断信号通路传导；也可通过 Fc 段发挥作用，单抗药物与靶细胞表面分子结合后，可介导补体 C1q 结合到抗体的 Fc 段发挥补体依赖的细胞毒效应（complement dependent cytotoxicity，CDC），重组抗 CD20、CD52 单抗即是通过测定免疫复合物活化补体产生细胞毒作用后 B 淋巴瘤细胞的死亡评价其生物学活性；Fc 段也可以通过和不同的 FcR 结合介导免疫效应抗体依赖性细胞介导的细胞毒作用（antibody-dependent cell-mediated cytotoxicity，ADCC）和抗体依赖性细胞介导的吞噬作用（antibody-dependent cell-mediated phagocytosis，ADCP），如图 16-4 所示。ADCC 和 ADCP 是许多针对肿瘤及自身免疫病的抗体类药物重要作用机制之一。

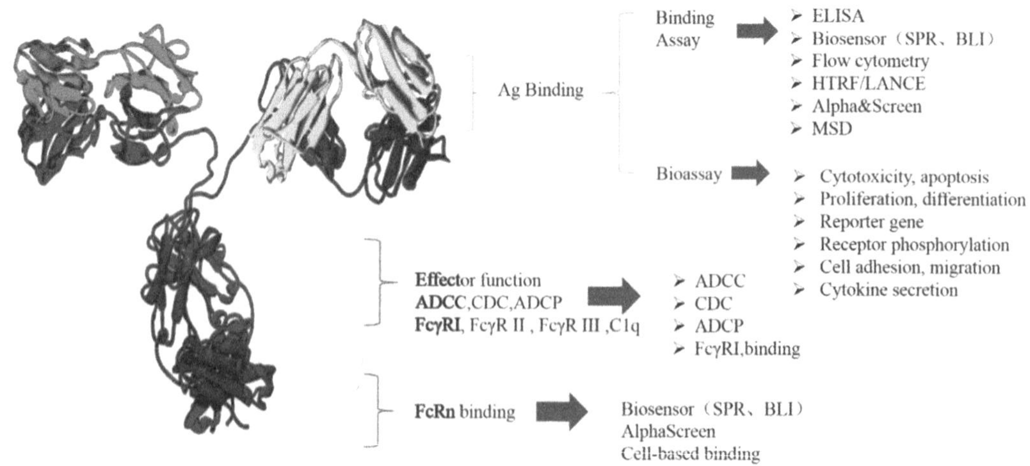

图16-4　抗体药物的活性测定方法

目前抗体药物的生物学活性测定主要是在体外建立相应的细胞评价模型，模拟其作用机制，产生客观的全程量效反应，并通过与活性标准品的比较对其生物学活性进行评价。近年来，转基因细胞技术和一些新技术也被应用于抗体类药物的生物学活性测定。下文将对应用于抗体药物活性评价的传统方法和前沿技术进行简要介绍，为新型抗体药物活性方法的建立提供新的思路。

1. 基于细胞的生物活性测定方法

随着药物高通量筛选平台的建立和生产规模的扩大，以及对“3R”（reduction，refinement，replacement）原则理解的不断深化，人们越来越多地寻求动物试验替代方法。而基于细胞系的体外生物活性分析方法，由于其高通量、高效率、高精确度等优势，越来越受到研究者和生产企业的青睐。单克隆抗体药物的作用靶点分为细胞因子及其受体、肿瘤细胞表面抗原、CD 分子、病原微生物及其产物、其他靶点。根据抗体药物作用的特点，目前主要有以下几类基于细胞的测活方法。

1）细胞增殖抑制法

针对生长因子靶点的抗体药物多是采用细胞增殖抑制的方法来反映抗体的生物学活性，包括抗血管内皮生长因子（vascular endothelial growth factor，VEGF）单抗、抗人表皮生长因子受体 2（human epidermal growth factor receptor 2，HER2）单抗及抗人表皮生长因子受体（epidermal growth factor receptor，EGFR 或 HER1）单抗等。其中，抗 VEGF 单抗的经典测活方法是人脐静脉内皮细胞（human umbilical vein endothelial cell，HUVEC）增殖抑制法，即在刺激因子 VEGF 存在的情况下，抗 VEGF 单抗能够以剂量依赖性的方式抑制 HUVEC 细胞的增殖。抗 HER2 单抗的活性测定通常选取 HER2 阳性的乳腺癌细胞，如 BT474、SK-BR-3、SKOV3、MCF-7 等作为靶细胞，抗体与靶细胞表面 HER2 抗原结合后，能够有效抑制细胞生长信号传递，从而抑制细胞增殖。抗 EGFR 靶点单抗也是通过特异结合并封闭表皮生长因子受体，有效抑制肿瘤细胞生长，如 DiFi 细胞、A431 细胞增殖抑制法等。

2）细胞毒性法

细胞凋亡有两条途径，一是线粒体依赖途径，另一个为死亡受体介导途径。肿瘤坏死因子 -α（tumor necrosis factor-alpha，TNF-α）和受体结合后，可启动死亡受体介导途径，使 procaspe-8 自我水解、活化，形成活性 caspase-8，后者再激活 caspase3、6、7 等，引起下面的级联反应，导致细胞发生凋亡。重组人Ⅱ型肿瘤坏死因子受体 - 抗体融合蛋白的活性测定可以利用其能够抑制 TNF-α 所引起的敏感细胞系 U-937 中 caspase 3/7 活化，通过 Caspase-Glo 3/7 检测试剂盒中荧光素酶发光信号的改变来反映该制品的活性。此外，针对 TNF-α 的单抗还可以采用对 TNF-α 杀伤敏感的细胞系，如小鼠成纤维细胞 L929、小鼠纤维肉瘤细胞 WEHI164 等，抗体能够抑制 TNF-α 所诱导的细胞凋亡作用，通过检测细胞存活的染色来评价抗体的生物学活性。

3）补体依赖的细胞毒法

单抗药物与靶细胞表面分子结合后，可介导补体 C1q 结合到抗体的 Fc 段，并于肿瘤细胞膜上形成类似于穿孔素效应的攻膜复合体（membrane attack complex，MAC），造成细胞外离子大量内流，最终导致肿瘤细胞的溶解。CDC 生物学活性测定中一个关键环节是补体的选择及对其质量的控制，补体组分多，且热不稳定，容易失活，目前所用的补体来源包括正常人血清、豚鼠、家兔等，来源复杂、剂型不同，因此在 CDC 实验中需要考虑补体效力、稳定性，尽量减少活性测定反应终点和测定结果的变异。以 CD（cluster of differentiation）分子为靶点的单抗药物，如抗 CD20 单抗、抗 CD52 单抗等，其生物学活性评价方法主要为 CDC 活性测定，即将重组抗体进行系列稀释后与高表达相应 CD 抗原的靶细胞结合，在补体存在的情况下，抗体与细胞表面抗原形成抗原 - 抗体复合物，激活补体经典活化途径，完成攻膜复合物的装配并在细胞表面打孔，最终导致细胞溶解。

4）抗体依赖性细胞介导的细胞毒性法（ADCC）和抗体依赖性细胞介导的吞噬作用（ADCP）

单抗药物通过 Fc 段介导的抗体依赖性细胞介导的细胞毒作用（ADCC）和抗体依赖性细胞介导的吞噬作用（ADCP）的传统检测方法多为基于新鲜制备的外周血单个核细胞（peripheral blood mononuclear cell，PBMC）或者自然杀伤细胞（natural killer，NK）作为效应细胞的杀伤试验，但以上方法存在细胞分离和培养困难、变异大、操作繁琐、高背景值等缺陷。近年来基于转基因细胞法已建立了稳定而可靠的 ADCC 和 ADCP 评价方法。ADCC 和 ADCP 报告基因法均使用工程改造的 Jurkat 细胞作为效应细胞，分别稳定表达了其效应介导的主要受体 FcγRIIIa 和 FcγRIIa，以及由 NFAT 应答元件驱动表达的荧光素酶报告基因。当高表达抗原的靶细胞与表达 FcγRIIIa 或 FcγRIIa 的 Jurkat 细胞通过单抗桥联时，可引起 NFAT 荧光素酶报告基因的活化，通过检测荧光素酶化学发光信号来反映抗体的 ADCC 或 ADCP 效应（图 16-5）。该方法操作简便易行，专属性强、重复性好、准确性高，通过选择不同的靶细胞可作为抗 CD20 单抗、抗 HER2 单抗、抗 EGFR 单抗 ADCC 生物学活性的常规检查方法，用于评价包括人鼠嵌合单抗、人源化单抗、全人源单抗和糖基化改造单抗在内的各类抗 CD20 单抗、抗 HER2 单抗、抗 EGFR 单抗的 ADCC 活性；更重要的是，该方法可用于评价糖基化修饰与单抗 Fc 效应功能的关系，这也为该类制品工艺稳定性评价及结构与功能关系评价奠定基础。

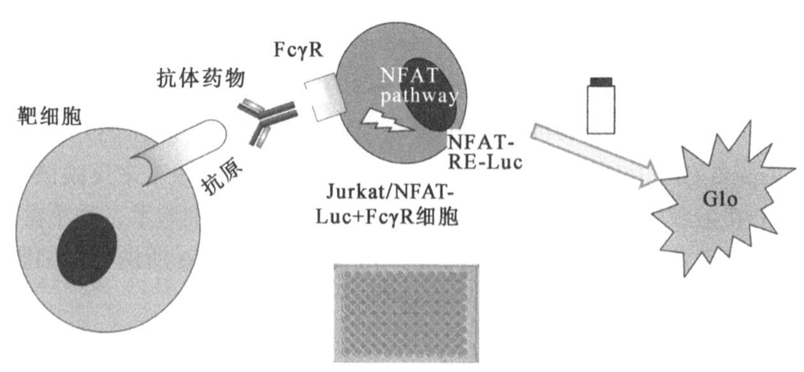

图16-5　报告基因法测活示意图

5）细胞 ELISA 法

除了检测抗体对细胞的增殖和毒性作用外，还可以通过 ELISA 法测定靶细胞与抗体及刺激因子共培养后分泌的细胞因子来评价抗体的生物学活性。例如，抗 IL-17 单抗可以根据其抑制 IL-17 诱导靶细胞释放 IL-6 或 GROα 等细胞因子的能力来评价其生物学活性。将 IL-17 和 IL-17 单抗及靶细胞接种到 96 孔板上，培养过夜，再通过 ELISA 法定量测定细胞上清液中分泌的细胞因子的含量，细胞因子的含量与抗体活性成反比。

2. 转基因细胞生物活性测定方法

转基因细胞法为很多没有强反应性细胞系，或者没有易检测的细胞学效应的生物技术药物活性测定提供了选择。转基因细胞法具有的实验周期短、批间差异小等优势使其更能满足药物批间一致性和稳定性的测定以及监管的需要，因此，转基因细胞法逐渐成为生物技术药物活性测定的趋势，一些传统的生物学活性方法逐渐被转基因细胞法所替代。构建转基因细胞生物学活性测定法首先应该全面深入地研究药物的作用机制，包括受体激活、信号转导、信号传递及终效应，然后，选择合适的靶标作为药物活性测定的指标。目前国内在建立转基因细胞法测定生物治疗药物生物学活性领域已走在世界的前列。中国食品药品检定研究院率先建立了干扰素测活的荧光素酶报告基因法，克服了国际通用的病毒抑制法中由操作活病毒导致的缺点，使检测周期缩短至原来的 1/3，并最终纳入《中国药典》(2015 版）三部。将这一理念应用于抗体药物生物学活性的测定同样取得了较好的成果，不仅实现了传统测活方法改进的突破，还解决了免疫检查点等一类新药生物活性测定的难题。

目前国际上已有多个靶点的单克隆抗体药物应用报告基因法进行生物学活性测定。针对 VEGF 靶点的抗体类药物活性测定方法的建立，首先是构建稳定表达 VEGF 发挥生物学活性的最主要受体 VEGFR2 和由 NFAT 驱动的荧光素酶报告基因的 HEK293 细胞，然后加入梯度稀释的抗体和一定浓度的 VEGF165，孵育一定时间后，通过检测荧光素酶的表达反应药物的生物学活性。该方法不依赖于原代细胞，操作简便，精密性和准确性好，并且可以作为平台方法评价不同类型的抗体类药物，包括单克隆抗体、抗体片段、抗体类融合蛋白和双特异性抗体。

针对 PD-1 靶点的抗体是国内外新抗体研发的热点，PD-1 表达于活化的 T 细胞，当与配体 PD-L1 或 PD-L2 结合后，可抑制 T 细胞的增殖及相关细胞因子的产生。作为针对免疫检查点的抗体药物，抗 PD-1 单抗没有敏感细胞株，因此大多采用竞争 ELISA 法来评价其结合活性，而基于转基因细胞建立的报告基因法在细胞水平上评价抗 PD-1/PD-L1 抗体，能够更加敏感地反映药物的稳定性。将稳定转染 NFAT- 报告基因和 PD-1 的 Jurkat 细胞作为效应细胞，高表达 PD-L1 和抗 CD3 单链抗体的 CHO 细胞作为靶细胞。两种细胞共孵育，PD-1 与 PD-L1 的结合抑制了 CD3 介导的活化信号，加入梯度稀释的 PD-1 或 PD-L1 单抗阻断两者的结合，经过一段时间的孵育后，通过荧光素酶检测系统来评价抗 PD-1 或 PD-L1 单抗的生物学活性。该方法基于抗 PD-1/PD-L1 抗体的作用机制，很好地反映了此类抗体的作用效果，为其全面、科学的评价提供了技术支持。

上述两种转基因活性方法为其他靶点抗体活性方法的建立提供了帮助和指导，转基因细胞即将成为一种平台方法运用于不同靶点的抗体药物生物活性的测定，为保证用药的安全性和实效性、提高检验质量提供了保障。

3. 基于新技术的生物学活性测定方法

1）表面等离子共振效价测定法

表面等离子共振现象（surface plasmon resonance，SPR）是发生在两种折射率不同的介质界面上的一种光学现象，简单而言，当两种介质之间有一层极薄的金属膜（最为常见的是 50nm 金膜），这时入射光的能量将会引起金膜中等离子体的共振并以一种电磁场（称为消逝波）的方式弥散至低折射率介质一侧（如溶液），从而导致反射光的能量在某个特定的角度降至最低（图 16-6），这一角度被称为 SPR dip 角。表面等离子共振作为一种生物传感器技术被广泛地应用于分子相互作用分析领域，当分子间发生结合或者解离时，会定量地改变金膜表面附近分子的浓度，从而导致金膜附近折射率的变化，进而导致 SPR dip 角的改变，通过实时监测 SPR dip 角的变化，就可以实时分析分子间的结合与解离过程。该技术无需预先标记荧光、二抗的分子，避免了标记基团对分子构象的影响，从而反映出分子间真实的结合性质；该技术样品消耗量低，一般仅有微克级；除了获取一般的亲和力信息外，该技术还能够给出对阐述分子间结合机制更为宝贵的动力学信息。SPR 技术已被广泛的应用于小分子制药和生物制药领域，在抗体分析领域，其应用主要包括：①抗体候选物的筛选与评价，如从杂交瘤上清液中筛选出解离速率最慢的抗体分子；②抗体与抗原结合活性的分析，如人源化叶酸受体 α 单抗与重组人叶酸受体 α 的动力学与亲和力；③抗体与受体结合活性的分析，如抗体与 FcγRIIIa、FcγR IIIb 等受体结合的亲和力、动力学信息；④抗体活性浓度分析，包括基于标准品的活性成分浓度分析和无需依赖标准品的活性成分浓度分析方法；⑤安全性评价中的免疫原性分析；⑥生物类似药一致性分析。

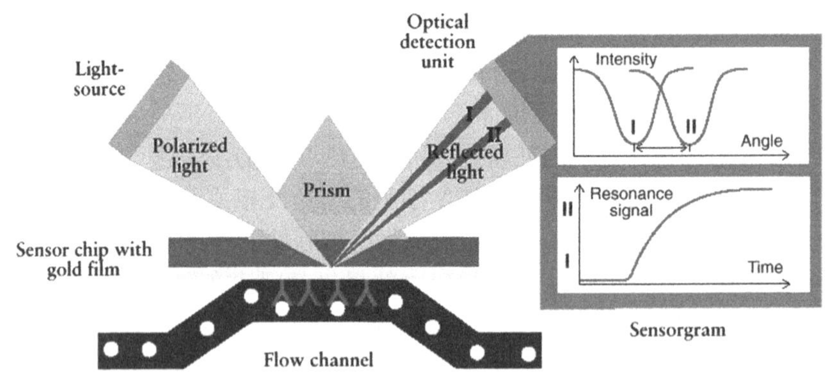

图16-6　SPR技术作用原理图

2）均相时间分辨荧光

均相时间分辨荧光（homogeneous time-resolved fluorescence，HTRF）是用来检测纯液相体系中待测物的一种常用方法，是用来研究药物靶标的理想平台。该技术结合了荧光共振能量转移（fluorescence resonance energy transfer，FRET）和时间分辨荧光（time-resolved fluorescence，TRF）两种技术。这种结合将 FRET 的均相实验方式和 TRF 的低背景特点融合在一起，使得 HTRF 技术拥有操作简单、灵敏度高、通量大、实验数据稳定可靠、假阳性率较低的优势。在 HTRF 实验中，当供体和受体相离很近时，在供体和受体之间会有荧光共振能量转移而产生信号。采用双波长检测能够显著减小缓冲液和培养基的干扰，最终的信号与产物形成的量成比例。HTRF 技术进入药物研发领域以来，加快了很多基于抗体的研究，HTRF 技术也可以取代大部分 ELISA，因为 HTRF 具有同等的检测范围和检测极限，而且更节省实验时间，并且不需要洗板的步骤，所以该技术近年来已被应用于抗体的活性检测。例如，抗肝细胞生长因子（hepatocyte growth factor，HGF）单抗的结合活性测定就是一种竞争性抑制受体 - 配体结合的效价测定。通过镧系元素螯合物均相时间分辨荧光法（LANCE HTRF）测定抗 HGF 单抗与 HGF 结合，并阻止 HGF 结合至其受体的能力。在测定中，将铕标记的 HGF 受体（hu-HGFR-Eu）结合至生物素标记的 HGF（biotin-huHGF），后者结合至链霉亲和素 - 别藻蓝蛋白（SA-APC）。该结合诱导铕和 APC 分子接近，从而使荧光发生共振能量转移，通过具有检测 HTRF 功能的酶标仪进行检测。抗 HGF 单抗能够抑制 biotin-huHGF 结合至 hu-HGFR-Eu，并阻止能量转移，因此降低了荧光信号输出，即抗体的量与产生的荧光量呈负相关。

3）Alpha 技术

Alpha 技术（amplified luminescent proximity homogeneous assay）既可用于检测细胞内各个 Biomarker，也可进行各类分子相互作用研究，简单可靠。近年来，Alpha 技术也应用于抗体的活性检测，该技术主要含有两种微珠，一种为供体，另一为受体。当供体微珠所带有的抗原分子（A）与受体微珠所带有的抗体分子（B）距离非常接近时，可以使用 680nm 激发光去引发其表面所带有的光敏感物质，使其催化周围的氧分子形成活化态，产生效率可达每秒 60 000 个氧分子活化态产生，借此将讯号放大，此活化态氧分子再与邻近的受体微珠上的二甲基噻吩化合物产生化学冷光反应，产生冷光效应（波长大约 370nm），此冷光进一步借由能量转换激发让受体微珠产生 520~620nm 的发散光荧光信号，由于氧分子活化态非常不稳定，此反应相当快速，仅 4μs，加上若此两种微珠距离超过 200nm，反应随之下降，所以只有抗原抗体分子结合才能触发反应，通过测定荧光量来反映抗体的活性（图 16-7）。

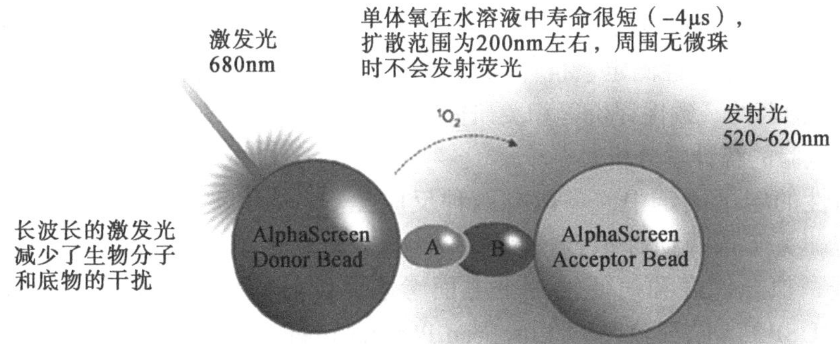

图16-7 Alpha技术作用原理

4）荧光染料标记法

荧光染料标记法具有灵敏度高、选择性高、方法简便快捷、样品用量少等优点，已经被广泛应用于生物、化学、医药、卫生、农业和环境保护等领域。应用在抗体活性检测中，荧光染料可以标记分子或细胞。①荧光染料标记细胞：荧光染料作为荧光检测分析方法的载体，其性能的优劣直接决定了检测方法的可行性及灵敏性。Calcein-AM（钙黄绿素 -AM）是一种可对活细胞进行荧光标记的细胞染色试剂，由于 Calcein-AM 在 Calcein（钙黄绿素）的基础上加强了疏水性，因此能够轻易穿透活细胞膜。当其进入到细胞质后，酯酶会将其水解为 Calcein 留在细胞内，发出强绿色荧光。与其他同类试剂（如 BCECF-AM 和 Carboxy-fluorescein diacetate）相比，Calcein-AM 是最适合作为荧光探针去标记活细胞的，因为它的细胞毒性很低。Calcein 不会抑制任何的细胞功能，如增殖或趋化性等。②荧光染料标记分子：BODIPY（氟化硼二吡咯）类荧光染料作为一类新型的荧光染料，因其良好的光物理性质，在过去的 20 年内得到广泛的研究。与其他的荧光染料相比，BODIPY 类荧光染料具有较窄的吸收和发射峰、较高的摩尔吸光系数、较高的光稳定性和化学稳定性及较高的荧光量子产率等。例如，抗 PCSK9 单抗的的生物活性测定即是用 BODIPY 标记的低密度脂蛋白（LDL）通过 HepG2 细胞来测定其生物活性。PCSK9 是前蛋白转化酶枯草溶菌素 9，能与低密度脂蛋白受体（LDLR）直接结合，促使 LDLR 内化和降解。降低肝细胞上 LDLR 的数量能够降低肝脏从循环中清除 LDL 的能力。抗 PCSK9 抗体能够与 PCSK9 结合，阻滞 PCSK9 与 LDLR 结合，增加 LDLR 数目，从而增加 HepG2 细胞中 BODIPY 标记的 LDL 荧光量。

5）电化学发光免疫分析法

电化学发光免疫分析法（electrochemiluminescence immunoassay，ECLI） 是继放射免疫、酶免疫、荧光免疫、化学发光免疫测定之后的新一代标记免疫测定技术（图 16-8）。ECLI 是电化学发光（ECL）和免疫测定相结合的产物，是一种在电极表面由电化学引发的特异性化学发光反应，包括电化学和化学发光两个过程。ECL 技术是 ELISA 基本原理的升级，在板底通电从而激发标记物 SULFO-TAG（三氯联吡啶钌，$[Rubpy3]^{2+}$）发光并由 CCD Camera 进行信号采集。该技术具有灵敏度高、背景低、多靶点检测、线性范围宽（6 个数量级线性范围）及样本用量少等优点。ECL 技术广泛应用于药理学、病理学、转化医学、免疫学及分子生物学肿瘤等各领域。在抗体分析领域，该技术可用于抗体活性测定、抗体与 Fc 受体结合活性的分析、免疫原性（ADA）的评估及生物类似药的一致性评价等相关研究。

4. 生物学试验的统计学分析

在生物活性的定量测定中，一般有两种反应类型，一种是直线性反应，另一种是曲线性反应。关于选择何种拟合模型和统计学分析软件更合适的问题，主要从反应的实际曲线、拟合优度和简便性三个方面考虑。目前《美国药典》（United States Pharmacopeia，USP）、《欧洲药典》（European Pharmacopeia，EP）等比较常用的统计学分析软件包括 UNISTAT、CombiStats、StatLIA、PLA、4-Parameter 等。PLA 2.0 是一个不受硬件约束的、商业化的生物学分析软件，它是 Stegmann System 的主要产品，目前有 200 余家公司在 GMP 环境下使用该软件。该软件基于《欧洲药典》5.3 版、《美国药典》和其他科学出版物。StatLIA Quantum 统计软件在使用规模、数据储存、可使用范

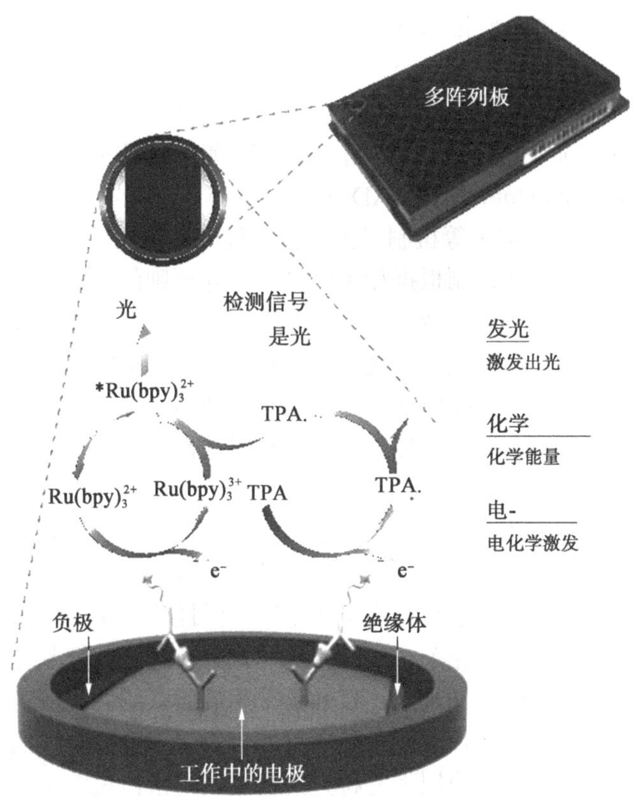

图16-8　ECL技术作用原理

围、统计分析、人性化报告方面具有很好的优势，可用于活性检测、定量检验、免疫原性质量筛选等方面。CombiStat 软件是由 EDQM（European Directorate for the Quality of Medicines & HealthCare）研发，包括平行线分析、四参数和五参数、slope ratio model、probit model 等，在欧洲应用广泛。我国研发单位对于生物学活性的评价应用四参数（4-Parameter）模型拟合的较多，其数据呈典型的 S 型曲线，可反映出上下渐近线、EC_{50} 值和斜率等指标。USP、EP 等国外药典都强调生物统计在生物学试验中的应用及其重要性，尤其是在数据类型和分析模式、数据采集、稳定性试验和离散度的选择方面对于生物学试验的设计和发展至关重要。在《中国药典》（2015 版）三部中也新增了生物检定统计法的通则，叙述了应用生物检定时必须注意的基本原则、一般要求、实验设计及统计方法。

第三节　单克隆抗体

单克隆抗体是由单一 B 淋巴细胞克隆产生的高度均一、仅针对某一特定抗原表位的抗体。自 1976 年 Kohler 与 Milstein 发明杂交瘤生产技术以来，分子生物学、蛋白质工程和细胞生物学等基础科学的进步，以及生物技术制药等应用科学的进步，推动了治疗性单抗的迅猛发展。1986 年，美国 FDA 批准第一个鼠源化治疗性单抗 Muromonab-

CD3，用于肾移植术后的急性排斥反应，此后治疗性单抗经历了鼠源单抗、人鼠嵌合单抗、人源化单抗和全人源单抗等 4 个发展阶段。单克隆抗体以其特异性、均一性、可大量生产等优点，已经广泛用于自身免疫、肿瘤、移植排斥及病毒感染等疾病的治疗。

单克隆抗体主要通过中和阻断作用、抗体依赖的细胞介导的细胞毒性（antibody dependent cell-mediated cytotoxicity，ADCC）、补体依赖的细胞毒性（complement dependent cytotoxicity，CDC）等机制发挥生物学效应。

单克隆抗体产品的质量控制根据相关法规、指导原则的要求及产品自身特性，其原液检定主要包括各种理化分析、活性测定、残留杂质分析等，成品除包括含量与活性测定外，还需要对安全性和注射剂的常规项目进行质控。单克隆抗体产品的电荷异质性和大小异质性，对抗体活性、免疫原性、药代动力学及稳定性均有影响，而且也是整个生产工艺的重要指征，所以电荷异质性分析和大小异质性分析是单抗生产工艺优化、生产过程控制及放行分析中不可或缺的检测项目。

建立能够反映出抗体药物作用机制的生物学活性评价方法，将可以更加客观、有效地评价重组抗体产品的有效性。近年来，转基因细胞的测活方法因其具有基于作用机制、快速、简单等优点广泛用于单克隆抗体生物学活性的评价中。重组抗体翻译后修饰的糖链，其结构与生物学功能相关，并且结构非常复杂，因此糖基化分析十分具有挑战性，也是抗体质量控制的重点和难点，目前可采用液质联用的方法对寡糖图谱、糖基化位点等进行分析。另外，由于宿主残留蛋白可能会引起免疫反应，而各生产单位的细胞株及生产工艺均不一致，建议使用工艺特异的宿主残留蛋白免疫学检测方法，如采用商用试剂盒，需验证其专属性、检测限及回收率等参数后使用。

在单克隆抗体产品质量标准设定和检测方法选择的过程中，应根据制品的具体情况选择合适的检测方法，并根据工艺的稳定性、产品的安全性和有效性，以及方法本身的变异情况设定合适的质量标准。如何更加科学有效地对单克隆抗体药物的质量进行控制，还需要结合临床评价及上市后的安全性监测，进一步对质控方法学、相关标准物质开展深入研究。

一、阿达木

（一）名称

通用名称：阿达木单抗注射液。

（二）来源

阿达木单抗分子是在中国仓鼠卵巢细胞中表达的重组全人源化肿瘤坏死因子 α 单克隆抗体。

（三）生物学功能

TNF-α 是一种在炎症和免疫应答中自然出现的细胞因子。研究发现在类风湿关节炎患者的滑膜液中，TNF-α 水平升高，并在病理性炎症和关节破坏方面起重要作用。阿达木可特异性地与 TNF-α 结合并阻断其与 p55 和 p75 细胞表面 TNF-α 受体的相互作用。有补体存在的情况下，阿达木单抗也可促进表面有 TNF-α 表达的细胞发生裂解。阿达木单抗还对由 TNF 诱导或调节的生物应答起到调控作用，使造成白细胞位移的粘连分子的水平发生改变。

（四）临床应用

本品适用于类风湿关节炎。①本品与甲氨蝶呤合用，用于缓解抗风湿性药物（DMARD）治疗无效的，包括甲氨蝶呤疗效不佳的成年中重度活动性类风湿关节炎患者。②本品与甲氨蝶呤联合用药，可以减缓患者关节损伤的进展，并且可以改善身体机能。

（五）生物学活性测定

阿达木单抗的生物学活性测定法是一种比较成熟的 TNF-α 毒性抑制法，通过比较阿达木参比品与供试品对 TNF-α 的中和程度，以决定供试品的效价。试验方法简述如下。

（1）溶液配制：配制含 10%FBS 的完全培养基；放线菌素 D 用 DMSO 复溶后，用完全培养基稀释至适宜浓度；rHu-TNF-α 用完全培养基溶液稀释至适宜浓度。

（2）细胞处理：L929 细胞消化离心后，用完全培养基将细胞浓度调整至 2×10^5~3×10^5 个 /ml，以 100μl/ 孔加入 96 孔板中，培养 18~24h。

（3）参比品及供试品稀释：用完全培养基溶液将参比品及供试品稀释至适宜浓度，通过梯度稀释制备 8~10 个曲线测定点。

（4）将系列稀释的参比品和供试品溶液转移到细胞板，50μl/ 孔，每孔各加入 25μl 稀释好的 rHu-TNF-α 溶液和放线菌素 D。在 37℃、5%CO_2 下，培养 24h。

（5）细胞染色和读板：每孔加入 20μl MTS，37℃、5%CO_2 条件孵育 3h，读取 A_{490}/A_{630} 的吸光度。

（6）结果计算：通过下式计算试验结果

$$\text{相对百分效价（\%）} = \text{参比品 } EC_{50} / \text{供试品 } EC_{50} \times 100\%$$

（7）典型图谱见图 16-9。

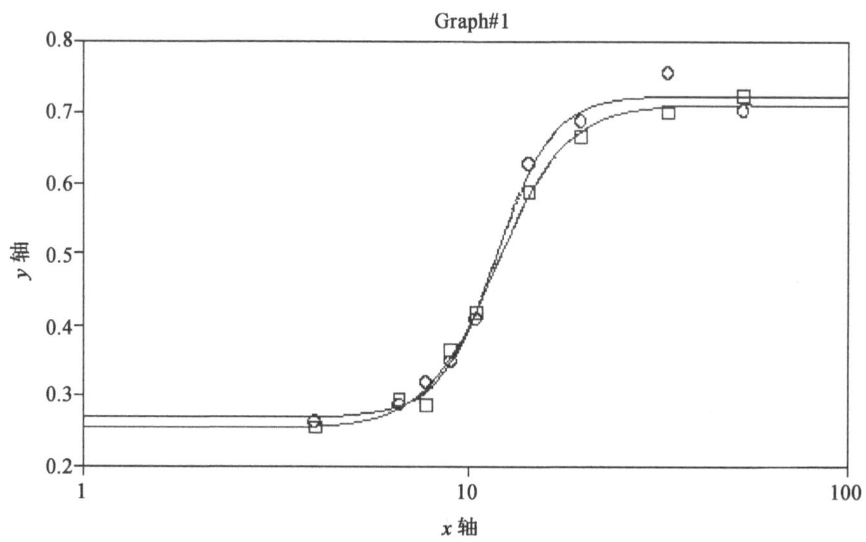

图16-9　阿达木单抗生物学活性测定图谱

生物学活性测定时值得注意的问题：

（1）要保证 L929 细胞的活率在 90% 以上。

（2）放线菌素 D 遇光不稳定，因此要注意避光保存。

（3）实验中应设置阳性对照和阴性对照。

基于 L929 细胞的 TNFα 毒性抑制法，优点是 L929 细胞培养方法简单，试验方法耐用性较好，操作简便；缺点是相比其他测活细胞（如 WEHI 细胞），L929 细胞测活的试验周期较长，需要 3 天。

（六）质量标准

阿达木制剂的质量标准见表 16-3。

表 16-3　阿达木制剂质量标准

检测项目	检测方法	规定标准
外观	直接观察法	符合规定
可见异物	直接观察法	应符合《中国药典》规定
不溶性微粒	光阻法	应符合《中国药典》规定
装量	重量法	应符合《中国药典》规定
蛋白质含量	紫外分光光度法测定	符合规定
pH	电位法	符合规定
渗透压摩尔浓度	冰点下降法	符合规定
电荷异质性	阳离子交换色谱（CEX-HPLC）	供试品电荷变异体液相图谱与参比品一致
纯度检查	分子排阻色谱（SEC-HPLC）	供试品和参比品单体峰的保留时间差异应不高于 2%；按面积归一化法计算，供试品单体峰面积应不低于 98.0%
纯度检查	毛细管凝胶电泳（CE-SDS）	供试品非还原型 CE-SDS 电泳图谱应与参比品一致；还原型 CE-SDS 电泳测定，供试品重链、轻链之和应不低于 95.0%
结合活性	ELISA 法	供试品结合活性应为参比品的 65%~130%
生物学活性	TNF-α 细胞毒中和法	供试品生活学活性应为参比品的 80%~125%
无菌检查	薄膜过滤法	应符合《中国药典》规定
细菌内毒素检查	动态显色法	应符合《中国药典》规定
异常毒性检查	小鼠法	应符合《中国药典》规定

（七）质控要点

1. 电导率

首先用电导率标准品对电导仪进行校准，校准后测定样品，数值稳定后记录结果。以上步骤均需要在 25℃水浴中进行。

2. 肽图谱

阿达木是抗人肿瘤坏死因子（TNF-α）的全人源单克隆抗体，是人单克隆 D2E7 重链和轻链经二硫键结合的二聚物。首先将分子还原和烷基化，置换缓冲体系后，加入胰蛋白酶酶解，37℃水浴反应 4h 后加入 TFA 终止酶解，再用反相 HPLC 分离肽段，供试品主要图谱应与参比品一致，如图 16-10 所示。

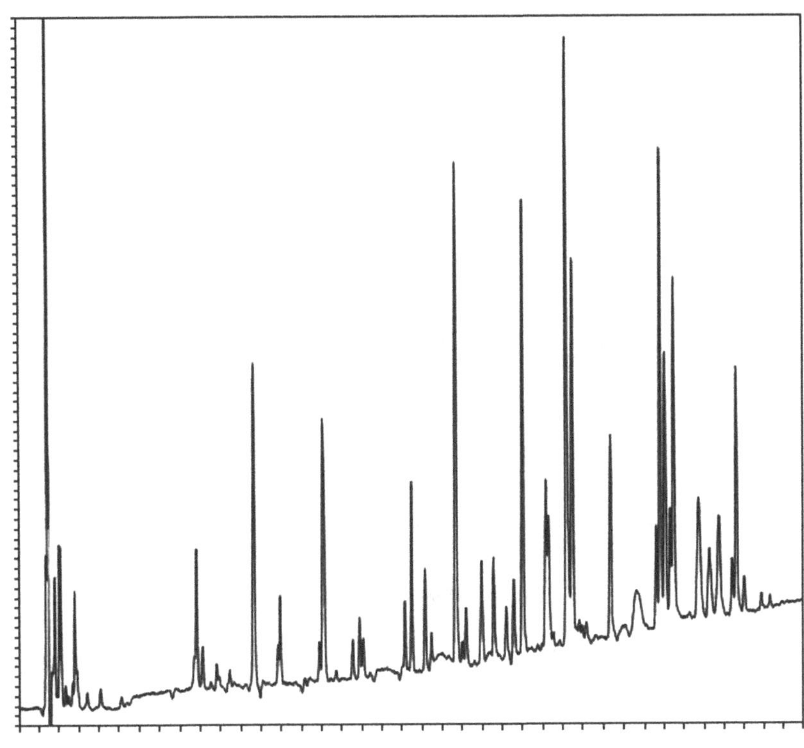

图16-10 阿达木单抗肽图图谱

3. 寡糖图谱

单抗分子的糖基化对保持蛋白生物活性至关重要。寡糖图谱的检测方法主要包括以下几个步骤：用糖苷酶将寡糖从阿达木分子中释放出；冰乙醇沉淀纯化后，荧光染料标记；再用糖分析色谱柱进行分离，根据不同类型的寡聚糖吸收峰面积计算其相对百分比值（图 16-11）。

4. 聚合物

可采用适合分离分子量为 10~500kDa 蛋白质的色谱柱，以适当浓度的 Na_2HPO_4、NaCl（pH 7.5）缓冲液为流动相，上样量应不低于 40μg，流速为 0.5ml/min；检测波长为 214nm。供试品单体峰面积应不低于 98.0%。

5. 阳离子交换色谱（CEX-HPLC）

采用阳离子交换色谱柱，流动相 A 液为 0.01mol/L Na_2HPO_4（pH 7.5），流动相 B 液为 0.01 mol/L Na_2HPO_4/0.5 mol/L NaCl（pH 5.5），上样量为 100μg，检测波长为 280nm。供试品电荷变异体液相图谱与参比品一致；赖氨酸变异体峰（Lys0、Lys1、Lys2）面积总和应不低于 75.0%（图 16-12）。

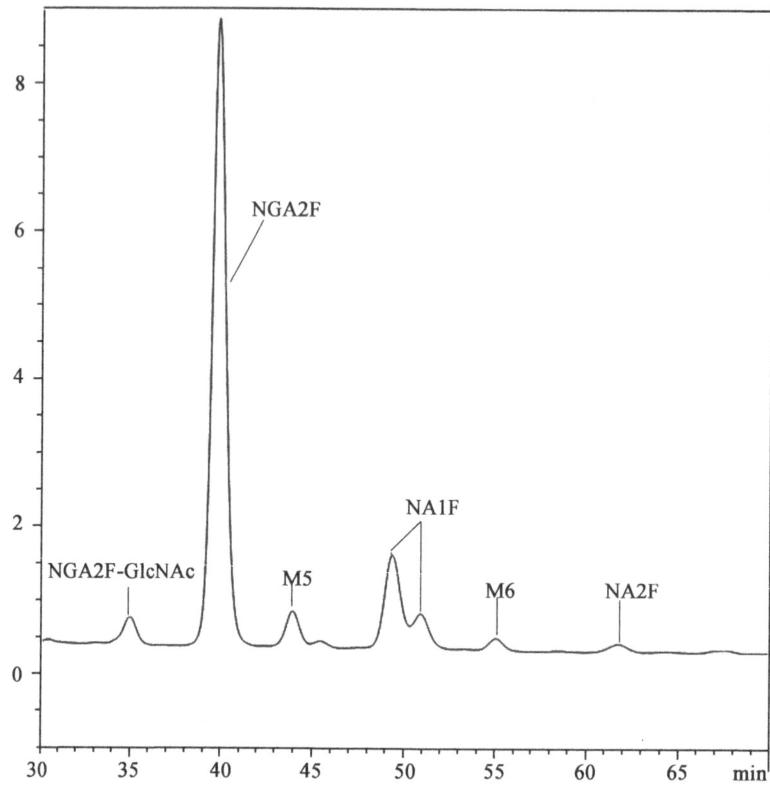

图16-11　阿达木单抗寡糖图谱

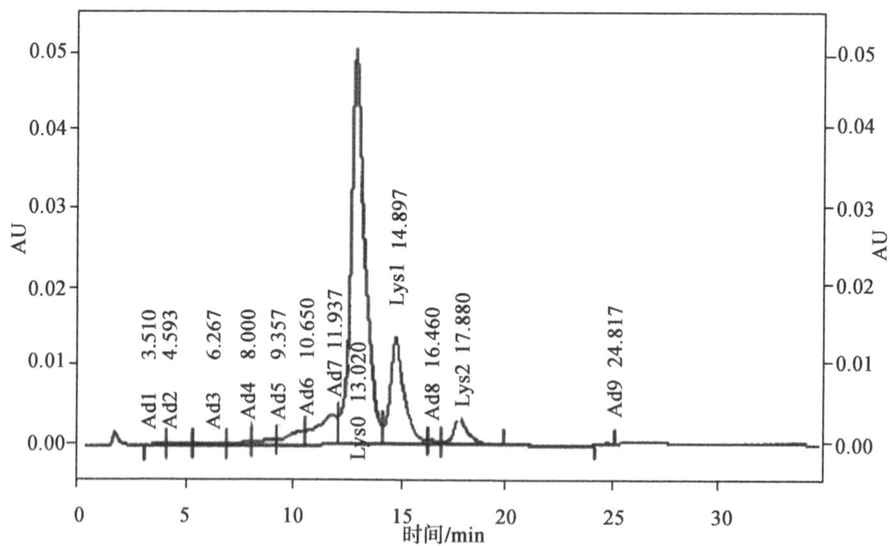

图16-12　阿达木单抗阳离子交换色谱图谱

6. 毛细管凝胶电泳（CE-SDS）

毛细管凝胶电泳分为非还原型和还原型电泳图谱。非还原样品中加入碘乙酰胺水溶液进行烷基化；还原样品中加入 β- 巯基乙醇溶液还原，孵育离心后进行上样。毛细管经过预处理和预填充后开始 10kV 反相极性进样，15 kV 下运行 40min，样品室温度和毛细管温度均为 18~22℃。

结果分析：还原型电泳纯度为重链、轻链的修正峰面积之和。非还原型电泳纯度为主峰的修正峰面积占所有峰修正峰面积之和的百分比。

7. 外源性 DNA 残留量

外源性 DNA 残留量测定采用的是磁珠法核酸提取试剂盒和 DNA 定量试剂盒。首先提取 DNA，然后制备 DNA 标准品溶液，用 DNA Dilution Buffer 将 CHO DNA Control 配成 3000pg/μl、300pg/μl、30pg/μl、3pg/μl、0.3pg/μl、0.03pg/μl、0.003pg/μl 的标准品溶液。实时定量 PCR 仪的反应条件为：95℃预变性 10min，95℃变性 15s，60℃退火（延伸）1min，40 个循环。

按照公式计算 DNA 残留量：

DNA 残留量（pg/mg 蛋白）=DNA 检测值（pg/μl）× 提取后体积（μl）/ 提取蛋白含量（mg）。

二、英夫利昔

（一）名称

通用名称：注射用英夫利昔单抗；商品名称：类克；规格：100mg/ 瓶。

（二）来源

英夫利昔单抗分子由鼠源抗 -TNF-α 单克隆抗体的重链（H）和轻链（L）可变区与人源 H 链和 L 链的恒定区构成。

（三）结构与理化性质

英夫利昔是一种重组人 - 鼠嵌合单克隆抗体，可与人肿瘤坏死因子 α（TNF-α）结合并具有高亲和力。其中，重链（H）和轻链（L）可变区源自鼠抗 -TNFα MAb。英夫利昔分子由 2 个完全相同的 H 链和 2 个完全相同的 L 链组成，这些重链和轻链通过非共价键相互作用与共价二硫键关联。每个 H 链上的单个糖基化位点均含有一个天冬酰胺连接（*N*- 连接）的脱唾液酸、核心岩藻糖化、双触糖寡糖结构，且末端半乳糖微异质性，此结构位于 CH2 区域的残基 300 上，共观察到含有 0~4 个半乳糖残基的糖型。等电点（pI）位于 7.5~8.4。

（四）生物学功能

本品可与 TNF-α 的可溶形式和跨膜形式以高亲和力结合，抑制 TNF-α 与受体结合，从而使 TNF 失去生物活性。在类风湿关节炎、克罗恩病和强直性脊柱炎患者的相关组织及体液中可测出高浓度的 TNF-α。对于类风湿关节炎，英夫利昔与 TNF-α 结合后可产生三个作用：①可减少炎性细胞向关节炎症部位的浸润；②减少介导细胞粘附的分子 [内皮细胞选择素、细胞间黏附分子 -1（ICAM-1）和血管细胞黏附分子 -1（VCAM-1）] 的表达；③减少化学诱导作用 [白细胞介素 8（IL-8）和单核细胞趋化蛋白（MCP-1）]

及组织降解作用 [基质金属蛋白酶（MMP）1 和 3]。在银屑病型关节炎患者中，英夫利昔可减少 T 细胞和滑膜内血管的数量。

（五）临床应用

临床用于类风湿关节炎。可与甲氨蝶呤联合，用于中重度活动性类风湿关节炎患者，用于接受传统治疗效果不佳的中重度活动性克罗恩病患者及瘘管性克罗恩病患者，还可用于活动性强直性脊柱炎患者。

（六）生物学活性测定

本法为 TNF-α 毒性抑制试验，通过比较英夫利昔参比品与供试品对 TNF-α 中和的程度，以决定供试品的效价。

（1）溶液配制：1640 培养基中加入 10%FBS、1% L- 谷氨酰胺、1% HEPES 和 1% 丙酮酸钠，配制成完全培养基；放线菌素 D 用完全培养基溶液稀释至 8μg/ml；TNF-α 用完全培养基溶液稀释至终浓度为 50ng/ml（用于杀伤曲线）和 2ng/ml（用于中和）。

（2）参比品稀释：用完全培养基溶液将参比品稀释至浓度为 1μg/ml，作为起始浓度，制备 12 个稀释点（1∶2 稀释），终体积为 50μl。

（3）供试品稀释方案与参比品一致。

（4）将 2ng/ml 的 TNF-α 溶液以 25μl/ 孔加入参比品和样品孔；将 50ng/ml TNF-α 溶液作为起始浓度，1∶6 稀释制作 12 个浓度梯度的杀伤曲线，每孔 75μl。37℃、5% CO_2 条件下，使参比品和样品与 TNF-α 进行中和反应，孵育 1h。

（5）细胞处理：WEHI 细胞消化离心后，用完全培养基将将细胞浓度调整至 2×10^6 个 /ml，加入放线菌素 D（3ml 细胞 +120μl 放线菌素 D），然后把细胞和放线菌毒 D 混合液以 25μl/ 孔加入 96 孔板中所有孔，在 37℃、5%CO_2 条件下，培养 20~24h。

（6）细胞染色和读板：每孔加入 20μl MTS，37℃、5%CO_2 条件孵育 2h，读取 A_{492nm} 处的吸光度。供试品的生物活性应为参比品的 80%~120%。典型图谱如图 16-13 所示。

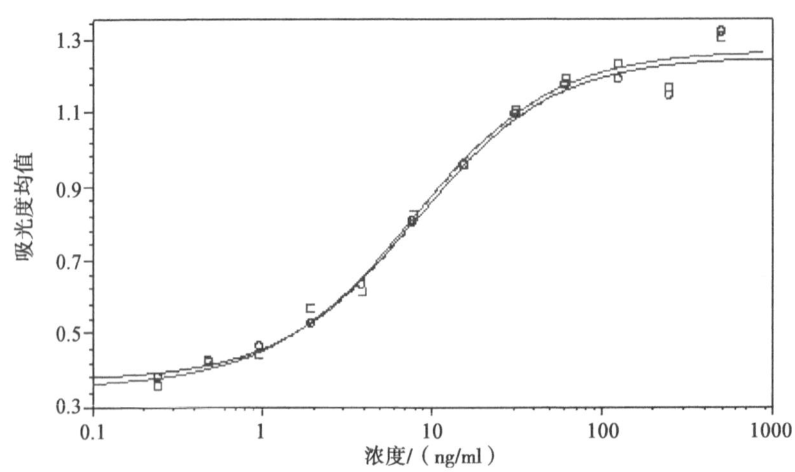

图16-13 英夫利昔单抗生物学活性测定图谱

生物活性测定时值得注意的问题：

（1）要保证 WEHI 细胞的活率在 90% 以上；

（2）放线菌素 D 遇光不稳定，因此要注意避光保存；

（3）MTS 遇光不稳定，因此要注意加入 MTS 时避光。

基于 WEHI 细胞的 TNF-α 毒性抑制法，优点是 WEHI 细胞为半贴壁细胞，容易消化，生长较快，培养方法简单，试验周期较短，需要 2 天；缺点是相比其他测活细胞（如 L929 细胞），WEHI 细胞测活的试验第一天操作步骤较多，工作量大，同时试验中最后一步加细胞，且细胞密度较大，加入体积较少，容易造成误差。

（七）质量标准

英夫利昔制剂的质量标准见表 16-4。

表 16-4　英夫利昔制剂质量标准

检测项目	检测方法	规定标准
鉴别	免疫扩散方法	应与抗独特型抗体及抗人 IgG（Fc、H+L）反应，不与抗鼠 IgG（H+L）反应
外观	直接观察法	符合规定
溶解时间	计时	≤ 2min
可见异物	灯检法	应符合《中国药典》规定
不溶性微粒	光阻法	应符合《中国药典》规定
装量	重量法	应符合《中国药典》规定
蛋白质含量	紫外分光光度法	符合规定
pH	电位法	符合规定
渗透压摩尔浓度	冰点下降法	符合规定
水分	按《中华人民共和国药典》（2015 版）（通则 0832）测定	≤ 2.0%
等电点	等电聚焦水平板电泳	四个主谱带百分比应不低于 92.0%，应与参比品一致
纯度	①梯度胶非还原法测定	应与参比品一致
	②梯度胶还原法测定	免疫球蛋白含量应不低于 96.0%，应与参比品一致
	③分子排阻色谱法（SEC-HPLC）	按面积归一化法计算，单体应不低于 98.0%，样品与参比品保留时间相差应不高于 0.1min
生物学活性	TNF 毒性抑制试验	样品相对活性应为 80%~120%
无菌检查	薄膜过滤法	应符合《中国药典》规定
细菌内毒素检查	动态显色法	≤ 0.16EU/mg
异常毒性检查	小鼠法	应符合《中国药典》规定

三、曲妥珠

（一）名称

英文名 Trastuzumab，商品名为赫赛汀（Herceptin）。活性成分为曲妥珠单抗。

（二）来源

曲妥珠单抗是一种人源化单克隆抗体，是由悬浮培养于无菌培养基中的哺乳动物细胞（中国仓鼠卵巢细胞 CHO）生产的，用亲和层析和离子交换法纯化，包括特定的病毒灭活和去除步骤。

（三）结构与理化性质

曲妥珠单抗是一种人源化抗人表皮生长因子受体 2（HER2）胞外域的重组 IgG1 单克隆抗体，由 2 条 Kappa 轻链和 2 条 IgG1 重链组成。

（四）生物学功能

人类 *HER2* 基因是定位于 17 号染色体的原癌基因，*HER2* 原癌基因或 *C-erbB2* 编码一个单一的受体样跨膜蛋白，分子量 185kDa，其结构上与其他表皮生长因子受体类似。HER2 蛋白膜内段的各酪氨酸残基发生磷酸化后均能作用于特定的信号蛋白，激活信号转导通路。这些信号转导通路包括 Ras/ 促分裂原活化蛋白激酶通路、PI3K/AKT/mTOR 通路、Janus 激酶 / 信号转导蛋白和转录激活因子通路及 PLC-γ 通路。转导途径的异常与各种肿瘤，尤其是乳腺癌的生长及增殖密切相关。在原发性乳腺癌患者中观察到有 25%~30% 的患者 HER2 阳性。*HER2* 基因扩增可导致肿瘤细胞表面 HER2 蛋白表达增加，导致 HER2 蛋白活化。

曲妥珠单抗特异性地作用于人表皮生长因子受体 -2（HER2）的蛋白细胞外Ⅳ区。目前的研究表明其作用机制可能包括以下途径：①特异结合于 HER2 受体胞外段，从而阻断 HER2 同源二聚体的组成性激活，并干扰 HER2 与其他 ErbB 家族成员形成异源二聚体；②介导 HER2 受体的内吞和在溶酶体中的降解；③活化抑癌基因（*PTEN*），阻断磷酸肌醇 3 激酶（PI3K）信号通路；④上调并活化 p27kip1 从而诱导 G_1 期停滞，抑制肿瘤细胞增殖；⑤促进肿瘤细胞凋亡；⑥抗肿瘤血管生成；⑦诱导抗体依赖细胞介导细胞毒作用（ADCC），杀伤肿瘤细胞；⑧抑制全长 HER2 受体胞外段的裂解及裂解产物 p95 的活化；⑨抑制 DNA 修复；⑩增加化疗药物的细胞毒性；⑪逆转肿瘤细胞对宿主细胞因子杀伤作用的抵抗等。

（五）临床应用

目前曲妥珠单抗主要用于治疗转移性乳腺癌、阳性早期乳腺癌（EBC）、转移性胃癌。

针对 HER2 阳性的转移性乳腺癌，曲妥珠单抗作为单一药物治疗已接受过 1 个或多个化疗方案的转移性乳腺癌；或与紫杉醇或者多西他赛联合，用于未接受化疗的转移性乳腺癌患者。针对阳性早期乳腺癌（EBC），曲妥珠单抗适用于接受了手术、含蒽环类抗生素辅助化疗和放疗（如果适用）后的HER2阳性乳腺癌的辅助治疗。曲妥珠单抗联合卡培他滨或5-氟尿嘧啶和顺铂用于既往未接受过针对转移性疾病治疗的HER2阳性的转移性胃腺癌或胃食管交界腺癌患者。曲妥珠单抗只能用于HER2阳性的转移性胃癌患者，HER2阳性的定义为：使用已验证的检测方法得到的IHC3+或IHC2+/FISH+结果，即IHC3+（浸润癌中超过30%的肿瘤细胞有均匀一致的核膜染色），或在FISH检测中每个核大于6个基因拷贝或比值大于2.2。

检测HER2蛋白过度表达是筛选适合接受曲妥珠单抗治疗的患者所必需的，因为只有HER2阳性的患者被证明能从治疗中受益。

（六）生物学活性测定

1. 原理

大部分乳腺癌细胞表面高表达HER2分子，其介导的信号通路参与调控细胞增殖、生长、代谢等功能。曲妥珠单抗能够与HER2细胞外部位特异性结合，从而阻止其介导信号通路，进而抑制癌细胞的生长。曲妥珠单抗可以抑制高表达HER2分子的人乳导管肿瘤细胞（BT-474）的增殖，并且抑制率与抗体呈剂量依赖关系，通过比色法检测活细胞染色，建立BT-474细胞增殖抑制试验以测定曲妥珠单抗的生物学活性。

2. 方法

1）材料和设备

96孔黑色细胞培养板；参比品；BT474细胞；完全培养基：含10%FBS的DMEM/F12；胰蛋白酶；Alamar Blue。

净化工作台、二氧化碳培养箱、离心机、倒置显微镜、酶标仪。

2）实验步骤

（1）细胞处理：BT-474细胞培养至对数生长期，消化后1000 r/min离心5min弃上清，以完全培养基重悬细胞调整浓度至1×10^5个/ml，加入96孔黑色细胞培养板，100μl/孔。置CO_2培养箱37℃培养1~3h。

（2）参比品及供试品稀释：用完全培养基溶液将参比品及供试品稀释至适宜浓度，制备4~10个曲线测定点。

（3）加样：将稀释后的参比品/样品加于96孔黑色细胞培养板中，100μl/孔。

（4）孵育：将96孔黑色细胞培养板放入37℃、5% CO_2培养箱，孵育5天（110~124h）。

（5）读板：加入Alamar Blue染液25μl/孔，37℃孵育6~8h后，以530nm为激发波长、590nm为发射波长，读取相对荧光强度。

3）结果计算

使用PLA2.0或相关软件进行平行线分析（图16-14），按照下述公式计算效价：

$$待测样品效价（U/mg）=相对效价\times参比品标示效价$$

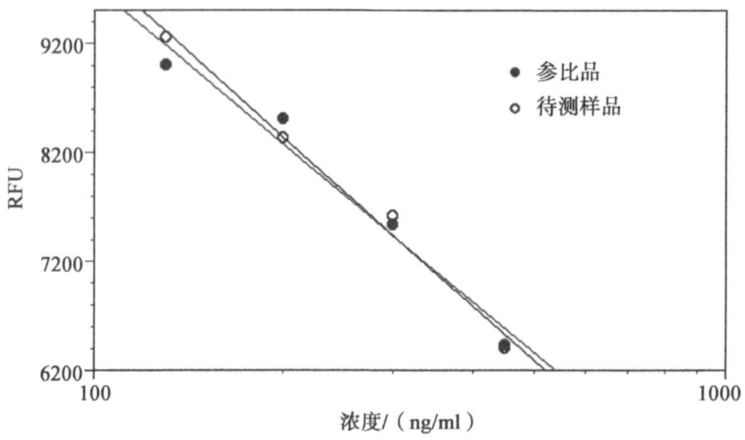

图16-14 曲妥珠单抗剂量效应曲线

3. 方法评价

（1）本方法采用 Alamar Blue 检测信号为相对荧光强度，灵敏度及信噪比较高。

（2）本方法采用平行线分析方法计算相对效价，可有效利用较窄量效范围内的统计数据。

（七）质量标准

曲妥珠单抗的质量标准见表16-5。

表16-5 曲妥珠单抗质量标准

检定项目	检定方法	规定标准
外观	直接观察法	符合规定
pH	电位法	符合规定
渗透压摩尔浓度	冰点下降法	符合规定
可见异物检查	灯检法	应符合《中国药典》规定
不溶性微粒检查	光阻法	应符合《中国药典》规定
装量检查	重量法	应符合《中国药典》规定
水分测定	卡尔 - 费休法	≤ 3.0%
鉴别	毛细管区带电泳（CZE）	应为阳性
纯度检查	分子排阻色谱（SEC-HPLC）	单体≥ 95.0%
纯度检查	还原 CE-SDS	重链 + 轻链≥ 95.0%
	非还原 CE-SDS	电泳图谱应与参比品一致
纯度检查	离子交换色谱（IEC-HPLC）	峰 3 ≥ 55.0%
蛋白质含量	紫外分光光度法	符合规定
生物学活性	BT-474 细胞增殖抑制法	符合规定
无菌检查	薄膜过滤法	应符合《中国药典》规定
细菌内毒素检查	动态显色法	≤ 36 EU/ 瓶
异常毒性检查	小鼠法	应符合《中国药典》规定

（八）质控要点

（1）毛细管区带电泳（CZE）：曲妥珠单抗的鉴别采用毛细管区带电泳（CZE）方法进行分析，该方法具有快速、特异性强、分辨率高等特点。不同抗体在 CZE 上具有较为专属的电泳图谱和保留时间，对于曲妥珠单抗的鉴别，该方法主要通过样品、参比品及样品 / 参比品共混液的主峰保留时间差等指标进行判定，具有良好的特异性。

（2）离子交换色谱（IEC-HPLC）：曲妥珠单抗的翻译后修饰和保存期间的结构变化较复杂，因此其 IEC-HPLC 图谱复杂，根据目前的结构和表征研究结果，Lys450 成分峰是在被称为峰 4 的色谱峰后面，还含有 isoAsp102 成分，由于其效价低，这种 isoAsp102 成分被认为是一种产品相关杂质，Lys450 变异性增加，会对阳离子交换法充分监测 isoAsp102 和主峰成分的能力产生影响，因此在样品制备中增加羧肽酶 B（CpB）预处理步骤，以除去剩余的 Lys450 残基，从而使阳离子交换法能够准确测定 isoAsp102 产品相关杂质和主峰成分。

（3）生物学活性：曲妥珠单抗生物学活性检测采用 BT474 细胞增殖抑制法，结果采用平行线法分析，最低使用三个连续浓度点进行分析，曲线的相关性、线性及平行性均应通过统计学检验。另外，曲妥珠量效范围较窄，需对曲线的斜率比进行控制，应控制在（样品斜率 / 参比品斜率）0.80~1.25。

四、利妥昔

（一）名称

英文名 Rituximab，商品名为美罗华（MabThera）。活性成分为利妥昔单抗。

（二）来源

利妥昔单抗是一种人 - 鼠嵌合型单克隆抗体，由人 IgG1 恒定区和小鼠可变区序列组合而成。该抗体是由哺乳动物（中国仓鼠卵巢）细胞悬浮培养，用亲和层析和离子交换法纯化，包括特异性病毒灭活和清除程序。

（三）结构与理化性质

利妥昔单抗是一种人鼠嵌合单克隆抗体，能特异性地与跨膜抗原 CD20 结合。

（四）生物学功能

CD20 抗原是分子量为 35kDa 的非糖基化跨膜蛋白，CD20 作为 B 细胞表面特有的分化抗原，在 95% 以上的 B 细胞淋巴瘤细胞膜上高密度表达，而在造血干细胞、血浆细胞和其他正常组织中不表达。CD20 分子在与单克隆抗体结合后，无显著内化及脱落，是 B 淋巴细胞瘤免疫靶向治疗的理想靶点。目前抗 CD20 单克隆抗体产品已显示良好的临床疗效并得到广泛应用。大量研究表明，CD20 单抗与 B 细胞淋巴瘤表面抗原结合后，主要通过补体依赖的细胞毒作用（CDC）及抗体依赖细胞介导的细胞毒作用（ADCC）

将肿瘤细胞裂解。ADCC 效应是 CD20 单抗杀伤肿瘤靶细胞重要机制之一。CD20 单抗与 B 细胞淋巴瘤细胞表面的 CD20 抗原结合后，导致抗体 Fc 段构象改变并与细胞毒效应细胞表面上表达的 FcRγIIIa（CD16）结合，从而激发 NK、巨噬细胞等效应细胞的杀伤活性，释放穿孔素和颗粒酶，对肿瘤靶细胞进行杀伤。

（五）临床应用

目前利妥昔单抗适用于：复发或耐药的滤泡性中央型淋巴瘤（国际工作分类 B、C 和 D 亚型的 B 细胞非霍奇金淋巴瘤）的治疗；先前未经治疗的 CD20 阳性Ⅲ ~ Ⅳ期滤泡性非霍奇金淋巴瘤，患者应与化疗联合使用；CD20 阳性弥漫大 B 细胞性非霍奇金淋巴瘤（DLBCL），患者应与标准 CHOP 化疗（环磷酰胺、阿霉素、长春新碱、强的松，8 个周期）联合使用。

国内一项多中心、随机、开放、对照临床研究在 63 例（40~75 岁）CD20 阳性的初治弥漫大 B 细胞性非霍奇金淋巴瘤患者中进行，包括试验组 32 例、对照组 31 例。试验组接受利妥昔单抗 + 标准 CHOP 化疗方案，对照组接受标准 CHOP 化疗方案。两组均治疗 6 个疗程，每个疗程 21 天。试验组中本品在化疗周期第 1 天使用，剂量为 375mg/m^2 BSA，静脉滴注。结果显示：试验组 CR 29.0%，PR 54.9%，总有效率 83.9%；对照组 CR 31.3%，PR 31.3%，总有效率 62.5%。

（六）生物学活性测定

利妥昔单抗与 B 细胞淋巴瘤表面抗原结合后，主要通过补体依赖的细胞毒作用（CDC）及抗体依赖细胞介导的细胞毒作用（ADCC）发挥杀伤肿瘤细胞的作用。利妥昔单抗 ADCC 活性是指具有杀伤活性的细胞（如 NK 细胞、巨噬细胞和中性粒细胞等）通过其表面表达的 Fc 受体（FcR）识别结合于 CD20 抗原（肿瘤细胞）上的利妥昔单抗 Fc 段，从而介导细胞杀伤，该活性可采用报告基因法等进行检测；CDC 活性是指利妥昔抗体与细胞膜表面的 CD20 结合后，在补体的参与下可产生细胞膜损伤和细胞死亡。下面以 WIL2-S 细胞为例，介绍利妥昔单抗的 CDC 活性测定。

（1）细胞处理：WIL2-S 细胞培养至对数生长期，1000r/min 离心 5min 弃上清，以抗体稀释液重悬细胞调整浓度至 1×10^6 个 /ml 备用。

（2）参比品及样品的稀释：以抗体稀释液将参比品及供试品稀释至适宜浓度，通过梯度稀释制备 8~10 个曲线测定点。

（3）将稀释后的参比品及样品转移至 96 孔细胞培养板中，50μl/ 孔。

（4）加补体：以抗体稀释液按照 1 ∶ 2~3 稀释补体，加入 96 孔细胞培养板中，50μl/ 孔。

（5）孵育：将细胞加入 96 孔细胞培养板中 50μl/ 孔，放入 37℃、5% CO_2 培养箱，孵育 1~2h。

（6）读板：加入 Alamar Blue 染液 50μl/ 孔，37℃孵育 15~26h 后，以 530nm 为激发波长、590nm 为发射波长，读取相对荧光强度。

（7）结果计算：采用适宜模式拟合剂量 - 反应曲线，分析结果并计算待测样品的相对活性。

（七）质量标准

利妥昔单抗质量标准见表 16-6。

表 16-6 利妥昔单抗质量标准

检定项目	检定方法	规定标准
外观	直接观察法	符合规定
颜色	比色法	符合规定
澄清度	浊度仪法	符合规定
装量检查	容量法	应不少于标示装量
不溶性微粒检查	光阻法	应符合《中国药典》规定
可见异物检查	灯检法	应符合《中国药典》规定
pH	电位法	符合规定
渗透压摩尔浓度	冰点下降法	符合规定
鉴别	毛细管区带电泳（CZE）	应为阳性
纯度检查	分子排阻色谱（SEC-HPLC）	单体≥ 95.0%
纯度检查	还原 CE-SDS	重链 + 轻链≥ 95.0%
	非还原 CE-SDS	电泳图谱应与参比品一致
纯度检查	离子交换色谱（IEC-HPLC）	Fc 峰≥ 23.0%
		Fab 峰≥ 57.0%
蛋白质含量	紫外分光光度法	9.2~10.8mg/ml
生物学活性	补体依赖性细胞毒法	（0.8~1.3）$\times 10^5$U/ml
无菌检查	薄膜过滤法	应符合《中国药典》规定
细菌内毒素检查	动态显色法	≤ 1.0EU/ml
异常毒性检查	小鼠法	应符合《中国药典》规定

（八）质控要点

（1）利妥昔单抗鉴别采用毛细管区带电泳（CZE）方法进行分析，该方法具有快速、特异性强、分辨率高等特点，不同抗体在 CZE 上具有较为专属的电泳图谱和保留时间。对于利妥昔单抗的鉴别，该方法主要通过样品、参比品，以及样品 / 参比品共混液的主峰保留时间差等指标进行判定，具有良好的特异性。

（2）补体依赖的细胞毒作用（CDC）及抗体依赖细胞介导的细胞毒作用（ADCC）是利妥昔单抗发挥杀伤肿瘤细胞的主要作用。研究表明，利妥昔单抗 Fc N- 糖修饰中的末端半乳糖比例和岩藻糖修饰比例分别会影响 CDC 和 ADCC 活性，因此在利妥昔单抗的质控中应对 *N*- 糖修饰进行关注。

五、西妥昔

（一）名称

英文名 Cetuximab，商品名为爱必妥（Erbitux）。活性成分为西妥昔单抗。

（二）来源

西妥昔单抗是一种 IgG1 型嵌合单克隆抗体，由哺乳动物细胞系 Sp2/0 培养产生。

（三）结构与理化性质

西妥昔单抗是一种人鼠嵌合单克隆抗体，能特异性地与 EGFR 结合。

（四）生物学功能

大多数人类上皮癌存在明显的表皮生长因子受体（epidermal growth factor receptor，EGFR）及其家族生长因子的功能性激活。EGFR 的过表达通常与较晚的癌症病期、较差的预后及对化疗较不敏感相关。西妥昔单抗是抗 EGFR 的人鼠嵌合单克隆抗体，是针对 EGF 受体的 IgG1 单克隆抗体，两者特异性结合后，通过对与 EGF 受体结合的酪氨酸激酶（TK）的抑制作用，阻断细胞内信号转导途径，从而抑制癌细胞的增殖，诱导癌细胞的凋亡，减少基质金属蛋白酶和血管内皮生长因子的产生。西妥昔单抗可与表达于正常细胞和多种癌细胞表面的 EGF 受体特异性结合，并竞争性阻断 EGF 和其他配体，如 α 转化生长因子（TGF-α）的结合。

（五）临床应用

西妥昔单抗本品单用或与伊立替康（irinotecan）联用，用于表皮生长因子（EGF）受体过度表达的、对以伊立替康为基础的化疗方案耐药的转移性直肠癌的治疗。经过临床试验验证，在发生转移的结直肠癌患者中，西妥昔单抗联合伊立替康作为一线或二线治疗，或者用于伊立替康耐药患者的治疗，均可提高疗效。

（六）生物学活性测定

西妥昔单抗与细胞表面的 EGF 受体结合后，通过对与 EGF 受体结合的酪氨酸激酶（TK）的抑制作用，阻断细胞内信号转导途径，从而抑制癌细胞的增殖，诱导癌细胞的凋亡。以 DiFi 细胞为例，具体操作如下。

（1）DiFi 细胞培养至对数生长期，消化后 1000 r/min 离心 5min 弃上清，以完全培养基重悬细胞调整浓度至 2×10^5 个 /ml 备用。

（2）参比品及样品的稀释：以完全培养基将参比品及样品预稀释至 1500ng/ml，然后 1：1.5 倍比稀释 8 个梯度。

（3）将稀释后的参比品及样品加于 96 孔细胞培养板中，50μl/ 孔。

（4）将细胞加入 96 孔细胞培养板中 50μl/ 孔，放入 37℃、5% CO_2 培养箱，孵育

4 天 [（96 ± 6）h]。

（5）读板：加入 MTS 染液 20μl/ 孔，37℃孵育 2~4h 后，于 490nm 和 630nm 读取光吸收值。

（6）结果计算：将参比品 / 样品的抗体浓度和吸光值按照四参数曲线进行拟合，按照下述公式计算生物学活性：

$$\text{待测样品相对效价} = \text{参比品 } EC_{50} / \text{供试品 } EC_{50} \times 100\%$$

（七）质量标准

西妥昔单抗的质量标准见表 16-7。

表 16-7　西妥昔单抗质量标准

检定项目	检定方法	规定标准
颜色	比色法	符合规定
澄清度	浊度仪法	符合规定
装量检查	容量法	应不少于标示装量
不溶性微粒检查	光阻法	应符合《中国药典》规定
可见异物检查	灯检法	应符合《中国药典》规定
pH	电位法	符合规定
渗透压摩尔浓度	冰点下降法	符合规定
鉴别	离子交换色谱（IEC-HPLC）	色谱峰应具有主峰区（峰 1~5），且与参比品峰形一致；主峰区各色谱峰保留时间与参比品相差 ± 0.5min
纯度检查	分子排阻色谱（SEC-HPLC）	单体≥ 95%
纯度检查	还原 SDS-PAGE	重链 + 轻链≥ 95%
	非还原 SDS-PAGE	应与参比品一致
纯度检查	离子交换色谱（IEC-HPLC）	酸性区≤ 34%
蛋白质含量	紫外分光光度法	4.5~5.5mg/ml
结合活性	ELISA 法	应为参比品的 80%~125%
生物学活性	DiFi 细胞增殖抑制法	应为参比品的 80%~125%
无菌检查	薄膜过滤法	应符合《中国药典》规定
细菌内毒素检查	动态显色法	＜ 0.25EU/mg
异常毒性检查	小鼠法	应符合《中国药典》规定

（八）质控要点

西妥昔单抗除 Fc 段上的 *N*- 糖基化位点，在 Fab 上还存在一个 *N*- 糖基化位点，研究表明 Fab 上的 *N*- 糖含有较高比例的 α-1, 3- 半乳糖，易引起体内超敏反应。同时，此位点上唾液酸等修饰使西妥昔单抗具有较复杂的电荷异质性，在离子交换色谱（IEC-HPLC）上检测时，其色谱峰具有特殊性。

六、贝伐珠单抗

（一）名称

通用名：贝伐珠单抗（Bevacizumab）；商品名：安维汀®（Avastin®）；活性成分为贝伐珠单抗。有 400mg/16ml/ 瓶和 100mg/4ml/ 瓶两种规格。

（二）来源

贝伐珠单抗为采用重组 DNA 技术在中国仓鼠卵巢（Chinese hamster ovary，CHO）细胞中表达，经 Protein A 亲和层析、低 pH 病毒灭活、阴离子交换层析、除病毒过滤、阳离子交换层析和超滤 / 透析等步骤纯化，最后经过滤除菌灌装制备而成。

（三）结构与理化性质

贝伐珠单抗是一种人源化 IgG1κ 单克隆抗体，分子量为 149kDa，由两条含 453 个氨基酸残基的重链和两条含 214 个氨基酸残基的轻链组成，每一条重链内含有四个二硫键，每一条轻链内含有两个二硫键。重链 - 轻链间和重链 - 重链间由二硫键连接，每一条重链在 303 位的天冬氨酸上有一个 N 端连接的糖基化位点。贝伐珠单抗中包含人类 IgG1κ 抗体的框架区及可结合人血管内皮生长因子（VEGF）的人源化鼠抗体的抗原结合区。

（四）生物学功能

贝伐珠单抗可以特异性地与 VEGF 结合并阻断其与内皮细胞上的受体结合，使 VEGF 失去生物功能而抑制血管形成。

（五）临床应用

贝伐珠单抗联合以 5- 氟尿嘧啶为基础的化疗适用于转移性结直肠癌患者的治疗。

（六）生物学活性测定

贝伐珠单抗采用人脐静脉内皮细胞（human umbilical vein endothelial cell，HUVEC）增殖抑制法测定其生物学活性。测定中将 VEGF 与系列稀释的样品孵育后加入至 HUVEC 细胞中，培养特定时间后检测贝伐珠单抗阻断 VEGF、促 HUVEC 增殖的剂量 - 反应曲线，对待测样品和参比品进行比较分析，计算待测样品相对活性。生物学活性检测过程如下。

（1）复苏 HUVEC 细胞，以稀释液（含 1× 黏附因子的人内皮细胞 -SFM 培养基）将细胞调整至适宜浓度，50μl/ 孔接种黑色透明底 96 孔细胞培养板备用。

（2）用稀释液将待测样品和参比品分别稀释至 1000ng/ml、500ng/ml、400ng/ml、360ng/ml、320ng/ml、280ng/ml、200ng/ml、115ng/ml、40ng/ml、0ng/ml。

（3）用稀释液将 rhuVEGF 稀释至浓度为 120ng/ml，作为 rhuVEGF 工作液。

（4）将系列稀释的样品与 rhuVEGF 工作液等体积混合，室温避光孵育 60~90min。

（5）取各混合样品以 50μl/ 孔加入黑色透明底 96 孔板，并在 37℃、5% CO_2 培养箱中培养 90~98h。

（6）培养结束后，加入 25μl/ 孔 Alarma Blue 并置 37℃、5% CO_2 培养箱显色 6~7h。

（7）将 96 孔板置平衡至室温后，由读板仪读取各孔数据。

（8）采用适宜模式拟合剂量 - 反应曲线，分析结果并计算待测样品的相对活性。

（七）质量标准

贝伐珠单抗的质量标准见表 16-8。

表 16-8 贝伐珠单抗质量标准

检验项目	检测方法	规定标准
外观	直接观察法	符合规定
装量检查	容量法（《中国药典》）	应符合《中国药典》规定
可见异物检查	灯检法（《中国药典》）	应符合《中国药典》规定
不溶性微粒	光阻法法（《中国药典》）	应符合《中国药典》规定
pH	电位法（《中国药典》）	符合规定
无菌检查	薄膜过滤法（《中国药典》）	应符合《中国药典》规定
渗透压摩尔浓度	冰点下降法（《中国药典》）	符合规定
纯度检查	分子排阻高效液相色谱法（SEC-HPLC）	单体面积应≥ 93%（0.5mg/ml），聚合物应≤ 12%（25mg/ml）
	弱阳离子交换高效液相色谱法（WCX-HPLC）	酸性区域应≤ 42%，主峰应≥ 45%，酸性区域应≤ 18%
	非还原型毛细管凝胶电泳法	未检测到> 1% 的新峰
	还原型毛细管凝胶电泳法	应不低于 95%
鉴别	毛细管区带电泳（CZE）	应与参比品一致（阳性）
	肽图（蛋白内切酶法）	应与参比品一致
等电点	电泳法	应与参比品一致
细菌内毒素	凝胶半定量法（《中国药典》）	应不大于 2EU/ml
效力测定	HUVEC 增殖抑制法	应为（1 ± 0.2）$\times 10^4$U/mg
蛋白质含量	紫外 - 可见分光光度检测（《中国药典》）	符合规定
蛋白 A 残留量	酶联免疫法	应不大于 0.01%
宿主细胞 CHO 蛋白残留量	酶联免疫法	应不大于 0.01%
宿主细胞 CHO DNA 残留量	实时荧光定量 PCR 法	应小于 10pg/mg
异常毒性检查	小鼠法（《中国药典》）	应符合《中国药典》规定

（八）质控要点

贝伐珠单抗总体质控要求与其他单抗相同，需要特别注意以下两点。

（1）SEC-HPLC：贝伐珠单抗可变区易于相互作用形成聚体，特别是在高浓度条件下，因此需对其高浓度下的多聚体含量进行控制。在 SEC-HPLC 检测中，采用两个检测浓度：0.5mg/ml 浓度用于检测单体；25mg/ml 浓度用于检测聚体，检测前需将样品在30℃孵育（24 ± 1）h。

（2）效力测定：贝伐珠单抗的生物学活性（效力）采用 HUVEC 增殖抑制法检测，结果采用平行线法计算。HUVEC 为使用新生儿脐带制备的原代静脉内皮细胞，存在个体和人种的基因差异，且对 VEGF 促增殖作用反应性的批间变异度较大，因此需要建立检测用细胞库，并对建立的细胞库的 VEGF 反应性进行确认。随着传代次数的增加，细胞对 VEGF 的反应性降低，一般不建议检测人员采用传代次数大于 10 代的细胞。有些产品检测中使用的细胞为复苏后立即使用，也有一些制品使用复苏后在培养条件下适应的细胞以增加结果稳定性。

七、巴利昔

（一）名称

英文名：Basiliximab；商品名：舒莱（Simulect）；活性成分为巴利昔单抗。

（二）来源

巴利昔单抗来源于鼠杂交瘤细胞系（RFT-5），是人鼠嵌合单克隆抗体的优化表达。

（三）结构与理化性质

巴利昔单抗是一种人鼠嵌合型 IgG 单克隆抗体，由人恒定区和小鼠可变区组成，小鼠抗原结合区源自鼠类抗体（RFT-5 细胞抗体）。

（四）生物学功能

巴利昔单抗定向拮抗白细胞介素 -2（IL-2）受体 α 链（CD25），CD25 在抗原的激发反应中表达于 T 淋巴细胞表面。激活的 T 淋巴细胞对 IL-2 具有极高的亲和力，巴利昔单抗通过特异性结合激活的 T 淋巴细胞上的 CD25 抗原，阻断 T 淋巴细胞与 IL-2 结合，从而阻断 T 细胞增殖，发挥免疫抑制作用。

（五）临床应用

急性重度 GVHD 的发生是导致单倍体造血干细胞移植失败的最大障碍之一，发生后死亡率很高。巴利昔单抗通常与环孢素和皮质类固醇激素为基础的二联免疫抑制剂治疗方案（成人和儿童），或长期的环孢素、皮质类固醇激素和硫唑嘌呤 / 吗替麦考酚酯为基础的三联免疫抑制剂治疗方案（仅成人）联合使用，用于预防肾移植术后的早期急性器官排斥。

（六）生物学活性测定

1. 原理

巴利昔单抗的生物学活性测定是基于其能够抑制人类白细胞介素 -2（以下称为

IL-2）与 C8166 细胞上的 IL-2 高亲和力受体结合的性质。这一细胞系在培养基中可以组成性表达该种 IL-2 受体。该细胞与进行系列稀释的单抗共同孵育，加入事先与链亲和素 - 生物素结合的已知生物素化 IL-2，根据单抗的浓度，其抑制与上述混合物结合的活性存在剂量 - 效应关系。在 90min 的孵育结束后，清洗加入多孔过滤板上的细胞，然后四甲基联苯胺溶液与结合了过氧化物酶的细胞发生反应，显色的反应产物通过过滤板的滤过作用转移至另一微孔板中进行光吸收值测定，通过平行线分析方法计算样品相对于参比品的效价。

2. 方法

1）材料和设备

96 孔细胞培养板；96 孔微膜过滤板；真空抽滤器；参比品；C8166 细胞；完全培养基（含 10% FBS、2mmol/L L- 谷氨酰胺和 1‰ β- 巯基乙醇的 RPMI1640）；链亲和素 - 过氧化物酶溶液（SA-POD）；生物素化 IL-2（b-IL-2）；牛血清白蛋白（BSA）；TMB 底物液；PBS；TBS（称取 2.4g Tris，8.0g NaCl，0.2g KCl，加入 800ml 蒸馏水溶解，用 1 mmol/L HCl 调 pH 至 7.4，补足体积至 1000ml，无菌过滤）稀释液（含 1% BSA 的 TBS 溶液）；2.5 mmol/L 硫酸。

2）实验步骤

（1）细胞准备：C8166 细胞培养至对数生长期，收集至 50ml 离心管中，室温 250*g* 离心 10min，弃上清，再以 50ml PBS 重复洗涤一次，用冰预冷 TBS 重悬细胞，调节细胞浓度至 2×10^6 个 /ml，将细胞置于冰上备用。

（2）参比品及样品的稀释：以稀释液将参比品 / 样品稀释至 200ng/ml、133.3ng/ml、88.9ng/ml、59.3ng/ml、39.1ng/ml、26.3ng/ml、17.6ng/ml、11.7ng/ml。

（3）b-IL-2、SA-POD 的稀释：以稀释液将 b-IL-2 稀释至 267ng/ml；SA-POD 稀释至 64ng/ml 和 32ng/ml。

（4）加样：96 孔微膜过滤板 4℃预冷，加入冰 TBS 湿润，真空抽滤；将稀释后参比品 / 样品转移至过滤板，50μl/ 孔；将 64ng/ml 的 SA-POD 与 267ng/ml 的 b-IL-2 按 1 ∶ 1 混合加入过滤板，100μl/ 孔；加入细胞 50μl/ 孔。

（5）对照孔的设置。空白对照：稀释液 50μl/ 孔 +32ng/ml 的 SA-POD 100μl/ 孔 + 细胞 50μl/ 孔。阴性对照：稀释液 50μl/ 孔 +SA-POD 与 b-IL-2 混合液 100μl/ 孔 + 细胞 50μl/ 孔。阳性对照：1μg/ml 参比品 50μl/ 孔 +SA-POD 与 b-IL-2 混合液 100μl/ 孔 + 细胞 50μl/ 孔。

（6）孵育：将 96 孔微膜过滤板置于 2~8℃孵育（90 ± 10）min。

（7）洗板：孵育结束后，将液体真空抽滤弃去，以 200μl 冰 TBS 洗涤细胞后抽滤弃去，重复洗涤 2 次，吸干残留液体。

（8）显色：加入 TMB 底物液 200μl/ 孔，室温反应（15 ± 5）min。

（9）读板：将 96 孔微膜过滤板反应上清真空抽滤至下层新的 96 孔板中，加入 2.5mol/L H_2SO_4 50μl/ 孔终止反应，于 450nm 读取光吸收值。

3）结果计算

使用 PLA2.0 或相关软件进行平行线分析（图 16-15），按照下述公式计算效价：

$$\text{待测样品效价 } EC_{50}\text{（ng/ml）} = \text{相对效价} \times \text{参比品标示效价}$$

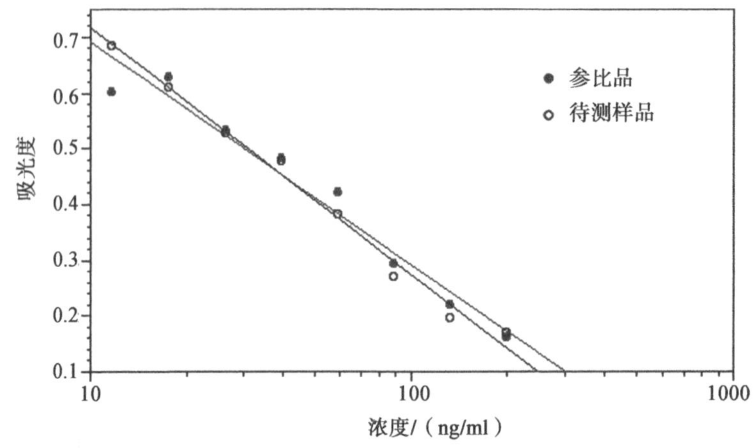

图16-15 巴利昔单抗剂量效应曲线

3. 方法评价

（1）巴利昔单抗能与反应体系中的m-IL-2竞争性结合表达于C8166细胞上的CD25分子，并用ELISA方法进行检测，具有较高灵敏度。

（2）实验操作过程中，利用过滤板滤过的方式洗板，替代了传统的离心吸弃上清吹洗细胞的操作，简便易行，缩短时间，并可避免由于细胞丢失造成的误差。

（3）本方法采用平行线分析方法计算相对效价。

（七）质量标准

巴妥昔单抗的质量标准见表16-9。

表16-9 巴利昔单抗质量标准

检定项目	检定方法	规定标准
包装瓶外观	直接观察法	符合规定
冻干粉外观	直接观察法	符合规定
复溶溶液颜色	比色法	符合规定
复溶溶液澄清度	浊度仪法	符合规定
溶解时间	计时法	符合规定
pH	电位法	符合规定
渗透压摩尔浓度	冰点下降法	符合规定
可见异物检查	灯检法	应符合《中国药典》规定
不溶性微粒检查	光阻法	应符合《中国药典》规定
装量检查	重量法	应符合《中国药典》规定
水分测定	卡尔-费休法	应符合规定
鉴别	等电聚焦法	主带应与参比品一致
	细胞酶免法	应抑制IL-2与受体的结合
纯度检查	分子排阻色谱（SEC-HPLC）	副产物与降解产物应符合规定

续表

检定项目	检定方法	规定标准
纯度检查	还原 SDS-PAGE	杂质总量应符合规定
纯度检查	离子交换色谱（IEC-HPLC）	副产物与降解产物应符合规定
蛋白质含量	紫外分光光度法	符合规定
活性 / 结合活性	细胞酶免法	是否参考其他品种纳入质量标准?
无菌检查	薄膜过滤法	应符合《中国药典》规定
细菌内毒素检查	动态浊度法	应符合《中国药典》规定
异常毒性检查	小鼠法	应符合《中国药典》规定

（八）质控要点

（1）分子排阻色谱（SEC-HPLC）：巴利昔单抗及其分子大小各异的降解产物（如多聚体、降解片段等），经过适宜的分子排阻色谱（SEC）柱，在自然条件下分离，其总的副产物及降解产物百分比可以根据总峰面积的百分比来确定。本产品对副产物及降解产物进行控制，包括在主峰之前的洗脱峰 [被命名为聚合物峰（AP）]，以及在主峰之后的洗脱峰 [被命名为降解产物峰（DP）]。

（2）离子交换色谱（IEC-HPLC）：本产品对副产物及降解产物进行控制，注意区分有关物质与副产物及降解产物，有关物质 RS1、RS2 被认为是主要产物（在三种亚型 IP1、IP2 和 IP3 中），因为它们具有相同的生物学活性，并且也不是聚合或是降解的形式。在正常储存条件下没有显著的副产物及降解产物。在长期加速条件下可观测到低水平的降解产物在 RS2 峰后被洗脱。

（3）生物学活性：巴利昔单抗生物学活性检测采用细胞酶免法，结果采用平行线法分析，曲线的相关性、线性及平行性均应通过统计学检验。需对系统适应性进行控制：空白对照孔均值≤ 0.5；阴性对照孔均值 / 阳性对照孔均值≥ 3。

八、托珠单抗

（一）名称

通用名：托珠单抗（Tocilizumab）；商品名：雅美罗®（Actemra®）。剂型包括静脉注射剂和预充式皮下注射剂两种，静脉注射剂的包括 80mg/4ml、200mg/10ml 和 400mg/20ml 三种规格；预充式皮下注射剂型规格为 162mg/0.9ml。

（二）来源

托珠单抗为采用重组 DNA 技术在中国仓鼠卵巢（Chinese hamster ovary，CHO）细胞中表达，经 Protein A 亲和层析、低 pH 病毒灭活、阴离子交换层析、阳离子交换层析、超滤 / 透析和纳米膜除病毒过滤等步骤纯化，最后经初级过滤和除菌过滤步骤后灌装制备而成。

（三）结构与理化性质

托珠单抗分子是一种人源化 IgG1κ 型抗体，分别由两条轻链（L）和两条重链（H）组成典型的 H_2L_2 四聚体结构。重轻链间通过链间二硫键连接。托珠单抗的分子式为 $C_{6428}H_{9976}N_{1720}O_{2018}S_{42}$（仅多肽部分），理论分子量为 144 985 Da（仅多肽部分）。托珠单抗中包含人类 IgG1κ 抗体的框架区及可结合 IL-6 受体的人源化鼠抗体的抗原结合区。

（四）生物学功能

托珠单抗是重组的人源化 IgG1 单克隆抗体，通过与可溶性和膜型 IL-6 受体（IL-6R）结合，阻碍 IL-6 诱发的免疫系统激活。体外测定法所得数据表明，托珠单抗没有或仅有非常低的抗体依赖性细胞毒性（ADCC）。在体外试验中，未检测到补体依赖性细胞毒性（CDC）。

（五）临床应用

目标人群为对现有 DMARD 疗法应答不足的中度至重度活动性类风湿关节炎成年患者。

（六）生物学活性测定

托珠单抗生物学活性采用 KT-3 细胞增殖抑制法测定。KT-3 细胞为 IL-6 生长依赖型人白血病衍生细胞。系列稀释的托珠单抗与固定浓度的 IL-6 同时加入至 KT-3 细胞中，孵育合适时间后，检测托珠单抗阻断 IL-6 促 KT-3 细胞增殖的剂量 - 反应曲线，并与参比品进行分析比较，计算待测样品的相对活性。检测步骤简要描述如下。

（1）以稀释液（含 10% FBS、55nmol/L 二巯基乙醇和 1mmol/L 丙酮酸钠的 RPMI 1640 培养基）将对数期 KT-3 细胞浓度调节至 1.0×10^5 个 /ml 备用。

（2）用稀释液将托珠单抗分别稀释至 2000ng/ml、1000ng/ml、500ng/ml、250ng/ml、125ng/ml。

（3）用稀释液将 IL-6 稀释至浓度为 4ng/ml。

（4）在 96 孔黑边 / 白边透明底细胞培养板中，按顺序分别加入：50μl/ 孔系列稀释的托珠单抗、50μl/ 孔 IL-6、100μl/ 孔 KT-3 细胞，轻柔振荡混匀后，在 37℃、5% CO_2 培养箱中培养 72h。

（5）培养结束后，加入 50μl/ 孔 Cell-titier Glo 室温避光显色 2h。

（6）显色结束后，由读板仪读取各孔数据。采用 Semi-log 模式拟合剂量 - 反应曲线，采用平行线法计算相对活性。

（七）质量标准（表 16-10）

表 16-10 托珠单抗质量标准

检验项目	检测方法	规定标准
颜色	比色法	符合规定
澄清度	目视法 / 浊度仪法（《中国药典》）	符合规定
装量	容量法（《中国药典》）	应符合《中国药典》规定
可见异物检查	灯检法（《中国药典》）	应符合《中国药典》规定
不溶性微粒检查	光阻法（《中国药典》）	应符合《中国药典》规定
pH	电位法（《中国药典》）	符合规定
渗透压摩尔浓度	冰点下降法（《中国药典》）	符合规定
聚山梨酯 80 含量	比色法（《中国药典》）	符合规定
鉴别	阳离子交换高效液相色谱法（IEC-HPLC）	主峰保留时间应与参比品一致
	肽图	应与参比品一致
纯度检查	非还原型毛细管凝胶电泳法	主峰应不低于 95%
	分子排阻高效液相色谱法（SEC-HPLC）	单体应≥ 98.0%
	阳离子交换高效液相色谱法（IEC-HPLC）	符合规定
等电点	电泳法（《中国药典》）	应与参比品一致
蛋白质含量	紫外 - 可见分光光度检测（《中国药典》）	符合规定
生物学活性	KT-3 细胞报告基因法	（1.4~2.6）$\times 10^4$ U/ml
细菌内毒素检查	动态浊度法（《中国药典》）	应符合《中国药典》规定
无菌检查	薄膜过滤法（《中国药典》）	应符合《中国药典》规定
异常毒性检查	小鼠法（《中国药典》）	应符合《中国药典》规定
宿主细胞蛋白残留量	酶联免疫法	≤ 0.01%
外源性 DNA 残留量	杂交法	＜ 10pg/mg

（八）质控要点

（1）IEC-HPLC：托珠单抗的翻译后修饰和保存期间的结构变化较复杂，因此其 IEC-HPLC 图谱复杂，结构和表征研究中，生产企业定义了在 IEC-HPLC 可检出的除主峰外的 6 个产品相关峰并对相对含量进行限制，因此在结果分析中，需对结果图谱中的各个峰进行详细鉴别。根据目前的结构和表征研究结果，除主峰和 6 个产品相关峰外，其他峰被认为杂质，杂质峰的含量应不高于 3%。

（2）生物学活性：托珠单抗生物学活性检测采用 KT-3 细胞检测，结果采用平行线法分析。KT-3 细胞为 IL-6 依赖的人白血病细胞，检测结果的变异度较大，因此需要严格按照方法操作规程进行检测。此外，也可采用 DS1 细胞对抗 IL6 受体单抗的生物学活性进行检测。

九、尼妥珠单抗

（一）名称

中文名：尼妥珠单抗；英文名：Nimotuzumab；商品名：泰欣生；规格为 50mg/10ml。

（二）来源

本品由编码尼妥珠单抗重链的 pSV2-gpt 质粒和编码轻链的 pSV-hyg 质粒转入 NS0 宿主细胞构建而成，经细胞培养、分离和高度纯化后获得的重组人表皮生长因子受体单克隆抗体制成。

（三）结构与理化性质

尼妥珠单抗是把鼠源性抗人 EGFR 抗体互补决定区移植到人的免疫球蛋白抗体中，是高度人源化（95%）的单抗，所以在人体长期应用不易产生人抗鼠抗体（HAMA）反应。

（四）生物学功能

EGFR 在多种实体瘤中过度表达，如头颈癌、肺癌、结直肠癌中，都存在 EGFR 过度表达现象。而 EGFR 的过度表达与肿瘤的高侵袭力、高转移性及不良预后高度相关。尼妥珠单抗可以与 EGFR 特异性结合，并通过占据 EGFR 分子的 3A 表位，竞争性抑制 EGFR 的天然配体 EGF、TGFa 等与 EGFR 的结合，有效地阻断经 EGFR 介导的信号传递和细胞反应，进而抑制肿瘤细胞的增殖、诱导细胞的凋亡、抑制新生血管的生成、增强放化疗疗效。尼妥珠单抗还可以通过抗体依赖细胞介导的细胞毒作用（ADCC）和补体依赖的细胞毒作用（CDC）等机制发挥抑制肿瘤生长和转移的作用。

（五）临床应用

尼妥珠单抗于 2008 年被 CFDA 批准生产上市，与放疗联合适用于 EGFR 表达阳性的Ⅲ / Ⅳ期鼻咽部鳞状细胞癌的治疗。目前，尼妥珠单抗已在中国、美国、德国、加拿大、日本、古巴及印度等 20 个国家进行多项临床研究，正在开展或已经完成的临床试验约 100 余项，已入组患者近 5000 例，包括尼妥珠单抗联合放疗、化疗治疗鼻咽癌、头颈部肿瘤、神经胶质瘤、结直肠癌、胰腺癌、食管癌、肝癌及非小细胞肺癌等实体瘤。

（六）生物学活性测定

尼妥珠单抗的生物学活性测定依据人肺癌淋巴结转移细胞（H292）在不同浓度尼妥珠单抗作用下生长情况不同，从而检测尼妥珠单抗的生物学活性。

1. 试剂

（1）RPMI 1640 培养液：取 RPMI 1640 培养液粉末 1 袋（规格为 1L），加水溶解并稀释至 1000ml，加青霉素 10^5IU 和链霉素 10^5IU，加碳酸氢钠 2.1g，溶解后，混匀，除菌过滤，4℃保存；或用商品化的 RPMI 1640 溶液。

（2）维持培养液：取胎牛血清（FBS）3ml，加 RPMI1640 培养液 97ml，4℃保存。

（3）完全培养液：取胎牛血清（FBS）5ml，加 RPMI1640 培养液 95ml，4℃保存。

（4）磷酸盐缓冲液（PBS）：称取氯化钠 8.0g、氯化钾 0.20g、磷酸氢二钠 1.44g、磷酸二氢钾 0.24g，加水溶解并稀释至 1000ml，经 121℃、15min 灭菌；或用商品化的 PBS 溶液。

（5）0.25% 乙二胺四乙酸二钠（EDTA-Na_2）- 胰酶：商品化 0.25% EDTA-Na_2- 胰酶。

（6）显色液：取商品化细胞计数试剂盒（CCK-8）溶液 540μl，加维持培养液 810μl。

（7）标准溶液的制备：无菌条件下，取尼妥珠单抗标准品，用维持培养液稀释至约 300μg/ml。用维持培养液做 4 倍稀释，共 8 个稀释度，每个稀释度做 2 孔。

（8）供试品溶液的制备：无菌条件下，用维持培养液将供试品按与尼妥珠单抗标准品相同的稀释比例稀释至约 300μg/ml（若供试品溶液蛋白质浓度高于标准品时，以半成品配制用缓冲液预稀释至标准品的蛋白质浓度），用维持培养液做 4 倍稀释，共 8 个稀释度，每个稀释度做 2 孔。

2. 测定法

（1）H292 细胞用完全培养液于 37℃、5% 二氧化碳条件下培养，控制细胞浓度为每毫升含 1.0×10^5~5.0×10^5 个细胞。

（2）弃去培养瓶中的培养液，0.25%EDTA- 胰酶消化并收集细胞，用完全培养液配成每毫升含有 6×10^4~8×10^4 个细胞的细胞悬液，接种于 96 孔细胞培养板中，每孔 100μl，于 37℃、5% CO_2 条件下培养。

（3）18~20h 后弃去细胞培养板中的完全培养液，再加入不同浓度参考品溶液或供试品溶液，每孔 200μl，于 37℃、5%CO_2 条件下培养 68~72h。

（4）每孔加入显色液 30μl，混匀，于 37℃、5% CO_2 条件下培养 4h 后，放入酶标仪，以 630nm 作为参比波长，在波长 450nm 处测定吸光度，记录实验结果。

（5）以细胞孔中加入 200μl 维持培养液作为细胞对照，无细胞孔内加入 200μl 维持培养液作为空白对照，同法测定，记录试验结果。

3. 结果计算和有效标准

采用计算机程序或四参数回归计算法进行处理，以参考品或待测样品浓度为横坐标、以吸光度值为纵坐标，使用限制模式（最大值、最小值、斜率一致）统计计算样品和参考品的半效浓度（ED_{50}），按下式计算结果

$$供试品生物学活性 = 参考品\ ED_{50} \div 样品\ ED_{50} \times 100\%$$

试验有效标准：S 形曲线平行假设未被否决（P 值＞ 0.05）且曲线拟合度 R^2 应大于 0.92。

（七）质量标准

尼妥珠单抗的质量标准见表 16-11。

表 16-11　尼妥珠单抗质量标准

检测项目	检测方法	规定标准
原液		
pH	电位法	6.5~7.5
相对结合活性	流式细胞术法	供试品相对结合活性应为标准品的 80%~150%
蛋白质含量	紫外分光光度法	≥ 4.8mg/ml
纯度和杂质	CE-SDS 还原电泳	HC+LC ≥ 90.0%，NGHC ≤ 5.0%
纯度和杂质	CE-SDS 非还原电泳	≥ 92.0%
纯度和杂质	弱阳离子色谱法	图谱应与对照品的一致
纯度和杂质	分子排阻色谱法	≥ 95.0%
外源性 DNA 残留量	固相斑点杂交法	≤ 100pg/ 瓶
宿主细胞蛋白残留量	酶联免疫吸附试验	≤总蛋白的 0.01%
蛋白质 A 残留量	酶联免疫法	≤总蛋白的 0.001%
细菌内毒素含量	鲎试验法	≤ 1EU/1mg
等电点	等电聚焦电泳	图谱应与对照品的一致
肽图	胰蛋白酶裂解，RP-HPLC 法	图谱应与对照品的一致
N 端氨基酸序列	Edman 降解法	LC：Asp-Ile-Gln-Met-Thr-Gln-Ser-Pro-Ser-Ser-Leu-Ser-Ala-Ser-Val；HC：（P）Gln-Val-Gln-Leu-Gln-Gln-Ser-Gly-Ala-Glu-Val-Lys-Lys-Pro-Gly
成品		
等电点	等电聚焦电泳	图谱应与对照品的一致
相对结合活性	流式细胞术法	供试品相对结合活性应为标准品的 60%~140%
外观	直接观察法	为无色澄明液体，可带轻微乳光
澄清度	直接观察法 / 浊度仪法	≤ Ref Ⅱ
可见异物	灯检法	符合规定
不溶性微粒 /（个 / 瓶）	光阻法	≥ 10μm 微粒，≤ 6000，≥ 25μm 微粒，≤ 600
装量	容量法	≥ 10ml/ 瓶
pH	电位法	6.5~7.5
渗透压摩尔浓度	冰点下降法	240mOsmol/kg、360mOsmol/kg
纯度和杂质	分子排阻色谱（SEC-HPLC）	≥ 95.0
纯度和杂质	离子交换色谱（IEC-HPLC）	图谱与参比品一致
纯度和杂质	CE-SDS 还原电泳	HC+LC ≥ 90.0%，NGHC ≤ 5.0%
纯度和杂质	CE-SDS 非还原电泳	≥ 92.0%
聚山梨酯 80 含量	HPLC	0.1~0.3mg/ml

续表

检测项目	检测方法	规定标准
生物学活性	H292 细胞增殖抑制法	供试品生物学活性应不低于标准品的 50%
蛋白质含量	紫外分光光度法	4.6~5.5mg/ml
无菌检查	薄膜过滤法	符合规定
细菌内毒素	动态浊度法	＜ 1 EU/mg
异常毒性检查	小鼠法和豚鼠法	无明显异常反应，动物健存，体重增加

第四节　抗体偶联药物

抗体偶联药物（antibody-drug conjugate，ADC）的结构是具有靶向作用的单克隆抗体与具有特定药理学特性（如细胞毒作用）的化合物结合。利用抗体实现细胞毒性药物靶向递送的理念可追溯至 20 世纪初，随着基因工程技术、抗体制备技术的成熟，以及新型化学连接技术的出现，近年来这一领域取得了里程碑式的发展，并实现了药物的临床转化。早在 2000 年，Gemtuzumab ozogamicin（商品名 Mylotarg）就已成为首个获得 FDA 批准的抗体偶联药物，用于治疗急性髓系白血病（AML），然而其Ⅲ期临床试验发现其具有肝毒性，并且与对照组相比疗效并不显著，Pfizer 于 2010 年 6 月申请退市。2011 年 8 月，ADC 药物 Brentuximab vedotin（商品名 Adcetris）通过 FDA 批准，同时它也是近 30 年来首个 FDA 新批准的用于治疗霍奇金淋巴瘤的药物和首个用于治疗罕见疾病系统性间变性大细胞淋巴瘤的药物。2013 年 2 月，另一个抗体偶联药物 Ado-trastuzumab emtansine（商品名 Kadcyla）获 FDA 批准用于治疗 HER2 阳性转移性乳腺癌。利用单克隆抗体把一种化疗药物靶向到肿瘤细胞，在实际操作中是一项复杂的技术。单克隆抗体必须与具有治疗作用的细胞毒素偶联，并且这种结合足够稳定，而不至于释放大量细胞毒素进入全身循环；细胞毒素与单克隆抗体偶联后应该保持该抗体对靶点的识别；ADC 药物结合到细胞表面依赖于受体介导的内化过程进入肿瘤细胞。因此，对细胞毒素与每个完整单克隆抗体结合的数量、游离毒素和未结合的单克隆抗体的水平等 ADC 药物特殊的质量属性必须进行严格控制，以减少批次间差异，保证 ADC 药物的安全性和有效性。此外，以哺乳动物细胞制备的单克隆抗体药物结构复杂，其酸碱变异体、翻译后修饰可因生产工艺微小改变导致质量属性显著变化，加之 ADC 药物不同的偶联工艺，使其质量属性更为复杂。目前 ADC 药物的临床研究结果已为其应用于治疗肿瘤展示出良好的前景，随着不断涌现的 ADC 药物，研究建立符合国际水平的质量属性分析方法和质量控制标准对于保证进入临床试验阶段的 ADC 药物安全有效、质量可控，促进其早日实现产业化具有重要意义。

一、抗体偶联药物的质量控制

抗体药物偶联物由三部分组成：单克隆抗体、高效应的细胞毒性物质及连接臂

（图 16-16），连接臂可将单克隆抗体和细胞毒性物质偶联起来。抗体偶联药物的偶联工艺分为两种（图 16-17）：第一种为一步法，即药物先与连接臂连接后直接与抗体相连；第二种为两步法，即抗体先与连接臂相连，纯化后再与药物相连。连接臂与单抗上的连接位点可分为两种，第一种是单克隆抗体上赖氨酸残基的氨基；第二种是单克隆抗体上半胱氨酸残基的巯基。所连接的毒素具有多样性，有作用靶点为微管的负载药物，如 Auristatin 类（MMAE、MMAF）和美坦新类（DM1、DM4），它们通过与微管结合，阻止微管的聚合，阻滞细胞周期继而诱导细胞死亡；另一类的靶点为 DNA，包括刺孢霉素、Duocarmycin 类，其通过与 DNA 双螺旋小沟结合，导致 DNA 的破裂和细胞死亡。抗体偶联药物所采用的接头可分为可切除接头与不可切除接头。可切除接头依赖抗体偶联药物进入细胞后接头本身的降解获得游离的药物，包括肽接头和二硫键接头。而不可切除接头则需要相应的酶降解接头或偶联物中的抗体部分来释放药物，如硫醚接头（如 SMCC、mc 等）、基于马来酸亚胺的亲水接头等。从偶联策略上，抗体偶联药物可分为位点非特异性偶联和位点特异性偶联。由此可见，与传统单克隆抗体药物相比，ADC 药物更加复杂，因此对于抗体偶联药物质量属性分析方法的建立具有更大的难度和特殊性。

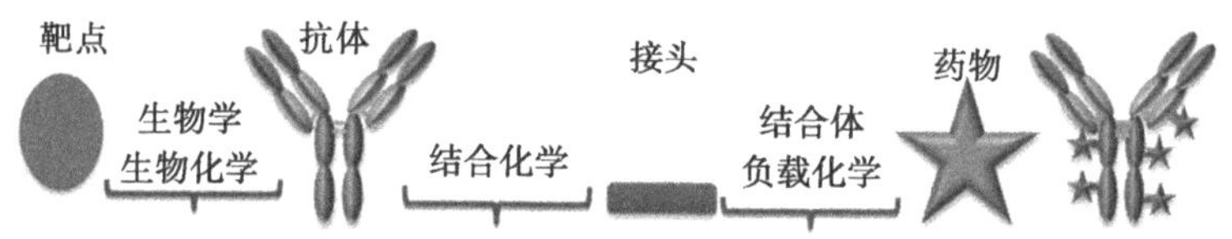

图16-16 抗体偶联药物（ADC）组成

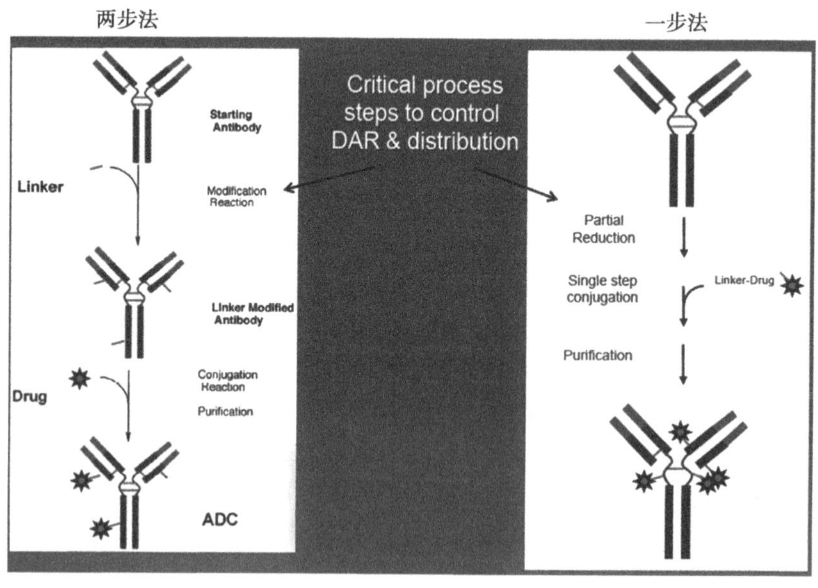

图16-17 ADC药物的偶联工艺

药品质量应该在基于对药物分子生物学特性、作用机制全面了解的前提下，设计开发相应的生产工艺以求药物分子达到其预期的质量属性。虽然对终产品的质量分析是药品质量控制中的重要组成部分，但这些检测不应是单纯地揭示其生产过程的结果，而是对药品预期的关键质量属性（critical quality attribute，CQA）和关键工艺参数（critical process parameter，CPP）进行确认，同时药品理想的质控状态需要从基于质量源于设计（quality by design，QbD）的药物研发、质量风险管理、药物质量体系三个方面着手。与单纯的单克隆抗体相比，抗体偶联药物在结构上更加复杂，除了抗体药物具有的质量属性外，还会引入与接头、偶联工艺、负载药物相关的其他关键质量属性，这给ADC药物的质量控制带来巨大的挑战。对于抗体药物偶联物的质量评价不仅包括单克隆抗体的关键质量属性分析方法，还包括ADC药物中抗体蛋白含量、药物平均交联率（DAR）、载药物质组分分布、偶联位点及该位点被修饰程度分析、游离小分子药物残留、未交联抗体残留、偶联前后活性比率等ADC药物特殊的质量评价方法，从而能够保证抗体药物偶联物的完整性、有效性和安全性（表16-12）。

表16-12　抗体偶联药物质量属性和分析技术

属性	影响	类别	分析技术
聚合物	免疫原性	单抗、偶联物	分子排阻色谱
	药代动力学		毛细管电泳（CE-SDS）
	效价		分析型超速离心
电荷异质性	药代动力学	单抗、偶联物	离子交换色谱
	效价		等电聚焦
	安全性		
偶联小分子药物的化学稳定性	效价	小分子药物	基于其降解机制[a]
	药代动力学		
	安全性		
交联物	免疫原性	单抗、偶联物	毛细管电泳（CE-SDS）
	药代动力学		
药物抗体偶联比率（低、高）	效价	偶联物	分光光度法
	药代动力学		疏水作用色谱
	安全性		反相色谱
			质谱
药物分布	效价	偶联物	质谱
	药代动力学		疏水作用色谱和毛细管电泳或反相HPLC
	安全性		成像毛细管等电聚焦
游离小分子药物	安全性	小分子药物	反相色谱

随着技术手段的不断进步及新型抗体的不断涌现，需要将多种分析手段相互结合，以及对多种任务所涉及的不同流程进行整合，在这一方面，质谱、毛细管电泳、iCIEF、DSC、SPR 技术等先进的技术手段在抗体药物的结构表征、异质性、稳定性、活性等关键质量属性分析方面得到了快速发展。本文将就 ADC 药物质量属性分析中用到的传统技术手段、检测方法及其挑战加以介绍。需要指出的是，对于 ADC 等新型抗体药物的质量研究，今后应更关注对国际领先的新技术和新方法的开发与探索。

（一）色谱

针对抗体偶联药物及其酶解产物进行色谱分析能够获得偶联位点数目和位置、游离药物含量和药物抗体偶联比（drug to antibody ratio，DAR）等重要信息。同时，色谱分离技术可以纯化不同 DAR 组分用于进一步分析。基于疏水（反向高效液相色谱 RP-HPLC、疏水相互作用色谱 HIC）、电荷（离子交换色谱 IEC）和分子大小（分子排阻色谱 SEC）原理进行分离的色谱技术已广泛用于分析抗体偶联药物。其中，RP-HPLC 可对不同药物载量的完整 ADC 药物、抗体轻重链及游离药物进行分离和定量。反向高效液相色谱柱采用烷基链共价结合到非极性固相表面，在高柱温（60~80℃）条件下实现完整抗体蛋白的高分辨率分离。例如，利用 RP-HPLC 来检测抗 CD30 抗体轻、重链药物连接位点，确定抗体偶联药物的 DAR。此外，该方法还被用来检测不同 ADC 药物中游离药物的水平；采用反向高效液相 - 质谱联用技术检测释放到血浆中和体外培养肿瘤细胞中的游离药物。然而，这一技术的挑战是高柱温和有机流动相无法使 ADC 药物维持天然结构。

疏水相互作用色谱 HIC 是另一种用于分析抗体偶联药物的色谱分离技术，和 RP-HPLC 一样，HIC 也是根据疏水性不同进行分离。不同的固定相（苯基、丁酰基、己基等）具有不同的疏水性和选择特性。通常采用高盐浓度流动相使蛋白结合到固定相，继而降低盐浓度进行洗脱。这种温和的结合与洗脱条件保持了偶联抗体的天然构象，因此该技术也可以用于纯化完整抗体偶联药物。

其他色谱方法如离子交换色谱法被用于评价异质性和抗体偶联药物的药物分布，分子排阻色谱法被用于评价抗体偶联药物的聚集、污染物的去除、降解情况、药物分布及热稳定性等。

然而，采用色谱法分析 ADC 药物仍面临诸多挑战。当采用 RP-HPLC 分析通过赖氨酸残基偶联的 ADC 药物时，由于其具有高度异质性，该方法仅能对赖氨酸连接的偶联物进行富集。HIC 纯化能获得半胱氨酸残基偶联的 ADC 药物不同的 DAR 组分，但是偶联的某些疏水性药物会改变抗体的溶解性或导致保留时间延长和峰拖尾。通过在流动相中增加乙腈或 25% 丙二醇等有机改性剂可以提高色谱分离效果，这可能是通过改变药物在溶液中的聚集状态实现的。

（二）免疫检测法

免疫检测法包括：检测抗体偶联药物对靶蛋白的结合；ADC 药物、抗体及药物的定量分析；评价接头与药物的稳定性；检测与 FcγR 的结合及免疫原性评价。这些检测对于理解抗体偶联药物的效价、药代动力学和安全性具有重要意义。其中，酶联免疫吸附测定法（enzyme-linked immunosorbent assay，ELISA）常被用来评价抗体偶联药物的浓度及与抗原的结合。

用于抗体偶联药物分析的ELISA种类包括总抗体ELISA（total antibody ELISA）、半均质ELISA（semi-homogeneous ELISA）、竞争性ELISA（competitive ELISA）和偶联抗体ELISA（conjugated antibody ELISA）等。特异性总抗体ELISA是指在孔板上包被靶抗原或抗独特型抗体，采用酶联种属特异的抗免疫球蛋白二抗来检测ADC与包被抗原的结合，该方法已被用于Trastuzumab-DM1、anti-MUC16-vc-MMAE等抗体偶联药物的定量分析。在没有抗原或抗独特型抗体的条件下，可采用通用总抗体ELISA（采用抗人IgG或抗Fc抗体作为包被抗体和检测抗体）来定量分析抗体偶联药物。采用半均质ELISA时，捕获抗体和检测抗体在固定到孔板之前与抗体偶联药物形成复合物，在分析不同药物载量的抗体偶联药物时表现出明显优势。对于竞争性ELISA，首先包被捕获分子（靶抗原或抗药抗体）在孔板上，用于结合固定量标记试剂（即标记的ADC或游离药物）。将ADC或游离药物的标准物质或样品（竞争物）与固定量的标记试剂预孵育。将整个混合物加入到上述预包被的孔板中，清洗并检测。样品（ADC药物或游离药物）浓度越高，检测信号越弱，该方法更适合检测游离药物含量。偶联抗体ELISA是通过抗药抗体来捕获ADC药物的药物部分，同时联合使用抗独特型抗体或抗人IgG抗体，仅检测偶联有药物的抗体，而不检测未偶联的抗体。偶联药物抗体的定量对于体内效价实验，尤其是药物暴露、药代动力学和药效动力学具有重要意义。药物抗体偶联比DAR可用来作为评价接头稳定性的通用指标。

免疫检测法所面临的挑战包括：进入循环系统后，抗体偶联药物中的药物释放，导致抗体偶联药物DAR发生改变。另外，药物与抗体的偶联本身可能影响ADC药物与捕获试剂或检测试剂的结合。例如，不同的总抗体ELISA试剂会影响ADC药物的结合，而影响程度由接头和药物的种类决定。对于偶联抗体ELISA，当采用抗药抗体作为捕获剂时，可能无法均匀地测定不同药物载量的ADC药物，而采用抗药抗体作为检测试剂则可能无法获得与药物分子数目成比例的检测信号。

（三）质谱

质谱技术可用于评价接头的稳定性，分析游离药物、代谢物、不同DAR组分和相对比例等。液质联用技术，如HIC或RP-HPLC与质谱联用，已被用于ADC药物结构和组成分析，评价ADC药物接头的稳定性，分析DAR和偶联位点，测定不同DAR组分的相对比例等。其中，Xu等建立了一种免疫亲和纯化ADC药物的方法，他们采用包被抗原的磁珠来分选抗体偶联药物，继而进行RP-HPLC分离和电喷雾四极杆飞行时间质谱（ESI-Q-TOF）分析。通过该方法获得了不同DAR成分的相对百分比。基质辅助激光解吸 / 电离（MALDI）是另一种可用于生物大分子分析的软电离技术，与紫外联用（UV MALDI-TOF MS）已被用于分析抗体药物偶联物。

质谱检测技术的挑战之一是无论药物载量的高低，都假定所有物质同未偶联抗体具有相同的离子化效率。因此，应用质谱技术分析DAR的前提是假定所有物质具有相同的回收率和电离情况。而实际情况并非总是如此，因为药物与带正电的胺的偶联将导致所带电荷和疏水程度的改变。因此，在进行方法开发的过程中，评价所有的成分是否发生相似的电离很重要。此外，易水解的接头（如含有腙的接头）可能受酸性的液质条件或激光基质辅助激光解吸 / 电离质谱分析中常采用的酸性基质的影响，导致获得与实际情况不相符的 DAR。质谱用于分析 DAR 还面临着另一个挑战：基于质谱的分析方法能轻松实现对通过赖氨酸残基偶联的 ADC 药物的分析，在这种情况下，尽管存在色谱和电离过程的变性条件，但抗体的二硫键不被破坏，抗体轻重链不会发生解离。然而，分析通过马来酰亚胺与半胱氨酸连接的 ADC 药物则更具挑战性（除非通过基因工程技术使偶联位点半胱氨酸残基位于二硫键之外）。药物与半胱氨酸残基偶联使得抗体轻重链几乎依靠非共价键作用力结合在一起，在色谱分离和电离过程中会发生解离，从而影响 DAR 的分析。Valliere-Douglass 等证明在不使用有机溶剂和酸性的离子配对试剂的情况下，抗体偶联药物的轻重链在软电离分析中仍互相结合在一起。

（四）紫外 - 可见分光光度法

紫外 - 可见分光光度法（UV/Vis）被用于检测 ADC 药物的杂质、DAR 及抗体偶联药物的浓度。利用单克隆抗体和偶联药物的最大吸光值及消光系数，可以计算出单抗和药物各自的浓度。Hamblett 等在 HIC 分析的基础上，采用上述紫外分光光度法进行了验证，获得了同样的 DAR。

紫外 - 可见分光光度法需要药物与未偶联抗体的紫外 / 可见光光谱具有不同的最大吸光波长。另一个挑战是药物的消光系数或最大吸光度在偶联前后或不同的缓冲液中可能发生改变，这在 Siegel 等比较紫外 - 可见分光光度法与紫外 - 基质辅助激光解吸 / 电离质谱的数据中得到了验证。

（五）细胞存活检测

细胞存活检测方法可用于体外评价抗体偶联药物的增殖抑制和细胞毒活性。ADC 药物的效价测定通常是比较抗体偶联药物与未偶联抗体的增殖抑制活性（图 16-18），会设置一个无关的抗体偶联药物作为阴性对照。在实际操作过程中，抗体偶联药物作用于表达靶蛋白的哺乳动物细胞约 6h 至 5 天不等，在这一时间段内或选定一个特定的终点进行细胞存活测定。测定细胞存活的方法很多，包括细胞计数、细胞染料和放射标记的前体掺入等。此外，采用 Alamar Blue、Vybrant™ 和 UptiBlue™ 等染料来监测细胞代谢活性同样得到了广泛应用。CellTiter-Glo™ 是另一种通过检测 ATP 水平反映细胞代谢的指示剂，常用于评价抗体偶联药物的增殖抑制活性。

抗体偶联药物引发的靶细胞杀伤也可以通过 ADCC 作用发挥。但由于某些偶联工艺中的还原剂可使少量链内或链间二硫键发生还原，ADC 药物与 Fc 受体的结合及引发 ADCC 的能力可能受影响，需要通过实验进行评价。在传统的 ADCC 检测方法基础上，还需要在无效应细胞的条件下进行检测，以排除检测过程中 ADC 药物本身杀伤细胞的因素。

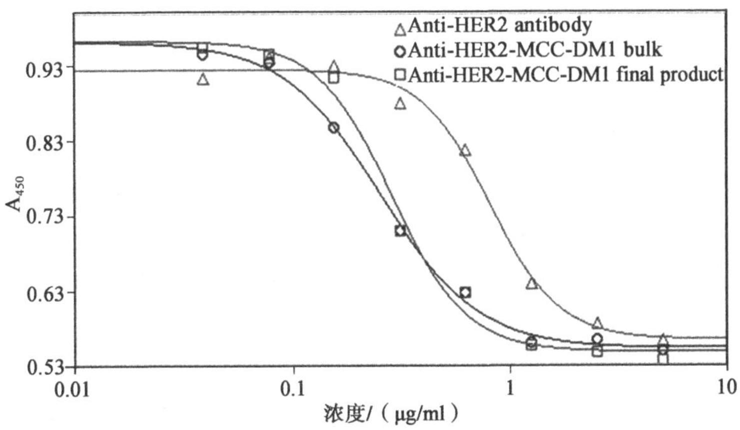

图16-18 抗体偶联前后体外增殖抑制活性的剂量-效应曲线（王兰等，2014）

另一种细胞杀伤机制是 CDC 作用，即抗体结合细胞膜后激活补体通路最终导致细胞裂解。用于 CDC 作用检测的补体的来源可以是正常人血清或者兔血清。

许多 ADC 药物的增殖抑制和细胞毒活性使其抗原结合活性的检测面临挑战：因为超过 12h 的孵育可能导致细胞死亡，而 30min 至数小时的短时间孵育影响相对较小，因此需要对细胞培养时间进行仔细优化。Incucyte™（Essen BioScience，Ann Arbor，MI）和 xCELLegence™（Roche，Indianapolis，IN，USA）等实时检测技术在很大程度上为检测终点的优化提供了便利。增殖抑制检测中另一个挑战是在达到检测所需要的孵育时间之前，ADC 药物上所偶联的药物已经解离。例如，Sharkey 等研究发现，尽管抗原的表达水平不同，测得 Epratuzumab-SN-38 与 Veltuzumab-SN-38 和无关对照 Labetuzumab-SN-38 三者具有相近的效价，这很可能是由于在为期 4 天的 MTS 检测中有约 90% 的 SN-38 发生解离。

二、Trastuzumab Emtansine

（一）名称

国际非专利药名（INN）：Trastuzumab Emtansine，简称 T-DM1；商品名：Kadcyla；规格为 100mg/ 瓶或 160mg/ 瓶。

（二）来源

Trastuzumab Emtansine（T-DM1）由抗 HER2 单抗（即曲妥珠单抗）和小分子微管类药物美登素衍生物（DM1）偶联而成。

（三）结构与理化性质

Trastuzumab-MCC-DM1 偶联物由美坦新类 DM1 通过硫醚键连接至人抗 HER2/neu 单克隆抗体（曲妥珠单抗）而组成。抗体赖氨酸残基与异型双功能交联剂 *N*- 琥珀酰亚胺-4-（*N*-马来酰亚胺甲基）环己烷-1-羧化物（SMCC）反应，在单克隆抗体中引入马来酰亚胺结构，DM1 通过该结构与抗体连接。

（四）生物学功能

Trastuzumab Emtansine（T-DM1）与 HER2 结合的亲和力与曲妥珠单抗类似。作用机制为：Trastuzumab Emtansine（T-DM1）与肿瘤细胞表面的 HER2 受体结合后，通过内吞作用进入肿瘤细胞内，在溶酶体内被蛋白酶降解，在肿瘤细胞内释放细胞毒药物 DM1，从而引发肿瘤细胞死亡（图 16-19）。

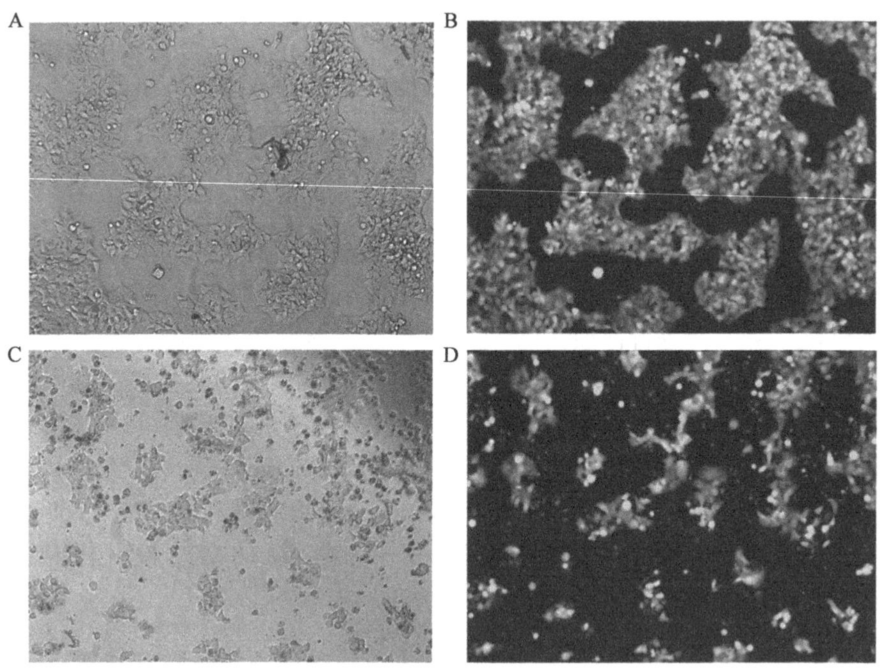

图16-19　抗HER2-MCC-DM1作用后BT-474细胞的形态学改变（王兰等，2014）

（五）临床应用

2013 年 2 月，Trastuzumab Emtansine（T-DM1）经 FDA 批准用于治疗 HER2 阳性转移性乳腺癌。

（六）生物学活性测定

Trastuzumab Emtansine（T-DM1）的生物学活性测定，是通过测定乳腺癌来源细胞系 BT-474 的细胞毒性来评估其效价的。简而言之，是将 BT-474 细胞置于浓度递增的 Trastuzumab Emtansine（T-DM1）参比标准品溶液、对照溶液和样品溶液进行培养，然后在每个孔中加入 Alamar Blue，并在孔板继续培养。颜色和荧光的变化情况与存活细胞的数量成正比。实验结果以相对荧光单位（RFU）对 Trastuzumab Emtansine

的浓度作图，并使用平行方案测定 Trastuzumab Emtansine 样品相对于参比标准品的活性。

1. 材料和试剂

（1）96 孔培养板平底。

（2）Alamar Blue 染液。

（3）培养基：DMEM/F12 培养基，10%FBS。

（4）0.25% 胰蛋白酶 - 乙二胺四乙酸。

（5）BT-474 细胞。

2. 试剂设备

（1）净化工作台。

（2）二氧化碳培养箱。

（3）离心机。

（4）倒置显微镜。

（5）酶标仪。

3. 试验步骤

（1）用 DMEM/F12 复苏 BT-474 细胞，每周传代一次，3~4 天换一次液。细胞长至良好状态时进行试验。经 0.25% 胰蛋白酶 - 乙二胺四乙酸消化，以含 10% 胎牛血清的 DMEM/F12 培养基重悬细胞，离心，去除上清液，调整细胞至合适密度。

（2）细胞混悬液接种于 96 孔板中，将 BT-474 细胞加入 96 孔分析测试板中，每孔 100μl。

（3）将梯度稀释的参考品溶液或供试品溶液加入细胞培养板中，每孔 100μl，于 37℃、5%CO_2 培养箱中培养 5 天。

（4）取出细胞培养板，每孔加入 25μl 的 Alamar Blue 试剂，置于 37℃、5% CO_2 培养箱中，显色 16~18h。

（5）取出细胞培养板，避光放置（30 ± 10）min，平衡至室温。放入酶标仪，以 560nm 作为激发光、590nm 作为发射光，记录实验结果。

4. 结果结算

利用 SoftMax Pro 软件分析数据，选用回归模型为四参数方程，计算供试品相对活性。

$$相对活性 = T\text{-}DM1\ 参比品的\ IC_{50}/T\text{-}DM1\ 供试品的\ IC_{50} \times 100\%$$

（七）质控要点

（1）大小异质性评价：T-DM1 与单克隆抗体相比，由于偶联药物和偶联工艺的问题具有更高的异质性。单抗的大小异质性评价方法有时需要优化后可用于 ADC 药物的评价。例如，采用（SEC-HPLC）评价 T-DM1 大小异质性时，由于抗体偶联药物与相对应的作为载体的裸抗体相比更加疏水，因此，有时必须在流动相中加入有机溶剂，以便调节 ADC 中疏水性小分子药物引起的与固定相之间的非理想相互作用（图 16-20）。

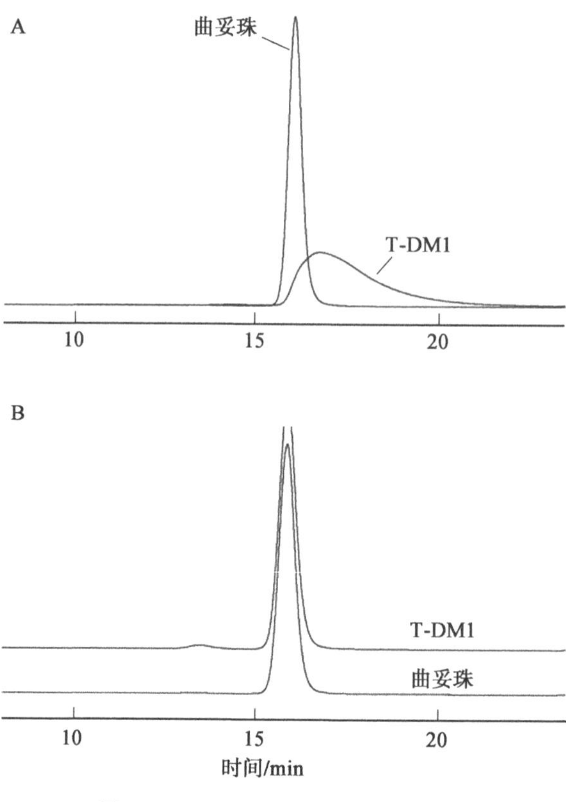

图16-20　T-DM1 SEC-HPLC分析色谱图

（2）电荷异质性评价：由于抗体分子偶联中化学加工过程的固有特性，获得的T-DM1为混合物，包含携带不同个数细胞毒药物的抗体分子，导致偶联抗体间的pI值差异较小，初步的实验表明无论是IEC-HPLC还是传统的IEF，都不能在分离T-DM1产品时提供足够的分离度，可采用成像毛细管等电聚焦电泳（iCIEF）技术及其相应仪器成像毛细管等电聚焦电泳仪建立T-DM1的电荷异质性评价方法。

（3）平均药物抗体偶联比（DAR）：药物抗体偶联比（drug antibody ratio，DAR）是ADC药物最重要的质量属性，因为它决定了可传送至肿瘤细胞，以及可直接影响安全性和有效性的“负载”量，DAR较低则药效降低，比例较高对其安全性和稳定性有潜在风险，并且药效也有可能随着DAR的增高而降低；另外，检测控制药物抗体偶联比DAR可保证ADC药物批间生产的一致性，对其质量的稳定性十分重要，并且其测定可反馈至工艺过程控制，对优化工艺参数也至关重要。本研究基于紫外/可见光分光光度法和质谱法建立了目标产品T-DM1的两种DAR测定方法。可采用UV光谱法通过测定小分子药物在252nm、抗体在280nm处的吸光度值计算药物抗体偶联比（图16-21）；或可用液质联用法测定药物抗体偶联比，为了减少质谱分析的复杂度，通常需额外的样品处理，如去糖基化和C端赖氨酸异质性的去除（图16-22）。

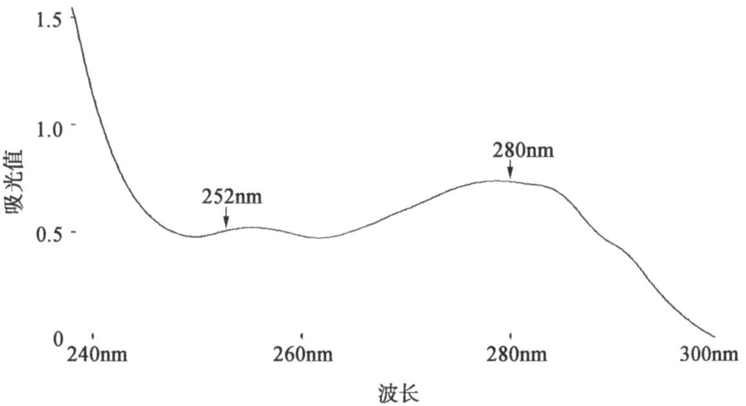

图16-21　T-DM1运用紫外分光光度计测得吸光值图（于传飞等，2014）

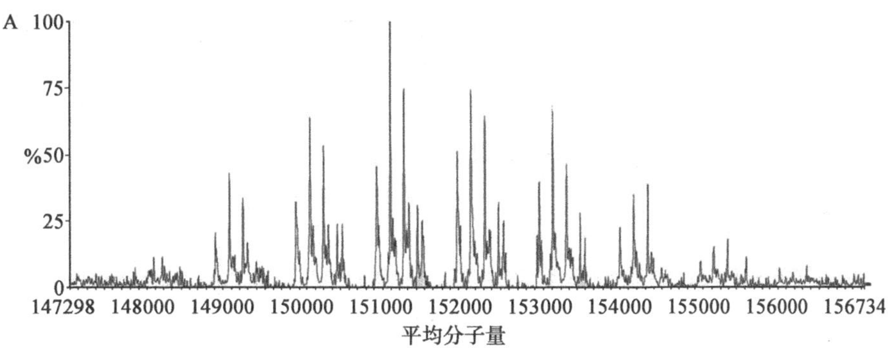

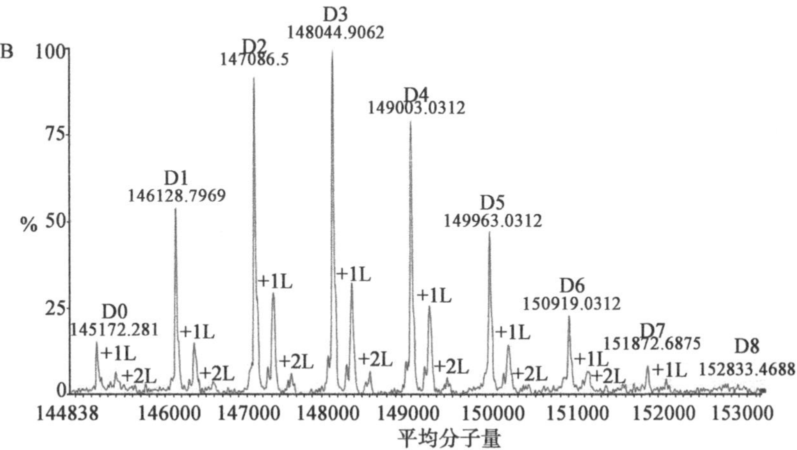

图16-22　T-DM1（A）和去糖T-DM1（B）的去卷积化质谱图（于传飞等，2014）

三、Brentuximab vedotin

（一）名称

中文名：维布妥昔单抗；英文名：Brentuximab vedotin；商品名：Adcetris；规格为50mg/瓶。

（二）来源

本品系由稳定转染的CHO细胞株经细胞培养、分离和高度纯化后获得的嵌合抗CD30单克隆抗体，通过二肽连接子偶联小分子药物MMAE制成。

（三）结构与理化性质

Brentuximab vedotin是由一个抗CD30的嵌合抗体通过抗体分子的链间二硫键，与可切除的缬氨酸-瓜氨酸二肽连接子将其偶联至MMAE构成。抗体为由两条κ轻链和两条γ1重链组成的重组异四聚体嵌合IgG1，重链上有一个*N*-糖基化位点（Asn297），主要的糖基化形式为典型的核心岩藻糖基化的双分叉多糖，带有0、1或2个末端半乳糖残基。药物抗体摩尔比率（MRD）平均值4，等电点为7.0。

（四）生物学功能

Brentuximab vedotin的生物学活性由多步过程完成。Brentuximab vedotin与细胞表面的CD30结合，然后发生Brentuximab vedotin-CD30复合体的内吞化，之后转移至溶酶体舱室。在细胞内部，MMAE通过蛋白酶裂解和降解药物连接链从单克隆抗体中释放出来。MMAE与微管蛋白结合，破坏细胞内的微管网状结构，引起细胞周期中有丝分裂期停滞，并导致CD30表达的肿瘤细胞的凋亡。

（五）临床应用

Brentuximab vedotin是一种CD30-导向抗体药物结合物，适用于：①霍奇金淋巴瘤患者用自身干细胞移植（ASCT）失败，或不是ASCT备选者患者至少2次既往多药化疗方案失败后的治疗；②有系统性间变性大细胞淋巴瘤患者至少1次既往多药化疗方案失败后的治疗。

（六）生物学活性测定

Brentuximab vedotin的生物学活性测定是通过测定间变性大细胞淋巴瘤（ALCL）细胞系的细胞毒性评估Brentuximab vedotin的效价。

1. 材料和试剂

（1）96孔培养板平底，黑色孔壁。

（2）阿尔玛蓝试剂。

（3）RPMI1640培养基。

（4）青霉素/链霉素。

（5）L- 谷氨酰胺。

（6）胎牛血清。

2. 试剂制备

含 10% FBS、2mmol/L L- 谷氨酰胺和青霉素 / 链霉素的 RPMI 1640 培养基：每制备 500ml 溶液，从培养基瓶中取出 60ml RPMI 1640。向剩余的 400ml RPMI 1640 中加入 50ml 胎牛血清、5ml 青霉素 / 链霉素和 5ml L- 谷氨酰胺。

3. 试验步骤

（1）间变性大细胞淋巴瘤细胞的制备：离心，去除上清液，制备工作混悬液，调整细胞至合适密度。

（2）细胞混悬液接种于 96 孔板中：96 孔黑色分析测试板的边缘孔中加入生长培养基，每孔 300μl；将行 B~G 和列 2~11 的孔中每孔加入 100μl 细胞工作混悬液。

（3）将不同浓度参考品溶液或供试品溶液加入细胞培养板中，每孔 100μl，于 37℃、5%CO_2 培养箱中培养检测板（96 ± 4）h。

（4）取出细胞培养板，将 20μl 阿尔玛蓝试剂转移至 B~G 行、2~11 列，于 37℃、5%CO_2 培养箱中继续培养检测板（20 ± 1）h。

（5）取出细胞培养板，避光放置（30 ± 10）min，平衡至室温。放入酶标仪，以 560nm 作为激发光、590nm 作为发射光，记录实验结果。

4. 结果结算

数据导入 PLA 软件中，用 F- 检验评估回归、线性和平行性。如果样品或对照品回归的 F- 检验失败，则板无效，重复试验。

$$供试品生物学活性 = 参考品 ED_{50} \div 样品 ED_{50} \times 100\%$$

（七）质控要点

（1）大小一致性分析。在对通过链间二硫键的半胱氨酸偶联的 Brentuximab vedotin 进行非还原 CE-SDS 分析时，由于链间二硫键的丢失，在 SDS 的作用下，ADC 药物会解离成多种碎片组分，且碎片类型与小分子药物的偶联位点相关，所以在完整蛋白水平可见明显的不完整蛋白峰，分别为轻链（LC）、重链（HC）、轻链和重链（HL），重链和重链（HH）、1 个轻链和 2 个重链（HHL）、完整 ADC 药物（whole）6 个主要的峰，非还原 CE-SDS 纯度应为 6 个主峰之和（图 16-23）。Brentuximab vedotin 的还原

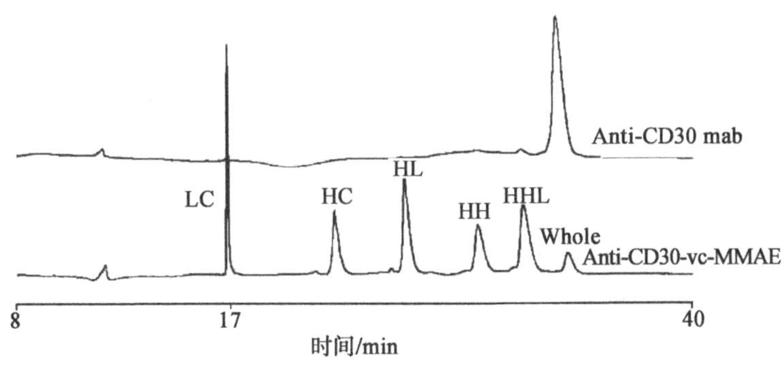

图16-23 抗CD30-vc-MMAE的非还原CE-SDS大小异质性分析（李萌等，2016）

CE-SDS 图谱中，轻链包含不含小分子（L0）药物的轻链和偶联一个小分子药物的轻链（L1）。纯度为轻链（L0+L1）+ 重链（图 16-24）。

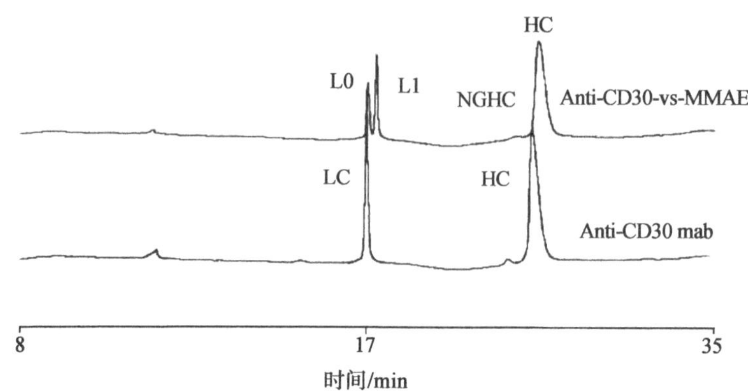

图16-24 抗CD30-vc-MMAE的还原CE-SDS大小异质性分析（李萌等，2016）

（2）游离药物相关杂质。由于小分子毒素通常毒性很强，其残留量必须作为 ADC 药物关键质量属性严格定量和控制，利用 RP-HPLC 法分析 Brentuximab vedotin 游离药物相关杂质，可能包括小分子药物、药物连接子和淬灭的药物连接子，以及未知的药物相关杂质。

（3）平均药物抗体摩尔比（DAR）。由于工艺的复杂性以及药物和半胱氨酸偶联的异质性，检测药物抗体偶联比显得尤为重要。本产品通过疏水相互作用色谱 - 高效色谱法（HIC-HPLC）检测药载量分布，用 Butyl-NPR HIC-HPLC 色谱柱将含有不同 DAR 的 Brentuximab vedotin 进行分离，依据峰面积百分比和 DAR 加权计算平均药物 - 抗体摩尔比。还可利用反相色谱法首先对未偶联和偶联不同数目药物的抗体重轻链进行有效分离，再串联质谱对各个色谱峰进行定性，并利用紫外检测对各色谱峰进行定量。

第五节　双特异性抗体

双特异性抗体（bispecific antibody，bsAb）为可以同时特异性结合两个抗原或抗原表位的单一抗体分子，通过该作用特点，达到同时阻断两个抗原 / 表位介导的生物功能或将表达两种抗原的细胞拉近而增强两者间相互作用的目的。bsAb 的概念出现在 20 多年前，Morrison 等首先通过将不同特异性的单链抗体使用柔性肽连接后融合表达的方式制备了第一种真正意义上的抗葡聚糖和丹磺酰基的四价双特异性抗体。由于技术瓶颈和临床需求不足的限制，bsAb 的发展一直受到阻碍。随着对疾病发病机制的深入了解，临床上产生了对 bsAb 的需求，同时治疗性 McAb 的飞速发展大大提高了抗体的构建、表达和纯化技术，使 bsAb 发展具备了克服限制因素的技术和动力。目前 bsAb 已经发展出近 70 种结构，包括 Triomab、BiTE、Crossmab 及 DVD（double variable domain）等，此外还包括多种确保形成正确 bsAb 结构的技术。根据不同治疗机制和临床需求，

bsAb 采用相应的结构，因此也可以说多样性的需求催生了多样性的 bsAb 结构。截至 2016 年，据不完全统计，已有 30 余个 bsAb 进入临床试验，适应证类型主要为肿瘤和自身免疫性疾病。目前已批准上市的双特异性抗体包括 Catumaxomab 和 Blinatumomab（图 16-25），前者采用 Triomab 结构用于治疗 EpCAM 阳性上皮源性转移肿瘤所导致的恶性腹水，后者采用 BiTE 结构用于治疗急性淋巴细胞白血病。

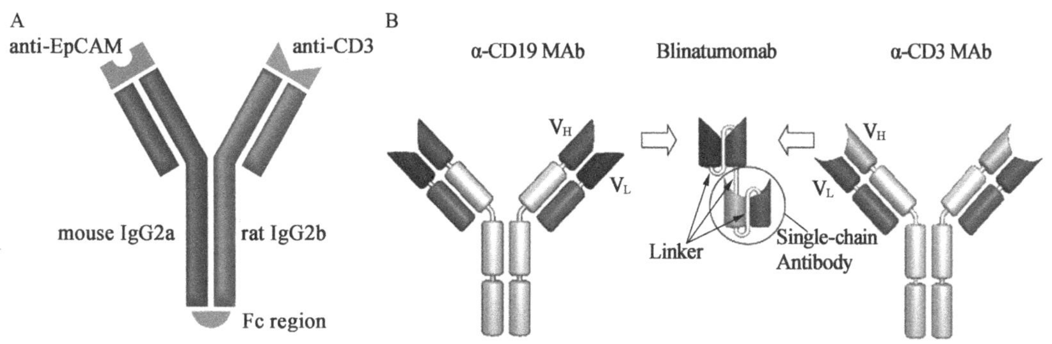

图16-25　已上市两个双特异性抗体结构示意图（Lindhofer et al., 1995）

A. Catumaxomab；B. Blinatumomab

双特异性抗体特点在临床上具有的独特优势吸引了众多厂家参与到双特异性抗体的研发中，并开发和衍生出多种双特异性抗体的构建方法，据不完全统计，目前已有 60 余种双特异性抗体结构（图 16-26）。结构的多样性使双特异性抗体存在多种结构分类，如可以分为：同源 / 异源二聚体类；含有 / 不含 Fc 段；完整 / 片段类等。

一、双特异性抗体的质量控制

双特异性抗体的质控应符合治疗性单抗的一般要求，但其结构的多样性使其质控存在很大的产品（结构）特异性，总体来说双抗研制的质量控制主要应注意以下几个方面的情况。

（1）应建立全面的质量控制检测方法，包括鉴定、理化、含量、纯度、杂质、结合活性、生物活性及安全性等方面。

（2）由于双特异抗体的 Fab 端具有两个不同的结合靶点，因此在结合活性和生物活性的质量控制方面要分别考察两个靶点结合活性，也要考察两个靶点共同的结合活性；生物学活性的考察也需要加入两种抗原特异性结合位点间的协同 / 拮抗作用。

（3）由于双抗体的分子结构与传统的单克隆抗体不同，因此纯度的分析尤为重要，在还原 / 非还原 CE-SDS 方法中，除需对目的抗体进行控制外，还需对抗体片段和同源二聚体（仅针对异源二聚体型双特异性抗体）等进行详细的控制；如果有必要，可以采用质谱法对分子异构体进行控制。在 SEC-HPLC 和 IEC-HPLC 检测中也需要根据双特异性抗体结构的特殊性，对双特异性抗体的纯度包括电荷变异体进行全面的质量控制。

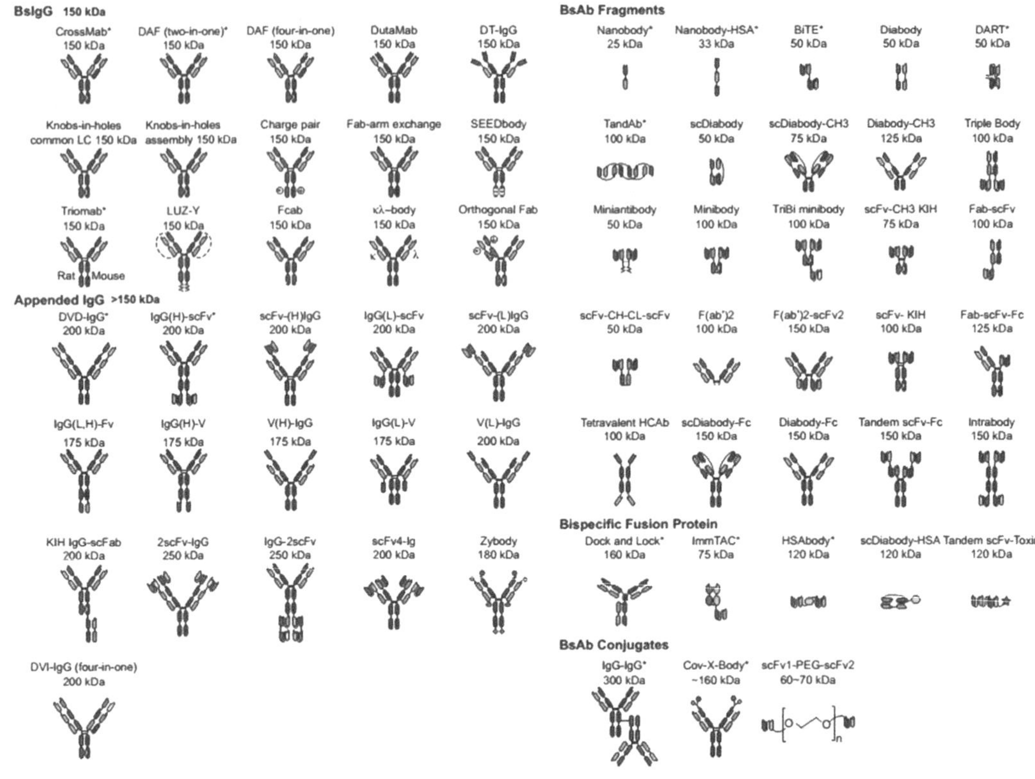

图16-26　部分双特异性抗体结构示意图（Spiess et al.，2015）

二、重组抗CD19和CD3双特异性抗体

CD19分子为B细胞表面的标志性分子，该分子通过促进B细胞增殖、存活和自我更新等功能在维持B淋巴细胞白血病细胞的恶性表型方面起到了重要作用，抗CD19单克隆抗体在临床试验中取得了一定的治疗效果。Blinatumomab为Amgen公司基于其BiTE® 技术制备的抗CD19和CD3双特异性抗体，结构上为两个可变区通过柔性连接子链接，缺少抗体恒定区结构。Blinatumomab可通过桥联肿瘤细胞和T细胞，介导T细胞杀伤肿瘤细胞。

（一）名称

重组抗CD19和CD3双特异性抗体是属于双特异性T细胞连接子（BiTE®）类的新型单链抗体。成品目前有1个品种，英文名Blinatumomab，商品名Blincyto，为注射剂，规格为35μg/瓶。

（二）来源

重组抗CD19和CD3双特异性抗体是基于工程改造的中国仓鼠卵巢细胞系（CHO）以分泌蛋白的形式表达。表达上清通过膜过滤对收获的收集液进行浓缩，再依次进行溶剂去污剂过滤、阴离子交换色谱步骤、离子交换色谱、分子排阻、除病毒过滤及超滤/透析等环节纯化。

（三）结构与理化性质

重组抗 CD19 和 CD3 双特异性抗体是基于两个独立的亲代鼠单克隆抗体开发得到的一条多肽链，这两个单抗分别可以结合泛 B 细胞抗原 CD19 和 T 细胞受体相关复合物 CD3。来自亲代抗体的单链可变区片段通过一条由甘氨酸和丝氨酸构成的间插序列相连，从而形成一条多肽链。在多肽链的羧基端包括了一个 6-His 标签。

重组抗 CD19 和 CD3 双特异性抗体分子式为 $C_{2367}H_{3585}N_{648}O_{772}S_{19}$。完全组装后的抗体（C 端带有完整的 6 个组氨酸标记，且带有 4 个二硫键）理论分子量为 54 086Da。

（四）生物学功能

重组抗 CD19 和 CD3 双特异性抗体的能够通过分子 C 端的结构域（结合 CD3）结合 T 细胞并同时通过分子 N 端的结构域（结合 CD19）结合 B 细胞，将 B 细胞和 T 细胞拉近并同时激活 T 细胞的增殖过程，从而有效地杀死肿瘤细胞。

（五）临床应用

治疗患有费城染色体阴性的复发性/难治性（R/R）前体 B 细胞急性淋巴细胞白血病的成年患者。

（六）生物学活性测定

Blinatumomab 生物学活性的测定采用模拟体内作用机制的方法进行。采用双特异性抗体将表达报告基因的 B 淋巴细胞瘤细胞与 T 淋巴细胞瘤细胞桥联后，T 细胞杀伤 B 细胞，使报告基因表达水平降低，降低水平与抗体剂量做 4 参数曲线，采用平行线法计算待测样品的相对活性。

（七）质量标准

Blinatumomab 制剂单抗的质量标准见表 16-13。

表 16-13　Blinatumomab 制剂单抗质量标准

检验项目	检测方法	规定标准
外观	目视法（《中国药典》）	符合规定
复溶后外观	目视法（《中国药典》）	符合规定
复溶后颜色	目视法（《中国药典》）	符合规定
复溶后澄清度检查	目视法/浊度计法（《中国药典》）	符合规定
可见异物检查	灯检法（《中国药典》）	符合规定
装量差异检查	称重法（《中国药典》）	符合规定
水分	库伦法（《中国药典》）	应不高于 3.0%

续表

检验项目	检测方法	规定标准
pH	电位法（《中国药典》）	符合规定
渗透压摩尔浓度	冰点降低法（《中国药典》）	符合规定
不溶性微粒	光阻法（《中国药典》）	应符合《中国药典》规定
蛋白质含量	反相高效液相色谱法	符合规定
纯度	还原型 SDS-PAGE 电泳法（《中国药典》）	主条带含量不低于 97%
	非还原型 SDS-PAGE 电泳法（《中国药典》）	应同参比品一致
	分子排阻色谱高效液相色谱法（SEC-HPLC）	单体峰面积百分比应不低于 97.5%，多聚体峰面积应不高于 2.5%
	离子交换高效液相色谱法（IEC-HPLC）	主峰面积百分比应不低于 86%，酸性峰面积百分比应不高于 12%
鉴别	细胞酶联免疫吸附法	应为阳性
生物学活性	基于细胞的生物学活性测定方法	应为参比品的 70%~125%
聚山梨酯 80	荧光胶束法	应为 0.7~1.5mg/ml
细菌内毒素	动态浊度法（《中国药典》）	应不高于 5EU/ml
无菌检查	薄膜过滤法（《中国药典》）	应符合《中国药典》规定
异常毒性检查	小鼠法和豚鼠法（《中国药典》）	应符合《中国药典》规定

（八）质控要点

Blinatumomab 的质控符合治疗性单抗质控的一般性原则，但根据其分子结构和制剂的特点具有一定特殊性，包括下述方面。

（1）蛋白质含量：由于 Blinatumomab 制剂的复溶后蛋白浓度为微克级，远低于一般单抗，不能通过常规的紫外 - 可见光分光光度法、BCA 法及 Lowry 法等测定。为精确测定蛋白质含量，Blinatumomab 采用了高效液相色谱法测定，使用经过标定的参比品进行系列稀释，以蛋白浓度 - 峰面积绘制标准曲线，根据待测样品的反相色谱峰面积计算复溶后待测样品的蛋白质浓度。

（2）纯度检测：由于 Bilnatumomab 无重轻链结构，因此仅进行非还原型 SDS-PAGE 检测，同时由于其复溶后蛋白质浓度为 30μg/ml 左右，因此其 SDS-PAGE 检测中需使用染色质控品对 SDS-PAGE 检测的灵敏度进行控制。同理，SEC-HPLC 和 IEC-HPLC 检测中，由于上样量受到待测样品原始浓度的限制，结果判定中需设定严格的系统适用性标准对高效液相系统的性能和检测结果的各方面性能进行控制。

（3）鉴别（细胞 ELISA）：由于 CD19 难以体外表达，因此采用细胞 ELISA 方法进行鉴别，测定待测样品与 CD19 阳性淋巴瘤细胞的结合能力。

（4）生物学活性测定：Blinatumomab 生物学活性的测定中，采用了模拟 BiTE 体内作用模式的检测方法，测定抗体将 T 细胞和表达 CD19 的淋巴瘤细胞桥联后，T 细胞对 CD19 阳性细胞的杀伤效果与单抗剂量之间的量效关系。

第六节　抗 体 片 段

一、雷珠单抗

湿性年龄相关性黄斑变性（age-related macular degeneration，AMD）是老年人视力下降及失明的主要原因，研究表明血管内皮细胞生长因子（vascular endothelial growth factor，VEGF）诱导的眼底新生血管形成是 AMD 的主要病因之一。眼内用药的抗 VEGF 抗体可抑制新生血管形成，达到阻止 AMD 患者视力下降的治疗效果。眼内使用全抗体虽然也可以阻断 VEGF 作用，但其与膜型 VEGF 结合后可通过其 Fc 段介导的 CDC 等效应导致视网膜脉络层炎性水肿和增生，因此研究人员开发抗 VEGF 抗体的 Fab 段用于治疗湿性 AMD。

（一）名称

目前我国有一种人源化抗 VEGF 单克隆抗体 Fab 片段上市，通用名为雷珠单抗（Ranibizumab），商品名为诺适得®（Lucentis®）。目前批准的剂型包括两种：眼内注射液（0.2ml）和预充式眼内注射液（0.05ml），浓度均为 10mg/ml。

（二）来源

雷珠单抗采用重组 DNA 技术在大肠杆菌（*E. coli*）中表达，以分批补料工艺生产，分别通过离心收集发酵液、阳离子交换层析、疏水相互作用交换层析、混合模式离子交换层析、阴离子离子交换层析及超滤 / 渗滤（UFDF）等步骤纯化制成原液，再经除菌过滤和灌装，制成成品。

（三）结构与理化性质

雷珠单抗来源于鼠源抗 VEGF 单克隆抗体 A.4.6.1（Chen et al.，1999），A.4.6.1 单抗重链和轻链的抗原互补决定簇序列被插入至人 IgG1κ 的 Fab 框架中进行人源化。重组人源化单克隆抗体 Fab 片段具有完整的结合域，它是由含 214 个氨基酸残基的轻链通过二硫键与含 231 个氨基酸残基的重链 N 端相连接而组成，分子量为 48kDa。

（四）生物学功能

雷珠单抗以高亲和力与 VEGF 结合，结合位点存在于多个 VEGF 亚型上；也与有生物学活性的 VEGF 分子的剪切体 VEGF110 结合，阻止各亚型 VEGF 型介导的新生血管的形成。雷珠单抗不含有典型单抗分子的 Fc 区，因此，抗人血管内皮生长因子 Fab 片段不诱导 Fc 介导的细胞毒性作用。雷珠单抗也不能与补体结合，因此也不具有抗体依赖的细胞毒性作用。

（五）临床应用

用于治疗湿性（新生血管性）年龄相关性黄斑变性（AMD）。

（六）生物学活性测定

雷珠单抗采用人脐静脉内皮细胞（human umbilical vein endothelial cell，HUVEC）增殖抑制法测定其生物学活性。将 VEGF 与系列稀释的样品孵育后加入至 HUVEC 细胞中，培养特定时间后检测雷珠单抗阻断 VEGF 促 HUVEC 增殖的剂量 - 效应曲线，对待测样品和参比品进行平行性分析比较，计算待测样品相对活性。以诺华公司的雷珠单抗为例，其生物学活性检测过程如下。

（1）复苏 HUVEC 细胞，以稀释液（含 1× 黏附因子的人内皮细胞 -SFM 培养基）将细胞调整至适宜的浓度，50μl/ 孔接种黑色透明底 96 孔细胞培养板备用。

（2）用稀释液将待测样品和参比品分别稀释至适宜的系列浓度。

（3）用稀释液将 rhuVEGF 稀释至浓度为适宜的浓度，作为 rhuVEGF 工作液。

（4）将系列稀释的样品与 rhuVEGF 工作液等体积混合，室温避光孵育 60~90min。

（5）取各混合样品以 50μl/ 孔加入黑色透明底 96 孔板，并在 37℃、5% CO_2 培养箱中培养 90~98h。

（6）培养结束后，加入 25μl/ 孔 Alarma Blue 并置 37℃、5% CO_2 培养箱显色 6~7h。

（7）将 96 孔板置平衡至室温后，由读板仪读取各孔数据。

（8）采用适宜的模式拟合剂量 - 反应曲线、分析结果并计算待测样品的相对活性。

（七）质量标准

雷珠单抗（眼内注射液）制剂单抗的质量标准见表 16-14。

表 16-14　雷珠单抗（眼内注射液）制剂质量标准

检验项目	检测方法	标准规定（成品）
外观	肉眼观察法	透明至微乳白色液体，浊度不高于 RefII
颜色	肉眼观察法	应不深于棕色标准比色液 B7（≤ B7）
pH	电位法（《中国药典》）	应符合规定
装量	重量法（《中国药典》）	不低于标示量
渗透压摩尔浓度	冰点下降法（《中国药典》）	应符合规定
不溶性微粒	光阻法（《中国药典》）	每毫升供试品中含 10μm 及 10μm 以上的微粒不得过 50 粒，25μm 及以上的微粒不得过 5 粒，50μm 及以上的微粒不得过 2 粒
鉴别	IEC-HPLC	主峰保留时间应与参比品一致
	肽图 1	应与参比品色谱图一致
纯度	离子交换高效液相色谱（IEC-HPLC）	主峰面积百分比应不低于 93%，碱性峰面积百分比应不高于 6%
	分子排阻高效液相色谱（SEC-HPLC）	单体峰面积百分比应不低于 98%

续表

检验项目	检测方法	标准规定（成品）
	非还原型毛细管凝胶电泳（非还原CE-SDS法）	Fab峰修正峰面积百分比应不低于95%
	非还原型SDS-PAGE	应与参比品一致
	还原型SDS-PAGE	主谱带应不低于95%
等电点	电泳法（《中国药典》）	
蛋白质含量	紫外-可见光分光光度法（《中国药典》）	应为9.0~11.0 mg/ml
无菌检查	薄膜过滤法	应无菌生长
细菌内毒素	动态浊度法	应不高于4EU/ml
宿主细胞蛋白残留量	酶联免疫法	应不高于0.01%
宿主细胞DNA残留量	实时荧光定量PCR法	应小于100pg/mg
异常毒性	小鼠法（《中国药典》）	应符合规定

（八）质控要点

雷珠单抗采用的质控策略与常规单抗质控策略一致，但针对其为Fab片段和制品的特殊性，质控中存在下述需要特别注意的问题。

（1）CE-SDS：由于雷珠单抗为Fab片段，其轻重链的分子量差异不能体现于CE-SDS电泳图谱中，因此其CE-SDS检测中仅采用非还原法检测。而且，由于Fab片段易于断裂/降解，因此采用5-羧基琥珀酰亚胺酯标记后进行CE-SDS并采用激光诱导荧光检测器进行检测，电泳图谱中可见有不同分子量的断裂/降解片段，需对这些片段进行积分并计算修正峰面积百分比，主峰的相对含量应不低于95%。

（2）效力测定：雷珠单抗的生物学活性（效力）采用HUVEC增殖抑制法检测。HUVEC为使用新生儿脐带制备的原代静脉内皮细胞，存在个体和人种的基因差异，且对VEGF促增殖作用反应性的批间变异度较大，因此需要建立检测用细胞库，并对建立的细胞库的VEGF反应性进行确认。随着传代次数的增加，细胞对VEGF的反应性降低，一般不建议检测人员采用传代次数大于10代的细胞。有些产品检测中使用的细胞为复苏后立即使用，也有一些制品使用复苏后在培养条件下适应的细胞以增加结果稳定性。

（王 兰 高 凯 于传飞 张 峰 王文波 刘春雨
李 萌 徐刚领 杨雅岚 武 刚 郭 玮 王军志）

参考文献

高凯，陶磊，王军志. 2011. 重组抗体药物的质量控制. 中国新药杂志，(19)：1848-1855.

高凯，徐志凯，任跃明，等. 2014. 关于我国药典单克隆抗体类生物治疗药物总论的思考. 中国生物工程杂志，34(1)：127-134.

国家药典委员会 . 2015. 中华人民共和国药典 (2015 年版) 三部 . 北京：中国医药科技出版社 .

李萌，朱磊，武刚，等. 2016，抗体偶联药物抗 CD30-vc-MMAE 的异质性分析 . 中国药学杂志，51(13)：1091-1095.

刘伯宁，罗建辉 . 2017. 关于创新型抗体药物药学评价的思考 . 药学学报，52(12)：1811-1819.

刘昌孝 . 2015. 抗体药物的药理学与治疗学研究 . 北京：科学出版社：77-85.

邵荣光，甄永苏 . 2013. 抗体药物研究与应用 . 北京：人民卫生出版社：387-395.

沈倍奋 . 2015. 肿瘤生物治疗的抗体研究进展 . 中国肿瘤生物治疗杂志，22(02)：166-169.

王兰，刘春雨，张峰，等. 2014. 抗体偶联药物抗 HER2 单抗 -MCC-DM1 生物学活性检测方法的建立及其检测效果评价 . 中国肿瘤生物治疗杂志 ，21(4)：253-257.

王兰，朱磊，徐刚领，等 . 2014. 单克隆抗体类生物治疗药物研究进展 . 中国药学杂志，(23)：2058-2064.

于传飞，王文波，李萌，等 . 2014. 人源化抗 VEGF 单克隆抗体制品的大小异质性分析 . 中华微生物学和免疫学杂志，34(9)：718-722

于传飞，李萌，郭玮，等 . 2014. 一种抗体药物偶联物中药物抗体偶联比的测定 . 药学学报，49(3)：363-367

于传飞，王文波，张峰，等. 2015. 一种基于半胱氨酸偶联的抗体偶联药物的药物抗体偶联比测定 . 中国新药杂志，24(20)：2336-2340.

张峰，武刚，于传飞，等 . 2016. 应用生物膜干涉技术测定治疗性单抗与新生儿 Fc 受体的亲和力 . 中国新药杂志，(16)：1861-1867.

Alt N，Zhang TY，Motchnik P，et al. 2016. Determination of critical quality attributes for monoclonal antibodies using quality by design principles. Biologicals ，44(5)：291-305.

Beck A，Sanglier-Cianferani S，Van Dorsselaer A. 2012. Biosimilar，biobetter，and next generation antibody characterization by mass spectrometry. Anal Chem ，84(11)：4637-4646.

Brorson K，Jia AY. 2014. Therapeutic monoclonal antibodies and consistent ends ：terminal heterogeneity，detection，and impact on quality. Curr Opin Biotechnol，(30)：140-146.

Chen Y，Wiesmann C，Fuh G，et al. 1999. Selection and analysis of an optimized anti-VEGF antibody ：crystal structure of an affinity-matured Fab in complex with antigen. J Mol Btol，293(4)：865-881.

EMEA. 2008. Guideline on Development，Production，Characterization and Specification for Monoclonal Antibodies and Related Products.

FDA. 1997. Points to Consider in the Manufacture and Testing of Monoclonal Antibody Products for Human Use.

Haberger M，Bomans K，Diepold K，et al. 2014. Assessment of chemical modifications of sites in the CDRs of recombinant antibodies ：Susceptibility vs. functionality of critical quality attributes. MAbs ，6(2)：327-339.

Hu Z，Zhang H，Haley B，et al. 2016. Carboxypeptidase D is the only enzyme responsible for antibody C-terminal lysine cleavage in Chinese hamster ovary(CHO) cells. Biotechnol Bioeng ，113(10)：2100-2106.

ICH. ICH Q6B Specifications Test Procedures and Acceptance Criteria for Biotechnological Biological Products.

Kim S，Song J，Park S，et al. 2017. Drifts in ADCC-related quality attributes of herceptin(R)：Impact on development of a trastuzumab biosimilar. MAbs，9(4)：704-714.

Li Y，Fu T，Liu T，et al. 2016. Characterization of alanine to valine sequence variants in the Fc region of nivolumab biosimilar produced in Chinese hamster ovary cells. MAbs，8(5)：951-960.

Linhofer H，Mocikat R，Steipe B，et al. 1995. Preferential species-restricted heavy/light chain pairing in rat/

mouce quadromas. Implication for a single-step purification of bispecific antibodies. J Immunol，155(1)：219-225.

Patel R，Neill A，Liu H，et al. 2015. IgG subclass specificity to C1q determined by surface plasmon resonance using Protein L capture technique. Anal Biochem，(479)：15-17.

Spiess C，Zhai Q，Carter PJ. 2015. Alternative molecular formats and therapeutic applications for bispecific antibodies. Mol Immanol，67(2 PtA)：95-106.

Strohl WR，Strohl LM. 2012. Therapeutic Antibody Engineering. UK. Woodhead Publishing.

Ducry L. 2013. Antibody-Drug Conjugates. USA. Springer.

Strohl WR，Strohl LM. 2012. Therapeutic antibody engineering. Witney：Woodhead Publishing：173-196.

Wang L，Xu GL，Gao K，et al. 2016. Development of a robust reporter-based assay for the bioactivity determination of anti-VEGF therapeutic antibodies.J Pharm Biomed Anal，125(2016)：212-218.

Wang L，Yu C，Yang Y，et al. 2017. Development of a robust reporter gene assay to measure the bioactivity of anti-PD-1/anti-PD-L1 therapeutic antibodies.J Pharm Biomed Anal，(145)：447-453.

White AL，Chan HT，French RR，et al. 2015. Conformation of the human immunoglobulin G2 hinge imparts superagonistic properties to immunostimulatory anticancer antibodies. Cancer Cell，27(1)：138-148.

Yu CF，Gao K，Zhu L，et al，2016. At least two Fc Neu5Gc residues of monoclonal antibodies are required for binding to anti-Neu5Gc antibody. Sci Rep，7：20029.

Zhang P，Woen S，Wang T，et al. 2016. Challenges of glycosylation analysis and control：an integrated approach to producing optimal and consistent therapeutic drugs. Drug Discov Today，21(5)：740-765.

Zhu L，Guo Q，Guo H，et al. 2014. Versatile characterization of glycosylation modification in CTLA4-Ig fusion proteins by liquid chromatography-mass spectrometry. MAbs，6(6)：1474-1485.

第十七章

生物类似药质量评价

第一节　生物类似药研发概况

生物类似药的定义是各国制定其监管政策时需要首先解决的问题，各个国家与组织在如何界定其名称上各不相同（表 17-1）。欧盟药管局（EMA）规定“生物类似产品（biosimilar products）是已经获批的生物制品的拷贝版，两者基于广泛比较性研究的基础上，在物理化学鉴定、有效性及安全性等方面显示出了相似性”；WHO 称为 Similar Biotherapeutic Products（SBP），是指与一种已经批准的参比生物治疗产品在质量、安全性和效力方面均相似的生物治疗产品；美国 FDA 规定“后续蛋白产物（follow-on protein products）尽管在临床非活性组成成分上有细微的差异，但与参比产品高度相似并且与参比产品在安全性、纯度和活性上没有临床意义差异的生物制品”。我国生物类似药源自“biosimilar”的中文翻译，最初翻译为“生物类似物”，后经学术研讨及国内技术指导原则的起草讨论，修订为“生物类似药”。这一翻译名称被借以泛指近年来兴起的生物仿制药，起名“生物类似药”的原因在于重组表达的生物大分子药物本身（包括原研药）并非均一，是高度相似或相近又结构复杂的一簇生物大分子组成的异质体，特别是单抗类生物制品。我国生物类似药定义为在质量、安全性和有效性方面与已获准注册的参照药具有相似性的治疗用生物制品。

表 17-1　部分国家与国际组织关于生物类似物的术语界定

国家或组织	术语界定
WHO	Similar Biotherapeutic Products
欧盟	Similar Biological Medicinal Product or Biosimilar
美国	Follow-on protein products
加拿大	Subsequent Entry Biologics
澳大利亚	Similar Biological Medicinal Product or Biosimilar
日本	Follow-on Biological Medicinal Product

生物类似药可以借用生物分子集合体的概念进行描述，这个集合体与化学药小分子有显著不同，它是由生物大分子本身内在的结构异质性和特点，以及生产工艺过程带来的表达分子易变性、不稳定性或者多样性所决定的。生物类似药由于其分子实体难以实现单一、均匀化的组成，这些生物大分子通常表现为多元体的构成特点，即多元化的非均一状态。但这种不同的、非均一构成状态本身（集合体）可能是相似的、可比的，临床治疗效应和安全性是相当的，即外在表现出的非均一混合状态，每批之间的细微差别和异质性，没有临床意义的差异。

由于日益升高的新药开发成本、生物药专利保护的到期及市场对生物药的巨大需求，全球生物类似药的研发热度不断攀升。过去十年，全球共新上市了 80 多种生物分子，这些分子涉及广阔的医疗领域。世界著名仿制药公司如梯瓦、山德士等均加大了对生物类似药的投资力度，更有不少世界原研制药巨头如辉瑞、默沙东、安进、勃林格殷格翰等也纷纷进军生物类似药。目前，韩国生物类似药研发和生产公司（如赛尔群、三星生物等）正在快速崛起。国内很多企业和研究机构也正致力于生物类似药研发，希望开发与原研生物制品具有相似有效性和安全性的产品，在加快中国患者用药可及性需求的同时，提升研发企业的能力和水平，获得国际上的认可并参与国际竞争。

一、国外生物类似药的研发概况

自 2006 年欧盟批准第一个生物类似药——重组人生长激素 Omnitrope（山德士）上市以来，截止到 2017 年上半年，全球主要市场 7 个地区（美国、欧盟、日本、韩国、澳大利亚、加拿大、拉丁美洲）已有 62 个生物类似药获批（表 17-2）。按类别统计，这 62 个生物类似药可以分为 7 类目标产品：重组人粒细胞集落刺激因子（G-CSF）、单抗、促红细胞生成素（EPO）、生长激素、融合蛋白（Enbrel 类似药）、胰岛素、促卵泡激素（FSH），具体分布情况如图 17-1 所示。

表 17-2　全球主要市场已上市生物类似药统计

美国					
序号	商品名	通用名	中文名	批准日期	生产商
1	Basaglar*	insulin glargine	甘精胰岛素	2015.12.16	礼来 /BI
2	Zarxio	filgrastim	重组人粒细胞集落刺激因子	2015.03.06	山德士
3	Inflectra	infliximab	英夫利昔单抗	2016.04.05	Celltrion/Hospira
4	Erelzi	etanercept	依那西普	2016.08.31	山德士
5	Amjevita	adalimumab	阿达木单抗	2017.09.27	安进
6	Reneflexis	infliximab	英夫利昔单抗	2017.04.21	三星 Bioepis

续表

欧盟					
序号	商品名	通用名	中文名	批准日期	生产商
1	Abasria	Insulin glargine	甘精胰岛素	2014.09.09	礼来 /BI
2	Abseamed	epoetin alfa	促红细胞生成素	2007.08.28	Medice Arzneimittel Pütter
3	Accofil	filgrastim	重组人粒细胞集落刺激因子	2014.09.18	Accord Healthcare
4	Benepali	etanercept	依那西普	2016.01.14	三星 / 百健
5	Bemfola	follitropin alfa	促卵泡激素	2014.03.24	Finox Biotech
6	Binocrit	epoetin alfa	促红细胞生成素	2007.08.28	山德士
7	Biograstim	filgrastim	重组人粒细胞集落刺激因子	2008.09.15	CT Arzneimittel
8	Epoetin alfa Hexal	epoetin alfa	促红细胞生成素	2007.08.28	Hexal
9	Filgrastim Hexal	filgrastim	重组人粒细胞集落刺激因子	2009.02.06	Hexal
10	Filgrastim ratiopharm	filgrastim	重组人粒细胞集落刺激因子	2008.09.15 2011.04.20 退市	Ratiopharm
11	Grastofil	filgrastim	重组人粒细胞集落刺激因子	2013.10.18	Apotex
12	Inflectra	infliximab	英夫利昔单抗	2013.09.10	Hospira
13	Nivestim	filgrastim	重组人粒细胞集落刺激因子	2010.06.08	Hospira
14	Omnitrope	somatropin	生长激素	2006.04.12	山德士
15	Ovaleap	follitropin alfa	促卵泡激素	2013.09.27	梯瓦
16	Ratiograstim	filgrastim	重组人粒细胞集落刺激因子	2008.09.15	Ratiopharm
17	Remsima	infliximab	英夫利昔单抗	2013.09.10	Celltrion
18	Retacrit	epoetin zeta	促红细胞生成素	2007.12.18	Hospira
19	Silapo	epoetin zeta	促红细胞生成素	2007.12.18	STADA R & D
20	Tevagrastim	filgrastim	重组人粒细胞集落刺激因子	2008.09.15	梯瓦
21	Valtropin	somatropin	生长激素	2006.04.24 2012.05.15 退市	BioPartners
22	Zarzio	filgrastim	重组人粒细胞集落刺激因子	2009.02.06	山德士

续表

日本					
序号	商品名	通用名	中文名	批准日期	生产商
1	Epoetin alfa BS	epoetin alfa	促红细胞生成素	2010.01.20	JCR Pharmaceuticals
2	Filgrastim BS	filgrastim	重组人粒细胞集落刺激因子	2012.11.21	Fuji Pharma Mochida Pharmaceutical
3	Filgrastim BS	filgrastim	重组人粒细胞集落刺激因子	2014.03.24	Sandoz
4	Filgrastim BS	filgrastim	重组人粒细胞集落刺激因子	2013.02.28	梯瓦
5	Remsima	infliximab	英夫利昔单抗	2014.07.04	Celltrion/Nippon kayaku
6	Insulin glargine BS	insulin glargine	甘精胰岛素	2014.12.26	礼来 /BI
7	Insulin glargine BS	insulin glargine	甘精胰岛素	2016.03.28	Biocon/Fujifilm Pharma
8	Nesp	darbepoetin alfa	促红细胞生成素	2013.09.13	协和发酵麒麟
9	Somatropin BS	somatropin	生长激素	2009.06.22	山德士

加拿大					
序号	商品名	通用名	中文名	批准日期	生产商
1	Inflectra	Infliximab	英夫利昔单抗	2014.01.15	Hospira
2	Remsima	Infliximab	英夫利昔单抗	2014.01.15	Celltrion
3	Omnitrope	Somatropin	生长激素	2009.04.20	Sandoz

澳大利亚					
序号	商品名	通用名	中文名	批准日期	生产商
1	Aczicrit	epoetin lambda	促红细胞生成素	2010.01.27	山德士
2	Basaglar	insulin glargine	甘精胰岛素	2014.11.21	礼来
3	Bemfola	follitropin alfa	促卵泡激素	2015.11.27	Finox Biotech
4	Grandicrit	epoetin lambda	促红细胞生成素	2010.01.27	山德士
5	Inflectra	infliximab	英夫利昔单抗	2015.08.19	Hospira（Pharmbio）
6	Nivestim	filgrastim	重组人粒细胞集落刺激因子	2010.09.16	Hospira
7	Novicrit	epoetin lambda	促红细胞生成素	2010.01.27	诺华
8	Omnitrope	somatropin	生长激素	2010.09.29	山德士
9	SciTropin A	somatropin	生长激素	2010.09.29	SciGen Australia
10	Tevagrastim	filgrastim	重组人粒细胞集落刺激因子	2011.08.29	Aspen
11	Zarzio	filgrastim	重组人粒细胞集落刺激因子	2013.05.07	山德士

续表

韩国					
序号	商品名	通用名	中文名	批准日期	生产商
1	Brenzys	etanercept	依那西普	2015.09.08	默沙东 / 三星
2	Davictrel	etanercept	依那西普	2014.11.11	Hanwha Chemical
3	Herzuma	trastuzumab	曲妥珠单抗	2014.01.15	Celltrion
4	Omnitrope	somatropin	生长激素	2014.01	山德士
5	Remsima	infliximab	英夫利昔单抗	2012.07.23	Celltrion
6	Renflexis	infliximab	英夫利昔单抗	2015.12.04	默沙东 / 三星
拉丁美洲					
序号	商品名	通用名	中文名	批准国家	生产商
1	Etanar	Etanercept	依那西普	哥伦比亚	中信国健 合作方：LaFrancol
2	Fiprima	filgrastim	重组人粒细胞集落刺激因子	巴西	Eurofarma
3	Kikuzubam	rituximab	利妥昔单抗	墨西哥	Probiomed
4	Reditux/ Tidecron	rituximab	利妥昔单抗	玻利维亚、智利、秘鲁、厄瓜多尔、巴拉圭	Dr Reddy's Laboratories
5	Remsima	infliximab	英夫利昔单抗	巴西、哥伦比亚、委内瑞拉	Celltrion/ Hospira

* basaglar 按照 505b（2）新药途径申报，不是严格的 biosimilar。

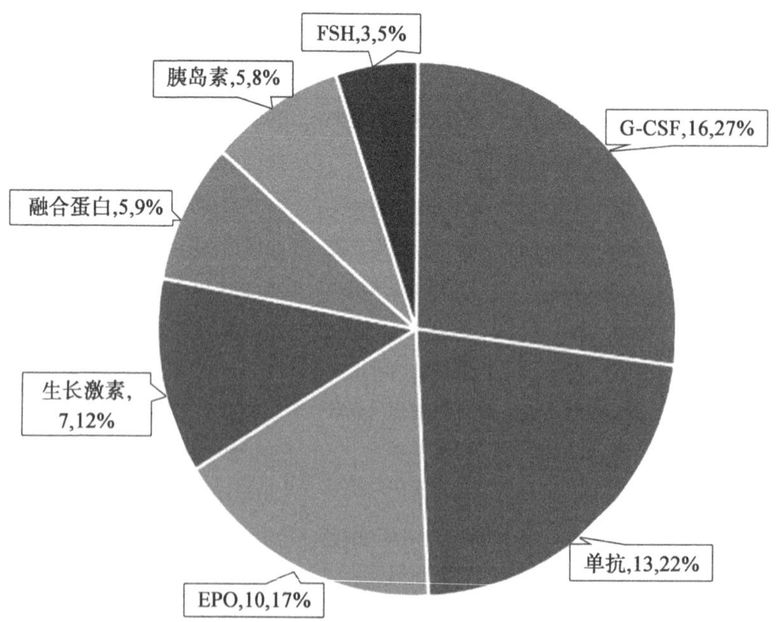

图17-1　已上市生物类似药分类统计

在全球蓬勃发展的生物仿制药势头下，目前主要市场仍然被国外大型制药公司掌控，其中山德士、梯瓦和 Hospira（现被辉瑞收购）三家厂商已占据超过 80% 的市场份额。在市场规模最大的 7 个地区生物仿制药市场中，美国和欧盟依然是最大的生物仿制药巨头。为加快生物类似药审批过程，美国 FDA 还特别推出了生物类似药研发（Biosimilar Biological Development，BPD）计划，截至 2016 年中，BPD 计划共有 60 个候选药物，涉及 20 种原研生物药。截至 2016 年 11 月，已向欧盟提交申请的生物类似药共有 14 个，其中山德士有 3 项申请，分别为培非格司亭、依那西普和利妥昔单抗的生物类似药。2017 年 2 月，EMA 推出了一项促进生物类似药发展的专门沟通渠道，EMA 专家可根据已上市产品质量、分析和功能性数据，给予生物类似药开发者提供研究开发方案的专属建议。通过早期及时深入的沟通交流，能为生产厂家在生物类似药开发的不同阶段提供更好的支持和建议，促进生物类似药在欧洲更好地发展。

目前全球拥有至少 20 种在研生物类似药的适应证，其中最活跃的是类风湿性关节炎（RA），占总研发数量的 18%。其他热门炎症性疾病还包括银屑病关节炎（PsA）、强直性脊柱炎和银屑病。肿瘤适应证中，乳腺癌最活跃，占所有热门适应证的 10%，结肠癌和脑癌分别占 7% 和 5%。如果把拥有少于 15 个在研生物类似药的适应证也包括在内，这些适应证大多为肿瘤，如非小细胞肺癌、胃肠癌、慢性淋巴细胞白血病和输卵管癌。截至 2016 年 10 月，全球大约有 289 个在研生物类似药，2011 年仅有 71 个，复合年增长率（CAGR）达 32%。2011~2014 年，在研药物中非抗体的治疗性蛋白类生物类似药多于抗体。但自 2014 年以来情况发生改变，许多重磅单抗类生物类似药数量增多。全球范围来看，生物类似药研发活动多集中在早期临床研究，且适应证多为炎症和癌症。将近 2/3（59%）的生物类似药尚处于临床前研究阶段，临床Ⅲ期所占比例也很高（23%）。处于临床Ⅲ期的药物数量远高于Ⅰ、Ⅱ期，这可能是生物类似药所遵循的研发路径与原研生物制品不尽相同所致。随着诸多生物类似药Ⅲ期临床进入尾声，未来几年将有相当数量生物类似药上市，将改变抗体类药主要依赖原研药的格局。

二、国内生物类似药的研发概况

我国生物制药产业起步比较晚，但在国家产业政策（特别是 863 高技术研究发展计划）的大力支持下，经过了 30 年的发展，生物技术产业取得了长足进步，产业发展稳步增长。我国在短期内实现了产品从无到有、从仿制到创新，逐步改变了国外生物制品长期垄断中国临床用药的局面。我国生物制药产业虽然起步较晚，但目前中国制药行业正处于转型提升的关键时期，随着一批重磅药物特别是单抗药专利即将到期，国内也掀起了生物类似药研发的热潮。

随着近年来业界对于生物大分子药品质量控制实践经验的不断积累、分析手段的持续进步，以及“监管科学”“质量源于设计”“风险评估”等国际先进药品质量控制理念的逐步推广，推动了国内生物类似药技术原则的出台。我国食品药品监管部门顺应国际生物类似药的发展与监管趋势，于 2015 年 2 月正式发布了《生物类似药研发与评价技术指导原则（试行）》（以下简称《指导原则》）。《指导原则》的出台，促进并规范了我国制药企业加快生物类似药的开发，也将有利于国内生物药的产业发展，解决公众用药的可及性和可负担性。

目前国内尚无真正按照《生物类似药研发与评价技术指导原则（试行）》开发的生物类似药上市，但我国是拥有生物类似药研发数量最多的国家，约有上百个生物类似药在我国研发，特别是近几年国内企业快速向生物类似药领域进军，已经初步形成了竞争的态势。其中，约有一半处于临床前研究阶段，近百个提交临床申请（大部分是在 2014 年以后提交），数十个已经获得临床批件，已于近期开展临床试验。随着部分单抗药物“重磅炸弹”专利的到期，越来越多的公司加入到这些产品的生物类似药的开发竞争之中，目前针对 5 大靶点（VEGF、EGFR、CD20、TNF-α、HER2）抗体药物的生物类似药候选药物已有数家企业获批临床试验，后续仍有企业处于申报临床试验或者临床前研究阶段。由于生物类似药研发技术门槛高、研发周期长、投资额巨大、质控要求高，国内企业应该弥补研发中的薄弱环节，及时掌握国际新药研发的信息和动向，加快国内创新的国际化进程，让老百姓能早日用得起、用得上安全有效的生物类似药，弥补我国巨大的、未被满足的临床需求，尤其是在糖尿病、肿瘤、免疫系统疾病等治疗领域。

三、国内外生物类似药相关法规和技术指导原则

世界各国的立法机构、监管部门及其他政策制定者已制定或正在制定法规、政策和指导原则，既保证了患者能及时得到这些生物制品，又能确保这些生物制品的质量、有效性和安全性。

作为世界上最早出台生物类似药监管政策的地区，欧盟的生物类似药监管政策已日趋成熟，并成为世界各国效仿的对象。自 2005 年，EMA 相继出台十余个指导原则或相关指南，主要介绍了生物类似药的基本概念和行业的基本准则，阐明了具体的质量要求，要注重于产品的生产过程、分析方法、物理化学特性和生物特性方面的要求，说明了临床前和临床研究的要求。欧盟建立了完善的政策法规体系，而且还在不断的修订升级，这也使得欧盟在生物类似药领域走在了世界的前列。

2009 年，WHO 发布了“治疗性生物类似药（SBP）的评价指导原则”，并于 2016 年专门发布了“单克隆抗体生物类似药的评价指导原则”。WHO 发布的指导原则要求进行全面的表征研究和相似性研究，应使用合适的、最先进的生物化学、生物物理和生物学分析技术。对于活性成分（即目标产品），应提供初级高级结构、翻译后修饰结构（包括但不限于糖类）、生物学活性、纯度、杂质、产品相关（活性）物质（变异体）、免疫原性性质相关细节。进行相似性研究时，生物类似药与原研生物制品应进行“头对头”（head-to-head）比较，两者的一级结构应相同，其他质量属性应高度相似。若发现两者之间存在差异，应评估对生物类似药安全性和有效性的潜在影响。

美国于 2010 年 3 月参照欧洲审批办法制定了更为严格的生物类似物审批文件《生物制品价格竞争和创新法案》（《BPCI 法案》），初步制定了生物类似药的审批办法。2012 年 2 月，美国食品药品监督管理局（FDA）发布了 3 个关于生物类似药的指南文件，在《证明与参照药具有生物相似性的质量考虑要点》（*Quality Considerations in Demonstrating Biosimilarity to a Reference Protein Product*）中，阐述了对生物学相似性质量的考量，提出了如何进行分析研究的原则。在《证明与参照药具有生物相似性的科学

考虑要点》(*Scientific Considerations in Demonstrating Biosimilarity to a Reference Product*)中，阐述了生物学相似性的科学价值，提出了要对哪类数据进行审查，以确定生物类似药是否为与参比药具有生物学相似性的产品；阐明了生物类似药与参比药的对比研究，应包括结构分析、功能分析、动物实验和药代动力学 / 药效学、临床免疫原性和临床安全性、有效性等研究的科学总则。2013 年 4 月，FDA 又出台了第 4 个指南文件《FDA 与生物类似药生物制品开发者或申办方的正式会议》(*Formal Meetings Between the FDA and Biosimilar Biological Product Sponsors or Applicants*)。会议指南说明了在开发生物类似药的过程中，工业界如何与 FDA 进行会议讨论及会议的形式。2014 年 5 月，FDA 继续发布了《证明与参照药具有相似性的临床药理数据》(*Clinical Pharmacology Data to Support a Demonstration of Biosimilarity to a Reference Product*) 这一指南文件，提出药代动力学/药效学数据的重要性，讨论了与生物类似药临床药理试验相关的一些总体概念，制定相应的临床药理学数据库的方法，以及设计临床试验时建模和模拟的实用性等，指出应采用交叉试验设计及合适的生物分析方法，并得出初步的免疫原性结论。

作为世界上最具权威的监管机构之一，FDA 出台了一系列科学性强且要求严格的文件，强调“整体数据”的概念，对适应证外推和替换要求以全面、科学的数据作为支持，并规定了严格的上市后安全性监测等。这些文件以鼓励生物类似药的快速发展、降低消费者的成本、加强美国生产厂商参与全球生物制品市场的竞争力为目的，为相关产品在美国获批迈出了重要步伐。

EMA、WHO 和美国 FDA 的指导原则的核心理念大体一致，主要体现在以下 3 点。①要求生物类似药与参比药品高度相似，但也允许存在一定的差异性。由于生物制品独特的理化性质，各国生物制品监管机构在制定生物类似药监管政策时，都允许生物类似药与参比药品存在一定的差异性，在允许差异性出现的同时也要求生物类似药开发者证明差异的合理性。这体现了国外生物类似药监管政策的科学性。②逐项对比生物类似药与参比药品的安全性与有效性。与国外仿制药注册的审评一致，生物类似药的研发不仅仅是“仿标准”而是“仿产品”。各国监管政策中都将生物类似药与选定的参比药品置于同一研究中，用一系列相同的方法进行“头对头”逐项比较，证明候选生物类似药与选定的参比药品具有质量上的相似性、非临床数据的相似性和临床数据的等效性或非劣性。③在证实质量的高度相似性前提下减少非临床及临床试验。

在核心原则基本一致的前提下，EMA、WHO 和美国 FDA 的指导原则在一些具体问题的处理上尚存在不同之处。例如，在参照药的选择上，欧盟要求参照药必须是在欧盟许可的产品；WHO 要求必须是基于完整的质量、安全和有效性数据批准的产品，必须已上市一段时间，并有大量的市场应用，通常为原研药，允许使用在另一个国家批准的产品作为参比药；FDA 指出如有足够的桥接数据，可以使用非 FDA 批准的产品作为参照药。

国家食品药品监督管理总局（CFDA）于 2015 年 2 月 28 日发布《生物类似药研发与评价技术指导原则（试行）》（以下简称《指导原则》)。《指导原则》确定了生物类似药的监管框架，也勾勒出了生物类似药研发与评价的决策图（图 17-2），旨在通过提高创新药物的可及性与可负担性，满足中国市场对生物技术药物的临床需求。该指导原则为生物制药在中国的上市提供了另一途径，内资与外资生物制药生产企业均对其及其实施予以密切关注。新发布的指导原则对生物类似药及其参照药的定义作了界定，规定了技术审查的基本原则、比对标准和适应证外推的条件。

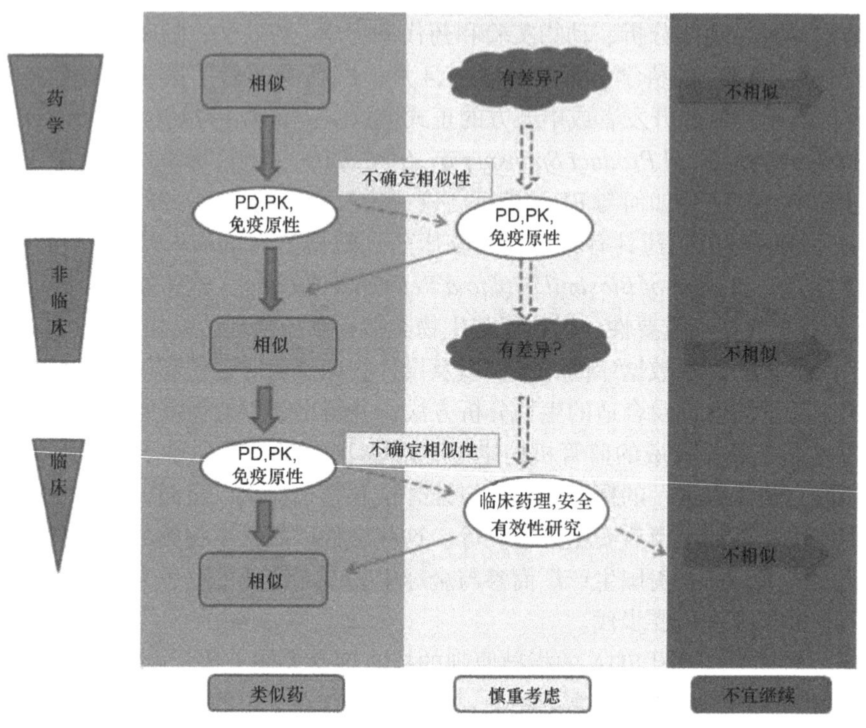

图17-2 生物类似药研发与评价的决策图

研发和评价的基本原则包括比对原则、逐步递进原则、一致性原则和相似性评价原则。比对原则要求研发过程中所进行的比对试验以证明与参照药的相似性为基础，每一比对试验均应与参照药同时进行，并采取相似的评价方法和标准。逐步递进原则，分阶段证明候选药与参照药的相似性。一致性原则，比对试验所使用的样品应当保持前后的一致性，候选药应当为生产工艺确定后生产的产品，对不同批次或者工艺、规模和产地等发生改变的，应当评估对产品质量的影响，必要时需要重新进行比对研究。相似性评价原则，如果全面的药学比对试验研究显示候选药与参照药相似，并在非临床阶段进一步证明其相似的，后续的临床试验可以考虑仅开展临床药理学比对试验；如果不能证明充分相似，则需要开展具有针对性的研究或临床安全有效性研究。

在进行药学评价时，重点强调了“应采用先进的、敏感的技术和方法，首先考虑采用与参照药一致的方法”，尤其是对生物制品来说重要的参数，如生物学活性、纯度和杂质等。在宿主细胞、制剂处方、规格、内包装材料等的选择上，都应该与参照药尽可能一致，不一致的需提供充足的理由。在非临床研究比对评价时“应先根据前期药学研究结果来设计”。如果药学比对研究显示候选药和参照药高度相似或差异很小，可仅开展药效动力学、药代动力学和免疫原性的比对试验研究。如果根据药学研究试验结果不能判定候选药和参照药相似，应进一步开展体内药效和毒性的比对试验研究，从而进一步验证评价所存在差异对产品的影响。后续临床试验的内容将以批件为准，药学和非临床试验比对结果决定了不同的品种所需要完成的临床试验项目和/或所需要的病例数将会有较大差别。对前期研究结果证明候选药与参照药之间无差异或差异很小，且临床药理学比对试验研究结果可以预测其临床终点的相似性时，则可用于评判临床相似性。对前期比对试验研究显示存在不确定性的，则应当开展进一步临床安全有效性比对试验研究。在前期药学和非临床试验比对结果比较理想的情况下，在临床试验的要求上将会缩小与化药的距离，从而降低生物类似药的临床试验成本。

迄今为止，包括中国、美国、欧盟、日本、韩国、澳大利亚等二十多个国家已颁布了相应的生物类似药研发评价指南，在保证生物类似药质量、安全性和有效性生物基础上，有助于提高生物药的可及性，满足民众临床用药需求（表 17-3）。

表 17-3 部分国家或组织发布的生物类似药政策汇总

国家或组织	生物类似药政策法规	实施时间
欧盟	《生物类似产品指南》	2005 年 10 月
	《含生物技术来源蛋白质作为活性成分的药物可比性指导原则：质量问题》	2006 年 6 月
	《含生物技术来源蛋白质作为活性成分的药物可比性指导原则：非临床和临床问题》	2006 年 6 月
	《生物类似物指南（修订版）》	2011 年 11 月
	《含单克隆抗体的生物类似产品指导性原则：非临床与临床问题》	2012 年 12 月
	《单克隆抗体的免疫原性评估指南：用于体内临床》	2012 年 12 月
WHO	《治疗性生物类似药的评价指导原则》	2009 年 10 月
	《单克隆抗体生物类似药的评价指导原则》	2016 年 10 月
美国	《证明与参照药具有生物相似性的科学考虑要点》	2012 年 2 月
	《证明与参照药具有生物相似性的质量考虑要点》	2012 年 2 月
	《生物类似药：关于实施 2009 年生物价格竞争和创新法案的问答》	2012 年 2 月
	《FDA 和生物类似药生物制品申报人之间正式会议》	2013 年 4 月
	《支持证明与对照药物的生物类似性的临床药物学数据》	2014 年 5 月
日本	《生物类似药保证质量、安全、有效性的指南》	2009 年 3 月
韩国	《生物类似药评价指南》	2009 年 6 月
马来西亚	《马来西亚生物类似药注册指南与指导文件》	2008 年 6 月
新加坡	《新加坡生物类似药审批指导手册》	2009 年 8 月
加拿大	《生物类似药审批草案》	2010 年 3 月
土耳其	《生物类似药审批指导手册》	2008 年 8 月
印度	《生物类似药指南》	2012 年 6 月
中国	《生物类似药研发与评价技术指导原则（试行）》	2015 年 2 月

第二节　生物类似药质量相似性研究

一、生物类似药质量相似性评估理念

生物类似药的开发和评价不同于创新药，后者是通过药学、非临床和临床研究证实药品安全、有效、质量可控。生物类似药开发是通过证明与原研药在质量、安全性和有效性上具有高度相似性为研究基础。相似性研究分析是生物类似药开发项目的基石，这些数据应在项目研发早期即开始收集，并贯穿于整个候选物研发进程和药学质量研究过程中（图 17-3）。为评价相似性，生产企业需对生物类似药进行全面的理化和生物特性表征，并与参照药品进行逐项比对。生物类似药和参照药品的高度相似性是减少非临床和临床要求的基础。在非临床研究比对评价时，应先根据前期药学研究结果来设计。如果药学比对研究显示候选药和参照药无差异或差异很小，可仅开展药效动力学、药代动力学和免疫原性的比对试验研究。如果根据药学研究试验结果不能判定候选药和参照药相似，应进一步开展体内药效和毒性的比对试验研究，从而进一步验证评价所存在差异对产品的影响。药学和非临床试验比对结果决定了不同的品种所需要完成的临床试验项目和 / 或所需要的病例数将会有较大差别，即药学结果的相似性程度决定了后续非临床研究内容，同时非临床阶段的体外试验结果决定后续体内试验研究内容。

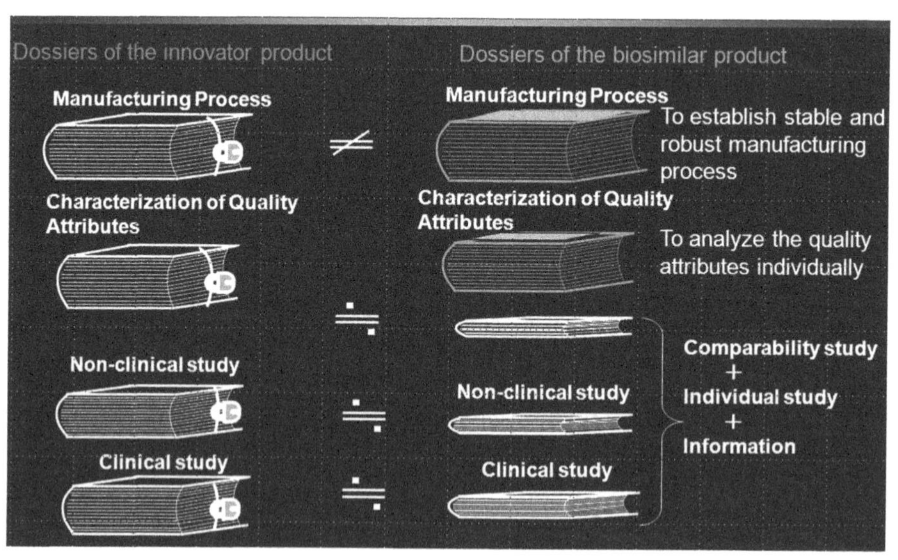

图17-3　原研药和生物类似药研发所需资料示意图（Yamaguchi，2011）

生物类似药和参照药之间生物相似性评估包含生物类似药的全面特性鉴定，包括理化和功能的对比性研究。为了证明生物类似药的质量与参照药品的相似性，应采用目前最先进、敏感的分析技术对生物类似药和参照药开展全面、充分的特征鉴定研究。考虑到蛋白质的复杂性及其固有的异质性，为了充分描述产品的理化和生物学特性，针对每种质量属性的鉴定可能需要采用多种分析技术进行描述。尽管在过去十年用于蛋白鉴定的分析方法有了迅猛发展，但完全表征复杂的生物治疗蛋白仍然存在困难。应根据蛋白质的性质，包括参照药和生物类似药的结构、异质性和其他对药品功能有重要意义的特性选择正确的分析检测方法。通常应使用多种分析方法评估同一质量特性，才能够正确而全面地阐述药品的理化特性和生物活性。使用不同的物理化学或生物学原理的技术评估同一特性是很有价值的做法，因为这些方法能够提供彼此独立的数据，比较生物类似药和原研药的质量。例如，SDS-PAGE、离子交换色谱、等电聚焦、毛细管电泳都是依据电荷分离蛋白，但是它们的分离条件不同，依据的理化特性也不同。这样，一种方法可能检测出另外的方法不能检测的变异体。相似性研究的目的是尽可能全面地将检测不到生物类似药和参照药品之间那些可能影响临床活性的差异的可能性降到最低。在作出参照药品和生物类似药相似性决定时，应考虑到每种技术的分析局限性（如灵敏度、分辨率）。此外，鉴定研究中所用的试验方法并不需按照常规质量控制进行验证，但应当有科学合理性，适合其用途，并能够提供可重复的、可靠的结果。

二、生物类似药质量相似性研究实例

依那西普（Etanercept）是全球首个全人源化的、第一个用于治疗类风湿关节炎和强直性脊柱炎的重组人Ⅱ型肿瘤坏死因子受体 - 抗体融合蛋白，连续五年全球市场年销售额超过 80 亿美元。其中，山德士 GP2015（依那西普生物类似药）已获得 FDA 批准上市。

利妥昔（Rituximab）是一种人鼠嵌合的单克隆抗体，用于复发或耐药的滤泡性中央型淋巴瘤（国际工作分类 B、C 和 D 亚型的 B 细胞非霍奇金淋巴瘤）的治疗，近几年其年销售额都在前十，国内外也有多家药企相继开发其生物类似药，其中，山德士 GP2013 和 Celltrion 公司的利妥昔单抗生物类似药已获 EMA 批准上市。

下文将联系上述两个品种生物类似药开发实例的文献研究报道，结合产品的质量属性，从理化特性和生物学活性分析角度论述生物类似药的相似性研究。

（一）理化特性的相似性研究

理化鉴定应包括采用适宜分析方法确定一级和高级结构（二级 / 三级 / 四级），以及鉴定其他生物物理特性。蛋白质在生物合成过程中存在一定程度固有的异质性，因此生物类似药和参照药品可能包含多种翻译后修饰形式。应通过适当的方法对这些修饰形式进行研究、定性和定量，还包括对产品相关物质变异体（大小变异体和电荷变异体）的全面分析。对这些检测项目的一致性评价可采用逐步递进原则，即使用更能反映临床安全有效的数据来判断一些质量属性的差异在临床上是否有意义。

1. 一级结构和高级结构

由于序列决定其他理化和功能特性，所以首先要求生物类似药与原研药的一级结构必须一致。虽然蛋白质的氨基酸序列可以从编码蛋白质的 DNA 序列间接测定，但肽图分析能够更多地提供一级序列翻译后修饰的信息。采用 LC-ESI-MS 的方法（图 17-4），可以用两种或多种酶切的方式使序列覆盖率达到 100%，同时可对 C 端和 N 端，以及氧化和脱酰胺等翻译后修饰进行分析，还可对去糖的精确分子量（完整、还原）进行可比分析。例如，针对依那西普生物类似药，除需对 C 端赖氨酸丢失变异体进行分析外，还需关注其 N 端的 3 种变异体形式（完整、缺失亮氨酸、缺失亮氨酸和脯氨酸）。利用非还原的肽图分析对二硫键配对进行确认，利妥昔和依那西普的生物类似药分别需对 10 个和 16 个二硫键确认，经鉴定与原研药一致，且 GP2013 和原研药游离巯基的含量均小于 0.3mol/mol。可采用 CD、NMR、FTIR、HDX-MS、X-ray 等方法对二级和三级结构比较。用 DSC 技术可测定生物类似药和原研药的 T_m 值对热稳定性进行评价。据文献介绍，除 HDX-MS 显示 GP2013 和原研药在肽段水平上存在轻微差异（主要是由于该检测方法受样品微环境影响很大）外，其他方法结果均表明两者的高级结构是没有差异的。

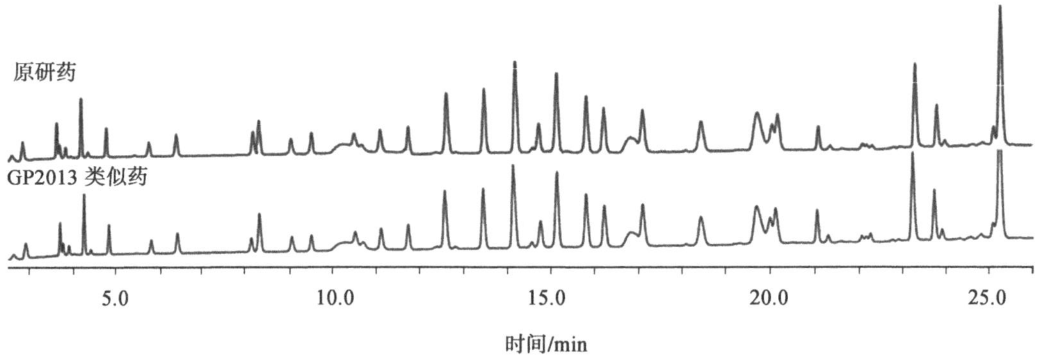

图17-4 GP2013和原研药Lys-C酶切紫外吸收图谱（Jan，2013）

2. 翻译后修饰

翻译后修饰是蛋白药物重要的理化特性之一，它是在蛋白药物的培养表达、纯化、生产或储存等过程中，特定氨基酸发生的某种化学修饰。翻译后修饰主要包括 C 端赖氨酸截除、N 端变体或焦谷氨酸环化，以及氧化、脱酰胺、糖基化修饰等翻译后修饰。如果翻译后修饰发生在与蛋白质药物生物学功能相关的关键区域，如抗体的抗原决定区（CDR），将可能影响产品的有效性。而糖基化修饰在抗体类药物的生物学功能、半衰期和免疫原性中发挥着重要作用。因此，生物类似药的质量相似性评估中，应当对产品重要的翻译后修饰进行研究，并与原研药进行比对。

氨基酸氧化是一种最常见的翻译后修饰，可发生在 Met、Trp、His 等基团，以 Met 最为常见。在抗体类药物中，其恒定区存在几个常见的 Met 氧化位点，分别为 Met254、Met358、Met428。其中 Met254 更为敏感，而且据文献报道其氧化会影响 FcRn 亲和力，从而影响抗体半衰期。此外，在一些抗体的 CDR 区域，也含有潜在的氧化位点，这些位点的氧化可能会影响抗原与抗体的结合活性。采用 LC-MS 的方法对 GP2013 和原研药的 Met256 位点的肽段及其氧化肽段进行鉴别，其含量均小于 0.2%。依那西普类似药 GP2015 和原研药在 Met187 和 Met272 位点的氧化比例相似，表明两者之间氧化的敏感性是一致的。

在脱酰胺的可比性分析中，通过 RP-HPLC-UV 的方法比较了 GP2013 和原研药在 Asn393、Asn394 位点该肽段脱酰胺的比例，结果 GP2013 比例为 0.5%，原研药为 1%。由于制剂在货架期期间光照会导致脱酰胺的比例升高，所以更低水平的脱酰胺是可以接受的。GP2015 和原研药的 7 个天冬酰胺残基（Asn335、Asn381、Asn404、Ans409、Ans410、Asn441、Asn454）的脱酰胺水平是相似的。

3. 糖基化修饰

糖基化是生物体内最为重要的蛋白质翻译后修饰形式之一，在抗体类药物的生物学功能、半衰期和免疫原性中发挥着重要作用。作为主要的蛋白质糖基化修饰之一，*N*-糖基化修饰主要发生在氨基酸序列 Asn-X（X 除 Pro 外）-Ser（Thr）Asn 上，与 Asn 相连接的糖链以五糖核心为基础，一般有三种糖型：高甘露糖型、复合型和杂合型。*N*-糖基化的比对分析是生物类似药与原研药质量相似性评估的重要内容之一。以抗体为例，生物类似药与原研药 *N*- 糖基化比对研究至少应包括 4 个方面：①糖基化位点（LC-MS）；②非糖基化重链（还原 CE-SDS）；③ *N*- 糖类别（LC-MS）；④ *N*- 糖相对含量（UPLC、HPLC 或 CE）。蛋白药物的 *N*- 糖基化与其体内生物学功能和半衰期关系密切。例如，抗体 *N*- 糖末端唾液酸化和核心岩藻糖会影响抗体依赖的细胞介导的细胞毒作用（ADCC），而平分型半乳糖和半乳糖修饰对于抗体的补体依赖细胞毒作用（CDC）有重要影响；促红细胞生成素（EPO）的 *N*- 糖中的唾液酸化程度直接影响其生物学功能。因此，*N*- 糖相对含量相似性的可接受范围应考虑产品的作用机制。对于抗 CD20 抗体，CDC 和 ADCC 是其最重要的药物作用机制，所以其生物类似物 *N*- 糖中的半乳糖化和去岩藻糖化程度需要与原研药保持相当高的一致性。

目前主要采用液相色谱荧光标记串联质谱的方法分析药物的糖基化修饰。除了 *N*-糖，*O*- 糖也是某些蛋白类生物药的重要糖基化修饰。但 *O*- 糖基化主要连接在 Ser 和 Tyr 上，对所连接氨基酸所在的肽段模式无明显的偏好，也没有固定的核心结构，所以存在较高的异质性。在 *O*- 糖及糖连接位点的鉴定方面，传统方法是在强碱条件下（NaOH、肼）通过 β- 清除机制或特异性酶切的方法将 *O*- 糖从蛋白中解离下来，再通过质谱分析的方法鉴定 *O*- 糖。但在强碱条件下，蛋白中的 *N*- 糖和 *O*- 糖均被释放，特异性不高，且难以通过色谱分离的方式分离 *N*- 糖和 *O*- 糖；其还原末端也常会发生化学修饰，这些都为 *O*- 糖的鉴定带来困难。而通过酶切的方式获取 *O*- 糖也受限于难以获得具有高特异性的酶。目前，更广泛使用的是采用 LC-MS 进行糖肽分析。

GP2013 和原研药的 Asn301 糖基化比例都在 99% 以上，主要糖型 G0、G1、G2 含量具有可比性，非主要糖型部分具有轻微差异。对于非主要糖型，GP2013 的含量低于参照药，GP2013 的甘露糖（Man5、M7、M8、M9）为 1%，略低于参照药的 1.7%。GP2013 的去岩藻糖基化 bG0 含量为 1.4%，落在参照药 0.3%~1.8% 的中间。总体来说，两者糖基化仅在非主要糖型存在细微差异，所以糖谱具有可比性（图 17-5）。依那西普有 3 个 *N*- 糖基化位点和 13 个 *O*- 糖基化位点，所以其生物类似药的糖基化的分析更加复杂。首先也是利用荧光标记的方法表明其含有 *N*- 糖的类型是同样的；然后用糖肽的分析方法分别对 3 个 *N*- 糖基化位点进行分析，每个位点的主要糖型是一致的，但是相对含量稍微有点差异。对 *O*- 糖图谱的分析中，在生物类似药和原研药中均含有 3 个主要的 *O*- 糖型，包括含有 1 个唾液酸和两个唾液酸的糖型。蛋白质的唾液酸含量被认为是确定其血清半衰期的重要因素，所以对生物类似药和原研药的总唾液酸量进行了比较，两者基本相似（图 17-6）。

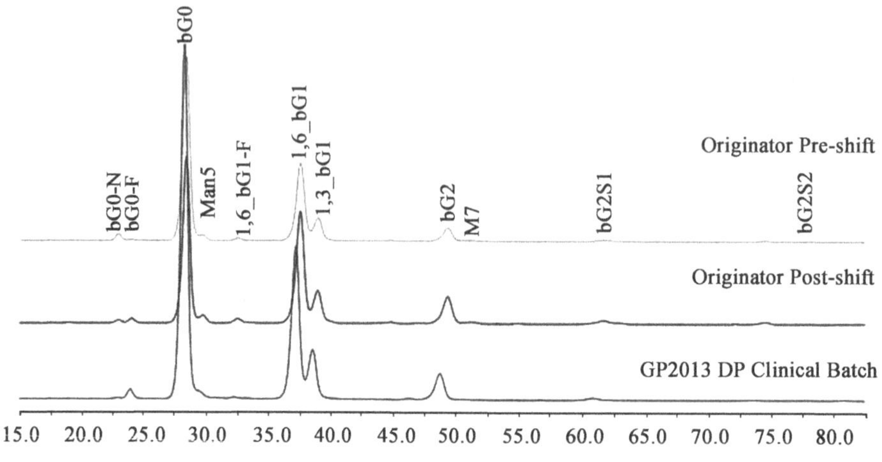

图17-5 GP2013和原研药*N*-糖谱（Jan，2013）

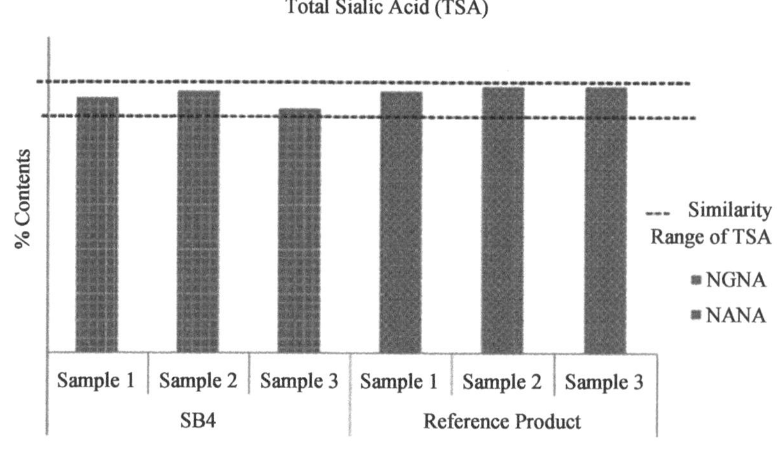

图17-6 Etanercept类似药和原研药总唾液酸含量（Ick，2016）

4. 电荷异质性

单抗类制品的多种翻译后修饰可导致其电荷异质性，而某些电荷异质性由于对单抗稳定性及其生物学功能的发挥具有重要的影响而成为关键质量属性（CQA），并且电荷异质性变化可反映其生产工艺的稳定性，所以受到生物技术产业界及监管机构密切关注。目前蛋白药物电荷异质性的常用分析技术为离子交换高效液相色谱法（IEX-HPLC）和电泳法，而电泳法可采用等电点聚焦（又包括平板等电聚焦 IEF 和毛细管等电聚焦 cIEF、成像毛细管等电聚焦电泳 icIEF）和毛细管区带电泳（CZE）。由于使用无机缓冲盐的较温和洗脱方式，IEX-HPLC 在分离检测过程中能较好地保持蛋白空间结构，因此 IEX-HPLC 主要测定的是蛋白表面电荷的分布或异质性。相比较而言，IEF/cIEF 和

CZE 在样品处理和 / 或分离过程中都会加入变性剂，所以 IEF/cIEF 和 CZE 反映更多的是一级结构决定的电荷情况。因此，液相色谱法与电泳法在电荷异质性检测分析特异性上存在一定差异，可形成互补。如果方法适用，生物类似药与原研药的比对研究最好能包括 IEX-HPLC，以及 cIEF、icIEF 或 CZE 中的一种。近年来，毛细管电泳 - 质谱（CE-MS）技术得到了快速的发展，该技术综合了 CE 高效分离能力、广泛的样品适应性、MS 的高灵敏度、可提供结构信息等优势，已发展成为一种重要的分离分析手段。GP2013 的 CEX 分析结果表明，总碱性异构体含量在参照药范围内，但总酸性异构体含量稍低于参照药。这时，需要对有差异的地方做进一步的研究和评估，对原研药和生物类似药的电荷组分 / 电荷异构体进行分离收集，并进行表征研究。进一步分析其脱酰胺产物发现 GP2013 的 L28H 肽段脱酰胺产物为 0.5%，小于参照药的 1%，由于脱酰胺反应在保存期间会增加，因此更低的脱酰胺产物含量是可接受的。另外，GP2013 脯氨酸酰胺化产物低于 2%，参照药则未检测到。根据文献，脯氨酸酰胺化对 Fab 亲和力及 Fc 效应功能均无影响。为进一步确证，制备了 9% 脯氨酸酰胺化的 GP2013 样品，动物体内试验证实与参照药相比 AUC、C_{max} 都具有可比性，从而证实脯氨酸酰胺化含量为非关键质量参数，所以总体认为 GP2013 和原研药在电荷异质性方面是可比的。

5. 大小异质性

大小异质性一般可分为三类，即单体（monomer）、片段（fragment）和聚体（aggregate）。片段包括降解的单抗（degradation）和组装不完全的重轻链（Clip）等，而聚体则包括二聚体、寡聚体或更复杂的聚体等。抗体类药物的片段和聚体会引起药物效力的变化或增强药物的免疫原性，从而影响其安全性和有效性。所以大小异质性是单抗生产工艺优化、生产过程控制及放行分析中不可或缺的检测项目，也是单抗稳定性评价的重要指标之一。SDS-PAGE、毛细管电泳（CE-SDS）和体积排阻色谱（SEC）是当前检测大小异质性运用最广泛的方法。近些年也涌现出一些新技术，如非对称流分离系统（asymmetricalflow field-flow fractionation，AF4）、电镜、原子力显微镜（atomic force microscopy，AFM）及分析超离心（analytical ultracentrifugation）等。通过还原 CE-SDS 的方法，可以将轻链、重链、非糖基化重链和杂质分离开，结果表明 GP2013 和原研药的纯度在 98% 以上。非还原 CE-SDS 显示两者 HHL 含量均在 1.5% 左右，L、H、HL 的含量均在检测限一下（图 17-7）。SEC 的结果为两者单体的保留时间一致，GP2013 的纯度大于 99%，参照药大于 98%，两者具有可比性。不溶性微粒和可见异物均满足药典要求。

（二）生物学活性相似性研究

活性测定是对生物类似药的有效成分、含量及药物效价的测定，是确保药物有效性的重要质控指标。理想情况下，生物学活性测定可以反映蛋白质的作用机制，从而与临床效力建立联系。对于具有多重生物活性的产品，生产企业应当对活性进行一系列用以评估产品活性范围的相关功能性测定，以作为产品鉴定的一部分。效价是生物活性的定量量值，应以活性单位来表示，所以如果有适当的国际或国家标准品，测定方法应当依据它们进行校准。值得注意是，参照药和世界卫生组织的国际标准品或参考试剂之间有

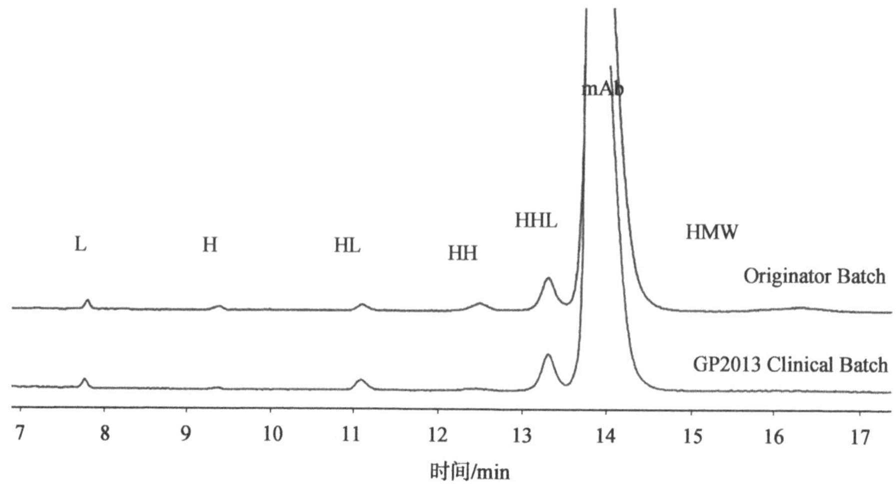

图17-7 GP2013和原研药非还原CE-SDS电泳图谱（Jan，2013）

明确的区别，因为它们用于不同的目的，不能互换使用。

与许多其他蛋白质相比，单克隆抗体是具有不同结构特征的复杂糖蛋白，其有助于其多样和可变的生物学功能。特定的碳水化合物也可能对单抗的生物活性产生影响。例如，通过与 *N*- 连接的碳水化合物链的核心部分的 α-1，6 键连接的岩藻糖影响抗体与 Fc 受体的结合，导致 Fc 介导的活性（包括 ADCC）降低，而增加在非还原末端的半乳糖可以增强 FcγRIIIa 结合和 ADCC 活性。因此，单抗生物仿制药的生物活性评估特别重要，具有一些独特的特征。在某些情况下，用于生产单抗的表达系统可以显著影响单抗的结构和功能。

利妥昔单抗结合 B 细胞表面上的 CD20 抗原后，可以通过三种主要方式发挥生物学效应，包括 CDC、ADCC 和通过结合 CD20 后直接诱导细胞凋亡。由于利妥昔单抗的这些主要作用机制如何有助于体内的安全性和有效性尚未完全明确，因此开发了一整套测定方法，以全面比较 GP2013 与原研药的生物学效应。比较结果见表 17-4，原研药 ADCC、CDC、诱导凋亡活性的范围分别是 59 批、62 批和 7 批的最大值和最小值，而 GP2013 的活性范围分别是 11 批、11 批、5 批的分析结果。依那西普的作用机制是通过竞争性地抑制肿瘤坏死因子（TNF）和淋巴毒素 a（LTa）与细胞表面上的 TNF 受体的结合，从而使 TNF 失活。基于其作用机制，活性比较主要包括 TNFR2 相关的结合评价（TNF 结合、LTa 结合）、TNF 细胞毒性中和活性评价。对以上结果均需用双单侧检验法进行生物等效性统计分析，设定合适的范围进行结果比较。

表 17-4 GP2013 和原研药 ADCC、CDC、诱导凋亡的活性范围比较

	Target binding	ADCC	CDC	Apoptosis
GP2013/%	97~108	86~105	99~111	88~97
Reference range/%	96~110	70~132	95~127	88~102
P value（TOST）	＜0.0001	＜0.0001	＜0.0001	＜0.0001

Fc 和 FcR 的亲和力会影响 CDC 和 ADCC 效应，而和 FcRn 结合力强弱会影响药物半衰期的长短，所以对生物类似药和原研药 Fc 段的评价也是至关重要的。两个品种均采用 SPR 技术对药物和 FcγRI、FcγRII、FcγRIII、FcRn 亲和力作一比较分析。其中，GP2013 选取 5 个临床批次，原研药选择 7 个批次进行头对头的比较。结果（表 17-5）表明，生物类似药和原研药在功能上无明显差异。

表 17-5 GP2013 和原研药与 FcR 和 FcRn 亲和力比较

	Reference K_D	GP2013 K_D
FcRn	0.55~0.58 μmol/L	0.54~0.58 μmol/L
FcγRIa	10.4~11.8 nmol/L	10.9~12.4 nmol/L
FcγRIIa	2.4~2.7 μmol/L	2.4~2.7 μmol/L
FcγRIIb	11.4~12.8 μmol/L	11.0~12.7 μmol/L
FcγRIIIa F158	7.4~10.3 μmol/L	8.5~10.9 μmol/L
FcγRIIIa V158	3.5~4.9 μmol/L	4.2~5.0 μmol/L
FcγRIIIb	9.2~11.7 μmol/L	9.9~12.4 μmol/L

同时，可以通过这些生物学活性的一致性评价，进一步确认理化性质的比较，以及判断某些理化性质上的差异在生物学功能上是否有意义（表 17-6）。

表 17-6 用于生物类似药 GP2013 和原研药理化和功能表征分析方法概览

分类	质量属性	方法
理化表征		
一级结构	氨基酸序列	还原 RP-LC-UV/ESI-MS 肽图，RP-LC-ESI-MS
高级结构	二硫键	非还原 RP-LC-ESI-MS 肽图
	游离巯基	Ellman 法
	二级、三级结构	CD，FTIR，HDX-MS，X 射线
	热稳定性	DSC
电荷异质性和翻译后修饰	酸性变异体，碱性变异体，谷氨酰胺变体，赖氨酸变体，脯氨酸酰胺化变体	CEX（酶切 / 非酶切）
	糖化	硼酸亲和层析法
	氧化 / 脱酰胺 /C 端变异体	RP-HPLC-UV/MS 肽图
糖基化	半乳糖基化，唾液酸化，甘露糖化，非岩藻糖化，平分型 GlcNAc，NGNA，α-gal，糖型鉴定	NP-HPLC-FLD
大小异质性	单体，低分子量（LMW）和高分子量（HMW）变异体（聚体）	SEC，AF4
	重链、轻链，非糖基化重链，clipped 变异体	还原 CE-SDS
	单体、片段（如 HL、HHL）、聚体	非还原 CE-SDS

续表

分类	质量属性	方法
	不溶性微粒	光阻法（PhEur，≥ 10μm 和≥ 25 μm）
	可见异物	目视法（PhEur）
功能表征		
FcRn、FcγR 亲和力	FcRn 亲和力	SPR
	FcγR 亲和力（FcγRIa，FcγRIIa，FcγRIIb，FcγRIIIa（F158），FcγRIIIa（V158），FcγRIIIb	SPR
生物学活性	CD20 结合活性	基于细胞的结合活性
	CDC 活性	基于细胞的 CDC 活性
	ADCC 活性	基于细胞的 ADCC 活性
	细胞凋亡	基于细胞的凋亡活性

（三）稳定性研究

加速、强加速及强制降解研究应作为生物类似药与原研药的质量相似性评估中的一部分，用于建立药物的降解途径，并提供直接比对的结果。这种强制破坏应考察多种能够增加产品降解的条件（如高温、氧化、光照、震荡等），并采用足够灵敏的检测方法对稳定性敏感的、与有效性和安全性相关的质量属性进行检测。一般地，需包括蛋白聚集、片段、电荷异质性、翻译后修饰（氧化、脱酰胺等）、生物学活性等。这些研究或可揭示生物类似药与原研药的差异，针对这些差异，需要开展评估并确定对产品的生产和储存需要采取何种额外的控制。而生物类似物的有效期应根据充分的实时、真实条件下的长期稳定性数据进行指定。

以抗 CD20 单抗为例，原研药 Rituximab 与某一生物类似药在 40℃高温下平行开展强加速稳定性研究。研究发现，在一系列的稳定性指示检测中，两者均以 WCX-HPLC 电荷分布的变化最为敏感。如图 17-8 所示，原研药和生物类似药在主峰含量下降速率和酸性峰含量增加速率表现相当一致；而且色谱图表明，经过 40℃、4 周后，生物类似药相对原研药没有新的降解产物产生。通过这些研究，可在药物降解途径方面对生物类似药的相似性进行评估。

安进公司在开展生物类似药 ABP501 与原研药阿达木单抗的相似性评估时，进行了 25℃、40℃和 50℃的加速或强制降解稳定性比对研究。通过这些试验，可以对两者的降解路径和速率进行定性与定量的比较，从而发现在结构和杂质上的潜在差异。由于 ABP501 的制剂配方不同于阿达木单抗，所以比对试验同时选用了 ABP501 制剂缓冲液和置换成阿达木单抗缓冲液的 ABP501 与原研药进行比对研究。如图 17-9 所示，与原制剂处方相比，ABP501 置换成阿达木缓冲液后，聚体的形成速度增加，但不影响低分子量物质的变化；而在相同的的缓冲条件下，ABP501 和阿达木单抗降解行为保持一致。

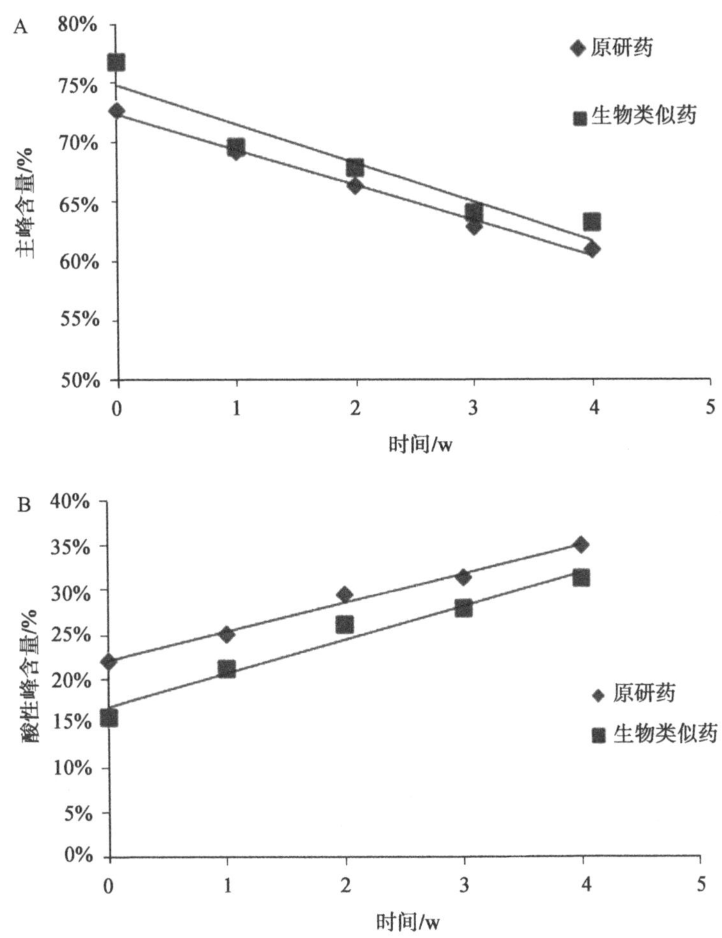

图17-8 抗CD20生物类似药和原研药Rituximab在40℃高温下的WCX-HPLC主峰含量（A）和酸性峰含量（B）变化的比对

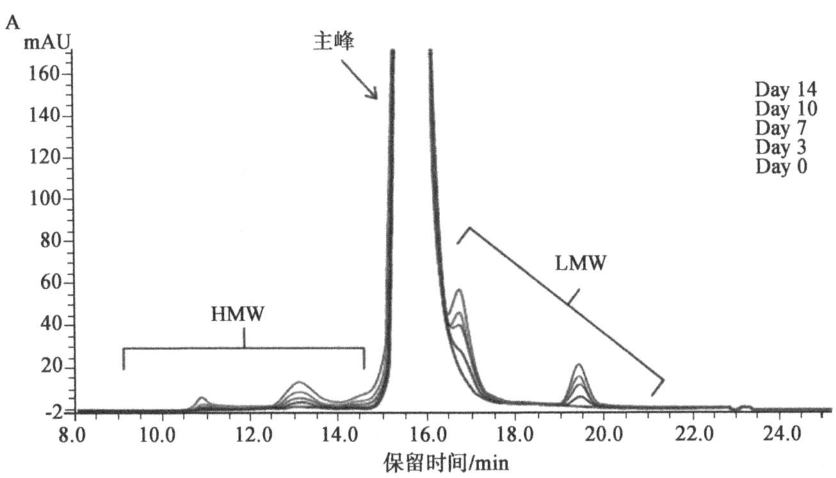

图17-9 ABP501分别在ABP501和Adalimumab制剂缓冲液中的50℃强制条件下的SEC-HPLC谱图比较（Liu，2016）

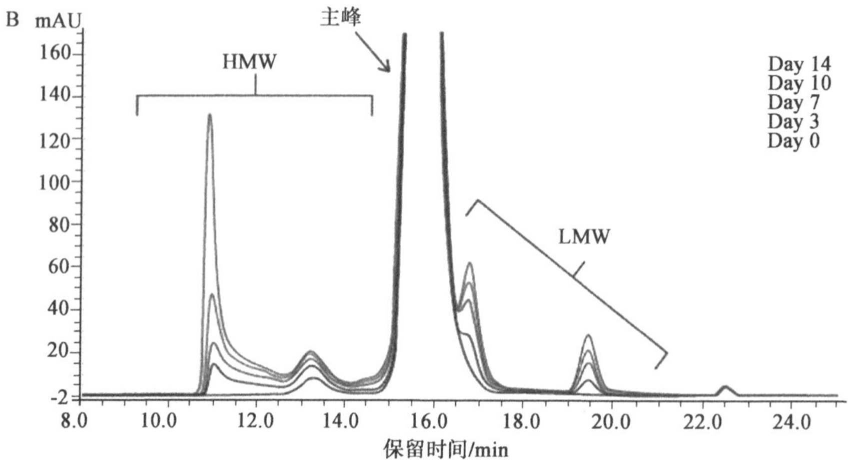

图17-9 ABP501分别在ABP501和Adalimumab制剂缓冲液中的50℃强制条件下的SEC-HPLC谱图比较（Liu，2016）（续）

深入地分析特性描述也能够显示参照药和生物相似药之间的差异，尤其是使用能够定性或定量区分药品特性差异的分析方法。应着重开发正交的定量方法，以更精确地区分药品特性之间的差异。如果分析结果证明药品的功能和理化特性，包括高级结构、翻译后修饰和杂质及降解性质十分相似，则申请人可以为后续动物和 / 或临床研究选择更科学、更有针对性的方法证明生物相似性。使用涵盖了大量药品特性的指纹分析并根据正交法结合多种分析有助于比较蛋白制品与参照药的性质特性差异。生产工艺和质量源于设计方法的进步有助于使得生产过程的产品与参照药更匹配。此类策略能进一步定量分析两个分子之间的整体相似性，进一步为后续动物和 / 或临床研究选择更科学、更有针对性的方法提供参考信息。

生物类似药研发评价的目的是证明生物类似药候选药与参照药的生物相似性，包括评价观察到的制品间差异导致的效应，而不是独立地评价候选药物的安全性和有效性。所以应使用逐步评价的方法开发证明生物相似性所需的数据和信息。在每一步骤，申报者均应评价生物类似药候选药生物类似性研究遗留的不确定性的程度，并确定后续步骤以解决这些不确定性。在过程中应与监管部门及时、充分沟通，以便监管部门可以更好地确认是否有足够证据证实相似性。

生物类似药的研究设计应尽可能最大化地证明生物相似性。首先要对其质量属性进行表征和评价，然后是非临床和临床研究。质量水平的综合表征和对比是可能减少非临床和临床研究数据的基础。临床可比性研究是个逐步的过程，应首先进行药代学和药效学研究，再进行关键的临床试验。临床研究的设计应能证明生物相似药与参照药品有可比的安全性和疗效，因此需要使用灵敏度足以检测产品之间相关差异（如果存在）的试验策略。如果在任何步骤，检测到生物相似药与参照药品之间存在相关差异，需要探究其原因并论证。如果做不到的话，该新产品则可能不具备作为生物相似药的资格，则不得将候选药物视作与参照药品相似，需要考虑进行完整的（独立的）许可申请（stand alone）。

第三节　FDA Tier 分级方法应用案例

生物类似药（similar biotherapeutic product，SBP）是原研药（reference biotherapeutic product，RBP）的一个拷贝，需要在物理化学性质、药物有效性及安全性上做充分的可比性研究，以证明它们的相似性。FDA 提出了 Tier 分级方法：根据作用机制（MOA）和 PK 与临床相关程度，把 CQA 分成三类，并采取不同的统计学模型和方法。高风险和临床作用机制相关且对临床表现有很重要影响的 CQA 为 Tier 1，中等以上风险等级且检测结果可用数据表示的为 Tier 2，中等以上风险等级但检测结果不可用数据表示或风险程度低或很低的为 Tier 3。对于 Tier 1 的 CQA，FDA 建议采取等效性检验，类似于仿制药的生物等效性验证；对于 Tier 2 的 CQA 采取参数范围法；对于 Tier3 的 CQA 采取图表比对法。不同单抗的作用机制不同，其可比性研究内容需要充分考虑每个质量属性与其临床的相关性，并依据相关性对质量属性是否关键进行分级。下文将结合企业研发实例进行介绍。

一、英夫利昔单抗生物类似药

（一）英夫利昔单抗的作用机制

TNF-α 只有与靶细胞上的 TNF-α 受体（TNFR）结合才能产生生物学效应。英夫利昔单抗至少从三个方面发挥作用：①特异性与可溶性 TNF-α（sTNF-α）和跨膜性 TNF-α（tmTNF-α）结合，阻碍它们与其配体 TNFR1/TNFR2 的结合，从而抑制了其促发的一系列反应；②与 tmTNF 结合，诱导反转信号，促使产生 tmTNF-α 的细胞凋亡；③通过 Fc 端促发 CDC、ADCC 作用对 tmTNF-α 细胞毒作用。据文献报道，对于所有适应证，英夫利昔单抗药效的发挥主要通过与 sTNF-α 结合的作用机制来实现；与 tmTNF-α 结合诱导的反转信号，则被认为在溃疡性结肠炎（UC）和克罗恩病（CD）适应证中起着关键作用；而在某些实验条件下，英夫利昔单抗可能存在对 tmTNF-α 产生细胞具有 CDC 和 ADCC 活性，尚没有证据证明其在人体上具有 CDC 和 ADCC 活性。

（二）与临床有效性相关指标

与英夫利昔作用机制相关的质量属性均可以影响其临床的有效性。这些质量属性包括与 TNF-α 的结合力、作用机制相关的生物学活性、高级结构、分子完整性、糖基化、电荷变异体含量及蛋白质浓度等。

（三）与 PK 相关指标

与药代动力学相关的质量，一般包括抗体和 FcRn 亲和力、电荷变异体、糖基化及聚集体含量等。

（四）与免疫原性与安全性相关指标

研究数据表明，英夫利昔单抗对患者疗效的降低与抗抗体的产生有关，总体而言，抗体的产生未影响药物使用的安全性。免疫原性除了与 MTX 的使用相关外，还与不溶性微粒、聚集体含量、蛋白 A 残留、HCP 等杂质残留、Man5 等糖基化比例有关。

（五）和转录相关的质量指标（定性质量指标）

根据一般判断原理，氨基酸一级序列、糖基化位点、二硫键等和转录相关的定性指标必须与原研药完全一致。

综合考虑质量属性与临床的相关性，英夫利昔单抗生物类似药可比性研究内容及关键质量参数级别如表 17-7 所示。

表 17-7　英夫利昔单抗生物类似药可比性研究关键质量参数级别

质量属性	试验方法	与临床相关性	影响级别
一级结构	肽图	有效性、安全性、免疫原性	Tier3
	氨基酸分析		Tier2
	完整分子量（液质联用法）		Tier2
	轻、重链分子量（液质联用法）		Tier2
	去糖分子量（液质联用法）		Tier2
蛋白质含量	消光系数法	有效性	Tier2
高级结构	近紫外圆二色谱、远紫外圆二色谱	有效性、免疫原性	Tier2
	红外光谱		Tier2
	差示量热扫描		Tier2
	二硫键鉴定（液质联用）		Tier3
分子大小变异体 / 聚合体	分子排阻高效液相色谱法（紫外检测）	有效性、免疫原性	Tier2
	CE-SDS 还原电泳法、CE-SDS 非还原电泳法		Tier2
电荷异质性	离子交换高效液相色谱法	有效性	Tier2
	可视毛细管等点聚焦法		Tier2
糖基化研究	*N*- 糖糖谱（高效液相色谱法、毛细管电泳法）	免疫原性	Tier2
	N- 糖糖基化位点鉴定（液质联用法）		Tier2
	非糖重链比例（CE-SDS 还原电泳法）		Tier2
结合活性（sTNF）	酶联免疫吸附测定法	作用机制、所有适应证、有效性	Tier1
结合活性（mTNF）	基于细胞的测定	作用机制、CD 和 UC 适应证、有效性	Tier3
结合活性（Fc）	FcγRIIIa V 结合力测定	抗体效应功能	Tier2
	FcγRIIIa F 结合力测定		Tier3
	FcγRIIa 结合力测定		Tier3

续表

质量属性	试验方法	与临床相关性	影响级别
结合活性（Fc）	FcγRIa 结合力测定		Tier3
	FcRn 结合力测定	PK、所有适应性	Tier2
	C1q 结合力测定	抗体效应功能	Tier3
作用机制相关的生物学测定	ADCC 作用	作用机制、CD 和 UC 适应证、有效性	Tier2
	CDC 作用	作用机制、所有适应证、有效性	Tier2
	凋亡抑制活性	作用机制、所有适应证、有效性	Tier1
	对 sTNF-α 诱导生成 IL-8 的抑制作用	作用机制、所有适应证、有效性	Tier2
	对 sTNF-α 诱导 L929 细胞死亡的抑制作用	作用机制、所有适应证、有效性	Tier1
	对 sTNF-α 诱导生成趋化因子的抑制作用	作用机制、CD 和 UC 适应证、有效性	Tier3
	反向信号诱导生成细胞因子的抑制作用	作用机制、CD 和 UC 适应证、有效性	Tier3
	对 T 细胞增殖的抑制作用	作用机制、CD 和 UC 适应证、有效性	Tier3
	对调节性巨噬细胞的诱导作用		Tier3
微粒检测	光阻法	免疫原性	Tier3
	微流成像法		Tier3
常规检测	渗透压	有效性、安全性、免疫原性	Tier3
	pH		Tier3
	外观		Tier3
	吐温含量检测		Tier3

1. Tier 1 相似性评价举例

1）生物学活性

检测 SBP 和 RBP 抑制放线菌素 D 协同下 TNF-α 对 L929 细胞的杀伤作用，对比分析两者的生物学活性，相似性判断方法为：SBP 和 RBP 的均差值的 90% 置信区间是否落在等效界值 EAC（RBP 的 1.5 倍 SD）范围内（图 17-10）。

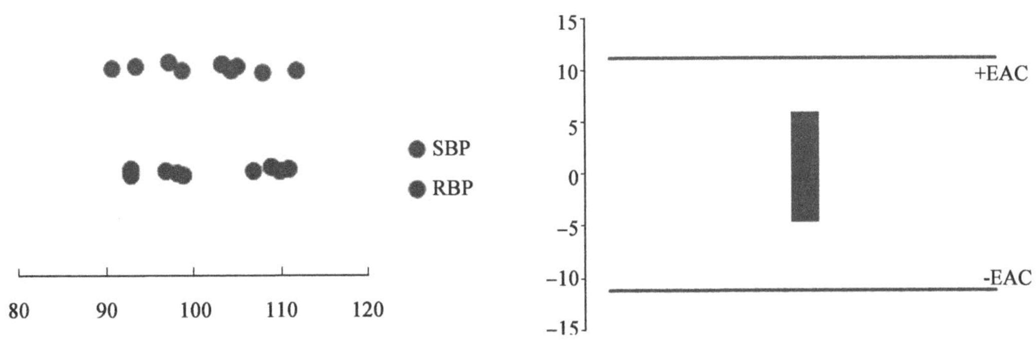

图17-10　生物学活性数据分布（左）及等效性评价（Tier 1）（右）

2）sTNF-α 结合活性

分别采用 Biacore 检测 SBP 和 RBP 对 sTNF-α 的结合活性，对比分析两者的相似性，相似性判断方法为：SBP 和 RBP 的均差值的 90% 置信区间是否落在 EAC（RBP 的 1.5 倍 SD）范围内（图 17-11）。

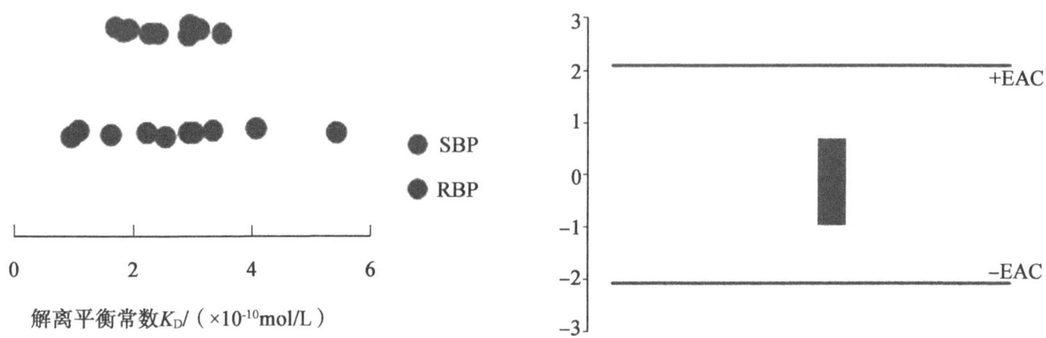

图17-11 sTNF-α结合活性数据分布（左）及等效性评价（Tier 1）（右）

2. Tier 2 相似性评价举例

FcRn 亲和力分析

对于 Tier2 类的相似性判断标准为：SBP 90% 批次以上的质量参数范围是否处在 RBP 均值的 3SD 范围内（图 17-12）。

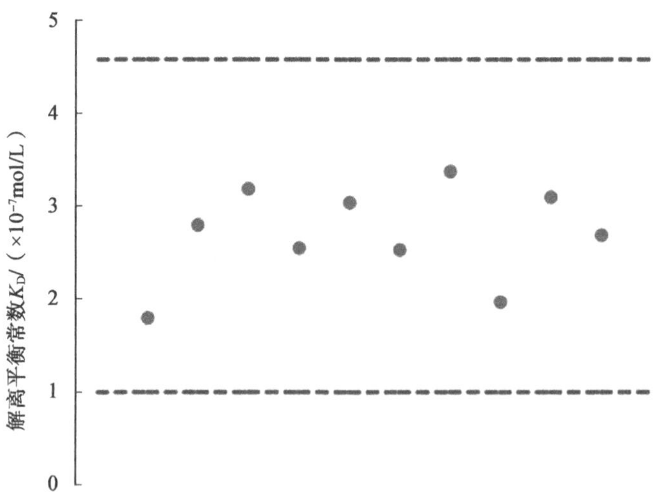

图17-12 FcRn亲和力（Tier 2）相似性评价

二、奥玛珠单抗生物类似药

Xolair®（Omalizumab，诺华和基因泰克合作开发）分别于 2002 年、2003 年、2005 年、2009 年先后在澳大利亚、美国、欧盟、日本上市，用于治疗中 - 重度持续性哮喘（6 岁及6岁以上皮试阳性或体外常年发生过敏原反应，吸入型糖皮质激素控制不佳的中度至重度持续性哮喘患者）。2014年3月，欧洲和美国批准Xolair®用于治疗慢性特发性荨麻疹。Xolair®剂型为注射用无菌粉末，规格为150mg，目前尚未在中国上市。根据FDA推荐的Tier分级方法和T检验，对Xolair的生物类似药HS632（7批，以下简称SBP）与原研药Xolair（4批，以下简称RBP）进行部分可比性分析。由于Omalizumab生物学活性中的竞争活性和结合活性与作用机制及药效相关，因此为Tier1质量属性，采用等效性检验法进行可比性分析，等效界值为1.5SD。

1. Tier 1 相似性评价举例

1）IgE结合活性

采用直接ELISA法，以SBP标准品活性作为100%，对7批SBP和4批RBP的IgE结合活性进行测定，结果见图17-13，等效性判断见图17-14。

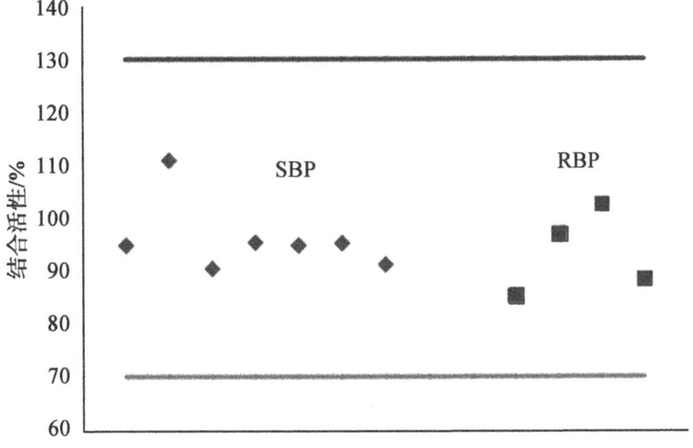

图17-13　SBP和RBP对IgE结合活性对比

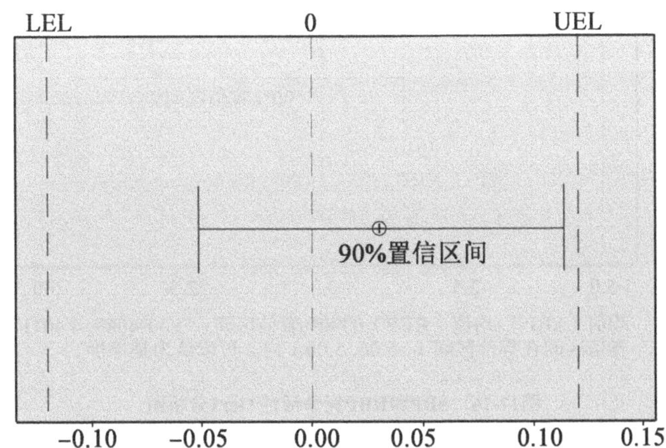

图17-14　SBP和RBP对IgE结合活性Tier1分析图

T 检验结果表明 SBP 和 RBP 的 IgE 结合活性无统计学差异（$P > 0.05$），并且 SBP 和 RBP 对 IgE 结合活性均值差值的 90% 置信区间（–0.05，0.11）落在等效界值（–0.12，0.12）以内，因此 SBP 和 RBP 对 IgE 结合活性等效一致。

2）竞争活性

采用 ELISA 法，以 SBP 标准品活性作为 100%，通过供试品与固相 FcεRI 竞争性结合游离 IgE 分子进行检测，对 7 批 SBP 和 4 批 RBP 的竞争活性进行测定，结果见图 17-15，等效性判断见图 17-16。

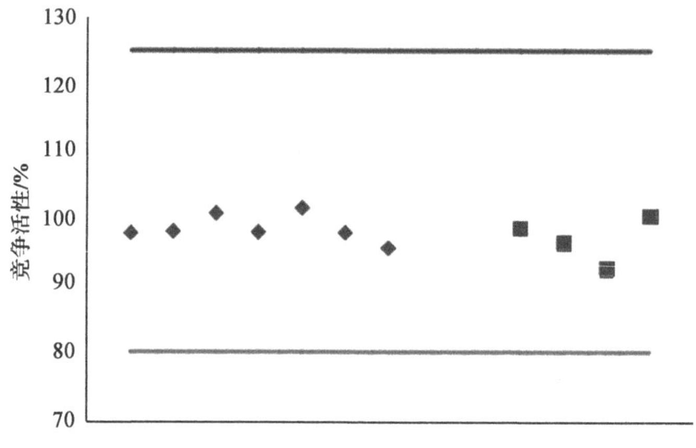

图17-15　SBP和RBP竞争活性对比

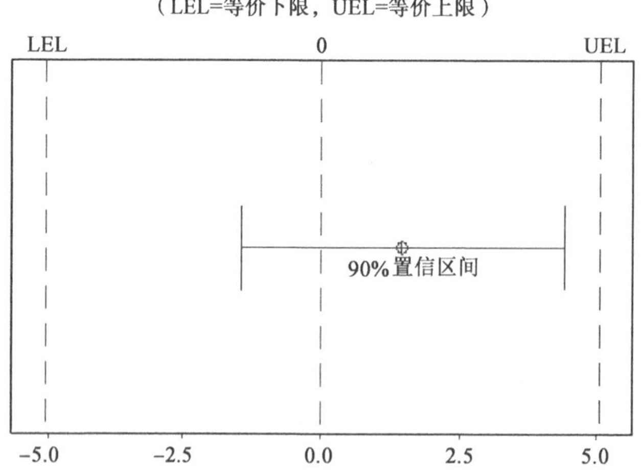

图17-16　SBP和RBP竞争活性Tier1分析图

T 检验结果表明 SBP 和 RBP 竞争活性无统计学差异（$P > 0.05$），并且 SBP 和 RBP 竞争活性均值差值的 90% 置信区间（-1.47，4.40）落在等效界值（-5.06，5.06）以内，因此 SBP 和 RBP 竞争活性等效一致。

2. Tier 2 相似性评价举例

聚体含量

FDA 对 Erelzi（Enbrel 的一个生物类似药）的评估资料中认定聚体含量风险等级为中 - 高，为 Tier3 指标；而 FDA 对 Amjevita（Humira 的一个生物类似药）的评估资料中认定聚体含量为 Tier2 指标。本文选择相对严谨的 Tier2 指标的质量范围法（均值 ± 3.0SD）比较分析了 SBP 和 RBP 聚体含量的相似性。采用分子排阻色谱（SEC-HPLC）法对 7 批 SBP 和 4 批 RBP 的单体及聚体含量进行分析，结果见图 17-17，相似性判断见图 17-18 和图 17-19。

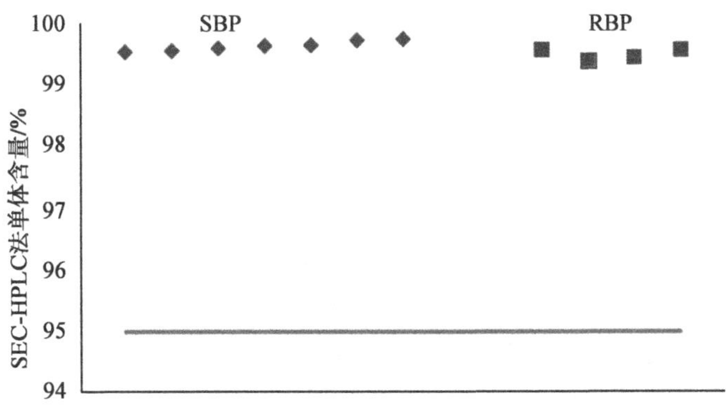

图17-17　SBP和RBP SEC-HPLC单体含量对比

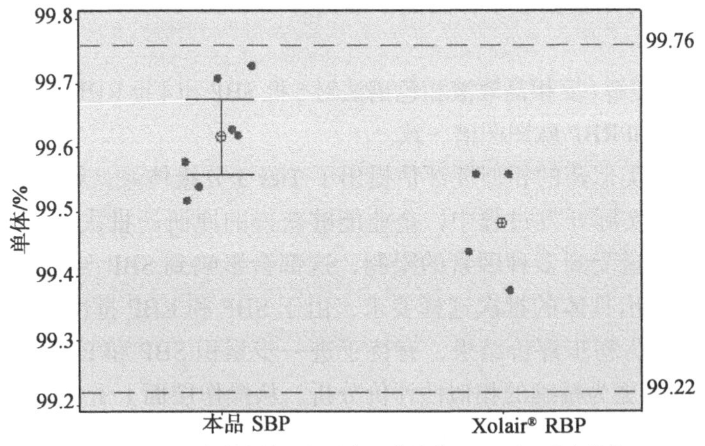

图17-18　SBP和RBP SEC-HPLC单体含量Tier2分析图

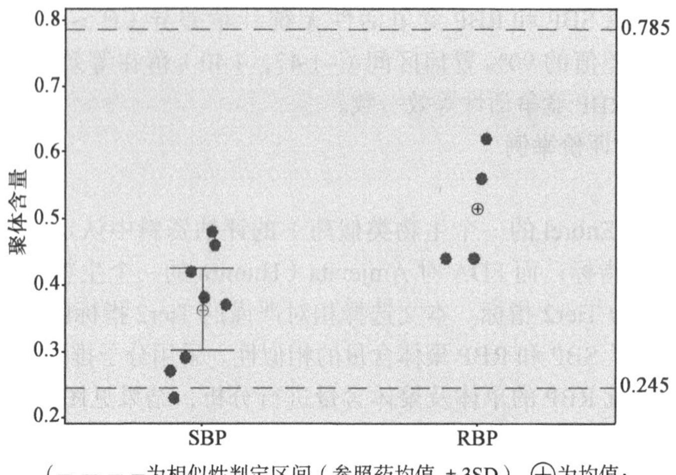

图17-19　SBP和RBP SEC-HPLC聚体含量Tier2分析图

由图 17-17 和图 17-18 可知，SBP 单体含量的 90% 置信区间落在 RBP 平均值 ± 3 倍 SD 范围以内，且全部样品落在 3 倍 SD 范围内，表明 SBP 和 RBP 单体含量相似。图 17-19 表明 SBP 聚体含量的 90% 置信区间落在 RBP 平均值 ± 3 倍 SD 范围以内，表明 SBP 和 RBP 聚体含量相似可比（有一批 SBP 聚体含量落在均值 -3D 范围以下，根据杂质含量“the lower the better”的原则，也说明聚体含量相似）。

3. Tier 3 相似性评价举例

肽图

FDA 对 Amjevita（Humira 生物类似药）的评估资料中认定肽图为 Tier3 指标，并且肽图检测结果不可用数据表示，因此本案例选择 Tier3 方法对 SBP 和 RBP 的肽图用进行对比分析。

采用胰蛋白酶裂解 - 反相高效液相色谱法对 5 批 SBP 和 4 批 RBP 的肽图进行了测定。图 17-20 表明 SBP 和 RBP 肽图图谱一致。

FDA 针对生物类似药的相似性评估提出了 Tier 3 分级体系，给出了相应的原则性要求。生物类似药实际开发过程中，企业能够获得的原研药批次和选择都有所不同，并且原研药获得渠道受到多种因素的限制，这都会影响到 SBP 与 RBP 相似性评价的结果。FDA 没有给出具体的批次选择要求，由于 SBP 和 RBP 批次较少，本研究的相似性分析结果仅作为初步评价结果，有待于进一步累积 SBP 和 RBP 批次（10 批或以上），之后可以进行更为精确的相似性评价分析。从操作层面上看，生物类似药企业应该尽可能在不同时间、从不同产地采购不同批次原研药，以建立更具有代表性的、统计学意义的原研药质量属性范围。特别是当原研药发生工艺或场地变更，部分质量属性可能发生漂移，如已有报道的 Rituximab 和 Trastuzumab；对这类数据的分析，有助于质量属性与临床相关性的判断，以及建立更合理的原研药质量范围进行相似性评估。

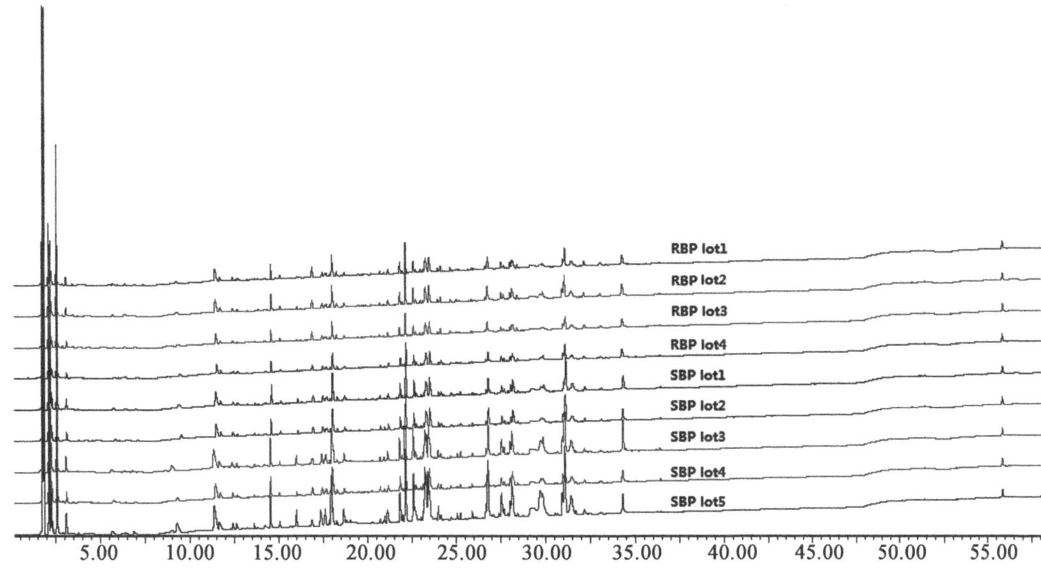

图17-20　SBP和RBP肽图对比分析图

目前在统计学方法运用上也存在一些挑战，如参照药的选择，如果集中在一段时间购买，那么样本量可能无法充分估计其变异性。而生物类似药的批次通常非常有限，目前的方法在提高相似性验证的通过率方面起到了一定作用，但这个方法建议的基础是基于 FDA 科学家的模型运行结果，更多的实际经验还要等到生物类似药上市以后才能获得。

相关文献（Chow et al.，2016）针对生物相似药分析相似性所需的样品数量提供了策略。一般而言，样品数量（类似药批次 n_T、参照药批次 n_R）是如下变量的函数：Ⅰ型错误概率 α；Ⅱ型错误概率 β；参数差值 μT-μR；参数变异性，并假设类似药与参照药本身的变异是相同。按照 FDA 的建议，控制所有的参数在预定的水平上：以 μT-μR 为 0.125σR，设定置信水平为 80%（β=0.2）、显著性水平为 α=0.05 为例，并根据厂家自身生产策略评估可生产的类似药批次（n_T）及可取得参照药批次（n_R）。若选择 $n_R/n_T=1/k=1.5$，生产 7 批类似药，为使得 Tier 1 的质量参数达到 80% 的置信水平和 α=0.05 显著性水平，参照药批次数 n_R 需不小于 10 个批次。

$$n_T=\left(\frac{2.285}{1.5-0.125}\right)^2$$

How similar is similar？这一直是困扰生物类似药开发企业的问题。本质上仍然是如何将统计学工具更好地应用到相似性评价中，一方面需要更好的统计模型，另一方面更需要积累数据以确认生物类似药关键质量参数与临床结果的关联性。尽管生物类似药监管体系发展较晚，FDA 近年来仍做出了积极努力。这些原则和经验，值得国内生物医药行业参考借鉴。FDA 专家组非常重视统计学工具在生物类似药分析相似性验证中的应用，如 FDA 建议进行等效性验证、参数范围验证等，而国内生物类似药的开发在这方面还存在许多差距，诸如分析相似性的研究不足、参照药批次有限、统计学工具应用不充分不够科学等。随着国内生物制药行业的发展，生物类似药竞争激烈，一个重要出路就是角逐全球市场；真正意义的新药则研发投入巨大，国内市场难以回收成本，必然也要参与全球市场竞争。如此，面对全球竞争的必然方向，国内企业应该及早看齐国际标准，提高国际竞争力。

（高　凯　王　兰　徐刚领　于传飞　傅道田　王军志）

参考文献

冯国双 .2013. 四参数 log-logistic 模型在生物活性测定研究中的应用 . 药物分析杂志，33(11)：1849-1851.

高凯，任跃明，王军志 . 2014. 关于我国药典重组 DNA 技术产品总论的思考 . 中国生物工程杂志，34(5)：107-115.

高凯，陶磊，王军志 . 2011. 重组抗体药物的质量控制 . 中国新药杂志，20(19)：1848-1855.

郭玮，王兰，高凯 . 2014. 国际生物类似药研发审批和监管的进展 . 中国新药杂志，23(20)：2351-2355.

郭玮，王文波，于传飞，等 . 2014. TNF α 单抗生物类似药分子大小变异体与电荷变异体色谱行为的比较研究 . 中华微生物学和免疫学杂志，34(9)：723-726.

罗建辉，韦微，项金钟，等 . 2015. 关于生物类似药研发与评价的思考 . 中国药学杂志，6(50)：473-476.

谢松梅，高晨燕，白玉，等 . 2015. 生物类似药临床相似性比较试验设计和评价的思考 . 中国药学杂志，6(50)：490-493.

于传飞，王文波，李萌，等 . 2014. 人源化抗 VEGF 单克隆抗体制品的大小异质性分析 . 中华微生物学和免疫学杂志，34(9)：718-722.

Batra J，Rathore AS. 2016. Glycosylation of monoclonal antibody products：Current status and future prospects. Biotechnol Prog，32(5)：1091-1102.

CFDA. 2007. Drug Registration Regulation.

CFDA. 2015. Guideline on Development and Evaluation of Biosimilars.

Chamow SM，Thomas Ryll，Lowman HB，et al. 2014. Therapeutic Fc-Fusion Proteins. Wiley Blackwell.

Chow SC，Song FY，Bai H. 2016. Analytical similarity assessment in biosimilar studies. AAPS J，18(3)：670-677.

Dong X. 2015. Statistical considerations in setting product specifications. J Biopharm Stat，25(2)：280-294.

Du Y，Walsh A，Ehrick R，et al. 2012. Chromatographic analysis of the acidic and basic species of recombinant monoclonal antibodies. MAbs，4(5)：578-585.

EMA. 2006.Guideline on Similar Biological Medicinal Products.

EMA.2010.CPMP/EWP/QWP/1401/98-Rev.1/Corr.Guideline on the Investigation of Bioequivalence.

EMA. 2013. EMEA /CHMP /BMWP /42832 /2005 Rev.1. Guideline on Similar Biological Medicinal Products Containing Biotechnology-derived Proteins as Active Substance：Non-clinical and Clinical Issues.

FDA. 2012. Draft Guidance for Industry-scientific Considerations in Demonstrating Biosimilarity to a Reference Product.

FDA. 2012. Guidance for Industry：Quality Considerations in Demonstrating Biosimilarity to a Reference Protein Product.

FDA. 2012. Guidance for Industry Biosimilars：Questions and Answers Regarding Implementation of the Biologics Price Competition and Innovation Act of 2009.

FDA.2014. Guidance for Industry：Clinical Pharmacology Data to Support a Demonstration of Biosimilarity to a Reference Product.

Higel F, Seidl A, Sörgel F, et al. 2016. *N*-glycosylation heterogeneity and the influence on structure, function and pharmacokinetics of monoclonal antibodies and Fc fusion proteins. Eur J Pharm Biopharm, 100 : 94-100.

Ick HC. 2016. Evaluation of the structural, physicochemical, and biological characteristics of SB4, a biosimilar of etanercept. MAbs, 8(6): 1136-1155.

Jan V.2013. Physicochemical and functional comparability between the proposed biosimilar rituximab GP2013 and originator rituximab. BioDrugs, 27 : 495-507.

Katalinic JP. 2005. Methods in enzymology : *O*-glycosylation of proteins. Methods in Enzymology, 405 : 139-171.

Khawli LA, Goswami S, Hutchinson R, et al. 2010. Charge variants in IgG1 Isolation, characterization, in vitro binding properties and pharmacokinetics in rats. MAbs, 2(6): 613-624.

Kudrin A. 2015. Case studies on clinical evaluation of biosimilar monoclonal antibody : scientific considerations for regulatory approval. Biologicals, 43(1): 1-10.

Liang C, Wang J. 2011. China' s perspective on similar biotherapeutic products. Biologicals, 39(5): 312-316.

Liu J. 2016. Assessing analytical similarity of proposed amgen biosimilar ABP 501 to adalimumab. BioDrugs, 30(4): 321-338.

Schiestl M. 2011. A biosimilar industry view on the implementation of the WHO guidelines on evaluating similar biotherapeutic products. Biologicals, 39(5): 297-299.

Schiestl M. 2014. The role of the quality assessment in the determination of overall biosimilarity : a simulated case study exercise. Biologicals, 42(2): 128-132.

Suh SK. 2011. Regulatory guideline for biosimilar products in Korea. Biologicals, 39(5): 336-338.

Tan QQ. 2012. Characterization and comparison of commercially available TNF receptor 2-Fc fusion protein products. MAbs, 4(6): 761-774.

Tsong Y. 2017. Developmen tof statistical methods for analytical similarity assessment.J Biopharm Stat, 27(2): 197-205.

Wang H, Chen X, Zhang XX, et al. 2016. Comparative assessment of glycosylation of a recombinant human FSH and a highly purified FSH extracted from human urine. Journal of Proteome Research, 15(3): 923-932.

WHO. 2010.Guidelines on Evaluation of Similar Biotherapeutic Products(SBPs) .

WHO. 2013.Guidelines on the Quality, Safety and Efficacy of Biotherapeutic Protein Products Prepared by Recombinant DNA Technology.

WHO. 2016.Guidelines on Evaluation of Monoclonal Antibodies as Similar Biotherapeutic Products(SBPs) .

Yamaguchi T, Arato T. 2011. Quality, safety and efficacy of follow-on biologics in Japan. Biologicals Journal of the International Association of Biological Standardization, 39(5): 328-332.

第十八章

融合蛋白药物

第一节　概　　述

一、融合蛋白药物的定义、特点及国内外发展前景

融合蛋白的概念最早出现在 20 世纪 80 年代。1989 年，Capon 等首次在 *Nature* 杂志报道了一种通过基因重组构建的 CD4-Fc 融合蛋白，能够结合 HIV 囊膜蛋白 gp120、阻碍 HIV-1 感染 T 细胞和单核细胞。这种利用基因重组手段，将药物蛋白质基因与特定的载体蛋白基因通过连接子（linker）基因进行连接，再转到生物表达系统后共同表达获得目的蛋白的技术即融合蛋白表达技术。此后，基于此技术的融合蛋白药物研发在世界范围内得到了迅速发展。这种技术让我们可以根据不同目的，设计并制造特定功能的蛋白质。融合蛋白药物不仅保留原有药物蛋白质或多肽的活性，同时，载体蛋白的表达又能延长融合蛋白药物在体内的半衰期。此技术最大的优势是完全采用基因重组手段就可以实现长效目的，而不需要复杂的制剂技术或者化学修饰技术。

1998 年 FDA 批准第一个融合蛋白药物依那西普（商品名：恩利）上市。恩利是全球首个全人源化的、用于治疗类风湿关节炎和强直性脊柱炎的可溶性肿瘤坏死因子拮抗剂，连续五年全球市场年销售额超过 80 亿美元，在 2015 年全球最畅销药物排名第 3 位，销售额高达 86.97 亿美元。随后，世界上融合蛋白药物的研发热度逐年上升，截止到 2016 年底，国际上已陆续有十几种融合蛋白药物获批上市（表 18-1），有多种融合蛋白药物处于临床和临床前试验阶段。2011~2016 年 FDA 批准上市的融合蛋白药物已占到所有获批上市治疗性蛋白药物的 17%。

表 18-1　国内外已批准上市的融合蛋白药物

通用名 / 商品名	蛋白结构	生产公司	类别	主要适应症
依那西普 Enbrel	TNFR-IgG1 Fc	安进	创新药	风湿性关节炎
益赛普 / 强克 / 安百诺	TNFR-IgG1 Fc	中信国建 / 上海塞金 / 浙江海正	Follow on	风湿性关节炎
阿柏西普 Eylea/ Zaltrap	VEGFR- IgG1 Fc	拜耳 / 再生元	创新药	湿性老年黄斑变性 / 转移性结肠癌

续表

通用名 / 商品名	蛋白结构	生产公司	类别	主要适应症
康柏西普 朗沐	VEGFR-IgG1 Fc	成都康弘	Follow on	湿性老年黄斑变性
阿巴西普 Orencia	CTLA4-Fc	百时美施贵宝	创新药	类风湿性关节炎
贝拉西普 Nulojix	CTLA4-Fc	百时美施贵宝	创新药	肾移植
罗米司亭 Nplate	Fc-TPO peptide	安进	创新药	血小板减少症
利纳西普 Arcalyst	IL-1 R-IgG1 Fc	再生元	创新药	自身免疫性疾病
地拉鲁肽 Trulicity	GLP-1-IgG4 Fc	礼来	创新药	2 型糖尿病
Alprolix	rhFactor IX-Fc	百键	Biobetter	血友病 B
Eloctate	FactorVIII–IgG1 Fc	百键	Biobetter	血友病 A
依诺娃 Elonva	FSH-CTP	默沙东	创新药	生殖
阿必鲁肽 Tanzeum	GLP-1-HSA	葛兰素史克	创新药	2 型糖尿病
Idelvion	Coagulation factor IX-HSA	杰特贝林	Biobetter	血友病 B

国内已批准上市的融合蛋白制品主要有两种，均是抗体 Fc 融合蛋白药物。一种是依那西普的类似药，包括 2006 年上市的上海中信国健药业股份有限公司的益赛普、2011 年上市的上海赛金生物医药有限公司的强克和 2015 年获批上市的浙江海正药业股份有限公司的安佰诺，用于中度及重度活动性类风湿关节炎、中重度斑块状银屑病及活动性强直性脊柱炎的治疗。HDM（healthcare data management）系统数据显示，2012~2015 年中国重点城市公立医院注射用重组人Ⅱ型肿瘤坏死因子受体 - 抗体融合蛋白年销售额为 1.62 亿元，2016 年全年城市公立医院注射用重组人Ⅱ型肿瘤坏死因子受体 - 抗体融合蛋白用药金额可达 2.15 亿元，同比增长 7.61%。国内上市的另一种融合蛋白药物是由成都康弘药业集团股份有限公司生产的康柏西普（VEGFR-Fc），适应证是湿性年龄相关性黄斑病变（wAMD）。2015 年康柏西普销售额为 2.67 亿，而 2016 年上半年销售额更是达到 2.24 亿元。国内有多种融合蛋白药物已获批临床试验，除了健能隆公司的 F627（G-CSF-Fc）和 F652（IL22-Fc）分别进入临床Ⅲ期和Ⅰ期外，上海美烨生物科技有限公司的“注射用重组人促红细胞生成素 -Fc 融合蛋白”也进入了临床Ⅰ期，适应证为慢性肾功能衰竭引起的贫血。另外，百泰生物的 Exendin-4-Fc、齐鲁制药的 Romiplostim 类似物，以及科新生物、复旦张江和康宁杰瑞公司的 Fc 融合蛋白也获得临床批准。可以看出国内的 Fc 融合蛋白虽然起步较晚，但是并没有一味仿制，在功能蛋白选择和设计上都有创新，以及针对的适应证也基本是国内大的病种，而且部分产品的研发进度在国际上领先，因此未来国内企业在 Fc 融合蛋白市场上的前景可以期待。

世界上第一个上市的 HSA 融合蛋白药物是 2014 年 3 月和 4 月分别由美国 FDA 和欧盟 EMA 批准的 GLP 1-HSA 融合蛋白（Tanzeum/ 阿必鲁肽），由 Human Genome Sciences 研发、GlaxoSmithKline 制造和上市销售。HSA 融合将 GLP-1 的体内半衰期由原来的 1~2min 延长至 4~7 天。目前还有十几种 HSA 融合蛋白处于临床或临床前试验阶段，进展较快的是 CSL654（凝血因子 IX-HSA 融合蛋白），已完成Ⅲ期临床试验，在人体内半衰期为 89~96h，比 Alprolix（凝血因子 IX-Fc 融合蛋白）57~83h 的半衰期更有优势。由 Human Genome Sciences 研发、Teva 公司申报临床试验的 HSA 融合蛋白——重组人生长激素（hGH-HSA）融合蛋白正在进行Ⅱ期临床试验。由 Merrimack 公司研发的双特异性抗体 HSA 融合蛋白 MM-111（抗 Her3 单链抗体可变区 -HSA- 抗 Her2 单链抗体可变区融合蛋白）正在进行Ⅱ期临床试验，主要针对乳腺、食管、胃部等 Her2 阳性的肿瘤，如果将来被批准上市，将不仅比赫赛汀有更长的体内半衰期，还会由于融合有抗 Her3 抗体而增加其针对 heregulin 蛋白高表达肿瘤的特异性。由丹麦研发带有 K573P 突变的重组人血白蛋白，与 FcRn 的结合力增强了 12 倍，这一突变运用到融合蛋白制备中，将进一步提高 HSA 融合蛋白的体内半衰期。国内不同厂家研发的 IFN-α2b-HSA 融合蛋白正在申报临床试验，epo-HSA、G-CSF-HSA、exendin-4-HSA 及 GLP-1-HSA 等融合蛋白药物也处在申报临床或临床试验阶段，可见融合蛋白药物的发展空间巨大。

二、融合蛋白药物的分类

根据药物载体蛋白的不同，融合蛋白药物主要分为三种：一是与长半衰期蛋白质融合，如 IgG Fc、HSA 和 transferrin 等；二是与负电荷多肽融合，如 CTP 融合等；三是与非结构性多肽融合，如 XTEN、PAS、ELP 等。下面分别进行介绍。

（一）长半衰期蛋白融合蛋白药物

人血清中蛋白质和多肽的半衰期受到多种因素的影响，包括大小、电荷性质、蛋白水解敏感性、生物学本质等。在某些情况下，人血清中蛋白质的半衰期与其分子大小相关，分子量约小于 70kDa 的蛋白质和多肽能够通过肾脏滤过清除，在体内的半衰期很短，而大的蛋白分子能够在体内存留几天的时间。人免疫球蛋白（IgG）和人血清白蛋白（HSA）拥有长的体内半衰期，一方面由于它们本身分子量大，更主要是通过与 FcRn 受体的结合而避免了其在血浆和胞内被蛋白酶降解，从而延长药物的体内半衰期。下面分别进行介绍。

1. 抗体 Fc 融合蛋白药物

抗体 Fc 融合蛋白药物占据了已上市融合蛋白药物的主要部分，13 种已上市融合蛋白药物中，有 11 种均为抗体 Fc 融合蛋白药物。在抗体 Fc 融合蛋白药物中，除受体胞外区、细胞因子、酶或生长因子作为功能蛋白外，某些活性肽段也可以与 Fc 段连接表达为融合蛋白。除了长效性，Fc 片段还能提高分子的稳定性。Fc 融合蛋白可以通过 Fc 铰链区的二硫键连接形成稳定的二聚体，进一步通过对二硫键的基因工程改造和修饰，使 Fc 融合蛋白聚集成六聚体复合物。研究发现，一方面，与抗体 Fc 进行融合能够提高蛋白在哺乳动物细胞内的表达；另一方面，Fc 片段可以与 Protein A 亲和柱特异性结合，有利于 Fc 融合蛋白的纯化，这在蛋白药物的研发过程中具有重要的意义。

功能蛋白与抗体 Fc 段的连接方式有多种形式，典型的也是大部分已上市 Fc 融合蛋白药物的连接方式是靶分子的 C 端通过 linker 与 Fc 铰链区的 N 端相连（图 18-1）；也有的融合蛋白是 Fc 段的 C 端通过 linker 与功能分子的 N 端相连，如美国 Amgen 公司开发的罗米司亭（Romiplastin）。具体选择哪端连接，要根据功能分子的特性和结构特征进行分析研究，保证 Fc 的融合不影响融合蛋白功能的发挥。例如，通过血管生成素 2（angiopoietin-2）肽段的 N 端 Fc 融合和 C 端融合的比较研究发现，N 端融合具有较短的半衰期和更弱的结合力，但具有更好的选择性。

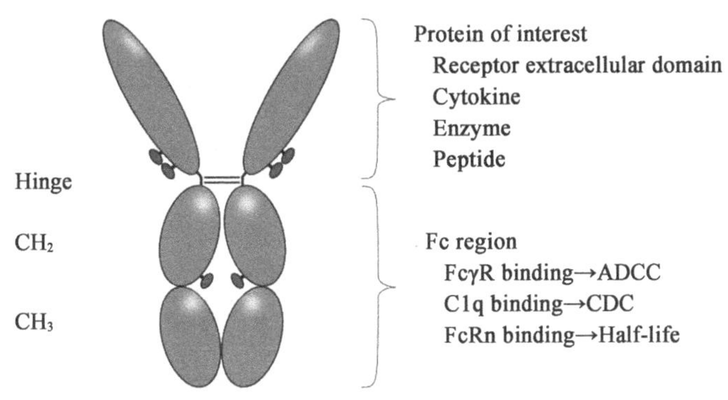

图18-1 抗体Fc融合蛋白结构模式图（Chamow et al.，2014）

在抗体 Fc 融合蛋白的设计中，针对不同功能的融合蛋白，可以选择不同类型的 IgG 亚型。IgG1、IgG2 和 IgG4 亚型中，IgG1 有较强的 FcγR 结合力，进而诱导较强的补体依赖（CDC）或抗体依赖的细胞杀伤毒性（ADCC）。而 IgG2 和 IgG4 亚型与 FcγR 及补体受体的结合力较弱，在不需要 ADCC 功能的抗体药物研制中被广泛应用。同样，对于只起到封闭或替代靶分子作用的融合蛋白药物，选用 IgG2 和 IgG4 亚型可以降低融合蛋白的免疫原性、减少不必要的 CDC 或 ADCC 活性。

2. 人血白蛋白（HSA）融合蛋白药物

人血清白蛋白分子量为 66.5kDa，是人血浆中含量最丰富的蛋白质，浓度可达 50mg/ml。HSA 在体内有多种功能，包括血浆 pH、代谢、脂肪酸运输的维持，以及稳定血压的作用。HSA 虽然与 IgG 拥有不同的 FcRn 结合位点，但拥有相似的再循环机制，使其体内半衰期长达 19 天。由于其实用性、生物相容性、低免疫原性，HSA 早已被应用到药物载体领域。另有研究发现，HSA 趋于在肿瘤和炎症组织表达积累，提示 HSA 融合蛋白有助于将效应蛋白靶向肿瘤和炎症组织。

通常情况下，HSA 连接在功能分子的哪一端都可以。HSA 连接在功能蛋白的 N 端还是 C 端？宗旨是避开目标蛋白的活性决定区域，避免影响目标蛋白的活性发挥。例如，GLP-1 的 N 端在受体结合中起到关键作用，如果将 HSA 连接在 GLP-1 的 N 端，将影响其受体结合及活性功能。在生产 HSA-IFNα2b 时，由于二硫键形成不完全导致聚合体的形成，大幅度降低了产量。然而，将 HSA 连接在 IFNα2a 的 C 端形成 IFNα2a-HSA 时，这些现象会完全消失。在 HSA 融合蛋白中，也可以将靶肽段的串联重复序列与 HSA 相连（图 18-2），以达到增强效应的作用。

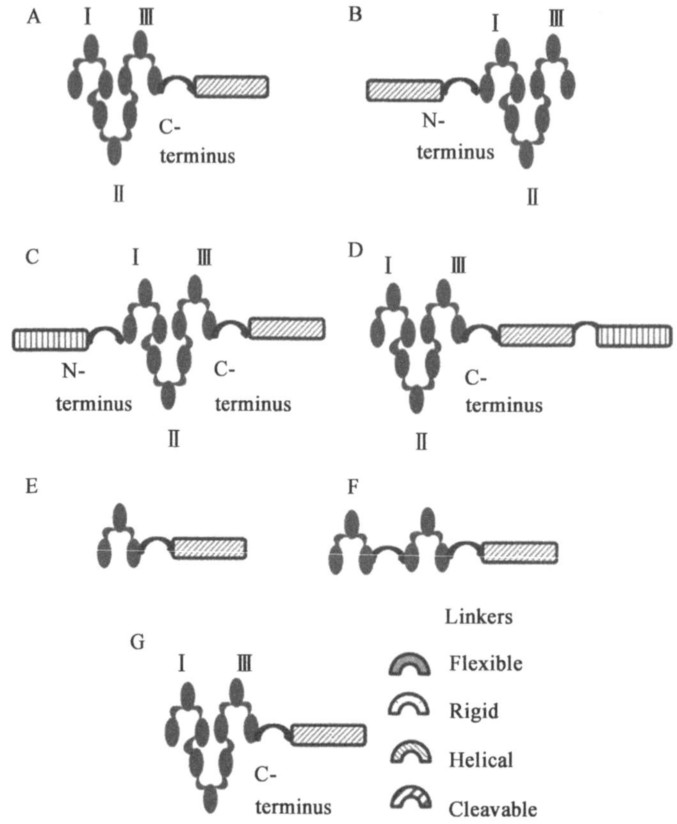

图18-2 HSA融合蛋白的连接方式模式图（Rogers et al., 2015）

3. 转铁蛋白融合蛋白药物

转铁蛋白分子量为80kDa，是人血清中含量丰富的糖蛋白，浓度可达3~4mg/ml，能够与铁离子可逆性紧密结合，将铁离子运送至组织中，体内半衰期7~10天。人转铁蛋白通过与网格蛋白依赖的转铁蛋白受体介导的机制促进融合蛋白的再循环，延长体内半衰期。目前尚未有转铁蛋白融合蛋白药物获批上市。

（二）负电荷多肽CTP融合蛋白药物

CTP（C-terminal peptide）融合蛋白属于另一类具有不同作用机制的、延长体内半衰期的融合蛋白，CTP是来源于人绒膜促性腺激素的C端31个氨基酸残基组成的肽段。人促甲状腺激素（TSH）、促卵泡刺激素（FSH）、促黄体激素（LH）和人绒膜促性腺激素（HCG）同是异源二聚化糖基化激素，由相同的α亚基和不同的β亚基组成，β亚基的不同赋予它们不同的生物活性。HCG的半衰期明显长于其他三种激素，结构研究发现，与其他三种激素相比，HCG的β亚基拥有一段31氨基酸组成的肽段，氨基酸序列为FQSSSS*KAPPPS*LPSPS*RLPGPS* DTPILPQ，这一肽段有4个*O*-糖基化位点（用*标示），末端以唾液酸结尾。实验证明，带负电荷且高唾液酸化的CTP使得蛋白质在肾脏的清除率降低，从而显著延长体内半衰期。但是CTP部分的*O*-糖基化修饰要求CTP融合蛋白必须利用CHO细胞或其他哺乳动物细胞表达系统进行表达，成为其限制条件。

目前，国际上只有默沙东的FSH-CTP于2010年获批上市，2015年哈药集团的EPO-CTP已申报临床。

（三）非结构性多肽融合蛋白药物

前面介绍的抗体Fc、HSA及CTP融合蛋白是比较成熟的技术，已有相应的融合蛋白药物批准上市销售。除以上融合技术外，在药物研发中还有XTEN、ELP、PAS、HAP等非结构性多肽融合技术，在此进行简单介绍。

Amunix公司的科学家研发了一个由氨基酸残基A、E、G、P、S和T组成的序列库，在大肠杆菌表达后，经遗传稳定性、可溶性、热稳定性及低聚集性检测后，分别给出评分，根据检测数据，找出从288~1008个氨基酸组成的片段，称为“XTEN”序列，与目的蛋白基因融合表达后可以延长体内半衰期。目前进入临床试验的是VRS-317（hGH-XTEN）、VRS-859（exendin-XTEN）融合蛋白。

ELP化是另一种多肽融合延长体内半衰期的技术。ELP序列由来源于弹性蛋白（elastin）的重复肽段“V-P-G-X-G”组成，其中X可以是除脯氨酸外的任意氨基酸。研究发现，C端融合ELP可以提高表达水平、生物学活性，得到好的产量。PhaseBio公司正在建立ELP化技术作为蛋白纯化和延长体内半衰期的技术平台，目前有三种ELP化蛋白品种进行临床试验，分别针对胰高血糖素样肽（GLP-1）、胰岛素（insulin）和血管活性肠肽（vasoactive intestinal peptide）。

另一种利用重复多肽序列融合延长半衰期的技术是PAS化，由100~200个脯氨酸（proline）、丙氨酸（alanine）和丝氨酸（serine）组成的重复序列与小蛋白或多肽融合，药代动力学试验证明可以使半衰期延长3.5~6倍。目前XL-Protein GmbH公司有15种此类融合蛋白在临床前研究阶段。

新型融合蛋白药物研发技术的快速发展，为制药企业带来新的机遇，为患者带来了福音，但融合蛋白药物是经重组连接构建产生的新型重组蛋白药物，这也为融合蛋白药物的质量控制带来新的挑战。

第二节 融合蛋白药物质量控制

一、融合蛋白药物相关的国内外法规技术指南

融合蛋白药物是通过DNA重组技术将两种不同的蛋白质或多肽在基因水平通过连接子基因进行连接后表达生产的重组蛋白药物。根据表达系统不同，目前上市或在研的融合蛋白药物有真核、原核等不同的表达系统，多数Fc融合蛋白药物由真核表达系统如CHO细胞进行表达生产，部分不需要Fc功能的Fc融合蛋白药物也由原核表达系统如大肠杆菌进行表达生产。目前在研的HSA融合蛋白药物多由酵母表达系统如毕赤酵母等进行表达生产，因此，融合蛋白药物的质量控制不能一概而论，要根据其表达系统的不同、载体蛋白种类的不同而进行不同的质量控制研究。但作为重组表达的蛋白药物，其质量控制可参照ICHQ5、ICHQ6B、WHO及美国FDA的相关指南，国内应符合

《中国药典》（2015 版）重组 DNA 技术产品总论的相关规定。真核系统表达的 Fc 融合蛋白药物的质量控制可参照《中国药典》（2015 版）人用重组单克隆抗体制品总论的要求进行相关质量控制研究。

二、融合蛋白药物关键质量属性及质控方法介绍

质量控制应贯穿药品生产的全过程，包括原材料、生产工艺、过程控制及终产品的质量控制。其关键质量属性主要从结构确证、理化特性、免疫学及生物学活性、安全性等方面来考虑。一般在研发阶段即开始产品的质量属性分析，在各项质量控制研究中，尽量采用不同的方法对同一项质量属性进行分析、确证，包括传统的和先进的技术方法，从不同的角度来证明目标产品的正确性、有效性和安全性。下面对融合蛋白药物关键质量属性及相关分析方法进行介绍。

（一）理化对照品和生物学活性标准品的建立

通常情况下，在生产工艺稳定、开始质量控制研究的初期，要建立理化测定用对照品和生物学活性测定用活性标准品。对于理化对照品，建议选取一批稳定工艺生产的原液，采用先进的液质联用技术对其进行一级结构分析确证，如氨基酸序列测定、质量肽图分析、分子量测定、二硫键组成分析等。对于真核细胞表达的融合蛋白，还要对其糖谱、糖基化位点、糖基化修饰类型及唾液酸含量等进行分析，通过质量控制研究建立理化对照品的质量标准，为以后的常规检验及鉴别产品的批间一致性奠定基础。对于生物学活性标准品，建议制备成冻干制剂，选取至少两家实验室进行不少于 15 次的生物学活性赋值的标定研究，统计结果，给活性标准品进行活性赋值，作为以后常规检定中生物学活性测定用标准品。

（二）鉴别

对于重组药物产品的鉴别，可以分别从不同方面、采用不同的方法进行研究。从免疫学角度，可以利用抗原抗体结合原理进行特异性鉴别试验。由于融合蛋白药物由目标蛋白和载体蛋白两部分组成，在免疫鉴别项目检测中，无论用免疫斑点、免疫印迹，还是 ELISA 方法，均要分别针对目标蛋白和载体蛋白进行检测，以确认融合蛋白药物的免疫结合特性和完整性；从理化特性方面，每一种蛋白质都有一特定的等电点或等点聚焦图谱，可以利用此进行蛋白药物的鉴别，等电点的测定可以用传统的等电聚焦电泳技术，也可以采用先进的毛细管电泳技术，以及新开发的实时成像等电聚焦技术等；蛋白质一级结构方面，利用 Edman 降解法进行融合蛋白药物的 N 端氨基酸序列测定，可以给出蛋白药物的 N 端特征性 15 个氨基酸序列。另外，经特定蛋白酶酶切和高效液相色谱分离，蛋白药物会呈现出特定的肽段图谱，与经过结构确证的对照品比对后，也可以对蛋白药物进行鉴别检验。

（三）纯度及异质性分析

在融合蛋白药物的纯度检测中，应尽量采用多种方法进行分析检测，非还原 SDS-

PAGE、分子筛色谱（SEC-HPLC）、反向色谱（RP-HPLC）、离子交换色谱（IE-HPLC）等均可作为蛋白药物纯度的分析方法，通过多批次的检测，对不同的检测方法给出不同的质量标准范围，对聚合体的含量应给出一个限定范围。重组表达蛋白药物是经细胞扩增、表达、纯化等多步骤生产出的大分子蛋白质，在生产或储存过程中，重组蛋白分子很容易产生各种蛋白修饰变异体，如甲硫氨酸氧化、天冬酰胺、谷氨酰胺的脱酰胺化、水解截断、形成聚合体等，这些变异体将导致蛋白活性下降，改变药物的药代动力学，或在患者体内导致不可预期的免疫学反应。因此，分析变异体是对重组蛋白药物进行质量控制的重要方面。等电聚焦电泳、毛细管 - 等点聚焦电泳、离子交换色谱等技术可以对其电荷异质性进行分析。对重组蛋白药物的不稳定性，除放行质量标准外，还应通过稳定性研究，建立货架期的质量标准。

（四）糖基化修饰分析

真核细胞表达的融合蛋白药物存在表达后的翻译后修饰，其中糖基化修饰是翻译后修饰的重要组成部分，是蛋白药物异质性的主要来源。大部分 Fc 融合蛋白药物由哺乳动物细胞 CHO 表达，它的功能蛋白区域可能存在 *N*- 糖或 *O*- 糖基化修饰，而 Fc 结构域只存在 *N*- 糖基化修饰。研究表明，糖链的结构和组成与融合蛋白药物的稳定性、生物活性、体内药效及免疫原性密切相关。因此，采用合适的技术方法对真核细胞表达的融合蛋白药物进行糖基化结构和组成的解析研究是药物质量控制的重要环节。CHO 细胞表达的融合蛋白药物糖基化组成主要有 G0、G1 和 G2 三种类型，同时还有微量的高甘露糖和带有唾液酸的寡糖，而唾液酸含量会影响蛋白的净电荷，影响电荷变异体的分布，与蛋白药物在体内的半衰期有关。因此采用合适的方法对融合蛋白药物的糖基化修饰位点、类型及异质性进行分析鉴定，对融合蛋白的唾液酸含量进行定量检测是质量控制中必不可少的环节。

目前，一般采用液质联用技术对融合蛋白药物的糖基化修饰进行结构确证，包括糖基化修饰位点及寡糖组成分析，该部分研究内容也可以放在理化对照品的结构确证研究中进行。唾液酸含量的测定方有多种，可以参照《中国药典》通则 3102 的间苯二酚显色法，也可以采用液相色谱法等。

（五）目标蛋白与相应受体或配体的结合活性分析

由于大部分融合蛋白药物靶向配体受体相互作用，或者作为拮抗剂封闭内源性配体与受体的结合，或者作为激动剂直接刺激受体功能，在体内竞争性促进或抑制某种生物学效应。在质量研究中应进行其体外的配体受体结合活性分析，如依那西普（TNFR-Fc）是 TNF 受体的胞外区与抗体 Fc 的融合蛋白，在体内与 TNF 受体竞争性结合 TNF-α。在质量研究中应采用合适的方法对其受体配体结合活性进行分析研究，从配体受体结合特性分析其生物学活性，同时检测与载体蛋白的融合是否影响其与相应配体或受体的结合能力。常用的方法有酶联免疫法（ELISA）、表面等离子共振技术（SPR）等。

（六）抗体 Fc 融合蛋白与不同 Fc 受体结合活性分析

Fc 融合蛋白药物具备抗体 Fc 段的结合性能，能与人体内的各种 Fc 受体结合，包括 FcγR 家族的不同受体。

由于 Fc 融合蛋白和人血白蛋白融合蛋白主要通过与 FcRn 受体的结合延长体内半衰期，因此，与 FcRn 的结合力检测是 Fc 和 HSA 融合蛋白药物质量控制的一个主要指标。

FcγR 家族成员包括活化型和抑制型受体。三种活化型受体分别为 FcγRI、FcγRIIA 和 FcγRIII 型，FcγRIIB 型为抑制型受体。不同亚型的 IgG（IgG1、IgG2、IgG3 和 IgG4）与 FcγR 的结合活性不同，从而诱导的 ADCC 或 CDC 效应也不同。抗体 Fc 融合蛋白药物中，多数是利用 Fc 来延长体内半衰期，不需要 Fc 诱导的 ADCC 或 CDC 效应。在质量控制研究中，应针对融合蛋白药物载体蛋白的不同 IgG 亚型，对 Fc 融合蛋白与不同 FcγR 受体的结合活性进行选择性检测分析，并采用合适的方法进行 ADCC、CDC 活性测定，以证明是否达到最初设计的目的。

目前有多种方法均可用来进行结合力的检测，如生物薄膜干涉技术（BLI）、表面等离子共振技术（SPR），以及常用的酶联免疫检测法（ELISA）等。

（七）工艺相关残留物质检测

参照人用重组 DNA 蛋白制品总论，融合蛋白药物的工艺相关杂质主要涉及细胞基质、细胞培养来源和下游工艺三个阶段，应对潜在的工艺相关杂质如宿主细胞蛋白质（HCP）、宿主细胞 DNA、细胞培养残留物、下游工艺残留物等进行检测。在所有工艺相关杂质中，由于能影响产品的安全性、有效性及稳定性，HCP 和宿主细胞残留 DNA 常需要特别关注。

通常情况下 HCP 的可接受标准为 1~100ppm，也就是不高于总蛋白含量的 0.01%。常用检测方法是 ELISA，有一些针对不同表达体系的商业化宿主蛋白残留量检测试剂盒，方法简便、可操作性强。但该方法也有一定的局限性，如对于低或无免疫活性的蛋白质无法检出。因此，目前有些基于蛋白质组学的方法被开发用于宿主蛋白残留的检测、鉴别及定量，如荧光差异二维凝胶电泳（2D-DIGE）、双向电泳结合质谱的方法（2D-LC/MS）等。

对于宿主 DNA 残留量，目前可接受的标准为每剂量不高于 10ng，检测方法可参见《中国药典》三部的斑点杂交法、荧光染色法，以及目前较多应用的实时定量 PCR 方法（real-time PCR）。

针对 Fc 融合蛋白，除对宿主细胞残余 DNA、残余蛋白质进行检测外，还要对纯化工艺中用到的 Protein A 残留量进行检测，常用方法是酶联免疫检测法（ELISA）。

（八）生物学活性测定

药物的生物学活性关系到药物的疗效，生物学活性是融合蛋白药物的关键质量属性。采用合适的方法，通过对药物的有效成分、含量及比活性的测定，评价融合蛋白的药效。不同的融合蛋白有不同的生物学活性测定方法，通常是根据融合蛋白的作用机制，选取目标蛋白敏感的细胞，通过促进或抑制细胞增殖反应，得到药物的剂量 - 反应曲线，再与活性标准物质比较，评价融合蛋白的生物学活性。随着分子生物学技术的发展，转基因技术及报告基因法逐渐应用到融合蛋白药物的生物学活性测定中，人们开发出更灵敏、更快捷、变异度更小的活性测定方法。在后面已上市或临床试验阶段的融合蛋白药物质量控制介绍中，针对每一种融合蛋白药物，我们将对其生物学活性测定方法进行详细介绍。

第三节　部分已上市及临床试验阶段融合蛋白药物的质量控制研究

一、重组人Ⅱ型肿瘤坏死因子受体 -Fc 融合蛋白

（一）名称

通用名称：注射用依那西普；商品名：恩利（Enbrel）；规格：25mg/ 瓶。

（二）来源

依那西普是利用中国仓鼠卵巢（CHO）细胞表达系统生产的人肿瘤坏死因子受体 p75 Fc 融合蛋白。

（三）结构与理化性质

依那西普包括 934 个氨基酸，分子量约为 150 kDa。二聚体由人肿瘤坏死因子受体 2（TNFR2/p75）的胞外配体结合部位与人 IgG1 的 Fc 片段连接组成。组成依那西普的 Fc 包括 C_H2、C_H3 及连接部位，但不包括 IgG1 的 C_H1 部分。

（四）生物学功能

类风湿关节炎和强直性脊柱炎的关节病理多数是由促炎性分子介导的，这些分子与一个由肿瘤坏死因子（TNF-α）控制的网络相联系。TNF-α 是类风湿性关节炎炎性反应中起主导作用的细胞因子，在强直性脊柱炎患者的血清和滑膜组织也发现 TNF-α 水平升高。TNF-α 主要以同型三聚体的形式存在，它们的生物活性依赖于与细胞表面 TNF 受体（TNFR）的结合，TNF-α 可以与细胞表面 55kDa（p55）和 75kDa（p75）两个不同的受体结合，两种 TNFR 自然状态下都以膜结合和可溶形式存在，其中，可溶性 TNFR 被认为可以调节 TNF-α 的生物活性。依那西普是可溶性 TNFR 二聚体的融合蛋白，与受体单体相比，它对 TNF-α 具有更高的亲和力，被认为是 TNF-α 结合于其内源性细胞受体的更有效的竞争性抑制剂，从而阻断 TNF-α 介导的细胞反应。依那西普可能还参与调节由 TNF-α 诱导或调节的其他下游分子（如细胞因子、黏附分子或蛋白酶）控制的生物反应。除此之外，依那西普利用人免疫球蛋白 IgG1 的 Fc 区域作为融合元件，可以使构建的二聚体受体分子得到更长的血清半衰期（图 18-3）。

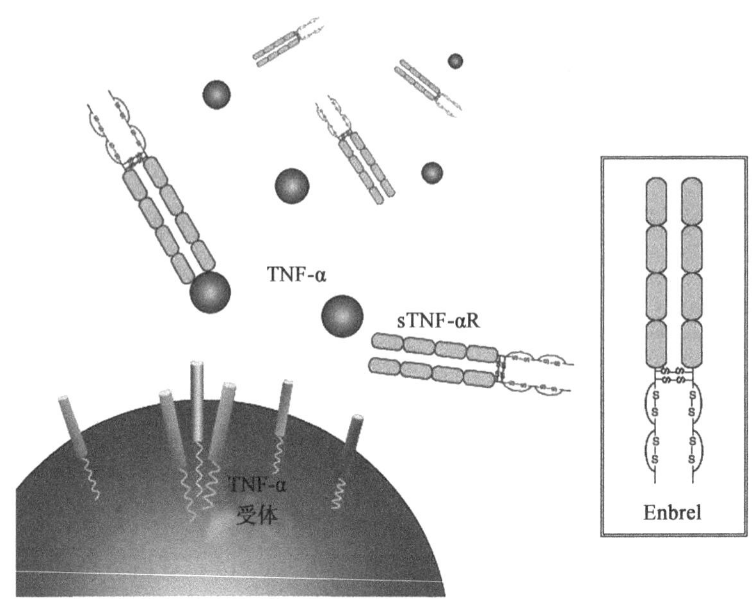

图18-3　依那西普生物学作用机制示意图

（五）临床应用

依那西普现有两个临床适应证：类风湿关节炎（RA）和强直性脊柱炎（AS）。中度至重度活动性类风湿关节炎的成年患者对包括甲氨蝶呤（如果不禁忌使用）在内的DMARD（改善病情的抗风湿药）无效时，可用依那西普与甲氨蝶呤联用治疗；重度活动性强直性脊柱炎的成年患者，对常规治疗无效时可使用依那西普治疗。

（六）生物学活性测定

利用依那西普能够抑制TNF-α与其受体结合的特性，采用基于Caspase-Glo™3/7检测系统的TNF-α诱导人淋巴瘤细胞U937凋亡试验进行依那西普生物学活性的测定。依那西普能够抑制TNF-α诱导的U937细胞凋亡，通过比较依那西普参比品与供试品对于TNF-α诱导U937细胞凋亡的抑制效果，以评估供试品的效价。Caspase-Glo™3/7是商业的定量检测细胞凋亡的检测系统。

（七）质控要点

依那西普制剂的质量控制方法及标准见表18-2。

表18-2　依那西普制剂的质量控制方法及标准

检测项目	检测方法	质量标准
外观	目测法	白色疏松体，加入注射用水后应溶解为无色或微黄色澄明液体
溶解时间/s	目测法	样品溶解时间平均≤120，最长溶解时间≤250
可见异物	灯检法	符合现行版《中国药典》规定

续表

检测项目	检测方法	质量标准
pH	电位法	应为 7.1~7.7
渗透压摩尔浓度 /（mOsmol/kg）	冰点下降法	232~348
水分 /%	库仑滴定法	≤ 3.0
蛋白质含量 /（mg/ 支）	紫外分光光度扫描	22.5~27.5
鉴别	SDS-PAGE 电泳银染法	与参比品一致
纯度 /%	SDS-PAGE 电泳考染法	单体≥ 88.0，大分子量物质≤ 6.0，小分子量物质≤ 8.0
纯度 /%	HIC-HPLC 法	峰 1 ≤ 5.0，峰 2 ≥ 70.0，峰 3 ≤ 28.0
纯度 /%	SEC-HPLC 法	峰 A+ 峰 A′ ≥ 92.0，峰 B ≤ 8.0
生物学活性 /（U/mg）	TNFα 凋亡抑制试验	以惠氏公司提供的参比品为标准，供试品比活性应为（1.0~2.9）× 10^6，此单位为惠氏活性单位
受体结合分析 /BU	夹心 ELISA 法	65~165
不溶性微粒 /（粒 / 容器）	光阻法	含 10μm 及 10μm 以上的微粒不得过 6000，含 25μm 及 25μm 以上的微粒不得过 600

二、重组人细胞毒 T 淋巴细胞抗原 -4 抗体 Fc 融合蛋白

（一）名称

通用名称：阿巴西普；商品名称：Orencia。

（二）来源

阿巴西普分子系采用基因工程技术将 *CTLA4* 基因与人免疫球蛋白 IgG Fc 部分基因连接的重组质粒转入中国仓鼠卵巢（CHO）细胞，经大规模细胞培养，以分泌蛋白的形式表达并经一系列色谱及过滤步骤纯化而得。

（三）结构与理化性质

阿巴西普由人细胞毒 T 淋巴细胞抗原 -4（CTLA4）的胞外域和人 IgG 的部分恒定区（Cγ1）组成，含 IgG 的铰链区、CH2 和 CH3 功能区。阿巴西普由两条同源多肽链组成，每条多肽链含 357 个氨基酸，以共价二聚体形式存在（称为阿巴西普“单体”），链间以二硫键形式连接。阿巴西普为高度糖基化的融合蛋白，摩尔分子量约为 92 300Da。碳水化合物成分（*N*- 和 *O*- 连接寡糖）约占其摩尔分子量的 15%，每条链中含有三个 *N*- 连接糖基化位点，位于天冬酰胺（Asn）76、108（CTLA4 区域）与 207（Fc 区域）；两个 *O*- 连接糖基化位点为 Ser 129 与 Ser 139，附在这两个位点的大多数聚糖为 HexNAc-Hex-NeuAc。在阿巴西普 *N*- 和 *O*- 连接碳水化合物结构中观察到 *N*- 乙酰神经胺酸，即主要的唾液酸成分。唾液酸及含有唾液酸的复杂结构带电荷的特性导致阿巴西普存在多种异构体，IEF 电泳谱图的结果确证了阿巴西普的不均一性。与 Asn 76 和

Asn 108 连接的碳水化合物结构是高度唾液酸化的，而在 Asn 207 位点的碳水化合物的唾液酸化程度很低。研究结果表明，在阿巴西普中，*N*- 连接寡糖主要为岩藻糖化的二分支寡糖。

（四）生物学功能

细胞毒 T 淋巴细胞抗原 -4（CTLA4）是一种主要表达于 T 淋巴细胞表面的蛋白分子受体，其与 T 细胞表面 CD28 分子竞争性结合抗原提呈细胞表面的 CD80（B7-1）和 CD86（B7-2）分子。阿巴西普能够特异地与 B7-1 和 B7-2 结合，从而阻断 T 淋巴细胞全面激活所需要的 CD28 介导的刺激信号。激活的 T 淋巴细胞被认为是类风湿性关节炎和其他自身免疫疾病的一个重要病因。在类风湿性关节炎患者体内，阿巴西普可以下调 T 细胞的活化。

（五）临床应用

用于治疗成人中至重度活动性类风湿性关节炎，以减少疾病体征和症状，包括诱导主要临床应答、抑制关节结构损害进展和改善机体功能。阿巴西普可单用，也能与甲氨蝶呤等化学类疾病修饰性抗风湿病药物共用，但不应与肿瘤坏死因子拮抗剂等生物制剂共用。

（六）生物学活性测定

采用重组细胞系 Jurkat T 细胞进行该制品的生物学活性测定。Jurkat T 细胞转染了 IL-2 启动子控制的荧光素酶报告基因，在 Daudi B 细胞和抗人 CD3 抗体的共刺激下激活 IL-2 启动子，从而表达荧光素酶蛋白，使用荧光素酶检测系统测定其生物学活性。阿巴西普能够剂量依赖性抑制此刺激作用，从而降低荧光素酶活性。通过比较阿巴西普参比品与供试品对于 T 细胞激活 IL-2 启动子的抑制效果，以评估供试品的效价。

在本方法中，生物活性测定时应注意以下问题。

（1）本方法涉及两种细胞，包括转基因细胞，工作系统复杂。另外，荧光素酶的表达与细胞的生长状态也有很大的关系，因此要保证细胞的生长状态，选取细胞状态良好并且处于 3~15 代的细胞进行实验。

（2）因为荧光素在光照下会发生氧化，所以荧光素酶底物分装后要注意避光保存，使用时也要注意避光。

（3）本方法中孵育时间较长，因此两种细胞的计数要准确。

（七）质控要点

（1）*N*- 连接寡糖图谱测定：阿巴西普是一种高度糖基化的融合蛋白，因此对 *N*- 连接寡糖图谱的测定非常重要。糖谱法有以下几个步骤：首先，用 PNGase F 进行酶切获得 *N*- 连接寡糖，然后采用高 pH 的阴离子交换色谱 - 脉冲电流检测法对所获得的 *N*- 连接寡糖进行分析。各种多糖根据唾液酸化程度，以无唾液酸化、单 - 唾液酸化、双 - 唾液酸化和三 - 唾液酸化的顺序被洗脱为 4 个区域。

（2）唾液酸含量测定：将参比品和供试品稀释至 1mg/ml，加入 2mol/L 硫酸，在（80 ± 2）℃条件下水解，制备 NANA 和 NGNA 校准曲线的校准溶液，然后进行 HPLC 分离，以标准曲线计算样品中唾液酸含量。

（3）肽谱图：阿巴西普分子内存在多个二硫键，首先将分子还原和烷基化，脱盐后用胰蛋白酶进行消化，再用反相 UPLC 分离肽段，按面积归一化法计，忽略小于 1% 未确定峰。

（4）结合活性测定：阿巴西普采用表面等离子共振法（SPR）测定与 B7 的结合活性，首先将芯片活化、封闭，再偶联上抗原，进样参比品和供试品稀释液，最后对结果进行分析。

（5）纯度检测：采用分子排阻色谱法（SEC）与十二烷基硫酸钠 - 聚丙烯酰胺凝胶电泳法（SDS-PAGE）对阿巴西普进行单体及聚体的控制。

（6）电荷异质性：唾液酸及含有唾液酸的复杂结构的带电荷的特性导致阿巴西普存在多种异构体，IEF 电泳谱图可显示阿巴西普的这种电荷不均一性。

（7）产品相关杂质的控制：包括细胞培养工艺中的 CHO 宿主细胞蛋白残留、宿主细胞 DNA 残留，以及抗体纯化工艺中的蛋白 A 残留和重金属残留等。

三、重组人血小板生成素拟肽 -Fc 融合蛋白

（一）名称

通用名：Romiplostim（罗米司亭）；商品名：Nplate。

（二）来源

重组人血小板生成素拟肽 -Fc 融合蛋白（简称：Fc-TMP）是一种新型重组蛋白，是利用重组 DNA 技术在大肠杆菌中产生的重组非糖基多肽 -Fc 融合蛋白。本品原研药罗米司汀注射剂由美国 Amgen 公司开发，2008 年 8 月 22 日美国 FDA 批准上市，2009 年 2 月 9 日欧盟 EMA 批准上市。作为首个长效促血小板生成药物，其适用于治疗对皮质激素、免疫球蛋白或脾切除反应不充分的慢性免疫性血小板减少症（ITP）患者的血小板减少。

（三）结构与理化性质

重组人血小板生成素拟肽 -Fc 融合蛋白是一种由两条同源单链亚基组成的融合蛋白，每个亚基含 269 个氨基酸残基，由一段人 IgG1 Fc 结构域，以及通过共价键连接到 Fc 末端的促血小板生成素（TPO）模拟肽肽段组成，该肽段包含两个 TPO 受体结构域，具有血小板生成素活性，能与巨核细胞表面的 TPO 受体结合，活化细胞内通路，使血小板增加，而且与 TPO 没有序列同源性。即使体内产生针对 TMP 的抗体也不会与内源性 TPO 产生交叉反应，从而避免了毒副作用。Fc-TMP 的分子量为 59kDa，理论等电点为 8.9，含有 6 对二硫键，其中 4 对为链内二硫键、2 对为链间二硫键，形成共价连接的二聚体。

（四）生物学作用机制

重组人血小板生成素拟肽 -Fc 融合蛋白是含有 4 个 TPO 受体结合区域、分子量约为 59kDa 的蛋白质，体内刺激血小板的生成。

血小板生成素受体（TPO-R，c-MPL）在干细胞、巨核细胞及巨核细胞前体的表面都有表达，刺激 c-MPL 能触发 Janus 激酶信号转导及转录激活因子信号通路（Janus activating kinase/signal transducers and activators of transcription，JAK2/STAT5），引起基因表达的改变，从而促进干细胞向巨核细胞途径转变的过程。人骨髓祖细胞增殖分化使成熟的巨核细胞形成不断增加，最终导致血小板的形成并释放进入外周循环。

重组人血小板生成素拟肽 -Fc 融合蛋白通过与 $CD34^+$ 细胞、巨核细胞和血小板表面的 c-MPL 受体结合使酪氨酸激酶活化，激活信号转导，包括 Janus 激酶、She 激酶和 Grb 激酶，从而使 $CD34^+$ 细胞向巨核细胞系转化，在巨核细胞发育成熟的晚期，促进其体积增大和血小板的增多。

本品的体外药效学研究发现，注射用重组人血小板生成素拟肽 -Fc 融合蛋白在 16~400ng/ml 浓度范围内，体外可以促进大鼠巨核细胞集落的形成，且其促进作用呈一定的剂量 - 效应关系，并能显著提高脾切除小鼠和正常小鼠的血小板计数，刺激骨髓增生，促进骨髓细胞的分裂增殖。

（五）临床应用

由美国 Amgen 公司研发的 Romiplostim 已于 2008 年和 2009 年分别在美国和欧盟获准上市，被批准用于治疗经糖皮质激素、免疫球蛋白或脾切除无效的患者中的成人慢性特发性血小板减少性紫癜（ITP）患者，并仅限用于有出血风险的 ITP 患者。剂型为冻干粉针；上市规格为 250μg/ 瓶和 500μg/ 瓶。

此外，该产品还在加拿大、俄罗斯、澳大利亚、日本、韩国、阿根廷、墨西哥等多个国家上市。目前国内还没有上市的同品种。

（六）生物学活性测定

利用重组构建的细胞株 32D-MPL 结合 MTT 法进行 Fc-TMP 的生物学活性测定。该细胞株系将 TMP 受体 c-MPL 的基因导入小鼠骨髓细胞 32D clone3 获得，因其表达 TMP 受体，Fc-TMP 对该细胞具有剂量依赖性生长刺激作用，细胞增殖状况因 Fc-TMP 生物学活性的不同而异，通过比较参比品和供试品对细胞的增殖促进作用测定 Fc-TMP 的生物学活性。

（七）质量控制

重组人血小板生成素拟肽 -Fc 融合蛋白的质控标准见表 18-3。

表 18-3 重组人血小板生成素拟肽 -Fc 融合蛋白原液质控标准

检测项目	测定方法	规定标准
活性 /（U/mg）	细胞增殖 /MTT 比色法	≥ 8.0×10^5
纯度 /%	非还原 SDS-PAGE	≥ 95.0
纯度 /%	RP-HPLC 法	≥ 95.0
电荷异质性	RP-HPLC 法	≥ 90.0
分子量	还原 SDS-PAGE	29.5 ± 3.0kDa
外源性 DNA 残留量 /（ng/500μg）	荧光法	小于 10
宿主菌蛋白质残留量 /%	ELISA 法	小于总蛋白质 0.10
细菌内毒素检查 /（EU/500μg）	鲎试剂法	小于 10
等电点	等电聚焦电泳法	主区带为 7.0~8.6，图谱应与对照品一致
紫外光谱 /nm	紫外光谱扫描	最大吸收峰波长应为 280 ± 3
肽图	胰酶裂解 - 反相 HPLC 法	应与对照品图形一致
N 端氨基酸序列	Edman 降解法	应与理论序列一致

四、重组人血管内皮生长因子受体 -Fc 融合蛋白

（一）名称

通用名：阿柏西普注射液、康柏西普眼用注射液；商品名：Eylea、朗沐。

（二）来源

VEGFR Fc 融合蛋白系通过基因工程手段将人 VEGF 受体胞外结构域基因与 IgG1 的 Fc 段基因连接后，由中国仓鼠细胞（CHO）表达的可分泌的、可溶性融合蛋白。

（三）结构与理化性质

VEGFR Fc 融合蛋白是一种重组人同型二聚体融合蛋白，VEGF 受体胞外域序列来自于 2 个不同的 VEGF 受体，即 VEGFR1（也称 Flt-1）和 VEGFR2（也称 KDR 或 Flk-1）。由于每个 VEGF 受体由位于胞外的 7 个免疫球蛋白（Ig）功能区组成，其中 Ig 功能区 2 和功能区 3 提供了大部分与 VEGF 结合的所需能量。因此，VEGF Trap 是由来自 VEGFR1 的 Ig 功能区 2 与来自 VEGFR2 的 Ig 功能区 3 融合，再与 IgG1 的 Fc 功能区融合而成。所有这些肽功能区之间都没有外加的连接序列。VEGF Trap 含 10 对二硫键，是一种二聚体式糖蛋白，其蛋白分子量为 97 kDa。由于 VEGF Trap 还含有约 15% 的糖基化部分，因而使总分子量达 115 kDa。一级序列预测有 5 个 *N*- 糖基化位点，表现出一定程度的糖链异质性，其中包括末端唾液酸残基的异质性（图 18-4）。

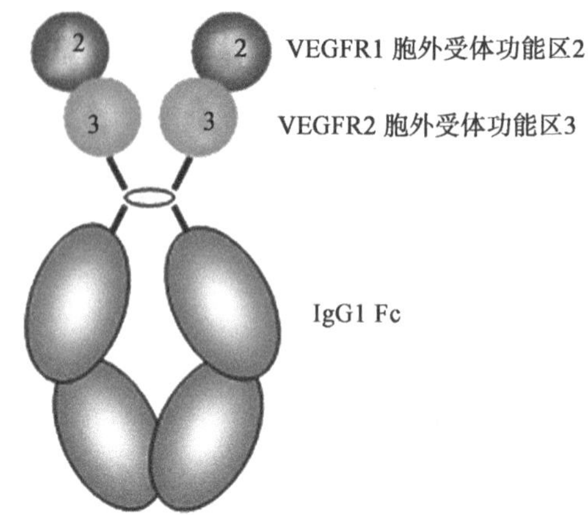

图18-4　重组人血管内皮生长因子受体-Fc融合蛋白结构示意图

（四）生物学功能

VEGFR Fc 融合蛋白在体内作为 VEGF 家族各成员（包括 VEGF-A）及胎盘生长因子（PIGF）的一种可溶性诱饵受体发挥作用，与这些因子具有极高的亲和力，从而抑制这些因子与内源性 VEGF 受体的结合及随后激发的反应，起到抑制新生血管生成的作用。

（五）临床应用

目前主要用于治疗湿性年龄相关性黄斑变性（wAMD），或与化疗药物联合使用治疗转移性结直肠癌（MCRC）的成人患者。

（六）生物学活性测定

采用经过基因改造的 HEK293 细胞进行生物学活性测定。在 HEK293 细胞中稳定转染 NFκB- 荧光素酶 -IRES-eGFP 质粒和两个嵌合受体基因。这两个嵌合受体是将 VEGF 受体 1（VEGFR1，也称为 Flt-1）胞外区分别与 IL-18 受体 α（IL-18Rα）和 IL-18 受体 β（IL-18β）胞内区融合而成。当 VEGF 刺激后，VEGFR1 发生二聚化，使得 IL-18Rα 和 IL-18β 胞内结构域相互作用并传递信号，引起 NF-κB 荧光素酶报告基因活化。通过比较参比品和供试品引起的荧光信号强度，进而测定 VEGFR Fc 融合蛋白的生物学活性。

（七）质控要点

（1）由于 VEGFR Fc 融合蛋白含有 15% 的糖基化部分，含有 5 个 *N*- 糖基化位点，表现出一定程度的糖链异质性，因此，在原液检定中引入寡糖分析和唾液酸含量测定项目。采用反相 HPLC 方法测定每个 VEGFR Fc 融合蛋白分子结合的唾液酸残基数量；在寡糖分析中，采用正向阴离子交换 HPLC 技术，根据唾液酸在寡糖中的分布特点，分离蛋白质释放的寡糖基团，检测糖蛋白中与天冬酰胺连接的寡糖链的唾液酸糖苷化程度。

（2）重组蛋白药物在保持和运输过程中，天冬酰胺脱氨基或天冬氨酸残基异构化引起蛋白药物的异质性，影响药物的质量。在原液检定中采用 ELISA 结合 RP-HPLC 方法对异天冬氨酸含量进行测定，提高质量控制标准（表 18-4、表 18-5）。

表 18-4　重组人血管内皮生长因子受体 -Fc 融合蛋白原液质量控制

检定项目	检定方法	质量标准
N 端序列	Edman 降解法	N 端 15 个氨基酸序列
鉴别（VEGFR2）	免疫印迹	阳性，与参比品一致
总蛋白质含量 /（mg/ml）	紫外法	43~72
宿主细胞蛋白残留量 /ppm	ELISA	≤ 8
外源性 DNA 残留量 /（pg/mg）	Q-PCR	≤ 2.0
蛋白 A 残留量 /ppm	ELISA	≤ 3
生物学活性 /%	报告基因法	50~140
结合活性 /%	ELISA 法	65~135
纯度 /%	SDS-PAGE（还原）	主条带≥ 96.0
	SDS-PAGE（非还原）	主条带≥ 94.0，非还原条带≤ 5.0
	SEC-HPLC	主峰≥ 98.0，聚集体≤ 2.0
唾液酸含量 /（mol/mol 蛋白）	RP-HPLC	8~12
寡糖图谱 /%	AE-HPLC	0SA 15~40
		1SA 35~50
		2SA 20~31
		3SA 2~6
		Z 值为 0.6~1.6
无菌检查	薄膜过滤法	无菌生长
细菌内毒素 /（EU/ml）	凝胶限量法	≤ 0.4
电荷异质性 /%	等电聚焦法	供试品的主条带（3~9）位置与标准物质的主条带（3~9）一致；条带 3~9 的总面积≥ 81
异天门冬氨酸含量 /（mol/mol 蛋白）	ELISA+RP-HPLC	≤ 0.10
紫外吸收光谱 /nm	UV 测定法	278 ± 3
肽图分析	HPLC	与参比品一致
分子量 /kDa	还原 SDS-PAGE	51.8~63.2

表 18-5　重组人血管内皮生长因子受体 -Fc 融合蛋白成品质量控制

检定项目	检定方法	质量标准
外观	目测	浊度不超过《欧洲药典》Ⅲ号浊度标准品，无色至《欧洲药典》BY5 号参比标准液
可见异物	灯检法	应符合规定
pH	电位法	5.9~6.5
鉴别（VEGFR2）	免疫印迹法	与标准品一致

续表

检定项目	检定方法	质量标准
蛋白质含量 /（mg/ml）	紫外法	36.0~44.0
生物学活性 /%	报告基因法	样品与标准品 IC_{50} 之比应为 50~150
纯度 /%	还原 SDS-PAGE 法	主条带≥ 94；
	非还原 SDS-PAGE 法	主条带≥ 92，非还原条带 1（NR1）< 6
	SEC-HPLC 法	主峰≥ 96.5，聚合物≤ 3.5
电荷异质性 /%	等点聚焦法	主条带（3~9）位置应与标准品的一致，主条带总面积≥ 81
异天冬氨酸含量 /（mol 异天冬氨酸 /mol 阿柏西普）	ELISA+RP-HPLC	≤ 0.30
细菌内毒素检查 /（EU/ml）	凝胶限量法	≤ 0.4
不溶性微粒 /（个 /ml）	光阻法	≥ 10 μm 的微粒数≤ 2000； ≥ 25 μm 的微粒数≤ 200
无菌检查	膜过滤法	无菌生长
装量 /（ml/ 支）	容量法	不低于 0.1
渗透压 /（mOsmol/kg）	冰点下降法	247~319
异常毒性检查	小鼠法	应符合药典要求

五、重组人粒细胞集落刺激因子 -Fc 融合蛋白

重组人粒细胞集落刺激因子（recombinant human granulocytecolony-stimulating factor，rhG-CSF）已广泛应用于治疗放化疗引起的中性粒细胞减少症。由于分子量小于 20kDa，其体内半衰期通常仅为几个小时，临床上需要反复给药。目前改善生物技术药物体内代谢状态、延长半衰期的手段主要包括聚乙二醇修饰、与人免疫球蛋白 Fc 段融合表达等方式。此类产品目前在国内外尚处于临床研究阶段。

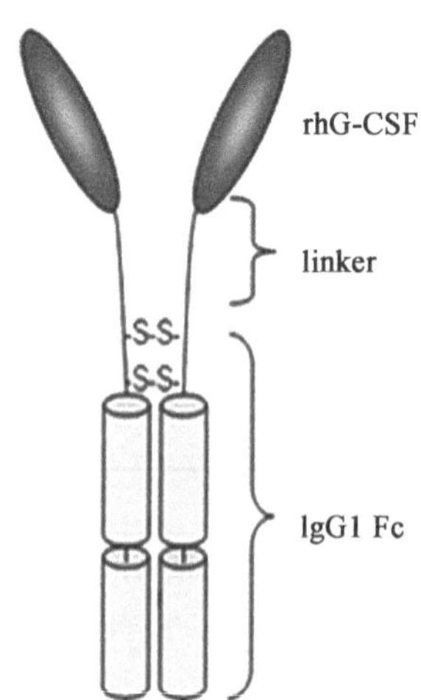

图18-5 重组人粒细胞集落刺激因子-Fc融合蛋白结构示意图

（一）结构及理化性质

rhG-CSF-Fc 是将抗体 IgG2 的 Fc 片段基因重组融合表达于 rhG-CSF 的 C 端，为天然二聚体分子，由中国仓鼠细胞 CHO 表达。rhG-CSF-Fc 分子量约为 46.7kDa，等电点约在 6.5 附近。从分子机制看，G-CSF 结合到受体（G-CSFR）上后，两个 G-CSF：G-CSFR 复合物相互形成二聚体后才能激活下游的 JAK2-STAT3 信号通路，驱动粒细胞的分化、增殖与成熟。rhG-CSF-Fc 的设计基于 G-CSF 与 G-CSFR 形成 2∶2 的复合物，通过设计使得表达纯化得到的重组 G-CSF-Fc 融合蛋白天然以二聚体存在，能够更有效地发挥生物学功能（图 18-5）。

（二）生物学功能

rhG-CSF-Fc 融合蛋白为天然二聚体，可获得更强的受体活化信号，促进中性粒细胞的快速分化、增殖，进而更有效地发挥生物学功能。

（三）临床应用

临床用于治疗放化疗引起的中性粒细胞减少症。

（四）生物学活性检测方法

rhG-CSF-Fc 融合蛋白的活性测定方法与普通 rhG-CSF 的活性测定方法相同，采用体外刺激 mNFS-60 细胞增殖的方法进行生物学活性的测定。虽然 rhG-CSF-Fc 和 rhG-CSF 国家标准品均可有效地在体外刺激 mNFS-60 细胞增殖、获得显著的 S 形量效关系曲线，并符合四参数方程的回归分析，但以其剂量 - 效应曲线中直线部分的浓度对数和相应的 OD 值作直线回归后，回归线斜率 b 之间差异显著（$P < 0.05$），需制备 rhG-CSF-Fc 活性测定同质标准品，并以量效曲线的半效浓度 ED_{50} 值定义为 1 个生物活性单位（AU），具体实验方法可参见《中国药典》（三部通则 3526）重组人粒细胞集落刺激因子。

（五）质控要点

由于该融合蛋白含有人 IgG2 的 Fc 区域，在纯化过程中采用了以蛋白 A 为介质的亲和层析，因此在残留杂质的质量控制中，除对常规要求的宿主细胞蛋白、DNA 等残留杂质进行控制外，还增加了蛋白 A 残留量检测（表 18-6）。

表 18-6 重组人粒细胞集落刺激因子 -Fc 融合蛋白原液质量控制项目及方法

检测项目	检测方法
生物学活性 /（U/ml）	mNFS-60\MTT 法
蛋白质含量 /（mg/ml）	Lowry 法
比活性 /（U/mg）	生物学活性 / 蛋白质含量
纯度 /%	非还原 SDS-PAGE 法
纯度 /%	RP-HPLC 法
分子量 /kDa	还原 SDS-PAGE 法
宿主 DNA 残留量 /（pg/ 剂量）	DNA 杂交法
宿主细胞蛋白残留量 /%	ELISA 法
蛋白 A 含量 /%	ELISA 法
细菌内毒素检查 /（EU/mg）	凝胶限度法
等电点	等点聚焦电泳法（IEF）
紫外吸收光谱 /nm	紫外扫描
肽图	胰蛋白酶裂解法
N 端氨基酸序列	Edman 降解法

六、胰高血糖素样肽 -1（GLP-1）受体激动剂类融合蛋白药物

胰高血糖素样肽 -1（GLP-1）受体激动剂类药物市场增长迅速，成了糖尿病市场扩容的最大推动力。根据 EvaluatePharma 数据预测，2015~2022 年，GLP-1 受体激动剂类药物的年均增幅最高，为 20%。2015 年全球 GLP-1 受体激动剂的销售额约为 40 亿美元，占糖尿病药物市场的 10% 左右；2022 年，该类药物的销售额将达到 143 亿美元，在糖尿病药物市场中的占比超过 22%。但由于体内二肽基肽酶 - Ⅳ（DPP- Ⅳ）的特异性识别剪切作用，天然 GLP-1 的血浆半衰期不足 5min，针对 GLP-1 的这一弱点，目前长效 GLP-1 受体激动剂的开发已经成为该类药物的主流研究方向。届时，GLP-1 受体激动剂 TOP10 的药物中，长效 GLP-1 受体激动剂将占据主要位置。长效 GLP-1 受体激动剂药物凭借其一周一次的给药方式，优势不言而喻。融合蛋白技术能够延长蛋白药物的体内半衰期，达到长效目的，国外已有 albiglutide（GSK）、dulaglutide（Eli Lilly）上市销售，国内企业利用融合蛋白技术开发的长效 GLP-1 受体激动剂药物也已批准临床研究。

长效 GLP-1 受体激动剂药物的目标蛋白主要是 GLP-1 和 Exendin-4 两种。GLP-1 是主要由肠 L 细胞分泌的 30 个氨基酸组成的多肽，通过与 G 蛋白偶联的受体（GLP-1 受体）结合发挥其生理功能。人体内许多组织，包括胰腺、脑、肺、肾、心脏和胃肠道中均有 GLP-1 受体表达，GLP-1 与其受体结合后在各系统中发挥其生理功能。研究发现，GLP-1 能够刺激葡萄糖依赖的胰岛素分泌与合成；抑制餐后胰高血糖素分泌；增加胰岛 β 细胞数量；延缓胃排空，降低食欲。Exendin-4 是从美国一种大毒蜥蜴的唾液中分离的 39 个氨基酸多肽，与天然 GLP-1 有 53% 的同源性。研究表明，Exendin-4 同样能激活 GLP-1 受体，发挥与 GLP-1 相似的生理功能，但 Exendin-4 对 GLP-1 受体的亲和力强于 GLP-1，具有更长的血浆半衰期。

以 GLP-1 和 Exendin-4 为目标的融合蛋白药物的载体蛋白有抗体 Fc 段和 HSA，国外上市的阿必鲁肽（GSK）为 GLP-1–HSA 融合蛋白，度拉鲁肽（Eli Lilly）为 GLP-1-Fc 融合蛋白，国内已批准临床试验和申请临床的 GLP-1 受体激动剂融合蛋白药物有 Fc 融合的，也有 HSA 融合的，它们均是通过与 GLP-1 受体结合，发挥相同的生物学功能，临床用于 2 型糖尿病的治疗，下面分别进行介绍。

（一）重组 Exendin-4 Fc 融合蛋白

1. 名称

Exendin-4 Fc（IgG2）融合蛋白注射液（Exendin-4 Fc fusion protein，Exendin-4-Fc）。

2. 来源

Exendin-4 Fc 融合蛋白系通过 DNA 重组技术将 Exendin-4 基因通过连接肽基因与 IgG2 亚型的 Fc 段基因连接后，于 CHO 细胞表达生产。

3. 结构与理化性质

Exendin-4 Fc 融合蛋白由三部分组成，Exendin-4 的 C 端与 IgG2 的 Fc 重链恒定区的 N 端通过连接肽相连。该制品理论分子量 67kDa，存在 *N*- 糖基化位点。主区带等电点 5.8。

4. 质控要点

由于 Exendin-4 Fc 融合蛋白是 CHO 细胞表达的抗体 Fc 类融合蛋白，在工艺开发的质量研究中，对产品的电荷异质性、糖基化位点、寡糖组成、唾液酸含量等进行分析研究；对融合蛋白与 Fc 不同受体的结合活性进行分析研究；同时对 Fc 介导的 ADCC 和 CDC 效应进行研究，分析生产的融合蛋白是否达到预期的设计目的（表 18-7、表 18-8）。

表 18-7 重组 Exendin-4-Fc 融合蛋白原液质量控制

检测项目	检测方法	质量标准
蛋白质含量 /（mg/ml）	Lowry 法	≥ 2.0
pH	电位法	6.0~7.0
纯度 /%	还原 SDS-PAGE	≥ 95.0
纯度	非还原 SDS-PAGE	图谱与参考品一致
纯度 /%	SEC-HPLC	≥ 95.0
等电点	等点聚焦电泳	主区带应为 5.3~6.3，且图谱与参考品一致
结合活性 /%	ELISA	50~150
紫外吸收光谱 /nm	紫外扫描	278~284
外源性 DNA 残留 /（pg/ 剂）	Q-PCR	≤ 100
宿主细胞蛋白残留 /%	ELISA	不高于总蛋白的 0.01
蛋白 A 蛋白残留量 /%	ELISA	不高于总蛋白的 0.001
肽图	RP-HPLC	应与对照品一致
N 端氨基酸序列	Edman 降解法	N 端 15 个氨基酸序列
细菌内毒素 /（EU/mg）	凝胶限度法	＜ 5

表 18-8 重组 Exendin-4-Fc 融合蛋白成品质量控制

检测项目	检测方法	质量标准
鉴别	免疫斑点	阳性
外观	目测	无色澄明液体
可见异物	灯检法	应符合规定
装量	容量法	不低于标示量
渗透压摩尔浓度 /（mOsmol/kg）	冰点下降法	250~350
pH	电位法	6.0~7.0
蛋白质含量 /（mg/ml）	紫外分光光度法	1.8~2.2
纯度 /%	还原 SDS-PAGE	≥ 95.0
	非还原 SDS-PAGE	图谱与参考品一致
	SEC-HPLC	≥ 95.0

续表

检测项目	检测方法	质量标准
结合活性 /%	ELISA	50~150
等电点	等电聚焦电泳法	主区带应为 5.3~6.3，且图谱与参考品一致
细菌内毒素 /（EU/mg）	凝胶限度法	＜5
无菌试验	薄膜过滤法	应符合规定
异常毒性检查	小鼠实验	应符合规定

（二）重组 Exendin-4- 人血白蛋白融合蛋白

1. 名称

重组艾塞那肽人血白蛋白融合蛋白注射液（Exendin-4-Exendin-4-HSA fusion protein，E2HSA）。

2. 来源

E2HSA 融合蛋白系通过基因工程手段将两个串联的 Exendin-4 基因通过连接肽基因与 *HSA* 基因连接后，由毕赤酵母细胞表达。

3. 结构与理化性质

E2HSA 结构为 Exendin-4-Exendin-4-linker-HSA，由 668 个氨基酸组成，理论分子量 75 092.6Da，等电点 4.7。

（三）重组人胰高血糖素样肽 -1 类似物 - 人血白蛋白融合蛋白

1. 名称

重组人胰高血糖素样肽 -1 类似物 - 人血白蛋白融合蛋白（glucagon-like peptide-1 HSA fusion protein，GLP-1-HSA）。

2. 来源

GLP-1-HSA 即将人 GLP-1 类似物的 C 端肽段与人血清白蛋白（human serum albumin，HSA）的 N 端通过连接肽（linker）融合而成。该制品系由毕赤酵母 GS115 表达、纯化而成。

3. 结构与理化性质

GLP-1-HSA 包含 639 个氨基酸，由 GLP-1 类似物和 HSA 通过一柔性连接肽融合而成。GLP-1 类似物共含 39 个氨基酸，其中 1~31 位来源于 GLP-1，32~39 位与 Exendin-4 同源，HSA 部分含 585 个氨基酸，与天然人白蛋白序列完全同源。该制品含有 17 对二硫键，理论分子量 71 361.4Da，无 *N*- 糖基化位点，理论上存在 *O*- 糖基化可能性，等电点 4.8。

常规质量控制项目及方法与重组人 GLP-1-HSA 融合蛋白的类似，见表 18-9 和表 18-10。

表 18-9　重组人 GLP-1 类似物 HSA 融合蛋白原液质量控制

检测项目	检验方法	质量标准
生物学活性	报告基因法	—
蛋白质含量 /（mg/ml）	紫外分光光度法	≥ 20.0
比活性 /（U/mg）	生物学活性 / 蛋白含量	≥ 2.23×10^3
纯度 /%	非还原 SDS-PAGE	≥ 95.0
	SEC-HPLC	≥ 95.0
分子量 /kDa	还原 SDS-PAGE	71.4 ± 7.1
等电点	等电聚焦电泳	主区带应为 4.4~5.4，图谱与对照品一致
宿主 DNA 残留 /（pg/mg）	Real-time PCR	≤ 5.0
宿主蛋白残留 /%	ELISA	不高于总蛋白的 0.1
细菌内毒素检查 /（EU/mg）	凝胶限度法	< 0.5
紫外吸收光谱 /nm	紫外分光光度法	280 ± 3
肽图	RP-HPLC	应与对照品一致
N 端氨基酸序列	Edman 降解法	N 端 15 个氨基酸序列

表 18-10　重组人 GLP-1 类似物 HSA 融合蛋白成品质量控制

检验项目	检验方法	质量标准
鉴别试验	ELISA	阳性
外观	目测法	白色或黄色疏松体，加入注射用水后溶解为无色或黄色澄明液体
可见异物	灯检法	应符合规定
不溶性微粒	光阻法	应符合规定
装量差异	重量法	应符合规定
水分	库伦滴定法	≤ 3.0%
pH	电位法	5.5~6.5
渗透压摩尔浓度 /（mOsmol/kg）	冰点下降法	250~350
蛋白质含量 /%	紫外分光光度法	标示量的 80~120
生物学活性 /（U/ 瓶）	报告基因法	不低于 3.34×10^4
纯度 /%	SEC-HPLC	不低于 95.0
无菌检查	薄膜过滤法	无菌生长
细菌内毒素检查 /（EU/ 瓶）	凝胶限度法	< 10
异常毒性检查	小鼠法	应符合药典规定

（四）胰高血糖素样肽 -1（GLP-1）受体激动剂类融合蛋白药物活性测定方法

目前主要有两种测定方法。

（1）采用不同浓度药物刺激含 GLP-1 受体的大鼠 RINm-5F 细胞，使细胞内的 cAMP 生成增加，再用 ELISA 法测定细胞内的 cAMP，绘制剂量 - 反应曲线，并与标准品进行比较后，按药典公式进行计算。该方法步骤较多，操作复杂，试验误差较大。

（2）采用转染了 GLP-1 受体基因和 CRE（cAMP response element）荧光素酶报告基因的重组 CHO 细胞株测定生物学活性。用不同浓度药物与重组 CHO 细胞膜上的 GLP-1 受体结合激发细胞膜信号通路使胞内环化腺苷酸（cAMP）的浓度上升，作用于下游元件 CRE，从而使其下游的荧光素酶（luciferase）基因表达，通过检测 luciferase 催化其底物产生的荧光强弱，绘制剂量 - 反应曲线，与标准品比较，计算药物生物学活性。该方法操作简单、灵敏性强、精密度高。

测定中应注意，在最后的底物反应后，转移到白色 96 孔板时，吸取的液体体积要小于孔中液体体积，避免过多泡沫产生，从而减少误差。

七、重组人干扰素 α2a-HSA 融合蛋白

（一）名称

重组人干扰素 α2a- 人血白蛋白融合蛋白（rhIFNα2a-HSA fusion protein，HSA-IFNα2a）。

（二）来源

IFNα2a-HSA 即将重组人干扰素 α2a N 端通过一连接肽（linker）或直接连接大分子量的重组人血清白蛋白（rHSA）融合表达而成。其由毕赤酵母或酿酒酵母表达、纯化而成。

（三）结构与理化性质

rHSA-IFNα2a 包含 755 个左右的氨基酸，含有 19 对二硫键及一个自由的半胱氨酸，无糖基化位点，分子量约为 86kDa，等电点约为 5.3。在 4℃可以保存 6 个月，56℃处理 10min 仍保持稳定，在 pH2.0 溶液中保持稳定。

（四）生物学功能

与 IFN-α2a 相同，具有广谱的抗病毒、抗肿瘤和调节机体免疫力的生物学功能，但是具有更长的体内半衰期；保护 rhIFN-α2a 分子免受血液中蛋白酶的消化破坏，并且能降低肾小球滤过率，延长半衰期，从而降低临床使用剂量和频率。

（五）临床应用

重组人干扰素 α2a-HSA 融合蛋白申报的临床适应证为慢性乙型肝炎及慢性丙型肝

炎。IFNα2a 半衰期为 4~6h，治疗慢性乙型肝炎及慢性丙型肝炎时，每周注射 3 次；而 rHSA-IFNα2a 的半衰期约为 80h，在临床试验中，每 2 周注射一次。

（六）生物学活性测定

重组人干扰素 α2a-HSA 融合蛋白的活性测定方法与普通干扰素的活性测定方法相同，有病毒抑制法和报告基因法两种，下面分别进行介绍。

1. 病毒抑制法

本法系依据干扰素可以保护人羊膜细胞（WISH）免受水泡性口炎病毒（VSV）破坏的作用，用结晶紫对存活的 WISH 细胞染色，于波长 570nm 处测定其吸光度，可得到干扰素对 WISH 细胞的保护效应曲线，以此测定干扰素生物学活性。

2. 报告基因法

本法系将含有干扰素刺激反应元件和荧光素酶基因的质粒转染到 HEK293 细胞中，构建细胞系 HEK293puroISRE-Luc，作为生物学活性测定细胞。当 I 型干扰素与细胞膜上的受体结合后，通过信号转导，激活干扰素刺激反应元件，启动荧光素酶的表达，表达量与干扰素的生物学活性成正相关，加入细胞裂解液和荧光素酶底物后，测定其发光强度，以此测定 I 型干扰素生物学活性。与病毒抑制法相比，报告基因法具有以下几个方面的优势：操作简便，易于掌握，变异度约为病毒抑制法的 1/2，耗时约为病毒抑制法的 1/3，不使用病毒，无需在生物安全实验室操作。

（七）质控要点

重组人干扰素 α2a-HSA 融合蛋白质量控制见表 18-11 和表 18-12。

表 18-11 重组人干扰素 α2a-HSA 融合蛋白原液质量控制

检测项目	检测方法	质量标准
生物学活性	细胞病变抑制法 / 报告基因法	—
蛋白质含量	Lowry 法	—
比活性 /（IU/mg）	生物学活性 / 蛋白质含量	$\geqslant 2.0 \times 10^5$
电泳纯度 /%	非还原型 SDS-PAGE	≥ 95.0
HPLC 纯度 /%	SEC-HPLC	≥ 95.0
分子量 /kDa	还原型 SDS-PAGE	85.7 ± 8.6
外源性 DNA 残留量 /（ng/ 支）	探针杂交法 / 荧光染色法	≤ 10
宿主菌蛋白质残留量 /%	酶联免疫吸附法	≤ 0.10
细菌内毒素检查 /（EU/30 万 IU）	凝胶法	＜ 10
等电点	等电聚焦电泳	主区带应为 4.8~5.8，且供试品图谱应与对照品一致
紫外光谱	紫外光谱扫描	最大吸收峰波长应为（278 ± 3）nm
肽图	胰蛋白酶裂解 -RP-HPLC	应与对照品图谱一致
N 端氨基酸序列	Edman 降解法	N 端 15 个氨基酸序列

表 18-12　重组人干扰素 α2a-HSA 融合蛋白成品质量控制

检测项目	检测方法	质量标准
鉴别试验	免疫印迹法 / 免疫斑点法	阳性
外观	目测法	白色薄壳状疏松体，按标示量加入灭菌注射用水后迅速复溶为澄明液体
可见异物	灯检法	应符合规定
水分 /%	费休氏法	≤ 3.0
pH	电位法	6.5~7.5
渗透压摩尔浓度	冰点下降法	应符合批准的要求
生物学活性 /%	细胞病变抑制法 / 报告基因法	应为标示量的 80~150
无菌检查	薄膜过滤法	无菌生长
细菌内毒素检查（EU/ 支）	凝胶法	＜ 10
异常毒性检查	小鼠试验法	应符合药典规定

八、重组人促卵泡激素 -CTP 融合蛋白

（一）名称

中文名：重组人促卵泡激素 -CTP 融合蛋白；英文名：recombinant human follicle stimulating hormone-C-terminal peptide，简称 rhFSH-CTP。

（二）来源

重组人促卵泡激素 -CTP 融合蛋白 rhFSH-CTP，是在重组人促卵泡激素 rhFSH 的物质结构基础上，通过重组 DNA 技术将人绒促性素 hCG β 蛋白亚基富含 *O*- 糖的羧基端肽段 CTP 结构融合到 rhFSH β 蛋白亚基的羧基端，形成与 rhFSH 类似的非共价键二聚体糖蛋白，在不改变分子的功能性结构和生物学活性的前提下，达到延长 FSH 体内半衰期、提高生物学活性的目的。rhFSH-CTP 由携带编码 α 蛋白亚基基因和 β 蛋白亚基基因的重组质粒转染至 CHO-K1 细胞株，经无血清培养基发酵培养，运用一系列的色谱层析、超滤换液、病毒去除和灭活、无菌过滤等步骤高度纯化获得原液。成品为一次性预灌封水针剂。

（三）结构与理化性质

rhFSH-CTP 是由 α 蛋白亚基和 β 蛋白亚基两条链以非共价键的方式组成的二聚体糖蛋白，由 hFSH 蛋白和 CTP 肽段融合而成。CTP 是人绒促性素 hCG β 蛋白亚基的羧基端肽段结构，位于 hCG β 蛋白亚基的 118~145 位，由 28 个氨基酸组成。这一肽链上有 4 个 *O*- 连接糖链与肽段上的丝氨酸残基连接，*O*- 连接糖链的增加提高了蛋白分子中唾液酸含量的比例。

与 rhFSH 相比，rhFSH-CTP 仅在 β 蛋白亚基末端增加了 28 个氨基酸。rhFSH-CTP 和

rhFSH 有相同的 α 蛋白亚基，由 92 个氨基酸组成，有 5 对链内二硫键（α7~31、α10~60、α28~82、α32~84 和 α59~87）和 2 个 *N*- 糖基化修饰位点（N52 和 N78）。rhFSH-CTP β 蛋白亚基由 139 个氨基酸组成，rhFSH β 蛋白亚基由 111 个氨基酸组成，两者均有 6 对链内二硫键（β3~51、β17~66、β20~104、β28~82、β32~84 和 β87~94）和 2 个 *N*- 糖基化修饰位点（N7 和 N24）。除此之外，rhFSH-CTP 的 β 蛋白亚基有 4 个潜在的 *O*- 糖基化修饰位点，分别发生在 S115、S121、S126 和 S132 位（图 18-6）。

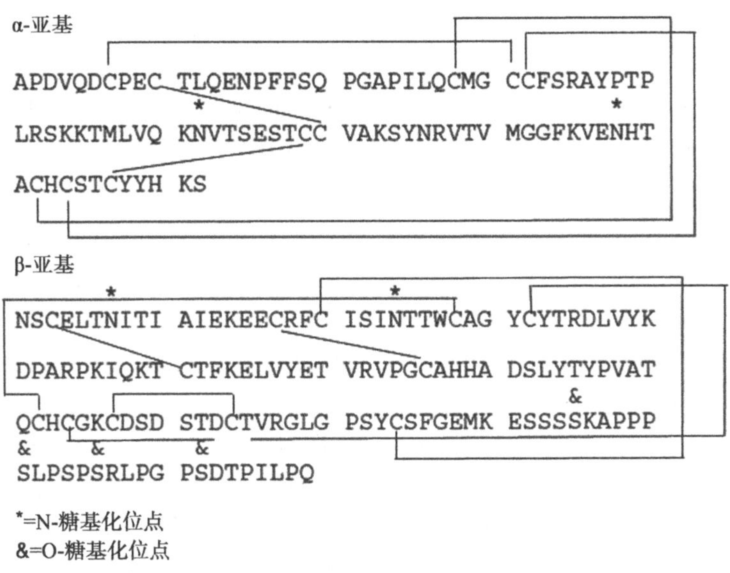

图18-6 rhFSH-CTP蛋白序列和修饰结构示意图

rhFSH-CTP 的 α 蛋白亚基和 β 蛋白亚基的分子量具有高度不均一性，造成这些不均一性的原因包括：①蛋白骨架本身（氧化、脱酰胺、N 端不均一性等蛋白修饰的差异）；② *N*- 糖的差异（4 个 N- 糖位点的糖型结构和占据比例）；③ *O*- 糖的差异（4 个 *O*- 糖位点的糖型结构和占据比例）。由于这些不均一特性的存在，rhFSH-CTP 的 α 蛋白亚基、β 蛋白亚基质谱图非常复杂，表现为较多的质谱峰信号。其中，α 蛋白亚基的分子量范围为 14~15kDa，β 蛋白亚基的分子量范围为 24~25kDa。

本品由 FSH 和 CTP 肽段融合而成，因此本品 *N*- 糖链仅位于 FSH 部分，糖苷类型主要由末端含唾液酸的糖结构组成，以两天线、三天线和四天线结构为主，末端唾液酸高度异质性。本品 *O*- 糖链仅位于 CTP 肽段部分，糖苷类型主要以一天线和两天线结构为主，末端唾液酸高度异质性。rhFSH-CTP 蛋白分子上的糖链对其生物学活性至关重要，唾液酸修饰程度不足会使其体内半衰期下降，导致其在体内被快速清除，无法发挥体内生物学功能，因此可通过免疫学活性、CZE、cIEF、唾液酸含量、体内生物学活性等质控指标监控。

（四）生物学功能

重组人促卵泡激素 -CTP 融合蛋白的药理作用机制与 rhFSH 相同，均可在体内刺激卵泡的生成和成熟。

促卵泡激素受体 FSHR 是一种具有 7 个跨膜结构的 G 蛋白偶联受体，主要分布于睾丸曲细胞精管内支持细胞（sertoli cell）和卵巢颗粒细胞（granulosa cell），其 N 端有一个大的细胞外结构域以结合 FSHR 激动剂。

对于男性，曲细胞精管内支持细胞是 rhFSH-CTP 的靶细胞，rhFSH-CTP 与支持细胞上的 FSHR 结合后，刺激曲细胞精管上皮和次级精母细胞的发育，在 LH 和雄激素的协同下促进精子发育成熟。

对于女性，rhFSH-CTP 结合 FSH 受体后活化芳香化酶并可诱导 LH 受体形成。内膜细胞在 LH 作用下产生雄烯二酮或睾酮，这些底物通过基底膜进入颗粒细胞，活化的芳香化酶将它们转化为 17-β 雌二醇。雌激素协调 rhFSH-CTP 使颗粒细胞增生，内膜细胞分化，卵泡液形成，卵泡腔扩大，从而促进卵泡的生成和发育成熟。

（五）临床应用

rhFSH-CTP 临床适应证与 rhFSH 一致，均为与促性腺激素释放激素 GnRH 拮抗剂联合用于控制性促排卵（COS），对于进行超排卵期或辅助生育技术 ART，如体外受精 - 胚胎移植（IVF）、配子输卵管内移植（GIFT）和合子输卵管内移植（ZIFT）的妇女患者，本品可刺激多卵泡发育。

只需皮下注射一次推荐剂量，rhFSH-CTP 即可代替控制性卵巢刺激治疗循环周期中 rhFSH 的 7 天注射，简化了保健机构的护理过程，减少了注射次数，减轻了患者的痛苦。除方便使用之外，FSH-CTP 与 FSH 在临床怀孕率、持续怀孕率、流产率、子宫外孕率、活产率及取得成熟卵子之数目方面皆无显著差异。另外，在卵巢过度刺激综合征（OHSS）的发生率上，两者亦无显著差异。因此，具有长效功能的 rhFSH-CTP 成为试管婴儿疗程中一种新的药物选择。

（六）质量控制

根据同类产品 rhFSH 的质控要求和一般治疗用重组蛋白制品的指导原则，进行本品质量控制。可参考的质量标准项目见表 18-13 和表 18-14。

表 18-13　重组人促卵泡激素 -CTP 融合蛋白原液质量控制项目及方法

检测项目	检测方法
蛋白质含量 /（mg/ml）	紫外 - 可见分光光度法
免疫学特性 /%	ELISA 法
生物学活性（体外法）/%	报告基因法
电泳纯度 /%	SDS-PAGE 法（非还原）
液相纯度 /%	SEC-HPLC 法
分子量 /kDa	SDS-PAGE 法（非还原）
紫外吸收光谱 /nm	紫外 - 可见分光光度法
氧化 α 亚基 /%	RP-HPLC 法
等电点	等电聚焦凝胶电泳法

续表

检测项目	检测方法
唾液酸含量 /（mol/mol.Pro）	FLR-UPLC
外源性 DNA 残留量 /（ng/mg）	实时荧光定量 PCR 法
宿主细胞蛋白质残留量 /ppm	ELISA 法
细菌内毒素	凝胶限度法
肽图	RP-HPLC
N 端氨基酸序列	Edman 降解法

表 18-14　重组人促卵泡激素 -CTP 融合蛋白成品质量控制项目及方法

检测项目	检测方法
鉴别 - 免疫学活性	酶联免疫法
外观	目测法
可见异物	《中国药典》四部通则 0904
装量	《中国药典》四部通则 0102
pH	《中国药典》四部通则 0631
渗透压摩尔浓度 /（mOsmol/kg）	《中国药典》四部通则 0632
蛋白质含量 /（μg/ 支）	分子排阻色谱法
免疫学活性 /%	酶联免疫法
生物学活性（体外法）/%	报告基因法
生物学活性（体内法）/%	大鼠卵巢增重法
电泳纯度 /%	SDS-PAGE 法（非还原）
氧化 α 亚基 /%	反相色谱法
甲硫氨酸含量 /（μg/ 支）	分子排阻色谱法
聚山梨醇酯 20 含量 /（μg/ 支）	荧光光度法
细菌内毒素 /（EU/ml）	凝胶限度法
无菌检查	薄膜过滤法
异常毒性检查	小鼠试验法

1. 蛋白质含量

本品原液蛋白质含量采用紫外 - 可见分光光度法检测；而成品由于蛋白含量低、制剂干扰等因素，采用分子排阻色谱法进行，即取参比品用纯水稀释至 0.5mg/ml、0.4mg/ml、0.3mg/ml、0.2mg/ml、0.1mg/ml，作为梯度标准品溶液，待检样品直接进样，按照分子排阻色谱法试验。使用 TSK gel G2000 SW_{XL} 色谱柱，磷酸盐 - 氯化钠缓冲液为流动相，流速 0.5ml/min，检测波长 214nm，各稀释度的参比品及待检样品进样 10μl，采集信号色谱图。按峰面积归一化法计算，以参比品不同进样浓度对应的蛋白含量为横坐标、对应的峰面积为纵坐标作标准曲线，计算本品成品中重组人促卵泡激素 -CTP 融合蛋白含量。

2. 活性

1）体外法

可参考目前国际上广泛接受的报告基因法检测。该方法将 FSH 受体转入 CHO 细胞中，同时转入 cAMP 反应元件（cAMP response element）控制下的荧光素酶报告基因（luciferase）质粒。FSH-CTP 融合蛋白结合至转染入该细胞表面的 FSH 受体后，催化胞内 ATP 转化为 cAMP，作为第二信使的 cAMP 通过识别其位于基因启动子区的特异性反应元件 CRE，启动其下游荧光素酶报告基因的转录，产生的荧光素酶催化底物产生荧光。荧光值的强弱和 cAMP 的生成量呈正相关，通过检测荧光值，与参比品比较测出供试品的生物学活性。

2）体内法

收录于《中国药典》（2015 版）和《欧洲药典》（8.0 版）（European Pharmacopoeia）的 FSH 体内生物活性测定方法均是采用雌幼大鼠卵巢增重法，即利用 FSH 促进卵泡发育的药理特性，建立以人绒毛膜促性腺激素（HCG）增敏的雌幼大鼠卵巢增重法。

本品是 FSH 长效制剂，为检测本品的体内生物学活性，基于《中国药典》（2015 版）四部通则 1216 中描述的 FSH 生物活性测定方法，在给药频率和给药剂量上进行适当调整，可建立适用于本品的体内测活方法。以卵巢重为反应值，按《中国药典》（2015 版）四部通则 1431 生物检定统计法中的量效平行线法计算样品与参比品效价比值，得出本品的体内生物学活性。

3. 纯度

1）电泳纯度（解离亚基和聚合体）

本品是由 α 亚基和 β 亚基以非共价形式组成的异二聚体糖蛋白，因此产品相关性杂质既有聚合体，还有解离亚基。原液和成品的蛋白质电泳纯度可采用非还原型 SDS-聚丙烯酰胺凝胶电泳法检测，成品由于蛋白质含量低，染色时可采用灵敏度更高的银染法进行显色分析。

2）液相纯度（聚合体）

采用以硅胶基质为填充剂的色谱柱，以磷酸盐 - 氯化钠缓冲液为流动相，检测波长 280nm 分析原液的聚合体。

4. 唾液酸含量

参考方法：采用酸水解方法将蛋白中结合状态的唾液酸释放成游离状态，游离状态的唾液酸与荧光染料 DMB（4，5-methylenedioxy-1，2-phenylenediamine dihydrochloride）结合得到具有荧光特性的衍生物，通过超高效液相色谱法（UHPLC），在激发波长为 373nm、发射波长为 448nm 条件下对供试品的唾液酸含量进行检测分析。

5. 免疫学特性

本品是由 α 亚基和 β 亚基以非共价形成组成的异二聚体糖蛋白，其中 β 亚基是由 rhFSH 的 β 亚基与 hCG 的 CTP 片段融合而成，因此使用针对 FSH 的结构表位抗体和针对 CTP 的抗体进行双抗夹心酶联免疫法联合检测，可特异性鉴别该品种，排除 rhFSH 的干扰，得到蛋白质的完整免疫学特性信息。

（范文红　史新昌　裴德宁　毕　华　杨靖清　李　晶
郭　莎　杨雅岚　饶春明）

参 考 文 献

毕华，范文红，史新昌，等 . 2014. 融合蛋白 Protein A 残留检测方法的建立 . 药物分析杂志，32(4)：297-300.

范文红，陶磊，李响，等 . 2014. 美妥珠单抗 (HcHAb18) 质量标准的建立及理化对照品结构确证 . 中国新药杂志，23（20)：2360-2365.

国家药典委员会 . 2015. 中华人民共和国药典 (三部) . 北京：中国医药科技出版社 .

陶磊，丁有学，刘兰，等 . 2015. 应用串联质谱技术分析几种重组蛋白药物的翻译后后修饰 . 中国药学杂志，50(19)：78-82.

于雷，范文红，王兰，等 . 2016. 报告基因法检测促胰岛素分泌肽融合蛋白生物学活性 . 药物分析杂志，36（3)：426-431.

Andersen JT，Dalhus B，Viuff D，et al. 2014. Extending serum half-life of albumin by engineering neonatal Fc receptor(FcRn) binding. J Biol Chem，289：13492-13502.

Baker K，Qiao SW，Kuo T，et al. 2009. Immune and non-immune functions of the(not so) neonatal Fc receptor，FcRn. Semin Immunopathol，31：223-226.

Berkowitz SA，Engen JR，Mazzeo JR. et al. 2012. Analytical tools for characerizing biopharmaceuticals and the implications for biosimilar. Nature Reviews Drug Discovery，11：527-540.

Birken S，Canfield RE. 1977. Isolation and amino acid sequence of COOH-terminal fragments from the beta subunit of human choriogonadotropin. J Biol Chem，252：5386-5392.

Bruhns P，Iannascoli B，England P，et al. 2009. Specificity and affinity of human Fcgamma receptors and their polymorphic variants for human IgG subclasses. Blood，113(16)：3716-3725.

Capon DJ，Chamow SM，Mordenti J，et al. 1989. Designing CD4 immunoadhesins for AIDS therapy. Nature，337：525-531.

Chanvow SM，Rgll T，Henry B，et al. 2014. Therapeutic Fc Fusion Proteins. Wiley-Bloukwell：Hoboken，NJ.

Chaudhury C，Brooks CL，Carter DC，et al. 2006. Albumin binding to FcRn：distinct from the FcRn-IgG interaction. Biochemistry，45：4983-4990.

Chen X，Lee HF，Zaro JL，et al. 2011. Effects of receptor binding on plasma half-life of bifunctional transferrin fusion proteins. Mol Pharm，8：457-465.

Christensen T，Amiram M，Dagher S，et al. 2009. Fusion order controls expression level and activity of elastin-like polypeptide fusion proteins. Protein Sci，18(7)：1377-1387.

Christiansen M，Matson M，Brazg R，et al. 2013. Weekly subcutaneous doses of Glymera(PB1023)，a novel GLP-1 analogue reduces glucose exposure dose dependently. 72nd scientific sessions of American Diabetes Association，Abstract No. 946-P.

Croxtall JD，McKeage K. 2011. Corifollitropin alfa：a review of its use in controlled ovarian stimulation for assisted reproduction. Biodrugs，25：243-254.

Czajkowsky D，Hu J，Shao Z，et al. 2012. Fc-fusion proteins：new developments and future perspectives. EMBO Mol Med，4(10)：1015-1028.

Evans L，Hughes M，Waters J，et al. 2010. The production，characterisation and enhanced pharmacokinetics of scFv-albumin fusions expressed in Saccharomyces cerevisiae. Protein Expr Purif，73(2)：113-124.

Fares F. 2013. Half-life extension through O-glycosylation. In：Schmidt S，editor. Fusion protein technologies for biopharmaceuticals：applications and challenges. Hoboken：Wiley：358-371.

Fares FA，Suganuma N，Nishimori K，et al. 1992. Design of a longacting follitropin agonist by fusing the

C-terminal sequence of the chorionic gonadotropin beta subunit to the follitropin beta subunit. Proc Natl Acad Sci USA，89：4304-4308.

Giragossian C，Clark T，Piche-Nicholas N，et al. 2013. Neonatal Fc receptor and its role in the absorption，distribution，metabolism and excretion of immunoglobulin G-based biotherapeutics. Curr Drug Metab，14：764-790.

Kratz F. 2008. Albumin as a drug carrier：design of prodrugs，drug conjugates and nanoparticles. J Control Release，132：171-183.

Li Y，Rao C，Tao L，et al. 2013. Improved detection of variants in recombinant human interferon alpha-2a products by reverse-phase high-performance liquid chromatography on a core-shell stationary phase. J Pharm Biomed Anal，28；88C：123-129.

Matzuk MM，Hsueh AJ，Lapolt P，et al. 1990. The biological role of the carboxyl-terminal extension of human chorionic gonadotropin beta-subunit. Endocrinol，126：376-383.

McDonagh C，Huhalov A，Harms BD，et al. 2012. Antitumor activity of a novel bispecific antibody that targets the ErbB2/ErbB3 oncogenic unit and inhabits hergulin-induced activation of ErbB3. Mol Cancer Ther，11：582-593.

Nolte MW，Nichols TC，Mueller-Cohrs J，et al. 2012. Improved kinetics of rIX-FP，a recombinant fusion protein linking factor IX with albumin，in cynomolgus monkey and hemophilia B dogs. J Thromb Haemost，10：1591-1599.

Oliner J，Min H，Leal J，et al. 2004. Suppression of angiogenesis and tumor growth by selective inhibition of angiopoietin-2. Cancer Cells ，6(5)：507-516.

Osborn BL，Sekut L，Corcoran M，et al. 2002. Albutropin：a growth hormone-albumin fusion with improved pharmacokinetics and pharmacodynamics in rats and monkeys. Eur J Pharmacol，456：149-158.

Rath T，Baker K，Dumont JA. 2015. Fc-fusion proteins and FcRn：structural insights for longer-lasting and more effective therapeutics Crit Rev Biotechnol，35(2)：235-254.

Richards DA，Braiteh FS，Garcia AA，et al. 2014. A phase 1 study of MM-111，a bispecific HER2/HER3 antibody fusion protein，combined with multiple treatment regimens in patients with dvanced HER-positive solid tumors. J Clin Oncol，32(15 Suppl)：651.

Rogers B，Dong D，Li Z，et al. 2015. Recombinant human serum albumin fusion proteins and novel applications in drug delivery and therapy. Current Pharmaceutical Design ，21：1899-1907.

Roopenian DC，Akilesh S. 2007. FcRn：the neonatal Fc receptor comes of age. Nature Rev Immunol，7：715-725.

Schellenberger V，Wang CW，Geething NC，et al. 2009. A recombinant polypeptide extends the *in vivo* half-life of peptides and proteins in a tunable manner. Nat Biotechnol，27：1186-1190.

Schlapschy M，Binder U，Borger C，et al. 2013. PASylation：a biological alternative to PEGylation for extending the plasma halflife of pharmaceutically active proteins. Protein Eng Des Sel，26：489-501.

Skerra A. 2009. Extending plasma half-life of biologicals. Euro-Biotech News，8：34-37.

Taguchi K，Chuang VT，Maruyama T，et al. 2012. Pharmaceutical aspects of the recombinant human serum albumin dimer：structural characteristics，biological properties，and medical applications. J Pharm Sci，101：3033-3046.

Yuen KCJ，Conway GS，Popovic V，et al. 2013. A long-acting human growth hormone with delayed clearance（VRS-317）：results of a double-blind，placebo-controlled，single ascending dose study in growth hormone-deficient adults. J Clin Endrocrin Metab，98：2595-2603.

Zhang J，Carter J，Siu S，et al. 2010. Fusion partners as a tool for the expression of difficult proteins in mammalian cells .Curr Pharm Biotechnol，11(3)：241-245.

Zhao HL，Xue C，Wang Y，et al. 2007. Circumventing the heterogeneity and instability of human serum albumin-interferon-alpha2b fusion protein by altering its orientation. J Biotechnol，131(3)：245-252.

第十九章

基因工程激素类药物与合成肽

激素是调节机体正常活动的重要物质，对动物繁殖、生长发育及适应内外环境的变化都有重要作用。当某一激素分泌失去平衡时，就会引发疾病。激素类药物是一类具有不同功能的氨基酸衍生物、多肽与蛋白质、甾体类和脂肪酸衍生物。它们可以通过天然提取、生物技术和人工合成技术获得。肽与蛋白质激素通常由人体特殊的腺体合成和分泌，天然提取的激素不但来源困难，而且易受致病菌和病毒污染。生物技术和化学合成技术使大量生产药用人体激素成为可能。肽与蛋白质激素临床上用于诊断或治疗多种疾病。国内外上市的此类激素药物已达几十种。本章重点介绍重组蛋白质激素及合成肽激素类药物的结构与理化性质、生物学功能、临床应用、质控特点或质量标准。

第一节　基因工程蛋白质激素类药物

一、重组人胰岛素

（一）名称

中文名：重组人胰岛素；英文名：Recombinant Human Insulin。

（二）来源

胰岛素是由动物胰腺的胰岛 β 细胞分泌的一种蛋白类激素。重组人胰岛素的生产方式有两种。①分别合成胰岛素 A 链和 B 链编码基因，通过分子操作将两个基因分别与 β - 半乳糖苷酶编码基因连接构成重组质粒，继而转化至大肠杆菌中，构成工程菌，经发酵表达、纯化分别得到 A 和 B 链与 β - 半乳糖苷酶的融和蛋白，经 CnBr 裂解、纯化分别得到 A 链及 B 链，最后通过化学修饰将 A、B 链结合成为人胰岛素活性形式。②先分离纯化胰岛素原 mRNA，通过反转录得到胰岛素原 cDNA，通过分子操作将该 cDNA 构成重组质粒，继而转化至大肠杆菌或酵母，获得工程菌株，经发酵表达、纯化得到胰岛素原前体蛋白，进一步通过酶切、纯化得到胰岛素原，再经酶切除去 C 肽，纯化后得到活性人胰岛素。

（三）结构与理化性质

胰岛素分子由A链和B链共51个氨基酸残基组成，A链由21个氨基酸残基组成，B链由30个氨基酸残基组成。胰岛素分子天然结构共3个二硫键，A链有1个链内二硫键，A、B链间有2个链间二硫键。不同种属动物的胰岛素分子结构上只有少数氨基酸有差异，理化性质与药理作用基本一致。人胰岛素与猪胰岛素结构最相近，仅B链上第30位氨基酸不同。人胰岛素的分子式$C_{257}H_{338}N_{65}O_{77}S_6$，分子量为5807.69kDa，等电点为5.3。胰岛素结晶是由2个锌原子和6个胰岛素单体分子形成的六聚结晶体，六聚体的形成受B链第6、10、14、17、18位点和A链第13、14位点氨基酸影响；胰岛素分子A链第1、2、19、21位点和B链第22~25位点氨基酸是胰岛素与其受体结合位点；胰岛素分子中的半胱氨酸对维持其四级结构极其重要（图19-1）。

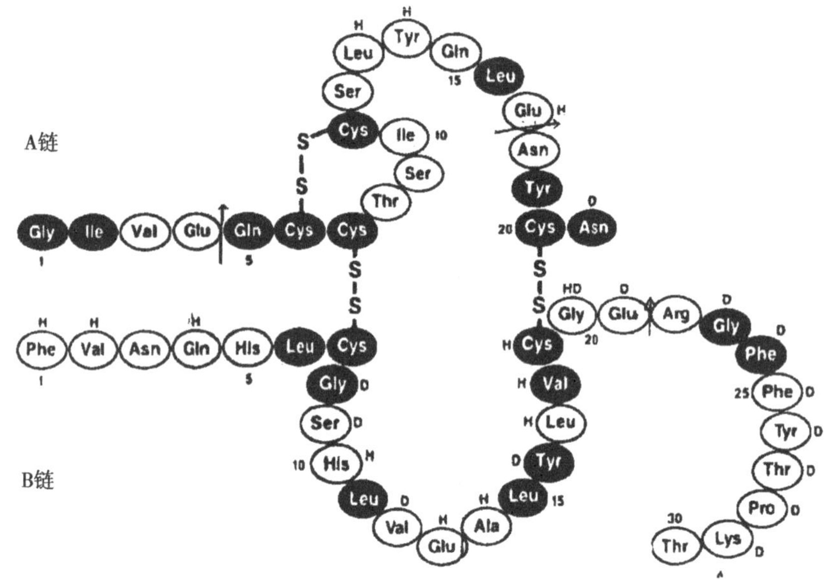

图19-1　胰岛素氨基酸序列图（Norman and Litwack, 1997）

（四）受体

胰岛素受体是一种跨膜糖蛋白，由2个α亚基和2个β亚基组成，亚基之间由二硫键连接，结构为：（β亚基—S-S-α亚基）—S—S—（α亚基—S—S—β亚基）。胰岛素受体的α及β亚单位都突出在细胞膜外层的表面，并连接着复杂的碳水化合物支链，仅β亚单位的另一端深入细胞膜内层。α亚单位是与胰岛素结合的部位，β亚单位内含有特异的酪氨酸蛋白激酶，当胰岛素与受体结合后则发生酪氨酸自身磷酸化，启动胰岛素的生物效应。胰岛素受体是胰岛素信号的传感装置，可在细胞内和细胞膜循环。糖尿病是由于胰腺胰岛细胞分泌胰岛素不足，或在靶组织上活性胰岛素受体数量减少的结果。受体缺陷如酪氨酸激酶区域的缺失或缬氨酸替代 Gly_{996} 可导致非胰岛素依赖型糖尿病即 2 型糖尿病；1 型糖尿病患者的 β 胰岛细胞损害又是自身免疫机制介导的；1 型糖尿病患者肌肉胰岛素受体结合胰岛素能力下降，虽然受体激酶活性正常，但肌糖原合成容量减少。几种黑棘皮胰岛素抵抗综合征亦是受体缺陷引起的，如 B 型严重胰岛素抵抗即胰岛素受体产生自身抗体，A 型严重胰岛素抵抗是胰岛素受体 β 亚单位基因突变。

（五）生物学功能

胰岛素对任何器官都没有专属性，实际上在肝、肌肉和脂肪细胞中进行的大量代谢过程都是依赖胰岛素的。在胰岛素的影响下，许多器官和组织的细胞膜的通透性增加，从而促进物质由细胞外向肝、脂肪和肌肉细胞内运转。胰岛素可促进葡萄糖进入细胞内，加速葡萄糖降解，而使葡萄糖水平被胰岛素降低。胰岛素通过增加氨基酸的摄入而影响蛋白质的代谢，结果增加了细胞膜的通透性。血浆中葡萄糖或氨基酸、cAMP 及 Ca^{2+} 水平的升高均可引起胰岛素的释放，因此，进食后，血浆中胰岛素水平升高。胰岛素能促进骨骼、肌肉、心脏和脂肪组织对糖的摄取和利用，促进糖原合成和抑制糖原异生，从而降低血糖。其中，葡萄糖转运蛋白对糖的摄取起非常重要的作用。胰岛素可通过激活磷脂酸的合成途径提高单核细胞内的甘油二酯水平。除刺激血糖和氨基酸的输送外，胰岛素还能促进生长调节素的分泌，增加与胰岛素样生长因子 - Ⅱ（IGF- Ⅱ）受体的亲和力、细胞的增殖和分化、离子转运，提高肾 Na^+/K^+ ATP 酶和脂酶活性，使血小板聚集正常化，增强 FSH 引起的雌激素和孕酮的合成，增加食欲，刺激胃酸和胆汁分泌。

（六）临床应用

胰岛素适应证为 1 或 2 型糖尿病。不同种属的胰岛素抗原性有明显差异，人胰岛素的免疫原性要比牛或猪源胰岛素小得多。不同种属的胰岛素临床使用剂量相差亦较大。临床常用的胰岛素制剂有重组人胰岛素注射液（recombinant human insulin injection）、精蛋白重组人胰岛素注射液（isophane protamine recombinant human insulin injection），以及常规重组人胰岛素与精蛋白胰岛素按不同比例构成的精蛋白重组人胰岛素注射液（human insulin isophane suspension and human insulin injection）。常规重组人胰岛素注射液为结晶胰岛素的无菌澄明水溶液，它注入人体 0.5 h 起作用，最高作用的峰值时间为 2.5~5 h，持续时间为 8 h，属速效型胰岛素注射液；精蛋白重组人胰岛素注射液是结晶胰岛素加硫酸鱼精蛋白制得的白色混悬液，它注入人体 1.5 h 起作用，最高作用的峰值时间为 4~12 h，持续时间为 24 h，有延缓药物吸收的作用，属中效胰岛素注射液；常规重组人胰岛素与精蛋白重组人胰岛素按一定比例混合，使药物起效快并延缓作用时间。

为解决糖尿病患者长期注射胰岛素的不便，开发研究非注射给药途径的胰岛素制剂已成为热点。吸入式胰岛素（exubera）需专门器械经气道吸入；手表式胰岛素发射器借助于一个“U-StripTM”程控系统，逐渐释放胰岛素，并在超声波辅助作用下经皮肤吸收；口服胰岛素是研究人员修饰了胰岛素结构，使之能抵抗胃肠道酶的降解，并被肠道吸收；喷入式胰岛素是雾化胰岛素直接喷入口腔吸收。

（七）生物活性测定

用小白鼠血糖法、兔血糖法和小白鼠惊厥法测定，以国际单位表示，晶体胰岛素活性为26~28IU/mg。《中国药典》收载的是小白鼠血糖法（《中国药典》2015版四部附录1211）。在活性测定时，应注意以下几个方面的问题。

（1）小白鼠正常血糖值约为120~160mg/100ml血。一般胰岛素高浓度稀释液可配成0.06~0.12IU/ml，实验要求低剂量能使小白鼠血糖明显降低，降低值为20%~30%，高剂量以血糖降低值不超过50mg/100ml血为宜。

（2）动物的选择与试验成功率和误差相关，品系可不限，但不同性别动物对胰岛素敏感度不同，雌性比雄性要敏感。另外，动物的年龄和固定的饲料配方都会对试验误差产生影响。

（3）胰岛素降糖作用与温度有关，除实验室室温保持恒定外，所用剂量亦要根据室温的变化适当调节。

（4）酶法测定血糖为微量法，使用器皿应洁净，操作应达到一定的精确度。

（八）质量标准

基因工程产品与传统工艺产品的质量控制有显著差异，由于遗传学转录和翻译水平的变化或生产和纯化工艺的改变，工程菌表达的产物可能会发生结构、生物学和免疫学方面的某些变化，或者可能存在载体宿主系统非目的表达，从而导致蛋白产物的变化，因此保证产品的同质性尤为重要。另外，与一般药物质控要求相同，产品中杂质或潜在有害杂质的控制及产品的生物活性测定或含量测定可保证产品的安全性和有效性。

胰岛素在临床上长期重复使用，且剂量为毫克级，故必须考虑在生产过程中未除尽异种蛋白和自身降解产物时潜在的危害性。鉴于胰岛素产品的上述特点，在制定其质量标准时，除满足基因工程产品质控的一般要求外，还应特别关注其有关杂质。现就重组胰岛素质量控制要点说明如下。

1. 性状

重组人胰岛素原料药为白色或类白色结晶粉末。在显微镜下观察，多为正方形或斜方形六面体结晶。在水中几乎不溶，溶于稀的无机酸和稀碱中。

2. 鉴别

应用反相HPLC方法分析胰岛素供试品和对照品，二者保留时间一致（相对保留时间为 ±2%），即两者具有相同的疏水性。该色谱条件能分离人、猪和牛胰岛素及胰岛素类似物，因此是一种特异性方法。另一种方法为肽图谱方法，利用V8蛋白酶能专一性裂解Glu的羧基端肽键的特点，将位于人胰岛素分子A链的第4、17位点和B链的第13、21位点的4个Glu的羧基端肽键裂解。由于A、B链之间两对二硫键的作用，人胰岛素分子用V8酶裂解后形成4~5个肽段。经疏水非极性柱（C18柱）分离，肽段按其极性大小顺序被洗脱，通过紫外检测器（214nm）检测（图19-2）。

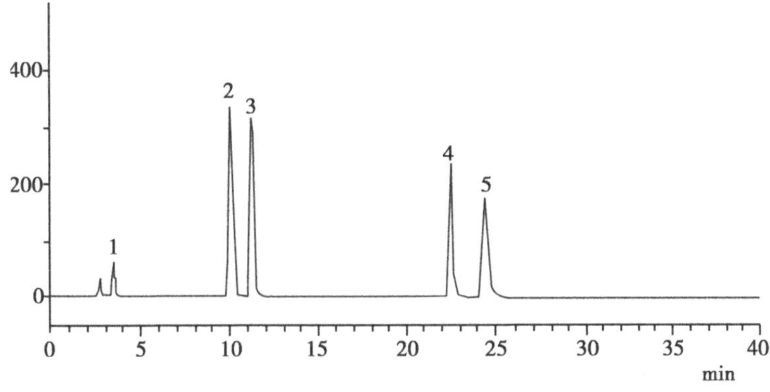

图19-2　胰岛素肽图谱

1. 片段Ⅳ；2. 片段Ⅲ；3. 片段Ⅱ；4. 片段Ⅰ；5. 片段Ⅰ的焦谷氨酸形式

3. 有关杂质的检查

胰岛素的有关杂质主要包括相关蛋白、高分子量蛋白等。除 A_{21} 脱氨胰岛素外，其他相关蛋白多不具有胰岛素的生物活性，如二聚体、高分子聚合物及降解产物等，可能影响其疗效及稳定，需严格控制。采用反相 HPLC 方法测定相关蛋白含量，胰岛素主峰与 A_{21} 脱氨胰岛素峰之间的分离度应大于 1.8（图 19-3）。采用 HPSEC 方法，以乙酸 - 乙腈 -0.1% 精氨酸溶液（15：20：65）为流动相，以重组人胰岛素单体和二聚体之间的峰谷高与二聚体峰高之比作为分离度，分离度应不大于 0.5（图 19-4）。

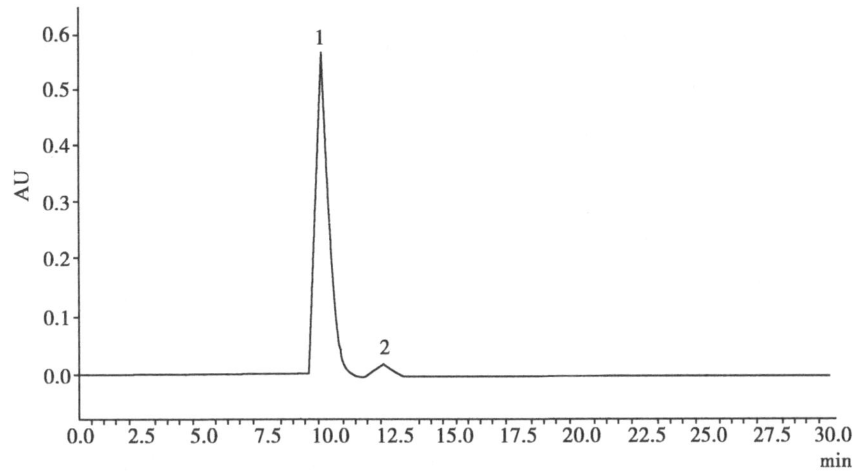

图19-3　胰岛素RP-HPLC图谱

1. 人胰岛素；2. 脱氨基人胰岛素

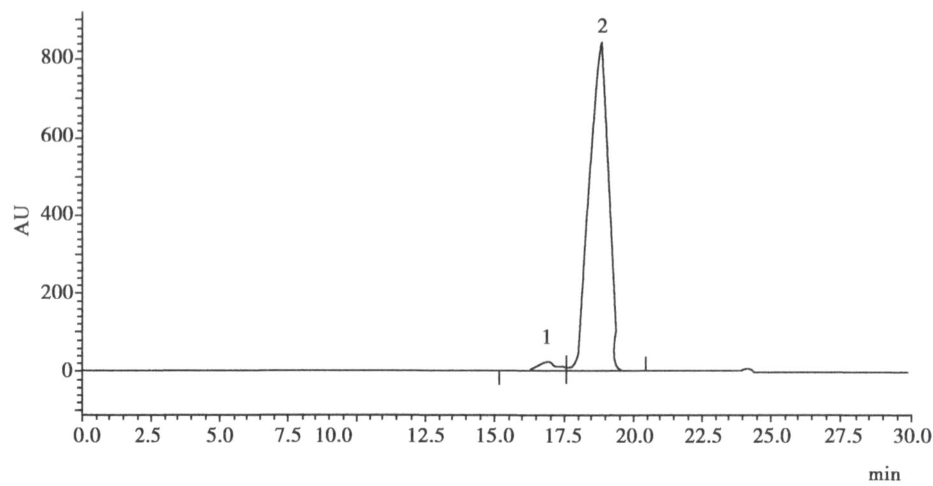

图19-4 胰岛素HPSEC图谱

1. 人胰岛素二聚体；2. 人胰岛素单体

4. 含量测定

重组人胰岛素是上市最早的基因工程药物，其构效关系明确，国际生物学活性单位与含量转换关系为：1IU 相当于 0.0347mg，因此目前国际上（《欧洲药典》、《英国药典》和《美国药典》等）普遍采用 RP-HPLC 测定人胰岛素含量，此法灵敏度高、专属性强。体内生物活性测定法通常仅作为原料活性检查辅助验证。目前《中国药典》人胰岛素品种项下采用生物活性测定法进行生物活性检查，每毫克效价不得少于 15U。

精蛋白重组人胰岛素注射液是中效胰岛素制剂，其中重组人胰岛素与适量精蛋白和锌结合，以白色沉积形式存在，此种制剂的体内延缓作用已得到证实。质量标准中通过检查上清液是否含有游离胰岛素来确定胰岛素是否完全与精蛋白结合。具体方法是：制剂经离心得上清液后测定效价，每瓶上清液中人胰岛素效价与每瓶人胰岛素总效价的比值不得超过 2.5%。

精蛋白重组人胰岛素混合注射液 30R 为每 100 单位胰岛素中含常规胰岛素 30 单位，精蛋白胰岛素 70 单位，因此控制可溶性胰岛素即常规胰岛素应为 25%~35%，质量标准中用 Tris- 盐酸缓冲液（pH8.2）溶解制剂中常规胰岛素，经过滤得滤液，测定滤液的胰岛素效价，应约为 30IU。

胰岛素制剂中可能加入苯酚或间甲酚作为防腐剂，应对其进行限量检查，限度为标示量的 80%~110%。

目前常见的上市胰岛素规格有 10ml ：400IU、3ml ：300IU、10ml ：1000IU 等。

上述检验项目已被《中国药典》收载，还有一些虽然目前尚未被《中国药典》收载但需要控制的项目。①人胰岛素原。当表达产物为胰岛素原融和蛋白质，则需采用 RP-HPLC 液相方法或生物素单抗和亲和素酶标记物方法，控制人胰岛素原含量。②脱苏氨酸。人胰岛素 B29 位为赖氨酸，在生产过程中，如果工艺条件控制不好，在胰蛋白酶切除 C 肽过程中容易生成 B30 脱苏氨酸胰岛素等工艺杂质，因此应对杂质脱苏氨酸胰岛素进行检测和控制。

5. 质量标准

重组人胰岛素的质量标准见表 19-1。

表 19-1 重组人胰岛素原料与制剂的质量标准

检测项目		检测方法	规定标准
性状		目测和显微镜下晶型检查	白色或类白色的结晶性粉末（原料），无色澄明液体（重组人胰岛素注射液），白色或类白色的混悬液，振荡后应能均匀分散。在显微镜下观察，晶体呈棒状，且绝大多数晶体的大小不得小于 1μm、不得大于 60μm，无聚合体存在（精蛋白重组人胰岛素注射液）
鉴别	①	反相 HPLC 测定方法（《中国药典》2015 版二部）	供试品主峰的保留时间应与重组人胰岛素对照品主峰的保留时间一致
	②	肽图谱法（《中国药典》2015 版二部）	供试品的肽图谱应与对照品的肽图谱一致（原料）
	③	防腐剂鉴别	供试品溶液中苯酚或间甲酚峰的保留时间应与对照品溶液中的苯酚或间甲酚峰的保留时间一致（制剂）
检查	有关物质	有关物质检查方法（《中国药典》2015 版二部）	A21 脱氨人胰岛素≤ 1.5%（原料）2.0%（制剂） 其他杂质峰面积之和≤ 2.0%（原料）6.0%（制剂）
	高分子量蛋白	高分子量蛋白检查方法（《中国药典》2015 版二部）	≤ 1.0%（原料），≤ 2.0%（重组人胰岛素注射液），≤ 3.0%（精蛋白重组人胰岛素注射液）
	锌	锌含量测定法（《中国药典》2015 版二部）	≤ 1.0%（原料），10~40μg/100IU（制剂）
	干燥失重	《中国药典》（2015 版）四部通则 0831	≤ 10.0%（原料）
	炽灼残渣	《中国药典》（2015 版）四部通则 0841	≤ 2.0%（原料）
	细菌内毒素	《中国药典》（2015 版）四部通则 1142	≤ 10EU/mg（原料）；＜ 80EU/100IU（制剂）
	无菌	《中国药典》（2015 版）四部通则 1101	应符合规定（制剂）
	微生物限度	《中国药典》（2015 版）四部通则 1105	应符合规定（原料）
	菌体蛋白残留量	酶联免疫分析法（《中国药典》2015 版四部通则 3413）	≤ 10ng /mg（原料）
	外源性 DNA 残留量	《中国药典》（2015 版）四部通则 3408	≤ 10ng / 剂量（原料）

续表

检测项目	检测方法	规定标准
生物活性	胰岛素生物测定法（《中国药典》2015 版四部通则 1431）	
上清液中胰岛素	含量测定方法	≤ 2.5%（制剂 N）
可溶性胰岛素	含量测定方法	应为 25.0%~35.0%（制剂 30R）
pH	《中国药典》（2015 版）四部通则 0631	应为 6.9~7.8（制剂）
可见异物	《中国药典》（2015 版）四部通则 0904	应符合规定（制剂）
注射液的装量	《中国药典》（2015 版）四部通则 0942	应符合规定（制剂）
苯酚和间甲酚（如果用苯酚和间甲酚作为防腐剂）	苯酚和间甲酚含量测定（《中国药典》2015 版二部）	应为标示量的 80.0%~110.0%（制剂）
含量	含量测定（《中国药典》2015 版二部）	按干燥品计算，含重组人胰岛素应为 95.0%~105.0%（原料）；应为标示量的 90.0%~110.0%（制剂）

二、重组人胰岛素类似物

现代生物技术通过改变氨基酸序列来设计胰岛素，迄今为止已批准上市的有 6 种，还有几种尚处在临床前或临床研究阶段，这些经修饰的胰岛素或者能够改变其作用周期，或者能改善胰岛素的稳定性。

（一）速效和快速吸收型胰岛素

1. 门冬胰岛素

门冬胰岛素（insulin aspart）是由 Novo Nordisk 和 Danmark 于 1999 年推出的，目前有 4 个品种，商品名分别为诺和锐、诺和锐（特充）、诺和锐 30R、诺和锐 50R。

1）结构与理化性质

利用 DNA 重组技术将人胰岛素分子 B28 位点脯氨酸用门冬氨酸取代而得到门冬胰岛素。分子量为 5825.8Da；分子式 $C_{256}H_{381}N_{65}O_{79}S_6$；等电点 5.1。改构后，由于门冬氨酸阴离子的引进，电荷通过排斥来阻止胰岛素单体或二聚体的自我聚合，与人胰岛素相比减弱了溶液中胰岛素分子间的结合强度，使之分子的聚合减少，从而迅速地解离为单体被皮下吸收。

2）临床应用

起效时间由常规胰岛素 0.5h 加快至 15min，最高作用的峰值时间由 2.5~5h 降至 40min。作用持续时间 3~5h。皮下注射 10~20min 内起效，并可降低餐后的血糖曲线和糖化血红蛋白 A（HbA1c），严重低血糖发生较少。

2. 赖脯胰岛素

赖脯胰岛素（insulin lispro）是由 Eli Lilly USA 于 1996 年推出的产品，品种有优泌乐（Humalog®）、混合优泌乐（Humalog® Mix 75/25）及 Humalog®Pen；国内有甘李公司生产的速秀霖®，规格有 100U/ml ：3ml、100U/ml ：10ml。

1）结构与理化性质

赖脯胰岛素是以 *E.coli* 菌系为宿主，利用基因重组技术，将胰岛素分子 B 链上第 28 位点的脯氨酸与 29 位点的赖氨酸进行互换而得到的。脯氨酸与赖氨酸的交换改变了 B 链末端的空间结构，使得二聚体自我聚合能力下降，易于解离而加快吸收。分子量为 5807.58Da；分子式 $C_{257}H_{383}N_{65}O_{77}S_6$；等电点 5.4。

2）临床应用

赖脯胰岛素与门冬脯胰岛素具有类似的作用，它们能更好地模拟正常人餐时胰岛素分泌模式，降血糖后可以很快恢复到基础状态，不会发生餐前低血糖和夜间低血糖，是目前较为理想的餐后高血糖控制药。

3. 谷赖胰岛素

谷赖胰岛素（insulin glulisine）是由 Aventis Pharma Deutschland GmbH 公司 2003 年推出的产品，通过重组 DNA 技术制造，于 2004 年 9 月在欧盟上市。其 2005 年在中国进口注册，商品名为艾倍得（APIDRA®），分别有 100U/ml ：3ml 和 100U/ml ：10ml 两个规格。

1）结构与理化性质

谷赖胰岛素是将胰岛素分子 B 链上第 3 位点的门冬酰胺替换为赖氨酸、B29 位点的赖氨酸被谷氨酸代替所得。这些取代减少了六聚体和二聚体的形成，并且有利于单体的形成，而单体可以提高从皮下组织的吸收。分子量为 5823Da；分子式 $C_{258}H_{384}N_{64}O_{78}S_6$；等电点 5.12。

2）临床应用

作为一种速效的重组 DNA 人胰岛素类似物，该药通过皮下给药，比常规的人胰岛素起效快，作用时间短，在饭前 15min 内或饭后立即注射即可产生效力。主要用于控制 1 型和 2 型糖尿病患者进餐时的血糖，防止产生低血糖症。

（二）长效胰岛素

1. 甘精胰岛素

甘精胰岛素（insulin glargine）是由 Anventis Pharmaceuticals 公司于 2000 年推出的，2000 年 7 月在欧盟上市，2002 年在中国进口注册，商品名为来得时（Lantus）。国内北京甘李药业有限公司研制生产的重组甘精胰岛素注射液已获国家食品药品监督管理总局批准，商品名为长秀霖（Basalin），规格为 100U/ml ：3ml。

1）结构与理化性质

甘精胰岛素是胰岛素 A21 位点用 Gly 取代 Asn，在 B30 端增加 2 个 Arg 所得。分子量为 6063Da；分子式 $C_{267}H_{404}N_{72}O_{78}S_6$；等电点 6.7。

2）临床应用

甘精胰岛素在酸性环境下呈溶解状态，能保持结构稳定，在人体 pH 接近中性的环境下，注射到皮下的胰岛素溶解度降低，以结晶形式存在，在皮下缓慢释放，1~2h 方能起效，作用平稳，无峰效应，从而起到持续 24h 平稳降低血糖的作用。

2. 地特胰岛素

地特胰岛素（insulin detemir）是由 Novo Nordisk 公司推出的长效重组 DNA 人胰岛素类似物，于 2004 年 6 月获准在欧洲上市销售，2005 年 6 月 16 日 FDA 批准上市申请；2005 年在中国注册，商品名为诺和平（Levemir）。规格有 100U/ml ：3ml（笔芯）、100U/ml ：3ml（特充）。

1）结构与理化性质

地特胰岛素是人胰岛素结构中去掉了 B30 的氨基酸，并在 B 链的 29 位点的赖氨酸连接一个 14 碳游离脂肪酸（肉豆蔻酸）侧链（图 19-5）。本品的长效作用的实现是由于在注射部位地特胰岛素分子之间较强的自身联合，以及通过脂肪酸侧链结合白蛋白。由于地特胰岛素分子以六聚体存在，皮下注射后吸收和扩散缓慢，在单体状态下脂肪酸链又会与白蛋白结合，进一步减慢吸收入血循环的速度。分子量为 5916.9Da；分子式 $C_{267}H_{402}N_{64}O_{76}S_6$；等电点 5.4。

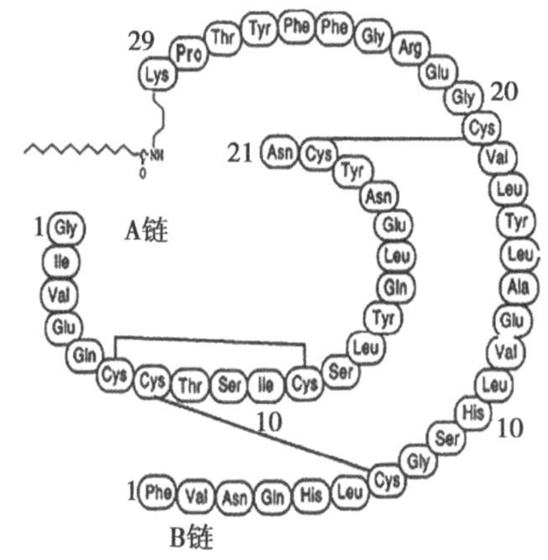

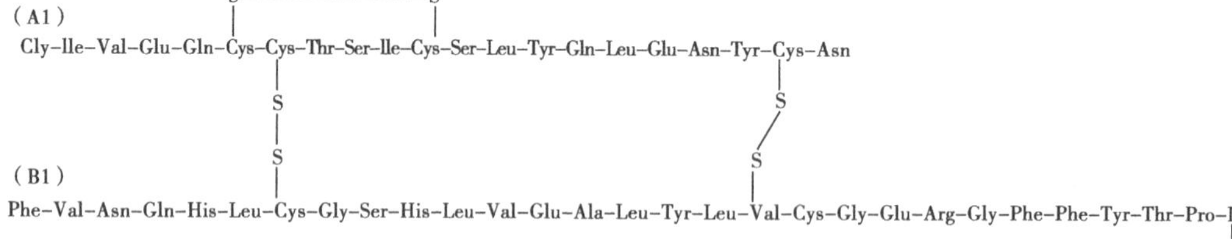

图19-5 地特胰岛素结构

2）临床应用

地特胰岛素适用于所有 1 型糖尿病患者和需要胰岛素治疗的 2 型糖尿病患者。本品每日注射一次或者两次，依剂量不同，最长持续作用时间可达 24h。如果每日注射 2 次，则可以在注射 2~3 次后达到稳定状态。当剂量为每千克体重 0.2~0.4 单位时，注射 3 ~4h 后，本品已能达到 50% 的最大效应，持续作用约为 14h。另外，与中效人胰岛素相比，地特胰岛素分子向外周靶组织的分布更为缓慢。这些延长机制的结合使本品的吸收和作用曲线比中效人胰岛素更易重复。本品的夜间葡萄糖曲线更为平缓平滑，因此夜间低血糖症的风险更低。

3. 德谷胰岛素

德谷胰岛素（insulin degludec）是以啤酒酵母为宿主细胞表达的一种超长效基础胰岛素类似物，由丹麦 Novo Nordisk 开发，商品名 Tresiba®，2012 年在日本获全球首次批准。2015 年 9 月 25 日，美国 FDA 批准 Tresiba®；2013 年在中国注册，商品名为 Tresiba FlexTouch。规格为 3ml ：300 单位（预填充式注射笔）。

1）结构与理化性质

德谷胰岛素与人胰岛素的区别是去掉了 B30 位的苏氨酸残基，同时其 B29 位的赖氨酸 ε- 氨基基团通过谷氨酸与十六烷二酸连接，其化学名称为 LysB29（Nε-hexadecandioyl- γ -Glu）des（B30）人胰岛素；分子式 $C_{274}H_{411}N_{65}O_{81}S_6$；理论平均分子量为 6103.97Da；等电点约为 4.5（图 19-6）。

德谷胰岛素制剂中添加了锌、苯酚和间甲酚，在注射部位，因为苯酚迅速弥散，德谷胰岛素快速形成多六聚体，加上独特的侧链结构，使其在锌离子存在的情况下容易形成多六聚体，从而在注射部位形成储存库，达到延长作用时间的效果。

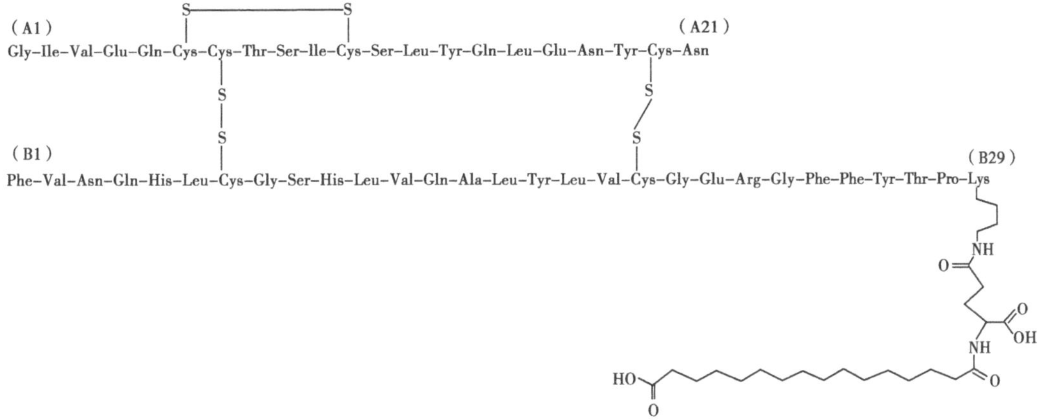

图19-6 德谷胰岛素结构

2）临床应用

德谷胰岛素可用于 1 型和 2 型糖尿病。半衰期长达 25h，作用时长超过 42h，每周只需注射 3 次，注射后具有平稳的药代动力学曲线，效果与甘精胰岛素类似，在 1 型糖尿病患者中的半衰期是甘精胰岛素的 2 倍，且低血糖事件发生率更低。

3）生物活性测定

本方法是基于德谷胰岛素结合人胰岛素受体（hIR）后，人胰岛素受体发生活化的一种细胞水平的生物试验。将转染了 hIR 的细胞与胰岛素共同孵育，导致配体与胰岛素受体的细胞外结构域结合。该结合引起胰岛素受体胞内结构域以剂量依赖的方式发生酪氨酸磷酸化。通过测定磷酸化水平，根据量效-反应曲线，计算胰岛素的生物学活性。

（三）人胰岛素与胰岛素类似物肽图分析

胰岛素类似物与人胰岛素相比在结构上发生了变化，采用《中国药典》（2015版）二部重组人胰岛素的肽图测定方法，比较人胰岛素、门冬胰岛素、赖脯胰岛素、赖脯胰岛素、甘精胰岛素及地特胰岛素，经V8蛋白酶裂解后，理论上都产生4个片段（图19-7）。肽段按其极性大小顺序被洗脱，但由于各胰岛素类似物经改构后，所产生片段的疏水性不同，在反相色谱中反映出出峰顺序不同，由此得到的肽图谱可以鉴别人胰岛素与各胰岛素类似物（图19-8）。

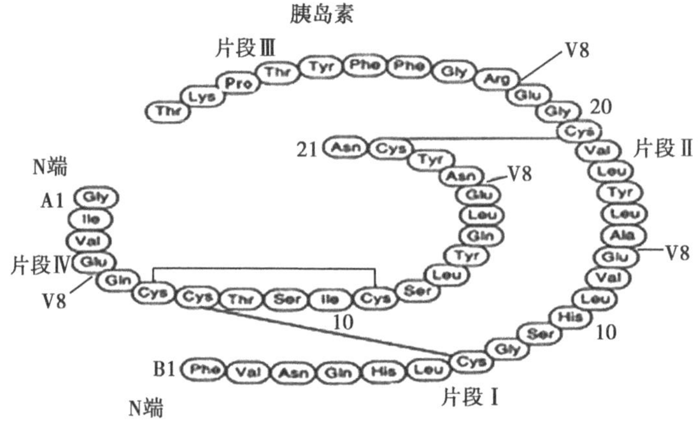

图19-7 人胰岛素V8酶切位点示意图

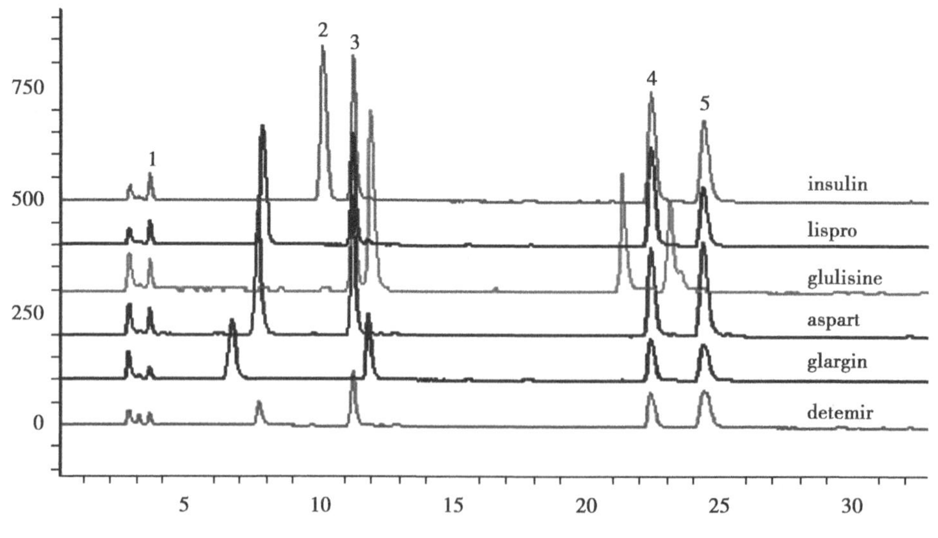

图19-8 人胰岛素及其类似物的肽图谱（RP-HPLC）

1.片段Ⅳ；2.片段Ⅲ；3.片段Ⅱ；4.片段Ⅰ；5.片段Ⅰ的焦谷氨酸形式

三、重组人生长激素

（一）名称

中文名：重组人生长激素；国际非专利名（International Nonproprietary Names，INN）：Somatropin；英文名：Recombinant Human Growth Hormone，简称 r-hGH。r-hGH 制剂有冻干粉针，如赛增 2IU（0.8mg），诺展 Norditropin 4IU（1.33mg）和 12IU（4.0mg），思真 saizen®4IU（1.33mg）、10IU（3.33mg）和 24IU（8mg），健豪宁 Genetropin 4IU（1.3mg）和 16IU（5.3mg），优猛茁 Humatrope 4IU（1.3mg）；还有注射液，如 Norditropin Simplexx、赛增、Nurturing AQ。

（二）来源

hGH 由人脑垂体前叶含有嗜酸性颗粒的 GH 分泌细胞分泌产生。r-hGH 系由 *hGH* 基因的重组质粒转化的大肠杆菌或酵母菌或 CHO 细胞表达，经发酵和纯化制得。

（三）结构与理化性质

r-hGH 是由 191 个氨基酸残基组成的蛋白质，分子式为 $C_{990}H_{1528}N_{262}N_{300}S_{7}$，分子量为 22 125kDa，等电点为 5.2。该蛋白质为单链非糖基化蛋白激素，链内有 2 个二硫键。由重组 DNA 技术生产的 hGH 有两种结构形式：一种与天然人生长激素结构完全相同；另一种由 192 个氨基酸残基组成，其 N 端比 Somatropin 多一个甲硫氨酸（met），被称为 Somatrem（Met-hGH）。两者均与垂体提取的人生长激素具有相同的生物功能（图 19-9）。

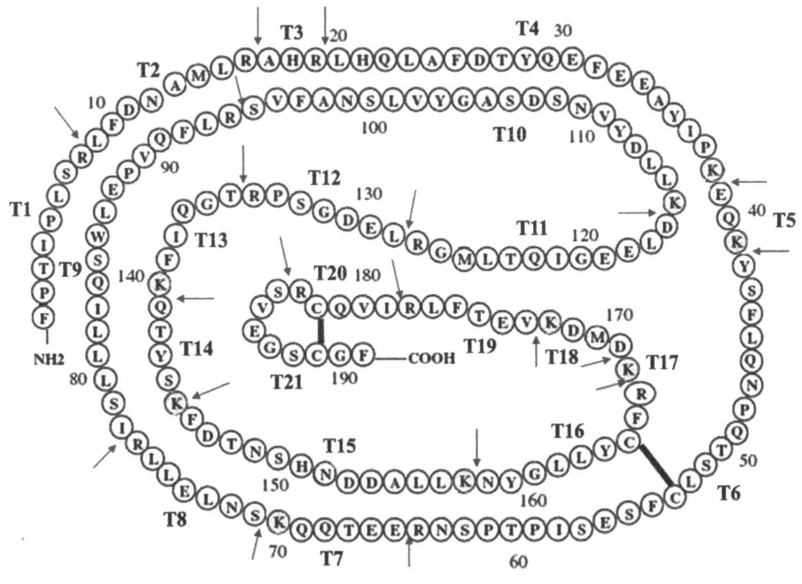

图19-9　r-hGH氨基酸序列图谱（Norman and Litwack，1997）

箭头表示胰酶切割位点

（四）受体

hGH 主要受下丘脑激素 galanine（GAL）、生长激素释放素（SRF）和生长抑素（SRIF）调控，GAL 和 SRF 能刺激 hGH 的释放，SRIF 则抑制 hGH 的释放。hGH 受体的氨基酸序列通过 cDNA 测得。hGH 与 GH 结合蛋白（受体在细胞外的部分）高亲和力结合形成的复合物能延长 GH 在血液中的半衰期。Laron 型侏儒病患者血液中 hGH 水平并不低，但由于 hGH 受体存在缺陷而使 hGH 结合蛋白亲和力丧失。非洲矮人则是 hGH 结合蛋白水平低。hGH 具有种属特异性，它能促进骨骼纵向生长和再生，并对造骨细胞和 β 胰腺细胞的促有丝分裂作用有较强影响，从而增强 DNA/RNA 和蛋白质的合成。

（五）生物学功能

重组 hGH 与人体内源 GH 有相同的药理作用：刺激骨端软骨细胞分化、增殖；刺激软骨基质细胞增长；刺激成骨细胞分化、增殖，引起线形生长加速及骨骼变宽；促进全身蛋白质合成，纠正手术等创伤后的负氮平衡状态，纠正重度感染及肝硬化等所致的低蛋白血症；刺激免疫球蛋白的合成，刺激淋巴样组织、巨噬细胞和淋巴细胞的增殖，增强抗感染能力；刺激烧伤创面及手术切口胶原体细胞合成纤维细胞，巨噬细胞分裂增殖，加速伤口愈合；促进心肌蛋白合成，增加心肌收缩力，降低心肌耗氧量，调节脂肪代谢，降低血清胆固醇、低密度脂蛋白的水平；补充生长激素不足或缺乏，调节成人的脂肪代谢、骨代谢和心肾功能。

（六）临床应用

hGH 潜在应用范围很广，然而到目前为止，hGH 主要用于因内源性 GH 缺乏引起的儿童侏儒症。由慢性肾衰引起的生长停滞、特纳氏综合征、骺骨闭合的成人生长激素缺乏、与艾滋病相关的恶病质（如体重减少）、胎儿生长不良、增加严重烧伤患者的氮保留、单方或与谷氨酰胺组方治疗短肠综合征、辅助治疗由于促性腺激素分泌不足或双侧输卵管阻塞或已用体内或体外授精的不明原因的不孕患者并诱导其排卵、治疗 Prader-Willi 综合征。另外，由于人从 21 岁到 60 岁，体内生长激素水平平均下降 80%，因此对 hGH 分泌不足的人群，适当补充 hGH 还可能延缓衰老。

（七）生物学活性测定

生长激素的体内生物学活性有两种测定方法。

1．体重法

本法系比较生长激素标准品与供试品对去垂体大白鼠体重增加的程度，以决定供试品效价的一种方法。

（1）标准品溶液的配制与稀释：试验当日，取标准品，按标示效价加入含 1% 人血清白蛋白的生理盐水，配制成高、低两种浓度的稀释液。

（2）供试品溶液的配制与稀释：按供试品的标示效价或估计效价，同标准品溶液的配制方法。

（3）动物：同一来源、品系，出生 26~28 天、体重 60~80g、同一性别健康的大白鼠，摘除垂体，手术后依无特定病原体（SPF 级），实验室精心饲养 2 周使其恢复备用。

（4）测定法：取去垂体手术后休息 2 周、体重变化小于手术前 ±10% 的大白鼠，按体重均匀分成 4 组，每组 8 只，分别自颈部皮下注射标准品和供试品高、低剂量稀释液 0.5ml，每日 2 次，每次间隔 7h，连续 6 天，标准品及供试品相邻两浓度的比值应相等，一般为 3∶1。最后一次给药后 16h，处死大鼠。试验中每日记录体重，实验结束后进行尸检，切开蝶鞍区，肉眼检查有无垂体残留，剔除有垂体残存的动物。计算各组每只动物给药后体重增加的克数为反应值。试验要求供试品与标准品各剂量组所致反应平均值相当，低剂量组较空白组体重有明显增加，高剂量组体重增加不致达到极限。试验结果按《中国药典》附录生物检定统计法中量反应平行线原理计算效价、试验误差，可靠性测验应通过。本法平均可信限率一般在 50% 以下。

2. 胫骨法

本法系比较生长激素标准品与供试品对去垂体大白鼠胫骨骨骺板宽度增加的程度，以决定供试品效价的一种方法。本法常与去垂体大白鼠体重法同步进行，体重法实验结束后，取下两腿胫骨，测量胫骨骨骺板宽度为反应值进行结果计算。试验设计、给药和结果处理基本上同去垂体大白鼠体重法。本法平均可信限率一般在 50% 以下。

在生物测定试验中应注意以下几个方面的问题。

（1）为排除内源性生长激素的干扰、提高方法的灵敏度，试验采用幼年去垂体大白鼠。

（2）选择 25% 乌拉坦溶液（0.3ml/100g 体重）腹腔注射，麻醉状态持续 10 多分钟。

（3）为防止术后感染，术后应立即注射青霉素（3 万 IU/ 鼠）和氢化可的松 0.5mg/kg 体重，并分笼饲养。

（4）术后直至试验结束，试验室内温度和湿度保持恒定，一般保持在温度 24~26℃、湿度 50%~60% 较好。手术后 3 天内加喂葡萄糖水，试验期间补充高蛋白饲料。

（5）用于同一批试验的动物，去垂体手术的时间应尽量集中，最好在 3 天内完成，手术后恢复期内每日称体重，一般日间波动在 1g 以内。选取体重在 ±10% 范围内的动物用于试验。

（6）试验中每日记录体重，试验结束后需进行尸检，确证垂体去除完全的动物，加结果计算，以除去内源性生长激素的影响及剔除因手术创伤、疾病等因素使体重下降等不健康动物，减少试验误差。

（7）试验结束后，如个别动物在最后一次给药前体重增加已达最大值，而后又有所下降，经各方面检查没有发现任何原因的情况下，以体重增加的最大值加计算。

（8）胫骨的增长在骨骺板（又称生长板），在成年之前，骨骺板始终不断进行着以骨骺侧向骨干侧的软骨内成骨过程。去垂体后的幼鼠排除了内源性生长激素的影响，骨骺板的增宽与给予的一定剂量范围的生长激素成正相关。在取骨、染色、切片时，条件尽可能一致；染色后，骨剖面可见一条灰白色细线带，即为未钙化的软骨带骨骺板。一手持染色后的骨标本（固定在蜡板上），一手持锋利的刀片剖面完整地切下骨骺、骨骺板和骨干地一薄片，其厚度以易于放平且能使骨片中未着色的骨骺板具有足够的亮度为宜，一般为 1~2mm；为使各鼠间骨骺板测量精度一致，选用适宜放大倍数的接物镜，调节接物镜与骨片之间的距离和亮度，使骨骺板、骨骺与骨干之间界限清晰而又不见骨骺线细微弯曲锯齿状变化；为避免测量时主观误差，可采用双盲法。

（八）质量标准

重组人生长激素质量控制要点说明如下。

1. 鉴别

1）保留时间

本标准采用反相色谱柱 C4 柱，以含有正丙醇的 Tris 缓冲液作为流动相，该法能鉴别 N 端带甲硫氨酸 hGH 和不带甲硫氨酸的 hGH；供试品主峰保留时间应与相应的对照品一致（±2%），以证实两者在疏水性方面具有同质性。

2）肽图谱

肽图谱对每一种蛋白质来说是特征性的、专一的。通过肽图分析可以鉴别蛋白质，预测其一级结构，比较功能相近的蛋白质结构的类似性和各批产品蛋白质结构的一致性。本标准采用经 TPCK 处理的胰蛋白酶裂解 hGH 分子，胰蛋白酶专一性裂解 Arg 和 Lys 与对羧基端的肽键，在 hGH 分子含有：11 个 Arg，分别位于第 8、16、19、64、77、94、127、134、167、178 和 183 位点上；9 个 Lys，分别位于第 38、41、70、115、140、145、158、168 和 172 位点上。因此，hGH 分子用胰蛋白酶裂解，理论上有 20 个裂解位点和 21 个（T1 ～ T21）肽段，用反相 HPLC 可以分离极性差异微小的肽段，而实际上并非如此。通过氨基酸序列分析和 FAB-MS 分析来确认酶解肽段，由于酶解是否完全或碱性氨基酸多的肽段对非极性柱的强吸附等原因，使得 HPLC 图谱上的出峰数与理论值不吻合，但是用对照品与供试品同时进行试验并扣除各种空白，通过比较两者肽图谱即可鉴别供试品与对照品在蛋白质一级结构上是否具有同质性（图 19-10）。脱氨 r-hGH 的肽图谱上，T15 肽段消失，而在保留时间迟于 T15 的位置上出现 3 个新峰；Met-hGH 的肽图谱上，T1 肽段的保留时间迟于正常值约 5min。

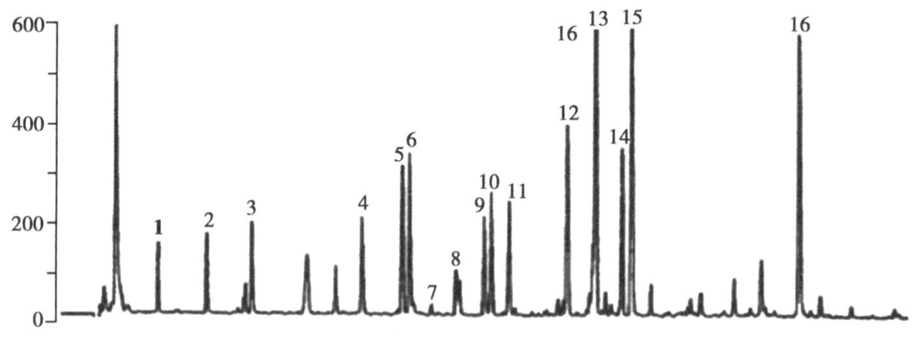

图19-10　人生长激素HPLC胰肽图谱

1.T_7；2.T_{14}；3.T_{12}；4.T_{13}；5.T_{20+21}；6.T_{15}；7.T_8；8.$T_{17+18+19}$；9.T_{18+19}；10.T_2；11.T_1；12.T_{11}；13.T_4；14.T_{10}；15.T_{6+16}；16.T

2. 检查

1）相关蛋白

主要是指氧化 hGH 及其他相关 hGH，这些成分多不具有生长激素的生物活性，其过量存在将大大影响生长激素的疗效。

2）高分子蛋白

主要是指 hGH 的二聚体和多聚体，产品中聚体含量高时，临床应用将可能引起过敏反应。本标准采用HPSEC法，用hGH单体和二聚体混合物作为系统适用性试验样品，分离度为单体和二聚体之间的谷高与二聚体峰高之比，不得大于 0.6。

3）含量测定

在充分了解药品分子结构与功能关系的前提下，用理化方法代替生物测定法可以减少使用实验动物，降低实验成本，简便易重复。《英国药典》（1998 版）、《欧洲药典》（2005 版）及国外企业标准均用 HPSEC 法测定 hGH 含量，制剂以毫克 / 瓶标示。尽管生物检定法存在着不经济、误差大等缺点，但生产单位仍需定期对其产品促生长作用进行监控。现版 BP 和 EP 同时指出，生产单位应定期进行体内生物测定方法测定其效价，而且每毫克蛋白效价不得少于 2.5IU。

还有一些项目现虽然未被《中国药典》收载，但在生产过程质控中需加以考虑。①等电点：pI 应为 4.0~6.5。② hGH 亚砜体检查：hGH 分子的第 14、125 和 170 位各有一个 Met，每个 Met 都可能被氧化，通常为 Met（O）-14-hGH 和 Met-（o）-125-hGH，两者互为异构体，两者吸收系数转化值为 0.93，采用 RP-HPLC 能使上述成分有效分离。③相关蛋白检查：现行标准采用 RP-HPLC 方法，可能存在局限性，如脱氨 hGH 与 hGH 亚砜体两者或其中一种含量较高时，两者不能有效分离，用高效阴离子交换色谱方法分离 hGH 与脱氨 hGH。

具体质量标准见表 19-2。

表 19-2 r-hGH 与制剂的质量标准

检测项目		检测方法	标准规定
性状		目测	白色冻干粉末（原料、制剂）
鉴别	①	相关蛋白检查方法（《中国药典》2015 版二部）	供试品溶液主峰的保留时间应与对照品溶液主峰的保留时间一致（原料、制剂）
	②	肽图谱法（(《中国药典》2015 版二部）	供试品的肽图谱应与对照品的肽图谱一致（原料）
	③	含量测定方法（《中国药典》2015 版二部）	供试品主峰的保留时间应与重组人生长激素对照品主峰的保留时间一致
		等电聚焦电泳法（《中国药典》四部通则 0541）	供试品溶液主峰的保留时间应与对照品溶液主峰的保留时间一致（原料）
	④	紫外 - 可见分光光度法等电聚焦电泳法（《中国药典》四部通则 0401）	供试品溶液主带位置应与对照品溶液主带位置一致（原料、制剂）
检查	相关蛋白	相关蛋白检查方法（《中国药典》2015 版二部）	≤ 6.0%（原料），≤ 13.0%（制剂）
	高分子量蛋白	含量测定方法（《中国药典》2015 版二部）	≤ 4.0%（原液），≤ 6.0%（制剂）

续表

检测项目		检测方法	标准规定
	酸碱度	《中国药典》（2015 版）四部通则 0631	pH 6.5~8.5（制剂）
	溶液的澄清度与颜色	《中国药典》（2015 版）四部通则 0901 和 0902	应符合规定（制剂）
	水分	《中国药典》（2015 版）四部通则 0832 第一法	≤ 10.0%（原料），≤ 3.0%（制剂）
	无菌	《中国药典》（2015 版）四部通则 1101	应符合规定
	细菌内毒素	《中国药典》（2015 版）四部通则 1143	≤ 5EU/mg
	异常毒性	《中国药典》（2015 版）四部通则 1141	应符合规定（制剂）
含量	宿主蛋白	《中国药典》（2015 版）四部通则 3413	1mg 重组人生长激素中菌体蛋白残留量不得过 10ng（原料）
	外源性 DNA 残留量	《中国药典》（2015 版）四部通则 3408	每剂量不得过 10ng（原料）
		生长激素生物测定法《中国药典》（2015 版）四部通则 1219	
	生物活性	（《中国药典》（2015 版）二部）	≥ 2.5 单位 /mg（原料）
			1mg 蛋白中含重组人生长激素不得少于 0.91mg（原料） 应为标示量的 90.0%~110.0%（制剂）

四、聚乙二醇重组人生长激素

重组人生长激素（recombinant human growth hormone，rhGH）是由大肠杆菌 / 酵母菌 /CHO 细胞表达的一种重要的非糖基化蛋白质激素，由 191 个氨基酸残基组成，相对分子量为 22 125，等电点为 5.2。临床上，rhGH 主要用于治疗因内源性 hGH 缺乏而导致的儿童侏儒症、成人生长激素缺乏症等。由于其体内半衰期仅为 0.5~2h，故需要每天、长期注射才能发挥疗效，治疗周期往往为一年以上。聚乙二醇（polyethylene glycols，PEG）是一种毒性极低的线性大分子聚合物，具有水溶性和免疫惰性。蛋白类药物经 PEG 修饰后，可延长半衰期，增加稳定性，同时降低免疫原性和抗原性。1996 年，美国 Genentech 公司的 Clark 等利用分子量为 5kDa 的聚乙二醇（PEG），对重组人生长激素进行了长效改构研究。研究结果表明，偶联后的重组人生长激素随着 PEG 偶联数目的增多，其体内半衰期也相应延长，但其与受体结合的活性及体内刺激大鼠胫骨增殖的活性却随着偶联数目的增加而急剧下降。我国长春金赛药业的 PEG-rhGH 注射液是全球唯一上市产品。虽然 PEG-rhGH 是在已收载于《中国药典》的比较成熟的重组人生长激素基础上进行研发，但其质控中需关注诸多基于其自身理化结构特征及药理药效特性的关键质量属性。

（一）名称

中文名：聚乙二醇重组人生长激素；英文名：Polyethylene Glycol Recombinant Human Somatropin。

（二）来源

本品所用的编码基因为人的生长激素基因，通过基因工程重组技术在大肠杆菌中表达，经发酵和纯化后获得高纯度的符合现版《中国药典》要求的重组人生长激素，再用相对分子量为 40 000 的枝杈型 mPEG2-NHS ester（甲氧基聚乙二醇琥珀酰亚胺酯）对重组人生长激素进行随机单位点修饰，经分离纯化后制得。

（三）结构与理化性质

甲氧基聚乙二醇琥珀酰亚胺酯通过活化基团 *N*- 羟基琥珀酰亚胺（NHS）与重组人生长激素中的游离氨基通过肽键（—CO-NH—）共价连接。其分子式为（CH_2CH_2O）$_n$ $C_{1000}H_{1544}N_{264}O_{305}S_7$（其中 n=811~992），分子量为 58 000~66 000Da。

1. 重组人生长激素的修饰位点

重组人生长激素肽链中共有 9 个 Lys 含有侧链氨基，与 N 端的游离氨基一并计算，共有 10 个可与 PEG 发生共价修饰的位点。其中，Lys41、Lys168、Lys172、Lys115 四个修饰位点位于生长激素与其受体结合的受体结合中心内，如果这些氨基酸被 PEG 修饰，将影响生长激素与其受体的结合活性，从而严重影响其功能。但上述四个修饰位点均位于生长激素空间结构的内部核心区，如选用大分子量或特殊构型的 PEG，理论上 PEG 本身的空间位阻效应将干扰 PEG 在上述位点发生修饰。

2. PEG

聚乙二醇（PEG）需与连接基团进行共价连接，形成活化的聚乙二醇，再通过活化的聚乙二醇中的连接基团与 rhGH 连接。连接基团可选琥珀酰亚胺丙酸酯（SPA）或醛；PEG 可为直链 PEG 或支链 PEG。也可以直接采用已经商品化的活化的聚乙二醇，如甲氧基 PEG 丙醛（mPEG-ALD）、双甲氧基 PEG *N*- 羟基琥珀酰亚胺基酯（mPEG2- NHS）和甲氧基 PEG 琥珀酰亚胺丙酸酯等，用于直接与 rhGH 缀合。

本品采用活化后的 U 型 PEG，分子量分布范围约为 30 000~90 000Da，其活性基团为具有反应活性的醛基。通过修饰条件的优化，使得 PEG 仅与生长激素中的单一游离氨基通过肽键（—CO—NH—）进行单位点随机修饰。

3. PEG-rhGH

用分子量为 40 000Da 的枝杈型 mPEG2-NHS 对重组人生长激素蛋白进行单位点随机修饰，纯化后获得 PEG-rhGH。PEG-rhGH 是由不同修饰位点的单位点异构体组成的混合物。其平均分子量约为 62 000Da，平均修饰度约为 1，即平均每个生长激素分子约有 1 个游离氨基被 U 型 PEG 所修饰。也就是说，生长激素的 10 个理论修饰位点中仅有 1 个位点发生修饰，修饰率约为 10%，但每种位点异构体所占的比例不尽相同。

由于 rhGH 中带正电荷的氨基被 PEG 化，正电荷减少，负电荷相对增多，使 PEG-GH 的等电点比 rhGH 略低。

（四）生物学功能

聚乙二醇重组人生长激素具有与人体内源生长激素同等的作用：能够刺激骨骺端软骨细胞分化、增殖，刺激软骨基质细胞增长，刺激成骨细胞分化、增殖，引起线形生长加速及骨骼变宽；促进全身蛋白质合成，纠正手术等创伤后的负氮平衡状态，纠正重度感染及肝硬化等所致的低蛋白血症；刺激免疫球蛋白合成，刺激淋巴样组织、巨噬细胞和淋巴细胞的增殖，增强抗感染能力；刺激烧伤创面及手术切口胶原体细胞合成纤维细胞，巨噬细胞分裂增殖，加速伤口愈合；促进心肌蛋白合成，增加心肌收缩力，降低心肌耗氧量，调节脂肪代谢，降低血清胆固醇、低密度脂蛋白的水平；补充生长激素不足或缺乏，调节成人的脂肪代谢、骨代谢、心肾功能。

生长激素的作用主要是通过胰岛素样生长因子（IGF）介导。生长激素可以使血清中胰岛素样生长因子 1（IGF-1）和胰岛素样生长因子结合蛋白 3（IGFBP-3）的浓度增加，从而发挥作用。

（五）临床应用

目前，聚乙二醇重组人生长激素（PEG-GH）已批准的适应证为治疗内源性生长激素缺乏所引起的儿童生长缓慢，经过Ⅰ、Ⅱ、Ⅲ期临床试验，证明 PEG-GH 生长速率和身高 SDS 对比短效 rhGH 没有差别，能够获得与 rhGH 一致的促生长效果，而不良反应谱与短效生长激素类似。

已批准临床的适应证包括：特纳氏综合征（Turner’s syndrome）、儿童特发性矮小症（ISS）、小于胎龄儿（SGA）、成人 GHD 缺乏（AGHD）。目前正在进行上述四个适应证的Ⅱ期临床试验，研究结果显示其安全性、有效性良好。

（六）生物学活性测定

聚乙二醇重组人生长激素的生物学活性有两种测定方法，分别为体内生物学活性测定和体外结合活性测定。

1. 体内生物学活性测定

与重组人生长激素体内生物学活性测定法相同。

2. 体外结合活性测定

可采用 BIACORE 生物大分子相互作用测定仪，通过测定聚乙二醇重组人生长激素及重组人生长激素与生长激素结合蛋白（GHBP）的平衡解离常数比值，计算出聚乙二醇重组人生长激素的体外结合活性。

BIACORE 是基于表面等离子共振（surface plasmon resonance，SPR）技术来实时定量检测生物大分子间的相互作用，不用任何标记物。试验时将 GHBP 固定在传感器芯片表面，将重组人生长激素或聚乙二醇重组人生长激素溶液流过芯片表面。检测器能够检测溶液中重组人生长激素或聚乙二醇重组人生长激素与芯片表面 GHBP 分子的结合、解离情况。这种相应的变化反映在传感图谱上，从传感图谱中提取结合反应动力学信息，得到分子相互作用的参数——结合速率常数（K_a）、解离速率常数（K_d）及速率平衡常数（$KA=K_a/K_d$）或解离速率平衡常数（$KD=K_d/K_a$），通过对分子间相互作用的动力学参数大小来评价生物分子间的相互作用。

（七）质控要点

本品为 PEG 单位点随机修饰产物，是由多个修饰了单一 PEG 但修饰位点不同的位点异构体组成的混合物。由于位点异构体之间理化性质极为相似，应尽可能根据位点异构体之间电荷或疏水性的差异，将各个位点异构体有效分离，并明确其相对比例及 PEG 的修饰位点。该类产品的主要质控要点如下。

1. 平均修饰度

平均修饰度是指每个单体 UOX 蛋白平均偶联 PEG 分子的个数，是反映该混合物修饰程度的重要指标。对于单位点随机修饰的 PEG-rhGH 而言，平均修饰度近似为 1。常用的平均修饰度检测方法有三硝基苯磺酸（TNBS 法）、荧光胺法、质谱法、液相 - 示差 / 蒸发光 - 紫外等。其中，前两种为间接测定法，在测定平均修饰度为 1 的修饰产物时，重现性、准确性、耐用性均较差。该类方法属普通的化学与荧光发光法，操作相对简单。后两种属于直接测定法，虽然结果较为准确，但所用仪器较为特殊或昂贵。

1）TNBS 法

1966 年，Habeeb 等采用三硝基苯磺酸（TNBS）与蛋白表面赖氨酸的 ε- 氨基和 α 氨基发生反应，生成在 375nm 处有特征吸收的三硝基苯酚（TNP）。对于采用游离氨基作为蛋白连接位点的 PEG 修饰蛋白，PEG 修饰将直接减少蛋白表面的自由氨基，因此可以通过将吸光度值与蛋白质浓度作图，求得 PEG-rhGH 与 rhGH 的斜率，将两者的斜率之差除以 rhGH 的斜率，即可间接计算 PEG 的修饰程度。但是，该方法的影响因素较多，要求修饰前后的供试品中不得含有游离氨基，不得含有还原型物质，不得含有 SDS 等表面活性剂，并且极易受到环境温度、pH 及游离 PEG 的影响。同时，该方法中络合物随着反应时间的延长，吸光度值不断下降，需要考察适宜的反应中止方法以保证测定准确性。

2）荧光胺法

Stocka 等首先采用荧光胺法测定 PEG 修饰蛋白的平均修饰率。该方法的灵敏度较高，仅需纳克级的蛋白质就能完成。荧光胺本身不发荧光，但可在碱性环境中共价结合到游离氨基上，生成具有高荧光强度的荧光衍生物。没有参与反应的荧光胺则迅速水解为不发荧光的物质。因此，与 TNBS 法相比，荧光胺法具有更高的灵敏度。与 TNBS 法相似，荧光胺法同样受反应温度、pH、时间因素、游离氨基、还原物质的影响，同时由于荧光胺在水溶液中分解极快，为保证操作的便捷与准确性，应将荧光胺的丙酮溶液直接加入到反应液中，并迅速混匀，而不宜在接触到蛋白质溶液之前用水溶液稀释荧光胺。

上述两种方法进行准确测定的前提条件是，无论修饰前还是修饰后，rhGH 都必须处于充分舒展的状态，所有的结合位点都能充分暴露。但是，枝杈型 PEG 具有较强的空间位阻效应，有可能干扰该方法的准确测定，且上述方法也易受常规变性剂的干扰。

3）质谱法

由于 PEG 的分子量较大，多采用基质辅助激光解吸附飞行时间质谱（MALDI-

TOF）测定修饰前后生长激素的质量数，将质量数之差除以 PEG 的分子量，即可得到每一分子 rhGH 上发生修饰的 PEG 数目。但是，由于 MALDI-TOF 脉冲式的离子化方式不能精确定量，对于发生多点修饰的 rhGH，只能用该方法计算 PEG 的结合数目，而无法准确计算平均修饰度。因此，该方法只适用于计算单位点修饰药物的平均修饰度。

4）液相色谱法

PEG 分子在 280nm 处并无特征紫外吸收，而活化后的 PEG 分子，由于活性基团的引入，可能存在 214nm 处的紫外吸收。因此，为了检出以各种形式存在的 PEG，应采用通用型检测器，并结合凝胶或反相等高效液相色谱对修饰前后的 rhGH 及游离的 PEG 进行分离。由于示差检测器的灵敏度较低，同时只能使用恒梯度流动相，因此，不适于检出痕量的游离 PEG。而蒸发光检测器在上述方面有较大优势。首先通过优化色谱条件，将 PEG-rhGH、rhGH 与游离 PEG 有效分离后，再将 PEG 从修饰后的 rhGH 上水解下来；通过计算水解后 PEG 减去游离 PEG 的量，再除以 PEG 的分子量得到偶联到 rhGH 上的 PEG 的摩尔数，进而通过紫外检测器求得 rhGH 的摩尔数，根据两者之比即可求得较为准确的平均修饰度。

2. PEG 的修饰位点

rhGH 上可发生 PEG 修饰的位点有 10 个，即使均为单位点修饰，理论上也可能存在 10 种位点异构体。同时，PEG 分子本身是由一系列具有一定分子量分布的物质组成的混合物，因此，每一种位点异构体也就成为了较复杂的混合物。这就给 PEG 修饰位点的测定带来了巨大的难度。目前可采用两种方法进行 PEG 修饰位点的测定：液相肽图法与离子交换分离位点异构体法。这两种方法都需要结合质谱，对 rhGH 液相肽图中的色谱峰准确定性。在此基础上，前者推断修饰位点，后者可较为准确地测得修饰位点。

1）液相肽图法

首先需建立适宜的 rhGH 与 PEG-rhGH 的酶切方法。PEG 是具有枝杈结构的大分子物质，与蛋白质分子共价结合后，由于其空间位阻的屏蔽作用，可能影响蛋白酶切效率。因此，对于 PEG-rhGH，不能照搬 rhGH 药典酶切方法，应深入研究各个酶切参数，使得蛋白酶既能完全水解 rhGH 与 PEG-rhGH，得到尽可能多的理论肽段，又能避免非特异性酶切片段的产生。

二硫键未被还原的 rhGH 经胰蛋白酶酶切后，应产生 19 个理论肽段，除去 3 个极性很强无法保留的肽段 T3、T5、T18，以及 1 个仅含有 1 个 lys 的 T17，应在 RP-HPLC 肽图上出现至少 15 个肽段。同时通过还原酶切液，可推断两个二硫键肽段 T20-SS-T21 与 T6-SS-T16 的色谱峰位置。由于 T20-SS-T21 本身不含有 PEG 的修饰位点，T19 肽段也不含有 PEG 修饰位点，因此在 PEG 修饰前后 rhGH 的酶切液中，该肽段不会发生峰位置和峰面积的变化。那么在酶切完全的前提下，rhGH 酶切液中各个肽段的峰面积与 T20-SS-T21 或 T20 的峰面积之比（k 值），应为一个相对固定的数值。而在 PEG-rhGH 的酶切液中，连有 PEG 的肽段，其保留时间将发生改变。虽然由于位点异构体的存在，该位点仍有未被 PEG 化的肽段出现，但是这一位置肽段的 k 值与未修饰 rhGH 的 k 值比较，应有所下降，且降低的程度反映了被修饰肽段的相对含量。因此，通过大量实验，可累积获得 rhGH 与 PEG-rhGH 各肽段的平均 k 值，

根据两者的 k 值变化，可以推断哪些位点发生了主要的修饰及修饰肽段的大致含量（图 19-11）。

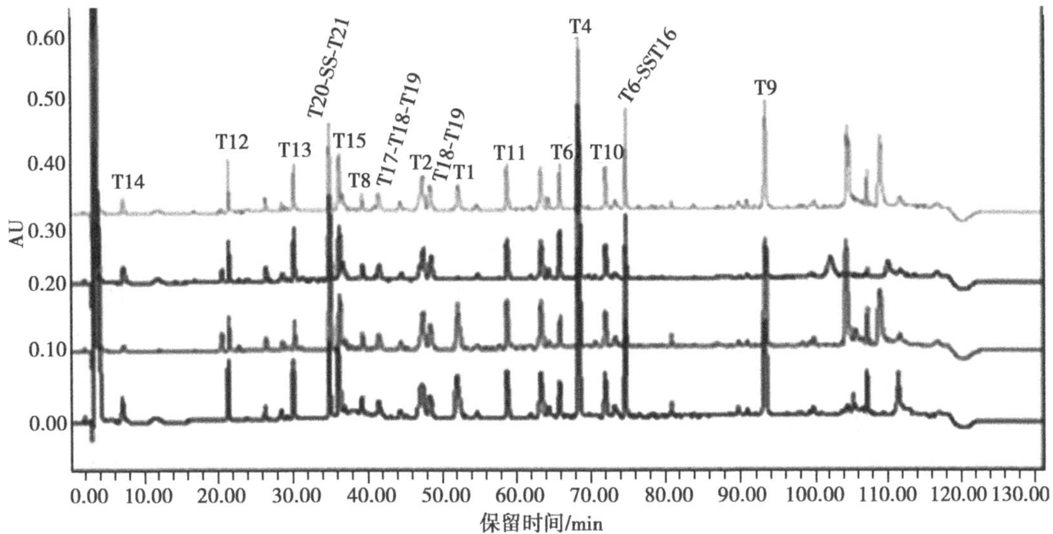

图19-11 三种PEG-rhGH与rhGH的胰肽图谱

2）离子交换分离位点异构体法

由于 PEG-rhGH 的修饰多发生在赖氨酸侧链的 ε 氨基和 N 端氨基上，PEG 修饰的位点异构体同时也成为电荷异构体，因此可以采用离子交换色谱进行分离。发生修饰后的 rhGH，其等电点将向酸性端偏移，试验中也发现，阳离子交换树脂的分离效果要好于阴离子交换树脂。但是，由于 PEG-rhGH 有较多的位点异构体，在离子交换色谱柱上实现所有位点异构体的完全分离难度极大。建立该方法时，首先应保证主要修饰成分与次要修饰成分的有效分离，再通过优化方法，尽量分开次要修饰成分。在保证方法可靠的基础上，也可适当降低对次要修饰成分之间分离度的要求。

经过离子交换分离到的各位点异构体，应进一步浓缩，重新定量后进行酶切肽图分析。将该肽图谱与未修饰的 rhGH 的肽图比较，PEG 肽图谱中缺失肽段中的赖氨酸即为 PEG 的修饰位点。也可进一步分离、收集位点异构体肽图中的 PEG 修饰肽段，通过 N 端测序，找到修饰位点。该方法不仅可对 PEG 的位点异构体进行控制，还可对 PEG-rhGH 的电荷异构体进行控制。产品在效期内存放时因脱氨等作用而产生的有关物质，也有可能引起峰形及相对峰面积的变化。因此，在稳定性考察时，很有必要引入此方法。

3. 高聚体分子

PEG-rhGH 分子在制备与储存过程中可能产生高分子量的聚集体分子，同时，PEG 活化过程中也有可能存在双端活化的分子从而生成高分子量的聚合物。应考虑采用 SEC-HPLC 法，将高聚体分子控制在较低的范围。同时应设计制备良好的系统适用性样品，以保证高聚体分子的有效检出。

4. 残留 PEG 和未修饰重组人生长激素的控制

须控制产品中游离 PEG 的残留量及未修饰生长激素的残留量。

五、重组人促卵泡刺激素

（一）名称

中文名：重组人促卵泡刺激素；英文名：Recombinant Human Follitropin，简称 r-hFSH。

（二）来源

卵泡刺激素（FSH）是由脑垂体前叶嗜碱性细胞分泌的一种酸性糖蛋白激素，对男、女两性的生殖性功能起决定性作用。在男性，其功能是促进睾丸曲细精管的成熟和精子的生成；在女性，FSH 可促进卵泡发育和成熟，协同促黄体生成素（LH）促使发育成熟的卵泡分泌雌激素和排卵，参与正常月经的形成。重组人促卵泡激素（rhFSH）是用含有 *DHFR* 基因和 FSH α 及 β 亚单位基因的重组质粒转染至 DHFR 缺陷的 CHO 细胞株，经细胞培养，并运用免疫亲和色谱与单克隆抗体高度纯化而得。

（三）结构与理化性质

r-hFSH 是由 α 和 β 两个蛋白亚单位共价结合形成的糖蛋白二聚体。α 亚基由 92 个氨基酸残基组成，分子量为 14 000kDa，在第 52 和 78 位上的门冬酰胺均连有糖基；β 亚基由 111 个氨基酸残基组成，分子量为 17 000kDa，在第 7 和 24 位上的门冬酰氨均连有糖基。hFSH α 分子含 14% 的糖基，这些糖包括单糖、甘露醇、半乳糖、岩藻糖、葡萄胺、*N*- 乙酰氨基葡萄糖与唾液酸，因此 r-hFSH α 是由一簇电荷异构体组成，其分子结构具有微异质性。hFSH α 分子的三维空间结构由 6 个链内二硫键维持，其表观分子量为 34 000~45 000kDa，等电点为 3.5~6.1。

hFSH 分子上的糖基对 FSH 的生物活性至关重要。唾液酸化的程度不同、与唾液酸结合的糖基链的长度和排列方式的不同，对 r-hFSH 的生物活性、半衰期和免疫活性都会产生影响。

r-hFSH α 链前体氨基酸序列为：MDYYRKYAAIFLVTLSVFLHVLHSAPDVQDCPECTLQENPFFSQPGAPILQCMGCCFSRAYPTPLRSKKTMLVQKNVTSESTCCVAKSYNRVTVMGGFKVENHTACHCSTCYYHKS。

合成的 FSH β 链前体氨基酸序列为：MKTLQFFFLF CCWKAICCNS CELTNITIAI EKEECRFCIS INTTWCAGYC YTRDLVYKDP RPKIQKTCT FKELVYETVR VPGCAHHADS LYTYPVATQC HCGKCDSDST DCTVRGLGPS YCSFGEMKE。

（四）生物学功能

FSH 在促使卵泡正常生长、成熟和性腺甾体类固醇的产生中不可缺少。r-hFSH 具有直接或者间接调节生殖系统的功能，其作用是促进卵泡发育和排卵。在卵巢中，FSH 的靶细胞是颗粒细胞，激素与颗粒细胞膜上特异性的受体结合产生 4 个作用：①激活腺苷酸环化酶系统，促进卵泡膜细胞中的雄性激素转化为雌性激素、雌酮和雌二醇；②促进颗粒细胞增殖，使卵泡生长；③诱导颗粒细胞中 LH 和泌乳素受体的大量增加；④导致合成孕酮所必须的一类固醇合成酶的活化。在睾丸中，FSH 的主要作用是促进曲细精管的成熟。在高浓度睾丸内雄性激素作用下，FSH 可诱导精子产生。

（五）临床应用

由于促卵泡激素对男性的精子发育和女性的卵泡成熟有非常重要的意义，因此可单独使用，或者与 LH、hCG 联合应用治疗女性不排卵和男性无精或少精引起的不孕不育症，如治疗无排卵性不孕、男性低促性腺激素引起的低性腺激素症。随着体外人工辅助生殖技术（ART）的日益成熟和广泛应用，r-hFSH 可用于助孕过程如体外受精、配子输卵管内转移术、合子输卵管内转移术等；促卵泡激素是妇女超促排卵必不可少的药品，可刺激多卵泡的发育，达到多排卵的目的，也用于辅助生殖技术超促排卵；还可用于月经量少或闭经的下丘脑垂体功能异常的妇女。

（六）质控要点

1. 肽图谱

r-hFSH 为结构较为复杂的大分子糖蛋白，分子内存在多个二硫键，常规肽图检查是先将分子还原和烷基化，经脱盐后，用胰蛋白酶裂解，再用反相 HPLC 分离肽段，得到色谱图，通过与对照品图谱比较判定供试品肽图结果。

2. 糖谱

糖蛋白的糖基化对保持蛋白质生物活性至关重要。对于 rhFSH 来说，其寡糖侧链末端的唾液酸分布情况对其体内半衰期和生物活性影响显著，因此本品糖谱主要关注唾液酸糖型。其检查方法主要有以下几个步骤：用特异性糖苷酶解从 r-hFSH 分子中释放出寡糖侧链，然后用荧光染料标记多糖，用阴离子交换色谱柱分析，各多糖按照中性、单唾液酸化、双唾液酸化、三唾液酸化和四唾液酸化顺序洗脱，以各多糖峰面积占总面积的百分含量计算，理论电荷数 $Z = P_{单}+2P_{双}+3P_{三}+4P_{四}$，《欧洲药典》规定 r-hFSH 糖谱 Z 值的限度为 177~233。

3. 氧化形式

采用高效 HPLC 装置，以十八烷基硅烷键合硅胶为填充剂（5~10μm）；通常以磷酸盐缓冲液为流动相 A，乙腈水溶液为流动相 B，水为流动相 C；流速为 1ml/min；柱温为 30~40℃，检测波长 210nm，进行梯度洗脱。出峰顺序为 β 亚基、氧化 α 亚基和 α 亚基，以面积归一化法计算获得结果。

4. 生物学活性测定

本法为 Steelman-Pohley 大鼠卵巢增重法，通过比较 FSH 标准品与供试品对雌幼大鼠卵巢增重的程度，以决定供试品的效价。

（1）溶液配制：试验当日称取牛血清白蛋白和氯化钠适量，用磷酸盐缓冲液（pH7.2）溶解配成含氯化钠 0.9% 白蛋白 1mg/ml 的溶液，用 1mol/L 氢氧化钠溶液调节 pH 至 7.2。

（2）标准品（S）溶液的配制与稀释：试验当日取 FSH 标准品，按标示效价，加上述溶媒配成高、中、低三种浓度的稀释液，置4℃保存，供3日内使用。

（3）供试品（T）溶液的配制与稀释：按供试品标示效价，同标准品溶液的配制方法。

（4）动物：同一来源、品系，出生19~23日（相差＜3日）、体重36~50g健康的雌性大白鼠。常用Wistar或SD种，一次试验中，各鼠间出生日期和体重相差不得过3日及10g。

（5）检定法：取上述动物，按体重均匀分成6组，8只/组，每日于大致相同时间分别给每组皮下注射一种浓度的S或T溶液0.5ml/只，每日一次，连续3日，标准品与供试品溶液相邻两浓度比值相等，一般不大于1：0.5，于最后一次给药24h后处死动物，解剖，摘取卵巢，剥离附着组织，去除输卵管，用滤纸吸干周围的液体，立刻称重（精确至0.1mg），以卵巢重为反应值，标准品与供试品各剂量组所致反应的平均值应相当，低剂量组卵巢较正常对照有明显增加，高剂量组卵巢增重不致达到极限。按《中国药典》附录生物检定法中量反应平行线测定原理，3×3随机设计法计算效价及实验误差（FL%），应通过可靠性测验，平均可信限率在50%以下。

生物活性测定时值得注意的问题如下。

（1）FSH效价测定方法是基于本品能使未成熟大白鼠性腺发育增重的原理设计的，动物的年龄和体重对试验都有影响，因此选择动物要严格。

（2）剂量的选择可根据动物的品系、年龄、季节及饲养条件进行调节。FSH高浓度稀释液一般为3~8IU/鼠。Wistar品系大白鼠较SD品系敏感，剂量反应直线斜率大，误差相对小。

（3）测定FSH卵巢增重法溶液中加入一定量的HCG，以增加卵巢对FSH的灵敏度。加入HCG的量常用30IU/鼠。对HCG用量准确单位要求不需太高，但用以配制标准品及供试品的溶液条件应一致。

（4）皮下给药时，最好选用6号针头，从颈部皮下进针，药液注入到对侧腹部皮下，每次给药应调换注入部位，使药液吸收充分，要注意避免注入肌肉，也要防止药液漏出，影响剂量的准确性。

（5）动物的处死可采用颈椎脱臼法或其他方法，但要避免摔死，防止组织破裂充血。

（6）卵巢切除由腹部切开，暴露子宫，沿子宫上行至卵巢剪下，剥去附着的脂肪及其他组织，用干滤纸吸去组织后直接称重。

六、重组人促黄体激素

（一）名称

中文名：重组人促黄体激素α；英文名：Recombinant Human Lutropin Alfa，简称r-hLHα。

（二）来源

hLH由脑垂体前叶嗜碱性细胞分泌产生。采用基因工程技术生产的人促黄体激素

α 是以中国仓鼠卵巢（CHO）细胞为宿主，经细胞培养并运用免疫亲和色谱与单克隆抗体高度纯化而得。

（三）结构与理化性质

人促黄体激素 α 由两个不同的亚基非共价连接而成，α 亚基含 92 个氨基酸和 2 个 *N*- 糖基化位点（Asn52 和 Asn78），β 亚基含 121 个氨基酸和 1 个 *N*- 糖基化位点（Asn40）；质谱分析 α 亚基和 β 亚基的分子量分别为 14kDa 和 15kDa；等电点范围为 6.4~9.9。

（四）生物学功能

r-hLHα 具有直接或者间接调节生殖系统的功能，其作用是刺激性腺——睾丸的间质细胞及卵巢分泌激素，促进黄体生成。促黄体激素结合于卵巢膜（及粒层）和睾丸间质细胞上与人绒毛膜促性腺激素共用的受体上，此 LH/CG 跨膜受体属 G 蛋白偶联受体家族，具有大的细胞外区域，在体外，重组 hLH 与睾丸间质细胞（MA-10）上 LH/CG 受体的亲和力在 hCG 和垂体 hLH 之间，但亲和常数具有相同的数量级。卵巢在卵泡期，LH 刺激卵巢膜细胞分泌作为底物，通过粒层细胞芳香酶产生雌二醇的雄激素，以支持 FSH 诱导的巢泡发育。在治疗中期，LH 的高水平启动黄体形成并且排卵。排卵后，LH 通过促进胆固醇向孕烯醇酮的转化，刺激黄体产生黄体酮。

（五）临床应用

r-hLHα 与 hFSH 联合，推荐用于 LH 和 FSH 严重缺乏的妇女，以刺激卵泡的发育。

（六）质控要点

1. 鉴别

（1）采用分子筛 HPLC 法鉴别供试品的主成分分子大小是否与 hLH 对照品的一致。

（2）采用 RP-HPLC 法（C18 柱）鉴别供试品辅料中的甲硫氨酸保留时间是否与甲硫氨酸对照品的保留时间一致。

（3）采用 HPLC 法（氨基柱和示差检测器）鉴别供试品辅料中的蔗糖保留时间是否与蔗糖对照品的保留时间一致。

2. 检查

（1）α 氧化亚基。采用 RP-HPLC 法。用 Vydac RP-C4 柱（25cm × 4.6mm I.D.）或其他相应的色谱柱；以 0.1mol/L TEAP 缓冲液：乙腈 =82：18 为流动相 A，乙腈为流动相 B，流速为 1ml/min；柱温为 50℃；检测波长为 214nm。

（2）聚体与解离亚基。采用 SDS-PAGE 银染法，以主成分自身对照法进行限量检查，检测样品中聚体带和解离亚基带的显色强度均不深于 3% 供试品（变性与非变性）带的颜色。

3. 含量测定

采用分子筛 HPLC 法。线性范围 0.29~4.3μg，Y=1260854X+1278（r=0.9989）。取成品，用 TSK gel G-2000SW（30cm × 7.8mm I.D.）或其他相应的色谱柱；以磷酸盐缓

冲液为流动相；流速为 1ml/min；检测波长为 214nm。取对照品和供试品溶液各 100μl，分别注入液相色谱仪，记录色谱图，按外标法计算。

4. 生物学活性测定

本法系比较 LH 标准品与供试品对幼大白鼠精囊增重的程度，以决定供试品中 LH 效价的一种方法。

（1）溶媒的配制：配制 1mg/ml 牛血清蛋白的生理盐水溶液。

（2）标准品溶液的配制与稀释：试验当日，取 FSH 标准品，按 FSH 标示效价加上述溶媒，配成高、中、低三种浓度的稀释液，置 4~8℃温度下保存，可供 4 日内使用。

（3）供试品溶液的配制与稀释：按供试品 FSH 的标示效价或估计效价，同标准溶液的配制方法。

（4）动物：同一来源、品系、出生 19~23 日、体重 36~50g、健康的雄幼大白鼠，常用 Wistar 或 SD 种，一次试验内，各鼠间出生日期和体重相差不得超过 3 日及 10 g。

（5）检定方法：取上述动物，按体重均匀分成 6 组，每组至少 6 只，每日于大致相同的时间分别给每组皮下注射一种浓度的标准品或供试品溶液 0.5ml，每日一次，连续 4 日。标准品及供试品相邻两浓度的比值应相等，一般不得大于 1∶0.5。于最后一次给药 24h 后将动物处死，解剖，摘取整个前列腺，由前叶和精囊交界处剥出精囊，去除附着的组织，用滤纸吸干周围的体液，立即称重（精度 0.1mg），以精囊重为反应值。供试品与标准品各剂量组所致反应的平均值应相当，低剂量组精囊应较正常组有明显地增加，高剂量组精囊增重不致达到极限。按《中国药典》附录生物统计法中量反应平等线测定随机设计法计算效价及试验误差，可靠性测验应通过。平均可信限率一般小于 40%。

七、重组人绒促性素

（一）名称

中文名：重组人绒促性素；英文名：Recombinant Human Chorionic Gonadptrophin，简称 r-hCG。

（二）来源

r-hCG 由垂体的腺垂体细胞分泌产生。采用基因工程技术生产的人绒促性素是以中国仓鼠卵巢（CHO）细胞为宿主，经细胞培养并运用免疫亲和色谱与单克隆抗体高度纯化而得。

（三）结构与理化性质

r-hCG 为采用重组 DNA 技术生产的绒毛膜促性腺激素，与尿源性的 hCG（人绒毛膜促性腺激素）有相同的氨基酸序列。r-hCG 由两个不同的亚基非共价连接而成：α 亚基为含 92 个氨基酸的多肽，其中含有 2 个 *N*- 糖基化位点（ASP52 和 ASP78），理论分子量为 10 195.74Da；β 亚基为含 145 个氨基酸的多肽，其中含有 2 个 *N*- 糖基化位点（ASP13 和 ASP30）、4 个 *O*- 糖基化位点（SER121、SER127、SER132 和 SER138），理论分子量为 15 519.96Da。等电点范围为 pI3.2~7.7。

（四）生物学功能

人绒促性素可与促黄体激素共同结合于卵巢膜及颗粒细胞上的一种跨膜受体，即 LH/CG 受体上。r-hCG 的主要药理作用是恢复卵母细胞的减数分裂，促使卵泡破裂（排卵），促进黄体形成并产生孕酮和雌二醇。r-hCG 可代偿 LH（促黄体激素）诱发排卵。用药物刺激卵泡生长后，使用 r-hCG 可触发最终的卵泡成熟及早期黄体化。

（五）临床应用

治疗无排卵性不孕；治疗男性低促性腺激素性引起的低性腺激素症。接受辅助生殖技术如体外授精（IVF）之前进行超排卵的妇女，注射 r-hCG 可在刺激卵泡生长后触发最终的卵泡成熟和黄体化；无排卵或少排卵妇女，注射 r-hCG 可在刺激卵泡生长后触发无排卵或少排卵患者的排卵及黄体化。

（六）质控要点

重组人绒促性素的无菌冻干品，目前仅有进口产品，商品名为艾泽——Ovitrelle。其质控要点如下。

1. 鉴别

（1）采用分子筛 HPLC 法鉴别供试品的主成分分子大小是否与 hLH 对照品的一致。

（2）采用小鼠子宫重量法鉴别供试品是否具有生物活性。

（3）采用高效液相色谱法鉴别供试品中作为辅料的蔗糖。采用氨基柱和示差检测器，供试品的保留时间应与蔗糖对照品的保留时间一致。

2. 检查

（1）聚合物。采用分子筛 HPLC 法，按面积归一化法计算。

（2）解离亚基。采用非还原 SDS-PAGE 法，加样 10μg，考马斯亮蓝染色。以主成分自身对照法进行限量检查，供试品溶液中 α 亚基与 β 亚基带的显色强度应低于对照溶液中相应的 α 亚基与 β 亚基带的显色强度。

（3）氧化亚基。采用 RP-HPLC 法，按面积归一化法计算氧化亚基含量。

3. 含量测定

采用分子筛 HPLC 法。线性范围 0.54~16.3μg，$Y=3\times10^{-7}X+0.2957$（$r=1$）。用 TSK gel G-2000SW（30cm × 7.8mm I.D.）或其他相应的色谱柱；以磷酸盐缓冲液为流动相；流速为 0.5ml/min；检测波长为 214nm。取对照品 40μl，注入液相色谱仪，记录色谱图，人绒促性素的保留时间应为 13~15min，以人绒促性素峰计，理论塔板数应不小于 1000；同法测定供试品溶液，按外标法计算，即得。

4. 生物学活性测定

比较绒促性素标准品与供试品对雌幼小白鼠子宫增重的程度以决定供试品效价的一种方法。

（1）标准品溶液的配制与稀释：试验当日，取标准品按标示效价加生理盐水，配成 1ml 含 10IU 的溶液，充分溶解后用 0.5% 羧甲基纤维素钠溶液配成高、中、低三种浓度的稀释液，置于 4~8℃温度下保存，可供 3 日内使用。亦可将标准品用生理盐水配成 1ml 至少含 50IU 的溶液，置于 4~8℃温度下储存，每次给药前临时用生理盐水稀释成各种浓度。

（2）供试品溶液的配制与稀释：按标示效价或估计效价，同标准品溶液的配制。若采用每次注射前临时稀释溶液的方法，储备液的浓度应与标准品一致。

（3）动物：同一来源、品系，出生 17~23 日、体重 9~13g 的健康雌幼小白鼠，一次试验内，各鼠间出生日期和体重相差不得超过 3 日和 3g。

（4）检定法：取上述动物，按体重均匀分成 6 组，每组至少 15 只，每日于大致相同的时间分别给每组动物自颈部皮下注射一种浓度的标准品或供试品溶液 0.2ml，每日一次，连续 3 日。标准品及供试品相邻两浓度的比值应相等，且不得大于 1∶0.5。最后一次给药 24h 后将动物处死，称体重后解剖，摘取子宫，剥离附着的组织，压干子宫内液，立即称重（精度 0.1mg）并换算成子宫重 / 体重，即为反应值，供试品与标准品各剂量组所致反应的平均值应相当，低剂量组子宫重应较正常有明显增加，高剂量组子宫增重不致达到极限。按《中国药典》附录生物检定统计法中量反应平行线测定随机设计法计算效价及实验误差，可靠性测验应通过。本法的平均可信限率不得大于 25%。

八、重组人促甲状腺激素

促甲状腺激素（thyroid-stimulating hormone，TSH）由垂体产生，主要作用是控制甲状腺，能促进甲状腺激素的产生，还能促进已制造好的甲状腺激素释放入血。作为药用主要有传统的组织提取产品如牛、猪和人 TSH 产品，以及重组人促甲状腺激素。下面重点介绍重组人促甲状腺激素。

（一）名称

中文名：重组人促甲状腺激素；英文名：Recombinant Human Thyrotropin，简称 r-hTSH。

（二）来源

人促甲状腺素（hTSH）是由垂体分泌产生的。r-hTSH 是通过利用从人组织中分离得到的人促甲状腺激素 α 亚基 cDNA 和 β 亚基的部分基因组 DNA，分别构建重组质粒，共转染二氢叶酸还原酶（DHFR）缺陷型中国仓鼠卵巢细胞（CHO）获得工程化细胞株，然后大规模表达纯化产生的。

（三）结构与理化性质

hTSH 是由 α 和 β 两个蛋白亚单位共价结合形成的异源二聚体糖蛋白。α 亚基由 92 个氨基酸残基组成，分子量为 10.9kDa，有 2 个侧链糖基分别结合于 52、78 位的门冬酰胺残基上；β 亚基由 118 个氨基酸残基组成，分子量为 14.4kDa，有 1 个侧链糖基结合于 23 位的门冬酰胺残基上。α 亚基含有 5 对二硫键，分别为 cys7-cys31、cys10-

cys60、cys28-cys82、cys32-cys84、cys59–cys87；β 亚基含 6 对二硫键，分别为 cys2-cys52、cys16-cys67、cys19-cys105、cys27-cys83、cys31-cys85、cys88-cys95；两个亚基均形成典型的稳定半胱氨酸结构。与 hTSH 相比，r-hTSH 的侧链寡糖结构没有硫酸化的末端 *N*- 乙酰半乳糖胺，其糖侧链的 *N*- 乙酰葡萄糖胺和半乳糖含量较高，因此支链糖和末端唾液酸含量也相对较高。研究表明，hTSH 分子上的糖基和末端唾液酸对其生物活性至关重要。唾液酸化的程度不同、与唾液酸结合的糖基链的长度和排列方式的不同，对 r-hTSH 的生物活性、半衰期和免疫活性都会产生影响。去唾液酸化的 rhTSH 和 hTSH 比 rhTSH 有更高的体外免疫抗体结合活性，但其体内清除时间缩短，rhTSH 有更高的体内活性。

r-hTSH 的 α 链氨基酸序列为：APDVQDCPEC TLQENPFFSQ PGAPILQCMG CCFSRAYPTP LRSKKTMLVQ KQVTSESTCC VAKSYNRVTV MGGFKCDNHT ACHCSTCYYH KS。

r-hTSH 的 β 链氨基酸序列为：FCIPTDYTMH IDRRGCAYCL TINTTICAGY CMTREINGKL FLPKYALSQE VCTYREFIYR TVDIPGCPLH VAPYFSYPVA LSCKCGKCNT EYSECIHDAI KTNYCTKPQK SYLVGFSV。

（四）生物学功能

促甲状腺激素与促甲状腺素受体结合，产生第二信使 c-AMP，依次诱导甲状腺激素 T3 和 T4 的释放。

（五）临床应用

本品主要用于在分化良好型甲状腺癌的甲状腺切除治疗后，使用甲状腺激素抑制治疗的患者中，检测血清中甲状腺球蛋白（Tg），并与放射性碘显像合用或单独使用诊断甲状腺残留组织和分化型甲状腺癌。在低风险的激素抑制疗法维持的甲状腺切除术后患者中，本品还可用于联合 ^{131}I 的残余甲状腺组织清除。

分化良好型甲状腺癌占所有甲状腺癌的 80%~90%，患者有相对较高的存活期，但治疗后有约 30% 的复发性。这种癌症的常规治疗方式是将甲状腺切除，然后使用放射性碘消除残余腺组织，再用甲状腺激素维持治疗。在切除后伴随 ^{131}I 使用 r-hTSH，通过与甲状腺衍生组织细胞表面 TSH 受体结合，一方面可刺激甲状腺组织对碘的吸收，造成细胞死亡，增强组织清除作用，抑制复发；另一方面，为监测切除后的复发情况，需定期对患者进行 Tg 检测或放射性碘全身影像检查，有效的 ^{131}I 显像要求患者停止甲状腺激素抑制治疗，以刺激内源性甲状腺素生成，促进对 ^{131}I 的吸收，但停止甲状腺激素治疗会导致由于甲状腺机能减退而引起的一系列不良反应，此时使用 r-hTSH 可为患者补充外源性促甲状腺素，刺激产生 Tg 以避免因甲状腺素治疗停止造成的不良反应。

（六）质控要点

（1）生物活性：根据 TSH 的生物学功能原理，构建一个同时表达 hTSH 受体基因和 cAMP 偶联荧光素酶报告基因的 CHO 细胞株，将该细胞进行体外培养，在细胞培养物中加入 rhTSH，使其刺激该细胞的 TSH 表面受体，造成细胞 cAMP 水平增加，并因此激活荧光素酶报告基因的表达，然后通过适宜底物反应检测荧光素酶，该酶生成量与加入的 r-hTSH 量成正比，由此可计算 r-hTSH 的体外生物活性。

（2）肽图谱：r-hTSH 为结构较为复杂的大分子糖蛋白，分子内存在多个二硫键，首先将分子还原和烷基化，经脱盐后，用胰蛋白酶裂解，再用反相高效液相色谱（HPLC）分离肽段，按面积归一化法计。

（3）单糖分析：r-hTSH 糖侧链中含有海藻糖、*N*- 乙酰氨基葡萄糖、半乳糖和甘露糖，分析方法是先在适宜条件下将糖苷侧链水解为含三氟乙酸的单糖，然后用高效液相色谱 / 脉冲安培检测器系统定量测定，或将单糖进行荧光衍生化后用高效液相色谱 / 荧光检测器进行测定。

（4）唾液酸含量：先将 r-hTSH 样品用酸水解，然后衍生化处理，用反相 HPLC/ 紫外检测器进行分离和定量测定。

（5）脱氨产物：用反相 HPLC 方法进行脱氨产物异天门冬氨酸残留的检查。

（6）有机溶剂残留：纯化工艺中的疏水色谱柱流动相中使用乙二醇，应采用气相色谱法进行残留量检查。

（7）其他：CHO 细胞 DNA、宿主蛋白残留，以及支原体、病毒检测等，可按照 CHO 细胞及其他细胞表达产品质控中采用的常规方法进行控制。

九、重组人甲状旁腺激素

（一）名称

中文名：重组人甲状旁腺激素；英文名：Recombinant Human parathytoid hormone，简称 rhPTH。已上市的产品 rhPTH1-34 的通用名称为重组特立帕肽。

（二）来源

PTH 是由甲状旁腺细胞分泌的的多肽激素。PTH 最早由 Collip 于 1925 年从牛甲状旁腺组织中分离得到，1981 年 Hendy 等首次报道了人 PTH（hPTH）的基因序列，推动了 PTH 的基因工程研究。完整的 hPTH 分子由人的甲状旁腺分泌，由 84 个氨基酸组成，其活性部位为 N 端的 1~34 个氨基酸，C 端无活性。r-hPTH1-34 可由含 r-hPTH1-34 编码序列的重组质粒转化大肠杆菌，经发酵产生融合蛋白，通过酶切和纯化制得。

（三）结构与理化性质

hPTH 是由 84 个氨基酸残基组成的单链多肽，分子量为 9500kDa；r-hPTH1-34 是 hPTH 蛋白 N 端 34 个氨基酸。

（四）基因和氨基酸序列

hPTH的氨基酸序列：SVSEIQLMHN LGKHLNSMER VEWLRKKLQD VHNFVALGAP LAPRDAGSQRPRKKEDNVLV ESHEKSLGEA DKADVNVLTK AKSQ。

（五）生物学功能

甲状旁腺激素（parathyroid hormone，PTH）由甲状旁腺主细胞分泌，为脊椎动物体内调节钙、磷代谢平衡的主要激素之一。其主要的靶器官为骨骼、小肠和肾脏。它通过与靶细胞膜上特异性受体结合引起靶细胞功能改变而发挥其生物学作用。其主要生物学活性表现为：通过提高破骨细胞活性，促使骨钙溶解；促进肾小管储蓄钙排磷及激活肾脏的 1，25- 羟化酶，生成 1，25-（OH）$_2$-VitD$_3$ 进而导致肠钙、磷吸收增加等作用；PTH 还能使细胞外液的钙、磷浓度维持在正常的生理水平。甲状旁腺损伤、肿瘤或遗传因素等可导致 PTH 分泌不足或生物活性降低，造成低钙血症即甲状旁腺功能低下症（HPT）。PTH 是维持机体钙平衡的重要激素之一，它直接作用于骨和肾，促进骨钙动员和肾对钙的重吸收及钙在折骨中的吸收，通过促进 1 羟化酶使 25-OH-D3 转化为活性 1，25-（OH）$_2$D$_3$，间接起到加强肠钙吸收的作用。

（六）临床应用

PTH 是已知唯一的促进骨形成药物，它在不降低骨骼质量的前提下增加骨密度，改善骨骼结构。其基本生理作用是通过增加成骨细胞及破骨细胞数目，促进骨吸收及生长。大量临床应用研究表明，PTH 的成骨作用对骨质疏松患者的治疗有一定的疗效。骨质疏松妇女接受 PTH 治疗后，骨形成和骨吸收指标上升；PTH 可用于治疗糖皮质激素引起的骨质疏松；PTH 能预防雌激素减少引起的骨丢失，对因雌激素不足而引起的骨质疏松可起到预防和治疗作用，且对皮质骨和松质骨都同样有保护作用。

目前我国已上市的基因工程药物品种为 r-hPTH1~34。

（七）质控要点

1. 生物学活性测定

目前本品的生物活性测定方法为体外细胞法。基本原理为：PTH 与其细胞膜上的受体结合，通过 G 蛋白等信号转导系统，激活腺苷酸环化酶，在腺苷酸环化酶的作用下 AMP 环化形成 cAMP。通过测定 cAMP 水平，可反映 PTH 的生物学活性。目前，r-hPTH 类药物质控中生物学活性测定的方法多基于 cAMP 水平测定，检测手段包括放免法（RIA 法）、酶标法、化学发光法、荧光分析法。其中，酶标法较为普遍，基本测定步骤包括细胞培养、PTH 诱导细胞、细胞产生的 cAMP 与标记的 cAMP 竞争结合抗 cAMP 抗体，通过测定标记 cAMP 的酶活性高低从而确定 PTH 诱导产生的 cAMP 水平。

对数据进行统计分析，计算出待测样品的半效稀释倍数，并按下式公式计算结果：

$$\text{待测样品效价}=\text{标准品效价}\times\frac{\text{待测样品预稀释倍数}}{\text{标准品预稀释倍数}}\times\frac{\text{待测样品半效稀释倍数}}{\text{标准品半效稀释倍数}}$$

2. 含量测定

质控中普遍采用 RP-HPLC 法测定含量，制剂产品有明确的含量标示。测定方法举例：采用十八烷基硅烷键合硅胶为填充剂 Waters Symmetry ORC18 柱（46mm × 150mm，5μm）；流动相 A：0.1%TFA 水溶液；B：0.1%TFA 的乙腈 - 水（95：5）溶液；流速：1.0ml/min；检测波长：214nm。r-hPTH（1~34）的线性范围为 5.0~15μg，最低检出限约为 100ng。

3. 肽图分析

将对照品及待测样品分别以胰蛋白酶处理后，进行 RP-HPLC 分析，参考色谱条件：采用 C18 柱（46mm × 150mm，5μm）；0.1%TFA 水溶液为流动相 A，0.1%TFA 的乙腈 - 水（95 ∶ 5）溶液为流动相 B；梯度洗脱）；流速：1.0ml/min；检测波长：214nm。

r-hPTH（1~34）分子中第 13、20、25、26 和 27 位氨基酸分别是 Lys、Arg、Arg、Lys 和 Lys，用胰蛋白酶完全裂解后色谱图上应观察到 4 个主要的肽段峰，即 T1~T4，如图 19-12 所示。

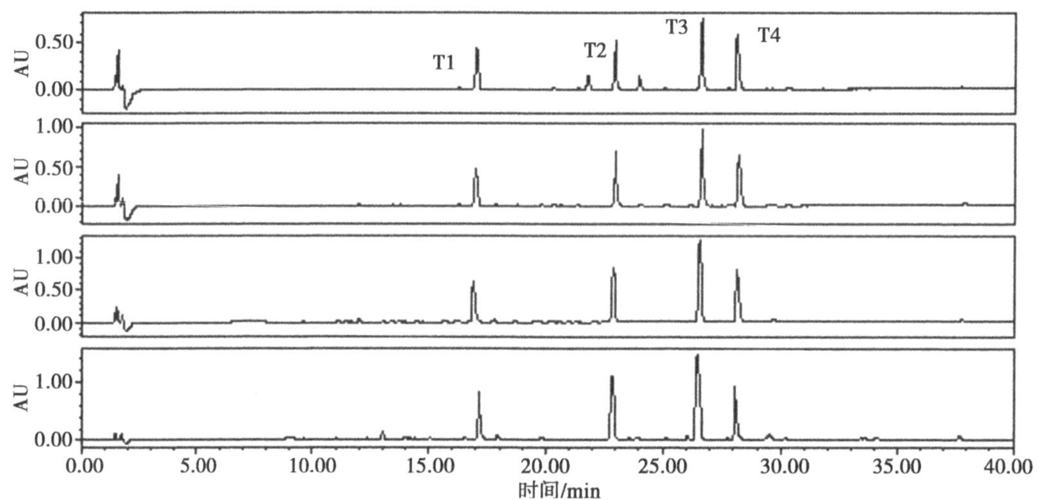

图19-12　rh-PTH（1~34）的RP-HPLC肽图

T1. HLNSMER；T2. LQDVHNF；T3. VEWLR；T4. SVSEIQLMHNLGK

4. 等电点测定

r-hPTH（1~34）的理论等电点为 9.8，但至今未见其实测值接近 9.8 的报道，采用 IEF 凝胶电泳法对 r-hPTH（1~34）进行等电点测定，测定等电点通常为 8.0~9.0。

5. 纯度及相关杂质

r-hPTH（1~34）质控中纯度及杂质分析普遍采用 RP-HPLC 方法。产品研发时对于此项目方法的研究，首先应通过强力破坏试验等手段获得本品有关物质和杂质谱图的基本情况，确定分析条件，继而通过对显著有关物质或杂质定性分析，尽可能确定哪些是工艺来源、哪些是降解产物，继而建立控制标准。通常本品制剂总相关杂质的含量不得超过 7.0%。

十、重组类胰高血糖素

重组类胰高血糖素是进餐后肠道分泌的一类促胰岛素分泌激素，由于此类激素进入血液循环后很快被二肽基肽酶（DPP-4）裂解失活，因此作为糖尿病治疗药物开发较晚。目前已上市的产品主要是胰高血糖素样肽 -1（glucagon like peptide-1，GLP-1）类的改构和修饰产品，如利拉鲁肽、度拉鲁肽、贝那鲁肽等，以及由巨蜥唾液中分离的具有天然抗 DPP-4 活性结构的化学合成艾塞那肽。与艾塞那肽序列相同的重组产品目前也在临床研究中。

（一）贝那鲁肽

1. 名称

贝那鲁肽为我国自主研发上市的一类新药，由上海仁会生物制药股份有限公司推出。贝那鲁肽注射液，英文名为 Benaglutide Injection，商品名为“谊生肽”；通用名为重组人胰高血糖素类多肽 -1（7-36）注射液，英文名为 Recombinant Human Glucagon Like Peptide-1（7-36）Injection，英文缩写 r-hGLP-1（7-36）。

2. 来源

高血糖素类似肽系由肠 L 细胞分泌的 GLP-1 在体内的 N 端截断型，即酶切去 N 端 6 肽成为 GLP-1（7-36）。贝那鲁肽系由高效表达 GLP-1（7-36）基因的大肠杆菌，经发酵、分离和高度纯化后获得，其活性成分的氨基酸序列与人体内 GLP-1 相同。

3. 结构与理化性质

贝那鲁肽是由 30 个氨基酸组成的单链多肽，分子中无半胱氨酸，因此不存在二硫键，分子式 $C_{149}H_{225}N_{39}O_{46}$，分子量为 3298.7Da。氨基酸组成序列如下：His- Ala- Glu-Gly- Thr- Phe- Thr- Ser- Asp- Val- Ser- Ser- Tyr- Leu- Glu- Gly- Gln- Ala- Ala- Lys- Glu- Phe-Ile- Ala- Trp- Leu- Val- Lys- Gly- Arg。

4. 生物学功能

GLP-1（7-36）具有刺激胰岛素分泌、胰岛 β 细胞增殖和分化的功能。通过刺激胰岛素的分泌，抑制胰高血糖素的分泌，抑制胃排空发挥治疗作用，可改善周围组织对胰岛素的敏感性和增加胰岛 β 细胞对葡萄糖的敏感性；抑制糖元分解；抑制胃壁细胞分泌胃酸，延长营养物在胃肠道的运转时间，抑制胰蛋白酶后脂肪酶的分泌。GLP-1（7-36）是一种葡萄糖依赖型降糖药物，即在血糖浓度高时刺激胰岛素分泌，低血糖浓度和正常血糖浓度时不刺激胰岛素分泌，从而降低低血糖的发生率。

5. 临床应用

本品适用于 2 型糖尿病患者控制血糖，适用于单用二甲双胍血糖控制不佳的患者。皮下注射，血浆药物浓度水平在 19min 达到峰值。本品半衰期为 11min 左右，可有效控制餐后 2h 内血糖，药物在体内快速消除，无蓄积。

6. 质控要点

（1）原液采用肽图、质谱、紫外光谱等多种方法进行鉴别；注射液采用 RP-HPLC 方法进行鉴别，供试品溶液主峰的保留时间应与对照品溶液主峰的保留时间一致。

（2）采用 RP-HPLC 方法对有关物质进行测定。以 C18 柱（3.5μm，4.6 mm × 150mm）；流动相 A：0.2mol/L 硫酸钠缓冲液（pH2.3）：乙腈 =82：18；流动相 B：50% 乙腈；梯度洗脱；流速为 1ml/min；柱温为 45℃；检测波长为 214nm。

（3）采用 SEC-HPLC 方法对高分子蛋白质进行测定。以凝胶色谱柱，流动相：三氟乙酸：乙腈：水 =0.05：10：90；等度洗脱；流速为 0.5ml/min；柱温为室温；检测波长为 276nm。

（4）采用 RP-HPLC 方法进行含量测定，方法同有关物质测定。

（5）生物学活性测定。贝那鲁肽是 GLP-1 的类似物，它可与胰岛 β 细胞表面的 GLP-1 特异受体结合，然后激活腺苷酸化酶，致细胞内的 cAMP 水平升高，引发蛋白激酶 A 的激活。激活的蛋白激酶 A 将 ATP 上的磷酸基团转移到蛋白激酶 A 底物变为磷酸化蛋白激酶 A 底物，这个过程消耗 ATP。基于此原理设计的 ATP 竞争性体外生物学活性测定方法，细胞中游离的 ATP 可与萤光素、氧气一起，在萤光素酶的催化下产生萤光，即 ATP 偶联的萤光素酶反应。当给药后，发生上述信号转导过程，细胞游离 ATP 含量降低，从而引起 ATP 偶联的萤光素酶反应的光信号降低，由此建立起量效反应曲线。

可参考的试验过程：RIN-m5F 细胞消化后铺板，培养 2~4 天待细胞贴满，加入各浓度梯度的标准品及待测品。用 cAMP-Glo™ Max Assay 进行检测，在化学发光检测仪读取化学发光数值，用 Origin8.5 软件或其他软件进行数据处理和分析。

（二）利拉鲁肽

1. 名称

中文名：利拉鲁肽；英文名：Liraglutide。目前唯一已上市产品是利拉鲁肽注射液，英文名为 Liraglutide injection。

2. 来源

通过 DNA 重组技术，利用酵母生产的人胰高糖素样肽 -1（GLP-1）第 7 位至第 37 位氨基酸的多肽类似物，之后通过化学修饰，在第 26 位赖氨酸接上十六烷酸取代基的重组多肽。

3. 结构与理化性质

化学结构为 Arg34Lys26-（N-ε-（γ-Glu（N-α- 十六酰基）））-GLP-1（7-37）。利拉鲁肽是将 GLP-1（7-37）中的 Lys34 替换成 Arg，并在 Lys26 侧链上连接一条 16 碳棕榈脂肪酸而得到的衍生物，其氨基酸序列与人 GLP-1 具有 97% 的序列同源性。脂肪酸侧链可以使利拉鲁肽在血液中与白蛋白可逆性地结合，使利拉鲁肽的作用时间延长，且增强对 DPP-4 酶降解的抵抗。脂肪酸侧链还可以使利拉鲁肽分子在注射部位自交联成七聚体，从而延缓其自皮下吸引，使其作用时间可长达接近 24h，每天注射一次并且可在任意时间注射，与进餐无关。

4. 生物学功能

Liraglutide 以葡萄糖浓度依赖的方式调节血糖，直接保护 β 细胞，使 β 细胞体积增大、增加胰岛素分泌、减少胰高血糖素的释放、降低胃排空速率，能很好地控制血糖和改善糖化血红蛋白（hemoglobin A1c，HbA1c），有效减慢糖尿病的发病进程。此外，Liraglutide 在减少食欲和控制体重的同时引发呕吐、恶心和低血糖等副作用较小。

5. 临床应用

利拉鲁肽是 2 型糖尿病治疗领域的一个重磅药物，适用于单用二甲双胍或磺脲类药物最大可耐受剂量治疗后血糖仍控制不佳的 2 型糖尿病患者，与二甲双胍或磺脲类药物联合应用疗效显著，不良反应少。利拉鲁肽应用简单方便，1 天 1 次即可提供 24h 血糖控制，且低血糖发生风险小。

6. 质控要点

利拉鲁肽生产包括蛋白分子重组表达和纯化、侧链脂肪酸的化学修饰和纯化等复杂工艺。其产品质量控制要关注蛋白质一级结构确证、来源于工艺和降解的有关物质和杂质、工艺残留、生物活性和比活，以及多剂量注射液的关键质量参数等。

（1）有关物质：原液和注射液均采用 RP-HPLC 方法进行有关物质和杂质控制，应关注由于蛋白降解、聚合、化学修饰产生的可定性杂质，以及亲水性、疏水性类别归属杂质。

（2）生物学活性：目前利拉鲁肽生物学活性测定主要采用体外细胞法，根据其与细胞受体结合后引发的信号转导途径，可设计不同的活性测定方法。例如，利拉鲁肽与细胞受体结合，刺激细胞内 cAMP 浓度增加，细胞内 cAMP 浓度的增加与利拉鲁肽呈剂量相关。可采用 AlphaScreen™方法检测 cAMP 浓度，通过与标准品对比建立量效曲线，获得活性结果。

第二节　多肽激素类药物

一、艾塞那肽

艾塞那肽也称促胰岛素分泌素（extendin-4），具有与 GLP-1 类似的降低血糖作用，并在生物体内具有更长的半衰期和更强的生物学活性。由美国 Amylin 公司通过化学合成生产的该多肽已于 2004 年上市。

（一）名称

中文名：艾塞那肽；英文名：Exenatide。代表性的上市产品是艾塞那肽注射液，英文名为 Exenatide Solution for Injection。

（二）来源

天然的 Exendin-4 是从一种巨蜥（*Heloderma suspectum*）的毒素中分离出来的。Exendin 的名称来源于这类多肽是从外分泌腺分离出来并表现出内分泌功能的情况，其氨基酸序列与天然类胰高血糖素（GLP-1）有 53% 的同源性。艾塞那肽注射液中的原料是通过化学合成 Exendin-4 多肽获得的。

（三）结构与理化性质

Exendin-4 由 39 个氨基酸残基组成，分子量为 4187Da，等电点为 4.7，其氨基酸序列如下：His-Gly-Glu-Gly-Thr-Phe-Thr-Ser-Asp-Leu-Ser-Lys-Gln-Met-Glu-Glu-Glu-Ala-Val-Arg-Leu-Phe-Ile-Glu-Trp-Leu-Lys-Asn-Gly-Gly-Pro-Ser-Ser-Gly-Ala-Pro-Pro-Pro-Ser。

（四）生物学功能

艾塞那肽对人体胰岛细胞的 GLP-1 受体具有很高的亲和力，通过与该受体的特异性结合，产生受体激动作用，在人体内产生与GLP-1相似的生物学活性。但与人体GLP-1不同，由巨蜥唾液中分离出来的Exendin-4天然具有抗DPP-4活性，在体内具有更长的生物学半衰期，这也是其能开发成药的一个关键因素。

Exendin-4与GLP-1有53%的氨基酸同源性，是GLP-1受体的激动剂，与GLP-1具有一系列相同的抗糖尿病作用。其促进胰岛素分泌也是葡萄糖依赖型，也可表现出调节胃排空的作用，减慢所摄入营养成分进入血液的速度。

（五）临床应用

Exendin-4通过促进胰岛素的释放，抑制胰高血糖素分泌，用于2型糖尿病治疗。

（六）生物学活性测定

实验的主要原理是根据促胰岛素分泌素能特异性地与肺膜及胰岛瘤细胞的GLP-1受体相互作用，引起相应的信号通路改变。在葡萄糖的刺激下，其呈剂量依赖地诱导胰岛素的分泌，同时也刺激细胞胞内cAMP升高。裂解细胞，检测产生的cAMP，得到的cAMP浓度呈剂量依赖性，可基于此建立适宜体外细胞活性测定方法。

二、降钙素及其类似肽

甲状腺滤泡旁细胞分泌降钙素（calcitonin，CT），其作用于破骨细胞抑制骨吸收和降低血钙。天然降钙素广泛存在于各种动物体内，而鲑鱼和鳗鱼降钙素对人的降钙作用高于其他来源降钙素20~50倍。

（一）鲑鱼降钙素

鲑鱼降钙素（calcitonin salmons）是一种肽类激素，可通过化学合成技术制备。

1. 结构与理化性质

鲑鱼降钙素是由32个氨基酸组成的单链多肽，分子量为3432kDa，分子式为$C_{145}H_{240}N_{44}O_{48}S_2$，N端为半胱氨酸，它与第7位上的半胱氨酸间形成一个二硫键，C端为脯氨酰胺，如果去掉脯氨酰胺，则生物活性完全丧失，说明降钙素肽链C端脯氨酸与生物活性密切相关。

鲑鱼降钙素（32肽）氨基酸序列为：

Cys-Ser-Asn-Leu-Ser-Thr-Cys-Val-Leu-Gly-Lys-Leu-Ser-Gln-Glu-Leu-His-Lys-Leu-Gln-Thr-Tyr-Pro-Arg-Thr-Asn-Thr-Gly-Ser-Gly-Thr-Pro

2. 生物学功能

降钙素的主要生物学功能是降低血钙。由于降钙素有抑制破骨细胞活力的作用，所以能抑制骨盐的溶解吸收，从而阻止钙从骨中释放。血钙高可促使降钙素分泌增加，使其血钙降低；血钙低时可促使甲状旁腺素分泌增加而使血钙升高，两者互相制约，共同维持血钙平衡。降钙素的靶部位除骨外还有肾，具有使肾排磷增多而降低血磷的作用。

溶骨性病变患者注射降钙素后，降血钙的作用尤其明显。在甲状腺髓细胞癌、肺癌的患者血中降钙素含量特别高。动物试验证明，降钙素可防止大剂量维生素A造成的骨质疏松。

3. 临床应用

降钙素在临床上主要用于治疗骨质疏松症、甲状旁腺机能亢进、婴儿维生素D过多症、成人高血钙症、畸形性骨炎等，并可用于诊断溶骨性病变、甲状腺的髓细胞癌和肺癌。北京诺华公司生产的“密钙息”（鲑鱼降钙素）50U，每日或隔日肌注一次，具有良好的止痛和增加骨密度作用。治疗过程中要注意同时补钙以防低钙抽搐，部分患者有食欲减退、恶心、脸耳潮红等副作用。此外，降钙素还用于抢救高钙危象。

4. 质控要点

（1）采用薄层层析和RP-HPLC两种不同机制的方法进行鉴别，以乙酸-吡啶-水-正丁醇（6：20：24：30）为展开剂，展开后晾干，110℃加热10min，喷以含5g/L氯仿的浓氢氧化钠溶液，吹干，喷以碘化钾试液和淀粉试液即显斑点，供试品主斑点位置、颜色和大小应与对照品一致。RP-HPLC方法同含量测定项下方法。

（2）含量测定和有关肽测定采用RP-HPLC方法，以辛烷基硅烷键合硅胶为填充剂（5~10μm，300Å）；流动相A（四甲基氢氧化铵3.26g，加水至900ml，用磷酸调pH至2.5，加乙腈100ml），流动相B（四甲基氢氧化铵1.45g，加水至400ml，用磷酸调pH至2.5，加乙腈600ml），梯度洗脱；流速为1.0ml/min；柱温为65℃；检测波长为220nm。降钙素和*N*-乙酰Cys降钙素峰之间的分离度应不小于5.0，*N*-乙酰Cys降钙素峰拖尾因子应不大于2.5（1mg $C_{145}H_{240}N_{44}O_{48}S_2$ 相当于6000IU）。任一杂质不得过3.0%，总相关肽不得过5.0%。

（3）由于鲑鱼降钙素仅由32个氨基酸组成，测定每个氨基酸含量亦是控制产品质量的一种手段。采用氨基酸含量测定方法，按摩尔比计：门冬氨酸1.8~2.2；谷氨酸2.7~3.3；脯氨酸1.7~2.3；甘氨酸2.7~3.3；缬氨酸0.9~1.1；亮氨酸4.5~5.3；组氨酸0.9~1.1；精氨酸0.9~1.1；赖氨酸1.8~2.2；丝氨酸3.2~4.2；苏氨酸4.2~5.2；酪氨酸0.7~1.1；半胱氨酸1.4~2.1。

（二）依降钙素

依降钙素（elcatonin）为人工合成的鳗鱼降钙素，是鲑鱼降钙素的类似物。

1. 结构与理化性质

化学合成的依降钙素是由31个氨基酸组成单链多肽，分子中无半胱氨酸，因此不存在二硫键。其氨基酸序列为：Ser-Asn-Leu-Ser-Thr-Asn-Val-Leu-Gly-Lys-Leu-Ser-Gln-Glu-Leu-His-Lys-Leu-Gln-Thr-Tyr-Pro-Arg-Thr-Asp-Val-Gly-Ala-Gly-Thr-Pro-NH_2。

分子量为3363.76Da，分子式为 $C_{148}H_{244}N_{42}O_{47}$。

2. 生物学功能

依降钙素的主要作用是抑制破骨细胞活性，减少骨的吸收，防止骨钙丢失，同时可降低正常动物和高钙血症动物血清钙，对实验性骨质疏松有改善骨强度、骨皮质厚度、骨钙质含量、骨密度等作用。

3. 临床应用

依降钙素作为甲状旁腺及钙代谢调节药，在临床上主要用于治疗骨质疏松症引起的骨痛。据国外文献资料报道，健康成人肌肉注射依降钙素 0.5mg/kg 时，30min 后血药浓度达峰值，持续时间 120min，肌肉注射的消除半衰期 $t_{1/2}$ 为 4.8h。临床上应用鳗鱼钙素治疗骨质疏松症，具有显著的镇痛作用，如日本旭化成生产的“益钙宁”（鳗鱼降钙素）10~20U，每周 1~2 次肌注。

（三）降钙素的生物学活性测定

本法系比较降钙素标准品与供试品对大白鼠血钙降低的程度，以决定供试品效价的一种方法。

（1）溶液的配制：称取牛血清白蛋白 0.5g 加蒸馏水约 20ml，混匀，在 56℃水浴中保温 1h，取出放置 −10~−20℃温度下速冻备用。临用时将其（37 ± 0.5）℃融化，倒入含有 5g 乙酸钠的蒸馏水溶液中，再加入浓盐酸约 3.5ml，加蒸馏水补足至 500ml，调节 pH 为 4.0 即得。

（2）标准品溶液的配制与稀释：取标准品按标示效价计算加一定量的溶媒配制成 1.0IU/ml 降钙素标准液，再用溶媒进一步稀释成高、中、低三种浓度的溶液。

（3）供试品溶液的配制与稀释：按供试品估计效价或标示效价，同标准品溶液的配制方法。

（4）动物：同一来源、同一品系、同一性别的健康大白鼠。体重：皮下法用 40~250g；静脉法用 40~150g。一次试验内，各鼠间体重相差不超过 20%。

（5）检定法：取上述动物，按体重均匀分成 6 组，每组至少 5 只，称重、编号，分别按体重和顺序自腹部皮下或尾静脉注射标准品或供试品高、中、低剂量稀释液。标准品及供试品相邻两浓度的比值应相等，一般皮下法为 1 ∶ 0.5，静脉法为 1 ∶ 0.7。给药后 1h，分别取血样，测定血钙值，以此为反应值。试验要求供试品与标准品各剂量组所致反应平均值应相当，低剂量能引起血钙明显下降，高剂量不致引起血钙浓度极度降低，剂量间引起的血钙下降有明显区别。试验结果按《中国药典》附录生物检定统计法中量反应平行线测定随机设计法计算效价及试验误差。可靠性测验应通过。本法平均可信限率一般在 50% 以下。

生物活性测定中应注意以下几个方面的问题。

（1）降钙素在一定剂量范围内和反应呈直线关系，但斜率小，有时出现平点或翻点，且剂量范围窄。因此试验时也可用平行线原理四点法进行效价测定，一般低高剂量比为 3 ∶ 1。

（2）动物血样可用眼科手术刀或 0.9~1.1mm 内径的毛细管刺入眼眶静脉丛采取。

（3）制备血清时，将取得的血样放置室温 1h 或 4~8℃、1h 以上，然后离心，容易得到较多量的血清。

（4）静脉、皮下给药途径测定降钙素生物效价对比结果一致。皮下注射部位固定，易于掌握；而静脉注射需用动物固定装置及恒温水浴等，并且静脉法动物多次实验给药，尾根易发生糜烂。因此认为皮下（腹部）给药途径较好。

（5）尾静脉给药，注射前将动物称重后，固定，使尾留在外边，将鼠尾浸入

40~50℃温水中，使尾静脉充血。

（6）给药剂量按100g体重计算，注射体积一般为0.4ml/100g。动物体重小（如40~60g）时可调整用0.4ml/60g；体重较大（如大于150g）时可调整用0.4ml/160g。根据动物体重适当调节剂量，提高试验成功率。一般皮下法高剂量约为0.04U/100g，静脉法不超过0.03U/100g。

（7）降钙素代谢较快，动物一次试验后，经过3~5天休息，即可再进行试验。动物可多次使用。

（8）动物在试验前禁食18h，并换用蒸馏水喂养，使血钙值稳定，实验易成功。

三、生长抑素及类似肽

（一）生长抑素

生长抑素（somatostatin）又称生长激素释放抑制激素，由Brazeau等首次于1973年从绵羊的下丘脑中提取。天然生长抑素很难实现工业化大生产，现在生长抑素已经实现了人工合成，并且合成生长抑素与天然生长抑素的化学结构及药理作用方面完全相同。

1. 结构与理化性质

生长抑素由14个氨基酸残基组成，其中第3位及第14位的氨基酸由二硫键连接呈环状结构。其结构如下：

H-Ala-Gly-Cys-Lys-Asn-Phe-Phe-Trp-Lys-Thr-Phe-Thr-Ser-Cys-OH

分子式 $C_{76}H_{104}N_{18}O_{19}S_2$；分子量为1637.9Da。

2. 生物学功能

生长抑素及其类似物可以通过直接及间接途径促进肿瘤细胞发生凋亡，抑制肿瘤的生长、修复、浸润和血行性转移。生理性生长抑素主要存在于丘脑下部和胃肠道，通过静脉注射生长抑素可抑制生长激素、甲状腺刺激激素、胰岛素和胰高血糖素的分泌，并抑制胃酸的分泌。它还影响胃肠道的吸收、动力、内脏血流和营养功能。生长抑素可抑制胃泌素、胃酸及胃蛋白酶的分泌，从而治疗上消化道出血，可以明显减少内脏器官的血流量，而又不引起体循环动动脉血压的显著变化，因而在治疗食道静脉曲张出血方面有一定的价值。生长抑素可减少胰腺的内分泌和外分泌，用以预防和治疗胰腺外科手术后并发症。生长抑素还可以抑制高血糖素的分泌，从而有效地治疗糖尿病酮症酸中毒。

3. 临床应用

生长抑素是作用最广泛的一种下丘脑神经激素，能抑制多种胃肠道激素的分泌及其他多种内分泌功能，也是20世纪90年代临床应用最具成效的激素类药物之一，已用于治疗：急性食管静脉曲张出血、消化道溃疡出血、急性胰腺炎；严重急性食道静脉曲张出血；严重急性胃或十二指肠溃疡出血，或并发急性糜烂性胃炎或出血性胃炎；胰腺外科术后并发症的预防和治疗；胰、胆和肠瘘的辅助治疗；糖尿病酮症酸中毒的辅助治疗。有专家认为，生长抑素有 Oddi 括约肌松弛作用，比其 8 肽类似物奥曲肽更有利于治疗急性出血坏死型胰腺炎，在国内的临床实践也证明了这一点。

4. 质量标准

生长抑素已被《中国药典》（2015 版）二部、《欧洲药典》（9.0）和《英国药典》（BP2015）收载，《美国药典》（USP40）、《日本药局方》（17 版）尚未收载。生长抑素及其制剂已有多家企业注册标准。

生长抑素质量标准见表 19-3。

表 19-3 生长抑素质量标准

检测项目		检测方法	标准规定
性状	外观	目测	白色粉末（原料）； 白色冻干粉末（制剂）
	比旋度	旋光测定法（《中国药典》四部通则 0621）	应为 −37° ~−47°
鉴别	①	RP-HPLC 方法（《中国药典》2015 版二部）	供试品主峰的保留时间应与对照品主峰的保留时间一致
	②	TLC 法（《中国药典》四部通则 0502）	供试品溶液所显主斑点的颜色和位置与对照品溶液相同。
检查	氨基酸比值	适宜的氨基酸分析方法	门冬氨酸、甘氨酸、丙氨酸 0.90~1.10，苯丙氨酸 2.7~3.3，丝氨酸 0.7~1.05，苏氨酸 1.4~2.1，半胱氨酸 1.4~2.1，赖氨酸 1.8~2.2
	有关物质	RP-HPLC 方法（《中国药典》）2005 版二部）	总杂质≤ 2.0% 单一杂质≤ 1.0%
	乙酸	合成多肽中的醋酸测定法（《中国药典》2015 版四部通则 0872）	应为 3.0%~15.0%
	吸光度	UV 方法（《中国药典》（2015 版）四部通则 0401）	在 280nm 处的吸光度不得大于 0.2
	酸碱度	《中国药典》（2015 版）四部通则 0631	4.5-6.5
	溶液的颜色与澄清度	《中国药典》（2015 版）四部通则 0901 和 0902	应澄清无色，如显浑浊，与 1 号浊度标准液比较不得更浓，与黄色 1 号标准比色液比较，不得更深（制剂）
	水分	《中国药典》（2015 版）四部通则 0832	≤ 8.0%（原料）
		《中国药典》（2015 版）四部通则 1141	≤ 4.0%（制剂）

续表

检测项目		检测方法	标准规定
	异常毒性		应符合规定（制剂）
	细菌内毒素	《中国药典》(2015版）四部通则1143	≤ 30EU /mg 生长抑素
	无菌	《中国药典》(2015版）四部通则1101	应符合规定（制剂）
	含量均匀度	照含量测定项下的方法测定	应符合规定（制剂）
含量测定		RP-HPLC 方法（《中国药典》2015版四部通则）	按无水、无乙酸计算，含生长抑素应为95.0%~104.0%（原料） 应为标示量的90.0%~110.0%（制剂）

检测要点说明如下：

（1）TLC 法鉴别时，由于溶剂加入顺序和比例的不同，展开剂可能会分层，因此要格外注意。不同的展开剂展开时间不同，但都能达到要求的分离度。

（2）含量测定方法使用反相高效液相法，此方法简单、便于操作，基线平稳，结果稳定，可重复性强。

（3）在相关肽的检查中各上市产品的质量标准有较大的差异，针对生长抑素及其制剂中有关物质检测，中国药典方法考查流动相、色谱柱、梯度程序对检测过程的影响，最终确认了较适宜的色谱条件。流动相 A：磷酸缓冲液（取磷酸 11ml 加水 800ml，用三乙胺调 pH 至 2.3，稀释到 1000ml）；流动相 B：磷酸缓冲液 - 乙腈（90∶10）；以《欧洲药典》梯度为依据，相应改变流动相比例；采用 upercosilLC18（5μm）(5cm ×4.6mm)；流速：1.5ml/min；检测波长：215nm；柱温：室温 35℃；进样量：50μl。

（二）醋酸奥曲肽

醋酸奥曲肽（octreotide acetate）系人工合成的生长抑素的类似物。

1. 结构与理化性质

化学名称：D- 苯丙氨酰 -L- 半胱氨酰 -L- 苯丙氨酰 -D- 色氨酰 -L- 赖氨酰 -L- 苏氨酰 -L- 半胱氨酰 - L- 苏氨醇（2 → 7）环二硫化物醋酸盐。

结构式见图 19-13。

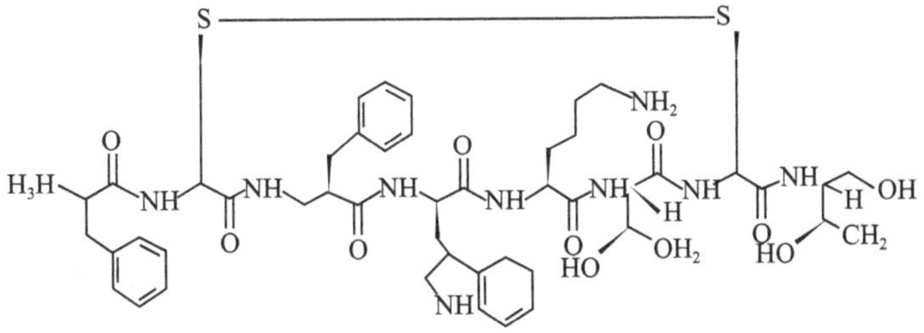

图19-13 奥曲肽结构式

分子式：$C_{49}H_{66}N_{10}O_{10}S_2 \cdot xC_2H_4O_2$ x=1.5~2.4；

分子量：1019.26 · x60.02 x=1.5~2.4。

2. 生物学功能

醋酸奥曲肽是一种人工合成的人生长抑素的八肽衍生物，与机体各系统中的生长抑素受体有特异性的高亲和力，它与生长抑素有类似的药理学效用，即抑制胃肠胰内分泌系统的肽及垂体生长激素的分泌，同时抑制由促甲状腺素释放激素刺激引起的促甲状腺素的释放。但与人生长抑素相比，其结构稳定，半衰期长，发挥药理作用的时间更加持久。

3. 临床作用

醋酸奥曲肽注射液（octreotide acetate injection）主要用于肝硬化所致食管 - 胃静脉曲张出血的紧急治疗，预防胰腺术后并发症，缓解与胃肠内分泌肿瘤有关的症状和体征，以及控制肢端肥大症患者症状等。肝硬化所致食管 - 胃静脉曲张出血的紧急治疗，与特殊治疗（如内窥镜硬化剂治疗）合用，预防胰腺术后并发症。缓解与胃肠内分泌肿瘤有关的症状和体征，有充足的证据显示，本品对下列肿瘤有效：具类癌综合征的类癌瘤；VIP 瘤；胰高糖素瘤。本品对下列肿瘤的有效率约为 50%（至今应用本品治疗的病例有限）：胃泌素瘤 /Zollinger-Ellison 综合征、胰岛瘤、生长激素释放因子瘤。经手术、放射治疗或多巴胺受体激动剂治疗失败的肢端肥大症患者，可控制症状，降低生长激素（GH）及生长素介质 C 的浓度。本品也适用于不能或不愿手术的肢端肥大症患者，以及放射治疗尚未生效的间歇期患者。

4. 质量标准

《欧洲药典》、《英国药典》和《美国药典》（USP40）收载醋酸奥曲肽，《中国药典》（2015 版）二部收载醋酸奥曲肽、醋酸奥曲肽注射液和注射用醋酸奥曲肽。醋酸奥曲肽质量标准见表 19-4。

表 19-4 醋酸奥曲肽质量标准

检测项目		检测方法	标准规定
性状	外观	目测	为白色或类白色冻干粉末或疏松块状物
	比旋度	《中国药典》（2015 版）四部通则 0621	−66.0° ~−76.0°
鉴别	①	含量测定项下 HPLC 方法	供试品主峰的保留时间应与对照品主峰的保留时间一致
	②	双缩尿反应	显紫蓝色
检查	醋酸	合成多肽中的醋酸测定法（《中国药典》（2015 版）四部通则 0872）	含醋酸应为 5.0%~12.0%（原料）
	酸度	《中国药典》（2015 版）四部通则 0631	应为 5.0~7.0（原料） 3.7~4.7（制剂注射液） 4.0~6.0（冻干粉）

续表

检测项目		检测方法	标准规定
	氨基酸比值	HPLC 法	半胱氨酸 1.7~2.3，苏氨酸 0.8~1.2，苯丙氨酸 1.8~2.2，赖氨酸 0.9~1.1，应能检出苏氨醇（原料）
	有关物质	含量测定项下 HPLC 法	单个杂质峰面积不得大于对照溶液峰面积的 0.5 倍（1.0%）（原料），2.0%（制剂）
			各杂质峰面积总和不得大于对照溶液主峰面积（2.0%）（原料）
			4.0%（制剂）
	水分	《中国药典》（2015 版）四部通则 0832	含水量不得过 10.0%（原料），不得过 5.0（制剂）
	溶液的澄清度与颜色	《中国药典》（2015 版）四部通则 0901 和 0902	应澄清无色，如显浑浊，与 1 号浊度标准液比较不得更浓（制剂）
	异常毒性	《中国药典》（2015 版）四部通则 1141	应符合规定（制剂）
	细菌内毒素	《中国药典》（2015 版）四部通则 1143	应小于 100EU/mg（制剂）
	含量均匀度	照含量测定项下的方法测定	应符合规定（制剂）
含量		HPLC 法	按无水、无醋酸计，含量应为 95.0%~102.0%（原料）
			应为标示量的 90.0%~110.0%（制剂）

近十年来，国内生长抑素类制剂产品主要有瑞士诺华制药公司的善宁®（奥曲肽）和瑞士雪兰诺公司的思他宁®（生长抑素），其中善宁®占主导地位。2004 年起，国产奥曲肽依普比善®等陆续上市。

四、胸腺素

胸腺素是由胸腺分泌的一簇多肽激素，其主要的生物学功能表现在：连续诱导 T 细胞分化发育的各阶段，放大并增强成熟 T 细胞对抗原或其他刺激物的反应，维持机体的免疫平衡状态。已知一级结构的胸腺素有胸腺五肽、胸腺素 α1（28 肽）、血清胸腺因子（STF 9 肽）、胸腺生成素Ⅱ（TPⅡ，49 肽）、胸腺体液因子（THF，31 肽）。目前，国内上市产品主要有胸腺五肽和胸腺素 α1。

（一）胸腺五肽

胸腺五肽（thymopentin）曾用名胸腺喷丁。1985 年意大利研究者发现，在胸腺生成素的 49 个氨基酸残基，生理活性仅仅局限地在于第 32~36 位这 5 个氨基酸残基，并通过人工方法合成了胸腺五肽。目前，国内普遍采用采用固相合成法制备生产。制剂产品主要有注射用胸腺五肽。

1. 结构与理化性质

胸腺五肽由精氨酸、赖氨酸、天冬氨酸、缬氨酸及酪氨酸 5 种氨基酸组成。其氨基酸序列为：Arg- Lys- Asp-Val-Tyr；分子式 $C_{30}H_{49}N_9O_9$；分子量为 679.77Da。

2. 生物学功能

胸腺五肽具有诱导和促进 T 淋巴细胞及其亚群分化、成熟和活化的功能，调节 T 淋巴细胞的比例，使 $CD4^+/CD8^+$ 趋于正常；调节和增强人体细胞免疫功能的作用，能促使有丝分裂原激活后的外周血中的 T 淋巴细胞成熟，增加 T 细胞在各种抗原或致有丝分裂原激活后各种淋巴因子（如干扰素、白细胞介素 -2 和白细胞介素 -3）的分泌，增加 T 细胞上淋巴因子受体的水平。它同时通过对 T 辅助细胞的激活作用来增强淋巴细胞反应。此外，本品可能影响 NK 前体细胞的趋化，该前体细胞在暴露于干扰素后变得更有细胞毒性。因此，本品具有调节和增强人体细胞免疫功能的作用。胸腺五肽能诱导 T 细胞分化，选择性地诱导 $Thy\text{-}1^-$ 的前胸腺细胞转化为 $Thy\text{-}1^+$ 的 T 细胞，其 T 细胞分化作用由细胞内 cAMP 水平升高介导。另外，对成熟外周血 T 细胞，与 T 细胞的特异受体结合，使细胞内 cAMP 水平上升，从而诱导一系列胞内反应，这是它免疫调节功能的基础。在正常机体状态下，胸腺五肽显现免疫刺激作用，能显著增高脾淋巴细胞的 E- 玫瑰花结形成率及转化率，对免疫应答的初次或再次反应的不同阶段都有增强作用，能增加 IgM 类型和 IgG 或 IgA 类型的抗体形成细胞。再者，还可增强巨噬细胞的吞噬功能，增加多形核中性白细胞的酶和吞噬功能，升高循环抗体含量，增强红细胞免疫功能；能活化 CD4 和 CD8 阳性细胞，使专一的 Tc 细胞寿命维持更长时间；同时也可活化 Th 细胞，诱导 Ts 细胞的功能。胸腺五肽的抗感染力和治疗作用与它增进 Tc 细胞活性相关。在抗感染免疫中适量的胸腺五肽可明显增加干扰素的产生。

3. 临床应用

胸腺五肽为免疫双向调节药，用于：18 岁以上的慢性乙型肝炎患者；各种原发性或继发性 T 细胞缺陷病（如儿童先天性免疫缺陷病）；某些自身免疫性疾病（如类风湿性关节炎、系统性红斑狼疮等）；各种细胞免疫功能低下的疾病；肿瘤的辅助治疗；对防止肿瘤细胞的远方转移和形成新的转移病灶具有重要的阻抑作用；乙型肝炎的治疗；重大外科手术及严重感染；自身免疫性疾病，如类风湿性关节炎、红斑狼疮；2 型糖尿病、更年期综合征；年老体衰免疫功能低下；皮肤病及性病（如复发性疱疹、尖锐湿疣）；严重烧伤。

4. 质量标准

胸腺五肽及其制剂在《欧洲药典》、《英国药典》、《美国药典》（USP40）、《日本药局方》（17 版）中均未收载，《中国药典》（2015 版）二部收载了胸腺五肽及胸腺五肽注射液。胸腺五肽的质量标准见表 19-5。

表 19-5 胸腺五肽质量标准

检测项目		检测方法	标准规定
性状	外观	目测	为白色或类白色冻干粉末或疏松块状物
	比旋度	《中国药典》(2015 版)四部通则 0621	−14.0° ~ −22.0°
鉴别	①	RP-HPLC 方法	供试品主峰的保留时间应与对照品主峰的保留时间一致
	②	双缩脲反应	显蓝紫色或紫红色
	③	红外吸收	本品的红外光吸收图谱应与对照品的图谱一致
检查	碱度	《中国药典》(2015 版)四部通则 0631	7.0~9.0
	氨基酸比值	HPLC 方法	精氨酸、赖氨酸、门冬氨酸、缬氨酸、酪氨酸相对含量 0.8~1.2
	有关物质	含量测定项下 HPLC	单个杂质峰面积不得大于对照溶液主峰面积(1.0%) 各杂质峰面积总和不得大于对照溶液主峰面积的 2 倍(2.0%)
	残留溶剂	残留溶剂测定法(《中国药典》2015 版四部通则 0861)	应符合规定(原料)
	细菌内毒素	《中国药典》(2015 版)四部通则 1143	应小于 5.0EU/mg(制剂)
	水分	《中国药典》(2015 版)四部通则 0832	不得过 5.0%
	溶液的澄清度和颜色	《中国药典》(2015 版)四部通则 0901 和 0902	应澄清无色(原料) 应澄清无色,如显浑浊,与 1 号浊度标准液比较不得更浓(制剂)
	含量均匀度	《中国药典》(2015 版)四部通则 0941	应符合规定
含量测定		HPLC	按无水、无溶剂与无醋酸物计算,应为 97.0%~103.0%(原料);应为标示量的 90.0%~110.0%

(二)胸腺肽 α1

胸腺肽 α1(thymosin alpha 1)是动物胸腺素的主要成分,可由基因工程菌(大肠杆菌)表达,经分离纯化获得;也可通过化学合成技术制备。目前,国内普遍采用固相合成法制备生产。制剂产品主要有注射用胸腺肽 α1。进口药品商品名为日达仙。

1. 分子结构与理化性质

胸腺肽 α1 为氮端乙酰化的 28 个氨基酸组成多肽。分子式 $C_{129}H_{215}N_{53}O_{56}$;分子量为 3108.37。其氨基酸序列为：Ac-Ser-Asp-Ala-Ala-Val-Asp-Thr-Ser-Ser-Glu-Ile-Thr-Thr-Lys-Asp-Leu-Lys-Glu-Lys-Lys-Glu-Val-Val-Glu-Glu-Ala-Glu-Asn-OH。

2. 生物学功能

本品为免疫调节药，具有诱导和促进 T 淋巴细胞及其亚群分化、成熟和活化的功能，调节 T 淋巴细胞的比例，使 $CD4^+/CD8^+$ 趋于正常；调节和增强人体细胞免疫功能的作用，能促使有丝分裂原激活后的外周血中的 T 淋巴细胞成熟，增加 T 细胞在各种抗原或致有丝分裂原激活后各种淋巴因子（如干扰素、白细胞介素 -2 和白细胞介素 -3）的分泌，增加 T 细胞上淋巴因子受体的水平。它同时通过对 T 辅助细胞的激活作用来增强淋巴细胞反应。此外，本品可能影响 NK 前体细胞的趋化，该前体细胞在暴露于干扰素后变得更有细胞毒性。因此，本品具有调节和增强人体细胞免疫功能的作用。

3. 临床应用

临床应用于各种细胞免疫功能低下的疾病；肿瘤的辅助治疗；对防止肿瘤细胞的远方转移和形成新的转移病灶也具有重要的阻抑作用；重症肝炎的治疗；重大外科手术及严重感染。

4. 质量标准

胸腺肽 α1 及其制剂已有注册标准。《欧洲药典》、《英国药典》、《美国药典》（USP40）、《日本药局方》（17 版）、《中华人民共和国药典》均尚未收载。胸腺肽 α1 的质量标准见表 19-6。

表 19-6 胸腺肽 α1 质量标准

检测项目		检测方法	标准规定
性状	外观	目测	为白色或类白色粉末
	比旋度	旋光测定法	–80° ~–95°
鉴别	①	RP-HPLC 方法	供试品主峰的保留时间应与对照品主峰的保留时间一致
	②	双缩尿反应	显蓝紫色
检查	溶液澄清度与颜色	1mg/ml 的水溶液	应澄清无色
	氨基酸比值	衍生、HPLC 分离	Ala、Thr、Ser：应为 2.5~3.6，Asp、Lys：应为 3.2~4.8，Glu 应为 5.4~6.6，Leu、Ileu 应为 0.8~1.2，Val 应为 2.0~3.2
	有关物质	HPLC	总杂质≤ 5.0%（制剂） 单一杂质峰≤ 2.0%（制剂）
	热原	《中国药典》（2015 版）四部通则 1142	应符合规定
	水分	《中国药典》（2015 版）四部通则 0832 第一法 B	不得超过 5 .0%（原料和制剂）
	酸碱度	1.6mg/ml 的水溶液	6.5~7.5
	含量均匀度	《中国药典》（2015 版）四部通则 0941	应符合规定

续表

检测项目	检测方法	标准规定
无菌	《中国药典》(2015 版)四部通则 1101	应符合规定
含量	HPLC	按无水物计算，不得少于 95.0%（原料）；应为标示量的 90.0%~110.0%（制剂）

五、促性激素释放素及其类似物

促性腺素释放素（GnRH）又称黄体激素释放激素（luteinizing hormone-releasing hormone，LHRH），是由 10 个氨基酸分子组成的多肽，并与生殖功能密切相关。它由前下丘脑区分泌后迅速由垂体门脉转运至腺垂体以调节垂体前叶促性腺激素的分泌，促使黄体生成素（LH）和卵泡刺激素（FSH）的合成释放。LH、FSH 作用于性腺，控制性激素的分泌，后者进一步调节性器官的生长发育。通过更改 LHRH 给药的频率和剂量，可以治疗闭经、不孕症、性早熟、子宫内膜异位、子宫肌瘤、卵巢癌、乳房癌、前列腺癌、前列腺肥大等疾病。LHRH 在体内极易被酶降解，半衰期仅 8min，其常规制剂为注射液剂和粉剂，用于上述疾病治疗时，需要每天给药。因为 LHRH 对垂体性腺系统的抑制作用可逆，停药后部分症状逐渐恢复，所以必须长期给药。临床上一个疗程 3~6 个月，频繁的注射给药给患者带来诸多不便。国内外学者对 LHRH 的应用进行了大量深入的研究，其工作主要从两个方面进行：①合成筛选高效的 LHRH 类似物，使其疗效提高，如曲普瑞林、亮丙瑞林和那法瑞林等，它们的疗效分别是 LHRH 母体的 15 倍、15~20 倍及 200 倍；②开发易于为临床接受的新剂型，如长效制剂、喷雾吸入剂、栓剂、定位给药等。下面介绍目前国内外开发及研究的 LHRH 及其类似物。

（一）醋酸戈那瑞林

戈那瑞林（gonadorelin）为一种人工合成的促性腺激素释放激素 [gonadotrop（h）in（hormone）-releasing hormone GnRH]。

1. 结构与理化性质

化学名称：5- 氧化脯氨酰 -L- 组氨酰 -L- 色氨酰 -L- 丝氨酰 -L- 酪氨酰 - 甘氨酰 -L- 亮氨酰 -L- 精氨酰 -L- 脯氨酰 - 甘氨酰胺。

结构式见图 19-14。

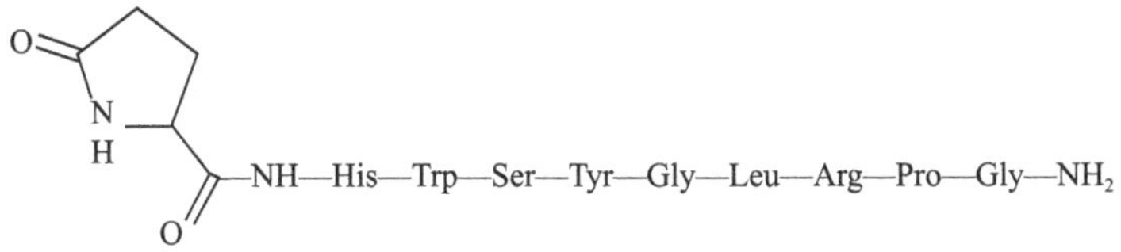

O
N
H
—NH—His—Trp—Ser—Tyr—Gly—Leu—Arg—Pro—Gly—NH_2
O

图19-14　戈那瑞林结构式

戈那瑞林分子式：$C_{55}H_{15}N_{17}O_{13}$；分子量为 1182.33Da。

戈那瑞林醋酸盐分子式：$C_{55}H_{15}N_{17}O_{15}CH_3COOH$；分子量为 1142 Da。

戈那瑞林盐酸盐分子式：$C_{55}H_{15}N_{17}O_{13}2HCl$；分子量为 1255.44 Da。

2. 生物学功能

戈那瑞林是在体内系由下丘脑分泌，刺激来自脑垂体的黄体生成素（LH）和促卵泡生成素（FSH）的释放。LH 能促使男性睾丸间质合成和分泌雄激素，LH 和 FSH 的双重作用则可促进女性卵巢合成和分泌雌激素。作为 LH-RH 受体拮抗剂，通过竞争结合了垂体 LH-RH 的大部分受体，使 LH、FSH 的生成和释放呈一过性增强，但这种刺激的持续会导致受体的吞噬、分解增多，受体数减少，垂体细胞的反应下降，LH 和 FSH 的分泌能力降低，因而抑制了卵巢雌激素的生成。此药通过这种负反馈作用来抑制垂体功能，从而起到治疗作用。

3. 临床作用

临床主要用于治疗前列腺癌。临床连续使用时，GnRH 对垂体具有双相作用，开始时能促进垂体前叶分泌 LH 和 FSH，使血浆中 LH、FSH 和性激素升高，久之则可导致垂体中 LHRH 受体减少，阻止垂体的 LH 分泌，从而阻断睾丸酮的合成与分泌，达到与睾丸切除相当的效果。在女性，则阻断雌激素的合成与分泌而达到相当于卵巢切除的效果，故而可用于治疗激素依赖性前列腺癌和乳腺癌，也适用于子宫内膜异位症。

临床上还用作促排卵药以治疗下丘脑性闭经所致不育、原发性卵巢功能不足，特别是对氯米芬无效的患者；还用于小儿隐睾症及雄激素过多、垂体肿瘤等。本品静注经 3min 血浓度达峰值，$t_{1/2}$ 约 6min，经肾迅速代谢后排泄。其对血浆中 LH 的升高作用较快、较强，而对 FSH 的升高作用较慢、较弱。

4. 质量标准

戈那瑞林及其制剂已有注册标准。《日本药局方》（17 版）和《欧洲药典》（EP9.0）收载了戈那瑞林醋酸盐，《美国药典》（USP40）收载了戈那瑞林盐酸盐，《中国药典》尚未收载。戈那瑞林盐酸盐的质量标准见表 19-7；戈那瑞林醋酸盐的质量标准见表 19-8。

表 19-7　戈那瑞林盐酸盐质量标准

检测项目		检测方法	标准规定
性状		目测	为白色或类白色粉末；无臭，有引湿性
鉴别	比旋度	10mg/ml 水溶液	−57°~−63°（无水无盐酸计）
		HPLC 方法	供试品主峰的保留时间应与对照品主峰的保留时间一致
检查	醋酸限量	RP-HPLC 方法	不得过 1.0%
	氯化物含量	电位滴定法 0.01mol/L $AgNO_3$=0.3545g Cl^-	应为 4.0%~6.0%
	HPLC 纯度	RP-HPLC 方法	单个杂质不得过 3.0% 总单个杂质不得过 5.0%
	水分	气相色谱法 USP	不得过 7.0%
含量	残留溶剂	RP-HPLC 方法	应符合规定
			按无水物计，含 $C_{55}H_{15}N_{17}O_{13}\cdot 2HCl$ 应为 94.0%~104.0%

表 19-8　戈那瑞林醋酸盐质量标准

检测项目		检测方法	标准规定
性状	比旋度	目测	为白色或类白色粉末，有引湿性；溶于水和 1% 醋酸溶液，微溶于甲醇
		《中国药典》（2015 版）版二部通则 0621	-54° ~-66°（1% 醋酸溶液）
鉴别	①	HPLC 方法	供试品主峰的保留时间应与对照品主峰的保留时间一致
	②	TLC 法	供试品溶液所显示主斑点的颜色和位置应与对照品溶液的斑点相同
检查	溶液的颜色	10mg/ml 的水溶液	浅于 Y5 参比液
	UV 吸收值	0.10mg/ml 的水溶液 278nm	0.55~0.61
	水分	半微量测定法	不得过 7.0%
	醋酸	RP-HPLC 方法	4.0%~7.5%
	氨基酸比值	HPLC 方法	丝氨酸 0.7~1.05；谷氨酸 0.95~1.05；甘氨酸 1.9~2.1；亮氨酸 0.9~1.1；酪氨酸 0.7~1.05；脯氨酸、组氨酸、精氨酸：0.95~1.05；
	有关物质	RP-HPLC 方法	单个杂质峰面积不得大于对照溶液峰面积的 2 倍（2%），各杂质峰面积的和不得大于对照溶液面积的 5 倍（5%）（任何小于对照溶液主峰面积 0.05 倍的峰可忽略不计）
	细菌内毒素	鲎试剂法	应小于 70EU/mg
含量		RP-HPLC 方法	按无水、无醋酸计，含 $C_{55}H_{15}N_{17}O_{13}$ 应为 95.0%~102.0%

（二）醋酸丙胺瑞林

醋酸丙胺瑞林（alarelin acetate）为一种人工合成的促性腺激素释放激素（GnRH）的九肽类似物。

1. 结构与理化性质

化学名称：L- 焦谷氨酰 -L 组氨酰 -L- 色氨酰 -L- 丝氨酰 -L- 酪氨酰 -D- 丙氨酰 -L- 亮氨酰 -L- 精氨酰 -L- 脯氨酰 - 乙胺。

结构式：pGlu-His-Trp-Ser-Tyr-D-Ala-Leu-Arg-Pro-$NHCH_2CH_3$。

分子式 $C_{56}H_{78}N_{16}O_{12}$；分子量为 1167.34Da。

2. 生物学功能

本品为人工合成的促性腺激素释放激素（GnRH）的九肽类似物，用药初期可刺激垂体释放促黄体生成素（LH）和促卵泡素（FSH），引起卵巢源性甾体激素短暂升高；重复用药可抑制垂体释放 LH 和 FSH，使血中的雌二醇水平下降，达到药物去卵巢的作用，这种抑制作用可用于治疗子宫内膜异位症等激素依赖性疾病。

3. 临床作用

用于治疗子宫内膜异位症。

4. 质量标准

醋酸丙胺瑞林及其制剂已被《中国药典》2015 年版二部收载。《欧洲药典》、《英国药典》、《美国药典》（USP40）、《日本药局方》（17 版）均尚未收载。醋酸丙胺瑞林的质量标准见表 19-9。

表 19-9 醋酸丙胺瑞林质量标准

检测项目		检测方法	标准规定
性状		目测	为白色或类白色粉末；无臭，有引湿性
	比旋度	5mg/ml 的 1% 醋酸溶液	−46° ~−56°（无水无醋酸计）
	吸收系数 $E_{1cm}^{1\%}$	0.10mg/ml 的水溶液。279nm	52~57（无水无醋酸计）
鉴别	①	RP-HPLC 方法	供试品主峰的保留时间应与对照品主峰的保留时间一致
	②	TLC 法（《中国药典》2015 版四部通则 0502）	供试品溶液所显示主斑点的颜色和位置应与对照品溶液的斑点相同
检查	醋酸	合成多肽中醋酸测定法（《中国药典》2015 版四部通则 0872）	含醋酸不得过 7.5%（原料）
	氨基酸比值	HPLC 方法	丝氨酸 0.7~1.0；脯氨酸 0.8~1.0；谷氨酸、亮氨酸、酪氨酸、组氨酸、精氨酸 0.9~1.1
	有关物质	RP-HPLC 方法	单个杂质峰面积不得大于对照溶液峰面积的 2 倍（2.0%），各杂质峰面积的和不得大于对照溶液面积的 5 倍（5.0%）（任何小于对照溶液主峰面积 0.05 倍的峰可忽略不计）（原料）
	溶液的颜色与澄清度	《中国药典》（2015 版）四部通则 0901 和 0902	应符合规定（原料）
	水分	《中国药典》（2015 版）四部通则 0832	含水量不得过 7.0%（原料）
	含量均匀度	《中国药典》（2015 版）四部通则 0941	应符合规定（制剂）
含量测定		RP-HPLC 方法	按无水、无醋酸计，含 $C_{56}H_{78}N_{16}O_{12}$ 应为 95.0%~103.0%（原料）
			应为标示量的 90.0%~110.0%（制剂）

（三）醋酸曲普瑞林

曲普瑞林（triptorelin）系合成的促性腺激素释放激素的类似物（D-6-色氨酸-LHRH）。成品有注射用曲普瑞林（triptorelin for injection）、醋酸曲普瑞林注射液（triptorelin acetate injection），进口药品有达必佳（Decapeptyl）等。

1. 结构与理化性质

曲普瑞林是将天然分子结构中的第6个左旋氨基酸（甘氨酸），以右旋色氨酸取代。其多肽序列为：pGlu-His-Trp-Ser-Tyr-DTrp-Leu-Arg-Pro-Gly-NH2。分子式：$C_{64}H_{82}O_{13}N_{18}$；分子量为1311.5Da。

醋酸曲普瑞林的化学名为：L-焦谷氨酰-L-组氨酰-L-色氨酰-L-丝氨酰-L-酪氨酰-D-色氨酰-L-亮氨酰-L-精氨酰-L-脯氨酰-谷酰胺醋酸盐。分子式：$C_{64}H_{82}O_{13}N_{18} \cdot C_2H_4O_2$；分子量为1371.6Da。

2. 生物学功能

在天然分子中的第6个氨基酸残基氨基乙酸被D-色氨酸取代后，产生一种生物学活性作用较强的合成促性腺激素释放激素（GnRH、LHRH）的相似物。其结构的改良增强了它和垂体受体的亲和性，并且减缓靶组织的钝化作用。

曲普瑞林作用与GnRH相同，但其血浆半衰期延长且对GnRH受体的亲和力更强，因此曲普瑞林成为GnRH受体的强力激动剂。曲普瑞林注射后，最初会刺激垂体分泌促性腺激素（Gn），即黄体生成素（LH）和卵泡刺激素（FSH）。当垂体经过长期的刺激后会进入不应期，促性腺激素的释放会减少，因而使性类固醇（睾丸酮或雌激素）降低至去势水平。上述作用是可逆转的。

曲普瑞林可抑制男性睾酮的释放，阻止激素依赖性前列腺癌的生长；可抑制女性卵巢雌激素的释放，治疗雌激素依赖性疾病或需阻止激素水平上升的情况；也可抑制或延缓儿童性早熟的征兆。

3. 临床应用

醋酸曲普瑞林注射液（达必佳®0.1mg）适用于不育治疗下所需的垂体降调节[如体外授精术（IVF）、配子输卵管内移植（GIFT）和无辅助治疗方法的促卵泡成熟等]。注射用曲普瑞林（达必佳®控释剂）适用于一般需要把性激素血浆浓度降低至去势水平的情况，例如，男性中激素依赖性前列腺癌；女性中子宫肌瘤，减小肌瘤体积，减少手术出血和缓解疼痛；以抑制卵巢激素水平为首选治疗方法，并经腹腔镜确诊的子宫内膜异位症；治疗儿童中枢性性早熟，适于9岁以下女孩和10岁以下男孩。注射1支曲普瑞林粉针剂（达必佳®控释剂）后，其血浆浓度可维持在治疗水平达30天之久。最初刺激垂体释放LH（黄体生成素）和FSH（促卵泡激素），当受到长时间刺激后垂体进入不应期，从而使促性腺激素释放下降，导致性激素降低到去势水平。这些作用是可以逆转的。

临床上用于辅助生殖技术（ART），如体外受精术（IVF）、激素依赖型前列腺癌、性早熟、子宫内膜异位症、子宫肌瘤。

4. 质量标准

曲普瑞林及其制剂仅有注册标准，见表19-10。

表 19-10　曲普瑞林质量标准

检测项目		检测方法	标准规定
性状		目测	为白色粉末
	比旋度	《中国药典》（2015 版）通则 0621	−66° ～−72°
	吸收系数	《中国药典》（2015 版）版通则 0401	0.427~0.473
鉴别	①	HPLC 方法	供试品主峰的保留时间应与对照品主峰的保留时间一致
	②	TLC 方法	供试品所显主斑点的颜色和位置应与对照品溶液的主斑点一致
	③	双缩尿反应	显紫蓝色
检查	醋酸	HPLC 法	含醋酸不得过 8.0%
	氨基酸比值	HPLC 法	甘氨酸、组氨酸、酪氨酸、谷氨酸、精氨酸、脯氨酸、亮氨酸相对含量 0.9~1.1，丝氨酸相对含量 0.85~1.1
	有关物质	HPLC 法	单个杂质峰面积不得大于对照溶液峰面积的 0.5 倍（0.5%），各杂质峰面积的和不得大于对照溶液面积的 2 倍（2%）
	水分	《中国药典》（2005 版）通则 0832 第一法	含水量不得过 7.0%
含量		HPLC 法	按无水、无醋酸计，供试品含量 97.0%~103.0%

注射用曲普瑞林（Decapeptyl^{CR}）为白色或浅黄色粉末；在显微镜下观察，应为球形小囊。每只注射针剂含可注射量 3.75 mg 曲普瑞林（D-6- 色氨酸 -LHRH），包被在一种可生物降解的多聚体中［多聚（DL- 环二酯 - 复合 - 糖酐）］，为白色至灰白色粉末。注射针剂的混悬液含有聚山梨醇酯 80、右旋糖酐 70、氯化钠、磷酸二氢钠二水合物、用于调节 pH 的氢氧化钠和 1ml 注射用水，为无色透明液体。

（四）亮丙瑞林

亮丙瑞林（Leuprorelin）系人工合成的促性腺激素释放激素的九肽类似物。成品有注射用醋酸亮丙瑞林微球。进口药品有抑那通®（ENANTONE® S.R.3.75）。

1. 结构与理化性质

化学名：5 氧代 - 脯氨酰 - 组氨酰 - 色氨酰 - 丝氨酰 - 酪氨酰 -D- 亮氨酰 - 亮氨酰 - 精氨酰 -*N*- 乙基 - 脯氨酰胺单醋酸盐。

多肽序列为：H-5-oxoPro- His- Trp- Ser- Tyr-D-Leu- Leu- Arg- Pro-NHC_2H_5 •CH_3COOH

分子式 $C_{59}H_{84}N_{16}O_{12}$•$C_2H_4O_2$；分子量为 1269.5Da。

2. 生物学功能

亮丙瑞林是 LHRH 的类似物，其生物活性是 LHRH 的 15 倍，半衰期为 16 min。

LHRH 与生殖功能密切相关，它由前下丘脑区分泌后，迅速由垂体门脉转运至腺垂体以调节垂体前叶促性腺激素的分泌，促使黄体生成素（LH）和卵泡刺激素（FSH）的合成释放。采用生物可降解聚合物 PLGA 作为基质可制成注射用醋酸亮丙瑞林微球，它恒定地向血液中缓慢释放醋酸亮丙瑞林，可维持药物均衡释放 1 个月以上，故能有效地降低卵巢和睾丸的反应，产生高度有利的垂体 - 性腺系统的抑制作用。

3. 临床应用

亮丙瑞林用于妇女子宫内膜异位症、子宫肌瘤等症的治疗，临床加大剂量后已应用于一些激素依赖性癌症，如前列腺癌、卵巢癌等的治疗。

4. 质量标准

亮丙瑞林及其制剂仅有注册标准。亮丙瑞林原料药的质量标准见表 19-11。

表 19-11　亮丙瑞林质量标准

检测项目		检测方法	标准规定
性状		目测	白色或类白色粉末；无臭，有引湿性，在水、醋酸中易溶解，在甲醇中略溶
	比旋度	《中国药典》（2015 版）通则 0621	–38.0° ~–42.0°
	吸收系数	《中国药典》（2015 版）通则 0401	279nm 处（$E_{1cm}^{1\%}$）为 53~56
鉴别	①	RP-HPLC 方法	供试品主峰的保留时间应与对照品主峰的保留时间一致
	②	TLC 方法	供试品所显主斑点的颜色和位置应与对照品溶液的主斑点一致
检查	醋酸	HPLC 方法	应为 4.7%~9.0%
	溶液澄清度与颜色	取本品 20mg，加水 2ml 溶解后检查	溶液应澄清无色；如显色，与黄色 2 号标准比色液比较，不得更深。
	氨基酸比值	HPLC 方法	谷氨酸 0.85~1.1；脯氨酸 0.85~1.1；亮氨酸 1.80~2.2；组氨酸 0.85~1.1；精氨酸 0.85~1.1；酪氨酸 0.85~1.1；并且丝氨酸应被检测出，其他氨基酸除色氨酸外均不得检出
	其他肽类	RP-HPLC 方法	单个杂质峰面积不得大于对照溶液峰面积的 1.0 倍（1.0%），各杂质峰面积的和不得大于对照溶液面积的 2 倍（2.0%）
		TLC 方法	供试品溶液如显杂质斑点，与对照品溶液的主斑点比较，不得更深。
	水分	《中国药典》（2015 版）通则 0832 第一法	含水量不得过 5.0%
	细菌内毒素	鲎试剂法	1mg 醋酸亮丙瑞林中含内毒素的量应小于 16.7EU。
含量		RP-HPLC 方法	按无水、无醋酸计，应为 97.0%~103.0%

亮丙瑞林微球缓释制剂（ENANTONE® S.R.3.75）为白色或类白色微粒。每只注射针剂含可注射量 3.75 mg 亮丙瑞林，包被在一种可生物降解的多聚体中［聚乳酸 / 羟乙酸（polylactic-co-glycolic acid，PLGA）］。注射针剂的助悬液含有聚山梨醇酯 80、D- 甘露醇和注射用水，为无色透明液体，是注射用灭菌（微球）粉末助悬剂和稀释剂。该微球缓释制剂特有的质控项目有粒度、颗粒细度、渗透压比、二氯甲烷残余量、释放度等。

（五）布舍瑞林

布舍瑞林（Buserelin）是一种人工合成九肽 LHRH 类似物。

1. 结构与理化特性

化学名：5- 氧脯氨酰 - 组氨酰 - 色氨酰 - 酪氨酰 -D- 丝氨酰 - 亮氨酰 - 精氨酰 - 脯氨酰胺。

氨基酸序列：Pyr-His-Trp-Ser-Tyr-D-Ser（tBu）-Leu-Arg-Pro-NHEt。

分子式：$C_{60}H_{86}N_{16}O_{13}$；分子量为 1239.44Da。

2. 生物学功能

布舍瑞林（Buserelin）同戈那瑞林，它刺激来自脑垂体的黄体生成素（LH）和促卵泡生成素（FSH）的释放。

3. 临床应用

临床主要用于治疗前列腺癌、乳腺癌。

4. 质量标准

布舍瑞林原料药由 EP9.0 收载，质量标准见表 19-12。

表 19-12 布舍瑞林质量标准

检测项目		检测方法	标准规定
性状		目测	为白色或淡黄色粉末；有引湿性；易溶于水和稀酸溶液。
	比旋度	《中国药典》（2015 版）通则 0621	–49° ~ –58°（按无水、无醋酸计） 10mg/ml 水溶液
	吸收系数	《中国药典》（2015 版）通则 0401	278nm 处（$E_{1cm}^{1\%}$）为 49~56（按无水、无醋酸计） 0.10mg/ml 0.01mol/L HCl 溶液
鉴别	①	RP-HPLC 方法	供试品主峰的保留时间应与对照品主峰的保留时间一致
	②	NMR 方法	供试品 ^{1}H NMR 光谱应与对照品主峰的一致
	③	氨基酸组成	亮氨酸、谷氨酸、组氨酸、酪氨酸、精氨酸：0.9~1.1；脯氨酸：0.8~1.2；丝氨酸：1.4~2.2；除色氨酸外，其他氨基酸均不得检出
检查	醋酸	HPLC 方法	应为 3.0%~7.0%
	溶液澄清度与颜色	取本品 20mg，加水 2ml 溶解后检查	溶液应澄清无色；如显色，与黄色 5 号标准比色液比较，不得更深

续表

检测项目	检测方法	标准规定
有关物质	RP-HPLC 方法	杂质 D 和 E，以及任一杂质峰面积不得大于对照溶液峰面积的 3 倍（3%），各杂质峰面积的和不得大于对照溶液面积的 5 倍（5%）
水分	《中国药典》（2015 版）通则 0832 第一法	含水量不得过 4.0%
细菌内毒素	鲎试剂法	应小于 55.5EU/mg。
含量	RP-HPLC 方法	按无水、无醋酸计，应为 95.0%~102.0%

（六）戈舍瑞林

戈舍瑞林（Goserelin）是一种人工合成的 GnRH 类似物。由阿斯利康生产的缓释植入剂，商品名为诺雷德 Zoladex。

1. 结构与理化性质

分子结构：（D-Ser（tBu）^{6}，Azagly^{10}）-LHRH

2. 生物学功能

戈舍瑞林是促黄体生成素释放激素的一种类似物，使用初期可促使 LH、FSH 和性激素分泌增加，经 1~2 周开始产生相反作用，性激素分泌可降低到去势水平。长期使用可抑制脑垂体促黄体生成素的合成，从而引起男性血清睾丸酮和女性血清雌二醇的下降，停药后这一作用可逆，初期用药时诺雷德同其他 LHRH 激动剂一样，可暂时增加男性血清睾丸酮和女性血清雌二醇的浓度。

3. 临床应用

戈舍瑞林是一种抗肿瘤激素类药物。临床用于前列腺癌、乳腺癌及子宫内膜异位症。适用于可用激素治疗的绝经前期及绝经期妇女的乳腺癌。子宫内膜异位症：缓解症状包括减轻疼痛并减少子宫内膜损伤的大小和数目。使子宫内膜变薄：在刮宫术或内膜切除术之前，用戈舍瑞林使子宫内膜变薄。子宫肌瘤：术前与补铁药伍用可使患有贫血的肌瘤患者的贫血状况得到改善。诺雷德是一种可在体内逐渐进行生物降解的多聚缓释植入剂，无菌、白色或乳白色柱形，含醋酸戈舍瑞林（相当于 3.6mg 戈舍瑞林），置于一注射器中，单剂量给药。

六、缩宫素和加压素

缩宫素和加压素是由丘脑下部特殊的神经细胞分泌的，沿丘脑下部垂体束到达后叶并储存于后叶，故统称为垂体后叶激素。两者均是由 9 个氨基酸残基组成的活性多肽，两种激素的氨基酸排列，有 3- 位上的苯丙氨酸和异亮氨酸、8- 位上的精氨酸和亮氨酸的差别。人、猴、牛、狗、大鼠和鱼的加压素含精氨酸，猪的则含赖氨酸。人的缩宫素与牛、羊、猪、马、鸡相同，无种属差异。

（一）缩宫素

缩宫素（oxytcin）为一环状九肽化合物，是一种多肽激素，过去以脑神经垂体作原料用提取法生产，制品纯度较低，含有少量的加压素。现多采用化学合成方法制备。

1. 结构与理化特性

化学名：半胱氨酰 - 酪氨酰 - 异亮氨酰 - 谷氨酰 - 门冬氨酰 - 半胱氨酰 - 脯氨酰 - 亮氨酰 - 甘氨氨酰胺

氨基酸序列：c[Cys-Tyr-Ile-Gln-Asn-Cys]-Pro-Leu-Gly-NH_2

分子式：$C_{43}H_{66}N_{12}O_{12}S_2$；分子量为 1007.2 Da。

缩宫素易溶于水和酸性溶液，在酸性溶液中对热稳定，在 pH 3.5~4.4 最稳定，90℃时加热 0.5h 或 50℃以下较长时间加热均不失活。在 pH 5.0 时，加热会引起活性的损失。在 pH 6.0 时，即使在正常温度下，也能损失较多的活力。在乙酸中室温放置 24h，检查不出活性变化。pI 为 7.7，碱性溶液中不稳定。

2. 生物学功能

缩宫素对平滑肌有刺激作用，它可刺激子宫平滑肌收缩，模拟正常分娩的子宫收缩作用，导致子宫颈扩张，子宫对缩宫素的反应在妊娠过程中逐渐增加，足月时达高峰。还可刺激乳腺的平滑肌收缩，有助于乳汁自乳房排出，但并不增加乳腺的乳汁分泌量。

3. 临床应用

缩宫素临床上用于引产、催产、产后及流产后因宫缩无力或缩复不良而引起的子宫出血。

4. 质量标准

USP、BP 及 EP 均收载缩宫素原料及缩宫素注射液。《中国药典》（2015 版）收载缩宫素注射液。

缩宫素的含量测定、鉴别及有关杂质均采用 RP-HPLC 方法，《中国药典》（2015 版）二部仅收录缩宫素注射液，只有鉴别试验采用 RP-HPLC 法。1mg 缩宫素（$C_{43}H_{66}N_{12}O_{12}S_2$）=600IU（生物活性单位）。缩宫素原料药质量标准见表 19-13。

表 19-13 缩宫素质量标准

检测项目		检测方法	标准规定
性状		目测	为白色或类白色粉末；有引湿性；易溶于水，溶于稀醋酸和乙醇。
鉴别	①	RP-HPLC 方法	供试品主峰的保留时间应与对照品主峰的保留时间一致
检查	醋酸	HPLC 方法	应为 6.0%~10.0%
	pH	20mg/ml 水溶液	应为 3.0~6.0
	氨基酸比值	HPLC 方法	门冬氨酸、谷氨酸、脯氨酸、甘氨酸：0.95~1.05；亮氨酸、异亮氨酸：0.90~1.10；酪氨酸 0.7~1.05；半胱氨酸：1.4~2.1；其他氨基酸均不得检出

续表

检测项目		检测方法	标准规定
	其他肽类	RP-HPLC 方法	单个杂质峰面积不得大于对照溶液峰面积的 1.5 倍（1.5%），各杂质峰面积的和不得大于对照溶液面积的 5 倍（5.0%）
	水分	《中国药典》(2015 版）通则 0832 第一法	含水量不得过 5.0%
	细菌内毒素	鲎试剂法	应小于 300EU/mg
含量		RP-HPLC 方法	按无水、无醋酸计，应为 93.0%~102.0%

缩宫素的生物效价测定是比较供试品与缩宫素标准品对离体大鼠子宫收缩的作用，详见《中国药典》(2005 版）二部附录。

（二）卡贝缩宫素

从 1953 年合成第一个缩宫素开始，至今已合成缩宫素的类似物有多种，有的生物活性远远超过天然缩宫素。卡贝缩宫素（carbetocin）是一种长效、纯度高、具有催产素激动性质的、合成的缩宫素类似物。由于进行了结构上的修饰，卡贝缩宫素具有更长的半衰期。

1. 结构与理化性质

化学名：去氨 -2- 氧 - 甲基酪氨酸 -1- 缩宫素。

多肽序列为：

```
CH2-CO-Tyr(Me）-Ile-Gln-Asn-HN-CH-CO-Pro-Leu-Gly-NH2
|                                |
CH2————————CH2———————S————————CH2
```

分子式：$C_{45}H_{69}N_{11}O_{12}S$；分子量为 988Da。

卡贝缩宫素与缩宫素在结构上相比，通过引入 $Cl-CH_2-CH_2-CH_2-COOH$ 置换掉固相支持物上的半胱氨酸，并且封闭了 5 位上的半胱氨酸的活性巯基，以甲醚基团替代酪氨酸中的－OH，这些改变都造成了卡贝缩宫素的极性下降，因此二者的反相色谱行为差异很大，卡贝缩宫素的保留时间推迟约 4 倍。

2. 临床应用

临床上用于选择性硬膜外或腰麻下剖腹产术后，以预防子宫收缩乏力和产后出血。

3. 质控要点

卡贝缩宫素及其注射液现依靠进口，主要生产企业为加拿大的 Draxis Pharma。卡贝缩宫素注射液的商品名为巧特欣（Duratocin®）。规格有：1ml ：100μg。卡贝缩宫素原料药的生产工艺采用固相合成方法。

（1）鉴别：采用 RP-HPLC 方法，比较供试品主峰的保留时间应与对照品主峰的保留时间一致性。

（2）有关物质检查：采用 RP — HPLC 方法，以磷酸盐缓冲液（pH 为 6.5）：80% 乙腈 =75：25 为流动相 A，以磷酸盐缓冲液：80% 乙腈 =65：35 为流动相 B；洗脱梯度的初始状态为 100%A，在 35min 内将流动相 B 升至 100%，然后再在 2min 内回到初始状态。流速为 1.0ml/min；柱温为 40℃。取杂质对照品 9-D-Asn^5- 卡贝缩宫素、8a-D-Cys- 卡贝缩宫素、Ⅱ -（Gly^8-OH）- 卡贝缩宫素、Ⅳ -（Glu^3）- 卡贝缩宫素、1- 卡贝缩宫素亚砜Ⅰ和 4- 卡贝缩宫素亚砜Ⅱ的混合物适量，用空白溶剂（取超纯水适量，用醋酸调 pH 为 3~4）分别制成 0.2mg/ml 的杂质对照品溶液；取含量测定项下的卡贝缩宫素对照品溶液 1ml，分别加以上各杂质对照品 15μl 混匀即为系统适用性溶液。卡贝缩宫素峰的保留时间应大于 15min，9-D-Asn^5- 卡贝缩宫素与卡贝缩宫素的分离度及 4- 卡贝缩宫素亚砜Ⅱ与Ⅳ -（Glu^3）- 卡贝缩宫素的分离度应符合规定（均大于 1.5）。按峰面积归一化法计算，其他任一单个未知杂质不得超过 0.5%；未知杂质总量不得超过 1.0%；杂质总量不得超过 5%。

（3）含量测定：采用 RP-HPLC 法测定卡贝缩宫素，以磷酸盐缓冲液：乙腈（74：26）为流动相；流速为 1ml/min；检测波长为 220nm；柱温 40℃。取卡贝缩宫素对照品溶液（1ml 含 0.1mg）20μl，注入色谱仪，记录色谱图，卡贝缩宫素峰的保留时间应不小于 10min，以卡贝缩宫素峰计，其理论塔板数应不低于 6500；拖尾因子应为 0.8~1.3。以峰面积按外标法计算供试品含量。方法学考察结果为：进样在 5.21ng~10.42μg 时，线性回归方程为 Y=927612X–1279.2（r=1）；最低检出限为 2ng。该法准确、简便，且特异性强。卡贝缩宫素原料药，按无水无醋酸计，含 $C_{45}H_{69}N_{11}O_{12}S$ 不得少于 95.0%~105.0%。卡贝缩宫素灭菌溶液，1ml 含卡贝缩宫素（$C_{45}H_{69}N_{11}O_{12}S$）应为 0.090~0.110mg。

（4）效价单位：鉴于卡贝缩宫素是一种高纯度的全合成缩宫素类似物，其结构和作用已经确定；现版《英国药典》、《欧洲药典》和《美国药典》中缩宫素的效价测定均已被 HPLC 含量测定法替代，卡贝缩宫素注射液的临床使用剂量以重量单位（1ml：100μg）标示，效价单位已无临床指导意义，故现质量标准中没有效价测定项。

（三）醋酸阿托西班

阿托西班（atosiban）是一种合成的肽类物质，可在受体水平对人缩宫素产生竞争性抑制作用。醋酸阿托西班注射液（atosiban acetate injection）的商品名为依保®（Tractocile®）。

1. 结构与理化性质

化学名称：1-（3- 硫醇丙醇酸）-2-（*O*- 乙基 -D- 酪氨酸）-4-L- 苏氨酸 -8-L- 鸟氨酸 - 缩宫素。

结构式：

Mpa-D-Tyr（Et）-Ile-Thr-Asn-Cys-Pro-Orn-Gly-NH2 x HOAc

分子式：$C_{43}H_{67}N_{11}O_{12}S_2$；分子量为 993.5Da。

2. 生物学功能

醋酸阿托西班是子宫内及脱膜、胎膜上受体的环状肽缩宫素竞争性拮抗剂。大鼠和豚鼠的动物试验结果显示本品与缩宫素受体结合后可降低子宫的收缩频率和张力，抑制子宫收缩。本品也与加压素受体结合抑制加压素的作用。动物试验中未见本品对心血管有影响。在人早产时，使用推荐剂量的阿托西班可抑制子宫收缩，使子宫安静。给予本品后子宫很快发生松弛，10min 内子宫收缩显著降低，并维持子宫安静状态（≤4 次收缩 /h，达 12 h）。

3. 临床应用

阿托西班适用于有下列情况的妊娠妇女，以推迟即将来临的早产：每次至少 30s 的规律子宫收缩，每 30min 内≥ 4 次；宫颈扩张 1~3cm（未经产妇 0~3cm）和子宫软化度 / 变薄≥ 50%；年龄≥ 18岁；妊娠 24~33 足周；胎心率正常。

阿托西班及其注射液现依靠进口，主要生产企业为瑞典 PolyPeptide Laboratories AB。

（四）特利加压素

人体的垂体后叶分泌内源性的加压素，特利加压素（terlipressin）是加压素的合成类似物，使用赖氨酸替代了内源性加压素肽链中第 8 位的精氨酸，同时在半胱氨酸增加了由 3 个甘氨酸组成的氨基酸支链。注射用特利加压素商品名为可利新®（GLYPRESSIN®）；规格 1mg（相当于 0.86mg 特利加压素）。特利加压素注射液商品名为安立亭®（Remestyp®）；规格 200μg/2ml/ 支。

1. 结构与理化性质

化学名称：三甘氨酰 -8- 赖氨酸 - 加压素

结构式见图 19-15。

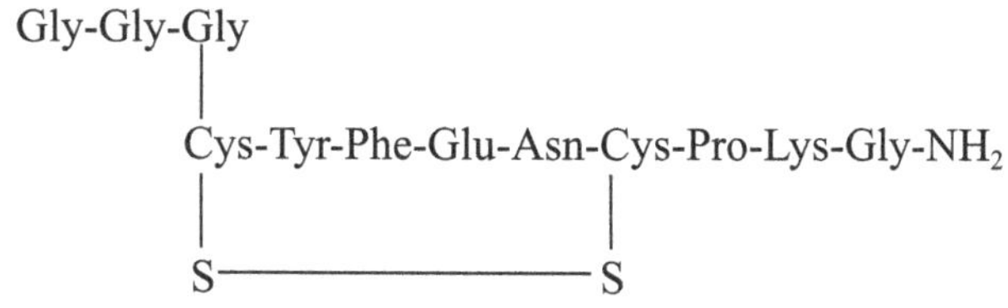

图19-15 特利加压素结构式

分子式：$C_{52}H_{74}N_{16}O_{15}S_2$；分子量为 1227.4Da。

2. 生物学功能

三甘氨酰基赖氨酸加压素是激素原。当特利加压素被注射到血液中，它的三甘氨酰基会被体内酶切除而缓慢释放出加压素。所以，特利加压素可被视为一个可随血液循环，并能以稳定速率释放出加压素的储藏库。很多动物及人体的试验证明，特利加压素本身并没有如加压素一样的激素活性。适当剂量的特利加压素可降低门静脉血压，但并不会像加压素一样，对动脉血压产生明显的改变，同时，特利加压素也不会增加纤维蛋白的溶解作用。

特利加压素进入体内后，经过酶的裂解作用，代谢为活性产物起到药理作用。其主要作用为缩血管和抗出血。使用特利加压素后，内脏区域的血流量明显下降，导致肝脏的血流量和门静脉压下降。药效学的研究结果表明，特利加压素与其他类似的肽一样可导致动脉、静脉和内脏区域的小静脉产生收缩，导致食道壁平滑肌的收缩，同时增加整个小肠的蠕动和肠鸣音。除了对血管平滑肌的作用外，特利加压素还可以作用于子宫的平滑肌引起子宫运动增加，该活性不因患者妊娠与否而改变。动物和人体的试验数据显示特利加压素的主要作用部位为内脏区域和皮肤。特利加压素还具有抗出血性休克、内毒素和组胺性休克的作用。目前，还没有详细的数据显示特利加压素有抗利尿作用。

3. 临床应用

特利加压素在体内经过酶的降解作用产生活性代谢物，主要活性代谢物为赖氨酸-加压素，因此特利加压素的起效速度较慢，但药效的持续时间较长。赖氨酸-加压素在肝脏、肾脏和其他组织中被进一步降解。

注射用特利加压素用于治疗食管静脉曲张出血，特利加压素注射液用于：胃肠道和泌尿生殖系统的出血，如食道静脉曲张、胃和十二指肠溃疡、功能性及其他原因引起的子宫出血、生产和/或流产等引起的出血的治疗；用于手术后出血的治疗，特别是腹腔和盆腔区域的出血；妇科手术的局部应用，如在子宫颈。

4. 质控要点

特利加压素及其制剂现依靠进口，主要生产企业为瑞典 PolyPeptide Laboratories AB 公司。特利加压素原料药的生产工艺采用固相合成方法。

1）鉴别

采用反相 HPLC 法鉴别特利加压素。分析供试品主峰与特利加压素对照品主峰的保留时间，两者的保留时间相对偏差应在 2% 以内。

2）含量测定

采用 RP-HPLC 法测定，以硫酸铵缓冲液（称取硫酸铵 3.30g 加水至 5000ml，加硫酸 1ml 混匀）-甲醇（1708g ：292g）为流动相 A，硫酸铵缓冲液-甲醇（758g：242g）为流动相 B；流速为 0.6ml/min；柱温为 30℃；检测波长为 210nm。洗脱梯度的初始状态为 100% 流动相 A，保持 35 min，然后在 20 min 内将流动相 B 升至 100%，保持 5min，然后在 1min 内回到初始状态，保持 14min。取系统适用性样品 200μl，注入色谱仪，记录色谱图。调节流动相比例使 [D-Phe^6] 特利加压素的保留时间为（10.5 ± 2.0）min；[D-Phe^6] 特利加压素与 des-Gly^1、Gly^2、Gly^3 特利加压素峰的分离度应不小于 1.5；des-Gly^1 特利加压素峰与特利加压素主峰的分离度应不小于 1.0；[Asp^8, Gly^{12}-OH] 特利加压素与 [AC-Gly^1] 特利加压素峰的分离度应不小于 0.7。以峰面积按外标法计算供试品含量。进样在 1.96~49.0μg 时，线性回归方程为 Y=559620X +1 × 10^6（r=0.9997）。

特利加压素原料药，按无水无醋酸计，含 $C_{52}H_{74}N_{16}O_{15}S_2$ 应为 95.0%~105.0%。特利加压素注射液，每毫升含特利加压素（$C_{52}H_{74}N_{16}O_{15}S_2$）应为 0.090~0.110mg。

3）氨基酸比值

用氨基酸分析仪或适宜的高效液相色谱仪测定特利加压素原料药的氨基酸组成。测定中分别采用胱氨酸、盐酸赖氨酸替代半胱氨酸和赖氨酸作为对照品，一个胱氨酸相当于两个半胱氨酸、盐酸赖氨酸溶于水后形成游离的赖氨酸。由于半胱氨酸在高温水解条件下不稳定，容易发生降解，因此在水解前先与二硫代二丙酸（$HOOCCH_2CH_2S$-SCH_2CH_2COOH）反应，生成稳定的 *S*-（2- 羧乙基硫代）-L- 半胱氨酸（Cys-MPA），然后再进行水解。取 0.1mol/L 盐酸、氨基酸对照品溶液及供试品溶液各 50μl，分别置一小玻璃管中，往小玻璃管中加入内标溶液 20μl，真空干燥，往小玻璃管中加 2% 二硫代二丙酸溶液（取二硫代二丙酸 40mg，加 0.2mol/L 氢氧化钠溶液 2ml，溶解）40μl，振荡混匀，真空干燥，往小玻璃管中加 6mol/L 盐酸（含 0.1% 苯酚）200μl，将小玻璃管置一反应瓶中，用氮气置换瓶中的空气，密封，反应瓶在 110℃水解 16h，真空干燥，加适当溶剂溶解后测定。以峰面积按内标法计算各氨基酸比值。各氨基酸的相对比值应为：门冬氨酸 0.9~1.1、谷氨酸 0.9~1.1、甘氨酸 3.6~4.4、脯氨酸 0.9~1.1、酪氨酸 0.9~1.1、半胱氨酸 1.8~2.2、苯丙氨酸 0.9~1.1、赖氨酸 0.9~1.1。其他氨基酸不得过 0.2%。

4）有关物质检查

采用 RP-HPLC 方法，有关物质检测采用 RP-HPLC 法，除标准中规定的已知杂质 des-Gly^1- 特利加压素，des-Gly^1，Gly^2- 特利加压素、des-Gly^1，Gly^2，Gly^3- 特利加压素、[Ac-Gly^1] 特利加压素及 Dimer- 特利加压素作为已知杂质外，其他均为任一单个杂质。

总杂质 = 方法一中的总杂质 + 方法二中的 Dimer- 特利加压素 + 方法二中所有未知杂质（指不包括图 19-17 中所列的已知杂质）。按杂质相对响应因子计算各杂质含量（图 19-16、图 19-17）。

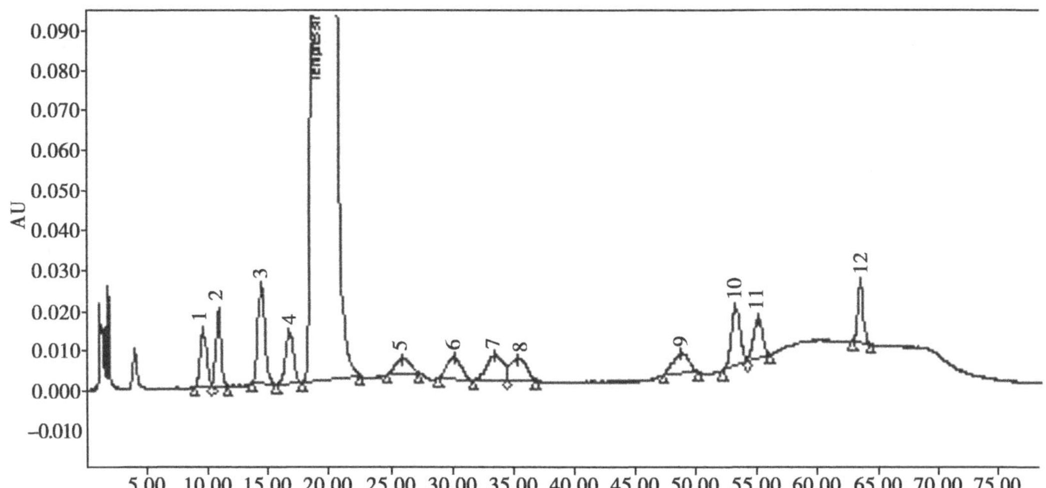

图19-16 系统适用性样品色谱图（方法一）

Peak1：[D-Phe6]terlipressin，Peak2：des-Gly1，Gly2，Gly3-terlipressin，Peak3：des-Gly1，Gly2-terlipressin，Pea4：des- Gly1 -terlipressin，Peak5：[β-Asp8]terlipressin，Peak6：[Asp8]terlipressind，Peak7，8：[Glu7] terlipressin + [Gly12-OH]terlipressin，Peak9：[Asp8，Gly12-OH]terlipressin，Peak10：[Ac-Gly1]terlipressind，Peak11：[Glu7，Gly12-OH]terlipressin，Peak12：[Gly12-OEt]terlipressin

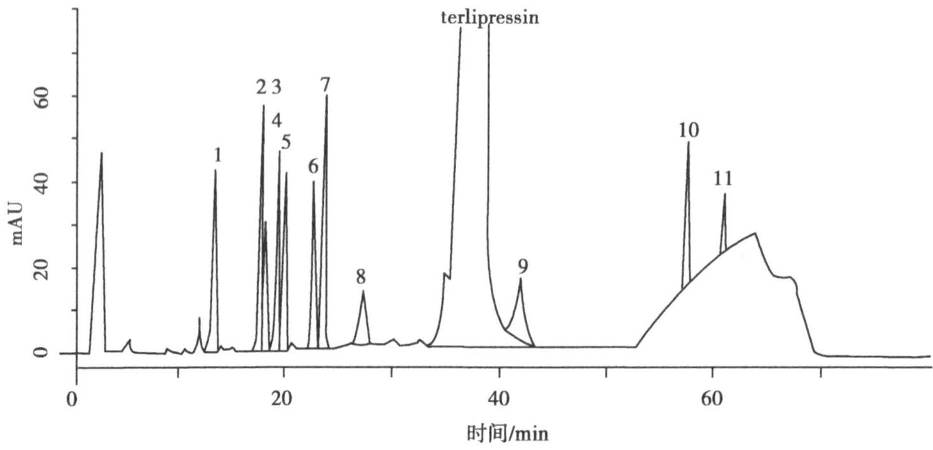

图19-17 系统适用性样品色谱图（方法二）

Peak1：[Ac-Gly1]terlipressind，Peak2：[Asp8，Gly12-OH]terlipressin，Peak3：[β-Asp8]terlipressin，Pea4：[Glu7，Gly12-OH]terlipressin，Peak5：[Gly12-OH]terlipressin，Peak6：[Asp8]terlipressind，Peak7：[Glu7]terlipressin，Peak8：[D-Phe6]terlipressin，Peak9：des-Gly1，Gly2-terlipressin+[D-Cys4] terlipressin，Peak10：[Gly12-OEt]terlipressin，Peak11：Dimer-terlipressin

5）残留溶剂

采用弹性石英毛细管柱（30m × 530μm × 3.0μm），固定相为 6% 氰丙基苯、94% 二甲基硅氧烷（DB-624）或相当柱，采用氢火焰离子化检测器。柱温采用程序升温：初始温度 50℃，保持 3min，升温速率为 10℃ /min，升至 150℃，再以 30℃ /min 速率的升至 200℃，保持 3 min。进样口温度 220℃，检测器温度 250℃。载气为氮气，分流进样。甲醇、乙醇及 1，4- 二氧六环（内标）之间的分离度应符合规定。

6）醋酸

采用 RP-HPLC 法测定，取磷酸 700μl，置 1000ml 容量瓶，加水至刻度，用 42%NaOH 溶液调节溶液 pH 至 3.0 作为流动相 A；甲醇为流动相 B；检测波长为 210nm；流速 1ml/min；柱温 25℃。洗脱梯度为：初始条件 5% 流动相 B，保持 5 min，然后在 5 min 内将流动相 B 升至 50%，保持 10 min，然后在 2 min 内回到初始状态，保持 8 min。按外标法以峰面积计算，醋酸的含量应为 8.0%~10.5%（*m*/*m*）。

（五）醋酸去氨加压素

目前治疗尿崩症最理想的药物是去氨加压素，为人工合成的加压素类似物，去掉氨基后加压作用减弱而抗利尿作用增强。醋酸去氨加压素（desmopressin acetate）与天然激素 - 精氨酸加压素的结构类似，两者区别主要是对半胱氨酸作脱氨基处理和以 D- 精氨酸取代 L- 精氨酸。这些结构改变后，使临床剂量的去氨加压素的作用时间延长，而不产生加压的副作用。醋酸去氨加压素注射液商品名依他停®（octostim®），规格 1ml：4μg（按去氨加压素计为 3.56μg）。醋酸去氨加压素片商品名为弥凝®（Minirin®）。

1. 结构与理化特性

化学名称：1- 去氨基 -8-D 精氨酸加压素醋酸盐。

结构式：SCH_2CH_2CO-Tyr-Phe-Gln-Asn-Cys-Pro-D-Arg-Gly-NH_2。

分子式：$C_{46}H_{64}N_{14}O_{12}S_2$；分子量为 1069.2Da。

2. 生物学功能

加压素是一种肽类激素。它能引起血管和其他平滑肌收缩并抗利尿。按每千克体重 0.3μg 静脉注射高剂量的醋酸去氨加压素，使血浆中凝血因子Ⅷ（Ⅷ：C）的活力增加 2~4 倍；该剂量也增加血管性血友病抗原因子（vWF：Ag），同时释放出组织型纤维蛋白溶酶原激活剂（t-PA）。因尿毒症、肝硬化、先天性或用药诱发血小板机能障碍，以及不明病因引起的出血时间过长，在给药后可缩短出血时间或使出血时间正常化。使用醋酸去氨加压素可避免因使用第Ⅷ因子制剂而导致人类免疫缺陷病毒（HIV）及肝炎病毒感染的危险。

3. 临床应用

在介入性治疗或诊断性手术前，使延长的出血时间缩短或恢复正常；适用于先天性或药物诱发的血小板机能障碍、尿毒症、肝硬化及不明病因所致出血时间延长的患者，使延长的出血时间缩短或恢复正常。对本品试验剂量呈阳性反应的轻度甲型血友病及血管性血友病的患者，可用于控制及预防小型手术时的出血。在个别情况下，本品甚至会对中度病情的患者产生疗效。禁用于ⅡB 型血管性血友病患者。本品可用于治疗中枢性尿崩症。给药后可增加尿渗透压，降低血浆渗透压，从而减少尿液排出，减少排尿次数和夜尿。肾尿液浓缩功能试验。本品可用作测试肾尿液浓缩功能，有助于对肾功能的诊断；对于诊断尿道感染的程度尤其有效；膀胱炎有别于肾盂肾炎，因此并不会引起低于正常值的肾尿液浓缩功能。例如，辉凌制药生产的“弥凝”为口服制剂，使用方便、疗效可靠，用量 100μg，每日 2~3 次。

4. 质控要点

去氨加压素原料药的生产工艺采用固相合成方法。

（1）鉴别：采用反相 HPLC 法鉴别，分析供试品主峰与特利加压素对照品主峰的保留时间，两者的保留时间相对偏差应在 2% 以内。

（2）含量测定：采用 RP-HPLC 法测定，用十八烷基硅烷键合的硅胶为填充剂；乙腈 -0.067mol/L 磷酸盐缓冲液（pH 为 7.0）=20：80 为流动相；流速为 1.0ml/min；检测波长为 220nm。调节流动相比例，使主峰的保留时间在 7~10min。去氨加压素峰的托尾因子不得过 2。以峰面积按外标法计算去氨加压素含量。片剂含量测定方法学考察结果为：进样在 0.01~6.11μg 时，线性回归方程为 Y=966397X-778.43（r=1）；选择 3 种不同浓度的对照品溶液，加入空白片溶液中，进行回收试验，平均回收率为：101.2%（n=9，RSD=0.51%）。最低检出限为 2ng。经回收率验证，赋形剂不影响含量测定，因此对照品溶液配制不需加空白片。

（3）有关物质：采用 RP-HPLC 法检查，以磷酸盐缓冲液为流动相 A，乙腈为流动相 B；洗脱梯度的初始状态为 12%B，保持 4min，然后在 14 min 内将流动相 B 增至 21%，又在 17min 内将流动相 B 增至 26%，在 5 min 内将流动相 B 降至 12%。已知杂质为 [disulphonic-acid]- 去氨加压素和 [Glu^4]- 去氨加压素，去氨加压素峰的托尾因子不得过 2，[Glu^4]- 去氨加压素峰与主峰的分离度应大于 2.0。按峰面积归一化法计算。

（4）片剂溶出度：由于每片仅含去氨加压素 0.089mg（0.1mg 规格）或 0.178mg（0.2mg 规格），溶出溶液浓度太稀（0.178μg/ml 或 0.356μg/ml），无法用常规方法检测，须采用高灵敏度的紫外检测器（LC-Packing UV-detector “Ultimate” with high sensitivity 50mm flowcell）使得去氨加压素峰的理论塔板数达到 1500，我们用普通紫外检测器检测去氨加压素峰的理论塔板数仅为 600，峰形为面包形峰，积分误差大。在溶出度检查项下，溶出杯应使用聚碳酸酯（polycarbonate）材料；如果是玻璃材料，应硅烷化，以防止样品吸附。

（梁成罡　张　慧　李　晶　李湛军　吕　萍
丁晓丽　张　伟　李　懿　王绿音　杨化新）

参 考 文 献

丁晓丽，葛玉鹏，李晶，等 . 2015. 主成分自身对照法测定重组人胰岛素中杂质 B_(30) 脱苏氨酸胰岛素的含量 . 药物分析杂志，9：1635-1639.

丁晓丽，葛玉鹏，张慧，等 . 2015. RP-HPLC 法测定重组人胰岛素中胰岛素前体的含量 . 中国新药杂志，(15)：1707-1710.

丁晓丽，李湛军，辛中帅，等 . 2015. 胰岛素注射液质量现状及相关标准研究 . 中国药房，(27)：3849-3852.

丁晓丽，宋敏，张慧，等 . 2012. 精蛋白锌胰岛素注射液中硫酸鱼精蛋白含量测定的方法研究 . 药物分析杂志，(04)：679-681.

丁晓丽，张金亮，张慧，等 . 2015. 重组胰高血糖素样肽 -1 受体激动剂 (rExendin-4) 原液质量研究 . 中国新药杂志，(12)：1358-1363.

黄玉普，张勤，王兰昕，等，2013. 新型超长效胰岛素类似物 - 德谷胰岛素 . 药学服务与研究，13(1)：6-8.

冷炜 .1995. 药品的生物检定 . 北京：气象出版社：33-146.

李晶，程速远，张慧，等 . 2014. 近效期重组人生长激素两种注射剂型的有关物质研究 . 中国新药杂志，23(18)：2127-2131.

李晶，何辉，程速远，等 . 2012. 液相肽图法推断聚乙二醇化重组人生长激素的聚乙二醇修饰位点研究 . 中国药学杂志，47(8)：626-630.

李晶，何辉，程速远，等 . 2014a. 多种 PEG 化重组人生长激素中蛋白含量测定的通用型方法的建立 . 药物分析杂志，34(9)：1556-1560.

李晶，何辉，程速远，等 . 2014b. 荧光胺衍生化法测定 3 种聚乙二醇化重组人生长激素的平均修饰率 . 药物分析杂志，34(8)：1368-1373.

李晶，王永利，杨化新，等 . 2011. 三硝基苯磺酸法测定聚乙二醇化重组人生长激素的平均修饰 . 现代生物医学进展，11(9)：1609-1612 .

李晶，苑方圆，程速远，等 . 2014. PEG 化重组尿酸氧化酶蛋白含量测定方法研究 . 生物技术通讯，25(25)：542-546.

李晶、梁成罡 . 2014. 聚乙二醇化重组人生长激素质控难点探讨 . 中国新药杂志，23(3)：271-274.

李克坚，杨化新，梁成罡，等 .2004. 重组人甲状旁腺激素效价测定方法研究 . 药物生物技术，10(6)：110-115.

李勇，李晶，甘一如，等 . 2015. 聚乙二醇化重组人尿酸氧化酶质控难点研究进展 . 中国药学杂志，50(23)：2019-2023.

李湛军，杨化新，徐康森 . 2005. 聚乙二醇化重组人生长激素长效作用及在体生物活性研究 . 中国临床药理学与治疗学，10(11)：1271-1274.

梁成罡，李克坚，张慧，等 . 2005. 重组人甲状旁腺激素 rh-PTH(1-34) 质量研究 . 药物分析杂志，25(2)：215-219.

梁成罡，李晓东，张慧，等 . 2005. 液质联用技术 (LC-MS) 在 rh-PTH(1-34) 肽图确定中的应用 . 药物分析杂志，25(8)：949-951.

凌沛学，王凤山 . 2004. 生物药物研究进展 . 北京：人民卫生出版社：1-18.

孙有松 . 2015. 2015 年 9 月美国、欧盟和日本新批准药物概述 . 药学进展，39(9)：703-711.

吴梧桐 . 2003. 生物化学 (第 5 版). 北京：人民卫生出版社：146-175，346-357.

吴梧桐 . 2006. 生物制药工艺学 (第 2 版). 北京：中国医药科技出版社：387-528.

杨化新，张培培，徐康森 . 1994. 重组人生长激素胰酶酶解图谱的 HPLC 分析 . 药物分析杂志，14(3)：10-13.

苑方圆，李晶，梁成罡，等 . 2014. 聚乙二醇 (PEG) 化尿酸氧化酶中游离 PEG 的含量测定 . 药物分析杂志，34(3)：461-464.

张慧，杨化新，郝苏丽，等 . 2006. 首批重组甘精胰岛素国家对照品的研制 . 药物分析杂志，26(9)：10-14.

张培培，杨化新，徐康森 . 1994. 重组人生长激素降解产物的检测分析 . 药物分析杂志，14(5)：17-20.

张培培，杨化新，徐康森 . 1996. 胰岛素的 HPLC 肽图谱分析 . 药物生物技术杂志，3(2)：91-93.

Beekman NJ，Schaaper WM，Turkstra JA，et al. 1999. Highly immunogenic and fully synthetic peptide-carrier constructs targetting GnRH. Vaccine，17(15-16)：2043-2050.

Gallwitz B.2008. Liraglutide，GLP-1 receptor agonist treatment of type 2 diabetes and obesity. Drug Future，33：13-20.

Ghosh S，Jackson DC. 1999. Antigenic and immunogenic properties of totally synthetic peptide-based anti-fertility vaccines.Int Immunol，11(7)：1103-1110.

Jinshu X，Jingjing L，Duan P，et al. 2005. A synthetic gonadotropin-releasing hormone (GnRH) vaccine for control of fertility and hormone dependent diseases without any adjuvant. Vaccine，23(40)：4834-4843.

Konig WG.1993. Peptide and Protein Hormones：Structure，Regulation，Activity;a Referencemanual. Weinheim;NewYork;Basel;Cambridge：VCH：40-41.

Ladd A，Walfield A，Tsong YY，et al.1995. Active immunization against LHRH alone or combined with LHRH-analogue treatment impedes growth of androgen-dependent prostatic carcinoma.Am J Reprod Immunol，34(3)：200-206.

Noguchi M，Itoh K，Suekane S，et al.2004.Phase I trial of patient-oriented vaccination in HLA-A2-positive patients with metastatic hormone-refractory prostate cancer. Cancer Sci，95(1)：77-84.

Norman AW，Litwack GL.1997.Hormones.San Diego：Academic Press.

Parkinson RJ，Simms MS，Broome P，et al. 2004. A vaccination strategy for the long-term suppression of androgens in advanced prostate cancer. Eur Urol，45(2)：171-174.

Russell-Jones D. 2009.Molecular，pharmacological and clinical aspects of liraglutide，a once-daily human GLP-1 analogue. Mol Cell Endocrinol，297：137-140.

Talwar GP.1997.Vaccines for control of fertility and hormone-dependent cancers. Immunol Cell Biol，Apr;75(2)：184-189.

Vilsbφll T, Zdravkovic M, Le-Thi T, et al. 2007.Liraglutide, a long-acting human glucagons-like peptide 1 analog, given as monotherapy significantly improves glycemic control and lowers body weight without risk of hypoglycemia in patients with type-2 diabetes. Diabetes Care, 30: 1608-1610.

Walsh G.1998.Biopharmaceuticals : Biochemistry and Biotechnology. England : John Wiley & Sons : 256-291.

Zhang PP, Yang HX, Xu KS, et al.1996.Studies on the Quality of Recombinant Human Growth Hormone. Journal of Chinese Pharmaceutical Sciences, 5(1): 20-27.

第二十章

重组酶类药物

第一节　溶栓酶类药物概述

一、基因工程溶栓药物的研究状况

急性心肌梗死、脑梗塞、肺梗塞、外周动脉血栓和深部静脉血栓等心脑血管疾病是危害人类生命和健康的主要疾病之一。据世界卫生组织统计，全世界每年大约有 1200 万人死于心脏病和脑卒死。在我国，随着经济的高速发展，人民群众物质生活水平的提高，心脑血管疾病的发病率及其病因死亡比亦正逐年提高。因此，研发高效、特异、安全、副作用小的溶血栓药物，一直是近年来世界范围的热门课题。其中，占主导地位的有两类溶栓药物。一种是“纤维蛋白选择性”溶栓药物，该类药物首先与体内纤维蛋白溶酶原结合，在纤维蛋白的存在下激活纤维蛋白溶酶原转变为纤溶酶，其对血栓内纤溶酶原的作用大于血浆中游离的纤维蛋白酶原，这类药物主要有组织型纤溶酶原激活剂（t-PA）、单链尿激酶型纤溶酶原激活剂（SCUPA）和葡激酶等。另外一种是“非纤维蛋白选择性”溶栓药物，包括链激酶（SK）、尿激酶（UK）和甲酰化纤溶酶原 - 链激酶激活剂复合物（APSAC）等。这些药物大多已经过临床试验的考验，证明它们疗效确切，已成为治疗急性肠系膜血管缺血性疾病（AMI）的常规方法。但是早期的药物（如尿激酶、链激酶、t-PA 等）普遍存在溶栓特异性不高，半衰期短，使用剂量偏大，易引起出血等缺点。近年来，基因敲除及基因点突变已成为纤溶系统结构和功能研究的重要手段，人们针对上述药物的缺点应用基因工程技术手段对这些药物进行改造。新的溶栓药物和新的溶栓疗法有可能进一步提高溶栓效果和特异性，减少出血的危险性。这些变异体是通过对母体蛋白分子区域进行删除、复制，或者重新组合而成，从而改善天然分子的某些功能上的不足。据报道，t-PA 使闭塞的冠状动脉的完全再通率为 32%，其基因变异体 monteplase 为 60%，增加了近一倍，而且能更早地溶解血栓。用基因重组的糖基化尿激酶原治疗急性心肌梗死的血管再通率为 55%~63%，18 h 后血管再闭塞率仅为 1.4%，血纤维蛋白原无明显减少，出血的危险性也很低。利用单克隆抗体技术可以将溶栓剂与特异性抗体连接，或者通过增加纤维蛋白结合位点对现有的溶栓剂分子进行重组和修饰，研究出许多特异的靶向溶栓剂，目前仍处在实验研究阶段。

二、溶栓原理及其溶栓特异性

纤溶系统主要由纤溶酶原（plasminogen，Plg）、纤溶酶原激活剂（palsminogen activator，PA）和纤溶酶原激活剂抑制物（PA-I）等组成。成熟的人纤溶酶原（human plasminogen）为单链糖蛋白，由 7 个部分组成：激活前肽，5 个具有同源性的三环结构或称为“kringle”区（K 区），C 端具有催化活性的丝氨酸蛋白酶结构域（P 区）。K 区具有的赖氨酸结合位点（LBS），可介导纤溶酶原与纤维蛋白、α2- 抗纤溶酶的结合。

在人体正常血液循环系统中，存在着一个完整的处于平衡状态的系统，以保持机体既不出血也不形成血栓的正常生理状况。当血管内形成血栓时，体内内源性纤溶酶原，在纤溶酶原激活剂（PA）作用下，纤溶酶原（Plg）分子中的 Arg^{560}~Val^{561} 肽键被切断，转变成纤溶酶，后者作用于纤维蛋白使其降解，完成溶栓过程。在病理状态下，纤溶酶对基质中的纤维蛋白的特异性较差，除了纤维蛋白以外，还可酶解任何带 Arg~Lys 氨基酸顺序的蛋白质或多肽，如纤维蛋白原、Ⅴ因子、Ⅷ因子、Ⅸ因子、Ⅹ因子等，这将会引起全身性出血等副作用。

人体内源性纤溶酶原激活剂，分别来自由血管皮内细胞分泌的组织型纤溶酶原激活剂（t-PA）和由肾细胞分泌的单链尿激酶型纤溶酶原激活剂（scu-PA 或 proUK）。纤溶酶原激活剂抑制剂（PA-I）抑制纤溶酶原激活剂，阻止纤溶酶原转化成纤溶酶，而 α2- 抗纤溶酶（α2-AP）则抑制纤溶酶，阻止纤维蛋白被降解。通过这两种抑制剂实现在两个水平上抑制纤溶反应的发生。因此，在正常状态下，纤溶系统与抗纤溶系统处于平衡状态。

对纤维蛋白特异性的溶栓药物是指纤溶酶原激活剂对纤溶酶原转化为纤溶酶的激活过程只发生或局限于纤维蛋白凝块表面，而对外周血液中的纤溶酶原不起作用，外来的 t-PA 对纤溶酶原的亲和力在纤维蛋白存在时要比无纤维蛋白时强几十倍，这种亲和力的增加是纤溶酶原激活剂和纤溶酶原在纤维蛋白表面上“表面装配”的结果。纤溶酶原主要通过其 Lys 结合部位的特殊结构与纤维蛋白相结合。血液中游离的纤溶酶极易被 α2- 抗纤溶酶所钝化，对于赖氨酸结合部位已占据的纤溶酶，α2- 抗纤溶酶的结合速度降低为原来的 1/50。因此，在纤维蛋白存在条件下，纤溶酶分子可避免被 α2- 抗纤溶酶迅速钝化，从而完成其降解纤维蛋白的作用，纤溶酶一旦从纤维蛋白的表面释放出来，则立即被 α2- 抗纤溶酶钝化。

对纤维蛋白无特异性的溶栓药物如链激酶和尿激酶，不加区别地激活血浆中纤溶酶原转化为纤溶酶，如果生成的纤溶酶量超过 α2- 抗纤溶酶，纤溶酶就会降解血浆中纤维蛋白原和其他凝血因子，引起严重出血。溶栓疗法导致的出血状况可以分为两类：① 内出血，包括颅内和腹膜后，或者胃肠内、泌尿生殖器、呼吸系统的出血；②表面出血，主要在血管穿刺和血管入口的位点（如动脉穿刺）或者最新的外科手术切口处观察到。

三、生物来源的溶栓药物

（一）尿激酶

尿激酶（urokinase，UK）是从人尿中提取的，目前国内应用最广的溶栓药物，对心肌梗死和深静脉血栓形成的血管再通率都达到 60% 左右，对肺栓塞的效果比肝素好，用中小剂量治疗脑血栓和视网膜中央静脉栓塞也取得了较好的效果。但 UK 能直接激活循环中的纤溶酶原，对纤维蛋白无选择性，容易引起全身性纤溶激活和出血。高纯度注射用尿激酶具有对纤维蛋白良好的亲和性，有较好的溶栓效果及较长的半衰期，在室温下保持 2 年不会失去其有效性，性能比较稳定。1999 年由于生产上的事宜，美国 FDA 下令限制使用尿激酶是由于其从尿中提取而可能含有有毒成分。鉴于对尿激酶的基础研究远不如 t-PA 深入，因此其改造结果也不如 t-PA 理想。

（二）蚓激酶

蚓激酶是从蚯蚓提取的具有溶栓活性的一类蛋白水解酶，动物试验无明显毒副作用，无热原反应，具有较高的安全性。临床观察表明，口服使用该制剂无不良反应，具有较好的增强机体纤溶活性和纤溶作用。大部分蚓激酶具有双重活性，通过水解特定的肽键，将纤溶酶原激活，使纤维蛋白降解，或直接降解纤维蛋白。我国临床应用的天然提取蚓激酶注射剂的生产受蚯蚓养殖周期、季节的限制，同时还有生产质量不稳定的局限。现将之开发为基因工程产品将会克服上述不足，使得该溶栓药物产生更大的社会和经济效益。但是该注射剂是从蚯蚓中天然提取的多蛋白混合物，各成分的功能、基因结构及作用机制尚不清楚。

初步研究表明，我国特有的双胸蚓属蚯蚓体内含有纤溶酶，为了对蚓激酶进行深入研究，利用生物信息学方法，设计引物，通过逆转录获得一种蚓激酶基因，命名为 PI239，该基因编码 283 个氨基酸的前体成熟肽含有 239 个氨基酸，与国外从 *L. rubellus* 蚯蚓中获得的纤溶酶基因有很高的同源性。PI239 仅具有一个结构域，具有蛋白酶的特征。

目前没有蚓激酶重组表达方面的报道，因此，需要尝试不同的表达系统。PI239 源于真核细胞，利用真核表达系统进行重组表达与其天然表达的条件更接近，结果显示混合克隆虽然可以转录 mRNA，却没有在细胞上清液或裂解液中检测到纤维蛋白溶解活性，推测可能的原因是信号肽不能被正确切除，使表达产物不具有活性。PI239 融合蛋白可以在 BHK 细胞中表达，并表现出细胞毒性，很可能是 PI239 蛋白酶活性所致。为实现重组表达，用杆状病毒表达系统对 PI239 进行表达，结果表明表达产物需要进一步纯化。真核表达系统难于获得较高的表达量，且成本高，所以用 pBV220 质粒构建原核表达系统，pBV220-239 在大肠杆菌中表达，产物以包涵体形式存在，提纯后证明具有直接和间接纤维蛋白溶解活性。

（三）蛇毒酶和降纤酶

蛇毒酶和降纤酶是从蝮蛇中提取分离的，其作用机制在于促使 t-PA（组织纤酶元激活剂）的释放，以及 PAI 和 aZ-PI（纤溶酶抑制因子）浓度降低，从而增强纤溶系统的活性，使血栓快速溶解。降纤酶又能选择性地使纤维蛋白原降解，使之浓度降低至一定水平，减少血栓形成的基质，从而阻止血栓形成和蔓延。降纤酶又能降低血液黏度，抑制血小板和 RBL 聚集，从而改善了微循环。因此在临床应用上可以治疗各种血栓形成的疾病，如脑血栓、血栓性静脉炎、动脉硬化性闭塞症、缺血性冠心病等，由 Reid 和 Esnoff 从马来西亚的红口蝮蛇的蛇毒中分离、提取出"类凝血酶"的单体，20 世纪 70 年代后期（1978 年）经联合国卫生组织正名为"类凝血酶" Ancrod。国际市场类似制剂专利商品有 10 多种，如 Defibrol（英国）、Defibrase（德国）、Stago（法国）、Richtet（瑞士）、Pentapharm，Kramer（荷兰）等。

（四）吸血蝙蝠唾液纤溶酶原激活剂

吸血蝙蝠唾液中含有的一种能促使伤口出血、血液流动的因子，由 Finger、EGF 和 Kringle-1 组成，缺乏 Kringle2 和将 PA 从单链转换成双链的纤溶酶切割位点，它在结构上与人 t-PA 约有 85% 的同源性，因而显示出极低的免疫原性，对纤维蛋白有高度特异性，溶栓能力比 t-PA 强，半衰期长了 3 倍，清除率慢 4~8 倍。

总的来说，生物提取的溶栓药物疗效明确，工艺简单，有一定的价格优势，但存在着病毒污染的隐患，研究人员正致力于对天然溶栓药物的改造。由于分子生物学、基因工程和生物信息学的发展，对于分子结构与各部分功能都了解得非常透彻的药物可以进行计算机模型改构，这将加速溶栓药物的发展。天然药物的各种变异体虽然相对于母体在某些特征上有所改进，但是其继续改进的余地还是相当大的。对于其他生物来源的溶栓药物，主要是构建微生物的基因表达系统，以使其能够大规模生产。

第二节　各类基因工程溶栓药物

一、链激酶

（一）结构与理化性质

链激酶（streptokinase，SK）基因来源于溶血性链球菌，重组 SK 的生产方法是采用基因工程方法将目的基因克隆到载体，转化大肠杆菌后得到 SK 工程菌，通过发酵工程菌表达的 SK 以包涵体形式存在，破菌后得到的包涵体经过纯化，以变性剂溶解、复性缓冲液复性，最后经过层析纯化，得到 SK 纯品。SK 是由 414 个氨基酸组成的蛋白质，分子量为 47kDa，等电点 5.2。

（二）生物学活性及测定方法

一般认为，链激酶不依赖于纤维蛋白而直接激活纤溶酶原形成纤溶酶，其过程是链激酶和纤溶酶原（plg）首先形成复合物激活游离的plg为有活性的纤溶酶，纤溶酶能降解人纤维蛋白为可溶性的纤维蛋白片段，从而达到溶栓的效果。SK体外的活性测定即利用了此原理。最近研究发现，链激酶的N端具有“催化开关”作用，使纤溶酶原以纤维蛋白依赖和不依赖两种方式激活，缺失N端的突变体RSKD59具有纤维蛋白依赖的纤溶酶原激活活性。酰化纤溶酶原 - 链激酶复合物是链激酶的一种衍生物，其活性中心与纤维蛋白结合位点彼此远离，所以在血浆中不与抑制剂和纤溶酶原反应，但仍然可以通过纤溶酶原分子K区的LBS与纤维蛋白结合，由此提高了纤溶的特异性。

生物学活性测定方法见附录20-1。

（三）质量标准

重组尿激酶（rSK）为我国第一个自行研制并上市的基因工程溶栓药物，其质量标准已载入2000年版《中国生物制品规程》，该质量标准是从当时我国基因工程药物实际研究水平出发制定的最低要求。近年来，随着对质量研究的深入及检测技术的发展，尤其是检测灵敏度的提高，在《中国药典》（2005版）三部中对残留宿主菌蛋白，纯度等指标的要求已有所提高（表20-1）。

表 20-1　rSK 的质量标准

测定项目	测定方法	规定标准
原液检定		
比活性	溶圈法 / 发色底物法	≥ 9.0×10^4 IU/mg
纯度（SDS-PAGE）	SDS-PAGE 电泳	≥ 95.0%
纯度（SEC-HPLC）	SEC-HPLC	≥ 95.0%
分子量	SDS-PAGE 电泳	（47.0 ± 4.7）kDa
等电点（主区带）	等电聚焦电泳	5.1 ± 0.5
肽图	与对照品图形一致	胰酶裂解法
紫外吸收最大波长	紫外光谱扫描	（279 ± 3）nm
外源 DNA 残留量	固相斑点杂交法	≤ 10 ng/ 剂量
宿主菌蛋白残留量	酶联免疫法	≤ 0.05%
细菌内毒素	鲎试剂法	≤ 3 EU/mg
N 端氨基酸序列	氨基酸序列分析	与理论序列一致
成品检定		
鉴别试验	免疫双扩散法或免疫印迹法	阳性
外观	肉眼观察	应为白色或微黄色疏松体。加入1ml蒸馏水后应迅速溶解为澄明液体，不得含有肉眼可见的不溶物

续表

测定项目	测定方法	规定标准
水分	费休氏试验	≤ 3.0%
pH	电位法	6.9~7.9
效价测定	溶圈法 / 发色底物法	应为标示量的 80%~150%
无菌试验	直接接种培养法	无菌生长
异常毒性试验	小白鼠试验	无明显异常反应，动物健存，体重增加

（四）临床应用

SK 是最早应用于急性心肌梗死的纤溶药物，也用于肺栓塞、脑血栓和其他血栓栓塞性疾病。该药的主要缺点是与纤维蛋白的结合能力低，可引起全身性纤溶激活。SK 另外一个缺点就是具有免疫原性，在第一次用药以后会产生相应的抗体，所以 5 天到半年内不能再次使用。

（五）乙酰化纤溶酶原 - 链激酶激活剂复合物

乙酰化纤溶酶原 - 链激酶激活剂复合物（APSAC）是 SK 与纤溶酶原以 1∶1 混合的复合物，再以茴香酰基覆盖其活性的部位。该复合物在血栓部位与纤维蛋白结合后去酰化。激活纤溶酶原而发挥溶栓作用，因而其作用具有相对选择性。APSAC 与 SK 比较，其主要优点是在体内的半衰期长（120min）。

附录 20-1　链激酶活性测定标准操作细则

1. 材料和试剂

（1）琼脂糖：电泳级，高强度。

（2）生理氯化钠溶液：注射用。

（3）人凝血酶国家标准品：176IU/ 支。用生理盐水配制成 100IU/ml，分装成 40μl/ 管，于 −20℃保存待用。

（4）人纤溶酶原：0.5mg/ml，实验前用 1ml 生理盐水溶解。

（5）人纤维蛋白原：30mg/ 支，实验前配制。配制前先在 37℃水浴预热 15min，生理盐水也在 37℃水浴保温 15min 以上，然后每支加 5ml 生理盐水，37℃水浴静置保温 30min 使其完全溶解，配制成 6mg/ml 溶液待用。

（6）链激酶活性国家标准品：500 IU/ml，用前用 0.5ml 注射用水溶解。

2. 实验设备

（1）水浴箱：两台。

（2）天平：精确度为 0.1mg，并经过计量认证单位的标定。

（3）取液器：0~50μl、50~200μl 和 200~1000μl 三种规格的取液器各一支。每隔 6 个月标定一次，误差不得大于 1%，否则应进行检修。

（4）移液头和 Eppendorf 管为进口产品，经高压消毒后一次性使用。

（5）其他：三角瓶和平板。

3. 实验步骤

（1）纤维蛋白平板的制备：称取125mg琼脂糖，加入23ml生理氯化钠溶液，煮沸溶解，60℃水浴平衡，加凝血酶14μl(100IU/ml)、纤溶酶原280μl(0.5mg/ml)，边加边摇匀，加2.2ml人纤维蛋白原（6mg/ml），不停地摇匀，混浊后马上倒平板（直径8cm），水平放置完全凝固后置4℃冰箱至少0.5h（应在2天之内使用），待用。

（2）标准品和待测样品的稀释：标准品按如下方法进行4倍稀释。

管 号	1	2	3	4	5
生理氯化钠溶液		30μl	30μl	30μl	30μl
标准品溶液	43μl	10μl	10μl	10μl	10μl
标准品浓度	1000 IU/ml	250 IU/ml	62.5 IU/ml	15.6 IU/ml	3.9 IU/ml

待测样品根据标示量稀释至大约100IU/ml或1μg/ml的浓度，待用。

（3）打孔、点样：在形成的纤维蛋白平板内打孔（直径2mm），每孔点样10μl，样品和标准品每个稀释度点两个孔，湿盒（在饭盒内加少量水以保持一定的湿度）水平放置于37℃孵箱24h。

4. 结果计算

点样平板经过纵横两次量取溶圈直径，以各个稀释度的活性的对数（x）为横坐标、以溶圈直径的平均数(4次量取的数值）的对数为纵坐标（y），采用生物统计软件分析结果。利用统计学软件中的回归分析方法作标准曲线，并求得$y=a+bx$中的a和b及线性回归系数r值，根据样品的溶圈直径可求得样品的活性。

二、组织型纤溶酶原激活剂

（一）结构与理化性质

组织型纤溶酶原激活剂（tissue plasminogen activator，t-PA）是一种丝氨酸蛋白酶，人t-PA的基因位于8号染色体，全长36 594bp，由14个外显子和13个内含子组成，外显子为43~91bp，内含子为111~14 257bp，5′端含28个拷贝的Alu重复序列、Kpn Ⅰ序列，14个外显子分别编码t-PA的各个功能区。t-PA基因含有一个开放阅读框，起始于第85~87位的ATG，终止于第1771~1773位的TGA。3′端759个的非翻译区含有AATAAA六个核苷酸序列（第2496~2501位），天然t-PA由血管内皮细胞合成，新合成的t-PA前体由562个氨基酸残基组成，它在胞内切除氨基端的信号肽（疏水）及前肽（亲水）后，分泌入血转变为成熟的t-PA分子。成熟的t-PA分子量为67~72kDa，由527个氨基酸残基组成，是具有3个糖基化位点、35个半胱氨酸（Cys）残基的单链多肽，含17对二硫键，在Arg275~Ile276肽键处有蛋白酶切割位点，纤溶酶可在此将t-PA切开使其成为活性更高的双链t-PA，两条链（重链和轻链，分子量分别为36kDa和32kDa）由一对二硫键相连。t-PA等电点为7.8~8.6（图20-1）。

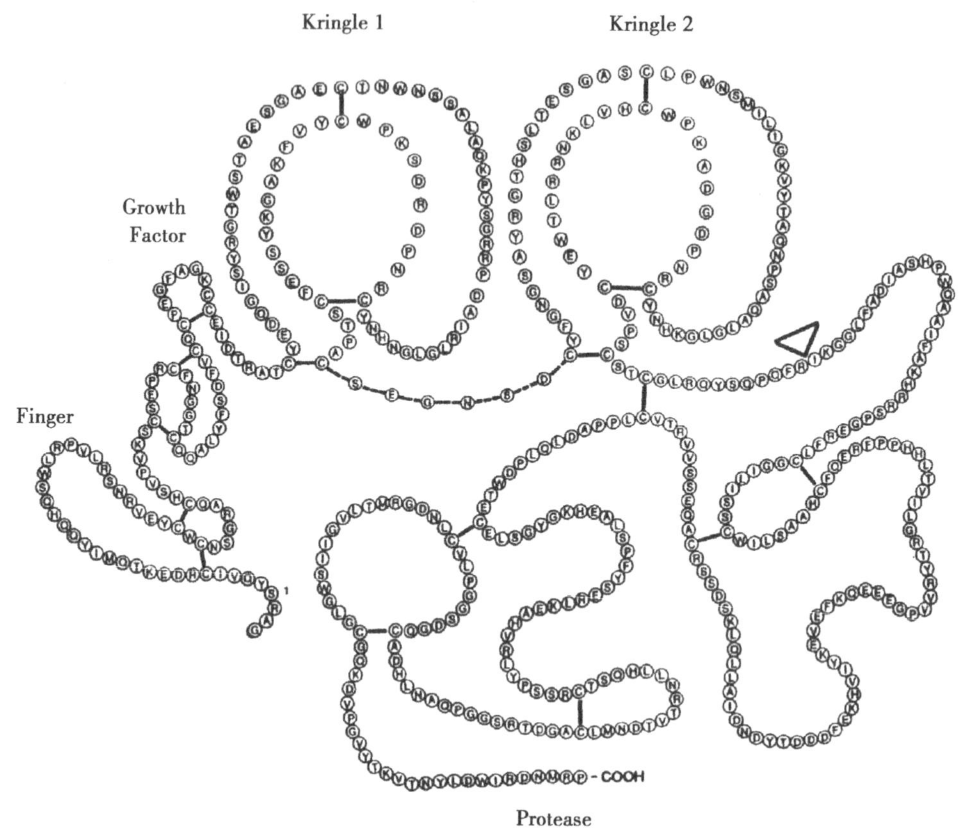

图20-1　tPA的一级结构（Verstraete et al.，1987）

（二）生物学活性

t-PA 能激活血液中纤溶酶原为纤溶酶，后者能降解血栓骨架中的纤维蛋白，使其成为可溶性肽，具有消除血栓、维持血液动态平衡的作用。t-PA 这种生理作用依赖于纤维蛋白，它对纤维蛋白具有高度亲和性，能特异地与血栓中的纤维蛋白结合，并与纤溶酶原三者形成复合物，在血栓位点激活纤溶酶，达到局部溶栓效果，而对血液循环中的纤维蛋白原、凝血因子等没有破坏作用。这种特殊机制使 t-PA 在溶栓药物领域迅速发展，在临床中用于治疗急性心肌梗死等血栓性疾病。t-PA 分子主要由 5 个功能域组成，这种功能分布和其分子结构相关，其中 4 个功能域结构在重链（H）上，1 个功能域在轻链（L）上。t-PA 的 1~55 氨基酸顺序与纤维结合素的指样区高度同源，称为指型区（F 区）；56~87 氨基酸顺序与表皮生长因子高度同源，称为生长因子区（E 区）；88~176 氨基酸顺序与纤溶酶原及凝血酶的某些区域同源，分别称为 K1、K2 区。L 链与胰酶高度同源，是丝氨酸蛋白酶功能区（P 区）。

N 端重链（H）指型区（F）：Ser1~Ser55，含纤维蛋白结合位点。

生长因子样区域：Cys56~Ase87，含肝细胞膜受体结合位点。

K1 区：Thr88~Gly176，含 117 糖基化位点。

K2 区：Asn177~Arg275，含 184 糖基化位点和纤维蛋白结合位点。

C 端轻链（L）：Ile276~Pro527 含 448 糖基化位点、活性中心、PAI 结合位点。

t-PA 对纤维蛋白的特异性：介导 t-PA 与纤维蛋白结合的区域是 F 区和 K2 区，F 区与 K2 区功能是与纤维蛋白结合，但结合部位不同，K2 区的结合部位是纤维蛋白裸露的羧基端 Lys，Lys 的类似物 EACA 能完全抑制这一结合，而对 F 区介导的与纤维蛋白的结合没有影响。在血液循环中纤维蛋白 Lys584~Lys585 肽键可被切开，而使小部分纤维蛋白原带有羧基 Lys 基团，这可以解释只有 K2 与 L 链的 t-PA 突变体仍可以与纤维蛋白结合。

t-PA 的生理功能是水解激活纤溶酶原。t-PA 的活性部位在轻链上，轻链上的 His322、Arg371、Ser478 组成 t-PA 的活性中心。血管内皮细胞以单链形式合成并分泌 t-PA，单链 t-PA 虽然具有酶活性，但其活性较低，仅为双链的 22%。单链 t-PA 在血浆中的作用是维持体内固有的基础溶栓活性，并激活血管内可能出现的血栓表面的纤溶酶原，启动必要的溶栓过程。当单链 t-PA 被纤溶酶和胰蛋白酶从 Arg275~Ile276 位点处切开，成为活性更高的双链 t-PA。

（三）质量标准

基因工程方法生产的 t-PA 来源于 CHO 工程细胞，以活性的、天然糖化的、分泌形式存在，经过层析纯化而得。CHO 表达的重组 t-PA 有两种糖基化形式，Ⅰ型是在 117 位 Asn 有 1 个多聚甘露醇位点及在 184 位 Asn 和 448 位 Asn 复合糖基化位点，Ⅱ型是只有 184 位 Asn 和 448 位 Asn 复合糖基化位点。Ⅰ型的比例为 45%~65%，Ⅱ型占 35%~55%，可采用 SDS-PAGE 还原电泳法测定，用纤溶酶先处理 t-PA，Arg 和 Ile 之间肽键断开，在电泳中能分出三条带：Ⅰ型 A 链（1~275 氨基酸）、Ⅱ型 A 链（1~275 氨基酸）和 B 链（276~527）。t-PA 的质量标准见表 20-2。

表 20-2　t-PA 的质量标准

测定项目	测定方法	规定标准
原液		
比活性	溶圈法 / 气泡上升法	≥ 5.0 × 10^5 IU/mg
纯度（SDS-PAGE）	非还原性 SDS-PAGE	≥ 98.0%
	还原 SDS-PAGE	Ⅰ型比例：45%~65% Ⅱ型比例：35%~55%
纯度（SEC-HPLC）	SEC-HPLC	≥ 98.0%
分子量	SDS-PAGE 还原电泳	（63.0 ± 6.3）kDa
等电点（主区带）	等电聚焦电泳	7.5 ± 1.0
肽图	胰酶裂解法	与对照品图形一致
紫外吸收最大波长	紫外光谱扫描	（279 ± 3）nm
外源 DNA 残留量	固相斑点杂交法	≤ 100 pg/ 剂量
宿主细胞蛋白残留量	酶联免疫法	≤ 0.001%
唾液酸	间苯二酚显色法	3 ± 0.9（mol/mol）
细菌内毒素	鲎试剂法	≤ 1 EU/mg
N 端氨基酸序列	Edman 降解法	与理论序列一致
成品		
鉴别试验	免疫双扩散法或免疫印迹法	阳性

续表

测定项目	测定方法	规定标准
外观	肉眼观察	应为白色或微黄色疏松体。加入 1ml 蒸馏水后应迅速溶解为澄明液体，不得含有肉眼可见的不溶物
水分	费休氏试验	≤ 3.0%
pH	电位法	6.5~7.5
效价测定	溶圈法 / 发色底物法	应为标示量的 80%~150%
无菌试验	直接接种培养法	无菌生长
异常毒性试验	小鼠试验	无明显异常反应，动物健存，体重增加
热原质试验	家兔法	应符合《中国药典》规定

（四）临床应用

1987 年，FDA 首次批准 Genentech 公司的重组 t-PA 上市，并发表了关于重组 t-PA 的专利。1990~1993 年，GUSTO 进行了一次国际性大规模治疗心肌梗死的研究计划，对 41 021 例临床进行观察，确认 t-PA 是当前治疗心肌梗死最有效的方法。1995 年，FDA 批准 Genentech 公司关于加速 t-PA 新的给药方式的申请。

（1）急性心肌梗死：t-PA 100mg 给药，持续时间为 1.5h，血栓再通率为 86.8%。

（2）肺栓塞：使用 t-PA 100mg 静注 2h 治疗肺栓塞，82% 的患者血栓溶解。

（3）缺血型脑卒中。

（4）其他各种外科手术后的血栓、粘连的预防或治疗，四肢血管栓塞，眼内出血和纤维蛋白渗出。

t-PA 治疗急性心肌梗死、急性肺梗死及其他血栓栓塞性疾病的有效率为 70%~80%，但临床上为取得较好的溶栓效果而应用大剂量（100mg），所以部分失去了对纤维蛋白的选择性，仍可因血浆纤溶过强而导致出血。

（五）天然型 t-PA 的改造分子

基于药物分子结构原理，可以构建超强的纤溶药物。通过运用定点突变的手段来实现缺失某一结构或功能域，或者复制特异区域，运用这种方法可以将某一分子的优势发挥到极至，如增强纤维蛋白专一性和体内半衰期。

天然的 t-PA 分子可以经过改造实现以下目标：

（1）快恢复 TIMⅠ~Ⅲ级冠状动脉血流（急性心肌梗死溶栓疗法的再通标准：TIMⅠ~Ⅲ级，梗死有关动脉的充盈和排空速度正常有充分灌注）；

（2）更多患者恢复 TIMⅠ~Ⅲ级血流；

（3）长的半衰期；

（4）栓塞出血率；

（5）降低成本。

目前天然型 t-PA 的改造分子主要有 Reteplase、TNK-tPA、Monteplase、Lanoteblase、K1K2Pu 嵌合体等，其中 Retelpase、TNK-tPA 在后面进行了详细的介绍，其他突变体的

特性可见表 20-3，野生型及其他突变体的结构和功能比较见表 20-4。

表 20-3 t-PA 其他突变体的特性

名 称	性 质	构 建
Monteplase（E-6010）	t-PA 的突变体，特点是作用连续，不产生抗体，半衰期较长（23min）。与 t-PA 相同，在体外与 F 结合率约为 t-PA 的 1/3，激活 Plg 能力在 F 存在时比无 F 强 14.9 倍。Suzuki 等用组织凝血活酶造成鼠肺栓塞模型，t-PA 突变体 monteplase 可减少实验动物的死亡率	利用基因重组技术将 t-PA 分子中表皮生长因子（EGF）区域上 Cys4 置换成 Ser，由小型叙利亚车鼠肾细胞产生
Lanoteblase	分子量为 53.5kDa，是 t-PA 缺失突变体，特点是半衰期长 37min，静脉注射时药物持续时间约为 t-PA 的 10 倍，从而有利于缩短凝块溶解时间，恢复血流再通。与 t-PA 相比，改善溶栓活性，但降低对 F 亲和力	它去除了 t-PA 分子上的 Finger 和 EGF 区域，并修饰 kringle-1 上的糖基化位点
K1K2Pu 嵌合体	兼有 t-PA 和 scu-PA 两种分子的优点，它的血浆清除率下降 5-10 倍，保持了特异性溶栓活性。与 t-PA 和 Scu-PA 相比较，半衰期延长 6~20 倍，溶栓活性增强 3~16 倍，而且不激活全身纤溶系统，不降解纤维蛋白原	通过基因重组技术将 t-PA 分子上的 Kringle-1 和 2 区域与 Scu-PA 分子上的丝氨酸蛋白酶区域构建而成的

表 20-4 t-PA 野生型及其他几种突变体的结构、功能比较

特性	Alteplase（rt-PA）	Reteplase（rPA）	TNK-tPA	Lanoteplase（nPA）
免疫原性	无	无	无	?
纤维蛋白专一性	++	+	+++	+
半衰期 /min	4~6	18	20	37
PAI-1 抗性	无	?	有	?
基因是否突变	无	突变	突变	突变
与天然 t-PA 区别	重组表达	F、EGF、K1 区缺失	K1 区糖基改变位点，轻链 4 个氨基酸突变	F、EGF 区缺失，K1 区糖基化位点修改

（六）嵌合型溶栓剂与单抗导向溶栓剂

将溶栓剂与特异性抗体连接，或者通过增加纤维蛋白结合位点对现有的溶栓剂分子进行重组和修饰，研究出许多特异的靶向溶栓剂。

1. t-PA/u-PA 杂合体

t-PA 具有对纤维蛋白特异性亲和作用，可介导与纤维蛋白结合；u-PA 对纤溶酶原具有很强的专一催化作用。研究者构建了由 t-PA A 链及 u-PA 的丝氨酸蛋白酶部分组成的杂合体，动物体内试验表明，其溶栓效力提高了 3~16 倍，循环半衰期延长 6~20 倍 。

2. 特异性抗体靶向溶栓剂

利用单克降抗体与其相应抗原的高度特异性亲和作用来实现溶栓剂的靶向作用。血管紧张素转移酶（ACE）的单克隆抗体静脉注射后能积聚在多种动物的肺部。将 scu-

PA、t-PA及SK分别与抗ACE单克隆抗体交联，这些交联物对肺血管有特异靶向性，并延长了作用时间，为肺栓塞的纤溶治疗提供了新思路。

3. t-PA/P-selectin 融合蛋白

P-selectin 主要存在于血小板的 α 颗粒及内皮细胞的 Weibel-Palade 小体中，在血栓形成初期的白细胞贴壁流动中起着非常重要的作用。应用基因工程技术表达出含 t-PA 及 P-selectin 的融合蛋白，体内溶栓实验表明，该杂合分子具备与 t-PA 一样的溶栓活性，而且保存了 P-selectin 配基结合的能力。

4. 脂质体靶向携载溶栓剂

脂质体是一种由磷脂双分子层组成的囊泡，最近研究表明，应用脂质体包裹 t-PA 或链激酶（SK），可大大降低出血等并发症，同时增加了 SK 被递送到血栓及其附近的浓度。

5. 基因定位转移

体外研究发现，用重组 t-PA 逆转录病毒载体转染动脉内皮细胞，培养后再植入动脉内，其血中 t-PA 的浓度可升高 10~30 倍，持续 2~3 个月，可以有效防止血栓形成与血管再狭窄。因此，能否将 t-PA 的 cDNA 定向转移到血栓部位，是今后的研究方向。

三、瑞替普酶

（一）结构与理化性质

瑞替普酶（reteplase，rPA）是经基因工程改构的一个“缺失型突变体”，缺失部分包括 t-PA 的生长因子区 E 区、K1 区和指型区 F 区，它仅包含天然 t-PA 的 K2 区和 P 区，故又称 K2P t-PA。缺失的 F 区是使其血浆半衰期大大超过 t-PA 的关键，其半衰期为 13~16min，对 F 结合力不及 t-PA，使药物更易自由地扩散到凝块中，促使纤溶酶原转化成纤溶酶溶解血栓。Reteplase 是由大肠杆菌表达的非糖基化单链结构蛋白，刚合成的药物无活性，通过肽链折叠和被激活。分子质量为 39.6kDa，含有天然 t-PA 第 1~3 和 176~527 位氨基酸。Reteplase 分子含有 18 个半胱氨酸，并组成 9 对分子内二硫键，重组蛋白的等电点为 7.0 左右。由于侧链氨基酸脱酰氨，重组蛋白的等电点表现为不均一。

（二）生物学活性

rPA 可经肝脏和肾脏排泄，但肾脏排泄为主要途径。通过同样的技术可以构建仅含有 K2 区、P 区或 K2 区、P 区和 F 区的多种突变体，可延长半衰期。K2 区和 P 区结构及功能相对独立，不受其他结构域的影响。Reteplase 在血浆中受抑制的程度与 alteplase（t-PA）相似，但由于缺失了 E 区和 F 区，与内皮细胞和单核细胞的亲合性降低，从而增加了血液循环中的浓度。

（三）生物学活性测定

活性检测方法和原理同 t-PA 活性测定方法，但表现的量效关系曲线不平行，所以不能用 t-PA 的标准品作为 rPA 的活性测定标准，WHO 已颁布了 rPA 活性标准品。

（四）质量标准

由于目前 rPA 采用大肠杆菌表达系统，体外需要进行二硫键配对复性，配对的正确与否用常规的理化分析及纯度测定不易检出，只有正确配对的结构才具有完全的溶栓活性，所以比活性检测尤其重要。rPA 的质量标准见表 20-5。

表 20-5　rPA 的质量标准

测定项目	测定方法	规定标准
原液		
比活 性	溶圈法 / 发色底物法	≥ 5.0×10^5 IU/mg
纯度（SDS-PAGE）	SDS-PAGE 电泳	≥ 98.0%
纯度（SEC-HPLC）	SEC-HPLC	≥ 98.0%
分子量	SDS-PAGE 电泳	39.6kDa ± 4.0%
等电点（主区带）	等电聚焦电泳	6.2~7.7
肽图	胰酶裂解法	与对照品图形一致
紫外吸收最大波长	紫外光谱扫描	（280 ± 3）nm
外源 DNA 残留量	固相斑点杂交法	≤ 10ng/ 剂量
宿主菌蛋白残留量	酶联免疫法	≤ 0.003%
细菌内毒素	鲎试剂法	≤ 2EU/mg
N 端氨基酸序列	Edman 降解法	与理论序列一致
成品		
鉴别试验	免疫双扩散法或免疫印迹法	阳性
外观	肉眼观察	应为白色或微黄色疏松体。加入 1ml 蒸馏水后应迅速溶解为澄明液体，不得含有肉眼可见的不溶物
水分	费休氏试验	≤ 3.0%
pH	电位法	6.9~7.9
效价测定	溶圈法 / 发色底物法	应为标示量的 80%~150%
无菌试验	直接接种培养法	无菌生长
异常毒性试验	小鼠试验	无明显异常反应，动物健存，体重增加
热原质试验	家兔法	应符合《中国药典》规定

（五）临床应用

Reteplase 的动脉内注射已经被 FDA 审批通过可以用于 AMI，已经证实在治疗 AMI 时对于患者是安全的，没有大范围的出血并发症。直接运用微导管将 Reteplase 注射到患者的阻塞部位。Reteplase 比 alteplase（t-PA）可能出现较少的出血并发症。

有报道称运用一半标准剂量的溶栓药物 reteplase 和标准剂量的 abciximab（一种具有抗血小板活性的单克隆抗体）可以降低心肌再梗率。GUSTO V（Global Use of Strategies to Open Occluded Arteries in Acute Myocardial Infarction）证实这种方法治疗心肌梗死，其 30 天注射后死亡率没有降低，但是其他并发症明显减少。运用这种方法治疗的患者，其再梗率比单独使用 reteplase 降低 34%，其他并发症如再次局部出血和心律失常的发生率大大降低。

四、TNK-tPA

（一）TNK-tPA 的来源

TNK-tPA（tenecteplase，TNKase）是一种运用 DNA 重组技术通过中国仓鼠卵巢细胞（CHO）表达的 t-PA 的变异体。Tenecteplase 是一种由 527 个氨基酸组成的糖蛋白，通过对人类天然 t-PA 的 cDNA 引入以下修饰方式发展而来。

（1）将 T103 位点突变为 N103，使其由非糖基化位点变为糖基化位点，降低了 TNK-tPA 在血浆中的清除速率，延长了半衰期，但这种突变也降低了 TNK-tPA 与纤维蛋白的结合能力。

（2）将 N117 位点突变为 Q117，去除 117 位点的糖基化功能，这种改变修复了 N103 位点突变对纤维蛋白专一性的不利影响，并且也降低 TNK-tPA 在血浆中的清除速率。

（3）将 K296、H297、R298、R299 位点突变为 A296、A297、A298、A299，增强了 TNK-tPA 对纤维蛋白的结合能力，最重要的是使 TNK-tPA 对其抑制剂 PAI-1 具有拮抗作用。

根据野生型 t-PA 的 cDNA 序列，设计了上述的突变位点，得到突变型 t-PA 的基因序列。经过这种改造后的 t-PA 命名为重组人组织型纤溶酶原激活剂 TNK 突变体（rhTNK-tPA）。

（二）生物学活性

经过突变得到的突变型 t-PA 与野生型 t-PA 相比，对纤维蛋白的特异性提高 14 倍，对 PAI-1 敏感性降低至 1/80，体内溶纤活性提高 8~10 倍，而半衰期大大延长。这种分子结构的改造使 TNK-tPA 的生物活性和溶栓效力大大提高，使其获得野生型无可比拟的优越性：对抑制剂 PAI-1 的拮抗能力增强了 80 倍；与纤维蛋白的结合能力是野生型的 10~14 倍；血浆清除速度延长 4 倍。

（三）质量标准

TNK-tPA 的质量标准与 t-PA 基本相同。

（四）临床应用

由于 TNK-tPA 具有半衰期长、清除速度快、对纤维蛋白结合能力强、具有拮抗 PAI-1 的功能等特性，使其溶栓效果提高，在临床应用中具有剂量小、疗效好、一次给药的优点。

（1）t-PA 一般应用于急性血栓性疾病的抢救治疗，需大剂量 t-PA 才能达到溶栓效果，这不仅增加了潜在的危险性，而且由于 t-PA 价格昂贵，给患者带来经济负担。TNK-tPA 因其溶栓的高效性，应用 30mg 剂量即可达到 rt-PA 100mg 剂量同样效果。

（2）降低内在血栓形成因素：TNK-tPA 给药后血液中凝血酶 - 抗凝血酶复合物没有增加，rt-AP 给药后凝血酶 - 抗凝血酶复合物增加 2 倍。

（3）一次性给药：t-PA 在溶栓治疗中需静脉给药，但野生型 t-PA 及某些 t-PA 突变株半衰期很短，在血中很快被清除，不能很好地发挥药效，需延长给药时间。例如，t-PA 为 90min 静脉给药。TNK-tPA 半衰期长，血浆清除速率慢，可一次性给药，临床应用方便。

rhTNK-tPA 在国外已应用于临床，并获得令人鼓舞的疗效，国内已开始申报临床研究。

TNK-tPA 的质量标准见表 20-6。

表 20-6　TNK-tPA 的质量标准

测定项目	测定方法	规定标准
原液		
比 活 性	气泡法 / 溶圈法	≥ 5.0 × 10^5IU/mg
纯度（SDS-PAGE）（67kDa+33kDa+ 寡聚体）	SDS-PAGE 电泳	≥ 98.0
寡聚体		≤ 2.0%
纯度（RP-HPLC）	RP-HPLC	
单体		≥ 95.0%
单体 + 聚合体		≥ 98.0%
分子量	SDS-PAGE 电泳	
单链		63.0kDa ± 10%
双链（≤ 20%）		33.0kDa ± 10%
等电点（主区带）	等电聚焦电泳	5.8~8.2
肽图	胰酶裂解法	与对照品图形一致
紫外吸收最大波长	紫外光谱扫描	（280 ± 3）nm
外源 DNA 残留量	固相斑点杂交法	≤ 100pg/ 剂量
宿主菌蛋白残留量	酶联免疫法	≤ 0.01%
细菌内毒素	鲎试剂法	≤ 2EU/mg
N 端氨基酸序列	Edman 降解法	与理论序列一致
成品		
鉴别试验	免疫双扩散法或免疫印迹法	阳性
外观	肉眼观察	应为白色或微黄色疏松体。加入 1ml 蒸馏水后应迅速溶解为澄明液体，不得含有肉眼可见的不溶物
水分	费休氏试验	≤ 3.0%

续表

测定项目	测定方法	规定标准
pH	电位法	6.9~7.9
效价测定	溶圈法 / 发色底物法	应为标示量的 80%~150%
无菌试验	直接接种培养法	无菌生长
异常毒性试验	小鼠试验	无明显异常反应，动物健存，体重增加
热原质试验	家兔法	应符合《中国药典》规定

五、尿激酶原

（一）结构与理化性质

尿激酶原（prourokinase，proUK）基因全长 6.4kb，位于 10 号染色体上，为单拷贝基因，含有 11 个外显子。成熟的 proUK 是由 411 个氨基酸组成的单链蛋白质分子，含有 12 对二硫键。天然 proUK 为糖蛋白，分子量为 54kDa，其等电点为 9.2 左右，依不同糖基化程度而异，其一级结构如图 20-2 所示，按功能分为三个结构域：表皮生长因子结构域（EGF domain）、环饼结构域（Kringle domain）、蛋白水解酶结构域（protease domain，又称 C 区）。

表皮生长因子结构域包括 N 端 5~45 位氨基酸残基，其序列与人表皮生长因子高度同源，在结构上形成一个 EGF 或 TGF-beta 样结构域，其中 12~32 位氨基酸负责与细胞表面特异性受体结合。环饼结构域包括 46~134 位氨基酸残基，因其三维结构折叠成一

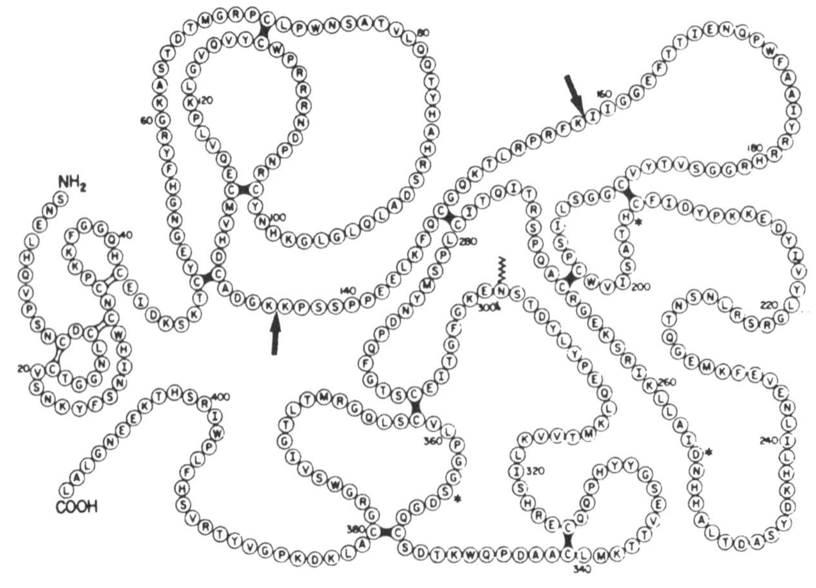

图20-2　尿激酶原的一级结构（Verstraete et al., 1987）

个环饼状结构而得名，其氨基酸组成与其他多种血液蛋白如凝血酶、t-PA 等的 Kringle 同源，不同于 Kringle 家族其他成员的是 proUK 的 Kringle 不能与赖氨酸及其类似物结合。蛋白水解酶结构域包括 159~411 位共 253 个氨基酸，靠 6 对二硫键构成一个丝氨酸蛋白酶催化中心，其氨基酸序列与其他丝氨酸蛋白酶如纤溶酶、凝血酶、糜蛋白酶、胰蛋白酶、弹性蛋白酶等的相应部分具有很高的同源性。环饼结构域与蛋白水解酶结构域之间是包括激活位点 Lys158~Ile159 在内的连接肽段，当 proUK 在纤溶酶的作用下 Lys158~Ile159 间的肽键断裂变为双链 UK 后，靠 Cys148~Cys279 间二硫键的连接形成稳定的二级结构。

（二）生物学活性

proUK 激活纤溶酶原的过程可概括为三步反应：① proUK 内在酶活性催化少量纤溶酶原变为纤溶酶；②产生少量的纤溶酶催化 proUK 转变为 UK；③ UK 催化纤溶酶原产生大量的纤溶酶。该反应系统中，一旦 UK 形成，其反应速率加快。众所周知，proUK 不具有纤维蛋白亲和性，但是它在纤溶酶原激活过程中对纤维蛋白的专一性也是不容置疑的，即 proUK 的纤维蛋白专一性不同于亲和性，这一特性与 t-PA 对纤维蛋白的专一性有本质的区别，t-PA 是体内具有血纤维专一性的纤溶酶原激活因子，并已在临床中使用多年。尽管 proUK 和 t-PA 都是血纤维专一的纤溶酶原激活因子，它们的作用机制却大相径庭，t-PA 具有与血纤维蛋白直接结合能力，通过激活同时结合在血纤维蛋白上的纤溶酶原而产生其血纤维专一性，而 t-PA 只能激活结合在血纤维 D 结构域上的纤溶酶原，所以 t-PA 诱导溶栓的速率是缓和、均匀的。

（三）生物学活性的测定

可采用溶圈法和 S2444 发色底物法。溶圈法的原理与重组链激酶相同，原理是：proUK 在纤溶酶或其他蛋白酶的作用下 Lys158~Ile159 间的肽键断裂变为双链 UK 后，用发色底物法测定 proUK（scu-PA）的活性包括两个酶催化反应。

（1）pro-UK 的激活。proUK（scu-PA）对发色底物 S-2444 来说属于酶原，没有酶催化活性，必须在 plasmin、thermolysin、trypsin 等酶的作用下生成 UK 后，才能催化降解 S-2444。

$$\text{pro-UK} \xrightarrow{\text{酶}} \text{UK}$$

（2）S-2444 显色反应。

$$\text{pGlu-Gly-Arg-pNA} \xrightarrow{\text{UK}} \text{pGlu-Gly-Arg-OH} + \text{pNA}$$

发色底物（S）S-2444 过量的情况下，生成产物（P）pNA 的速率与催化剂尿激酶（E）浓度成正比。

$$\text{酶反应速率 } v = \text{d[pNA]}/\text{d}t = \text{K1} \cdot \text{[UK]}$$

而 [pNA] 与在 405nm 处测得的 OD_{405nm} 值成正比，根据以上原理，可以用发色底物法测定 proUK（单链 proUK 和双链 UK 的混合物）产品的总活性及 scu-PA/tcu-PA 的比例。

活性测定标准品可采用尿激酶国家标准品。

（四）质量标准

单双链比例的确定是尿激酶原质量标准研究的重要部分，在大肠杆菌或 CHO 细胞表达 proUK 过程中，在载体蛋白酶的作用下，有部分 proUK 转化成双链 UK，而生物学活性测定的是 proUK 转化成 UK 后的总活性，所以不能有效地测定 proUK 产品中 UK 的比例。我们采用还原 SDS-PAGE 电泳法和 S2444 发色底物法分别测定双链 UK 的比例，结果显示采用 S2444 发色底物法测定结果更准确，而还原电泳法受加样量、染色程度及扫描参数设定等因素影响，结果误差较大，但电泳法的结果比较直观（表 20-7）。

样品在 plasmin、thermolysin 等的充分作用下激活 proUK 生成 UK，用 S-2444 测定其总活性，在非激活状态下直接用 S-2444 测定 UK 产品的活性，此时测定的活性是 proUK 样品中所含 UK 的活性，除以总活性，便是 proUK 产品中的双链 UK 的比例。

表 20-7　proUK 的质量标准

测定项目	测定方法	规定标准
原液		
比 活 性	发色底物法 / 溶圈法	≥ 1.0×10^5IU / mg
纯度（SDS-PAGE）	SDS-PAGE 电泳	≥ 98.0
二聚体		≤ 2.0%
纯度（RP-HPLC）	RP-HPLC	≥ 98.0%
分子量	SDS-PAGE 还原电泳	50.0kDa ± 10%
单链比例	SDS-PAGE 还原电泳	≥ 90.0%
	S2444 发色底物法	≥ 95.0%
等电点（主区带）	等电聚焦电泳	8.5~9.5
肽图	胰酶裂解法	与对照品图形一致
紫外吸收最大波长	紫外光谱扫描	（280 ± 3）nm
外源 DNA 残留量	固相斑点杂交法	≤ 100pg/ 剂量
宿主细胞蛋白残留量	酶联免疫法	≤ 0.01%
细菌内毒素	鲎试剂法	≤ 2EU/mg
N 端氨基酸序列	Edman 降解法	与理论序列一致
成品		
鉴别试验	免疫双扩散法或免疫印迹法	阳性
外观	肉眼观察	应为白色或微黄色疏松体。加入 1ml 蒸馏水后应迅速溶解为澄明液体，不得含有肉眼可见的不溶物
水分	费休氏试验	≤ 3.0%

续表

测定项目	测定方法	规定标准
pH	电位法	6.5~8.0
效价测定	溶圈法 / 发色底物法	应为标示量的 80%~150%
无菌试验	直接接种培养法	无菌生长
异常毒性试验	小鼠试验	无明显异常反应，动物健存，体重增加
热原质试验	家兔法	应符合《中国药典》规定

（五）临床应用

已完成大量的临床研究工作，用细胞培养的 proUK 于 1995 年率先在日本上市，以导管局部给药与静脉滴注两种方法广泛地用于急性心肌梗死的治疗，1999 年美国亚培公司利用 proUK 治疗脑血栓的临床试验取得了明显的疗效。在我国，大肠杆菌和 CHO 细胞表达的 proUK 也都于 2001 年获得批准进入临床试验。

附录 20-2　pro-UK 体外活性测定（S2444 法）

1. 试验材料

（1）样品稀释液：Tris- 明胶缓冲液。

取 Tris 0.606g、NaCl 0.222g，加水约 70ml 溶解，另取明胶 1g，加适量水加热溶解，冷却后两溶液混匀，用稀盐酸调 pH 至 8.8，定容至 100ml，分装后存于 4℃，用前 37℃水浴中溶解。

（2）显色液：S2444 溶液。母液：20mmol/L S2444 溶液 –20℃存放，用无菌蒸馏水配制的 2mmol/L S2444 溶液 4℃冰箱可存放一周。

工作液：0.6 mmol/L S2444 溶液（用无菌 DDH2O 稀释，现配现用）。

（3）终止液：40% 醋酸溶液。

（4）纤溶酶（plasmin）。母液：Tris- 明胶缓冲液稀释为 9IU/ml，–20℃储存。工作液：将母液用 Tris- 明胶缓冲液稀释 100 倍。

（5）抑肽酶（aprotinin）：4℃存放，临用时用 Tris- 明胶缓冲液稀释为 20KIU/ml。

（6）标准品：尿激酶国家标准品。

2. 试验步骤

标准品及样品加等体积 plasmin（9×10^3 IU/ml），37℃、15min。从上述中各取 50μl，加 aprotinin 50μl（20KIU/ml），S2444 100μl（2mmol/L），37℃、30min。加终止液 50μl（40% 醋酸），405nm 比色。

3. 结果计算

将标准品曲线各稀释度的两平行孔 OD 值取平均值，再分别减空白均值，所得的值与对应的浓度作图得一标准曲线，曲线的回归系数必须大于 0.99，试验的结果方有效。

样品的两平行孔 OD 值取平均值减空白值后的值，从标准曲线查出样品稀释液的浓度 AIU/ml。

样品的 UK 含量（IU/ml）=A × 样品稀释倍数

六、葡激酶

葡激酶（staphylokinase，SAK）是由溶源性金黄色葡萄球菌分泌的一种蛋白水解酶。SAK 基因经克隆后在大肠杆菌中表达、复性和纯化，可获得重组 SAK 纯品。

（一）结构与理化性质

SAK 为单链多肽，重组葡激酶的 DNA 片段长为 408bp，由 136 个氨基酸组成，同时发现了氨基端失去 6 个和 10 个氨基酸的 SAK。不同来源的金黄色葡萄球菌克隆的 *SAK* 基因序列略有不同，等电点从 6.7~7.7 不等，不含半胱氨酸，在分子中不会形成二硫键。

（二）生物学活性

葡激酶本身不具有酶活性，而与纤溶酶原以 1∶1 等分子比例可逆结合，该复合物能激活其他纤溶酶原，形成复合物以后，未经蛋白酶切割的纤溶酶原分子的蛋白酶活性位点就会暴露出来，这是 SAK 纤溶酶原复合物转化为纤溶酶所必需的条件。血浆中复合物会被 α2- 抗纤溶酶迅速抑制，而在纤维蛋白表面，这种抑制作用会降低 100 倍，因为在纤维蛋白存在的情况下，纤溶酶原 -SAK 复合物的 LBS 被占据，α2- 抗纤溶酶不能发挥作用，因此，SAK 表现出很高的纤维蛋白特异性。对陈旧性血栓和富含血小板的溶解作用比其他药物强，与 SK 相比，较少诱发中和抗体。 葡激酶（SAK）治疗急性心肌梗死有效，其在人体中具有与 t-PA 相似的活性，并且不会降低血浆中的纤维蛋白原和 α2- 抗纤溶酶水平，是一种良好的溶栓剂。它在早期冠状动脉再通上与 rt-PA 相同，但是在纤维蛋白专一性上比对后期心肌梗死患者推注 rt-PA 的效果强得多。其主要缺点是具抗原性，因此，对于葡激酶的改造主要侧重于如何减低其抗原性。研究表明，葡激酶对于纤溶酶原 - 谷氨酸和赖氨酸具有同等的亲和力；纤维蛋白分子中的活性部位不需要其他分子的结合；纤溶酶原的 K1-4 区对于葡激酶和纤溶酶原的结合没有起到什么作用；葡激酶 Met26 对于它和纤溶酶原的结合非常重要。

（三）生物学活性的测定和质量标准

重组葡激酶生物学活性测定方法有溶圈法和 S2251 发色底物法，发色底物法成本较高，可以根据具体实验条件选择其中一种方法。需要指出的是，葡激酶与其他溶栓药物的剂量反应曲线不平行，也就是说，不能用尿激酶、链激酶或其他溶栓药物标准品作为活性标准。目前 WHO 没有颁布葡激酶标准品，我国现使用的是国家参考品（活性单位为 AU）。

rSAK 的质量标准见表 20-8。

表 20-8　rSAK 的质量标准

测定项目	测定方法	规定标准
原液		
比 活 性	溶圈法 / 发色底物法	≥ 4.0×10^4AU/mg
纯度（SDS-PAGE）	SDS-PAGE 电泳	≥ 98.0%
纯度（RP-HPLC）	RP-HPLC	≥ 98.0%
分子量	SDS-PAGE 电泳	15.5kDa ± 10%
等电点（主区带）	等电聚焦电泳	7.7 ± 0.5
肽图	胰酶裂解法	与对照品图形一致
紫外吸收最大波长	紫外光谱扫描	（276 ± 3）nm
外源 DNA 残留量	固相斑点杂交法	≤ 10ng/ 剂量
宿主菌蛋白残留量	酶联免疫法	≤ 0.003%
细菌内毒素	鲎试剂法	≤ 2EU/mg
N 端氨基酸序列	Edman 降解法	与理论序列一致
成品		
鉴别试验	免疫双扩散法或免疫印迹法	阳性
外观	肉眼观察	应为白色或微黄色疏松体。加入 1ml 蒸馏水后应迅速溶解为澄明液体，不得含有肉眼可见的不溶物
水分	费休氏试验	≤ 3.0%
pH	电位法	6.9~7.9
效价测定	溶圈法 / 发色底物法	应为标示量的 80%~150%
无菌试验	直接接种培养法	无菌生长
异常毒性试验	小鼠试验	无明显异常反应，动物健存，体重增加
热原质试验	家兔法	应符合《中国药典》规定

（四）临床应用

国外已进行临床研究治疗扩张性心梗和外周动脉栓塞，SAK 有效剂量较低（10~20mg），具有较高的纤维蛋白专一性。重组葡激酶曾被列入国家“九五”科技攻关规划中急需研制的基因工程药品，该项研究在国际生物医学领域属于比较领先的地位，已批准生产，临床适应证为急性心肌梗死。

（五）新型葡激酶分子

（1）缺失型葡激酶：研究表明葡激酶和微纤溶酶原的结合位点是由高分辨率的基因剪切确定的。设计了葡激酶 N 端缺失突变体 ΔNSak，可溶的 ΔNSak 具有纤维蛋白分解活性，ΔNSak 的一些特性表明葡激酶 N 端的 15 个氨基酸对于它的纤溶酶活性是没有作用的。通过突变可降低葡激酶免疫原性。

（2）聚乙二醇化葡激酶（PEG-Sak）：PEG-Sak 是一种化学修饰的、可以进行一次性注射的变异体，通过从聚乙二醇衍生物中选择而来，PEG 修饰可以降低这种蛋白质的血液清除率。在经历了细致的临床前研究工作以后，第一个患者在 1998 年 12 月接受了 5mg 的聚乙二醇化重组葡激酶的注射治疗。2001 年 6 月进行 400 位 AMI 患者的临床Ⅱ期评估。

第三节　其他重组酶类

一、超氧化物歧化酶

超氧化物歧化酶（superoxide dismutas，SOD）是一种重要的氧自由基清除剂，能够催化超氧阴离子发生歧化反应。SOD 作为药物酶制剂，具有医用价值及临床应用前景，早先的 SOD 大多是从猪血 、猪肝和牛血中提取的，但由于动物源性 SOD 分子量大，存在潜在的免疫反应及病毒污染，临床研究受到很大的限制，解决这个问题最有效的方法是进行重组人源 SOD（rhSOD）的研究。近年来，美国、日本等国已开发出基因工程产品，并进入临床试验阶段。由于不同类型的 SOD 在一级结构上无同源性，它们之间的理化特性及稳定性差别很大。不同种属不同组织来源的同种 SOD 也略有差别，分子量从 3 万到 8 万多。本节主要介绍重组人源 SOD。

（一）来源

SOD 是一种酸性金属蛋白质，存在于真核细胞胞液（Cu，Zn-SOD）、线粒体（Mn-SOD）和原核细胞（Fe-SOD）中，人 Cu，Zn-SOD 基因位于 21 号染色体。

（二）结构与理化性质

Cu，Zn-SOD 成熟 cDNA 片段为 459bp，编码 153 个氨基酸，含两对二硫键，其中酪氨酸和色氨酸的含量很低，所以紫外吸收最大值在 280nm 处，但在 258nm 处有弱吸收峰。rhSOD 的等电点为 5.6。

（三）生物学功能

SOD 能直接清除氧自由基，从而间接地预防过氧化亚硝酸根的形成。动物试验研究结果显示，SOD 对角叉菜胶诱导的大鼠足肿的抑制有明显的剂量 - 效应关系，有效剂量为 20~40 mg/kg。许多文献在低于此剂量范围内观察 SOD 对大鼠角叉菜胶足肿的影响，未观察到 SOD 的抗炎作用，这可能与给药剂量不足有关。SOD 对人体的有效抗炎剂量是 3.5~5mg/kg。炎症细胞因子能够调节表皮纤维细胞等多种细胞外 SOD 的分泌和一氧化氮（NO）的产生，在炎症细胞因子存在下，胞外 SOD 和诱导型 NOS 的协同同向调节意味着在炎症发生时，机体具有非常重要的防止过氧化亚硝酸根形成的保护机制。NO 的供体可明显诱导内源性的 SOD 生成，却不能够被重组生长因子、炎症细胞因子和超氧阴离子所诱导。SOD 抗炎作用与清除氧自由基、抗脂质过氧化有关，也与减少炎症性细胞因子如 IL-1β 和 TNF-α 的生成有关，TNF-α 在低浓度时能诱导 IL-1β 的生成，使粒细胞迁移到组织内，增强巨噬细胞的杀伤功能，对炎症局部的中性粒细胞的活化和聚集也有促进作用，还有损伤血管内皮细胞的作用。IL-1β 和 TNF-α 均参与了类风湿性关节炎病变的发生和发展。已有资料显示，IL-1β 和 TNF-α 均可诱导超氧阴离子生成，SOD 能明显抑制 IL-1β 和 TNF-α 的产生，尤其是对 IL-1β 的抑制率达到 90% 以上。

（四）生物学活性测定

SOD 体外活性测定方法可分为直接法和间接法，直接法有脉冲射解法、极谱法和极谱氧电极法等，这些方法大多需要特殊的仪器。实践中使用较多的是间接法，黄嘌呤 - 黄嘌呤氧化酶 - 细胞色素 c 法被认为是最经典也是最可靠的方法，其他还有联苯三酚自氧化法、肾上腺素自氧化法、黄嘌呤 - 黄嘌呤氧化酶 -NBT 法和极谱电极法等。这些方法都是根据 SOD 与氧自由基清除指示剂竞争氧自由基，从而抑制清除指示剂与氧自由基的反应，可根据清除指示剂与氧自由基反应速率的变化来测定 SOD 的活性。下面介绍用改良的邻苯三酚自氧化法测定 SOD 的酶活性的方法。

1. 材料和试剂

（1）缓冲液：50mmol/L Tris-HCl，pH8.2。

（2）邻苯三酚：45mmol/L。

（3）盐酸：10mmol/L。

2. 方法

在试管中按表 20-9 加入缓冲液，于 25℃保温 20min，然后加入预热的联苯三酚（对照管用 HCl 代替）迅速摇匀倒入 1cm 比色杯，在 325nm 下，每隔 30s 测吸收度值一次，要求自氧化速率控制在 0.070 OD/min。

表 20-9　测定 SOD 的试剂和酶液用量

试剂	加入量 /ml	最终浓度 /（mmol/L）
缓冲液	4.5	50
酶或粗酶液	0.01	–
联苯三酚溶液	0.01	0.10

3. 结果计算

单位体积活力（U/ml）=（0.07– 样液速率）/0.07 × 100%/50% × 反应液总体积 × 样液稀释倍数 / 样液体积

总活力（U）= 单位体积活力（U/ml）× 原液总体积（ml）

（五）质量标准

邻苯三酚自氧化法由于方法简单、可靠性好而被用作 SOD 活性质控方法。相对于动物来源的 SOD，重组人铜锌 SOD 活性偏低，这是由于复性后结构与天然结构不完全一致，rhSOD 的理论蛋白分子量为 15.8kDa，电泳检测结果有较大的误差，由于 SOD 为金属蛋白质，部分位点结合了 Cu-Zn 金属离子，引起表征分子量的变化。

SOD 的质量标准见表 20-10。

表 20-10　SOD 质量标准

测定项目	测定方法	规定标准
比活性	邻苯三酚自氧化法	≥ 2.0×10^3 U/mg
纯度（SDS-PAGE）	SDS-PAGE 电泳	≥ 95.0%
纯度（RP-HPLC）	RP-HPLC	≥ 95.0%
分子量	SDS-PAGE 电泳	（17.0 ± 1.7）kDa
等电点（主区带）	等电聚焦电泳	5.6 ± 0.5
肽图	胰酶裂解法	与对照品图形一致
紫外吸收最大波长	紫外光谱扫描	（279 ± 3）nm
外源 DNA 残留量	固相斑点杂交法	≤ 10ng/ 剂量
宿主菌蛋白残留量	酶联免疫法	≤ 0.1%
N 端氨基酸序列	Edman 降解法	与理论序列一致

（六）临床研究

（1）早产儿的氧中毒：SOD 作为药物在美国、日本等国已批准进入Ⅱ期临床试验阶段，适应证为早产儿的氧中毒引起的呼吸系统疾病。对用药的安全性和药代动力学进行了研究，肺和气管的炎症反应较对照组有明显的缓解，所有参试儿童均表现了良好的耐受性，目前正对 SOD 在临床上预防由呼吸困难引发的支气管肺发育异常的有效性进行研究。

（2）神经系统疾病：抗氧化剂 SOD 对家族性肌萎缩性脊髓侧索硬化症（ALS）的治疗应该是一种最有潜力的药物。另一个研究热点是帕金森病（PD），抗氧化机制的损伤可能是 PD 的形成原因。

（3）SOD 对呼吸道合胞病毒（RSV）的抑制作用：SOD 对组织培养 RSV 没有明显的毒性和抑制作用；而用气雾剂将 SOD 喷入大鼠体内后，对 RSV 产生了显著的抑制作用，并且未发现任何毒副反应。

（4）对艾滋病的治疗研究表明，有一种 Clastogenic 因子（CF）在 HIV-1 基因表达调控过程中起了重要作用，主要表现在感染 HIV 病毒早期，SOD 能抑制 CF 因子从而减弱了病毒诱导因素。在感染早期如果能将 SOD 和其他药物联合使用，将大大延长潜伏期。三叠氮二脱氧胸苷（AZT）是目前治疗艾滋病的首选药物，但由于其毒性强，应用上受到限制。AZT 的治疗往往伴随着氧损伤，进而引起很多组织的细胞功能紊乱，SOD 作为 AZT 的辅助用药，将有助于艾滋病的治疗。

有文献报道，SOD 可能产生毒性反应。Cu，Zn-SOD 和 Mn-SOD 在体内的过分表达会对细胞产生伤害，两种 SOD 能诱导单链或双链 DNA 发生断裂，加入特异性抗 SOD 抗体后 DNA 不再发生断裂，这些发现有助于解释与 SOD 有关的一些遗传性疾病的发生。

（七）分子修饰和脂质体研究

SOD 作为药品在应用方面存在以下一些缺陷：半衰期短，易受蛋白酶水解而失活，分子量偏大，不易透过细胞膜等。为解决以上问题，学者们尝试对 SOD 进行分子修饰，国内外多用一些水溶性高分子物质如聚乙二醇（PEG）、polyacryloymorpholin、右旋糖酐、淀粉等作为修饰材料。PEG 与 SOD 中的 ε-NH_2 缩合后，无毒，无免疫原性，活化简单但回收率低。小鼠动物试验结果显示，PEG 修饰的 SOD 较其他修饰的 SOD 对小鼠肌肉缺血再灌注损伤具有更好的保护作用。用溴化氰低抗凝活性肝素（LAAH）修饰 SOD，延长了半衰期，明显提高了稳定性，并且增强了抗炎活性。最近，学者将 Cu，Zn-SOD 与琥珀酸角蛋白片段连接后，静脉注射小鼠，半衰期由 4.7min 延长到 20.5min，并且能够迅速被肝脏吸收，失活速度也低于未修饰对照。将 Cu，Zn-SOD 和卵磷脂合成为卵磷脂化的 SOD（PC-SOD），小鼠试验结果显示 PC-SOD 在血液中半衰期得以延长，并且对结肠溃疡具有显著的疗效。研究人员用多胺及腐胺修饰的 SOD 进行了大量对神经元保护作用的研究，测量了血脑屏障（BBB）和血神经屏障（BNB）的通透系数（PS），发现经修饰的 SOD 通过 BBB 的 PS 值比天然的高 17.6 倍，通过 BNB 的 PS 值高 21.1 倍，同时保持了大部分酶的活性。在 pH 为 4.7 时，尽管 PS 值最高，但酶的活性只保留了 6.6%；当 pH 为 5.7 时，可以保留 50% 的酶活性，而 PS 值只是略有降低。

二、重组尿酸氧化酶

尿酸是一些鸟类、爬行动物、灵长类动物和人嘌呤代谢的终产物。尿酸氧化酶（urate oxidase，UOX）是嘌呤代谢途径上的关键酶之一，可将尿酸氧化为易溶的尿囊素，其参与嘌呤代谢的过程如图 20-3 所示。

绝大多数生物的 UOX 可将尿酸氧化为尿囊素，尿囊素的溶解度是尿酸的 5~10 倍，易于排除体外。人类 *UOX* 基因由于存在两个“无义突变（nonsense mutation）”，不能编码产生正常功能的 UOX 分子，因此人体只能将尿酸作为嘌呤代谢的终产物。尿酸溶解度较低（68mg/L），当血液中尿酸含量增加到一定水平时（大于 75mg/L），便从血液中析出，形成结晶沉淀在组织、关节和肾脏等部位，引起炎性反应，造成关节损伤或者肾衰等后果，严重者可以导致死亡，临床上称为高尿酸血症。人类在肿瘤化疗、痛风和器官移植等情况下易于并发高尿酸血症，及时排出体内过多的尿酸成为这些疾病治疗的重要环节。现临床上用于治疗高尿酸血症的药物除别嘌呤醇、镇痛消炎类药物如秋水仙碱（colchicine）、布洛芬（buprofen）、促尿酸排泄剂如羧苯磺胺

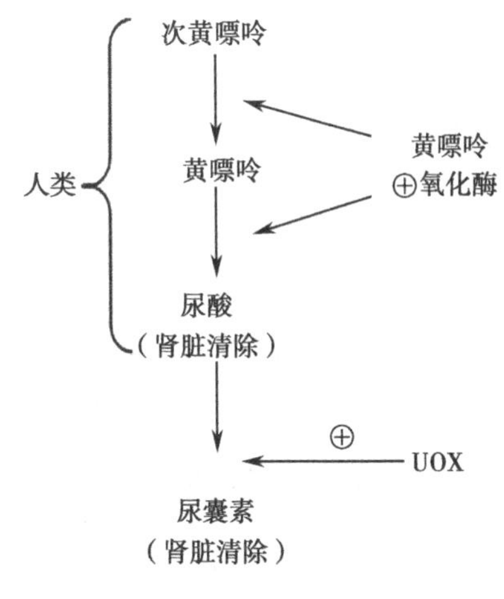

图20-3　嘌呤代谢

（probenicid）外，还有尿酸氧化酶类产品。与目前用于高尿酸血症的主要药物别嘌呤醇相比，UOX 有如下特点：①起效快，静脉注射后 2~4h 即可明显降低血中尿酸水平；②作用于嘌呤代谢终末环节，不引起体内嘌呤堆积；③未发现与白血病治疗药物 6- 巯基嘌呤的相互抑制反应。因此，尿酸氧化酶有望成为高尿酸血症治疗的首选药物。近年来国内外已有大量关于重组 UOX 及其 PEG 修饰产物的临床研究报道和新药申报，其主要来源有黄曲霉菌、假丝酵母、大鼠肝脏、猪、小鼠和狒狒等。法国赛诺菲（Sanofi）公司克隆了黄曲霉菌的 *UOX* 基因，以改良酵母作为工程菌研制成功的 Rasburicase，于 2001 年在欧洲上市，是第一个上市的重组尿酸氧化酶。国内有利用黄曲霉菌和假丝酵母来源的重组 UOX 产品研发。下面以黄曲霉菌来源的重组 UOX 为例进行介绍。

（一）来源

本品的编码基因来自丝状真菌黄曲霉 *Aspergillus flavus* 的 UOX 基因，通过重组技术在大肠杆菌中表达，经发酵和分离纯化后获得高纯度的重组 UOX。

（二）结构与理化性质

UOX 的活性结构是一个由四个相同亚基组成的四聚体蛋白。重组 UOX 单体蛋白由 302 个氨基酸组成，分子式为 $Ala_{19}Ile_{18}Leu_{20}Met_{5}Phe_{10}Pro_{9}Trp_{7}Va_{126}Asn_{14}Cys_{3}Glu_{12}Gly_{15}Ser_{23}Thr_{26}Tyr_{10}Arg_{12}His_{11}Lys_{25}Asp_{17}Gln_{20}$，无糖基化，相对分子量为 34 241，等电点范围为 6.5~8.0，其氨基酸序列如下：

1 MSAVKAARYG KDNVRVYKVH KDEKTGVQTV YEMTVCVLLE GEIETSYTKA
51 DNSVIVATDS IKNTIYITAK QNPVTPPELF GSILGTHFIE KYNHIHAAHV
101 NIVCHRWTRM DIDGKPHPHS FIRDSEEKRN VQVDVVEGKG IDIKSSLSGL
151 TVLKSTNSQF WGFLRDEYTT LKETWDRILS TDVDATWQWK NFSGLQEVRS
201 HVPKFDATWA TAREVTLKTF AEDNSASVQA TMYKMAEQIL ARQQLIETVE
251 YSLPNKHYFE IDLSWHKGLQ NTGKNAEVFA PQSDPNGLIK CTVGRSSLKS
301 KL

UOX 的活性形式为同源四聚体蛋白，X 射线分析表明四聚体是由两个二聚体面对面重叠形成的一个隧道形蛋白，四个活性中心位于蛋白表面朝外的口袋形开口中。从氨基酸序列中可知该蛋白单体分子中有三个 cys 残基（cys36、cys104 和 cys291），但功能活性的聚体结构却要求单体之间通过疏水力结合，而不能形成任何二硫键，因此这三个 cys 均为自由 cys 残基，其中 cys36 和 cys291 位于口袋内部，cys104 位于口袋外面的亲水区域。这个处于蛋白表面亲水区域的自由 cys 残基对该蛋白质的理化性质有着重要作用，它有可能与相邻亚基、溶液中的 cys 等形成二硫键，影响该重组酶制品的 RP-HPLC 纯度、非还原电泳纯度，并造成等电点区带数增加。

（三）生物学功能

在完整的嘌呤途径中，嘌呤核苷酸分解产生的产物黄嘌呤在黄嘌呤氧化酶的作用下产生尿酸，经 UOX、尿囊素酶、尿囊酸酶、尿素酶作用分解为 CO_2 和 NH_3。大多数动物体内，如鼠、猪、犬、灵长类等，均含有活性形式的尿酸氧化酶，可有效地将体内嘌呤核苷酸代谢产生的尿酸降解为尿囊素（催化机制见图 20-4）。研究表明，通过同源胚胎母细胞重组的方法，破坏活体小鼠 *UOX* 编码基因，变异后的小鼠出现严重的高尿酸血症或肾病，半数以上不到 4 周就死亡。不同物种尿酸分解的程度不同，人体不能产生 UOX，因而尿酸成为嘌呤降解的最终产物，并随尿排出体外。在人体摄入较高嘌呤（如过量食用海鲜类食品）或某些病理情况下（如肿瘤化疗过程或肾脏排尿酸减弱），人体血液中会蓄积较高浓度的尿酸。当血液中尿酸持续高水平后，易形成微小的尿酸盐结晶，沉积在血管较少的结缔组织、软骨和关节腔内，从而引发痛风、痛风结石等疾病（图 20-5）。对此类患者施用 UOX，可以将血液中的尿酸、尿酸盐分解为溶解度高得多的尿囊素，可大大缓解病情。

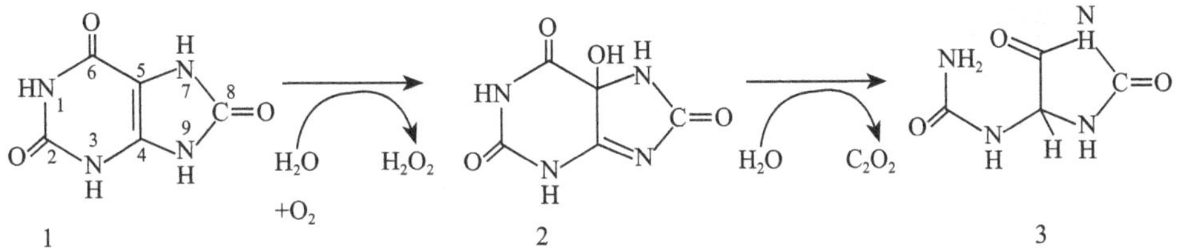

图20-4　尿酸氧化酶催化反应机制

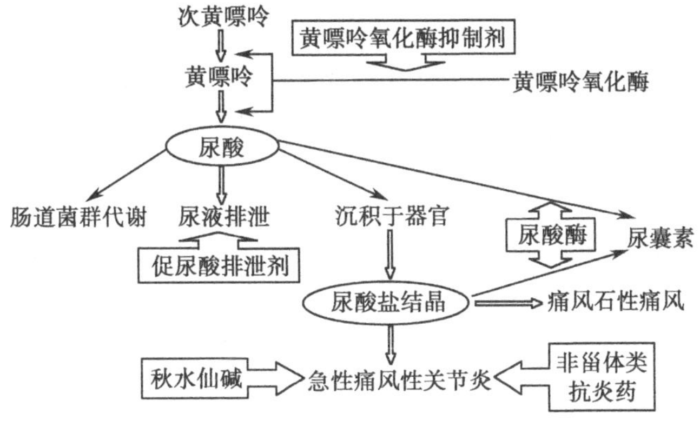

图20-5　尿酸代谢疾病及治疗

（四）临床应用

1. 癌症相关的高尿酸血症

国外已上市的重组 UOX 批准的临床适应证为：用于预防和治疗儿童白血病、淋巴癌和恶性实体瘤治疗中可能发生的肿瘤溶解综合征（TLS）导致的高尿酸血症。癌症患者的细胞快速增殖并且被破坏，导致严重的高尿酸血症并发症，它能够导致严重的肾功能不全，延缓化疗。尤其是有血液疾病的患者，也包括那些带有实体瘤的患者。标准的预防和治疗高尿酸血症的方法是别嘌呤醇、碱化尿液和水合作用。别嘌呤醇是黄嘌呤的类似物，药理活性是抑制黄嘌呤氧化酶，阻止黄嘌呤和次黄嘌呤向尿酸转变，减少肾脏的尿酸容量。然而，它可能需要几天时间才能使尿酸水平正常化，并且增加的黄嘌呤水平可能导致黄嘌呤肾病和尿结石。

2. 新临床适应证

重组 UOX 除了用于预防和治疗 TLS 引起的高尿酸血症，许多临床试验正尝试将该药用于治疗多种与高尿酸有关的疾病，如结石性痛风、慢性肾衰等，初步证实对白垩性痛风、慢性肾衰等有良好的疗效。同时，该药对高血压、尿毒症患者因尿酸诱导的单核细胞数降低等的疗效也在研究中。意大利 Barberi 对由氧嗪酸造模的大鼠高尿酸血症动物模型研究发现，大鼠因高尿酸血症诱发高血压发生，并造成严重的微血管的损坏。这表明高尿酸血症与高血压之间存在密切的关系，也预示着重组 UOX 可能对因尿酸代谢紊乱引发的原发性高血压有较好的疗效。研究人员正在拓展新的适应证，重组 UOX 有望广泛用于治疗多种与尿酸水平异常升高有关的疾病。

3. 临床安全性

尽管重组 UOX 治疗能有效排除出尿酸，但是仍会发生磷酸钙沉淀，这是 TLS 患者发生肾功能衰竭的主要原因。因此，在重组 UOX 治疗的同时，不能进行碱化尿液的处理。重组 UOX 不能应用于已知 6- 磷酸葡萄糖脱氢酶缺乏的患者，因为在尿酸形成尿囊素的过程中，一个副产品是过氧化氢，它能够诱导 6- 磷酸葡萄糖脱氢酶缺乏的患者溶血或者出现高铁血红蛋白症。

（五）生物学活性测定

目前 UOX 的活性测定方法在国际上比较统一，其原理是尿酸在 UOX 的作用下分解成为尿囊素，尿酸最大紫外吸收波长为 292nm，而尿囊素为 224nm，在一定范围内尿酸在 292nm 的吸收值与其浓度成正比，可用分光光度法进行尿酸的定量测定。具体方法及操作步骤如下。

1. 试剂和器材

（1）测活缓冲液：7.5g 三乙醇胺、0.38g EDTA 溶于 900ml 去离子水，用盐酸调 pH8.9 后定容至 1000ml。

（2）尿酸标准液：称取 33.6mg 尿酸，用 1000ml 测活缓冲液配制成 200μmol/L 储液。

（3）终止液：20g 分析纯 KOH 溶解于 100ml 去离子水。

（4）仪器：紫外分光光度计。

2. 实验步骤

（1）取测活缓冲液 3.0ml，加入尿酸储液 1.5ml，混匀后置 30℃水浴平衡 5min，制成反应液。

（2）供试品溶液：取重组 UOX，成品按说明书用注射用水溶解，原液直接稀释，用测活缓冲液配制成约 0.1mg/ml 的浓度。

（3）向上述反应液中加入 10μl 供试品，混合均匀后于 30℃反应 5min。

（4）反应结束后加入 0.5ml 终止液终止反应。

（5）按 2015 年版《中国药典》四部通则 0401：紫外 - 可见分光光度法，测定波长 292nm 处的吸收值。

（6）取测活缓冲液 3.0ml，加入尿酸储液 1.5ml 和 0.5ml 反应终止液，再加入 10μl

供试品，混合均匀后于30℃反应5min后作为反应管尿酸起始值，取测活缓冲液4.5ml和0.5ml反应终止液，再加入10μl供试品，混合均匀后作为样品空白。

（7）取尿酸标准液0.5ml、1.0ml、1.5ml、2.0ml、2.5ml分别置于试管中，分别加测活缓冲液4.0ml、3.5ml、3.0ml、2.5ml、2.0ml使终体积为4.5ml。混匀后置30℃水浴平衡5min。加入0.5ml反应终止液，吸收度测定方法同步骤“2（5）”。

（8）准确量取4.5ml测活缓冲液，30℃水浴平衡5min，加入0.5ml反应终止液作为空白对照。

（9）标准曲线尿酸浓度对应其吸收度，求直线回归方程，将测得供试品反应管吸收度代入直线回归方程，即得供试品反应管尿酸的浓度。

3. 结果计算

（1）标准曲线

以5ml反应管中尿酸微摩尔数 X 为横坐标、A_{292nm} 吸收值 Y 为纵坐标，绘制标准曲线，线性回归 Y=bX。

（2）酶活性计算

酶活性（EAU）单位定义参考：30℃（非国际统一条件），pH8.9，每分钟将1μmol尿酸氧化为尿囊素所需的酶量。

$$5\text{ml 中单位数 U}=\frac{A_0-A_s}{b\times5}$$

式中，A_0 为起始吸收值；A_s 为反应后的平均吸收值；b 为标准曲线的线性回归系数。

（六）rUOX的质量标准

举例介绍重组UOX原液和成品的质量标准（表20-11）。

表20-11 原液质量标准

检验项目	检测方法	质量标准
原液		
蛋白质含量	Lowry法	≥ 1.6mg/ml
纯度（1）	还原型SDS-PAGE	≥ 95%
纯度（2）	RP-HPLC法	≥ 95.0%
纯度（3）	SEC-HPLC法	≥ 95.0%
分子量	还原型SDS-PAGE	34.2kDa ± 10%
等电点	IEF等电聚焦电泳	主区带6.5~8.0
液相鉴别	RP-HPLC法	与对照品保留时间一致
N端氨基酸序列	Edam末端降解	MSAVKAARYGKDNVR
肽图	胰酶切，RP-HPLC分析	与对照品一致
外源DNA残余量	DIG-标记试剂盒	≤ 10ng/剂
紫外吸收光谱	紫外分光光度法	（280 ± 3）nm

续表

检验项目	检测方法	质量标准
酶比活性	尿酸吸收分光光度法	≥ 14.1EAU/mg
宿主菌体蛋白残留量	ELISA 双抗夹心法	≤ 0.02%
细菌内毒素	鲎试剂凝胶法	< 10EU/1.5mg
氨苄青霉素残留量	平皿抑菌法	不得检出
肠激酶（EK）残留量	底物酶切，SDS-PAGE 分析法	≤ 0.05U/mg
成品		
外观性状	肉眼观察	白色类白色疏松粉末
澄清度	《中国药典》（2015 版）四部通则	澄清
可见异物	《中国药典》（2015 版）四部通则	无肉眼可见颗粒
装量差异	《中国药典》（2015 版）四部通则	± 15%
水分	《中国药典》（2015 版）四部通则	≤ 3.0%
pH	《中国药典》（2015 版）四部通则	8.0 ± 0.5
鉴别试验	SDS-PAGE 电泳免疫印迹法	阳性
蛋白质含量	Lowry 法	标示量的 90%~110%
效价	尿酸吸收分光光度法	标示量的 80%~120%
无菌试验	《中国药典》（2015 版）四部通则	阴性
细菌内毒素检查	《中国药典》（2015 版）四部通则	< 10EU/ 剂
异常毒性试验	《中国药典》（2015 版）四部通则	阴性

三、聚乙二醇化尿酸氧化酶

（一）名称

目前在研的或已上市的尿酸氧化酶，无论是天然提取的还是重组表达的，其来源主要有假丝酵母、黄曲霉菌、猪及狒狒等，对人类而言，均为异源蛋白，具有较强的免疫原性。临床中该类药物易生成中和抗体，从而降低疗效，甚至引发较为严重的过敏反应。聚乙二醇（PEG）是一种可溶性惰性高聚物，与蛋白质发生共价修饰后，可提高血浆半衰期、增加生物利用度、降低免疫原性。UOX 的 PEG 修饰，是解决免疫原性问题的主要思路。美国 Savient 公司开发了分子量为 10 000 的线性 PEG 修饰的 UOX，于 2010 年及 2013 年分别在美国及欧洲上市，通用名为 Pegloticase（商品名 Krystexxa）。该产品为第一个上市的 PEG-UOX 类产品，目前国内外尚无其他 PEG-UOX 上市。国内已有 PEG-UOX 处于临床前或临床阶段（表 20-12）。本文以 Krystexxa（Pegloticase）为例对 PEG 化尿酸氧化酶类产品进行说明。

表 20-12　国内在研 / 临床阶段的 PEG 化尿酸氧化酶类药物

名称	来源	研究阶段	研发生产公司	备注
注射用重组尿酸氧化酶	黄曲霉尿酸氧化酶 大肠杆菌重组表达	2008 年取得临床批件，Ⅱ期临床中	杭州北斗生物技术有限公司	PEG 修饰
聚乙二醇化重组假丝酵母尿酸酶	假丝酵母菌尿酸氧化酶 大肠杆菌重组表达	FDA 临床批件，临床实验中	沈阳三生制药有限责任公司	PEG 修饰
聚乙二醇化重组犬人尿酸酶注射液	犬 - 人尿酸氧化酶嵌合体 大肠杆菌重组表达	临床申请中	重庆富进生物医药有限公司	PEG 修饰

（二）来源

本品所用的编码基因源自猪的 *UOX* 基因，通过基因工程重组技术在大肠埃希菌中表达，经发酵和纯化后获得高纯度的重组尿酸氧化酶，再用 10kDa 的 mPEG-SCM（甲氧基 PEG- 琥珀酰亚胺基羧甲基化物）对重组尿酸氧化酶进行多位点修饰、纯化后而获得最终产品 Pegloticase。

（三）结构与理化性质

1. 中间体重组 UOX

具有生物学活性的 UOX 是由 4 个相同亚基通过非共价键组成的四聚体蛋白（图 20-6），UOX 单体中含有 30 个 Lys，X 射线衍射表明，其中的 12~15 个 Lys 残基存在于活性四聚体蛋白表面（每个亚基表面均有 12~15 个 Lys 残基），可用于针对 Lys 位点的 PEG 修饰。

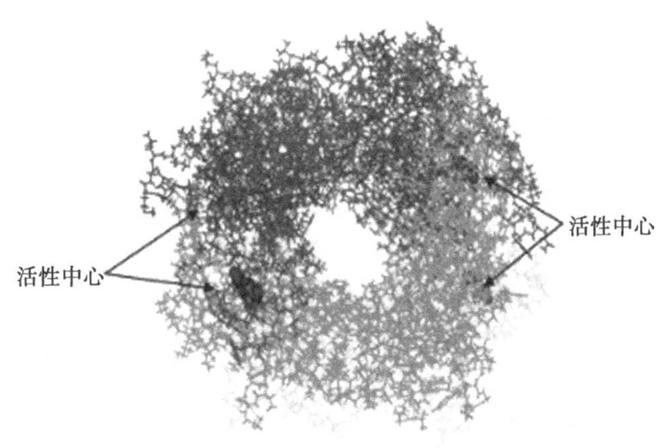

图20-6　UOX四聚体蛋白

2. 10kDa- PEG-mPEG-SCM

甲氧基聚乙二醇根据活化基团的不同分为mPEG-SS、mPEG-ALD、mPEG-NPC、mPEG-SPA、mPEG-Mal和mPEG-SCM等类型。本品所用PEG是分子质量为10 000Da的mPEG-SCM，用于修饰UOX蛋白中的游离氨基。mPEG-SCM的结构见图20-7所示。

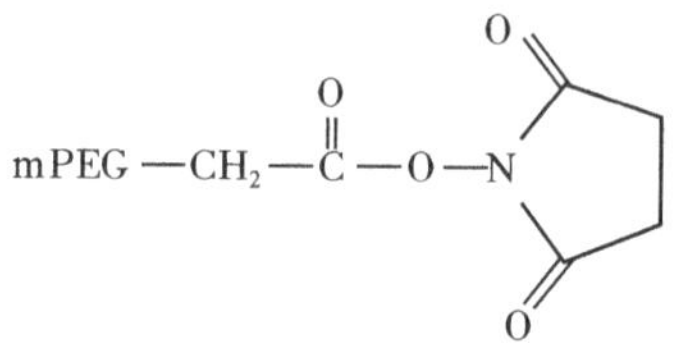

图20-7 mPEG-SCM结构图

3. Pegloticase

用10k-mPEG-SCM对重组UOX（活性四聚体形式）蛋白进行多位点修饰，纯化后获得Pegloticase。Pegloticase是由多个修饰位点不同或偶联度不均一的异构体组成的混合物。其平均分子量约为540 000Da，平均修饰度约为10.2 ± 1，即平均每个单体亚基约有10个游离氨基被10k-mPEG-SCM所修饰，且每种PEG修饰物所占的比例不同。

（四）生物学功能

参考尿酸氧化酶部分。

（五）临床应用

1. 获批临床适应证

目前，Krystexxa（Pegloticase）获批的临床适应证为：用于治疗顽固性痛风，但尚未批准用于治疗高尿酸血症。顽固性痛风是由慢性高尿酸血症进一步发展而形成的因尿酸结晶沉积到肾脏、关节和软组织导致的慢性疾病，其主要临床表现为反复发作的关节炎和/或肾病变；同时，血液尿酸水平长期增高可使尿酸以结晶形式沉积于结缔组织，先形成肉芽肿，后逐渐形成痛风石。

2. 新临床适应证

除用于治疗顽固性痛风，许多临床试验正尝试将该药用于治疗与高尿酸血症相关的疾病，如肿瘤化疗引起的急性高尿酸血症及体内嘌呤代谢异常引起的慢性高尿酸血症等；此外，该药还对高尿酸引起的慢性肾损伤有较好疗效。研究人员正在拓展新的适应证，PEG化尿酸氧化酶类产品有望广泛用于治疗多种与尿酸水平异常升高有关的疾病。

3. 临床安全性和有效性

Ⅲ期临床结果显示，两周注射一次Pegloticase，半年内即可快速消溶已形成的痛风石，可根治顽固性痛风，但会出现较高的免疫原性（88%临床受试者产生了针对Pegloticase的阳性抗体），且57%的临床受试者多次注射后出现尿酸酶疗效消失的现象，严重制约该产品的使用人群。此外，少数受试者在静脉给药后会出现由血小板聚集引起的急性冠脉综合症或心肌缺血症状。同时，由于 Pegloticase 只能进行静脉推注，降低了受试者长期使用的依从性。

（六）质控要点

Pegloticase 为多位点 PEG 修饰产物，是由多个相同 PEG 修饰数目的位点异构体及不同 PEG 修饰数目的修饰产物组成的混合物。由于位点异构体之间理化性质极为相似，以目前的技术手段难以有效分离，如何控制混合物中不同 PEG 修饰数目异构体组成的批间一致性，保证批间产品的活性稳定，满足药品安全、有效、质量可控的要求，是多位点 PEG 修饰产品质控的技术难点，也是该类产品的质控重点。该类产品的主要质控要点如下。

1. 平均修饰度

平均修饰度是指每个单体 UOX 蛋白平均偶联 PEG 分子的个数，是反映该混合物修饰程度的重要指标。平均修饰度应控制在较窄的范围内，如 Pegloticase 的平均修饰度为 10.2 ± 1。常用平均修饰度检测方法有 TNBS 法、荧光胺法、SEC-HPLC/LS-RI-UV 联用法、SEC-HPLC 示差折光和紫外联用法（SEC-HPLC/ RI-UV）等方法。前两种方法重现性、准确性、耐用性均较差，干扰因素较多，需结合后两种方法进行准确性考察，并经充分的方法学验证后方可用于质量控制。

2. 主要修饰位点

UOX 蛋白表面有多个游离氨基，理论上均可被 PEG 所修饰。但由于空间位阻等因素，并非所有游离氨基均被修饰。虽然随机修饰产物高度复杂，难以对所有修饰位点都进行确认，仍需利用液相肽图、质量肽图进行修饰前后肽段的比对，或着力分离 PEG 化肽段，结合 N 端测序及质谱技术，对主要修饰位点进行确认，以说明 PEG 的主要修饰是否发生在活性中心或者结合中心。

3. 修饰均一性

修饰均一性是指定量确定修饰混合物中主要 PEG 修饰数目异构体的比例，是控制产品批间一致性的重要指标。常用的修饰均一性分析方法有梯度胶 SDS-PAGE、毛细管区带电泳（CZE）、实时柱成像毛细管等电聚焦电泳（iCIEF）、离子交换色谱等。

4. 高聚体分子、低分子蛋白的控制

Pegloticase 分子量较大，约为 540kDa，如在制备或储存过程中产生更大分子量的高聚体，则极易激活体内免疫系统，出现清除加快或产生中和抗体而导致 Pegloticase 在体内失去药效或药效降低；此外，Pegloticase 属于 PEG 修饰的四聚体尿酸酶蛋白，PEG 修饰一般发生在四聚体表面的 Lys 游离残基上。而四聚体之间通过非共价键疏水作用结合，在制备或储存过程中较易发生四聚体解聚出现低分子，而暴露四聚体内部未被 PEG 修饰掩盖的抗原表位，从而引发人体免疫反应造成药物失效。应考虑采用 SEC-HPLC 法，将 Pegloticase 的高、低分子蛋白控制在较低的范围。同时应设计制备良好的系统适用性样品，以保证高聚体分子和低分子蛋白的有效检出。

5. 修饰后酶动力学生物特征

Pegloticase 修饰前后的 K_m 值、V_{max}、K_{cat} 等酶促动力学参数及最适酶促条件与未修饰蛋白有显著不同，须对修饰产物重新进行研究，在确立上述酶学参数的基础上，经过方法学考察，建立针对修饰产物的生物学活性方法。

6. 残留 PEG 和未修饰 UOX 蛋白的控制

须控制产品中游离 PEG 残留量及未修饰 UOX 的残留量。

四、重组精氨酸酶

精氨酸酶（EC 3.5.3.1）又名 L- 精氨酸尿素水解酶或精氨酸脒基水解酶，英文名 L-arginine amidinohydrolase 或 arginase，存在于绝大多数真菌和所有高等生物中，是尿素循环途径中的关键酶，在绝大多数高等生物肝代谢中发挥着重要作用。精氨酸酶有两种同工酶，分别为Ⅰ型（AⅠ）和Ⅱ型（AⅡ），氨基酸有 60% 同源性，分别由位于不同染色体上的不同基因编码。AⅠ为胞质型，在肝脏表达水平很高；AⅡ是诱导型的线粒体酶，表达分布于各个器官，在肾脏分布最多。精氨酸酶参与 NO 的代谢，精氨酸酶过度表达与哮喘、炎症、免疫反应和性唤起等密切相关，精氨酸酶的缺乏可导致高精氨酸血症。Bach 等研究发现精氨酸酶可抑制肿瘤细胞生长；香港大学利用枯草杆菌表达重组 AⅠ基因，所获得重组精氨酸酶已被批准用于治疗肝癌的临床试验。

（一）基因来源

人 AⅠ基因位于 6 号染色体，定位于 6q23，基因全长 11.5kb，含 8 个外显子。1987 年，Haraguchi 等以鼠肝 cDNA 为探针，从人肝 cDNA 文库中筛选出了人肝精氨酸酶（AⅠ）cDNA。该基因开放阅读框编码 322 个氨基酸。人 AⅡ基因位于染色体 14q24.1-24.3，基因开放阅读框编码 354 个氨基酸，其基因表达有时序性，mRNA 表达水平在成人肾脏很高，而在胎儿肾脏表达水平很低或检测不到。目前进入药物临床开发研究的为来自Ⅰ型的重组精氨酸酶。

（二）结构与理化性质

精氨酸酶是 Mn^{2+} 金属酶，Co^{2+}、Ni^{2+}、Fe^{2+} 对其活性也有保持和促进作用，其天然活性状态为同源三聚体蛋白。AⅠ精氨酸酶三聚体由三个分子量为 35kDa 的亚基组成，每个亚基均含有一个双锰离子催化中心，研究表明，His101、As128、Asp124、Asp232、His126 和 Asp234 等氨基酸残基对于维持催化中心的结构起重要作用；在三聚体的交界面，Arg255 和另一个亚基的 Glu256 之间以盐桥相连，这两个氨基酸是决定四级结构的关键；精氨酸酶的活性中心由组氨酸残基和赖氨酸残基所组成，His141 是酶活性必需的氨基酸（图 20-8）。

重组人精氨酸酶 AⅠ的氨基酸序列如下：

1 MSSKPKSLEI IGAPFSKGQP RGGVEKGPAA LRKAGLLEKL KETEYDVRDH
51 GDLAFVDVPN DSSFQIVKNP RSVGKANEEL AGVVAEVQKN GRVSVVLGGD
101 HSLAVGSISG HARVHPDLCV IWVDAHTDIN TPLTTSSGNL HGQPVSFLLK
151 ELKGKFPDVP GFSWVTPCIS AKDIVYIGLR DVDPGEHYII KTLGIKYFSM

201 TEVDKLGIGK VMEETFSYLL GRKKRPIHLS FDVDGLDPAF TPATGTPVLG
251 GLSYREGLYI TEEIYKTGLL SGLDIMEVNP TLGKTAEEVK STVNTAVALT
301 LACFGTQREG NHKPGTDYLK PPK

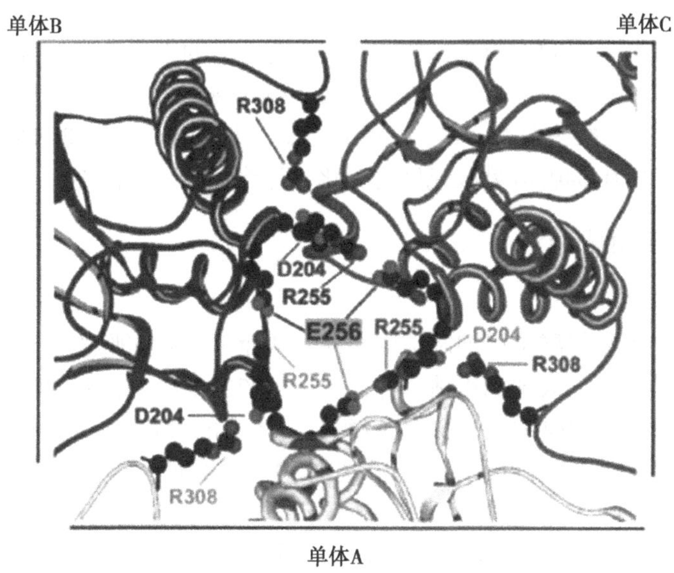

图20-8　人AⅠ的四级结构

（三）生物学功能

精氨酸酶是 Krebs 尿素循环必需的酶之一，尿素循环是蛋白质和氨基酸代谢所产生废物氮的主要处理路径，精氨酸酶的缺乏会导致精氨酸血症，造成尿素循环的紊乱。由于精氨酸酶和 NOS 均利用相同的底物，在免疫应答中，AⅠ可调节 NOS 的底物 L- 精氨酸的生物利用度。此外，巨噬细胞的 NOS 和 AⅠ在转录水平上相互调节，作为 NO 依赖的巨噬细胞毒性的调节物质，AⅠ对伤口愈合过程中巨噬细胞的活力起调节作用，对巨噬细胞及T细胞清除肿瘤的活力起抑制作用。许多疾病与NO的产生不足或过多有关，控制精氨酸的获得是调节 NO 合成的重要手段，如采用 NOS 的抑制剂（如精氨酸酶）控制 NO 的过度合成可治疗败血性休克、哮喘等。精氨酸酶还可调控炎症反应，通过生成鸟氨酸进而产生多胺促进细胞生长、增殖和分化，调控巨噬细胞的肿瘤杀伤、超氧化物生成和胞吞作用。

（四）生物学活性测定

精氨酸酶催化精氨酸转化为尿素和鸟氨酸。通常其生物活性测定方法是：通过检测精氨酸水解反应的产物来计算酶活。常见的活性测定方法有以下几种。①酶反应法。其原理是精氨酸酶催化精氨酸转化为尿素和鸟氨酸，尿素酶催化尿素生成二氧化碳和氨，然后检测产物的生成或反应体系 pH 的改变以计算酶活性。②两点法。其原理是脲酶水解反应产物尿素生成 NH_4^+ 消耗反应体系中的 H^+，引起反应体系 pH 改变，以邻甲酚酞络合酮作 pH 指示剂，测定反应体系在 570nm 处的吸光度变化 ΔAS，ΔAS 的大小与精氨酸酶的活力成正比。③光吸收法。其原理是精氨酸酶分解一种合成底物 NGB（1-nitro-3-guanidinobenzene），产生尿素和 M- 硝基苯氨生色团，在波长 372nm 时产物 M- 硝基苯氨的消光系数为 NGB 的 100 倍，通过比较 372nm 处吸收度的变化可对精氨酸酶活性进行测定。④ ELISA 法。其原理是基于蛋白质的抗原性而非酶活性，因此抑制剂及外界条件的影响相对较弱，灵敏度很高。此法可用于对血清的直接检测。重组精氨酸酶质控中活性测定主要采用酶反应法，原理是精氨酸经精氨酸酶、尿素酶两步作用产生氨，利用 α- 酮戊二酸、谷氨酸脱氢酶、β-NADPH 吸收产生的氨，使得 β-NADPH 浓度降低，然后测定 β-NADPH 在 340nm 处吸光度的变化，计算精氨酸酶活性。

（五）临床应用研究

1. 抗肿瘤研究

消耗癌细胞中的精氨酸可以抑制细胞周期，从而阻断癌细胞的增殖，对正常的细胞几乎没有不良影响。香港大学利用枯草杆菌表达生产的重组人精氨酸酶已经被批准用于治疗肝癌的临床试验。为增强重组精氨酸酶在人体内的稳定性，已开展了该酶的 PEG 化研究。研究表明，重组 PEG 化精氨酸酶在体内的半衰期、效力、安全性、稳定性都得到了很大程度的改善。移植了人肝癌细胞的 BALB/c 裸鼠用重组 PEG 化精氨酸酶联合 5-FU 治疗，重组 PEG 化精氨酸酶对肝癌细胞生长的阻止与 5-FU 的使用起协同作用。当重组 PEG 化精氨酸酶浓度高时，更多的肿瘤细胞进入 G_0/G_1 期而凋亡。

2. 精氨酸酶血症治疗

人类缺乏精氨酸酶 AⅠ会导致高精氨酸血症，表现为神经损伤、大脑皮层和椎管退化、脑脊髓炎、生长缓慢及高氨血症。AⅠ精氨酸酶缺失是一种严重的遗传病，精氨酸酶 AⅠ基因敲除小鼠试验表明，缺乏 AⅠ的小鼠在出生后 10~15 天死亡。精氨酸酶 AⅠ缺陷可通过补充精氨酸酶的饮食和药物治疗适当缓解，但无法治愈，利用重组精氨酸酶基因进行基因治疗可能有一定前景。

3. 临床诊断研究

在病理情况下，检测血清或红细胞精氨酸酶活力的变化可对某些疾病具有诊断意义。心肌梗死和病毒性肝炎病变时，血清精氨酸酶活力明显增加，且与坏死区域明显相关，近年来的研究结果显示精氨酸酶可作为克山病心肌损伤的酶学指标；原发性血小板减少性紫癜（ITP）及白血病患者体内，也存在高血清精氨酸酶活力情况；在某种程度上，血浆和红细胞的精氨酶活性可以反映体内非特异性抗肿瘤能力或体内白血病细胞的增殖状态，对白血病患者的治疗和愈后的评价具有一定的参考价值；研究发现红细胞精氨酸酶活力与血铅之间存在良好的剂量 - 反应关系，可能成为评价铅接触的一个重要指标；精氨酸酶还可作为肝细胞损伤的标志物，从而用于肝病诊断。

（六）质控要点

由于目前尚未有上市的精氨酸酶，没有质量标准可以引用，下面就其质控要点进行介绍。

（1）分子量：利用基质辅助激光解吸 - 电离飞行时间（matrix-assisted laser desorption

ionization-time of flight，MALDI-TOF）质谱仪进行天然状态分子量测定，利用还原性SDS-PAGE测定单体分子量。

（2）等电点：利用IEF凝胶电泳测定，应在8.5~9.5。

（3）N端氨基酸序列测定：采用氨基酸测序仪测定，15个氨基酸的序列应与本重组酶设计序列（N端改构的情况）一致，或与理论值一致。

（4）肽图：首先将分子还原和烷基化，脱盐后，用胰蛋白酶裂解，再用反相HPLC分析肽段色谱图。

（5）纯度：采用反相HPLC色谱和非还原性SDS-PAGE电泳来测定纯度，要求纯度均不低于95.0%。

（6）蛋白质含量：采用常规Lowry法测定。

（7）生物活性：采用上述酶反应分光光度法测定，比活应不低于250IU/mg重组人精氨酸酶。

（8）免疫鉴别：利用特异性重组人精氨酸酶抗体，通过Western blot法检测。

五、葡萄糖脑苷脂酶

葡萄糖脑苷脂病又称戈谢病（Gaucher），是一种由于基因突变引起的常染色体隐性遗传性代谢病，系由于溶酶体内β-葡萄糖苷脂酶（β-glucocerebrosidase，GCR）缺乏，导致葡萄糖脑苷脂在单核-巨噬细胞系统大量蓄积形成戈谢细胞所致，是脂类沉积症中最常见者。其临床特征为脾、肝肿大，脾功能亢进，骨骼病变，也可以出现造血系统和中枢神经系统症状，能导致疼痛、疲劳、黄疸、骨损伤、贫血甚至死亡。戈谢病发病率低，总体发病率为十万分之一，多见于犹太人，估计美国有症状的患者为1500~3000人，欧洲的患者数与美国相似，我国自1948年起有个例报道。戈谢病可分为三种类型：Ⅰ型为非神经系统疾病也称为慢性戈谢病，Ⅱ型为急性神经系统疾病（病人多死亡），Ⅲ型为亚急性神经系统疾病。三中类型分别与不同的基因突变类型相关，其中Ⅰ型戈谢病是最普遍的。酶取代治疗是除骨髓移植外专门治疗Ⅰ型戈谢病的方法，也是目前最有效的治疗方案，1991年在美国上市的第一代Ⅰ型戈谢病特效药Ceredase®（阿糖苷酶），是Genzyme公司从胎盘组织制备的β-葡糖脑苷脂酶（remodeled human placental-derived β-glucocerebrosidase，pGCR），由于胎盘组织来源有限，阿糖苷酶曾是世界上最昂贵的药物之一。之后，Genzyme公司成功开发了Ceredase®的替代产品Cerezyme®（伊米苷酶），也就是重组人β-葡糖脑苷脂酶（remodeled recombinant human placental-derived β-glucocerebrosidase，r-GCR），该产品1994年在美国上市，1997年在欧洲上市，由于是“孤儿药物（orphan drug）”，价格昂贵，每年有十几亿美元的销售额。

（一）来源

人β-葡糖脑苷脂酶（h-GCR）的编码基因位于染色体lq2l，长约7kb，含11个外显子。重组人β-葡糖脑苷脂酶（rh-GCR）基因系利用重组DNA技术，从人胚胎肺成纤维细胞cDNA文库中分离得到h-GCR编码基因的cDNA，然后经定点突变获得的。

重组人 β- 葡糖脑苷脂酶是利用中国仓鼠卵巢（CHO）细胞表达产生 rh-GC，然后经糖链修饰获得，是由 497 个氨基酸组成的单体糖蛋白。

（二）结构和理化特征

该酶在 19、59、146 和 270 四个 Asn 位点上连接有 *N*- 糖侧链，总分子量为 60kDa，其中糖成分占 6%；而天然酶的分子量为 67kDa，糖成分占 12%。与天然 GCR 相比，rh-GCR 在 495 位上的精氨酸被组氨酸替代；另外其糖侧链外端的唾液酸、半乳糖和 *N*-乙酰 - 葡萄糖胺均被除去，暴露出甘露糖。rh-GCR 经修饰后的糖链由甘露糖（2~3）-*N* 乙酰葡萄糖胺（GLcNAc）-GLcNAc 及甘露糖（2~3）- 半乳糖 -GLcNAc 两种结构组成。研究表明，r-GCR 糖链末端的甘露糖结构使其能够与巨噬细胞表面的特异性甘露糖受体结合，从而定向到达靶位点。通过对不同戈谢病基因突变体研究发现，Asn370 等位点的突变与Ⅰ型戈谢病密切相关，可能是糖苷底物的结合位点，这些突变体能得到稳定的酶，但活性大大降低；Leu444 等位点的突变与Ⅱ和Ⅲ型戈谢病相关，可能与酶的稳定性有关。这些突变体的稳定很差，前体大量降解使其基本得不到成熟的酶，这与Ⅱ和Ⅲ型戈谢病更加严重的表型一致；通过位点特异性突变研究发现 Glu340 可能是酶活性中心氨基酸。rh-GCR 含有 7 个 cys，X 射线晶体衍射研究发现，位于前 25 位中的四个 cys 之间形成两对二硫键，而其他三个均为游离 cys。

rh-GCR 的氨基酸序列如下：

1 ARPCIPKSFG YSSVVCVCNA TYCDSFDPPT FPALGTFSRY ESTRSGRRME
51 LSMGPIQANH TGTGLLLTLQ PEQKFQKVKG FGGAMTDAAA LNILALSPPA
101 QNLLLKSYFS EEGIGYNIIR VPMASCDFSI RTYTYADTPD DFQLHNFSLP
151 EEDTKLKIPL IHRALQLAQR PVSLLASPWT SPTWLKTNGA VNGKGSLKGQ
201 PGDIYHQTWA RYFVKFLDAY AEHKLQFWAV TAENEPSAGL LSGYPFQCLG
251 FTPEHQRDFI ARDLGPTLAN STHHNVRLLM LDDQRLLLPH WAKVVLTDPE
301 AAKYVHGIAV HWYLDFLAPA KATLGETHRL FPNTMLFASE ACVGSKFWDQ
351 SVRLGSWDRG MQYSHSIITN LLYHVVGWTD WNLALNPDGG PNWVRNFVDS
401 PIIVDITKDT FYKQPMFYHL GHFSKFIPEG SQRVGLVASQ KNDLDAVALM
451 HPDGSAVVVV LNRSSKDVPL TIKDPAVGFL ETISPGYSIH TYLWHRQ

（三）生物学功能

GCR 是糖脂代谢的重要功能酶，其主要生物学功能是在网状内皮组织系统的巨噬细胞溶酶体内，在酸性条件下催化细胞膜碎片降解产生的葡糖脑苷脂水解成为葡萄糖和 *N*- 酰基鞘氨醇。由于该酶催化的水解作用没有代偿途径，当Ⅰ型戈谢病患者 GC 活性不足时，溶酶体内葡萄糖脑苷脂无法降解而沉积并使巨噬细胞特化为戈谢细胞，在肝、脾、肺、骨髓和骨骼等多系统内造成病变。对Ⅰ型戈谢病患者体内施用 rh-GCR 后，凭借糖链末端的甘露醇，该酶可特异地与巨噬细胞表面丰富的甘露醇受体结合，进入细胞溶酶体降解葡糖脑苷脂，从而缓解或消除症状。^{125}I 标记示踪的受体竞争研究表明，经糖链修饰后的 rh-GCR 与甘露糖受体结合力比未经修饰的重组 β- 葡糖脑苷脂酶（rh-

GCR）高出两个数量级，小鼠试验表明 r-GCR 的血清清除模式是明显的可饱和（受体介导）途径，其生物分布研究结果显示在注射 r-GCR 20min 后肝、脾、脑、肺中的酶活性均显著高于内源水平，胞内稳定性试验数据表明该酶活性在巨噬细胞内能维持足够的时间使其完成对脂的清除。

（四）生物学活性测定

目前常用的 r-GCR 活性测定方法是分光光度法，原理是利用 GCR 底物类似物 p- 硝基苯基 - β -D- 吡喃葡糖苷，经 r-GCR 降解后产生生色基团 p- 硝基苯基（pNP），在波长 400nm 处有吸收，通过一定反应时间内该吸收度的变化可计算出酶活性。通常定义 37℃、1min 内水解 1μmol 底物所需的 r-GCR 量为一个活性单位（1 U）。

（五）临床研究

r-GCR 临床用于治疗 I 型戈谢病，由于戈谢病患者人数有限及患者群的不均一性，其临床研究不可能像常规临床研究那样设计成大规模的、有均一患者群参加的试验。最早进行的临床研究是在美国进行的与阿糖苷酶（GCR）的疗效比较研究。该研究采用按年龄的平衡区组随机方法随机分配患者，在两个研究单位对 30 例患者进行双盲、随机、重复给药实验。研究表明，经 r-GCR 治疗 28 个月患者的血红蛋白和血小板计数增加，肝脾体积缩小。29 例可评价患者在研究完成时有 25 例（86%）达到对治疗的主要反应（血红蛋白比基线增加≥ 1.0g/dL），有 19 例（66%）的血小板增加≥ 30%，有 28 例（97%）的脾脏体积减少≥ 10%，有 25 例（86%）的肝脏体积比基线时减少≥ 10%。研究中还对骨骼参数进行了评价，结果表明可使骨皮质厚度增加。在以色列耶路撒冷的 Sha'are Zedek 医学中心进行了不同给药方案研究，2 周 15 U/kg（给药方案 A）或每周 3 次，每次 2.5U/kg（给药方案 B），结果表明疗效没有显著性差异。Weinreb 等 2002 年研究发现，r-GCR 治疗后骨痛和骨危像发生率会有连续的改善，酶替代治疗 1 年后，229 例有骨痛的患者中有 100 例（44%）骨痛消失，治疗 2 年后 52%（67/128）患者的骨痛消失。

在美国进行的临床研究中进行了 IgG 抗体形成的系统性监测，观察其与安全性和有效性参数可能的相关性。30 例中有 9 例（33%）患者产生药物抗体，血清转阳，转阳率与其他治疗用蛋白所见的血清转阳率相似。对 9 例产生抗体患者的 4 项主要有效性变量的检测并未发现抗体对临床反应的影响。

在美国和以色列的临床研究中，未见有可报告为不良事件的异常生命体征，未发现需要随访的有临床意义的实验室变化，无严重不良事件的报告。药物上市后的全球药物安全监测结果表明，在少量患者中报告过与给药有关的不良作用，包括静脉滴注不适、瘙痒、烧灼感、肿胀或无菌性脓肿，过敏样反应罕见（＜ 1%），且发生过敏样反应的患者可以通过减慢滴注速度和治疗前使用非甾体抗炎药、抗组胺药或皮质激素等继续治疗。

（六）质量控制

由于 r-GCR 在功能结构和生产工艺方面的复杂性，其质量控制除常规重组产品要求内容外，还有一些特殊项目规定，质控方法难度较大，1994 年上市时生产公司曾称之为“无疑是迄今所制造出来的最复杂的生物技术药物”。由于 r-GCR 为“孤儿药物”，目前国内尚未有同类产品，没有完整的质量标准公开，因此下面主要对其质控要点和难点进行归纳介绍。

（1）质谱分子量：利用 MALDI-TOF 对蛋白质进行相对分子量分析是目前比较准确的方法，其常规测定误差在千分之一以内，对于比较均一的蛋白质来说更是能精确到百万分之五。糖蛋白由于末端糖链的不均一性，分子量往往是一个分布范围，没有精确的理论分子量。但由于 r-GCR 的糖链末端经修饰后较为均一，其测定结果较为理想，分子量为 59.9~60.4kDa 范围。

（2）圆二色散光谱分析：圆二色散光谱分析（circular dichroism，CD）是对蛋白质二级结构进行比较分析的重要手段，远紫外 CD 谱结果表明 r-GCR 和 GCR 在天然及变性状态下均有相同的螺旋结构；近紫外 CD 谱结果表明二者略有不同，这可能是由于 r-GCR 在 495 位的替换造成邻近 494 位色氨酸环境的变化所致，说明重组酶与天然提取酶有相似的结构。

（3）N 端氨基酸序列分析：由于 r-GCR 经 CHO 细胞表达时有一个前体成熟过程，此项检测是确保前体正确剪切的重要监测手段，利用常规的氨基酸序列分析仪可完成这一测定。

（4）肽图：通过直接用胰蛋白酶切然后反相色谱检测可鉴别各批次产品与对照品的一致性。

（5）糖组成分析：r-GCR 与天然酶的最大区别在于其对糖侧链的修饰，修饰后的酶对巨噬细胞表面受体有特异性亲和力，因此对该重组酶糖侧链的分析是结构确证的要点，如上所述 r-GCR 的糖侧链由甘露糖、半乳糖和 *N*- 乙酰葡萄糖胺组成，糖链外端为甘露糖，其组成分析需要先将单糖水解下来，然后测定各单糖的含量，表示为糖分子数 /r-GCR 分子数。甘露糖的含量应不少于 9mol/mol r-GCR，半乳糖的含量应不超过 1.5mol/mol r-GCR，*N*- 乙酰葡萄糖胺的含量应不超过 15mol/mol r-GCR。

（6）纯度：采用反相液相色谱和 SDS-PAGE 法进行纯度测定，由于 r-GCR 可能有多个游离半胱氨酸存在，非还原 SDS-PAGE 结果可能无法准确反映聚体含量，因此采用还原性 SDS-PAGE 法。

（7）残余酶检测：在 r-GCR 的糖链修饰过程中使用了唾液酸酶、β - 半乳糖苷酶和己糖胺酶，因此在原液质量控制中要对这几种酶进行残留检查，一般采用 ELISA 法进行测定。

（8）鼠 GCR：r-GCR 是由中国仓鼠卵巢细胞（CHO）表达产生的，由于仓鼠中也有 GCR，生产用细胞有可能表达仓鼠 GCR，因此有必要在原液中进行此项残留检查，目前也是用基于仓鼠 GCR 特异性抗体的 ELISA 法。

（9）巨噬细胞摄取试验：r-GCR 糖修饰之后应该对巨噬细胞表面甘露糖受体表现特异性结合能力，因而与巨噬细胞混合后巨噬细胞应表现出对 r-GCR 的摄取特性。

（10）生物活性：用分光光度法测定生物学活性。

（11）宿主细胞残留：与表达细胞 CHO 相关的如 CHO 的 DNA、宿主蛋白等残余物质，可依照相关法规和方法进行控制。

（12）其他残留：如工艺残留牛血清白蛋白、病毒、支原体等依照相关指导原则进行控制。

（李 晶 梁成罡 史新昌 王绿音 张 翊 饶春明）

参考文献

国家药典委员会 . 2015. 中华人民共和国药典 (三部). 北京：中国医药科技出版社.

曲爱琴，姬胜利，尚雪原，等 . 1997. 酵母 SOD 的研究 . 药物生物技术，(2)：98-101.

宋钢，莫炜，宋后燕 . 2000. 低免疫原性的新型葡激酶 ΔNMSak 在大肠杆菌中的高效表达和分离纯化 . 中国生物化学与分子生物学学报，16(6)：727-731.

王军志 . 2002. 生物技术药物研究开发和质量控制 . 北京：科学出版社：91-118.

杨保珍，张天民，王树歧，等 .1996. 低抗凝肝素修饰超氧化物歧化酶的研究 . 药物生物技术，(2)：82-85.

叶立文，宋钢，宋后燕 . 2000. 重组葡激酶 N 端缺失突变体对纤溶酶原的激活作用 . 上海医科大学学报，27(1)：9-12.

张翊，丁有学，饶春明，等 . 2000. 重组链激酶国家标准品的研制 . 中国生物制品学杂志，19(4)：237-238.

张翊，饶春明，王军志，等 . 1999. 重组葡激酶活性参考品的研制 . 中国生物制品学杂志，12(1)：52-54.

张翊，王军志，吴勇杰 . 2000. 重组人超氧化物歧化酶的基因克隆、表达及产物纯化研究 . 生物工程学报，16(5)：557-560.

赵敏顺，高必峰，王惠媛，等 . 1990. 人铜锌超氧化物歧化酶的基因工程研究Ⅱ. 人铜锌超氧化物歧化酶在大肠杆菌中的表达 . 基础医学与临床，10(4)：23-26.

Agnelli G，Iorio A，Parise P，et al. 1997. Fibrinogenolysis and thrombin generation after reduced dose bolus or conventional rt-PA for pulmonary embolism. The Coagulation Project Investigators of the Bolus Alteplase Pulmonary Embolism Group. Blood Coagul Fibrinolysis，8(4)216-222.

Agnelli G，Pascucci C，Colucci M，et al. 1992. Thrombolytic activity of two chimeric recombinant plasminogen activators (FK2tu-PA and K2tu-PA)in rabbits. Thromb Haemost，68：331-335.

Alain B，Joël C，Pascal M，et al.2002.Modification of a reactive cysteine explains differences between rasburicase and Uricozyme®，a natural Aspergillus flavus uricase. Biotechnol Appl Biochem，36：21-31.

Aminlari M.1992. A Novel colorimetric method for assaying arginase activity. Circulation，25：31-433.

Barkats M，Bemelmans AP，Geoffroy MC. 1996. An adenovirus encoding CuZnSOD protects cultured striatal neurones against glutamate toxicity. Neuroreport，7：497-501.

Beekman NJ，Schaaper WM，Turkstra JA，et al.1999. Highly immunogenic and fully synthetic peptide-carrier constructs targetting GnRH. Vaccine，17 (15-16)：2043-2050.

BethAnn F，Kris V，Constance P，et al.1999.A Comparison of the pharmacological properties of carbohydrate remodeled recombinant and placental-derived β -glucocerebrosidase：Implications for clinical efficacy in treatment of gaucher disease. Blood，93 (9)：2807-2816.

Bosly A，Sonet A，Pinkerton CR，et al.2003.Rasburicase (recombinant urate oxidase)for the management of hyperuricemia in patients with cancer：report of an international compassionate use study. Cancer，Sep 1；98 (5)：1048-1054.

Bostantjopoulou S，Kyriazis G，Katsarou Z，et al.1997.Superoxide dismutase activity in early and advanced

Parkinsons̉ disease. Funct Neurol, 12: 63-68.

Brady TC, Chang LY, Day BJ, et al.1997.Extracellular superoxide dismutase is upregulated with inducible nitric oxide sythase after NF-Kappa B activation.Am J Physio, l273(5Pt1): L1002-1006.

Brockhoff G, Heiss P, Schlegel J, et al.2001.Epidermal frowth factor receptor, c-erbB2 and c-erbB3 receptor interaction, and related cell cycle kinetics of SK-BR-3 and BT474 breast carcinoma cells.Cytometry, 44(4): 338-348.

Carvajal N, Olate J, Salas M, et al.1999.Chemical modification and site-directed mutagenesis of human liver arginase : evidence that the imidazole group of histidine-141 is not involved in substrate binding. Arch Biochem Biophys, Nov ;371(2): 202-206.

Cederbaum S, Yu H, Grody W, et al.2004.Arginases I and II : do their functions overlap? Mol Genet Metab, Apr ;81: 38-44.

Collen D, Lijnen HR. 1994.Staphylokinase, a fibrin-specific plasminogen activator with therapeutic potential? Blood , 84: 680-686.

Collen D, Lu HR, Lijnen HR, et al.1991. Thrombolytic and pharmarcokinetic properties of chimeric tissue-type and urokinase-type Plasminogen activators. Circulation, 84 :1216-1234.

Collen D, Sinnaeve P, Demarsin E, et al. 2000. Polyethylene glycol-derivatized cysteine-substitution variants of recombinant staphylokinase for single-bolus treatment of acute myocardial infarction. Circulation,102(15): 1766-1772.

Colucci M, Cavallo LG, Agnelli G, et al. 1993.Properties of chimeric (tissue-type/urokinase-type)plasminogen activators obtained by fusion at the plasmin cleavage site. Thromb Haemost, 69(5): 466-472.

Committee of Chinese Biologicals Standarization.2000.National Requirements for Biologicals. Beijing : Chemical Industry Press: 175-183.

Conforti A, Caliceti P, Sartore L, et al 1991. Anti-inflammatory activity of monomethoxypolyethylene glycol superoxide dismutase on adjuvant arthritis in rats. Pharmacol Res, 23(1): 51-56.

Crow JP, Ye YZ, Strong M, et al.1997. Superoxide dismutase catalyzes nitration of tyrosines by peroxynitrite in the rod and head domains of neurofilament-L. J Neurochem, 69 :1945-1953.

Datta YH, Youssoufian H, Marks PW, et al.1999. Targeting of a heterologous protein to a regulated secretion pathway in cultured endothelial cells. Blood, 94(8): 2696-2703.

Davis JM, Rosenfeld WN, Richter SE, et al.1997. Safety and pharmacokinetics of multiple doses of recombinant human CuZn superoxide dismutase administered intratracheally to premature neonates with respiratory distress syndrome. Pediatrics, 100: 24-30.

Dowjat WK, Kharatishvili M, Costa M. 1996. DNA and RNA strand scission by copper, zinc and manganese superoxide dismutases. Biometals, 9: 327-335.

Dowling EJ, Chander CL, Claxson AW, et al.1993.Assessment of a human recombinant manganese superoxide dismutase in models of inflammation. Free Radic Res Commun, 18(5): 291-298.

Dunn PF, Newman KD, Jones M, et al.1996. Seeding of vascular grafts with genetically modified endothelial cells. Secretion of recombinant TPA results in decreased seeded cell retention in vitro and in vivo. Circulation, 93(7): 1439-1446.

Edeas MA, Emerit I, Khalfoun Y, et al.1997. Clastogenic factors in plasma of HIV-1 infected patients activate HIV-1 replication in vitro : inhibition by superoxide dismutase. Free Radic Biol Med, 23: 571-578.

Engelholm LH, Nielsen BS, Netzel-Arnett S, et al. 2001. The urokinase plasminogen activator receptor-associated protein/endo180 is coexpressed with its interaction partners urokinase plasminogen activator receptor and matrix metalloprotease-13 during osteogenesis. Lab Invest，81(10)：1403-1414.

Firestein GS. 2001. A very important protein in arthritis. Nature Medicine，7(5)：537-538.

Fraisse L，Bonnet MC.2002. A colorimetric 96-well microtiter plate assay for the determination of urate oxidase activity and its kinetic parameters. Anal Biochem，Oct 15；09(2)：173-179.

Frank S，Kapfer H，Podda M，et al.2000.Identification of copper/zinc superoxide dismutase as a nitric oxide-regulated gene in human (HaCaT) Keratinnocytes：implications for keratinoccyte proliferation. Biochem J，346 Pt3 :719-728.

Furlan A，Higashida R，Wechsler L，et al. 1999. Intra-arterial prourokinase for acute ischemic stroke. The PROACT II study：a randomized controlled trial. Prolyse in Acute Cerebral Thromboembolism. JAMA，282(21)：2003-2011.

Ghosh S，Jackson DC. 1999. Antigenic and immunogenic properties of totally synthetic peptide-based anti-fertility vaccines.Int Immunol，11(7)：1103-1110.

Goedde MF，Grimbergen JM，Toet KH，et al. 2001. Adenovirus-mediated transfer of the 39 kD receptor-associated protein increases fibrinolytic capacity. Kidney Int，60(1)：117-125.

Goldman SC.2003.Rasburicase：potential role in managing tumor lysis in patients with hematological malignancies. Expert Rev Anticancer Ther，Aug；3(4)：429-433.

Grasemann H，Schwiertz R，Matthiesen S，et al.2005.Increased arginase activity in cystic fibrosis airways. Am J Respir Crit Care Med，Dec ;172(12)：1523-1528.

Gregory A，Grabowski M，Norman W，et al.1995.Enzyme Therapy in Type 1 Gaucher Disease：Comparative Efficacy of Mannose-terminated Glucocerebrosidase from Natural and Recombinant Sources. Annals. Internal Medicine，122(1)：33-39.

Guang W，Shaomin Y.2003.Determination of amino acid pairs sensitive to variants in human β-glucocerebrosidase by means of a random approach. Protein Engineering，16(3)：195-199.

Heeremans JL，Prevost R，Bekkers ME，et al.1995. Thrombolytic treatment with tissue-type plasminogen activator (t-PA)containing liposomes in rabbits：a comparison with free t-PA. Thromb Haemost，73(3)：488-494.

Henry J，Mankin，Daniel I，et al.2001.Gaucher Disease：New Approaches to an Ancient Disease. J Bone Joint Surg，83：748-763.

Hertzel AV，Sanders MA，Bernlohr DA. 2000. Adenovirus-mediated gene transfer in primary murine adipocytes. J Lipid Res，41(7)：1082-1086.

Higazi A，Cohen RL，Henkin J，et al. 1995. Enhancement of the enzymatic activity of single-chain urokinase plasminogen activator by soluble urokinase receptor. J Biol Chem，270(29)：17375-17380

Hikiji H，Shin WS，Koizumi T，et al.2000.Peroxynitrite production by TNF-alpha and IL-1beta：implication for suppression of osteoblastic differentiation.Am J Physiol Endocrinol Metab，278：(6)：E1031-1037.

Hori Y，Hoshino J，Yamazaki C，et al.1997.Effect of lecithinized-superoxide dismutase on the rat colitis model induced by dextran sulfate sodium. Jpn J Pharmacol，74：99-103.

Huynh N，Chin-Dusting J.2006.Amino acids，arginase and nitric oxide in vascular health. Clin Exp Pharmacol Physiol，33(1-2)：1-8.

Iida M，Saito K. 1999. Failur of endotoxin-free superoxide dismutase to reduce some paw edemas and adjuvant arthritis in rats. Inflamm Res，48(2)：63-66.

Iyer R，Jenkinson C，Vockley J，et al 1998.The human arginases and arginase deficiency. J Inherit Metab Dis，21 Suppl 1：86-100.

Jacek J.1993.Calcitonin gene-related peptide and regulation of human cardiovascular homeostasis. American Journal of Hypertension, 6(5): 434-450.

Jeha S, Kantarjian H, Irwin D, et al.2005.Efficacy and safety of rasburicase, a recombinant urate oxidase (Elitek), in the management of malignancy-associated hyperuricemia in pediatric and adult patients : final results of a multicenter compassionate use trial. Leukemia, Jan ;19(1): 34-38.

Jenkinson C, Grody W, Cederbaum S, et al.1996.Comparative properties of arginases. Comp Biochem Physiol B Biochem Mol Biol, May ;114(1): 107-132.

Jenner P, Olanow CW.1996.Oxidative stress and the pathogenesis of Parkinson' s disease. Neurology, 47 :6 Suppl 3, S161-170.

Jeon YJ, Han SH, Lee YW, et al.2000.Dexamethasone inhibits IL-1beta gene expression in LPS-stimulated RAW 264.7 cells by blocking NF-kappa B/Rel and AP-1 activation. Immunopharmacology, 20; 48(2): 173-183.

Jinshu X, Jingjing L, Duan P, et al.2005.A synthetic gonadotropin-releasing hormone (GnRH)vaccine for control of fertility and hormone dependent diseases without any adjuvant. Vaccine, 23(40): 4834-4843.

Kawai C, Yui Y, Hosoda S, et al. 1997. A prospective, randomized, double-blind multicenter trial of single bolus injection of the novel modified t-PA E6010 in the treatment of acute myocardial infarction : comparison with native t-PA. J Am Coll Cardiol, 29: 1447-1453.

Kim J, Sanders SP, Siekierski ES, et al.2000.Role of NF-kappa B in cytokine production induced from airway epithelial cells by rhinovirus infection. J Immunol, 165(6): 3384-3392.

Kim JA, Hedrick CC, Xie D, et al.2001. Adenoviral-mediated transfer of tissue plasminogen activator gene into brain capillary endothelial cells in vitro. Angiology, 52(9): 627-634.

Klareskog L, McDevitt H.1996.Rheumatoid arthritis and its animal models : the role of TNF and the possible absence of specific immune reactions. Current Opinion in Immunology, 11: 657-662.

Koksch M, Zeiger F, Wittig K, et al.2001. Coagulation, fibrinolysis and platelet P-selectin expression in peripheral vascular disease. Eur J Vasc Endovasc Surg, 21(2): 147-154.

Komada F, Nishiguchi K, Tanigawara Y, et al.1996a. Effect of transfection with a superoxide dimutase expression plasmide on xanthine/xanthine oxidase-induced cytotoxicity in cultured rat lung cells. Bio Pharm Bull, 19: 1100-1102.

Komada F, Nishiguchi K, Tanigawara Y, et al.1996b. Effect of transfection with superoxide dimutase expression plamide on superoxide anion induced cytotoxicity in cultured rat lung cells. Biol Pharm Bull, 19: 274-279.

Komada F, Nishiguchi K, Tanigawara Y, et al.1997. Protective effect of transfection with secretable superoxide dismutase(SOD)(a signal sequence-SOD fusion protein coding cDNA)expression vector on superoxide anion-induced cytotoxicity in vitro. Bio Pharm Bull, 20: 530-536.

Kuiper J, Vant Hof A, Otter M, et al. 1996. Interaction of mutants of tissue-type plasminogen activator with liver cells : effect of domain deletions. Biochem J, 313(Pt 3): 775-180.

Kushleika J, Checkoway H, Woods JS, et al.1996.Selegiline and lymphocyte superoxide dismutase activities in Parkinsons disease. Ann Neurol, 39(3): 378-381.

Ladd A, Walfield A, Tsong YY, et al.1995. Active immunization against LHRH alone or combined with LHRH-analogue treatment impedes growth of androgen-dependent prostatic carcinoma.Am J Reprod Immunol, 34(3): 200-206.

Laroche Y, Heymans S, Capaert S, et al. 2000. Recombinant staphylokinase variants with reduced antigenicity due to elimination of B-lymphocyte epitopes. Blood, 96(4): 1425-1432.

Li DP, Li H, Zhang PY, et al.2006.Heat shock fusion protein induces both specific and nonspecific anti-tumor immunity. Eur J Immunol, 36(5): 1324-1336

Lijnen HR, De Cock F, Van Hoef B, et al. 1994. Characterization of the interaction between plasminogen and staphylokinase, European Journal of Biochemistry, 224: 143-149.

Lim R, Zaheer A, Yorek MA, et al.1996.Activation of nuclear factor-kappaB in C6 rat glioma cells after transfection with glia maturation factor. J Neurochem, 74: 596-602

Liu D. 1996. The roles of free radicals in amyotrophic lateral sclerosis. J Mol Neurosci, 7: 159-167.

Llevadot J, Guigliano RP. 2000. Pharmacology and clinical trial results of lanoteplase in acute myocardial infarction. Expert Opin Investig Drugs, 9(11): 2689-2694.

Lovell DJ, Giannini EH, Reiff A, et al. 2000. Etanercept in children with polyarticular juvenile rheumatoid arthritis.N Engl J Med, 342(11): 763-769.

Machiels JP, van Baren N, Marchand M.2002. Peptide-based cancer vaccines . Semin Oncol, 29(5): 494-502.

Makris TK, Stavroulakis GA, Dafni UG, et al. 2000. ACE/DD genotype is associated with hemostasis balance disturbances reflecting hypercoagulability and endothelial dysfunction in patients with untreated hypertension. Am Heart J, 140(5): 760-765.

Marie E, Grace K, Newmanhl, et al.1994.Analysis of human acid -glucosidase by site-directed mutagenesis and heterologous expression. J Biological Chemistry, 269(3): 2283-2291.

Markland FS, Friedrichs GS, Pewitt SR , et al.1994. Thrombolytic effects of recombinant fibrolase or APSAC in a canine model of carotid artery thrombosis. Circulation, 90(5): 2448-2456.

Mazar AP. 2001.The urokinase plasminogen activator receptor (uPAR)as a target for the diagnosis and therapy of cancer. Anticancer Drugs, 12(5): 387-400.

Meng WS, Butterfield LH.2002.Rational design of peptide-based tumor vaccines. Pharm Res, 19(7): 926-932.

Meurs H, Maarsingh H, Zaagsma J, et al.2003.Arginase and asthma : novel insights into nitric oxide homeostasis and airway hyperresponsiveness. Trends Pharmacol Sci, Sep; 24(9): 450-455.

Mohri M, Suzuki M, Sugimoto E, et al.1998. Effects of recombinant human soluble thrombomodulin (rhs-TM)on clot-induced coagulation in human plasma. Thromb Haemost , 80(6): 925-929.

Moons L, Vanlinthout I, Roelants I, et al.2001. Toxicology studies with recombinant staphylokinase and with SY 161-P5, a polyethylene glycol-derivatized cysteine-substitution mutant. Toxicol Pathol, 29(3): 285-291.

Murray KM, Dahl SL. 1997. Recombinant human tumor necrosis factor receptor (p75)Fc fusion protein (TNFR : Fc)in rheumatoid arthritis. The Annals of Pharmacotherapy, 31(11): 1335-1338.

Nagao K, Satou K, Watanabe I, et al. 1998. Angiographic study of mutant tissue-type plasminogen activator versus urokinase for acute myocardial infarction. Jpn Circ J, 62(2): 111-114.

Noda J, Otagiri M, Akaike T, et al.1996.Pharmacological advantages of conjugation of Cu, Zn-superoxide dismutase with succinylated keratin fragment : improvement of biological properties and resistance to oxidative damage.J Pharmacol Exp Ther, 279: 162-171.

Noguchi M, Itoh K, Suekane S, et al.2004.Phase I trial of patient-oriented vaccination in HLA-A2-positive patients with metastatic hormone-refractory prostate cancer. Cancer Sci, 95(1): 77-84.

Okumura K, Nishiguchi K, Tanigawara Y, et al.1997.Enhanced anti-inflammatory effects of Cu, Zn-superoxide dismutase delivered by genetically modified skin fibroblasts in vitro and in vivo. Pharm Res,

14：1223-1227.

Ouriel K，Kandarpa K，Schuerr DM，et al. 1999. Prourokinase versus urokinase for recanalization of peripheral occlusions，safety and efficacy：the PURPOSE trial. J Vasc Interv Radiol，10(8)：1083-1091.

Papadaki M，Ruef J，Nguyen KT，et al. 1998. Differential regulation of protease activated receptor-1 and tissue plasminogen activator expression by shear stress in vascular smooth muscle cells. Circ Res，83(10)：1027-1034.

Parkinson RJ，Simms MS，Broome P，et al. 2004. A vaccination strategy for the long-term suppression of androgens in advanced prostate cancer. Eur Urol，45(2)：171-174.

Pascal R，Nathalie C，Denis V，et al.2004.Complexed and ligand-free high-resolution structures of urate oxidase (Uox)from Aspergillus flavus：a reassignment of the active-site binding mode. Acta Cryst，60：453-462.

Poduslo JF，Curran GL.1996.Increased permeability of superoxide dismutase at the blood-nerve and blood-brain barriers with retained enzymetic activity after covalent modification with the naturally occurring polyamine，putrescine. J Neurochem，67：734-741.

Poduslo JF，Curran GL.1996.Polyamine modification increased the permeability of proteins at the blood-nerve and blood-brain barriers. J Neurochem，66：1599-1609.

Post H，Pieske B.2006.Arginase：a modulator of myocardial function. Am J Physiol Heart Circ Physiol，May;290(5)：1747-1748.

Prakash O，Teng S，Ai M，et al.1997.The human immunodeficiency virus type 1 Tat protein potentiates zidovudine-induced cellular toxicity in transgenic mice. Arch Biochem Biophys，343：173-180.

Pui CH.2001.Recombinant urate oxidase for the prophylaxis or treatment of hyperuricemia in patients With leukemia or lymphoma.J Clin Oncol，Feb 1;19(3)：697-704.

Qureshi AI，Ali Z，Suri MF，et al. 2001. Intra-arterial third-generation recombinant tissue plasminogen activator (reteplase)for acute ischemic stroke. Neurosurgery，49(1)：41-50.

Rao CM，Wang JZ，Gao K，et al.2000.The residual protein content determination of Escherichia Coli thallus in recombinant cytokine product by ELISA .Chin J Biologicals，13(1)：42-45.

Rao CM，Zhang Y，Han CM，et al.2000.Peptide mapping analysis of recombinant human interleukin-11 by tryptic digestion.Acta Pharm Sin，35(5)：378-380.

Reed GL，Houng AK，Liu L，et al. 1999. A catalytic switch and the conversion of streptokinase to a fibrin-targeted plasminogen activator. Proc Natl Acad Sci，96(16)：8879-8883.

Ricciardolo F，Zaagsma J，Meurs H，et al 2005.The therapeutic potential of drugs targeting the arginase pathway in asthma. Expert Opin Investig Drugs，Oct;14(10)：1221-1231.

Richard L，Bruno D，Xavier D，et al.1992.Cloning and expression in *Escherichia* coli of the gene encoding aspergillus flavus urate oxidase. The American Society for Biochemistry and Molecular Biology，April；267(12)：8565-8570.

Rio C，Rieff H，Qi P，et al.1997.Neuregulin and erbB receptors plays a critical role in neuronal migration. Neuron，19:39-50.

Rocca M，Giavaresi G，Caliceti P，et al.1996.Pathophysiological and histomorphological evaluation of polyacryloylmorpholine vs polyethylene glycol modified superoxide dismutase in a rat model of ischaemia/reperfusion injury. Int Artif Organs，19：730-734.

Sabio G，Mora A，Rangel M，et al.2001.Glu-256 is a main structural determinant for oligomerisation of human arginase I. FEBS Lett，Jul 20；501(2-3)：161-165.

Sadick MD, Sliwkowski MX, Nuijens A, et al.1996. Analysis of heregulin-induced erbB2 phosphorylation with a high-throughput kinase receptor activation enzyme-linked immunosorbant assay. Anal Biochem, Mar 15;235(2): 207-214.

Salvemini D, Wang ZQ, Wyatt PS, et al.1996. Nitric oxide : a key mediator in the early and late phase of carrageenan-induced rat paw inflammation. Br J Pharmacol, 118(4): 829-838.

Salvemini D, Wang ZQ, Zweier JL, et al.1999. A Nonpeptidyl mimic of superoxide dismutase with therapeutic activity in rats. Science, 286(5438): 304-306.

Sazonova IY, Houng AK, Chowdhry SA, et al. 2001. The Mechanism of a Bacterial Plasminogen Activator Intermediate between Streptokinase and Staphylokinase. J Biol Chem, 276(16): 12609-12613.

Schalkwijk CG, Smulders RA, Lambert J, et al. 2000. ACE-inhibition modulates some endothelial functions in healthy subjects and in normotensive type 1 diabetic patients. Eur J Clin Invest, 30(10): 853-860.

Talwar GP.1997.Vaccines for control of fertility and hormone-dependent cancers. Immunol Cell Biol, Apr; 75(2): 184-189.

Van de Werf F, Cannon CP, Luyten A, et al. 1999. Safety assessment of single bolus administration of TNK-tPA in acute myocardial infarction : the ASSENT-I trial. Am Heart J, 137: 786-791.

Vanwetswinkel S, Plaisance S, Zhi-Yong Z, et al. 2000. Pharmacokinetic and thrombolytic properties of cysteine-linked polyethylene glycol derivatives of staphylokinase. Blood, 95(3): 936-942.

Verstraete M, Arnold AE, Brower RW, et al.1987.Acute coronary thrombolysis with recombinant human tissue-type plasminogen activator : initial patency and influence of maintained infusion on reocclusion rate. American Journal of Cardiology, 60(4): 231.

Verstraete M, Vermylen J, Lijnen HR, et al.1987.Thrombosis Haemostasis.Leuven : Leuven University Press : 232.

Wang JZ.2002.The Research , Development and Quality Control of Biotechnology Pharmaceuticals.Beijing : Science Press: 105-116.

Wang X, Lin X, Loy JA, et al.1998. Crystal structure of the catalytic domain of human plasmin complexed with streptokinase. Science, 281(5383): 1662-1665.

Ware JE, Gandek B.1998.Overview of the SF-36 Health Survey and the International Quality of Life Assessment (IQOLA)Project.J Clin Epidemiol, 51(11): 903-912.

Wengenack TM, Curran GL, Poduslo JF.1997.Postischemic, systemic administration of polyamine-modified superoxide dismutase reduces hippocampal CA1 neurodegeneration in rat global cerebral ischemia. Brain Res, 754: 46-54.

Wheatley DN.2004.Controlling cancer by restricting arginine availability-arginine-catabolizing enzymes as anticancer agents. Anticancer Drugs, Oct;15(9): 825-833.

Wyde PR, Moore DK, Pimentel DM.1996 Recombinant superoxide dismutase (SOD)administered by aerosol inhibits respiratory syncytical virus infection in cotton rats. Antiviral Res, 31: 173-184.

Yen HC, Oberley TD, Vichbandha S, et al.1996.The protective role of manganese superoxide dismutase against adriamycin-induced acute cardiac toxicity in transgenic mice.J Clin Invest, 98: 1253-1260.

Yoshinori O, Dennis R. 1995.Altered carbohydrate recognition specificity engineered into surfactant protein D reveals different binding mechanisms for phosphatidylinositol and glucosylceramide. The American Society for Biochemistry and Molecular Biology, Inc. 270(24): 14725-14732.

Zaidi M, Breimer LH, Maclntype I.1987.The biology of the peptide from the calcitonin genes. Q J Exp Physiol, 72: 371-416.

Zamecka E, Porembska Z.1988.Five forms of arginase in human tissues. Biochem Med Metab Biol, 39: 258-265.

Zhang Y , Wang JZ , Guo Y, et al.1998.Physical and chemical characteristics and peptide mapping of recombinant human GM-CSF.Chin J Cancer Biother, 5(2): 105-108.

Zhang Y, Wang JZ, Wu YJ, et al.2002.Anti-inflammatory effect of recombinant human superoxide dismutase in rats and mice and its mechanism. Acta Pharma Sin, 23(5): 439-444.

Zhou HJ.2000.Technical Requirements for Registration of Pharmaceuticals for Human Use-Quality.Beijing : People's Medical Publishing House: 233-237.

Zimmermann N, Rothenberg M. 2006.The arginine-arginase balance in asthma and lung inflammation.Eur J Pharmacol, 533(1-3): 253-262.

第二十一章

基因工程凝血因子类药物与人血白蛋白

第一节 基因工程凝血因子类药物

基因工程凝血因子类药物目前在国际上有重组人凝血因子Ⅶa、重组人凝血因子Ⅷ和重组人凝血因子Ⅸ产品，并且这三种产品在我国均有进口。本节主要对这三种重组人凝血因子类药物进行简要介绍。

一、重组激活的人凝血因子Ⅶ

人凝血因子Ⅶ（FⅦ）是一类依赖维生素K合成的凝血因子，主要在肝脏进行合成，以酶原形式存在于血液中。重组激活的人凝血因子Ⅶ（activated recombinant human coagulation factor Ⅶ, rFⅦa）是继重组人凝血因子Ⅷ和人凝血因子Ⅸ之后又开发的一个新产品。该产品是将人的凝血因子Ⅶ克隆后在幼仓鼠肾细胞（baby hamster kidney cell, BHK）中进行表达。BHK细胞系分泌重组人凝血因子Ⅶ进入特定的细胞培养基中，在纯化过程中FⅦ酶原被激活成为激活的人凝血因子Ⅶ。

（一）结构与理化性质

rFⅦ是由406个氨基酸组成的单肽链蛋白质，分子量为50kDa左右。rFⅦ通过自身活化在Arg 152- Ile 153处断裂，形成激活的凝血因子Ⅶ（rFⅦa）。rFⅦa含有两条肽链，分别称为轻链和重链，通过二硫键Cys 135- Cys 262连接在一起。部分重链（153~406位氨基酸）在Arg290 - Gly291和Arg315 - Lys 316之间仍可发生断裂，从而形成三种不同的重链肽链。

（二）生物学功能

在rFⅦa诱发止血的机制中包括两个方面的作用：一是直接激活凝血因子Ⅹ（FⅩ）成为激活的凝血因子Ⅹ（FⅩa），以触发凝血酶原向凝血酶转换，凝血酶促使纤维蛋白原转化为纤维蛋白，达到止血的目的；二是rFⅦa激活凝血因子Ⅸ（FⅨ）成为激活的凝血因子Ⅸ（FⅨa）。因此，rFⅦa能使FⅩ和FⅨ形成FⅩa和FⅨa，同时也增长了血栓形成的危险性。但只有在血管壁损伤的局部，组织因子和磷脂形成复合物后，rFⅦ才处于激活状态。

（三）临床应用

rFⅦa对于严重的出血，在治疗抑制物阳性血友病患者时被证明是有效的，主要用于在接受FⅧ或FⅨ制剂注射后产生抗体的血友病患者的出血或外科手术。这些患者对FⅧ或FⅨ有较高的记忆力。对这些患者的关节、肌肉及黏膜出血和在外科手术中使用都是非常有效的。根据出血类型及严重程度的不同或所进行的外科手术的需要，每次注射的剂量范围可为每千克体重3~6kIU（60~120μg）。

（四）质量控制标准

rFⅦa除了按重组产品的原液和成品的质量标准要求进行检定外，还有一些特殊项目的检定，包括：rFⅦa中的多聚物、低聚物和二聚体含量的测定，Gla结构缺失的rFⅦa含量的测定，重链降解物的测定及rFⅦa的生物学活性测定。

在N端序列分析中，应重点注意其氨基酸序列的变化。由于其结构变化产生重链和轻链，重链又可发生断裂形成三种不同的重链肽链。所以其N端序列不是单一的。

其肽图测定与分子结构有关。rFⅦa是一种糖蛋白，其轻链上有2个*O*-糖基化位点；另有2个*N*-糖基化位点，其中一个在轻链上（Asn-45），另一个在重链上（Asn-322）。重链上的糖基化作用通过在胰蛋白酶肽图上三个糖肽峰的相对大小进行部分鉴定。用RP-HPLC对rFⅦa进行分析，可分出3个糖肽峰，在215nm对此峰进行检测。

rFⅦa的生物学活性测定采用一期凝固法。用缺乏凝血因子Ⅶ的血浆、促凝血酶原激酶和rFⅦa样品反应，记录凝固时间。用凝血试验测定rFⅦa使凝血时间正常化的能力。试验中同时用FⅦ标准品作对照，通过与标准品对照，计算出rFⅦa样品的效价。一期凝固法是国际上通常采用的方法，我国在标化凝血因子Ⅶ国家标准品时也采用该法。

重组人激活凝血因子Ⅶ的质量标准见表21-1。

表21-1 重组人激活凝血因子Ⅶ的质量标准

检验项目	检验方法	质量标准
原液		
SDS-PAGE 纯度 /%	SDS-PAGE（非还原）	与对照品一致
鉴别（SDS-PAGE 法）	SDS-PAGE	与对照品一致
肽图	HPLC 法	与对照品一致
rFⅦa 多聚体 /%	HPLC 法	应符合规定
rFⅦa 二聚体 + 寡聚体 /%	HPLC 法	应符合规定
N 端氨基酸序列测定	氨基酸序列分析仪	应符合规定
效价	一期凝固法	应符合规定

续表

检验项目	检验方法	质量标准
rFⅦa 含量 /（mg/ 瓶）	HPLC 法	应符合规定
比活性 /（IU/μg rFⅦa 含量）	计算	应符合规定
外源性 DNA 残留量	QPCR 法	应符合规定
宿主蛋白残留量 /（ng/ml）	抗体夹心酶联法	应符合规定
鼠 IgG/（ng/270kIU rFⅡa）	抗体夹心酶联法	应符合规定
成品		
外观	目检法	应符合规定
溶解时间 /min	记时法	应符合规定
水分 /%	费休氏水分测定法	≤ 3.0%
pH	电位法	应符合规定
效价 /（IU/ 瓶）	一期凝固法	应符合规定
rFⅦa 含量（mg/ 瓶）	HPLC 法	应符合规定
比活性 /（IU/μg rFⅦa 含量）	计算	应符合规定
rFⅦa 多聚体 /%	HPLC 法	应符合规定
rFⅦa 二聚体 + 寡聚体 /%	HPLC 法	应符合规定
氨基酸含量 /（mmol/L）	HPLC 法	应符合规定
蔗糖含量	HPLC 法	应符合规定
无菌检查	膜过滤法	应无菌生长
异常毒性检查（小鼠）	小鼠法	应符合规定
细菌内毒素 /（EU/mg）	凝胶法	应符合规定

二、重组人凝血因子Ⅷ

1984 年由美国基因技术公司和遗传研究所成功克隆出人凝血因子Ⅷ（FⅧ）基因，从而推动了 FⅧ结构及其体外表达的研究。现在人们已成功地用人凝血因子Ⅷ基因转染的哺乳动物细胞 [幼仓鼠肾（BHK）和中国仓鼠卵巢（CHO）] 作为生产用细胞系，大规模地生产 rFⅧ，在临床上用于治疗甲型血友病。重组人凝血因子Ⅷ（recombinant human coagulation factor Ⅷ，rFⅧ）在美国是较早上市的重组产品之一，在临床上广泛使用已有几十年历史。

（一）生产工艺

重组 FⅧ的生产与其他重组产品生产一样，首先建立表达 FⅧ的细胞系，对这些细胞系要进行致肿瘤性、稳定性、细胞核学、表达效率及 cDNA 顺序在原始表达质粒的转染和扩增过程中是否保持一致等方面的研究。建立一个包括主代细胞库和工作细胞库体系，以保证每批生产均以同源细胞为起点。为了保证每一批生产的 rFⅧ安全有效，rFⅧ的生产全过程必须受到监控，监控的一些技术参数包括生物反应器的温度、溶解氧压力、pH、搅拌速度、葡萄糖浓度、rFⅧ浓度及细胞密度等。在rFⅧ生产中，有的采用高细胞密度连续灌注法，与哺乳动物细胞发酵常用的批量或重复批量培养法相比，有明显的两个优势：一是对整个过程的高度监控；二是可大大减少发酵体积。

从培养基中获得rFⅧ粗品，经过一系列有效的提纯步骤，使rFⅧ终产品纯度和比活性均达到其质量标准。提纯第一步用阴离子交换层析柱，对rFⅧ粗品进行浓缩，去除大多数培养基蛋白及部分宿主细胞DNA。接着用免疫亲和层析柱，FⅧ的单克隆抗体能特异性地吸附rFⅧ，这一步能去除大部分宿主细胞蛋白和残留的DNA。最后再分别用分子筛层析和阴离子交换层析，其目的是为了去除任何残留的混杂成分及从层析柱中脱落下来的极少量抗体。所获得的原液按其质量标准进行一系列的检测，达到要求后加入赋形剂或人血白蛋白作稳定剂配制纯化后的rFⅧ，最后分装冻干。成品按其质量标准进行检测，达到要求后，经质量保证部门审核后放行。

（二）结构与理化性质

通过氨基酸序列分析，FⅧ具有3个结构区：A、B、C区域。其结构排列依次为A1-A2-B-A3-C1-C2。FⅧ结构中含有25个门冬酰胺连接的糖基化位点，其中20个集中在B区。B区即740位到1648位氨基酸之间的肽段，在蛋白水解和激活过程中从FⅧ分子上被裂解下来。猪的FⅧ能用于人甲型血友病的治疗，对猪和人FⅧ的氨基酸顺序进行的比较分析表明，在B区有明显的差异，而在相邻的A2和A3区则有80%~85%的同源性，故认为B区与FⅧ辅因子活性无关。提纯后的缺失B区的rFⅧ与血浆FⅧ比较，在结合血管性血友病因子（von Willebrand factor，vWF）、血浆中的存活时间，或给甲型血友病患者输血纠正出血时间等方面均显示出相同的生物学特性。研究结果表明，去除B区的FⅧ cDNA较全长的FⅧ cDNA在细胞中能更好地表达。

为了生产出安全、有效及稳定的rFⅧ，人们建立了同时表达rFⅧ和rvWF蛋白的细胞系。共同表达的rvWF不但能对rFⅧ起稳定作用，使培养液中rFⅧ活性持续增高，同时还具有稳定细胞内rFⅧ mRNA的功能。通过重组技术共同表达FⅧ和vWF，在rFⅧ生产时，细胞培养中无需再加入外源性vWF。与单独表达FⅧ的细胞株相比，FⅧ和vWF共同表达的细胞株不管培养基中有无小牛血清，培养3天过程中FⅧ就会线性地增长和积累。

rFⅧ无论从结构上还是从生化、免疫及凝血功能上，与从血浆中提纯的FⅧ（pdFⅧ）进行比较均无明显差异。分析方法包括凝血酶消化前后样品SDS-PAGE电泳，rFⅧ在SDS- PAGE电泳中由80~210kDa多肽链组成；肽段氨基末端顺序分析及用反相高压液相层析对轻重链比率进行定量均显示rFⅧ 与pdFⅧ结构相似。rFⅧ能被抗pdFⅧ抗体识别，抗FⅧ单克隆抗体能特异地抑制rFⅧ的凝血活性；rFⅧ能被凝血酶激活，释放73kDa、50kDa及43kDa的多肽片段，或活化的蛋白C能使rFⅧ失活，释放出67kDa及45kDa的片段；rFⅧ能与血浆vWF结合。

（三）生物学功能

FⅧ参与内源性凝血系统的组成。在凝血系统中，FⅧ起加速反应的作用。FⅧ稳定性差，凝血酶和纤溶酶对其有灭活作用；FⅧ不耐热，在 pH 6.8 时较稳定；它不被氢氧化铝、硫酸钡、磷酸三钾等吸附剂所吸附。

rFⅧ在临床使用中显示了与 pdFⅧ相似的体内药物动力学特征，二者的半衰期相似，rFⅧ在体内具有 pdFⅧ的凝血功能，能迅速纠正甲型血友病患者的出血时间。另外用一种新生小鼠免疫耐受模型对 rFⅧ的免疫学特性进行了研究，结果显示 rFⅧ和 rvWF与 pdFⅧ和 vWF都含有相同的抗原决定簇。rFⅧ比活性为 4000~7000IU/mg，而 pdFⅧ为 3000~5000IU/mg，比活性比 pdFⅧ高。

（四）临床应用

rFⅧ为冻干剂型。rFⅧ 临床使用剂量根据出血程度的不同而变化。对轻度出血如关节出血、肌肉出血和自发出血倾向等，补充 rFⅧ量为 15~20IU/kg 体重，首次剂量为 18 IU/kg 体重，维持剂量为 10 IU/kg 体重 /12h；对重度出血、拔牙和危险部位出血，补充 rFⅧ量为 30IU/kg 体重，首次剂量为 26 IU/kg 体重，维持剂量为 14 IU/kg 体重 /12h；对大出血、大手术和严重创伤的血友病患者，补充 rFⅧ量为 70IU/kg 体重，首次剂量为 35 IU/kg 体重，维持剂量为 18 IU/kg 体重 /12h。

（五）质量控制标准

rFⅧ按重组产品的原液和成品的质量标准要求进行检定。rFⅧ是分子量较大的糖蛋白，特殊项目包括：rFⅧ和 vWF的生物学活性测定；凝血酶激活后的 rFⅧ结构分析；飞行质谱分析；肽图和 *N*- 糖基化分析。

rFⅧ的生物学活性分析包括一期法、二期法和底物显色法测定体外凝固活性。一期凝固法是国际上通常采用的经典方法，我国在标化凝血因子Ⅷ国家标准品时也是采用该法。目前欧洲国家大多采用底物显色法，并收录在《欧洲药典》中。这两种方法重复性均好，各个实验室间的误差都可控制在 20% 以内。

用基质辅助激光解析电离飞行时间质谱仪（matrix-assisted laser desorption ionization time- of - flight mass spectrometry，MALDI-TOF MS）分析凝血酶激活后的 rFⅧ的分子量。从结果看，实际的分子量高于从 cDNA 顺序推导出来的理论分子量，这表明翻译后的蛋白质存在修饰作用。MALDI-TOF MS 分析方法灵敏度很高，达到皮摩尔级水平。该方法重复性好，通过对多批 rF Ⅷ的分析，所测分子量变化范围在 0.9% 以内。

rFⅧ肽图分析用胰蛋白酶消化凝血酶激活后的 rFⅧ。*N*- 糖分析采用高 pH 阴离子交换层析柱联合脉冲电化学检测器进行。该方法类似肽图分析，是一种非常灵敏的分析方法，用于分析 *N*- 糖的结构变化。

重组人凝血因子Ⅷ的质量标准见表 21-2。

表 21-2　重组人凝血因子Ⅷ的质量标准

检定项目	检定方法	质量标准
原液		
蛋白质含量	Lowry 法	应符合规定
效价测定	一期凝固法	应符合规定
比活性		应符合规定
分子量 /kDa	SDS-PAGE（还原）	应符合规定
纯度 /%	SEC -HPLC 法	应符合规定
肽图	HPLC 法	应与对照品一致
外源性 DNA 残留量 /（pg/ 剂量）	QPCR 法	应符合规定
CHO 蛋白残留量 /%	酶联法	应符合规定
鼠 IgG（ng/ 剂量）	双抗体夹心酶联免疫法	应符合规定
N- 糖分析	脉冲电化学检测器的高 pH 阴离子交换层析柱	应与对照品一致
成品		
外观、可见异物	应符合规定	应符合规定
溶解时间 /min	记时法	应符合规定
水分 /%	费休氏水分测定法	≤ 3.0%
pH	电位法	6.5~7.5
效 价 /（IU/ 瓶）	一期凝固法	标示量 80%~120%
比活性		应符合规定
纯度	SEC -HPLC 法	应符合规定
无菌检查	膜过滤法	应符合规定
热原检查	家兔法	应符合规定
细菌内毒素 /（EU/mg rF Ⅷ）	凝胶法	应符合规定
异常毒性试验（小鼠）	小鼠法	应符合规定
氨基酸含量 /（mmol/L）	HPLC 法	应符合规定
蔗糖含量	HPLC 法	应符合规定

三、重组人凝血因子Ⅸ

重组人凝血因子Ⅸ（recombinant human coagulation factor Ⅸ，rFⅨ）经美国 FDA 批准，已在美国上市，美国和欧洲已广泛应用于临床。

（一）生产工艺

大量生产 rFⅨ需先建立 rFⅨ高表达的细胞系，把 FⅨ和 PACE-SOL（一种可溶性丝氨酸切酶）的基因插入中国仓鼠卵巢细胞（CHO）中，该 CHO 细胞未受任何传染病原的感染。CHO 细胞作为生产重组产品的宿主细胞，具有病毒安全性的良好记录，已有 1 亿次以上输注 CHO 衍生的药物未发现病毒传染的病例。rFⅨ的生产建立在这样的安全记录之上。此外，rFⅨ的生产采用了一种从多方位控制病毒安全性的生产工艺，包括对 CHO 细胞的各项指标的检测、细胞培养生产过程中的常规病毒检测、在培养基和成品配方中不加任何动物和人源蛋白质，以及在提纯中增加一步去除病毒的膜过滤。所有这些步骤的实施都是为了保证 rFⅨ的安全性。

CHO 细胞系分泌 rFⅨ进入到特定的细胞培养基中，从培养基中获得的 rFⅨ粗品经过 4 步独立的层析步骤纯化。为去除病毒在提纯过程中增加了膜过滤步骤，该膜可以截留表观分子量大于 70 000Da 的蛋白分子和病毒颗粒。

提纯后的 rFⅨ特异比活性大于或等于 250IU/mg，而 FⅨ特异比活性为 220 IU/mg。rFⅨ的体外凝固活性用一期凝固法测定，以 FⅨ浓制剂的 WHO 国际标准品为对照，测定 rFⅨ的效价，即用国际单位 IU 表示。

目前的 rFⅨ 产品是一种无菌、无热原、不含防腐剂和任何动物及人源蛋白的冻干粉针剂。

（二）结构与理化性质

FⅨ基因位于 X 染色体的长臂上，定位于 Xq 36.3-27.1 区域。它全长约 34 kb，由 8 个外显子和 7 个内含子及其侧翼序列中的调控区所组成。FⅨ基因编码的 FⅨ前体，由 461 个氨基酸组成，分为三部分，分别为信号肽（28 个氨基酸）、前导肽（18 个氨基酸）和成熟蛋白（415 个氨基酸）。FⅨ前体需经加工和修饰后才能变为成熟的 FⅨ蛋白，包括切除信号肽和前导肽。

FⅨ是一种分子量为 55 000Da 的糖蛋白，单链组成含有 415 个氨基酸。FⅨ含有 5 个结构区，从 N 端开始 1~46 位氨基酸为 Gla 区（r-carboxyglutamic acid）；47~145 位氨基酸为两个 EGF 区（epidermal growth factor）；146~180 位氨基酸为激活肽区；181~415 位氨基酸为丝氨酸蛋白酶区。Gla 区是 FⅨ生物活性功能区，含 7 个以上钙离子结合位点，从而激活 FⅨ。这些位点既有高亲和力钙离子结合位点，又有低亲和力钙离子结合位点。EGF 区有一个高亲和力钙离子结合位点，这一区域与 FⅦ a / 组织因子复合物和 FⅧ结合。激活肽区在激活 FⅨ和发挥 FⅨ功能方面起着十分重要的作用。

（三）生物学功能

体内凝血途径为内源性和外源性凝血两种。FⅨ可以被外源性凝血途径中的 FⅦ a / 组织因子复合物激活，也可被内源性凝血途径中的 FⅪ a 激活。与 FⅧ a 结合，FⅨ激活 FⅩ成 FⅩa，FⅩa 激活凝血酶原形成凝血酶，凝血酶将纤维蛋白原转变为纤维蛋白，发生凝血。

（四）临床应用

根据出血程度不同，注射剂量也不同。对轻度出血包括无并发症的关节积血、表浅肌肉或软组织出血，血液循环中 rFⅨ 所需活性为 20%~30%，给药频率为 12~24h，持续治疗时间为 1~2 天；对中度出血包括肌肉内或分割性软组织、黏膜、拔牙或血尿，血液循环中 rFⅨ 所需活性为 25%~50%，给药频率为 12~24h，持续治疗时间为 2~7 天；对重度出血包括咽、咽喉、腹膜、中枢神经系统及大手术，血液循环中 rFⅨ 所需活性为 50%~100%，给药频率为 12~24h，持续治疗时间为 7~10 天。

临床用于乙型血友病或获得性 FⅨ缺乏症的治疗，以及用于控制和预防这些患者在外科手术中的出血。使用 rFⅨ可以提高 FⅨ在血液中的水平，并能纠正这些患者的凝血障碍。国内临床治疗乙型血友病，仍采用从血浆中提纯的凝血酶原复合物（FⅡ、FⅦ、FⅨ、FⅩ）。rF Ⅸ在体内的平均半衰期为（19.4 ± 5.4）h，与 FⅨ的半衰期无显著差异。

（五）质量控制标准

rFⅨ按重组产品的原液和成品的质量标准要求进行检定。特殊项目包括 rFⅨ的生物学活性测定。rFⅨ的生物学活性测定采用一期凝固法。一期凝固法是国际上通常采用的经典方法，我国在标化凝血因子Ⅸ国家标准品时也是采用该法。

重组人凝血因子Ⅸ的质量标准见表 21-3。

表 21-3　重组人凝血因子Ⅸ的质量标准

检测项目	检测方法	质量标准
原液		
效价测定	一期凝固法	应符合规定
蛋白质含量	HPLC 法	应符合规定
比活性	计算	应符合规定
鉴别	SDS-PAGE 法	应与对照品一致
纯度	HPLC 法	应符合规定
肽图	HPLC 法	应与对照品一致
糖指纹图谱分析	HPLC 法	应与对照品一致
外源性 DNA 残留量	QPCR 法	应符合规定
CHO 蛋白残留量 %	酶联法	应符合规定
细菌内毒素	凝胶法	应符合规定
成品		
外观，可见异物	应符合规定	应符合规定
溶解时间 /min	记时法	应符合规定
水分 /%	费休氏水分测定法	≤ 3.0%
pH	电位法	6.5~7.5
效价 /（IU/ 瓶）	一期凝固法	标示量 80%~120%
蛋白质含量 /（mg/ 瓶）	HPLC 法	应符合规定
比活性 /（IU/mg rF Ⅸ含量）		应符合规定
活化因子测定 /s	凝固法	≥ 150 秒

续表

检测项目	检测方法	质量标准
纯度	HPLC 法	应符合规定
鉴别	SDS-PAGE 法	应与对照品一致
无菌检查	膜过滤法	应符合规定
热原检查	家兔法	应符合规定
细菌内毒素检查	凝胶法	应符合规定
氨基酸含量 /（mmol/L）	HPLC 法	应符合规定
蔗糖含量 /%	HPLC 法	应符合规定

第二节　基因工程人血白蛋白

重组人血白蛋白（recombinant human albumin）是近年来国际和国内药物研究的热点，目前研发较为成熟的表达体系主要包括酵母（毕赤酵母或酿酒酵母）及转基因水稻等。按照用途及其纯度级别可以将其分为注射剂级别和辅料级别。

就药用产品而言，目前国际上已批准上市且商业化生产的重组人血白蛋白，仅有英国生产的酿酒酵母表达的辅料级产品，可以依据市场需求制成 10% 或 20% 等多种规格，作为麻风腮三联疫苗稳定剂等，《美国药典》对该品种进行了收录并制定了质量标准。日本曾在 2007 年批准生产及临床使用注射剂级别的重组人血白蛋白产品，包括 12.5g/瓶（5%，250ml）和 12.5g/ 瓶（25%，50ml）两个规格，但随后在 2009 年该产品被停止使用。国内目前没有批准上市的重组人血白蛋白，毕赤酵母来源的辅料级别重组人血白蛋白产品正在进行临床试验，注射剂级别的重组人血白蛋白正在进行药品注册评审；转基因水稻来源的重组人血白蛋白已批准进入临床研究。

一、生产工艺

（一）酵母表达体系的重组人血白蛋白生产工艺

重组人血白蛋白（rHSA）制备应首先构建稳定、高效持续表达人血白蛋白的重组酵母工程菌，并建立三级细胞库。生产种子库经过种子活化、扩增发酵培养，对收获物进行分离纯化、制剂配制、除菌及分装等操作步骤，并对生产操作和工艺条件持续控制，以获得高纯度的重组人血白蛋白。生产工艺可以包括但不限于以下步骤。

（1）重组菌株的构建：选择合适的宿主酵母，并通过多种方法对宿主菌进行鉴定，如氮源同化试验、碳源同化试验、糖类发酵试验、维生素需要试验及类淀粉化合物形成测定等多种方法。构建的含有人血白蛋白基因的质粒经限制性内切核酸酶线性化和转化，再进行发酵筛选和鉴定，包括菌落形态、显微镜观察及基因测序等鉴定程序，构建三级细胞库。

（2）发酵工艺：根据不同菌株的需求，采用不同的培养基配方和发酵培养基配方进行摇瓶等方式发酵，控制主要原料的添加量，经验证研究后确定最终发酵工艺。

（3）纯化工艺：重组人血白蛋白发酵液中除含有 rHSA 外，还有维持酵母细胞生长所必需的各种无机盐，以及细胞分泌的蛋白水解酶、色素、杂蛋白及核酸等。发酵液经固液分离去除菌体后，可采用多种工艺技术去除宿主相关杂质、工艺相关杂质及产品相关杂质，包括但不限于阳离子交换柱层析、疏水层析、螯合柱层析、硼酸处理、阴离子交换柱层析，以及超滤等工艺手段，获得高纯度的重组人血白蛋白产品，并通过不同规模的中试及产业化生产，得到稳定且可以产业化的工艺路线。

（4）制剂灌装及储存：原液制备后，添加稳定剂并调整蛋白浓度及 pH，制成待分装溶液，经 0.22μm 微孔滤膜过滤除菌后灌装储存。

（二）水稻表达体系的重组人血白蛋白生产工艺

（1）构建植物生物反应器的高效表达技术平台。利用 DNA 重组技术，以水稻胚乳作为生物反应器，采用水稻胚乳特异性表达、密码子优化及蛋白质定向储存等技术策略，建立水稻胚乳细胞高效表达平台。利用该平台在水稻胚乳中特异性表达重组人血清白蛋白（recombinant human serum albumin from oryza sativa，OsrHSA），通过多代选择，获得遗传稳定的高效表达重组人血清白蛋白的基因工程品系，其表达量可达 10g/kg 糙米左右。在此基础上，建立四级种子库。

（2）提取工艺：获得的稻谷原料经脱壳、抛光和磨粉后，根据人血清白蛋白的热稳定性和等电点等理化性质，经 60℃高温提取、15~20℃低温及 pH4.5 沉淀的提取方法，去除大量的水稻胚乳宿主蛋白，粗提液经过板框压滤方式实现固液分离后获得上清提取液。

（3）纯化工艺：为了有效地去除宿主残留蛋白、宿主残留核酸、内毒素、多聚体等多种宿主、工艺和产品相关杂质，提取液进行进一步分离与纯化，这些步骤包括阳离子交换层析、阴离子交换层析、疏水层析、超滤和浓缩等工艺流程，获得高纯度的植物源重组人血清白蛋白产品。工艺经过中试和生产规模的逐级放大与验证后，获得关键工艺的技术参数，并建立稳定的生产工艺及流程。

（4）制剂灌装及储存：原液制备后，添加稳定剂并调整蛋白浓度及 pH，制成待分装溶液，经 0.22μm 微孔滤膜过滤除菌后灌装储存。

二、结构与理化性质

人血白蛋白在肝脏中合成前体，经高尔基体加工剪切形成成熟的白蛋白分子，释放到血液中。成熟的人血白蛋白分子有三个结构域，整个分子由肽链紧密折叠成 13nm × 13nm 的球形，分子内的半胱氨酸残基形成 17 对二硫键交叉连接，是一种单链无糖基化的蛋白质。

重组人血白蛋白应具有与人血白蛋白相同的空间结构和理化特性，理论序列含有

585 个氨基酸残基,《美国药典》中要求酿酒酵母表达的重组人血白蛋白理论分子量应为 66 438Da。同时，重组技术生产的酵母体系来源人血白蛋白应注意甘露糖化蛋白问题，特别是 *O*- 甘露糖化蛋白，这可能与免疫反应具有相关性。

三、生物学功能

人血白蛋白的结构特点使其具有热稳定性和强可溶性，人血白蛋白也是维持血浆渗透压、运输营养、抗凝血、清除自由基和保护其他生物物质的重要蛋白质。人血白蛋白可以用于：创伤失血或烧伤引起的休克；脑水肿及损伤引起的颅内压升高；肝硬化及肾病引起的水肿或腹水；低蛋白血症的防治；新生儿高胆红素血症；心肺分流术、烧伤及血液透析的辅助治疗；成人呼吸窘迫综合征等。

注射剂级别的重组人血白蛋白应具有与人血白蛋白相同的生物学功能，且应对生产工艺相关、产品相关等杂质进行控制，减少重组表达体系可能引入的外源性物质和重组人血白蛋白结构的改变，从而减少临床使用时过敏反应或其他不良反应的发生。辅料级别的重组人血白蛋白也应对前述项目进行质量控制，避免危害性事件发生。

四、临床应用

目前，国际上没有注射剂级别的重组人血白蛋白上市，研发单位可以参照血液提取人血白蛋白产品的临床应用，即一般采用静脉滴注或静脉推注。为防止大量注射时机体组织脱水，可采用 5% 葡萄糖注射液或氯化钠注射液适当稀释作静脉滴注（宜用备有滤网装置的输血器）。滴注速度应以每分钟不超过 2ml 为宜，但在开始 15min 内，应特别注意速度缓慢，逐渐加速至上述速度。用量：使用剂量由医师酌情考虑，一般因严重烧伤或失血等所致休克，可直接注射本品 5~10g，隔 4~6h 重复注射 1 次；在治疗肾病及肝硬化等慢性白蛋白缺乏症时，可每日注射本品 5~10g，直至水肿消失，血清白蛋白含量恢复正常为止。

辅料级别重组人血白蛋白可以作为疫苗类产品的稳定剂，依据疫苗种类及临床试验的结果，使用不同的添加量。辅料级别重组人血白蛋白其他用途还包括作为药物的偶联载体、细胞培养基添加剂等。

五、质量控制标准

（一）酵母表达体系的重组人血白蛋白

1.《美国药典》（USP39-NF34）对于辅料级别重组人血白蛋白的要求

酿酒酵母来源，规格为 10% 或 20%；见表 21-4。

表 21-4 《美国药典》（USP39-NF34）对于辅料级别重组人血白蛋白要求（酿酒酵母）

检定项目	检验方法	质量标准
肽图	HPLC	与对照品一致
质谱分子量	质谱	（66 438 ± 20）Da
白蛋白纯度	Native 电泳	≥ 99.0%
蛋白质含量	凯氏定氮法	应为标示量的 95.0%~105.0%
Na 离子含量	FAES	120 ~160mmol/L
高分子量蛋白含量	HPLC-SEC	≤ 1.0%
pH	电位法	6.4~7.4
无菌	薄膜过滤	无菌生长
内毒素	LAL 鲎试剂	≤ 0.5 EU/ml
工艺过程特异性 HCP	ELISA	≤ 150ng/g 蛋白质
* 生产工艺过程杂质	经验证方法	经验证后制定标准
宿主细胞 DNA 残留量	经验证方法	经验证后制定标准

*《美国药典》中提到的生产过程杂质包含多种，如层析柱填料脱落物、添加的稳定剂、Tween80、辅料、不锈钢发酵设施设备引入的金属镍等，生产企业应依据生产工艺设立合理的质量标准限度。

2. 辅料级别重组人血白蛋白参考质量控制标准

1）酿酒酵母来源辅料级别重组人血白蛋白参考质量标准（表 21-5）

表 21-5 辅料级别重组人血白蛋白参考质量标准（酿酒酵母，20% 规格）

检定项目	检验方法	质量标准
外观	肉眼观察法	略粘稠，黄色至琥珀色澄明溶液，无可见异物
辛酸钠	GC	28.8~35.2mmol/L
蛋白质含量（凯氏定氮法）	凯氏定氮法	19.0%~21.0%（m/V）
分子量测定	ESMS	66 418~66 458 Da
酵母抗原（ELISA）	ELISA	≤ 150ng/g 蛋白质
纯度	Native-PAGE	≥ 99.0%
Con A 结合的 rHA	Bradford 法	≤ 0.30%（m/m）
内毒素（LAL 法）	LAL 鲎试剂	≤ 0.5EU/ml
镍（GFAAS）	GFAAS	≤ 0.5μg/g 蛋白质
无菌	薄膜过滤	应无菌生长
多聚体	HPLC-SEC	≤ 1.0%
pH	电位法	6.7~7.3
钠	FAES	130~160mmol/L
钾	FAES	≤ 0.01mmol/g 蛋白质
吐温 80	HPLC	10~20mg/L
肽谱	HPLC	与对照品一致

2）毕赤酵母来源辅料级别重组人血白蛋白原液参考质量标准（表 21-6）

表 21-6　原液的参考质量控制标准（毕赤酵母来源）

检验项目	检验方法	质量标准
pH	肉眼观察法	6.4~7.4
蛋白质含量	凯氏定氮法	大于出品浓度
电泳纯度	SDS-PAGE	≥ 98.0%
单体峰含量	HPLC-SEC	≥ 95.0%
多聚体含量	HPLC-SEC）	≤ 1.0%
二聚体含量	HPLC-SEC	≤ 4.0%
宿主菌多糖含量	硫酸苯酚法	≤ 3.0mg/g 蛋白
宿主菌结合甘露糖含量	HPLC 法	≤ 1.0mg/g 蛋白质
分子量	SDS-PAGE	（66.4 ± 6.6）kDa
外源性 DNA	q-PCR	≤ 0.1ng/g 蛋白
工艺相关 HCP 残留量	ELISA	≤ 100ng/g
内毒素含量	LAL 鲎试剂	< 8.35EU/g 蛋白
等电点	SDS-PAGE	主区带应为 4.3~5.3，与对照品一致
紫外光谱	紫外法	最大吸收峰波长应为（278 ± 3）nm
脂肪酸残留量	酶反应法	≤ 10.0μmol/g 蛋白质
肽图	HPLC	与对照品一致
N 端氨基酸序列	Edman 降解法	NH_2-Asp-Ala-His-Lys-Ser-Glu-Val-Ala-His-Arg-Phe-Lys-Asp-Leu-Gly

3）毕赤酵母来源辅料级别重组人血白蛋白成品参考质量标准（表 21-7）

表 21-7　成品的参考质量控制标准（毕赤酵母来源）

检验项目	检验方法	质量标准
鉴别试验	Westen blot	应为阳性
外观	肉眼观察法	略黏稠黄色或绿色至棕色澄清液体，不应出现浑浊
可见异物	肉眼观察法	按《中国药典》，应符合规定
不溶性微粒	光阻法	≥ 10μm 应≤ 6000 粒 / 容器 ≥ 25μm 应≤ 600 粒 / 容器
渗透压摩尔浓度	冰点下降法	210~400Osmol/kg
装量	容量法	不低于标示量
pH	电位法	6.4~7.4
色度	紫外法	A_{350}/A_{280} ≤ 0.05 A_{450}/A_{280} ≤ 0.02 A_{500}/A_{280} ≤ 0.007
蛋白质含量	凯氏定氮法	95.0%~110.0%

续表

检验项目	检验方法	质量标准
电泳纯度	SDS-PAGE	主带含量≥ 98.0%
单体峰含量	HPLC-SEC	≥ 95.0%
多聚体含量	HPLC-SEC	≤ 1.0%
二聚体含量	HPLC-SEC	≤ 4.0%
钠离子含量	火焰光度法	≤ 160mmol/L
辛酸钠含量	GC	0.140~0.180mmol/g 蛋白质
铝残留量	原子吸收法	≤ 200μg/L
残余甲醇含量	GC	不高于 0.01%
内毒素含量	LAL 鲎试剂	< 1.67EU/ml
无菌试验	薄膜过滤	应无菌生长
异常毒性	小鼠豚鼠法	动物健存，无异常反应，到期体重增加
热原检查	家兔法	按中国药典方法，应符合规定
吐温 80	HPLC 法	10 ~20mg/L 或依据生产工艺添加量制定其他限度

3. 注射剂级别重组人血白蛋白参考质量控制标准

1）毕赤酵母来源注射剂级别重组人血白蛋白原液参考质量控制标准（表 21-8）

表 21-8　原液的参考质量控制标准（毕赤酵母来源）

检定项目	检验方法	质量标准
外观	肉眼观察法	黄色至棕黄色澄明液体
蛋白质含量	凯氏定氮法	应不低于出品浓度
氯化钠含量	滴定法	2.3~3.5mg/ml
多聚体（含二聚体）含量	HPLC-SEC	≤ 3.6%
肽图	HPLC	与参考品图谱一致
鉴别试验（免疫电泳）	免疫双扩散	主要沉淀线为白蛋白
内毒素	LAL 鲎试剂	≤ 0.6 EU / ml
砷含量	ICP-MS	≤ 0.1 ppm
重金属	ICP-MS	≤ 2 ppm
DNA 残留量	q-PCR	≤ 10ng /150g rHA
其他蛋白质	SDS-PAGE	样品中主带以外的蛋白条带不能深于参考品
电泳纯度	SDS-PAGE	≥ 98.0%
毕赤酵母成分	ELISA	≤ 4ng/g rHA
工艺相关 HCP 残留量	硫酸苯酚法	≤ 3.0mg/g 蛋白质
宿主菌结合甘露糖含量	HPLC	≤ 1.0mg/g 蛋白质
等电点	SDS-PAGE	主区带应为 4.3~5.3，与对照品一致

续表

检定项目	检验方法	质量标准
紫外光谱	紫外法	最大吸收峰波长应为（278 ± 3）nm
脂肪酸残留量	酶反应法	≤ 10.0μmol/g 蛋白质
分子量	SDS-PAGE	（66.4 ± 6.6）kDa
N 端氨基酸序列	Edman 降解法	NH_2-Asp-Ala-His-Lys-Ser-Glu-Val-Ala-His-Arg-Phe-Lys-Asp-Leu-Gly

2）毕赤酵母来源注射剂级别重组人血白蛋白成品参考质量控制标准见表 21-9

表 21-9 成品参考质量控制标准（毕赤酵母来源）

检验项目	检验方法	质量标准
鉴别试验	Westen blot	应为阳性
外观	肉眼观察法	略黏稠黄色或绿色至棕色澄清液体，不应出现浑浊
可见异物	肉眼观察法	应符合规定
不溶性微粒	光阻法	≥ 10μm 应≤ 6000 粒 / 容器 ≥ 25μm 应≤ 600 粒 / 容器
渗透压摩尔浓度	冰点下降法	210~400Osmol/kg
装量	容量法	不低于标示量
pH	电位法	6.4~7.4
色度	紫外法	A_{350}/A_{280} ≤ 0.05 A_{450}/A_{280} ≤ 0.02 A_{500}/A_{280} ≤ 0.007
蛋白质含量	凯氏定氮法	应为标示量的 95.0%~110.0%
电泳纯度（SDS-PAGE）	SDS-PAGE	主带含量≥ 98.0%
单体峰含量（HPLC-SEC）	HPLC-SEC	≥ 95.0%
多聚体 + 二聚体含量	HPLC-SEC	≤ 3.6%
钠离子含量	火焰光度法	≤ 160mmol/L
辛酸钠含量	GC	0.140~0.180mmol/g 蛋白质
铝残留量	原子吸收法	≤ 200μg/L
残余甲醇含量	GC	不高于 0.01%
内毒素含量	LAL 鲎试剂	＜ 1.67EU/ml
无菌试验	薄膜过滤	应无菌生长
异常毒性	小鼠豚鼠法	动物健存，无异常反应，到期体重增加
热原检查	家兔法	按《中国药典》方法，应符合规定
毕赤酵母成分	ELISA	≤ 4ng/g rHA
DNA 残留量	Q-PCR	≤ 10ng /150g rHA
吐温 80	HPLC 法	10~20mg/L 或依据生产工艺添加量制定其他限度

（二）转基因水稻表达体系的重组人血白蛋白参考质量控制标准（注射剂级别）

1. 原液参考质量控制标准（表 21-10）

表 21-10 转基因水稻表达体系的重组人血白蛋白原液参考质量控制标准（注射剂级别）

检验项目	检验方法	质量标准
外观	肉眼观察法	略黏稠黄色至棕色澄明液体，不应出现浑浊
pH	电位法	6.4~7.4
蛋白质含量	凯氏定氮法	≥ 200.0mg/ml
电泳纯度	SDS-PAGE	≥ 98.0%
分子量	SDS-PAGE	（66.5 ± 6.6）kDa
内毒素含量	LAL 鲎试剂	＜ 1.67EU/ml
等电点	SDS-PAGE	主区带应为 4.9 ± 0.4，与对照品一致
紫外光谱	紫外法	最大吸收峰波长应为（279 ± 2）nm
肽图	HPLC 法	与对照品一致
ConA 结合糖蛋白（HPLC）	HPLC 法	≤ 0.20%
N 端氨基酸序列	Edman 降解法	NH_2-Asp-Ala-His-Lys-Ser-Glu-Val-Ala-His-Arg-Phe-Lys-Asp-Leu-Gly

2. 成品参考质量控制标准（表 21-11）

表 21-11 转基因水稻表达体系的重组人血白蛋白原液参考质量控制标准（注射剂级别）

检验项目	检验方法	质量标准
鉴别试验	Westen blot	应为阳性
外观	肉眼观察法	略黏稠黄色至棕色澄明液体，不应出现浑浊
可见异物	肉眼观察法	应符合规定
不溶性微粒	光阻法	≥ 10μm 应≤ 6000 粒 / 容器
		≥ 25μm 应≤ 600 粒 / 容器
渗透压摩尔浓度	冰点下降法	210~400Osmol/kg
装量	容量法	不低于标示量
pH	电位法	6.7~7.3
蛋白质含量	凯氏定氮法	标示量的 97.0%~108.0%
电泳纯度	SDS-PAGE	主带含量≥ 96.0%
外源性 DNA	q-PCR	≤ 0.5ng/g 蛋白质
工艺相关 HCP 残留量	ELISA	≤ 4000ng/g
钠离子含量	火焰光度法	≤ 150mmol/L
吸光度	紫外法	≤ 0.10

续表

检验项目	检验方法	质量标准
多聚体含量	HPLC-SEC	≤ 0.5%
辛酸含量	GC	0.140~0.180mmol/g 蛋白质
铝残留量	原子吸收法	≤ 200μg/L
硫酸铵残留量	滴定法	≤ 0.5g/L
无菌检查	薄膜过滤	应无菌生长
异常毒性	小鼠豚鼠法	动物健存，无异常反应，到期体重增加
热原检查	家兔法	按中国药典方法，应符合规定

（三）注意事项

上述所有列表中的质量标准仅为参考质量标准，由于各生产工艺的不同、添加辅料的不同及宿主细胞来源的不同等，生产企业应结合自身产品特点制定各自的质量标准。同时，由于检定方法的检出限、灵敏度及准确性等方法学本身的特点，检测方法不同时，质量标准的限度亦应相应变更。此外，随着生物技术药物检测技术和生产工艺的提高，质量标准亦应随之发生变化，不能单纯局限于上述列表中的质量控制内容。

六、重组人血白蛋白质量研究的共性问题

（一）重组人血白蛋白研究面临的挑战

重组 DNA 技术用于生产重组人血白蛋白，主要采用细菌、酵母、植物和动物等表达体系，但在技术上面临众多难点，如产量低、纯度要求高、痕迹杂质检测、分离纯化工艺复杂、生产成本高、高剂量人体安全性等挑战。主要难点包括以下方面。

1. 分离纯化技术难度高

人血白蛋白是球形分子，具有 3 个结合位点和 6 个亚位点，因而人血白蛋白具有很强的小分子结合能力。而这种特性也造成重组人血白蛋白生产过程中的杂质如细胞裂解物、内毒素、小分子多糖和各种脂肪酸均能与其结合，如何将这些结合态的各类小分子杂质在分离纯化过程中去除而不破坏重组人血白蛋白的分子结构，成为分离纯化的一个难点。

2. 临床使用的高剂量决定重组人血白蛋白必须具有极高纯度

人血白蛋白可广泛用于蛋白缺乏症，包括肝硬化腹水、肾脑水肿、失血性休克和术后血容量补充及大面积烫烧伤的体液补充等，临床单剂量为 10 ~125g，而通常的其他类别重组蛋白产品使用量仅为微克级至毫克级。当大剂量输注重组人血白蛋白时，其含有的相关杂质或其他物质含量也会放大，基于安全性考虑，其纯度要求比一般重组蛋白产品提高几个数量级。根据 ICH S6 的要求，重组蛋白药物单个剂量的宿主蛋白可接受的

上限为100ppm。如何去除微量残留宿主蛋白或选择人体对宿主蛋白具有较高耐受性的表达体系，达到安全性所需要的纯度要求是重组人血白蛋白的又一难点。质量研究时应特别注意痕量宿主残留杂质定性及定量分析，如宿主蛋白及宿主DNA等；注意糖基化及糖化含量、位点及水平的检测；注意微量杂质或糖化修饰相关杂质的免疫原性研究等。

3. 痕量残留宿主蛋白的检测

重组人血白蛋白纯度要求极高，而残留宿主蛋白含量极其微量，重组人血白蛋白的宿主细胞蛋白残留量在百万分之一以下，如何建立高灵敏的宿主蛋白检测技术和检测试剂盒成为重组人血白蛋白的难题。

4. 提高表达量，研发简单高效的提取纯化工艺

重组人血白蛋白相对于其他重组蛋白药物来说，是一个高剂量低附加值的产品，高纯度需要更多纯化工艺步骤，而更多纯化步骤意味着回收率下降和生产成本的提高。重组人血白蛋白的表达量应不低于10g/L或10g/kg，分离纯化工艺应简单高效以降低成本，并应同时注意产品的批间一致性、工艺和产品的稳定性等。

（二）重组人血白蛋白的理化结构研究

重组人血白蛋白是含有17对二硫键的高度折叠的蛋白，其结构的正确与否直接关系到药物安全性和有效性。尽管它不是一个糖蛋白，但在表达过程中可能存在结构的改变，如二硫键破坏或错配、出现*O*-糖基化修饰或发生糖化、结合小分子等。对重组人血白蛋白进行理化结构研究，应分析人血白蛋白分子的一级结构、二级结构、空间结构的正确性，确定二硫键连接情况，确保17对二硫键正确连接，分析34位游离巯基是否发生修饰。对产品相关杂质，如聚合、降解、电荷异构体、糖基化及糖化含量也应进行详细研究。

（三）残留宿主蛋白的痕量检测技术和方法的研究

残留宿主蛋白（HCP）含量与种类是重组人血白蛋白安全性的重要指标，如何实现高灵敏痕迹量残留宿主蛋白的定量检测是产品质量控制的关键点。残留宿主蛋白检测技术方法研究主要包括以下方面。

1. ELISA方法检测宿主蛋白残留

1）HCP标准物质及其抗体的制备

由于高水平表达的重组人血白蛋白（10g/L或10g/kg），细胞因重组蛋白在细胞合成与转运过程中会引起过载，细胞会产生内质网胁迫（ER stress）。为了保证细胞的正常运行，启动非折叠蛋白应答（unfolded protein response，UPR），进而增加与蛋白质折叠相关的蛋白质的表达，同时启动内质网偶联降解程序（ER-associated degradation，ERAD）来清除非折叠蛋白，保证细胞成活。因而工程菌蛋白谱较非工程菌发生了较大变化。因此，为了提高宿主蛋白的检测准确性和代表性，残留宿主蛋白检测所使用的宿主蛋白标准物质及对应抗体的制备应该采用工程菌来源，即应制备生产工艺相关试剂盒来测定HCP残留。应注意制备的抗原需要有代表性，能代表生产工艺及关键工艺参数的波动。制备的抗体需研究覆盖率，确保获得的抗体可以覆盖制备的抗原，并达到一定的覆盖率要求。

2）提高检测试剂盒的灵敏度

由于残留宿主蛋白含量极低，需要提高检测灵敏度从而提高检测限。虽然基于HRP的酶联免疫检测技术具有较高的灵敏度，但对于痕量的残留宿主蛋白检测的精度和灵敏度仍然不够，采用Biotin和量子点等高灵敏的技术，可进一步提高宿主残留蛋白的检测灵敏度和精度。对于建立的检测方法，应进行充分的验证研究，每次试验均应该进行回收率检测。

2. 指示蛋白检测HCP技术

尽管基于ELISA的方法具有较高的灵敏度和检测精度，但由于宿主蛋白标准物和抗体制备具有不可控性，宿主蛋白标准物和多克隆抗体制备存在批次间差异风险，不利于产品上市后的检测技术的标准化，研发以残留宿主蛋白的主要成分为指示蛋白的检测技术具有可标准化和规范化等优点。虽然基于这个原理的技术在残留宿主核酸检测中得到了很好的应用，但在残留宿主蛋白检测上没有先例，因此残留宿主蛋白的种类分析与选择、单克隆制备、捕获与检测单克隆抗体配对，以及检测标准的标定与实际残留宿主蛋白含量的相关性等方面需要大量研究数据，以确定其对特定产品的标定值。

3. 基于分子相互作用的表面等离子共振技术（SPR）检测方法的应用

上述基于ELISA的方法虽然具有较多优点，但定量稳定性和精确性需要检测人员具有熟练操作技能，且费时费工。采用基于分子相互作用的表面等离子共振技术（SPR）的芯片技术，可以达到快速和精确的检测目的，具有广阔的前景。

4. 基于LC-MS等质谱技术的检测方法

基于纳升至微升流速生物兼容RP/RP在线二维超高效液相系统色谱系统加行波离子淌度-串联四极杆飞行时间质谱对HCP进行定性及定量测定，是目前最新的痕量杂质分析技术。可以通过2D-UPLC实现对HCP的分离并用高分辨率质谱及其分析软件对残留HCP进行比对和鉴定，实现与样品在10^{-6}浓度范围内HCP的定量或半定量测定。就重组人血白蛋白而言，要实现这一目标需要获得重组人血白蛋白生产工艺不同阶段相关杂质样本，并对鉴定出来的HCP进行深入的蛋白质组学分析，找出HCP混合物中的危害性HCP，如可能引发过敏反应或其他不良反应的HCP，并以此数据结果指导工艺相关ELISA试剂盒的开发和验证，对危害性HCP进行重点监控，并以此作为产品上市质量控制手段，是一种全新的质量研究思路。

（王箐舟　王敏力　侯继锋　沈　琦）

参 考 文 献

刘大英，沈琦，云志宏．1995. 930701血浆和中纯FⅧ国家标准品FⅧ：C检测结果及分析．中国输血杂志，8(2)：87-88.

马秋平，王箐舟，侯继锋．2016. 气相色谱法检测重组人凝血因子Ⅷ中乙二醇残留量，中国新药杂志，25(8)：869-871.

沈琦，云志宏，刘大英．2001. 第一批凝血因子FⅨ浓制剂国家标准品的协作标定．中国生物制品学杂志，14(1)：42-43.

沈琦，王威，云志宏，等．2002. 人凝血因子FⅧ浓制剂国际标准品第六次协作标定．中国生物制品学杂志，15(1)：47-48.

王箐舟，赵卉，王威，等. 2013. 第四批人凝血因子Ⅷ国家标准品制备和标定. 中国药品标准，14(3)：188-190.

Brown F，Lubiniecki A，Murano G，et al.1998.Characterization of biotechnology pharmaceutical products. Dev Biol Stand，96：141-147.

Chen Z，He Y，Yang D，et al.2013.Human serum albumin from recombinant DNA technology：Challenges and strategies. Biochim Biophys Acta，1830(12)：5515-5525.

Chowdary P，Dasani H，Jones JA，et al. 2001. Recombinant factor Ⅸ (BeneF Ⅸ by adjusted continuous infusion：a study of stability，sterility and clinical experience. Haemophilia，7(2)：140-145.

Gitschier J，Wood WI，Goralka TM，et al.1984.Characterization of the human factor Ⅷ gene. Nature，312：326-330.

Hagen FS，Gray CL，O' Hara P，et al.1986.Characterization of a cDNA coding for human factor Ⅶ. Proc Natl Acad Sci USA，83(8)：2412-2416.

He Y，Ning T，Yang D，et al. 2011.Large-scale production of functional human serum albumin from transgenic rice seeds，PNAS，108(47)：19078-19083.

Issue M. 2010. Corporate Social Responsibility Report 2010：2.

Ning T，Xie T，Yang D，et al. 2008. Oral administration of recombinant human granulocytemacrophage colony stimulating factor expressed in rice endosperm can increase leukocytes in mice. Biotechnol Lett，30：1679-1686.

Sheth S，Dimichele D，Lee M.2001.Heart transplant in a factor F Ⅷ -deficient patient with a high-titre inhibitor：perioperative management using high-dose continuous infusion factor Ⅷ and recombinant F Ⅶ a. Haemophilia，7(2)：227-232.

Shibata N，Kobayashi H，Suzuki S. 2012. Immunochemistry of pathogenic yeast，Candida species，focusing on mannan. Proc Jpn Acad Ser B Phys Biol Sci，88(6)：250-265.

United States Pharmacopeial Convention. USP39-NF34 S2 rAlbumin Human：7144-7146.

Vehar GA，Keyt B，Eaton D，et al.1984.Structure of human factor Ⅷ. Nature，312：337-342.

Wang X，Jiang D，Yang D，et al. 2017. Expression of alpha-1，6-fucosyltransferase (FUT8) in rice grain and immunogenicity evaluation of plant-specific glycans.J Biotechnol，242：111-121.

Wood WI，Capon DJ，Simonsen CC，et al. 1984. Expression of active human factor Ⅷ from recombinant DNA clones. Nature，312：330-337.

Yoshioka A，Shima M，Fukutake K，et al.2001.Safety and efficacy of a new recombinant F Ⅷ formulated with sucrose (rF Ⅷ -FS) in patients with hemophilia A：a long-term，multicentre clinical study in Japan. Haemophilia，7(3)：242-249.

Yoshitake S，Barbara G，Schach，et al. 1985. Nucleotide sequence of the gene human factor Ⅸ. Biochemistry，24：3736-3750.

第二十二章

其他生物技术药物

本章收载了多种蛋白质和多肽类药物，由于分类归属的原因，不便于列入其他章节，故统一放入本章。本章收载的药物（制品）来源各异，生物学效应多种多样，检测方法不尽相同，对其进行质量控制存在一定的挑战性。这些制品包括已经上市的品种，如脑利钠肽、血管生成抑制素等；还包括正在申报临床试验的新药，如肿瘤疫苗等。从长远来看，本章的每一节，甚至每一个制品可能都代表某一个未来的方向，对它们质量控制思想的剖析和方法研究都可能成为未来这一大类药物（制品）质量控制的基石。

第一节　肿瘤血管生成抑制剂类药物

血管生成在人体发育、组织修复、女性月经周期等正常生理过程中发挥重要作用，同时也是肿瘤、糖尿病性视网膜病、风湿性关节炎、慢性炎症等血管增生性疾病的重要病理特征之一。早在 1971 年 Folkman 认为肿瘤的生长依赖于新生血管的生成，当肿瘤的体积达到 2~3mm^3 以上时就必须依赖新生血管为其继续增殖提供必需的氧气和营养物质。如果抑制肿瘤的血管生成就会切断肿瘤的营养供给，导致肿瘤的退化、萎缩。这一观点已为大量的研究结果所证实。目前，以血管生成为靶点治疗肿瘤已成为肿瘤研究的热点之一。

本节阐述了几种内源性肿瘤血管生成抑制类蛋白药物（制品）。这类药物（制品）的治疗策略与传统的直接针对肿瘤细胞的杀伤不同，其针对肿瘤内活跃的血管网络进行抑制，使血管萎缩或消失，进而切断肿瘤细胞的物质供给，达到削弱肿瘤的目的。这类药物是当前研究的热点之一，其代表性药物为内皮抑素（endostatin）。2005 年 9 月，我国科学家研制的血管生成抑制剂“重组人血管内皮抑制素注射液（商品名：恩度）”被国家食品药品监督管理局批准为生物制品一类新药。对该类药物（制品）关键质量属性和质量控制的研究，将为未来研发的多种相关药物的质量控制奠定基础。

一、血管生成抑制剂概述

肿瘤的生长可分为两个阶段：血管前期（prevascular stage）和血管期（vascular

stage）。人类大多数肿瘤的开始阶段无血管生成，此时肿瘤的大小不超过数个立方毫米，它们能以无新生血管状态在原位持续存活数月至数年时间。当肿瘤内某一细胞群的血管生成启动后，肿瘤便进入新生血管的形成阶段而形成自身的血管系统，此时肿瘤组织由于能得到充分的营养供给，就会迅速生长，并可出现细胞脱落而形成转移。

肿瘤组织大于 $2mm^3$ 时，需要生成新血管为肿瘤继续增殖提供充足的氧气和营养物质。新血管生成是肿瘤迅速增殖和转移的重要条件之一，同时发育不完善的微血管也为肿瘤细胞扩散进入循环提供了便利。肿瘤组织新血管形成与癌转移程度呈正相关。在浸润性乳腺癌和非小细胞肺癌中均发现，肿瘤组织块内部的微血管数与局部或远处转移明显相关，也与放疗后转移、复发风险直接有关。因此，血管生成是肿瘤赖以生长和转移的基础。

血管生成（angiogenesis）是指组织利用既存血管产生新的血管的过程。原发肿瘤具有诱导新生血管生成的能力，其生长和转移都依赖于肿瘤新生血管的生成。肿瘤新生血管生成过程受血管生成正负调节因子的共同调控，目前发现的血管形成正负调节因子有四五十种。重要的血管生成正调节因子包括碱性成纤维生长因子（bFGF）、血管内皮细胞生长因子（VEGF）、血管生成素（angiogenin）、血小板衍生性生长因子（PDGF）和基质金属蛋白酶（MMP）等 20 余种，主要功能是刺激血管内皮细胞活化，降解基底膜和细胞外基质，促进内皮细胞迁移、增殖，形成管腔，稳定成熟的新生血管。血管生成负调节因子包括血管抑素（angiostatin）、内皮抑素（endostatin）、Troponin I、血小板因子 -4（PF-4）、血小板反应素（thrombospondin）、干扰素 -2α（IFN-2α）和组织金属蛋白酶抑制剂（TIMP）等 20 余种，发挥与正调节因子相拮抗的功能作用。这些血管生成负调节因子即为内源性的血管生成抑制剂。

肿瘤血管生成的过程与正常创伤愈合的血管生成过程相类似，涉及一系列复杂的连锁反应，以及内皮细胞、外膜细胞、血管生长因子、细胞外基质等多种成分。具体过程大致如下：①肿瘤的各组分释放多种血管生成因子；②内皮细胞因血管生成因子的作用而出现形态改变，如各种细胞器数目和大小的增加及伪足的出现；③基底膜断裂，内皮细胞突起而由此进入血管周围组织；④内皮细胞游走，在血管周围组织间隙中向刺激原运动；⑤内皮细胞分裂、增殖，周围的周细胞及纤维母细胞也在血管生成时分裂、增殖，形成新生毛细血管芽；⑥毛细血管芽的成熟，包括血管芽管腔的生成，新合成的基底膜形成，进而分化成小静脉、小动脉，并连接成毛细血管网。

由于肿瘤血管形成与肿瘤的生长和转移关系十分密切，因而抑制肿瘤的血管生成可以起到抗癌的作用，这一方法已被越来越多的实验证明是可行的。以血管生成的各个环节及其发生过程中的生化改变为靶点，研制血管生成抑制剂，控制肿瘤生长和转移，将成为肿瘤防治的一个重要途径。总体来说，抗血管生成可以在 5 个不同的水平起作用：①阻止肿瘤细胞分泌血管生成因子；②阻断肿瘤血管生成因子的效应，即通过抗血管生成因子抗体、抗血管生成因子受体的抗体、可溶性血管因子受体来中和或阻断其生物学效应；③抑制内皮细胞的增殖及迁移；④干扰内皮细胞与细胞外基质的相互作用，阻止血管网的形成；⑤抑制血管平滑肌细胞的生长。

以此策略为基础研制开发的抗肿瘤药物将不同于传统的细胞毒类药物，与之相比，抗血管生成治疗具有以下优势：①正常成年人血管形成基本停止，只有在妊娠、月经周期、炎症、外伤和肿瘤等特殊情况下，血管形成才被启动，因此，抗血管形成具有良好的特异性，副作用小；②内皮细胞与肿瘤细胞相比基因表达相对稳定，不易产生耐药性，可以长期用药；③由于所有血管内皮细胞均暴露在血液中，药物能够直接发挥作用，而不需要渗透等环节，药物作用效能高。

肿瘤血管生成抑制剂（tumor angiogenesis inhibitor，TAI）可分为特异性和非特异性两大类。特异性的 TAI 可以根据它们的作用机制大致分为 4 类：①抑制基底膜降解，代表性药物为MMP抑制剂（MMPI），如Marimastat（BB-2516）、Tanomastat（Bay129566）、Neovastat、Prinomastat（AG3340）、CGS27023A 等；②抑制血管生长因子活化，如 VEGF 单抗 AvastinTM、VEGF- 毒素耦合物、VEGFR 单抗、受体酪氨酸激酶抑制剂 SU5416、SU6668、PTK787/ZK222584、ZD6474 等；③直接抑制内皮细胞增殖，如 *O*-（氯乙酰 - 氨甲酰基）烟曲霉醇（TNP-470）、Angiostatin、Endostatin 等；④抑制内皮细胞特异性整合素 / 生存信号，如整合素 ανβ3 单抗（Vitaxin）和 ανβ3 小分子拮抗剂（EMD121974）等。非特异性的 TAI 是指既可以直接抑制肿瘤的生长，又可破坏或抑制肿瘤新生血管生成的一类化合物，如 Doxorubicin、Paclitaxel、HCPT 等。

任何事物都是一分为二的，血管生成抑制剂的应用也有一定的隐忧。虽然目前暂未发现 AGM-1470、血管抑素、内皮抑素有明显的毒副作用，但长期用药的潜在问题是值得重视的：①与传统的化疗药物一样，某些血管生成抑制剂并没有高度的选择性，它不仅抑制肿瘤血管生成，也抑制正常血管生成，因此对女性月经和妊娠等生理过程及伤口愈合会有不良影响；②停药后肿瘤恢复生长，许多研究都证实了这一点，这是许多血管生成抑制剂的固有特性，如何克服这一局限性是将来的一个研究方向；③动物试验还发现，长期使用 AGM-1470 会刺激免疫系统，促进 B 淋巴细胞增殖，其中的机制还有待进一步研究。

二、内皮抑素

在已发现的几十种血管生成抑制剂中，内皮抑素（endostatin）是一种内源性的、有特异性肿瘤血管生成抑制作用的蛋白质类血管生成抑制剂，目前是唯一成功开发为基因工程药物上市的品种，因此这里予以单独的重点介绍。

（一）结构与理化性质

内皮抑素是 O' Reilly 于 1997 年在小鼠 EOMA 血管内皮瘤细胞系的培养基中分离出来的，具有特异抑制血管内皮细胞生长的作用。它是胶原蛋白 XⅧ的 C 端非胶原蛋白特征结构域的水解产物，分子量为 20 kDa，含有 184 个氨基酸，并有 4 个半胱氨酸，其含有两个重要锌离子结合位点。该位点的作用可能不仅仅是结构组成，还可能与维持蛋白质稳定及与内皮细胞上的受体相互作用有关。

内皮抑素的结构表面有一个由 11 个精氨酸残基组成的碱性区域，为肝磷脂硫酸盐结合位点。一些血管生成刺激因子，如血管内皮细胞生长因子（VEGF）和碱性成纤维生成因子（bFGF），作用于内皮细胞时，依赖于细胞外的大分子肝磷脂或乙酰肝素硫酸盐蛋白聚糖（H5PG）。而内皮抑素表面的肝磷脂硫酸盐结合位点可以和 VEGF、FGF-2 竞争性地结合内皮细胞表面的肝磷脂或乙酰肝素硫酸盐蛋白聚糖，从而竞争性地抑制细胞生长因子的作用，抑制血管生成。

（二）生物学活性及临床应用

目前，治疗肿瘤的各类药物尤其是化疗药物，容易产生耐药性，这主要与肿瘤细胞的遗传不稳定性和高突变率有关。与这些药物相比较，内皮抑素具有高效、低毒和无耐药性的优点。此外，在动物试验中亦证实血管生成抑制剂可诱导转移病灶肿瘤细胞凋亡并抑制其进一步扩散。

内皮抑素的抗肿瘤活性已被大量试验证实，O' Reilly 利用裸鼠建立 Lewis 肺癌、T241 纤维肉瘤、EOMA 血管内皮细胞瘤、B16F10 黑色素细胞瘤的模型，待肿瘤种植达 100~200 mm^3 大小时，应用大肠杆菌表达系统表达的重组鼠内皮抑素蛋白肿瘤局部注射治疗（20 mg/kg/d），结果完全抑制了肿瘤的生长，免疫组化证实肿瘤血管生长被阻断，肿瘤细胞的凋亡指数提高了 7 倍。Boehm 等用内皮抑素蛋白治疗小鼠 Lewis 肺癌、T241 纤维肉瘤、B16F10 黑色素细胞瘤，肿瘤消退便停止治疗；待肿瘤恢复生长至 250~400 mm^3 大小时，分别再用内皮抑素蛋白治疗 6 个、4 个、2 个周期（20 mg/kg/d），发现仍然可以抑制肿瘤生长。此试验第一次证明了内皮抑素不引起肿瘤耐药性且没有任何毒副作用。Yokoyama 用酵母表达系统生成的鼠内皮抑素蛋白和血管抑素（angiostatin）联合治疗裸鼠 MA148 卵巢癌（20 mg/kg/d，血管抑素同等剂量），研究中证实内皮抑素可以通过减少肿瘤血管数量、增加肿瘤细胞凋亡而发挥抑制肿瘤生长和防止肿瘤转移等抗肿瘤作用，并与血管抑素有协同作用。但是，应用内皮抑素蛋白治疗肿瘤需要长期大剂量持续给药，费用昂贵，使用不便。而且，由于其重组蛋白不易溶解、理化性质不稳定，导致在治疗过程中大约有 95% 的重组蛋白被排泄出体外，大大降低了疗效。

内皮抑素作为一类新型的抗肿瘤药物，还可以与其他治疗联合应用。有学者报道血管生成抑制剂与化疗联合应用可有效地抑制肿瘤生长，减少耐药性的产生，同时对于转移病灶亦有较好的治疗作用，并抑制肿瘤进一步扩散。对一些放疗不敏感的肿瘤，采取血管抑素与放疗联合可有协同治疗作用。

随着基因技术近来的迅猛发展，内皮抑素治疗方式更多样，疗效更显著、更稳定。①体外构建转染内皮抑素真核表达载体的肿瘤细胞。Kirsch 等在体外将 endostatin cDNA 转染鼠 K1735 黑色素瘤细胞，建立动物模型 25 天后，转染后的肿瘤细胞形成的肿瘤比未转染的对照组肿瘤细胞形成的肿瘤体积小 20%，且有效抑制了病灶的血液转移，证明了在肿瘤细胞中转染内皮抑素基因，能有效地抑制肿瘤的生长和转移。②注射内皮抑素质粒。Chen 等治疗 MDA-MB-435 乳腺癌，在裸鼠乳腺癌组织中直接注射重组质粒 PCI-Endo 2.9μg，每 7 天注射 1 次，注射 3 次，结果与对照组相比肿瘤被抑制达 49%。同时，把重组质粒 PCI-Endo 15μg 做静脉注射治疗，每 10 天 1 次，连续 6 次，每次注射后 24~48h 可在鼠血清中测到内皮抑素，结果与对照组相比肿瘤被抑制 40%。Blezinger 等直接给小鼠局部肌注 240μg 内皮抑素基因的表达质粒治疗 BALB/c 小鼠肾细胞癌，第 7 天血中内皮抑素水平达到高峰（8μg/ml），血药浓度维持 14 天。13 天与对照组相比，肿瘤被抑制 40%，肺转移减少 1/6，肿瘤凋亡细胞增加 6 倍。以上说明内皮抑素基因的表达具有抑制肿瘤作用。③注射腺病毒介导的内皮抑素基因。Sauter 等用腺病毒载体 pADV.hEF1-α 构建重组腺病毒 - 内皮抑素表达载体 ADV. mEnd，用 ADV. mEnd 静脉注射 s.c. 乳腺癌（JC）裸鼠，一次剂量为 1×10^{11} pfu，28 天后瘤体减小 60%，血清中 ADV. mEnd 浓度为 810~1710ng/ml；同样方法，ADV. mEnd 静脉注射 Lewis 肺癌（LLC）裸鼠，28 天后瘤体减小 78%，血清中 ADV. mEnd 浓度为 605~1740ng/ml，无转移病灶，对照组转移率 100%。④逆转录病毒介导的内皮抑素基因。Wang 等用逆转录病毒为载体，将内皮抑素基因转染人肝癌细胞 SMMC7221，皮下接种裸鼠，22 天后肿瘤比对照组小 94%，并且肿瘤微血管密度（MVD）为 8.6 ± 1.1，明显小于对照组的 22.6 ± 4.5。⑤转内皮抑素基因双歧杆菌。我国徐根兴教授从人肝脏 cDNA 中分离出内皮抑素基因，转染到双歧杆菌中，制成口服冻干粉剂（ETB-2）。其作用机制可能为：借助双歧杆菌功能，口服后在肠道定植、繁殖，然后复制大量内皮抑素。双歧杆菌崩解后，血管内皮抑素活性片段被吞噬至肠黏膜，转运到肿瘤组织发挥治疗作用。王洛伟等在研究内皮抑素转染双歧杆菌制成的冻干粉剂（ETB-2）对小鼠 HAC 肝癌细胞皮下移植模型的抑瘤作用时发现，应用 ETB-2 灌胃的实验组 VEGF 水平，MVD 明显低于对照组，显著抑制肿瘤的生长与发展。

通过对大量动物模型的试验性治疗，可以看出无论是内皮抑素的蛋白质制剂，还是基因产品，都可以很好地抑制肿瘤的生长和转移，并可以促进肿瘤细胞的凋亡，而且不产生耐药性，暂时也未发现有明显毒副作用。

（三）产生及其作用机制

通常认为内皮抑素并不是由肿瘤细胞直接分泌，而是通过肿瘤细胞产生或激活某种蛋白酶，后者将体内的前体分解为血管生成抑制剂。有实验证实，组织蛋白酶 L 和金属蛋白酶通过水解 XⅧ型胶原 C 端而产生内皮抑素。Wen 等发现弹性蛋白酶家族中的几个成员都可以特异地水解胶原 XⅧ的 Ala-His 位点产生内皮抑素。他们还证实，这是两步的催化过程：首先是金属离子依赖的过程，然后是弹性蛋白酶依赖的过程。最近 Felbor 等从 EOMA 肿瘤培养上清中分离到催化胶原蛋白 XⅧ产生 Endostatin 的组织蛋白酶 L，至少部分阐明了 EOMA 产生 Endostatin 的机制。对内皮抑素的研究发现鼠的内皮抑素有 11 个精氨酸残基与肝素有高亲和性，推测内皮抑素可能与类肝素样的硫酸蛋白多糖结合后，抑制血管生成。但也有学者认为内皮抑素的作用与该结构无关，有关其确切机制尚需进一步研究。Dhanabal 等证实内皮抑素可引起内皮细胞中 Bcl-2 和 Bcl-xL 抗凋亡蛋白明显减少，从而诱发内皮细胞凋亡。

目前关于内皮抑素抑制新血管形成的机制尚无定论，还需深入研究。根据已有的研究结果，其作用机制可能如下：①阻断多条信号转导途径。Jia 等在结肠癌裸鼠模型中研究内皮抑素的作用时发现内皮抑素与 VEGF 的受体 KDR 相互作用，阻断 VEGF 诱导的 KDR/Flk-1 信号转导途径，抑制肿瘤生长和血管生成，Sudhakar 等在实验中发现内皮抑素通过与整合素 $\alpha5\beta1$ 结合，抑制 bFGF 诱导的 FAK/c-Raf/MEK1/2/p38/ERK1 丝裂原活化蛋白激酶途径，从而抑制内皮细胞的迁移和管化形成。②抑制基质金属蛋白酶 -2（MMP-2）的活性。内皮抑素可与 MMP-2 原结合，抑制 MMP-2 原的激活和 MMP-2 的胶原酶活性，从而抑制内皮细胞的迁移。③诱导内皮细胞凋亡。内皮抑素可抑制抗凋亡蛋白 Bcl-2 和 Bcl-XL 的表达，促进内皮细胞凋亡；内皮抑素可促进 β- 链蛋白的降解，抑制细胞周期素 D1 的表达而使内皮细胞发生 G_1 期阻滞，诱导内皮细胞凋亡；内皮抑素可以通过 Shb 接头蛋白的 SH2 区域使细胞内发生酪氨酸磷酸化而诱导内皮细胞凋亡增加；内皮抑素还可与原肌球蛋白结合，破坏微丝结构的完整性，使细胞运动功能丧失，诱导细胞凋亡。④内皮抑素和胶原蛋白 X Ⅷ的其他一些片段可竞争 laminin-1、perlecan、fibulins，这些物质都与纤维连接素有关，所以内皮抑素打乱了基底膜内皮细胞的相互作用，从而加速肿瘤细胞凋亡。

（四）生物学活性检测方法

目前血管生成抑制类药物的生物学活性测定还没有很好的解决办法，下面重点介绍几种已有的活性测定方法及其在内皮抑素活性研究中的应用情况。

1. 内皮细胞增殖抑制试验

内皮抑素对内皮细胞的增殖有剂量依赖性的抑制作用。在内皮细胞的培养基中加入不同浓度的内皮抑素，经孵育一定时间后采用 MTS 或 MTT 染色法、^{3}H- 胸腺嘧啶掺入法，以及用 Counter 计数仪等方法计数细胞。加入的内皮抑素浓度越大，增殖的内皮细胞数量越少。在此试验中，目前采用的内皮细胞多为原代培养获得的人脐静脉内皮（HUVE）细胞、人肺微血管内皮（HMVE-L）细胞、牛毛细血管内皮（BCE）细胞、牛主动脉内皮（C-PAE）细胞等。目前有商品化的细胞和相应的培养基较好地解决了这些细胞不易分离、不易培养的问题。内皮细胞增殖抑制试验在细胞染色后计数时可用仪器读取和分析数据，因而所得结果较为客观，实验操作也相对简单，但该试验目前存在的问题是药物作用的浓度高、试验重复性较差。

2. 内皮细胞迁移抑制试验

内皮细胞在诱导剂如 bFGF、VEGF 的吸引下，有向其迁移的特点，而内皮抑素可抑制内皮细胞的迁移能力。迁移试验一般是用做细胞趋化试验的 Boyden 小室进行。小室分为上、下两层，中间隔有聚碳酸微孔滤膜。在下层小室中加入趋化因子，上层小室加入试验用细胞。细胞在趋化因子的吸引下穿过滤膜上的小孔后可贴附在滤膜的下表面。擦去滤膜上表面的细胞，经染色后在显微镜下观察计数下表面的细胞，即可得出迁移的细胞数。内皮细胞迁移抑制试验的方法基本能定量地反映产品的生物学活性，但仍有多处不完善的地方，特别是试验结果的重复性较差，人为影响因素较大，操作较难控制。目前该方法可采用酶解的方法将滤膜下表面的细胞解吸附并释放至下层小室中，并采用荧光染色的方法计数迁移的细胞，可较好解决人为计数带来的问题，但该试验也存在药物作用的浓度高、重复性较差的问题。

3. 小鼠肿瘤抑制试验

重组人内皮抑素对小鼠的肿瘤生长有抑制作用，因此在动物水平可以对内皮抑素的活性进行检测。该试验利用小鼠的移植瘤模型，将小鼠肝癌 H22（腹水型）细胞经培养增殖至一定数量后接种小鼠右前肢腋下的皮下，在细胞接种后第 2 天开始给药，连续给药一定时间，待肿瘤生长到一定程度后，引颈处死小鼠，分离瘤体称量瘤重，根据抑瘤率的情况判断样品的生物学活性。该试验操作较繁琐，持续时间长，通常是定性或半定量，但试验结果较为直观，与产品临床效果的相关性较好。

4. Matrigel 试验

Matrigel 是一种含有胶原的基底膜蛋白提取物与凝胶的混合物，加入 VEGF、bFGF 等血管生成因子后，在其刺激下会产生强烈的血管反应，注射 2~3 天后在凝胶中会出现明显的新生血管，3~5 天后达到最大反应。取出 Matrigel，将其切成两半，一半经 4% 甲醛固定、HE 染色测定血管密度，另一半测量胶中血红蛋白含量。由于血红蛋白含量与凝胶中血管增生程度相平行，从而可对其进行定量测定，如在 Matrigel 加入不同浓度的内皮抑素则可抑制血管的生成。该试验可较好地反映内皮抑素对血管生成的抑制情况，操作比动物试验简便，但也同样较难进行生物学活性的定量测定，测定结果的重复性差。

（五）质量控制标准

重组人血管内皮抑素的质量标准如表 22-1 所示。需要注意的是，原液蛋白浓度较高时会对残留项目的检测产生干扰，通常采取预处理方法，消除或削弱干扰因素，再进行检测。

表 22-1　重组人血管内皮抑素的质量标准

检测项目	检测方法	规定标准
原液		
生物学活性	细胞法	见比活性规定
蛋白质含量	Lowry 法	见比活性规定
比活性	生物学活性 / 蛋白质含量	$\geqslant 5.0 \times 10^5$U/mg
SDS-PAGE 纯度	非还原 SDS-PAGE	⩾ 95.0%
HPLC 纯度	HPLC 法	⩾ 95.0%
分子量	还原性 SDS-PAGE	（20.0 ± 2.0）kDa
外源性 DNA 残留量	固相斑点杂交法或荧光法	＜ 10ng/ 剂量
宿主菌蛋白残留量	酶联免疫吸附试验	＜总蛋白的 0.01%
残余抗生素活性	培养法	阴性
细菌内毒素含量	凝胶法	＜ 5EU/ 剂量
等电点	等电聚焦电泳法	8.8~9.8
紫外光谱扫描	UV 法	最大吸收峰波长应为（282 ± 3）nm，批与批之间应一致
肽图	裂解肽 RP-HPLC 法	与对照品图形一致
N 端氨基酸序列	Edman 降解法	与理论序列一致
成品		
鉴别试验	免疫印迹法	阳性
外观	肉眼观察	应为无色或淡黄色澄明液体，无异物，絮状物及沉淀
可见异物	灯检法	应符合《中国药典》规定

续表

检测项目	检测方法	规定标准
成品		
装量	称量法	应符合《中国药典》规定
pH	电位法	5.0~6.0
生物学活性	细胞法	应为标示量的 50%~200%
残余抗生素活性	培养法	阴性
渗透压摩尔浓度	冰点下降法	应符合批准要求
无菌试验	膜过滤法	无菌生长
异常毒性试验	小鼠法	无明显异常反应，动物健存，体重增加
热原质试验	家兔法	应符合《中国药典》规定

三、人纤溶酶原 kringle 5 片段

1994 年，O' Reilly 等从携肺癌低转移突变株小鼠尿液和血清中分离纯化得到的血管抑素（angiostatin），它与人纤溶酶原第 1~4 个环状结构域（Kringle1~4）功能区有高度同源性，是一种内源性血管生成抑制因子。1997 年，Cao 等研究发现人纤溶酶原的第 5 个环状结构域（即人纤溶酶原 Kringle 5 片段，简称 K5 或纤溶酶原 K5，英文名为 plasminogen Kringle 5）能够抑制血管内皮细胞增殖和迁移并诱导内皮细胞凋亡。

人纤溶酶原在肝脏中合成，成熟蛋白呈现在人的血浆中，被 tPA（tissue plasminogen activator）或 uPA（urokinase-type plasminogen activator）等激活，成为有水解血纤维蛋白活性的纤溶酶。K5 是纤溶酶原中第 5 个 Kringle 区。K5 可以呈现在人的血浆中，但是体内产生 K5 的过程和相关的蛋白酶还不清楚。K5 的来源主要是通过弹性蛋白酶消化人纤溶酶原而制得，纯化复杂，得率低。因此，利用基因工程获得重组纤溶酶原 K5 是一种极为有效的途径。

（一）结构

所谓 Kringle 结构是指蛋白质含有 3 个内部二硫键共同形成的结构，类似于丹麦蛋糕——“Kringle”。每一个 Kringle 结构含有 80~114 个氨基酸。人纤溶酶原是分子量为 92kDa 的糖蛋白，由 1 个丝氨酸蛋白酶结构域和 5 个通过二硫键连接的环状结构域（kringle，K）构成，每个环状结构域由 80 个氨基酸组成，含 3 个二硫键。血管抑素的分子量为 38kDa，其氨基酸序列与纤溶酶原 N 端氨基酸残基缬氨酸 98 以后的氨基酸序列有 98% 以上的同源性，有纤溶酶原 C 端 440 个氨基酸，包含纤溶酶原前 4 个环状结构域。

纤溶酶原的 mRNA 为 2.9kb，编码 791 个氨基酸。纤溶酶原的活化部位位于精缬氨酸（561~562）处。K5 由 80 个氨基酸组成，包含 3 个二硫键，表观分子量为 14kDa，在结构上与其他 4 个环状结构域相似，具有较高的同源性，其中与 K1 同源性最高，为 57.5%。K5 与 K1 结构上的相似性可能与它们都有较强的抑制内皮细胞增殖活性相关。与 K4 相比，K5 缺乏两个带正电荷的赖氨酸对（在 K4 中分别与 Cys22 和

Cys80 相邻)，而这些正电荷基团被认为是使 K4 不具有抑制内皮细胞增殖活性的主要原因。

K5 也是纤溶酶原中赖氨酸结合部位。纤溶酶原中至少有三个 Kringle 环（K1、K4、K5）与赖氨酸有强的亲和作用，纤溶酶原与赖氨酸或其他 ω- 氨基酸结合是其活化的核心环节。但是 K5 的赖氨酸结合部位对其抗内皮细胞增殖的作用影响不大。Cao 等用 K5 特异性配体 AMCHA（ trans-aminomethylcy-clohexanecarboxylic acid）封闭 K5 赖氨酸结合部，发现其与游离的 K5 一样均能抑制碱性成纤维生长因子（bFGF）诱导的内皮细胞生长。

Kringle 环结构对血管抑素和 K5 生物学活性有重要影响。破坏血管抑素的 Kringle 结构能显著降低其抗内皮细胞增殖的活性，完整的 Kringle 结构是保证血管抑素抗内皮细胞增殖所必需，但是对 K5 的 Kringle 结构研究则有不同的看法。Ji 等（1998）研究发现经还原和烷基化处理的 K5 比 K5 本身具有更强的抗内皮细胞迁移的能力。其原因可能是 Kringle 结构阻碍了 K5 中某些功能性基团与内皮细胞的有效作用，用还原剂和烷化剂打断 K5 中二硫键，可以减轻这种"掩盖效应"，有效基团能充分暴露给内皮细胞，从而提高了 K5 抗内皮细胞迁移能力。但有人用高浓度的尿素（8mol/L）作为变性条件处理纯化的 K5，能使 K5 丧失抗内皮细胞增殖和迁移的能力，这又表明 K5 某些天然结构特征是维持其生物学活性所必需。究竟是天然构型的 K5 更有活性还是还原型 K5 更有活性，尚需进一步探讨。

（二）生物学功能及临床应用

抑制肿瘤血管生成，临床上的应用是针对实体瘤的治疗，也可配合放化疗后的联合用药，控制肿瘤生长速度，提高预期寿命。

（三）生物学活性测定

参见重组人血管内皮抑素的生物学活性测定方法。

四、其他内源性血管生成抑制剂

目前，发现的血管形成正负调节因子有四五十种。血管生成负调节因子包括血管抑素（angiostatin）、内皮抑素（endostatin）、Troponin I、血小板因子 -4（PF-4）、血小板反应素（thrombospondin）、干扰素 -2α（IFN-2α）和组织金属蛋白酶抑制剂（TIMP）等 20 余种，这些血管生成负调节因子即为内源性的血管生成抑制剂。这一部分介绍几种有发展潜力的血管生成抑制剂。

（一）Angiostatin

Angiostatin 是一种肿瘤源性血管生成抑制物，是 O' Reilly 等在 1994 年发现的血管生成抑制因子。Angiostatin 是纤溶酶原（plasminogen）的一个裂解片段，分子量 38kDa。现认为它并非由肿瘤本身产生，而是肿瘤产生或活化某些蛋白酶，使纤溶酶原分解而成。纤溶酶原有 5 个饼环结构，称为 Kringle 区，血管抑素则具有前 4 个 Kringle

区和部分 Kringle 5 区，依靠 3 个二硫键连接。研究证实，起抑制血管生成作用的结构可能主要是 Kringle 区，并且不同的 Kringle 区所起作用不同：Kringle 4 区抑制内皮细胞增殖作用，而抑制其迁移作用最强；Kringle 1~3 区抑制内皮细胞迁移的作用要小得多；Kringle 1 区虽然对抑制内皮细胞迁移无作用，但可影响血管抑素的构象及抗迁移作用。最近发现，Kringle 5 区亦有选择性抗内皮细胞迁移作用，而裂解后的 Kringle 5 片段作用更强。总之，完整的 Kringle 区对维持血管抑素的抗血管生成作用有重要作用。

将碱性成纤维细胞生长因子（bFGF）移植入小鼠的角膜微泡中，可诱导血管内皮细胞的生长，而在移植前 2 天给予 angiostatin，血管的增长与对照组相比减少 85%。在免疫缺陷型小鼠模型的实验表明，angiostatin 能抑制 95% 的原发性乳腺癌、97% 的原发性结肠癌和几乎 100% 原发性前列腺癌的生长，而且未表现出抗原性和细胞毒性。其机制可能有以下几个方面：① angiostatin 可降低 VEGF 的 mRNA 的水平，指出 angiostatin 抑制肿瘤的生长，部分是由下调 VEGF 的表达来实现的；② Liu 等通过研究 angiostatin 对血管内皮细胞中小窝蛋白的影响（小窝蛋白是 VEGF 受体信号转导通路中的负调控因子），发现 angiostatin 可抑制 VEGF 诱导的小窝蛋白下调，而对小窝蛋白自身的表达无影响，提示这可能是 angiostatin 作用于血管内皮细胞的机制之一；③ angiostatin 能与内皮细胞表面 ATP 合成酶的 α 亚单位结合，而抗 α 亚单位抗体可使其对内皮细胞增生的抑制作用下降 90%，故 angiostatin 与 ATP 酶的结合可能是其发挥作用的途径之一；④ Redlitz 等证实 angiostatin 可以降低由 bFGF 和 VEGF 诱导的细胞内的蛋白激酶 ERK-1 和 ERK-2 的活性，从而抑制内皮细胞的增生；⑤ Lucas 等证实 angiostatin 抗血管生成作用与其诱导内皮细胞凋亡有关。Angiostatin 非竞争性地抑制基质增强 t-PA（组织型纤溶酶原激活物）催化的纤溶酶原活性，从而抑制内皮细胞的侵袭。Angiostatin 常用皮下注射，有效安全剂量范围很大且尚未发现毒副作用，也无耐药性。

（二）Canstatin

Canstatin 是一种内源性血管抑制因子，它是Ⅳ型胶原蛋白 α2 链 NC1 结构域的多肽片段，分子量为 2.4×10^4Da。Canstatin 重组蛋白最先由 Kamphaus 等通过基因工程从大肠杆菌或人胚肾细胞系 293 细胞克隆表达获得，其天然蛋白可以从人胎盘中分离、纯化获得。研究表明，canstatin 可以强烈抑制血管内皮细胞的迁移和管状化，并可抑制血管内皮细胞增生，诱导其凋亡，而对非内皮细胞则无效。动物试验证明 canstatin 可以抑制多种肿瘤的生长。其作用机制可能为 canstatin 和内皮细胞表面的整合蛋白相互作用，从而阻断 VEGF 等血管生成促进因子对内皮细胞的作用，还可能与其下调抗凋亡蛋白有关。

（三）Arresten

Arresten 是 Colorado 等用与 canstatin 相同的方法所获得的一种由 230 个氨基酸残基组成的内源性血管生成抑制因子。Arresten 是Ⅳ型胶原蛋白 α1 链的 NC1 结构域的多肽片段，分子量为 26kDa。研究证明 arresten 可特异性抑制血管内皮细胞的增生、迁移、管状化及肿瘤血管生成，用于荷瘤小鼠可以显著抑制肿瘤的生长和转移，并且其作用强于 endostatin。Arresten 的抗血管生成机制可能是通过调节细胞表面的多糖及内皮细胞的

α1β1 型整合素。

（四）Tumstatin

Tumstatin 是Ⅳ型胶原 α3 链的 NC1 结构域的一个多肽片段，由 244 个氨基酸残基组成，分子量为 28kDa，具有强烈的抗血管生成和促进内皮细胞凋亡的活性。人胚胎肾、胸腺、睾丸、卵巢等脏器的血管基膜含有较丰富的 tumstatin，与 endostatin 不同，在肝脏和皮肤含量极少。Tumstatin 是目前发现的最强的血管生成抑制因子，作用强于 endostatin 10 倍以上。它的作用机制是与 αvβ3 结合，抑制 FAK、p13 激酶、PKB / AK^+ 的活性，导致整合素介导的 CAP 依赖性蛋白合成途径受阻，选择性地抑制内皮细胞生长，故有强烈的抗血管生成作用。

第二节 肿瘤疫苗

肿瘤治疗一直是人类面临的重大挑战之一。传统的肿瘤治疗包括手术、放疗和化疗三大常规疗法，随着对肿瘤发生、发展分子机制的深入研究和生物技术的迅速发展，肿瘤的生物治疗（biotherapy）已经成为肿瘤综合治疗的第四种模式，并受到了越来越多的关注。

美国 FDA 将肿瘤疫苗定义为：肿瘤细胞和基因改变的肿瘤或其他细胞、细胞裂解成分、多抗原组分、纯化蛋白质、合成蛋白多肽、神经节苷脂和 KLH 相结合物质、以带有治疗性基因的病毒和质粒为基础的重组制品及质脂体包裹的肿瘤抗原。通过体外处理的癌细胞或某些肿瘤抗原刺激机体产生主动免疫从而抑制肿瘤生长或消除肿瘤。

近些年来，肿瘤的免疫治疗逐渐成为热点之一，随着技术发展和研究的深入，人们在肿瘤相关抗原和肿瘤与免疫的关系等方面的认识都得到了提高，肿瘤的免疫治疗被逐渐提上日程。针对降低促肿瘤生长细胞因子——表皮生长因子的疫苗呈异军突起之势。

一、肿瘤疫苗的分类与进展

肿瘤疫苗用于肿瘤特异性免疫治疗，是肿瘤生物治疗的重要方法，通过加强和提高机体自身免疫功能与识别肿瘤抗原的能力，避免肿瘤逃避免疫监视，以达到减少癌变发生、消除手术残留癌灶、防止转移复发、提高肿瘤治愈率、延长存活期和提高生活质量的目的。

肿瘤疫苗的发展与免疫学理论和分子生物学发展密切相关，经历了漫长的过程，直到 20 世纪 80 年代末期，肿瘤疫苗才出现了新概念和质的飞跃。

1. 传统肿瘤疫苗

传统肿瘤细胞疫苗是将肿瘤细胞用射线等手段灭活，使其失去致瘤性，然后加一些合适的免疫佐剂回输到机体中，诱导产生细胞毒抗肿瘤效应。这类肿瘤疫苗含有肿瘤细胞带有的全部肿瘤抗原，但其免疫原性较弱，通过在其中加入佐剂（如弗氏完全佐剂、卡介苗、短小棒状杆菌等）后，可激发机体的免疫应答，一定程度上恢复体液和细胞免疫，增强机体对肿瘤抗原的识别、抗击能力。自体肿瘤细胞疫苗在黑色素瘤、结肠癌等患者的临床试验中已显示良好的效果，患者生存期延长且复发率降低，但这种肿瘤疫苗肿瘤抗原被一些基团掩蔽且表面 MHC 分子、共刺激信号减少或缺失，这都降低了肿瘤细胞的免疫原性，不利于 APC 激活细胞毒 T 细胞，并且不能进行大规模的工业化制备。

2. 肿瘤多肽疫苗

肿瘤特异性抗原、肿瘤相关抗原、癌基因或抑癌基因突变蛋白多肽组成的疫苗目前归类为肿瘤多肽疫苗。研究人员通过使患者接种肿瘤多肽疫苗，来激发患者自身对肿瘤细胞的特异性免疫应答，以期达到清除肿瘤而不杀伤周围正常细胞的治疗目标。肿瘤多肽疫苗还可以诱发免疫记忆细胞，产生长期的免疫效应，防止肿瘤的转移和复发。此类疫苗因其特异性高、结构简单、化学性质稳定、易于制备、无潜在致癌性等优点，还可以通过修饰来提高多肽的免疫原性，所以受到越来越多的关注。

目前，人们已经对几种药物诱导肿瘤特异性免疫反应的有效性进行了评估，这些药物包括 DC 制剂、重组全蛋白或肿瘤细胞纯化制剂等。已被美国 FDA 批准为预防性抗肿瘤多肽疫苗药物有 Cervarix 和 Gardasil，但目前已商品化的治疗性抗肿瘤多肽疫苗是 sipuleucel-T。以非小细胞肺癌为例，目前进入临床的针对非小细胞肺癌的肿瘤多肽疫苗主要有 MUC1、KOC1、URLC10、VEGFR1/2、hTERT、CTA 和 RAS 等。

重组人纽表位肽 12，由 89 个氨基酸组成的融合蛋白，是大肠杆菌中表达的人 ErbB3 受体的一个片段，经皮下给药后，可以诱导机体产生特异性的抗 erbB3 抗体，从而阻断 erbB2 和 erbB3 发生异源二聚体化，抑制高表达 erbB2 的肿瘤细胞的增殖，临床上可以用于 erbB2 高表达的早、中、晚期，以及手术后乳腺癌患者的辅助治疗。

3. 树突状细胞疫苗（DC 疫苗）

树突状细胞（DC）是体内活性最强的 APC，它能分泌丰富的细胞因子、表达黏附分子和共刺激分子。DC 的获得是从骨髓中提取单核细胞，经体外处理培养分化并成熟。目前，以 DC 制备的肿瘤疫苗主要有：①通过转基因的方法将编码肿瘤抗原基因转染给 DC，使其表达肿瘤抗原并对其加工，然后加佐剂回输到机体中诱导特异性抗肿瘤效应；②用肿瘤细胞裂解物致敏 DC 制备 DC 疫苗，这种方法能使肿瘤细胞所有抗原都和 DC 直接接触，因此更有利于肿瘤抗原的加工和提呈。

前列腺癌疫苗 Sipuleucel-T 是 Dendreon 公司的自体细胞免疫疗法，适用于晚期前列腺癌患者，可以调动患者自身的免疫系统对抗前列腺癌，是迄今为止首个被 FDA 批准的治疗性癌症疫苗。主要过程包括：提取患者自体树突状细胞，在体外与一种融合蛋白孵育，辅助其成熟和活化，收集制备好的细胞重新注入患者，激发体内产生针对携带 PAP 抗原的前列腺癌细胞的抗肿瘤免疫反应。完整的 Sipuleucel-T 治疗方案包括 3 个疗程，疗程与疗程之间相隔 2 周时间。临床试验治疗与安慰剂组相比，Sipuleucel-T 组的死亡危险相对下降了 22%（P=0.03），这代表患者的中位生存期延长了 4.1 个月。

4. 核酸及病毒载体肿瘤疫苗

将编码肿瘤抗原的核酸序列经基因枪肌注或真皮内注射，注射的核酸可被皮肤中的郎格汉斯细胞或 DC 摄取并表达肿瘤抗原，提呈给邻近淋巴结 T 细胞，诱导特异性抗肿瘤效应。

Stevenson 等用具有免疫佐剂功能的破伤风毒素 C 端片段与 ScFv 序列构建核酸疫苗，用于化疗后缓解期的 B 细胞淋巴瘤患者，10 例患者中有 8 例产生了不同程度的体液及细胞免疫。

Pavlenko 等将构建的 pVAX/PSA 核酸疫苗与 GM-CSF 和 IL-2 佐剂联合使用，用于治疗激素难以控制的前列腺癌患者，临床结果表明 900mg 组可诱导较强的细胞和体液免疫，IFN-γ 与抗 PSA 的 IgG 水平显著升高。

Tagawa 等基于 DNA 免疫局部 APC 被大量转染的机制，采用带有酪氨酸酶表位的质粒局部注射恶性Ⅳ期黑色素瘤患者的腹股沟淋巴结，26 例患者经过治疗后，虽然没有观察到肿瘤的消退，但是能检测出针对新的酪氨酸酶表位的免疫应答，其中 16 例患者生存期超过 1 年。

牛痘病毒 PSA 疫苗（vaccinia PSA，rV PSA）和禽痘病毒 PSA 疫苗（fowlpox-PSA，rF-PSA）经美国东部肿瘤协作组（the eastern cooperative oncology group，ECOG）的临床试验研究证实，在治疗前列腺癌的临床试验中收到了很好的效果。

5. 抗肿瘤单抗耦联物疫苗（免疫偶联物疫苗）

根据依赖抗体细胞介导的细胞毒性作用（ADCC）理论设计的单克隆抗体肿瘤疫苗，是疫苗发展的一个新方向。单抗与相应的抗原能高度特异性结合，具有较好的分子靶向功能。单克隆抗体药物与肿瘤抗原结合，共同刺激 DC，激发 $CD8^+$ T 细胞毒作用，在黑色素瘤和乳腺癌治疗上获得显著进展。FDA 于 2011 年 3 月批准百时美施贵宝的 YERVOY 单药疗法，用于不能手术切除或转移性黑色素瘤患者的治疗。

6. 调节性抗肿瘤疫苗

它是针对肿瘤生长、转移等有辅助作用的因子为靶点的疫苗，并非直接针对肿瘤细胞。这类疫苗刺激机体产生抗体，针对的是对肿瘤细胞生长相关的机体正常分子，通过中和这些分子的生物学活性，进而降低肿瘤细胞的生长速度，延长患者生存期，改善生存质量。

古巴免疫中心于 2009 年研发的抗肿瘤疫苗——肺癌疫苗 CIMAvax EGF，目前已在古巴、秘鲁注册并上市。其原理为：促进患者的身体产生 EGF 的抗体，在降低肺癌细胞增殖过程中起到主要作用的表皮生长因子 EGF 的有效浓度。临床研究显示，该疫苗可以平均为患者增加 4~5 个月的寿命，能够有效地改善患者的生活质量。2013 年 2 月古巴免疫中心宣布研制成功第二种肺癌疫苗 Racotumomab。

7. 预防性肿瘤疫苗

某些肿瘤与病毒感染密切相关，如乙肝病毒与肝癌、人类乳头瘤病毒与宫颈癌、EB 病毒与鼻咽癌等。预防性肿瘤疫苗主要是预防某特定病原体入侵和感染而达到预防与之相关肿瘤的发生。目前，已证明有效且在临床应用的预防性肿瘤疫苗有乙肝疫苗和宫颈癌疫苗。

目前使用的乙肝疫苗是基因工程疫苗——重组酵母乙肝疫苗和重组 CHO 乙肝疫苗，其主要成分是乙肝病毒的表面抗原，即一种乙肝病毒外衣壳蛋白，并非完整病毒。

2006 年 6 月默沙东（Merck）生产的预防用 HPV（人乳头瘤病毒）6 型、11 型、16 型、18 型病毒引起的宫颈癌四价疫苗 Gardasil（酵母表达）上市，次年 5 月 GSK 生产的预防 HPV16 型、18 型病毒引起的宫颈癌双价疫苗 Cervarix（昆虫杆状病毒表达）上市，使针对宫颈癌这一有着“女性健康杀手”之称的恶性疾病具备了有效的预防措施。

二、肿瘤疫苗作用机制

1909 年，Paul Ehrlich 首次提出免疫系统的关键功能是检测和消除宿主产生的肿瘤。在机体检测及清除癌性病变细胞的过程中，T 细胞起着重要的作用，各种细胞因子的作用也很重要。但在机体内部，不管免疫能力有多强，总有些肿瘤细胞会成功逃脱免疫系统的监控，而致使肿瘤的发生，并且肿瘤细胞是在免疫系统持续的选择性压力下发生，即肿瘤细胞经过免疫清除、免疫平衡和免疫逃逸三个阶段，已经成功逃脱免疫监视，在体内不断生长，成为侵袭性更强的肿瘤。T 细胞在肿瘤免疫中起到关键性的筛选作用，抗原性弱的肿瘤细胞，或具有免疫抑制能力的肿瘤细胞被选择性存活下来。除上一部分预防性肿瘤疫苗外，其他肿瘤疫苗是在肿瘤发生后通过肿瘤疫苗刺激机体免疫系统恢复对肿瘤的识别和杀伤功能进行生物治疗的疫苗。

患者机体已经发生肿瘤，说明患者免疫系统对肿瘤的识别、肿瘤抗原的提呈或对肿瘤的杀伤等诸多环节已经出现失能，而且肿瘤细胞已经处在免疫逃逸状态。这是一种病理状态而非正常状态，因此免疫策略与预防性疫苗的研发和应用策略会有所不同。

1. 肿瘤特异性抗原或肿瘤相关抗原明确

肿瘤细胞在免疫学上的突出特点是出现某些在同类正常细胞中看不到的新的抗原标志物。现已陆续发现的肿瘤抗原包括肿瘤特异性抗原和肿瘤相关抗原。前者为肿瘤细胞所独有，是肿瘤的重要标志物和识别靶点；后者并非肿瘤细胞所特有，正常细胞上也存在，仅在细胞增殖和发育不同阶段有量的差异，大多指胚胎性抗原，如甲胎蛋白、CA125 等。

正常情况下，机体依赖完整的免疫机制来监视和排斥癌变细胞，肿瘤抗原的存在将激发特异性免疫反应，包括细胞免疫和体液免疫。参与细胞免疫的免疫细胞包括 T 淋巴细胞、K 细胞（抗体依赖性细胞毒细胞）、NK 细胞（自然杀伤细胞）和巨噬细胞等，参与体液免疫的是抗肿瘤抗体，其介导对肿瘤细胞的破坏效应。

以肿瘤特异性抗原为靶点制备的肿瘤疫苗，可辅助免疫系统恢复对自体肿瘤的识别和清除。这一策略的优点是靶点清晰，非常有利于肿瘤疫苗的开发；缺点是由于肿瘤细胞存在的高变异性，使得疫苗作用很快失效。这类策略也可理解为肿瘤全细胞灭活疫苗的延续策略，但可以降低肿瘤全细胞灭活疫苗对机体的毒副作用。

2. 体外培养激活免疫细胞

免疫细胞是肿瘤免疫的承载体，在肿瘤免疫过程中起到重要作用，但肿瘤免疫是个复杂的级联反应，任何一个环节的失能，都会增加肿瘤免疫逃逸的机会。对于肿瘤患者来讲，肿瘤已经发生，其免疫功能的某一环节已经失能。例如，在免疫级联的各个环节中，树突状细胞（DC）在抗原的捕获、加工、提呈和激活淋巴细胞产生免疫反应中起着非常重要的作用，是免疫的发起者之一，如果肿瘤细胞释放白细胞介素 -10（IL-10）等细胞因子，就可阻碍 DC 的分化或抗原提呈，从而使免疫系统失能，达到逃逸的目的。

提取肿瘤患者的 DC 细胞在体外培养，并用肿瘤抗原激活，并使其成熟，然后回输给患者，越过失能环节，使患者机体免疫系统重新识别肿瘤细胞，并对其进行杀伤。

该策略的优点是能有效激活患者机体免疫系统对肿瘤细胞的免疫反应；缺点是时间长，体外 DC 细胞培养困难，个性化程度高，不利于大规模生产。这种方式也不再是传统的体内免疫模式，属于细胞治疗范畴，目前是一个热点方向。

3. 肿瘤增殖相关靶点

随着对肿瘤研究的深入和技术的发展，有一些肿瘤疫苗的靶点不断被认识，如部分肿瘤细胞通过自分泌或旁分泌 EGF 促进在微环境中肿瘤细胞的生长。制备 EGF 疫苗或 EGFR 疫苗，在患者体内产生中和性抗体，阻断肿瘤微环境中 EGF 作用通路，从而迟滞肿瘤细胞的快速生长。

又如，针对肿瘤血管生成 VEGF 疫苗和 VEGFR 疫苗，可在患者体内产生抗体，阻断部分肿瘤血管的生成，降低肿瘤血液供应，从而减小肿瘤体积。

这一策略的优点是针对正常细胞或分子，肿瘤不容易产生耐药性；缺点是可能产生一段时间内自身免疫反应，累及肿瘤细胞之外的其他部位。

4. 其他相关靶点

中和机体内环境或肿瘤局部微环境中免疫调节因子或免疫抑制因子的活力，进而提升患者免疫细胞识别、提呈和杀伤活力。一些肿瘤细胞通过分泌多种细胞因子，如白细胞介素 -10、转化生长因子 β、KIP 分子等，来对抗免疫系统识别、提呈、杀伤等。针对这些因子诱导出来的抗体，也有提升机体免疫活力的能力。这一策略的优缺点同上。

5. 传统的肿瘤疫苗

取肿瘤组织灭活后加入佐剂免疫该患者，刺激患者免疫系统产生针对肿瘤的免疫反应。优点是非常容易操作，耗时少；缺点是疫苗的免疫原性弱，并且全身的副作用大。

三、rhEGF-P64k 偶联肿瘤疫苗

该疫苗由重组人表皮生长因子（rhEGF）和重组奈瑟氏流脑外膜蛋白（P64k）经戊二醛偶联、纯化后制成，使用前与佐剂混合成均一乳化液后注射，诱导机体产生针对 EGF 的中和性抗体，中和病患体内较高浓度的 EGF，从而降低肿瘤生长速度，临床应用于高分泌 EGF 的肺癌治疗。

（一）rhEGF 和 P64k 的基因与理化性质

1. rhEGF 理化性质

见细胞因子相关章节。

2. 重组奈瑟氏流脑外膜 P64k

P64k 蛋白的基因称为 *lpdA* 基因，1995 年以前的文献称之为 *M-6* 基因。*lpdA* 基因最早是从古巴奈瑟氏属脑膜炎球菌 B385 株中分离出来的，编码区序列长 1782bp。20 株脑膜炎球菌限制片段长度多态性分析结果显示，P64k 序列有高度同源性（93%~99%），

说明 P64k 是一个高度保守的基因，可能是奈瑟属脑膜炎球菌中一种与麦芽糖运输相关的膜结合蛋白，负责进行硫辛酸和 NAD 的氧化还原作用。

P64k 蛋白含有 8 个半胱氨酸，但只有 Cys161 和 Cys166 结合形成一个二硫键。P64k 是奈瑟氏属脑膜炎球菌的一种外层膜蛋白，全长 593 个氨基酸，分子量约 70kDa。P64k 蛋白因其高分子量和在不同动物模型中的弱免疫原性，被认为是一种有前途的抗原载体。

（二）效价检测方法

将 rhEGF-P64k 偶联疫苗和佐剂混合（反复抽吸 / 推出）直至获得白色的乳状液。取 5 只 NMRI 或 Balb/C 小鼠，雌性，每只小鼠肌肉注射 0.2ml。14 天后，每只小鼠采集血液 200μl。收集免疫动物血清，–20℃保存。用 ELISA 方法检测血清中的抗 rhEGF 抗体效价。样品平均 OD 值 / 阴性对照平均 OD 值≥ 2，样品判作阳性。当稀释度 1∶100 的样品呈阳性时，其结果有效。当阳转率大于或等于 80% 时，则疫苗效价合格。

（三）rhEGF-P64k 偶联肿瘤疫苗质量标准

由于 rhEGF 偶联肿瘤疫苗由两部分组成，即 rhEGF 和偶联蛋白，故原液质量标准要分别制定。其成品并非真正可以直接使用的注射剂，使用前需要混合，故应对成品的混合有一定的规定，对外观应有描述，对佐剂也应有所规定（表 22-2）。成品的鉴别应使用两种抗体，一种抗 rhEGF，另一种抗偶联蛋白。由于佐剂为油性物质，其无菌检查是个挑战，需要探索必要的溶液配方将其溶解后再进行检查。

表 22-2　rhEGF-P64k 偶联肿瘤疫苗质量标准举例

检测项目	检测方法	规定标准
原液		
rhEGF 原液		
（参见细胞因子）	（参见细胞因子）	（参见细胞因子）
偶联蛋白		
生物学活性	相应测定法或无	无
蛋白质含量	Lowry 法	无
比活性	生物学活性 / 蛋白含量（或无）	符合相关要求（或无）
SDS-PAGE 纯度	非还原 SDS-PAGE	≥ 95.0%
HPLC 纯度	HPLC	≥ 95.0%
分子量	还原 SDS-PAGE	符合蛋白特性
外源性 DNA 残留量	固相斑点杂交法或荧光法	＜ 10ng/ 剂量
宿主菌蛋白残留量	酶联免疫吸附试验	＜总蛋白的 0.10%
残余抗生素活性	培养法	阴性
细菌内毒素含量	凝胶法	＜ 10EU/ 剂量

续表

检测项目	检测方法	规定标准
等电点	等电聚焦电泳	符合相关蛋白属性
紫外光谱扫描	UV 法	最大吸收峰波长应为（280 ± 3）nm，批与批之间应一致
肽图	裂解肽 RP-HPLC 法	与对照品图形一致
N 端氨基酸序列	Edman 降解法	与理论序列一致
成品		
鉴别试验	免疫印迹法	阳性
外观	肉眼观察	应符合规定
装量	重量法、容量法或密度法	应符合《中国药典》规定
无菌试验	膜过滤法	无菌生长
细菌内毒素含量	凝胶法	< 10EU/ 剂量
佐剂		
外观	肉眼观察	
理化性质	有鉴别意义的理化性质	应符合规定
无菌试验	直接接种培养法或膜过滤法	无菌生长
细菌内毒素含量	凝胶法	< 10EU/ 剂量
混合后成品		
外观	肉眼观察	应符合规定
效价	免疫法	阳转率大于 80%
异常毒性试验	小鼠法	无明显异常反应，动物健存，体重增加

四、rhEGF-CRM197 偶联肿瘤疫苗

由重组人表皮生长因子（rhEGF）和白喉毒素突变体（CRM197）蛋白经戊二醛偶联、纯化后制成，使用前与佐剂混合成均一乳化液后注射，诱导机体产生针对 EGF 的抗体，用于中和病患体内较高浓度的 EGF，从而降低肿瘤生长速度，临床应用于高分泌 EGF 的肺癌治疗。

（一）rhEGF 和 CRM197 的基因与理化性质

1. rhEGF 理化性质

见细胞因子相关章节。

2. 白喉毒素突变体（CRM197）

白喉毒素（diphtheria toxin，DT）是由感染 β 噬菌体基因组的白喉棒状杆菌所产生的 535 个氨基酸残基组成的多肽，分子量约为 62kDa，其通过灭活真核细胞的肽链延伸因子Ⅱ（EF-2），阻断细胞蛋白合成，导致细胞死亡。

白喉毒素包括三个功能区：催化区、跨膜区、受体结合区。其中催化区为酶活性区，毒素发挥毒性作用的部位。白喉毒素经胰蛋白酶水解分成 22 kDa 的 A 片段和 38 kDa 的 B 片段，白喉毒素的毒性很强，能损害哺乳动物的大多数器官。

CRM197 为白喉毒素的无毒变异体，其免疫原性与白喉毒素几乎无差别，作为载体蛋白得到广泛应用。

（二）效价检测方法

参见 rhEGF-P64k 偶联疫苗检测方法。

（三）rhEGF-CRM197 偶联肿瘤疫苗质量标准

参见 rhEGF-P64k 偶联疫苗质量标准。

五、重组人纽表位肽 12

重组人纽表位肽 12，即 rhErbB3-f，是由 89 个氨基酸组成的融合蛋白，是大肠杆菌中表达的人 ErbB3 受体的一个片段，为一种治疗性的肿瘤疫苗。经皮下给药后，可以诱导机体产生特异性的抗 ErbB3 抗体，从而阻断 ErbB2 和 ErbB3 发生异源二聚体化，进一步抑制高表达 ErbB2 的肿瘤细胞的增殖，临床上可以用于 ErbB2 高表达的早、中、晚期，以及手术后乳腺癌患者的辅助治疗。

（一）结构与理化性质

ErbB3 作为表皮生长因子受体（epidermal growth factor receptor，EGFR）家族的成员之一，属于 I 型受体酪氨酸激酶（TK）家族。ErbB 受体包括：c-ErbB1/EGFR/EGFR1（EGFR）、c-ErbB2/HER2（HER2、neu）、c-ErbB3 /HER3 和 c-ErbB4/HER4。它们具有高度的同源性及结构相似性，通常由三部分组成：能与特异性的配体结合的细胞外部分、跨膜部分、能将信号转导至下游的细胞内酪氨酸激酶部分，但在能结合的配体及酪氨酸激酶活性上有所差异。

（二）生物学功能和临床应用

通过 ErbB 受体家族的信号转导对诸如细胞生长、细胞分化及细胞运动等都具有极其重要的作用。重组人纽表位肽 12 的临床应用与 Herceptin 类似，可用于乳腺癌及其术后的治疗。

（三）生物学活性测定

采用体液免疫活性检测方法免疫小鼠，采用 ELISA 检测方法来检测小鼠产生抗人纽表位肽 12 血清抗体的效力。

取适量 rhErbB3-f 免疫，取血清，检测抗体。结果判断：检测样品 OD 值应大于阴性对照 OD 值 3 倍以上作为阳性结果，阳性血清的稀释度应不低于 1∶1000，每组应有 80% 小鼠产生 1∶1000 的抗体滴度。

（四）质量控制标准

在重组人纽表位肽12的质量标准中（表22-3），除了与其他重组产品的共同标准外，由于它的成品是以氢氧化铝作佐剂，为胶体溶液，同时也是一种治疗性的疫苗，所以对成品中的抗原含量、氢氧化铝含量、抗原吸附率等都应当进行检测。

表 22-3　重组人纽表位肽 12 的质量标准

检测项目	检测方法	规程
原液		
蛋白质含量	Lowry 法	—
电泳纯度	SDS-PAGE	≥ 95.0%
纯度（HPLC）	RP-HPLC	≥ 95.0%
	SEC-HPLC	≥ 95.0%
分子量	SDS-PAGE	（9.6 ± 1）kDa
残留 DNA 含量	点杂交法或荧光法	≤ 10ng/mg
等电点	等电聚焦	8.0 ± 0.5
细菌内毒素	凝胶法	＜ 5 EU/mg
紫外光谱扫描	UV 法	（278 ± 3）nm
肽图	裂解肽 RP-HPLC 法	与参考品一致
N 端氨基酸残基序列	Edman 降解	与理论序列一致
成品		
外观	肉眼观察	白色悬浮液体，无块状物
pH	电位法	6.5 ± 0.5
异常毒性试验	小鼠法	中国药典
无菌试验	膜过滤法	无菌生长
鉴别试验	免疫印迹法或免疫斑点法	阳性
氢氧化铝含量	滴定法	≤ 1.5mg/ml
吸附率	SEC-HPLC	≥ 90.0%
抗原含量	SEC-HPLC	0.90~1.10mg
抗原标记含量	SEC-HPLC	90%~110%
细菌内毒素	凝胶法	＜ 10 EU/mg
装量	称量法	中国药典
生物学活性	转基因小鼠 -ELISA	≥ 70%

六、胃泌素疫苗

胃泌素疫苗成品为胃泌素多肽 G18 与破伤风类毒素交联物和胃泌素多肽 ProG 与破伤风类毒素交联物按一定比例混合后与混合油相经高剪切分散制备而成，用于胃癌的免疫治疗。

（一）结构与理化性质

1. 胃泌素

胃泌素由Edkins等发现并命名。Dockray等将胃泌素基因定位于17号染色体的长臂，全长为4.1kb，能够编码101个氨基酸多肽-胃泌素原。胃泌素原经过一系列的加工和修饰从而形成了具有生物活性的成熟多肽。胃泌素有多种亚型，包括胃泌素-34、胃泌素-71、胃泌素-52、胃泌素-14、胃泌素-17等，在人体中含量最多（约90%），作用也最为重要。

胃泌素的释放受到多种因素的调节，包括：进食后胃体积膨胀的机械性刺激；食物中的蛋白质、多肽类及氨基酸引起迷走神经兴奋；血钙浓度升高通过刺激G细胞表面的钙表面受体促进胃泌素分泌；黏膜神经纤维释放的促胃泌素释放肽促进胃泌素的释放；一些炎症细胞及炎症因子也促进了胃泌素的释放。

胃泌素对胃黏膜有营养作用，可激活原癌基因*c-myc*、*c-fos*，使其表达增加，从而促进DNA的合成与转化。激活胃泌素也可以通过激活磷脂酶（PLC）途径，促进细胞的增殖与癌变。目前研究表明甘氨酸延伸型胃泌素（胃泌素主要的前体之一）经证实具有促进细胞增殖的作用，过度表达甘氨酸延伸型胃泌素的转基因小鼠结肠黏膜上皮显著增生，而胃泌素基因缺陷型小鼠结肠黏膜增生显著减低。

经试验证实，胃泌素可以通过多条途径抑制细胞的凋亡，包括：下调细胞凋亡抑制基因*Bcl-2*基因；激活CCK-B受体、细胞内的Ca^{2+}依赖通道和PKC激酶激活丝氨酸/苏氨酸激酶（AKT），从而抑制细胞的凋亡及下调转录因子活性；胃泌素可以上调COX-2的表达，促进细胞的增殖，抑制细胞的凋亡，促进血管的生成，从而诱导肿瘤的发生；通过激活CCK-B受体、PKC和有丝分裂原激活蛋白激酶（MAP激酶）从而产生抑制凋亡的蛋白MCL-1，在高胃泌血症的患者体内也可检测出MCL-1的高表达。另有研究表明，高胃泌素血症诱导的类肠嗜铬细胞（ECL），可诱导抑癌基因*p53*的突变，从而抑制细胞的凋亡。

胃泌素可以促进胃癌细胞的迁移，包括：促进多种金属蛋白酶（MMPS），可降解细胞外基质、调节细胞间的黏附从而影响细胞的浸润与转移；通过丝裂原激活蛋白激酶（MAPK）家族中的成员MLK3（Mixedlineage kinase 3）、JNK1和c-Jun信号通路，促进MMP-7蛋白的产生，从而诱导细胞的迁移。

综上所述，利用胃泌素作为疫苗，可刺激机体暂时产生抗胃泌素抗体，部分抑制胃泌素对胃癌细胞的促增殖和抑制凋亡的作用，从而起到抑制肿瘤增殖的作用。

2. 破伤风类毒素

破伤风毒素（tetanus toxin，TT）是由破伤风杆菌合成的一种分子量为150kDa的蛋白质，可降解为A、B、C三段，其中A段是毒素的活性部分，B段起导入作用，C段的羧基末端与神经节苷脂结合。破伤风类毒素是破伤风毒素加适量甲醛后，在37℃作用30天左右所制得的无毒性而保有抗原性的生物制品，是预防破伤风的可靠免疫制剂，用于预防和治疗破伤风杆菌感染。重组的破伤风毒素C片段可以替代破伤风类毒素作为载体使用，与其他抗原交联后，用于增强免疫原性。

胃泌素疫苗原液就是将两种胃泌素分别与破伤风类毒素交联后按比例混合，制成的多组分疫苗。

（二）生物学功能和临床应用

胃泌素可以激活原癌基因；可以通过多条途径抑制细胞的凋亡；可以促进胃癌细胞的迁移。胃泌素疫苗可诱导机体产生抗胃泌素的抗体，从而降低胃泌素的体内活力，进一步可限制胃癌的增殖。胃泌素疫苗预期在临床上用于胃癌和其术后治疗。

（三）生物学活性测定

采用体液免疫活性检测方法，即免疫小鼠，采用 ELISA 检测方法来检测小鼠产生抗胃泌素的抗体效力。

取适量胃泌素疫苗免疫小鼠，取血清，检测抗体。检测样品 OD 值应大于阴性对照 OD 值 2 倍以上作为阳性结果，每组应有 80% 小鼠产生 1∶1000 的抗体滴度。

七、HSP65-MUC1 融合蛋白

HSP65-MUC1 融合蛋白是将卡介苗热激蛋白 65（HSP65）结构基因和 MUC1 蛋白 VNTR 表位基因融合后重组质粒转化大肠杆菌，使其高效表达的一种融合蛋白，经高度纯化后，加入适量稳定剂冷冻干燥后制成成品，用于治疗 MUC1 阳性的肿瘤如乳腺癌。具体参见“融合蛋白药物”一章。

第三节　其他重组蛋白和多肽类药物

本节阐述了以基因工程技术表达，并通过现代制药技术获得的一类蛋白质和多肽药物（制品）。有一些多肽类药物非常趋向于通过化学合成手段获得，其质量控制兼有化学合成药物质量控制特点和生物药品质量控制特点，如脑利钠肽等。还有一类是附着在人工骨上面的活性材料，其质量控制中有植入性医疗物质的质控特点。本节涉及面广泛，方向多样，质量控制方法存在不同的特点。

一、脑利钠肽

脑利钠肽（brain natriuretic peptide，BNP）在 1988 年首先由 Sudoh 从猪脑组织中分离出来，是内源性利钠肽家族的重要成员之一，主要由心脏分泌，其中 60%~80% 来自于心室肌细胞，具有利钠、利尿、扩张血管、抑制肾素和醛固酮分泌等作用。脑利钠肽的主要作用与血管和肾脏的血流动力学平衡有关。大量的国外临床前及临床试验结果表明，脑利钠肽主要通过降低外周血管阻力、降低心脏前后负荷，以及利钠、利尿降低体液负荷、提高心输出量，综合性改善心脏功能，并且在体内能抑制血液中肾上腺素 - 血管紧张素系统的激活。

（一）基因与理化性质

BNP 位于人的 1 号染色体的远端短臂上，脑利钠肽基因前体由三个外显子（exon）和两个内含子（intron）组成，经剪接、翻译、剪切等过程后，形成成熟的 32 个氨基酸残基的脑利钠肽。分子量为 3464Da，等电点为 10.9，其氨基酸序列如下：Ser-Pro-Lys-Met-Val-Gln-Gly-Ser-Gly-Cys-Phe-Gly-Arg-Lys-Met-Asp-Arg-Ile-Ser-Ser-Ser-Ser-Gly-Leu-Gly-Cys-Lys-Val-Leu-Arg-Arg-His。

第 10 位的 Cys 和第 26 位的 Cys 形成链内二硫键，从而形成具有生物活性的 17 元环结构。

（二）生物学功能和临床应用

BNP 与 ANP 一样，也是主要与 NPR-A 受体结合，激活鸟苷酸环化酶而产生抑制肾素、醛固酮分泌，以及利钠、利尿作用。BNP 的代谢清除主要通过与 NPR-C 受体亲和及 24，11 内肽酶的降解两条途径。

（1）对心血管系统的作用：主要通过与血管上的 NPR-A 受体结合，激活 cGMPase，升高细胞内 cGMP 的水平，从而引起血管平滑肌的舒张，产生扩血管效应。

（2）对泌尿系统的作用：通过与肾小管上的受体作用，提高肾小球滤过率，产生排钠、利尿作用，从而调节体液平衡，减少体液负荷。

（3）神经体液系统的作用：减少致密斑对肾素的分泌，直接抑制肾小球分泌醛固酮，减少血管紧张素Ⅱ对醛固酮释放的刺激作用。

（4）对迷走神经传入支的刺激作用：脑利钠肽还能抑制交感神经的活性，使血液中的肾上腺素和去甲肾上腺素的浓度降低。

（5）对成纤维细胞、血管内皮细胞及平滑肌细胞的作用：对生长有抑制作用。

脑利钠肽并不直接增强心肌收缩力，它主要通过降低外周血管阻力、降低心脏前后负荷，通过利钠、利尿作用降低体液负荷、提高心输出量，综合性改善心脏功能，并且脑利钠肽在体内能抑制血液中肾上腺素 - 血管紧张素系统的激活，同时也抑制了由于扩血管效应引起的反射性心率增加，避免心律失常的发生。因此，脑利钠肽在综合性改善心脏功能的同时，不增加心肌耗氧，毒副反应小。

（三）生物学活性的测定

1. 兔动脉条法

离体动脉条测定法原理：BNP 可对抗由去氧肾上腺素引起的平滑肌紧张，松弛程度与 BNP 浓度呈正相关。

方法：取兔离体动脉条剪成约 1.5cm 长、2~3mm 宽的螺旋环，悬挂于含 10 ml 通氧的 37℃台氏液的麦氏浴槽中，加 1g 负荷，稳定 1h，期间每 20min 换 1 次台氏液。连接多导记录仪，调节灵敏度，记录血管的张力变化。待张力曲线基线稳定后，加入去氧肾上腺素溶液于麦氏浴槽中使曲线升高至最高并稳定后，开始按累计浓度给药法加入重组人脑利钠肽对照品，记录血管的张力变化。完成上述给药后，洗脱并稳定 1h，期间每 20min 换 1 次台氏液。待基线稳定后，按测定对照品的方法测定待测样品，记录测定结果。计算对照品和各试验样品的半效稀释倍数，按下式计算样品效价：

样品效价 = 对照品效价 × 样品半效稀释倍数 / 对照品半效稀释倍数（RU/ml）。

2. 转基因细胞 293GCAC3 细胞株法

转基因细胞法原理：根据脑利钠肽与其受体 GC-A 结合后可以催化 GTP 转化为 cGMP，采用竞争 ELISA 法检测 cGMP 含量，进而估算脑利钠肽的生物学活性。

方法：取对数生长期的 293GCAC3 细胞，消化收集计数，调整细胞浓度至适宜浓度，接种至 96 孔板内，培养过夜；用样品稀释液将 BNP 参考品和供试品预稀释至 10μg/ml，在 96 孔细胞培养板中，进行 3 倍比稀释，共 8 个稀释度，每个稀释度做 3 个复孔。取 20μl/ 孔转移至细胞板中，放入培养箱内孵育 1.5~2h；取出 proteinG 预包被酶标板并清洗；用 ELISA 稀释液稀释 cGMP 一抗至工作浓度并加入酶标板，室温振荡 1h；倒掉并清洗；ELISA 稀释液稀释配制 HRP-cGMP 工作液，取细胞上清和 HRP-cGMP 工作液各 50μl 同时加入包被好的酶标板中，室温振荡 3h；倒掉酶标板中的液体并清洗；加入 TMD，反应约 10min，加入终止液；酶标仪 450nm 波长测定吸光度，记录测定结果。

数据分析：实验数据采用计算机程序或四参数回归计算法进行处理，并计算样品生物学活性。

（四）rhBNP 的质量标准

由于兔动脉条法受动脉条状态、记录仪灵敏度和测量误差等因素的影响，结果重复性差，转基因细胞 293GCAC3 细胞株法尚在推广中。当前规程中（生物学活性测定方法为离体动脉条法），将原液的比活性规定为≥ 500RU/mg，成品的生物学活性规定为标示量的 50%~200%。和其他重组产品不同，rhBNP 一级结构不含芳香族氨基酸，在 280nm 附近没有吸收峰，可不做紫外吸收光谱测定；同时 rhBNP 等电点为 10.9，超出了常规测定方法的等电点范围，不论是用凝胶电泳还是用毛细管电泳，结果均不理想，故在建立质量可控的方法之前，在规程中考虑暂时不做等电聚焦测定。分子量测定与常规方法有所不同，由于该产品分子量较小，电泳迁移率与分子量标准不成比例，故电泳时增加 rhBNP 对照品，并按下式校正样品分子量：

样品分子量 = 对照品理论分子量 × 样品实测分子量 / 对照品实测分子量（Da）。由于该产品在生产中使用了乙腈溶剂，故在成品中对其残留量进行了检测，并根据测定结果和 ICH 对有关产品中乙腈残留量的安全要求，将成品中乙腈含量标准规定为每支不大于 10μg，以保证对人体不产生任何危害（表 22-4）。

表 22-4　rhBNP 的质量标准

检测项目	检测方法	规定标准
原液		
生物学活性	离体动脉条法 / 转基因细胞株法	见比活性规定
蛋白质含量	高效液相色谱法	见比活性规定
比活性	生物学活性 / 蛋白含量	≥ 500 RU/mg
SDS-PAGE 纯度	非还原 SDS-PAGE	≥ 95.0%
HPLC 纯度	HPLC	≥ 95.0%

续表

检测项目	检测方法	规定标准
分子量	还原 SDS-PAGE	与对照品迁移率一致
外源性 DNA 残留量	固相斑点杂交法或荧光法	≤ 10ng/ 剂量
宿主菌蛋白残留量	酶联免疫吸附试验	≤总蛋白的 0.10%
残余抗生素活性	培养法	阴性
细菌内毒素含量	凝胶法	< 5EU/mg
肽图	裂解肽 RP-HPLC 法测定	与对照品图形一致
N 端氨基酸序列	Edman 降解法	应为 SPKMVQGSGCFGRKM
成品		
鉴别试验	免疫印迹法或免疫斑点法	阳性
外观	肉眼观察	应为白色疏松体，加入标示量灭菌注射用水后溶解迅速复溶为澄清液体，不得含有肉眼可见的不溶物
可见异物	灯检法	应符合规定
水分	费休氏法	≤ 3.0%
pH	电位法	6.5~7.5
生物学活性	动物离体动脉条法 / 转基因细胞株法	应为标示量的 50%~150%
乙腈残留量	气相法	≤ 10μg/ 支
无菌试验	膜过滤法	无菌生长
细菌内毒素含量	凝胶法	< 5EU/mg
残余抗生素活性	培养法	阴性
渗透压摩尔浓度	冰点降低法	应符合批准要求
异常毒性试验	小鼠法	无明显异常反应，动物健存，体重增加
热原质试验	家兔法	应符合《中国药典》规定

二、骨形成蛋白

1965 年，美国 Urist 等发现并命名了骨形态发生蛋白，又称骨形成蛋白（bone morphogenetic protein，BMP）。BMP 为一类蛋白家族，包括 BMP1、BMP2A、BMP2B、BMP3、……、BMP15 等。在已知的 BMP 家族中，BMP1 是新的骨生长调节因子，属于金属肽链内切酶家族成员，其余均属于 TGF-beta 超家族成员。BMP 家族在多种生理活动中发挥作用，“BMP” 仅仅特指其诱骨生成活性。

（一）基因与理化性质

人编码 BMP1、BMP2A 和 BMP3 的基因分别位于 8 号染色体、20p12 和 4p13-q21，

BMP4 位于 14 号染色体上。BMP5 和 BMP6 同在 6 号染色体上，开放读码框 1296bp，编码 431 个氨基酸，由 N 端的信号肽、中间的前肽和 C 端的成熟肽三部分组成，其功能部分在 C 端的成熟肽区。

BMP 能够从脱钙处理后的骨组织和骨肉瘤细胞中分离得到。它们广泛分布于胚胎发育的上皮和间质组织中，其中以骨组织含量较高。

所有 BMP2~7 均为前体蛋白，其一级结构含有疏水性前导序列及 BMP 前肽。成熟蛋白分子都有前体蛋白的羧基末端，每一个分子的羧基末端都含有 7 个绝对保守的半胱氨酸残基。

（二）生物学功能和临床应用

BMP 通过与细胞表面的Ⅰ型及Ⅱ型受体的结合发挥生物效应。人Ⅱ型受体与 BMP2 和 BMP4 均能结合，但后者结合率较低。BMP RⅡ单独与配基的结合较弱，但有 BMP Ⅰ型受体存在时，这种结合大大加强。

BMP 诱骨生成活性能诱导机体内的间充质细胞不可逆地分化为软骨和骨细胞；BMP 家族在脊椎和非脊椎动物，以至昆虫、棘皮动物的胚胎发育和细胞分化中都起作用，在动物界的作用具有广泛性；能够促进培养的神经脊细胞的肾上腺素能交感神经的形成；诱导胚胎腹侧中胚层的发生；诱导骨髓的形成等。

临床上主要应用于难治的大段骨缺损引起骨不连或颅骨缺损，使长骨或颅骨重新修复。

（三）生物学活性测定

1. 小鼠肌肉内埋植试验

原理：通过观察 BMP 的异位成骨现象进行活性检测。BMP 能诱导小鼠肌肉未分化间充质细胞向软骨细胞分化，形成骨样基质。

方法：市售的体内医用胶原膜吸附半成品，冻干后，即可用于半成品的活性测定。取昆明种雄性小白鼠（体重 18~22g），麻醉后，切开皮肤，分离肌间隙，把吸附 BMP 的胶原膜样品植入肌间隙。缝合皮肤，正常饲养。植入后 14 天，取植入区新骨组织，剪碎加 0.6mol/L HCl，室温放置 24h 以上。离心，取上清，定容，用于测定钙含量。按血清钙试剂盒操作测定钙含量。

鉴于国内外对 BMP-2 的生物学活性单位迄今没有一个公认的定义，根据上述的生物学活性测定方法，对 rhBMP-2 的生物学活性单位定义如下：rhBMP-2 的生物学活性单位是 rhBMP-2 植入小鼠股部肌间隙 14 天时，植入区钙生成 1μg 为一个生物学活性单位，其英文简写为 BU。rhBMP-2 的比活性定义为 rhBMP-2 的生物学活性单位（BU）与植入的 rhBMP-2 量（mg）之比，单位为 BU/mg。

2. C_2C_{12} 细胞 / 碱性磷酸酶法

原理：根据 rhBMP-2 可诱导 C_2C_{12} 细胞分化为成骨细胞，成骨细胞中的 ALP（碱性磷酸酶）可催化对硝基酚磷酸二钠盐转化为对硝基酚，而对硝基酚自身可以作为颜色指示剂，其颜色深浅与浓度成正比。本方法采用 37℃时单位质量 rhBMP-2 每分钟催化生成对硝基酚的量表示 rhBMP-2 的活性，单位为 U/mg rhBMP-2。

方法：将 C_2C_{12} 细胞按要求培养，按 1∶3 进行传代并铺 96 孔板。次日，将标准品和样品用 10% FBS 的 DMEM 完全培养基稀释至工作浓度并做系列稀释，共 8 个稀释度，每个稀释度 2 个复孔。将细胞培养板中的培养基更换成制备好的样品和标准品梯度的培养基。置 37℃、5%CO_2 培养箱中继续培养约 50h。加入碱性裂解液和底物，待显色，测定 A_{405} 吸光值。记录数据拟合曲线，用计算机或手工拟合四参数方程计算供试品生物学活性。

（四）rhBMP-2 的质量标准

rhBMP 具有一个难以用蛋白酶裂解的核心，并且该核心对其他试验也有影响，故可采用与对照品一致的方式进行质量控制（表 22-5）。

表 22-5 rhBMP-2 的质量标准

测定项目	测定方法	规定标准
原液		
生物学活性	细胞法	见比活性规定
蛋白质含量	Lowry 法	见比活性规定
比活性	生物学活性 / 蛋白质含量	≥ 300U/mg
SDS-PAGE 纯度	非还原 SDS-PAGE	≥ 95.0%
HPLC 纯度	HPLC	≥ 95.0%
分子量	还原 SDS-PAGE	（14.9 ± 1.5）kDa
外源性 DNA 残留量	固相斑点杂交法或荧光法	≤ 10ng/250μg
宿主菌蛋白残留量	酶联免疫吸附试验	≤总蛋白的 0.10%
细菌内毒素检查	凝胶法	< 10EU/250μg
残余抗生素活性	培养法	阴性
等电点	等电聚焦电泳	5.5~7.5
紫外光谱扫描	UV 法	（78 ± 3）nm
肽图	裂解肽 RP-HPLC 法	与对照品图形一致
N 端氨基酸序列	Edman 降解法	与理论序列一致
鉴别试验	斑点杂交法	阳性
成品（膜剂）		
外观	肉眼观察	白色海绵状胶原薄片，无融化迹象，无污点
无菌试验	直接接种培养	无菌生长
重量差异	重量法	应符合规定
生物学活性	小鼠肌肉内埋植实验	应为标示量的 70%~200%

三、心钠素

心钠素（atrial natriuretic polypeptide，ANP）是由人的心房肌细胞产生和分泌的一种活性多肽，具有很强的利钠、利尿、舒张血管和降血压的作用，并能抑制肾素 - 血管紧张素 - 醛固酮系统，在维持机体的水盐代谢平衡中发挥十分重要的作用，临床上可调节体内水电平衡，因而对于防治高血压、心、肾功能不全、心律失常、心肌梗死、肝硬化、肺水肿、糖尿病、甲状腺机能亢进、妊娠中毒等许多疾病具有良好的应用前景。

（一）基因与理化性质

人的 ANP 有 α、β、γ 三种形式，分别由 28 个、56 个、126 个氨基酸残基组成，分子量分别约为 3000Da、6000Da、13 000Da，半衰期分别为 2.5min、10min、20~60min，其中生物活性最强的是 α-ANP。β-ANP 由两个反向平行的 α-ANP 肽链构成。用二硫苏糖醇处理心钠素把二硫键还原打开，则心钠素活性完全丧失。人工合成的心钠素活性很低，经氧化成二硫键后，其生物学活性显著增强。

α-ANP 的氨基酸序列为：Ser-Leu-Arg-Arg-Ser-Ser-Cys-Phe-Gly-Gly-Arg-Met-Asp-Arg-Ile-Gly-Ala-Gln-Ser-Gly-Leu-Gly-Cys-Asp-Ser-Phe-Arg-Tyr。

（二）生物学活性和临床应用

通过与肾、血管、胸腺、脾、胰、肺、肝、肠、眼、卵巢中广泛存在的受体结合，ANP 主要发挥以下生物学功能：排钠利尿、扩张血管、降血压及抗心率失常。

（三）生物学活性测定

ANP 的活性测定方法为离体动脉条法（同 BNP），具体详见 BNP 部分。

（四）rh-ANP 的质量标准

ANP 分子量较小，SDS-PAGE 等试验的结果会受到较大的影响，表观分子量等数据可能与实际分子量有较大差距，需要用理化对照品进行校正（表 22-6）。

表 22-6 rhANP 的质量标准

检测项目	检测方法	规定标准
原液		
生物学活性	离体动脉条测定法	无
蛋白质含量	高效液相色谱法或微量定氮法	无
比活性	效价 / 蛋白含量	≥ 500 RU/mg
SDS-PAGE 纯度	非还原 SDS-PAGE	≥ 95.0%
HPLC 纯度	HPLC	≥ 95.0%

续表

检测项目	检测方法	规定标准
分子量	还原 SDS-PAGE	应与对照品迁移率一致
外源性 DNA 残留量	固相斑点杂交法或荧光法	≤ 10ng/ 剂量
宿主菌蛋白残留量	酶联免疫吸附试验	≤总蛋白的 0.10%
残余抗生素活性	培养法	阴性
细菌内毒素含量	凝胶法	＜ 10EU/ml
等电点	等电聚焦电泳	应与对照品迁移率一致
紫外光谱扫描	UV 法	（276 ± 2）nm
肽图	裂解肽 RP-HPLC 法	应与对照品图形一致
N 端氨基酸序列	Edman 降解法	应为 SLRRSSCFGGRMDRI
成品		
鉴别试验	免疫印迹法或人心钠肽测定放免试剂盒测定	阳性
外观	肉眼观察	应为白色或微黄色疏松体，无融化；溶解后为无色或淡黄色澄明液体
可见异物	灯检法	应符合规定
水分	费休氏法	≤ 3.0%
pH	电位法	6.0~8.0
生物学活性	离体动脉条测定法	应为标示量的 50%~200%
无菌试验	膜过滤法	无菌生长
异常毒性试验	小鼠法	无明显异常反应，动物健存，体重增加
残余抗生素活性	培养法	阴性
渗透压摩尔浓度	冰点降低法	应符合批准要求
热原质试验	家兔法	应符合《中国药典》规定

四、人降钙素基因相关肽脂质体

人降钙素基因相关肽脂质体（human calcitonin gene-related peptide liposome，CT/CGRP）是人类第一个用分子生物学方法发现的活性肽。

（一）基因与理化性质

人降钙素基因相关肽脂质体基因全长约 6.5kb，定位于 11 号染色体的短臂，由 6 个外显子和 5 个内含子组成。降钙素基因可复制出两种 mRNA，经编码产生两种蛋白质：一种为降钙素前体蛋白；另一种为前体蛋白经酶切降解成 37 个氨基酸残基的多肽，即降钙素基因相关肽，体内半衰期只有 9min，利用生物膜技术将合成的天然结构的

hCGRP 经精制纯化后，成功地嵌入在脂质体膜上，制备出人降钙素基因相关肽脂质体，使其在体内半衰期由 9min 延长到 80min，提高了稳定性。

（二）生物学功能和临床应用

人降钙素基因相关肽脂质体是一种较强的血管扩张因子，参与了体内肾上腺能、非胆碱能的神经调节作用，对心血管系统有着重要的调节作用：对冠状动脉、脑血管、外周阻力血管及微循环小血管具有强效扩张作用；对心脏有正性肌力和正性变时作用；利尿作用，是目前国内外正在深入研究的心血管系统重要调节肽。CGRP 的舒血管作用比心钠素、去甲肾上腺素和前列腺素均强，对维持血压的动态平衡有重要意义。

（三）生物学活性

生物学活性测定是评价多肽类药物非常重要的指标，也是区别于化学药品的显著特点之一。本品采用家兔球睫膜血管扩张法，具有很高的灵敏度，用化学方法无法定量的注射液活性可以测出灵敏度达皮克级水平。由于脂质体注射液的 hCGRP 用量很低（2000BU/ 支），用常规化学方法很难检测成品中的 hCGRP 含量。具体测定方法如下。

1. 材料和试剂

动物：选择健康家兔，体重（2 ± 0.4）kg，确认家兔眼球无充血。显微镜：放大倍数在 20 倍以上，与摄相机连接以采集图象。戊巴比妥钠溶液：100mg/ml，使用前配制。活性参考品：中国药品生物制品检定所制备，原料为瑞士 Bachem 公司的 hCGRP 产品，$1BU=10^{-9}mg$ 活性参考品的活性。

2. 方法

家兔称重后，经腹腔注射戊巴比妥钠（30mg/kg）溶液麻醉，将麻醉后的家兔置于倒置显微镜下，直接观察眼球结膜血管清晰度达到在微机屏幕上成像可以看到血管内细胞团流动，放大倍数为 25~50 倍，用水溶液以 10 倍序列稀释受试药物，在被观察球结膜血管处原位滴入 10μl 受试样品水溶液，加样浓度顺序为由低到高在计算机屏幕上采集毛细血管直径变化的清晰图像。

3. 结果计算

利用计算机程序对采集到的用药前及用药（不同浓度）后的各种图像中相同的血管进行测量和分析，以 hCGRP 浓度的对数值为横坐标、相对应血管管径增加百分数（%△）为纵坐标作图，每批样品的活性曲线应与活性参考品曲线平行，求出生物活性的半数有效剂量（ED_{50} 值）。

（四）质量标准

根据制品的临床应用可能带来的不安全因素，采用切实可行的试验方法，便于在生产及应用过程中进行质控，可分为以下几个层次进行质量控制。

（1）鉴定分析：包括对一级结构中氨基酸序列分析、氨基酸组成分析、质谱分析、等电点测定、薄层层析迁移率、紫外吸收光谱等，这些指标从不同角度对 hCGRP 进行了定性分析。

（2）定量分析：含量测定除了通过测定多肽含量以外，生物学活性测定是评价多肽类药物非常重要的指标，也是区别于化学药品的显著特点之一。由于采用了家兔球睫膜血管扩张法，具有很高的灵敏度，用化学方法无法定量的注射液活性可以测出灵敏度达皮克级水平。

（3）脂质体质量研究：目前脂质体的研究难点之一是如何提高包封率，一般达到30%以上已属较高，hCGRP脂质体通过静电及疏水作用使hCGRP与大豆磷脂形成稳定的嵌合物，其嵌入率能达到70%以上，多肽嵌入大豆磷脂形成脂质体后经过超速离心，未形成脂质体的hCGRP存在于上清中，通过嵌入率、脂质体分子大小、磷脂含量分析等反映了脂质体的嵌合率水平。

通过以上的分析，建立了完整的质控标准和方法（表22-7）。

表22-7　hCGRP质量标准

测定项目	测定方法	规定标准
原液		
比活性 /（BU/mg）	家兔球睫膜血管扩张法	$\geqslant 1.0\times10^{10}$
鉴别试验	薄层层析法	$R_f = 0.40 \pm 0.04$
HPLC 纯度	RP-HPLC	≥ 96.0%
分子量	质谱法	（3789 ± 1）kDa
等电点（主区带）	等电聚焦电泳	9.5 ± 0.5
氨基酸组成	水解法	与理论值相符
紫外吸收最大波长	紫外光谱扫描	（206 ± 2）nm
N 端氨基酸序列	氨基酸序列分析	与理论序列一致
成品		
脂质体颗粒大小	激光散射法	10~100nm
外观	肉眼观察	应为微黄色固体。加入1ml蒸馏水后应溶解为澄明淡黄色半透明液体
水分	费休氏法	≤ 3.0%
磷脂鉴别试验	薄层层析法	阳性
磷脂含量 /（mg/ml）	碳化法	0.08~0.12
pH	电位法	6.5~7.5
生物学活性 /（BU/ml）	家兔球睫膜血管扩张法	1.5×10^3~2.5×10^3
无菌试验	直接接种培养法	无菌生长
嵌入率	活性测定法	> 70%
甲醇、氯仿残留量	气相色谱法	≤ 0.01%
热原质试验	家兔法	应符合《中国药典》规定

五、天花粉蛋白突变体

天花粉（trichosanthin，TCS）最初是从传统中草药葫芦科植物栝楼（即 *Trichosanthes kirilowii* Maximowicz，又称栝楼根、蒌根、白药等）的根茎中提取出来的一种活性成分，早在2000多年前就已经在临床上使用，有清肺化痰、养胃生津之功效。传统医学中用于治疗热病烦渴、肺热燥咳、疮疡肿毒等。

（一）结构与理化性质

天花粉蛋白属于Ⅰ型核糖体失活蛋白（RIP），具有rRNA-*N*-糖苷酶活性，能够水解单一的腺嘌呤和核糖间的*N*-糖苷键，破坏核糖体延伸因子的结合位点，使真核生物核糖体60S亚单位失活，从而不可逆地阻碍蛋白质的合成。天然的TCS是一种单链多肽，含有247个氨基酸残基，分子量为27kDa，理论等电点9.35，有4个潜在的抗原表位，对光、热不稳定，能溶于水，包括两个结构域：N端结构域（1~184位氨基酸）和小的C端结构域（185~247位氨基酸）。负责*N*-糖苷酶活性的活性位点位于两个结构域的裂缝，并且至少包括两个活性位点，一个是底物结合位点，一个是催化位点，其中底物识别和与酶的结合位点位于活性"口袋"的上部，催化位点为第85位氨基酸与AMP复合物中的腺嘌呤。85位氨基酸是否带有电荷对*N*-糖苷酶活性影响较大，但氨基酸的侧链长短对底物结合没有影响。

（二）生物学功能和临床应用

天花粉蛋白有多种药理学特性，如免疫调节剂、抗肿瘤和抗病毒活性等，包括免疫调节作用、抗肿瘤活性、抗病毒活性、流产和抗早孕。

临床上主要用于中期妊娠、死胎、过期流产孕妇的引产，对宫外孕、葡萄胎及绒毛膜上皮癌也有一定疗效。

（三）生物学活性测定

生物学活性测定方法原理：MTCS能在体外特异性地杀死HL-60细胞，并与剂量呈线性关系。

方法：制备细胞悬液并铺96孔板，制备测试样品溶液。用完全培养液将参考品和样品预稀释至适宜浓度，然后做8个稀释度，每个稀释度做2个平行孔，CO_2培养2天。每孔加入MTT溶液，37℃、5%CO_2继续培养5h。每孔加入细胞裂解液过夜保温16h左右。在酶标仪上比色，测定波长570nm，记录测定结果。利用四参数法计算样品的生物学效价。可按下列公式计算实验结果：

待检样品效价 = 参考品效价 ×（待检样品预稀释倍数 / 参考品预稀释倍数）×（待检样品半效稀释倍数 / 参考品半效稀释倍数）

（四）天花粉蛋白突变体质量标准

天花粉蛋白突变体的质量标准见表 22-8。

表 22-8　天花粉蛋白突变体质量标准

检测项目	检定方法	规定标准
原液		
生物学活性	HL-60 细胞株 /MTT 比色法	见比活性规定
蛋白质含量	紫外分光光度法	见比活性规定
比活性	生物学活性 / 蛋白质含量	≥ 160 AU/mg
SDS-PAGE 纯度	非还原 SDS-PAGE 法	≥ 95.0%
HPLC 纯度	RP-HPLC	≥ 95.0%
分子量	还原 SDS-PAGE 法	（26.6 ± 2.7）kDa
肽图	裂解肽 RP-HPLC 法	与对照品图形一致
外源 DNA 残留量	固相斑点杂交法或荧光法	＜ 10ng/ 剂量
宿主菌蛋白残留量	酶联免疫法	≤总蛋白质的 0.1%
紫外光谱扫描	UV 法	（278 ± 3）nm
细菌内毒素	凝胶法	≤ 50EU/mg
N 端氨基酸序列	Edman 降解法	与理论序列一致
等电点	等电聚焦电泳法	8.8~9.8
残余抗生素活性	培养法	阴性
成品		
外观	肉眼观察	澄明液体，不应含有肉眼可见的不溶物
可见异物	灯检法	应符合《中国药典》规定
鉴别实验	免疫印迹法	单一阳性带
pH	电位法	3.7~4.7
蛋白质含量	紫外分光光度法	（1 ± 0.10）mg/ml
生物学活性	HL-60/MTT 比色法	标示量的 80%~120%
无菌试验	膜过滤法	无菌生长
残余抗生素活性	培养法	阴性
渗透压摩尔浓度	冰点下降法	应符合批准要求
异常毒性试验	小鼠法	无明显异常反应，动物健存，体重增加
热原质试验	家兔法	应符合《中国药典》规定

六、重组人纽兰格林

纽兰格林（neuregulin）又称神经调节素，是一种细胞 - 细胞信号转导蛋白，也是人表皮生长因子受体家族（human epidermal growth factor receptor，HER/ErbB）中 HER3/ErbB3 和 HER4/ErbB4 的配体。NRG 家族至少包括 4 个成员：NRG1、NRG2、NRG3 和 NRG4，其中对 NRG1 的研究最为深入。

（一）结构与理化性质

人 *NRG1* 基因位于 8 号染色体 8p22-p11，全基因可以编码 645 个氨基酸，分子量为 71 132Da，又称感觉和运动神经元衍生因子（sensory and motor neuron-derived factor isoform，SMDF）、Heregulin、神经胶质生长因子（glial growth factor，GGF）、Heregulin 等，通过选择性地使用启动子和 mRNA 剪接（alternative splicing）可以产生至少 15 种跨膜或分泌蛋白异构体，这些异构体都含有细胞外 EGF 样的结构域，该结构域与其生物学活性相关。

（二）生物学功能和临床应用

NRG1 具有信号转导和细胞通讯的功能，在神经系统、心脏及乳腺组织中发挥重要作用；诱导乳腺肿瘤细胞的分化和施万细胞的增殖；诱导神经肌肉接头形成过程中乙酰胆碱受体的形成；活化酪氨酸激酶受体 ErbB2（Neu differentiation factor，Neu 分化因子）；刺激小叶肺泡的出芽和乳腺分泌乳汁；*NRG1* 基因缺失的小鼠其心脏发育严重受损。

重组人纽兰格林可能对防治心衰有作用，临床上可能用于各种原因导致的慢性心衰及心肌损害。

（三）体外生物学活性测定方法

NRG 活性测定采用激酶受体活化的酶联免疫吸附试验（KITA-ELISA），该方法需要一块 96 孔细胞培养板和一块 96 孔酶标板。细胞培养板用于细胞培养、刺激细胞磷酸化及裂解细胞释放可溶性受体，酶标板用于捕获受体及 ELISA。

接种指数生长期的 MCF-7 细胞至 96 孔板，5×10^4 个 /100μl/ 孔，37℃、5%CO_2 培养过夜，然后 DMEM 培养基饥饿细胞 24h。用 DMEM 培养基稀释样品至 2μg/ml，再做 3 倍连续稀释，共 9 个稀释度，100μl/ 孔加入饥饿后的细胞中，每个浓度 2 个复孔，37℃ 作用 20min。迅速吸去样品并用 PBS 洗涤，加入 100μl/ 孔细胞裂解液，4℃、30min。冰浴下水平摇动至细胞完全脱落，4℃、15 000r/min 离心 15min。将细胞裂解液加入抗 ErbB2 抗体包被的酶标板，90μl/ 孔，37℃、1h。再加入 100μl/ 孔 HRP 酶联鼠抗磷酸化酪氨酸蛋白抗体，37℃、1h。加入 TMB 底物工作液，置 37℃、10min，2mol/L H_2SO_4 终止反应，酶标仪比色，测定波长 450nm，参比波长 655nm。利用生物制品体外生物学活性测定的 SOFT MAX 软件分析数据，根据重组纽兰格林参考标准品浓度计算出样品相对生物学活性。

（四）重组人纽兰格林质量标准

重组人纽兰格林的质量标准见表 22-9。

表 22-9 重组人纽兰格林质量标准

检测项目	检测方法	规程
原液		
生物学活性	KIRA-ELISA 法	见比活性规定
蛋白质含量	Lowry 法	见比活性规定
比活性	生物学活性 / 蛋白质含量	≥ 6.0×10^3U/mg
电泳纯度	非还原 SDS-PAGE	≥ 95.0%
HPLC 纯度	SEC-HPLC	≥ 95.0%
分子量	还原 SDS-PAGE	（7.1 ± 0.7）kDa
残留 DNA 含量	固相斑点杂交法；荧光法	≤ 5ng/mg
等电点	等电聚焦	6.5 ± 0.5
细菌内毒素	凝胶法	＜ 5EU/mg
紫外光谱扫描	UV 法	（278 ± 3）nm
肽图	裂解肽 RP-HPLC 法	与参考品一致
N 端氨基酸序列	Edman 降解	与理论序列一致
残余抗生素活性	培养法	阴性
成品		
外观	肉眼观察	无色澄明液体，无异物
可见异物	灯检法	应符合《中国药典》规定
pH	电位法	6.0 ± 0.5
水分 /%	Karl-Fisher 法	≤ 3.0
生物学活性 /（U/ml）	KIRA-ELISA	应为标示量的 70%~200%
异常毒性试验	小鼠法	无明显异常反应，动物健存，体重增加
热源试验	兔法	应符合《中国药典》规定
无菌试验	膜过滤法	无菌生长
鉴别试验	免疫印迹法	阳性
渗透压摩尔浓度	冰点降低法	应符合批准要求
残余抗生素活性	培养法	阴性

（史新昌　李永红　毕　华　于　雷　饶春明）

参考文献

陈显久，牛勃，赵荣瑞，等．2011. Kringle5 基因工程制备方法的研究进展．中国生物制品学杂志，

24(1)：121-123.

陈悦，付中平，李景荣，等 . 2014. 重组蛋白 ES-Kringle5 的表达、纯化及活性检测 . 中国生物工程杂志，34(5)：60-65.

邓灵，福祁，超李，等 . 2006. Western-blot 法测定重组人纽表位肽 12 的抗原特异性 . 华中师范大学学报 (自科版)，40(1)：79-81.

高明，邵军军，常惠芸，等 .2015. 免疫佐剂研究进展 . 安徽农业科学，(34)：204-206.

贺庆，高华，高濛，等 . 2016. 新型抗胃泌素 17 疫苗的体液免疫原性与抗原性研究，36(2)：249-254.

胡敏娟，那君，胡婧雯，等 . 2016. 病原生物相关蛋白作为人类疫苗佐剂的研究进展 . 现代免疫学，(3)：242-244.

纪宏，王军志，饶春明，等 .2003. 重组人纽表位肽 12 生物学活性测定方法的研究 . 中国肿瘤生物治疗杂志，10(4)：280-284.

纪宏，王军志，饶春明，等 .2004. 肿瘤治疗性多肽疫苗——重组人纽表位肽 12 质控方法的研究 . 药学学报，39(5)：359-362.

刘宁 . 2010. 随机、双盲、多中心、标准治疗基础上的安慰剂并行对照评价注射用重组人纽兰格林对慢性收缩性心力衰竭患者疗效与安全性的Ⅱ期临床观察 . 武汉：华中科技大学博士学位论文 .

刘文洁，杨浩，蔚有权，等 .2016. 心钠肽、脑钠肽与心房颤动的相关性研究 . 皖南医学院学报，35(1)：34-37.

牛牛，李宝兰 . 2012. 内皮抑素抗肿瘤机制和应用的研究进展 . 医学综述，18(23)：3963-3965.

史新昌，丁有学，毕华，等 .2012. 重组人脑利钠肽活性参考品制备及动脉条法生物学活性标定 . 药物分析杂志，32(12)：2108-2111.

史新昌，韩春梅，李响，等 .2008. 重组人骨形成蛋白 -2 的质量控制 . 中国生物制品学杂志，21(7)：608-610.

唐朝枢，李兆萍，苏静怡，等 . 1990. 脂质体携载降钙素基因相关肽趋脑组织靶向性 . 北京大学学报 (医学版)，(1)：31-32.

王春娥，叶强，李凤祥 . 2008. 白喉毒素无毒变异体 CRM197 的表达及其载体作用 . 中国生物制品学杂志，21(8)：687-691.

王军志 .2002. 生物技术药物研究开发和质量控制 . 北京：科学出版社：576-599.

吴兵，范锋锋，刘方蕾，等 .2014. 载体蛋白质破伤风类毒素两种精制方法的研究 . 中国生物制品学杂志，27(12)：1588-1594.

薛燕，刘炳玉，李萍，等 .2007. 重组人纽兰格林一级结构确证与二硫键分析 . 分析测试学报，26(S1)：35-37.

于洪涛，郑晓丽 . 1999. 人用疫苗的一种理想候选佐剂——免疫刺激复合物 (ISCOMs). 中国生物制品学杂志，(4)：247-249.

袁力勇，饶春明，郭莹，等 .2004. 重组人纽兰格林生物学活性检测方法及质控标准 . 中国生物制品学杂志，(6)：374-376.

张国利，吴广谋，李俊植 .2004. 白喉毒素 -$(Gly_4Ser)_2$- 人表皮生长因子融合蛋白的纯化及其特异性细胞毒性研究 . 中国免疫学杂志，20(3)：171-172.

张清芬，齐晓勇 . 2007. 利钠肽的心脏保护作用 . 心血管病学进展，(5)：796-798.

张翊，王军志，饶春明 . 2001. 人降钙素基因相关肽脂质体质量标准的研究 . 生物工程进展，21(1)：75-78.

赵晓斌 . 2016. 肿瘤疫苗的研究进展 . 现代免疫学，(1)：81-85.

Ballesta J, Bloom SR, Polak JM. 1985. Distribution and localization of regulatory peptides. Crit Rev Clin Lab Sci, 22(3): 185-218.

Byers VS, Levin AS, Waites LA, et al. 1990. A phase I/ II study of trichosanthin treatment of HIV disease. AIDS, 4(12): 1189-1196.

Cao Y, Ji RW, Davidson D, et al.1996. Kringle domains of human angiostatin. Characterization of the anti-proliferative activity on endothelial cells. J Biol Chem, 271(46): 29461-29467.

Christenson ES, Collinson PO, Defilippi CR, et al.2014. Heart failure biomarkers at point-of-care: current utilization and future potential. Expert Rev Mol Diagn, 14(2): 185-197.

Conner M, Hicks MR, Dafforn T, et al. 2008. Functional and biophysical analysis of the C-terminus of the CGRP-receptor; a family B GPCR. Biochemistry, 47(32): 8434-8444.

Doll JA, Soff GA. 2005. Angiostatin. Cancer Treat Res, 126: 175-204.

Flynn TG, de Bold ML, de Bold AJ. 1983. The amino acid sequence of an atrial peptide with potent diuretic and natriuretic properties. Biochem Biophys Res Commun, 117(3): 859-865.

Folkman J. 1996. Endogenous inhibitors of angiogenesis. Harvey Lect, 92: 65-82.

Fukada K. 1985. Purification and partial characterization of a cholinergic neuronal differentiation factor. Proc Natl Acad Sci USA, 82(24): 8795-8799.

Ge Yan, Danrong Yang, Yan Yu, et al.2016. Pharmacokinetics of gene recombined angiogenesis inhibitor Kringle 5 in vivo using131I specific markers and SPECT/CT. J Pharmaceutical Analysis, 6(5): 313-317.

Grant MA, Kalluri R. 2005. Structural basis for the functions of endogenous angiogenesis inhibitors. Cold Spring Harb Symp Quant Biol, 70: 399-410.

Gu H, Yeh M, Yao Z. 1986. Investigation of antigenic determinants on trichosanthin by antibody competitive binding assay. Shi Yan Sheng Wu Xue Bao, 19(1): 121-129.

Hanford HA, Wong CA, Kassan H, et al. 2003. Angiostatin(4.5) -mediated apoptosis of vascular endothelial cells. Cancer Res, 63(14): 4275-4280.

Hofstetter CP, Hofer AS, Levi AD.2016. Exploratory meta-analysis on dose-related efficacy and morbidity of bone morphogenetic protein in spinal arthrodesis surgery. J Neurosurg Spine, 24(3): 457.

Kawata M, Morikawa S, Shiosaka S, et al.2017. Ablation of neuropsin-neuregulin 1 signaling imbalances ErbB4 inhibitory networks and disrupts hippocampal gamma oscillation. Transl Psychiatry, 7(3): e1052.

Kelly MP, Vaughn OL, Anderson PA.2016. Systematic Review and Meta-Analysis of Recombinant Human Bone Morphogenetic Protein-2 in Localized Alveolar Ridge and Maxillary Sinus Augmentation. J Oral Maxillofac Surg, 74(5): 928-939.

Keothongkham K, Charoenphandhu N, Thongbunchoo J, et al.2017. Evaluation of bioactive glass incorporated poly(caprolactone) -poly(vinyl alcohol) matrix and the effect of BMP-2 modification. Mater Sci Eng C Mater Biol Appl, 74:47-54.

Li Y, Qian G, Huang G. 2005. Summarization in the research of canstatin. Sheng Wu Yi Xue Gong Cheng Xue Za Zhi, 22(3): 626-628.

Logan JL, Michael UF. 1994. Atrial natriuretic peptide suppresses compensatory renal growth in rats. J Am Soc Nephrol, Jun;4(12): 2016-2022.

Ma XQ, Wang YP, Wang JH. 1987. An X-ray analysis of the orthorhombic crystal form of trichosanthin at 5 angstrom. Sci Sin B, 30(7): 692-697.

Morris HR, Panico M, Etienne T, et al.1984. Isolation and characterization of human calcitonin gene-related peptide. Nature, 308(5961): 746-748.

Mundel TM, Kalluri R.2007. Type IV collagen-derived angiogenesis inhibitors. Microvasc Res, 74(2-3): 85-89.

Omeis I, Neil JA, Murali R, et al.2008.Treatment of cerebral vasospasm with biocompatible controlled-release systems for intracranial drug delivery. Neurosurgery, 63(6): 1011-1019.

O' Reilly MS, Boehm T, Shing Y, et al. 1997. Endostatin: an endogenous inhibitor of angiogenesis and tumor growth. Cell, 88(2): 277-285.

O' Reilly MS, Holmgren L, Shing Y, et al.1994. Angiostatin: a circulating endothelial cell inhibitor that suppresses angiogenesis and tumor growth. Cold Spring Harb Symp Quant Biol, 59:471-482.

O' Reilly MS, Holmgren L, Shing Y, et al.1994. Angiostatin: a novel angiogenesis inhibitor that mediates the suppression of metastases by a Lewis lung carcinoma. Cell, 79(2): 315-328.

Porkka K.1997.Endostatin--light on the treatment of cancer in mice. Duodecim, 113(22): 2241-2243.

Saavedra JM, Correa FM, Plunkett LM, et al. 1986. Binding of angiotensin and atrial natriuretic peptide in brain of hypertensive rats. Nature, 24-30;320(6064): 758-760.

Sagar SM, Henke H, Fischer JA.1984. Calcitonin and calcitonin gene-related peptide in the human brain. Psychopharmacol Bull, 20(3): 447-450.

Sasaki T, Fukai N, Mann K, et al.1998.Structure, function and tissue forms of the C-terminal globular domain of collagen XVIII containing the angiogenesis inhibitor endostatin. EMBO J, 17(15): 4249-4256.

Soff GA.2000. Angiostatin and angiostatin-related proteins. Cancer Metastasis Rev, 19(1-2): 97-107.

Suzuki T, Saiki Y, Horii A, et al.2017. Atrial natriuretic peptide induces peroxisome proliferator activated receptor γ during cardiac ischemia-reperfusion in swine heart. Gen Thorac Cardiovasc Surg, 65(2): 85-95.

Tsao SW, Yan KT, Yeung HW.1986. Selective killing of choriocarcinoma cells in vitro by trichosanthin, a plant protein purified from root tubers of the Chinese medicinal herb Trichosanthes kirilowii. Toxicon, 24(8): 831-840.

Urist MR, Mikulski AJ, Nakagawa M, et al.1977. A bone matrix calcification-initiator noncollagenous protein. Am J Physiol, 232(3): C115-127.

Yeh M, Chi YY, Shen RZ, et al.1986. The study of *in vivo* and *in vitro* responses to trichosanthin in the mouse. Shi Yan Sheng Wu Xue Bao, 19(1): 81-90.

Yu L, Rao C, Shi X, et al.2012. A novel bioassay for the activity determination of therapeutic human brain natriuretic peptide (BNP). PLoS One, 7(11): e49934.

第二十三章

基因治疗药物

第一节　概　　述

一、基因治疗药物研究进展简介

自1990年9月14日经美国国家卫生院（NIH）DNA咨询委员会（RAC）首次批准应用基因治疗技术治疗腺苷脱氨酶（ADA）引起的重度联合免疫缺陷综合征（SCID）并获得成功以来，基因治疗作为一种实用性治疗技术已具有27年的历史。1993年美国食品药品监督管理局（FDA）给出了"基因治疗"的定义，即"基于修饰活细胞遗传物质而进行的医学干预"。中国国家药品监督管理局（SFDA）颁布的《人基因治疗研究和制剂质量控制技术指导原则》（2003年3月20日）将基因治疗定义为"基因治疗是指以改变细胞遗传物质为基础的医学治疗"。我国于2003年批准重组人p53腺病毒注射液（"今又生"）上市，适应证为与放疗联合试用于现有治疗方法无效的晚期鼻咽癌的治疗；2005年批准重组人5型腺病毒注射液（H101）上市，适应证为对常规放疗或放疗加化疗治疗无效，并以5-FU、顺铂化疗方案进行姑息治疗的晚期鼻咽癌患者，可试用该品与前述化疗方案联合使用。2011年12月，俄罗斯药监局批准采用非病毒载体的基因治疗产品——Neovasculogen® 上市，用于治疗下肢缺血病。2012年7月20日，欧洲EMA批准治疗脂蛋白脂酶缺乏症的Glybera（AAV-LDL）产品上市。2015年10月27日，美国FDA批准了溶瘤病毒类治疗药物talimogene laherparepvec（T-Vec，Imlygic，安进公司）用于首次手术后复发的黑色素瘤患者不可切除的皮肤、皮下和淋巴结病灶的局部治疗。2016年5月27日，欧洲EMA批准了葛兰素史克（GSK）和意大利伙伴Telethon、OSR共同研发的基因疗法Strimvelis上市，用于治疗ADA-SCID（腺苷脱氨酶缺陷导致的重症联合免疫缺陷）。2017年8月31日，美国食品药品监督管理局（FDA）批准诺华公司的嵌合抗原受体T细胞（CAR-T）疗法Kymriah上市，用于治疗急性淋巴细胞白血病，开辟了以细胞工程为基础的基因治疗药物临床应用的新纪元。

基因治疗是现代生物技术与临床医学等多学科交叉融合而形成的针对人类重大疾病，如恶性肿瘤、心脑血管疾病、遗传性疾病、自身免疫性疾病等进行治疗研究的新手段。基因治疗技术经历了二十几年的发展，期间一度跌入低谷，之后在争议中不断地前进，最近几年已取得不俗进展，重新成为各国研究的热点。随着基因的靶向表达、调控、输送、规模化生产等关键技术的不断突破，未来若干年应该是全球基因治疗临床应用的重要时期，预计将会有一批具有重要影响的基因治疗产品用于恶性肿瘤、重大遗传性疾病等的临床治疗并形成新的产业。

截止到 2016 年 8 月，全球共有 2409 项基因治疗临床方案进入临床研究，其中Ⅰ期临床试验 1380 项（占 57.3%），Ⅰ/Ⅱ期临床试验 490 项（占 20.3%），Ⅱ期临床试验 417 项（占 17.3%），Ⅱ/Ⅲ期临床试验 23 项（占 1%），Ⅲ期临床试验 91 项（占 3.8%），Ⅳ期临床试验 3 项（占 0.1%）。在临床试验开展的地区以美欧为主，其中美国是开展相关临床研究最多的国家，共计有 1561 项，占全部临床方案的 64.8%，欧洲有 568 项，占全部临床方案的 23.6%。

根据导入途径，基因治疗分为 *ex vivo* 和 *in vivo* 方式。前者是指将含有治疗基因的载体于体外导入自体或异体细胞，经体外扩增后回输机体的方式；后者则是将携带治疗基因的表达载体直接导入体内以达到治疗目的。而根据作用的靶细胞不同，基因治疗可以分为生殖细胞基因治疗和体细胞基因治疗两大类。由于伦理和技术问题，目前人类生殖细胞基因治疗尚未开展研究，而仅限于体细胞的基因治疗。作为生物技术的延伸和高级阶段，基因治疗是在载体的帮助下，将治疗基因导入到靶细胞并表达，而目的蛋白无须经分离纯化即可在体内发挥预防和治疗疾病的作用。因此基因治疗是基因分离、基因导入和基因表达等技术高度集成的高难度的生物技术。从理论上来说，具有治疗作用的基因均有开发成为基因治疗药物的潜力，因此作为人类疾病治疗史上的一次革命，基因治疗对传统制药业产生了深远影响和冲击，对基因工程蛋白或肽类药物也形成了一定挑战。依据所采用的治疗策略是直接纠正缺陷基因的突变，或是针对缺陷基因造成的功能异常而采取的补偿措施，或是阻断或下调异常基因的表达，基因治疗可以分为基因矫正置换、基因补偿和基因阻断。基因矫正置换因技术条件限制，对缺陷基因的精确修复、矫正目前还难以实现；而采用同源重组置换缺陷基因方式因重组频率太低，也有待新的技术突破。基因补偿通过治疗基因引入，在机体内表达治疗产物补偿缺陷基因功能是现阶段基因治疗采用的主要手段。基因治疗的条件首先是目的基因的获得、靶细胞的选择，以及将目的基因导入宿主细胞的高效基因转移手段。其中，基因导入效率高低直接决定治疗效果的成败。因此，对用于基因治疗的基因转移载体的要求包括：①载体的高产率及高感染活性；②外源基因的长期表达或可控表达；③人体对载体或转导的细胞不产生严重的免疫反应；④载体转移后对人体无毒性。基因的转移方法主要有非病毒载体介导和病毒载体介导两大类。前者包括脂质体介导法、受体介导法及一般理化方法介导的基因转移，后者有逆转录病毒、慢病毒、腺病毒、腺相关病毒、单纯疱疹病毒、痘病毒、仙台病毒等介导的生物方法。常见的几种病毒载体优缺点简要比较可见表 23-1。

表 23-1　常用病毒载体的特性和适用范围

病毒载体	遗传物质包装容量	载体基因组存在形式	生物学特性
包膜病毒			
逆转录病毒载体	RNA 8kb	整合	只转导分裂细胞，免疫原性弱，长期表达所携带的基因，有插入突变导致的癌变危险
慢病毒载体	RNA 8kb	整合	宿主范围广泛，可转导分裂、非分裂细胞，免疫原性弱，有插入突变导致的癌变危险
单纯疱疹病毒载体	dsDNA 40kb（复制缺陷型）或150kb（复制型）	染色体外附加体	具有嗜神经性，可转导分裂、非分裂细胞，包装容量大，可潜伏感染，免疫原性强
非包膜病毒			
腺相关病毒载体	ssDNA < 5kb	染色体外附加体	宿主范围广泛，可转导分裂、非分裂细胞，免疫原性弱，野生型整合到染色体中，无致病性，包装容量低，可长期表达外源基因
腺病毒载体	dsDNA 8kb 或 30kb	染色体外附加体	宿主范围广泛，可转导分裂、非分裂细胞，免疫原性强，不整合到靶细胞染色体上，基因表达水平高，表达时间较短

现有的 2409 项基因治疗临床试验方案中，所使用的载体分配比例见图 23-1。由该图可见，以病毒为载体的临床研究方案居多。这主要是因为非病毒方法效率较低，并且在体内表达时间不长，尽管某些物理方法的应用方案有一定前景，但转染效率仍太低。而病毒介导的基因转移利用病毒对细胞的天然感染能力，将外源基因导入细胞中，效率明显高于非病毒载体系统，因此在基因转移系统和基因治疗中，以病毒为载体的治疗方案最有效并一直占据主导地位。在已开展的基因治疗临床适应证中，肿瘤治疗占开展临床方案总数的 64.5%（n=1554），单基因疾病为 10.3%（n=248），心血管疾病为 7.4%（n=178），其余依次为感染性疾病（占 7.5%，n=180）、神经性疾病（占 1.8%，n=43）、眼病（占 1.4%，n=33）、炎症性疾病（占 0.6%，n=14）、其他疾病（占 2.3%，n=56）、基因标记（占 2.1%，n=50）和健康志愿者研究（占 2.2%，n=53）。

随着近年基因治疗相关研究和技术的快速发展，将有越来越多的基因治疗药物进入临床研究和批准上市，其中产品的质量控制是保障产品安全和有效性的重要手段，对这类产品质控方法和质量标准的研究是药物产业化研究及相关申报的重要内容。本章对各种基因治疗药物的特性、应用进展、生产方法等进行简单介绍的同时，重点介绍相关的质控方法或质控考虑要点，其中相对成熟的腺病毒、腺相关病毒为载体的基因治疗药物的质控方法介绍得较为详细，其余品种介绍得则简单一些，其质控方法和质量标准的框架思路可参考这两个品种。

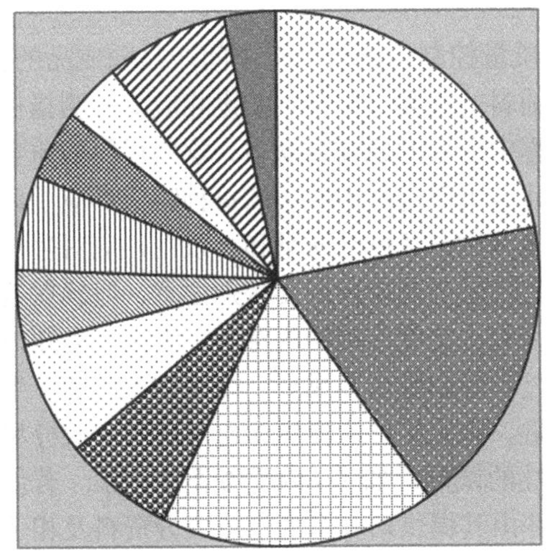

腺病毒22.2%（n=506）

逆转录病毒18.4%（n=420）

裸DNA/质粒DNA17.2%（n=427）

痘苗病毒6.9%（n=172）

腺相关病毒7.0%（n=173）

脂质体4.6%（n=115）

慢病毒5.8%（n=114）

痘病毒4.3%（n=106）

单纯疱疹病毒3.6%（n=89）

其他7.7%（n=191）

未知3.2%（n=80）

图23-1　现有基因治疗临床试验方案所使用载体的比例分配图(截至2016年8月)

（资料来源于www.wiley.co.uk/genmed/clinical）

二、基因治疗药物的质量控制考虑要点

基因治疗药物的质量控制内容可以在参考国内外相关技术指导原则和法规的基础上制定。一方面，其质量、安全性和有效性的考虑与其他生物制品的基本要求是相似的；另一方面，则需要结合基因治疗药物及具体品种的特点进行质量控制。

可参考的技术指导原则和法规包括我国的《人基因治疗研究和制剂质量控制技术指导原则》(2003 年发布)、《人用重组 DNA 制品质量控制技术指导原则》(2003 年发布)、《中华人民共和国药典》(2015 版)、《药品注册管理办法》(2007 年发布)、《药品生产质量管理规范》(2010 年修订)，以及美国 FDA *Guidance for Human Somatic Cell Therapy and Gene Therapy*（2001 年发布）、欧洲 EMA *Guideline on the quality, non-clinical and clinical aspects of gene therapy medicinal products*（2015 年发布）、《欧洲药典》等。

用于基因治疗药物生产的细胞系应建立包含细胞种子（cell seed）、主细胞库（MCB）和工作细胞库（WCB）的三级细胞库系统，某些病毒载体的基因治疗药物需要构建原始种子、主种子批和工作种子批的三级病毒种子批系统，并进行相应的质量控制。具体的要求应参考现行版《中国药典》通则中的《生物制品生产检定用动物细胞基质制备及检定规程》、《生物制品生产检定用菌毒种管理规程》及《外源病毒因子检查法》等。病毒种子批的检定项目除包括鉴别（血清学、全病毒或部分特征性序列测序、限制性酶切图谱、PCR 鉴定等）、外源因子、遗传稳定性等外，还应对病毒种子批的感染性滴度、复制型 / 野生型病毒、转基因表达效率、转基因表达产物活性等进行检定。

基因治疗药物作为一种生物制品，其质量控制检测包括对中间产品和成品的检验、作为生产过程控制的过程检验和对生产原辅料的检测，应分别制定相应的检测指标和可接受的标准范围。基因治疗药物的生产过程中使用的原辅料众多，这些材料的质量也会影响终产品的质量、安全性和有效性。因此，生产过程中使用的每种物质都应予以明确规定，并评估其是否适合预期用途。为了确保病毒载体的质量和一致性，应对生产过程中所用的原料进行检定。具有毒性作用或生物来源的材料需要特别注意，应确保这些材料无微生物污染和低内毒素水平。应通过鉴别、纯度、细菌内毒素、无菌、支原体、病毒外源因子、功能性等检测，来证明生产过程的细胞培养成分、添加物（血清、生长因子、细胞因子、抗生素等）和胰酶等的质量。建议尽可能使用无血清培养或成分尽可能简单的培养基，并避免使用存在致敏可能性的试剂，如 β- 内酰胺类抗生素。若使用商业来源培养基，应当选择有资质的生产商并由其提供培养基的组成成分资料及相关质量合格证明。必要时，应当由专业检定机构对培养基进行质量检验，并出具检验报告。如细胞培养过程中必须使用动物血清，应当确保其无特定动物源性病毒污染，同时严禁使用海绵体状脑病流行区来源的牛血清。有的基因治疗药物生产过程中质粒 DNA 是其非常重要的原材料，应使用具有临床级质量的质粒，并进行相应的检定，检测项目可参考非病毒载体基因治疗药物章节内容。

基因治疗药物必须在 GMP 条件下生产，生产工艺应经过验证，产品需要在完全鉴定基础上建立常规的放行检测和质量标准。基因治疗药物应采用经过验证的生产工艺进行生产，并对生产工艺全过程进行控制。在对生产全过程进行全面工艺研究和连续多批次生产的工艺验证基础上，制定合适的工艺参数和质量标准，确保对每一过程的有效控制。过程检验是在关键步骤和中间产品的层面上，为了确保成品达到预期的临床作用和保证安全性，确定生产过程中的关键工艺参数和关键产品质量属性而进行相应的检验。通过建立这些过程检验的检测方法和验收标准，以确保生产程序受控，保证生产过程的可重复性和终产品的批间一致性。工艺验证时生产的几个批次的产品与常规生产的产品相比，应对其中间产品和成品进行更为广泛的检测、分析和鉴定，并为确定常规生产产品的过程检验和放行检验的检测指标和质量标准的设置提供部分依据。另外，根据不同基因治疗药物的性质特点、生产工艺及临床适应证等不同情况，对所需的检验内容应做必要调整。随着对相关知识和技术认识的不断增加，相应的检验内容也应随之不断更新。

基因治疗药物的研发过程中，研究建立产品的质量控制分析方法和质量标准，保障产品的安全性和有效性，是创新基因治疗药物能否进入临床研究及顺利上市的重要环节之一。在这里对基因治疗药物的质量控制分析方法进行简单的总结。

（一）鉴别

基因治疗药物的鉴别（identity）常需要从核酸水平和蛋白质水平进行。核酸水平常采用限制性酶切图谱分析、PCR、RT-PCR 和核酸序列测定等方法对载体及目的基因进行鉴定。限制性酶切图谱分析中需要选用适当的限制酶，必要时可使用多个限制酶，使切得的 DNA 片段能比较充分地反映载体的情况，并能在电泳时得到良好的分离；酶切前的 DNA 抽提步骤应有详细的描述并有较好的可操作性；分析中应设置对照品，要求供试品的酶切图谱和对照品相一致。在 PCR 和 RT-PCR 中，应对载体部分、插入基因、缺失片段及影响表达的重要部分进行鉴定，同时应设置合适的阳性和阴性对照样品。蛋白质水平常采用的方法有 SDS-PAGE 和免疫印迹，也应设置合理的对照品进行比较。病毒颗粒还可进一步通过衣壳蛋白、免疫标记和表型特征等进行鉴别。

（二）滴度

在以病毒为载体的基因治疗药物中，滴度（titer）是表示病毒数量的指标。由于在产品中通常存在大量的空壳病毒、死病毒或无效病毒，病毒滴度分为病毒颗粒数、感染性滴度、基因组滴度等不同的种类。病毒颗粒数常采用紫外吸收法、ELISA 或血凝试验等方法。因为已经建立了腺病毒的紫外吸收和颗粒物浓度之间的关系，腺病毒颗粒数可在 0.1%（m/V）SDS 溶液中于 260 nm 处测定。其他的病毒颗粒定量方法有电子显微镜、离子交换色谱，以及通过斑点检测或定量 PCR 技术测定载体核酸数量或病毒基因组 DNA 的数量。另外，目前可用来检测病毒颗粒数的方法还有 ViroCyt 病毒计数仪、纳米颗粒跟踪分析（nanoparticle tracking analysis，NTA）、可调电阻脉冲传感（tunable resistive pulse sensing，TRPS）、原子力显微镜（atomic force microscopy，AFM）和场流分离 - 多角度激光光散射（field flow fractionation multiple-angle laser light scattering，FFF-MALLS）等新技术。

对感染性单位数量的估计可以通过细胞空斑实验或半数组织细胞感染量（$TCID_{50}$）测定等方法进行。可以使用的检测类型（如细胞株的类型）取决于载体的类型。感染性滴度测定的传统方法有噬斑法（PFU）和半数组织细胞感染量（$TCID_{50}$）法，以及采用病毒感染细胞后用免疫分析方法检测病毒蛋白或用定量 PCR 方法来检测病毒基因组 DNA 计算病毒感染性滴度的方法。在质量标准中应对感染性滴度与病毒颗粒数的比例进行控制，如以腺病毒为载体的基因治疗药物中要求该比例应不低于 3.3%，从而控制活病毒所占比例到达一定的要求。

（三）效价

检测基因治疗药物效价（potency）的常见指标为目的基因的表达量、表达产物的生物学活性等。目的基因表达量的检测常采用重组病毒（或质粒）体外感染（或转染）宿主细胞，如目的蛋白为分泌性表达，可采用 EILSA 法检测细胞培养上清中目标蛋白的含量；如目的蛋白不能分泌表达，可采用免疫印迹的方法，或用逆转录实时定量 PCR 检测目的基因转录为 mRNA 的水平。表达产物的生物学活性是衡量基因治疗药物产生治疗作用的重要指标，由于不同产品的生物学功能有很大的区别，需要根据其特定的生物学特性开发活性检测方法，多以体外细胞试验检测法为常见，逐步开发定量检测的方法，并建立适当的效价参考标准品，将待测样品与之相比较后计算效价。在增殖性溶瘤病毒为载体的基因治疗药物中，应检测重组病毒对肿瘤细胞的杀伤作用及在肿瘤细胞和正常组织细胞中的相对增殖能力。

（四）纯度和杂质

应采用多种分析方法控制基因治疗药物的纯度（purity）和杂质（impurity）水平。对于总纯度水平的评估，常见的检测方法包括紫外吸收法（如分析 OD_{260}/OD_{280} 比值）、高效液相色谱（HPLC）法、SDS-PAGE 法等。

基因治疗药物的杂质包括工艺相关杂质和产品相关杂质。基因治疗药物的工艺相关杂质通常包括残余的宿主细胞 DNA、宿主细胞蛋白等。宿主细胞 DNA 的检测常采用 DNA 杂交、Pico-Green 染色和实时定量 PCR 等方法，具体要求可参考本书前面章节。对于基因治疗产品，如果基因载体和宿主细胞 DNA 有同源的序列，可能会对 DNA 杂交法检测宿主细胞 DNA 造成干扰，建议使用特异性更好的实时定量 PCR 法。对于慢病毒、仙台病毒等 RNA 病毒载体，采用对 DNA 特异染色的 Pico-Green 染色法进行宿主细胞 DNA 检测，实验操作更为简便、快速。宿主细胞蛋白或来自细胞培养基的蛋白质可以通过 ELISA、SDS-PAGE 分析和 / 或免疫印迹法进行检测。对于生产中使用了牛血清、Benzonase 核酸酶、抗生素等产品，还应分别检测残留的牛血清白蛋白、Benzonase 和抗生素活性。如在生产中使用了其他对人体有害的试剂，如有机溶剂等，也应在产品中进行相应的检测。

病毒载体制品中的产品相关杂质包括聚集体和有缺陷的颗粒。聚集体可以通过激光光散射、沉淀速率分析或非变性聚丙烯酰胺凝胶电泳（native PAGE）后凝胶染色或免疫印迹分析等方法检测。有缺陷的颗粒，如空颗粒，可能通过色谱技术、分析超速离心（analytical ultracentrifugation，AUC）技术等进行检测。

（五）安全性

对于基因治疗药物的安全性（safety）检测，除了生物技术药物通常要求的无菌检查、细菌内毒素检查 / 热原检查和异常毒性检查外，常常还包括复制型病毒或野生型病毒检测和支原体检查。对于复制缺陷型病毒载体，由于可能在生产中发生经缺失改造的载体与野生型病毒序列之间存在同源重组产生复制型病毒，进而可能导致不良反应并构成临床上的隐患和潜在危险，因此，对于这类产品的复制型病毒检测是安全性检测非常重要的项目。采用的分析方法可以是感染相应细胞并连续培养后基于细胞病变的方法，或者 PCR 法、定量 PCR 法检测复制型病毒的存在。采用 PCR 法或定量 PCR 法检测的是复制型病毒的核酸片段，不一定为活性病毒。此外，基因治疗药物应采用现行版《中国药典》中的无菌检查法检测细菌和真菌，支原体检查法检测可能的支原体污染。另外，由于基因治疗产品生产中采用的原材料和细胞基质等可能带来的其他外源病毒因子，以及在某些情况下可能发生在生产过程中的病毒污染，因此对外源病毒因子的控制和检测也非常重要。

（六）制剂相关检测指标

制剂相关检测指标（fomulation related tests）包括外观、pH、装量、可见异物、渗透压、辅料含量等，需要符合现行版《中国药典》上相应的规定。有的基因治疗产品由于终产品为高浓度的病毒载体，容易产生病毒聚集造成可见异物、外观等不合格的情况，建议加强对产品制剂配方的研究，抑制病毒聚集的产生。对于脂质体、纳米颗粒等特殊剂型，还需根据其具体特点进行相应的检测，如平均粒径及分布、平均 zeta 电位、平均包封率、释放效应等。

第二节 非复制型病毒载体类基因治疗药物

一、非复制型腺病毒载体类基因治疗药物

腺病毒（adenovirus，Adv）在自然界分布广泛，在众多哺乳动物和禽类中都发现其存在。自 1953 年 Rowe 等第一次分离到腺病毒后，至今已分离到 100 种以上不同血清型的各种腺病毒，其中人的腺病毒有 50 种以上。与疾病相关的腺病毒感染取决于其血清型。腺病毒最初的分类是依据其不同的血凝特性和对啮齿类动物的致瘤性（基因治疗载体改造常用的 Ad2 和 Ad5 基本上无致瘤性）。近年来 DNA 的同源性也作为一种分类的标准。腺病毒感染具有十分严格的种属特异性。腺病毒主要感染上皮细胞，产毒性感染发生在胃肠道、呼吸道和眼部上皮细胞，引起细胞病理改变。由于某些血清型的腺病毒具有引起试验动物肿瘤及体外细胞转化的作用，并且其生活周期中利用了细胞的许多机制，使人们对腺病毒进行了大量的研究。

（一）腺病毒的结构与生物学特性

1. 腺病毒的结构

1953 年 Rowe 等在分离培养腺体组织时发现腺病毒，此后腺病毒作为真核转录、RNA 加工、DNA 复制、翻译的模型被深入研究。腺病毒的形态特征是直径为 70~90nm 的二十面体，为无包膜双链 DNA 病毒。病毒壳体蛋白由 252 个衣壳体亚基构成（表 23-2），包括 240 个六邻体（Ⅱ）和 12 个五邻体基底（Ⅲ），除此外壳蛋白还包括辅助蛋白Ⅵ、Ⅷ、Ⅸ等。五邻体基底由 5 个六邻体包裹环绕构成 12 个顶角，五邻体基底是纤维蛋白（IV）的固定位点，纤维蛋白 N 端与五邻体基底非共价结合，C 端因血清型不同而长短不一，并负责与受体结合。由于没有脂膜，腺病毒在诸如乙醇、乙醚等有机溶剂中稳定。2, 5 血清型（均为 C 亚类）腺病毒为载体学（vectorology）重点的研究对象并已经应用于临床试验。

腺病毒基因组是线性的双链 DNA，两端具有末端反向重复序列（inverted terminal repeat，ITR）。其 5′ 端与一种末端蛋白（TP）共价结合，病毒 DNA 与核心蛋白Ⅶ和一个称为 Mu 的小肽紧密结合。另一种蛋白Ⅴ包被在 DNA- 蛋白复合物上，并且通过蛋白Ⅵ为 DNA- 蛋白复合物和病毒壳体间提供了结构上的联系。毒粒中蛋白质约占 87%，DNA 约占 13%，在氯化铯中的浮力密度为 1.34 g/ml。病毒含有一种病毒自身编码的蛋白酶，这种蛋白酶对于加工某些结构蛋白从而产生成熟的、具有感染性的病毒是必需的。腺病毒颗粒的分子量约为 150MDa。

表 23-2　腺病毒结构蛋白

壳蛋白	六邻体（Ⅱ）	240 个三聚体，衣壳蛋白
	五邻体基底（Ⅲ）	构成 12 个顶角
	纤维蛋白（Ⅳ）	位于顶角的 12 个三聚体刺突蛋白
	Ⅲa	六邻体相关蛋白
	Ⅵ	六邻体相关蛋白
	Ⅷ	六邻体相关蛋白
	Ⅸ	六邻体相关蛋白
核蛋白	Ⅴ	DNA 相关蛋白
	Ⅶ	DNA 相关蛋白
	Mu（Ⅹ）	19 个氨基酸长 DNA 相关蛋白
	TP	末端蛋白

2. 腺病毒基因及其功能

哺乳动物腺病毒的双链线状 DNA 基因组长约 36 kb，基因组的两端各有一个 100~140 bp 的反向末端重复序列。不同血清型的腺病毒，其 ITR 的长度有所不同。5′ ITR 的内侧为病毒包装信号，是腺病毒包装所必须的顺式作用元件。腺病毒基因组每条链的 5′ 端 dCMP 的磷酸与末端蛋白 TP 的丝氨酸残基的羟基形成磷酸二酯键，并作为复制起始引物。

腺病毒基因组分为早期（E1A、E1B、E2、E3、E4）、中期（Ⅳa2、Ⅸ、ⅤAⅠ、ⅤAⅡ）和晚期转录单元。病毒进入细胞后 E1A 基因最先转录翻译，E1A 反式蛋白激活其他早期转录单元的基因，其蛋白产物进而引导被感染细胞进入 S 期并为病毒复制提供最佳环境。E1B 蛋白结合 p53、Bak 和 Bax 蛋白阻止细胞进入凋亡周期从而维持被感染细胞的存活。E2A 基因编码与病毒基因组复制相关的蛋白质，如 DNA 聚合酶、末端蛋白、ssDNA 结合蛋白等。E3 蛋白逆转宿主的免疫应答，使被感染细胞不被免疫系统清除，E4 基因编码影响细胞周期和转化的蛋白质。中期和晚期转录单元负责编码和转录结构、外壳蛋白及其他主要由晚期启动子（major late promoter）负责转录的基因。

在感染后约 8h 左右子代腺病毒开始装配，天然情况下每个被感染的细胞约产生 10^4~10^5 病毒颗粒，并在感染 30~40h 后通过细胞裂解而释放到细胞外。

3. 腺病毒受体与感染过程

除 B 亚类外，各血清型腺病毒附着的受体为柯萨奇 - 腺病毒受体（Coxsackie-adenovirus receptor，CAR），而肿瘤细胞的转导主要依靠该受体。近年的研究表明，除 CAR 受体外，腺病毒也可以利用其他分子作为受体，如 MHC Ⅰ类分子和硫酸肝素氨基葡聚糖等，因此多糖 - 蛋白质复合物在细胞表面的聚集将降低腺病毒介导的基因表达。细胞感染首先通过腺病毒的纤维蛋白与 CAR 受体的高亲和力结合，进而引起细胞对病毒颗粒的内化；五邻体基底的 RGD 序列还可通过与细胞表面的 αV 整和素低亲和力受体结合，引发病毒颗粒的内吞。一旦腺病毒进入细胞质后，通过微管运输并定位于核孔复合物从而进入细胞核。

（二）重组腺病毒产品的生产工艺举例

1. 腺病毒载体的构建

常用腺病毒载体的构建方法包括经典的同源重组法、Ad-Easy 法、AdMax 包装法。

（1）经典的同源重组法（双质粒共转染）：原理是同源重组。在通常缺失 E1 基因区的腺病毒左臂区域插入目的基因表达盒构成腺病毒穿梭质粒，与带有腺病毒全基因组（通常缺失 E1 基因区）的大质粒共同转染携带 E1 基因区的细胞如 293 细胞，两种质粒在 293 细胞内通过同源重组形成重组腺病毒基因组，并包装成病毒颗粒。

（2）Ad-Easy 法：原理是通过同源臂重组的方式在细菌中获得重组腺病毒基因组质粒。将克隆了外源基因的腺病毒穿梭质粒与携带了腺病毒大部分基因组的质粒共转化 $RecA^{+}$ 细菌，在细菌 RecA 重组酶的作用下经抗性筛选获得重组腺病毒基因组质粒，将其线性化后转染 293 细胞获得重组病毒。

（3）AdMax 包装系统：通过 Cre/loxP 获得重组病毒，这个过程发生在 293 细胞中，从而避免在细菌中重组。将克隆了外源基因的腺病毒穿梭质粒与携带了腺病毒大部分基因组的包装质粒共转染 293 细胞，利用 Cre/loxP 系统的作用实现重组，产生重组腺病毒。

2. 重组腺病毒载体制备工艺介绍

由于腺病毒载体在构建中所删除的基因需要由包装细胞（通常为携带 E1 基因的人胚肾 293 细胞）反式提供，因此病毒生产部分流程与一般真核表达体系类似。而在腺病毒载体纯化研究中，氯化铯密度梯度离心是最早使用的纯化工艺，其原理是依据特征的浮力密度，将病毒从细胞裂解液中分离，再用透析去除残余氯化铯。这种方法虽然可以获得纯度较高的病毒载体，但工作量大、重现性差，不适应大规模生产，因此近年来腺病毒载体制备工艺逐渐过渡到由膜包超滤和层析分离组合的方向。图 23-2 是近年来腺病毒载体制备纯化工艺的示意流程图。

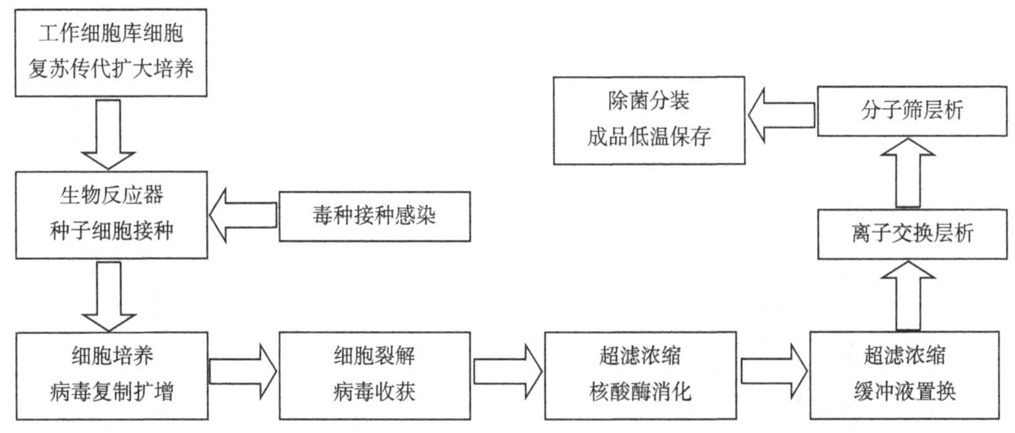

图23-2 重组腺病毒载体生产工艺流程图

（三）腺病毒载体类基因治疗药物的质量控制

1. 鉴别

（1）载体结构鉴别：腺病毒是双链 DNA 病毒，针对此类病毒载体结构的鉴别主要采用限制酶酶切图谱的方法，通过对酶切产物进行琼脂糖凝胶电泳检测，与理论酶切位点、酶切片段大小比较，确认重组病毒载体结构是否与预期改造结果一致。例如，重组人 p53 腺病毒注射液根据载体重组基因结构特性，其 DNA 经 *Mlu* Ⅰ限制性内切核酸酶消化可获得 7 个特定大小的 DNA 片段，分别为 11 542 bp、8038 bp、5845 bp、4305 bp、3194 bp、1797 bp、1134 bp（图 23-3）。由于载体结构不同，其他腺病毒载体制品还有采用 *Hin*d Ⅲ、*Sal* Ⅰ、*Eco*R Ⅴ等单酶切或多种酶切组合，以及 PCR 扩增载体特殊或缺失序列的鉴别方法来确定载体结构。目前国外还有采用 SDS-PAGE 电泳确认重组腺病毒外壳蛋白的鉴定方法，按分子量大小依次为：六邻体、五邻体、五邻体周围蛋白、纤维蛋白、核心蛋白Ⅰ、六邻体相关蛋白、核心蛋白Ⅱ、六邻体相关蛋白、六邻体蛋白九聚体和 DNA 末端蛋白，即从病毒外壳蛋白的水平对载体结构进行确认。

（2）治疗基因鉴别：在腺病毒载体的质量控制中，治疗基因、特殊启动子等相关特征区域的基因鉴定，通常是针对特定序列设计一对或几对引物，采用 PCR 方法扩增后，以琼脂糖凝胶电泳比较样品和对照品扩增产物片段长度或与理论预期是否一致来确定的。例如，重组人 p53 腺病毒注射液 DNA 经针对 p53 特异引物的 PCR 扩增后，产物应为 330bp 左右，并与对照品一致（图 23-4）。

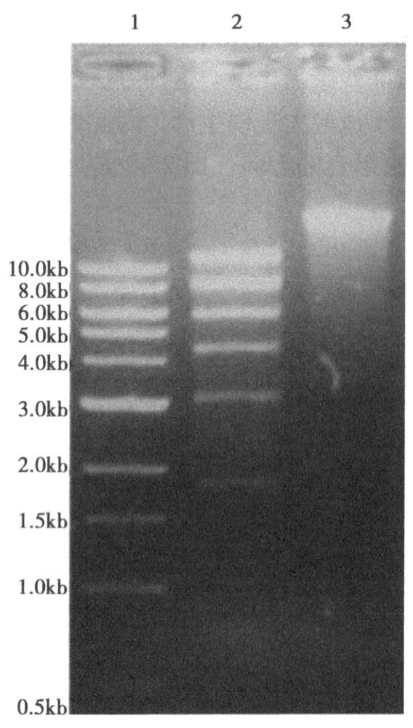

图23-3　重组人p53腺病毒DNA *Mlu* Ⅰ酶切鉴定图谱

1. 分子量标准；2. Adv/p53；3. 阴性对照

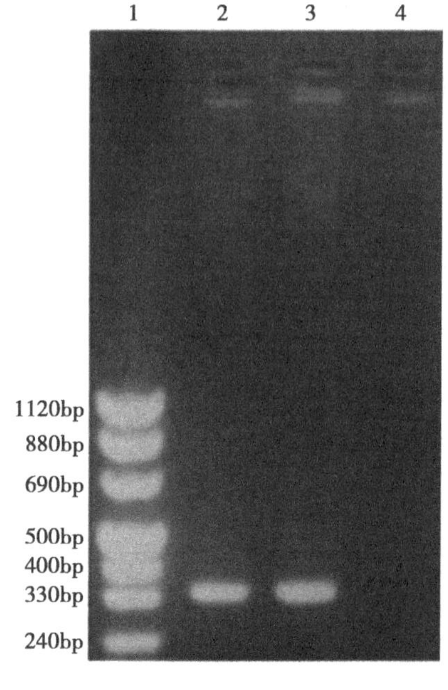

图23-4　重组人p53腺病毒*p53*基因PCR鉴定结果

1. 分子量标准；2. Adv/p53；3. 阳性对照；4. 阴性对照

2. 纯度

主要采用阴离子交换 HPLC 及紫外分光光度法分析产品的纯度，但要取得准确结果应注意消除非特异光吸收的影响。例如，重组人 p53 腺病毒注射液 HPLC 测定病毒颗粒纯度采用阴离子交换色谱法，纯度应大于 95.0%（图 23-5）。

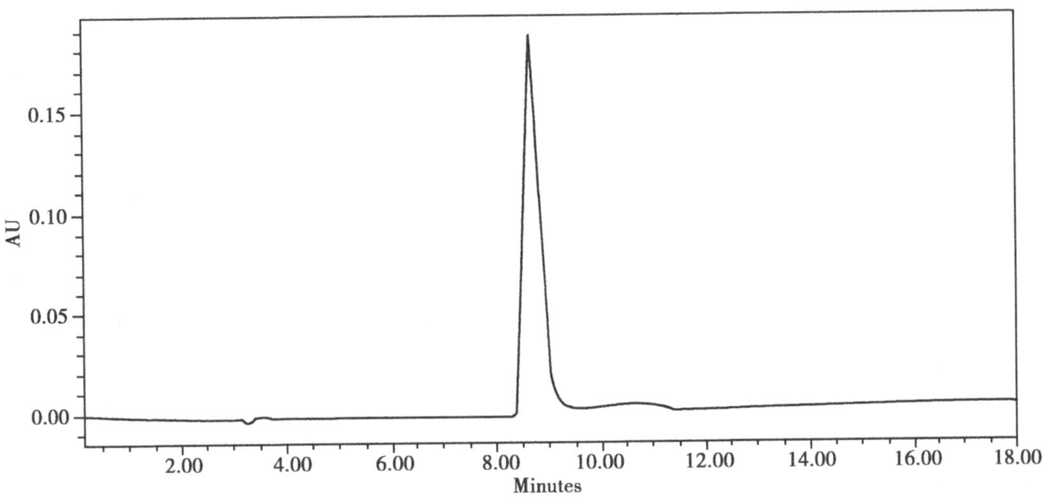

图23-5 重组人p53腺病毒HPLC纯度测定高效液相色谱图

如重组人 p53 腺病毒注射液采用紫外分光法测定病毒基因组核酸的纯度，260nm 与 280nm 的吸光度比值 $OD_{260/280}$ 应介于 1.20~1.30，采用制品稳定液与裂解缓冲液的混合液作为空白对照，以消除非特异光吸收。

3. 效力（potency）

（1）腺病毒载体颗粒数测定：以重组人 p53 腺病毒注射液和重组人 5 型腺病毒注射液为例，均采用紫外分光测定 OD_{260} 的光吸收方法测定病毒颗粒数，并采用制品稳定液与裂解缓冲液的混合液作为空白对照，以消除非特异光吸收。其中 1 个 OD_{260} 的光吸单位相当于 1ml 样品中含有 1.1×10^{12} 个腺病毒颗粒。

（2）腺病毒载体感染活性与感染性颗粒比率测定：以重组人 p53 腺病毒注射液为例，采用半数组织培养感染量试验（$TCID_{50}$）测定病毒活性单位，以 293 细胞为检测细胞。将达到汇合度 80% 的 293 细胞从培养瓶中消化，制备细胞悬液并计数，将其稀释为 4×10^5 /ml，接种 96 孔板，每孔 100μl。之后将培养板置于 37℃、5%CO_2 培养箱培养 18~22h。用培养液将病毒进行 10 倍和 2 倍系列梯度稀释。吸出已经培养 18~22h 且汇合度达到 80% 的培养上清后，接种病毒稀释液 200μl/ 孔，每个稀释度做 12 孔，其中设 12 孔加入 200μl 培养基作为空白对照。于 37℃、5%CO_2 培养箱培养 60min 后移去所有孔内的培养基和样品，并于所有孔内加入 300μl 新鲜培养基。将已感染病毒并更换液体的培养板置 37℃、5%CO_2 培养箱 10 天。从第 1 天到第 10 天观察细胞状况。细胞病变 CPE 应在 10 天之内出现，第 10 天在显微镜下观察每孔 CPE 情况，并与阴性对照的一排对比，记录每排梯度样品的阳性孔数，并应符合如下条件：①至少有一个样品梯度稀释液在 12 个孔内 CPE 都是明显的；②至少有一个样品梯度稀释液最少有 3 个但不多于 9 个孔内有明显的 CPE；③至少有一个样品梯度稀释液在 12 个孔内都是明显无 CPE，并按如下公式计算病毒感染滴度。

病毒感染滴度计算公式：

$$V=-（[\ln（1-（P_w/n））]\times D）/[A_w\times C_w\times I\times \sqrt{t}]$$

式中，V，病毒感染滴度（IU/ml）；P_w，出现阳性的孔数；n，是每个稀释度的孔数（即为 12）；D，稀释因子；A_w，293 细胞平均占据的底面积（应为 $6.3\times10^{-6}cm^2$）；C_w，在感染时每孔的 293 细胞数；I，腺病毒固定的结合传播系数 2.38×10^{-4}；t，感染时间：秒（3600s）。

病毒载体感染性颗粒比率（infectious particle ratio）测定定义为病毒载体感染活性与载体颗粒数的比值，重组人 p53 腺病毒注射液和重组人 5 型腺病毒注射液的要求均为 3.3%（IU/VP），与 FDA 的要求吻合。

（3）治疗基因表达与生物学活性测定：对携带治疗基因的重组病毒，应测定治疗基因表达量与表达产物的生物活性。其基本原理是通过将重组病毒在体外感染细胞后，再用适当的含量测定方法（常用 ELISA 方法）测定表达量，以及生物活性测定方法（常用体外细胞法）测定表达产物的活性。以重组腺病毒 IL2 注射液为例，收获该重组病毒（MOI=10）在体外感染 HeLa 细胞后的培养上清，分别以 ELISA 法测定 IL2 的表达量（标准规定≥ 8.0 ng/ml），并用 IL2 增殖依赖的 CTLL 细胞株 /MTT 染色法确定感染上清中 IL2 的生物学活性（标准规定≥ 100 IU/ml），如图 23-6 和图 23-7 所示。

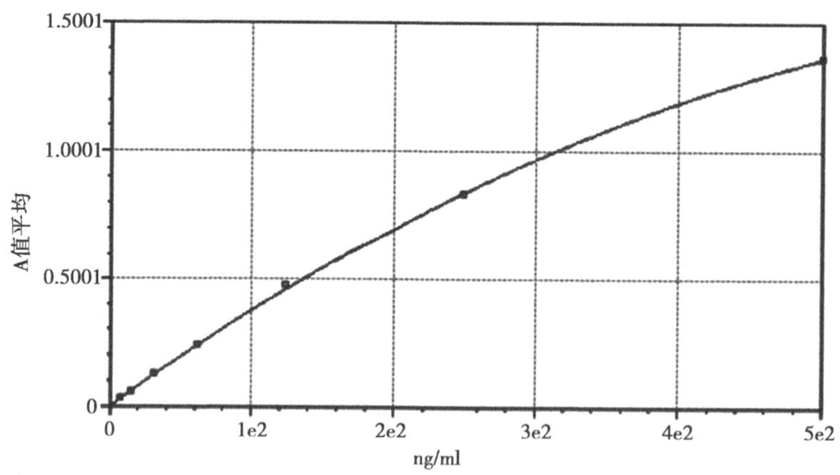

图23-6　ELISA法测定重组腺病毒IL2体外表达上清IL2含量标准曲线

4. 安全

此类质量控制主要包括复制型腺病毒（replicate competent adenovirus，RCA）、腺相关病毒（AAV）、外源病毒（HIV、HCV、HBV 等）、残留宿主细胞 DNA、残留 DNA 酶（如 Benzonase）、残留宿主细胞蛋白、残留牛血清蛋白等的检测。

1）复制型腺病毒的检测

目前，腺病毒载体生产最常用的细胞是人胚肾 293 细胞，该细胞株携带有已经整

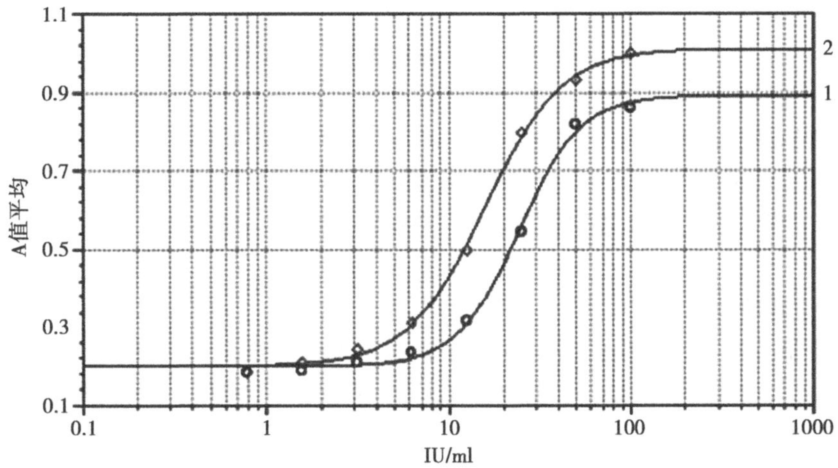

图23-7 重组腺病毒IL2表达产物生物学活性测定曲线（CTLL细胞/MTT法）

1. 标准曲线；2. 样品曲线

合的野生型腺病毒 E1 区序列。因此在生产过程中，经缺失改造的腺病毒载体与生产细胞株中的野生型腺病毒 E1 区序列之间存在同源重组产生野生复制型腺病毒（RCA）的可能，以及导致不良反应和构成临床研究的隐患和潜在危险。FDA 早期对 RCA 质控的推荐标准为≤ 1 IU/ 人用剂量，但随着研究的深入与技术的不断发展，基于腺病毒载体的基因治疗研究制备了更高滴度的载体，因此 FDA 将腺病毒载体的 RCA 质控推荐标准修订为＜ 1RCA/10^9IU。但目前腺病毒载体基因治疗的给药剂量是以病毒颗粒数计算，这主要是因为病毒颗粒数理化测定不但比基于细胞感染的感染活性测定更为准确，而且腺病毒载体的主要临床毒性是由于机体对病毒的外壳蛋白产生免疫反应，而与治疗基因的表达无关。因此，为保证临床给药剂量与 RCA 质量控制在量值溯源的一致性，FDA 目前对 RCA 质控推荐标准为 1RCA/3×10^{10}VP，即用 10^9IU 乘以 30（3.3% IU/VP 比值的上限），我国的重组人 p53 腺病毒注射液在 RCA 质控标准要求上与 FDA 推荐相吻合。目前 RCA 的质控方法主要是基于细胞的病变法，即通过将待测样品体外感染 A549 或 293 细胞后，连续培养并检测细胞病变；或是首先在相对耐受腺病毒载体毒性的细胞株（如 HeLa 细胞）上感染，并在 A549 或 293 细胞上连续传代并检测细胞病变，而后者在实验设计上更为合理。对于在肿瘤细胞中选择性复制的溶瘤性腺病毒载体，主要是采用针对 RCA 特异序列的定量 PCR 进行 RCA 质控，但在方法建立中需要对特异性、灵敏度、重现性等方法学参数逐一进行系统的验证。

2）腺相关病毒检测

腺相关病毒（AAV）是作为腺病毒的污染成分发现的，虽然目前没有直接证据表明 AAV 与人类疾病相关，但作为腺病毒生产的污染控制，FDA 在《人体细胞和基因治疗指导原则》第一稿中对 AAV 残留的质量控制就有明确规定。由于腺相关病毒检测（wild type adeno-associated virus，wtAAV）是复制缺陷性病毒，目前国内外在质量控制中主要采用 PCR 扩增常见腺相关病毒 1~8 型血清型的保守序列（一般引物设计主要针对保守的 rep 序列）来进行质量控制。

3）其他残留杂质检测

残留 DNA 酶（如 Benzonase）、残留细胞蛋白（293 细胞）目前均有商品化试剂盒。国内的腺病毒生产工艺中的细胞培养基含有牛血清，因此在制品质量控制中含有残留牛血清检测，而目前由采用含牛血清培养基的真核表达系统生产的生物技术药物，针对该环节还有采用 ELISA 测定残留牛血清白蛋白、残留牛 IgG 的质控检测。残留细胞 DNA 和外源病毒的其他残留检测参见《中国药典》（2015 版）三部或其他相关技术文件。

5. 其他常规质控检定项目

此类质量控制主要包括外观、pH、装量、渗透压、细菌内毒素检查、支原体、无菌、异常毒性、微粒测定、密封完整性等检测，方法主要参见《中国药典》或其他相关技术文件（表 23-3）。

表 23- 3　重组人 p53 腺病毒注射液暂行质量标准

检测项目	检测方法	规定标准
原液		
活性单位 /（IU/ 支）	$TCID_{50}$	—
病毒颗粒数测定 /（VP/ 支）	紫外吸收法	—
比活性（IU/VP）/%	—	≥ 3.3
无菌实验	《中国药典》三部	符合规定
成品		
外观		室温化融后为淡白色澄明液体，不含肉眼可见不溶物
装量 /（ml/ 支）	—	1.5~1.8
pH		8.0~8.6
基因组酶切图谱	Mlu I 酶酶切	与对照品一致
p53 基因检定	PCR 扩增法	与对照品一致
活性单位 /（IU/ 支）	$TCID_{50}$	$\geq 3.3 \times 10^{10}$
病毒颗粒数测定 /（VP/ 支）	紫外吸收法	1.0×10^{12}~1.2×10^{12}
比活性（IU/VP）/%	—	≥ 3.3
A_{260nm}/A_{280nm}	紫外吸收	1.20~1.30
HPLC 纯度	阴离子交换 HPLC	≥ 95.0%
表达蛋白定性 / 定量检测	Western Blot/ELISA	阳性 / 待定
生物活性检测（IC_{50}）	SAOS2 细胞杀伤法	100~500
复制型病毒（RCA/VP）检测	A549 细胞培养法	$\leq 1RCA/3 \times 10^{10}$
腺相关病毒（AAV）检测	PCR 扩增法	阴性
残留牛血清检测 /（ng/ 支）	ELISA 法	≤ 50
残留宿主细胞蛋白质检测 /（ng/ 支）	ELISA 法	≤ 100
残留宿主细胞 DNA 检测 /（ng/ 支）	Slot blot 法	≤ 10
残留 Benzonase 检测 /（ng/ 支）	ELISA 法	≤ 1

续表

检测项目	检测方法	规定标准
无菌实验	《中国药典》三部	符合规定
异常毒性	《中国药典》三部小鼠法	符合规定
细菌内毒素检查（EU/ 支）	鲎试剂法	≤ 10

注：本规程不包含生产用种子细胞库、毒种库管理及检定内容，相关内容详见《中国药典》（2015 版）三部生物制品生产用动物细胞制备及检定规程或其他相关技术文件。

二、腺相关病毒类基因治疗药物

腺相关病毒（adeno-associated viru，AAV）属微小病毒科，是一种依赖性病毒（dependovirus），因其最初是在纯化的腺病毒液中发现的一种污染成分，故而得名。

从鸟类到包括人的哺乳动物体内，已经分离出了超过 100 种血清型的 AAV（AAV-1、AAV-2、AAV-3、AAV-4、禽 AAV、牛 AAV、狗 AAV、马 AAV、羊 AAV）。从人体分离得到的 AAV-2 是目前研究最清楚的一种，在人和猴中可发现 AAV 抗体，70%~80% 的新生儿在十年内可获得 1、2、3 型抗体，大多数成年人都感染过 AAV-2，且 50% 以上的成年人存在可查出的抗体，目前尚未发现该病毒是任何疾病的致病因素。

（一）腺相关病毒的理化特性和制备

1. 腺相关病毒的结构

AAV 属细小病毒科（Parvoviridae），是一种无被膜、具有二十面体结构的病毒。病毒颗粒的直径为 20~30nm，含有 4.7kb 的线状单链 DNA 基因组。AAV 为复制缺陷型病毒，只有在辅助病毒（腺病毒或疱疹病毒）共同感染条件下才发生产毒性感染。在无辅助病毒存在时，AAV 病毒基因组整合到宿主的基因组中建立潜伏感染。野生型偏向于整合到人基因组 19 号染色体 q 臂的特定位置。

2. 腺相关病毒的基因及其功能

AAV 的基因组为 4681 个核苷酸的单链 DNA，正链和负链 DNA 均可以相同的效率被包装到 AAV 病毒颗粒中，包装出的病毒在感染性上没有差别。基因组的两末端为 145bp 的倒转末端重复序列（inverted terminal repeat，ITR）。ITR 序列之间为 AAV 病毒编码区，含有两个开放阅读框架，左侧的 ORF 编码 4 种 Rep 蛋白；右侧的 ORF 编码 3 种 Cap 蛋白，即 VP1、VP2、VP3，分子质量分别为 87kDa、73kDa、61kDa，且在成熟病毒颗粒中其比例大约为 VP1 : VP2 : VP3=1 : 1 : 10。AAV 基因组上有三个启动子 P5、P19 和 P40，分别负责转录相应的病毒结构蛋白。

（1）ITR 的功能：ITR 序列是 AAV 整合、复制、拯救和包装所必需的顺式作用元件，并具有转录启动子的活性。

（2）*Rep* 基因的功能：Rep 蛋白的表达对 AAV 病毒从整合状态到病毒基因组的拯救、各种 AAV 基因的表达和 AAV DNA 的复制都是必需的。

（3）*Cap* 基因的功能：Cap 蛋白可将单链的 AAV 基因组包装成感染性的颗粒。

（4）重组载体的构建及生产：目前在基因治疗研究中所用的 AAV 载体多由 2 型 AAV 改造而来。AAV-2 的 ITR 中包含了复制、包装、拯救及整合的信号，这使重组 rAAV 的生产成为可能：外源基因表达盒可完全取代 AAV 的编码序列，*rep* 和 *cap* 基因产物则可由另一个质粒反式提供。

3. 腺相关病毒基因治疗载体的优点

（1）安全性好，未发现野生型 AAV 对人体致病。

（2）宿主范围广，可转导分裂细胞和非分裂细胞。

（3）野生型 AAV 可整合到人基因组 19 号染色体 q 臂的特定位置。

（4）AAV 的基因组仅 4681bp，便于用常规的重组 DNA 技术进行操作。

（5）物理性质稳定，60℃不能被灭活，能抵抗多种有机溶剂的处理。

（6）免疫原性弱。

4. AAV 基因治疗载体生产工艺介绍

参照野生型 AAV 的生活周期，表达外源基因的 rAAV 的产生需要 4 种成分参与。

（1）载体 DNA：载体 DNA 质粒包括了 145bp 的 AAV ITR 序列，外源基因的表达单位（通常由转录启动子、目的基因和多聚腺苷酸序列组成）位于两个 ITR 之间。

（2）AAV 的复制蛋白（Rep）和外壳蛋白（Cap）：通常由携带它们相应基因的质粒（称为包装质粒）反式提供。

（3）主细胞：多种细胞可用作产生重组 AAV 的宿主细胞，包括 293 细胞、HeLa 细胞和 KB 细胞等。

（4）辅助病毒：常用的辅助病毒为腺病毒，疱疹病毒则较少用到。腺病毒的辅助功能由 E1a、E1b、E2a、E4orf6 和 VA RNA 基因提供；HSV-1 的辅助功能由 UL5、UL8、UL52 和 UL29 等基因提供。

在辅助病毒存在的条件下，Rep 蛋白可将含有外源基因表达单位的 *rAAV* 基因从载体质粒上拯救出来，并加以复制，得到大量复制形式的 rAAV DNA。随后，Cap 蛋白可将单链的 rAAV 基因组包装成感染性的病毒颗粒。

目前 AAV 的制备方法主要分为质粒共转染和无需转染的方法。质粒共转染的常规方案是由 Samulski 首先报道的。载体质粒含有 ITR，外源基因表达盒可完全取代 AAV 的编码序列，*rep* 和 *cap* 基因产物则由另一个质粒反式提供（包装质粒），在辅助病毒或辅助质粒（将辅助病毒上有功能作用的基因构建至另一质粒上）的参与下共转染细胞并包装为成熟病毒颗粒；无需转染的方法理论上是将载体成分、rep、cap 蛋白和辅助病毒上起作用的基因构建至同一细胞株中，技术上可行，但与质粒共转染法一样，rAAV 生产需要的 4 种成分间的相互关系很难优化到理想状态，因而以上两种方法难以实现高滴度、大量 AAV 的工业化生产。目前，最新的策略是将 rAAV 的生产需要的 4 种成分简化，在生产方式上用“感染”的方式代替“转染”的方式。以 Conway 和病毒基因工程国家重点试验室吴小兵等为代表的小组用 HSV-1 扩增子载体携带 *rep* 和 *cap* 基因，而将载体成分构建至细胞株上，该系统是迄今为止最为简便可行的、适合大量制备 rAAV 的生产系统，可实现 rAAV 的大规模生产。但 Conway 和病毒基因工程国家重点试验室构建的 HSV-1 辅助病毒有所不同，前者的重组 HSV-1 辅助病毒为复制缺陷型，须依赖互补的细胞系进行繁殖，而后者构建的重组 HSV-1 辅助病毒为可复制的，因此 *rep* 和 *cap* 基因可随重组 HSV-1 的复制达到高拷贝（图 23-8）。

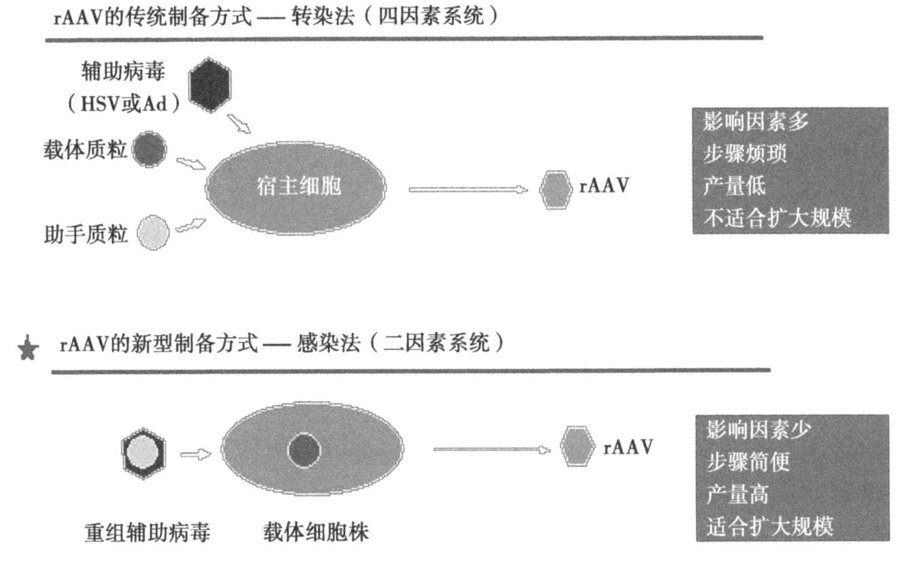

图23-8 重组腺相关病毒制备工艺示意图

可以看出，该策略实际是将 rAAV 生产所必需的 4 种成分进行不同的组合与合并，在生产中具有明显优势。①将制备 rAAV 所必需的 4 种成分进行合并，成为重组辅助病毒和载体细胞株两部分，使 rAAV 的生产仅受重组辅助病毒的感染复数一种影响，易于操作掌握；②利用病毒对细胞的天然嗜性，采用病毒感染而非质粒转染，条件稳定，效率高；③携带 *rep* 和 *cap* 基因表达盒的病毒感染细胞后可自主复制，既为 rAAV 提供了辅助功能，同时又使 *rep* 和 *cap* 基因不断复制、拷贝数不断增加，在一定程度上模拟野生型 AAV 复制的过程，可使 rAAV 达到高滴度；④建立的载体细胞株中，每个细胞都携带了 rAAV 的前病毒基因组即载体序列，使全部细胞都参与生产，同时载体细胞中的 rAAV 前病毒基因组成分可在重组辅助病毒的作用下被拯救出来并加以复制，载体成分可达高拷贝，从而提高每个细胞的 rAAV 产量。

（二）重组腺相关病毒类基因治疗制品质控方法举例

下面以 rAAV-2/hF Ⅸ为例对重组腺相关病毒类基因治疗制品的质量控制进行说明（表 23-4）。

1. AAV 载体本身的结构确认

（1）SDS-PAGE 检查腺相关病毒外壳蛋白。由于腺相关病毒外壳蛋白的特异抗体难以获得和制备（一般重组多肽制品该项目通常采用 Western Blot 方法检定，而腺病毒则通过抗体中和实验来进行鉴别），因此将病毒颗粒经煮沸后导致病毒外壳蛋白解聚，经 SDS-PAGE 电泳后应形成 3 个特征性条带，其大小分别为 87kDa、72kDa、62kDa。

表 23-4 重组 AAV-2/ 人凝血因子Ⅸ注射液质量标准举例

检测项目	检测方法	规定标准
原液		
鉴别实验	SDS-PAGE 电泳	外壳蛋白 VP1、VP2、VP3，分子量为（87 ± 8.7）kDa、（72 ± 7.2）kDa、（62 ± 6.2）kDa
	PCR，琼脂糖凝胶电泳	ITR-CMV 连接区、CMV 启动子部分序列、CMV-hFIX 连接区、*hFIX* 基因部分序列 PCR 的阳性扩增带
电泳纯度	SDS-PAGE 电泳	≥ 95%
HPLC 纯度	HPLC 法	≥ 95%
滴度测定	点杂交法	1×10^{12} ~3×10^{12}v.g./ml
体外表达	ELISA 测定 rAAV/hF Ⅸ 感染 BHK 细胞上清	24h 表达量＞ 20 ng/ml
活性检测	APTT 法	FIX 敲除小鼠肌肉注射 1.6×10^{12}v.g./ml/kg 20 天测定Ⅸ活性大于 15%
残留野毒	PCR，琼脂糖凝胶电泳	10^{6}v.g 残留野毒≤ 1 copy
残留辅助病毒	PCR，琼脂糖凝胶电泳	10^{7} v.g. 残留辅助病毒≤ 1 copy
（即残留 HSV）	空斑法	1×10^{12}v.g. 原液加入 3×10^{6} BHK 细胞传代三次培养无空斑
残留外源 DNA 含量	点杂交法	1×10^{12}v.g. 残量 DNA ＜ 10 ng
残留牛血清	反向间接血凝法	＜ 50 ng/ml
残留 PEG	还原碘法	＜ 50μg/ml
残留氯仿	气相色谱法	＜ 0.0006%
成品		
外观	—	无色透明液体、无异物
pH	—	7.0~8.0
无菌	培养法	无细菌生长
外源病毒 HBV、HCV、HIV	PCR	阴性
滴度测定	点杂交法	1×10^{12}~3×10^{12}v.g./ml
体外表达	ELISA 测定 rAAV/hF Ⅸ 感染 BHK 细胞上清	24h 表达量＞ 20 ng/ml
活性检测	APTT 法	F Ⅸ敲除小鼠肌肉注射 1.6×10^{12}v.g./ml/kg 20 天测定Ⅸ活性大于 15%
热源质试验	家兔热源法	合格
异常毒性试验	小白鼠法	合格
支原体检测	培养法	阴性
	DNA 荧光染色法	阴性

注：本规程不包含生产用种子细胞库、毒种库管理及检定内容，相关内容详见《中国药典》（2015 版）三部生物制品生产用动物细胞制备及检定规程或其他相关技术文件。

（2）PCR 法鉴定重组 AAV-2/ 人凝血因子 IX 的基因组 DNA。对病毒外壳蛋白的检定确认后，则应对病毒所携带的重组核酸结构进行确认，rAAV-2/hF Ⅸ的基因结构为 ITR-CMV-hF Ⅸ -ITR，可采用 PCR 扩增出 ITR-CMV 连接区、CMV 启动子部分序列、CMV-hF Ⅸ连接区、hF Ⅸ基因部分序列，其大小分别为 684bp、614bp、695 bp、338bp。

2. 纯度

（1）SDS-PAGE：重组 AAV 的三种外壳蛋白总量应达到总蛋白量的 98.0% 以上。

（2）HPLC 法：AAV 病毒颗粒外壳带正电，用阳离子柱即可确定纯度。

3. rAAV-hF Ⅸ病毒滴度测定

由于 AAV 是一种缺陷病毒，必须在辅助病毒存在下才能进行产毒性感染，因此单独存在不能形成细胞空斑，不能用传统的空斑法进行滴度测定；通过 DNA 斑点杂交法，以携带 hF Ⅸ的质粒定量后作为阳性来测定滴度，该法为目前通用的 AAV 滴度测定方法。rAAV-hF Ⅸ滴度应在 1×10^{12}~3×10^{12} 病毒基因组 v.g./ml 范围内。

4. 表达盒及表达产物检测（表达盒、含量、活性效价）

表达检测因载体所携带的表达盒不同而异，如有特殊需要，可在一定比例辅助病毒存在条件下进行 AAV 的感染，感染与表达的时间为 24~48h（因所携带表达盒不同而异）。

5. 特殊残留物质检测

（1）野生型 AAV-2（wtAAV）的检测：wtAAV 作为污染病毒用 PCR 法进行检测。设计引物扩增野生型 AAV-2 的 ITR-REP 连接区基因部分序列，扩增序列长度为 944bp。在 10^6v.g. 的 rAAV-hFIX 中，野生型 AAV-2 颗粒数（基因拷贝数）不超过 1 个。一般在进行 AAV 研究的实验室中只存在含 wtAAV 基因组的质粒，因为 wtAAV 颗粒将会对重组 AAV-2 的构建、生产造成严重影响，一旦污染则难以去除。

（2）辅助病毒测定：制品存在辅助病毒则造成 AAV 产毒性感染，同时辅助病毒本身也对宿主有毒性，为确保制品的安全性，需在分子和细胞水平同时进行检测。

PCR 法：阳性对照是质粒 pHyTK（其包含有辅助病毒特征性的 *TK* 基因），阴性对照是 H_2O。引物为特异性扩增 *TK* 基因片段（395bp）的序列。在 10^7v.g. rAAV-hF Ⅸ颗粒中应不高于 1 个拷贝的 TK 基因片段。

空斑法：制品加入细胞培养，细胞经连续传三代应无空斑形成（证明无感染性辅助病毒存在）。

（3）残留外源 DNA 含量：以控制制品中的生产细胞残留 DNA。

（4）残留牛血清：由于病毒的包装、生产采用真核系统，而本系统细胞的培养成分含有血清，该项检测用以控制制品中残留牛血清的含量。

（5）残留 PEG：因工艺特殊性而检测。

（6）残留氯仿：因工艺特殊性而检测。

（三）重组腺相关病毒类基因治疗制品质控研究新进展

由于 AAV-2/ 人凝血因子Ⅸ为 10 多年前进行临床申报的产品，腺相关病毒类基因治疗产品质量控制的要求和技术在此后有了较多的发展，下面对其中部分内容进行简要介绍。

1. 病毒载体基因组滴度的检测

腺相关病毒类基因治疗药物的临床试验一般用载体的基因组滴度来表示剂量。重组腺相关病毒载体基因组（vector genome，VG）滴度测定目前可采用紫外（UV）分光光度法、定量聚合酶链反应（Q-PCR）、液滴数字聚合酶链反应（droplet digital PCR，ddPCR）、斑点杂交和 PicoGreen 染色等几种方法。紫外分光光度法是个直接和简单的方法，可以从 A_{260}/A_{280} 比值确定衣壳和基因组拷贝的数量，但它需要分析前变性病毒颗粒，并且它对杂质和缓冲液配方敏感，容易受到干扰。斑点印迹测定法已广泛用于通过杂交方法定量 rAAV 载体，但该方法由于需要样品处理以去除蛋白质污染物，因此相当费力和耗时。此外，狭槽 / 斑点杂交测定据报道具有 5~10 倍的实验间和实验内测定变异。Q-PCR 是用于测定 rAAV 滴度快速、简单的方法，但是存在如引物序列、扩增子长度和循环参数等许多变化因素导致实验室内和实验室间 rAAV 滴度的变异性。任何在 AAV 基因组中产生二级结构的序列可以通过 Q-PCR 影响滴度测定的准确性，根据使用的引物组和它们与 3'-ITR 的距离，scAAV 载体滴度的差异高达 10 倍。采用基于 scAAV 载体的纯化基因组 cDNA 作为 Q-PCR 标准品的程序，可以改进使用线性或卷曲质粒作为标准品测定的载体滴度的变异性。ddPCR 作为一种新的 PCR 技术解决了 Q-PCR 方法具有的如精密度低、对 PCR 抑制剂抗性等缺点。然而，当使用接近 scAAV 载体发夹部位的引物时，PCR 的抑制仍未被消除。PicoGreen 染料是用于定量溶液中的双链 DNA（dsDNA）的核酸荧光染料。虽然 rAAV 基因组是 4700bp 的 ssDNA 分子，但如果在衣壳裂解后让单链基因组退火以变成 dsDNA，则可以用 PicoGreen 进行定量。PicoGreen 法是一种简单、耐用、准确的测定方法，可作为一种快速和经济的工具来定量 rAAV 基因组滴度，而不用考虑载体的纯度、是否为转基因或 rAAV 血清型等情况。

2. 病毒感染滴度的检测

将 10 倍系列稀释的 rAAV 与 5 型腺病毒（ATCC VR-1516）共感染 HeLa RC32 细胞（ATCC CRL-2972）。感染后 72h，提取细胞总 DNA，并通过 Q-PCR 分析 AAV 载体的基因组拷贝数。减去加入的载体基因组数并根据 Spearman-Karber 的方法计算 $TCID_{50}$ 滴度。

3. 野生型 AAV 的检测

通过 AAV ITR 与反式存在于辅助成分或生产细胞中的 rep 和 cap 序列之间的同源或非同源重组的机制，载体生产期间可以形成野生型或复制型 AAV（wtAAV 或 rcAAV）。载体生产的组件应设计为可以消除 wtAAV 产生的可能，并且临床使用的 AAV 载体产品需要对 wtAAV 进行检测。对于 AAV2 型载体，可以使用感染中心测定法（infectious center assay）进行 wtAAV 的检测。由于大多数非 AAV2 血清型观察到对于培养细胞的感染效率低，开发非 AAV2 血清型的 wtAAV 测定是一个挑战。使用实时定量 PCR（Q-PCR）法是可能有效的策略，可设计用来检测预期仅存在于 wtAAV 中的扩增子的引物以达到检测 wtAAV 的目的（例如，跨越 AAV ITR 至 AAV Rep 的扩增子）。

4. 载体相关杂质

AAV 载体生产的一个特别挑战是在细胞培养过程中与载体生产同时产生的载体相关杂质。这样的杂质包括空衣壳和 AAV 壳体包裹的核酸杂质，如果它们不去除，就是不必要的额外病毒抗原。腺相关病毒空衣壳的产生量通常大于细胞培养中产生的总AAV颗粒的50%。载体相关杂质也包括AAV壳体包裹的非病毒核酸，即包含AAV衣壳内的生产细胞或辅助元件来源的核酸片段。人用基因治疗产品中残留DNA杂质的水平是一个正在讨论的话题，在任何情况下，这些杂质应该被降到最低的水平。用于制备临床级载体的生产工艺的设计，应以减少细胞培养过程中产生的载体相关杂质为目的，并且最大限度地提高纯化过程中这些杂质的去除，同时在终产品中建立测量载体相关杂质的质控方法。总的AAV颗粒数（即真正载体加载体相关杂质）可以用衣壳特异的ELISA或非特异的紫外吸收法进行测量。AAV包裹的DNA杂质水平可以用引物和探针进行Q-PCR检测，并可基于核酸酶的敏感性，区别包裹的DNA杂质与“裸”的DNA杂质。

三、仙台病毒载体类基因治疗药物

（一）生物学特性

仙台病毒（Sendai virus，SeV），又称乙型副流感病毒Ⅰ型、日本凝血病毒（hemagglutinating virus of Japan，HVJ），属副黏病毒科、呼吸道病毒属。仙台病毒是单负链RNA病毒，形态不规则，平均直径为150~200nm，其基因组全长15 384bp，与核蛋白NP（58kDa）紧密结合。其基因排列顺序为3′-Leader-N-P-M-F-HN-L-Trailer-5′，其中核蛋白NP（nucleoprotein）、磷酸化蛋白P（phosphaprotein）和聚合酶大亚基L（large protein）与RNA共同构成RNP复合体结构，即为病毒的核心，RNP复合体形式可以保护基因组RNA免受RNA酶的作用。血凝素神经氨酸酶HN（hemagglutinin neuraminidase）和融合蛋白F（fusion protein）是病毒的两个包膜蛋白，介导病毒与细胞表面受体的识别、吸附，融合，基质蛋白M（matrix protein）则介导病毒的组装和出膜。

随着反相遗传学技术的发展，仙台病毒被开发为胞质表达传播缺陷型的病毒载体，临床前研究已证实其携带外源基因对某些疾病，如呼吸道疾病、缺血性损伤、肿瘤的治疗作用。另外，仙台病毒载体已成为活载体疫苗的候选载体用于新型疫苗的研究，其作为病毒载体的优势主要在于：迅速感染细胞，摄取时间短；感染不受细胞周期的影响；表达外源基因高效且可调控；生活周期完全在胞质中，无DNA相，无整合风险，安全性高；单负链RNA基因组不分节段，重组概率大大降低；可高效在各种组织中表达，应用范围广。目前，应用反向遗传学技术开发的新一代仙台病毒载体，缺失部分基因，不仅提高了载体安全性，同时可增加载体容量，降低机体抗病毒免疫反应。其中F基因缺失型载体SeV/dF应用较为广泛，其病毒F蛋白由包装细胞（LLC-MK2/F）反式提供，因此保留了高效感染细胞的能力，感染细胞后形成的子一代病毒可释放到胞外，但失去感染能力，称为传播缺陷型载体。

（二）应用进展

基于仙台病毒载体安全性较高且能高效表达外源基因等优点，利用仙台病毒载体进行基因治疗的研究非常广泛。日本 DNAVEC 公司开发的用于治疗下肢缺血的携带 FGF2 基因的 F 缺失型仙台病毒（SeV-hFGF2/dF），临床前动物试验研究表明局部注射可促进血管再生，恢复血液供应，目前该方案在日本已进入临床研究，是国际上首个进入临床研究的仙台病毒载体基因治疗药物，同时，该项目在我国也已申报并获批临床研究。

仙台病毒除了可广泛用于基因治疗用载体，还可用于构建活载体疫苗。仙台病毒在活载体疫苗上的应用主要是基于其能够激发较强的细胞免疫，通过黏膜感染还可激发黏膜免疫，可用于传统方法无法实现的疫苗。目前已有若干应用 SeV 载体构建针对不同病原体的活载体疫苗方案。针对 HIV 疫苗，我国的一项研究是采用 DNA 疫苗初免，腺病毒活载体疫苗加强免疫，仙台病毒活载体疫苗再次加强免疫。此外，目前也有应用仙台病毒载体开展 HSV-2（生殖器疱疹病毒）活载体疫苗的研究。

仙台病毒载体也可作为高效的基因转导工具，如应用仙台病毒载体将 4 个转录因子（Oct4、Sox2、Klf4 和 c-Myc）的组合转入分化的体细胞中，使体细胞重编程，去分化为多能干细胞，已成为诱导多能干细胞研究中的一项成熟技术，目前已有商品化的试剂盒可进行程序化操作。在肿瘤治疗方面的研究：由于 F_0 蛋白需要借助蛋白酶作用于特定酶切位点，切割为 F_1 和 F_2 才获得活性，因此将该酶切位点设计替换成肿瘤细胞特异性的酶切位点，可实现特异性的杀伤肿瘤。此外，由于某些肿瘤细胞高表达可作为仙台病毒受体的含唾液酸糖蛋白，或由于肿瘤细胞的干扰素应答系统缺陷，基于此特点也开展了若干溶瘤仙台病毒研究。

（三）质量控制考虑要点

（1）对于病毒载体类的基因治疗药物，需对其载体和插入基因的结构进行鉴定，由于仙台病毒载体为单负链的 RNA 病毒，限制酶酶切图谱鉴定法不适用，因此可抽提样品基因组 RNA 后进行逆转录，对插入的目的基因或缺失片段进行 PCR 扩增和测序鉴定，扩增和测序结果应与理论预期一致。

（2）病毒颗粒数和病毒感染滴度测定是病毒载体类基因治疗产品的重要指标。病毒颗粒数是指所有病毒粒子的浓度，包括有感染能力和无感染能力的粒子。对于仙台病毒而言，由于其 HN 蛋白具有凝血活性，因此血凝效价检测是其粒子数定量的传统方法，由于凝集终点孔中病毒粒子数和红细胞数相等，根据红细胞浓度和血凝效价可计算病毒粒子数。感染滴度是指有感染能力病毒粒子的浓度，由于目前开发的仙台病毒载体为 F 基因缺失的传播缺陷型载体，病毒感染细胞后可在细胞中大量繁殖，但产生的子一代病毒失去感染能力，因此可采用免疫荧光法检测。此外，也可基于传播缺陷型病毒感染细胞符合泊松分布的特点，建立数学模型以流式细胞术检测，较免疫荧光法有易操作、精密度高等优点。

（3）为验证仙台病毒载体携带外源基因感染细胞后可否表达目的基因及表达产物是否有生物学活性，可将其感染敏感细胞后收获培养上清，采用 ELISA 检测其中目的蛋白的表达量，并选择适宜方法检测目的蛋白的生物学活性。这两项指标与临床有效性密切相关。

（4）仙台病毒载体为 RNA 病毒载体，可采用 PicoGreen 荧光法进行残余 DNA 定量检测。为避免样品中 RNA 与荧光染料结合带来的干扰，可对样品进行酚氯仿抽提后检测。也可建立灵敏度更高的 Q-PCR 法检测。

（5）对于残留宿主蛋白质检测，由于仙台病毒为具包膜病毒，其包膜与宿主细胞有共同的蛋白成分，因此给该项检测带来了困难。对于该项检测，可结合工艺特点，选择有代表性的宿主细胞蛋白建立标准品，并建立相应的检测抗体和 ELISA 检测方法。

（6）对于类似这种创新性的、尚无上市产品可参照的制品，切忌照搬现有的某些成熟的重组蛋白的检测方法和标准，应在充分参考现有法规和指南的基础上，结合制品自身的特点建立相应的质控方法和质控标准。

四、慢病毒载体类基因治疗药物

（一）生物学特性

按照目前国际病毒分类标准，慢病毒是逆转录病毒科下的一个属——慢病毒属，其原发感染的细胞以淋巴细胞和巨噬细胞为主，感染个体最终发病。慢病毒感染的显著特点是感染个体在出现典型的临床症状之前，大多经历长达数年的潜伏期，之后缓慢发病，因此这些病原体被称为慢病毒。慢病毒载体（lentiviral vector，LV）是由慢病毒以其基因组为基础去除部分基因，代之以所需的目的基因和标记物构建而成，目前应用的慢病毒载体由人类免疫缺陷病毒 1 型和 2 型（HIV-1、HIV-2）、猿免疫缺陷病毒（SIV）、猫免疫缺陷病毒（FIV）等发展而来。由于对 HIV 研究最深入，对其生物学特性最了解，目前实验室和临床研究以 HIV-1 来源的慢病毒载体为主。由于慢病毒表达系统不仅拥有其他逆转录病毒载体的优点，更有其特别之处，因此被单独列为一种载体系统。逆转录病毒载体只能感染分裂期细胞，而且容量有限。与其他逆转录病毒相比，慢病毒（LV）具有可以感染非分裂期细胞、容纳外源性基因片段大、可以长期表达等显著优点。慢病毒系统的感染细胞类别广泛，可非常高效地转染活体模式动物和几乎所有的哺乳动物细胞，尤其是干细胞、神经元细胞、原代细胞等非常难以转染的、处于不活跃或停止生长状态的不分化细胞。慢病毒不产生任何有效的细胞免疫应答，可作为一种体外基因运输的工具。慢病毒载体介导的转基因表达能持续数月，且无可观察到的病理学现象。

由于野生型的慢病毒对人类及其他动物有毒害作用，所以慢病毒载体的构建首先要考虑的是病毒载体的安全性构建，慢病毒载体要尽可能的去除反式功能基因序列，以外源基因代替，保留病毒本身的末端重复序列及病毒的包装信号。以 HIV-1 慢病毒载体系统为例，构建HIV-1慢病毒载体就要将HIV-1基因组中的顺式作用元件，包括包装信号、长末端重复序列、与编码反式作用蛋白的序列分离。载体系统包括包装部分和载体部分，载体部分已经缺少形成完整病毒所需的蛋白基因，不能依靠自身基因形成完整的病毒颗粒；而包装部分是去除了包装，由逆转录和整合所需的顺式作用序列 HIV-1 基因组构建，能反式提供产生病毒颗粒的蛋白质，载体部分和包装部分互补，只含有包装逆转录和整合所需的 HIV-1 顺式作用序列，同时具有异源启动子控制下的多克隆位点及此位点插入的目的基因。这样形成的 HIV-1 慢病毒载体系统重组的病毒颗粒，只能去感染并整合宿主细胞，但不能在宿主细胞中产生子代病毒，增强了安全性。慢病毒包装系统一般由慢病毒表达载体和慢病毒包装载体组成。而慢病毒包装质粒可提供所有的转录并包装 RNA 到重组的假病毒载体所需要的所有辅助蛋白。为产生高滴度的病毒颗粒，需要利用表达载体和包装质粒同时共转染细胞，在细胞中进行病毒的包装，包装好的假病毒颗粒分泌到细胞外的培养基中，离心取得上清液后，可以直接用于宿主细胞的感染。慢病毒包装系统一般都是三质粒或四质粒包装系统。其中四质粒系统比三质粒系统在生物安全性上更好一些，所以应用较多。

（二）应用进展

目前，慢病毒载体多用于 *ex vivo* 方式的基因治疗，在遗传性疾病、血液病、艾滋病、癌症、神经系统疾病方面均有大量的应用研究。例如，在遗传性疾病的应用方面，美国蓝鸟生物（Bluebird Bio.）公司用于治疗 β- 地中海贫血的 LentiGlobin BB305 药品[编码人 β-A（T87Q）——珠蛋白基因的慢病毒载体转导的自体 $CD34^+$ 造血干细胞] 处于临床Ⅰ / Ⅱ期，2014 年 12 月，在旧金山举行的美国血液学会议上公布了临床试验结果为：4 名重度 β- 地中海贫血患者，在接受 Bluebird 的基因治疗新药 LentiGlobin BB305 一次性注射治疗后，在至少 3 个月内都无需进行维持生命的输血，有一个患者甚至保持了 12 个月的无需输血状态。该疗法在 2015 年 2 月被美国食品药物监督管理局授予突破性疗法的认证。另外，蓝鸟生物公司正在开展用 Lenti-D 慢病毒载体转导 $CD34^+$ 造血干细胞治疗儿童肾上腺脑白质营养不良症的Ⅱ/Ⅲ期临床试验研究。该研究采集患者的造血干细胞后，在体外以 Lenti-D 慢病毒为载体用人 ABCD1（ATP-binding cassette，sub-family D，member 1）互补 DNA（cDNA）的功能性拷贝转导修饰，清髓处理后再移植回患者。在血液病方面，在目前火热的嵌合抗原受体修饰 T 细胞（CAR-T）疗法中，有很大一部分是采用慢病毒载体在体外转导 CAR 基因到患者的自体 T 细胞中。例如，北京大学肿瘤医院朱军教授用于治疗高风险和难治性 B 细胞淋巴瘤的第四代 CD19 单链抗体的嵌合抗原受体（CAR）修饰 T 细胞处于临床Ⅰ/Ⅱ期阶段。

（三）质量控制考虑要点

任何慢病毒制品应进行充分鉴定，包括对转导活性、其他与载体颗粒相关特征及不含有复制型慢病毒（replication competent lentivirus，RCL）的鉴定。产品放行检测质量标准应根据适当的鉴定检测情况进行制定。对于采用瞬时转染生产的慢病毒，应在最终的批次中规定质粒 DNA 污染的最大水平。需要考虑 DNA 酶处理去除 DNA 的问题，在来自编码 VSV-G、其他包膜蛋白或 Gag / Pol 的构造体的 DNA 污染慢病毒产品时，这种处理是必不可少的。应建立一个来自经过充分鉴定的生产批次的内部参考品。除了基因治疗药物质量控制的一般考虑外，慢病毒载体基因治疗药物还应结合其特点考虑以下质控要点。

1. 转导活性

转导活性的重要方面是整合能力、转基因表达和功能性。转导活性应与其他相关的慢病毒特征相关，如颗粒数、Gag 蛋白、Gag 与包膜蛋白（或其他蛋白质）比例和逆转录酶（RTase）活性。

2. 整合能力

整合能力可以通过证实载体前病毒 DNA 结合到靶细胞进行测定；可以用转导细胞的有限稀释技术和靶向转基因或包装信号 ψ（含在转移载体 DNA 内）的探针核酸扩增检测分析技术进行评价。这种检测方法需要标准化的程序，包括规范：①慢病毒感染滴度；②用于转导的细胞；③对转导细胞的培养条件；④转导后 PCR 的检测时间；⑤被转导细胞数目的定量估计；⑥假型特异性慢病毒参考试剂。大多数带 VSV-G 的假型慢病毒感染多种细胞系。大家认为，广泛应用于检测假型逆转录病毒包括慢病毒的细胞系，由于在不同的实验室不同的培养条件可能造成不同的质量。这可能会影响检测的标准化及结果的一致性。

3. 转基因功能

慢病毒相关的转基因功能定量通常是通过测量所表达的转基因产物的浓度和功能活性。这种方法需要标准化的程序，包括规范：①慢病毒感染滴度；②用于转导的细胞；③对转导细胞的培养条件；④转基因产物表达的时间和其他如包括“整合能力”在内的因素。

4. 慢病毒载体颗粒数定量

除了转导活性，应定量检测慢病毒颗粒数来证明慢病毒的批间一致性。逆转录病毒检测的常规方法是负染电子显微镜，但是，通过这种技术定量病毒颗粒数是困难的（由于颗粒的可塑性和不稳定性）和不敏感的。另外，总颗粒数可由病毒包膜蛋白或衣壳蛋白的免疫染色及通过共聚焦显微镜的观察，与已知浓度荧光微球的关系来进行估计。缺乏包膜蛋白可以形成不完整的慢病毒颗粒，估计不完整颗粒的比例在某些情况下是有价值的，尽管目前认为这样的估计在技术上仍然具有挑战性。通常，对慢病毒，1pg Gag 大约相当于 10^4 个颗粒，但在一些慢病毒表达方式中，Gag 可能过度表达，并且空的慢病毒颗粒没有转导活性。因而，该结果在提供数据建立每个慢病毒制品 Gag 蛋白和转导活性的关系上可能是有用的。

此外，逆转录酶活性水平可能与颗粒数和转导效率相关。逆转录酶活性的测定及 Gag 蛋白的测量，是用于分析慢病毒颗粒数的间接方法，但这样的测定本身不足以单独用于慢病毒的批鉴定。

可以利用载体 RNA 分子的数量估计慢病毒的颗粒数，采用经验证的定量核酸扩增技术（NAT）技术，如实时聚合酶链反应技术进行转导活性的比较。然而，由于在慢病毒产品中存在来自瞬时转染和共包装 gag/pol 序列等的 DNA 污染物，应在基于定量核酸扩增技术的检测中采取适当的预防措施减少这些污染物的干扰。

5. 复制型慢病毒的检测

尽管 LV 生产系统目前的保障措施消除了 RCL 产生的可能性，但仍有污染的低风险，因此应适当进行 RCL 检测。

RCL 的存在可以通过几种方法测定。例如，在 RCL 感染敏感细胞，并进行连续的细胞培养上清系列传代，实现 RCL 的扩增后，采用实时定量 PCR 检测整合的 Gag/Pol 特异性核酸。对基于 HIV-1 的 LV 生产工艺，任何产生的 RCL 与 HIV-1 仅共同具有 *Gag* 和 *Pol* 基因。检测这样的 RCL 可以基于 HIV-1 的 Gag 蛋白或 *Gag* 基因序列，并且已经有了经过良好验证的灵敏检测方法，例如，p24 Gag 免疫捕获法或 Gag RNA 的 PCR 法。除了 Gag/Pol，RCL 也会表达载体包膜蛋白，如 VSV-G。因此，在 VSV-G 是假包膜蛋白的情况下，也适合使用 VSV-G 免疫分析和 / 或检测 VSV-G 的 DNA 或 RNA 的分子生物学方法来检测 RCL 的复制。另外，应考虑在敏感细胞系的几次连续传代扩增 RCL 后，进行定量逆转录酶的测定方法。

五、逆转录病毒载体类基因治疗药物

（一）生物学特性

逆转录病毒（retrovirus）为正链 RNA 病毒中的逆转录病毒科，逆转录病毒颗粒为球形，由类脂包膜和二十面体的核衣壳组成，直径约 100nm。逆转录病毒含 2 条单链的 RNA，长度为 7~11kb，基因组可分为 6 个区域，自 5′端依次为：5′端长重复序列 LTR、包装必需的非编码序列 ψ^{+}、核衣壳内部结构蛋白的基因 *gag*、逆转录酶与整合酶基因 *pol*、编码包膜糖蛋白的 *env* 基因，以及 3′ 端长重复序列 LTR。包膜糖蛋白与流感病毒的血凝素蛋白具有结构功能的相似性，并参与形成病毒表面突起，氯化铯超速离心的密度为 1.16~1.21g/cm^3。

逆转录病毒通过包膜糖蛋白与宿主细胞表面的特异受体结合，引起包膜糖蛋白突起空间构象的改变，导致病毒包膜与细胞膜融合，病毒进入细胞后脱膜并开始逆转录，其自身编码的逆转录酶以 RNA 基因组为模板合成 DNA，并形成双链 DNA 的前病毒基因组，转运至细胞核后在整合酶的作用下，随机插入宿主细胞基因组中。前病毒基因组一旦整合入细胞染色体内将永久存在。同时逆转录病毒利用宿主转录系统，以病毒 DNA 为模板经 5′-LTR 区内的启动子转录为 RNA，并在细胞质中翻译成 Gag、Pol 和 Env 蛋白，形成衣壳后将 RNA 基因组包裹入衣壳，并以出芽方式分泌到胞外再继续感染其他靶细胞。其中长重复序列在在逆转录病毒的生活周期中的作用至关重要，只有当两个 LTR 末端连接成环形成重复序列后，进入细胞核的病毒基因才能在整合酶的作用下随机插入宿主染色体上。

（二）应用进展

基因治疗领域第一个被批准进入临床研究的病例——1990 年美国采用逆转录病毒载体基因治疗腺苷脱氨酶（ADA）引起的重度联合免疫缺陷综合征（SCID）并获得成功以来，至 2007 年 1 月，采用逆转录病毒载体的基因治疗临床方案为 293 例，约占全部病例数的 23%。逆转录病毒载体的构建分为复制型和非复制型。前者是将治疗基因直接插入病毒基因组，或仅取代复制非必须基因，该方式由于潜在的生物安全风险性较大，近年来鲜有采用。而非复制型载体的构建则采用治疗基因取代复制必须基因的方式，并由共感染的辅助病毒或包装细胞反式提供重组病毒包装必须的蛋白质，即重组病毒仅具有一次性感染细胞的能力，因此提高了使用的安全系数。由于逆转录病毒载体具有整合至宿主细胞基因组的特点，因此其主要应用为 *ex vivo* 的基因治疗方式，即将体细胞分离后，携带治疗基因的重组逆转录病毒于体外感染细胞后，再将稳定携带治疗基因的转化细胞回输至患者体内。早期的逆转录病毒载体大多来源于禽类或鼠类的病毒，其中又以莫洛尼鼠白血病病毒（Moloney murine leukemia virus，Mo-MuLV）为代表成为载体的基本骨架，近年来以慢病毒（lentivirus，尤其是 HIV）为骨架的逆转录病毒载体方面的研究应用进展较快。慢病毒是逆转录病毒的一个亚类，其特点是能感染分裂和非分裂的宿主靶细胞，解决了早期逆转录病毒对非分裂细胞和低受体细胞基因转移的难题，尤其是对多种不同类型的非分裂细胞，诸如神经元、巨噬细胞、肝细胞和心肌细胞等。目前逆转录病毒颗粒的纯化方法主要有以下几种：①中空纤维滤膜（100kDa）超滤，使用简单，回收率较高（90%）；②采用分子筛层析的方法将逆转录病毒与蛋白质、核酸等杂质分离，如使用 Sepharose CL-4B 或 Sepharose 4 Fast Flow，即可较高效地纯化逆转录病毒。

由于逆转录病毒可作为基因治疗基因转移载体的特性，近年来针对该载体的研究热点主要包括：将逆转录病毒 / 慢病毒包装整合所需的顺式作用序列删除，使载体转基因表达盒只包括 LTR、包装信号、启动子、治疗基因几个部分，而复制缺陷型逆转录病毒 / 慢病毒的包装必需元件则由包装细胞反式提供，尽可能降低通过同源重组而产生复制型逆转录病毒 / 慢病毒的风险。同时为提高转基因的表达水平而在载体骨架中引入一些顺式增强元件，如土拨鼠肝炎病毒转录后调控元件（woodchuck hepatitis virus posttranscriptional regulatory element，WPRE）等。其他方面还包括使同一载体表达多种治疗基因，并将可诱导表达和组织特异性的启动子引入逆转录病毒 / 慢病毒载体骨架；改变包膜糖蛋白结构，以拓宽载体对细胞、组织的亲嗜性等研究。

（三）质量控制考虑要点

由于逆转录病毒可整合至宿主细胞基因组的特点及其他安全性等原因，目前其应用大多为 *ex vivo* 方式。此类病毒载体的质量控制与其他病毒载体类似，也主要分为鉴别、纯度、效力、残留杂质检测几个方面。首先根据所构建逆转录病毒载体的结构特性，采用电泳、限制酶消化或 PCR 的方法对病毒外壳蛋白，包括特征结构基因和治疗基因在内的重组 RNA 基因结构进行鉴定，确认重组载体结构是否与预期或对照品一致。其次，由于逆转录病毒颗粒较大，直径约 100nm，应选择适当的柱型，优化色谱条件，对病毒颗粒的纯度进行分析，通常病毒载体的纯度不应低于 95.0%。逆转录病毒具有脂双层包膜，在效力质控环节中需要测定病毒载体颗粒数、感染活性（病毒滴度）及确认感染性颗粒比率指标，以保证纯化获得的病毒载体中具有相当比例的病毒脂包膜完整、具备感染能力；同时选择适当的细胞株，优化体外感染条件，对重组病毒载体所携带治疗基因的表达量与表达产物的生物学活性进行测定。残留杂质检测主要包括残留包装细胞蛋白、残留包装细胞 DNA、残留牛血清、内毒素、支原体和外源病毒等。其中，外源病毒检测种类因构建、病毒包装生产体系而异，但针对可复制逆转录病毒的检测最为重要，这是规避临床研究潜在隐患的重要保障之一，该环节质控一般可通过培养法或定量 PCR 法进行定性或限量控制。最后，因 *ex vivo* 的基因治疗方式要经体外扩增后再回输机体，因此还要对一些如抗生素等筛选物质的残量进行控制，以避免不良反应。

第三节　溶瘤病毒载体类基因治疗药物

一、溶瘤腺病毒载体基因治疗药物

溶瘤腺病毒（oncolytic adenovirus），又称条件复制型腺病毒（conditionally replicating adenoviruse，CRAD），是一类经过基因改造过的腺病毒，可以选择性地在肿瘤细胞中进行感染和复制，最终裂解肿瘤细胞并释放，以感染更多的肿瘤细胞而不伤及其他正常细胞、组织，是一种具有靶向性的抗肿瘤病毒，因而得到了越来越多的关注。但是，腺病毒在应用方面仍然存在一些弱点，如自身免疫原性强、特异性差、静脉注射易在肝脏富集等，有待进一步改善。

（一）溶瘤腺病毒的种类及研究进展

根据目前溶瘤腺病毒的构建方式将其分为以下种类。

1. 去除特异性复制相关基因的溶瘤腺病毒

去除腺病毒在正常细胞中复制所必需而在肿瘤细胞中不需要的部分基因。去除了E1ACR2区24bp或E1B-55kDa蛋白基因的溶瘤腺病毒，在Rb和p53细胞信号通路正常的宿主细胞不能完成复制增殖，只有在该信号通路异常的肿瘤细胞才能增殖达到溶瘤效果。

1）H101（又名安柯瑞）

H101是利用基因工程技术对人类5型腺病毒进行基因重组得到的一种溶瘤病毒，由中国三维生物技术有限公司开发并拥有完全自主知识产权，获国家发明专利。H101删除了人5型腺病毒E1B-55kDa区，可在*p53*基因突变的胰腺癌细胞中繁殖并杀伤宿主细胞，产生溶瘤治疗作用；同时删除E3区78.3~85.8mu基因片段，使肿瘤抗原信息能通过树突状细胞（DC）的传递而激活T细胞产生全身免疫，从而通过局部应用产生全身性的抗肿瘤效应。H101目前已经完成鼻咽癌、头颈癌及食管鳞癌等的Ⅰ~Ⅲ期临床试验并初步显示出其优良的抗肿瘤效应和安全性，目前已上市成为世界上首个正式进入临床应用的溶瘤病毒制剂。

2）Onyx-015

Onyx-015（dl152）现称CI-1042，由美国ONYX生化制药公司研制。正常细胞中具有P53肿瘤抑制蛋白，腺病毒E1B-55kDa蛋白通过和P53肿瘤抑制蛋白结合使其失活，而使病毒复制继续进行。Onyx-015是腺病毒2型、5型的嵌合体，由于该病毒缺失E1B-55kDa基因，不能形成功能性E1B-55kDa蛋白，所以它只能在*p53*抑癌基因功能异常的细胞中复制。人类恶性肿瘤细胞大多p53异常，而正常组织细胞均高水平表达功能正常的p53，因此Onyx-015能在肿瘤细胞中复制增殖，并最终导致其溶解死亡。目前该病毒已进入Ⅲ期临床试验，与放、化疗联合应用能有效杀伤肿瘤细胞。

3）dl922-947和Δ24

dl922-947和Δ24将病毒单一保守区E1A-CR2区基因删除，从而使病毒失去与

pRb 结合功能以达到靶向溶瘤目的。CR2 是腺病毒 E1A 基因中的一段保守区域，编码的蛋白质与细胞中 pRb 家族蛋白质结合，使 E2F 转录因子从 E2F-Rb 复合体中分离释放，促使细胞进入 G_1-S 期从而保证病毒的正常复制。故 CR2 区基因突变缺失的 dl922-947 和 Δ24 可在 pRb 功能缺陷的肿瘤细胞中复制，而不在正常细胞中复制，从而达到靶向溶瘤的目的。

2. 利用肿瘤特异性启动子控制病毒复制的溶瘤腺病毒

这类溶瘤腺病毒是将肿瘤特异性启动子放置于腺病毒某些必需基因（目前主要是 E1A）前面驱动这些基因的转录翻译，使腺病毒仅能在肿瘤细胞中复制起到特异性溶瘤效果。

1）人端粒酶逆转录酶启动子

有研究显示，人端粒酶逆转录酶（human telomerase reverse transcriptase，hTERT）在 92.0% 的膀胱癌细胞中高效表达，而在正常细胞中几乎无表达。由此可以推知，hTERT 启动子是一个广泛的肿瘤特异性启动子，能够使外源基因的表达限制在肿瘤细胞中。CNHK300 腺病毒的增殖必需基因 E1A 由 hTERT 启动子调控，CNHK300 能选择性地在端粒酶阳性肿瘤细胞内表达，从而调控腺病毒的选择性复制和杀伤肿瘤细胞。

2）前列腺癌特异性抗原（PSA）启动子

PSA 血清水平增高与前列腺癌的分级和分期有关，是预后的关键指标。Rodriguez 等构建了溶瘤腺病毒 CV706（又称 CN706、CG7060），它是由 PSA 启动子调控腺病毒 *E1A* 基因的表达，同时删除腺病毒 E3 区。CV706 在 PSA 高表达的细胞系中，*E1A* 基因水平和病毒滴度明显增高，而对不表达 PSA 的细胞系没有影响；另外，Rodriguez 对 20 位复发的前列腺癌患者用 1×10^{11}~1×10^{12} 的 CV706 病毒颗粒进行治疗，发现 CV706 能使研究对象的血清 PSA 水平下降，且不会引起任何不可逆的 3 级或 4 级毒性反应。类似的溶瘤腺病毒还有 CV787，保留了 E3 区，插入了鼠的腺血管舒缓素启动子（probasin）以调控 *Ad5E1A* 基因，同时插入 PSA 启动子和增强子以调控 Ad5E1B 的表达。

3）其他启动子

除了上述两种肿瘤特异性启动子外，还有 AFP 启动子、CEA 启动子、存活素启动子、黏蛋白 1（DF3/Mucl）启动子等通过调控腺病毒早期复制必需基因表达的启动子，均在研究中取得不错的抗肿瘤效果，其应用前景令人期待。不过使用肿瘤特异性启动子调节腺病毒复制的主要局限是它们不是在所有肿瘤类型中都有活性。即使在一种肿瘤中，也不可能所有的细胞都表达一种特异性肿瘤标志物，因为大多数肿瘤是异质的，这可造成其余不表达该标志物的肿瘤细胞形成选择性生长优势。

3. 对衣壳蛋白进行基因修饰的溶瘤腺病毒

这类溶瘤腺病毒通过对衣壳蛋白进行基因修饰达到特异性结合肿瘤细胞的目的。进入体细胞首先是其表面蛋白与细胞表面特异的受体结合，2 型和 5 型腺病毒对细胞的感染是由纤毛上的结合区与其受体柯萨奇 - 腺病毒受体（CAR）结合而介导的，它们对组织的感染主要取决于 CAR 的表达水平。在人体中，CAR 广泛表达于各种上皮组织。但是，据报道 CAR 在许多肿瘤组织中存在不同程度的下调或缺失。因此，构建特异性识别肿瘤细胞表面受体的新配体的外壳基因能增强溶瘤腺病毒与肿瘤细胞的结合。改造 5 型腺病毒纤维蛋白以改变腺病毒进入细胞的机制，最常用的方法是将 RGD（Arg-Gly-

Asp）基序掺入 5 型腺病毒纤维蛋白的 HI 环中，使腺病毒能通过识别细胞表面整合素 αVβ3和 αVβ5进入细胞，从而减少对 CAR 的依赖，增强腺病毒的感染效率，不仅不改变病毒本身的完整性，还可使其对某些癌细胞的特异性结合能力大幅度地增强。

（二）溶瘤腺病毒产品的质量控制

由于溶瘤腺病毒产品的特点，其质量控制与非复制型腺病毒相比多数检测项目是相同或相似的，以重组复制型溶瘤腺病毒 p53（SG600-P53）产品的质量控制为例，不同的项目主要是效力检测和野生型腺病毒检测。SG600-P53 以人端粒酶启动子（hTERT）和缺氧启动子（HRE）分别调控腺病毒 E1A 和 E1B 区，并同时携带 *p53* 基因的重组复制型溶瘤腺病毒。在该产品的治疗方式中，溶瘤复制型腺病毒不仅作为 p53 治疗基因的载体，而且可通过在肿瘤细胞中的复制增殖，在肿瘤治疗中发挥更为积极主动的作用。对其产品的效力检测除了目的基因的表达量外，还包括对重组病毒的肿瘤细胞杀伤活性和选择性增殖能力进行检测。另外，SG600P53 可在 A549 等肿瘤细胞中复制扩增，无法采用细胞病变法检测野生型腺病毒，因而采用了定量 PCR 的方法进行检测。

1. 重组病毒肿瘤细胞杀伤活性测定

该方法的基本原理是以 MTT 法检测重组溶瘤腺病毒 SG600-P53 对人肺癌 A549 细胞的杀伤率。以含 10% FBS 的 DMEM 培养液制备 A549 细胞悬液，按 2×10^3/ 孔接种于 96 孔板，于 37℃、5% CO_2 条件下培养 24h，弃上清液，以含 5% FBS 的 DMEM 培养基制备 2 倍梯度系列病毒稀释液，起始 MOI 为 20，共计 9 个浓度。病毒各感染梯度均设 4 个复孔；阴性对照、空白组（不含细胞）均加入含 5% FBS 的 DMEM 培养基，于 37℃、5% CO_2 继续培养 7 天后，每孔加入 0.5% MTT 20μl，37℃孵育 4h，每孔加入 DMSO 100μl，稍加振荡后在酶标仪上测定 570nm 吸收度。杀伤率（%）= [1-（测试孔平均 OD 值 - 空白组平均 OD 值）/（阴性孔平均 OD 值 - 空白组平均 OD 值）]×100%。根据计算结果，以杀伤率为纵坐标、以 MOI 的对数值为横坐标，以 Curve Expert 1.3 软件计算杀伤率为 50% 时对应的 MOI 为其肿瘤细胞杀伤活性。

2. 重组病毒增殖活性检测

该方法的基本原理是检测重组溶瘤腺病毒 SG600-P53 对人肺癌 A549 细胞和正常人表皮成纤维二倍体 BJ 细胞的选择性增殖能力。分别以含 10% FBS 的 DMEM 培养液、10% FBS 的 MEM 培养液制备人肺癌 A549、人表皮成纤维二倍体 BJ 的细胞悬液，按 5×10^5/ 孔分别接种至 6 孔板，于 37℃、5% CO_2 培养过夜。分别以无血清 DMEM 和 MEM 培养液润洗细胞、稀释病毒供试品后，以每孔 1 MOI 加入病毒悬液，并以无血清培养液设立阴性对照。

48 h 增殖复制样品的制备：感染 2h 后弃上清液，以含 10% FBS 的 DMEM 或 10% FBS 的 MEM 培养液 2ml 分别加入相应细胞，每种细胞均为 3 个复孔，继续于 37℃、5% CO_2 条件下培养 48h。增殖复制起始样品则于感染 2h 后弃上清液，以无血清培养液洗涤细胞 3 次后备用。分别刮取各组细胞，以无血清培养基将终体积定为 2ml/ 孔，于 -70℃、37℃反复冻融 3 次，3000r/min 离心 10min 取上清液，分别合并各组上清液，用 $TCID_{50}$ 法测定各组样本的病毒感染单位。以下式计算供试品增殖活性

增殖活性 =（A549 细胞 48h 组感染单位 /A549 细胞起始组感染单位）/（BJ 细胞 48 h

组感染单位 / BJ 细胞起始组感染单位）。

3. 野生型腺病毒检测

上游引物：5'-CCGAGCAGCCGGAGCAGAGA-3'；下游引物：5'-AGCCTCGTGGCAGGTAAGATCGA-3'；TaqMan 探针：5' FAM-TGGGTCCGGTTTCTATGCCAAACCTTG–TAMRA3'。取供试品 1 支提取 DNA，定量后按下式计算 DNA 回收率

DNA 回收率 % =［（DNA 浓度 × 稀释倍数 × 提取 DNA 复溶总体积 ×6.02 × 10^{23}）/（病毒双链 DNA 碱基数 × 碱基平均分子量）］/ 供试品颗粒数 ×100%。将含有野生型腺病毒序列的阳性对照 pXC1 质粒进行系列稀释，制备 10 倍梯度稀释的标准曲线（1 × 10^6 至 10 VP/μl 共 6 个点）。反应体系为 10 μmol/L 上、下游引物、探针各 1.0 μl，25 mmol/L Mg^{2+} 0.5 μl，5 × PCR Buffer 5μl，dNTP 0.7 μl，DNA 聚合酶 0.3 μL，模板 1 μl，去离子水 14.5 μl。经过优化的反应条件为：94℃变性 5 min; 94℃变性 30 s，60℃退火和延伸 1 min，40 个循环。

野生型腺病毒拷贝数 =（实测拷贝数 × 稀释倍数）/（供试品颗粒数 × DNA 回收率）。

SG600-P53 的质量标准及其检测情况见表 23-5。

表 23-5　SG600-P53 产品质量标准

项目	标准	结果
外观	室温融化后应为无色或轻微乳白色液体，无不溶性微粒和杂质	符合规定
装量	≥ 1.0	符合规定
pH	8.0 ~ 9.0	8.3
鉴别试验（限制性酶切图谱）	提取病毒 DNA 后分别用限制性内切核酸酶 *Mlu* Ⅰ、*Eco*RV、*Sal* Ⅰ消化，酶切图谱应与理论相一致	符合规定
鉴别试验（PCR）	用两对特异性引物 PCR 扩增检测 hTERT 启动子区和 *p53* 基因区，扩增产物大小结合应与理论值相符	符合规定
病毒颗粒数	（1.8~2.2）× 10^{11}	2.0 × 10^{11}VP/ml
感染性滴度	≥ 1.6 × 10^{10}	5.0 × 10^{10}IU/ml
病毒比活性（IU/VP）	≥ 7.0%	25%
HPLC 纯度	≥ 95.0	> 99.0/%
A_{260} / A_{280}	1.2 ~1.4	1.24
P53 体外表达量	以 5 MOI SG600-P53 感染 H1299 细胞，孵育 48 h 后，提取核蛋白，ELISA 法检测 P53 蛋白含量，样品和空白细胞 A450 的比值应≥ 3.0	5.2
肿瘤细胞杀伤功能	MTT 法检测对人肺癌细胞 A549 的杀伤作用，$MOI_{IC_{50}}$ < 15.0	1.0

续表

项目	标准	结果
选择性增殖活性	分别感染人肺癌细胞 A549 与正常人表皮成纤维二倍体细胞 BJ 后，用 $TCID_{50}$ 法分别检测病毒在上述两种细胞中的增殖活性，在 A549 细胞和 BJ 细胞上的增殖倍数的比值应＞ 100	398
野生型腺病毒	≤ 1 个 /1 × 10^6VP	符合规定
腺相关病毒	阴性	符合规定
残余 BSA 含量	≤ 50ng/ml	符合规定
残余 293 细胞蛋白含量	≤ 100ng/ml	符合规定
残余 293 细胞 DNA 含量	≤ 10ng/ml	符合规定
残余 benzonase 含量	≤ 1ng/ml	符合规定
特殊病毒检查（HBV、HCV、HIV）	阴性	符合规定
无菌检查	阴性	符合规定
支原体检查（培养法）	阴性	符合规定
异常毒性检查（小鼠法）	动物健存、体重增加、无异常反应	符合规定
细菌内毒素	＜ 10EU/ml	符合规定

二、溶瘤单纯疱疹病毒载体基因治疗药物

（一）生物学特性

单纯疱疹病毒（herps simplex virus，HSV）属于疱疹病毒科（Herpesviridae）中的 α 疱疹病毒亚科（alpha herpesvirinae）的单纯疱疹病毒属，并分为 1、2 两个不同血清型，即 HSV-1 和 HSV-2。疱疹病毒主要侵犯外胚层来源的组织，包括皮肤、黏膜和神经组织。感染部位和引起的疾病多种多样，并有潜伏感染的趋向，其中 HSV-1 主要引起腰部以上的黏膜和神经系统感染，而 HSV-2 主要引起腰以下的生殖器感染。目前用于基因治疗研究的载体主要来源于 HSV-1，因此这里主要就该血清型加以介绍。

HSV-1 是有包膜的双链 DNA 病毒，病毒颗粒较大，152kb 长的双链 DNA 病毒基因组由 162 个衣壳体组成的二十面体衣壳（capsid）包裹，直径约为 100nm，核衣壳周围有一层主要由蛋白组成的间层 / 皮层（tegument）物质，最外层为由至少 10 种糖基化或非糖基化蛋白、脂类和聚氨组成的包膜（envelop），有包膜的 HSV-1 上有突起，直径为 120~150nm，

HSV-1 基因组为一线性 DNA 分子，由共价连接的长片段（L）和短片段（S）双链 DNA 组成。L 片段由独特序列 UL 和两端的反向重复序列（ab 和 b′ a′ 每个长度为 9kb）组成，S 短片段由独特序列 US 和两端的反向重复序列（ac 和 c′ a′ 每个长度为 6.5kb）组成，连接 US 和 UL 区之间的重复序列 a′ b′ c′ 长度约为 15kb。HSV-1 基因组中有 72 个基因，编码共 84 种各异的蛋白质，包括 DNA 结合蛋白，参与病毒 DNA 合成、包装

及核苷酸的代谢等各种酶类及结构蛋白（如衣壳蛋白、囊膜蛋白）等。

HSV-1 的宿主范围广泛，可感染分化终末端细胞及有丝分裂后静止期细胞，该病毒的神经嗜性是其重要特点，在体内感染时优先扩散至神经系统，在神经元内病毒可沿神经元逆行和顺行通过神经突触间隙转移，即可通过外周神经系统的感染进入中枢神经系统，并建立长期稳定的隐性感染。单纯疱疹病毒糖蛋白在 HSV 感染吸附和进入靶细胞过程中起着极其重要的作用，HSV 糖蛋白 C 和糖蛋白 D（gC 和 gD）黏附靶细胞，并与细胞膜融合随后进入细胞。目前发现受体蛋白 HveA、HveB 和 HveC（herpesvirus entry mediator，Hve）是细胞表面 HSV 结合的主要受体。HveA 属于 TNF-α /NGF 家族，而 HveB 和 HveC 则属于免疫超家族。HveA 和 HveC 可以介导 HSV-1 和 HSV-2 的感染，并且可以与 gD 直接作用，HveB 只可以介导 HSV-2 和有限的 HSV-1 的感染。

HSV-1 在感染时，其包膜糖蛋白首先通过黏附于细胞表面的硫酸肝素（heparan sulfate）及黏多糖（glycosaminoglycan，GAG）并与受体结合，在病毒包膜和细胞膜融合后，皮层蛋白和衣壳进入胞质，脱包膜的衣壳在核孔处将病毒 DNA 释放入核内开始复制转录。HSV-1 的感染可分为产毒性和隐性感染，产毒性感染时 DNA 包装和衣壳装配在核内发生，核衣壳穿核膜进入胞质后获得皮层与包膜，子代病毒通过出芽释放。隐性感染时病毒基因组环化后甲基化，以染色体外附加体形式存在，在潜伏状态仍有部分基因转录，即隐性状态转录产物（latency-associated transcript，LAT）存在，LAT 与 HSV 从潜伏状态到再活化可能有一定关联。隐性感染的病毒与机体处于相对平衡，不引起临床症状。当机体遭受某些刺激后（免疫力降低、发热、日晒、细菌病毒感染等），或宿主神经元已潜伏了野生型单纯疱疹病毒，则可将潜伏的病毒激活增殖进入裂解期。

（二）应用进展

HSV-1 病毒作为基因治疗载体的优势是：①具有已测定全序的庞大基因组，适于进行大范围基因操作，其还可置换或插入至少 30kb 的外源 DNA，可感染多种类型细胞且有嗜神经性；②宿主细胞广泛，对神经细胞具有嗜性，在神经元细胞中可建立终生潜伏性感染；③可获得高滴度重组病毒。其不足之处在于它的毒性，即出现针对靶细胞的炎症和免疫反应，但作为溶瘤病毒又成为其优势。

重组 HSV-1 载体的研究主要倾向于发展低毒性、能稳定表达治疗基因的非复制型载体，并利用该病毒天然的神经嗜性和广泛的宿主感染能力，对神经系统的一些遗传疾病和肿瘤进行治疗。HSV-1 可被改造成两类复制缺陷型载体：一类是扩增子载体，即仅把 HSV 的复制起点和包装信号序列插入到细菌质粒中，并转染包装细胞，用 HSV 辅助病毒超感染反式提供包装功能，便可获得含有扩增子的重组病毒；另一类为删除引起病毒复制的必需基因（ICP0、ICP 4、ICP 22、ICP 27 等）、干扰细胞代谢的非必需基因、神经毒性基因（γ34.5）和编码结构蛋白的基因，同时依靠互补细胞系或辅助病毒反式提供所缺失的功能。目前单纯疱疹病毒的纯化方法主要包括中空纤维滤膜（0.8μm）超滤法、肝素亲和层析（heparin sepharose）法和金属螯和亲和层析（chelating sepharose）法。虽然 HSV-1 病毒载体可有效的将治疗基因转移到中枢神经系统，并建立隐性感染，但在潜伏状态病毒基因组环化、甲基化及染色质化等过程中，病毒的基因表达几乎被全部关闭，因此该载体在中枢神经系统的基因治疗研究仍需要解决长期表达的问题。近年来研究热点之一是利用隐性相关启动子（LAP），即上文所述的隐性状态转录产物调控元件控制治疗基因的表达。

目前 HSV-1 病毒载体的治疗研究主要集中在神经系统的遗传疾病和退化性疾病的治疗，如 Alzheimer 病、Huntington 病（遗传性舞蹈病）和帕金森（Parkinson）病等，研究主要针对这类疾病的遗传缺陷状态，把治疗基因导入特定神经元，介导治疗基因表达予以治疗。例如，在帕金森病治疗中，HSV-1 病毒载体介导的 GDNF 可有效促进多巴胺神经元的存活，同时导入的酪氨酸羟化酶可促进多巴胺的分泌。经过删除非必需的神经毒性基因（γ34.5、tk、核糖核苷酸还原酶基因）的复制性 HSV-1 病毒载体（oncolytic HSV），也被应用于肿瘤基因治疗，此类重组 HSV-1 病毒可选择性地在分裂活跃的肿瘤细胞中增殖并导致肿瘤细胞的死亡，如 2015 年美国 FDA 批准上市的用于黑色素瘤治疗的 T-Vec（经过基因修饰的 1 型单纯疱疹病毒，插入 GM-CSF）。

（三）质量控制方法

HSV-1 病毒载体的质量控制主要有鉴别、纯度、效力、残留杂质检测等几个方面。

1. 重组基因结构鉴别

1）限制性内切酶法

虽然 HSV-1 是双链 DNA 病毒，但其 150kb 左右的基因组经限制酶消化后所获得酶切片段比较大，琼脂糖电泳无法有效区分载体数百或数千个碱基的分子生物学改造状态，因此酶切后需与对照品酶切产物比较。

提取重组 HSV1 DNA 后，采用 *Hin*d Ⅲ限制性内切核酸酶对其结构进行酶切分析。以 0.5% 琼脂糖凝胶电泳分析，以确认酶切产物与对照品酶切产物是否一致。

2）PCR 法

设计针对载体结构特征序列、删除缺失序列和治疗基因的特异引物，以 PCR 方法对重组病毒双链 DNA 结构进行鉴别。由于 HSV-1 病毒基因组具有同源臂，并多采用同源重组的载体改造方式，因此确认 HSV-1 病毒载体的重组 DNA 结构中，不含有与神经毒性和免疫逃逸相关的 ICP34.5、ICP6、ICP47 等序列，对保证产品的安全性尤为重要。同时针对插入基因设计引物，以确认外源基因的插入和大小。

ICP34.5 鉴别引物：5′-GCC GCC TCG GGT GTA ACG TT-3′
5′-GGT GCG CCA CCT GGT GGT CT-3′

ICP6 鉴别引物：5′-CCG CCT CGG CGC AGA TCT-3′
5′-GCG GAC CAG GGT GGA GGC T-3′

ICP47 鉴别引物：5′-TAG TAG ACC CGA ATC TCC ACA TTG C-3′
5′-GCC TTT TTT GCA CGG GTA AGC AC-3′

2. 病毒纯度检定

由于 HSV-1 病毒具有包膜、颗粒较大，直径 120~150nm，应选择适当的柱型，优化色谱条件，对病毒颗粒的纯度进行分析，通常病毒载体的纯度不应低于 95.0%。另外，可将重组 HSV-1 病毒用 SDS 裂解后，检测 OD_{260}/OD_{280} 比值，应在规定范围内。

3. 病毒效力测定

HSV-1 具有包膜，在效力质控环节中需要测定病毒载体颗粒数、感染活性（病毒滴度）及确认感染性颗粒比率指标，以保证纯化获得的病毒载体中具有相当比例的病毒包膜完整、具备感染能力。

1）病毒颗粒数测定

病毒颗粒数测定还没有统一方法，目前有采用分光法测定重组载体 DNA 含量后，再通过基因组长度、碱基构成比例、分子量等参数计算病毒颗粒数的方法，还有通过测定制品总蛋白来控制病毒载体总量的方法。

将重组 HSV-1 病毒用 SDS 裂解后，于 260nm 波长测定吸光度 A_{260}。按下式计算病毒颗粒数：病毒颗粒数（VP/ml）$=A_{260}\times 3.216\times 10^{11}$/ 浓缩倍数。

2）病毒滴度测定

HSV-1 的滴度测定主要采用空斑实验法：将 HSV-1 按不同稀释度稀释后，感染细胞 60min，弃感染液后培养 48h，用结晶紫染色，计数空斑数。

病毒感染滴度（pfu/ml）= 该稀释度空斑数 × 稀释倍数

最高稀释度和阴性对照应无空斑出现，以无空斑出现的稀释度的上两个稀释度所计算的病毒感染滴度的平均值作为判定结果。

3）效力检测

效力检测中，在选择适当细胞株、优化体外感染条件后，应对重组病毒载体所携带治疗基因的表达量与表达产物的生物学活性进行测定。同时近年来，由于复制型 HSV-1 病毒载体作为溶瘤病毒在肿瘤基因治疗中的逐步应用，除测定携带治疗基因的病毒载体对肿瘤细胞的杀伤活性外，还应对此类复制型载体针对肿瘤细胞的特异增殖能力进行控制，如在相同感染条件下，将复制型 HSV-1 载体于体外分别感染肿瘤细胞和正常细胞，再通过感染活性（病毒滴度）检测其在肿瘤和正常细胞中的增殖差异。

（1）生物学活性测定。检测插入基因表达量及生物学活性。将重组 HSV-1 病毒感染细胞后，培养 72h 收获培养上清，离心去杂质后用 ELISA 法检测插入基因表达量。按血清与上清 1∶10 的比例加入抗 HSV-1 兔多克隆抗血清，37℃孵育后按《中国药典》（2015 版）三部或其他相关技术文件测定其生物学活性。

（2）肿瘤细胞杀伤活性。检测的基本原理是将 HSV-1 病毒系列稀释后的 MOI 梯度体外感染肿瘤细胞（如人乳腺癌 MCF7 细胞），培养 48h 后染色计算其对肿瘤细胞的杀伤率，并以 MOI 的对数值为横坐标、杀伤率为纵坐标，采用 Sigmaplot 软件计算杀伤率为 50% 的 MOI（即 $MOI_{IC_{50}}$），即为其肿瘤杀伤活性。

（3）增殖活性检测。肿瘤细胞增殖活性检测的基本原理是以相同 MOI 感染靶细胞（肿瘤细胞和正常细胞）后，经 pfu 法检测各细胞株于感染起始、感染 48 h 的重组 HSV-1 病毒感染单位。

增殖活性 =（肿瘤细胞 48h 组感染单位 / 肿瘤细胞起始组感染单位）/（正常细胞 48h 组感染单位 / 正常细胞起始组感染单位）。

4）野生型单纯疱疹病毒检测

为避免同源重组产生的回复突变，针对野生型 HSV-1 的检测是保障临床研究安全的重要环节之一。

以野生型单纯疱疹病毒的 ICP34.5 基因为模板设计，以含有该基因序列的 pMD18T-34.5 质粒作阳性对照。Q-PCR 鉴定野生型 HSV-1 拷贝数。

5）残留杂质检测

残留杂质检测主要包括残留包装细胞蛋白、残留包装细胞DNA、残留Benzonase、残留牛血清、内毒素、抗生素残留、支原体和外源病毒等，主要参照《中国药典》（2015版）三部检测。

6）其他检定项目

其他检定项目包括外观、pH、装量、渗透压、无菌、异常毒性等注射剂的一些常规质控检测，具体参见《中国药典》（2015版）三部或其他相关技术文件。

三、溶瘤痘苗病毒载体基因治疗药物

痘苗病毒在人们对抗天花的过程中发挥了重要的作用，虽然天花已在20世纪80年代宣布全球根除，但是痘苗病毒则成为人们攻克恶性肿瘤的一种新的治疗手段。以痘苗病毒为载体的治疗性肿瘤疫苗及基于痘苗病毒能特异感染并裂解肿瘤细胞的特性而用作"溶瘤病毒"的方案是新颖的肿瘤生物治疗策略。

痘苗病毒作为肿瘤的基因治疗载体相对于其他的生物载体和非生物载体具有很大的优势：①只在宿主细胞的胞质内复制，并不整合进宿主细胞的基因组中，所以其安全性高，无致癌性等问题，副反应的发生率低；②表达效率高，痘苗病毒体外培养时可达到很高的滴度（$>10^9$pfu/ml）；③宿主范围广，几乎可感染所有类型的哺乳动物细胞，不受细胞表面相关受体的限制；④基因组容量大，接近200kb，允许插入25kb的外源基因而不影响其遗传稳定性；⑤产生有效免疫应答，不仅能产生体液免疫，还能激发细胞免疫；⑥操作简便，成本很低。

目前，痘苗病毒用于恶性肿瘤治疗主要包括以下三个方面：一是作为基因表达载体通过某种作用机制达到抑制肿瘤增殖的作用；二是作为具有高度复制潜能的疫苗通过裂解肿瘤细胞来杀死肿瘤细胞；三是通过激发细胞的免疫系统达到抗癌的作用。

（一）痘苗病毒的生物学特性

痘苗病毒属于正痘病毒科，病毒颗粒直径为300~400nm，有包膜，核心为线性双链DNA，基因组大小为200kb，共编码200多个基因，核心中伴有病毒编码的RNA聚合酶，与RNA加帽、甲基化、多聚腺苷化相关的酶和转录因子。这些酶可以在病毒进入细胞后启动其早期蛋白的合成。痘苗病毒基本上可以进入所有细胞，这种现象提示痘苗病毒可能使用多种受体或其受体广泛存在。与其他DNA病毒不同的是，痘苗病毒的复制、转录在细胞质中完成，并且由病毒编码的酶和转录因子介导。痘苗病毒的启动子结构不同于真核生物和原核生物，仅能被病毒的转录系统识别。这使得痘苗病毒与宿主的相互作用减到最小，使得痘苗病毒可以在多种细胞中复制并逃避宿主的防御。

（二）常用的痘苗病毒

痘苗病毒的溶瘤潜质依赖于它所基于的痘苗病毒毒株的特性（表23-6）。已有研究表明，Western Reverse株、Wyeth株、Lister株和Copenhagen株痘苗病毒具备溶瘤特性，而其中Western Reverse株具有最强的溶瘤特性。与此相比，因为MVA株和NYVAC株不能在哺乳动物细胞中生长，所以它们不具备溶瘤特性。而我国具有自主知识产权的痘苗病毒天坛株虽在一些动物肿瘤治疗性疫苗的研究中有所应用，但尚无资料证实其具备溶瘤特性。溶瘤病毒需要具备以下能力：靶向裂解肿瘤细胞；增强肿瘤细胞周围的免疫学应答；在肿瘤细胞中复制并传播。痘苗病毒的生物学性状决定了其具有天然的肿瘤嗜性。未经过基因工程改造的痘苗病毒即可有效地感染肿瘤组织。早期临床试验表明痘苗病毒有明显的抗肿瘤效果，病毒副作用小，可快速传播、快速复制，表达多种外源基因及高效的组织损伤能力。此外，有研究表明，痘苗病毒对有损伤和有炎症的上皮具有嗜性，这可能是组胺的释放导致血管内皮通透性增加，从而使痘苗病毒从血管中溢出。而肿瘤组织由于血管内皮生长因子的分泌，其血管壁较薄，这种特点极其有利于直径为 350 nm 的痘苗病毒穿过血管内皮作用于肿瘤组织。此外，与正常的组织相比，痘苗病毒在肿瘤组织中复制较快。

表 23-6　几株常用的痘苗病毒及其溶瘤特性

毒株	背景	特性
Wyeth or New York City Board of Health	北美疫苗株	较小的肿瘤嗜性，在小鼠组织中复制较慢，在临床中常使用
Western Reverse	Wyeth 株在小鼠上传代获得的实验室毒株	较强的肿瘤嗜性，在小鼠模型上有较强的溶瘤效果，在临床上较少使用
Lister（李斯特株）	欧洲疫苗株	具有肿瘤嗜性，在人类消灭天花行动中广泛应用
Modified Vaccinia Ankara	Ankara 株在禽类细胞传代得到的疫苗株	不能在哺乳动物细胞中复制，有较强的免疫原性
Copenhagen（哥本哈根株）	北欧疫苗株	具有肿瘤嗜性，用作疫苗株，但有较多的副作用报道
New York Vaccinia	对 Copenhagen 株部分基因进行缺失后得到的疫苗株	不能在哺乳动物细胞中复制，有较强的免疫原性
天坛株	中国疫苗株	缺少作为溶瘤病毒的研究资料，在中国消灭天花行动中广泛使用

（三）JX-594 及其质量控制

JX-594 注射液为国外企业生产、在我国申报国际多中心临床的一种基因治疗产品。JX-594 是一种新型的复制重组牛痘病毒，其胸苷激酶基因灭活，并携带表达人粒细胞巨噬细胞集落刺激因子（GM-CSF）蛋白和大肠杆菌 β-半乳糖苷酶蛋白的编码基因。JX-594 本身是一种肿瘤特异性的溶瘤痘苗病毒，同时能表达 GM-CSF。它的抗肿瘤效果及免疫原性因 GM-CSF 的表达而大大增强，同时对正常的组织和器官的安全性良好。JX-594 是迄今为止应用于临床研究最完善的溶瘤痘苗病毒，临床研究表明 JX-549 既有溶瘤的作用，也具有免疫治疗的作用机制，能很好地激发 HCC（肝癌）个体的肿瘤应答，并可以通过增加剂量来延长 HCC 患者存活时间。基因重组牛痘病毒 JX-594 的研究，其用于肝癌的治疗已通过Ⅰ和Ⅱ期临床验证，正进入Ⅲ期扩大临床验证。

JX-594 生物学活性的质量控制，主要包括以下几个方面。

1. 病毒感染滴度测定

采用 U-2 OS 细胞，首先用 U-2 OS 细胞以一定的密度在 6 孔板中铺板，常规培养一天。检品和对照品解冻后用溶媒稀释到合适的范围内，并在该范围内设置三个浓度梯度。移除 6 孔板中培养基，将稀释液接种于 6 孔板中，每个浓度梯度设置复孔，移入不含病毒的溶媒作为阴性对照。将 6 孔板置于 37℃、5% CO_2 恒温箱中孵育 2h 后每孔加入 DMEM+1.5%FCS+1.5% CMC 溶液 2 ml，再将 6 孔板置于 37℃、5% CO_2 恒温箱中孵育 3 天。从 6 孔板中移除培养基，用 PBS 洗细胞，并用结晶紫溶液染色，然后计数最接近 100 个噬斑 / 孔的稀释液噬斑数。

2. GM-CSF 表达量、GM-CSF 活性及 β- 半乳糖苷酶活性测定

JX-594 对 HeLa 细胞攻毒后，取上清采用 GM-CSF 含量检测的 ELISA 试剂盒进行检测。JX-594 样品和标准品经系列稀释后加入 96 孔板，之后每孔加入 200μl 浓度为 5.0×10^5 /ml 的 HeLa 细胞，在 37℃、5% CO_2 恒温箱中孵育 24h。培养结束时，显微镜观察感染细胞的细胞病变效果。之后取攻毒培养后的上清经离心微孔板过滤后分别进行 GM-CSF 表达量和 GM-CSF 活性的测定；攻毒培养后的细胞经裂解后进行 β- 半乳糖苷酶活性测定。GM-CSF 的活性测定方法为经典的 TF-1 细胞增殖法；GM-CSF 的表达量及 β- 半乳糖苷酶活性测定试验则由商品化的试剂盒按其说明书进行试验。

3. 选择性溶瘤活性

将系列稀释后的 JX-594 样品和标准品分别加入正常细胞 GM00038 和肿瘤细胞 UACC-257 中进行攻毒，37℃、5% CO_2 条件下培养（72 ± 2）h 后进行细胞活性检测，以考察 JX-594 在 GM00038 和 UACC-257 细胞之间的相对活性的差值。试验过程中，对肿瘤细胞 UACC-257 攻毒的 JX-594 的稀释倍数为对正常细胞 GM00038 攻毒的稀释倍数的 267 倍，攻毒过程中加入的 UACC-257 细胞数则为 GM00038 细胞数的 1/2。微孔板在 37℃、5% CO_2 条件下培养（72 ± 2）h 。按照细胞活性检测系统的说明书进行检测。检品在 GM00038 和 UACC-257 细胞之间的相对活性之差反映了 JX-594 的选择性溶瘤活性。

其他的质控项目见表 23-7。

表 23-7　JX-594 的质控项目

项目	方法	质量标准
外观	目视法	应为白色至类白色，透明至乳状液体
不溶性微粒 /（粒 / 瓶）	光阻法	10μm 及 10μm 以上的微粒不得过 3000
		25μm 及 25μm 以上的微粒不得过 300
装量	容量法	≥ 2.0ml/ 瓶
pH	电位法	7.1~8.1
渗透压摩尔浓度	冰点下降法	320~420mOsm/kg
蔗糖含量	ELISA 法	8.0%~11.0%
感染滴度	噬斑法	8.3~9.1 log pfu/ml

续表

项目	方法	质量标准
病毒基因组	Q-PCR 法	9.8~10.7log VG/ml
病毒基因组 / 感染滴度	—	13~135VG/pfu
GM-CSF 生物活性（GCU）	TF-1 细胞法	50~200
GM-CSF 含量	ELISA 法	≥ 15pg/ 孔
β-半乳糖苷酶活性（rBU）	酶测定法	50~200
选择性溶瘤活性（OnU）	细胞毒性法	50~250
鉴别试验	Q-PCR 法	应为阳性
细菌内毒素	凝胶限量法	＜ 30EU/ml
无菌检查	薄膜过滤法	应无菌生长
异常毒性检查	豚鼠、小鼠法	动物健存，体重增加，无异常反应
热稳定性试验	噬斑法	感染滴度降低＜ 1.0log pfu/ml

第四节　非病毒载体类基因治疗药物

一、裸质粒 DNA 基因治疗药物

与重组病毒相比，质粒 DNA 易于构建和大量扩增。它们还具有优异的安全性，几乎没有肿瘤发生的风险（因为基因组整合率非常低）和相对很少的免疫原性。质粒具有非常大的 DNA 包装能力，并且可以容纳基因组 DNA 的大片段。它们易于处理，在室温下长期保持稳定（临床使用的重要考虑因素）。质粒 DNA 临床应用的主要限制因素是其基因转移效率较差。

（一）质粒 DNA 载体的结构特点

细菌质粒是一种独立于染色体外、能够进行自主复制的细胞质遗传因子。质粒主要是指将 DNA 转运到细胞核中的载体的最简单形式，由大小不等的 1000~20 000bp 的环形双链 DNA 分子组成，它们几乎存在于所有细菌种类中，通常编码产生抗生素抗性的蛋白质。质粒 DNA 载体是在天然质粒的基础上为适应实验室操作而进行人工构建的。

用作基因治疗及 DNA 疫苗的质粒载体一般由三个主要的遗传组件构成：一个原核质粒载体，该载体可在合适的宿主中（通常是大肠杆菌）增殖；一个真核控制组件来操纵治疗蛋白在靶细胞中的表达位置、水平及持续时间；一段通常是编码具有治疗作用或者具有抗原性蛋白质的基因。质粒在细菌中的复制还需要具有一段复制起始区。该序列决定了质粒复制的频率及平均每个细胞中所含有的质粒拷贝数。基因治疗质粒含有：由原核启动子调节的抗生素抗性的基因，支持质粒繁殖的原核复制起点和含有启动编码治疗性蛋白基因转录的启动子，转基因自身和 mRNA 的核输出所需的多聚腺苷酸化信号的表达盒。大多数质粒仅含有一个转基因，但多顺反子表达盒可编码多个蛋白质，且没有大小限制，质粒可含有多个表达盒。

用于基因治疗的质粒载体的设计要满足一定的要求。①带有抗性标记基因：为了保证细菌体内质粒的存在，在发酵过程中需要加入选择压力。目前在分子生物学研究中使用最多的选择标记是 β - 内酰胺类抗生素抗性标记。然而使用此种抗性生产质粒可能残留有 β - 内酰胺类抗生素，从而引起敏感个体产生过敏反应。应尽可能不使用抗性标记基因，如必须使用，建议使用氨基糖苷类抗生素抗性，如卡那霉素抗性和新霉素抗性。②减少质粒序列和人基因组序列的同源性，减少质粒整合进入人类基因组的可能。③具有大肠杆菌的复制起点和真核启动子（如人巨细胞病毒早期启动子），既可在大肠杆菌中复制，又能在真核细胞中表达。④所含外源基因片段能在真核中表达。⑤质粒具有较高的拷贝数。⑥质粒的大小：药物在装瓶前都需经无菌过滤，大质粒难以通过无菌滤膜，易造成损失，所以在设计质粒时应尽量去除非必需序列，降低质粒的分子量，以免除这种损失。

与天然质粒相比，质粒载体通常带有一个或一个以上的选择性标记基因（如抗生素抗性基因）和一个人工合成的含有多个限制性内切核酸酶识别位点的多克隆位点序列，并去掉了大部分非必需序列，使分子量尽可能减少，以便于基因工程操作。大多质粒载体带有一些多用途的辅助序列，这些用途包括可通过组织化学方法鉴定重组克隆、产生用于序列测定的单链 DNA、体外转录外源 DNA 序列、鉴定片段的插入方向、外源基因的大量表达等。基因治疗用质粒载体一般包括细菌序列和真核表达序列两个部分。细菌序列中含有原核复制起点（ColE1）、抗性基因（KanR、AmpR）及一些具有免疫原性的 CpG 基序。研究发现，细菌序列的存在对质粒载体中真核基因的表达有抑制作用。

最近发展起来的新型非病毒载体微环 DNA（非质粒载体）有望进入临床研究。微环 DNA 是通过特异性重组酶系统使亲本质粒在大肠杆菌体内发生重组得到去除细菌复制起点和选择标记等序列，而仅含编码治疗基因的小超螺旋 DNA。Chen 等证明微环质粒 DNA 的表达效率是亲本质粒的 200~560 倍。

质粒大多有三种构型。第一种是共价闭合环状 DNA（covalently closed circular，cccDNA），它的两条链都保持完整的环状结构，通常呈超螺旋构型。第二种是开环 DNA（open circular DNA，ocDNA），它的双链中的一条保持完整的环状结构，另一条单链上有一到几个切口。第三种是线状 DNA（linear form DNA，L DNA），这种质粒的双链断裂呈线状。尽管未被明确证实和接受，现在普遍认为质粒载体大部分应该是以超螺旋形式存在的。这种构型的质粒在转移、表达基因上比开环结构、线性结构或是变性质粒更有效。

传统质粒在质粒序列中使用了抗生素选择标记，如目前国外正在进行临床试验的 DNA 疫苗和基因治疗质粒绝大多数都保留了卡那霉素抗性基因。抗性基因的应用产生了一系列问题，如在质粒生产过程中，质粒的产量会随着外源性抗生素浓度的降低而下降，抗性基因的过表达本身对大肠杆菌系统是个负担等。最严重的问题还是抗性基因在环境中大量传播会导致人群产生普遍的抗生素耐药性，而 DNA 疫苗生产工艺中添加抗生素带来的疫苗制品中的抗生素残留也对人体健康造成潜在的威胁。美国 FDA 不鼓励使用带有抗生素标记的生物制品，欧盟则彻底禁止携带抗生素筛选标记的 DNA 疫苗和基因治疗制品用于人体。国外 DNA 疫苗和基因治疗所使用的载体工具正在由早期的抗生素标记携带型向新的非携带型转变。选用这一类更安全的质粒载体已经成为世界范围内 DNA 疫苗和基因治疗研究及开发的趋势。

（二）重组质粒的构建和规模化生产简介

质粒构建时应删除掉所有与人基因组可能具有同源性的序列，以及在大肠杆菌中进行复制或在哺乳动物细胞中表达重组蛋白所不需要的任何序列，避免发生染色体整合，或通过插入性突变激活癌基因、使抑癌基因失活，使载体序列不含有癌基因潜能。

质粒制备流程包括发酵、离心收集细胞、碱变性裂解、分离纯化等过程。以重组质粒 pUDKH 的制备为例：发酵后离心所得细菌，加入细胞重悬液，充分混匀。随即缓慢加入裂解液，混匀，置冰浴 10min。缓慢加入中和液，形成白色沉淀物，置冰浴 60min。离心，得到澄清裂解液。用缓冲液平衡分离柱 Ultrapure 100（QIAGEN 公司）后，将澄清裂解液上样，然后用另一种缓冲液洗杂质，用特殊缓冲液洗脱重组质粒。向洗脱液中加入 0.7 体积的异丙醇沉淀质粒。所获沉淀用少量 70% 乙醇洗涤一次，加入少量去热源水溶解沉淀，透析后即得重组质粒的纯品。

大规模生产质粒 DNA 是质粒载体的基因治疗走向临床的必然要求。大规模生产质粒 DNA 的一般工艺流程为：载体构建→种子库的建立→发酵→收集菌体→裂解细胞固液分离→澄清与浓缩→分离纯化→产品质量控制→分装。质粒 DNA 生产周期一般在 2~4 周内可完成一个批次的生产，其中细菌发酵和质粒分离纯化需 1~2 周。质粒 DNA 的生产中应尽量避免使用 RNA 酶等具有免疫毒性风险的动物源性酶，以及对环境有害的有机试剂（如氯仿、酚等）。同时，生产过程中还应考虑避免质粒超螺旋开环或被切断，避免宿主 DNA 因剪切力断裂成与质粒 DNA 相近大小的片段，使得整个分离纯化过程难度增加。应采取适当有效的去除细菌内毒素的方法保证产品安全性。

（三）重组质粒 DNA 载体基因治疗药物的质量控制

美国 FDA 对临床应用的质粒 DNA 的质量一般要求为：RNA ＜ 1%，细菌基因组 DNA 含量＜ 10μg/mg，杂蛋白含量＜ 5μg/mg，内毒素＜ 2ng/mg。参考国家药品食品监督管理局颁布的《人基因治疗研究和制剂质量控制技术指导原则》、《预防用 DNA 疫苗临床前研究技术指导原则》和 WHO 的有关规定，本文对重组质粒 DNA 载体基因治疗药物的质量控制提出以下参考要求。

（1）外观检查：根据样品的特征建立外观的质量标准。高纯度的质粒 DNA 呈现透明状，无杂质。

（2）pH 检测：可根据一般生物制品的要求建立标准，一般为 7. 2 ± 0. 5。

（3）DNA 含量的检测：应建立检测含量的方法，其实测值应与制品的标示量相符。在无辅料干扰时可采用 260nm 下紫外分光光度法进行含量检测，或采用 Picogreen 染色法进行检测。

（4）纯度：主要是评价纯化的重组 DNA 制品中是否含有宿主 DNA、RNA 和蛋白质的污染。一般采用琼脂糖凝胶电泳的方法检测制品中有无 RNA，要求无明显的 RNA 带型。残留宿主 DNA 含量一般采用 DNA 分子杂交的方法检测，在该方法的研究时应建立宿主 DNA 的标准品，并对该类试剂的敏感性和特异性进行验证。以 16S rRNA 为对象设计引物建立的 Real-time PCR 检测残留宿主 DNA 含量的方法具有灵敏度高、特异性好、检测样品数量多的特点，且检测周期较短，具有很大的优势，但是在正常操作过程中，由于大肠杆菌无处不在，污染的概率非常大，需要经过严格培训的人员进行操作。要求 DNA 制品中残余的宿主 DNA 含量不超过 2μg/mg，每个人用剂量不超过 5mg。

可以采用酶联免疫法（ELISA）检测制品中宿主蛋白的残余量，在该方法的研究过程中应建立宿主蛋白的定量标准，并对检测方法的敏感性和特异性进行验证，其性能应能满足该实验的要求。宿主蛋白的含量应不超过 1μg/mg 质粒 DNA，每个人用剂量不超过 5μg。可以检测样品在波长为 260nm 和 280nm 的紫外吸收值，并计算 A_{260}/A_{280} 的比值，评价制品的总体纯度，要求其比值在 1.75~2.00。

（5）质粒超螺旋结构比例分析：主要是分析超螺旋环状结构质粒的比例，一般采用琼脂糖凝胶电泳的方法对制品进行电泳分析，并用扫描仪对电泳结果进行扫描，分析各带型所占的比例，一般要求超螺旋环状结构的重组质粒所占的比例在 90% 以上。同时可采用阴离子交换色谱的方法分析质粒超螺旋结构比例。

（6）体外效力试验：体外转染哺乳动物细胞，用 ELISA 等方法检测其表达量，需建立定量检测插入基因表达的治疗性蛋白的方法及其定量标准，并对该检测方法的敏感性及定量的准确性进行验证。还需检测表达的治疗性蛋白的生物学活性，对建立的方法同样需要进行验证。应建立产品的活性标准品用于体外效力试验测定。

（7）无菌试验：应检测需氧菌、厌氧菌等，制品中应无该类微生物的污染。

（8）热原试验：主要检测制品中有无热原物质，可用鲎试剂检测细菌的内毒素，要求内毒素的含量低于 10 EU/mg 质粒 DNA，每个人用剂量不超过 20EU，也可以用其他方法检测制品的热源。

（9）抗生素及其他添加物质残余量的检测：由于 DNA 载体一般使用抗菌素的选择性标记，重组 DNA 的研制和制备过程中采用含抗生素的选择性培养基进行培养，在纯化制品中对抗菌素的含量应进行限制。因此，应建立检测抗生素的检测方法并制定抗生素残留量的要求。在重组 DNA 的培养和纯化工艺中，可能需要一些其他物质或基质，如纯化工艺中可能需要乙醇，这些物质可能对人体有潜在的危害，应在纯化制品中限制其含量，因此，应建立检测方法并制定残留量的标准。

（10）安全性试验：该实验是控制该类制品质量的重要指标，由于该制品与一般生物制品相比又有其特殊性，因此，在安全性方面除了考虑一般的安全性试验，还应考虑该制品的特异性和安全性。

（11）稳定性试验：由于 DNA 超螺旋结构的不稳定性，而且超螺旋结构的比例多少可能影响重组 DNA 的转染率，因此，在该类制品的稳定性实验中应主要考虑超螺旋结构的稳定性。应建立检测超螺旋质粒稳定性的试验方法，并建立相应的质量标准。

（12）辅料的质量评价：如在生产重组质粒 DNA 制品过程中添加有辅料，则应建立检测该类物质含量的方法，并制定质量标准。

表 23-8 以重组人肝细胞生长因子质粒 DNA 质量标准作为参考，同时应注意还要遵循目前最新的药典要求和审评要求。

表 23-8　重组人肝细胞生长因子质粒 DNA 质量标准

检测项目	检测方法	规定标准
原液		
含量测定	紫外分光光度法	无
A_{260}/A_{280} 比值	紫外分光光度法	1.75~2.00
超螺旋 DNA 比例	琼脂糖电泳	＜90%
RNA 残留量	琼脂糖电泳	阴性
细菌基因组 DNA 残留量	固相斑点杂交法	≤ 2μg/mg 质粒 DNA
宿主菌蛋白残留量	酶联免疫吸附试验	≤ 1μg/mg 质粒 DNA
限制性酶切图谱	限制性酶切 / 琼脂糖电泳	与对照品一致
紫外最大吸收波长	紫外分光光度法	（260 ± 3）nm
目的基因 DNA 序列	末端终止法	与理论序列完全一致
成品		
鉴别试验	PCR 法	阳性
外观	肉眼观察	应为澄明液体，不得含有肉眼可见的不溶物
装量	容积法	应符合《中国药典》规定
pH	电位法	7.5~8.5
细菌内毒素	鲎试验	≤ 10EU/mg 质粒 DNA
无菌试验	直接接种培养法	无菌生长
异常毒性试验	小白鼠试验	无明显异常反应，动物健存，体重增加
热原质试验	家兔法	应符合《中国药典》规定
残余卡那霉素活性	抑菌圈法	阴性
目的基因表达量	脂质体转染 /ELISA 检测	≥ $20.0ng/48h/1 \times 10^6$ 细胞
目的基因表达产物生物学活性	脂质体转染 / 细胞迁移试验	实验组迁移细胞数应是对照组的 2 倍（含 2 倍）以上且二者有显著性差异（$P < 0.05$）

二、其他非病毒载体基因治疗药物

基因治疗药物的载体包括病毒载体和非病毒载体两大类。病毒载体存在致癌性、免疫原性、细胞毒性及生产成本高等问题。相较于病毒载体，非病毒载体有着更低的免疫原性和细胞毒性、较大的转运能力，以及易于制备、成本低等特点，引起了越来越多研究者的兴趣。但由于人体生理屏障和非病毒载体本身的特性，还需要进一步解决其较低的转染效率和更短的目的基因持续表达时间等限制其临床使用的问题。

（一）各类非病毒载体的简介

目前研究用于基因治疗的非病毒载体种类繁多，除裸 DNA 外，其中主要有脂质体或脂类复合物、多聚物载体、细胞穿透肽和无机材料类如无机纳米粒子等。

1. 脂质体及脂质体复合物

脂质体是由一层或多层类脂质双分子膜形成的封闭微脂囊。得益于其结构，它有低毒性、可降解性、出色的生物相容性、较大的 DNA 包装能力、易于操作及制备等优点，同时在包封 DNA 等进入人体时，可防止 DNA 被酶类降解，促进细胞吞噬及内涵体逃逸，从而有效帮助基因转运。

脂质体按其带电荷性又可分为阳离子脂质体、阴离子脂质体和中性离子脂质体三大类。目前，阳离子型脂质体是除去裸 DNA 外应用最为普遍的非病毒基因传导系统，已开发了数百种脂质用于基因转移。在传递过程中，阳离子脂质体能与带负电荷的分子膜发生反应，以增强内吞作用。但同时可能会与带负电荷的物质（如血清蛋白等）发生反应，使体积变大，半衰期缩短，当与靶细胞发生非特异性相互作用后，形成的复合大分子能轻易地引起免疫识别反应和被网状内皮系统降解。

阳离子脂质体主要由阳离子头部基团、疏水尾部和之间的连接基团三种成分构成。阳离子脂质体的疏水基团通常是脂肪酸或长 12~18 个碳原子的烷基或固醇单元。它保证脂质体分散在水介质中时形成脂双层结构，有效地保护分子中的疏水部分，将氨基端的基团暴露于水介质中。氨基通过静电引力与 DNA 结合并将 DNA 大分子压缩成可运输的小单元，形成脂质体复合物。有关结构与活性之间关系的研究表明，增加每分子中氨基的数目，以及增长氨基和疏水基团之间的距离对于基因的运送释放是有利的。这样的原子排布使得 DNA 与脂质体之间能够发生紧密结合（主要是通过增加接触位点），将 DNA 与具有内聚作用的疏水单元分离开来，而且脂双层结构类似于细胞的膜结构，有利于脂质体 /DNA 复合物经胞吞作用进入细胞。

脂质体的大小一般在 50nm~1μm，其大小对转染效率的影响与设想刚好相反，较大的脂质体能够促进体外转染。带正电荷对于脂质体通过胞吞作用进入细胞内也是必需的，原因可能是促进复合物与负电性的细胞壁结合。一些中性的脂质体如二油酰基磷酸脂酰乙醇胺（DOPE）和胆固醇等混入到阳离子型脂双层中可以促进对某些细胞系的转染。大多数阳离子脂质体中都应用了中性脂质 DOPE。DOPE 是形成稳定单脂双层阳离子脂质体所必需的，同时具有促膜融合作用，可以增加脂质膜的不稳定性，促进复合物被释放入胞质。Zhou 等在电子显微镜下观察到用 DCchol/DOPE 转染细胞，结果表明 DOPE 可使内吞体膜产生不稳定，而 DOPC 却不行。进一步研究表明，中性脂质 DOPE 加入阳离子脂质体可提高转染效率。可通过改变阳离子脂质体中阳离子与中性脂质的比例得到不同的转染率。含有多价阳离子脂质的阳离子脂质体转染活力要比单价阳离子脂质体的高。

阳离子脂质体间差异很大，微小的变动就可引起转染活力及细胞毒性的显著差异。阳离子脂质体介导 DNA 转染的成功依赖众多因素，这导致脂质体介导转染时，尤其在体内基因转染中具有多样性。

阳离子脂质体的细胞毒性主要来源于其阳离子特性及连接基团，除此之外，其制备过程中使用的乙醚和氯仿也可能对细胞及组织造成损害。目前，主要有两种方法可降低其细胞毒性及增强其转染效率：其一主要是修饰带阳性电荷的头部基团，其二是改变其连接的功能基团。阳离子脂质的缺点包括由于稳定性较差和快速清除导致的低功效，以及产生炎症或抗炎反应的不良反应。

近年来人们使用了众多改进方法和手段对阳离子脂质体进行改良，包括添加各种辅助性成分、研制并使用新型脂质材料、对脂质体表面进行结构修饰、发明并使用新制备工艺等，上述工作旨在提高阳离子脂质体的稳定性、靶向性和转染效率。各种脂质体制剂在临床上被继续开发，包括 DOTAP- 胆固醇、GAP-DMORIE-DPyPE 和 GL67A-DOPE-DMPE- 聚乙二醇（PEG）等。

2. 聚乙烯亚氨

聚乙烯亚氨（polyethylenimine，PEI）是目前应用最广泛的介导 siRNA 递送的多聚物载体。PEI 具有很宽的分子量范围，且分子结构中带有大量质子化的仲胺基基团和叔胺基基团。因此，在生理条件下 PEI 具有很高浓度的阳离子表面电荷。表面电荷浓度越高，PEI 与 siRNA 中带负电的磷酸基团就会结合得越紧密，对 siRNA 的保护就相应的越强。除“质子海绵体效应”外，PEI 还具有很强的缓冲能力，环境适应性强，在 pH 较低的核内体中依然能协助 siRNA 逃逸到细胞质中。

尽管 PEI 具有很多优点且在体外试验中体现出很高的转染和沉默效率，但是仍然无法掩盖其高毒性的缺点，可导致坏疽和细胞凋亡。据报道，PEI 的转染效率和细胞毒性依赖于其结构性质，尤其与相对分子量和分子结构（线性或分枝型）有关。PEI 的细胞毒性随相对分子量及分支结构的增加而增加。研究表明，相对分子量约 5000 的低分子量 PEI 相较于高分子量 PEI 有着更低的细胞毒性和更高的转染效率。

为降低 PEI 的细胞毒性，除使用低分子量 PEI 外，还有一些其他的方法。例如，对 PEI 多聚体进行 PEG 修饰，发现 PEG 修饰的 PEI 多聚体不仅可以使 PEI 细胞毒性降低，而且使 PEI 溶解性和稳定性增加，并且减少与血清蛋白的非特异性反应。另外，可利用不同的粒子与其结合，加以改造。Uthaman 等用二硫化的 PEI 包裹金纳米粒子（goldnanoparticles，GNP）形成一种新的复合物，即 ssPEIGNP。Taghavi 等将单壁碳纳米管（single-walled carbon nanotube，SWCNT）与 PEG 和相对分子量为 10 000 的 PEI 或其衍生物共价结合，从而制造出一种有效载体。

3. 多聚赖氨酸

多聚赖氨酸（polylysine，PLL）也是最早得到发展的多聚物载体之一，它可使 DNA 缩合成棒状（25~50nm）或环形结构（40~80nm）的小复合物。因为 PLL 缺乏可提高传递效率的内涵体逃逸机制和内涵体裂解基团，如组氨酸等，所以在细胞内的传递使用中受到限制。在溶酶体破坏剂如氯喹的存在下，PLL 有着相当差的转染活性，推测可能为在生理酸碱度下，其氨基有带正电荷的趋势，因此，对于内涵体缓冲和溶解有着较差的能力。为了减少与血清的相互作用和提高细胞摄取效率，研究人员将许多分子结合于 PLL 上以改善其性能，如亲水性聚合物 PEG，靶向配体如脱唾液酸糖蛋白、转铁蛋白、半乳糖、乳糖和叶酸。当 PLL 被亲水性的 PEG 包裹后，它与血清成分的非特异性相互作用较之前减少，从而延长了循环时间。

聚 L- 赖氨酸和去唾液酸糖蛋白连接的聚合物用于细胞的基因靶向转移，其基因转染效果较阳离子脂质体差。有研究表明，在有或无靶向配体的情况下，多聚赖氨酸与 DNA 的聚合物的细胞摄取率和基因转染率都依赖于聚合复合物正电性的存在。而将组氨酸连接到聚 L- 赖氨酸的残基上形成的聚合物比添加了氯喹的聚 L- 赖氨酸混合物更为有效，这可能是由于在 $pH < 6$ 的情况下，质子化的组氨酸提供了额外的内吞缓冲能力，

因此，组氨酸的使用有助于避免 DNA 在吞噬细胞中被降解。此外，用半胱氨酸和色氨酸残基替代聚 L- 赖氨酸中的一些氨基酸残基，会增强 polyplexes 的基因转染率，这说明 DNA 的释放可能受细胞内二硫键的还原所激发。虽然多聚赖氨酸像脂质体一样能阻止血清中核酶对 DNA 的降解，但若经静脉注射给药，聚合物与血浆蛋白结合后仍将迅速从血浆中被清除。

4. 壳聚糖载体聚合物

壳聚糖是一类由甲壳素脱乙酰化转化而成的生物大分子，主要由 β（1-4）- 葡萄糖胺及 *N*- 乙酰 -D- 葡萄糖胺构成。壳聚糖是多糖种类中唯一带正电性的多糖，其广泛存在于自然界生物中，具有良好的生物降解性及生物相容性。壳聚糖作为一种天然阳离子聚合物，通过与 DNA 以静电方式作用使壳聚糖 -DNA 体系不被降解，完全进入细胞。作为基因载体，壳聚糖具有细胞毒性低、生物相容性好、免疫原性低、转染效率较高、易修饰、可降解等特点。研究者对壳聚糖 DNA 复合物的制备及其生物活性进行了大量研究。壳聚糖 -DNA 复合物按制备方法主要分壳聚糖及其衍生物的 DNA 复合物、壳聚糖 -DNA 纳米微球和壳聚糖自聚体 -DNA。有研究表明，壳聚糖的分子量、DNA 复合物的 N/P 值、DNA 复合物颗粒大小和对壳聚糖的改性及其改性程度是影响这类 DNA 复合物对细胞的转染效率及是否对特定细胞具有靶向性的主要因素。壳聚糖载体对质粒 DNA 有效的凝聚作用和保护 DNA 不被核酸酶降解是其他高分子载体无法比拟的。然而，壳聚糖作为基因治疗载体也有一定的限制，尤其是生理 pH 条件下的低溶解性和低缓冲能力，成为影响其递送效率的主要障碍。

5. 树突状聚合物

树突状聚合物系一定分子量范围的聚酰胺和含磷树状聚合物的末端氨基通过静电力与 DNA 结合形成的一种阳离子多聚物，非病毒基因载体，聚酰胺树状聚合物的酰胺键在水或乙醇中的水解可使基因转染率增加 50 倍，其原因可能是水解增加了聚合物的柔韧性。故一些可水解的聚酰胺树突状聚合物对体内颈动脉的基因转染比支链 PEI 更有效。Kurtoglu 等研究了树突状聚合物的载药特性，结果表明增加末端氨基的数目能增加聚合物基因转染的效果，并且还发现水解的聚酰胺树突状聚合物对吞噬细胞的膨胀作用至关重要。

6. 无机纳米粒子载体

应用于基因转运的无机纳米粒子主要包括硅、铁氧化物、碳纳米管、磷酸钙、金属纳米粒子、量子点等。无机纳米粒子主要通过穿过细胞膜将药物或生物分子转运到生物体中而起到治疗疾病的作用，其发挥转染功能的大致过程为：首先，将 DNA 和 RNA 等基因治疗分子包裹在纳米颗粒之中或吸附在其表面，通过内吞入胞等方式被转运至细胞内并且被释放；其次，将 DNA 导入细胞核并发挥功能。一般来说，分子都是通过核孔复合物进入细胞核。核孔复合物是一个插入到双层核膜中的蛋白质大分子，允许大约 9nm 的溶质自由通过。生物大分子或纳米粒子通过核孔则需要信号介导的转运分子。虽然无机纳米粒子的材料不同，但其具有浓缩及保护 DNA 的作用、较大的核酸装载容量、优良的表面性质、极低的免疫原性，都赋予了其在基因转染领域巨大的应用潜力。

（二）非病毒载体基因治疗药物的质控要点

在非病毒载体基因治疗药物中，基因药物通常被载体包裹，或者二者结合，形成载体-药物复合体结构，该结构对药物的作用至关重要。除了与其他基因治疗药物质量控制相同的一般要求外，对于符合微粒制剂定义的非病毒载体药物，可参考《中国药典》（2015 版）四部通则 9014《微粒制剂指导原则》的要求，另外可考虑以下的质控要点。

1. 原材料的控制

在非病毒载体基因治疗药物中，用于与基因药物制备成载体 - 药物复合体的复合材料（如脂质、多聚物等）被认为是起始原材料，必须符合其预期目的。复合材料的质量和纯度对于后面的产品质量是非常重要的，因此，对复合材料应进行适当的鉴定分析并制定合理的质量标准。对于复合材料要提供的信息水平取决于复合物质和所得载体 - 药物复合体产品的性质。使用多种来源（如动物、植物、合成来源）或脂质组分的供应商将需要提供每种来源的信息，以及额外的鉴定和比较性研究，以证明每个来源或供应商批次的等同性（理化特性、杂质谱和复合性能）。

对于合成的脂类，应该指明来源（比如厂家）和初始原料的具体信息。对用于半合成过程所用的天然脂类化合物和天然原料，应该指明原料的生物来源（比如鸡蛋）、原料的厂家来源、供货商及其他详细信息，并提供完整的合成、提取和纯化工艺的描述；提供起始原料、原材料、溶剂和试剂的详细信息，提供关键步骤和中间体的控制，详述色谱纯化过程，包括所需成分的收集和样品色谱图，对于合成和半合成脂类，如果可能的话，提供酰基侧链的定位特异性的制备控制；详述确保动物蛋白和病毒去除的方法。对于从牛组织中提取的原料，禁止从存在牛海绵状脑病的国家进口。

2. 原料药结构和其他理化特性的鉴定

应对原料药的理化特性如折射率、颗粒或分子尺寸的平均值和分布，以及聚集情况进行鉴定研究；对于复合物的结构以及载体与带负电荷的 DNA 或 RNA 之间的相互作用进行阐明。应对复合 / 递送系统的性质进行充分鉴定，包括构成、粒度分布、表面电荷、在给定条件下或在特定生物环境（如转染步骤期望的生物环境）中的稳定性及核酸在复合结构内分布情况等。应包括适当的检测项目，以确定复合的核酸具有其预期用途所需的生化和生物学特性。对于脂质体的形态、粒径及其分布，可采用扫描电镜、激光散射法或激光扫描法等测定，根据给药途径不同要求其粒径不同。例如，注射给药脂质体的粒径应小于 200nm，且分布均匀，呈正态性，跨距宜小。

一般来说，评价脂质体产品的具体性质可包括：脂质体的形态学（如适用，可包括脂质层数测试）；表面特征；脂质体的结构和完整性；净电荷，一般以脂质体 zeta 电位的形式度量；药品的黏度；药物包封率（定义为包封在脂质体内部的药量与总药量的比值）；脂质体载药率（定义为含药量与脂质量的百分比，也就是药物 - 脂质的比例）；粒径（平均粒径和分布情况）；体外释放试验；脂质体泄漏率；光谱数据等。

3. 杂质分析

应分析复合物合成和生产所产生的副产物 / 杂质，控制其对患者的安全性及产品性能的影响。

4. 制剂质量标准

应检测用于制剂中的关键赋形剂，如白蛋白或复合物质的测定，特别是其中这些确保预期的生物活性和 / 或保持最终配制的载体的稳定性。

对于脂质体制剂，应考虑涵盖以下检测指标：①作为药品质量关键属性而确立的脂质体理化参数（如脂质体的平均粒径和粒度分布、渗透压和物理稳定性等）；②脂质体包载的和游离的药物量；③标签所示的总药物含量；④脂质含量或脂质组成分析（证明与预期处方的一致性）；⑤与脂质或原料药相关的降解产物或氧化产物；⑥ 残留溶剂，如果脂质体生产过程中使用了有机溶剂，残留溶剂的可接受标准应基于脂质体药品的性能和安全性综合考虑之上；⑦体外释放度的检测。

5. 稳定性

稳定性研究除按一般原则外，应结合产品本身的特性进行，特别应当注意载体 - 药物复合体结构完整性的维持。对于脂质体药物，其物理稳定性可受多个因素影响（如脂质体的完整性、脂质囊泡的粒度分布、脂肪酸的不饱和度）。某些脂质体容易聚合（即较小的脂质体不可逆地聚集成较大的脂质体）、聚集（即两个或两个以上的脂质体可逆地非聚合性结团或淤积），以及包载药物在存储中的泄露。聚集、聚合和泄露都可能受脂质成分或包载药物的影响。稳定性试验应纳入脂质体的粒度分布和完整性测试。应当同时研究脂质体中脂质成分的稳定性和所包载药物的稳定性。含不饱和脂肪酸的脂质易氧化降解，不但如此，不论饱和还是不饱和脂质都易于水解形成溶血磷脂和游离脂肪酸。最恰当的做法是进行不载药脂质体的强制降解试验以评估潜在的降解或其他脂质体特有的反应过程。在设计强制降解和加速试验的时候，应注意在接近相变温度或在相变温度之上时，脂质体药品的状态会发生变化。

第五节　嵌合抗原受体 T 细胞（CAR-T）类基因治疗药物

一、概述

嵌合抗原受体 T 细胞（CAR-T）免疫疗法是从患者血液中分离出 T 细胞，然后在实验室对其进行基因改造，通过逆转录病毒和慢病毒载体、转座系统（如 SB 转座系统）或直接将 mRNA 转导到 T 细胞内，使 T 细胞表面表达嵌合抗原受体（chimeric antigen receptor，CAR）。在实验室对这些 T 细胞进行扩增后回输到患者体内，这种经过修饰的 T 细胞能够特异、高效地识别和杀死肿瘤细胞，从而达到在治疗肿瘤的同时又避免对正常组织的损伤。CAR-T 免疫疗法本质上也是一种基因疗法，目前的 CAR-T 细胞可视为基于 T 细胞的个体化基因治疗药物。

靶向 CD19 分子的 CAR-T 细胞治疗 B 细胞来源的血液系统恶性肿瘤（急性 B 淋巴细胞白血病及 B 细胞淋巴瘤等）的临床试验已经显示出令人振奋的疗效及较少的副作用，其他恶性肿瘤的 CAR-T 细胞治疗也在进展中。2017 年 8 月 31 日，美国食品药品监督管理局（FDA）批准诺华制药“CAR-T”疗法 Kymriah（曾用名 CTL019），治疗复发性或难治性儿童、青少年 B 细胞急性淋巴细胞白血病。这是人类历史上首次获批的“CAR-T”疗法，也是 FDA 批准的首款基因细胞疗法。该疗法在急性难治复发 B 淋巴细胞白血病（r/r B-ALL）患者的治疗中疗效显著，2015 年的美国血液病协会大会上公布的Ⅱ期试验数据显示，完全缓解率达 93%，一年生存率达 79%。

由于 CAR-T 细胞研究进展迅速，将会有越来越多的类似产品申请临床研究和上市，由此需对这类新产品带来的质量控制和管理问题进行更有针对性的考虑。本节简单结合 CAR-T 细胞的结构、生产工艺特点，对 CAR-T 细胞质量控制的考虑要点进行初步探讨和介绍。

二、CAR-T 细胞的结构

目前，大多数嵌合抗原受体的结构包括表达在 T 细胞表面能特异性识别靶抗原的胞外肿瘤抗原结合区 [由来源于单克隆抗体的轻链（V_L）和重链（V_H）组成]，中间由带韧性的铰链区连接形成单链抗体（single chain fragment variable，scFv），通过跨膜区与包含一个或多个信号分子的 T 细胞胞内的活化增殖信号转导区相偶联。这样，单克隆抗体对靶抗原的特异性识别与 T 细胞的功能相结合，可产生特异性的杀伤作用，而且 CAR-T 能够以非 MHC 限制性的方式杀伤靶细胞。嵌合抗原受体使得 T 细胞对肿瘤抗原的杀伤绕过了抗体提呈阶段及 MHC 的限制性，使其杀伤能力得到最大化。

早期的 CAR 通过 CD3 ζ 信号区域来发送信号，没有共刺激分子。虽然这些“第一代” CAR-T 细胞能够特异性地靶向抗原，但是临床活性不高且在机体内的持久性较差。为了克服这些局限，“第二代” CAR-T 细胞加入了共刺激分子，如 CD27、CD28、CD134（OX40）或 CD137（4-1BB）。这些共刺激分子能提供不同的效应功能，例如，促进增殖和细胞因子的产生，诱使 T 细胞充分活化及免于凋亡。“第三代” CAR-T 细胞又多加入一个共刺激分子，如 $CD28^+$4-1BB 或 $CD28^+$OX40 等，进一步增强细胞因子的分泌与 T 细胞的活化。这些改进是基于一系列体外和体内的实验和临床探索。目前，用于临床治疗研究的主要为第二代 CAR-T 细胞技术（图 23-9）。

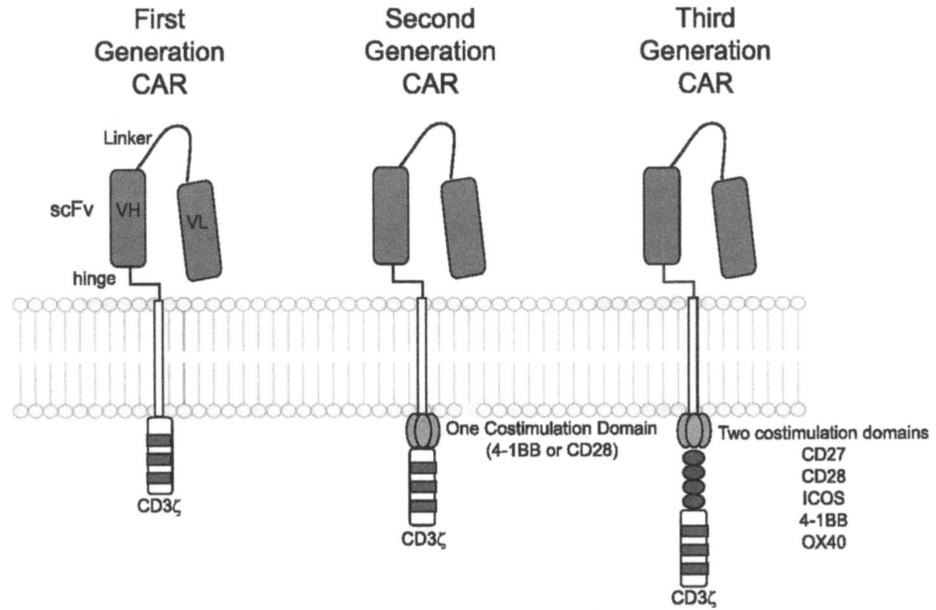

图23-9　嵌合抗原受体的结构（Maus et al.，2014）

三、CAR-T 细胞的生产流程和 cGMP 要求

1. CAR-T 细胞的生产流程

对 CAR-T 细胞的质量控制需结合其具体的生产工艺情况和特点进行考虑。CAR-T 细胞的生产工艺在不同厂家、不同的适应证时有所不同，下面是其中一个较为典型和简单的用于治疗 B 细胞白血病和淋巴瘤的抗 CD19 CAR-T 细胞的生产流程（图 23-10）。

从患者的血液单采（apheresis）获得外周血单个核细胞（PBMC）产品后，将抗 CD3/ 抗 CD28 Dynabead 磁珠与 $CD3^+$ 细胞以 3∶1 比例进行培养。接下来将细胞和磁珠的悬浮液置于磁铁装置（clinexvivo MPC）来选择 $CD3^+$ 细胞。将选定的细胞在含低浓度 IL-2 的初始培养基中洗涤和重悬。经过 2 天的培养，细胞和磁珠被添加到用 RetroNectin 处理的培养袋（permalife）中，同时加入抗 CD19 CAR 的病毒载体，并培养至少 24h。第二天重复进行转导步骤，然后细胞和磁珠被转移到新的培养袋中扩增培养 9 天以上。细胞扩增完成后，用 ClinExVivo MPC 磁铁移除磁珠并弃去，将细胞洗涤后准备用于输液。

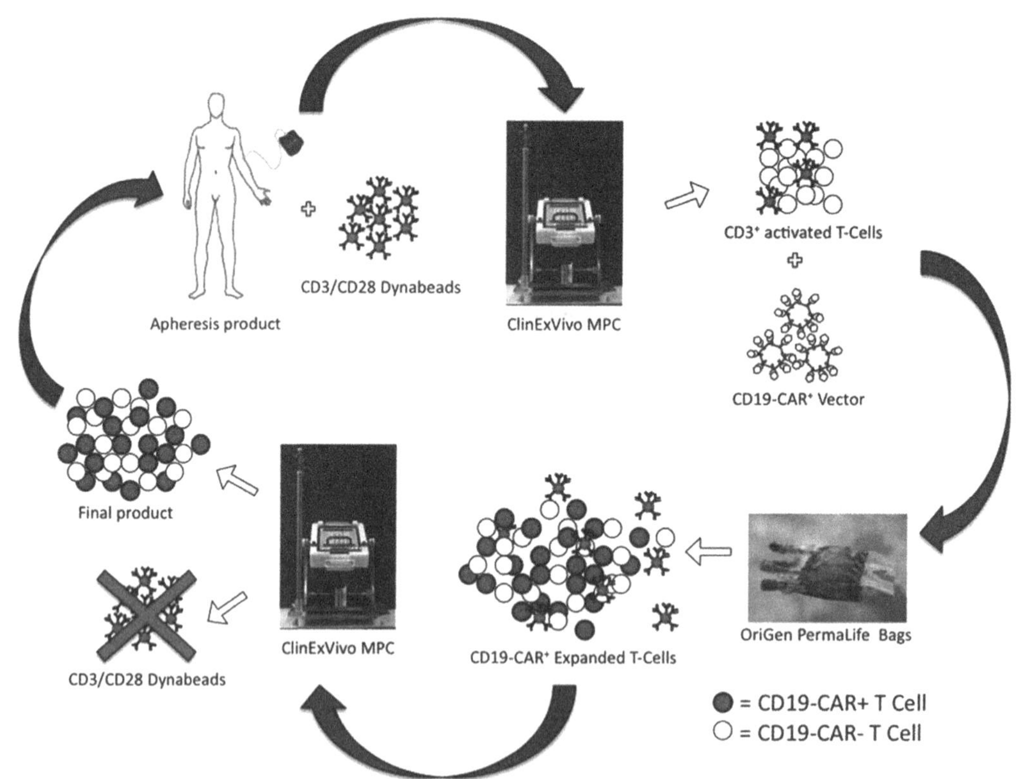

图23-10 抗CD19-CAR工程化T细胞的制备方法（Tumaini et al., 2013）

2. CAR-T 细胞生产的风险和对 cGMP 的要求

目前的 CAR-T 细胞免疫治疗虽然是采用自体来源的 T 细胞，但在体外经过了复杂

的体外培养、操作和处理过程，具有很高的外源因子污染（contamination of adventitious agent）的风险，以及细胞生物学特性受到很大影响和改变的风险。T 细胞的 *ex vivo* 处理过程应被视为生产过程，处理后的 CAR-T 应被视为“药品”进行管理。T 细胞通过 *ex vivo* 的生产过程可能带来的多种危险因素，一些是已知或可以推测的，另一些则还是未知的，需要对生产过程进行严格的监控。CAR-T 细胞的生产过程应在符合 cGMP 要求的洁净环境中进行。cGMP 的要求包括硬件、软件设施与管理的要求。硬件设施包括了可以满足在洁净环境下 CAR-T 细胞批量生产和检定工作需要的场地、设施设备、仪器、保障系统等。软件条件则包括了各种标准、规范、SOP、管理制度等。同时，还应具有一个能胜任的生产、质控和质量管理团队，并能得到良好的定期培训。而在 CAR-T 细胞制品质量控制方面，包括环境卫生、物料、细胞制备、异常和突发事件处理和外源因子检测、细胞品质和功能检测等。

四、CAR-T 细胞的质量控制要点

（一）总述

CAR-T 细胞疗法目前还没有统一的技术标准，各自在 CAR 设计、培养技术、基因导入的方法、其他淋巴细胞的去除方法等都有所不同。CAR-T 细胞制剂的质量控制内容，须在参考国内外指导原则基础上，从生物技术产品、细胞制品和基因治疗产品不同层次综合考虑，进行全面的细胞质量、安全性和有效性的检验。同时，根据 CAR-T 细胞的来源及特点、体外处理的方法和过程，以及临床适应证等不同情况，对所需的检验内容做必要调整。另外，随着对 CAR-T 细胞知识和技术认识的不断增加，相应的检验内容也应随之不断更新。

CAR-T 细胞作为一种生物制品，其质量控制检测包括对成品的放行检测、生产过程控制的过程检测和对生产原材料的检测，应分别制定相应的检测指标和可接受的标准范围。当产品的保质期不允许进行完整的质控检测程序用于放行时，可进行简化的放行检测程序。在这种情况下，应明确地描述和说明简化的放行检测程序的理由，同时更关键的是，在放行时缺少的信息需要通过合理的过程检验和更广泛的工艺验证进行适当的弥补。

应当在对 CAR-T 细胞制剂制备的全过程进行全面的工艺研究和进行连续多个批次（至少 3 个批次）生产的工艺验证基础上，制定合适的工艺参数和质量标准，确保对每一过程的有效控制。过程检验是在关键步骤或中间产品的层面上，为了确保成品达到预期的临床作用和保证安全性，确定生产过程中的关键参数和关键产品质量属性并进行相应的检验。通过建立这些过程检验的检测方法和验收标准，以确保生产程序受控，保证生产过程的可重复性和最终产品批与批之间的一致性。工艺验证时生产的几个批次的产品与常规生产的产品相比，应对其中间产品和成品进行更为广泛的检测、分析和鉴定，并为确定常规生产产品的过程检验和放行检验的检测指标及质量标准的设置提供部分依据。

（二）起始材料和原材料的质量控制要点

CAR-T 细胞的生产过程通常不包含最终的灭菌和 / 或除菌、病毒去除和 / 或灭活步骤及纯化步骤。因此，对所有的起始材料和原材料（特别是对人或动物来源的材料）需要进行严格的检测和控制显得尤为重要。CAR-T 细胞产品生产的起始材料包括载体、产生载体的起始材料和人的细胞等，原材料包括生产中使用的试剂、赋形剂和其他材料。

1. 载体的质量控制要点

目前用于 CAR-T 细胞生产过程中基因修饰的载体主要是逆转录病毒载体、慢病毒载体和转座子系统。应使用在 cGMP 条件下生产，具有高品质并已经过全面质量检测的载体，其生产和质量控制应参考基因治疗产品相关指导原则的要求。载体的生产方法须经过验证，证明它可以用控制的程序重复生产出安全有效的、质量一致的载体。对于逆转录病毒载体或慢病毒载体，通常检测的项目有：鉴别试验（转基因的 RT-PCR 法检测、限制性酶切方法）、载体滴度、转染效率、活性、纯度、宿主细胞 DNA、宿主细胞蛋白、残余牛血清蛋白、RCL（或 RCR）、细菌内毒素、无菌试验等。如使用 Sleeping Beauty（睡美人）和 PiggyBac 等转座子系统，应使用临床级的质粒，并已进行相应检测。FDA 已制定的质粒材料的质量标准为：＞ 85% 超螺旋 DNA ，＜ 1% 宿主细胞蛋白，＜ 1%残留细菌 DNA（聚合酶链反应测定），＜ 1%残留细菌 RNA（高效液相色谱法）（或凝胶法检测不到），无菌试验（21CFR 610.12 测定法），＜ 10 EU/mg 内毒素，A_{260}/A_{280} 比为 1.8~2.0。

2. 细胞库和原材料的质量控制要点

当 CAR-T 细胞生产中使用的载体为逆转录病毒或慢病毒时，病毒载体的产生需要使用相应的包装细胞，另外在 CAR-T 细胞的某些生产工艺中需要使用辐射处理的抗原提呈细胞系激活表达靶抗原和 / 或免疫刺激分子的细胞。这些包装细胞和人工抗原提呈细胞都需要构建包含主细胞库（MCB）和工作细胞库（WCB）的细胞库系统，并进行相应的质量控制，具体要求可参见《中国药典》（2015 版）三部，以及 ICH 和 WHO 的相关指导原则。

在 CAR-T 细胞的生产过程中，细胞的收集、选择、培养或基因修饰等都需要各种材料，如血清、细胞因子、酶、抗体、抗生素和磁珠等。这些材料的质量也会影响终产品的质量、安全性和有效性。因此，生产过程中使用的每种物质都应予以明确规定，并评估其是否适合预期用途。应确保这些材料微生物污染和低内毒素水平。应评估和 / 或验证材料是否适合预期用途。应通过检验特性、纯度、细菌内毒素、无菌性和生物活性及不存在外源因子，来证明体外操作过程的细胞培养成分和添加物（培养液、细胞因子、血清等）的质量。建议始终尽可能少地使用这样的材料或成分尽可能简单的培养基，并避免使用存在致敏可能性的试剂，如 β - 内酰胺类抗生素。若使用商业来源培养基，应当选择有资质的生产商并由其提供培养基的组成成分资料及相关质量合格证明。必要时，应当由专业检定机构对每批培养基进行质量检验，并出具检验报告。除特殊情况外，应当尽可能避免在 T 细胞培养过程中使用人源或动物源性血清，不得使用同种异体人血清或血浆。如必须使用动物血清，应当确保其无特定动物源性病毒污染。严禁使用海绵体状脑病流行区来源的牛血清。若培养基中含有人的血液成分，如白蛋白、转铁蛋白和各种细胞因子等，应明确其来源、批号、质量检定合格报告，并尽量采用国家已批准的可临床应用的产品。

（三）CAR-T 细胞产品的质量控制要点

1. 鉴别

对于成品来说，鉴别检测是为了确保药品包装的内容物与标签相一致，能与在相同设施中生产的其他产品区分开来。CAR-T 细胞成品是一种离体转基因修饰的细胞产品，其鉴别试验通常包括特异检测某个细胞群的方法（如细胞表面标志物分析）、测定目的基因修饰的存在（如采用表达分析、限制性酶切实验、PCR 分析等方法）和检测终产品与接受者的 HLA 匹配情况等。

2. 效力 / 活性

效力试验用来检测 CAR-T 细胞产品是否具有目标治疗能力，与产品的疗效密切相关。可能影响效力 / 活性的因素有许多，包括转染效率、CAR 结构、基因载体、培养条件、细胞类型及其比例等。通常检测的项目包括转导的 T 细胞的数量、抗原特异性 T 细胞功能（如 IFN-γ 的产生和细胞毒性刺激）、每个细胞的载体拷贝数。细胞表面上 CAR 的表达毫无疑问是了解 CAR-T 细胞产品活性的关键特征，CAR^+ 细胞比例数量是重要的活性指标，可通过流式细胞术和聚合酶链反应检测 CAR-T 细胞。在成品中应设置相应的放行标准保证含有足够多的 CAR^+T 细胞来保证疗效。只要可能，应该建立具有效力赋值的参考批细胞并用于校准后面的检测。抗原特异性 T 细胞功能常采用体外细胞毒试验（*in vitro* cytotoxic assay）的方法，检测 CAR-T 细胞产品对带有靶抗原肿瘤细胞的杀伤能力，经典的方法是采用 ^{51}Cr 释放试验，由于其放射性则需要研发其他如荧光染料双（乙酰氧基甲基）2，2'：6'，2“- 三联吡啶 -6，6”二羧酸酯（BATDA）或羟基荧光素二醋酸盐琥珀酰亚胺脂（CFSE）标记等替代方法。每个细胞的载体拷贝数则可用定量 PCR 等方法进行测定。

3. T 细胞数量和细胞活力

成品中 T 细胞应达到足够数量，至少满足临床的最低需求。细胞活力表示该 CAR-T 细胞产品中活细胞的数量，是产品完整性的重要参数，并且直接与生物学活性相关，而产品中的死细胞和细胞碎片则作为杂质成分。常用台盼蓝染色、7- 氨基放线菌素（7-AAD）染色的方法进行检测，一般要求活细胞比例应至少达到 70% 以上。

4. 纯度 / 杂质

对 CAR-T 细胞治疗产品纯度 / 杂质的检测包括残余的蛋白质、DNA、RNA，以及在生产及纯化中使用的溶剂、细胞因子、生长因子、抗生素、血清和磁珠等试剂，包括不需要的细胞群体或细胞碎片。这些杂质在生产过程中通过细胞清洗等步骤去除，需要通过过程控制和工艺验证来确保其去除的效果。在成品中根据这些杂质可能对产品和患者危害的程度及工艺验证的情况设置适当的检测项目，任何对人有害的残留试剂应该在成品中进行分析。对于不需要的污染细胞群体（特别是残留的患者肿瘤细胞），细胞清洗的步骤难以去除，应该在成品中进行明确并且控制它们的数量，在放行标准中清晰说明允许的污染细胞的最大比例。在使用磁珠时，应在成品中检测和控制残余的磁珠数量。在使用转座子载体时，应通过检测表明在最终的细胞群中不含转座酶序列和蛋白质。

5. 致热源性物质 / 细菌内毒素

致热源性物质 / 细菌内毒素也是一种杂质，并且与产品的安全性密切相关。对于致热源性 / 内毒素，家兔热源检测方法是目前检测生物制品中致热源性物质要求的方法，但由于 CAR-T 细胞产品往往具有较短的产品货架寿命，难以执行这项检测方法用于放行检测，常用鲎试剂检测法（LAL）作为替代方法试验。FDA 推荐的细菌内毒素的上限接受标准为 5EU/kg 体重 /h。

6. 安全性试验

包括无菌检测、支原体检测、复制型病毒检测等。

（1）无菌检测：微生物污染是 CAR-T 细胞的生产制备过程中易于产生的高风险事件，并且无法对终产品进行灭菌和除菌，因而需要得到极其的关注和重视。每批培养的 CAR-T 细胞在患者输注前均应进行无菌试验的监测，建议在培养开始后 3~4 天起每间隔一定时间取培养液样品进行，并包括放行前 48~72h 的检测。如果在细胞制备的早期发现有污染的情况，应终止该批细胞制品的继续制备。由于 CAR-T 细胞产品常常需要在生产后短时间内及时输注给患者，无菌试验除了按 14 天培养的方法进行外，还需要取培养液及 / 或沉淀物用革兰染色或吖啶橙染色进行快速的污染检测，并可仅根据快速检测的结果进行产品放行，但需要同时跟踪 14 天培养检测的情况和监测患者的情况。必须制订计划，说明快速放行检测的结果和给药后取得的结果冲突时的解决办法。这通常要求正式的程序通知受试者的医生，识别发生感染的组织器官，并测定抗生素的敏感性，进行及时有效的治疗。如果发生无菌试验阳性结果的情况，应及时对生产过程进行检查，提出相应的纠正 / 预防措施。

（2）支原体检测：支原体污染可能有几种不同来源，其中可能的主要来源是培养中使用的动物血清产品和细胞培养的设施环境（特别在采用开放的培养系统时）。建议在更可能产生污染的生产阶段对产品进行支原体检查，例如，在用于收获的培养物富集之后细胞洗涤前这个阶段，对细胞和培养上清都进行检测。由于 CAR-T 细胞产品常常需要在短时间内制造并回输给患者，采用培养法检测支原体通常在时间上不可行，因此需要同时采用 PCR 为基础的支原体分析方法或其他快速的替代检测方法，这些方法需要进行经过验证，证明其具有适当的灵敏度和特异性。

（3）复制型病毒（RCR/RCL）检测：检测 RCR 的细胞培养法是先在允许细胞系（如 *Mus dunni* 细胞）上进行扩增后再在适当的指示细胞 [如 PG-4（S^+L^-）细胞] 中进行检测。采用细胞培养法是“金标准”，但该试验耗时长、技术难度大、实验花费大；而检测病毒包膜基因的 PCR 法更快、试验花费小，但可能出现假阳性结果。在逆转录病毒载体的生产中，建议在生产的多个节点上对复制型逆转录病毒（replication competent retrovirus，RCR）进行检测，包括 MVB、WVB、载体上清、生产终末细胞、*ex vivo* 修饰细胞等。对于 *ex vivo* 基因修饰的 CAR-T 细胞中检测 RCR，一般要求在细胞转导后培养至少 4 天进行检测。因此，培养不少于 4 天的 *ex vivo* 基因修饰 CAR-T 细胞应该用 RCR 检测作为放行检测。如果 *ex vivo* 基因修饰细胞培养小于 4 天，应对留样细胞进行 RCR 检测。如果不可能在治疗前获得 RCR 分析的结果，建议在培养分析同时执行进行替代的分析方法（如 PCR 法）作为产品放行。另外，采用逆转录病毒或慢病毒进行转染生产的 CAR-T 细胞治疗，需要对受药者进行 RCR/RCL 跟踪检测。

（李永红　毕　华　付志浩　秦　玺　高　凯　王军志）

参考文献

付志浩，高凯，李永红，等 .2015. 重组 2 型腺相关病毒肿瘤坏死因子相关凋亡诱导配体基因治疗制剂的质量分析 . 中国生物制品学杂志，28(5)：501-504.

付志浩，李永红，饶春明，等 .2016. 重组 F 基因缺失型仙台病毒 hFGF2 基因治疗制剂质控方法及质量标准的建立 . 中国生物制品学杂志，29(4)：378-383.

付志浩，饶春明，李永红，等 . 2016. 仙台病毒载体的研究与应用进展 . 中国新药杂志，(14)：1595-1599.

高春生，郭天行 . 2001. 反义治疗给药途径 . 国外医学药学分册，28：171-174.

高凯，付志浩，李永红，等 . 2011. 重组复制型溶瘤单纯疱疹病毒人细胞巨噬细胞集落刺激因子的质量研究 . 中国药学杂志，46 (19)：1520-1525.

高凯，毕华，丁有学，等 . 2011. 重组复制型溶瘤腺病毒 p53 的质量控制方法 . 药学学报，46(12)：1476-1482.

顾健人，曹雪涛 . 2001. 基因治疗 . 北京：科学出版社：48-49，56-74.

赖立辉，陈立，王健民 . 2000.AAV 介导的 hFIX 基因在血友病 B 小鼠骨骼肌中特异性表达研究 . 中国科学，30(10)：16-22.

李婉迪，赵振民 . 2016. 非病毒载体在基因治疗中的研究进展 . 新乡医学院学报，33(8)：731-734.

李永红，毕华，陈伟，等 . 2014. 动态光散射法测定病毒载体基因治疗产品的平均粒径及粒径分布 . 现代生物医学进展，14(34)：6611-6613.

李永红，饶春明，赵阳，等 .2005. 重组腺病毒人内皮抑素的质量标准研究 . 中国肿瘤生物治疗杂志，12(2)：138-142.

李永红，张勇朝，袁力勇，等 . 2008. 重组 hPK-5 质粒 DNA 基因治疗制剂的质量标准研究 . 药物分析杂志，(5)：661-666.

刘嘉，刘汉清 .2011. 非病毒基因载体聚合物的研究进展 . 中国生化药物杂志，32(1)：81-83.

马大龙 . 2001. 生物技术药物 . 北京：科学技术出版社：106-120.

秦玺，李永红，杨琦，等 . 2015. 实时荧光定量 PCR 法用于重组 SIV-hPEDF 注射液病毒颗粒数的检测 . 现代生物医学进展，15(8)：1401-1405.

秦玺，李永红，杨琦，等 2014. 实时荧光定量 PCR 法用于重组猿免疫缺损病毒 - 人色素上皮衍生因子注射液中复制型 SIV 的检测 . 药物分析杂志，(9)：1549-1552.

盛琴慧，朱国英，周爱儒，等 . 1999. 血管内皮生长因子基因治疗肢体动脉梗塞的实验研究 . 中华医学杂志，79(2)：129-132.

汤谷平，陆晓 .2009. 非病毒基因载体的研究进展 . 浙江大学学报（医学版），38(1)：1-6.

王军志 .2007. 生物技术药物研究开发和质量控制（第 2 版）. 北京：科学出版社：860-886.

韦薇，常卫红 . 2016，关于细胞制剂产品质量研究与质量控制的一些思考 . 中国肿瘤生物治疗杂志，23(5)：609-612.

吴小兵，董小岩，伍志坚 . 2000. 一种快速高效分离和纯化重组腺病毒伴随病毒载体的方法 . 科学通报，45(19)：2071-2075.

伍志坚，吴小兵，侯云德 . 2000. 系列腺病毒伴随病毒载体的构建及表达 β - 半乳糖苷酶的研究 . 病毒学报，16：1-6.

徐伟，郝林，韩从辉，等 . 2010. 溶瘤腺病毒在肿瘤治疗中的作用 . 徐州医学院学报，30(3)：207-210.

晏阳，杜晓辉，李荣 . 2013. 溶瘤腺病毒抗肿瘤策略研究进展 . 解放军医学院学报，34(12)：1290-1293.

杨秉呼，王升启 . 2000. 质谱在寡核苷酸药物质量控制中的应用 . 生物化学与生物物理进展，27：444-447.

杨秉呼 . 2000. 色谱在寡核苷酸药物分析中的应用 . 国外医学药学分册，27：304-307.

张桐，王文亮，侯云德 .1998.2 型腺伴随病毒生物安全性初步形态学观察 . 西安医科大学学报，19(2)：164-167.

赵文超，金鑫，郑明华，等 . 2014. 溶瘤腺病毒靶向治疗恶性肿瘤研究进展 . 现代肿瘤医学，22(10)：2499-2502.

周国华，马剑文，罗国安 . 1999. 基因工程药物的现代仪器分析方法 . 药物分析杂志，19：288-293.

周小龙，唐文如 . 2014. 溶瘤腺病毒治疗肿瘤的研究进展 . 病毒学报，30(3)：318-324.

Addison CL，Braciak T，Ralston R，et al. 1992. Intratumoral injection of an adenovirus expressing IL-2 induces regression and imunity in a murine breast cancer model. Proc Natl Acad Sci USA，92：852-857.

Agrawal S. 1999. Importance of nucleotide sequence and chemical modifications of antisense oligonucleotides，Biochim. Biophys Acta. 1489：53-68.

Allay JM，Sleep S，Long S，et al. 2011. Good manufacturing practice production of self-complementary serotype 8 adeno-associated viral vector for a haemophilia B clinical trial. Hum Gene Ther，2：595-604.

Atherton MJ，Lichty BD. 2013. Evolution of oncolytic viruses：novel strategies for cancer treatment. Immunotherapy，5：1191-206.

Baker BF，Condon TP，Koller E，et al. 2001. Discovery and analysis of antisense oligonucleotide activity in cell culture. Methods，23：191-198.

Bartlett DL，Liu Z，Sathaiah M，et al. 2013. Oncolytic viruses as therapeutic cancer vaccines. Mol Cancer，12：103.

Bohl D，Salvetti A，Moullier P，et al. 1998.Control of erythropoietin delivery by doxycycline in mice after intramuscular injection of adeno-associated vector. Blood，92：1512-1517.

Braasch DA，Corey DR. 2001. Synthesis，analysis，purification，and intracellular delivery of peptide nucleic acids. Methods，23：97-107.

Bravery CA，Carmen J，Fong T，et al. 2013，Potency assay development for cellular therapy products：an ISCT review of the requirements and experiences in the industry. Cytotherapy，15(1)：9-19.

Breitbach CJ，Paterson JM，Lemay C G，et al. 2007. Targeted in flammation during oncolytic virus therapy severely compromises tumor blood flow. Mol Ther，15(9)：1686-1693.

Breitbach CJ，Thorne SH，Bell JC，et al.2012. Targeted and armed oncolytic poxviruses for cancer：the lead example of JX-594.Curr Pharm Biotechnol，13(9)：1768-1772.

Campbell AI，Zhao Y，Sandhu R，et al. 2001. Cell-based gene transfer of vascular endothelial growth factor attenuated monocrotaline-induced pulmonary hypertension. Circulation，104(18)：2242-2248.

Cassandra NH，Shbram P，Li W，et al. 1997.Sensitivity and reproducibility in adenoviral infectious titer determination. Nature Medicine，7(3)：808-811.

CFDA，CDE. 2017. 细胞治疗产品研究与评价技术指导原则（试行）.

Charbel IP，MacLaren RE. 2012. Non-viral retinal gene therapy：a review. Clin Exp Ophthalmol，40(1)：39-47.

Chiocca EA，Rabkin SD.2014. Oncolytic viruses and their application to cancer immunotherapy. Cancer

Immunol Res, 2(4): 295-300.

Clauson C, Schrer OD, Niedernhofer L. 2013. Advances in understanding the complex mechanisms of DNA interstrand cross-link repair. Cold Spring Harb Perspect Biol, 5(10) : a012732.

Conway JE, Zolotukhin S, Muzyczka N, et al. 1997.Recombinant adeno-associated virus type 2 replication and packaging is entirely supported by a herpes simplex virus type 1 amplicon expressing Rep and Cap. J Virol, 71:8780-8789.

Cornetta K, Yao J, Jasti A, et al. 2011. Replication-competent lentivirus analysis of clinical grade vector products. Mol Ther, 19(3): 557-566.

Debelak D, Fisher J, Iuliano S, et al. 2000. Cation-exchange high-performance liquid chromatoguaphy of recombinant adeno-associate viruse type 2. J Chromatography B, 740:195-202.

Davila ML, Riviere I, Wang X, et al. 2014. Efficacy and toxicity management of 19-28z CAR T cell therapy in B cell acute lymphoblastic leukemia. Sci Transl Med, 6(224): 224ra25.

Dotti G, Savoldo B, Brenner M. 2009. Fifteen years of gene therapy based on chimeric antigen receptors: Are we nearly there yet? Hum Gene Ther, 20(11): 1229-1239.

Eshhar Z, Waks T, Gross G, et al. 1993. Specific activation and targeting of cytotoxic lymphocytes through chimeric single chains consisting of antibody-binding domains and the gamma or zeta subunits of the immunoglobulin and T-cell receptors. Proc Natl Acad Sci USA, 90(2): 720-472.

EMA. 2007.Guideline on Human Cell-Based Medicinal Products.

EMA. 2012.Guideline on Quality, Non-Clinical and Clinical Aspects of Medicinal Products Containing Genetically Modified Cells.

Fan DS, Ogawa M, Fujimoto KI, et al. 1998 .Behavioral recovery in 6-hydroxydopamine-lesioned rats by cotransduction of striatum with tyrosine hydroxylase and aromatic L-amino acid decarboxylase genes using two separate adeno-associated virus vectors. Hum Gene Ther, 9:2527-2535.

FDA.1998. Guidance for Human Somatic Cell Therapy and Gene Therapy.

FDA. 2011.Guidance—Potency Tests for Cellular and Gene Therapy.

Finney HM, Lawson AD, et al. 1998. Chimeric receptors providing both primary and costimulatory signaling in T cells from a single gene product. J Immunol, 161(6): 2791-2797.

Folkman J. 2001. Retrpspective : Jeffrey Isner, 1747-2001. Science, 294(5547): 1670.

Foloppe J, Kintz J, Futin N, et al. 2008. Targeted delivery of a suicide gene to human colorectal tumors by aconditionally replicating vaccinia virus. Gene Ther, 15(20): 1361-1371.

Garcia-Aragoncillo E, Hernandez-Alcoceba R. 2010. Design of virotherapy for effective tumor treatment. Curr Opin Mol Ther, 12(4): 403-411.

Gavin DK. 2015. FDA statement regarding the use of adeno-associated virus reference standard materials. Hum Gene Ther Methods, 26:3.

Gee AP. 2015. Manufacturing genetically modified T cells for clinical trials. Cancer Gene Ther, 22(2): 67-71.

Gilham DE, Debets R, Pule M, et al.2012. CAR-T cells and solid tumors: tuning T cells to challenge an inveterate foe. Trends Mol Med, 18(7): 377-384.

Gill DR, Pringle IA, Hyde SC. 2009. Progress and prospects : the design and production of plasmid vectors. Gene Ther, 16:165-171.

Ginn SL, Alexander IE, Edelstein ML, et al. 2013. Gene therapy clinical trials worldwide to 2012— an update. J Gene Med, 15:65-77.

Gounarides JS, Chen A, Shapiro MJ. 1999. Nuclear magnetic resonance chromatography: applications of pulse field gradient diffusion NMR to mixture analysis and ligand-receptor interactions. J Chromatogr B Biomed Sci Appl, 725:79-90.

Guse K, Cerullo V, Hemminki A. 2011. Oncolytic vaccinia virus for the treatment of cancer. Expert Opin Biol Ther, 11(5): 595-608.

Haso W, Lee DW, Pastan IH, et al. 2013. Anti-CD22-chimeric antigen receptors targeting B-cell precursor acute lymphoblastic leukemia. Blood, 121:1165-1174.

Heo J, Reid T, Ruo L, et al.2013. Randomized dose-finding clinical trial of oncolytic immunotherapeutic vaccinia JX-594 in liver cancer. Nat Med, 19(3): 329-336.

Hollyman D, Stefanski J, Przybylowski M, et al. 2009.Manufacturing validation of biologically functional T cells targeted to CD19 antigen for autologous adoptive cell therapy. J Immunother, 32(2): 169-180.

ICH Guidance, 1998.Q5D : Derivation and Characterization of Cell Substrates Used for Production of Biotechnological/Biological Products.

Inoue N, Russell DW. 1998.Packaging cells based on inducible gene amplification for the production of adeno-associated virus vectors. J Virol, 72:7024-7031.

Isner JM. 2000. Angiogenesis : a "breakthrough" technology in cardiovascular medicine. J Invasive Cardiol, 12 Suppl A : 14A-17A.

Jain KK.1998. Textbook of Gene Therapy. Hogrefe & Huber Publishers.

Jones MK, Kawanaka H, Baatar D, et al. 2001. Gene therapy for gastric ulcers with single local injection of naked DNA encoding VEGF and angiopoietin-1. Gastroenterology, 121(5): 1040-1047.

Kaiser AD, Assenmacher M, Schröder B, et al. 2015. Towards a commercial process for the manufacture of genetically modified T cells for therapy. Cancer Gene Ther, 22(2): 72-78.

Kanerva A, Nokisalmi P, Diaconu I, et al.2013. Antiviral and antitumor T-cell immunity in patients treated with GMCSF-coding oncolytic adenovirus. Clin Cancer Res, 19: 2734-2744.

Kay MA. 2011. State-of-the-art gene-based therapies : the road ahead. Nature Rev Genet, 12:316-328.

Kenderian SS, Ruella M, Gill S, et al. 2014.Chimeric antigen receptor T-cell therapy to target hematologic malignancies. Cancer Res, 74(22): 6383-6389.

Kim H, D'Andrea AD.2012. Regulation of DNA cross-link repair by the Fanconi anemia / B R CA pathway. Genes Dev, 26(13) : 1393-1408.

Kirn DH, Thorne SH. 2009. Targeted and armed oncolytic poxviruses : a novel multi-mechanistic therapeutic class for cancer. Nat Rev Cancer, 9(1): 64-71.

Lambert G, Fattal E, Couvreur P. 2001. Nanoparticulate systems for the delivery of antisense oligonucleotides. Adv Drug Deliv Rev, 47: 99-112.

Larson C, Oronsky B, Scicinski J, et al. 2015. Going viral : a review of replication-selective oncolytic adenoviruses. Oncotarget, 6(24): 19976-19989.

Levine BL. 2015. Performance-enhancing drugs : design and production of redirected chimeric antigen receptor (CAR) T cells. Cancer Gene Ther, 22(2): 79-84.

Liu TC, Galanis E, Kirn D. 2007. Clinical trial results with oncolytic virotherapy : a century of promise, a decade of progress. Nat Clin Pract Oncol, 4:101-117.

Liu TC, Hwang T, Park BH, et al.2008, The targeted oncolytic poxvirus JX-594 demonstrates antitumoral, antivascular, and anti-HBV activities in patients with hepatocellular carcinoma. Mol Ther, 16:1637-1642.

Liu XL, Clark KR, Johnson PR. 1999.Production of recombinant adeno-associated virus vectors using a packaging cell line and a hybrid recombinant adenovirus. Gene Ther, 6:293-299.

Lun X, Chan J, Zhou H, et al. 2010. Efficacy and safety/toxicity study of recombinant vaccinia virusJX-594 in two immunocompetent animal models of glioma. Mol Ther, 18(11): 1927-1936.

Lungwitz U, Breunig M, Blunk T, et al. 2005. Polyethylenimine-based non-viral gene delivery systems. Eur J Pharm Biopharm, 60: 247-266.

Lusky M.2005. Good manufacturing practice production of adenoviral vectors for clinical trials. Hum Gene Ther, 16:281-291.

Maher J. 2012. Immunotherapy of malignant disease using chimeric antigen receptor engrafted T cells. ISRN Oncol, 2012:278093.

Maizcl JV Jr, white DO, Scharff MD, 1968.The polypeptides of adenovirus. Ⅱ. Soluble proteins, cores top components and the strwture of the uirion. Viology, 36(1): 126-136.

Maus MV, Grupp SA, Porter DL, et al. 2014. Antibody-modified T cells : CARs take the front seat for hematologic malignancies. Blood, 123(17): 2625-2635.

Mamounas M, Leavitt M, Yu M, et al. 1995.Increased titer of recombinant AAV vectors by gene transfer with adenovirus coupled to DNA-polylysine complexes. Hot Techniques, 2:429-432.

Maude SL, Frey N, Shaw PA, et al. 2014. Chimeric antigen receptor T cells for sustained remissions in leukemia. N Engl J Med, 371(16): 1507-1517.

Maxwell F, Harrison GS, Maxwell IH. 1997.Improved production of recombinant AAV by transient transfection of NB324K cells using electroporation. J Virol Methods, 63:129-136.

McCart JA, Puhlmann M, Lee J, et al. 2000. Complex interactions between the replicating oncolytic effect and the enzyme/prodrug effect of vaccinia-mediated tumor regression. Gene Ther, 7: 1217-1223.

Mingozzi F, High K A.2011. Therapeutic in vivo gene transfer for genetic disease using AAV: Progress and challenges. Nat Rev Genet, 12: 341-355.

Murai J, Yang K, Dejsuphong D, et al.2011. The USP1/UAF1 complex promotes double-strand break repair through homologous recombination. Mol Cell Biol, 31(12) : 2462-2469.

O' Toole G, MacKenzie D, Lindeman R, et al. 2002. Vascular endothelial growth factor gene therapu in ischaemic rat skin flaps. Br J Plast Surg, 55(1): 55-58.

Parato KA, Breitbach CJ. 2011. The oncolytic poxvirus JX-594 selectively replicates in and doi: 10.1038/mt.2011.276.

Park TS, Rosenberg SA, Morgan RA. 2011. Treating cancer with genetically engineered T cells. Trends Biotechnol, 29(11): 550-557.

Paul DR, Steven C C.1998. Viral vector for gene therapy, Phamacol Ther, 80(1): 35-47.

Puhlmann M, Brown CK, Gnant M, et al. 2000. Vaccinia as a vector for tumor-directed gene therapy : biodistribution of a thymidine kinase-deleted mutant. Cancer Gene Ther, 7: 66-73.

Putnam D. 2006. Polymers for gene delivery across length scales. Nature Mater, 5: 439-451.

Qasim W, Thrasher AJ.2014. Progress and prospects for engineered T cell therapies. Br J Haematol, 166(6): 818-829.

Rajagopalan S, Shah M, Luciano A, et al. 2001. Adenovirus-mediated gene transfer of VEGF(121)improves lower-extremity endothelial function and flow reserve. Circulation, 104(7): 753-755.

Rissanen TT, Vajanto I, Yla-Herttuala S, et al. 2001. Gene therapy for therapeutic angiogenesis in critically ischaemic lower limb—on the way to the clinic. Eur J Clin Invest, 31(8): 649-650.

Rivera VM, Ye X, Courage NL, et al. 1999. Long-term regulated expression of growth hormone in mice after intramuscular gene transfer. Proc Natl Acad Sci USA, 96:8657-8662.

Roitsch C, Achstetter T, Benchaibi M. 2001.Characterization and quality control of recombinant adenovirus vectors for gene therapy. J Chromatogr B Biomed Sci Appl, 752(2): 263-280.

Roland W, Herzog J, Hagstrom N. 1997.Stable gene transfer and expression of human blood coagulation factor IX after intramuscular injection of recombinant adeno-associate viruses, Proc Natl Acad Sci, 94: 5804-5809.

Rolling F, Shen WY, Tabarias H, et al. 1999.Evaluation of adeno-associated virus-mediated gene transfer into the rat retina by clinical fluorescence photography. Hum Gene Ther, 10: 641-648.

Schratzberger P, Walter DH, Rittig K, et al. 2001. Reversal of experimental diabetic neuropathy by VEGF gene transfer, J Clin Invest, 107(10): 1215-1218.

Schuette JM, Pieles U, Maleknia SD, et al. 1995. Sequence analysis of phosphorothioate oligonucleotides via matrix-assisted laser desorption ionization time-of-flight mass spectrometry. J Pharm Biomed Anal, 13: 1195-1203.

Sczakiel G.1997. The design of antisense RNA. Antisense Nucleic Acid Drug Dev, 7: 439-444.

Shabram PW, Giroux DD, Goudreau AM, et al. 1997 .Analytical anion-exchange HPLC of recombinant type-5 adenoviral particles. Human Gene Therapy, 3(1): 453-465.

Sharpe M, Mount N. 2015.Genetically modified T cells in cancer therapy : opportunities and challenges. Dis Model Mech, 8(4): 337-350.

Shu Y, Wu X, Yang T, et al. 1999. A novel recombinant adeno-associated virus vector packaging system with HSV-1 amplicon providing helper functions. Science in China, 42: 465-470.

Singh H, Huls H, Kebriaei P, et al.2014. A new approach to gene therapy using Sleeping Beauty to genetically modify clinical-grade T cells to target CD19. Immunol Rev, 257(1): 181-190.

Stewar AK, Lassam NJ, Quirt IC, et al.1999. Adenovecter gene delivery of inteleukin-2 in metastic breast cancer and melanoma : results of a phase 1 clinical trial. Gene Therapy, 6: 350-363.

Suzuki K, Murtuza B, Smolenski RT, et al. 2001. Cell transplantation for the treatment of acute myocardial infarction using vascular endothelial growth factor-expressing skeletal myoblasts. Circulation, 104(12suppl): 1207-1212.

Sylven C, Sarkar N, Ruck A, et al. 2001. Myocardial Doppler tissue velocity improves following myocardial gene therapy with VEGF-A165 plasmid in patients with inoperable angina pectoris. Coron Artery Dis, 12(3): 239-243.

Tang YC, Li Y, Qian GX. 2001. Reduction of tumorigenicity of SMMC-7721 hepatoma cells by vascular endothelial growth factor antisense gene therapy. World J Gastroenterol, 7(10): 22-27.

Thorne S H, Bartlett D L, Kirn D H.2005. The use of oncolytic vaccinia viruses in the treatment of cancer: a new role for an old ally. Curr Gene Ther, 5(4): 429-443.

Till BG, Jensen MC, et al. 2012. CD20-specific adoptive immunotherapy for lymphoma using a chimeric antigen receptor with both CD28 and 4-1BB domains : pilot clinical trial results. Blood, 119: 3940-3950.

Tumaini B, Lee DW, Lin T, et al. 2013. Simplified process for the production of anti-CD19-CAR-engineered T cells. Cytotherapy, 15(11): 1406-1415.

US Pharmacopeia. 2012.Ancillary Materials for Cell, Gene and Tissueengineered Products. General Chapter 1043. USP National Formulary.

van Den Broek M, Bachmann MF, Kohler G. 2000. IL-4 and IL-10 antagonize IL-12- mediated protection against acute vaccinia virus infection with a limited role of IFN- gamma and nitric oxide synthetase. J Immunol, 164(1): 371-378.

Vincent KA, Piraino ST, Wadsworth SC. 1997. Analysis of recombinant adeno-associated virus packaging and requirements for rep and cap gene products. J Virol, 71 : 1897-1905.

WHO. 2010. Recommendations for the Evaluation of Animal Cell Cultures as Substrates for the Manufacture of Biological Medicinal Products and for the Characterization of Cell Banks.

Wright JF, Wellman J, High KA. 2011, Manufacturing and regulatory strategies for clinical AAV2-hRPE65.Curr. Gene Ther, 12: 341-349.

Wu H, Chan C, Aboleneen H. 1998. Sequencing regular and labeled oligonucleotides using enzymatic digestion and ionspray mass spectrometry.Anal Biochem, 263: 129-138.

Xiao X, Li J, Samulski RJ. 1998.Production of high-titer recombinant adeno-associated virus vectors in the absence of helper adenovirus. J Virol, 72: 2224-2232.

Yang S, Guo ZS, O'Malley ME, et al.2007. A new recombinant vaccinia with targeted deletion of three viral genes: its safety and efficacy as an oncolytic virus. Gene Therapy, 14(8): 638-647.

Zhang Q, Yu YA, Wang E, et al. 2007. Eradication of solid human breast tumors in nude mice with an intravenously injected light-emitting oncolytic vaccinia virus. Cancer Res, 67(20): 10038-10046.

Zhong XS, Matsushita M, Plotkin J, et al. 2010. Chimeric antigen receptors combining 4-1BB and CD28 signaling domains augment PI3kinase/AKT/Bcl-XL activation and CD8þT cell-mediated tumor eradication. Mol Ther, 18: 413-420.

Zhu J, Martinez J, Huang X, et al. 2007. Innate immunity against vaccinia virus is mediated by TLR2 and requires TLR-inde-pendent production of IFN-β. Blood, 109: 619-625.

第二十四章

组织工程医疗产品

第一节　概　　述

一、产品的定义和特性

组织工程医疗产品（tissue engineered medical product，TEMP）是指用组织工程技术和工艺制备的，用于修复、改善、再生组织或器官结构与功能的医用产品。组织工程医疗产品不包括传统的组织和器官移植，以及体细胞和基因治疗产品。组织工程医疗产品通常是复合产品，细胞及细胞类成分是组织工程医疗产品的重要组成部分，因此，细胞与组织工程医疗产品的质量和安全密切相关。在国际标准的制定中也把组织工程产品称为基于细胞的治疗性产品（cell based therapeutic substance，CBTS）。生产用组织工程医疗产品所用人源细胞的质量控制主要分为四个环节，包括细胞培养用材料的选择、细胞来源人源供体的筛选、细胞操作过程的控制及细胞的检定。组织工程产品的安全性评价除细胞的质量控制外，还包括生物相容性、有效性，以及临床评价和上市后的评价。

组织工程产品通常是一种复合产品，至少含有两种医疗成分，如传统的生物制品、医疗器械或药物。在许多情况下，正是这些复合材料间的相互作用刺激了组织和器官功能的修复与再生。生物材料、细胞或细胞产物（治疗性生物分子）常被用来提供生物信息来启动修复功能。另外，三维材料（天然或合成的材料）提供细胞及生物活性物质的支撑结构。这种相互作用使产品融合到患者体内，维持产品的生物完整性，以及产品和患者细胞间的控制信息。产品中采用的合成材料对产品的性能也有一定的作用和影响。

细胞是指自体、同种异体或异种器官来源的细胞或其他种属基因改良的细胞，可以称为组织工程产品的组成成分。细胞可以是存活的、未激活的或失活的，也可以是胚胎细胞、新生儿细胞、成人细胞、干细胞或祖细胞。因此，加强组织工程产品生产方面的质量控制是很重要的，如细胞或组织来源、获取、良好的组织操作、生产设备、存储、转运及销售。用于组织工程医疗产品的细胞的其他要求包括基因型、表型和安全性，以及无传染性物质，同时应该提供可行的标准检测方法。含细胞组织工程医疗产品的其他方面要求可能还包括产品的特异性。因此，组织工程医疗产品开发商可以根据细胞类型和种属建立适当的标准及方法。例如，如果组织工程医疗产品是由非人类细胞组成，那么必须考虑异种细胞的特性、安全性及免疫反应。使用其他动物种群的细胞则会存在更多问题，包括伦理、舆论和监管问题。组织工程医疗产品的其他方面要求包括需要开发商使用独特的方法，以及监管机构认可的细胞类型的特异表征、处理过程、测试方法、最终产品的使用和性能。由于使用活细胞，因此应强调维持细胞的存活及基因型 / 表型功能的完整性。微生物安全性是至关重要的，所以必须明确无传染性物质，并且提供检测方法。制定的标准应包括：用于组织工程医疗产品的细胞、基质和组织处理的通用方法，细胞和组织储存的方法，细胞扩增的各种方法，细胞和组织存活度的表征，组织工程医疗产品体外生产和测试的通用试验方法，鉴别细胞一般特性的方法。

合成或天然生物材料均可用作支架结构或作为治疗用细胞或生物分子的缓释系统。原始材料通常称为基质，能够加工成为用于承载细胞的支架或作为组织形成的框架，还可用于包被细胞。基质控制、支架表面，以及内部的特性、毒性、降解和替换率的测定需要建立相应方法。特殊的天然形成的材料及其衍生物，可能通过不同的方法和技术制成，应该在使用前首先对基质进行表征确证。一旦加工成支架，就要评估与其他组成成分之间、与患者之间的相互作用及生物相容性。已有几种天然材料用于各种组织工程医疗产品，对许多组织工程医疗产品来说，藻酸盐、壳聚糖及胶原的表征、来源和测试方法的相关标准是十分重要的。

生物分子可以作为一种特殊的成分添加到产品中，可以由作为产品组成成分的细胞产生，也可以通过产品诱导患者组织产生。当加入的或由产品产生的生物分子用于增强疗效时，应当使用特殊的标准及测试方法来确定它们的标识、特性及功能。同时还需要控制那些可能有抗原性或有毒的无效生物分子的水平。目前已经建立了骨形态发生蛋白 -2 体外生物分析的试验方法，用于这种成分的鉴定、功能和定量测定。由于这些材料来源的多样性，需要建立多种检测方法及相关标准：用色谱纯度法等方法来确定天然材料的蛋白浓度；针对特殊蛋白基质的染料结合试验，有助于特性鉴别；用于检测基质中治疗性蛋白的释放情况的体外测试方法；生长因子的来源和特性标准及测试方法；使材料活性不丧失的储存条件。

二、主要分类

根据组织工程产品的组成成分、作用部位、治疗靶点、治疗效果、作用模式、治疗过程和作用期限等各方面进行分类。组织工程产品由细胞、生物分子、组织和生物材料中的一种或几种成分组成，采用组织工程原理进行设计、制作和成型。人的身体是由多个器官系统组成的，互相协调完成生命所需的各项功能。我国制定的组织工程医疗产品标准中器官和组织系统共分 10 类，分别是皮肤、造血、心血管、肌肉与骨骼、呼吸、消化、神经、泌尿、内分泌和生殖。研发中的产品主要有组织工程皮肤、组织工程软骨、组织工程骨、组织工程血管、组织工程角膜等。另外，根据细胞来源的不同可以分为自体细胞、同种异体细胞和异种细胞组织工程产品。也有人将组织工程产品分为体外组织工程产品和在体组织工程产品。所谓在体组织工程产品，就是无体外培养过程，将支架和自体细胞复合后直接植入到治疗部位，在体内形成组织。

三、国内外研发现状、新进展及临床应用前景

组织工程皮肤是目前在国内上市的唯一组织工程产品，其他组织工程产品均处在实验室研究或临床前研究阶段。组织工程皮肤在美国已经批准的有5种，分别为Transcyte、Dermgraft、Apligraf、Orcel^{TM} Bilayer Cellar Matrix 和 Composite Culture Skin，主要用于皮肤烧伤、皮肤慢性溃疡和大泡性表皮松解症等。美国FDA批准Organogenesis公司的组织工程皮肤Apligraf扩大适应证用于治疗糖尿病性足部溃疡。目前Apligraf已转让给Novartis公司，用于静脉性小腿溃疡。获许用于治疗糖尿病性足部溃疡将显著地扩大Apligraf的市场。美国有1600万糖尿病患者，其中患足部溃疡者有15%~20%，也就是说在美国有80万糖尿病溃疡。糖尿病患者难愈合性溃疡是住院的主要原因，可导致截肢。Apligraf的临床试验中有208例糖尿病足部溃疡患者，治疗组中56%的患者在12周后溃疡愈合，而在标准治疗组中仅有38%。此外，在Apligraf组平均愈合时间为65天，而标准治疗组为90天。两项结果都有显著意义。Apligraf含有完全分化的两层——表皮与真皮，内含人角化细胞与人纤维母细胞（称为全层组织工程皮肤），它是利用婴儿包皮切除后包皮中的活细胞制成的，但不含有血管、毛囊及汗腺。另外还有美国Genzyme公司生产的自体细胞组织工程皮肤（epicel cultured epidermal autografts），主要用于烧伤等患者，其主要方式是在患者身上取少量皮肤，在体外扩增后接种到细胞外基质支架上培养一定时间后，再移植到患者自己身上，这种产品从免疫角度考虑应无免疫原性，但患者需要等待一定的时间才能使用。据我们了解，10cm × 10cm大小的组织工程皮肤价格约为1000美元。

我们国家对组织工程的研究非常重视，在国家863项目中投入了大量的资金从事组织工程的研究。其中研究成果比较好的单位有以下几家：①西安第四军医大学组织工程研究中心（陕西艾尔肤生物工程有限责任公司）；②北京以岭生物工程有限公司；③上海市组织工程研究与开发中心；④四川重庆大坪医院和其他多家单位。其中，以西安第四军医大学组织工程研究中心（陕西艾尔肤生物工程有限责任公司）的研究最为突出，已获得国家食品药品监督管理局批准的产品注册证。其他单位尚处于研发阶段，距临床研究和申报产品注册还有许多工作要做。

第四军医大学组织工程研究中心是我国较早从事组织工程皮肤研究的单位，并一直注重产品的产业化研究。其研发的组织工程皮肤和美国批准的组织工程皮肤Apligraf具有相似的结构。该产品在中国食品药品检定研究院按医疗器械注册产品标准进行形式检验，检验合格后于2003年11月开始进行了148例的临床研究。研究结果发现，组织工程全层皮肤应用于烧伤创面时，患者疼痛减轻，创面分泌物减少，创面平均愈合时间缩短，创面愈合后无水疱、破溃、局部排斥反应，色素沉着减轻，表面弹性良好，瘢痕形成减轻。组织工程全层皮肤应用于慢性溃疡创面，可减少创面分泌物，抑制创周炎症，大部分组织工程全层皮肤存活。总之，该产品能促进创面愈合，平均愈合时间明显缩短，愈合后随访6个月创面未见复发，与美国的同类产品Apligraf比较具有相似的效果。

2016年12月美国FDA按照生物制品批准Vericel公司生产的组织工程软骨产品

Maci，该产品是在猪胶原膜上培养自体软骨细胞，细胞数量是 500 000~1 000 000/cm^2，用于成人膝关节软骨缺损的治疗。自体软骨细胞移植修复软骨损伤是目前最成熟的修复软骨损伤的细胞治疗方法，并有良好的临床效果。在国内，中国人民解放军总医院第四代组织工程软骨技术，最长随访 8 年病例，证明临床效果显著。

此外，还有应用聚乳酸胶原纤维支架复合人骨髓间充质干细胞修复全层软骨缺损，3 周后即可观察到Ⅰ型胶原纤维层形成，且纤维层的上 1/3 可见细胞分布均匀并明显向软骨细胞分化，其细胞外基质中富含蛋白多糖和Ⅱ型胶原，RT-PCR 分析有软骨形成，说明聚乳酸胶原纤维支架复合人骨髓间充质干细胞具有修复软骨组织缺损的功能。另有研究报道，将兔自体骨髓基质干细胞分别种植于聚羟基乙酸和羟基磷灰石支架后共同培养，生物胶粘连两种支架 - 细胞复合物形成骨髓基质干细胞 - 聚羟基乙酸 - 羟基磷灰石复合体，并植入兔膝关节修复关节软骨。实验结果显示术后 20 周，实验组可见缺损处修复组织似透明软骨样，表面光滑。采用这种体外培养的兔自体骨髓间充质干细胞修复关节软骨全层缺损后，组织学评分发现术后 3 个月内缺损被软骨组织所修复。这些研究表明，采用聚乳酸胶原纤维支架或聚羟基乙酸羟基磷灰石双向支架复合骨髓间充质干细胞用于软骨组织工程均取得了满意的效果。

关节软骨组织工程的研究主要集中于种子细胞和生物支架两个关键因素上。种子细胞包括各种来源的干细胞和软骨细胞。种子细胞经过多年的研究，已经取得了巨大的突破，一些种子细胞已直接用于细胞治疗。目前，种子细胞的研究重点在于如何促进细胞在支架上的三维生长，如何维持细胞的表型，如何保持细胞悬液在损伤部位的有效浓度，从而形成具有生物学功能的组织。支架材料的研究重点在于如何修饰、复合、研发出生物相容性好、力学适应能力强、更接近生理状态的理想材料。组织工程修复关节软骨损伤这项技术已成功应用于临床，效果较好。随着不同种子细胞来源及培养技术的提高，以及各种新型支架材料的研制与开发，相信在不久的将来，关节软骨损伤将会得到更有效的治疗。

四、质量研究的挑战

组织工程产品的组织特性鉴定对于产品的最终结构和成分，以及从体外试验到售后监督等产品开发的整个过程都很重要。由于检测方法的多样性，选择能够真实反映产品安全性和有效性的方法非常重要。组织工程医疗产品可以通过图象模型、机械测试和生化测试进行特性鉴定。由于组织工程产品在很多情况下会发生改变，在使用过程中发生的改变应该在和宿主组织整合过程中的不同关键时间点进行监测。特别是当采用的成分能降解和被宿主取代的情况下，生物降解和取代速率的平衡将受产品中材料特性和宿主对材料反应的影响，这一点也和产品的生物相容性有关。因此在产品使用过程中关键时期的监测是非常必要的。如需要增强结构、机械和功能特性，应建立合适的测试方法和方案。

（1）图像模型：图像模型包括所有的光学显微镜（包括光谱、荧光和光学断层）、电子显微镜和采用其他能量的影像。

（2）机械表征：机械表征包括所有实验室机械性能的测试（包括压缩、张力、爆破力），以及针对特殊用途的新的测试方法。如果没有现成的标准，有必要开发数据分析和校准的标准。

（3）生化表征：生化表征包括所有测定任何化学成分的活性、含量、纯度或鉴别的测试方法。

（4）基因表达分析：基因安全可以通过基因表达分析的方法检测，当采用异种材料时更为重要。

（5）微生物安全性及传染性物质：在组织工程医疗产品的开发过程中对于潜在的感染性外源物质的安全性评价也是很重要的。动物产品可能通过病毒和疯牛病蛋白传染疾病，如传染性海绵样脑病等。正在制定的标准将会要求在使用组织工程医疗产品时防止感染性外源物质的介入、传播，以及可传播感染性物质的扩散，通过如下措施：产品在生产过程中不应被污染；产品的临床使用中不应成为传染源；产品不应因为设计失误和不正确的制造工艺而损伤其免疫和生物学功能；要防止在关键控制点发生污染（如材料来源/获取、材料加工，以及终产品的运输和储存）；现有的灭菌方法用于活细胞和组织可能有一定的困难，因此应开发和研究新的方法并对其进行有效性确认。

第二节 组织工程产品质量研究的重点及关键技术和方法

一、国内外法规技术指南的特殊要求

2005 年国际标准化组织（ISO）对组织工程医疗产品的标准化问题进行了研究，初步起草了组织工程医疗产品第一部分通用技术要求，对组织工程产品的设计、材料、临床前和临床评价、上市后监督评价、生产制造、有效性评价、灭菌、包装等方面作出了基本的规定和要求。

美国 FDA 对组织工程产品的审批主要由放射和医疗器械审评中心负责，在审评过程中由于该类产品涉及药品、生物制品和细胞等专业方面的问题，通常由 CDRH 和 CBER 联合管理，CDRH 负责生物材料和组织工程产品的评审，CBER 负责细胞组织、细胞因子和生长因子方面的评审，最终由放射和医疗器械部门发布 510（K）或 PMA 的上市文件。2016 年美国 FDA 按照生物制品批准组织工程软骨产品上市。

日本对组织工程医疗产品的管理也发布了一些规定，卫生和福利事业部科学研究计划（2000）规定了组织工程生物材料和器械的有效性、安全性和质量评估方法。政府发布文件第 906 号（2000，7-30）规定了利用细胞和组织的医疗器械、医疗产品的质量及安全要求。药物评估中央委员会、生物技术特别分委会（2001，1-26）发布了两个文件：①利用细胞和组织的医疗产品的销售及使用的有关要求；②人源细胞和组织生产的医疗产品的质量及安全要求指南。

欧盟为组织工程产品制定科学的严格的定义，提供可行和明确的方法区分组织工程

和其他治疗方法。采用基于产品临床应用危险等级的管理方法，首先确定低度危险和高度危险等级。现行的标准和规则有：导则 2001/83/EC 的修改导则 2003/63/EC 指导细胞治疗产品；导则 93/42/EEC（医疗器械）的修改导则 200/70/EC；另外新的导则 2004/23/EC 涉及人类细胞和组织的捐献者、获取、试验、处理加工、保护、储存和销售的质量及安全性标准要求，提供了含细胞产品的生产和管理的基本要求。进一步的立法工作以适应组织工程产品的多样性还是必要的，由于组织工程产品含有活细胞成分的活性物质，具有新的未知的风险，因此对这类产品应加强管理，在使用方面应进行必要的限制。

我国 TEMP 的研究也处于不断发展的时期，已逐渐从实验室阶段开始进入临床研究阶段，因此，控制 TEMP 产品的质量和安全，以及制定 TEMP 的质量标准不仅对于保证 TEMP 产品的安全性具有重要意义，也可以促进我国 TEMP 产品的健康发展。目前我国关于组织工程医疗产品管理的法规性文件正在制定中，初步参照美国 FDA 按医疗器械管理。在国家 863 项目的支持下，中国食品药品检定研究院组织我国组织工程方面的专家、管理人员和科研工作者起草了 12 项组织工程产品的质量和安全评价相关标准，这 12 个标准已经上报国家食品药品监督管理局并已获批发布实施。这对于组织工程医疗产品的研究、开发和产业发展具有促进和指导作用。

到目前为止，我国已有 12 个组织工程相关的质量和安全评价标准经国家食品药品监督管理局批准发布实施。

（1）YY0606.3—2007 组织工程医疗产品通用分类指南，标准规定了组织工程产品的各个方面，包括：组织工程的定义和范围、产品分类、组成成分、产品表征、评价分析、微生物安全、传染性物质的要求及检测方法。

（2）YY0606.4—2007 组织工程皮肤产品分类指南，标准规定了用来治疗皮肤损伤、替代恢复皮肤成分和功能的组织工程产品及材料的术语和分类标准。

（3）YY0606.5—2007 组织工程医疗产品用基质材料和支架表征及测试指南，标准规定了组织工程医疗产品用基质材料和支架的理化性能的技术要求。

（4）YY0606.12—2007 用于组织工程医疗产品的细胞、组织及器官加工处理指南，本标准主要规定了用于组织工程医疗产品的细胞、组织和器官的加工处理、检定生产及质量保证。

（5）YY0606.9—2007 组织工程医疗产品用透明质酸钠，标准规定了组织工程产品的支架材料的原材料之一透明质酸钠的质量标准。标准对材料的理化性能和生物性能作出了规定，达到医用级水平，满足组织工程产品生产的需要。

（6）YY0606.8—2008 组织工程医疗产品用海藻酸钠，标准规定了组织工程产品的支架材料的原材料之一海藻酸钠的质量标准。标准对材料的理化性能和生物性能作出了规定，达到医用级水平，满足组织工程产品生产的需要。

（7）YY0606.10—2008 骨诱导材料评价指南，标准规定脱钙同种异体骨体内诱导骨形成的试验方法。

（8）YY0606.13—2008 细胞自动计数指南，标准规定组织工程用细胞的自动计数方法。

（9）YY/T0606.14—2014 组织工程医疗产品 第 14 部分：评价基质及支架免疫反应

的试验方法 –ELISA 法。

（10）YY/T0606.15—2014 组织工程医疗产品 第 15 部分：评价基质及支架免疫反应的试验方法——淋巴细胞增殖试验。

（11）YY/T0606.20—2014 组织工程医疗产品 第 20 部分：评价基质及支架免疫反应的试验方法——细胞迁移试验。

（12）YY/T0606.25—2014 组织工程医疗产品 第 25 部分：动物源生物材料 DNA 残留量测定法——荧光染色法。

风险管理也是医疗器械安全性保障的重要组成部分，企业应建立和保持用于判定与组织工程医疗产品有关的危害、识别和评价相关的风险、控制这些风险并监视上述控制有效性的过程。这个过程应形成文件并包括下列要素：风险识别；风险分析；风险控制和生产后的信息。风险管理按照医疗器械行业标准《YY/T0316—2003（ISO14971 ：2000）医疗器械风险管理对医疗器械的应用》的规定进行。

二、质量控制研究的共性问题

（一）细胞的质量控制

组织工程的种子细胞（seeding cell）根据来源不同有自体细胞、同种异体细胞和异种细胞。自体细胞是采集患者自己的细胞在体外分离扩增后和材料复合后直接或在体外进一步培养后用于组织或器官结构或功能的修复，自体细胞采集自患者自身，没有传染性疾病交叉传播和免疫排斥反应的问题，因此从安全的角度考虑是比较理想的选择，主要不足是细胞的来源有限和很难形成规模化生产，并且也仅限患者自己使用。同种细胞是采集人类不同个体的细胞，在体外可以扩增后用于组织工程产品的生产。同种细胞的问题主要是病毒性疾病如乙型肝炎和艾滋病毒等交叉传染的风险及同种异体抗原的免疫排斥反应的问题。异种细胞是采用动物来源的细胞，直接或转基因处理后用于组织工程产品的开发。异种细胞来源丰富，可以大规模生产，但是由于动物来源的细胞具有未知的动物源性传染性疾病在人类传播的风险，以及在人体内具有较强的免疫原性等问题，因此采用异种细胞研究和开发组织工程产品还需要大量的基础研究工作。

根据细胞的分化能力用于组织工程的细胞可以是体细胞、成人干细胞和胚胎干细胞。目前用于组织工程的细胞主要是体细胞和成人干细胞。体细胞在体外可以直接用于组织工程产品，但是在体外的扩增是有一定限度的，不能进行大规模和多次的扩增。成人干细胞主要是采用骨髓来源的干细胞，在体外特殊的培养条件下定向培养分化成具有特定功能的目标细胞，成人干细胞可以在一定的范围内进行扩增。胚胎干细胞具有高度的增殖和分化能力，能演化成所需要的组织和器官，因此胚胎干细胞的研究对于组织工程的发展具有重要的意义。在干细胞研究中要特别注意细胞生长的可控性，即细胞恶性转化的问题。

生产过程中所使用的各种组分的要求：应提供各种组分的来源、质量标准及其所进行的检测项目。应详细说明生产过程中所用的各种试剂，是人源还是动物来源，猪源材料是否进行了猪细小病毒检测，反刍动物来源是否在可能污染牛海绵状脑炎病毒，所用试剂是否获得了 FDA 的批准；如果所用试剂是研究级试剂，应提供其来源、安全性及性能资料，如无菌试验、内毒素、支原体及外源因子检查结果，功能性分析、纯度检测结果，以及有害残留溶剂检测结果。如果这些试剂已知有或潜在有毒性，则需对工艺进行验证，确保在终产品中已无这些试剂残留。

对细胞的要求：对于同种异体或自体细胞，应说明细胞来源的组织及细胞类型；是否进行过体内动员及其所用的动员方法；细胞采集所用的具体方法；采集单位的名称及地址；供体筛查的内容、方法及结果以评价供体资质；对于自体供体，如果供体某种病原体检测为阳性或未进行筛查，则需有记录可以说明在产品的生产过程中，组织培养方法是否会造成病毒或其他外源因子的增殖或传播而危及到其他人。对于同种异体，应进行病毒筛查，如 HIV- Ⅰ/Ⅱ，HBV、HCV、HTLV- Ⅰ/Ⅱ、CMV、EBV 的检测等，并记录所用试剂及检测方法。细胞库系统：如果在生产过程中使用了细胞系，则应记录细胞系历史、来源、分离、检定及主细胞库（MCB）和工作细胞库（WCB）检定频率。主细胞库检定包括：①外源因子污染的检测，如无菌试验、支原体检查、体内及体外法的外源病毒检测；②特殊病原体的检查，人源细胞应检测 CMV、HIV- Ⅰ/Ⅱ、HBV、HCV、HTLV- Ⅰ/Ⅱ、EBV、牛和/或猪外源因子，应均为阴性；③细胞鉴别或均一性检测，如细胞表型、基因型或其他标记；④细胞纯度检测；⑤细胞活性及细胞成熟性检测；⑥记录细胞培养条件，如所用培养基、试剂或组分及其检测报告；⑦记录细胞冻存、运输、复苏的内容，如细胞密度、冻存支数、冻存温度、细胞库位置；⑧ 多次传代后细胞遗传及表型稳定性及复苏后细胞存活率。工作细胞库检定包括：①细菌、真菌污染的检测；②支原体检查；③一定的鉴别试验。表 24-1 列举了两种组织工程用种子细胞的质量要求。

表 24-1　组织工程产品生产用种子细胞的质量标准

制品名称	重组人脱细胞真皮基质	
细胞名称	人成纤维细胞库细胞（同种异体）	
检定项目	**检定方法**	**规定标准**
细胞鉴别试验	同工酶法	应为人源 B 型
细菌、真菌检查	无菌试验	应无菌生长
支原体检查	培养法	应为阴性
	指示细胞染色法	应为阴性
外源病毒检查		
体外法	直接观察法及血吸附试验	细胞形态应正常，血吸附试验应为阴性
	不同细胞培养检查及红细胞吸附试验	细胞接种到人源 2BS 细胞、猴源 VERO 细胞及同种不同批细胞上，细胞形态应正常，血吸附试验应为阴性
动物体内接种法	乳鼠	乳鼠存活率应≥ 80%
	成鼠	成鼠存活率应≥ 80%

续表

	鸡胚卵黄囊接种	鸡胚存活率应≥ 80%
	鸡胚尿囊腔接种及红细胞凝集试验	红细胞凝集试验应为阴性
逆转录病毒检查	PERT 法	应为阴性
特殊外源病毒检查	PCR 法	人免疫缺陷病毒Ⅰ型（HIV-Ⅰ）、人乙型肝炎病毒（HBV）、人丙型肝炎病毒（HCV）、人巨细胞病毒（HCMV）、人 EB 病毒检测应为阴性
细胞致肿瘤试验	裸鼠体内接种法	裸鼠应无瘤生长
	软琼脂克隆法	应无细胞集落克隆形成

制品名称	医用角膜贴片	
细胞名称	自体骨髓间充质干细胞	
检定项目	**检定方法**	**规定标准**
细菌、真菌检查	无菌试验	应无菌生长
支原体检查	培养法	应为阴性
	指示细胞染色法	应为阴性
外源病毒检查	体外法 - 不同细胞培养检查及红细胞吸附试验	细胞接种到人源 2BS 细胞、猴源 VERO 细胞上，细胞形态应正常，血吸附试验应为阴性
逆转录病毒检查	PERT 法	应为阴性
细胞表型	流式细胞仪法	CD34、CD45 和 HLA-DR 应为阴性，CD29、CD44、CD71、CD90 应为阳性，阳性率应大于 90%

对生产工艺的要求：应描述自体或同种异体细胞采集、加工方法及细胞培养条件，包括细胞采集体积、物理或酶消化步骤、所用细胞筛选或分离仪器、培养系统、在线检测；对于采用放射性照射的体细胞治疗产品，应提供细胞照射后仍具有其特性但无复制能力的数据，放射源的校正；应详细记录从细胞收集到最终收获期间每一步的时间间隔，从细胞采集到最后收获期间细胞保存的时间及条件，保持细胞稳定性的操作程序；应详细描述细胞收获的过程，细胞收获方法、洗涤条件及洗涤介质，如果要冻存，应说明冻存的条件及保存时限；应提供终产品的配方，应说明在最终制剂中是否添加生长因子或人血清白蛋白，并注明其来源、供货商、终浓度。此外，还要提供终产品中细胞浓度、运输条件等相关数据。

（二）结构分析

组织工程医疗产品是采用可降解支架复合细胞在体外培养形成，因此组织工程产品应符合相应组织的结构特征。组织结构分析采用组织切片进行 HE 染色观察分析，也可以采用免疫组织化学染色分析特定蛋白的表达情况。例如，组织工程全层皮肤组织（HE 染色）在光镜下应无表皮细胞或成纤维细胞坏死或明显退行性病变，无细胞异常增生，可见组织工程皮肤的结构与正常皮肤类似，具有表皮层和真皮层，其中表皮层较薄，真皮层较厚，表皮层和真皮层两者结合紧密。但组织工程皮肤中可以缺少毛囊、汗腺、血管和末梢神经等皮肤附件与结构。组织工程软骨进行 HE 及甲苯胺蓝染色，光学显微镜观察可见 HE 染色无明显细胞退化或坏死，无局域性细胞不规则生长；甲苯胺蓝染色显示细胞贴附在材料空隙表面，细胞核为深蓝色，有少量细胞外基质分泌；倒置相差显微镜观察其细胞贴附于材料支架表面，形态为多突起棒形或扁平状，伸出的伪足样突起相互接触，伪足周围有细胞分泌的大量细胞外基质。

（三）生物学活性

细胞的表型：应提供该类体细胞的形态学、表面标志等，该体细胞应具有预期的功能如分泌某种产物（或因子），可通过体外试验检测。检测体细胞制品的生物学效应如细胞毒效应、免疫诱导 / 增强或抑制效应、造血细胞增殖能力等。如果有可能以动物模型来进行，临床前试验应测定体细胞制品在体内生物学功能及其治疗效果。若某种体细胞治疗方法，因种属特异性等原因无法用动物模型体内试验来证实其有效性，应做特别说明，并提供和引证有效性的其他依据。

（四）其他

对于组织工程医疗产品，在进行临床研究前应进行动物试验，评价产品的有效性和安全性。对于组织工程皮肤可以采用猪的皮肤损伤模型进行评价，软骨一般采用山羊模型进行评价。

第三节　组织工程医疗产品的临床前评价

一、组织工程医疗产品的临床前研究

（一）设计要求

（1）为满足预期性能的设计应考虑以下要点：①材料及支架的生物相容性；②材料及支架的物理、力学和化学特性，包括耐久性和老化；③材料及支架的磨损性能，以及磨损和磨损产物对组织工程医疗产品和机体的影响；④制造过程（包括灭菌）对材料特征和性能的影响；⑤由于组成材料与其他材料和物质的相互作用对组织工程医疗产品及其功能的可能影响；⑥组织工程医疗产品中物质渗漏和 / 或扩散的程度和影响；⑦互相结合及其对预期性能的影响；⑧组织工程医疗产品植入物和机体组织间，特别是在固定和结合处的界面及表面情况；⑨形状和尺寸，包括其对组织和体液的可能影响；⑩在体内植入状态下的生物相容性；⑪机体和外部环境对组织工程医疗产品的物理和化学性作用；⑫辐射和电磁场对组织工程医疗产品的影响，以及由此对机体造成的后果；⑬可植入性，以及植入后移除和替换的能力；⑭微生物和颗粒污染；⑮保存条件；⑯可包装和包装有效性。

组织工程医疗产品的设计应形成文件记录。当上述任一设计要点不能施行时，应提

交记录原因的文件并论证。

（2）组织工程医疗产品在细胞的处理过程中还应考虑以下要点并形成文件记录：①产品使用的活细胞的来源、特性、纯度、年龄、活性和功能性；②细胞储存条件及稳定性；③作为供者筛选的诊断结果和其他检测的接受标准；④制造过程中的细胞表型和功能的稳定性；⑤潜在病毒表达；⑥细胞分离、库存和培养的条件。

（二）原材料和生产工艺要求

1. 一般要求

应根据预期用途的性能要求选择合适的材料，并考虑制造、处理、灭菌和储存对材料的影响。

当药物作为组织工程医疗产品的组成部分时，对其应按照药品法规进行评价。作为组成部分的药物的原有性能不应受组织工程医疗产品的影响，反之亦然。

组织工程医疗产品使用的材料，包括遗传工程生产的生物材料，应在植入状态时具有可接受的生物相容性。可能的磨损和降解产物的生物相容性也应能被接受。在特定应用中的可接受性应通过下列方式之一证实：①根据 GB/T 16886.1 的原则进行证明评价；②从在相似的临床应用中已证实的合适材料中选择。

应评价动物或人体来源的材料可能的传染性因子传播带来的危险性，包括非细菌和非病毒性因子。

2. 细胞

1）供者选择

人源供体：供体是否可以使用，一般应进行两个方面的检测，即疾病（微生物或病毒）检测及一般安全性检测。这些检测项目可由生产单位采用已经过验证的方法检测，或由通过一定资质认证的检测实验室检测。

如果是自体来源的生物材料，建议对用于移植的供体材料筛选及检测；如果使用同种异体供体，则必须对用于移植的供体材料进行筛选及检测。

供体材料的筛查及检测必须使用国家管理当局批准的供体筛查试剂盒，并严格按照试剂盒使用说明书操作。病毒筛查的种类，依据所用细胞及组织类型的不同而有所不同。对所有组织类型的供体，应至少检测人类免疫缺陷病毒Ⅰ型及Ⅱ型（HIV-Ⅰ型及Ⅱ型）、乙型肝炎病毒（HBV）及丙型肝炎病毒（HCV）、梅毒螺旋体，并应均为阴性，且应无人海绵状脑炎病毒，包括人克 - 雅氏病病毒传播的可能性。对活细胞的、富含淋巴细胞的细胞及组织供体，还应至少检测人 T 淋巴细胞病毒Ⅰ型及Ⅱ型（HTLV-Ⅰ，Ⅱ），应均为阴性。对于生殖细胞或组织供体，还应至少检测沙眼衣原体及奈瑟氏球菌，且应为阴性。

建立供体记录及样品档案：应记录并保存供体的种属、年龄、性别，细胞、组织及器官的来源（包括国家来源）的数据。细胞、组织和器官的获取应符合我国相关部门的管理规定，特别是组织供体的登记、记录保存、标签、产品溯源、传染性疾病检测结果等应符合相关规定的要求。

必须遵守伦理及法律准则，包括对人体细胞、组织和器官的捐献者应签署知情同意书。

动物来源供体：动物的来源及其筛选应最大限度地减少已知的人畜共患病病原体潜在的种间传播。对不同种属及不同地域来源的动物供体应进行不同项目的检测。

动物来源应符合我国实验动物管理的相关要求，包括动物设施、饲养、隔离检疫、运输、废弃动物的处理、动物保护等的相关要求。生产单位可以与具有相关经验的有资质的实验室及管理机构联系，以鉴别并验证与动物检疫相关的检测项目。应记录动物种群地域来源、物种、种系、动物检疫的信息，并应能够体现动物供体无传染性海绵状脑病（TSE）或其他传染性病毒感染。

应使用来源于圈养或封闭种群的动物，应尽可能使用剖腹产获得的动物。不得直接使用来源于中国境外的动物，也不得使用其第一代动物直接作为异种移植供体。如果必须使用境外动物，则必须设立足够长的隔离检疫期，以证明无相关的传染性因子污染。

不得从种群发生过 TSE 的国家或地区进口该动物种类。不得使用散养的动物或野外捕捉的动物作为异种细胞及组织供体。不得使用屠宰场的动物作为异种细胞及组织供体。

2）完整的细胞

应在随初始材料提供的信息中确定细胞类型和其起源，以及细胞的来源（人/动物、自体/同种异体）。

3）细胞成分

应在随初始材料提供的信息中确定细胞成分和其起源，以及细胞的来源（人/动物、自体/同种异体）。

3. 支架材料

应评价支架材料的生物相容性。按 GB/T 16886.1 标准进行生物相容性评价。应提供支架材料的以下指标：降解特性；孔隙率和孔隙大小；形态结构；细胞黏附；化学成分；分子量；灭菌适宜性（包括推荐方法）；来源和处理方法；力学特性；储存条件和时间。

4. 制造过程中使用的其他辅助材料

应对加工过程中使用的其他辅助材料和设备的质量及规格进行与产品生物性成分（细胞和分子的）使用时适宜性的评价。

（三）设计的临床前评价

应进行评价以证明组织工程医疗产品达到了预期性能。应确定达到预期性能的程度并形成证明文件。安全性应通过临床前和临床评价证实，实行合适的风险分析程序。应按如下所述进行临床前评价：①相关科学文献的汇编和评论分析；②试验数据分析。临床前测试应模拟预期使用的条件。不同的产品采用不同的动物模型对组织工程产品进行评价，如组织工程皮肤采用小型猪和无胸腺小鼠的皮肤烧伤模型移植组织工程皮肤，评价产品和宿主的整合性和有效性。组织工程血管采用试验动物大鼠和狗，将血管移植到腹主动脉和下腔静脉，可以采用血管造影评价血管的通畅性，采用组织学检查评价血管的组织结构，采用组织化学和电生理学方法评价血管的功能，采用力学测试评价血管的力学强度。

二、组织工程种子细胞的临床前评价

组织工程种子细胞的临床前评价应按照细胞治疗的要求对细胞进行评价。1998 年美国 FDA 发布了人体细胞治疗和基因治疗的指导原则，规定了细胞治疗产品的临床前评价要求。2003 年我国颁布了《人体细胞治疗研究和制剂质量控制技术指导原则》，对于人体干细胞治疗产品的管理，我国目前采用体细胞治疗产品的管理要求，临床前评价要求介绍如下：①生长因子依赖性细胞，对其生长行为必须予以监测，若某细胞株在传代过程中失去对该生长因子的依赖，不能再予以使用；②对同种异体细胞的移植，必须从免疫学方面提供其安全性依据；③对异种细胞，必须提供该异种细胞在体内存活的时间及安全性的依据；④毒性试验，尽可能模拟临床回输方式，高于临床用量的相同组织类型的动物体细胞制品回输入动物体内，观察其毒性反应、过敏反应、局部刺激反应。对特殊来源的体细胞，按具体情况制定毒性反应的评价方法；⑤致癌试验，对于某些长期培养的体细胞，应进行致癌性试验：体外试验，软琼脂克隆形成试验；体内试验，采用裸鼠试验，按国家药品监管当局有关细胞株检定和质量控制要求进行，应证明经体外处理后已失去生长和增殖能力；⑥对于体细胞终制品所用的附加物，应视为体细胞制品的一部分，应做动物毒性试验。

第四节　组织工程医疗产品具体品种质量标准介绍

一、皮肤

组织工程皮肤（tissue engineered skin）就是采用自体或同种异体表皮细胞和成纤维细胞等细胞成分接种到材料支架上，经一定时间的培养后形成在结构上与天然皮肤具有类似结构的组织工程皮肤（图 24-1）。细胞工程皮肤主要用于急性和慢性皮肤的损伤治疗，皮肤损伤包括烧伤、瘢痕、溃疡和先天性畸形等。

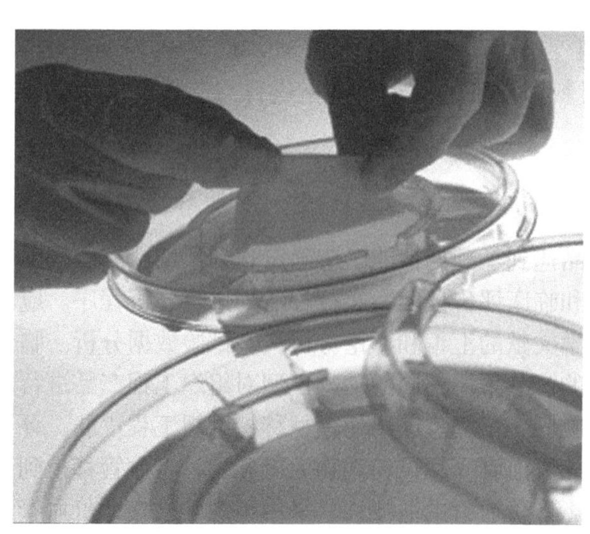

图24-1　组织工程皮肤

组织工程皮肤主要技术要求如下。

（1）外观：目力检测应为完整膜状、厚薄均匀、浅粉红色、有光泽。

（2）基本尺寸：应符合临床需要的包装标示的要求，允许误差 ±10%。

（3）物理性能：①拉伸强度：按 GB/T528 — 1998 规定方法进行，试样采用标准中的 4 型，试验速度为 0.5mm/min，拉伸强度应不小于 0.120MPa；②断裂拉伸强度：按 GB/T528 — 1998 规定方法进行，试样采用标准中的 4 型，试验速度为 0.5mm/min，断裂拉伸强度应不小于 0.100MPa；③拉断伸长率：按 GB/T528 — 1998 规定方法进行，试样采用标准中的 4 型，试验速度为 0.5mm/min，拉断伸长率应大于 15%。

（4）组织学要求。组织工程全层皮肤组织学要求（HE 染色）：在光镜下应无表皮细胞或成纤维细胞坏死或明显退形性病变，无细胞异常增生，可见组织工程皮肤的结构与正常皮肤类似，具有表皮层和真皮层，其中表皮层较薄，真皮层较厚，表皮层和真皮层两者结合紧密。但组织工程皮肤中可以缺少毛囊、汗腺、血管和末梢神经等皮肤附件和结构。表皮层在高倍镜下，可见基底层和棘层，也可见颗粒层和角质层，没有正常皮肤的透明层。基底层的细胞多为矮柱形或立方形的细胞，胞核呈圆形或卵圆形。在基底层的上方有 2~4 层棘细胞，呈多边形，细胞和细胞的连接处可以见到细胞间桥。颗粒层不连续，部分颗粒层缺失。颗粒层由 1~3 层较扁平的棱形细胞组成，位于棘层上方，细胞核大部分已经退化，细胞形态不规则、大小不等，胞质中含有较多的颗粒，可见角化层，角化细胞呈均质状，轮廓不清。大部分的角化层为正角化，少部分为不全角化，个别的部位还存在角化株。真皮层的厚度应为表皮层的 1.5~5 倍，真皮层中可见一定数量生长状态良好的长棱形成纤维细胞，细胞轮廓和胞核清晰。在个别部位可见到长短不等的上皮钉突，将表皮和真皮层牢牢地结合在一起。组织工程全层皮肤透射电镜观察，可见基底膜。在基底层细胞、棘层细胞和颗粒层细胞之间，以及基底层与基底膜之间均有桥粒连接。在棘层、角质层中，可见胞质中有角蛋白丝，尤以角质层明显，这些角蛋白成束排列，形成张力纤维。组织工程真皮组织学要求（HE 染色）：未见成纤维细胞坏死或明显退变，无细胞异常增生。可见组织工程培养的真皮结构与正常的真皮相似，但组织工程皮肤中可以缺少毛囊、汗腺、血管和末梢神经等皮肤附件和结构。真皮层的厚度应基本一致，真皮层中可见一定数量生长状态良好的棱形成纤维细胞。细胞轮廓和胞核清晰，细胞周围可见新形成的细胞外基质成分。在组织工程真皮中可以有残留的可降解生物材料。

（5）生物安全性检测。①无菌：按《中国药典》（2015 版）附录的无菌检查法进行，结果为无菌。②支原体检查：按《中国药典》（2015 版）附录的支原体检查法进行，结果为阴性。

（6）材料的要求。①支架材料的要求：包括物理、化学和生物三个方面的要求，根据不同的支架应符合国际标准或医药行业标准或医疗器械注册产品标准，优选选择国家已经批准的材料；②供皮者的要求：供皮者的确定应通过询问病史、体检和化验，由有经验的或经过专门培训的执业医师作出决定，并对之负责；主要取环切术或其他手术所切的正常皮肤组织。执业医师向皮肤提供者解释所供皮肤的用途，并得到书面同意。供皮者应进行化验检查，并符合以下条件：体温正常；发育正常，皮肤无黄疸，无传染性皮肤病，浅表淋巴结无明显肿大，颈淋巴结无肿大，四肢皮肤无 Kaposi 肉瘤；胸透正常；腹部正常，肝脾不肿大，无肿块，无压疼；丙氨酸氨基转移酶（ALT）采用赖氏法应不高于 25 单位；乙型肝炎类表面抗原采用国家食品药品监督管理局批准的试剂盒检测为阴性；梅毒采用国家食品药品监督管理局批准的试剂盒检测为阴性；HIV-1/HIV-2 抗体采用国家食品药品监督管理局批准的试剂盒检测为阴性；HVC 采用国家食品药品监督管理局批准的试剂盒检测为阴性；供皮者手术所切的皮肤立即由医务人员用无菌操作放入无菌容器内，并立即冷藏（10℃以下），在收集运输过程中也应冷藏。③细胞的要求：细胞库的建立传代和保存由原代细胞扩增，表皮角质形成细胞 1~3 代，真皮成纤维细胞 1~8 代，然后冻存于液氮中，作为原始种子细胞库，从原始种子细胞库传代，扩增后冷存于液氮中，作为主细胞库；从主细胞库传代，扩增后冷冻于液氮中作为工作细胞库。细胞库的检定参照《中国药典》（2015 版）三部通则“生物制品生产检定用动物细胞基质制备及检定规程”、《新生物制品审批办法（局令第 3 号）》附件 8《人的体细胞治疗申报临床试验指导原则》（1999）与《人体细胞治疗研究和制剂质量控制技术指导原则》（2003）进行。细胞库细胞的检查参照《中国药典》（2015 版）三部通则“生物制品生产检定用动物细胞基质制备及检定规程”中的规定对细菌、支原体、真菌、人源 HIV、HBV、HCV 及 HSV 病毒检查进行检测；应用组织形态学、免疫组织化学和细胞学等方法进行鉴别，应为典型的正常表皮角质形成细胞和真皮成纤维细胞。致瘤性检查：无克隆集落形成；无胸腺小鼠体内植入 21 天无肿瘤形成。细菌内毒素检查：不高于 0.5EU/ml。细胞稳定性检测：工作代次内各代细胞形态学、表型表达、细胞存活率、染色体核型分析一致。表 24-2 列举了组织工程皮肤产品的相关技术要求。

表 24-2　组织工程皮肤产品技术要求

技术指标	检测方法	技术要求
外观	目视检查	完整膜状、厚薄均匀、浅粉红色、有光泽
基本尺寸	采用标准量具测定	应符合标识要求，允许误差 ±10%
拉伸强度	按 GB/T528 — 1998 规定方法进行	拉伸强度应不小于 0.120MPa
断裂拉伸强度	按 GB/T528 — 1998 规定方法进行	断裂拉伸强度应不小于 0.100MPa
拉断伸长率	按 GB/T528 — 1998 规定方法进行	拉断伸长率应大于 15%
组织学要求	病理检查	组织工程真皮组织学要求（HE 染色）：未见成纤维细胞坏死或明显退变，无细胞异常增生。可见组织工程培养的真皮结构与正常的真皮相似，但组织工程皮肤中可以缺少毛囊、汗腺、血管和末梢神经等皮肤附件和结构。真皮层的厚度应基本一致，真皮层中可见一定数量的生长状态良好的梭形成纤维细胞。细胞轮廓和胞核清晰，细胞周围可见新形成的细胞外基质成分。在组织工程真皮中可以有残留的可降解生物材料
活细胞	活细胞计数	应不低于 85%
无菌	无菌检查法	应无菌生长
细菌内毒素	细菌内毒素检查	应不超过 0.5EU/ml

图 24-2 展示了组织工程表皮 HE 染色、免疫荧光染色观察及透射电镜观察结果。HE 染色可见基底层的柱状细胞和聚碳酸脂膜紧密相连，棘层细胞通过桥粒紧密相连，颗粒层细胞可见透明角质颗粒，角质层表现为不含细胞核的嗜酸性红染细胞结构（图 24-2-1）。免疫荧光染色观察显示层粘连蛋白主要在表皮基底层与聚碳酸酯膜之间表达（图 24-2-2a），K14 主要在基底层表达（图 24-2-2b），Involucrin 蛋白主要在棘层和颗粒层细胞中表达（图 24-2-2 c），Filaggrin 蛋白主要在颗粒层细胞中表达（图 24-2-2d）；K10&K13 表达于基底层以上的角质形成细胞，是表皮终末分化、角化的标记（图 24-2-2e）。透射电镜观察可见基底层下的基底膜样结构，基底层角质形成细胞中充满脂质（图 24-2-3a）、棘层细胞突起间的桥粒结构（图 24-2-3b），颗粒层中含有板层小体样结构（图 24-2-3c），角质层角质细胞内可见脂滴（图 24-2-3d）。

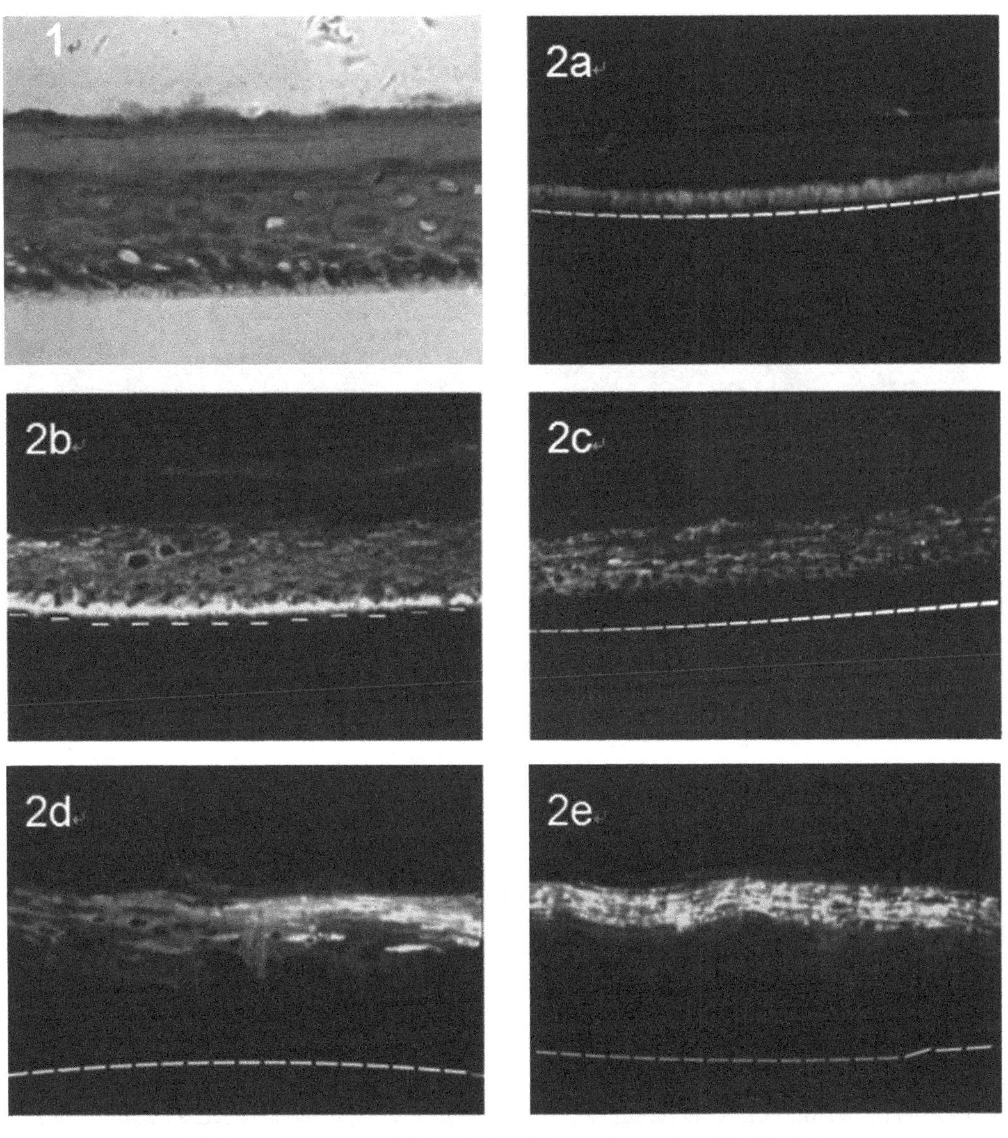

图24-2　组织工程表皮HE染色、免疫荧光染色观察及透射电镜观察结果

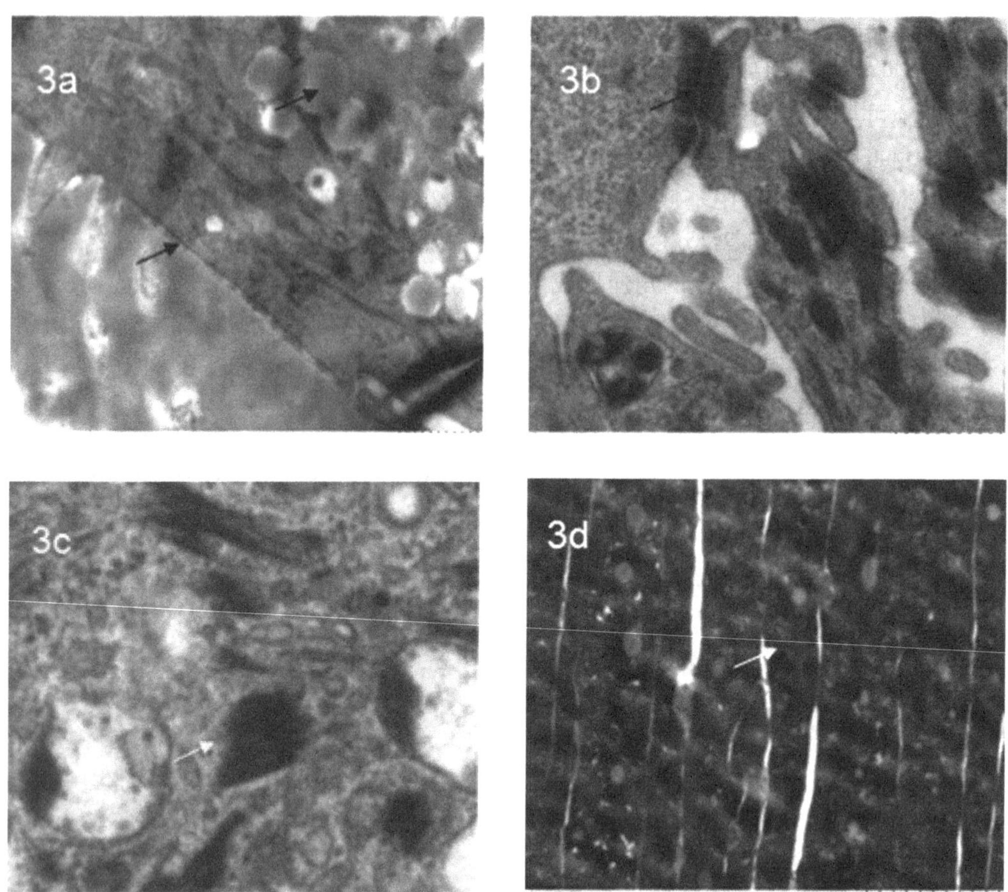

图24-2 组织工程表皮HE染色、免疫荧光染色观察及透射电镜观察结果(续)

1. 气液面培养 13 天组织工程表皮 HE 染色观察（200×）；2. 气液面培养 13 天组织工程表皮免疫荧光染色观察（400×），虚线示聚碳酸脂膜位置，2a. 层粘连蛋白，2b. K14，2c.Involucrin 蛋白，2d.Filaggrin 蛋白，2e. K10&K13；3. 气液面培养 13 天组织工程表皮透射电镜观察（2500×），3a. 基底膜结构和细胞内脂质（箭头所示），3b. 棘层细胞间的桥粒（箭头所示），3c. 颗粒层细胞中的板层小体（箭头所示），3d. 角质细胞（箭头所示）

二、软骨

组织工程软骨（tissue engineered cartilage）是指采用自体或同种异体骨髓基质干细胞成分接种到材料支架上，经一定时间的体外培养后或直接在体内形成的与天然软骨具有类似结构的组织软骨。主要用于关节表面的疾患、缺损和畸形。组织工程软骨的主要技术要求如下。

（一）支架材料的要求

应符合国家标准或行业标准或注册产品标准要求，优先选择国家已经批准的材料。

（二）种子细胞的要求

软骨细胞或骨髓间充质干细胞按标准操作程序制备。软骨细胞及间充质干细胞按《中国药典》（2015 版）三部通则“生物制品生产检定用动物细胞基质制备及检定规程”进行检测。

外源因子检查：细菌、支原体、真菌、人源 HIV、HBV、HCV 及 HSV 病毒检查均应为阴性。

致瘤性检查：无克隆集落形成；无胸腺小鼠体内植入 21 天无肿瘤形成。

细菌内毒素检查：不高于 0.5EU/ml。

细胞稳定性检测：工作代次内各代细胞形态学、表型表达、细胞存活率、染色体核型分析一致。自体软骨细胞和骨髓间充质干细胞外源因子包括细菌、支原体、真菌、人源 HIV、HBV、HCV 及 HSV 病毒检查均应为阴性。

骨髓间充质干细胞形态学：原代培养 24h 后，大部分细胞贴壁生长，贴壁的仍保持圆形；72h 后，贴壁细胞明显增长并分裂增殖，形成 3~6 个细胞的细胞团，细胞为圆形或椭圆形。细胞不断分裂增殖，细胞团的细胞不断增加，新生细胞圆形，折光性强，位于中心，周围的细胞逐渐变为梭形、长梭形，核居中，偶有双核，含 1~3 个核仁；5 天时可见明显集落形成，随后集落不断扩大，互相融合；10~12 天时，细胞融合成片，排列整齐，呈有序分布，细胞变短，形态扁平，趋于方形，立体感弱。

软骨细胞形态学：原代培养 24h 后，大部分细胞贴壁生长，贴壁细胞为圆形或多角形；48h 后，贴壁细胞明显增长并分裂增殖，细胞铺展成多角形。细胞不断分裂增殖，3~5 天时，细胞融合成片。

软骨细胞表型分析要求：第 3~5 代软骨细胞Ⅱ型胶原免疫组织化学染色阳性，甲苯胺蓝染色阳性。

骨髓间充质干细胞表型分析要求：骨髓间充质干细胞 CD29、CD44 阳性率应不低于 90%；CD34、CD45 和 HLA-DR 阴性率不低于 95%；存活细胞占总细胞数的 90% 以上。

骨髓间充质干细胞经体外成骨诱导 28 天，von Kossa 染色阳性＞ 80%。骨髓间充质干细胞经体外成软骨细胞诱导 5 天，Ⅱ型胶原 mRNA 呈阳性表达，甲苯胺蓝染色细胞基质呈异染性。骨髓间充质干细胞经体外成脂肪细胞诱导 5 天，油红 O 染色阳性＞ 70%。

（三）组织工程化软骨要求

1. 外观

组织工程化软骨外形为圆片状，颜色为白色不透明状。

2. 规格尺寸

应符合临床使用的包装标示的要求，允许误差 ±10%。

3. 组织学要求

组织工程软骨 10% 福尔马林固定、组织处理和石蜡包埋切片后进行 HE 及甲苯胺蓝染色，光学显微镜观察可见 HE 染色无明显细胞退化或坏死，无局域性细胞不规则生长；甲苯胺蓝染色显示细胞贴附在材料空隙表面，细胞核为深蓝色，有少量细胞外基质分泌。倒置相差显微镜观察其细胞贴附于材料支架表面，形态为多突起棒形或扁平状，伸出的伪足样突起相互接触，伪足周围有细胞分泌的大量细胞外基质。扫描电镜观察可见细胞紧密地贴附于材料支架上，细胞形态多为扁平状，向四周伸出伪足，分泌的细胞外基质包绕于细胞周围，有散在的颗粒沉积。

（四）生物学评价

应按 GB/T16886.1 规定选择实验项目进行生物学试验并评价。

（1）无菌：组织工程化软骨应无菌。

（2）细菌内毒素：含量低于 0.5EU/ml。

（3）牛血清蛋白残留量：不高于 50ng/ml。

（4）细胞数要求：软骨细胞或骨髓间充质干细胞数不低于 10 000 个 /cm^2。

（5）细胞存活率：细胞存活率大于 50%。表 24-3 列举了组成工程软骨的技术要求。

表 24-3 组织工程软骨技术要求

技术指标	检测方法	技术要求
外观	目视检查	组织工程化软骨外形为圆片状，颜色为白色不透明状
基本尺寸	采用标准量具测定	应符合标识要求，允许误差 ±10%
组织学要求	病理检查	HE 染色无明显细胞退化或坏死，无局域性细胞不规则生长；甲苯胺蓝染色显示细胞贴附在材料空隙表面，细胞核为深蓝色，有少量细胞外基质分泌。倒置相差显微镜观察其细胞贴附于材料支架表面，形态为多突起棒形或扁平状，伸出的伪足样突起相互接触，伪足周围有细胞分泌的大量细胞外基质
活细胞	活细胞计数	应不低于 50%
细胞数量	细胞计数	细胞数不低于 10 000 个 /cm^2
无菌	无菌检查法	应无菌生长
细菌内毒素	细菌内毒素检查	应不超过 0.5EU/ml
牛血清蛋白残留	ELISA 方法	不高于 50ng/ml

三、肌腱

肌腱损伤和缺损是临床常见的疾病，传统的治疗方法有较大的局限性，治疗效果也不很理想。组织工程肌腱是采用肌腱细胞或干细胞诱导分化的肌腱细胞接种到支架材料上，在体外培养或体内构建的在组织学和力学强度上类似于天然肌腱，用于肌腱损伤和缺损。组织工程肌腱的技术要求如下。

（一）肌腱支架材料

应符合国家标准或行业标准或注册产品标准要求，优先选择国家已经批准的材料。

（二）种子细胞要求

细胞库建立传代及保存由同种异体肌腱来源成纤维细胞原始细胞库的细胞传代，扩增后冻存于液氮中，作为肌腱成纤维细胞主细胞库，可储存 5000 份 2~3 代同种异体肌腱来源成纤维细胞；从主细胞库传代，扩增后冻存于液氮中，作为工作细胞库，可储存 10 000 份 4~7 代同种异体肌腱来源成纤维细胞。细胞有效期 1 年。主细胞库及工作细胞库细胞的检定按《中国药典》（2015 版）三部通则“生物制品生产检定用动物细胞基质制备及检定规程”进行。外源因子细菌、支原体、真菌、人 HIV、HBV、HCV 及 HSV 病毒检查按《中国药典》（2015 版）三部通则“生物制品生产检定用动物细胞基质制备及检定规程”进行，均应为阴性。

致瘤性检查：无克隆集落形成；无胸腺小鼠体内植入 21 天无肿瘤形成。

细菌内毒素检查：不高于 0.5EU/ml。

细胞稳定性检测：工作代次内各代细胞形态学、表型表达、细胞存活率、染色体核型分析一致。

细胞形态学：刚分离的细胞呈圆形，有强烈的折光性；培养 36h 细胞大部分贴壁；48h 细胞呈梭形或多角形，有细长的胞质突出，核卵圆形，染色质细点状；7~9 天后形成单层细胞，瑞氏染色后观察胞质丰富，染成粉红色或灰蓝色。细胞 Ⅰ 型胶原表达阳性。活细胞数占总细胞数的 90% 以上。

（三）组织工程肌腱要求

1. 外观

组织工程肌腱外形为扁平状，颜色为白色或浅黄色。

2. pH

pH 为 6.8~7.2。

3. 规格尺寸

应符合临床使用的包装标示的要求，允许误差 ±10%。

（四）组织学要求

组织工程肌腱 10% 福尔马林固定、组织处理和石蜡包埋切片后进行 HE 染色，光学显微镜观察可见组织工程材料为粉红色，细胞贴附在材料表面及材料之间，细胞核为深蓝色，胞质呈浅红色。倒置相差显微镜观察组织工程肌腱的细胞呈梭形包裹贴于材料表面及材料之间。扫描电镜观察组织工程肌腱上细胞紧密地贴附于材料网架上，细胞形态多呈长梭形，分泌的细胞外基质包绕于细胞及材料周围。激光共聚焦显微镜观察可见材料发出淡红色或褐红色荧光，细胞发出黄色或淡黄绿色荧光。

（五）生物学评价

应按 GB/T16886.1 规定选择试验项目进行生物学试验并评价。

（1）无菌：组织工程肌腱应无菌。

（2）细菌内毒素：含量低于 0.5EU/ml。

（3）牛血清蛋白残留量：不高于 50ng/ml。

（4）细胞数要求：不低于 30 000 个 /cm^2。

（5）细胞存活率：细胞存活率不低于 50%。

（6）传染性病毒（HBV、HCV、HIV、HSV）检测结果为阴性。

（7）致瘤性检测：无克隆集落形成；无胸腺小鼠体内植入 21 天无肿瘤形成。

四、角膜

组织工程角膜一般由细胞贴片和羊膜贴片构成。细胞贴片由细胞、羊膜（生长基质）和保存液组成，羊膜贴片是单纯羊膜用于保护移植后细胞贴片上的细胞。目前组织工程角膜是采用自体骨髓间充质干细胞种植于羊膜而制备的干细胞贴片，通过干细胞及干细胞分泌的活性因子起到损伤组织的修复作用，临床用于角膜缘干细胞受损的眼科角膜疾病的治疗。主要技术要求如下。

（一）原料要求

1. 取材

细胞取材于自体骨髓，患者应在入住医院时使用国家管理部门批准的试剂进行入院患者常规血液化验检测，应无传染病及恶性血液疾病。

2. 取材操作和保存要求

骨髓取样应在取得国家认可资质的医疗机构的骨髓穿刺间进行；局部麻醉下无菌抽取自体髂骨（或胸骨）的骨髓 7~10ml，放入临床用含肝素的无菌生化管中，管壁应贴有标签，注明患者姓名、性别、年龄和病例号，应 4~8℃保存；取样骨髓应在 4~6h 内进行分离，最长不超过 24h；留取 2ml 于 -70℃冻存备检。

3. 取材留样无菌检查

分别取留样骨髓 0.5ml，按《中国药典》（2015 版）三部通则 1101 和 3301 的方法，细菌和真菌检查结果应无菌生长；支原体检查结果应为阴性。

4. 细胞分离、培养和传代

按照规定的方法进行骨髓间充质干细胞分离、培养和传代扩增，应使用第 4 代到第 8 代细胞，传代扩增细胞总量宜到 4×10^6，细胞存活率应不低于 90%，细胞应经检定后用于种植羊膜和储存，传代次数不应超过许可的代次。

5. 细胞低温储存和复苏

（1）细胞储存：每个患者至少保存 2 支，每只不少于 1×10^6 细胞 /ml 于无菌冻存管中低温储存。储存液为 60%aMEM+30% 胎牛血清 +10%DMSO。传统方法降温次序为：4℃、10min，-20℃、30min，-80℃、16~18h（或隔夜），或直接放入程序降温盒中过夜，然后转移至液氮中长期保存。

（2）细胞复苏：细胞复苏应于 37℃水浴中快速解冻，转移到 10ml 复苏液（aMEM，10%FBS）中，混匀，1000r/min 离心 5min，弃上清，以 3.5ml 培养液重悬细胞，转移到 25cm^2 培养瓶中，37℃、5%CO_2，饱和湿度条件下培养。

（3）细胞储存标志和档案：细胞冻存管应贴有标签，注明患者姓名、性别、年龄、病理号和传代数。编号后入患者细胞库液氮库保存。应建立供体样品档案，记录应包括供体年龄、性别、职业、健康状况、细胞种属、传代数和存放日期。

6. 胎牛血清来源与检测

（1）胎牛血清来源：胎牛血清购自具备产品合格证明的试剂公司，应来源于无牛脑海绵体感染的地区和健康牛群，每批所购的胎牛血清应有厂家的质量认证合格证书，证书中应表明相应的检测结果合格；使用前应检查产品生产批号和有效期。

（2）胎牛血清检测：每批血清应抽样进行细菌、真菌和支原体检查。细菌和真菌检测应无菌生长，支原体检查结果应为阴性。

7. 胰蛋白酶无菌检查

胰蛋白酶按规定的方法配制。配制的胰蛋白酶应进行细菌、真菌和支原体检查，细菌和真菌检测结果应无菌生长，支原体检测结果应阴性后保存备用。

8. aMEM 培养基质量标准

aMEM 培养基按规定的方法配制。配制的 aMEM 培养基应符合《中国药典》（2015 版）三部通则“生物制品生产用原材料及辅料质量控制规程”的要求。

9. 羊膜来源

羊膜取自剖腹产产妇的胎盘，产前、产后进行母体血清学检查，使用国家医药管理部门许可的检测试剂检测孕母血清，可检测病原体核酸或抗体。为避免窗口期问题，抗体检测应分别在产前、产后相隔 2 个月以上进行，应排除乙肝病毒（HBV）、丙肝病毒（HCV）、人类免疫缺陷性病毒（HIV）及梅毒等的感染。

10. 羊膜制备、保存和处理

（1）羊膜制备和保存：无菌条件下用平衡盐液清洗胎盘血凝块后钝性分离羊膜和绒毛膜。用含青霉素 100U/ml 和链霉素 100μg/ml 的平衡盐液清洗羊膜三遍，剪成合适大小，上皮面朝上贴在无菌处理的硝酸纤维素环上，置于装有储存液的无菌塑料小瓶中，-70℃保存。储存液是等量 aMEM 与纯甘油。应做好储存记录，包括来源、批次、编号和保存日期。

（2）羊膜处理：取出冻存羊膜，在无菌条件下，将羊膜在 PBS 中浸泡 30min。用 0.25% 胰蛋白酶 /0.02%EDTA 消化 3h。用细胞刮刀刮除上皮，并用 PBS 洗涤 3 遍，将羊膜按照产品规格上皮基底面向上平铺于装有 aMEM 培养基的平皿中，置于 4℃冰箱不少于 3 天。抽样进行 HE 染色，确定羊膜上皮已去除后方可使用。处理后的羊膜在动物实验中证实术后 4 周裂隙灯和组织学 HE 染色观察能完全吸收。

11. 硝酸纤维素膜的无菌处理

将硝酸纤维素膜制成 1.5cm × 1.5cm、中空 0.2cm 内径的形状，紫外照射 30min 后使用。

12. 生产用水

生产用水源应符合国家饮用水标准，纯化水及注射用水应符合现行《中国药典》标准。

13. 生产用器具

直接用于生产的金属或玻璃等器具应严格清洗，经灭菌处理后使用。

14. 生产环境和设备

细胞操作应在十万级以上级别的洁净区进行，细胞换液、传代应在百级超净工作台内进行。无菌试验应在无菌操作室进行，取样、移种等全部操作应在百级超净工作台内进行，无菌操作室在每次操作前应彻底消毒。生产环境和生产设备应按照 GMP 要求进行监测和定期检查。

（二）技术要求

1. 细胞要求

（1）细胞免疫表型鉴定：细胞表面标志 CD34、CD45 和 HLA-DR 阴性；细胞表面标志 CD44、CD90、CD29 和 CD71 均应阳性，其中 CD44 和 CD90 阳性率应大于 90%。

（2）无菌检查：细菌和真菌检测结果应无菌生长。

（3）支原体检查：检测结果应阴性。

（4）病毒检查：细胞逆转录酶病毒检测结果应为阴性；不同细胞传代培养检查猴源 Vero 细胞和人源 2BS 细胞结果应为形态正常；不同细胞传代培养检查红细胞吸附试验，猴源 Vero 细胞和人源 2BS 细胞结果应为阴性。

（5）细胞分化功能鉴定：可成骨分化，体外诱导 21~28 天后，应有骨结节形成。

（6）细胞致瘤实验。体外致瘤试验：软琼脂克隆形成试验，应无克隆形成。体内致瘤试验：裸鼠皮下试验，应无瘤形成。

2. 羊膜贴片要求

（1）无菌检查：细菌和真菌检测结果应无菌生长。

（2）支原体检查：检测结果应阴性。

（3）羊膜贴片规格：基本尺寸 1.5 cm × 1.5cm（偏差不超过 ±0.3cm），或根据用户要求制作。

3. 细胞贴片技术要求

（1）产品外观：细胞贴片浸没于保存液（aMEM 培养液）中，保存液为橙红、澄清的液体。

（2）贴片细胞检定：细胞数量：显微镜 10 × 10 倍下每个视野细胞数应不少于 200 个，倒置显微镜下观察羊膜上活细胞覆盖面积不低于 80%。细胞存活率：细胞存活率应不低于 90%。细胞鉴别实验：免疫荧光检测 CD44 和 CD90 应阳性，并且阳性率均应大于 90%。

（3）牛血清蛋白残留量控制：每个细胞贴片浸提液中牛血清蛋白残留量应不高于 50ng/ml。

（4）细菌内毒素检查：细菌内毒素含量＜ 0.5EU/ml。

（5）无菌检查：细菌和真菌检测结果应无菌生长。

（6）支原体检查：检测结果应阴性。

（王春仁　韩倩倩　陈　亮　杨昭鹏　王军志）

参 考 文 献

国家卫生计生委，食品药品监管总局 . 2015. 干细胞制剂质量控制及临床前研究指导原则 (试行).

韩倩倩，王鹏瑞，王春仁，等 . 2015. 组织工程支架在神经修复中的应用 . 中国组织工程研究，19(43)：7035-7040.

王春仁，冯晓明，韩倩倩 . 2016. 组织工程医疗产品质量控制的关键技术要求和标准，中国医疗器械信息杂志，22(10)：1-4.

王春仁，白东亭 . 2010. 中国组织工程与再生医学的最新研究进展 . 药物分析杂志，30(7)：1370-1371.

王军志 .2007. 生物技术药物研究开发和质量控制 (第 2 版). 北京：科学出版社：941-966.

ASTM F2210-02. 2010. Standard guide for processing cells，tissues，and organs for use in tissue engineered medical products.

FDA .2010. Guidance for Industry-Characterization and Qualification of Cell Substrates and Other Biological Materials Used in the Production of Viral Vaccines for Infectious Disease Indications.

FDA. 2011. Guidance-Potency Tests for Cellular and Gene Therapy.

FDA.2003. Guidance for Reviewers，Instructions and Template for Chemistry，Manufacturing，and Control (CMC) Reviewers of Human Somatic Cell Therapy Investigational new Drug Applications (INDs).

USA，Federal Register ，Part II，et al. 2007. Eligibility Determination for Donors of Human Cells，Tissues，and Cellular and Tissue-Based Products；Final Rule and Notice.

Wang CR，Wang AQ，Feng XM，et al. 2015. Premarket regulation of tissue engineered medical products in China. Tissue Engrneering，Part A，21(23，24)：2806-2811.

WHO.2010. Recommendations for the Evaluation of Animal Cell Cultures as Substrates for the Manufacture of Biological Medicinal Products and for the Characterization of Cell Banks.

第二十五章

干细胞产品的质量控制

近年来，世界范围的干细胞应用研究，特别是非传统造血干细胞移植的研究发展迅猛，为解决许多传统医学难治性疾病带来了新希望。干细胞是指一类具有自我更新（self-renewal）和不同分化潜能的细胞。根据分化潜能和来源不同，可将干细胞分为成体干细胞（adult or somatic stem cell，ASC/SSC）、胚胎干细胞（embryonic stem cell，ESC）和诱导性多能干细胞（induced pluripotent stem cell，iPSC）。以干细胞为主要治疗成分，通过特定给入方式和剂量用于治疗各种疾病的临床应用即为干细胞治疗（stem cell-based therapies）。

干细胞除可以独立作为治疗性产品外，也可与组织工程材料一起形成新型组织工程产品，用于修复（repair）、替代（replace）或恢复（restore）因各种病因所致的组织细胞损伤。从学科性质而言，干细胞相关产品和治疗技术属于现代再生医学学科，它对包括传统再生医学在内的现代医学各主要分支均产生重大影响，也是近年来再生医学领域中发展最为迅速、极具特色的部分。

就质量属性而言，干细胞产品的多样性、复杂性、变异性和不可确定性是以往所有医药产品无法比拟的。就监管属性而言，干细胞产品具有药品、生物技术产品、组织细胞产品及组织工程产品等复合性产品属性。可以说，干细胞是人类医药发展史上最为复杂的产品，因此无论对研发者或是监管者均可构成巨大的挑战。而应对这些挑战的重要措施之一就是对相关产品进行全面而深入的质量控制研究，这对研发者而言可提高产品研发质量、效率和竞争力，对监管者则可提高监管措施的客观性、合理性和准确性。

在质量控制层面，干细胞产品类似于所有其他医药产品，其质量控制体系应由“法规-监管-指导原则”的监管体系所规范、指导和实施。在该体系中，“法规”的主要目的是通过明确相关产品的“产品属性定义”进而明确其监管属性。“监管”是依据产品监管属性提出具有法规性质的原则性的质量要求和保障机制；而“指导原则”则是为有效执行“监管”要求，由监管部门依据产品的科学性和研发路径中各关键环节所存在的风险因素，提出以服务于产品研发者和监管者在产品研发全周期中各关键阶段的指导性文件。不同类型或内容的指导性文件（或指导原则），其核心目标就是确保相关产品的质量。目前，国际上多个国家和地区都不同程度地依据“法规 - 监管 - 指导原则”的思路建立了干细胞监管措施，其中包括制定确保干细胞质量的指导原则。

干细胞产品的综合质量应由有效的质量控制体系来保障，该体系应由基于 GMP（good manufacturing practice）和 GTP（good tissue practice）等原则的质量保障体系及质量评价体系所构成。其中，质量评价体系是由评价干细胞各质量属性的评价技术体系，以及在产品研发不同阶段、针对不同质量控制目标，用于指导各相关评价技术有效使用的评价规范所组成。而干细胞的综合质量要求与其自身的科学性和研发过程相关的各种风险因素直接相关，根据我们以往在各类干细胞质量控制研究及质量评价中的经验，将干细胞综合质量要求归纳为基本生物学属性、微生物学安全性、生物学安全性及生物学有效性（或效应）四大类。其中，基本生物学属性包括细胞鉴别、活性及纯度等；微生物学安全性是指无各类微生物（主要指细菌、真菌、病毒）及其代谢产物（如内毒素）污染；生物学安全性包括异常免疫反应、致瘤性、异常分化及异位迁移等；生物学有效性包括分化潜能、免疫调控及组织再生功能。这种对干细胞综合质量要求的归纳方法除能有效反映监管属性所要求的干细胞质量本质外，也对有效地建立干细胞质量评价体系具有指导性意义。

干细胞质量评价体系的建立，是以综合质量要求中各“关键质量属性”研究为基础，并在此基础上建立各“关键质量属性”评价技术、质量标准和质量评价用标准物质。需要强调的是，如何准确评价或预测干细胞治疗的有效性已成为干细胞产品研发和产业发展的重要因素，因此在干细胞质量评价体系建设中，越来越强调在临床前研究阶段对干细胞生物学有效性的评价内容。另外，有效的质量评价体系，应能针对产品研发的不同阶段和不同产品形态，形成以不同评价技术有机组合为基础的评价规范，以满足相关生产工艺的确证、产品放行、临床研究（或临床试验）申报等不同形式、不同目的的质量控制要求或目标。

为应对目前干细胞治疗研究所面临的各项挑战，特别是与干细胞质量控制相关的挑战，本文总结了目前国内外干细胞治疗研究进展、干细胞产品制备工艺、制备工艺与质量控制的关系，以及相关法规监管要求和具体监管措施在干细胞产品质量控制方面的考虑，并提出了干细胞的监管属性和质量属性相关性的概念。通过结合本部门过去数年来在干细胞产品质量研究和质量评价中所获得经验，我们又进一步提出了干细胞综合质量属性是由上述提到的“四大质量要求”组成的基本认识，并在此基础上介绍了能满足各类干细胞的质量评价体系。最后，我们以人间充质干细胞和人胚胎干细胞及其诱导分化的视网膜色素上皮细胞的质量评价内容、评价技术及评价规范为例，试图详细阐述干细胞质量属性、评价体系、评价技术、评价规范的概念和实际应用。希望这些内容能够为现阶段我国干细胞治疗领域的研究人员在干细胞质量控制方面提供务实的指导和帮助，并以此推动我国干细胞临床研究、产品研发及产业发展。

第一节　干细胞治疗研究进展

一、干细胞类型及相关产品分类

（一）成体干细胞或组织干细胞

成体干细胞是指已发育的胚胎组织或成人组织及出生伴随的附件组织（如脐带、胎盘）中，具有多向分化潜能的间充质干细胞（mesenchymal stem cell，MSC）、造血干细胞和各类前体细胞（progenitor cell），如神经干细胞（neural stem cell，NSC）等。其中，不同组织来源的MSC，由于来源丰富、分离及体外培养方法简单、安全性相对较高，以及所具有的独特免疫调控功能和组织再生能力，成为临床研究中发展最为迅速的干细胞类型，并被用于包括心脑血管疾病、神经退行性疾病、骨关节损伤、糖尿病、移植物抗宿主疾病（GVHD）等广泛适应证的治疗研究。国际上目前已有7个人MSC产品获相关国家监管机构批准上市。

1. 间充质干细胞（MSC）

MSC（mesenchymal stem cell）最早是由Friedenstein及其同事在骨髓中观察到的一群成纤维样、具有克隆形成能力的细胞，但人们随后在几乎所有组织的间质中均发现有MSC，其中基础研究及临床应用研究最多的MSC组织来源为骨髓、脐带、脂肪、牙髓、肌腱、皮肤等组织。不同组织来源MSC的共同特征之一是其多向分化潜能，由于其来源于各组织的间质部分，因此Arnold Calplain于20世纪90年代初首次提出了“间充质干细胞”（mesenchymal stem cell）一词。此外，MSC还是mesenchymal stromal cell或multipotent stromal cell等的缩写，均代表其具有多向分化潜能的间质细胞特性。

在MSC的质量标准方面，2006年国际细胞治疗协会（International Society for Cellular Therapy，ISCT）首次提出了适合不同组织来源的人MSC的标准，即所有人MSC可在塑料平皿上贴壁生长；具有相对独特的细胞表面标志蛋白群，其中CD105、CD73和CD90标志蛋白的阳性率应不低于95%，而CD45、CD34，CD14或CD11b、CD79α或CD19和HLA Ⅱ类分子的阳性率应不高于2%；体外具有部分地分化为成骨细胞、脂肪细胞和软骨细胞的能力。

除诱导分化功能外，MSC还具有独特的免疫调控功能，可促进或恢复免疫平衡（homeostasis），或形成有利于组织损伤修复的免疫微环境。目前认为，MSC的免疫调控功能主要是由其与不同的免疫细胞直接相互作用和/或释放不同免疫调控活性因子所体现的。因此，ISCT又于2013年提出，在评价MSC的生物学效应时，同样需对其免疫调控功能进行客观评价。

2. 神经干细胞（NSC）

成体NSC是一类存在于胎儿脑组织或出生后人脑组织的部分区域（如脑管膜下区和海马区）中，具有自我更新和能够向神经元及神经胶质细胞（如星形胶质细胞、少突胶质细胞）分化的细胞。NSC移植为神经损伤修复和退行性神经系统疾病治疗带来了新希望。目前动物试验研究表明，人NSC移植对神经退行性疾病如帕金森病、阿尔兹海默病、亨廷顿病具有一定的改善作用，对缺血性脑损伤或外伤造成的中枢神经系统疾病也有一定的恢复促进作用。然而，有报道认为NSC（特别是早期的“干性”更强的NSC）具有一定的致瘤性。另外，其移植后的增殖、分化、迁移及整合入病损组织等过程，与其临床治疗的相关性仍未得到明确的阐释，因此需对其临床前研究阶段的综合性细胞质量、移植后细胞在适应证相关的动物模型中的致瘤性、迁移和组织整合等特征进行有效评价。

（二）胚胎干细胞（ESC）

ESC 是指从发育至第 5 天的胚胎囊胚（blastocyst）内细胞团中分离和建立的具有全能分化潜力的干细胞，是由 Thomson 于 1998 年首次成功获得。相比具有全能性的受精卵细胞，ESC 是具有亚全能性或多能性（pluripotency），除了不能分化成胚外组织——滋养外胚层细胞外，能分化为外、中、内胚层来源的各种组织。ESC 亚全能性的分化潜能使其成为具有补充替代机体各种病损细胞的种子细胞，由 ESC 分化的功能细胞，如视网膜色素上皮细胞和神经前体细胞等已被用于视黄斑变性和脊髓损伤等疾病的临床研究中。尽管如此，目前除伦理学因素外，仍有两大限制因素影响 hESC 临床研究的进一步发展。第一个因素是其致瘤性，未分化的 ESC 有很强的致畸胎瘤（teratoma）活性，因此不能直接应用于疾病的治疗，必须经完全诱导分化为终末功能细胞或组织前体细胞才能用于临床研究。但由于受体外诱导分化技术限制，现阶段尚无法准确判断诱导分化的完全性，以及无法准确判断诱导分化的细胞中有无任何 ESC 细胞残留。因此，经 ESC“种子细胞”诱导分化的细胞在应用于临床研究前，必须进行全面细致的致瘤性风险评估。第二个限制因素是 ESC 的免疫排斥反应。ESC 分化的细胞在临床应用时由于存在 HLA 配型的差异，极有可能被受体的免疫系统所排斥，因此，ESC 诱导分化细胞的临床应用必须考虑 HLA 配型和免疫抑制剂的使用问题。

（三）诱导性多能干细胞（iPSC）

iPSC 是指利用病毒或非病毒载体技术对已分化的成体细胞进行基因重编程所获得的具有多向分化潜能的干细胞。由于 iPSC 具有类似于 ESC 的亚全能分化潜力，而自体的 iPSC 又克服了 ESC 的伦理学问题和免疫排斥问题，故未来具有广泛的应用前景。但由于 iPSC 自身固有的风险因素，目前其应用领域主要是罕见病细胞模型的建立和作为体外模型用于药物筛选等工作，只有极少数经 iPSC 分化的细胞类型如视网膜色素上皮细胞和心肌细胞应用于临床研究，其中视网膜色素上皮细胞被日本药监机构批准用于视黄斑变性的治疗研究。

传统细胞重编程是以 *Oct3/4*、*Sox2*、*Kfl4* 和 *c-Myc* 四个基因组合，并通过病毒载体用于制备 iPSC。由于早期 iPSC 重编程技术选择可整合入基因组的病毒载体，用于重编程的基因均具有一定程度的“癌基因”特性，以及重编程后 iPSC 类似于 ESC 具有很强的致瘤性（畸胎瘤），因此对 iPSC 诱导分化细胞临床应用的关键质量控制考虑应是其致瘤性。另外，同 ESC 类似，由于高效诱导 iPSC 分化的方法还需进一步的研发，其分化细胞的临床应用尚存在残留未分化 iPSC 的风险。此外，iPSC 在形成细胞系和后续诱导分化过程中较 ESC 或成体干细胞更容易发生遗传学和表观遗传学异常，因此 iPSC 的遗传学和表观遗传学异常检测应是另一个关键性质量控制问题。

近年来与 iPSC 质量控制相关的研发进展表现在：①改进重编程基因的导入方式，从最初以逆转录病毒、慢病毒等整合性病毒为载体，陆续发展为腺病毒载体导入、质粒反复瞬转、转座子介导、修饰的 RNA 等非整合的导入方式；②改良重编程所用基因的组合，如去掉原癌基因 *Klf4* 和 *c-Myc*，只用 *Oct3/4* 一个因子诱导 *iPSC*；③选择除成纤维细胞以外的其他成体细胞（如尿液细胞、脐血或外周血单个细胞等）；④利用具有重编程功能的不同小分子化合物组合代替各种病毒载体，如添加组蛋白去乙酰化酶抑制剂丙戊酸（VPA）、GSK-3β 信号通路的抑制剂 CHIR99021、TGF-β 信号通路抑制剂 616452（Repsox）和 LSD-1 抑制剂 Parnate 的 4 种小分子组合，可在仅保留 *Oct4* 一个因子时诱导出小鼠 iPSC。这些研发进展的目标之一是希望降低与 iPSC 相关的致瘤性。然而由于技术上的限制和 iPSC 固有的致瘤性，目前无论何种重编程策略仍无法从根本上解决 iPSC 致瘤性问题，而保障 iPSC 临床应用的安全性只能依赖于对 iPSC 及其诱导分化细胞进行精确的综合质量评价，特别是对其致瘤性的精确评估。

二、国内外干细胞产品研发概况

（一）国际上干细胞产品的研发情况

目前，国际上干细胞临床研究，无论是绝对数量还是早期（Ⅰ期）到中后期（Ⅱb期以后）临床研究的数量均呈显著增加的趋势，其中绝大多数是 MSC 相关的临床研究。例如，截至 2016 年底，在美国 NIH 临床研究网站（www.clinicaltrials.gov）上登记的有关人 MSC 临床研究项目有 684 例（图 25-1），较一年前的数字提高了 106 例，并且过去数年 MSC 的临床研究一直呈现直线上升的趋势，其中近 50 例已进入到Ⅲ期临床阶段。另外，目前国际上已有 7 个人 MSC 相关产品获相关国家监管机构批准上市（见后述）。

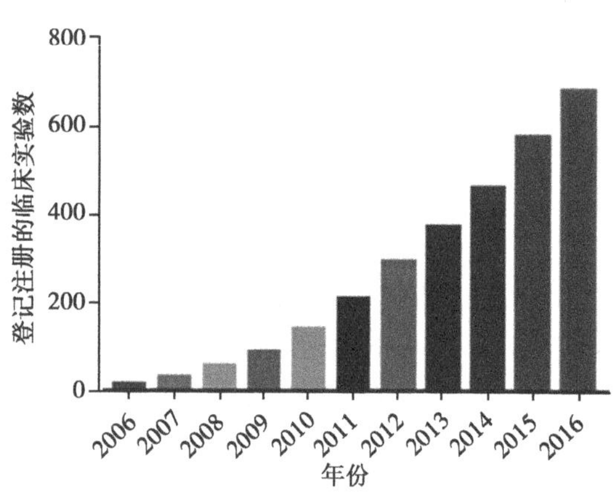

图25-1 2006~2016年美国NIH临床研究网站登记的有关人MSC临床研究项目

临床研究用 MSC 最常见的组织来源分别是骨髓、脐带、脂肪等组织。此外，来源于肌肉、椎间盘、牙髓、口腔黏膜、随月经血脱落等的 MSC 也被应用于临床研究。所有临床研究中，自体和异体 MSC 总体数量接近，临床适应证主要包括骨关节炎、肝硬化、移植物抗宿主病（graft-versus-host disease，GVHD）、缺血性心脏病、多发性硬化、脊髓损伤、糖尿病、骨折、肌萎缩性侧索硬化症、科隆氏病（Crohn's disease）等。

由于研发技术因素，以及伦理学和安全性因素，目前 NSC、ESC、iPSC 的临床研究数量仍很少，每一类细胞的干预性临床研究的数量不超过 20 例，并且多在Ⅱ期以内。

（二）我国干细胞产品的研发情况

近年来随着我国在干细胞研究领域持续不断地加大财政资助，我国干细胞基础研究已有举世瞩目的发展。国内多家研究机构、临床机构及干细胞企业已纷纷开展各类干细胞临床研究，其中在美国 NIH 临床研究网站登记的已有 200 多项（绝大多数为 MSC 研究），包括一定数量的处于Ⅲ期临床的研究项目。然而，国内开展的各类干细胞临床研究项目，包括在美国 NIH 网站上登记的干细胞项目，几乎都不是国家药监部门批准立项的。实际上，2012 年前国家药监局只批准过 5 个以药品注册为目的的干细胞临床研究项目，自此以后，由于整顿“干细胞乱象”而再未批准任何新干细胞临床研究项目，并且在 2011 年底到 2015 年 7 月期间暂停了所有未经监管部门许可的非造血干细胞临床应用。自 2015 年 7 月以后，国家重新启动了以备案制为主要管理形式的各类干细胞临床应用研究（见后述）。到目前为止，我国药监机构尚未批准任何干细胞产品上市。

（三）国际上批准上市的干细胞产品

目前国际上共有 9 个干细胞产品获相关国家药监机构批准作为药品上市，其中 7 个为 MSC 产品，加拿大（和新西兰）、澳大利亚、日本和印度各批准 1 个，韩国批准了 4 个，另 1 个为角膜缘干细胞，由欧盟批准。具体内容见表 25-1。

表 25-1　世界各国药监机构批准上市的干细胞药物

序号	干细胞药物名称	干细胞类型、来源	适应证	获批国家 / 地区（批准时间）
1	Mesenchymal Progenitor Cells（MPC）	自体骨髓 MSC	骨关节损伤修复	澳大利亚（2010）
2	Hearticellgram-AMI	自体骨髓 MSC	急性心肌梗死	韩国（2011）
3	CartiStem	脐带血 MSC	关节软骨缺损	韩国（2012）
4	Cupistem	自体脂肪 MSC	复杂性克隆氏病并发肛瘘	韩国（2012）
5，6	Prochymal/Temcell	异体骨髓 MSC	激素治疗无效的儿童急性 GVHD	加拿大（2012） 新西兰（2012） 日本（2015）
7	Holoclar	自体角膜缘干细胞	中重度病侧角膜损伤	欧盟（2015）
8	NeuroNATA-R	自体骨髓 MSC	肌萎缩侧索硬化症	韩国（2014）
9	Stempeucel	异体骨髓 MSC	Burger's 病引起的严重下肢缺血	印度（2016）

代表性的干细胞产品详述如下。

1）Prochymal/Temcell

Prochymal/Temcell 是从健康成人捐献者的骨髓中分离扩增获得的 MSC 悬液制剂，用于治疗激素无效的儿童急性 GVHD。最初，Prochymal 是由美国 Osiris Therapeutics, Inc. 研发制备，并于 2012 年在加拿大和新西兰获批上市，成为全球首个“货架性”干细胞产品（异体的、可液氮长期保存的、一对多的细胞药品）。Prochymal 于 2013 年底转让给澳大利亚的Mesoblast公司，Mesoblast公司继续研制并于2015年以Temcell产品名在日本获批上市，同样用于治疗激素无效的儿童急性GVHD。

2）Holoclar

Holoclar是2015年2月由欧盟批准的欧洲首个干细胞药物，用于治疗各种损伤所致病侧中重度角膜缘干细胞缺乏症（limbal stem-cell deficiency，LSCD）。Holoclar产品是由意大利凯西制药（Chiesi Farmaceutici）研发，主体成分是取自患者少量未受损侧角膜缘组织，经离体扩增而形成的自体角膜缘细胞，其中含有大约3.5%干细胞及干细胞分化细胞。终产品是将细胞附于直径为2.2cm的环状透明的纤维蛋白层（fibrin layer）表面制备而成，通过手术将Holoclar植入患者受损的角膜缘部位。Holoclar能够为患者提供角膜缘干细胞，促进患者角膜上皮的再生和修复，恢复角膜结构、功能及改善相关临床症状。

3）Cartistem

Cartistem由韩国MediPost公司研发，于2012年获韩国FDA批准上市，为世界首例正式获批的脐带血来源的干细胞药物。Cartistem的主体成分是新生儿脐带血间充质干细胞，从脐带血采集分离后经体外扩增培养，与透明质酸钠冻干制剂结合制成注射制剂，并通过关节镜手术注入损伤的关节腔，用于治疗关节退行性病变或反复外伤引起的膝关节软骨缺损和严重骨关节炎。Cartistem生产过程包括脐带血采集、供者资格审查、细胞体外传代培养和冻存。使用前细胞需复苏培养8天，经放行检验合格后制成制剂后使用。MediPost公司2015年在韩国完成的Cartistem Ⅲ期临床试验数据进一步显示了该细胞药物的安全性和软骨修复作用。

4）Cupistem

Cupistem是韩国FDA于2012年批准上市的第二个干细胞药物。Cupistem由韩国Anterogen公司研制，为患者自体脂肪组织来源的MSC。相关MSC在体外扩增3~4代后制成3×10^7个/ml注射液，用于治疗复杂性克隆氏病并发肛瘘，治疗时直接将细胞注射入瘘道壁黏膜下。Cupistem临床试验显示82%的患者接受治疗8周后具有显著疗效，24个月后观察仍显示有超过80%的有效率。

第二节　干细胞制备工艺及其与质量评价的关系

干细胞产品的质量是由其细胞自身的生物学属性和制备工艺所决定的。目前临床研究发展最快的干细胞为不同组织来源的人MSC和成体NSC，以及由ESC诱导分化的视网膜色素上皮细胞、神经前体细胞等细胞类型。与细胞质量密切相关的制备工艺包括细胞获取、扩增、细胞库建立、诱导分化、特殊处理等。不同细胞类型，其制备工艺的内容和流程也有所不同，其中MSC和ESC的制备流程如图25-2所示。

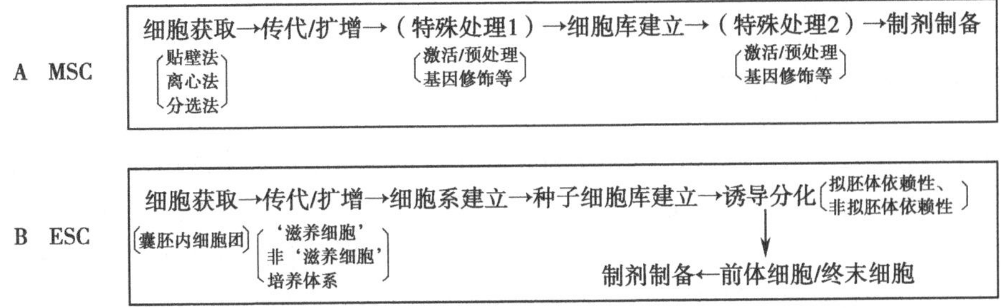

图25-2　MSC和ESC的制备工艺流程图

A. MSC 的制备工艺流程包括：通过不同的方法获取细胞，传代 / 扩增，建立细胞库和建立细胞库前后的特殊处理过程及制剂制备过程；B. ESC 的制备工艺流程包括：从囊胚内细胞团获取细胞、在"滋养层细胞"或非"滋养层细胞"的培养体系下培养细胞并传代 / 扩增并建立细胞系，然后在建立种子细胞库后通过拟胚胎或非拟胚体依赖性的方式诱导分化种子细胞使其分化为特定的终末分化功能细胞或只能向特定终末细胞分化的前体细胞用于制剂的制备

一、干细胞的获取和扩增

（一）MSC 的获取和扩增

目前 MSC 的获取方法主要有组织块贴壁筛选法、密度梯度离心法、流式细胞仪分选法及免疫磁珠分离法等，获取方法的选择主要根据其来源组织的特点，见表 25-2。

表 25-2　不同组织来源 MSC 的获取方法

MSC 的来源	获取方法
骨髓、脐带血、外周血、羊水等	获取样本后，可通过密度梯度离心、贴壁筛选培养、流式或磁珠分选等方法获得 MSC。细胞分选依赖针对各种丰度高的表面蛋白抗体完成
脂肪	获取样本后通过酶解消化和贴壁培养筛选获取脂肪 MSC
脐带、胎盘	经机械法剪切所获得的组织，然后进行组织贴壁培养筛选获取 MSC。机械法结合酶解法可提高初期细胞分离效率

MSC 是贴壁生长的细胞，其传统的扩增方法是使用普通塑料培养瓶或细胞工厂等二维贴壁培养扩增模式。但二维培养到一定密度并逐渐形成接触性抑制后，在不进行消化传代情况下，扩增效率会大大降低。而传代培养，除可能会引入外源性微生物污染外，细胞的生物学活性还会随着传代次数的增加而逐渐减弱，并最终进入复制性老化（replicative senescence）阶段。目前，除传统二维静态培养方法外，还有研究采用悬浮培养、基于微载体的三维动态培养等方法用于大规模扩增 MSC，但这些 MSC 扩增工艺还有待进一步提高，以减少扩增技术对 MSC 生物学活性的影响。

体外扩增及传代后的 MSC 应具备的基本生物学特征包括：呈纤维细胞样贴壁生长；具有相对独特的表面标志物群；具有成骨细胞分化等分化潜能；能够抑制促炎性细胞亚群（如 Th1 和 Th17）的增殖和促进调节性细胞亚群（如 Treg、Ⅱ型巨噬细胞）的增殖或极化；能够表达与免疫调控和组织再生相关的活性因子（如 IDO1、PEG2、HGF、

VEGF、IL-6 等）等功能。

（二）人 ESC 的获取和扩增

ESC 的获取，首先是获得在体外受精发育良好的囊胚，然后用酶消化去除囊胚的透明带，并将内细胞团接种到人源或非人源“滋养细胞”（灭活后使用）表面，在维持其未分化状态（“干性”状态）的培养条件下增殖并克隆性生长，在不断通过机械法或酶解法剔除自发分化细胞克隆的同时，在体外传代形成 ESC 细胞系。传统的人 ESC 培养体系，常依赖动物源性“滋养细胞”，近年来逐渐发展出非“滋养细胞”、非动物源性材料的人 ESC 培养及扩增体系，以减少细胞交叉污染和动物源性病原体污染等相关风险因素。ESC 质量要求应包括：具备遗传学稳定性、特定细胞标志分子、生长活性（包括冻存后的复苏活性）、纯度、微生物学安全性，以及具备 ESC 应有的“干性”和“多向分化潜能”等生物学功能。

处于特定代次并保持未分化状态的 ESC，是制备各类临床研究用分化细胞（如神经前体细胞、心肌前体细胞和视网膜色素上皮细胞等）的“种子细胞”。在 ESC 的质量控制中，在确保其独特生物学特征的同时，控制 ESC“种子细胞”的自发分化和维持其“干性”是其生物学特性质量控制的重要考虑。一般认为，40~60 代以前的 ESC 能保持相对较高的遗传学稳定性，因此可作为临床研究用 ESC“种子细胞”，而对 ESC“种子细胞”的遗传学完整性及稳定性的判断至关重要。

（三）NSC 的获取和扩增

人 NSC 是具有向多种神经细胞分化的干细胞。目前临床研究用的 NSC 主要来源于流产胎儿的脑组织及成人干细胞聚集的特定区域（如海马区和脑室下区）。NSC 的获取需经手术获取相应的脑组织，然后将其置于无血清培养液中吹散，经细胞筛过滤制成单细胞悬液后置于神经干细胞特定的条件培养基中培养 2~3 天，随后在显微镜下可观察到大量悬浮的不规则的细胞团或细胞球。在随后 2 周的连续培养过程中，部分细胞团细胞会发生死亡，或贴壁生长后陆续死亡，而剩余的细胞团或新形成的细胞团逐渐形成较大的悬浮细胞球，即成体 NSC。悬浮生长的神经干细胞球可通过机械法或酶消化法分离传代扩增，一般在体外可传 30~40 代。

体外扩增培养的 NSC 在体外应呈球形悬浮生长，并表达 Nestin 蛋白（流式细胞法检测 Nestin 阳性率应大于 95%）。在特定诱导分化培养条件下，NSC 可分化为神经元、星形胶质细胞和少突胶质前体细胞等多种神经细胞，并表达所分化细胞的特定标记分子和获得神经细胞特定功能（如神经电活动），同时伴随 Nestin 蛋白和其他“干性”相关蛋白（如 Sox2）表达水平显著降低。

二、干细胞的诱导分化

诱导分化是指干细胞在体外特定诱导分化条件下，不同程度地向终末分化细胞转变的过程和技术，其临床研究的主要目的是在体外大量获得在鉴别特征、生物学效应等方面与终末分化细胞相似或相同的细胞，用于修复、补充或替代病损细胞、组织，或辅助重建病损组织或器官。

（一）人 MSC 的诱导分化

人 MSC 在特定诱导分化条件下，可分化为类似骨细胞、软骨细胞、脂肪细胞、神经细胞、肝细胞、心肌细胞、视网膜色素上皮细胞、血管内皮细胞等三个胚层不同细胞系的细胞。针对不同临床适应证选择对 MSC 进行特定功能细胞的诱导分化，是其制剂的重要制备工艺，而诱导分化后的细胞应具备相关功能细胞的关键性细胞生物学特征。例如，MSC 向神经细胞诱导分化后，应具备相应神经细胞的形态特征，如类似神经元的轴突形成、表达相应神经细胞的标志分子，或获得神经细胞特殊的电生理活动等特征；MSC 向肝上皮细胞诱导分化后，应具备肝上皮细胞的形态特征（贴壁生长并呈扁平多角形），表达肝上皮细胞的特征蛋白，如甲胎蛋白、白蛋白及特定细胞色素代谢酶等。

此外，选择性对成骨、成脂、成软骨细胞分化能力分析，已成为对所有组织来源人 MSC 在功能学上进行细胞鉴别和反映其生物学有效性的基本内容。

（二）人 ESC 的诱导分化

理论上除胚外组织细胞外，ESC 具有向三胚层所有细胞系分化的能力。ESC 体外诱导分化的基本策略是首先使 ESC 在悬浮培养条件下聚集形成拟胚体（embryoid body，EB），再经特定诱导分化信号分子刺激，使其向特定终末细胞或前体细胞分化。由于这种诱导分化策略会在定向分化过程中发生自发非目标分化，可能导致终末细胞中混杂有其他非目标细胞，因此在诱导分化过程中需设计好合理的分化诱导剂以提高定向分化的效率，以及选择必要的分化抑制剂用于抑制自发的非目标分化。因此，对终末分化细胞或前体细胞的纯度、相关功能、残存 ESC 和可能的非目标分化细胞的检测，是 ESC 特定诱导分化细胞质量控制的重要内容，具体实例可见后述“人 ESC 诱导分化视网膜色素上皮细胞的质量评价”。

（三）人成体 NSC 的诱导分化

目前研究显示，成体 NSC 在适当条件下可分化为神经元、星形胶质细胞和少突胶质细胞等类型的神经细胞。人成体 NSC 诱导分化的基本策略是将悬浮生长的神经球分散成单细胞悬液后，按一定密度接种于不同组织基质覆盖的平皿上生长，在特定培养条件下培养一定的时间，可诱导分化为 Tuj-1 阳性的神经元、GFAP 阳性的星形胶质细胞，以及 Sox10、O4、A2B5 和 PDGFR- 阳性的少突胶质前体细胞等不同类型的分化细胞。

三、干细胞的特殊处理

干细胞的特殊处理是指在各类干细胞生物学有效性研究基础上，以提高其临床治疗有效性为目的，以加强相关细胞产品终末制剂生物学有效性为主要方式的技术策略。常见技术策略包括细胞激活 / 预处理和基因修饰等。目前有关特殊处理的应用，主要是针对不同组织来源的 MSC 和成体 NSC 细胞。

（一）激活 / 预处理

激活 / 预处理是指通过预先对细胞采用细胞因子或化学物质诱导、物理方式干预（如低氧处理等）、细胞表面修饰，或对治疗部位的组织局部注射趋化因子、细胞因子或化学药物、物理方式干预（超声波、机械牵张、低强度激光照射等）或埋植 / 填充高分子材料等手段以提高干细胞的免疫调控能力、向特定类型细胞分化的能力、向病损组织的迁移能力，或促进组织修复 / 再生的功能等。在临床治疗时还可通过采用多种不同方式的激活 / 预处理手段联合使用以发挥干细胞的最大治疗效果。目前激活 / 预处理手段研究主要用于提高人 MSC 和成体 NSC 的生物学有效性研究方面。

1. MSC 的激活 / 预处理

研究发现，与 MSC 治疗有效性相关的生物学有效性，依赖于细胞向病损组织迁移的能力（即归巢作用）和其独特的免疫调控功能及组织再生功能。MSC 免疫调控功能依赖于 MSC 与病损组织细胞及微环境中的其他细胞直接作用和 / 或释放各种促进免疫调控及组织再生功能的因子（如 IL-6、IDO1、TGF-、VEGF、HGF、PDGF 等），以实现其抗炎、调节免疫反应和促进组织修复及再生等治疗作用。不同的激活 / 预处理目标，就是通过不同的细胞分子机制提高 MSC 的“归巢”功能、免疫调控功能及组织再生功能。目前，MSC 激活 / 预处理策略及相关机制或作用见表 25-3。

表 25-3 MSC 激活 / 预处理策略及相关机制或作用

MSC 的预处理方式	机制及作用
单一或混合多种细胞因子预处理 / 激活（SCF、IL-3、IL-6、HGF、TGF-β、IFN-γ、TNF-α、IL-1α 或 IL-1β 等）	增加表面趋化因子受体（如 CXCR4、CXCR7 等）的表达，促进归巢；IFN-γ 单独刺激 MSC 表达 IDO1、IL-6、B7-H1（PDL1），或与 TNF-α，IL-1α 和 IL-1β 共同刺激提高 MSC 对 T 细胞的免疫调控能力
	TGF-α 可刺激 MSC 提高 VEGF 的表达水平，从而促进 MSC 治疗心血管疾病的功能
化学药物预处理	用雌激素、糖皮质激素或催产素等预处理，可提高 MSC 抗氧化应激能力，提高其针对多种适应证的治疗活性
低氧培养预处理	不同氧浓度（1%~5%）的低氧培养环境，可通过增强 *CXCR4*、*MMP2* 和 *MMP9* 的表达提高 MSC 的归巢、迁移等功能
MSC 细胞表面结合生物素标记脂质颗粒后与 Streptavidin 偶联的寡糖结合	增强 MSC 与 P 选择素的结合促进归巢
酶修饰	经酶修饰改变 MSC 表面分子的结构或活性，如经酶处理提高 MSC 表面 CD44 与 E 选择素的结合，促进 MSC 向骨髓的归巢

2. 成体 NSC 的激活或预处理

NSC 预处理的主要策略是延长移植后细胞在体内的存活时间、控制其分化方向，以及维持其“干性”等。例如，采用 bFGF、EGF 和 LIF 共同处理后，可促进成体 NSC 的增殖，并在此基础上再通过 bFGF、heparin 和 laminin 处理可控制 NSC 向胆碱能神经元分化，同时降低其向星形胶质细胞分化。有研究发现，成体 NSC 经体外特定预处理 7 天后，移植至外伤性大鼠脑损伤部位，可通过提高 GNDF 的分泌水平显著提高该疾病模型大鼠的空间学习和记忆能力。

对特殊预处理后的 NSC 在质量控制方面，应考虑对预期出现的生物学特性进行检测，如对预处理后的细胞进行相应的定向分化能力、免疫调控能力、特定活性因子的分泌等功能的检测。另外，由于在特殊预处理过程中添加的试剂，如细胞因子、生长因子、小分子化合物等，可能会引发不同程度的生物学安全性风险因素，因此应考虑在终末制剂的质量控制中增加对这些添加物的残留检测。

（二）基因修饰

基因修饰是通过不同转染方式将各种功能基因或基因修饰物（如反义 RNA）导入目的细胞以影响目的细胞中特定基因的表达水平或结构特征，进而影响目的细胞的生物学功能，如改变诱导分化能力、增强特定细胞因子表达等。目前基因修饰策略主要集中在提高人 MSC 和成体 NSC 生物学有效性的研究方面。

同时，应对基因修饰处理时所采用的病毒或非病毒载体的质量和基因修饰的“脱靶效应”进行有效评价。

1. MSC 的基因修饰

目前 MSC 基因修饰的主要目的是过表达特定治疗活性蛋白，在利用 MSC 基本生物学效应基础上增强其特殊治疗功能，如高表达 HGF 以促进 MSC 促血管及组织再生能力；高表达 BDNF 或 GDNF 促进 MSC 修复受损中枢神经系统的功能；高表达红细胞生成素（EPO）帮助 MSC 治疗贫血的功能；高表达化学趋化因子 CCR1 可增强 MSC 的归巢、迁移能力；高表达肿瘤坏死因子相关凋亡诱导配体（TRAIL）可使 MSC 杀死肿瘤细胞；等等。

2. 成体 NSC 的基因修饰

成体 NSC 基因修饰的目的之一是促进其定向分化能力，以提高移植后的治疗效果。例如，通过 RNAi 技术沉默 NSC 中 β-secretase 的表达水平，可能赋予 NSC 治疗老年性痴呆的作用；高表达 hNGF，可促进细胞的生长及向少突胶质细胞的分化；过表达 GDNF 可提高 NSC 移植到纹状体后促进多巴胺神经元重建、修复和分化等的能力。

第三节　干细胞产品的质量控制

任何医药产品的监管目标，都是用于满足其监管属性所关联的监管要求。本质上，监管属性是由相关产品的复杂性相关的安全性、有效性所决定，而产品的复杂性又是由其质量属性所决定的。

一、干细胞产品的监管属性与质量属性

（一）干细胞的监管属性

国际上在通过医药产品相关监管法规确定干细胞的监管属性方面存在以下几种情况。

1. 美国情况

美国 FDA 根据不同干细胞产品的来源、存在形式和应用情况，将干细胞分为组织细胞产品（HTC）和治疗性细胞产品（therapeutic cellular products，并被归类为生物药产品）。前者由器官组织产品演化而来，相关细胞的获得起源于组织，制备方法简单并多以一定程度的组织形式存在，以传统的组织细胞移植或同源使用为主要应用方式。而后者是通过复杂的制备步骤获得可增殖的（和修饰的）细胞为制备工艺目标，往往以纯化的细胞或与其他细胞或组织工程材料结合形成最终产品的存在形式，并且应用时是以非同源使用为主要应用方式。两者在监管属性上的主要差异是，后者主要依据类似于药品的监管模式，在获批上市前必须通过严格的临床试验判断其产品的安全性和有效性，而前者则不需要经过严格的临床试验。

2. 欧盟和日本情况

欧盟和日本都通过各自的相关法规，将干细胞定义为具有药品特性的治疗产品（类似于生物药），但从产品定义和分类上也体现了与传统药品不同性质的产品属性。欧盟将干细胞归为先进的治疗性医药产品（advanced therapeutic medicinal product，ATMP）大类下的细胞医药产品（cell-based medicinal product，CBMP），由于其先进性也伴随着不成熟性，因此在监管方面须体现一定程度的灵活性或个例原则（case-by-case principle）。日本将干细胞定义为人细胞来源的治疗性产品（human cell-derived therapy products），类似于生物药定义，并根据风险因素的不同将不同类型的干细胞进行分级，且不同风险等级分类也体现了不同监管属性的考虑。

3. 我国情况

我国在法规上仍缺乏对干细胞监管属性的清晰定义。从我国 2015 年 4 月修订的《中华人民共和国药品管理法》的药品定义上，按药品的普遍性似乎可以将干细胞定义为药品，但并未将包括干细胞在内的任何再生医学产品包含在药品定义的内涵性例证中。因此，尽管我国已在干细胞具有药品属性上形成共识，但在法规层面上并未真正确定其监管属性。

（二）干细胞的质量属性

干细胞的质量属性是决定干细胞产品临床应用的安全性、有效性的所有质量要素的总和，其内容是依据干细胞的科学属性和其整个制备过程中所涉及的各种风险因素而综合确立的，用于体现干细胞各关键质量要求。综合考虑干细胞科学属性和相关风险因素，并结合过去数年本部门在各类干细胞质量研究及质量评价中的经验，我们将干细胞所有质量属性归纳为：①基本生物学属性；②微生物学安全性；③生物学安全性；④生

物学有效性（biological effectiveness）（或生物学效应，biological potency or biopotency）。

1. 基本生物学属性

基本生物学属性是干细胞基本生物学中与其质量密切相关的各质量要素，用于准确反映其鉴别、活性、纯度、均一性等质量要求。其中，鉴别是根据形态学、遗传多态性、代谢酶谱、细胞遗传学特征、特定基因（或基因群）表达产物，以及独特的生物学功能等生物学特性综合判断；细胞活性是由活细胞数、增殖周期、倍增时间、克隆形成率、端粒酶活性（和/或端粒长度）等生物学特征综合体现；细胞纯度和均一性是指在细胞制备过程中可能发生细胞间交叉污染的程度和污染细胞的类型，以及同一批次、同一制备阶段（如同一级的细胞库细胞）间基本生物学属性的均一性，该质量要求可通过特定基因（或基因群）表达产物、遗传多态性、特定生物学功能等进行综合判断。

2. 微生物学安全性

干细胞的微生物学安全性是指所有干细胞产品都应满足无菌（真菌、细菌）和无支原体、病毒及相关微生物代谢产物污染的质量要求。其中，病毒污染包括种属特异病毒（如人源病毒、制备过程中可能接触的各种动物源病毒）、内外源逆转录病毒及所有非特异病毒。为确保其微生物学安全性，除需依赖基于cGMP原则的严格质量保障体系外，还需设立基于各种检验规范的过程控制及终产品质量控制，并通过体外细胞模型、动物及鸡胚接种检测对有潜在污染的微生物及其代谢产物进行有效检测。

3. 生物学安全性

干细胞生物学安全性是指由干细胞生物学特性相关联的风险因素所引起的安全性问题，其中包括干细胞进入体内所表现出的致瘤性、促瘤性、异常免疫反应、异常分化、异位迁移或停留等生物学安全性问题。在评价生物学安全性时，应尽可能地在考虑干细胞的临床适应证、给药途径、剂量等与临床治疗直接相关因素基础上，利用临床前研究阶段所建立的合适的疾病动物模型对相关的生物学安全性进行有效评估。

4. 生物学有效性

干细胞生物学有效性是与其临床治疗有效性密切相关的各种生物学特性总和，是临床前研究阶段用于预测干细胞临床治疗有效性的重要质量要求。根据目前的研究进展，各类干细胞（特别是不同组织来源的MSC）的生物学有效性可归类为诱导分化能力、免疫调控能力及组织再生能力。其中，诱导分化主要是指在体外特定诱导分化培养条件下，相关细胞向目标靶细胞分化的能力。不同类型的干细胞具有不同的分化潜能，但在诱导分化功能评价中，只需选择具有代表性的诱导分化功能进行评价。例如，2006年由国际细胞治疗协会（ISCT）提出的成骨细胞、成软骨细胞、成脂肪细胞分化能力，可用于代表不同组织来源的人间充质干细胞诱导分化功能。组织再生功能是指不同类型干细胞所具有的保护组织细胞抗凋亡、促进病损组织血管再生、刺激促炎性的巨噬细胞向抑制炎性的巨噬细胞极化、刺激病损组织内源性干细胞增殖和分化等所有生物学功能的总和。另外，需要将体外细胞模型和体内动物模型有机结合起来共同对干细胞生物学有效性进行综合评价。在使用动物模型时，也应尽可能地在干细胞的临床适应证、给药途径、剂量等与临床治疗直接相关因素充分考虑的基础上对相关的生物学有效性进行评估。

二、干细胞产品的质量控制要求

（一）美国 FDA 对干细胞产品的质量控制要求

世界上不同国家或地区的监管机构中，以美国 FDA 的监管体系最为全面，理念最为清晰，因此也最具代表性。美国 FDA 监管体系中，对具有生物药（biologics）监管属性的干细胞质量要求，是由 21CFR 中的不同部分及相关的技术性指导原则所体现，其中细胞制备过程需符合药品 cGMP 原则，由 21CFR200-201 规定；干细胞临床试验申报时，需符合 IND 申报的要求；在涉及生物药共性的质量属性（如微生物安全性、生物学安全性及生物学效应）方面是由 21CFR600s 规定；在生物药结合组织工程材料时，组织工程材料部分的监管要求由 21CFR800s 规定。

与干细胞质量要求及质量控制直接相关的内容，主要由 IND 申报所需的 CMC 信息所体现。在 CMC 信息中，除需提供细胞的基本信息（如细胞类型、来源、同源或异源来源、及供者筛查情况）外，还需提供细胞制备用关键试剂、辅料及关键制备工艺（包括特定制备技术，如细胞分化、增殖、纯化；制备时间；中间产品及终末制剂的信息）。在涉及产品质量评价时，要求进行细胞鉴别、微生物学检测（包括所检的微生物类型、体外和体内检测方法）、工艺相关的纯度（或残留物）检测、生物学效应；要求对每一批次的终末制剂进行放行检验；要求对工艺及终末制剂的稳定性进行评价；对于异体来源的细胞产品要考虑建立多级细胞库（如主细胞库和工作细胞库），并对相应的细胞库进行有效的质量控制。

需要强调的是，随着干细胞临床研究的快速发展，研发者和监管者都需对各类干细胞生物学有效性（或生物学效应）的质量控制研究和质量评价给予较高的重视。在其相关质量评价中，所有评价方法的建立和应用需符合生物药 cGMP 的原则，即评价方法：①具有定量或定性功能；②对结果应预设接受和排除标准；③要设有合适的参考物质、标准和对照；④具有可接受的准确性、灵敏度、特异性和可重复性；⑤能够对关键成分进行定性和定量分析。由于干细胞科学及技术发展的局限性和产品从早期研发到临床研究各阶段的要求不断地演进等因素，对特定产品进行生物学效应评价时可选择确证性的生物学分析方法和 / 或非确证性分子标志物替代性方法，并且必要时各种评价方法需联合使用（即 Assay Matrix 原则）。

（二）我国对干细胞产品的质量控制要求

我国现阶段在不断推进具有普遍意义的治疗性细胞产品质量控制及其在产品审评审批监管中作用的同时，对干细胞产品质量控制要求主要是由《干细胞临床研究管理办法（试行）》（2015）（简称《干细胞管理办法》）所规定，并为有效推动和保障《干细胞管理办法》的实施，以推动我国干细胞“临床研究”（而非严格意义的“临床试验”）为主要目标。《干细胞管理办法》要求所有应用于临床研究的干细胞制剂质量控制需符合与该管理办法相配套的《干细胞制剂的质量控制及临床前研究指导原则（试行）》（2015）（简称《干细胞指导原则》）的要求。《干细胞指导原则》要求干细胞制剂制备（包括相关培养基、滋养细胞、制备工艺）及管理需在符合药品生产 GMP 原则的同时，对细胞制剂进行必要的检验以保障相关细胞在进入临床研究前具备必要的质量要求。这一要求反映了细胞产品质量应在基于 cGMP 等的质量保障体系，以及包含各种细胞检验及检验规范的质量评价体系所构成的质量体系条件下给予保障。细胞检验是利用体系性的质量评价技术，依据产品研发所处不同阶段和不同产品形态选择不同的检验规范，以实现对制备工艺验证、过程控制、质量复核、产品放行等质量控制目标，进而确保综合有效的质量控制。

《干细胞指导原则》提出了 10 项具体检验类别，分别是：①细胞鉴别；②存活率及生长活性；③纯度和均一性；④无菌试验及支原体检查；⑤细胞内外源致病因子的检查；⑥内毒素检查；⑦异常免疫学反应；⑧致瘤性；⑨生物学效力试验；⑩培养基及其他添加成分残余量的检测。这 10 项检测内容中的每一项又是由多个细化的检测项目所组成，用于综合评价干细胞的基本生物学属性、微生物学安全性、生物学安全性和生物学有效性的质量水平。另外，这些检验内容可灵活应用并构成不同的细胞检验规范，用于达到不同的质量控制目标。而各种细胞检验规范的有机结合和应用，可确保有效的、全过程覆盖的干细胞质量控制（实例见后述）。

第四节　干细胞产品的质量评价内容及评价技术

一、干细胞产品质量评价的主要内容

包括干细胞在内的所有治疗性细胞产品在临床应用前应具备上述所提的基本生物学属性、微生物学安全性、生物学安全性及生物学有效性四大类质量要求。每一大类质量要求又由各具体的关键质量属性（或要求）组成，而干细胞产品的质量控制内容就是利用针对各关键质量属性的评价技术（和相关的质量标准、评价规范）对所处不同阶段、不同产品形态的细胞进行有效评价，以通过对各关键质量属性的控制确保细胞产品符合总体质量要求。

（一）基本生物学属性评价

干细胞基本生物学属性的重要内容为细胞鉴别（identity），包括成分鉴别和活性鉴别。成分鉴别包括不同细胞个体的遗传多态性（如包括 16 个 STR 位点的基因指纹图谱分析）、细胞遗传学（如染色体核型分析或 CGH 阵列分析）和必要时的全基因组序列分析，以及细胞种属鉴别（如同工酶谱分析或特定种属 DNA 分析）。活性鉴别包括细胞形态、活细胞数、特异性标志分子及共性的功能分析（如诱导分化功能）。各基本生物学属性评价内容需有机结合并综合使用，以确保相关细胞基本生物学属性的完整性和质量水平。

（二）微生物学安全性评价

在微生物学安全性方面，包括各类干细胞在内的所有治疗性细胞产品需具备生产用

细胞基质的微生物安全性［需按照现行 2015 版《中华人民共和国药典》（以下简称《中国药典》］和治疗性细胞产品特定的微生物学安全性（如对内毒素等微生物代谢产物的检测和针对终末制剂的快速微生物学检测等）。因此，需对相关细胞进行无菌（细菌和真菌）、支原体、分枝杆菌、内外源特异或非特异病毒，以及内毒素等微生物代谢产物的检测。另外，在干细胞的获取、扩增、培养传代和冻存过程中若采用动物源性的血清或其他材料（如胰酶、细胞因子、贴壁辅助试剂等），有可能引入相关动物源性微生物污染，因此应在培养过程中尽可能采用非动物源性和已由监管机构批准的替代品。如果不可避免地使用了动物源性材料，应对所使用材料相关的可能的动物源性微生物污染进行检测。

微生物安全性检测包括直接对细胞培养液或裂解液中潜在的病原物（如脂多糖、膜蛋白、核酸等）进行检测，也可选择对各种微生物敏感的动物进行体内细胞接种进行评价。依据现行版《中国药典》和 WHO 指导原则的要求，试验动物可包括乳鼠、小鼠、豚鼠和家兔。不同动物不同接种方式的选择可覆盖对不同常见病原微生物的检测。同时，也可利用对不同微生物敏感的指示细胞（或细胞模型）接种方法，对可能的人源病毒、动物源特异及非特异病毒污染进行体外检测。体外检测技术所观察的内容包括指示细胞的生长活性、细胞病变、血吸附或血凝现象。特异病毒指种属特异病毒，包括人源特异病毒，如 HIV、HBV、HCV、HCMV、EBV、HPV 和 HHV 等；动物源特异病毒包括猪细小病毒、猪细环病毒、猪圆环病毒、鼠细小病毒、牛细小病毒等。此外，还应依据《中国药典》对干细胞进行逆转录病毒和细菌内毒素的检查。逆转录病毒包括内源性及外源性两种，可通过基于 PCR 的逆转录酶活性检测，结合电镜观察逆转录病毒样颗粒检测逆转录病毒的存在。

另外，对于需要特殊条件培养的干细胞，如 iPSC 和 ESC，当在建系过程中或传代培养过程中使用小鼠胚胎成纤维细胞或人成纤维细胞作为饲养层细胞时，还应对相应的饲养层细胞单独进行全面的微生物安全性评价，其重点是检测相关细胞动物源性病毒污染。

（三）生物学安全性评价

干细胞的生物学安全性主要是由其细胞生物学特性、细胞来源、制备工艺等相关的风险因素所决定。各种风险因素可导致相关细胞产品的异常免疫反应、致瘤性和 / 或促瘤性、异常分化、异常迁移等。因此，针对干细胞生物学安全性的评价内容包括：①异常免疫反应；②致瘤性及促瘤性；③异位迁移；④异常分化等。然而，由于知识和技术的限制，目前临床前阶段不同类型干细胞生物学安全性评价仍以异常免疫反应和致瘤性（及促瘤性）为主要内容。

微生物污染、特定制备工艺或细胞老化（senescence）可改变干细胞表达炎症相关因子的水平（如释放促炎因子和表达促炎的细胞表面黏附因子），因此在移植入人体后可能会诱发异常免疫反应。目前用于干细胞异常免疫反应评价的技术包括总淋巴细胞增殖、炎症因子释放、对特定促炎的免疫细胞增殖激活等评价技术。

不同类型的干细胞具有不同程度的体内形成肿瘤（即致瘤性）的潜在风险，或促进体内已存在的肿瘤细胞增殖或进一步恶化（即促瘤性）的风险。目前认为，NSC、ESC 和 iPSC 等类型的干细胞具有不同程度的致瘤性，而绝大多数的 MSC 的致瘤性风险较低。但不同研究显示，MSC 可能会具有一定的促瘤性。目前用于常规评价干细胞致瘤性的技术主要是选择免疫缺陷动物（如裸鼠和 SCID 鼠）皮下接种，而更有说服力的致瘤性评价应选择与临床适应证相关的动物模型和相关的给入途径、部位及剂量来评价相关细胞的致瘤性。对促瘤性的评价应基于合理的研究结果，选择合理的评价用模型肿瘤细胞系、相关动物模型和所用细胞数量等。

对于 ESC 诱导分化的终末功能细胞或前体细胞生物学安全性评价应包含对 ESC 种子细胞残留的评价。对于 ESC 分化的前体细胞，还应判断其向终末细胞分化的能力，因此，在此过程中还应对分化细胞的纯度及其与未分化细胞的比例进行有效评价。

（四）生物学有效性评价

生物学有效性评价应根据相关细胞生物学特性及其临床治疗适应证设计评价内容，并利用相关发展阶段公认的评价技术对相关干细胞进行评价。评价技术分为确证性评价技术和替代性评价技术，应根据不同的质量控制目标合理地选择确证性或替代性评价技术，或两者的不同组合。

MSC 生物学有效性的评价内容应包括诱导分化功能、免疫调控功能及组织再生功能。其中，诱导分化功能应包括一般的成骨、成脂、成软骨细胞的分化功能和满足于特定临床适应证的诱导分化功能。对 ESC 生物学有效性评价，应分别对“种子细胞”及分化细胞进行评价，对于 ESC“种子细胞”，主要应针对其干性、多能性进行评价，而对于 ESC 分化细胞，应根据不同分化细胞的生物学特性进行相应生物学有效性的评价。

二、干细胞产品质量评价规范

质量评价规范是质量评价体系中不同评价技术和相关质量标准有机组合而构成的各类质量评价策略，用于确保相关产品在不同研发阶段所处不同产品形态应实现的质量控制目标或质量要求。在现阶段条件下，应在各类细胞制备的初期、中期及终末期，对相应的种子细胞、细胞库细胞（或其他形态的中间细胞）及终末细胞制剂确立明确的质量要求（或质量控制目标）。其中，终末细胞制剂需具备完全的质量要求，即符合上述“四大类”总体质量要求中所有关键质量属性的质量要求，而种子细胞和细胞库细胞可依据不同类型细胞，符合“四大类”中的部分和/或每一类中的部分质量的要求。

特定质量控制目标是指特定细胞产品在整个研发周期或制备周期的特定阶段所应具有的综合质量要求。每一特定质量控制目标的实现在相关细胞产品整体质量控制中具有相对的独立性，以充分体现产品过程控制在管理体系中的阶段性和计划性。

为满足所有产品形态相关质量控制目标所设立的质量评价规范组合，即构成了相应产品的质量评价规范体系。由于干细胞产品的复杂性（如有效成分的复杂性、制备工艺的复杂性和监管需求的复杂性），在建立相关产品质量评价规范体系时，应充分考虑所设立的评价规范体系的必要性、可操作性和评价效率。

对于MSC产品和其他体外扩增技术相对成熟并可大量扩增的产品，为提高其质量的稳定性，应鼓励建立相关细胞的多级细胞库（如种子细胞库、主细胞库、工作细胞库等）。因此，应针对不同级别的细胞库细胞和终末细胞制剂，设立相应的质量控制目标和质量评价规范。在充分考虑不同细胞在各级细胞库中的细胞数量、生物学特性、可能的风险因素及监管需要的基础上，针对不同级别的细胞库灵活考虑“全检”或“部分检”策略及相关评价内容。其中“全检”策略可对应《干细胞指导原则》中的“质量检验”。“质量检验”可在其他检验规范不完善或质量保障体系不健全的情况下，通过对一定独立批次的终末制剂进行评价，综合有效判断相关细胞产品工艺的质量和稳定性。而“部分检”评价策略，可对应“中间产品”（如各级细胞库细胞）或终末制剂的“放行检验”。其中，针对终末制剂的“放行检验”是在各“中间产品”放行检验或“质量检验”的基础上，为适应细胞制品终末制剂“货架期”短不能进行终末消毒或过滤的特点所设计的快速、简易但具有代表性的评价规范。

在进行“全检”或“质量检验”时，应充分考虑对同一批次细胞不同代次的比较性评价，以体现动态生长变化对细胞质量，特别是对生物学安全性及有效性的影响。

三、代表性干细胞产品的质量评价及评价规范

（一）人MSC的质量评价及评价规范

1. 质量评价内容

1）鉴别和纯度检测

体外培养的MSC应能够贴壁生长，外观呈成纤维细胞状。遗传多态性分析如人源STR图谱鉴别（16个等位基因位点）应确保相关细胞为单一细胞来源。细胞遗传学分析（如染色体核型分析或CGH阵列分析）应显示为正常人二倍体细胞。细胞种属鉴别（如同工酶谱分析或特定种属DNA分析）应为人源细胞，并无种属间细胞交叉污染。MSC特征性表面标记物CD73、CD90、CD105阳性率应不小于95%；CD34、CD45、CD14或CD11b、CD79α或CD19、HLA-DR阳性率应低于2%。

2）微生物学安全性评价

按照现行《中国药典》（2015版）的要求，需进行无菌（细菌和真菌）、支原体、分枝杆菌、细胞内外源特异或非特异病毒，以及内毒素等微生物安全性相关风险因子的检测，结果应为阴性。细胞内、外病毒因子检测应包括细胞形态观察及血吸附试验、指示细胞接种培养法检测、动物和鸡胚体内接种法检测、逆转录病毒及其他内源性病毒检测、人源病毒（如HIV、HBV、HCV、HCMV、EBV、HHV、HPV等）检测和梅毒螺旋体检测等。细胞制剂在生产工艺各阶段若使用牛血清，还需进行牛源病毒检测；若使用猪源性胰酶等材料，还需进行猪细小病毒、猪细环病毒、猪圆环病毒等猪源性病毒检测。

3）生物学有效性评价

MSC的生物学有效性评价内容设计需根据MSC生物学特点及其临床治疗的适应证，主要包括诱导分化功能、免疫调控功能及组织再生功能的检测。其中，诱导分化

功能检测应包括成骨、成脂、成软骨细胞的分化功能检测，以及满足于特定临床适应证的诱导分化功能检测，如肝细胞和胰岛细胞分化等的检测。诱导分化功能检测除常规染色和功能性试验外，还可通过检测关键性分子标志物表达情况进行快速替代性检测。MSC 免疫调控机制复杂，可从多角度综合分析，包括 MSC 抑制总淋巴细胞增殖能力、抑制促炎性淋巴细胞 Th1/Th17 亚群增殖能力、促进 Treg 亚群增殖能力的检测等，以及 MSC 分泌免疫调控因子（如 PGE2、HGF、VEGF、IDO1 等）的检测。另外，可根据 MSC 治疗的临床适应证相关病理学原理，选择更具针对性的免疫调控检测指标。MSC 组织再生能力的检测包括促进新生血管生成能力、抗细胞凋亡能力的检测等。

4）细胞活性检测

细胞活性检测是 MSC 制剂制备各阶段中最基本的检测内容，可作为细胞冻存复苏前后放行检验的内容。细胞存活率可利用各种反映细胞活性的染色法或流式细胞仪检测。另外，还可通过检测细胞周期计算细胞增殖指数（包括各细胞周期比例和 S 期及 G_2/M 期占总细胞周期的比例），以及利用细胞生长曲线综合判断细胞增殖活性。

5）致瘤性检测

可通过免疫缺陷动物体内接种进行致瘤性检测。另外，还可通过软琼脂克隆形成试验、端粒酶活性检测，对细胞的致瘤性进行综合判断。

6）制剂检测

应对制剂的外观、装量、可见异物等内容进行检测。另外，还需对制剂制备各阶段引入的具有安全性风险的材料，如牛血清、胰蛋白酶、抗生素等材料的残留量进行检测。

2. MSC 质量评价规范

应根据所制备细胞的数量，考虑建立多级 MSC 细胞库，并对每一级细胞库和终末细胞制剂确立明确的质量要求和质量标准，具体内容见表 25-4。可依据各级细胞库和终末细胞制剂的细胞数量、生物学特性、可能的风险因素及监管需要，制订“质量检验”和“放行检验”的内容。“质量检验”的对象应当涵盖同一批次细胞的 2~3 个不同代次的细胞，以体现动态生长过程中细胞质量的变化，特别是生物学安全性及生物学有效性的变化。

表 25-4 人 MSC 质量要求和质量标准

分类	质量要求内容	质量标准
鉴别和纯度检测	细胞形态	贴壁生长，为成纤维细胞形态
	STR 图谱	应表达独立来源的人的 16 个等位基因峰，应为人源细胞
	同工酶	应为人源细胞
	细胞标志物	CD73、CD90、CD105 阳性率应大于 95%；CD34、CD45、CD14 或 CD11b、CD79α 或 CD19、HLA-DR 阳性率应小于 2%
	种属间细胞交叉污染	应为人源细胞，无种属间交叉污染

续表

分类	质量要求内容	质量标准
	染色体核型	应为 46XX 或 46XY，无异常染色体结构
细胞微生物学安全性检查	细菌、真菌；结核分枝杆菌；支原体；细胞内、外致病因子；人源病毒、牛源病毒、猪源病毒、逆转录病毒；内毒素	应为阴性
生物学有效性检测	诱导分化能力	应具有成骨、成脂、成软骨细胞分化能力
	免疫调控功能	应具有免疫抑制功能
	组织再生能力	应具有促进组织再生功能
细胞活性检测	细胞存活率	应符合规定
	细胞周期分析	细胞增殖指数应符合规定
	细胞生长曲线和倍增时间	细胞倍增时间应符合规定
致瘤性检测	裸鼠体内接种	应为阴性
	软琼脂克隆形成	应无克隆形成
	端粒酶活性	应为阴性
制剂检测	外观、装量、可见异物	应符合规定
	牛血清白蛋白残留量	应符合规定
	内毒素	应符合规定
	抗生素残留量	应符合规定

（二）人 ESC 的质量评价及评价规范

人 ESC 及其分化细胞在干细胞生物学特性、安全性和生物学有效性等方面，以及从细胞获取、诱导分化到应用于临床的细胞制剂制备全过程，均较各类成体干细胞复杂得多，因此其质量评价体系也较成体干细胞复杂得多。一个有效的策略是对制备全过程各主要阶段的细胞分别建立相应的评价体系，例如，可分别建立人 ESC“种子细胞”的质量评价体系和经 ESC 诱导分化的特定目标细胞（前体细胞和 / 或终末分化细胞）质量评价体系。

1. 人 ESC“种子细胞”的质量评价

1）细胞鉴别

人 ESC 的细胞鉴别，包括一般的治疗性细胞产品质量控制要求中细胞鉴别的内容，和人 ESC 生物学特性相关的细胞鉴别内容。前者包括细胞个体遗传多态性（如基于 16 位点的 STR 图谱分析）、种属鉴别和细胞遗传学（如中期核型分析或 SKY 核型分析）特征，后者包括细胞形态和特定标志分子的表达等。依据国际干细胞研究组织（International Stem Cell Initiative）对未分化人 ESC 标志分子表达的标准，经流式细胞仪测定表达阳性率高于 70% 的可定性为“阳性”标志分子，包括 SSEA3、

SSEA4、TRA-1-60 和 TRA-1-81 等；而低于 10% 的定性为“阴性”表达分子，包括 SSEA1 等。

2）人 ESC“种子细胞”微生物学安全性

人 ESC“种子细胞”及其分化细胞与所有治疗性细胞（如上述的 MSC）在微生物学安全性方面的评价内容、评价技术及规范基本相同。

3）人 ESC“种子细胞”生物学有效性

“干性”和“多能性”可作为人 ESC 生物学有效性的质量属性，其评价方法主要是在体内及体外模型基础上，综合应用碱性磷酸酶染色法、免疫荧光法、流式细胞法、RT-PCR 法等评价技术。其中，体外方法是使 ESC 体外形成拟胚体，并在所形成的拟胚体中诱导分化三个胚层具有代表性的细胞，如神经、心肌和肝脏细胞；体内方法是将 ESC 接种 SCID 鼠并在所形成的畸胎瘤中观察具有代表性的三个胚层分化组织，如腺体组织、脂肪组织、软骨组织和幼稚间质细胞等。

4）人 ESC“种子细胞”生长活性的检测

人 ESC“种子细胞”的生长活性检测包括对其细胞周期、生长倍增时间、端粒酶活性及存活率等的检测。

5）人 ESC“种子细胞”质量评价规范

综合考虑人 ESC“种子细胞”关键质量属性、相关风险因素及与临床应用相关的生物学有效性，可建立以细胞鉴别、微生物学安全性、细胞干性、多能性和细胞活性检测等为主要内容的质量评价体系，具体内容见表 25-5。

表 25-5　拟建立的 ESC 质量评价体系的具体检查内容

分类	质量要求内容	质量标准
细胞鉴别	细胞形态	细胞核大，有一个或几个核仁，胞核中多为常染色质，胞质少，结构简单；细胞集落呈二维克隆生长，克隆边缘清晰、表面光滑，克隆内细胞之间连接紧密，看不清细胞界限
	STR	应表达独立来源的人的 16 个等位基因峰
	同工酶	应为人源细胞
	细胞标志物（阳性标志物：SSEA3、SSEA4、TRA-1-60、TRA-1-81、Oct-4 等；阴性标志物：SSEA1 等）	标准待定
	种属鉴定及种属间细胞交叉污染检测	应为人源细胞，无种属间交叉污染
	染色体核型分析	应为 46XX 或 46XY，无异常染色体结构
细胞微生物学安全性	细菌、真菌；结核分枝杆菌；支原体；细胞内、外致病因子；人源病毒、牛源病毒、猪源病毒、逆转录病毒；内毒素	应为阴性
胚胎干细胞干性检测	碱性磷酸酶染色	应为阳性
	多能性基因的表达（如 *Oct-4*、*Nanog*、*Sox2* 等）	应为阳性

续表

分类	质量要求内容	质量标准
	拟胚体形成	悬浮培养 3~7 天后细胞可聚集形成近似球形细胞团
	拟胚体中三胚层代表的基因表达水平（如 *Gad1*、*Pax6*、*Afp* 等）	应为阳性
胚胎干细胞多能性检测	三个胚层代表细胞的诱导分化：具有代表性的三个胚层细胞相关基因表达和标志分子的表达（如外胚层中的神经前体细胞：*PAX6*、*Nesting*、*Otx2*；中胚层的心肌细胞：*MESP2*、*CTNT*、*ISL1* 等；内胚层的肝前体细胞：*SOX17*、*AFP*、*HNF4* 等）	应为阳性
	畸胎瘤形成	SCID 小鼠体内接种 ESC 后 6 周可形成畸胎瘤
	HE 染色分析畸胎瘤组织形态	畸胎瘤中应可观察到具有代表性的三个胚层组织形态（如毛发、软骨、脂肪、腺上皮等组织形态）
细胞活性检测	细胞存活率	存活率应符合规定
	细胞群体倍增时间和生长曲线	标准待定
	端粒酶活性	标准待定
	细胞周期	标准待定

2. 人 ESC 诱导分化的视网膜色素上皮细胞质量评价

1）细胞鉴别

人 ESC 诱导分化视网膜色素上皮细胞的鉴别，包括一般的治疗性细胞产品质量控制要求中的细胞鉴别内容，以及与其生物学特性相关的鉴别内容。前者包括细胞个体的遗传多态性（如基于 16 等位基因位点的 STR 图谱分析需与相关 ESC“种子细胞”一致）和细胞遗传学（如染色体核型分析或 SKY 核型分析）特征；后者检测所分化的视网膜色素上皮细胞特定标志分子，如 *MITF*、*RPE65*、*Rlbp1* 和 *MerTK* 等。

2）微生物学安全性评价

微生物学安全性的要求与“种子细胞”相同。

3）生物学有效性评价

人 ESC 诱导分化视网膜色素上皮细胞的生物学有效性评价是基于分化细胞特殊的生物学功能的检测，具体内容见表 25-6。

表 25-6　人 ESC 诱导分化的视网膜色素上皮细胞生物学有效性评价内容

分类	质量要求内容	质量标准
特定细胞生物学功能	黑色素颗粒	细胞内应观察到有黑色素颗粒（定量标准待定）

续表

分类	质量要求内容	质量标准
	细胞分泌的特定细胞因子（如 PEDF、BDNF 等）	细胞因子的分泌应符合规定
	细胞吞噬荧光微球的能力	应具有吞噬荧光微球的能力（定量标准待定）
特定标志分子	与视网膜色素上皮细胞功能相关的特定基因和蛋白质的表达（如 MITF、RPE65、OTX2、BEST1 和 ZO-1 等）	基因或蛋白质表达应为阳性

4）ESC 分化细胞的生物学安全性检查

ESC 分化细胞的生物学安全性主要是指分化后细胞中 ESC 的残留和分化细胞的致瘤性检查。对分化后可能的 ESC 残留检查主要采用流式细胞法和荧光定量 PCR 方法对 ESC 的标志分子（如 *SSEA4*、*TRA-1-60* 等）及标志基因（如 *Nanog*、*Oct4* 和 *Sox2* 等）进行检查；另外还采用 SCID 小鼠睾丸接种细胞的方法，检测分化后细胞是否能够形成畸胎瘤来判断 ESC 的残留。同时还通过体外软琼脂克隆形成试验、端粒酶活性的检测和体内裸鼠接种试验评价分化后细胞的致瘤性。在条件允许的情况下还应采用与临床移植细胞部位相同的方式评价分化细胞的致瘤性。

四、小结

总之，建立以质量保障体系和质量评价体系为内容的质量控制体系，对干细胞产品研发和产业发展至关重要。而质量评价体系的建立是以干细胞各“关键质量属性”研究为基础，以评价技术、质量标准、标准物质和评价规范为主要内容。目前，在基于 GMP 理念的干细胞质量保障体系许多共识尚未形成的情况下，干细胞产品的质量保障更多地依赖于有效的干细胞质量评价体系。因此，建立和发展有效的干细胞质量评价体系具有充分的合理性、现实性和紧迫性。而本文所提出和总结的干细胞综合质量属性、干细胞质量评价体系、评价规范等内容应能够为现阶段我国干细胞治疗领域的研发人员在干细胞质量控制方面提供务实的指导和帮助，并具有推动我国干细胞临床研究、产品研发及产业发展的重要意义。

（袁宝珠　纳　涛　张可华　王军志）

参 考 文 献

纳涛，郝捷，张可华，等．2016. 临床研究用人胚胎干细胞“种子细胞”的质量评价．生命科学，(07)：731-742.

纳涛，袁宝珠．2014. 基于细胞色素 b 序列差异的细胞种属鉴别及种属间细胞交叉污染的快速检测方法．药物分析杂志，(11)：2054-2059.

卫计委 / 药监总局．2015. 干细胞临床研究管理办法（试行）.

卫计委 / 药监总局 . 2015. 干细胞制剂质量控制及临床前研究指导原则 (试行).

袁宝珠. 2013. 治疗性干细胞产品的相关风险因素 . 中国生物制品学杂志, (05) : 736-739.

袁宝珠. 2015.《干细胞临床研究管理办法 (试行)》中的‘质量检验 . 深圳：中国生物制品学年会 .

袁宝珠. 2016 干细胞的“法规—监管—指导原则”体系 . 生命科学, (08) : 949-957.

袁宝珠. 2014. 干细胞研究产业发展及监管科学现状 . 中国药事, (12) : 1380-1384.

袁宝珠. 2017. 中国干细胞临床研究、监管体系的现状及“十三五”期间的战略考虑 / 付小兵，王正国，吴祖译 . 再生医学 . 北京：人民卫生出版社 .

张可华，纳涛，韩晓燕，等 . 2016. 基于免疫调控功能的间充质干细胞生物学有效性质量评价策略 . 中国新药杂志, (03) : 283-290, 296.

中国药典 . 2015. 生物制品生产检定用动物细胞基质制备及检定规程 . 2015 版, 第三部：19-28.

Adewumi O, Aflatoonian B, Ahrlund-Richter L, et al., 2007. Characterization of human embryonic stem cell lines by the International Stem Cell Initiative. Nat Biotechnol, 25(7) : 803-816.

Bowles KM, Vallier L, Smith JR, et al. 2006. HOXB4 overexpression promotes hematopoietic development by human embryonic stem cells. Stem Cells, 24(5) : 1359-1369.

Choi YS, Jeong JA, Lim DS. 2012.Lim, Mesenchymal stem cell-mediated immature dendritic cells induce regulatory T cell-based immunosuppressive effect. Immunol Invest, 41(2) : 214-229.

Cuerquis J, Romieu-Mourez R, Francois M, et al. 2014. Human mesenchymal stromal cells transiently increase cytokine production by activated T cells before suppressing T-cell proliferation: effect of interferon-gamma and tumor necrosis factor-alpha stimulation. Cytotherapy, 16(2) : 191-202.

Dominici M, Le Blanc K, Mueller I, et al. 2006. Minimal criteria for defining multipotent mesenchymal stromal cells. The International Society for Cellular Therapy position statement. Cytotherapy, 8(4) : 315-317.

Du J, Gao X, Deng L, et al. 2014. Transfection of the glial cell line-derived neurotrophic factor gene promotes neuronal differentiation. Neural Regen Res, 9(1) : 33-40.

Duan HF, Wu CT, Wu DL, et al. 2003. Treatment of myocardial ischemia with bone marrow-derived mesenchymal stem cells overexpressing hepatocyte growth factor. Mol Ther, 8(3) : 467-474.

EMA. 2011. Reflection paper on stem cell-based medicinal products .

EMA. 2007. Guideline on human cell-based medicinal products.

Emsley JG, Mitchell BD, Kempermann G, et al. 2005. Adult neurogenesis and repair of the adult CNS with neural progenitors, precursors, and stem cells. Prog Neurobiol, 75(5) : 321-341.

Erwin GS, Crisostomo PR, Wang Y, et al. 2009. Estradiol-treated mesenchymal stem cells improve myocardial recovery after ischemia. J Surg Res, 152(2) : 319-324.

Friedenstein AJ, Petrakova KV, Kurolesova AI, et al. 1968. Heterotopic of bone marrow. Analysis of precursor cells for osteogenic and hematopoietic tissues. Transplantation, 6(2) : 230-247.

Gao J, Prough D, McAdoo DJ, et al.2006. Transplantation of primed human fetal neural stem cells improves cognitive function in rats after traumatic brain injury. Exp Neurol, 201(2) : 281-292.

Gnecchi M, Danieli P, Cervio E.2012. Mesenchymal stem cell therapy for heart disease. Vascul Pharmacol, 57(1) : 48-55.

Gore A, Li Z, Fung HL, et al. 2011. Somatic coding mutations in human induced pluripotent stem cells. Nature, 471(7336) : 63-67.

Hakala H, Rajala K, Ojala M. et al. 2009. Comparison of biomaterials and extracellular matrices as a culture platform for multiple, independently derived human embryonic stem cell lines. Tissue Eng Part A, 15(7) :

1775-1785.

Herrmann JL, Wang Y, Abarbanell AM, et al. 2010. Preconditioning mesenchymal stem cells with transforming growth factor-alpha improves mesenchymal stem cell-mediated cardioprotection. Shock, 33(1): 24-30.

Hu X, Wu R, Jiang Z, et al. 2014. Leptin signaling is required for augmented therapeutic properties of mesenchymal stem cells conferred by hypoxia preconditioning. Stem Cells, 32(10): 2702-2713.

Huang J, Zhang Z, Guo J, et al. 2010. Genetic modification of mesenchymal stem cells overexpressing CCR1 increases cell viability, migration, engraftment, and capillary density in the injured myocardium. Circ Res, 106(11): 1753-1762.

ISSCR.2008. Guidelines for the Clinical Translation of Stem Cells.

Jorgensen C, Noel D. 2011. Mesenchymal stem cells in osteoarticular diseases. Regen Med, 6(6 Suppl): 44-51.

Krampera M, Galipeau J, Shi Y, et al. 2013. Immunological characterization of multipotent mesenchymal stromal cells—The International Society for Cellular Therapy (ISCT) working proposal. Cytotherapy, 15(9): 1054-1061.

Kucic T, Copland IB, Cuerquis J, et al. 2008. Mesenchymal stromal cells genetically engineered to overexpress IGF-I enhance cell-based gene therapy of renal failure-induced anemia. Am J Physiol Renal Physiol, 295(2): F488-496.

Leach LL, Clegg DO. 2015. Concise review: making stem cells retinal : methods for deriving retinal pigment epithelium and implications for patients with ocular disease. Stem Cells, 33(8): 2363-2373.

Li Y, Zhang Q, Yin X , et al. 2011.Generation of iPSCs from mouse fibroblasts with a single gene, Oct4, and small molecules. Cell Res, 21(1): 196-204.

Lo CY, Antonopoulos A, Dell A, et al. 2013. The use of surface immobilization of P-selectin glycoprotein ligand-1 on mesenchymal stem cells to facilitate selectin mediated cell tethering and rolling. Biomaterials, 34(33): 8213-8222.

Lunn J S, Sakowski SA, Hur J, et al 2010. Stem cells for the treatment of neurodegenerative diseases. Stem Cell Res Ther, 1(5): 37.

Marei HE, Althani A, Afifi N, et al. 2013. Over-expression of hNGF in adult human olfactory bulb neural stem cells promotes cell growth and oligodendrocytic differentiation. PLoS One, 8(12): e82206.

Maxson S, Lopez EA, Yoo D, et al. 2012. Concise review: role of mesenchymal stem cells in wound repair. Stem Cells Transl Med, 1(2): 142-149.

Meng G, Liu S, Rancourt DE. 2012. Rancourt, Synergistic effect of medium, matrix, and exogenous factors on the adhesion and growth of human pluripotent stem cells under defined, xeno-free conditions. Stem Cells Dev, 21(11): 2036-2048.

Miyagawa S, Fukushima S, Imanishi Y, et al. 2016. Building A New Treatment For Heart Failure-Transplantation of Induced Pluripotent Stem Cell-derived Cells into the Heart. Curr Gene Ther, 16(1): 5-13.

Nelson TJ, Behfar A, Yamada S, et al. 2009. Stem cell platforms for regenerative medicine. Clin Transl Sci, 2(3): 222-227.

Palmer TD, Schwartz PH, Taupin P, et al. 2001. Cell culture. Progenitor cells from human brain after death. Nature, 411(6833) : 42-43.

Peldschus K, Salamon J, Wicklein D, et al. 2013.Interaction of magnetically labeled multipotent mesenchymal stromal cells and E-and P-selectins monitored by magnetic resonance imaging in mice. Mol

Imaging, 12(2): 100-110.

Pileggi A. 2012. Mesenchymal stem cells for the treatment of diabetes. Diabetes, 61(6): 1355-1356.

Ricciardi M, Pacelli L, Bassi G, et al. 2012. Mesenchymal Stem Cell Isolation and Expansion Methodology, in Stem Cells and Cancer Stem Cells, Volume 3: Stem Cells and Cancer Stem Cells, Therapeutic Applications in Disease and Injury: Volume 3, M.A. Hayat, Editor. Springer Netherlands : Dordrecht : 23-33.

Ringden O, Keating A. 2011. Mesenchymal stromal cells as treatment for chronic GVHD. Bone Marrow Transplant, 46(2): 163-164.

Subramanian K, Geraerts M, Pauwelyn KA, et al. 2010. Isolation procedure and characterization of multipotent adult progenitor cells from rat bone marrow. Methods Mol Biol, 636: 55-78.

Takahashi K, Tanabe K, Ohnuki M, et al. 2007. Induction of pluripotent stem cells from adult human fibroblasts by defined factors. Cell, 131(5): 861-872.

Tarasenko YI, Yu Y, Jordan PM, et al. 2004. Effect of growth factors on proliferation and phenotypic differentiation of human fetal neural stem cells. J Neurosci Res, 78(5): 625-636.

Uccelli A, Moretta L, Pistoia V. 2008. Mesenchymal stem cells in health and disease. Nat Rev Immunol, 8(9): 726-736.

Uchida S, Hayakawa K, Ogata T, et al. 2016.Treatment of spinal cord injury by an advanced cell transplantation technology using brain-derived neurotrophic factor-transfected mesenchymal stem cell spheroids. Biomaterials, 109: 1-11.

US FDA. 2013. US 21CFR211—current good manufacturing practice for finished pharmaceuticals.

US FDA. 2013. US 21CFR312—investigational new drug application .

US FDA. 2013. US 21CFR610—general biological products standards.

US FDA. 2013. US 21CFR1271—human cells, tissues, and cellular andtissue-based products.

US FDA. Chemistry Manufacturing and Controls (CMC) Guidances.

US FDA. 2011. Guidance for Industry: Potency Tests for Cellular and Gene Therapy Products.

Vonk LA, de Windt TS, Slaper-Cortenbach IC, et al. 2015. Autologous, allogeneic, induced pluripotent stem cell or a combination stem cell therapy? Where are we headed in cartilage repair and why: a concise review. Stem Cell Res Ther, 6: 94.

WHO. 2010. Recommendations for the evaluation of animal cell cultures as substrates for the manufacture of biological medicinal products and for the characterization of cell banks.

Wynn RF, Hart CA, Corradi-Perini C, et al. 2004. A small proportion of mesenchymal stem cells strongly expresses functionally active CXCR4 receptor capable of promoting migration to bone marrow. Blood, 104(9): 2643-2645.

Yousefifard M, Rahimi-Movaghar V, Nasirinezhad F, et al. 2016. Neural stem/progenitor cell transplantation for spinal cord injury treatment; A systematic review and meta-analysis. Neuroscience, 322: 377-397.

Yuan BZ. 2015.Establishing a Quality control system for stem cell-based medicinal products in China. Tissue Eng Part A, 21(23-24): 2783-2790.

Yuan BZ, Wang J. 2014. The regulatory sciences for stem cell-based medicinal products. Front Med, 8(2): 190-200.

Yuan Z, Lourenco Sda S, Sage EK, et al. 2016. Cryopreservation of human mesenchymal stromal cells expressing TRAIL for human anti-cancer therapy. Cytotherapy, 18(7): 860-869.

Yuan Z，Lourenco Sda S，Sage EK，et al. 2013. Targeting beta-secretase with RNAi in neural stem cells for Alzheimer' s disease therapy. Neural Regen Res，8(33)：3095-3106.

Zhou Y，Chen H，Li H，et al. 2017. 3D culture increases pluripotent gene expression in mesenchymal stem cells through relaxation of cytoskeleton tension. J Cell Mol Med，21(6)：1073-1084.

Zhu S，Li W，Zhou H，et al.2010. Reprogramming of human primary somatic cells by OCT4 and chemical compounds. Cell Stem Cell，7(6)：651-655.

第二十六章

免疫细胞治疗制剂

免疫细胞用于肿瘤的辅助治疗已经不是一个新的话题，从 20 世纪 80 年代中期 Rosenberg 首次用淋巴因子激活的杀伤细胞即 LAK 细胞治疗恶性黑色素瘤以来，已经有三十多年的历史了，而且随着人们对免疫细胞种类及其功能认识的不断深入，研究人员已相继开发出了多种免疫细胞用于肿瘤治疗，如细胞因子诱导的杀伤细胞（CIK 细胞）、树突状细胞（DC 细胞）、肿瘤浸润细胞（TIL）、自然杀伤细胞（NK）、杀伤性 T 细胞（CTL）、γ δ T 细胞等，并分别在黑色素瘤、淋巴瘤、宫颈癌、白血病、胆管癌及神经细胞瘤等疾病中开展了多项临床试验，尽管其中也不乏有较好的肿瘤治疗效果，如 TIL 用于黑色素瘤的治疗，但大多的临床试验结果并没有显示出预期的明确的肿瘤治疗效果，使免疫细胞治疗制剂作为药品上市始终未能如愿，也一直未能成为临床肿瘤医生的宠儿。近年来，基因修饰的新技术不断与免疫细胞治疗相融合，如病毒载体介导的基因转染、基因编辑等，产生了更多种新的基因修饰的免疫细胞，如嵌合抗原修饰的 T 细胞（CAR T 细胞）及 NK 细胞（CAR-NK）、T 细胞受体 T 细胞（TCR-T 细胞）等，特别是当前 CD19-CAR T 细胞在多种血液肿瘤临床试验中的突出表现，再次掀起了全球免疫细胞治疗领域的热潮，免疫细胞治疗已经同细胞因子、肿瘤抗体及免疫检查点抗体一起成为了肿瘤免疫治疗的重要手段，甚至有研究者认为肿瘤治愈已成为可能。美国 FDA 于 2017 年 8 月 30 日批准了诺华公司的 CD19-CAR T 细胞“Kymriah”作为治疗儿童难治复发的 B 淋巴细胞白血病的“特殊药品”，这一举措终于拉开了免疫细胞作为药品的序幕，免疫细胞治疗制剂已经初步具备了产业化的可行性，从最初的个体化制备模式逐步向产业化及规模化模式转变，其产业化进程将会进入一个包括自动化制备生产线及冷链运输在内的产业链的快速发展时期。

我国的免疫细胞治疗领域自 20 世纪 80 年代末开始至今为止，经过了一段快速发展及快速临床应用阶段，也经历了使这一领域备受打击的 2016 年“魏则西事件”，但令人可喜的是，国家及地方政府已将免疫细胞治疗制剂作为生物医药行业的重点发展方向之一，如 2016 年 7 月国务院印发的《“十三五”国家科技创新规划》中所述，在政策及科研经费投入等多个层面给予了大力支持，尽管目前国内尚未有免疫细胞治疗产品批准上市，但我们可以预测，在不久的将来，一定会有免疫细胞治疗制剂作为药品批准上市。因此，为了有助于此类产品的规范发展，本章从国内外免疫细胞治疗产品的管理现状、产品研究现状及质量控制的一般考虑等几个方面进行了论述，希望给研究者提供一定的参考，更有助于免疫细胞治疗制剂的研发及未来的临床应用。

第一节　国内外免疫细胞治疗产品的管理现状

免疫细胞治疗制剂是指将自体或同种异体的免疫细胞通过体外分离、培养、进行或不进行基因修饰、扩增并收集后回输给患者用于肿瘤治疗，它具有药品的属性，但又不同于经典的药品属性，因此，各个国家对免疫细胞治疗产品的管理模式各有特色。欧美国家主要以生物制品或医药产品的模式进行管理；日本则存在临床研究和医药产品管理两种不同的方式；我国在近二十多年的时间中对免疫细胞治疗的管理呈现出了较为波动的管理模式，但不管哪一种管理模式都要立足于本国的实际情况，而且各国的管理模式也在经历不断的发展过程，寻求与免疫细胞治疗产品特点相适应的管理模式、规范并促进该领域的发展、在保障安全的前提下为患者提供更先进的有效治疗手段始终是各国监管机构坚守的理念。下面主要就欧美国家、日本及我国对免疫细胞治疗产品的管理模式和相关要求进行概述，一方面了解各国管理方式的异同，另一方面我们也可以不断吸取他人的经验以改进我们的管理模式，促进我国免疫细胞治疗产品的发展，最终为患者带来安全、质量可控及有效的治疗手段。

一、美国对免疫细胞治疗产品的管理

通常，在医药生物技术领域，美国都会走在世界的前列，我们也会习惯性地以美国国家食品药品监督管理局（FDA）的管理模式作为风向标，免疫细胞治疗产品也不例外。经过多年的发展，FDA 已经形成了一套相对完善的管理法规用于管理免疫细胞治疗产品及基因治疗产品。

（一）免疫细胞治疗产品的管理机构及管理要求

免疫细胞治疗产品与干细胞、组织工程产品细胞或其他细胞组织类产品（HCT/Ps）不同，一经出现，美国就以国家法令的形式出台了“人体细胞治疗及基因治疗产品的现行管理法令”（1993 年），将免疫细胞治疗产品与基因治疗产品一起均划定为生物制品的管理范畴，管理思路非常清晰，即免疫细胞治疗产品要按照美国公共卫生法令 PHS351 的要求进行管理，产品需要通过新药申请（IND）、临床试验并获得生物制品上市许可（BLA）后才可用于临床，并且要进行上市后监测，其生产应符合现行生产质量管理规范（cGMP）的要求，并将管理权限归口于 FDA 生物制品审评中心（CBER）下的细胞、组织及基因治疗办公室（OCTGT）。

其后，随着体细胞治疗产品种类的增多及新技术在细胞治疗产品中的应用，FDA 从 1997 年开始至 2004 年逐步形成了一套以风险等级来划分管理要求的新的细胞及组织类产品（HCT/Ps）的管理模式，即按照 21CFR1271 管理 HCT/Ps，并于 2004 年 11 月正式出台并开始实施。尽管免疫细胞治疗产品也属于HCT/Ps的管理范畴，但它属于风险相对较大且操作相对复杂的一类HCT/Ps产品，大部分的免疫细胞治疗产品仍作为生物制品管理，只是它不仅要符合生物制品管理的要求，而且还要符合21CFR1271中有关单位注册、供体资质筛查及cGTP的要求。但也会有免疫细胞与器械或药品复合的产品，这类产品可能会按照复合产品的要求进行管理，这就要求研发者尽早向FDA的复合产品办公室（OCP）申请产品的分类界定，因为产品分类不同，管理路径不同。

2016年10月，为适应创新性肿瘤治疗产品的发展，FDA将OCTGT改为组织及先进治疗办公室（Office of Tissue and Advanced Therapies，OTAT），由这个办公室负责审评用于治疗成人及儿童多种疾病的细胞治疗、基因治疗及治疗性疫苗的临床试验方法或临床研究方案，如DC细胞、过继性T细胞治疗、CAR T细胞、NK细胞、依赖于肿瘤新生抗原的个体化疫苗或细胞治疗、溶瘤病毒、治疗性肿瘤疫苗、与免疫检查点抑制剂或其他制剂联合应用的肿瘤免疫治疗，由此，免疫细胞治疗产品也由CBER下的OTAT继续管理。

（二）FDA对免疫细胞治疗产品管理的技术指南建设

多年来，FDA的CEBR出台了多个技术指南，同时也在随着技术及产品的特性不断更新，以规范或指导体细胞治疗及基因治疗产品的药学（CMC）、临床前研究、临床研究、生产及审评等环节，如1998年CBER发布了《人体细胞治疗及基因治疗指导原则》的工业指南，2003年发布了针对于审评人员及研究者的《人体细胞治疗研发新药申请（IND）中有关化学、生产及质量控制（CMC）资料内容及审核的指导要求草案》，2008年发布了正式指南，同时，CBER还发布了一些针对工艺验证、质控方法方面等的指南，以供免疫细胞治疗产品的研究人员参考。下面列出了主要的指南性文件，供我国的研究者参考：

- Guidance for FDA Reviewers and Sponsors，Content and Review of Chemistry，Manufacturing，and Control（CMC）Information for Human Somatic Cell Therapy Investigational New Drug Applications（INDs），2008.
- Guidance for Industry，Supplemental Guidance on Testing for Replication Competent Retrovirus in Retroviral Vector Based Gene Therapy Products and During Follow-up of Patients in Clinical Trials Using Retroviral Vectors，2006.
- Briefing Document—Testing for Replication Competent Retrovirus（RCR）/Lentivirus（RCL）in Retroviral and Lentiviral Vector Based Gene Therapy Products—Revisiting Current FDA Recommendations，2010.
- Guidance for Industry，Potency Tests for Cellular and Gene Therapy Products，2011.
- Guidance for Industry，Clinical Considerations for Therapeutic Cancer Vaccines，2011.
- Guidance for Industry，Preclinical Assessment of Investigational Cellular and Gene Therapy Products，2013.
- Considerations for the Design of Early-Phase Clinical Trials of Cellular and Gene Therapy Products，Guidance for Industry，2015.

• Guidance for Industry, Validation of Growth-Based Rapid Microbiological Methods for Sterility Testing of Cellular and Gene Therapy Products, 2011.

• Characterization and Qualification of Cell Substrates and Other Biological Materials Used in the Production of Viral Vaccines for Infectious Disease Indications, 2010.

• Guidance for Industry, Process Validation：General Principles and Practices. 2011.

• Analytical Procedures and Methods Validation for Drugs and Biologics, Guidance for Industry, 2015.

（三）免疫细胞治疗产品的 IND 申请及对 CMC 的要求

在 FDA，大部分免疫细胞治疗产品依据 PHS351 按照生物制品管理，因此研究者必须向 FDA 提交新药研究资料（IND）申请才能合法运输，且需上市前批准而用于临床研究，否则被视为非法使用。IND 申请需要包括的元素主要有：FDA1571 表；文件目录；新药方案的简介及描述；研究者手册；详细的临床方案；化学、生产及控制（CMC）资料；药效及毒理资料；前期的人体经验。

对于免疫细胞治疗产品来说，同基因治疗产品相似，对 CMC 的要求是有一定灵活性的，FDA 的审评员会依据当前的科学认知、对同类产品的管理经验和 / 或适应证，以及研发的不同时期（如临床前、Ⅰ期临床、Ⅱ期临床末期）、特定患者人群的风险利益分析而采取个案处理的方式。随着产品研发进程的推进，距离上市越近，对 CMC 的要求也会越来越严谨。在研发早期（如申请人体临床试验前），研究者需要证明其预期申请的免疫细胞治疗产品在组成及生物学活性上与临床前研究用的样本是相当的，且对人体临床试验能提供合理的安全性保障。在产品研发后期，随着产品在临床试验过程中积累的经验越来越多，FDA 就会逐步提高产品在生产、放行、稳定性及实施 cGMP 上的要求，以满足上市批准的 CMC 标准。例如，Ⅰ期临床试验所用的大多数新药，FDA 是豁免符合上市产品生产的 cGMP 的，但同时，FDA 也发布了用于Ⅰ期临床试验用药品生产的 cGMP 要求，包括要有足够的设备及生产环境、人员培训、严格执行环境监测程序及操作、原材料检定及生产、建立独立于生产的质量控制单元用以评估生产及放行检验的程度、偏差调查和启动整改措施。

二、欧盟对免疫细胞治疗产品的管理

欧盟（EU）与美国相似，将免疫细胞治疗产品作为基因治疗产品或细胞治疗产品的一种，一直明确地按照医药产品的模式进行管理。2003 年，EU 通过立法将基因及细胞治疗产品的管理纳入 Directive 2003/63/EC 中，自此以后，免疫细胞治疗产品作为基因治疗及细胞治疗产品的一种开始按照医药产品进行管理。2007 年起，EU 再次将基因治疗产品、细胞治疗产品及组织工程产品这三类纳入同一个先进治疗医药产品法 [ATMP Regulation（EC）1394/2007] 进行管理，这个法令规定在 EU，ATMP 的上市审批（MAA）属于中央审批程序的强制范围，医药公司只需提交一次 MAA，一旦由欧盟委员会（EC）批准上市，其上市批准在整个欧盟国家均有效，欧洲医药管理局（EMA）负责对 MAA

申请进行科学评审。除 EMA 审批外，在 ATMP Regulation（EC）1394/2007 中，第 28 号条款描述了一个医院豁免条款，即各个国家也可以批准并监督非产业化生产的、由使用医生负责的 ATMP，允许国家对那些能够履行该法规中要求的主要与质量、可溯源性及跟踪豁免产品药物安全警戒相关要求的产品签发生产许可，也就是说，这类产品不在常规医疗产品法定要求之内，只能在本国生产及使用，不能在各欧盟成员国之间使用。ATMP Regulation（EC）1394/2007 于 2008 年开始实施，免疫细胞治疗产品，不论是否进行基因修饰，均属于此法令的管理范围。

伴随 ATMP 管理法令的出台，EMA 对 ATMP 的管理工作也进行了相应调整。EMA 分别于 2001 年和 2005 年成立了基因治疗工作组（GTWP）和细胞治疗产品工作组（CPWP），帮助人用医药产品委员会（CHMP）开展与基因和细胞治疗科学问题相关的工作，这两个工作组与 CHMP 及其生物制品工作组（BWP）共同完成了 ATMP 的第一个技术要求（Directive 2001/83/EC 附录 1 第 IV 部分，后由委员会进行了修订 Directive 2009/120/EC）。2009 年，EMA 按照 ATMP Regulation（EC）1394/2007 成立了先进治疗委员会（CAT），这个委员会由各成员国代表组成，其中 5 位 CAT 成员也是 CHMP 成员以确保两个委员会间可以适当合作并交流信息；在 CAT 委员会中也有医生及患者团体代表，他们由 EC 推荐产生。由 CAT 负责 ATMP 的 MAA 的评审及起草评审意见，然后再经 CHMP 讨论后产生最终意见提交到 EC。自 CAT 成立起，他们进一步讨论并重新审核了 ATMP 的监管要求及指南，同时他们对欧盟 ATMP 研发的管理及监督也起到了重要作用。ATMP Regulation（EC）1394/2007 的实施为 ATMP 的评审、批准及批准后跟踪提供了专门的管理原则，为 ATMP 成立了专家组，也为 ATMP 的研究人员及促进中小型企业的发展提供了激励机制，如 2010 年 CAT 建立了 ATMP 认证程序，这一程序仅限于 ATMP 研发的中小企业（SME），在认证过程中，CAT 会对其产品的质量 / 生产，甚或非临床数据进行科学评审，明确提示 SME 的 ATMP 研发程序是否满足将来 MAA 申请的标准。再如，2013 年发布了 ATMP 的产品分类程序，让 ATMP 的研究者可以要求 CAT 对其产品是否属于 ATMP 管理范围给出科学建议，特别是对细胞治疗产品，因为它不同于传统的移植及输注产品，这些措施均对 ATMP 的规范管理及产业化推进起到了积极的促进作用。

EMA 对 ATMP 的技术要求或技术指南也随着 ATMP 技术的发展及产业化发展的需要不断完善。自 1998 年以来，EMA 相继出台了多个与体细胞治疗相关的技术指南，如 2001 年发布了《人体细胞治疗医药产品的生产和质量控制考虑要点》、2003 年发布了《异种细胞治疗的医药产品考虑要点》及《基因转移医药产品的质量、临床前研究及临床研究的指导原则》，2004 年又出台了关于人组织和细胞加工处理、检测、保存、储藏及销售的相关导则。但随着细胞类产品研究的不断进展，EMA 发现原来所制定的体细胞治疗产品的质量控制部分内容已不能满足目前的需要，因此，2008 年，EMA 发布了新的《人细胞医药产品指南》，以替代原有的《人体细胞治疗医疗产品的生产和质量控制考虑要点》，后又陆续了发布了多个与细胞治疗相关的指导原则。下面列出了几个与免疫细胞治疗产品相关的主要的指导原则，如对基因修饰细胞、肿瘤治疗的免疫细胞产品及基因治疗产品在产品质量、非临床及临床研究、效力评价方面的技术要求，供研究者参考：

- Guideline on Human Cell-based Medicinal Products. 2008.

• Guideline on the Non-clinical Studies Required Before First Clinical Use of Gene Therapy Medicinal Products. 2008.

• Guideline on Quality, Non-clinical and Clinical Aspects of Medicinal Products Containing Genetically Modified Cells. 2012.

• Guideline on the Risk-based Approach According to Annex I, Part IV of Directive 2001/83/EC Applied to Advanced Therapy Medicinal Products. 2013.

• Guideline on the Quality, Non-clinical and Clinical Aspects of Gene Therapy Medicinal Products (Draft). 2015.

• Guideline on Potency Testing of Cell Based Immunotherapy Medicinal Products for the Treatment of Cancer. 2016.

三、日本对免疫细胞治疗产品的管理

2014 年以前，日本的基因治疗与细胞治疗是分别按照药事法（PAL）和临床探索研究管理，按照 PAL 法管理的需要通过临床试验研究再获得上市许可，而按照临床探索研究则缺少相应的管理法令。2010 年日本出现了一例使用海外制备的干细胞治疗后出现患者死亡的事件，当时除批准的药品以外，将细胞委托给第三方制备在日本是非法的，开展细胞治疗的临床医生或其合作者必须在医疗机构内制备细胞。出现这种情况后，人们认识到这种管理方式阻碍了这类先进治疗技术的发展，于是日本再生医学学会（JSRM）于 2013 年 3 月发表了《横滨宣言》，呼吁政府为再生医学建立相适应的管理框架。2013 年 5 月 10 日通过了《再生医学促进法》，它要求日本政府必须制定综合政策促进再生医学的发展，并让公众接受，医疗执业者及研发者需配合执行。为配合这一法令，2013 年 11 月 27 日又通过了另外两个法令，一个是《药品及医疗器械法》(PMD)(由原来的 PAL 修订而来)，一个是《再生医学安全法》(ASRM)，这两个法令于 2014 年 11 月 25 日实施，自此，日本的细胞和基因治疗则分别按照这两个法令管理，形成了与美国和欧盟不同的管理模式，这也是日本医药产品管理的一个历史性事件。

（一）在现行管理法中 GT 与 CT 的定义

在日本，基因治疗（GT）定义为将遗传物质或基因修饰的细胞注射人体用于疾病治疗，用于预防目的的 GT 根据特定的风险利益平衡可能会认为是 GT，也可能不是。用病毒载体或非病毒载体的 *in vivo* 和 *ex vivo* 均属于 GT，但使用未改造的病毒、重组蛋白 / 肽、siRNA、反义核酸及核酸衍生物则不被认定为 GT，而表达 siRNA 或反义核酸的非病毒载体则又归于 GT。

细胞治疗（CT）在 PMD 中没有明确定义，在人体内使用或移植“处理过的”人或动物来源的活细胞被认为是 CT，但器官移植、造血干细胞移植及血液制品不按 CT 管理。在 PMD 和 ASRM 中将使用处理细胞的技术定义为：用于重建、修复或人体结构或功能形成，或用于人类疾病治疗或预防。在 PMD 和 ASRM 中对细胞的“处理”也定义得非常明确，包括人为扩增 / 分化及建立细胞株、通过化学处理激活细胞或组织、生物特性的修饰、与非细胞或非组织成分复合和 / 或出于疾病治疗或组织修复或重建的目的对细胞进行基因修饰这些操作。但诸如分离或剪切组织、特定细胞的分离（后续没有生物或化学处理）、抗生素处理、洗涤、γ 辐照灭菌、冻存、复苏及其他不会使细胞获得不同的结构或功能的操作都不被认为是对细胞进行处理。

免疫细胞可因其是否经过基因修饰而属于 CT 或属于 *ex vivo* GT，而 *ex vivo* GT 要符合 CT 的要求。到目前为止，日本还未有批准的 GT 产品上市，但有两个 CT，分别是培养的自体上皮细胞和自体软骨细胞，而作为医疗技术，免疫细胞治疗在日本开展得还是较多的，如早期的 CIK 细胞治疗。

（二）日本医药产品的临床研究类型

在日本，医药产品有两种类型的临床研究，一种是在医疗机构开展的临床探索研究，一种是用于药品上市批准而进行的临床试验研究。其中，临床探索研究的目的不是为了按照 PMD 法申请产品上市收集临床数据，而是为了获得科学知识并建立各种医疗技术；临床试验研究则是为了申请产品上市而收集临床数据。

在开展临床研究前，依据申请临床研究类型的不同，必须经过不同的审评系统对研究计划进行审评，但所有的临床研究都必须得到日本厚生劳动省（MHLW）的批准后才能开展。MHLW 会根据临床研究的结果，在国家健康保险体系下批准技术应用或使产品对公众上市。

在 2014 年 11 月以前，为获得上市批准（MAA），研发者及医疗机构在开展临床试验时必须符合 PAL（即管理药品和医疗器械的生产、上市、销售及使用的法令），2014 年 11 月 25 日后，PMD 替代了 PAL，同时引入了 ASRM 以覆盖 PMD 不能覆盖的研究领域并保证了这些新技术的安全性和伦理性，如图 26-1 所示。ASRM 适用于在医疗实践中采用处理后细胞进行的细胞治疗（CT），包括用激活的免疫细胞进行肿瘤治疗和为美容目的而使用的干细胞治疗。

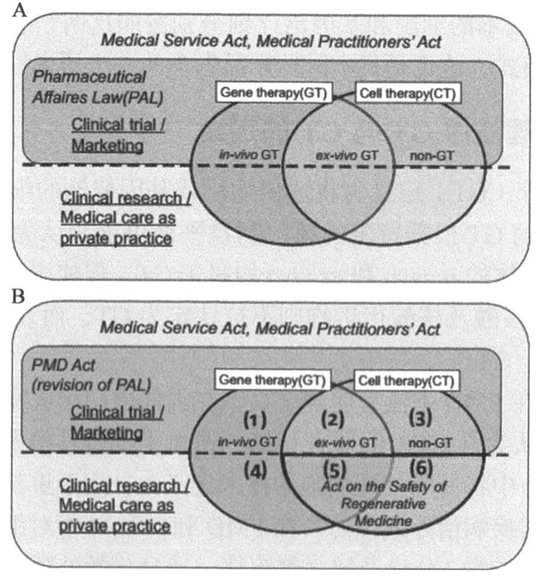

图26-1　2014年前后日本细胞治疗产品管理变化（引自Maeda et al.，2015）

（三）按照 PMD 管理免疫细胞治疗

与 PAL 相比，PMD 除了药品和医疗器械外，为 GT 和 CT 产品又列出了一个新的分类，即再生医药产品，这类产品是指用于重建、修复或形成人体结构或功能，或用于疾病治疗或预防的处理过的细胞（CT）、用于治疗的 GT。这个定义说明用于治疗的 GT 可作为再生医药产品的类别，但作为预防性疫苗的 GT，如含有流感病毒的质粒，就不能作为再生医药产品，而是作为药品分类；相反，用于治疗和预防的 CT 都归类为再生医药产品。

按照 PMD 来管理 GT 和 CT，则是 GT 或 CT 的持有者需要按照临床试验开展临床研究并申请上市批准。申请临床试验研究时，研究者必须向 MHLW 提交临床试验通知，由 MHLW/PDMA 审核临床试验方法；如果在临床试验中证明了临床有效性及安全性，研究者会向 MHLW 的药品和医疗器械局（MHLW/PDMA）提交资料申请获得 MA，如果 MHLW 授予了 MA，MA 持有者就可以向医疗设施提供产品。

除标准的上市批准程序外，再生医药产品在获得临床试验数据后，如果这些数据足以预测可能的有效性和安全性，则可获得“有条件限时”批准，对那些由于其产品特性而具有质量不均一性及患者人群比较小而导致延长研发周期的产品，可能会采用有条件限时批准。获得有条件限时 MA 后，上市持有者（MAH）需要进一步验证产品的有效性和安全性，并向 MHLW 提交完整批准的申请资料。PDMA 对再次提交的申请进行评审并由 MHLW 授予完整批准。如果 MAH 在规定的时间内不能提供再申请或不能证明产品的有效性和安全性，MA 则被召回，产品撤市。同其他药品一样，再生医药产品在获得完整 MA 后，即启动了再审查期。

（四）按照 ASRM 来管理细胞治疗

按照 ASRM 管理是由医疗机构申请临床探索研究，但其所获得的研究结果不能作为再生医药产品 MAA 的数据。

ASRM 按照细胞来源、操作类型及程度、用途和其他因素等将细胞治疗技术（CT）按风险由高到低分为三级，一级风险最高。这个风险级别也会根据 MHLW 的咨询机构健康科学委员会（HSC）的意见定期进行再评审及修订。拟开展 CT 技术的医疗机构必须向再生医学认证特别委员会（由 MHLW 认证）提交临时计划并告知 MHLW，使用第Ⅰ类 CT 技术（高风险）时，MHLW 将会依据 HSC 的意见在 90 天内给出结论。告知 MHLW 后，提供 CT 技术的医疗机构每年须向 MHLW 进行报告，包括使用的患者数、与 CT 治疗相关的疾病和残疾发生情况、总体安全性评估和特定 CT 技术的科学接受度，并向再生医学委员会及 MHLW 提交报告书。

截止到 2014 年 11 月 24 日，这一程序同样适用于 *in vivo* GT 和 *ex vivo* GT，但之后，只有 *ex vivo* GT 在 ASRM 的范围内，而 *in vivo* GT 已经超出了 ASRM 的范围，因此，对于两种形式的 GT，则需采用不同的临床研究程序（图 26-2）。因 *ex vivo* GT 又按照 CT 管理，故 *ex vivo* GT 又必须符合 CT 的程序，至 2014 年 12 月底，不论细胞来源如何，任何一种 *ex vivo* GT 均可作为第Ⅰ类 CT（高风险）管理。对于一种新型 *in vivo* GT 技术，当医疗机构向 MHLW 提交临床探索计划后，MHLW 会向 HSC 咨询，HSC 下的基因治疗探索审查委员会会审查研究计划，MHLW 会考虑 HSC 的建议并决定医疗机构是否可以开展临床探索研究。

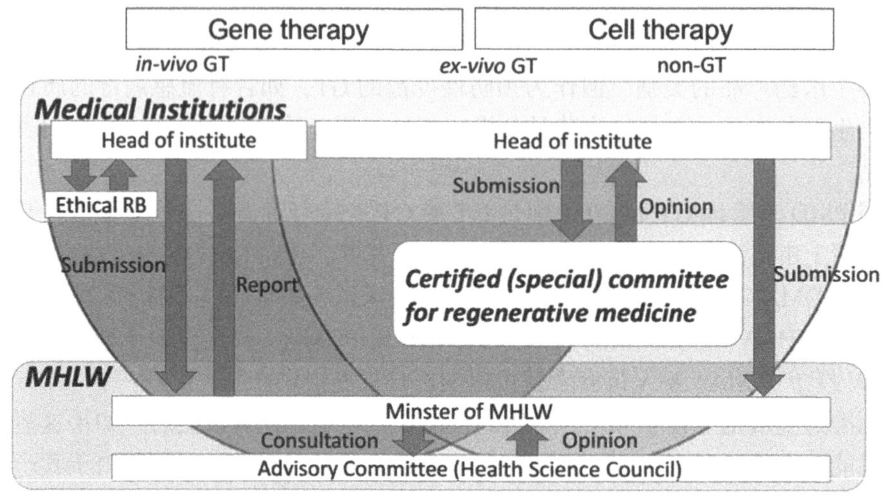

图26-2　2014年后日本细胞治疗产品审评流程图（Maeda et al.，2015）

值得注意的是，ASRM 允许细胞在医疗机构外委托处理，即可委托商业化生产设施进行细胞处理，但商业化机构需要获得 MHLW 签发的许可后，才能接受医疗机构的委托。为保证这些商业机构履行有效的质量控制和质量保证，它们要受政府的放行控制。所有 MHLW 许可的设施要做年度报告，包括生产细胞的数量、被加工细胞和反应的明细表及疾病发生情况，并向 MHLW 提交报告书。这一措施加强了科学界与产业化在早期的合作。

四、我国对免疫细胞治疗产品的管理

在过去的二十多年中，我国医药监管系统对于细胞治疗产品的管理在不同的时间段内存在不同的管理模式，经历过按照药品管理、药品与医疗技术双重管理，到目前仍存在按照临床研究与按照药品的双重管理，总体来说，我国一直没有上位法明确规定它的被管理地位。

尽管如此，我国对细胞治疗产品还是有一些管理要求的，而且起步并不晚。早在 1993 年 5 月，国家卫生部药政局就出台了《人的体细胞治疗及基因治疗临床研究质控要点》，将体细胞治疗划归为生物制品管理，临床试验应获得批准后方可开展，这一质控要点紧跟美国 FDA 的节奏。1998 年国家药品监督管理局成立后，于 1999 年 5 月以局令的形式出台了《新生物制品审批办法（局第 3 号令）》，继续将体细胞治疗按照新生物制品管理，作为办法的附件出台了《人的体细胞治疗申报临床试验指导原则》，也就是说，根据这一办法，体细胞治疗在开展临床试验前必须提交临床试验申请，获得批准后才能开展试验，完成Ⅲ期临床试验后再提交生产申请，审批通过后可获得新药证书或生产批件。2002 年，国家药品监督管理局出台了《药品注册管理办法（试行）》，将基因治疗、体细胞治疗及其制品列为治疗用生物制品中的第 3 类，并在附件 3“生物制品注册分类及申报资料要求”中明确列出了申报临床试验和生产所需要提交的资料，同时于 2003 年发布了《人体细胞治疗研究和制剂质量控制技术指导原则》和《人基因治疗研究和制剂质量控制指导原则》，这一指导原则阐述了关于基因治疗和体细胞治疗的临床前研究的要求，人体细胞治疗的指导原则包括体细胞的来源、采集、检定及其安全性评价的相关要求。2005 年及 2007 年，国家药品监督管理局修订了《药品注册管理办法》，在附件 3“生物制品注册分类及申报资料要求”中继续将基因治疗和体细胞治疗及其制品列为治疗用生物制品中的第 3 类至今，即在新的药品注册管理办法修订完成前，免疫细胞治疗制剂仍保留着按照生物制品管理的路径。

在 2007 年以前，国内所有的免疫细胞治疗制剂均按照生物制品管理，即按照药品的要求申请临床试验，获得批准后按照 GCP 的要求开展临床试验。但到目前为止，当时按照这种管理路径申请临床试验的，只有曹雪涛院士团队的 DC 肿瘤疫苗尚处于临床Ⅲ期试验阶段，其他的已经无法跟踪。

由于我国免疫细胞治疗的快速发展，科学界与工业化之间存在脱节，且按照药品注册临床研究，因审评的时间相对较长，在一定程度上不能与新制品的发展速度相匹配，因此，从这个时间段开始，国家卫生部同时启动了另一条管理路径，即医疗技术管理路径。2009 年 3 月 22 日卫生部发布了《医疗技术临床应用管理办法》，将医疗技术分为了三类；随后，2009 年 5 月 22 日又发布了第三类医疗技术目录，将“自体免疫细胞（T 细胞、NK 细胞）治疗技术”列为首批第三类医疗技术，自此国内医疗机构均按照这个医疗技术的管理路径大范围开展免疫细胞治疗技术应用，有很多地区的卫生局甚至给免疫细胞治疗制定了明确的收费标准，有的已成为医疗保险报销的项目，自 2009 年后，再未有一个免疫细胞治疗制剂按照药品进行临床试验的申报。

从 2009 年开始，免疫细胞治疗在全国的医疗机构遍地开花，用于多种肿瘤的辅助治疗，有的医疗机构自行制备免疫细胞，有的与商业性公司合作，但由于良莠不齐，逐利性强，缺少监管，加之干细胞同时也在按照第三类医疗技术开展临床应用，在国际上造成了不良影响，卫生计生委于 2011 年 12 月 26 日组织开展了干细胞临床研究和应用的自查自纠工作，同时对免疫细胞治疗也开展了摸底工作。2015 年 6 月 29 日，卫生计生委发布了“关于取消第三类医疗技术临床应用准入审批有关工作的通知”，在通知中以附件形式给出了“限制临床应用的医疗技术（2015 版）”，将原 2009 年的第三类医疗技术目录中的“自体免疫细胞（T 细胞、NK 细胞）治疗技术”剔除，并规定原来在《首批允许临床应用的第三类医疗技术目录》中列出的技术，未在 2015 版医疗技术中在列的，必须按照卫生计生委于 2014 年 10 月 16 日发布的《医疗卫生机构开展临床研究项目管理办法》中临床研究的相关规定开展。但不幸的是，2016 年 4 月发生了魏则西使用 DC-CIK 治疗后死亡的事件，让我国的免疫细胞治疗应用领域受到了沉重打击，全国范围内停止了未获得临床试验批准的免疫细胞治疗项目，我国的免疫细胞治疗进入了短暂的寒冰期。但免疫细胞治疗仍可按照卫生计生委关于临床研究的相关规定开展，如国内多家医疗机构正在采用这种管理途径开展嵌合抗原 T 细胞（CAR T 细胞）的临床研究（图 26-3）。

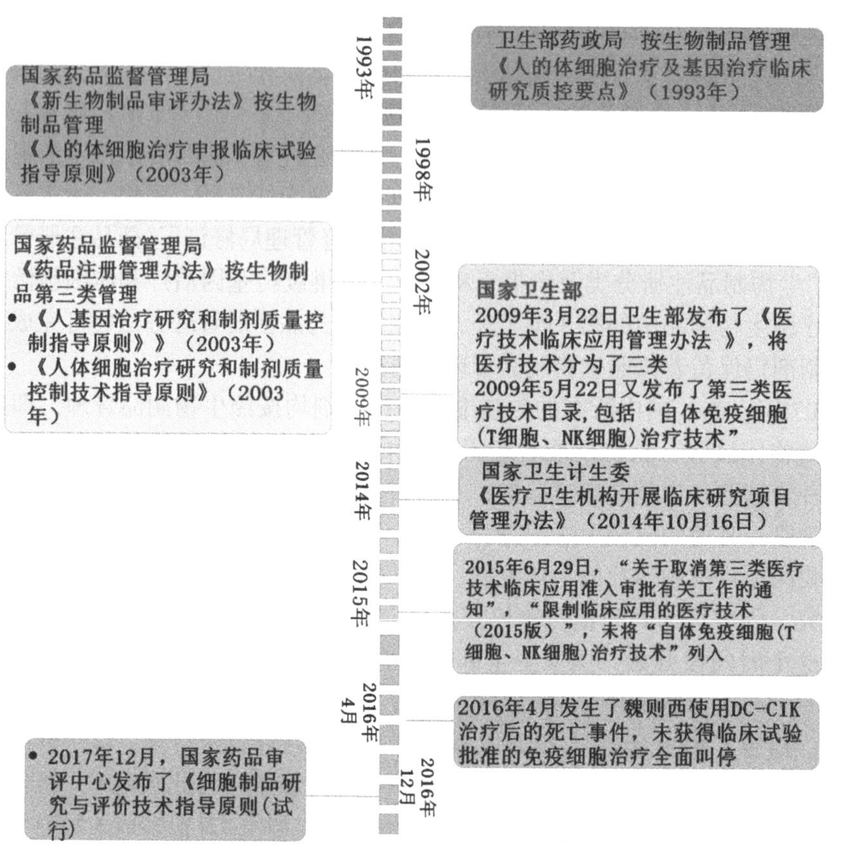

图26-3 我国免疫细胞治疗产品管理历程图

总体来说，我国监管机构对细胞治疗产品的管理模式在近十年中始终处于双路径管理：一方面，原有的生物制品管理仍然有效；另一方面，研究者也可以通过临床研究的管理方式开展临床研究。与欧美各国及日本相比，存在这种情况的根本原因是我国最终缺少一个上位法能够明确规定细胞治疗产品的管理模式。自“魏则西事件”后，特别是FDA按照基因治疗产品批准了诺华公司的CTL019后，我国免疫细胞治疗回归生物制品管理的意识逐步增强，在技术层面上，2017年12月，国家药品审评中心发布了《细胞制品研究与评价技术指导原则（试行）》，以期制定细胞治疗制剂的通用性评价要求，我们也希望在不久的将来，我国也会有一个更合适的管理模式，能够更好地促进包括免疫细胞、干细胞及其他细胞治疗产品在内的细胞治疗产品的发展。

综上所述，各个国家对免疫细胞治疗的管理模式不同，各有优缺点，其管理办法及相关指导原则也都会随着这一领域的发展而不断修正，以适应、规范及促进本国该领域的发展，在保证安全、有效、质量可控的基础上最终让患者受益。

第二节 国内外免疫细胞治疗制剂的研发现状

免疫细胞治疗是指将自体或同种异体的免疫细胞通过体外分离、培养及扩增并收集后回输给患者的方式用于肿瘤治疗。根据在培养及扩增过中是否会采用基因操作方式对免疫细胞进行基因修饰的操作，可以将免疫细胞治疗大体分为两类：一类为传统的免疫细胞治疗，早期主要集中于人 T 淋巴细胞、DC 细胞及 NK 细胞，如细胞因子诱导的杀伤细胞（CIK 细胞）、树突状细胞（DC 细胞）、DC 刺激的 CIK 细胞（DC-CIK）、肿瘤浸润细胞（TIL）、自然杀伤细胞（NK）、杀伤性 T 细胞（CTL）、NKT 细胞、γδT 细胞等，近年来人们又发现调节性 T 细胞（Treg 细胞）也具有免疫治疗的可行性，近一年内人们更是发现了巨噬细胞在肿瘤治疗中也扮演着重要的角色；另一类为基因修饰的免疫细胞，其中以 T 细胞受体嵌合 T 细胞（TCR-T）及嵌合抗原 T 细胞（CAR-T）为重要代表，它们也是这几年的研究热点，并已在临床试验中表现出了令人激动的治疗效果。下面就主要的几类免疫细胞治疗制剂的特点进行简要描述。

一、肿瘤浸润性 T 淋巴细胞

肿瘤浸润细胞（tumor infiltrating lymphocytes，TIL）是从患者的肿瘤组织中分离出来的具有肿瘤杀伤作用的一类细胞，为 MHC 限制性的异质性 T 细胞。将患者手术切除的肿瘤组织剪碎消化，筛网过滤后用淋巴细胞分离液分离出 TIL，并通过加入 IL-2、抗 CD3 抗体，或用辐照后的 PBMC 作饲养层来扩增 TIL，收集后配合高剂量 IL-2 再回输给患者用于肿瘤治疗。Rosenerg 及其同事在 1986 年首次报道了用 TIL 治疗 LAK 细胞治疗无效的晚期恶性黑色素瘤患者具有一定的疗效；其后，他们用于进展期恶性黑色瘤患者的治疗，Ⅱ期临床试验结果显示有 39% 的临床反应率。2002 年，NCI 的 Dudley 及其同事开展的Ⅱ期临床试验结果显示，TIL 结合环磷酰胺和氟达拉宾可使反应率达到 50%，这是一个突破性的结果。其后，TIL 在多种实体瘤中开展了临床试验，如乳腺癌、卵巢癌、宫颈癌、肾癌、结肠癌、肺癌、胃癌及头颈部癌等。由于 TIL 细胞需要从肿瘤组织中分离出来，实际上，在肿瘤组织中免疫细胞是一个混合群体，如在黑色瘤中有 $CD4^+$ T 细胞、$CD8^+$ T 细胞、Treg 及 γδT 等，有研究者试图弄清楚到底是哪一种 T 细胞表型在发挥肿瘤清除作用，但至今没有结论。由于 TIL 细胞的生产相对复杂，且必须依赖于内源性 T 细胞受体（TCR）来识别，有效成分无法确定，且回输所需的细胞量也极大（最大要用到 1.5×10^{11} 个细胞），使工业化很难，因此迄今国际上还没有 TIL 细胞的治疗产品批准上市。在我国，有少量医疗机构开展过 TIL 的临床应用，但没有一个 TIL 的细胞治疗产品申报临床试验。2013 年，Robbins 等的研究结果显示，TIL 可以靶向黑色素瘤和肺癌中的肿瘤新生抗原（neo-antigens），使研究者对 TIL 又燃起了新的热情。我们有理由相信在研究者突破了 TIL 细胞分选及扩增工艺、能够更好地鉴定出来有效性标志的有效性后，TIL 在实体瘤的免疫治疗领域会有更好的前景。

二、细胞因子诱导的杀伤细胞

细胞因子诱导的杀伤细胞（cytokine induced killer，CIK）是将患者自体外周血单个核细胞在体外经抗 CD3 单克隆抗体、白细胞介素 -2 和 γ- 干扰素等细胞因子共同培养一段时间后获得的一群具有肿瘤杀伤活性的异质性免疫效应细胞，其细胞表型以 $CD3^+CD56^+$ T 细胞为主，又被称为 NK 细胞样 T 淋巴细胞，兼具有 T 淋巴细胞抗肿瘤活性和 NK 细胞的非 MHC 限制性。$CD3^+CD56^+$ T 细胞在正常人外周血中数量很低，占 1%~5%，在体外经多种细胞因子诱导培养 28~30 天，$CD3^+CD56^+$ 细胞迅速增多，升幅可达 1000 倍以上，同时又因其不具有 MHC 限制性而杀瘤谱较广。后有研究者先将患者的 DC 细胞与 CIK 分别培养一段时间后再共同培养，使原本以 $CD3^+CD56^+$ 为主要表型的细胞转为同时含有较多 $CD3^+CD56^+$ 和 $CD3^+CD8^+$ 的细胞，认为这种表型的细胞肿瘤杀伤活性更强，并将此种细胞命名为 DC-CIK。从 20 世纪末开始，CIK 和 DC-CIK 细胞在国内外陆续用于白血病及多种实体瘤的临床研究或应用，如肾癌、黑色素瘤、肺癌、胃癌、直肠结肠癌、肝癌、卵巢癌和前列腺癌等。

我国在 2010 年以前有 5~6 个研究机构向国家局提交了临床试验申请，有 2~3 家开展了临床试验，有的完成了Ⅰ期临床或Ⅱ期临床；但此后，由于 CIK 细胞治疗主要由医疗机构按照三类医疗技术开展，其后的临床试验无疾而终。目前，国内外均已有多篇文章报道使用 CIK 细胞在多种肿瘤的治疗中获得了一定的有效结果，例如，有些患者得到部分缓解，有些患者病情稳定甚至近三年病情无进展，如上海仁济医院的 Ma Yue 等人 2012 年的文章总结了 CIK 用于肝癌治疗的 13 篇Ⅱ/Ⅲ期随机对照临床试验论文的结果，经过荟萃分析认为，CIK 治疗能够明显延长肝癌患者的总生存率、无进展生存率（PFS）、疾病控制率（disease control rate DCR）、总应答率（ORR）及提高生活质量（QoL）。国内其他的研究机构如天津医科大学附属肿瘤医院、上海胸科医院等也报道了有效的临床治疗效果。但由于多种原因，2016 年 4 月 12 日发生了因 DC-CIK 为由的“魏则西死亡事件”，使国内医疗机构的免疫细胞治疗全面叫停。

尽管已有多篇文章报道 CIK 在肿瘤治疗中的有效性，但由于 CIK 细胞治疗的特异性不强，个体疗效差异大，同时出现过器官损伤等副作用，到目前为止，全球均未有作为药品批准的 CIK 细胞治疗产品。

三、树突状细胞治疗制剂

树突状细胞（dendritic cell，DC）是由美国学者 Steinman 及 Cohn 于 1973 年发现的，基本形态表现为典型的树突状特征，即从细胞表面伸出许多长的翼状突起，这使其能有效地摄取抗原并选择性地作用于体内数量极少的抗原特异性淋巴细胞。从 20 世纪 90 年代开始，用 DC 研制的肿瘤疫苗开始在国外开展多种肿瘤治疗的临床试验，直到 2010 年 4 月 29 日美国 FDA 才在其国内批准了第一个由美国 Dendreon 公司开发的治疗前列腺癌的 DC 肿瘤疫苗“Sipuleucel-T”（商品名为 PROVENGE）上市。Sipuleucel-T 是用前列腺癌抗原 PAP 负载的 DC 细胞，其获得批准受益于 512 例患者的临床试验结果显示复发难治性前列腺癌患者的平均生存期延长了 4.1 个月，由于其经营等原因，2017 年 1 月这家公司及其疫苗被我国南京三胞集团 100% 股权收购。2017 年上半年，印度食品药品监督管理局（CDSCO）批准了一家印度生物技术公司 APAC Biotech 研发的基于 DC 细胞免疫产品 APCEDEN 上市，这也是印度食品药品监督管理局批准的第一个细胞治疗产品，针对四种癌症征兆，即前列腺癌、卵巢癌、结肠直肠癌和非小细胞肺癌。其他两种上市的DC细胞产品分别是韩国批准的Creagene公司研制的用于治疗转移肾细胞癌的CreaVacRCC和巴西批准的Genoa Biotechnologia公司开发的Hybricell用于治疗多种肿瘤。 国内研究者也做了大量DC疫苗的基础及产品研发研究，如曹雪涛院士带领的团队研制的“抗原致敏的人树突状细胞（APDC）”用于晚期大肠癌治疗，这是目前我国唯一一个坚持按药品注册且仍可在国家药审中心网站上检索到临床试验进度的免疫细胞治疗产品。在Ⅱ期临床试验中，他们发现一种微卫星DNA不稳定的大肠癌对治疗更敏感，目前这个品种正在进行Ⅲ期试验。

近年来，DC用于肿瘤治疗又有了很多新的进展，包括患者个体肿瘤抗原的精准化、使用同种DC细胞与其他治疗方法的结合等，如瑞典哥德堡的Immunicum公司采用同种供体来源的DC细胞Ilixadencel（Intuvax）治疗转移性肾细胞癌（mRCC），Ⅰ/Ⅱ期临床试验的随访结果显示，Ilixadencel显示了很好的安全性，没有发生与治疗相关的严重不良事件，在消除的肾肿瘤中的12例患者中有5例发现$CD8^+$ T细胞的大量浸润，到2017年5月底，5例参加研究的患者仍然存活，达到了48个月的最终中位生存期，与标准治疗预期的15个月相比有了非常大的变化。Batich及其同事报道了一项针对11例胶质母细胞瘤（GBM）患者的Ⅰ期临床试验结果，他们发现11例患者接受在研DC疫苗和加大剂量的替莫唑胺的联合治疗后，其中4人生存期超过了五年，显著延长了生存期。近年也有研究者报道将DC疫苗与免疫检查点抗体（如PD-L1抗体）或免疫抑制细胞因子受体抗体联合应用，可以在体外增强免疫反应性。随着肿瘤免疫治疗手段的不断出现，DC细胞用于肿瘤治疗的免疫策略也会越来越丰富，其肿瘤免疫的效果也会不断提高。

四、嵌合抗原受体CAR T细胞治疗制剂

嵌合抗原受体T细胞，即CAR-T（chimeric antigen receptor T）是一种基因修饰的T细胞，通过转导与T细胞活化信号分子偶联的特异性识别肿瘤细胞表面抗原的单链抗体基因的方式，赋予了患者T细胞新的非MHC分子限制性抗原特异性识别能力，解决了患者体内肿瘤抗原特异性T细胞前体不足、体外难以获得的问题。同时，CAR分子设计中引入的T细胞活化信号分子通路，使得与靶抗原结合后的CAR T细胞能够在体内活化、增殖，并发挥杀伤肿瘤细胞的作用。到目前为止，根据其所携带的共刺激信号，CAR T设计已经从最早的仅有T细胞活化信号的第一代发展到了第四代（图26-4），但临床试验中应用最多还是第二代和第三代CAR T细胞。

CAR T的制备工艺相对复杂，一般是取患者的外周血核细胞，经CD3/CD28或其他细胞因子激活T细胞后，将表达CAR的基因物质转染入T细胞中，再将T细胞扩增收集后回输给患者，通常患者在回输前要进行适当的药物处理。活化的T细胞可通过病毒载体系统（如采用逆转录病毒GALV或慢病毒载体）、非病毒载体系统（如mRNA转染、Sleepy-beauty或Transpon）及基因编辑的方式获得基因修饰。

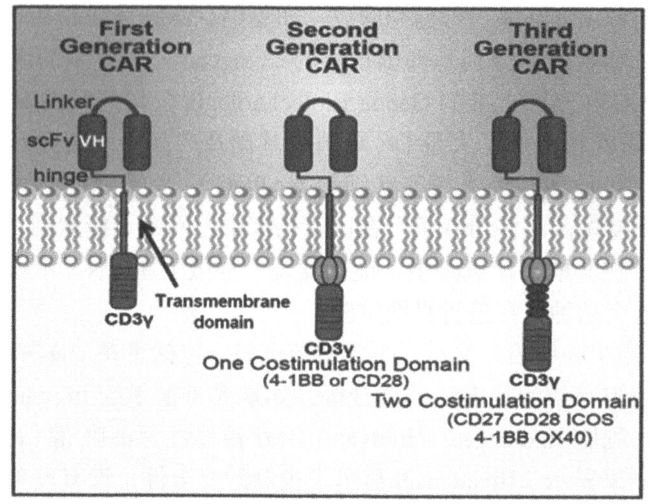

图26-4 三代CAR-T细胞结构设计示意图

目前CAR T细胞在B细胞淋巴瘤，如急性B淋巴细胞白血病（ALL）、慢性淋巴细胞白血病（CLL）、弥漫性大B细胞淋巴瘤（DLBCL）、非霍奇金淋巴瘤（NHL）、复发难治性惰性B细胞非霍奇金淋巴瘤（iNHL）等中均显示了非常好的临床效果，如CD19-CAR T细胞治疗儿童和成人ALL可获得90%完全缓解且持续2年，在CLL中63%可看到治疗反应，19%获得完全缓解。宾西法尼亚大学使用二代CD19-CAR T细胞开展了3例难治进行性CLL的临床试验，其中2例获得了完全缓解。基于其令人惊异的有效性，2014年年底至2016年间，仅在获得Ⅰ期和Ⅱ期临床试验结果的基础上，诺华、JUNO、Kite三家制药公司的CD19 CAR-T细胞药物先后获得了美国食品药品监督管理局（FDA）的"突破性疗法"认证。诺华的CTL019（商品化名称为"Kymriah"）在获得了FDA突破性疗法认证一年多之后，进一步在2017年7月12日以全票通过FDA肿瘤药物咨询委员会的BLA专家审评，同意CTL019作为治疗儿童难治复发B淋巴细胞白血病的"特殊药品"，2017年8月30日FDA批准其上市，成为第一个获准上市的CAR-T药物。除血液肿瘤外，CAR T细胞的临床试验已经从各种血液肿扩展到了多种实体瘤，如黑色素瘤、肝癌、胶母细胞瘤、胰腺癌等，CAR T的研究已经形成了世界性浪潮。

我国CART研究也呈现蓬勃发展的态势，已有众多研究机构及制药公司投入到了CAR-T细胞产品的研发中，而且已有多家机构通过国家卫生计划生育委员会的临床研究管理办法开展了一定程度的临床研究，在国际网站上注册临床研究的数量目前已经超过了欧洲，仅次于美国，多家大的制药公司已开始在CART细胞治疗领域进行产业化布局，这类产品的产业化发展趋势及产业化链条正在逐步形成（图26-5）。

截止到目前，我国CART细胞产品的研发呈现以下特点：①以CD19、CD20靶点的CAR T细胞为主，同时有BCMA、CD22等其他血液肿瘤靶点的CAR T细胞，现已有不少于18家机构拟按照药品注册的程序申请临床试验；②正在开展新的实体瘤靶点的开发及CART细胞产品的研究，如针对胶质母细胞瘤的EGFRvIII、针对肝癌的

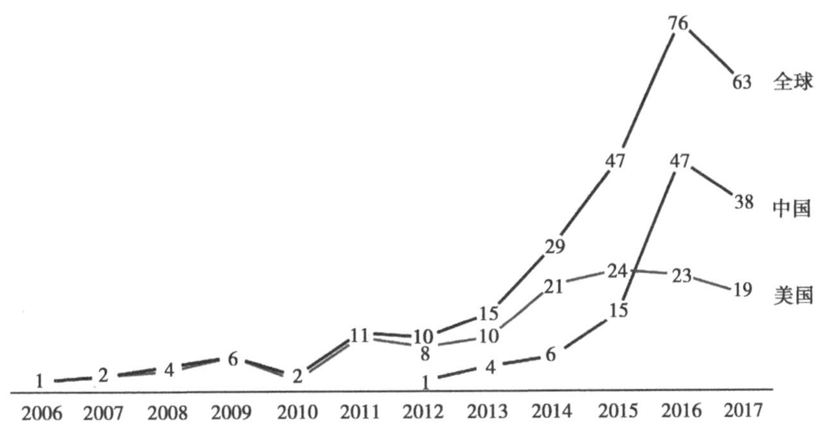

图26-5　CAR-T细胞临床试验登记数量年度变化（杨超，2017）

GPC3，以及针对胃癌和胰腺癌的 Claudin18.2 靶点的 CAR T 细胞等；③正在开展提高 CAR T 安全性及有效性的技术的研究，如增加自杀基因开关、双靶向 CAR、与 PD-1 或细胞因子共表达、靶向肿瘤微环境等；④正在开展采用基因编辑技术进行 CART 细胞产品的研发，如研发通用 CART 细胞等；但至今我国尚没有一个经过 CFDA 批准的、经过规范的临床前研究后进入临床试验的 CAR-T 细胞药物。

尽管 CAR T 细胞在 B 淋巴瘤上取得了令人激动的结果，但现有的临床结果也显示，不同研究团队针对同一靶点的 CAR T 并未获得相近的临床有效性及安全性结果，其主要原因表现在多个方面，包括 CAR 的设计不同（如使用不同的共刺激信号 CD28、4-1-BB 或 OX40）、使用的基因转染介质（如逆转录病毒、慢病毒、非病毒系统等）不同、T 细胞活化及扩增方式不同、受试者的前处理条件不同、与不同的细胞因子配伍，以及 CAR T 使用的剂量方式不同等。因缺少很好的平行性比对研究，现有结果尚不能证明何种设计在临床上更有效，同时也尚不能对其制备过程进行标准化，因此也带来了与经典生物技术产品不同的特点，即产品的一致性相对较差，如何使用多种元素影响的复杂制备工艺过程制备出相对一致的产品、如何建立科学的质量控制方法并设计合理的质量控制理念使之达到药品水平的安全有效，是全球 CAR T 研究者及药品监管机构的面临的问题，也是此类产品有望应用于人类疾病治疗必须要解决的问题。

五、TCR T 细胞治疗制剂

TCR-T 称为基因修饰 T 细胞受体（TCR）T 细胞，它同 CAR-T 细胞一样，也是一种通过基因改造从而提高 T 细胞受体对特异性肿瘤细胞抗原的识别能力和进攻能力的方式，与 CAR-T 不同之处在于，在 TCR-T 细胞内转入的是完整的 TCR 序列，而并非 CAR（图 26-6），因此，TCR-T 细胞可以识别提呈于细胞膜表面的细胞内蛋白经处理后的多肽，这就包括肿瘤细胞特异性的突变多肽（neoantigen）等，而不仅仅是呈现于肿瘤细胞膜表面的抗原分子。细胞内蛋白质的数量明显多于细胞膜蛋白，而肿瘤特异性的突变多肽广泛存在于肿瘤细胞内，因此，TCR-T 细胞具有比 CAR-T 疗法更广的应用范

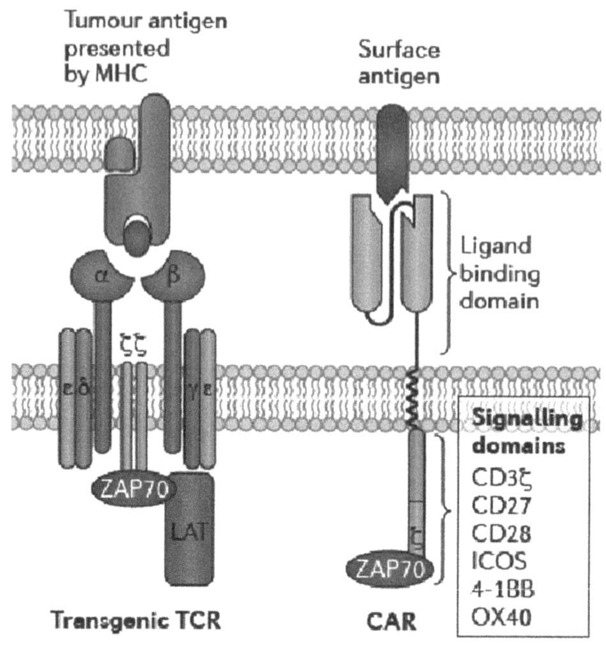

图26-6 TCR-T与CAR-T结构比较

围。这一领域也是当前免疫细胞治疗的研究热点之一，未来很可能替代 CAR-T 疗法成为肿瘤细胞免疫治疗的新方向。

TCR-T 细胞可以特异性地识别肿瘤细胞相关抗原（tumor associated antigen，TAA），包括 CEA、HER-2、CD19、gp100、MART-1、MAGA-A3、NY-ESO-1 等，其中 NY-ESO-1 为广泛表达于多种肿瘤细胞内的胞内蛋白，是目前 TCR-T 领域的主要研究靶点之一，国际上已经有多家公司开发出靶向 NY-ESO-1 的 TCR-T 疗法，在初步的临床试验中已经显示出良好的疗效，如 2011 年美国滨州大学的 Robbins 研究团队就报道了用针对 NY-ESO-1 的 TCR-T 治疗转移性滑膜细胞肉瘤和黑色素瘤患者时，观察到了肿瘤缩小。后来他们又与 Adaptimmune 公司联合研制，将 TCR 区的几个关键氨基酸进行了修改，这些基因修改后 TCR 大大提高了与 NY-ESO-1 的亲和力，从而可以用来进攻有 NY-ESO-1 过量表达的肿瘤。2015 年，他们在《自然 - 医学》杂志发表了用于多发性骨髓瘤（multiple myeloma）的临床试验结果，显示 80% 的多发性骨髓瘤患者有了很好的临床应答，其中 70% 的患者达到完全或接近完全应答，平均无进展生存期达到了 19 个月。

但是类似于 CAR-T 疗法，不同研究团队针对同一靶点的 TCR-T 的序列不同、使用的基因转染介质不同、T 细胞活化及扩增方式不同、TCR-T 使用的剂量方式不同及使用的适应证不同等，在临床试验的结果上也显示出了明显差异，这些也会是未来 TCR-T 发展过程中需要不断提高的方面。

除了以上的几种免疫细胞治疗产品外，还有其他免疫细胞在进行临床试验，如 CAR-NK 细胞、γδT 细胞、NKT 细胞、Treg 细胞、耐受型 DC 细胞等，近年来，研究者还发现肥大细胞（mast cell）在很多实体瘤周围环境中存活时间长且含量丰富，未来也有可能成为肿瘤免疫治疗的一种手段。总之，随着人们对免疫细胞和肿瘤分子机制的不断认识，随着蛋白质组学、转录组学的不断发掘，以及基因操作新技术与免疫细胞的不断融合，会有更多种类的免疫细胞在肿瘤治疗中发挥作用。

第三节 免疫细胞治疗产品的质量控制

对于免疫细胞治疗领域来说，2017 年受到全球瞩目的大事就是 FDA 于 8 月 30 日批准了瑞士诺华公司的 CD19-CAR T 细胞 Kymriah（药品通用名为 tisagenlecleuce）作为治疗儿童和年轻成年患者患有难治性或复发性急性 B 淋巴细胞白血病的“特殊药品”，在兴奋的同时，人们也都在思考 FDA 在 BLA 专家审评会上的意见，专家们对 CTL-019 所获得的临床疗效数据并无太多质疑，但其生产过程的质量控制及安全性却依然是咨询专家极度关注的问题，如 CTL-019 在生产过程中的体外效力用 IFN-γ 作为检测指标和临床效力之间存在脱节的问题，不同种类 T 细胞在生产过程中的表达与疗效之间的表征关系问题，肿瘤 B 细胞是否会残留在修饰后的 T 细胞中的问题，CRS 应对措施、脱肿瘤靶问题等，而且还需要对生产过程进一步优化等。大家从这些问题可以看出，同其他生物技术产品一样，如何提高免疫细胞治疗产品质量的可控性、一致性及产品的安全性，仍然是免疫细胞治疗产品研发者、生产者和药品监管者永久的话题。

一、免疫细胞治疗产品的复杂性及特殊性对质量控制的影响

在讨论如何进行免疫细胞治疗产品的质量控制之前，我们先要了解一下免疫细胞治疗产品的特性，以及这些特性会对质量控制产生什么样的影响。与我们已知的疫苗类或生物技术产品类的生物制品相比，免疫细胞治疗类产品在包括产品特性、所用原材料、生产工艺、批量及保存等方面都具有极其独特的特点，是一种“特殊的药品”，也因此会对其产品的质量控制带来很多新的问题。

首先，目前免疫细胞治疗产品仍多为个体化治疗，即需要从每个供体采集初始细胞材料才能进入工艺过程，而不能像疫苗或重组生物技术产品那样可以从一个相对稳定的细胞库、菌种库或病毒库开始生产，这一特点要求免疫细胞制备及后续样本的处置必须符合伦理这一基本原则，同时也给产品的一致性带来很大的挑战，因为每个个体，特别是肿瘤患者自体个体的初始细胞材料会因为个体所患肿瘤类别及所处分期、所接受过的治疗手段、采集样本时的患者身体恢复状况或与上一次治疗的间隔时间等，有明显的差异，即使接下来采用的工艺过程已经进行过充分的验证，仍然不能保证每个个体所获得的目的细胞都是一致的。

其次，大多免疫细胞治疗产品的有效成分都是活细胞，必须依赖于细胞的活力才能发挥其生物学效力。到现在为止，除了超低温冻存以外，国际上还没有开发出一种可以让细胞在常规的温度下能够长期保存活力的技术，因此，对于在制备后可加入冻存液

置于超低温下长期保存的免疫细胞，可在完成所有的放行检验项目后再用于患者。但有的免疫细胞治疗类产品在制备完成后要尽快使用，其保存效期短，通常仅有几个至十几个小时，最长也不超过 24 小时，有些检测时间较长的质控项目，如无菌检测、支原体检测、体外生物学效力检测等，不能在放行前获得结果，而使产品的安全性保障降低，因此，对于这类细胞，建立时效性更强的质控方法就成为质量控制的一个重要内容。

再者，免疫细胞在体内的作用机制复杂，有的甚至尚未被充分认识，其效力很难用细胞的某一特定特征来体现或用某一种方法来确定，如在 TIL 中，虽然以 T 细胞为主，但同时还含有 NK 细胞、B 细胞、巨噬细胞等，直到现在，人们仍然不能明确地鉴别出到底是哪一种表型的细胞在消除肿瘤的过程中起着决定性作用。再如，目前研究得最热的 CAR T 细胞，其表型都是 CD3 阳性的 T 细胞，但即使是同一类 T 细胞，也有不同的表型，如既有 $CD4^+$T 细胞，也有 $CD8^+$T 细胞，而且可能还处于不同成熟状态，如 naïve T 细胞、中央记忆 T 细胞（T_{CM}）、效应记忆 T 细胞（T_{EM}）、效应 T 细胞等（T_E），这些细胞在体内发挥着不同的作用，哪一种 T 细胞起着更大的作用或哪一种表型的 T 细胞要占到什么比例才会有更好的肿瘤清除效果等，还没有在研究者之间达成一致，有的甚至还没有建立可在一定程度上反映作用机制的生物学效力方法，或效力方法复杂，不适应于产品的质量控制，而需要寻找一个有效的替代指标。这些都是免疫细胞治疗产品效力评价的难点。

最后，免疫细胞治疗产品的制备工艺也具有不同于生物技术产品的特殊性，由于多是个体化的制备，其单批制备量小，仅能满足一次或几次使用量，不能形成批量化规模，即使现在采用基因编辑技术可使用异体免疫细胞，仍然不能解决批量的问题；而且细胞制备工艺多为人工开放式操作，自动化生产是未来的一个增长点，但在目前尚不能完全实现全封闭式自动化制备，这无疑会增加产品外源污染的风险。而由于最终发挥生物学效应的是活细胞成分，既不能采用终端灭菌工艺，也不能采用有效的病毒清除灭活工艺降低生产过程中的外源污染风险，因此必须全过程采用无菌工艺，且操作过程中污染的控制成为质量控制的重点。

另外，为获得具有特定生物学活性的免疫细胞，通常会使用多种细胞因子进行相应的刺激，而这些细胞因子有些是药用级别的，也有很多不能获得符合药用要求的试剂，这些试剂的质量及其质量的均一性同样会对最终的免疫细胞制剂带来潜在的风险。除此之外，对于基因修饰的免疫细胞来说，它是基因治疗与细胞治疗结合的产物，影响其产品质量的因素不仅仅要考虑细胞特性和制备工艺，还要考虑基因修饰所用的材料及基因修饰过程可能对细胞所来的风险，以及这些风险可能给患者带来的潜在影响。

如上所述，正是由于免疫细胞治疗产品具有如此之多的复杂性及特殊性，对其质量控制的难度大大增加，也更突显了生物制品全过程质量控制在免疫细胞治疗产品安全性及有效性保障中的重要作用，以及质量控制方法的时效性和方法学验证的重要性。同时，由于每一个个体所能获得的细胞数量及批量有限，难以用传统的批次的概念抽取样本进行质量检测、留样及稳定性分析，如何建立与产品工艺特性相符合的有效的质量控制策略，以及出现异常情况的预防措施，也是免疫细胞质量控制需要考虑的一个重要方面。

二、免疫细胞治疗产品质量控制的考虑要点

免疫细胞治疗产品具有药品，或具体地说，是具有生物制品的属性，因此，需要遵循生物制品在生产及质量上的基本原则，如生产要符合 GMP 的要求、符合生产工艺验证的要求、建立质量保证体系并实施全过程质量控制的要求、方法学验证要符合验证的要求等，但由于免疫细胞的种类较多，每种细胞的特性及工艺复杂度各不相同，作用机制各异，又有很多与现有生物制品不同的特点，因此，各国的药品监管机构也发布了针对细胞治疗产品的相关技术指南，如 FDA CBER 发布的《人体细胞治疗产品 IND 申报的 CMC》、EMA 发布的《人源细胞医药产品指南》和《基因修饰细胞医药产品的质量、非临床及临床要点》，以及我国《细胞治疗产品研究与评价技术指导原则（试行）》等，以指导免疫细胞治疗的生产、质量控制、临床前及临床安全性评价等，其目的均在于能够为患者提供安全、有效、质量可控的免疫细胞治疗产品。由于我国尚未有免疫细胞治疗产品被批准上市，不能以上市产品的标准作为质量控制讨论的范例，因此，下面就目前国内外的热点研发品种 CAR T 细胞为例，结合国内外相关技术指南的要求，仅简要阐述对免疫细胞治疗产品的质量控制相关的考虑要点，主要包括对原材料和起始材料、过程控制、质控项目和质控方法及质量标准制定的考虑，供产品研发人员及质控人员参考，甚至在新产品研发早期就关注这些与质量控制相关的问题，以促进产品研发的进度。

（一）CAR T 细胞的生产工艺简述及相关质量控制考虑要素分析

如前所述，CAR T 是一种基因修饰的免疫细胞，通过基因操作方式将可识别肿瘤抗原且带有 T 细胞激活信号的目的基因导入 T 细胞，再将细胞回输给患者进行肿瘤治疗。图 26-7 是 CAR T 细胞制备工艺的模式图，其完整的制备过程可大致划分为四个阶段：第一阶段是获得可用于转导 T 细胞的含有外源基因的载体物质，这些外源基因可采用病毒载体（如逆转录病毒载体或慢病毒载体）或非病毒载体方式（mRNA 转染、Sleeybeauty 或 Transpon）；第二阶段是供体外周血单核细胞采集和 T 细胞活化，在这一阶段中根据工艺不同，可能会进行供体白细胞动员、单核细胞分离及 T 细胞分选，以及 T 细胞活化培养；第三阶段是外源基因转染 T 细胞、T 细胞扩增和收集，以及做成制剂直接使用或冻存；第四阶段是患者预处理及 CAR-T 细胞回输治疗及临床监测。表 26-1 列出了前三个阶段用病毒载体作为 T 细胞转染介质时要考虑的质量控制参数，主要是依据影响产品安全性及有效性的风险分析，以及关键质量属性的考虑。

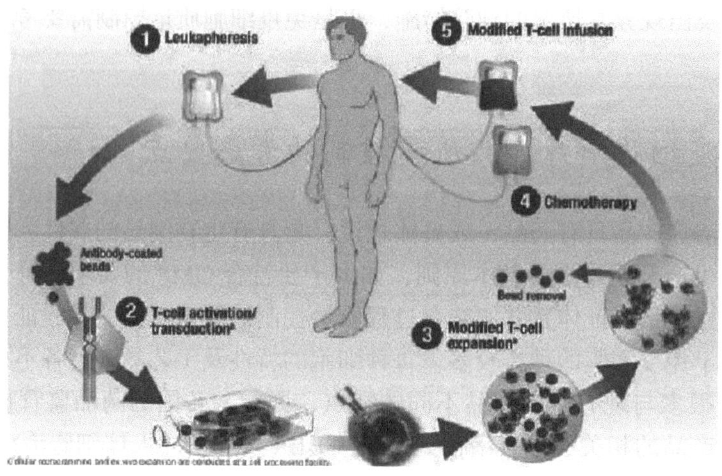

图26-7　CAR-T细胞制备工艺模式图

表 26-1　CAR-T 细胞质量控制参数考虑

工艺阶段	质量控制考虑要素
第一阶段：含有外源基因的载体物质的制备	1. 生产用原材料：如血清、胰酶、培养液、培养及纯化介质、病毒保存液、其他试剂
	2. 逆转录病毒载体：稳定产毒细胞库建立及质控、产毒工艺建立及验证（包括病毒培养工艺及纯化工艺）、工艺过程控制、病毒库建立及质量控制、病毒保存及病毒稳定性
	3. 慢病毒载体：菌种库及质控、质粒制备工艺及验证、质粒库及稳定性、细胞库及质控、慢病毒制备工艺及验证（包括纯化工艺及保存工艺）、工艺过程控制、慢病毒库及质控、慢病毒稳定性
第二阶段：供体外周血单核细胞采集和 T 细胞活化	1. 原材料：如 T 细胞分选试剂、T 细胞活化试剂（抗 CD3/CD28 单抗磁珠或其他活化试剂）、培养液及添加因子等
	2. 供体筛查及检测，包括患者肿瘤靶点的分析
	3. 单核细胞质控、T 细胞分离工艺及验证、T 细胞活化工艺及验证、活化 T 细胞的质控
第三阶段：T 细胞转导、扩增、收集以及制剂	1. 原材料及辅料：无血清培养液、转导用试剂、添加因子（IL-2、IL-15、IL-7）、培养系统、细胞保存液（冻存液、保护液）、辅料、内包材等
	2. T 细胞转导工艺及验证、T 细胞扩增工艺及验证、工艺过程控制参数
	3. CAR T 细胞质控及放行、CAR T 细胞稳定性（使用条件的保存稳定性、冻存稳定性、运输稳定性）

下面将会就表 26-1 中所列出的质量控制考虑的参数进行合并分类，并分别讨论每一类质控参数可能需要设置哪些质控项目、为什么要设置这样的项目、这些项目要设置在哪一个阶段，以及质控方法上还需要有什么样的原则性的考虑。但由于每一种免疫细胞产品都具有明显的个性化特征，这些讨论只能是原则性的，不能一概而论，研发者需

要根据各自产品的整体情况经过具体分析验证后，确定每种产品的质量控制策略、质量控制要求及标准。

（二）免疫细胞治疗制剂生产工艺的考虑

与其他药品的要求相同，免疫细胞治疗制剂的生产工艺也必须进行充分的验证，如免疫细胞采集、加工方法及细胞培养工艺，包括细胞采集体积、物理或酶消化步骤、所用细胞筛选或分离过程、培养条件、免疫细胞转导方法、细胞收获方法及洗涤条件、冻存的条件及保存条件、运输等。对于基因修饰细胞来说，还需要对质粒制备工艺及病毒载体制备工艺进行验证，以保证生产的一致。

三、免疫细胞治疗制剂质量控制项目设置的考虑

（一）供体的质量控制考虑

从供体采集初始样本是免疫细胞治疗产品不同于其他生物制品的一个非常典型的特征，也是免疫细胞治疗产品具有医疗技术属性的表现之一，同时也是造成免疫细胞治疗产品一致性较差的一个重要原因。供体的质量控制实际上是对筛选合适供体的要求，对供体进行控制并建立供体标准主要是基于几个考虑：第一，病毒安全性问题，也是首先要考虑的问题，必须要控制因操作或使用免疫细胞而造成传染性疾病传播的风险；第二，与临床适应证和临床有效性密切相关，这一点与其他药品的要求是相似的；第三，尽可能提高所采集的初始材料的一致性，从而有利于提高最终细胞产品的一致性，但这一点通常因为供体差异而难以进行准确的限定。因此，供体的质量控制内容不仅要包括对供体身体状况的要求，如肿瘤类别及分期、采集初始样本前与现在治疗方案的间隔、与治疗相关的常规身体检查指标，还要包括外周血细胞的数量或某种表型细胞的数量、病原体筛查要求等。

美国 FDA 出台的 21CFR1271 中的第 C 部分即明确规定了细胞治疗产品供体的要求，免疫细胞治疗产品的供体也要按照这个要求进行筛选。EMA 也发布了 Directive 2006/17/EC 用于规定供体及供体样本采集的要求，我国虽然有献血员筛查的要求，在细胞治疗产品相关的技术指导原则中也有一定的描述，我们在国标委立项的推荐性标准《组织工程用人源细胞操作规范》的附录中规定了供体的要求，但尚未发布。研究者可参考这些要求进行供体的质量控制。

供体病原体的筛查和检测要求与所用的细胞来源及组织类型密切相关，对于免疫细胞供体来说，病原体筛查和检测的种类包括 HIV-1、HIV-2、HBV（表面抗原及核心抗原）、HCV、梅毒、CJD、HTLV-1、HTLV-2 和 CMV，而且还要检测 HLA 配型，同时还须包括检测病原体所用试剂及方法。目前免疫细胞治疗仍是以自体细胞为主，对于自体患者来说，一方面病原体传播的风险相对较小，另一方面供体主要为肿瘤患者，有些病原体本身就是治疗的目标，如 HBV 肝癌患者。此外，这些肿瘤患者入院体检时已经进行了一定程度的病原体检测，因此，自体供体的病原体筛查和检测是建议性而非强制性的，其目的是了解供者病原体感染状况，如果供体某种病原体检测为阳性，或未进行

筛查，在后期细胞操作时需要考虑细胞培养方法是否会造成病毒或其他外源因子的增殖或传播，从而危及操作者或对其他供者样本造成交叉感染，并采取相应的防护或隔离操作措施。近年来由于基因编辑技术的应用，研究者也开始偿试采用异体免疫细胞用于肿瘤治疗，最典型的例子就是法国生物技术公司 Cellectis 研制的异体 UCAR T 细胞，近期荷兰的 VU University Medical Center 的研究人员甚至提出了用诱导多能干细胞（iPS）作为 T 细胞来源研制 CAR-T 的概念，以解决规模化生产时 T 细胞来源问题，但由于一个异体细胞可用于多个患者，因此，相比于自体供体，异体供体细胞传播病原体的风险大大增加，因此，对于异体供体，则必须按照上述要求采用灵敏的方法进行病原体的筛查及检测，除 CMV 外，其他病原体阴性的才可作为细胞供体。

除自体及异体免疫细胞外，目前也有研究者使用已建株的细胞系用于免疫细胞治疗产品的研发，如 NK-92 细胞，将 NK-92 细胞进行修饰或驯化。对于这类免疫细胞产品，其所用的细胞需要按照《中国药典》三部生物制品通则《生物制品生产及检定用细胞的制备及检定规程》的要求建立细胞库，并进行全面的质量评价，包括细胞鉴别、外源因子污染（包括非病毒性及病毒性内外源因子）的全面评估、细胞核型、成瘤性、稳定性等；如果是基因修饰的细胞，还需要对修饰、纯度等特征进行质控。

（二）原材料的质量控制考虑

我们在前面免疫细胞治疗产品特殊性的分析中已经提到，在免疫细胞制备过程中经常会用到多种添加因子或试剂，有药用级别的（如 IL-2），也有非药用级别的。例如，CAR-T 细胞制备时，有的研究者会用 Retronectin 包被培养容器，Retronectin 是一种人纤维蛋白片段，包括细胞结合域、肝磷脂结合域和 CS1 位点三个功能区域，其中细胞表面的 VLA-4 及 VLA-5 可分别与 CS-1 位点及细胞结合域结合，逆转录病毒载体可以与肝磷脂结合域结合，这样当逆转录病毒加入 T 细胞培养容器中时，在 RetroNectin 的存在下，就可以形成细胞及病毒高浓度共存的状态，从而提高 T 细胞的转染效率，但这种试剂到目前为止尚不是药用级别。还有的原材料在国外被批准用于药品生产但尚未在国内获得注册，如 CD3/CD28 磁珠，有的同一种试剂分别存在药用级别和非药用级别，非药用级又分为 GMP 级别及研究级别，有的是生物源性材料，如病毒制备通常会用到牛血清和胰酶，有的试剂甚至要自行制备等，而原材料的质量和安全性，特别是外源因子污染的风险，会直接影响免疫细胞的安全性和有效性。

那么如何进行原材料的质量控制呢？我们通常会有以下几种考虑。①在产品研发早期就开始设计所用原材料的类别并分析其可能的风险，可根据我国现行版药典三部《生物制品生产用原材料及辅料质量控制规程》、美国药典附录 1043〈用于细胞、基因及组织工程产品的辅助材料〉等文件对原材料的风险级别进行评估并分类，同一种试剂或材料，优先选择低风险级别的原材料，如药用级优先于非药用级、GMP 级优先于非 GMP 级、非动物源性优先于动物源性材料等。②建立原材料的追源系统，如所有原材料建立台账及编码，保留原材料的质量报告，记录细胞生产过程中所用的所有原材料的名称、批号、配制等。③根据原材料风险评估的结果建立每一种原材料的质量检测项目、方法及放行标准，并在产品研发过程中不断分析关键原材料质量对产品质量的影响，不断改进关键原材料的质量要求，同时还要考虑免疫细胞制备工艺对某些风险高的原材料的去除能力的验证，以及细胞产品中残留的控制要求，如慢病毒工艺中使用的降解细胞细胞 DNA 的核酸酶 Benzonase。④对于研究级别的生物源性的原材料，不仅要设置它们的安全性质控项目，如无菌、内毒素、支原体、分枝杆菌及外源病毒污染的检测等，还要考虑它们的纯度、效价，或对免疫细胞活化、增殖的生物学效力的质控项目。动物源性材料的质量控制，如牛血清，需至少按照已有的国家标准或要求进行原材料质控及放行。⑤对于自行研制的原材料，如某种特殊要求的细胞因子，除了建立质量标准外，还需要有制备工艺及其工艺验证、安全性评价等支持数据，检测要求需要根据该材料的使用方式及潜在风险来确定，有的高风险的原材料甚至可能会包括动物体内的安全性评估数据。

（三）菌种、质粒、包装细胞及病毒的质量控制考虑

对免疫细胞进行基因修饰有多种方法，但较多的还是使用逆转录病毒载体或慢病毒载体系统转导的方法，病毒的质量会直接影响最终的免疫细胞产品的安全性和有效性，因此，需要进行严格的质量控制。

逆转录病毒和慢病毒的生产工艺不同，逆转录病毒可以采用稳转细胞系进行生产，含目的基因的逆转录病毒可以整合在包装细胞的基因组上，通过多次克隆筛选，可以获得稳定整合的包装细胞，将细胞逐级扩大培养收获培养上清即可获得逆转录病毒，如 PG13 细胞生产 GALV 病毒。尽管研究者也在开发慢病毒载体的稳转细胞，但由于重组慢病毒使用最多的包膜蛋白 VSV-G 具有较强的细胞毒性，难以形成稳定整合的细胞株，因此，目前慢病毒载体还是多采用三质粒或四质粒系统，通过瞬时转染来生产病毒，将两个或三个辅助质粒载体与带有目的基因的转移质粒载体按一定比例，在转染试剂（如磷酸钙、PEI 或其他阳性转染试剂如 lipofect2000 等）的作用下瞬时共转染 HEK293 或 293T 细胞后收获上清获得病毒。无论是逆转录病毒载体还是慢病毒载体，制备工艺均需要进行充分的验证，以保证病毒载体的生产一致性。对逆转录病毒载体及慢病毒载体的质量控制主要有以下几个方面的考虑。

（1）包装病毒的稳转细胞建立细胞库体系，如 PG13 细胞，可根据病毒载体的用量分别建立主细胞库（MCB）和 / 或工作细胞库（WCB），并按照细胞库的要求进行质量控制检测，至少包括细胞鉴别、外源因子污染检查（包括非病毒性及病毒性内外源因子）、复制型病毒及细胞稳定性等，成瘤性也是细胞一个特性，但可不作为常规质控项目。生产病毒时，从 WCB 中取出一支或几支冻存细胞，将细胞扩增培养到所需量，再收获病毒并纯化后制备病毒批，整个过程细胞培养时间相对较长，为了确证培养体系不会引入外源污染，在病毒生产工艺确定后，可对终末细胞进行至少一次全面的质量评价，当工艺发生变化时，需要再次进行评价。

（2）瞬时转染的慢病毒载体制备系统建立菌种库及细胞库体系：不论是三质粒还是四质粒慢病毒制备系统，辅助质粒、转移质粒和包装细胞都是必需元件，从提高免疫细胞产品一致性的角度来说，建议质粒建立菌种库体系，即主种子批和 / 或工作种子批系统，因相同的辅助质粒可与不同转移质粒共转染获得不同的慢病毒载体，因此，辅助质粒菌种种子批的保存量可相应增大，并对种子批进行质量检测，主要包括菌种鉴别、纯度、质粒序列、质粒保有率稳定性等。制备质粒时，取种子批中一支或几支菌种复苏，

逐级放大后大量提取并纯化后成为质粒批。质粒的质量控制可考虑鉴别、纯度、内毒素、宿主菌蛋白及DNA残留、保存稳定性等参数。包装细胞的要求同稳转细胞的要求，如HEK293或293T细胞，应建立细胞库体系（MCB/WCB）并进行质量检定，制备慢病毒载体时，从WCB取一支或多支细胞，扩增至所需数量后，加入适当比例的辅助质粒载体及转移质粒载体共转染细胞，培养一定时间后收获病毒并纯化后制成慢病毒批。因慢病毒载体是瞬时转染，是否设置对照细胞或如何进行生产终末细胞的检定，还需要再进一步评估。

（3）逆转录病毒及慢病毒载体质量控制考虑：免疫修饰细胞治疗是基因治疗与细胞治疗的结合，属于*ev vivo*形式的基因治疗，对病毒载体的质量要求通常会参照以病毒为终产品的基因治疗的要求，主要质控项目包括纯度、转染滴度、无菌、支原体、外源病毒因子、复制型病毒（RCR/RCL）、工艺相关杂质（如宿主细胞蛋白及DNA残留、质粒DNA残留、牛血清残留、关键试剂残留等）、内毒素等，这些质控项目可根据病毒载体的制备工艺及检测方法所需的最适样本分别在最适生产阶段设置，如支原体检查和外源病毒因子检查，其最适样本是收获后未经处理的样本，可在收获时取样检测，而无菌则不仅需要过程控制，在病毒分装保存后还要抽样检测，以控制分装过程的污染。

由于病毒载体制备是一个复杂且专业化程度很高的过程，对生产设施、设备、工艺验证等都需要高额的投入，因此，国际上一些开展免疫细胞治疗的公司会选择与病毒载体制备机构合作的方式，如诺华公司与英国Oxford Biomedica公司合作，由后者为其提供病毒载体。对于此类情况，就需要免疫细胞产品公司与病毒载体公司间建立严格的供应商审计、产品质控及年度报告等要求，以保证可获得质量稳定的病毒载体。

（四）免疫细胞治疗产品的质量控制考虑

大体来说，免疫细胞治疗产品的质量控制参数同样是从安全性、纯度及有效性这几个方面考虑，这些检测可能需要通过将过程检测与产品检测结合，并且需要在对产品质量充分研究的基础上设立放行检测指标。检测项目一般包括以下几点。

1. 无菌检查

根据生产工艺在生产过程中的关键点进行一定频度的在线无菌检查，检测结果应符合产品设定的标准。如果终产品在使用前要进行冻存，则在分装后、冻存前进行检测，并在患者使用前获得检测结果。对于有效期短的，可采用快速的无菌检查法作为放行检测方法，常规的无菌检查法作为回顾性检验，并建立预警方案。无菌检查方法应进行验证或确认才可作用。

2. 支原体

应在细胞培养物合并后、洗涤前取样检测支原体，而且应同时对细胞及培养上清进行检测。由于支原体培养法时间较长，在产品研发阶段，可以采用经过验证的支原体PCR检测方法作为放行依据。

3. 外源病毒因子检测

外源病毒因子检测主要适用于使用细胞系制备的免疫细胞产品，如NK-92细胞，需要对细胞库进行充分的外源病毒因子检测，在产品生产时可不作为放行依据。

4. 热原 / 内毒素的检测

必须对免疫细胞产品进行内毒素检测，并且在使用前获得检测结果。可采用 LAL 法或其他敏感稳定的方法，但需要验证所用方法与家兔法的相关性。

5. 免疫细胞基因组中病毒整合的检测

逆转录病毒和慢病毒转导免疫细胞后，均可以整合在细胞基因组中，可能会因整合而带来原癌基因的激活或抑癌基因的失活等风险。尽管现在病毒载体的设计已经大大降低了整合的风险，但这种风险仍未消除，因此需要对整合到细胞基因组中的病毒拷贝数进行检测，FDA 规定病毒拷贝数不高于 5 拷贝 / 细胞，可以取收获的细胞进行检测。

6. 复制型病毒的检测

采用逆转录病毒载体或慢病毒载体转导的基因修饰的细胞，还需要考虑复制型病毒 RCR/RCL 的检测，尽管现在病毒载体的设计已经尽可能减少了产生 RCR 或 RCL 的概率，但风险依然存在，因此 FDA 要求不仅要在病毒载体质控中检测 RCR/RCL，而且要在免疫细胞产品及使用后的患者体内进行监测。由于 RCR/RCL 需要采用不同的方法进行检测，需要使用有感染性的病毒做阳性对照，且检测时间较长，因此，有的研究者在病毒载体的质控时做充分的检测，在免疫细胞质控时主要采用 PCR 法检测放行，但这种质控方法及质控策略是否可为大家所认可，可能还需要积累一定的数据。

7. CAR 转染阳性率检测

对于 CAR-T 细胞来说，发挥肿瘤杀伤作用的有效成分是 CAR 阳性的 T 细胞，CAR-T 细胞产品的使用剂量是以 CAR-T 阳性细胞数标示的，因此，需要检测 CAR 转染阳性率，且选择哪一种方法可以准确地检测 CAR-T 转染阳性率是很重要的。

8. 鉴别、均一性及纯度检测

鉴别、均一性及纯度检测主要是通过细胞表面标志物检测，由于免疫细胞治疗产品是一群异质性细胞，因此需要用不同表面标志物进行检测，不仅分析产生生物学效的细胞表型，同时还需要限制非目的细胞表型的量，对于 CAR T 来说，还必须有敏感的方法证明收获的细胞中不含有肿瘤细胞或被转导的肿瘤细胞。

9. 工艺残留物检测

应建立细胞治疗产品在生产过程中添加的肽、蛋白质及试剂残留量的检测方法，如细胞因子、生长因子、抗体、磁珠、血清的残留量检测，以及细胞碎片等的检测。

10. 生物学效力检测

生物学效力检测方法最好可以模拟产品的作用机制（MOA），可以是体外法也可以是体内法，应尽可能采用定量方法，但也可以是定性的。但免疫细胞治疗产品的作用机制通常比较复杂，难以归结到某一种方法，甚至有的甚至还没有建立有效的检测方法，且有的细胞有效期短，难以在放行前获得结果，因此，在研发早期，研究者可以采用替代指标进行质控，如诺华的 CAR T 的生物学效力是以 IFN-γ 的表达量作为放行标准的，但随着研究的不断深入，则需要建立有效的体内或体外效力试验检测其相应的生物学功能。

11. 细胞数量及细胞存活率

应建立活细胞数及功能细胞数的最低标准作为产品检测及签发标准，应根据生产工艺建立细胞存活率的最低签发标准。对于 CAR T 细胞来说，患者输入的细胞数不仅与临床有效性相关，同时也与细胞因子风暴（CRS）相关，因此，需要建立准确的细胞计数方法。

以上主要讨论了免疫细胞治疗产品的一般考虑，由于免疫细胞种类较多，制备工艺各不相同，每种细胞的质量控制必须与其工艺相结合，在工艺验证、方法学验证的基础上，并在临床研究的支持下，通过多批数据的积累才能逐步形成特定免疫细胞产品的质量控制策略及标准，用于产品生产的控制。

四、结束语

免疫细胞治疗目前已经成为了肿瘤免疫治疗的一个生力军，甚至有人说，21 世纪是免疫细胞治疗的时代，而且 CD19-CAR-T 在 B 细胞肿瘤中的突出表现使肿瘤治愈成为可能，在未来会有更多的免疫细胞治疗产品出现，会让更多患者受益。但我们也需要认识到，免疫细胞治疗的产业化也仅仅是一个开始，还有很多问题需要研究和解决，免疫细胞治疗产业还需要很长的培育时间，免疫细胞治疗的质量控制仍然有很长的路要走，只有不断深入研究，才有可能让免疫细胞治疗产品成为肿瘤治疗的主力军。

（孟淑芳）

参 考 文 献

国家食品药品监督管理局 .2003. 人体细胞治疗制剂研究及质量控制技术指导原则 .

国家食品药品监督管理局 .2003. 人基因治疗研究和制剂质量控制技术指导原则 .

韦薇，常卫红 . 2016. 关于细胞制剂产品质量研究与质量控制的一些思考 . 中国肿瘤生物治疗杂质，23(5)：609-612.

杨超 .2017. 中国肿瘤免疫治疗产业图谱 .

Ascierto PA，Stroncek DF，Wang E. 2015. Developments in T Cell Based Cancer Immunotherapies. ISSN 2196-9906 ISSN 2196-9914 (electronic)，Springer.

Bonanno G，Iudicone P，Mariotti A，et al. 2010. Thymoglobulin，interferon-γ and interleukin-2 efficiently expand cytokine-induced killer (CIK) cells in clinical-grade cultures. J Transl Med，7(8)：129-143.

CFDA，CDE. 2017. 细胞治疗产品研究与评价技术指导原则 (试行).

Chandran SS，Somerville RPT，Yang JC，et al.，2017. Treatment of metastatic uveal melanoma with adoptive transfer of tumour-infltrating lymphocytes：a single-centre，two-stage，single-arm，phase 2 study. Lancet Oncol，18：792-802.

Constantino J，Gomes C，Falcão A，et al，2016.Dendritic cell-based immunotherapy：a basic review and recent advances. Immunol Res，DOI 10.1007/s12026-017-8931-1.

EMEA. 2001. Points to Consider on the Manufacture and Quality Control of Human Somatic Cell Theapy Medicinal Products.

EMEA. 2004. Directive 2004/23/EC of the European Parliament and of the Council on setting standards of Quality and Safety for the Donation，Procurement，Testing，Processing，Preservation，Storage and Distribution of Human Tissues and Cells.

EMEA.2006. Commission Directive 2006/17/EC implementing Directive 2004/23/EC of the European Parliament and of the Council as regards certain technical requirements for the donation, procurement and testing of human tissues and cells.

EMA. 2008. Guideline on Human Cell-based Medicinal Products.

EMA. 2008. Guideline on Potency Testing of Cell Based Immunotherapy Medicinal Products for The Treatment of Cancer.

EMA. 2008. Guideline on the Non-clinical Studies Required Before First Clinical Use of Gene Therapy Medicinal Products.

EMA. 2012. Guideline on Quality, Non-clinical and Clinical Aspects of Medicinal Products Containing Genetically Modified cells.

EMA. 2013. Guideline on the Risk-based Approach According to Annex I, Part IV of Directive 2001/83/EC Applied to Advanced Therapy Medicinal Products.

EMA. 2015. Guideline on the Quality, Non-clinical and Clinical Aspects of Gene Therapy Medicinal Products(Draft)

EMA. 2016. Guideline on Potency Testing of Cell Based Immunotherapy Medicinal Products for the Treatment of Cancer.

FDA, CBER. 1998. Guidance for Industry, Guidance for Human Somatic Cell Therapy and Gene Therapy.

FDA, CBER. 1997. Guidance for Industry, Screening and Testiong of Donors of Human Tissue Intended for Transplantation.

FDA, CBER. 2003. Duaft Guidance for Reviewers, Instructions and Template for Chemistry, Manufacturing, and Control (CMC) Reviewers of Human Somatic Cell Therapy Investigational new Drug Applications (INDs)

FDA. 1993. Federal Register, Part II, Application of Current Stututory Authorities to Human Somatic Cell Therapy Products and Gene Therapy products.

FDA. 1997. Proposed Approach to Regulation of Cellular and Tissue-based Products.

FDA. 2004. Federal Register , Part II, 21 CFR Part 210, 211, 820, and 1271, Eligibility Determination for Donors of Human Cells, Tissues, and Cellular and Tissue-Based Products; Final Rule and Notice.

FDA. 2004. Federal Register Part IV, 21 CFR Parts 16, 1270, and 1271, Current Good Tissue Practice for Manufacturers of Human Cell, Tissue, and Cellular and Tissue-Based Products Establishments; Inspection and Enforcement; Final Rule.

FDA, CBER. 2008. Guidance for FDA Reviewers and Sponsors, Content and Review of Chemistry, Manufacturing, and Control (CMC) Information for Human Somatic Cell Therapy Investigational New Drug Applications (INDs)

FDA, CBER. 2008. Guidance for Industry : CGMP for Phase 1 Investigational Drugs.

FDA, CBER. 2006. Guidance for Industry, Supplemental Guidance on Testing for Replication Competent Retrovirus in Retroviral Vector Based Gene Therapy Products and During Follow-up of Patients in Clinical Trials Using Retroviral Vectors.

FDA, CBER. 2010. Briefing Document—Testing for Replication Competent Retrovirus (RCR)/Lentivirus (RCL) in Retroviral and Lentiviral Vector Based Gene Therapy Products—Revisiting Current FDA Recommendations.

FDA, CBER.2011. Guidance for Industry, Potency Tests for Cellular and Gene Therapy Products.

FDA, CBER. 2011. Guidance for Industry, Clinical Considerations for Therapeutic Cancer Vaccines.

FDA, CBER. 2013. Guidance for Industry, Preclinical Assessment of Investigational Cellular and Gene Therapy Products.

FDA, CBER. 2015. Considerations for the Design of Early-Phase Clinical Trials of Cellular and Gene Therapy Products, Guidance for Industry.

FDA, CBER. 2011. Guidance for Industry, Validation of Growth-Based Rapid Microbiological Methods for Sterility Testing of Cellular and Gene Therapy Products.

FDA, CBER. 2010. Characterization and Qualification of Cell Substrates and Other Biological Materials Used in the Production of Viral Vaccines for Infectious Disease Indications.

FDA, CBER. 2011. Guidance for Industry, Process Validation : General Principles and Practices.

FDA, CBER. 2015. Analytical Procedures and Methods Validation for Drugs and Biologics, Guidance for Industry.

Foley R, Tozer R, Wan Y. 2001. Genetically modified dendritic cells in cancer therapy : Implications for transfusion medicine.Transfus Med Rev, 15(4) : 292-304.

Galli MC, Serabian M. 2015. Regulatory Aspects of Gene Therapy and Cell Therapy Products. Springer Cham Heidelberg New York Dordrecht London © American Society of Gene and Cell Therapy ISSN 0065-2598.

Gallot G, Vivien R, Ibisch C, et al. 2001. Purification of Ag-Specific T Lymphocytes After Direct Peripheral Blood Mononuclear Cell Stimulation Followed by CD25 Selection I. Application to CD4(+) or CD8(+) Cytomegalovirus Phosphoprotein pp65 Epitope Determination. J Immunol, 167(8) : 4196-4206.

Hara A, Sato D, Sahara Y. 2014. New governmental regulatory system for stem cell-based therapies in Japan. Therap Innov Regulat Sci, 48: 681-688.

Hickman ES, Lomax ME, Jakobsen BK.2016. Antigen Selection for Enhanced Affinity T-Cell Receptor-Based Cancer Therapies.Biomol.Screening, DOI : 10.1177/1087057116637837.

Hontscha C, Borck Y, Zhou H, et al. 2010. Clinical trials on CIK cells : first report of the international registry on CIK cells (IRCC). J Cancer Res Clin Oncol, 137: 305-310.

Introna M, Pievani A, Borleri G, et al. 2010. Feasibility and safety of adoptive immunotherapy with CIK cells after cord blood transplantation. Biol Blood Marrow Transplant, 16(11) : 1603-1607.

Jin C, Fotaki G, Ramachandran M, et al. 2016. Safe engineering of CAR T cells for adoptive cell therapy of cancer using long-term episomal gene transfer. EMBO Mol Med, 8:702-711.

Kebriaei P, Singh H, Huls MH, et al. 2016. Phase I trials using Sleeping Beauty to generate CD19-specific CAR T cells.Clin.Invest, 126(9) : 3363-3376.

Kim MG, Kim DY, Suh SK, et al.2016. Current status and regulatory perspective of chimeric antigen receptor-modified T cell therapeutics Arch Pharm Res, DOI 10.1007/s12272-016-0719-7.

Lee D, Kochenderfer JN, Stetler-Stevenson M, et al. 2014. T cells expressing CD19 chimeric antigen receptors for acute lymphoblastic leukaemia in children and young adults: a phase 1 dose-escalation trial. www.thelancet.com, http: //dx.doi.org/10.1016/S0140-6736(14)61403-3.

Levine BL, Miskin J, Wonnacott K, et al.2017. Global Manufacturing of CAR T Cell Therapy. Molecular Therapy : Methods & Clinical Development, Vol. 4: 92-101.

Lichtenegger FS, Krupka C, Haubner S, et al.2017.Recent developments in immunotherapy of acute myeloid leukemia. Hemato Onco, 10: 142.

Lim WA, JuneCH.2017. The Principles of Engineering Immune Cells to Treat Cancer. Cell, 168: 724-740.

Locke FL, Davila ML. 2017. Regulatory challenges and considerations for the clinical application of CAR-T cell anti-cancer therapy. Exp Opin Biol Therapy, DOI : 10.1080/14712598.2017.1322953.

Luen SJ, Savas P, Fox SB, et al.2017. Tumour-infiltrating lymphocytes and the emerging role of immunotherapy in breast cancer. Pathology, 49(2): 141-155.

Maeda D, Yamaguchi T, Ishizuka T, et al. 2015. Regulatory Frameworks for Gene and Cell Therapies in Japan. Adv Exp Med Biol. 871: 147-162.

Mahoney MJ, Saltzman WM. 2001. Transplantation of brain cells assembled around a programmable synthetic microenvironment. Nat Biotechnol, 19(10): 934-939.

Marijt WA, Falkenburg JH. 2001. Specific T cell therapy in leukemia. J Hematother Stem Cell Res, 10(4): 493-500.

Ma Y, Xu YH, Tang L, et al. 2012. Cytokine-induced killer (CIK) cell therapy for patients with hepatocellular carcinoma: efficacy and safety. Experimental Hematology & Oncology, 1: 11.

Merten OW, Hebben M, Bovolenta C.2016. Production of lentiviral vectors.

Mol.Therapy— Methods & Clinical Development, 3, 16017; doi: 10.1038/mtm. 2016.17.

MHLW. 2013. Act for the Promotion of Regenerative Medicine [in Japanese]. Act No.13 of May, 2013.

MHLW. 2013. Pharmaceuticals and Medical Devices Act [in Japanese] Act No. 103 of Nov., 2013.

MHLW. 2013. Act on the Safety of Regenerative Medicine [in Japanese] Act No. 85 Nov. 2013.

MHLW.2013 Guideline for ensuring of quality and safety of GT products [in Japanese] No. 0701-4; July 1st, 2013.

Rapoport AP, Stadtmauer EA, Binder-Scholl GK, et al. 2015. NY-ESO-1–Specific TCR-Engineered T Cells Mediate Sustained Antigen-Specific Antitumor Effects in Myeloma. Nat Med, 21, 914-921.

Robbins PF, Morgan RA, Feldman SA, et al. 2011. Tumor regression in patients with metastatic synovial cell sarcoma and melanoma using genetically engineered lymphocytes reactive with NY-ESO-1. J Clin Oncol, 29, 917-924.

Rosenberg SA, Packarde BS, Aebersold PM, et al. 1988. Use of tumor-infiltrating lymphocytes and interleukin-2 in the immunotherapy of patients with metastatic melanoma. A peliminaty repot. N Engl J Med, 319(25): 676-680.

Sadelain M, Brentjens R, Riviere I. 2013.The basic principles of chimeric antigen receptor (CAR) design. Cancer Discov, 3(4): 388-398.

Schmidt-Wolf IG, Finke S, Trojaneck B, et al.1999. Phase I clinical study applying autologous immunological effector cells transfected with the interleukin-2 gene in patients with metastatic renal cancer, colorectal cancer and lymphoma. Br J Cancer, 81(6): 1009-1016.

Schober K, Busch DH.2016. TIL 2.0: More effective and predictive T-cell products by enrichment for defined antigen specificities. Eur J Immunol, 46: 1335-1339.

Siderasa K, Biermannb K, Verheijc J, et al.2017. PD-L1, Galectin-9 and CD8C tumor-infiltrating lymphocytes are associated with survival in hepatocellular carcinoma. Oncoimmunology, Vol 6(2): e1273309.

Torabi-Rahvar M, Bozorgmehr M, Jeddi-Tehrani M, et al.2011.Potentiation strategies of dendritic cell based antitumor vaccines: combinational therapy takes the front seat .Drug Discovery Today, Vol 16(15/16): 733-740.

Tumaini B, Lee DW, Lin T, et al, 2013. Simplified process for the production of antie CD19-CAReengineered T cells. Cytotherapy, 15: 1406-1415.

Wang W, Qin DY, Zhang BL, et al. 2016. Establishing guidelines for CAR-T cells: challenges and considerations. Sci China Life Sci, doi: 10.1007/s11427-016-5026-5.

Wang WN，Zhou GU，Zhang WL.2017.NK-92 cell，another ideal carrier for chimeric antigen receptor. Immunotherapy，9(9)：1-13.

Wei G，Ni W，Chiao JW，et al. 2011. A meta-analysis of CAG (cytarabine，aclarubicin，G-CSF) regimen for the treatment of 1029 patients with acute myeloid leukemia and myelodysplastic syndrome. J Hematol Oncol，4：46.

Wilkins O，Keeler AM，Flotte TR.2017. CAR T-Cell Therapy：Progress and Prospects. Human Gene Therapy Methods，Vol 28(2)：61-66.

Zhang YP，Zhang XY，Cheng C，et al.2017. CRISPR-Cas9 mediated LAG-3 disruption in CAR-T cells. Front. Med，DOI 10.1007/s11684-017-0543-6.

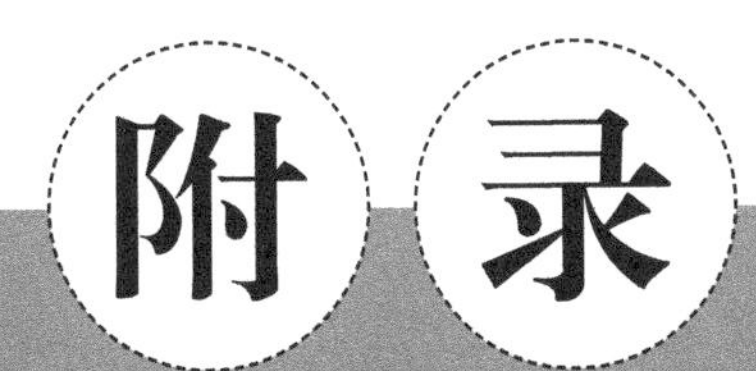
附 录

附录1

美国已批准的生物技术药物

（截至2017年12月）

商品名 / 药品名	公司	类别	适应证 / 批准上市时间（临床进程）
	批准上市药物		
Actimmune® Interferon gamma-1b	InterMune Pharmaceuticals	干扰素	慢性肉芽肿性疾病处理（1990.12） 骨硬化病（2000.2）
Alferon N Injection Interferon alfa-n3	Hemispherx Biopharma	干扰素	生殖器疣（1989.10）
Avonex® interferon beta-1a	Biogen	干扰素	多发性硬化症复发感染（1996.5）
Betaseron® Recombinant interferon beta-1b	Berlex Laboratories Chiron	干扰素	多发性硬化症缓和期和复发期（1993.7）
Infergen® interferon alfacon-1	Amgen	干扰素	治疗慢性丙型病毒性肝炎病毒感染（1997.10）
Intron/A interferon alfa-2b （recombinant）	Schering-Plough	干扰素	毛细胞白血病（1986.6） 生殖器疣（1988.6） AIDS 相关卡波西肉瘤（1988.11） 丙型肝炎（1991.2） 乙型肝炎（1992.7） 恶性黑素瘤（1995.12） 滤泡性淋巴瘤与化疗连用（1997.11）
Pegasys® Peginterferon alfa-2a	Roche	干扰素	治疗慢性丙型肝炎（2002.12）
Pegasys® pegylated interferon alfa-2a and ribivirin combination	Roche	干扰素	治疗慢性丙型肝炎（2002.12）
PEG-Intron® Peginterferon alfa-2b	Schering-Plough	干扰素	丙型肝炎（2001.8）
Rebetron. ribavirin/interferon alfa-2b, combination therapy	Schering-Plough	干扰素	慢性丙型肝炎应用 α 干扰素治疗后复发感染处理（1998.6） 未经过 α 干扰素治疗的慢性丙型肝炎伴发代偿性肝疾病处理（1999.12）

续表

商品名 / 药品名	公司	类别	适应证 / 批准上市时间（临床进程）
Rebif® interferon beta-1a	Serono	干扰素	多发性硬化症复发（2002.3）
Roferon®-A interferon alfa-2a，recombinant	Roche	干扰素	毛细胞白血病（1986.6） AIDS 相关卡波西肉瘤（1988.11） 慢性骨髓性白血病化（1995.11） 丙型肝炎（1996.11）
Neumega® oprelvekin	Wyeth	白细胞介素	预防大剂量化疗引起的血小板减少症（1997.11）
Proleukin® Aldesleukin（interleukin-2）	Chiron	白细胞介素	肾细胞癌（1992.5） 黑色素瘤转移（1998.1）
Leukine Sargramostim（GM-CSF）	Berlex Laboratories	集落刺激因子	自体骨髓移植（1991 .3） 急性骨髓性白血病化疗引起的中性粒细胞减少症（1995.9） 同种异体的骨髓移植（1995.11） 外周血干细胞动员和移植（1995.12）
Neulasta® pegfilgrastim	Amgen	集落刺激因子	化疗引起的中性粒细胞减少症（2002.1）
NEUPOGEN® Filgrastim（rG-CSF）	Amgen	集落刺激因子	化疗引起的中性粒细胞减少症（1991.2） 自体或异体骨髓移植（1994.6） 慢性重症中性粒细胞减少症（1994.12） 外周血干细胞移植支持治疗（1995.12） 急性骨髓性白血病（1998.4）
Geref® human growth hormone-releasing factor	Serono	生长因子	评价脑垂体促生长激素细胞分泌生长激素能力（1990.12） 儿科生长激素缺乏（1997.10）
Regranex® Becaplermin（recombinant human plateletderived growth factor-BB）	Ortho-McNeil Pharmaceuticals	生长因子	慢性糖尿病性溃疡（1997.12）
Increlex ™ Mecasermin [rDNA origin] injection	Tercica	重组生长因子	严重的原发胰岛素样生长因子 -1 缺乏或生长激素缺失的儿童生长不足长期治疗（2005.8）
iPlex ™ mecasermin rinfabate（rDNA origin）injection	Insmed Incorporated	重组生长因子	严重的原发胰岛素样生长因子 -1 缺乏或生长激素缺失的儿童生长不足长期治疗（2005.8）
FluMist. influenza vaccine	MedImmune	疫苗	预防 A 和 B 型流感（2003.6）
LYMErix. Lyme disease vaccine（recombinant OspA）	GlaxoSmithKline Rsch	疫苗	预防莱姆病（1998.12）

续表

商品名 / 药品名	公司	类别	适应证 / 批准上市时间（临床进程）
RotaShield® rotavirus vaccine, live, tetravalent	Wyeth-Lederle Vaccines Philadelphia, PA	疫苗	预防婴幼儿轮状病毒性胃肠炎（1998.8）
Adacel ™ tetanus toxoid, reduced diphtheria toxoid and acellular pertussis vaccine adsorbed	Sanofi pasteur	疫苗	破伤风、白喉、百日咳接种（11~64 岁）（2005.6）
Boostrix® tetanus toxoid, reduced diphtheria toxoid and acellular pertussis vaccine, adsorbed（Tdap）	GlaxoSmithKline Rsch	疫苗	破伤风、白喉、百日咳接种（10~18 岁）（2005.5）
Fluarix ™ influenza virus vaccine	GlaxoSmithKline Rsch	疫苗	流行性感冒接种（2005.8）
Menactra ™ Meningococcal（groups A, C, Y, W-135）and polysaccharide diphtheria toxoid conjugate vaccine	Sanofi pasteur	疫苗	脑膜炎球菌疾病接种（11~55 岁）（2005.1）
RotaTeq Rotavirus Vaccine, Live, Oral, Pentavalent	Merck	疫苗	预防婴幼儿由于 G1~4 型引起的轮状病毒肠炎 Prevention of rotavirus gastroenteritis in infants and children caused by the serotypes G1, G2, G3, and G4 when administered as a 3-dose series to infants between the ages of 6 to 32 weeks
ProQuad® measles, mumps, rubella and varicella（Oka/Merck）virus vaccine live	Merck	疫苗	麻疹、腮腺炎、风疹和水痘接种（12 月~12 岁）（2005.9）
Zostavax Zoster Vaccine, Live,（OKA/MERCK）	Merck	疫苗	60 岁以上个体一次剂量给药预防带状疱疹（2006.5）
GARDASIL Quadrivalent Human Papillomavirus（Types 6, 11, 16, 18）Recombinant Vaccine	Merck	重组疫苗	9~26 岁女性预防人乳头状瘤病毒 6、11、16、18 型引起的宫颈癌、生殖器疣，以及癌前病变或发育异常、宫颈原位腺癌、宫颈上皮内瘤 2 级和 3 级、外阴上皮内新生物 2 级和 3 级、阴道上皮内瘤形成 2 级和 3 级、宫颈上皮内瘤 1 级（2006.6）

续表

商品名 / 药品名	公司	类别	适应证 / 批准上市时间（临床进程）
Comvax Haemophilus b conjugate (meningococcal protein conjugate) and hepatitis b recombinant vaccine	Merck	重组疫苗	婴幼儿二个月接种预防 b 型流感嗜血杆菌和乙型肝炎病毒感染（1996.10）
Engerix-B® hepatitis B vaccine (recombinant)	GlaxoSmithKline Rsch	重组疫苗	乙型肝炎（1989.9）
RECOMBIVAX HB® hepatitis B vaccine (recombinant)	Merck	重组疫苗	预防乙型肝炎（1986.7）
EPOGEN® Epoetin alfa (rEPO)	Amgen	促红细胞生成素	慢性肾功能衰竭相关性贫血治疗，包括透析和不透析患者和叠氮胸苷抗 HIV 感染引起的贫血（1989.6） 非髓性恶性患者化疗引起的贫血治疗（1993.4） 防止外科失血引起的贫血，自体血液捐赠辅助剂（1996.12） 正在经受透析的慢性肾功能衰竭的儿童的贫血（1999.11）
PROCRIT® epoetin alfa (rEPO)	Ortho Biotech Raritan, NJ	促红细胞生成素	慢性肾功能衰竭相关性贫血治疗，包括透析和不透析患者、叠氮胸苷抗 HIV 感染引起的贫血（1990.12） 非髓性恶性患者化疗引起的贫血治疗（1993.4） 防止外科失血引起的贫血，自体血液捐赠辅助剂（1996.12） 正在经受透析的慢性肾功能衰竭的儿童的贫血（1999.7）
BeneFIX Recombinant human factor IX	Wyeth	凝血因子	血友病 B 型治疗（1997.2）
Bioclate antihemophilic factor (recombinant)	Centeon King of Prussia, PA	凝血因子	血友病 A 型（1993.12）
Helixate5 FS Antihemophilic factor (recombinant)	Aventis Behring	凝血因子	血友病 A 型（1994.2）
KoGENate® Antihemophiliac factor (recombinant)	Bayer	凝血因子	血友病 A 型治疗（1993.2）

续表

商品名 / 药品名	公司	类别	适应证 / 批准上市时间（临床进程）
KoGENate-FS rFV Ⅲ	Bayer	凝血因子	血友病 A 型（2000.6）
Recombinate. Antihemophilic factor recombinant（rAHF）	Baxter Healthcare Wyeth	凝血因子	血友病 A 型患者出血发作的预防和控制（1992.12）
ReFacto® Antihemophilic factor V Ⅲ（recombinant）	Wyeth	凝血因子	血友病 A（2000.3）
Gammagard® Liquid immune globulin intravenous（human）（IGIV）10% solution	Baxter Healthcare Corporation	免疫球蛋白	治疗体液免疫相关原发性免疫缺陷疾病（2005.4）
HepaGam B Hepatitis B Immune Globulin（Human）	Cangene Corp	免疫球蛋白	乙肝表明抗原阳性血液急性暴露、乙肝表面抗原阳性母亲分娩的婴儿围产期暴露、乙肝表明抗原人员性暴露、急性乙型肝炎病毒感染者家庭成员暴露治疗（2006.1）
Vaccinia immune globulin（VIG）	Cangene	免疫球蛋白	治疗牛痘接种副反应（2005.5）
Vaccinia immune globulin intravenous（VIGIV）	DVC LLC	免疫球蛋白	治疗牛痘接种副反应（2005.2）
Vivaglobin Immune Globulin Subcutaneous（Human）	ZLB Behring	免疫球蛋白	治理原发性免疫缺陷症患者（2006.1）
Activase alteplase recombinant	Genentech	组织纤溶酶原激活物	急性心肌梗死（1987.11） 急性重症肺栓死（1990.6） 急性心肌梗死（快速输液）（1995.4） 症状始发 3~5h 后的脑卒中（1996.6）
Retavase® reteplase	Centocor	组织纤溶酶原因子	急性心肌梗死治疗（1996.10）
TNKase ™ tenecteplase	Genentech	血栓溶解剂	急性心肌梗死（2000.6）
Follistim® Recombinant follicle-stimulating hormone	Organon	重组激素	不孕症（1997.9）
Thyrogen® thyrotropin alfa for injection	Genzyme	重组激素	甲状腺癌随访（1998.11）
Gonal-F® recombinant human follicle-stimulating hormone（r-FSH）	Serono	重组生育激素	女性不孕症（1997.9）

续表

商品名 / 药品名	公司	类别	适应证 / 批准上市时间（临床进程）
Humalog® insulin lispro	Eli Lilly	重组胰岛素	糖尿病（1982.10）
Humulin® human insulin （recombinant DNA origin）	Eli Lilly	重组胰岛素	糖尿病（1982.10）
Levemir® insulin detemir [rDNA origin] injection	Novo Nordisk	重组胰岛素	治疗 1 型和 2 型糖尿病（2005.6）
Novolin6 70/30 70% NPH human insulin isophane suspension & 30% regular，human insulin injection（recombinant DNA origin）	Novo Nordisk Pharmaceuticals	重组胰岛素	胰岛素依赖型糖尿病（1991.6）
Novolin6 L Lente®，human insulin zinc suspension（recombinant DNA origin）	Novo Nordisk Pharmaceuticals	重组胰岛素	胰岛素依赖型糖尿病（1991.6）
Novolin6 N NPH，human insulin isophane Suspension（recombinant DNA origin）	Novo Nordisk Pharmaceuticals	重组胰岛素	胰岛素依赖型糖尿病（1991.7）
Novolin6 R regular，human insulin injection（recombinant DNA origin）	Novo Nordisk Pharmaceuticals	重组胰岛素	胰岛素依赖型糖尿病（1991.6）
NovoLog® insulin aspart（rDNA origin）injection	Novo Nordisk Pharmaceuticals	重组胰岛素	治疗成人型糖尿病（2000.6）
NovoLog Mix 70/30 70% insulin aspart（rDNA origin）protamine suspension and 30% insulin aspart（rDNA origin）injection	Novo Nordisk Pharmaceuticals	重组胰岛素	治疗糖尿病（2001.11）

续表

商品名 / 药品名	公司	类别	适应证 / 批准上市时间（临床进程）
Velosulin6 BR buffered regular human insulin injection（rDNA origin）	Novo Nordisk Pharmaceuticals	重组胰岛素	治疗糖尿病（1999.7）
Refludan Lepirudin [rDNA] for injection	Berlex Laboratories	重组抗凝剂	肝素导致Ⅱ型血小板减少症（1998.3）
Aranesp® darbepoetin alfa	Amgen	重组蛋白	治疗慢性肾功能衰竭贫血（2001.9） 治疗化疗引起贫血（2002.7）
Kineret® anakinra	Amgen	重组蛋白	类风湿性关节炎体征和症状（2001.11）
Ovidrel7 Prefilled Syringe Choriogonadotropin alfa injection	Serono	重组蛋白	诱导终末卵泡成熟和早期黄体化（2003.10）
Zorbtive Somatropin [rDNA origin] for injection	Serono	重组蛋白	短肠综合征需要专科营养支持的患者（2003.12）
GlucaGen Glucagons（rDNA origin） for injection	Novo Nordisk Pharmaceuticals	重组人体蛋白	低血糖症治疗和辅助诊断（1998.6）
NovoSeven® Coagulation factor VⅡa（recombinant）	Novo Nordisk Pharmaceuticals	重组人体蛋白	与 VⅢ 或Ⅸ因子抑制剂合用治疗血友病 A 和 B 型患者出血发作（1999.3）
Natrecor® nesiritide	Scios	重组人体肽	急性失代偿充血性心力衰竭（2001.8）
Elitek® rasburicase	Sanofi-Synthelabo	重组酶	预防化疗相关的高尿酸血症和治疗癌症相关高尿酸血症（2002.7）
Fortéo Teriparatide injection rDNA origin	Eli Lilly	重组 DNA 来源	骨质疏松症（2002.12）
Xigris. drotrecogin alfa（activated）	Eli Lilly	重组激活蛋白 C	严重的败血病（2001.11）
AcuTect. Tc-99m apcitide	Berlex Laboratories	肽	急性静脉血栓形成体征和症状的患者下肢静脉血栓形成闪烁照相图像（1998.9）
Fuzeon® enfuvirtide	Roche Trimeris	肽融合抑制因子	HIV 感染 /AIDS（2003.3）
BioTropin human growth hormone	Bio-Technology General	人生长激素	儿童生长激素缺乏（1995.5）

续表

商品名 / 药品名	公司	类别	适应证 / 批准上市时间（临床进程）
Genotropin® Somatropin（rDNA origin） for injection	Pfizer	人生长激素	儿童生长激素缺乏导致身材矮小症（1995.8） Prader-Willi 综合征导致生长不足（2000.6） 小于胎龄出生儿童生长不足长期治疗（2001.7）
Humatrope® Somatropin（rDNA origin） for injection	Eli Lilly	人生长激素	儿童生长激素缺乏（1987.3）
Norditropin® Somatropin（rDNA origin） for injection	Novo Nordisk Pharmaceuticals	人生长激素	治疗儿童生长激素分泌不足导致的生长障碍（1995.5）
Nutropin® Somatropin（rDNA origin） for injection	Genentech	人生长激素	儿童慢性肾功能不全导致的生长障碍，儿童生长激素缺乏（1994.3） 特纳（Turner's）综合征（1996.12） 成人生长激素缺乏（1997.12）
Nutropin AQ Somatropin（rDNA origin） （liquid）	Genentech	人生长激素	儿童慢性肾功能不全导致的生长障碍，儿童生长激素缺乏（1995.12） 特纳（Turner's）综合征（1996.12） 成人生长激素缺乏（1997.12）
Nutropin Depot Somatropin（rDNA origin） for injection（suspension）	Alkermes Cambridge, MA Genentech S. San Francisco, CA	人生长激素	儿童生长激素缺乏（1999.12）
Protropin® Somatrem for injection	Genentech	人生长激素	儿童生长激素缺乏（1985.10）
Saizen® Somatropin（rDNA origin） for injection	Serono	人生长激素	儿科生长激素缺乏（1996.10）
Serostim. Somatropin（rDNA origin） for injection	Serono	人生长激素	治疗 AIDS 相关的分解代谢 / 消耗（1996.8） 儿童 HIV 感染发育停滞（1998.2）
Adagen® Injection pegademase bovine	Enzon	酶替代治疗	重症联合免疫缺陷病（SCID）（1990.3）
Aldurazyme® laronidase for injection	BioMarin Pharmaceutical Genzyme	酶替代治疗	治疗黏多糖增多症（2003.5）
Cerezyme® imiglucerase for injection	Genzyme	酶替代治疗	治疗 I 型戈谢（Gaucher）病（1994.5）

续表

商品名 / 药品名	公司	类别	适应证 / 批准上市时间（临床进程）
Fabrazyme® agalsidase beta	Genzyme	酶替代治疗	治疗法布里病（Fabry）病（2003.4）
Pulmozyme® dornase alpha，recombinant	Genentech	重组脱氧核糖核酸酶	囊性纤维化（1993.12） 前期囊性纤维化处理（1996.12）
Enbrel® etanercept	Amgen Wyeth	重组可溶受体	中重度活动性类风湿性关节炎（1998.11） 中重度活动性青少年类风湿性关节炎（1999.5） 类风湿性关节炎、强直性脊柱炎疾病变形（2003.7） 银屑病关节炎（2003.8） 银屑病（2004.4）
Amevive® alefacept	Biogen Idec	融合蛋白	银屑病（2003.1）
Ontak Denileukin diftitox	Ligand Pharmaceuticals	融合蛋白	持续或复发皮肤 T 细胞淋巴瘤（1999.2）
Vitravene® fomiviren sodium injectable	Ciba Vision Isis Pharmaceuticals	反义药物	AIDS 患者巨细胞病毒性视网膜炎（1998.8）
Vistide® cidofovir injection	Gilead Sciences Foster City，CA	核苷酸类似物	AIDS 患者巨细胞病毒性视网膜炎（1996.6）
Carticel® Autologous cultured chondrocytes	Genzyme	自体细胞治疗	修复急性或重复性创伤引起的股骨踝软骨缺损症状（1997.8）
Apligraf graftskin	Novartis Pharmaceuticals	细胞 / 组织治疗	小腿静脉溃疡治疗（1998.5）
Ceprate®SC stem cell concentration system	CellPro	细胞 / 组织治疗	自体骨髓移植（1996.12）
DACS. SC stem cell enrichment device	Dendreon	细胞 / 组织治疗	高剂量化疗后辅助治疗（1999.8）
Visudyne® verteporfin	QLT	光敏（化）剂	最低程度的典型与年龄相关的黄斑退行性改变（2000.4）
Argatroban	GlaxoSmithKline Rsch Texas Biotechnology	—	肝素引起血小板减少（2000.6）
Oncospar® PEG-L-asparaginase	Enzon	—	急性成淋巴细胞性白血病一线治疗（1994.2）

续表

商品名 / 药品名	公司	类别	适应证 / 批准上市时间（临床进程）
Trisenox® arsenic trioxide	Cell Therapeutics	—	急性早幼粒细胞性白血病（2000.9）
Xifaxan. ritaximin	Salix Pharmaceuticals	—	旅行者腹泻（2004.5）
Lucentis ranibizumab	Roche Novartis	单克隆抗体	糖尿病视网膜病变（2017.4） 糖尿病性黄斑水肿患者的糖尿病性视网膜病变（2015.2）
Voraxaze glucarpidase	BTG International Inc	酶替代治疗	肾功能衰竭而导致的甲氨蝶呤中毒（2012.1） 甲氨蝶呤中毒（2016.2）
Gattex teduglutide	NPS	GLP-2 类似物	成人短肠综合征（2012.10）
Myalept Metreleptin	Amylin	瘦素类似物	全身性脂肪营养不良（2014.2）
Natpara	NPS	甲状旁腺激素	甲状旁腺功能减退者低钙血症（2015.1）
Dysport	Medicis Ipsen	A 型肉毒杆菌素	肌肉张力不全症及美容除皱
Tresiba Insulin degludec	Novo Nordisk Pharmaceuticals	长效胰岛素	糖尿病（2015.1）
Xiaflex	Auxilium	胶原酶	杜普伊特伦挛缩（2010） 佩罗尼氏病（2013.12）
Victoza Liraglutide	Novo Nordisk Pharmaceuticals	GLP-1 受体激动剂	糖尿病（2010.1）
lixisenatide	Sanofi-Synthelabo	GLP-1 受体激动剂	2 型糖尿病（2015.9）
Tretten	Novo Nordisk Pharmaceuticals	凝血因子 X Ⅲ A 亚基	先天性 FX Ⅲ A 亚基缺乏症治疗（2013.12）
ELELYSO Taliglucerase Alfa	Protalix Ltd	水解葡萄糖脑苷脂专一酶	1 型戈谢病（2012.5）
Naglazyme galsulfase	Biomarin	酶替代治疗	黏多糖增多症Ⅵ（2005.5）
Myozyme alglucosidase alfa	Genzyme	酶替代治疗	庞培氏病（2014.8）
Elaprase Idursulfase	Shire	酶替代治疗	Ⅱ型黏多糖沉积病或亨特氏综合征（2006.7）
Recothrom Thrombin，topical （Recombinant）	ZymoGenetics	酶替代治疗	术中止血（2008.2）

续表

商品名 / 药品名	公司	类别	适应证 / 批准上市时间（临床进程）
Krystexxa pegloticase	Savient	酶替代治疗	痛风（2010.9）
Vpriv velaglucerase alfa	Shire	酶替代治疗	1 型戈谢病（2010.2）
Vimizim Elosulfase alfa	BioMarin Pharm	酶替代治疗	黏多糖贮积症Ⅳ A 型（Morquio 综合征 A 型）治疗药物（2014.2）
Strensiq Asfotase alfa	Alexion Pharmaceuticals	糖蛋白	围产期、婴儿和幼儿期发作的低磷酸酯酶症（2015.10）
Pegzerepoetin α Micera		长效促红细胞生成素	贫血（2007.11）
TBO-filgrastim	Teva	仿制药	接受对骨髓有影响的化疗的癌症患者（2012.8）
Plegridy peginterferon beta-1a	Biogen Idec	长效干扰素	多发性硬化症复发型患者（2014.8）
Xyntha Recombinant Coagulation Factor Ⅷ	Pfizer Inc. Wyeth	人凝血因子	甲型血友病患者出血的控制和预防（2008）
BeneFix Recombinant Coagulation Factor IX	Wyeth	人凝血因子	控制与预防 B 型血友病（先天性凝血因子 IX 缺乏症）出血，外科手术出血的控制与预防（2012.7）
Afstyla rFV Ⅲ -Single Chain	CSL Behring	人凝血因子	A 型血友病（2016.5）
Kovaltry Recombinant Coagulation Factor Ⅷ	Bayer	人凝血因子	A 型血友病（2016.3）
Adynovate Antihemophilic Factor (Recombinant), PEGylated	Baxalta	长效人凝血因子	成人及 12 岁及以上年龄的青少年 A 型血友病（2015.11）
Obizur Recombinant Coagulation Factor Ⅷ	Baxaltac	猪凝血因子	A 型血友病（2014.10）
Orencia Abatacept	Bristol- MyersSquibb	融合蛋白	类风湿关节炎（2006.3）
Arcalyst Rilonacept	Regeneron Pharmaceuticals	融合蛋白	CAPS 治疗药物（2008.2）

续表

商品名 / 药品名	公司	类别	适应证 / 批准上市时间（临床进程）
Nplate Romiplostim	Amgen	融合蛋白	慢性免疫（特发性）血小板减少性紫癜（ITP）对皮质激素，免疫球蛋白或脾切除反应不充分患者中的血小板减少症（2008.8）
Nulojix belatacept	Bristol-Myers Squibb	融合蛋白	预防肾移植患者的器官排斥反应（2011.6）
Eylea aflibercept	Regeneron Pharmaceuticals	融合蛋白	湿性（新生血管性）年龄相关性黄斑变性（2011.11）
Kadcyla ado-trastuzumab emntansine	Genentech	融合蛋白	已使用过曲妥珠单抗和一种紫杉烷类药物治疗的 HER2 阳性转移性乳腺癌患者（2013.2）
Tanzeum albiglutide	GlaxoSmithKline	融合蛋白	2 型糖尿病的成人患者（2014.4）
Trulicity dulaglutide	Eli Lilly and Company	融合蛋白	2 型糖尿病（2014.9）
Idelvion Coagulation Factor IX（Recombinant）, Albumin Fusion Protein（rIX-FP）	CSL Behring	融合蛋白	B 型血友病（2016.3）
Eloctate rFV Ⅲ Fc	Biogen Idec	融合蛋白	A 型血友病（2014.6）
Alprolix Coagulation Factor IX（Recombinant）, Fc Fusion Protein（rIX-Fc）	Biogen Idec	融合蛋白	B 型血友病（2014.3）
Thymoglobulin® thymocyte globulin（rabbit）	SangStat	多克隆抗体	预防肾移植排斥（1998.12）
ABBOTT PRISM HBsAg; ABBOTT PRISM HBsAg Confirmatory Antibody to Hepatitis B Surface Antigen（Mouse Monoclonal IgM）; Antibody to Hepatitis B Surface Antigen（Human）	Abbott Laboratories	单克隆抗体	筛选个人供体，包括全血和成分血个人供体、存在 HBsAg 供体。也可以用于检测全血和血浆保护活体和尸体器官供体（2006.7）
Avastin. bevacizumab	Genentech	单克隆抗体	结肠和直肠转移癌联合使用静脉 5- 氟尿嘧啶一线化疗治疗或者前期未处理患者（2004.2）

续表

商品名 / 药品名	公司	类别	适应证 / 批准上市时间（临床进程）
Campath® alemtuzumab	Berlex Laboratories ILEX Oncology	单克隆抗体	治疗已经使用烷化剂或氟达拉滨治疗无效的慢性淋巴细胞性白血病患者（2001.5）
Herceptin® trastuzumab	Genentech	单克隆抗体	HER2 过表达乳腺癌转移（1998.9）
Humira® adalimumab	Abbott Laboratories	单克隆抗体	类风湿性关节炎（2002.12）
Mylotarg. Gemtuzumab ozogamicin for injection	Wyeth	单克隆抗体	治疗 60 岁以上 $CD33^+$ 急性髓细胞样白血病首次复发未考虑候选使用细胞毒素化疗患者（2002.12）
MyoScint ® imiciromab pentetate	Centocor Malvern, PA	单克隆抗体	心肌梗死显像剂（1996.7）
OncoScint®CR/OV Satumomab pendetide	CYTOGEN	单克隆抗体	结肠直肠癌和卵巢癌检测、分期（1992.12）
ORTHOCLONE OKT®3 muromonab-CD3	Ortho Biotech	单克隆抗体	逆转急性肾移植排斥（1991.6） 逆转心脏和肝脏移植排斥（1993.6）
ProstaScint® Capromab pentetate	CYTOGEN	单克隆抗体	前列腺癌检测、分期和随访（1996.10）
Raptiva. efalizumab	Genentech XOMA	单克隆抗体	慢性中重度斑块状银屑病（2003.10）
Remicade. infliximab	Centocor	单克隆抗体	局限性肠炎（Crohn's 病）短期使用（1998.8） 减轻类风湿性关节炎体征和症状（1999.11） 抑制类风湿性关节炎患者进行性结构性损伤（2001.1） 改善类风湿性关节炎患者躯体功能（2002.2） 长期缓解局限性肠炎（Crohn's 病）程度（2002.7）
ReoPro® abciximab	Centocor Eli Lilly	单克隆抗体	经皮腔内冠状动脉成形术高危状态时抗血小板预防血块形成（1994.12） 顽固性不稳定型心绞痛计划经皮冠状干预时（1997.11）
Rituxan® ritiximab	Genentech Biogen Idec	单克隆抗体	处理复发感染或顽固低度或滤泡性 $CD20^+$ B 细胞非霍奇金淋巴瘤（1997.11） 初始 B 细胞单克隆抗体治疗后复发患者复治，8 周用量（比较最初的 4 周），大量疾病治疗（2001.4）

续表

商品名 / 药品名	公司	类别	适应证 / 批准上市时间（临床进程）
Simulect® basiliximab	Novartis Pharmaceuticals	单克隆抗体	预防肾移植排斥（1998.5）
Synagis® palivizumab	Abbott Laboratories MedImmune	单克隆抗体	呼吸道合胞体病毒（1998.6）
Verluma® nofetumomab	DuPont Pharmaceuticals	单克隆抗体	检测小细胞肺癌（1996.8）
Xolair® omalizumab	Genentech Novartis Pharmaceuticals Tanox	单克隆抗体	治疗中重度变态反应相关哮喘（12 岁及以上）（2003.6）
Zenapax® daclizumab	Roche Protein Design Labs	单克隆抗体	预防急性肾移植排斥（1997.12）
Zevalin. Ibritumomab tiuxetan	IDEC Pharmaceuticals	单克隆抗体	治疗复发或难治低度、滤泡性、转化的 B 细胞性非霍奇金淋巴瘤（2002.2）
CEA-Scan® technetium-99m-arcitumomab	Immunomedics	单克隆抗体，Fab 片段	复发的和转移的结肠直肠癌的确定存在、定位和检测（1996.6）
Bexxar® tositumomab，iodine I131 tositumomab	Corixa GlaxoSmithKline Rsch	放射免疫治疗抗体	低度恶性和低度恶性转化的非霍奇金淋巴瘤（2003.6）
Vectibix panitumumab	Amgen	单克隆抗体	野生型 KRAS（外显子 2）转移性结直肠癌（2014.5）
Soliris eculizumab	Alexion Pharmaceuticals	单克隆抗体	非典型溶血性尿毒综合征（2007.5）
Cimzia certolizumab pegol	UCB	单克隆抗体	常规治疗反应不足的类风湿性关节炎（RA）成人患者（2008.4）
Simponi golimumab	JNJ	单克隆抗体	治疗成人中至重度类风湿性关节炎（RA）、银屑病关节炎（PSA）及强直性脊柱炎（AS）（2009.4）
Ilaris canakinumab	Novartis Pharmaceuticals	单克隆抗体	急性痛风性关节炎发作（2009.6）
Stelara ustekinumab	JNJ	单克隆抗体	治疗 18 岁及以上活动性银屑病关节炎（2009.9）
Arzerra ofatumumab	GlaxoSmithKline	单克隆抗体	不适合以氟达拉滨为基础治疗的慢性淋巴细胞白血病未治患者（2009.10）
Actemra tocilizumab	Roche	单克隆抗体	风湿性关节炎（2010.1）
Prolia denosumab	Amgen	单克隆抗体	骨质疏松症（2010.6）

续表

商品名 / 药品名	公司	类别	适应证 / 批准上市时间（临床进程）
provenge	Dendreon	自体细胞免疫疗法	晚期前列腺癌（2010.4）
Adcetris brentuximab vedotin	Seattle Genetics	单克隆抗体	霍奇金淋巴瘤和系统性间变性大细胞淋巴瘤（2011.8）
Benlysta belimumab	Human Genome Sciences GlaxoSmithKline	单克隆抗体	狼疮（2011.3）
Yervoy ipilimumab	Bristol-Myers Squibb	单克隆抗体	转移性黑色素瘤（2011.3）
Gintuit	Organogenesis	细胞治疗	辅助治疗成人口腔膜龈疾病（2012.3）
Perjeta pertuzumab	Genentech	单克隆抗体	转移性乳腺癌（2012.6）
Ducord	Duke University	干细胞治疗	移植（2012.10）
ABthrax raxibacumab	Human Genome Sciences	单克隆抗体	吸入性炭疽感染（2012.12）
MultiStem	Athersys	干细胞治疗	赫尔勒综合征（2012.7）
Gazyva obinutuzumab	Genentech	单克隆抗体	之前未曾接受过治疗的慢性淋巴细胞白血病（2013.11）
Cyramza ramucirumab	Eli Lilly and Company	单克隆抗体	胃癌（在氟嘧啶或铂剂化疗后的晚期胃癌或胃 - 食管结合部腺癌）（2014.4）
Sylvant siltuximab	JNJ	单克隆抗体	有多中心 Castleman's 病（MCD）人免疫缺陷病毒阴性和人类疱疹病毒 -8 阴性患者的治疗（2014.4）
Entyvio vedolizumab	Takeda Pharmaceutical	单克隆抗体	成人溃疡性结肠炎（UC）；成人克罗恩病（Crohn's disease，CD）（2014.5）
Keytruda Pembrolizumab	MSD	单克隆抗体	用于易普利姆单抗治疗无效和 BRAFV600 突变阳性的不可切除或转移性黑素瘤的治疗（2014.9）
Blincyto Blinatumomab	Amgen	单克隆抗体	费氏染色体阴性复发或难治疗的前体 B 细胞急性淋巴细胞白血病（2014.12）
Opdivo Nivolumab	Bristol-Myers Squibb	单克隆抗体	用于易普利姆单抗治疗无效和 BRAFV600 突变阳性的不可切除或转移性黑素瘤的治疗（2014.12）
Unituxin Dinutuximab	United Therapeutics	单克隆抗体	与粒细胞 - 巨噬细胞集落刺激因子（GM-CSF）、白细胞介素 -2（IL-2）和 13- 顺式 - 视黄酸（RA）联用，治疗对先前一线多种药物、综合治疗中至少达到部分缓解的神经母细胞瘤高风险儿童患者（2015.3）

续表

商品名 / 药品名	公司	类别	适应证 / 批准上市时间（临床进程）
Darzalex Daratumumab	Genmab Janssen Biotech	单克隆抗体	用于已接受至少 3 次包括蛋白酶体抑制剂（PI）和免疫调节剂在内的早期治疗，或对 PI 和免疫调节剂均耐受的多发性骨髓瘤患者（2015.11）
Portrazza Necitumumab	Eli Lilly and Company	单克隆抗体	与吉西他滨和顺铂联用，用于治疗转移性鳞状 NSCLC（2015.11）
Empliciti Elotuzumab	Bristol-Myers Squibb AbbVie	单克隆抗体	与来那度胺和地塞米松联用，用于治疗已接受过 1~3 种治疗方案的多发性骨髓瘤患者（2015.11）
Praluent Alirocumab	Sanofi Regeneron Pharmaceutics	单克隆抗体	适用于患有杂合子型家族性高胆固醇血症或临床动脉粥样硬化性心血管疾病（ASCVD），并在合用饮食治疗和最大耐受剂量他汀类药物基础上，需额外降低低密度脂蛋白胆固醇（LDL-C）水平的成人患者（2015.7）
Repatha Evolocumab	Amgen	单克隆抗体	适用于患有杂合子型家族性高胆固醇血症、纯合子型家族性高胆固醇血症或临床动脉粥样硬化性心血管疾病，并在合用饮食治疗和最大耐受剂量他汀类药物基础上，需额外降低 LDL-C 水平的成人患者（2015.8）
Nucala mepolizumab	GlaxoSmithKline	单克隆抗体	作为附加维持疗法用于治疗 12 周岁及以上嗜酸性粒细胞性严重哮喘患者（2015.11）
Cosentyx secukinumab	Novartis Pharmaceuticals	单克隆抗体	在适合接受全身治疗或光疗的成人患者中用于治疗中度至重度斑块型银屑病（2015.1）
Praxbind Idarucizumab	Boehringer Ingelheim	单克隆抗体	用于使用抗凝药物达比加群酯患者出现紧急情况需要逆转达比加群的血液稀释作用（2015.10）
Taltz ixekizumab	Eli Lilly and Company	单克隆抗体	斑块型银屑病（2016.3）
Cinqair Reslizumab	Teva	单克隆抗体	联合其他哮喘药物用于 18 岁及以上重度哮喘患者的维持治疗（2016.3）
Tecentriq atezolizumab	Roche	单克隆抗体	膀胱癌 - 尿路上皮癌（2016.5）
Zinbryta daclizumab	Biogen Idec	单克隆抗体	复发性多发性硬化成年患者治疗（2016.5）

续表

商品名 / 药品名	公司	类别	适应证 / 批准上市时间（临床进程）
Lartruvo Olaratumab	Eli Lilly and Company	单克隆抗体	不能用手术或放疗治愈，但适合用含小红莓治疗方案的软组织肉瘤（2016.10）
Zinplava bezlotoxumab	Merck & Co	单克隆抗体	联合标准的抗生素用于 18 岁及以上患者，预防艰难梭菌（*C.difficile*）感染的复发（2016.10）
Maci	Vericel	干细胞治疗	膝关节软骨损伤（2016.12）
Ocrevus ocrelizumab	Roche	单克隆抗体	复发性和原发进展性硬化症（2017.3）
Sliq Brodalumab	Valeant Pharmaceuticals	单克隆抗体	中重度斑块性银屑病（2017.2）
Bavendo Avelumab	Pfizer Merck	单克隆抗体	转移默克尔细胞癌（2017.3）
Dupixent Dupilumab	Sanofi	单克隆抗体	特应性皮炎（2017.3）
Imfinzi Durvalumab	AstraZeneca	单克隆抗体	标准方案治疗后出现疾病进展的局部晚期或转移性尿路上皮癌（2017.5）
Kevzara Sarilumab	Sanofi Regeneron	单克隆抗体	中度至重度风湿性关节炎（2017.5）
Dermagraft human fibroblast-derived dermal substitute	Shire	细胞 / 组织治疗	用于糖尿病并发症——糖尿病性足溃疡（DFU）的治疗（2001）
OrCel	OrCel	细胞 / 组织治疗	营养障碍性大疱性表皮松解症（2001）
Anthim Obiltoxaximab	Elusys	单克隆抗体	吸入性炭疽热（2016.3）
Ruconest C1INH	Pharming Group NV	酶抑制剂	遗传性血管水肿（HAE）成年和青少年患者急性发作的治疗（2014.7）
Kanuma Sebelipase alfa	Alexion Pharmaceuticals	酶替代治疗	溶酶体酸性脂肪酶（LAL）缺乏（2015.12）
LaViv	Fibrocell	细胞 / 组织治疗	改善成人中重度鼻唇沟皱纹（2011.6）
Prochymal	OsirisTheraoeutics	细胞 / 组织治疗	1 型糖尿病（2010）
Hemacord HPCs	New York Blood Center	细胞 / 组织治疗	儿童和成人异基因造血干细胞移植（2011.11）
Imlygic talimogene laherparepvec；T-VEC	Amgen	基因治疗	治疗病灶在皮肤和淋巴结，没能通过手术完全清除的黑色素瘤（2015.10）
Spinraza nusinersen	Biogen of Cambridge. Massachusetts	基因治疗	治疗儿童和成人脊髓性肌萎缩（2016.12）

续表

商品名 / 药品名	公司	类别	适应证 / 批准上市时间（临床进程）
Exondys 51 eteplirsen	Sarepta Therapeutics	基因治疗	治疗杜氏肌营养不良症（DMD）（2016.9）
Cervarix HPV vaccine	GSK	重组疫苗	阻止人乳头瘤病毒感染（2009.10）
Hemlibra® Emicizumab	Genentech	双特异抗体	A 型血友病（2017.11）
Luxturna	Spark Therapeutics	基因治疗	特定遗传性眼疾的儿童和成人（2017.12）
Kymriah CTL-019	Novartis Pharmaceuticals	Car-T	12 岁以上儿童和成人的急性淋巴细胞白血病（2017.8）
Yescarta axicabtagene ciloleucel	Kite Pharma	Car-T	非霍奇金淋巴瘤（2017.10）
Besponsa Inotuzumab ozogamicin	Pfizer	单克隆抗体	成人复发或难治性前体 B 细胞急性淋巴细胞白血病（2017.8）
Tremfya guselkumab	Johnson & Johnson	单克隆抗体	适合系统疗法（注射或口服治疗）或光治疗（紫外线治疗）的中度至重度斑块型银屑病成人患者（2017.7）
Fasenra benralizumab	Asta Zeneca	单克隆抗体	12 岁及以上具有嗜酸性表型的重度哮喘患者（2017.11）
Ozempic Semaglutide	Novo Nordisk Pharmaceuticals	GLP-1 类似物	糖尿病（2017.12）
部分临床研究药物			
SGN-30	Seattle Genetics	单克隆抗体	间质性大细胞肺癌，霍奇金病 Ⅱ期
SGN-35	Takeda/ Seattle Genetics	ADC	霍奇金淋巴瘤，系统性间变性大细胞淋巴瘤 Ⅰ期
T-DM1	Genentech/ ImmunoGen	ADC	HER2 阳性乳腺癌 Ⅰ期
CDX011	Celldex/ Seattle Genetics	ADC	乳腺癌 Ⅱ期
RG7593	Genentech	ADC	非霍奇金淋巴瘤 Ⅱ期
RG7596	Genentech	ADC	非霍奇金淋巴瘤 Ⅱ期
SAR3419	Sanofi	ADC	非霍奇金淋巴瘤 Ⅱ期

续表

商品名 / 药品名	公司	类别	适应证 / 批准上市时间（临床进程）
ABT-414	Abbvie	ADC	实体瘤 Ⅱ期
IMMU 130	Immunomedics	ADC	结直肠癌 Ⅰ / Ⅱ期
BT-062	Biotest	ADC	多发性骨髓瘤 Ⅰ / Ⅱ a 期
hLL1-DOX	Immunomedics	ADC	多发性骨髓瘤，非霍奇金淋巴瘤，慢性淋巴细胞白血病 Ⅰ / Ⅱ期
IMMU 132	Immunomedics	ADC	上皮细胞癌 Ⅰ / Ⅱ期
obinituzumab	Genentech	单克隆抗体	慢性淋巴细胞白血病，非霍奇金淋巴瘤 Ⅰ期
ocaratuzumab	Mentrik/ Eli Lilly	单克隆抗体	滤泡性淋巴瘤 Ⅱ期
GA201	Genentech	单克隆抗体	实体瘤 Ⅱ期
MEDI-551	MedImmune/ Kyowa Hakko Kirin	单克隆抗体	慢性淋巴细胞白血病，弥漫性大 B 细胞淋巴瘤 Ⅱ期
ecromeximab	Life Science/ Kyowa Hakko Kirin	单克隆抗体	黑色素瘤 Ⅱ期
roledumab	LFB Biotechnologies	单克隆抗体	新生儿溶血性疾病 Ⅲ期
MOR208	MorphoSys/Xencor	单克隆抗体	非霍奇金淋巴瘤，慢性淋巴细胞白血病 Ⅱ期
XmAb5871	Amgen/Xencor	单克隆抗体	类风湿性关节炎 Ⅰ / Ⅱ a 期
catumaxomab	Fresenius Biotech	多靶点抗体	癌性腹水 Ⅰ期
blinatumomab	Amgen	多靶点抗体	非霍奇金淋巴瘤 Ⅱ期
MP0112	Allergan/ Molecular Partners	锚蛋白	湿性年龄相关性黄斑病变 Ⅱ期
pegdinetanib	Adnexus Therapeutics	抗体类似物	胶质母细胞瘤 Ⅱ期
ALX-0061	Abbvie/ Ablynx	抗体类似物	类风湿性关节炎 Ⅱ期

续表

商品名 / 药品名	公司	类别	适应证 / 批准上市时间（临床进程）
ozoralizumab	Ablynx	抗体类似物	类风湿性关节炎 Ⅱ期
caplacizumab	Ablynx	抗体类似物	血栓性血小板减少性紫癜 Ⅲ期
SHR-A1403 c-MetADC	Hengrui Therapeutics Inc	ADC	杀伤肿瘤细胞 Ⅰ期
ABBV-399	Abbott	ADC	杀伤肿瘤细胞 Ⅰ期
SC16LD6.5	StemCentrx	ADC	非小细胞肺癌 Ⅱ期
SAR-408701	ImmunoGen Sanofi	ADC	晚期实体肿瘤 Ⅱ期
Resimmune A-dmDT390-bisFv	Angimmune	ADC	皮肤 T 细胞淋巴瘤（CTCL）和第 4 期黑色素瘤 Ⅱ期
PSMA ADC	Progenics	ADC	转移性去势难治性前列腺癌 Ⅱ期
Polatuzumab vedotin	Roche	ADC	与利妥昔单抗（美罗华）合用治疗难治复发性滤泡型非霍奇金淋巴瘤或难治复发性弥漫型 B 大细胞淋巴瘤 Ⅱ期
Pinatuzumab vedotin	Roche	ADC	与利妥昔单抗（美罗华）合用治疗难治复发性滤泡型非霍奇金淋巴瘤或难治复发性弥漫型 B 大细胞淋巴瘤 Ⅱ期
lifastuzumab vedotin	Roche	ADC	卵巢癌 Ⅱ期
MLN-0264	Millenium	ADC	胃或胃食道结合处的肿瘤患者和胰腺癌 Ⅱ期
IMMU-110 Milatuzumab-doxorubicin	Immunomedics	ADC	多发骨髓瘤 Ⅰ / Ⅱ期
Labetuzumab-SN-38	Immunomedics	ADC	转移性结肠癌 Ⅱ期
L-DOS-47	Helix	ADC	肺腺细胞癌 Ⅰ / Ⅱ期
glembatumumab vedotin	Celldex Therapeutics	ADC	三阴性乳腺癌 Ⅱ期

续表

商品名 / 药品名	公司	类别	适应证 / 批准上市时间（临床进程）
CAT-8015 Moxetumomab pasudotox	Genencor AstraZeneca	ADC	无响应或复发性多毛细胞白血病 Ⅲ期
HLX07 Anti-EGFR Humanized Monoclonal Antibody	Henlix	单克隆抗体	结直肠癌 Ⅰ期
SHR-1316	江苏恒瑞	单克隆抗体	HER-2 阳性晚期转移性乳腺癌 Ⅰ期
KN035	思路迪 康宁杰瑞	单克隆抗体	肿瘤免疫治疗 Ⅰ期
ABBV-8E12	AbbVie	单克隆抗体	阿兹海默病和进行性核上性麻痹 Ⅱ期
Apalutamide	J&J	单克隆抗体	胰腺癌 Ⅲ期
TMB-355 Ibalizumab	中裕新药	单克隆抗体	艾滋病 Ⅲ期
Tremelimumab	AstraZeneca	单克隆抗体	癌症 Ⅲ期
SHP643 Lanadelumab	Shire	单克隆抗体	遗传性血管性水肿 Ⅲ期
Rovalpituzumab	AbbVie	单克隆抗体	小细胞肺癌 Ⅲ期
Emapalumab	NovImmune	单克隆抗体	嗜血细胞淋巴细胞组织增生症 Ⅲ期
Vadastuximab	Seattle Genetics	单克隆抗体	急性髓细胞样白血病 Ⅲ期
Ublituximab	TG Therapeutics	单克隆抗体	慢性淋巴细胞白血病等 Ⅲ期
XMAB-5574	Xencor	单克隆抗体	弥漫性大 B 细胞淋巴瘤 Ⅲ期
Oportuzumab	Viventia Bio	单克隆抗体	膀胱癌 Ⅲ期
Margetuximab	MacroGenics	单克隆抗体	乳腺癌 Ⅲ期
Sacituzumab	Immunomedics	单克隆抗体	三阴性乳腺癌 Ⅲ期
GS-5745	Gilead	单克隆抗体	胃癌 Ⅲ期

续表

商品名 / 药品名	公司	类别	适应证 / 批准上市时间（临床进程）
Racotumomab	Recombio SL	单克隆抗体	非小细胞肺癌 Ⅲ期
Mirvetuximab	ImmunoGen	单克隆抗体	卵巢癌等 Ⅲ期
Carotuximab	Tracon	单克隆抗体	血管内皮细胞瘤 Ⅲ期
Lomab-B	Actinium	单克隆抗体	急性髓细胞样白血病 Ⅲ期
Patritumab	Daiichi Sankyo	单克隆抗体	非小细胞肺癌 Ⅲ期
Clivatuzumab	Immunomedics	单克隆抗体	胰腺癌 Ⅲ期
PDR-001	Novartis	单克隆抗体	鼻咽癌等 Ⅲ期
IBI-308	信达生物	单克隆抗体	转移性非小细胞肺癌 Ⅲ期
Talacotuzumab	Johnson & Johnson	单克隆抗体	急性髓性白血病 Ⅲ期
L19IL2C+L19TNF	Philogen SpA	单克隆抗体	黑色素瘤 Ⅲ期
Farletuzumab	Morphotek	单克隆抗体	卵巢癌 Ⅲ期
Depatuxizumab	AbbVie	单克隆抗体	多形性成胶质细胞瘤 Ⅲ期
SAR439684	Sanofi Regeneron	单克隆抗体	鳞状细胞癌 Ⅲ期
Isatuximab	Sanofi	单克隆抗体	难治复发多发性骨髓瘤 Ⅲ期
PRO-140	CytoDyn	单克隆抗体	艾滋病 Ⅲ期
Suptavumab	Regeneron	单克隆抗体	呼吸道合胞体病毒 Ⅲ期
	MSD	单克隆抗体	梭菌相关性腹泻 Ⅲ期
OMS721	Omeros	单克隆抗体	非典型溶血尿毒综合征 Ⅲ期

续表

商品名 / 药品名	公司	类别	适应证 / 批准上市时间（临床进程）
ALXN1210	Alexion	单克隆抗体	阵发性睡眠性血红蛋白尿症 Ⅲ期
Risankizumab	AbbVie Boehringer-Ingelheim	单克隆抗体	斑块状银屑病等 Ⅲ期
Sapelizumab	Roche	单克隆抗体	类风湿性关节炎等 Ⅲ期
Epratuzumab	UCB	单克隆抗体	系统性红斑狼疮 Ⅲ期
Inolimomab	JAZZ EUSA Pharma	单克隆抗体	移植物抗宿主病 Ⅲ期
Olokizumab	UCB	单克隆抗体	类风湿性关节炎 Ⅲ期
Tralokinumab	AstraZeneca	单克隆抗体	哮喘 Ⅲ期
Anifrolumab	AstraZeneca	单克隆抗体	系统性红斑狼疮 Ⅲ期
RG6168	Roche	单克隆抗体	视神经脊髓炎 Ⅲ期
Etrolizumab	Roche	单克隆抗体	溃疡性结肠炎等 Ⅲ期
Inebilizumab	AstraZeneca	单克隆抗体	视神经脊髓炎 Ⅲ期
Tanezumab	Pfizer Eli Lilly and Company	单克隆抗体	慢性疼痛等 Ⅲ期
Fasinumab	Regeneron Teva	单克隆抗体	骨关节炎痛等 Ⅲ期
Aducanumab	Biogen	单克隆抗体	阿尔茨海默病 Ⅲ期
Galcanezumab	Eli Lilly and Company	单克隆抗体	偏头痛 Ⅲ期
Solanezumab	Eli Lilly and Company	单克隆抗体	阿尔茨海默病 Ⅲ期
Crenezumab	Roche	单克隆抗体	阿尔茨海默病 Ⅲ期

续表

商品名 / 药品名	公司	类别	适应证 / 批准上市时间（临床进程）
Gantenerumab	Roche	单克隆抗体	阿尔茨海默病 Ⅲ期
Fremanezumab	Teva	单克隆抗体	偏头痛 Ⅲ期
NEOD001	Prothena	单克隆抗体	原发性系统性淀粉样变性 Ⅲ期
Eptinezumab	Alder	单克隆抗体	偏头痛 Ⅲ期
Crizanlizumab	Novartis	单克隆抗体	镰状细胞贫血 Ⅲ期
Lampalizumab	Roche	单克隆抗体	年龄相关性黄斑病变 Ⅲ期
Brolucizumab	Novartis	单克隆抗体	老年性黄斑病变 Ⅲ期
Gevokizumab	Xoma	单克隆抗体	眼色素层炎 Ⅲ期
Erenumab	Amgen	单克隆抗体	偏头痛 Ⅲ期
Romosozumab	Amgen	单克隆抗体	骨质疏松 Ⅲ期
Sirukumab	Eli Lilly and Company	单克隆抗体	类风湿性关节炎等 Ⅲ期
Burosumab	Kyowa Hakko Kirin	单克隆抗体	X- 连低磷酸盐血症 Ⅲ期
Tildrakizumab	MSD	单克隆抗体	斑块状银屑病 Ⅲ期
Begelomab	ADIENNE	单克隆抗体	移植物抗宿主病 Ⅲ期
MABP-1	Xbiotech	单克隆抗体	结直肠癌 Ⅲ期
EBI-031	Roche	单克隆抗体	糖尿病性黄斑水肿 Ⅲ期
REVIVE-1	Motif Bio	抗生素	急性细菌性皮肤和皮肤结构感染 Ⅲ期
UCART123	Cellectis	CAR-T	通用型疗法 Ⅰ期

续表

商品名 / 药品名	公司	类别	适应证 / 批准上市时间（临床进程）
Acalabrutinib	AstraZeneca	酶抑制剂	慢性淋巴细胞性白血病 Ⅲ期
Veliparib	AbbVie	酶抑制剂	癌症 Ⅲ期
重组人血白蛋白	华北制药	重组蛋白	失血、烧伤等 获准临床
重组人胰岛素	甘李药业	重组蛋白	糖尿病 Ⅰ期
AVXS-101	Avexis	基因治疗	脊髓性肌萎缩 Ⅰ期
MYDICAR	Celladon	基因治疗	心衰 Ⅱ期
E2609	Eisai BIIB	基因治疗	阿尔茨海默病 Ⅲ期
LentiGlobin	Bluebird Bio	基因治疗	β - 地中海贫血 Ⅲ期
AMT-060	uniQure	基因治疗	乙型血友病 Ⅰ / Ⅱ期
Lenti-D	Bluebird Bio	基因治疗	肾上腺脑白质营养不良 Ⅱ / Ⅲ期
ADA-SCID	Orchard Therapeutics	基因治疗	黏多糖贮积症Ⅲ A Ⅱ / Ⅲ期
Alferminogene tadenovec	Angionetics Inc	基因治疗	心绞痛 Ⅲ期
Aglatimagene besadenovec	Advantagene	基因治疗	前列腺癌 Ⅲ期
AMG001	AnGes MG	基因治疗	外周动脉疾病 Ⅲ期
VM202	ViroMed	基因治疗	外周动脉疾病 Ⅲ期
VB-111	VBL Therapeutics	基因治疗	胶质母细胞瘤 Ⅲ期
E-10A	Guangzhou Double Bioproducts	基因治疗	头颈瘤 Ⅲ期
GS-010	GenSight	基因治疗	视神经萎缩 Ⅲ期

续表

商品名 / 药品名	公司	类别	适应证 / 批准上市时间（临床进程）
LYS-SAF-302	LYSOGENE	基因治疗	黏多糖贮积症Ⅲ A Ⅲ期
SCH721015	FKD Therapies	基因治疗	表浅膀胱癌 Ⅲ期
LentiGlobin	Bluebird Bio	基因治疗	镰状细胞贫血 Ⅲ期

（秦 玺 整理）

附录 2

我国生物技术药物研究开发进展表

（截至 2017 年 8 月，数据来自 CDE 等网站检索）

药物名称	临床试验题目 / 登记号	适应证	试验分期 / 状态	申办单位
重组全人抗 PD-1 单克隆抗体注射液	GLS-010 注射液治疗晚期实体瘤患者的Ⅰ期临床研究 /CTR20170692	晚期实体瘤（三阴性乳腺癌、肝癌为主）	1 期 / 进行中（尚未招募）	哈尔滨誉衡药业股份有限公司 / 无锡药明康德生物技术股份有限公司
重组全人抗 PD-1 单克隆抗体注射液	GLS-010 注射液治疗晚期实体瘤患者的Ⅰ期临床研究 /CTR20170433	用于治疗晚期实体瘤（胃癌、食管癌为主）	1 期 / 进行中（招募中）	哈尔滨誉衡药业股份有限公司 / 无锡药明康德生物技术股份有限公司
重组抗 EGFR 人鼠嵌合单克隆抗体	重组抗 EGFR 人鼠嵌合单克隆抗体与爱必妥的生物等效研究 /CTR20170709	晚期复发转移性结直肠癌	1 期 / 进行中（招募中）	上海景峰制药有限公司
重组人源化抗 PD-1 单克隆抗体注射液	JS001 多次给药用于恶性淋巴瘤的Ⅰ期临床研究 / CTR20170747	复发难治恶性淋巴瘤	1 期 / 进行中（招募中）	泰州君实生物医药科技有限公司 / 苏州君盟生物医药科技有限公司 / 上海君实生物医药科技有限公司
重组人源化抗 PD-1 单克隆抗体注射液	JS001 治疗晚期神经内分泌肿瘤Ⅰb 期临床研究 / CTR20170345	晚期神经内分泌肿瘤	1 期 / 进行中（招募中）	泰州君实生物医药科技有限公司 / 苏州君盟生物医药科技有限公司 / 上海君实生物医药科技有限公司
重组人源化抗 PD-1 单克隆抗体注射液	JS001 治疗膀胱尿路上皮癌的Ⅱ期临床研究 / CTR20170347	膀胱尿路上皮癌	2 期 / 进行中（尚未招募）	泰州君实生物医药科技有限公司 / 苏州君盟生物医药科技有限公司 / 上海君实生物医药科技有限公司
重组人源化抗 PD-1 单克隆抗体注射液	PD-1 治疗晚期肾癌及黑色素瘤的Ⅰb 期临床研究 / CTR20170109	晚期肾癌及黑色素瘤	1 期 / 进行中（招募中）	泰州君实生物医药科技有限公司 / 苏州君盟生物医药科技有限公司 / 上海君实生物医药科技有限公司
重组人源化抗 PD-1 单克隆抗体注射液	PD-1 治疗晚期黑色素瘤Ⅱ期临床研究 / CTR20160900	黑色素瘤	2 期 / 进行中（招募中）	泰州君实生物医药科技有限公司 / 苏州君盟生物医药科技有限公司 / 上海君实生物医药科技有限公司

续表

药物名称	临床试验题目 / 登记号	适应证	试验分期 / 状态	申办单位
重组人源化抗PD-1单克隆抗体注射液	JS001联合GP方案治疗三阴性乳腺癌Ⅰ期临床试验/CTR20160813	晚期三阴性乳腺癌	1期/进行中（尚未招募）	泰州君实生物医药科技有限公司/苏州君盟生物医药科技有限公司/上海君实生物医药科技有限公司
重组人源化抗PD-1单克隆抗体注射液	放疗联合PD-1治疗晚期三阴性乳腺癌Ⅰ期临床研究/CTR20160976	晚期三阴性乳腺癌	1期/进行中（尚未招募）	泰州君实生物医药科技有限公司/苏州君盟生物医药科技有限公司/上海君实生物医药科技有限公司
重组人源化抗PD-1单克隆抗体注射液	JS001治疗晚期癌症的Ⅰb/Ⅱ期临床研究/CTR20160740	晚期胃腺癌、食管鳞癌、鼻咽癌、头颈部鳞癌	其他/进行中（招募中）	泰州君实生物医药科技有限公司/苏州君盟生物医药科技有限公司/上海君实生物医药科技有限公司
重组人源化抗PD-1单克隆抗体注射液	JS001在晚期肿瘤患者中的Ⅰ期临床研究/CTR20160412	三阴性晚期乳腺癌	1期/进行中（招募中）	泰州君实生物医药科技有限公司/苏州君盟生物医药科技有限公司/上海君实生物医药科技有限公司
重组人源化抗PD-1单克隆抗体注射液	JS001单多次给药用晚期实体瘤的一期PK/PD临床研究/CTR20160274	晚期或复发性恶性肿瘤	1期/进行中（招募中）	泰州君实生物医药科技有限公司/苏州君盟生物医药科技有限公司/上海君实生物医药科技有限公司
重组人源化抗PD-1单克隆抗体注射液	重组人源化抗PD-1单克隆抗体注射液治疗晚期肿瘤Ⅰ期临床研究/CTR20160187	晚期肿瘤	1期/进行中（招募中）	泰州君实生物医药科技有限公司/苏州君盟生物医药科技有限公司/上海君实生物医药科技有限公司
重组人源化抗PD-1单克隆抗体注射液	重组人源化抗PD-1单克隆抗体注射液治疗晚期实体瘤临床研究/CTR20160176	晚期实体瘤	1期/进行中（招募中）	泰州君实生物医药科技有限公司/苏州君盟生物医药科技有限公司/上海君实生物医药科技有限公司
重组抗VEGF人源化单克隆抗体	重组抗VEGF人源化单克隆抗体注射液多次给药的Ⅰ期临床研究/CTR20170531	新生血管性（湿性）年龄相关性黄斑变性（AMD）患者	1期/进行中（招募中）	江苏泰康生物医药有限公司/江苏泰康生物医药有限公司
重组抗VEGF人源化单克隆抗体注射液	TK001的Ⅰ期临床试验/CTR20150809	新生血管性（湿性）年龄相关性黄斑变性	1期/进行中（招募中）	江苏泰康生物医药有限公司/江苏泰康生物医药有限公司
重组人源抗TNF-α单克隆抗体注射液	评价UBP1211与原研药物的药代动力学相似性/CTR20160711	类风湿性关节炎	1期/进行中（招募中）	江苏众合医药科技有限公司

续表

药物名称	临床试验题目 / 登记号	适应证	试验分期 / 状态	申办单位
重组人源抗 TNF-α 单克隆抗体注射液	UBP1211 与修美乐治疗中重度活动性类风湿关节炎Ⅲ期临床研究 / CTR20170415	中重度活动性类风湿关节炎	3 期 / 进行中（尚未招募）	江苏众合医药科技有限公司
重组抗 EGFR 人鼠嵌合单克隆抗体注射液	重组抗 EGFR 人鼠嵌合单克隆抗体注射液与爱必妥的 PK 比对研究 / CTR20170350	与伊立替康联合用药治疗表达 EGFR、KRAS 野生型、经含伊立替康治疗失败的转移性结直肠癌患者	1 期 / 进行中（招募中）	桂林三金药业股份有限公司 / 宝船生物医药科技（上海）有限公司
抗 PD-1 单抗	杰诺单抗注射液 I 期临床试验 /CTR20170262	中国晚期和 / 或复发实体瘤 / 淋巴瘤患者	1 期 / 进行中（尚未招募）	嘉和生物药业有限公司
重组抗血管内皮生长因子人源化单克隆抗体	重组抗血管内皮生长因子人源化单克隆抗体注射液药代动力学比较研究的临床试验 /ChiCTR-IIR-17011143	健康志愿者	1 期 / 正在进行	嘉和生物药业有限公司
贝伐珠单抗	GB222 药代动力学比较研究的临床试验 / CTR20170128	非小细胞肺癌	1 期 / 进行中（尚未招募）	嘉和生物药业有限公司
重组抗 CD20 人鼠嵌合单克隆抗体注射液	比较 GB241 与利妥昔单抗在 CD20 阳性 NHL 患者中的 PK、PD 和安全性研究 /CTR20160948	CD20 阳性非霍奇金淋巴瘤（NHL）患者	1 期 / 进行中（尚未招募）	南京优科生物医药有限公司 / 南京优科制药有限公司 / 嘉和生物药业有限公司
注射用重组抗 HER-2 人源化单克隆抗体	注射用重组抗 HER-2 人源化单克隆抗体临床试验 / CTR20160389	既往接受过紫杉和 / 或蒽环类治疗失败的、未接受过抗 HER-2 治疗的、HER-2 阳性晚期乳腺癌患者	3 期 / 进行中（招募中）	嘉和生物药业有限公司
注射用重组抗 TNF-α 人鼠嵌合单克隆抗体	注射用重组抗 TNF-α 人鼠嵌合单克隆抗体 PK 比较的临床研究 / CTR20150641	类风湿性关节炎	其他 / 进行中（招募完成）	嘉和生物药业有限公司

续表

药物名称	临床试验题目 / 登记号	适应证	试验分期 / 状态	申办单位
注射用重组抗 TNF-α 人鼠嵌合单克隆抗体	注射用重组抗 TNF-α 人鼠嵌合单克隆抗体药代动力学比较研究的临床试验 /ChiCTR-IPR-15007098	健康志愿者	1 期 / 尚未开始	嘉和生物药业有限公司
注射用重组抗 HER-2 人源化单克隆抗体	注射用重组抗 HER-2 人源化单克隆抗体临床试验 / CTR20130200	HER-2 阳性的乳腺癌患者	其他 / 进行中（招募完成）	嘉和生物药业有限公司
重组全人源抗 EGFR 单克隆抗体注射液	安美木单抗治疗晚期实体瘤患者 Ⅰa 期临床试验 / CTR20170343	无标准治疗方案或标准治疗方案失败的晚期恶性实体瘤患者	1 期 / 进行中（尚未招募）	上海赛伦生物技术股份有限公司 / 中国人民解放军军事医学科学院生物工程研究所
注射用重组人源化抗肿瘤坏死因子 α 单克隆抗体	单克隆抗体治疗中、重度类风湿关节炎的有效性和安全性 /CTR20170265	类风湿关节炎	2 期 / 进行中（尚未招募）	珠海市丽珠单抗生物技术有限公司 / 珠海市丽珠单抗生物技术有限公司
注射用重组人源化抗肿瘤坏死因子 α 单克隆抗体	剂量递增、多次给药在 RA 患者中的 Ⅰ 期临床 / CTR20140768	类风湿关节炎	1 期 / 已完成	珠海市丽珠单抗生物技术有限公司 / 珠海市丽珠单抗生物技术有限公司
注射用重组人源化抗肿瘤坏死因子 α 单克隆抗体	健康人体耐受性和初步药代动力学试验 / CTR20140404	类风湿性关节炎	1 期 / 已完成	珠海市丽珠单抗生物技术有限公司 / 珠海市丽珠单抗生物技术有限公司
重组抗白细胞介素 -6 受体单克隆抗体	HS628 注射液 Ⅰ 期临床试验 /CTR20170744	类风湿关节炎	1 期 / 进行中（尚未招募）	海正药业（杭州）有限公司 / 浙江海正药业股份有限公司
注射用重组人鼠嵌合抗肿瘤坏死因子 -α 单克隆抗体	评价 HS626 和类克的药代动力学和安全性相似性的试验 /CTR20170280	不适用	1 期 / 进行中（尚未招募）	浙江海正药业股份有限公司 / 浙江海正药业股份有限公司 / 海正药业（杭州）有限公司
注射用重组抗 HER2 人源化单抗	注射用重组抗 HER2 人源化单抗药代动力学和安全性试验 /CTR20170021	HER2 阳性乳腺癌	1 期 / 进行中（尚未招募）	浙江海正药业股份有限公司 / 海正药业（杭州）有限公司
重组人 - 鼠嵌合抗 CD20 单克隆抗体注射液	评价抗 CD20 在弥漫性大 B 细胞淋巴瘤的有效性和安全性临床研究 / CTR20160466	弥漫性大 B 细胞淋巴瘤	2 期 / 进行中（尚未招募）	浙江海正药业股份有限公司 / 浙江海正药业股份有限公司 / 北京天广实生物技术股份有限公司

续表

药物名称	临床试验题目 / 登记号	适应证	试验分期 / 状态	申办单位
重组人 - 鼠嵌合抗 CD20 单克隆抗体注射液	CD20 单抗治疗复发惰性非霍奇金淋巴瘤患者临床试验 /CTR20160456	复发惰性 CD20 阳性 B 细胞非霍奇金淋巴瘤	其他 / 进行中（招募中）	浙江海正药业股份有限公司 / 浙江海正药业股份有限公司 / 北京天广实生物技术股份有限公司
重组人 - 鼠嵌合抗 CD20 单克隆抗体注射液	重组抗 CD20 单克隆抗体治疗非霍奇金淋巴瘤 I 期临床研究 /CTR20140901	CD20 阳性 B 细胞非霍奇金淋巴瘤	1 期 / 进行中（招募中）	浙江海正药业股份有限公司 / 浙江海正药业股份有限公司 / 北京天广实生物技术股份有限公司
重组抗肿瘤坏死因子 -α 全人源单克隆抗体注射液	评价 HS016 和修美乐的药代动力学和安全性相似性的试验 /CTR20160450	活动性强直性脊柱炎	1 期 / 进行中（招募中）	浙江海正药业股份有限公司 / 浙江海正药业股份有限公司 / 海正药业（杭州）有限公司 / 中国人民解放军军事医学科学院
重组抗肿瘤坏死因子 -α 全人源单克隆抗体注射液	评价 HS016 治疗活动性强直性脊柱炎安全性和有效性试验 /CTR20160398	活动性强直性脊柱炎	3 期 / 进行中（招募中）	浙江海正药业股份有限公司 / 浙江海正药业股份有限公司 / 海正药业（杭州）有限公司 / 中国人民解放军军事医学科学院
重组抗 VEGF 人源化单克隆抗体注射液	比较 LY01008 及贝伐珠单抗的药代动力学、免疫原性及安全性试验 /CTR20170191	非小细胞肺癌、结直肠癌	1 期 / 进行中（尚未招募）	山东博安生物技术有限公司
抗 EGFR 单克隆抗体	抗 EGFR 单克隆抗体在转移性结直肠癌患者中的 I 期临床研究 /CTR20161057	RAS 野生型的转移性结直肠癌	1 期 / 进行中（招募中）	四川科伦药物研究院有限公司
重组抗 EGFR 全人单克隆抗体注射液	QL1203 在结直肠癌患者中的安全耐受和药代研究 /CTR20170777	结直肠癌	1 期 / 进行中（尚未招募）	齐鲁制药有限公司 / 齐鲁制药有限公司
注射用重组人Ⅱ型肿瘤坏死因子受体 - 抗体融合蛋白	QL0902 与恩利在健康志愿者中的药代动力学和安全性比对研究 /CTR20170508	类风湿关节炎；强直性脊柱炎	1 期 / 进行中（尚未招募）	齐鲁制药有限公司
注射用重组人Ⅱ型肿瘤坏死因子受体 - 抗体融合蛋白	注射用 rhTNFR：Fc 治疗中、重度活动性类风湿关节炎Ⅲ期临床试验 /CTR20150319	中、重度活动性类风湿关节炎	3 期 / 进行中（招募中）	齐鲁制药有限公司
注射用重组人Ⅱ型肿瘤坏死因子受体 - 抗体融合蛋白	rhTNFR：Fc 治疗强直性脊柱炎有效性和安全性的Ⅲ期临床试验 /CTR20140351	强直性脊柱炎	3 期 / 进行中（招募中）	齐鲁制药有限公司

续表

药物名称	临床试验题目 / 登记号	适应证	试验分期 / 状态	申办单位
注射用重组人Ⅱ型肿瘤坏死因子受体 - 抗体融合蛋白	重组人 TNFR：Fc- 单次给药药动学研究 / CTR20140051	类风湿关节炎，强制性脊柱炎	其他 / 进行中（招募中）	齐鲁制药有限公司
重组抗 VEGF 人源化单克隆抗体注射液	QL1101 一线治疗非鳞状非小细胞肺癌Ⅲ期临床研究 /CTR20161024	非小细胞肺癌	进行中（尚未招募）	齐鲁制药有限公司 / 齐鲁制药有限公司
重组抗 VEGF 人源化单克隆抗体注射液	重组抗 VEGF 人源化单克隆抗体健康志愿者药代动力学研究 /CTR20160098	非小细胞肺癌 / 结直肠癌	1 期 / 进行中（招募中）	齐鲁制药有限公司 / 齐鲁制药有限公司
注射用重组抗 HER2 人源化单克隆抗体	抗 HER2 单抗体的Ⅰb 期临床研究 /CTR20140740	乳腺癌	其他 / 进行中（招募完成）	齐鲁制药有限公司
注射用重组抗 HER2 人源化单克隆抗体	抗 HER2 单抗对比药动学研究 /CTR20140254	乳腺癌	1 期 / 进行中（招募中）	齐鲁制药有限公司
注射用重组抗 HER2 人源化单克隆抗体	抗 HER2 单抗单次给药的耐受性及药动学研究 / CTR20132105	乳腺癌	1 期 / 进行中（招募完成）	齐鲁制药有限公司
抗 PD-1 单克隆抗体	PD-1 联合化疗一线治疗肺癌 /CTR20170361	肺癌	2 期 / 进行中（尚未招募）	百济神州（上海）生物科技有限公司
抗 PD-1 单克隆抗体	PD-1 联合化疗一线治疗食管癌、胃癌或胃食管结合部癌 /CTR20170515	食管癌、胃癌或胃食管结合部癌	2 期 / 进行中（招募中）	百济神州（上海）生物科技有限公司
抗 PD-1 单克隆抗体	抗 PD-1 单克隆抗体 BGB-A317 在中国晚期实体肿瘤患者的Ⅰ/Ⅱ期临床研究 / CTR20160872	晚期实体肿瘤患者	其他 / 进行中（招募中）	百济神州（上海）生物科技有限公司
抗 PD-1 单克隆抗体	一项评价 BGB-A317 治疗局部晚期或转移性膀胱尿路上皮癌研究 / CTR20170071	膀胱尿路上皮癌	2 期 / 进行中（尚未招募）	百济神州（上海）生物科技有限公司
抗 PD-1 单克隆抗体	一项评价 BGB-A317 单药治疗复发或难治性经典型霍奇金淋巴瘤研究 / CTR20170119	霍奇金淋巴瘤	2 期 / 进行中（招募中）	百济神州（上海）生物科技有限公司
阿达木单抗	评价 DB101 和修美乐药代动力学特征、安全性等相似性 /CTR20170863	类风湿性关节炎	1 期 / 进行中（尚未招募）	通化东宝生物科技有限公司 / 通化东宝生物科技有限公司

续表

药物名称	临床试验题目 / 登记号	适应证	试验分期 / 状态	申办单位
重组人源化抗表皮生长因子受体单克隆抗体注射液	JMT-101 Ⅰ期临床研究 / CTR20160904	实体瘤	1 期 / 进行中（招募中）	上海津曼特生物科技有限公司
重组抗人血管内皮生长因子人源化单克隆抗体	重组抗人血管内皮生长因子人源化单克隆抗体注射液Ⅰ期 /CTR20160789	转移性结直肠癌、及晚期、转移性或复发性非小细胞肺癌	1 期 / 进行中（招募完成）	北京天广实生物技术股份有限公司 / 中国人民解放军军事医学科学院基础医学研究所
注射用重组人 HER2 单克隆抗体	注射用重组人 HER2 单克隆抗体单次给药药代动力学比较研究的临床试验 / ChiCTR-IIR-16009808	乳腺癌	1 期 / 正在进行	安徽安科生物工程（集团）股份有限公司
注射用重组人 HER2 单克隆抗体	注射用重组人 HER2 单克隆抗体单次给药药代动力学比较研究 / CTR20160642	乳腺癌	1 期 / 进行中（招募中）	安徽安科生物工程（集团）股份有限公司
抗 PD-1 单克隆抗体注射液	IBI308 或多西他赛二线治疗晚期或转移性鳞状非小细胞肺癌 /CTR20170380	晚期的或转移性鳞状非小细胞肺癌	3 期 / 进行中（尚未招募）	信达生物制药（苏州）有限公司
抗 PD-1 单克隆抗体注射液	评估 IBI308 单药在 cHL 中的疗效和安全性 / CTR20170281	复发或难治性经典型霍奇金淋巴瘤	2 期 / 进行中（招募中）	信达生物制药（苏州）有限公司
抗 PD-1 单克隆抗体注射液	评价 IBI308 对晚期食管癌患者的安全性和有效性 / CTR20170258	食管癌	2 期 / 进行中（尚未招募）	信达生物制药（苏州）有限公司
抗 PD-1 单克隆抗体注射液	IBI308 单药或联合化疗治疗晚期恶性肿瘤受试者的 I 期研究 /CTR20160735	实体瘤	1 期 / 进行中（招募中）	信达生物制药（苏州）有限公司
抗 VEGF 单克隆抗体注射液	比较 IBI305 和贝伐珠单抗对非鳞状非小细胞肺癌有效性和安全性 / CTR20160848	晚期或复发性非鳞状细胞非小细胞肺癌	3 期 / 进行中（招募中）	信达生物制药（苏州）有限公司
抗 VEGF 单克隆抗体注射液	比较 IBI305 和贝伐珠单抗的 PK、安全性、耐受性和免疫原性 / CTR20160874	健康男性受试者	1 期 / 进行中（招募中）	信达生物制药（苏州）有限公司
重组人 - 鼠嵌合抗 CD20 单克隆抗体注射液	IBI301 与利妥昔单抗的药代动力学以及安全性对照临床研究 /CTR20160770	CD20 阳性 B 细胞淋巴瘤	1 期 / 进行中（招募中）	信达生物制药（苏州）有限公司

续表

药物名称	临床试验题目 / 登记号	适应证	试验分期 / 状态	申办单位
重组人 - 鼠嵌合抗 CD20 单克隆抗体注射液	IBI301 联合 CHOP 方案（I-CHOP）与利妥昔单抗联合 CHOP 方案（R-CHOP）比较Ⅲ期临床研究 / CTR20160493	弥漫性大 B 细胞淋巴瘤	3 期 / 进行中（招募中）	信达生物制药（苏州）有限公司
重组人 - 鼠嵌合抗 CD20 单克隆抗体注射液	IBI301 在非霍奇金淋巴瘤患者中进行的开放、剂量递增Ⅰa 期研究 / CTR20140762	非霍奇金淋巴肿瘤	1 期 / 进行中（招募完成）	信达生物制药（苏州）有限公司
重组人抗肿瘤坏死因子 -α 单克隆抗体注射液	评价 IBI303 和阿达木单抗的生物等效性和安全性的试验 /CTR20160687	强直性脊柱炎	其他 / 进行中（尚未招募）	信达生物制药（苏州）有限公司
重组人抗肿瘤坏死因子 -α 单克隆抗体注射液	评价 IBI303 治疗活动性强直性脊柱炎有效性和安全性 /CTR20160628	强直性脊柱炎	3 期 / 进行中（招募中）	信达生物制药（苏州）有限公司
重组人抗肿瘤坏死因子 -α 单克隆抗体注射液	IBI303 单抗注射液 1a 试验 /CTR20160219	强直性脊柱炎	1 期 / 进行中（招募中）	信达生物制药（苏州）有限公司
人源化 hPV19 单克隆抗体	人源化 hPV19 单克隆抗体注射液安全性和药代动力学研究 /CTR20160585	组织学或细胞学确认的，标准抗肿瘤治疗失败或无标准治疗方案的晚期恶性实体瘤患者	1 期 / 进行中（招募中）	苏州思坦维生物技术有限责任公司
人源化抗 CD6 单抗注射液	T1h 治疗中国银屑病患者的耐受性和药代动力学研究 /CTR20131605	银屑病	1 期 / 进行中（招募中）	百泰生物药业有限公司 / 百泰生物药业有限公司
尼妥珠	尼妥珠单抗联合化疗一线治疗晚期宫颈鳞癌临床研究 /CTR20150790	IVB 期、复发或持续性宫颈鳞癌	1 期 / 进行中（尚未招募）	百泰生物药业有限公司
尼妥珠	尼妥珠单抗单次及联合伊立替康多次给药的药代 / CTR20140009	实体瘤	1 期 / 进行中（招募中）	百泰生物药业有限公司
尼妥珠	尼妥珠单抗联合紫杉醇和顺铂一线治疗转移性食管鳞癌 /CTR20140501	转移性食管鳞癌	3 期 / 进行中（招募中）	百泰生物药业有限公司

续表

药物名称	临床试验题目 / 登记号	适应证	试验分期 / 状态	申办单位
尼妥珠	尼妥珠单抗（泰欣生）联合紫杉醇和顺铂一线治疗转移性食管鳞癌的前瞻性、多中心、双盲、随机对照临床研究 /ChiCTR-IOR-15006875	食管癌	其他 / 正在进行	百泰生物药业有限公司
尼妥珠	尼妥珠单抗（泰欣生）联合放化疗保护局部晚期下咽癌、喉癌患者喉功能的随机、对照、单盲、多中心Ⅱ期临床研究 /ChiCTR-ⅡR-16007712	下咽癌、喉癌	2 期 / 正在进行	百泰生物药业有限公司
尼妥珠	尼妥珠单抗联合吉西他滨治疗局部晚期或转移性胰腺癌 /CTR20131232	局部晚期或转移性胰腺癌	3 期 / 进行中（招募中）	百泰生物药业有限公司 /
尼妥珠	尼妥珠单抗（泰欣生）联合吉西他滨对比安慰剂联合吉西他滨治疗 K-RAS 野生型局部晚期或转移性胰腺癌的前瞻性、随机对照、双盲、多中心的注册临床研究 /ChiCTR-IPR-15006277	胰腺癌	3 期 / 正在进行	百泰生物药业有限公司
尼妥珠	T1h 治疗中国银屑病患者的耐受性和药代动力学研究 /CTR20131605	银屑病	1 期 / 进行中（招募中）	百泰生物药业有限公司 / 百泰生物药业有限公司
尼妥珠	高剂量尼妥珠单抗（Nimotuzumab 泰欣生）联合放化疗对照单纯放化疗治疗局部中晚期食管癌的前瞻性、多中心、随机对照Ⅱ期临床研究 /ChiCTR-TRC-14004997	局部晚期食管癌	1 期 +2 期 / 正在进行	百泰生物药业有限公司
重组人 CD22 单克隆抗体注射液	重组人 CD22 单克隆抗体注射液治疗活动性系统性红斑狼疮安全耐受性、药代动力学、和初步疗效的Ⅰ期临床试验 /ChiCTR-OIN-15007541	系统性红斑狼疮	1 期 / 结束	深圳赛乐敏生物科技有限公司

续表

药物名称	临床试验题目 / 登记号	适应证	试验分期 / 状态	申办单位
重组抗 VEGF 人源化单克隆抗体注射液	一项在健康男性受试者中比较 HLX04 与安维汀（美国市售、欧盟市售和中国市售）的药物代谢动力学特征、安全性和免疫原性（随机、双盲、静脉单次给药、平行、4 臂）的Ⅰ期临床研究 /ChiCTR-ⅡR-17010718	健康男性	1 期 / 尚未开始	上海复宏汉霖生物技术股份有限公司
重组抗 VEGF 人源化单克隆抗体注射液	评估 HLX04 和安维汀的药物代谢动力学特征、安全性等相似性 /CTR20160931	非小细胞肺癌	1 期 / 进行中（招募中）	上海复宏汉霖生物技术有限公司 /
重组抗 TNF-α 全人单克隆抗体注射液	评价 HLX03 和修美乐药代动力学特征、安全性等相似性 /CTR20160930	类风湿性关节炎	1 期 / 进行中（尚未招募）	上海复宏汉霖生物技术有限公司 /
注射用重组抗 HER2 人源化单克隆抗体	比较 HLX02 和赫赛汀治疗乳腺癌安全性和有效性的Ⅲ期试验 /CTR20160526	乳腺癌	3 期 / 进行中（尚未招募）	上海复宏汉霖生物技术有限公司 /
注射用重组抗 HER2 人源化单克隆抗体	不同剂量 HLX02 的安全性和耐受性及 HLX02 和赫赛汀 PK 比对的Ⅰ期临床研究 /CTR20150642	乳腺癌	1 期 / 已完成	上海复宏汉霖生物技术有限公司 /
重组人鼠嵌合抗 CD20 单克隆抗体注射液	比较 HLX01 和美罗华在类风湿关节炎受试者药代动力学的Ⅰ/Ⅱ期临床研究 /CTR20150727	类风湿关节炎	其他 / 进行中（招募中）	上海复宏汉霖生物技术有限公司 /
重组人鼠嵌合抗 CD20 单克隆抗体注射液	HLX01 联合 CHOP 方案（H-CHOP）与利妥昔单抗联合 CHOP 方案（R-CHOP）临床比对研究 /CTR20150583	弥漫性大 B 细胞淋巴瘤	3 期 / 进行中（尚未招募）	上海复宏汉霖生物技术有限公司 /
重组人鼠嵌合抗 CD20 单克隆抗体注射液	比较 HLX01 与美罗华药代动力学和药效动力学的临床研究 /CTR20140764	$CD20^+$ 的 B 细胞淋巴瘤	1 期 / 进行中（尚未招募）	上海复宏汉霖生物技术有限公司 /
重组人鼠嵌合抗 CD20 单克隆抗体注射液	HLX01 在 $CD20^+$ 的 B 细胞淋巴瘤的患者中的Ⅰa 期临床研究 /CTR20140400	$CD20^+$ 的 B 细胞淋巴瘤	其他 / 进行中（招募完成）	上海复宏汉霖生物技术有限公司 /

续表

药物名称	临床试验题目 / 登记号	适应证	试验分期 / 状态	申办单位
阿巴西普	单次皮下给予阿巴西普的 PK、安全性、耐受性研究 / CTR20160356	类风湿关节炎	1 期 / 进行中（招募完成）	Bristol-Myers Squibb Company/ Bristol-Myers Squibb Holdings Pharma,Ltd.Liability Company 江苏先声药业有限公司
阿巴西普	甲氨蝶呤疗效不佳的类风湿关节炎患者阿巴西普Ⅲ期试验 /CTR20160071	类风湿关节炎	3 期 / 进行中（招募中）	Bristol-Myers Squibb Company/Bristol-Myers Squibb Holdings Pharma,Ltd.Liability Company 江苏先声药业有限公司
注射用人源化抗 VEGF 单克隆抗体	赛伐珠单抗联合 FOLFIRI 方案治疗转移性结直肠癌的Ⅰb 期临床试验 / CTR20150315	转移性结直肠癌	1 期 / 进行中（招募中）	江苏先声药物研究有限公司 / 江苏先声药业有限公司 / 南京先声东元制药有限公司 / 山东先声麦得津生物制药有限
注射用人源化抗 VEGF 单克隆抗体	注射用人源化抗 VEGF 单克隆抗体的Ⅰ期临床试验 / CTR20132548	晚期或转移性实体瘤	1 期 / 进行中（招募完成）	江苏先声药物研究有限公司 / 江苏先声药业有限公司 / 南京先声东元制药有限公司 / 山东先声麦得津生物制药有限 ...
人源性 TNF-α 单克隆抗体注射液 (CHO 细胞）	人源性 TNF-α 单克隆抗体注射液 (CHO 细胞）健康单耐试验 /CTR20150050	类风湿性关节炎	1 期 / 进行中（招募完成）	沈阳三生制药有限责任公司 / 沈阳三生制药有限责任公司
重组人Ⅱ型肿瘤坏死因子受体 - 抗体融合蛋白注射液	益赛普预充式水针治疗强直性脊柱炎 / CTR20130124	强直性脊柱炎	3 期 / 已完成	上海中信国健药业股份有限公司
重组人Ⅱ型肿瘤坏死因子受体 - 抗体融合蛋白注射液	益赛普注射液生物等效性试验 /CTR20132476	类风湿关节炎、强直性脊柱炎、斑块状银屑病	其他 / 已完成	上海中信国健药业股份有限公司
美妥珠 (HcHAb18）单抗注射液	美妥珠（HcHAb18）单抗注射液的Ⅰa 期临床研究 / CTR20150433	非小细胞肺癌	1 期 / 进行中（招募中）	江苏太平洋美诺克生物药业有限公司 / 江苏太平洋美诺克生物药业有限公司 / 中国人民解放军第四军医大学

续表

药物名称	临床试验题目 / 登记号	适应证	试验分期 / 状态	申办单位
重组人 CD22 单克隆抗体注射液	SM03 单抗治疗类风关Ⅱ期临床试验 / CTR20140856	类风湿性关节炎	2 期 / 已完成	深圳龙瑞药业有限公司 / 深圳龙瑞药业有限公司 /
重组人 CD22 单克隆抗体注射液	SM03 单抗治疗非霍奇金淋巴瘤Ⅱ期临床试验 / CTR20131130	非霍奇金淋巴瘤	2 期 / 已完成	深圳龙瑞药业有限公司 / 深圳龙瑞药业有限公司 /
重组人 CD22 单克隆抗体注射液	SM03 单抗治疗 RA 临床试验 /CTR20131127	类风湿性关节炎	1 期 / 已完成	深圳龙瑞药业有限公司 / 深圳龙瑞药业有限公司 /
重组人 CD22 单克隆抗体注射液	SM03单抗治疗红斑狼疮Ⅰ期临床试验 /CTR20130117	系统性红斑狼疮	1 期 / 已完成	深圳龙瑞药业有限公司 / 深圳龙瑞药业有限公司 /
CD20 单抗	比较 S-CHOP 与 R-CHOP 在初治的 CD20 阳性 DLBCL 患者中的有效性和安全性的临床试验 / CTR20160368	CD20 阳性的弥漫性大 B 细胞淋巴瘤（DLBCL）患者	1 期 / 进行中（尚未招募）	神州细胞工程有限公司 /
CD20 单抗	比较 SCT400 与利妥昔单抗的 PK，PD 和安全性的临床研究 /CTR20150086	CD20 阳性非霍奇金淋巴瘤	1 期 / 进行中（尚未招募）	神州细胞工程有限公司 /
CD20 单抗	抗 CD20 单抗对非霍奇金淋巴瘤患者安全、耐受及代谢评价 /CTR20132164	CD20 阳性 B 细胞非霍奇金淋巴瘤	1 期 / 已完成	神州细胞工程有限公司 /
抗 EGFR 单抗	抗 EGFR 单抗在转移性结直肠癌患者中的安全性 / CTR20140595	经氟尿嘧啶，奥沙利铂和伊立替康治疗失败的转移性结直肠癌	1 期 / 进行中（招募中）	神州细胞工程有限公司 /
鼠抗人 T 淋巴细胞 CD3 表面抗原单克隆抗体	鼠抗人 T 淋巴细胞 CD3 表面抗原单克隆抗体Ⅰ期临床试验 /CTR20131891	再生障碍性贫血	1 期 / 已完成	济南天康生物制品有限公司 /
鼠抗人 T 淋巴细胞 CD3 表面抗原单克隆抗体	鼠抗人 CD3 表面抗原单克隆抗体注射液Ⅱ期临床试验 /CTR20132443	再生障碍行贫血	2 期 / 进行中（招募中）	济南天康生物制品有限公司 /
重组抗 EGFR 人鼠嵌合单克隆抗体	重组抗 EGFR 人鼠嵌合单克隆抗体注射液Ⅱ / Ⅲ临床研究 /CTR20130630	转移性结直肠癌（mCRC）	其他 / 进行中（招募完成）	上海张江生物技术有限公司 /

续表

药物名称	临床试验题目 / 登记号	适应证	试验分期 / 状态	申办单位
重组抗 EGFR 人鼠嵌合单克隆抗体	重组抗 EGFR 人鼠嵌合单克隆抗体注射液 I 期临床试验 /CTR20130456	晚期肿瘤	1 期 / 已完成	上海张江生物技术有限公司
重组抗 CD52 人源化单克隆抗体	重组抗 CD52 人源化单克隆抗体注射液 II 期临床研究 /CTR20130513	复发难治的慢性淋巴细胞性白血病（CLL）	2 期 / 进行中（招募中）	上海张江生物技术有限公司
重组抗 CD52 人源化单克隆抗体	重组抗 CD52 人源化单抗治疗淋巴细胞性白血病的临床研究 /CTR20130540	慢性 B 淋巴细胞性白血病	1 期 / 进行中（招募完成）	上海张江生物技术有限公司
注射用重组抗 IgE 人源化单抗	注射用重组抗 IgE 人源化单抗治疗过敏性哮喘临床研究 /CTR20130502	过敏性哮喘	进行中（招募完成）	上海张江生物技术有限公司
注射用重组抗 IgE 人源化单抗	注射用重组抗 IgE 人源化单克隆抗体 I 期临床试验 /CTR20130473	过敏性哮喘	1 期 / 已完成	上海张江生物技术有限公司
TNFR 受体 -Fc 融合蛋白	T0001 在类风湿关节炎中的安全性、药代行为、药效的研究 /CTR20150205	类风湿关节炎	1 期 / 进行中（招募中）	上海复旦张江生物医药股份有限公司 / 泰州复旦张江药业有限公司
TNFR 受体 -Fc 融合蛋白	T0001 在健康人中的安全性和药代行为的研究 / CTR20140413	类风湿性关节炎	1 期 / 已完成	上海复旦张江生物医药股份有限公司 / 泰州复旦张江药业有限公司
PD-1 抗体	SHR-1210 联合放疗治疗局部晚期食管鳞癌的单臂探索性研究 /CTR20170755	局部晚期食管鳞癌	其他 / 进行中（尚未招募）	上海恒瑞医药有限公司 / 江苏恒瑞医药股份有限公司
PD-1 抗体	SHR-1210 联合阿帕替尼治疗晚期胃癌和肝细胞癌的探索性临床研究 / CTR20170750	晚期胃癌和肝细胞癌	其他 / 进行中（招募中）	上海恒瑞医药有限公司 / 江苏恒瑞医药股份有限公司
PD-1 抗体	SHR-1210 治疗复发或难治性经典型霍奇金淋巴瘤 II 期临床研究 / CTR20170500	复发或难治性经典型霍奇金淋巴瘤	2 期 / 进行中（尚未招募）	上海恒瑞医药有限公司 / 江苏恒瑞医药股份有限公司
PD-1 抗体	SHR-1210 对照研究者选择化疗治疗晚期食管癌的 III 期临床研究 / CTR20170307	晚期食管癌	3 期 / 进行中（招募中）	上海恒瑞医药有限公司 / 江苏恒瑞医药股份有限公司
PD-1 抗体	SHR-1210 联合化疗一线治疗晚期非小细胞肺癌患者的 III 期临床研究 / CTR20170322	非小细胞肺癌	3 期 / 进行中（尚未招募）	上海恒瑞医药有限公司 / 江苏恒瑞医药股份有限公司

续表

药物名称	临床试验题目 / 登记号	适应证	试验分期 / 状态	申办单位
PD-1 抗体	PD-1 抗体 SHR-1210 对复发或转移性鼻咽癌患者的 Ⅰ 期临床研究 / CTR20170267	复发或转移性鼻咽癌	1 期 / 进行中（尚未招募）	上海恒瑞医药有限公司 / 江苏恒瑞医药股份有限公司
PD-1 抗体	SHR-1210 二线治疗非小细胞肺癌患者的 Ⅱ 期临床试验 /CTR20170299	非小细胞肺癌	2 期 / 进行中（招募中）	上海恒瑞医药有限公司 / 江苏恒瑞医药股份有限公司
PD-1 抗体	SHR-1210 在既往经过治疗的晚期肝细胞癌患者的 Ⅱ / Ⅲ 期临床试验 / CTR20160871	晚期肝细胞癌	其他 / 进行中（招募中）	上海恒瑞医药有限公司 / 江苏恒瑞医药股份有限公司
PD-1 抗体	PD-1 抗体联合阿帕替尼或化疗治疗晚期肝癌 Ⅱ 期研究 /CTR20170196	晚期肝癌	2 期 / 进行中（尚未招募）	上海恒瑞医药有限公司 / 江苏恒瑞医药股份有限公司
PD-1 抗体	PD-1 抗体 SHR-1210 对晚期实体瘤患者的 Ⅰ 期临床研究 /CTR20160248	晚期实体瘤	1 期 / 进行中（招募中）	上海恒瑞医药有限公司 / 江苏恒瑞医药股份有限公司
PD-1 抗体	PD-1 抗体 SHR-1210 对晚期黑色素瘤患者的 Ⅰ 期临床研究 /CTR20160207	黑色素瘤	1 期 / 进行中（招募中）	上海恒瑞医药有限公司 / 江苏恒瑞医药股份有限公司
PD-1 抗体	PD-1 抗体 SHR-1210 对晚期实体瘤患者的 Ⅰ 期临床研究 /CTR20160175	晚期实体瘤	1 期 / 进行中（招募中）	上海恒瑞医药有限公司 / 江苏恒瑞医药股份有限公司
贝伐珠单抗注射液	BP102 注射液与安维汀药代动力学比对临床研究 / CTR20170174	转移性结直肠癌；晚期、转移性或复发性非小细胞肺癌	1 期 / 进行中（尚未招募）	上海恒瑞医药有限公司 / 江苏恒瑞医药股份有限公司
IL-17A 单抗	SHR-1314 注射液健康人单次给药 Ⅰ 期临床试验 / CTR20160824	包括银屑病在内的多种自身免疫性疾病	1 期 / 进行中（招募中）	上海恒瑞医药有限公司 / 江苏恒瑞医药股份有限公司
重组抗血管内皮生长因子（VEGF）单抗注射液	比较 WBP264 与 Avastin 的药代动力学、免疫原性及安全性试验 / CTR20170373	转移性结直肠癌、非小细胞肺癌	1 期 / 进行中（尚未招募）	华兰基因工程有限公司
TNF-α 单抗	BAT1406 在 AS 患者中的 PK、免疫原性及短期疗效 Ⅰc 期临床研究 / CTR20170188	强直性脊柱炎	其他进行中（招募中）	百奥泰生物科技（广州）有限公司

续表

药物名称	临床试验题目 / 登记号	适应证	试验分期 / 状态	申办单位
TNF-α 单抗	BAT1406 注射液与阿达木单抗欧洲、美国产品药代动力学比对研究 / CTR20160825	类风湿性关节炎	其他 / 进行中（尚未招募）	百奥泰生物科技（广州）有限公司
TNF-α 单抗	百奥泰 BAT1406 注射液治疗强直性脊柱炎的Ⅲ期临床研究 /CTR20160565	强直性脊柱炎	3 期 / 进行中（尚未招募）	百奥泰生物科技（广州）有限公司
TNF-α 单抗	评价 BAT1406 注射液耐受性和药代动力学研究 / CTR20160267	类风湿性关节炎	1 期 / 进行中（招募中）	百奥泰生物科技（广州）有限公司
HER2单克隆抗体与 Batansine 偶联物	注射用 BAT8001 用于 HER2 阳性实体瘤患者的Ⅰ期临床试验 / CTR20170072	标准治疗无效、无法接受或不存在标准治疗的 HER2 阳性晚期实体瘤患者	1 期 / 进行中（尚未招募）	百奥泰生物科技（广州）有限公司
重组抗血管内皮生长因子(VEGF）单抗注射液	BAT1706 注射液与贝伐珠单抗（欧洲产品）药代动力学的比对研究 / CTR20160411	实体瘤	其他 / 进行中（招募中）	百奥泰生物科技（广州）有限公司
重组抗血管内皮生长因子(VEGF）单抗注射液	比较 TAB008 和贝伐单抗对非鳞状非小细胞肺癌的有效性、安全性 / CTR20170244	晚期或复发性非鳞状细胞、非小细胞肺癌	3 期 / 进行中（尚未招募）	东曜药业有限公司
重组抗血管内皮生长因子(VEGF）单抗注射液	TAB008 单抗注射液和安维汀注射液的 PK 和安全性的Ⅰ期研究 / CTR20160522	转移性结直肠癌；晚期、转移性或复发性非小细胞肺癌	其他 / 进行中（招募完成）	东曜药业有限公司
注射用重组人Ⅱ型肿瘤坏死因子受体 - 抗体融合蛋白	BF02 治疗活动性强直性脊柱炎临床试验 / CTR20150555	强直性脊柱炎	1 期 / 进行中（招募完成）	苏州金盟生物技术有限公司 / 成都金凯生物技术有限公司
注射用重组人B 淋巴细胞刺激因子受体 - 抗体融合蛋白	泰爱治疗甲氨蝶呤疗效不佳的中、重度 RA 的Ⅲ期临床试验 /CTR20160867	甲氨蝶呤疗效不佳的中、重度类风湿关节炎	3 期 / 进行中（招募中）	烟台荣昌生物工程有限公司
注射用重组人B 淋巴细胞刺激因子受体 - 抗体融合蛋白	泰爱治疗 TNF-α 拮抗剂疗效不佳的中、重度 RA 的Ⅱ期临床试验 / CTR20160250	TNF-α 拮抗剂疗效不佳的中、重度类风湿关节炎	2 期 / 进行中（招募中）	烟台荣昌生物工程有限公司

续表

药物名称	临床试验题目 / 登记号	适应证	试验分期 / 状态	申办单位
注射用重组人B淋巴细胞刺激因子受体-抗体融合蛋白	泰爱治疗系统性红斑狼疮Ⅱ期临床试验 / CTR20150877	系统性红斑狼疮	2期 / 进行中（招募中）	烟台荣昌生物工程有限公司
注射用重组人B淋巴细胞刺激因子受体-抗体融合蛋白	泰爱治疗类风湿关节炎的Ⅱ期b临床试验 / CTR20140832	类风湿关节炎	2期 / 已完成	烟台荣昌生物工程有限公司
注射用重组人B淋巴细胞刺激因子受体-抗体融合蛋白	泰爱治疗类风湿关节炎患者的Ⅱ期临床试验 / CTR20130580	类风湿关节炎	2期 / 已完成	烟台荣昌生物工程有限公司
注射用重组人B淋巴细胞刺激因子受体-抗体融合蛋白	泰爱治疗系统性红斑狼疮患者的Ⅱ期临床试验 / CTR20130179	系统性红斑狼疮	2期 / 已完成	烟台荣昌生物工程有限公司
注射用重组人源化抗HER2单抗-MMAE偶联剂	RC48-ADC治疗HER2阳性晚期恶性实体肿瘤的Ⅰ期临床研究 / CTR20150876	HER2阳性晚期恶性实体肿瘤	1期 / 进行中（招募中）	烟台荣昌生物工程有限公司
注射用重组人源化抗HER2单抗-MMAE偶联剂	RC48-ADC治疗HER2阳性晚期恶性实体肿瘤的Ⅰ期临床研究 / CTR20150822	HER2阳性晚期恶性实体肿瘤	1期 / 进行中（招募中）	烟台荣昌生物工程有限公司
PD-L1单抗	评估KN035单药治疗晚期实体瘤患者的Ⅰ期临床研究 /CTR20170036	晚期实体瘤患者	1期 / 进行中（尚未招募）	苏州康宁杰瑞生物科技有限公司 / 四川思路迪药业有限公司
碘[^{131}I]爱克妥昔单抗注射液	碘[^{131}I]爱克妥昔单抗治疗晚期恶性实体瘤的Ⅰ期临床研究 /CTR20150439	晚期恶性实体瘤	1期 / 进行中（招募中）	上海海抗中医药科技发展有限公司
康柏西普	康柏西普治疗息肉状脉络膜血管病变Ⅳ期临床延展试验 /CTR20161025	息肉状脉络膜血管病变	4期 / 进行中（尚未招募）	成都康弘生物科技有限公司 / 成都康弘生物科技有限公司
康柏西普	STONE研究 /CTR20170018	湿性年龄相关性黄斑变性	4期 / 进行中（招募中）	成都康弘生物科技有限公司 / 成都康弘生物科技有限公司
康柏西普	CRVO试验 /CTR20160181	视网膜中央静脉阻塞所致黄斑水肿病变	3期 / 进行中（尚未招募）	成都康弘生物科技有限公司 / 成都康弘生物科技有限公司

续表

药物名称	临床试验题目 / 登记号	适应证	试验分期 / 状态	申办单位
康柏西普	BRVO 试验 /CTR20160178	视网膜分支静脉阻塞所致黄斑水肿病变	3 期 / 进行中（尚未招募）	成都康弘生物科技有限公司 / 成都康弘生物科技有限公司
康柏西普	康柏西普治疗息肉状脉络膜血管病变的Ⅳ期临床试验 /CTR20150356	息肉状脉络膜血管病变	4 期 / 进行中（尚未招募）	成都康弘生物科技有限公司 / 成都康弘生物科技有限公司
康柏西普	康柏西普治疗极低视力 AMD 的临床试验 / CTR20131281	极低视力的湿性 AMD	2 期 / 已完成	成都康弘生物科技有限公司 / 成都康弘生物科技有限公司
康柏西普	康柏西普治疗糖尿病黄斑水肿的临床试验 / CTR20131312	糖尿病所致的黄斑水肿	3 期 / 进行中（招募中）	成都康弘生物科技有限公司 / 成都康弘生物科技有限公司
康柏西普	康柏西普治疗继发视网膜静脉阻塞的黄斑水肿临床试验 /CTR20131301	继发于视网膜静脉阻塞的黄斑水肿	2 期 / 已完成	成都康弘生物科技有限公司 / 成都康弘生物科技有限公司
康柏西普	康柏西普治疗糖尿病黄斑水肿的临床预试验 / CTR20131418	糖尿病黄斑水肿	2 期 / 已完成	成都康弘生物科技有限公司 / 成都康弘生物科技有限公司
康柏西普	康柏西普治疗病理近视性脉络膜新生血管的临床试验 /CTR20131260	继发于退行性近视的脉络膜新生血管	3 期 / 进行中（招募完成）	成都康弘生物科技有限公司 / 成都康弘生物科技有限公司
重组人血管内皮生长因子受体 - 抗体融合蛋白注射液	KH903 Ⅰc 期临床试验 / CTR20160457	转移性结直肠癌	1 期 / 进行中（招募中）	成都康弘生物科技有限公司 / 成都康弘生物科技有限公司
重组人血管内皮生长因子受体 - 抗体融合蛋白注射液	KH903 Ⅰ期临床试验 / CTR20130794	晚期恶性实体瘤患者	1 期 / 已完成	成都康弘生物科技有限公司 / 成都康弘生物科技有限公司
重组人血管内皮生长因子受体 - 抗体融合蛋白注射液	KH903 Ⅰb 期临床试验 / CTR20130797	转移性结直肠癌	1 期 / 进行中（招募完成）	成都康弘生物科技有限公司 / 成都康弘生物科技有限公司
注射用重组人Ⅱ型肿瘤坏死因子受体 - 抗体融合蛋白	强克治疗中、重度斑块银屑病临床试验 / CTR20150049	中、重度斑块状银屑病	其他 / 进行中（招募中）	上海赛金生物医药有限公司
注射用重组人Ⅱ型肿瘤坏死因子受体 - 抗体融合蛋白	强克治疗类风湿关节炎临床试验 /CTR20131919	类风湿关节炎	3 期 / 已完成	上海赛金生物医药有限公司 / 上海赛金生物医药有限公司

续表

药物名称	临床试验题目 / 登记号	适应证	试验分期 / 状态	申办单位
新型 IL-6 单克隆抗体	WBP216 单次给药的剂量递增Ⅰ期临床研究 / CTR20170306	用于治疗成年患者对一种或多种改善病情的抗风湿药物（DMARDs）治疗应答不足的中至重度活动性类风湿关 ...	1 期 / 进行中（尚未招募）	无锡药明利康生物医药有限公司
四价重组 HPV 疫苗（6、11、16、18 型）	四价重组 HPV 疫苗（6、11、16、18 型）的Ⅰ期补充临床试验 / CTR20170568	预防人乳头瘤病毒（HPV6、11、16、18 型）感染及感染导致的相关病变	进行中（招募完成）	成都生物制品研究所有限责任公司 / 北京生物制品研究所有限责任公司
艾滋病疫苗（核酸与重组天坛痘苗联合使用）	评价艾滋病疫苗的安全性和免疫原性研究 / CTR20130985	用于预防 HIV 感染	2 期 / 已完成	中国疾病预防控制中心性病艾滋病预防控制中心 / 北京生物制品研究所
艾滋病疫苗（核酸与重组天坛痘苗联合使用）	评价复种重组痘苗病毒疫苗的安全性和免疫原性研究 /CTR20130984	用于预防 HIV 感染	1 期 / 已完成	中国疾病预防控制中心性病艾滋病预防控制中心 / 北京生物制品研究所
艾滋病疫苗（核酸与重组天坛痘苗联合使用）	进一步评价复种重组痘病毒疫苗的安全性和免疫原性研究 /CTR20170315	用于预防 HIV 感染	1 期 / 进行中（尚未招募）	中国疾病预防控制中心性病艾滋病预防控制中心 / 北京生物制品研究所
治疗性重组腺病毒艾滋病 gag 疫苗（Ad5-HIVgag）	治疗性重组腺病毒艾滋病 gag 疫苗（Ad5-HIVgag）Ⅰ期临床研究 / CTR20160072	抗逆转录病毒治疗后病毒载量得以控制的 HIV/AIDS 患者	1 期 / 进行中（尚未招募）	中国疾病预防控制中心病毒病预防控制所
冻干重组结核疫苗 (AEC/BC02）	冻干重组结核疫苗（AEC/BC02）临床研究 / CTR20150383	用于预防结核分枝杆菌潜伏感染人群结核病发病	1 期 / 进行中（尚未招募）	安徽智飞龙科马生物制药有限公司
四价重组人乳头瘤病毒（6/11/16/18 型）疫苗（汉逊酵母）	四价重组 HPV 疫苗的Ⅰ期临床试验 /CTR20160925	预防人乳头瘤病毒 6/11/16/18 型感染及相关病变	1 期 / 进行中（招募完成）	上海博唯生物科技有限公司

续表

药物名称	临床试验题目 / 登记号	适应证	试验分期 / 状态	申办单位
含前 S 抗原重组乙型肝炎疫苗(毕赤酵母)	含前 S 抗原重组乙肝疫苗（毕赤酵母）Ⅰa 期临床试验 /CTR20160801	预防乙型肝炎	1 期 / 进行中（招募中）	成都生物制品研究所
含前 S 抗原重组乙型肝炎疫苗(毕赤酵母)	含前 S 抗原重组乙肝疫苗（毕赤酵母）Ⅰa 期临床试验 /CTR20160201	预防乙型肝炎	1 期 / 进行中（招募中）	成都生物制品研究所
四价重组 HPV 疫苗（6、11、16、18 型	四价重组 HPV 疫苗（6、11、16、18 型）的Ⅰ期临床试验 /CTR20160668	预防人乳头瘤病毒（HPV6、11、16、18 型）感染及感染导致的相关病变	1 期 / 进行中（招募完成）	成都生物制品研究所有限责任公司 / 北京生物制品研究所有限责任公司
重组金黄色葡萄球菌疫苗（大肠杆菌）	重组金黄色葡萄球菌疫苗（大肠杆菌）Ⅰ期临床试验 /CTR20160004	用于预防金黄色葡萄球菌感染及因此引发的脓毒血症等相关感染性疾病。	1 期 / 进行中（招募中）	重庆原伦生物科技有限公司 / 中国人民解放军第三军医大学
双质粒 HBVDNA 疫苗	双质粒 HBVDNA 疫苗治疗 HBeAg 未发生血清学转换的慢性乙型肝炎患者 / CTR20150841	HBeAg 未发生血清学转换的慢性乙型肝炎患者	2 期 / 进行中（招募中）	广州拜迪生物医药有限公司 / 解放军第 458 医院 / 广州药业股份有限公司
双质粒 HBVDNA 疫苗	双质粒 HBVDNA 疫苗治疗 HBeAg 已发生血清学转换的慢性乙型肝炎患者 / CTR20150842	HBeAg 已发生血清学转换的慢性乙型肝炎患者	2 期 / 进行中（招募中）	广州拜迪生物医药有限公司 / 解放军第 458 医院 / 广州药业股份有限公司
重组（大肠杆菌）人乳头瘤病毒 6/11 型双价疫苗	重组（大肠杆菌）人乳头瘤病毒 6/11 型双价疫苗Ⅱ期临床试验 / CTR20140712	人乳头瘤病毒 HPV6 和 HPV11 感染及因此引发的尖锐湿疣等疾病	2 期 / 进行中（尚未招募）	厦门万泰沧海生物技术有限公司 / 厦门大学 / 北京万泰生物药业股份有限公司
重组（大肠杆菌）人乳头瘤病毒 6/11 型双价疫苗	重组（大肠杆菌）人乳头瘤病毒 6/11 型双价疫苗Ⅰ期临床试验 / CTR20140713	人乳头瘤病毒 HPV6 和 HPV11 感染及因此引发的尖锐湿疣等疾病	1 期 / 进行中（招募完成）	厦门万泰沧海生物技术有限公司 / 厦门大学 / 北京万泰生物药业股份有限公司
重组埃博拉病毒病疫苗	初步评价重组埃博拉病毒病疫苗的安全性和有效性 / CTR20150147	接种疫苗后，可使机体产生免疫应答，用于预防埃博拉病毒引起的埃博拉病毒病	1 期 / 进行中（招募中）	中国人民解放军军事医学科学院生物工程研究所 / 天津康希诺生物技术有限公司

续表

药物名称	临床试验题目 / 登记号	适应证	试验分期 / 状态	申办单位
重组埃博拉病毒病疫苗	评价重组埃博拉病毒病疫苗的安全性和免疫原性 / CTR20150673	接种疫苗后，可使机体产生免疫应答，用于预防埃博拉病毒引起的埃博拉病毒病	2 期 / 进行中（招募中）	中国人民解放军军事医学科学院生物工程研究所 / 天津康希诺生物技术有限公司
重组 HPV16/18 型双价疫苗（大肠杆菌）	对 9~17 岁女性进行的重组 HPV16/18 型双价疫苗（大肠杆菌）桥接试验 / CTR20150629	人乳头瘤病毒 HPV16 和 HPV18 感染及因此引发的宫颈癌等疾病	其他 / 进行中（招募完成）	厦门大学 / 厦门养生堂生物技术有限公司
重组人乳头瘤病毒 16/18 型双价疫苗（大肠杆菌）	重组人乳头瘤病毒 16/18 型双价疫苗Ⅱ期临床试验 / CTR20131123	人乳头瘤病毒 HPV16 和 HPV18 感染及因此引发的宫颈癌等疾病	2 期 / 已完成	厦门大学 / 厦门养生堂生物技术有限公司
重组人乳头瘤病毒 16/18 型双价疫苗	重组人乳头瘤病毒 16/18 型双价疫苗Ⅲ期临床试验 / CTR20130951	人乳头瘤病毒 HPV16 和 HPV18 感染及因此引发的宫颈癌等疾病	3 期 / 进行中（招募完成）	厦门大学 / 厦门养生堂生物技术有限公司
重组人乳头瘤病毒 16/18 型双价疫苗	重组人乳头瘤病毒 16/18 型双价疫苗Ⅰ期临床试验 / CTR20131121	人乳头瘤病毒 HPV16 和 HPV18 感染及因此引发的宫颈癌等疾病	1 期 / 已完成	厦门大学 / 厦门养生堂生物技术有限公司
重组戊型肝炎疫苗	重组戊型肝炎疫苗 Ib 期临床试验 /CTR20130311	预防戊型病毒性肝炎	1 期 / 进行中（尚未招募）	长春生物制品研究所 / 长春生物制品研究所 / 东南大学
重组 B 亚单位双价 O1/O139 霍乱疫苗（肠溶胶囊）	重组 B 亚单位双价 O1/O139 霍乱疫苗（肠溶胶囊）I 期临床试验 / CTR20150436	本品接种后可预防 O1 群和 O139 群霍乱以及产毒性大肠杆菌旅行者腹泻	1 期 / 进行中（尚未招募）	上海联合赛尔生物工程有限公司
HPV 双价（16/18 型）疫苗	HPV 双价（16/18 型）疫苗在青少年（9~14 岁）女性二针免疫程序的研究 / CTR20150243	预防人乳头瘤病毒 16 和 / 或 18 型感染及相关病变	其他 / 进行中（招募中）	上海泽润生物科技有限公司

续表

药物名称	临床试验题目 / 登记号	适应证	试验分期 / 状态	申办单位
重组乙型肝炎疫苗（酿酒酵母）	深圳康泰 10μg 重组乙型肝炎疫苗（酿酒酵母）Ⅳ期临床试验 / CTR20150106	本疫苗适用于 16 岁以下的乙型肝炎易感者。	4 期 / 进行中（招募中）	深圳康泰生物制品股份有限公司
重组乙型肝炎疫苗（酿酒酵母）	20μg 重组乙型肝炎疫苗（酿酒酵母）Ⅳ期临床试验 /CTR20140644	本疫苗适用于 16 岁及 16 岁以上的乙型肝炎易感者	4 期 / 已完成	深圳康泰生物制品股份有限公司 / 深圳康泰生物制品股份有限公司
重组人表皮生长因子偶联疫苗	重组人表皮生长因子偶联疫苗治疗晚期非小细胞肺癌 /CTR20131039	晚期非小细胞肺癌	1 期 / 进行中（招募完成）	百泰生物药业有限公司 / 百泰生物药业有限公司 / 北京精益泰翔技术发展有限公司
HPV（16/18 型）疫苗	重组人乳头瘤病毒双价疫苗Ⅲ期临床试验 / CTR20140626	预防人乳头瘤病毒 16 和 / 或 18 型感染及相关病变，研究群体为 18~30 岁健康中国女性	3 期 / 进行中（招募完成）	上海泽润生物科技有限公司
HPV（16/18 型）疫苗	重组人乳头瘤病毒双价疫苗Ⅱ期临床试验 / CTR20130604	用于预防 HPV16 型和 18 型病毒感染，从而预防由上述病毒感染导致的子宫颈上皮内瘤样病变（CIN），进	2 期 / 进行中（招募完成）	上海泽润生物科技有限公司
重组乙型肝炎疫苗（汉逊酵母）	评价重组乙型肝炎疫苗（汉逊酵母）的安全性和免疫原性 /CTR20132136	预防乙型肝炎	3 期 / 进行中（招募完成）	华兰生物疫苗有限公司 / 华兰生物工程股份有限公司
重组乙型肝炎疫苗（汉逊酵母）	评价重组乙型肝炎疫苗（汉逊酵母）的安全性和有效性 /CTR20132472	预防乙型肝炎	3 期 / 进行中（招募完成）	华兰生物疫苗有限公司 / 华兰生物工程股份有限公司
重组乙型肝炎疫苗（汉逊酵母）	评价重组乙型肝炎疫苗（汉逊酵母）的安全性和有效性 /CTR20132239	用于预防乙型肝炎	3 期 / 进行中（招募完成）	华兰生物疫苗有限公司 / 华兰生物工程股份有限公司
治疗用（重组核心抗原）艾滋病疫苗 B.C	治疗性艾滋病疫苗Ⅰ期临床试验 /CTR20130371	HIV 感染者和艾滋病患者的免疫治疗	1 期 / 已完成	海口维瑅瑷生物研究院 / 海口维瑅瑷生物研究院 / 广东华南新药创制中心

续表

药物名称	临床试验题目 / 登记号	适应证	试验分期 / 状态	申办单位
治疗性乙型肝炎疫苗	治疗性乙型肝炎疫苗治疗慢性乙型肝炎临床疗效和安全性 /CTR20132849	HBeAg 阳性慢性乙型病毒性肝炎	3 期 / 进行中（招募中）	北京生物制品研究所
重组（汉逊酵母）乙肝疫苗	20 微克重组（汉逊酵母）乙肝疫苗的安全性和免疫原性研究 /CTR20131929	用于预防乙型肝炎	其他 / 进行中（尚未招募）	玉溪沃森生物技术有限公司 / 云南沃森生物技术股份有限公司
rh-TPO	患者多次注射 rh-TPO 的耐受性、药代动力学和药效学研究 /CTR20170812	用于治疗肿瘤化疗所引起的血小板减少症	1 期 / 进行中（尚未招募）	江苏康禾生物制药有限公司
rh-TPO	健康成人单次注射 rh-TPO 的耐受性、药代动力学和药效学研究 /CTR20170816	用于治疗肿瘤化疗所引起的血小板减少症	1 期 / 进行中（尚未招募）	江苏康禾生物制药有限公司
聚乙二醇化重组人粒细胞刺激因子	聚乙二醇化重组人粒细胞刺激因子注射液健康人药代试验 /CTR20170827	化疗引起的中性粒细胞减少	1 期 / 进行中（招募中）	江苏奥赛康药业股份有限公司 / 江苏奥赛康药业股份有限公司
rHSA/GCSF	rHSA/GCSF Ⅱ b 期临床研究 /CTR20170687	预防化疗引起的中性粒细胞减少症	2 期 / 进行中（尚未招募）	天津溥瀛生物技术有限公司 / 北京未名福源基因药物研究中心有限公司……
EPO-Fc	EPO-Fc 在肾性贫血受试者中进行的药代动力学研究 /CTR20160030	慢性肾功能衰竭引起的贫血	1 期 / 进行中（招募中）	上海美烨生物科技有限公司
EPO-Fc	EPO-Fc 皮下给药的安全性、耐受性及药代动力学研究 /CTR20170530	慢性肾功能衰竭引起的贫血	1 期 / 进行中（招募中）	上海美烨生物科技有限公司
重组人胸腺素 β4	注射用重组人胸腺素 β4 Ⅰ期临床试验 /CTR20170766	急性心肌梗死	1 期 / 进行中（招募中）	北京诺思兰德生物技术股份有限公司
重组人肝细胞生长因子裸质粒注射液	重组人肝细胞生长因子裸质粒注射液Ⅱ期临床试验 /CTR20130671	严重下肢动脉缺血性疾病	2 期 / 已完成	北京诺思兰德生物技术股份有限公司
Δ1-9，丙氨酸 10，天冬酰胺 134，重组人白细胞介素 -11	白细胞介素 11 治疗化疗所致血小板减少症的安全性和有效性 /CTR20130758	肿瘤化疗所致血小板减少症	3 期 / 进行中（招募中）	北京诺思兰德生物技术股份有限公司
甘精胰岛素	甘精胰岛素注射液治疗 2 型糖尿病的有效性和安全性评价 /CTR20170410	用于首次采用胰岛素治疗的 2 型糖尿病患者	3 期 / 进行中（招募中）	辽宁博鳌生物制药有限公司

续表

药物名称	临床试验题目 / 登记号	适应证	试验分期 / 状态	申办单位
鼠神经生长因子	评价注射用鼠神经生长因子有效性和安全性研究 / CTR20170195	难愈性糖尿病足溃疡	2 期 / 进行中（尚未招募）	舒泰神（北京）生物制药股份有限公司
重组人促卵泡激素 Fc 蛋白注射液	长效促卵泡激素在中国健康女性的 I 期临床试验，重组人促卵泡激素 Fc 蛋白注射液 /CTR20160741	在辅助生殖技术中，用于体外受精患者的控制性超排卵。	1 期 / 进行中（尚未招募）	康宁杰瑞（吉林）生物科技有限公司
重组人胰岛素	重组人胰岛素注射液在人体的生物等效性 / CTR20170470	糖尿病	其他 / 进行中（尚未招募）	江苏万邦生化医药股份有限公司
重组人胰岛素	评价重组人胰岛素注射液治疗糖尿病的有效性和安全性 /CTR20170414	糖尿病	3 期 / 进行中（尚未招募）	江苏万邦生化医药股份有限公司
重组甘精胰岛素	评价重组甘精胰岛素注射液的有效性和安全性 / CTR20160783	糖尿病	3 期 / 进行中（招募中）	江苏万邦生化医药股份有限公司
重组人促卵泡激素	QL1012 与果纳芬在健康女性志愿者中的安全性和药动学比对研究 / CTR20170382	用于不排卵性不孕症患者的促排卵或辅助生育技术（ART）中刺激多卵泡发育	1 期 / 进行中（尚未招募）	齐鲁制药有限公司
重组人血小板生成素拟肽 -Fc 融合蛋白	QL0911 健康受试者 I 期试验 /CTR20170249	慢性免疫性血小板减少症	1 期 / 进行中（尚未招募）	齐鲁制药有限公司 / 齐鲁制药有限公司
PEG-GCSF 注射液	PEG-GCSF 注射液 3mg/ml 与 1mg/ml 药代动力学 / 药效动力学研究 / CTR20170164	化疗引起的中性粒细胞减少症	其他 / 进行中（招募完成）	北京双鹭药业股份有限公司
重组门冬胰岛素	重组门冬胰岛素注射液（HS005）治疗糖尿病Ⅲ期临床试验 /CTR20170304	糖尿病	3 期 / 进行中（尚未招募）	浙江海正药业股份有限公司
30/70 混合重组人胰岛素	30/70 混合重组人胰岛素注射液临床研究 / CTR20140675	2 型糖尿病	3 期 / 进行中（尚未招募）	浙江海正药业股份有限公司
重组人胰岛素	重组人胰岛素注射液临床 I 期试验 /CTR20150200	2 型糖尿病	1 期 / 进行中（招募中）	浙江海正药业股份有限公司

续表

药物名称	临床试验题目 / 登记号	适应证	试验分期 / 状态	申办单位
重组人尿激酶原	B1101 静脉溶栓治疗 AIS Ⅱ a 期临床试验 / CTR20160953	急性缺血性脑卒中	2 期 / 进行中（招募中）	上海天士力药业有限公司
重组人尿激酶原	重组人尿激酶原，B1448 溶栓治疗急性肺栓塞Ⅱ a 期临床试验 /CTR20160936	急性肺栓塞	其他 / 进行中（招募中）	上海天士力药业有限公司
重组胰高血糖素样肽 -1 受体激动剂	重组胰高血糖素样肽 -1 受体激动剂，rE-4 注射液与冻干 rE-4 人体药代对比临床试验 /CTR20160901	本品用于改善 2 型糖尿病患者的血糖控制，适用于单用二甲双胍、磺酰脲类，以及二甲双胍合用磺酰脲类，血糖仍...	1 期 / 已完成	石药集团中奇制药技术（石家庄）有限公司 / 石药集团中奇制药技术（石家庄）有限公司
重组人促红素注射液	重组人促红素注射液（CHO 细胞）临床试验 / CTR20170032	治疗非骨髓恶性肿瘤化疗引起的贫血	其他 / 进行中（招募中）	山东科兴生物制品有限公司
重组人白细胞介素 -1 受体拮抗剂	评价重组人白细胞介素 -1 受体拮抗剂的药代和安全性研究 /CTR20170074	用于预防化疗毒副作用	1 期 / 进行中（招募完成）	交晨生物医药技术（上海）有限公司
重组人白细胞介素 -11 衍生物	重组人白细胞介素 -11 衍生物，百杰依对肿瘤化疗后血小板减少症的治疗和预防作用研究 / CTR20170112	用于实体瘤、非髓系白血病化疗后Ⅲ、Ⅳ度血小板减少症的治疗	4 期 / 进行中（尚未招募）	山东阿华生物药业有限公司 / 山东阿华生物药业有限公司 / 重庆玛根医药有限公司
重组人绒促性素	重组人绒促性素在正常人体内的药代动力学比对研究 /CTR20161028	①接受辅助生殖技术如体外受精 (IVF) 前进行超排卵的妇女；②无排卵或少排卵妇女	1 期 / 进行中（招募中）	珠海市丽珠单抗生物技术有限公司
重组人绒促性素	重组人绒促性素用于接受辅助生殖技术的有效性与安全性 /CTR20170168	①接受辅助生殖技术如体外受精 (IVF) 前进行超排卵的妇女；②无排卵或少排卵妇女	3 期 / 进行中（尚未招募）	珠海市丽珠单抗生物技术有限公司

续表

药物名称	临床试验题目 / 登记号	适应证	试验分期 / 状态	申办单位
注射用重组人凋亡素 2 配体	注射用重组人凋亡素 2 配体Ⅲ期临床试验 /CTR20161061	晚期非小细胞肺癌	3 期 / 进行中（尚未招募）	上海歌佰德生物技术有限公司
甘精胰岛素注射液	甘精胰岛素注射液在 2 型糖尿病患者中的有效性及安全性 /CTR20161012	糖尿病	3 期 / 进行中（招募中）	宜昌东阳光长江药业股份有限公司
重组人血管内皮抑素注射液	重组人血管内皮抑素注射液的耐受性及药代动力学研究 /CTR20160855	晚期实体瘤	1 期 / 进行中（招募中）	江苏吴中医药集团有限公司苏州中凯生物制药厂 / 江苏吴中医药集团有限公司生物医药研究所
重组人甲状旁腺素 (1~84)	重组人甲状旁腺素（1~84），PTH（1~84）治疗绝经后妇女骨质疏松的Ⅲ临床研究 /CTR20160847	绝经后妇女骨质疏松症	3 期 / 进行中（招募中）	山东丹红制药有限公司
重组人生长激素注射液	重组人生长激素注射液人体生物等效性研究 /CTR20160635	用于内源性生长激素缺乏所致的儿童生长缓慢治疗和重度烧伤治疗	其他 / 已完成	安徽安科生物工程（集团）股份有限公司
注射用重组人生长激素	注射用重组人生长激素治疗成人生长激素缺乏症临床试验 /CTR20140030	成人生长激素缺乏症替代治疗	其他 / 进行中（招募中）	安徽安科生物工程（集团）股份有限公司
外用重组溶葡萄球菌酶	外用重组溶葡萄球菌酶Ⅲ期临床试验 /CTR20130659	深Ⅱo烧伤创面合并耐甲氧西林金黄色葡萄球菌 MRSA 感染	3 期 / 已完成	上海高科联合生物技术研发有限公司
重组溶葡萄球菌酶涂剂	重组溶葡萄球菌酶涂剂Ⅲb 期临床试验 /CTR20160822	深Ⅱo烧伤创面合并耐甲氧西林金黄色葡萄球菌 MRSA 感染	3 期 / 进行中（尚未招募）	上海高科联合生物技术研发有限公司
重组 Exendin-4 融合蛋白	重组 Exendin-4 融合蛋白，评价 JY09 注射液的安全性、耐受性和药代动力学 / 药效学研究 /CTR20160613	2 型糖尿病	1 期 / 进行中（招募中）	北京东方百泰生物科技有限公司 / 北京精益泰翔技术发展有限公司

续表

药物名称	临床试验题目 / 登记号	适应证	试验分期 / 状态	申办单位
磷脂化铜锌超氧化物歧化酶	磷脂化铜锌超氧化物歧化酶，CY 健康成年志愿者耐受性和药代动力学临床试验 /CTR20160765	用于急性心肌梗死经皮冠状动脉介入治疗（PCI）后的心肌保护	1 期 / 进行中（尚未招募）	北京泰德制药股份有限公司
生长激素	生长激素治疗先天性卵巢发育不全综合征Ⅱ期临床试验 /CTR20160708	儿童先天性卵巢发育不全（Turner）综合征	2 期 / 进行中（招募中）	长春金赛药业有限责任公司
长效生长激素水剂	长效生长激素水剂治疗小于胎龄儿矮小儿童Ⅱ期临床试验 /CTR20160666	小于胎龄儿矮小儿童	2 期 / 进行中（招募中）	长春金赛药业有限责任公司
短效生长激素水剂	短效生长激素水剂治疗小于胎龄儿矮小儿童Ⅲ期临床试验 /CTR20160390	小于胎龄儿矮小儿童	3 期 / 进行中（招募中）	长春金赛药业有限责任公司 / 长春金赛药业有限责任公司
长效生长激素	长效生长激素治疗特发性矮小的Ⅱ期临床试验 / CTR20160674	儿童特发性矮小	2 期 / 进行中（招募中）	长春金赛药业有限责任公司
长效生长激素水剂	长效生长激素水剂治疗成人生长激素缺乏症Ⅱ期临床试验 /CTR20160363	成人生长激素缺乏症	2 期 / 进行中（尚未招募）	长春金赛药业有限责任公司
长效生长激素	长效生长激素治疗儿童生长激素缺乏症Ⅳ期临床试验 /CTR20150434	用于内源性生长激素缺乏所引起的儿童生长缓慢	4 期 / 进行中（招募中）	长春金赛药业有限责任公司 / 长春金赛药业有限责任公司
胸腺素 α1	胸腺素 α1 治疗慢性乙型肝炎Ⅲ期临床研究 / CTR20150489	慢性乙型肝炎	3 期 / 已完成	长春金赛药业有限责任公司 / 长春金赛药业有限责任公司
注射用重组人凝血因子Ⅷ	注射用重组人凝血因子Ⅷ治疗甲型血友病的临床研究 /CTR20160410	甲型血友病	3 期 / 进行中（尚未招募）	神州细胞工程有限公司
重组人凝血因子Ⅷ	重组人凝血因子Ⅷ，比较 SCT800 和任捷在甲型血友病患者中的药代动力学研究 /CTR20160409	甲型血友病	1 期 / 进行中（尚未招募）	神州细胞工程有限公司
注射用重组新蛭素	注射用重组新蛭素Ⅰ期临床试验 /CTR20160444	下肢深静脉血栓	1 期 / 进行中（招募中）	中国人民解放军军事医学科学院放射与辐射医学研究所 / 北京三有利和泽生物科技有限公司

续表

药物名称	临床试验题目 / 登记号	适应证	试验分期 / 状态	申办单位
聚乙二醇化重组人粒细胞刺激因子注射液	聚乙二醇化重组人粒细胞刺激因子注射液 I 期临床研究 /CTR20130387	预防化疗后中性粒细胞减少	1 期 / 已完成	杭州九源基因工程有限公司
门冬胰岛素注射液	联邦制药门冬胰岛素注射液 PK 和 PD 研究 / CTR20160095	用于治疗糖尿病	1 期 / 进行中（招募完成）	珠海联邦制药股份有限公司中山分公司
长效干扰素 α 2b 融合蛋白	长效干扰素 α 2b 融合蛋白 I 期临床试验 / CTR20160195	慢性病毒性肝炎	1 期 / 已完成	北京美福源生物医药科技有限公司 / 天津林达生物科技有限公司 / 中美福源生物技术（北京）有限公司
注射用重组人尿激酶原	注射用重组人尿激酶原的 Ⅲ 期临床试验 / CTR20140837	急性 ST 段抬高型心肌梗死	3 期 / 进行中（招募中）	苏州兰鼎生物制药有限公司
重组人粒细胞集落刺激因子	F-627 单中心、开放、剂量递增的 I 期临床研究 / CTR20130170	用于肿瘤患者放、化疗引起的中性粒细胞减少症	1 期 / 已完成	健能隆医药技术（上海）有限公司
重组人粒细胞集落刺激因子	F-627 的 Ib 期临床研究 / CTR20131105	用于肿瘤患者放、化疗引起的嗜中性粒细胞减少症	1 期 / 已完成	健能隆医药技术（上海）有限公司
重组人粒细胞集落刺激因子 -Fc 融合蛋白	重组人粒细胞集落刺激因子 -Fc 融合蛋白，F-627 多中心随机开放阳性药物对照剂量探索的 Ⅱ 期临床试验 /CTR20140499	肿瘤放、化疗后引起的中性粒细胞减少症	2 期 / 已完成	健能隆医药技术（上海）有限公司
重组人白细胞介素 22-Fc 融合蛋白	重组人白细胞介素 22-Fc 融合蛋白，健康受试者单次和多次给予 F-652 的 I 期临床研究 / CTR20160042	急性胰腺炎	1 期 / 进行中（招募中）	健能隆医药技术（上海）有限公司
注射用重组人凝血因子Ⅷ	注射用重组人凝血因子Ⅷ治疗 A 型血友病临床研究 /CTR20160253	A 型血友病	其他 / 进行中（招募中）	正大天晴药业集团股份有限公司
重组人 TNK 组织型纤溶酶原激活剂	铭复乐（rhTNK-tPA）上市后疗效和安全性研究 / CTR20150365	用于发病 6h 以内的急性心肌梗死患者的溶栓治疗	4 期 / 进行中（招募中）	广州铭康生物工程有限公司

续表

药物名称	临床试验题目 / 登记号	适应证	试验分期 / 状态	申办单位
重组人血清白蛋白 - 人粒细胞集落刺激因子融合蛋白	重组人血清白蛋白 - 人粒细胞集落刺激因子融合蛋白，健康受试者单次给药耐受性及药代动力学 / 药效动力学研究 / CTR20150446	防治骨髓抑制引起的白细胞减少症及骨髓衰竭患者的白细胞低下症	1 期 / 已完成	江苏泰康生物医药有限公司 / 江苏泰康生物医药有限公司 / 泰州贝今生物技术有限公司
重组人血清白蛋白 - 人粒细胞集落刺激因子融合蛋白	重组人血清白蛋白 - 人粒细胞集落刺激因子融合蛋白，Ⅰd 期临床耐受性及药代动力学试验 / CTR20160172	防治骨髓抑制引起的白细胞减少症及骨髓衰竭患者的白细胞低下症	1 期 / 进行中（尚未招募）	江苏泰康生物医药有限公司 / 江苏泰康生物医药有限公司 / 泰州贝今生物技术有限公司
重组人 GM-CSF 单纯疱疹病毒注射液	重组人 GM-CSF 单纯疱疹病毒注射液，OrienX010 治疗恶性黑色素瘤的Ⅰb 期临床试验 / CTR20140631	恶性黑色素瘤	1 期 / 进行中（招募完成）	北京奥源和力生物技术有限公司
冻干重组高效复合干扰素	冻干重组高效复合干扰素临床试验 /CTR20150734	慢性乙型肝炎	3 期 / 进行中（招募中）	四川辉阳生命工程股份有限公司
重组人胰岛素	重组人胰岛素在糖尿病患者中的临床试验 / CTR20150293	糖尿病	3 期 / 进行中（招募中）	宜昌长江药业有限公司
抗原致敏的人树突状细胞	抗原致敏的人树突状细胞（APDC）治疗转移性结直肠癌Ⅲ期研究 / CTR20150633	具有手术适应症的结直肠癌患者，一般状况尚可，无严重心、肝、肺、肾疾病	3 期 / 进行中（招募中）	中国人民解放军第二军医大学 / 上海海欣生物技术有限公司
重组人表皮生长因子滴眼液	重组人表皮生长因子滴眼液，易贝用于中度干眼伴浅层点状角膜病变的临床研究 /CTR20130920	中度干眼伴浅层点状角膜病变	2 期 / 进行中（招募完成）	桂林华诺威基因药业有限公司
精蛋白重组人胰岛素注射液	精蛋白重组人胰岛素注射液（预混 30/70）Ⅲ期临床研究 /CTR20150485	1 型或 2 型糖尿病	3 期 / 已完成	合肥天麦生物科技发展有限公司
重组高效抗肿瘤抗病毒蛋白注射液	乐复能治疗晚期神经内分泌瘤的临床研究 / CTR20150292	晚期神经内分泌瘤	2 期 / 进行中（尚未招募）	杰华生物技术（北京）有限公司
重组高效抗肿瘤抗病毒蛋白注射液	乐复能治疗二线及以上治疗失败的转移性结直肠癌研究 /CTR20130490	结直肠癌	其他 / 进行中（招募完成）	杰华生物技术（北京）有限公司

续表

药物名称	临床试验题目 / 登记号	适应证	试验分期 / 状态	申办单位
重组高效抗肿瘤抗病毒蛋白注射液	乐复能联合卡培他滨治疗晚期结直肠癌的临床研究 / CTR20140080	结直肠癌	2 期 / 进行中（尚未招募）	杰华生物技术（北京）有限公司
重组高效抗肿瘤抗病毒蛋白注射液	乐复能治疗局部晚期胰腺癌Ⅱ期临床研究 / CTR20131898	局部晚期胰腺癌	2 期 / 进行中（招募完成）	杰华生物技术（北京）有限公司
重组高效抗肿瘤抗病毒蛋白注射液	乐复能治疗黑色素瘤随机开放多剂量组平行对照临床研究 /CTR20132132	Ⅲ、Ⅳ期黑色素瘤	2 期 / 进行中（招募中）	杰华生物技术（北京）有限公司
注射用重组人甲状旁腺素（1~34）	注射用重组人甲状旁腺素（1~34）Ⅱ期临床研究 / CTR20150391	本品用于有高骨折风险的绝经后妇女骨质疏松症的治疗、原发性或性腺功能减退所致的男性骨质疏松症的治疗	2 期 / 已完成	东莞宝丽健生物工程研究开发有限公司
重组人红细胞生成素（Fc）融合蛋白注射液	重组人红细胞生成素（Fc）融合蛋白注射液Ⅰ期临床试验 /CTR20150390	用于慢性肾脏疾病导致的贫血，包括透析及非透析患者	1 期 / 进行中（招募中）	东莞宝丽健生物工程研究开发有限公司
甘精胰岛素注射液	评价甘精胰岛素注射液治疗 2 型糖尿病有效性和安全性 /CTR20140607	2 型糖尿病	3 期 / 已完成	通化东宝药业股份有限公司
门冬胰岛素	门冬胰岛素Ⅲ期临床研究 / CTR20150361	糖尿病	3 期 / 进行中（尚未招募）	通化东宝药业股份有限公司
注射用重组促胰岛素分泌素	注射用重组促胰岛素分泌素Ⅲ期临床试验 / CTR20150403	用于不能使用胰岛素或饮食和口服降糖药不能控制血糖的 2 型糖尿病患者	3 期 / 已完成	东莞宝丽健生物工程研究开发有限公司
多功能凋亡受体激动剂（DATR）	多功能凋亡受体激动剂（DATR）Ⅰ期临床研究方案 /CTR20130638	用于晚期恶性肿瘤患者	1 期 / 进行中（招募中）	成都地奥九泓制药厂 / 成都地奥九泓制药厂
重组人内皮抑素腺病毒注射液	重组人内皮抑素腺病毒注射液，EDS01 治疗晚期头颈部恶心肿瘤多中心、随机对照Ⅱ期临床试验 / CTR20140842	晚期头颈部恶性肿瘤（包括头颈部鳞癌和鼻咽癌）	2 期 / 进行中（招募中）	成都恩多施生物工程技术有限公司

续表

药物名称	临床试验题目 / 登记号	适应证	试验分期 / 状态	申办单位
聚乙二醇化重组人促红细胞生产素	慢性肾病贫血患者单次皮下注射长效促红素的安全性 /CTR20130317	慢性肾病伴贫血	1 期 / 进行中（招募完成）	沈阳三生制药有限责任公司 / 沈阳三生制药有限责任公司
聚乙二醇化重组人促红细胞生产素	健康受试者对单次静脉注射长效促红素的耐受性和安全性 /CTR20130312	慢性肾病伴贫血	1 期 / 进行中（招募中）	沈阳三生制药有限责任公司 / 沈阳三生制药有限责任公司
冻干重组人角质细胞生长因子	冻干重组人角质细胞生长因子Ⅰ / Ⅱ期临床试验 / CTR20150028	用于治疗血液肿瘤造血干细胞移植患者严重口腔黏膜炎	其他 / 进行中（招募完成）	成都芝田生物工程有限公司 / 成都博发生物技术有限公司
冻干滴眼用重组人表皮生长因子	冻干滴眼用重组人表皮生长因子临床效果评价 / CTR20132246	角膜移植术后、翼状胬肉切除术后	其他 / 进行中（招募中）	成都华神生物技术有限责任公司 / 中国人民解放军军事医学科学院生物工程研究所 / 成都华神集团股份有限公司
注射用重组融合蛋白（HSP-MUC1）	注射用重组融合蛋白（HSP-MUC1），融合蛋白临床研究 /CTR20131895	MUC1 表达阳性的乳腺癌	1 期 / 进行中（招募中）	成都信立邦生物制药有限公司
注射用聚乙二醇化重组人血管内皮抑制素	注射用聚乙二醇化重组人血管内皮抑制素健康人 I 期临床 /CTR20140907	晚期实体瘤	1 期 / 进行中（招募完成）	山东先声麦得津生物制药有限公司 / 中国药科大学 / 江苏先声药物研究有限公司 / 江苏先声药业有限公司
重组变构人肿瘤坏死因子相关凋亡诱导配体	重组变构人肿瘤坏死因子相关凋亡诱导配体，CPT 联合沙利度胺和地塞米松治疗多发性骨髓瘤的研究 / CTR20140751	多发性骨髓瘤	3 期 / 进行中（招募中）	北京沙东生物技术有限公司
PEG 化重组人粒细胞集落刺激因子	PEG 化重组人粒细胞集落刺激因子，评价津优力预防乳腺癌患者化疗后 ANC 减少的临床试验 / CTR20140881	乳腺癌患者化疗后中性粒细胞减少症	4 期 / 进行中（招募中）	山东格兰百克生物制药有限公司
聚乙二醇化重组人粒细胞刺激因子注射液	评价津优力预防化疗后中性粒细胞减少的有效性和安全性 /CTR20140876	肺癌、头颈部癌、结直肠癌、卵巢癌等患者化疗后中性粒细胞减少症	4 期 / 进行中（招募中）	山东格兰百克生物制药有限公司

续表

药物名称	临床试验题目 / 登记号	适应证	试验分期 / 状态	申办单位
聚乙二醇化重组人粒细胞刺激因子注射液	评价津优力预防淋巴瘤患者化疗后 ANC 减少的临床研究 /CTR20140892	淋巴瘤患者化疗后中性粒细胞减少症	4 期 / 进行中（招募中）	山东格兰百克生物制药有限公司
Y 型 PEG 化重组人促红素注射液	Y 型 PEG 化重组人促红素注射液 I 期临床研究 / CTR20140492	儿童生长激素缺乏；儿童慢性肾功能不全生长障碍；儿童特发性矮小症；成年内源性 GH 缺乏的替代治疗	1 期 / 进行中（招募中）	厦门特宝生物工程股份有限公司 / 厦门特宝生物工程股份有限公司 / 厦门伯赛基因转录技术有限公司
Y 型 PEG 化重组人促红素注射液	Y 型 PEG 化重组人生长激素 I 期临床试验 / CTR20140394	健康男性受试者	1 期 / 已完成	厦门特宝生物工程股份有限公司 / 厦门特宝生物工程股份有限公司 / 厦门伯赛基因转录技术有限公司
Y 型 PEG 化重组人粒细胞集落刺激因子	YPEG-rhG-CSF 预防化疗后中性粒细胞减少症的Ⅱ期临床 /CTR20140464	预防化疗后中性粒细胞减少症	2 期 / 已完成	厦门特宝生物工程股份有限公司 / 厦门特宝生物工程股份有限公司 / 厦门伯赛基因转录技术有限公司

药物名称	受理号	适应证	研发进展	申办单位
重组人源化抗 PCSK9 单克隆抗体注射液	CXSL1600050	—	获批临床	上海君实生物医药科技股份有限公司
重组人源化抗 BLyS 单克隆抗体注射液	CXSL1500083	—	获批临床	苏州众合生物医药科技有限公司
重组抗肿瘤坏死因子 -α 全人源单克隆抗体注射液	CXSL1300035	—	获批临床	嘉和生物药业有限公司
重组抗 HER2 结构域Ⅱ人源化单克隆抗体注射液	CXSL1600001	—	获批临床	珠海市丽珠单抗生物技术有限公司
重组人鼠嵌合抗 CD20 单克隆抗体注射液	CXSL1500027	—	获批临床	珠海市丽珠单抗生物技术有限公司
甘精胰岛素	CXSL1600005	—	获批临床	浙江海正药业股份有限公司
甘精胰岛素注射液	CXSL1600006	—	获批临床	浙江海正药业股份有限公司
重组抗 RANKL 全人源单克隆抗体注射液	CXSL1500116	—	获批临床	浙江海正药业股份有限公司
重组人血白蛋白	CXSL1500014	—	获批临床	浙江海正药业股份有限公司
重组抗 CD52 人源化单克隆抗体注射液	CXSL1400091	—	获批临床	浙江海正药业股份有限公司
重组甘精胰岛素注射液	CXSL1300053	—	获批临床	浙江海正药业股份有限公司

续表

药物名称	受理号	适应证	研发进展	申办单位
重组人干扰素 β-1a 注射液	CXSL1300008	—	获批临床	浙江海正药业股份有限公司
重组人血白蛋白	CXSL1200098	—	获批临床	浙江海正药业股份有限公司
注射用重组人肿瘤坏死因子相关凋亡诱导配体	CXSL1200019	—	获批临床	浙江海正药业股份有限公司
精蛋白重组人胰岛素注射液	CXSL1200023	—	获批临床	浙江海正药业股份有限公司
重组抗 RANKL 全人单克隆抗体注射液	CXSL1600099	—	获批临床	山东博安生物技术有限公司
重组抗 RANKL 全人单克隆抗体注射液	CXSL1600080	—	获批临床	山东博安生物技术有限公司
重组抗 EGFR 人鼠嵌合单克隆抗体注射液	CXSL1300104	—	获批临床	齐鲁制药有限公司
重组抗 EGFR 人鼠嵌合单克隆抗体注射液	CXSL1300105	—	获批临床	齐鲁制药有限公司
重组抗 RANKL 全人单克隆抗体注射液	CXSL1400030	—	获批临床	齐鲁制药有限公司
重组抗 RANKL 全人单克隆抗体注射液	CXSL1400029	—	获批临床	齐鲁制药有限公司
重组抗 TNF-α 全人单克隆抗体注射液	CXSL1300088	—	获批临床	齐鲁制药有限公司
重组抗 TNF-α 全人单克隆抗体注射液	CXSL1300087	—	获批临床	齐鲁制药有限公司
重组全人源抗 RANKL 单克隆抗体注射液	CXSL1600051	—	获批临床	上海津曼特生物科技有限公司
重组全人源抗 RANKL 单克隆抗体注射液	CXSL1600053	—	获批临床	上海津曼特生物科技有限公司
重组人源化单克隆抗体 MIL62 注射液（岩藻糖敲除 aCD20 抗体）	CXSL1500117	—	获批临床	北京天广实生物技术股份有限公司
重组抗人表皮生长因子受体人源化单克隆抗体注射液	CXSL1300077	—	获批临床	北京天广实生物技术股份有限公司
聚乙二醇化重组人生长激素注射液	CXSL1300101	—	获批临床	安徽安科生物工程（集团）股份有限公司
聚乙二醇化重组人生长激素注射液	CXSL1300102	—	获批临床	安徽安科生物工程（集团）股份有限公司
聚乙二醇化重组人干扰素 α2b 注射液	CXSL1100079	—	获批临床	安徽安科生物工程（集团）股份有限公司
聚乙二醇化重组人生长激素注射液	CXSL0700027	—	获批临床	安徽安科生物工程（集团）股份有限公司

续表

药物名称	受理号	适应证	研发进展	申办单位
重组人白蛋白干扰素 α2b 融合蛋白注射液	CXSL0700009	—	获批临床	安徽安科生物工程（集团）股份有限公司
重组人血管内皮生长因子受体 - 抗体 - 人补体受体 1 融合蛋白注射液	CXSL1500009	—	获批临床	信达生物制药（苏州）有限公司
重组人血管内皮生长因子受体 - 抗体 - 人补体受体 1 融合蛋白注射液	CXSL1500008	—	获批临床	信达生物制药（苏州）有限公司
重组人源化抗 VEGF 单克隆抗体注射液	CXSL1600061	—	获批临床	北京东方百泰生物科技有限公司
重组人源化抗 VEGF 单克隆抗体注射液	CXSL1500087	—	获批临床	北京东方百泰生物科技有限公司
重组抗肿瘤坏死因子 -α 全人源单克隆抗体注射液	CXSL1500023	—	获批临床	北京东方百泰生物科技有限公司
重组人 CD20 单克隆抗体注射液	CXSL1100070	—	获批临床	深圳赛乐敏生物科技有限公司
重组抗 EGFR 人源化单克隆抗体注射液	CXSL1500131	—	获批临床	上海复宏汉霖生物技术有限公司
重组抗 EGFR 人鼠嵌合单克隆抗体注射液	CXSL1500046	—	获批临床	上海复宏汉霖生物技术有限公司
重组抗 EGFR 人鼠嵌合单克隆抗体注射液	CXSL1400129	—	获批临床	上海复宏汉霖生物技术有限公司
重组全人源抗 EGFR 单克隆抗体注射液	CXSL1400128	—	获批临床	江苏先声药业有限公司
注射用人鼠嵌合抗 TNF-α 单克隆抗体	CXSL1400111	—	获批临床	江苏先声药业有限公司
注射用聚乙二醇化重组假丝酵母尿酸氧化酶	CXSL1400086	—	获批临床	沈阳三生制药有限责任公司
重组抗 EGFR 人鼠嵌合单克隆抗体注射液	CXSL1500067	—	获批临床	上海中信国健药业股份有限公司
重组抗 CD20 人鼠嵌合单克隆抗体注射液	CXSS1100021	—	获批临床	上海中信国健药业股份有限公司
重组抗狂犬病毒人源化单克隆抗体注射液	CXSL1500072	—	获批临床	深圳龙瑞药业有限公司
注射用重组抗 IgE 单克隆抗体	CXSL1400132	—	获批临床	深圳龙瑞药业有限公司
重组抗 EGFR 单克隆抗体注射液	CXSL1500004	—	获批临床	深圳龙瑞药业有限公司

续表

药物名称	受理号	适应证	研发进展	申办单位
重组全人源抗肿瘤坏死因子α 单克隆抗体注射液	CXSL1500089	—	获批临床	神州细胞工程有限公司
重组人源化抗 VEGF 单克隆抗体注射液	CXSL1500036	—	获批临床	神州细胞工程有限公司
重组人源化抗 H7N9 单克隆抗体注射液	CXSL1300109	—	获批临床	神州细胞工程有限公司
重组抗 VEGF 人源化单克隆抗体注射液	CXSL1600028	—	获批临床	上海复旦张江生物医药股份有限公司
SHR-1309 注射液	CXSL1500030	—	获批临床	上海恒瑞医药有限公司
长效胰岛素（NS061 注射液）	CXSL1400120	—	获批临床	江苏恒瑞医药股份有限公司
T-DM1（注射用 SHR-A1201）	CXSL1300040	—	获批临床	江苏恒瑞医药股份有限公司
重组抗人肿瘤坏死因子(TNF-α）单抗注射液（阿达木单抗）	CXSL1400139	—	获批临床	华兰基因工程有限公司
重组抗淋巴细胞瘤(CD20）单抗注射液（利妥昔单抗）	CXSL1400096	—	获批临床	华兰基因工程有限公司
注射用重组抗人表皮生长因子受体 2(HER2）单抗（曲妥珠单抗）	CXSL1400077	—	获批临床	华兰基因工程有限公司
重组人源化抗人白细胞介素 6 受体单克隆抗体注射液	CXSL1600124	—	获批临床	百奥泰生物科技（广州）有限公司
抗 VEGF 单抗（TAB014 单抗注射液）	CXSL1600083	—	获批临床	东曜药业有限公司
Her3 单抗（TAD011 单抗注射液）	CXSL1400066	—	获批临床	东曜药业有限公司
注射用重组人甲状旁腺素(1~34）[56.5μg]	CXSL1500121	—	获批临床	成都金凯生物技术有限公司
重组抗 CD20 单克隆抗体注射液	CXSL1300095	—	获批临床	成都金凯生物技术有限公司
重组抗 CD20 单克隆抗体注射液	CXSL1300094	—	获批临床	成都金凯生物技术有限公司
重组人 CTLA-4 变体 Fc 融合蛋白注射液	CXSL1500088	—	获批临床	苏州康宁杰瑞生物科技有限公司
治疗用重组人乳头瘤病毒 16 型 E7 融合蛋白疫苗	CXSL1200076	—	获批临床	上海泽润安珂生物制药有限公司
利拉鲁肽注射液	CXSL1400007	—	获批临床	杭州九源基因工程有限公司
地特胰岛素	CXSL1300085	—	获批临床	珠海联邦制药股份有限公司

续表

药物名称	受理号	适应证	研发进展	申办单位
地特胰岛素注射液	CXSL1300086	—	获批临床	珠海联邦制药股份有限公司
VEGFR2 单抗（金妥昔单抗注射液）	CXSL1600013	—	获批临床	长春金赛药业有限责任公司
注射用重组人凝血因子Ⅷ	CXSL1600047	—	获批临床	北京诺思兰德生物技术股份有限公司
重组全人源抗 RANKL 单克隆抗体注射液	CXSL1600032	—	获批临床	江苏泰康生物医药有限公司
重组全人源抗 RANKL 单克隆抗体注射液	CXSL1400093	—	获批临床	江苏泰康生物医药有限公司
注射用重组人胰高血糖素样肽 -1 类似物融合蛋白（酵母）	CXSL1300093	—	获批临床	江苏泰康生物医药有限公司
利妥昔单抗注射液	CXSL1500056	—	获批临床	正大天晴药业集团股份有限公司
阿达木单抗注射液	CXSL1500037	—	获批临床	正大天晴药业集团股份有限公司
贝伐珠单抗注射液	CXSL1400137	—	获批临床	正大天晴药业集团股份有限公司
注射用曲妥珠单抗	CXSL1400013	—	获批临床	正大天晴药业集团股份有限公司
地特胰岛素注射液	CXSL1300083	—	获批临床	正大天晴药业集团股份有限公司
地特胰岛素	CXSL1300082	—	获批临床	正大天晴药业集团股份有限公司
聚乙二醇干扰素 α-2a 注射液	CXSL1300049	—	获批临床	江苏正大天晴药业股份有限公司
注射用重组人组织型纤溶酶原激酶衍生物	CXSL1500077	—	获批临床	山东阿华生物药业有限公司
Q101- 聚乙二醇重组人干扰素 α 2a 注射液	CXSL1600015	—	获批临床	石药集团中奇制药技术（石家庄）有限公司
治疗用乙型肝炎腺病毒注射液	CXSL1600011	—	获批临床	天士力创世杰（天津）生物制药有限公司
聚乙二醇重组人干扰素 α 2b 注射液	CXSL1300096	—	获批临床	北京双鹭药业股份有限公司
聚乙二醇重组人干扰素 α 2b 注射液	CXSL1300097	—	获批临床	北京双鹭药业股份有限公司
注射用重组人Ⅱ型肿瘤坏死因子受体 - 抗体融合蛋白	CXSL1100067	—	获批临床	北京双鹭药业股份有限公司
重组赖脯胰岛素注射液	CXSS1500012	—	获批临床	江苏万邦生化医药股份有限公司
重组赖脯胰岛素	CXSS1500011	—	获批临床	江苏万邦生化医药股份有限公司
精蛋白锌重组赖脯胰岛素混合注射液 (25R）	CXSL1500001	—	获批临床	江苏万邦生化医药股份有限公司
精蛋白锌重组赖脯胰岛素混合注射液 (50R）	CXSL1500002	—	获批临床	江苏万邦生化医药股份有限公司

续表

药物名称	受理号	适应证	研发进展	申办单位
重组人鼠嵌合抗 CD20 单克隆抗体注射液	CXSL1600036	—	获批临床	浙江特瑞思药业股份有限公司
重组抗 PD-L1 全人单克隆抗体注射液	CXSL1600075	—	获批临床	基石药业（苏州）有限公司
抗 TNF-α 全人源单克隆抗体注射液	CXSL1600065	—	获批临床	大庆东竺明生物技术有限公司
重组抗 VEGF 人源化单克隆抗体注射液	CXSL1600056	—	获批临床	江苏奥赛康药业股份有限公司
注射用重组羧肽酶 G2	CXSL1600039	—	获批临床	重庆科润生物医药研发有限公司
重组人源化抗肿瘤坏死因子 α 单克隆抗体注射液	CXSL1600012	—	获批临床	深圳万乐药业有限公司
重组人鼠嵌合抗 CD20 单克隆抗体注射液	CXSL1400136	—	获批临床	深圳万乐药业有限公司
注射用重组抗 HER2 人源化单克隆抗体	CXSL1400053	—	获批临床	深圳万乐药业有限公司
重组人源化抗 VEGF 单克隆抗体注射液	CXSL1500051	—	获批临床	上海康岱生物医药技术股份有限公司
门冬胰岛素 30 注射液	CXSL1500127	—	获批临床	宜昌东阳光长江药业股份有限公司
门冬胰岛素注射液	CXSL1500063	—	获批临床	宜昌东阳光长江药业股份有限公司
门冬胰岛素	CXSL1500062	—	获批临床	宜昌东阳光长江药业股份有限公司
植物源重组人血清白蛋白注射液	CXSL1500135	—	获批临床	武汉禾元生物科技股份有限公司
重组人源化抗 HER2 单抗 -AS269 偶联注射液	CXSL1600007	—	获批临床	浙江医药股份有限公司
重组全人源抗 EGFR 单克隆抗体注射液	CXSL1500134	—	获批临床	重庆智翔金泰生物制药有限公司
聚乙二醇干扰素 α2b 注射液	CXSL1400001	—	获批临床	长春海伯尔生物技术有限责任公司
聚乙二醇干扰素 α2b 注射液	CXSL1400006	—	获批临床	长春海伯尔生物技术有限责任公司
聚乙二醇干扰素 α2b 注射液	CXSL1400008	—	获批临床	长春海伯尔生物技术有限责任公司
聚乙二醇干扰素 α2b 注射液	CXSL1400009	—	获批临床	长春海伯尔生物技术有限责任公司
人源化抗 VEGF 单抗注射液	CXSL1500099	—	获批临床	北京绿竹生物技术股份有限公司
抗人肿瘤坏死因子 -α 单克隆抗体注射液	CXSL1400098	—	获批临床	北京绿竹生物技术股份有限公司
重组人促红素 -CTP 融合蛋白注射液 (CHO 细胞）	CXSL1400154	—	获批临床	哈药集团技术中心

续表

药物名称	受理号	适应证	研发进展	申办单位
重组人促红素 -CTP 融合蛋白注射液 (CHO 细胞)	CXSL1400156	—	获批临床	哈药集团技术中心
注射用重组抗 EGFR 人鼠嵌合单克隆抗体	CXSL1300125	—	获批临床	哈药集团技术中心
注射用重组抗 HER2 人源化单克隆抗体	CXSL1000002	—	获批临床	哈药集团生物工程有限公司
贝那鲁肽注射液	CXSS1500006	—	获批临床	上海仁会生物制药股份有限公司
重组人胰高血糖素类多肽 -1(7-36) 注射液	CXSL1400067	—	获批临床	上海仁会生物制药股份有限公司
注射用重组人胰高血糖素类多肽 -1(7-36)	CXSS1100011	—	获批临床	上海仁会生物制药股份有限公司
重组 SeV-hFGF2/dF 注射液	CXSL1100085	—	获批临床	本元正阳基因技术有限公司
重组 SeV-hFGF2/dF 注射液	CXSL0800033	—	获批临床	本元正阳基因技术有限公司
抗 HER2 ADC 药物（注射用 A166）	CXSL1700085	—	申报临床	四川科伦博泰生物医药股份有限公司
抗 PD-L1 人源化单克隆抗体（KL-A167 注射液）	CXSL1700026	—	申报临床	四川科伦博泰生物医药股份有限公司
注射用重组人血小板生成素拟肽 -Fc 融合蛋白	CXSL1700008	—	申报临床	四川科伦博泰生物医药股份有限公司
重组抗 VEGFR2 全人源单克隆抗体注射液	CXSL1600119	—	申报临床	四川科伦博泰生物医药股份有限公司
VEGFR/FGFR 双靶点融合蛋白（RC28-E 注射液）	CXSL1700081	—	申报临床	荣昌生物制药（烟台）有限公司
VEGFR/FGFR 双靶点融合蛋白（RC28-E 注射液）	CXSL1700080	—	申报临床	荣昌生物制药（烟台）有限公司
注射用重组抗 HER2 人源化单抗 -DM1 偶联物	CXSL1700058	—	申报临床	三生国健药业（上海）股份有限公司
重组抗 VEGF 人源化单克隆抗体注射液	CXSL1600092	—	申报临床	三生国健药业（上海）股份有限公司
抗 PCSK9 单抗（AK102 注射液）	CXSL1700021	—	申报临床	康融东方（广东）医药有限公司
CTLA4/PD1 双功能抗体（AK104 注射液）	CXSL1700074	—	申报临床	中山康方生物医药有限公司
抗 PD-1 单克隆抗体（AK105 注射液）	CXSL1700075	—	申报临床	中山康方生物医药有限公司
重组人抗 IL-12/IL-23 p40 单克隆抗体（AK101 注射液）	CXSL1600076	—	申报临床	中山康方生物医药有限公司

续表

药物名称	受理号	适应证	研发进展	申办单位
德谷胰岛素注射液	CXSL1700063	—	申报临床	吉林津升制药有限公司
德谷胰岛素	CXSL1700062	—	申报临床	吉林津升制药有限公司
抗人RANKL单克隆抗体（GB223注射液）	CXSL1700041	—	申报临床	嘉和生物药业有限公司
抗人RANKL单克隆抗体（GB223注射液）	CXSL1700042	—	申报临床	嘉和生物药业有限公司
抗HER2全人源单抗（注射用GB235）	CXSL1700020	—	申报临床	嘉和生物药业有限公司
T-DM1（注射用GB251）	CXSL1700030	—	申报临床	嘉和生物药业有限公司
重组全人源抗细胞毒T淋巴细胞相关抗原4（CTLA-4）单克隆抗体注射液	CXSL1700077	—	申报临床	苏州信达生物科技有限公司
注射用重组人凝血因子Ⅷ	CXSL1700070	—	申报临床	成都蓉生药业有限责任公司
注射用重组抗HER2人源化单克隆抗体	CXSL1700045	—	申报临床	上海生物制品研究所有限责任公司
重组人鼠嵌合抗CD20单克隆抗体注射液	CXSL1600088	—	申报临床	上海生物制品研究所有限责任公司
CD95受体Fc融合蛋白（CAN008注射液）	CXSL1700082	—	申报临床	北海康成（上海）生物科技有限公司
重组Fc糖基化修饰抗CD20人源化单克隆抗体注射液	CXSL1700071	—	申报临床	百奥泰生物科技（广州）有限公司
重组人抗TNF-α单克隆抗体注射液	CXSL1700003	—	申报临床	百奥泰生物科技（广州）有限公司
重组人源化抗PD-1单克隆抗体注射液	CXSL1600102	—	申报临床	百奥泰生物科技（广州）有限公司
重组人源化抗人白细胞介素6受体单克隆抗体注射液	CXSL1600048	—	申报临床	百奥泰生物科技（广州）有限公司
重组抗PD-1人源化单克隆抗体注射液	CXSL1700073	—	申报临床	上海复宏汉霖生物技术股份有限公司
重组抗VEGFR2全人单克隆抗体注射液	CXSL1700064	—	申报临床	上海复宏汉霖生物技术股份有限公司
注射用重组抗HER2人源化单克隆抗体-MCC-DM1偶联剂	CXSL1700072	—	申报临床	上海交联药物研发有限公司
注射用重组人神经生长因子	CXSL1700060	—	申报临床	中国人民解放军军事医学科学院生物工程研究所
口服幽门螺杆菌基因工程活菌载体苗	CXSL1500007	—	申报临床	中国人民解放军军事医学科学院生物工程研究所

续表

药物名称	受理号	适应证	研发进展	申办单位
重组全人源抗 RANKL 单克隆抗体注射液	CXSL1700051	—	申报临床	珠海市丽珠单抗生物技术有限公司
重组全人源抗 RANKL 单克隆抗体注射液	CXSL1700048	—	申报临床	珠海市丽珠单抗生物技术有限公司
注射用重组人源化抗 PD-1 单克隆抗体	CXSL1600125	—	申报临床	珠海市丽珠单抗生物技术有限公司
注射用重组人白细胞介素 12	CXSL1700006	—	申报临床	安徽丰原药业股份有限公司
抗人白细胞介素 17A 单克隆抗体（GR1501 注射液）	CXSL1700066	—	申报临床	重庆智翔金泰生物制药有限公司
重组全人源抗肿瘤坏死因子 - α 单克隆抗体注射液	CXSL1700057	—	申报临床	上海华奥泰生物药业有限公司
重组人源化抗血管内皮生长因子 (VEGF）单克隆抗体注射液	CXSL1600104	—	申报临床	上海华奥泰生物药业有限公司
TG103 注射液	CXSL1700040	—	申报临床	成都天视珍生物技术有限公司
重组人 - 鼠嵌合抗 CD20 单克隆抗体注射液	CXSL1700027	—	申报临床	喜康（武汉）生物医药有限公司
Q101- 聚乙二醇重组人干扰素 α 2a 注射液	CXSL1600117	—	申报临床	石药集团中奇制药技术（石家庄）有限公司
重组人 GM-CSF 溶瘤 Ⅱ 型单纯疱疹病毒（OH2）注射液（Vero 细胞）	CXSL1700044	—	申报临床	武汉滨会生物科技股份有限公司生物创新园分公司
重组全人源抗 IL-12/23 单克隆抗体注射液（QX001S 注射液）	CXSL1700059	—	申报临床	江苏荃信生物医药有限公司
重组 LAG-3/Fc 融合蛋白（EOC202 注射液）	CXSL1700043	—	申报临床	无锡药明康德生物技术股份有限公司
抗 CD20-MMAE 抗体偶联药物（注射用 TRS005）	CXSL1700031	—	申报临床	浙江特瑞思药业股份有限公司
重组人源化抗 VEGF 单克隆抗体注射液	CXSL1600130	—	申报临床	浙江特瑞思药业股份有限公司
雷珠单抗注射液	CXSL1700010	—	申报临床	上海联合赛尔生物工程有限公司
重组全人源抗 TNF- α 单克隆抗体注射液	CXSL1700056	—	申报临床	康宁杰瑞（吉林）生物科技有限公司
重组人 CTLA-4 变体 Fc 融合蛋白注射液	CXSL1600069	—	申报临床	苏州康宁杰瑞生物科技有限公司
重组人促卵泡激素注射液	CXSL1500029	—	申报临床	康宁杰瑞（吉林）生物科技有限公司

续表

药物名称	受理号	适应证	研发进展	申办单位
重组人血管内皮生长因子受体 - 抗体融合蛋白注射液	CXSL1700036	—	申报临床	齐鲁制药有限公司
重组人血管内皮生长因子受体 - 抗体融合蛋白注射液	CXSL1700038	—	申报临床	齐鲁制药有限公司
重组人血管内皮生长因子受体 - 抗体融合蛋白注射液	CXSL1700037	—	申报临床	齐鲁制药有限公司
注射用重组抗 HER2 人源化单克隆抗体 -DM1	CXSL1600103	—	申报临床	齐鲁制药有限公司
注射用重组抗 HER2 人源化单克隆抗体偶联美登素衍生物 DM1	CXSL1700022	—	申报临床	浙江海正药业股份有限公司
德谷胰岛素	CXSL1600071	—	申报临床	浙江海正药业股份有限公司
重组全人抗 PD-L1 单克隆抗体注射液	CXSL1700004	—	申报临床	兆科（广州）肿瘤药物有限公司
c-MeT ADC(注射用 HR-A1403）	CXSL1700039	—	申报临床	江苏恒瑞医药股份有限公司
聚乙二醇化重组粒细胞集落刺激因子（硫培非格司亭注射液）	CXSS1700005	—	申报临床	江苏恒瑞医药股份有限公司
PD-L1 单克隆抗体（SHR-1316 注射液）	CXSL1700002	—	申报临床	江苏恒瑞医药股份有限公司
SHR0814 注射液	CXSL1500097	—	申报临床	江苏恒瑞医药股份有限公司
抗 PD-L1 人源化单克隆抗体（TQB2450 注射液）	CXSL1700018	—	申报临床	南京顺欣制药有限公司 / 正大天晴药业集团股份有限公司
抗 PD-1 全人源单抗（CMAB819 注射液）	CXSL1700012	—	申报临床	泰州迈博太科药业有限公司
重组人白细胞介素 -12 注射液（CHO 细胞）	CXSL1700024	—	申报临床	康立泰药业有限公司
抗 RANKL 全人源单抗（CMAB807 注射液）	CXSL1600096	—	申报临床	上海百迈博制药有限公司
重组诺如病毒双价（G Ⅰ.1/G Ⅱ.4）疫苗（汉逊酵母）	CXSL1700011	—	申报临床	兰州生物制品研究所有限责任公司
重组人源化抗 CD52 单克隆抗体注射液	CXSL1600113	—	申报临床	兰州生物制品研究所有限责任公司
重组人促卵泡激素 -CTP 融合蛋白注射液	CXSL1600133	—	申报临床	成都金凯生物技术有限公司
重组人促卵泡激素 -CTP 融合蛋白注射液	CXSL1600132	—	申报临床	成都金凯生物技术有限公司

续表

药物名称	受理号	适应证	研发进展	申办单位
重组抗肿瘤坏死因子 α 全人源单克隆抗体注射液	CXSL1700013	—	申报临床	上海谐生医药科技有限公司
重组全人抗肿瘤坏死因子 α 单克隆抗体注射液	CXSL1600108	—	申报临床	深圳龙瑞药业有限公司
重组人源化抗 VEGF 单克隆抗体注射液	CXSL1600049	—	申报临床	深圳龙瑞药业有限公司
注射用重组人促卵泡激素	CXSL1600110	—	申报临床	成都博发生物技术有限公司
注射用重组抗血管内皮细胞生长因子受体 2（VEGFR2）全人单克隆抗体	CXSL1700009	—	申报临床	山东步长神州制药有限公司
重组甘精胰岛素注射液	CXSL1700016	—	申报临床	合肥天麦生物科技发展有限公司
重组甘精胰岛素	CXSL1700015	—	申报临床	合肥天麦生物科技发展有限公司
重组人胰岛素注射液	CXSS1500016	—	申报临床	合肥天麦生物科技发展有限公司
重组人胰岛素	CXSS1500015	—	申报临床	合肥天麦生物科技发展有限公司
VEGFR2/Fc 融合蛋白（HB002.1T 注射液）	CXSL1600135	—	申报临床	华博生物医药技术（上海）有限公司
注射用重组人 B 型利钠肽	CXSL1600115	—	申报临床	贵州景峰注射剂有限公司
注射用重组人 B 型利钠肽	CXSL1600114	—	申报临床	贵州景峰注射剂有限公司
重组人源化抗 PD-1 单克隆抗体注射液	CXSL1600107	—	申报临床	泰州翰中生物医药有限公司
注射用重组抗 HER2 人源化单克隆抗体组合物	CXSL1600070	—	申报临床	上海医药集团股份有限公司
重组全人源抗 RANKL 单克隆抗体注射液	CXSL1600131	—	申报临床	菲洋生物科技（吉林）有限公司
重组人卵泡刺激素 -CTP 融合蛋白注射液	CXSL1600101	—	申报临床	苏州晟济药业有限公司
重组人卵泡刺激素 -CTP 融合蛋白注射液	CXSL1600100	—	申报临床	苏州晟济药业有限公司
注射用重组抗 EpCAM 和 CD3 人鼠嵌合双特异性抗体	CXSL1600072	—	申报临床	武汉友芝友生物制药有限公司
注射用重组抗 HER2 和 CD3 人源化双特异性抗体	CXSL1500125	—	申报临床	武汉友芝友生物制药有限公司
利拉鲁肽注射液	CXSL1600109	—	申报临床	杭州九源基因工程有限公司
重组抗人 GLP-1 受体人源化单克隆抗体注射液	CXSL1600081	—	申报临床	杭州鸿运华宁生物医药工程有限公司

续表

药物名称	受理号	适应证	研发进展	申办单位
聚乙二醇化重组集成干扰素变异体注射液	CXSS1500020	—	申报临床	北京凯因科技股份有限公司
重组人乳头瘤病毒九价病毒样颗粒疫苗（6、11、16、18、31、33、45、52、58型L1蛋白）（毕赤酵母）	CXSL1600090	—	申报临床	上海泽润生物科技有限公司
重组人乳头瘤病毒6/11/16/18/31/33/45/52/58型）九价疫苗（汉逊酵母）	CXSL1600087	—	申报临床	上海博唯生物科技有限公司
重组人乳头瘤病毒6/11型二价疫苗（汉逊酵母）	CXSL1600042	—	申报临床	江苏瑞科生物技术有限公司
重组人乳头瘤病毒16/18型二价疫苗（汉逊酵母）	CXSL1500069	—	申报临床	江苏瑞科生物技术有限公司
重组人乳头瘤病毒6/11/16/18/31/33/45/52/58型九价疫苗（大肠埃希菌）	CXSL1500061	—	申报临床	厦门万泰沧海生物技术有限公司
重组四价人乳头瘤病毒（16/18/52/58型）病毒样颗粒疫苗（毕赤酵母）	CXSL1400135	—	申报临床	上海生物制品研究所有限责任公司
重组三价人乳头瘤病毒（16/18/58型）疫苗（大肠杆菌）	CXSL1500033	—	申报临床	北京康乐卫士生物技术股份有限公司
六价重组人乳头瘤病毒疫苗（6、11、16、18、52、58型）（汉逊酵母）	CXSL1400044	—	申报临床	成都生物制品研究所有限责任公司
治疗用人乳头瘤病毒16型重组腺病毒载体疫苗	CXSL1300046	—	申报临床	浙江普康生物技术股份有限公司
重组人TNF-α单克隆抗体注射液	CXSL1600059	—	申报临床	海南赛乐敏生物科技有限公司
注射用重组人促血小板生成素模拟肽-Fc融合蛋白	CXSL1600043	—	申报临床	北京泰德制药股份有限公司
聚乙二醇重组人促红素注射液（CHO细胞）	CXSL1400159	—	申报临床	山东阿华生物药业有限公司

（付志浩　整理）

附录 3

理化特性一览表

名称	IL-1 α	IL-1 β
基因的位置	2q12-q21	2q13-q21
基因长度	10.5kb	7.8kb
外显子的数目	7	7
蛋白质长度	271	269
活性蛋白质长度	159	153
相对分子量	18 022	17 000
糖基化位点	无	无
等电点	5	7
二硫键数目及位点	无	无
基本结构	单体，四面体球状蛋白	单体，四面体球状蛋白
细胞来源	单核细胞、内皮细胞、成纤维细胞等	单核细胞、内皮细胞、成纤维细胞等
功能	在免疫应答和组织修复中起作用	在免疫应答和组织修复中起作用
相关病理症状	炎症及自身免疫病等	炎症及自身免疫病等
治疗应用	介导炎症反应、调节免疫、调节机体代谢	介导炎症反应、调节免疫、调节机体代谢

名称	IL-2	IL-3
基因的位置	4q26-28	5q23-31
基因长度	5737bp	2.2~3kb
外显子的数目	4	5
蛋白质长度	153	153
活性蛋白质长度	133	133
相对分子量	15 547	15 000~17 000
糖基化位点	一个糖基化位点，N 连接在 aa3	两个糖基化位点，aa15-17，aa70-72
等电点	6.6~8.2	4~8
二硫键数目及位点	一个：58-105	一个：16-84
基本结构	单体，一些聚合的二聚体	4 螺旋结构（螺旋 A~D）+ 介于 A 和 B 之间的短螺旋 A′
细胞来源	激活的 T 细胞等	T 淋巴细胞
功能	调控免疫应答的重要因子，也参与抗体反应、造血和肿瘤监视	刺激多能干细胞的增殖与分化
相关病理症状	成熟 T 细胞白血病 / 淋巴瘤	骨髓细胞异常综合征（MDS）
治疗应用	主要用于肾癌、黑色素瘤和非霍奇金淋巴瘤	刺激骨髓细胞的增殖

续表

名称	IL-4	IL-5
基因的位置	5q23.3-31.2	5q23-31
基因长度	约 10kb	约 3kb
外显子的数目	4	4
蛋白质长度	153	134
活性蛋白质长度	129	115
相对分子量	15	13
糖基化位点	有，*N*- 糖基化位点未知	*O*- 糖和 *N*- 糖位点分别为 Thr3，Asn28
等电点	10.4~10.5	4.9~5.1
二硫键数目及位点	3 个：3-127，4-65，46-99	1 个：44-86
基本结构	4 α 螺旋结构	二聚体（反向），两个 4 螺旋结构
细胞来源	活化 T 细胞；肥大细胞	活化 T 细胞；正常脾脏 T 细胞
功能	对多种细胞的生长，分化和功能发挥有广泛的作用	刺激嗜酸性粒细胞增殖、分化及活化
相关病理症状	白血病，高血压	炎症或者是过敏性疾病
治疗应用	霍奇金病、非霍奇金病、慢性淋巴细胞性白血病等	免疫调节

名称	IL-6	IL-7
基因的位置	7p15-p21	8q12-q13
基因长度	5kb	733kb
外显子的数目	5	6
蛋白质长度	212	177
活性蛋白质长度	184	152
相对分子量	26 000	22 000~25 000
糖基化位点	可变的	有：3 个 N 位点
等电点	约 5	9
二硫键数目及位点	2 个：44-50，73-83	6 个 Cys，具体连接方式未知
基本结构	单体：4 个反向 α 螺旋	未知
细胞来源	单核巨噬细胞、Th2 细胞、血管内皮细胞、成纤维细胞	骨髓基质细胞
功能	刺激活化 B 细胞增殖，分泌抗体；刺激 T 细胞增殖及 CTL 活化	共同诱导 proB 细胞生长和分化，诱导不成熟的 T 细胞增殖和分化
相关病理症状	多克隆 B 细胞激活或自身免疫性疾病等	T 细胞淋巴瘤，B 细胞白血病，霍奇金病
治疗应用	对低血小板潜在的刺激作用，促进神经细胞再生和抗骨质疏松	癌症中基因转移可作为疫苗和生成细胞毒素 T 细胞

续表

名称	IL-8	IL-9
基因的位置	4q12-21	5q31-q35
基因长度	5.1kb	约 4kb
外显子的数目	4	5
蛋白质长度	99	144
活性蛋白质长度	大多数为 72 和 77	126
相对分子量	8	25k~40k
糖基化位点	非糖基化	4 个糖基化位点
等电点	8~8.5	10
二硫键数目及位点	2 个：7-34、9-50	10 个半胱氨酸在：3、27、29、36、38、46、50、84、89、93
基本结构	溶液中的同二聚体，单体有活性	单体 4 α 螺旋结构
细胞来源	单核 - 巨噬细胞产生、成纤维细胞、上皮细胞、内皮细胞等	T 细胞、激活的 $CD4^+$Th2 辅助细胞、肥大细胞
功能	选择性诱导中性粒细胞、T 淋巴细胞和嗜碱性粒细胞趋化	促进胚胎造血，诱导和维持肥大细胞生长并诱导成熟 T 细胞增殖
相关病理症状	风湿性关节炎，肺组织病理变化溃疡性关节炎等	霍奇金病，HTLVI 白血病等

名称	IL-10	IL-11
基因的位置	1q	19q13.3-q13.4
基因长度	5.1kb	7kb
外显子的数目	5	5
蛋白质长度	178	199
活性蛋白质长度	160	178
相对分子量	18 600	23 000~24 000
糖基化位点	无	无
等电点	8.1	11.7
二硫键数目及位点	两个：12-108，52-114	无
基本结构	单体：6 个 α 螺旋	4 螺旋结构
细胞来源	Th2 细胞、$CD4^+$T 细胞克隆、来自 AIDS 病人 B 细胞系等	骨髓基质细胞、基质成纤维细胞、人胚胎成纤维细胞等
功能	抑制 Th1 细胞亚群细胞因子，抑制单核 - 巨噬细胞依赖性 T 细胞增殖	促进造血作用，增加多能干细胞向原始祖细胞分化
相关病理症状	①系统性红斑狼疮（SLE） ②黑热病	①水钠潴留 . ②注射局部可出现疼痛、红肿
治疗应用	①抗感染和免疫抑制 ②防止对宿主移植排斥反应 ③抗炎症作用	实体瘤、非髓系白血病化疗后Ⅲ、Ⅳ度血小板减少症的治疗

续表

名称	IL-12
基因的位置	p40 亚单位在 5（5q31-q33），p35 在 3（3p12-3q13.2）
基因长度	p40 约 20kb，p35 约 7kb
外显子的数目	p40 8，p35 7
蛋白质长度	p40 328，p35 219，均包括一个 22 个氨基酸的信号肽
活性蛋白质长度	p40 306，p35 197
相对分子量	杂二聚体蛋白主链相对分子量为 57 200
糖基化位点	在 p40 上有 4 个潜在的 *N*- 连接糖基化位点，在 p35 上可能有 3 个 *N*- 连接位点，在 p40 上至少有 1 个位点是糖基化的
等电点	4.5~5.5
二硫键数目及位点	p35 有 3 个分子内二硫键：15-88，42-174，63-101，分子间二硫键在 p35 的 74 和 p40 的 177 之间。p40 有 4 个分子内二硫键：28-68，109-120，148-171，278-305
基本结构	杂二聚体蛋白，由 2 个二硫键连接的亚单位组成，并且 p35 有 1 个 α 螺旋富集结构
细胞来源	B 细胞和巨噬细胞
功能	免疫调控作用，对骨髓造血干细胞促进修复和重建作用，以及对表皮干细胞和表皮角质层促进修复作用
相关病理症状	①内毒素引起的休克 ②肉芽肿性大肠炎 ③自身免疫性脑脊髓炎 ④胰岛素依赖性糖尿病 ⑤风湿性关节炎
治疗应用	再生障碍性贫血，慢性乙肝治疗及肿瘤方面的免疫治疗

名称	IL-13	IL-14
基因的位置	5q23-31	未知
基因长度	4.6kb	1.5kb
外显子的数目	4	未知
蛋白质长度	132	498
活性蛋白质长度	112	468
相对分子量	17 000（糖基化形式）	53 100
糖基化位点	4	3 个潜在的 *N*- 连接位点
等电点	未知	6.7~7.8
二硫键数目及位点	2 个，28-56，44-70	未知
基本结构	单体，三维结构未知	单体
细胞来源	激活的 T 细胞	滤泡树突状细胞和活化的 T 细胞
功能	可诱导单核细胞分化；抑制 lps 诱导的单核因子分泌；诱导 B 细胞增殖及合成 IgE 类抗体等	可刺激活化的 B 细胞增殖，抑制丝裂原诱导的 B 细胞分泌免疫球蛋白
相关病理症状	肾的症状	干燥综合征
治疗应用	抗感染，抗肿瘤	抗感染

续表

名称	IL-15	IL-16
基因的位置	4q31	15q26.1
基因长度	32kb	未知
外显子的数目	7	未知
蛋白质长度	162	推测有前体
活性蛋白质长度	114	130
相对分子量	14 000~18 000	单体，14 000-17 000；同四聚体，56 000
糖基化位点	2 个：79，112	一个 *N*- 连接位点
等电点	4.2~5.2	9.0~9.1
二硫键数目及位点	2 个：35-85，42-88	未知
基本结构	4 α 螺旋结构	同四聚体
细胞来源	活化的单核 - 巨噬细胞、表皮细胞和成纤维细胞等	$CD8^+$ T 细胞
功能	诱导 B 细胞增殖和分化，刺激 T 细胞和 NK 细胞增殖，诱导 LAK 细胞活性	趋化活性；参与多种炎症的发病进程
相关病理症状	无	哮喘；结节病；炎症
治疗应用	抗肿瘤治疗	抗 HIV

名称	IL-17	IL-18
基因的位置	2q31-q35	
基因长度	mRNA =1.2kb	cDNA=1.1kb
外显子的数目		
蛋白质长度	155	193
活性蛋白质长度		157
相对分子量	15 000（非糖基化）；20 000（糖基化）	18 300
糖基化位点	一个，68	无
等电点		
二硫键数目及位点	6 个 Cys 残基	4 个 Cys 残基
基本结构	二聚体	—
细胞来源	激活的 $CD4^+$ 记忆 T 细胞等	单核细胞族、巨噬细胞和类巨噬细胞等
功能	介导中性粒细胞动员的兴奋过程，从而有效地介导了组织的炎症反应	在免疫调节、抗感染、抗肿瘤及慢性炎症发病过程中起着重要作用
相关病理症状	炎症	糖尿病肾病
治疗应用	免疫调节	抗肿瘤，免疫调节

续表

名称	IFN-α	IFN-β
基因的位置	9b21-pter	9b21-pter
基因长度	1.1~1.3kb	1.1~1.3kb
外显子的数目	1	1
蛋白质长度	189	187
活性蛋白质长度	166	166
相对分子量	18 500	23 000
糖基化位点	无	80 位有糖基化位点，并连接 *N*- 糖链
等电点	5.0~7.0	8.9
二硫键数目及位点	两个，1-98、29-138 或 1-99、29-139	一个，31-141
基本结构	单体 /5 α 螺旋	二聚体
细胞来源	白细胞	上皮细胞，内皮细胞
功能	抗病毒作用，抗增殖作用 / 抗肿瘤	同左
相关病理症状	①各种抗免疫症状如 SLE ②移植物抗宿主病	同左
治疗应用	抗病毒，抗肿瘤	多发性硬化症

名称	IFN-γ	IFN-ω
基因的位置	12p12.05qter	9p22
基因长度	6kb	/
外显子的数目	4	1
蛋白质长度	166	195
活性蛋白质长度	143	172 或 174
相对分子量	15 500~17 000	20 000
糖基化位点	25 位和 97 位上有糖基化位点	有，*N*- 糖基化位点
等电点	8.0	9.0
二硫键数目及位点	无	2 个
基本结构	二聚体或四聚体	
细胞来源	单核细胞 - 巨噬细胞	主要由白细胞产生
功能	抗病毒、抗增殖、免疫调节	同左
相关病理症状	自身免疫性疾病	
治疗应用	类风湿性关节炎、慢性肿瘤	HCV 感染、治疗鼻炎及防治流感

名称	集成干扰素
蛋白质长度	171
相对分子量	19.4
糖基化位点	无
等电点	5.7、6.0、6.1
二硫键数目及位点	2
功能	①抗病毒作用 ②抗增殖作用 / 抗肿瘤 ③免疫调节作用如 NK 细胞增强细胞毒作用
治疗应用	慢性丙型肝炎

续表

名称	TNF-α	TNF-β
基因的位置	6p21	6q23-q12
基因长度	3.6kb	3kb
外显子的数目	4	未明
蛋白质长度	233	205
活性蛋白质长度	157	171
相对分子量	17	18
糖基化位点	无	未明
等电点	5.6	5.8
二硫键数目及位点	1 个：69-101	未明
基本结构	同三聚体。反向 β 片层夹心结构	未明
细胞来源	单核 / 巨噬细胞、NK 细胞、T 细胞等	Th1 细胞和 NK 细胞等
功能	诱导敏感细胞的凋亡；增强巨噬细胞的杀伤功能，增强其促进免疫应答的能力；诱导肿瘤细胞凋亡	诱导游离氧离子产生；活化或使核酸内切酶进入细胞内；参与淋巴样组织的发育
相关病理症状	①寒战、发热 ②低血压、疲劳 ③恶心呕吐	无
治疗应用	晚期黑色素瘤	增加肿瘤细胞对化疗及放疗的敏感性

名称	TRAIL	G-CSF
基因的位置	3q26	17q11
基因长度	1769 bp	约 2.5kb
外显子的数目		5
蛋白质长度	281	207 和 204
活性蛋白质长度	168	177 和 174
相对分子量	32 500	19 600
糖基化位点		*O*- 糖基化位点 Thr133
等电点	7.6	5.5~6.1
二硫键数目及位点		两个，36-42，64-74
基本结构	TRAIL 胞外区可被蛋白酶剪成单体，二聚体，三聚体。	长链螺旋结构，四个螺旋以反向方式排列
细胞来源	外周血淋巴细胞；转化的 T、B 淋巴细胞	单核细胞和巨噬细胞等
功能	作用于多种肿瘤细胞，并有效诱导肿瘤细胞的凋亡	促进中性粒细胞增殖、分化和活化；刺激骨髓造血祖细胞中中性粒细胞集落的形成
相关病理症状		中性粒细胞减少和相关的发热
治疗应用	黑色素瘤、髓母细胞瘤、乳腺肿瘤、神经胶质瘤	中性粒细胞减少症

续表

名称	GM-CSF
基因的位置	5q21-31
基因长度	2.5kb
外显子的数目	4
蛋白质长度	144
活性蛋白质长度	127
相对分子量	14 500~35 000
糖基化位点	2 个 *N*- 连接位点和几个 *O*- 连接位点
等电点	3.5~4.5
二硫键数目及位点	2 个：54-96，88-121
基本结构	在上 - 上、下 - 下拓扑中有 4 α 螺旋
细胞来源	T 细胞、B 细胞、巨噬细胞、肥大细胞、内皮细胞、成纤维细胞、内皮细胞、成纤维细胞
功能	对粒细胞系和单核细胞系细胞的维持存活、促进生长、诱导分化和增强功能；对粒细胞和巨噬细胞有直接的趋化作用
相关病理症状	感染的介质如风湿症的滑膜
治疗应用	肿瘤化疗所致的造血障碍、治疗骨髓异常增生综合征

名称	M-CSF
基因的位置	1q13-21
基因长度	21kb
外显子的数目	10
蛋白质长度	522
活性蛋白质长度	2 × 222
相对分子量	45~90
糖基化位点	2 个 *N*- 连接位点和几个 *O*- 连接位点
等电点	3~5
二硫键数目及位点	4 个，链内 7-90，48-139，102-146；链间 31-31
基本结构	同二聚体，4 个 α 螺旋结构
细胞来源	成纤维细胞、内皮细胞、骨髓基质细胞等
功能	诱导巨噬细胞的前体细胞增殖分化为巨噬细胞；协同刺激巨噬细胞增殖分化
相关病理症状	①发热、出疹 ②头痛、面红、肌肉痛、畏光
治疗应用	抗肿瘤、抗感染

续表

名称	SCF
基因的位置	12q22-24
基因长度	1.4kb
外显子的数目	8
蛋白质长度	可溶型 164，膜型 248
相对分子量	20 000~36 000
糖基化位点	*N*- 和 *O*- 两种糖基化
等电点	5.0
二硫键数目及位点	2 个，4-89，43-138
基本结构	寡二聚体（53kDa）
细胞来源	骨髓基质细胞、血管内皮细胞
功能	作用于多系的造血细胞生长因子，促使其靶细胞由静止、休眠状态进入细胞周期或加快细胞周期的进程；能促进多系造血细胞的增殖与分化
治疗应用	放、化疗的辅助治疗

名称	EPO	新型 EPO
基因的位置	7q21	
基因长度	579kb	
外显子的数目	5	
蛋白质长度	193	
活性蛋白质长度	166	
相对分子量	30 400	
糖基化位点	1 个 *O*- 位点，3 个 *N*- 位点	5 个 *N*- 位点
等电点		
二硫键数目及位点	2 个	
细胞来源	肾脏细胞	
功能	促使红细胞增殖和分化为成熟的红细胞，	同普通 EPO
治疗应用	肾性贫血	肾性贫血

名称	TPO	EGF
基因的位置	3q26-27	4q25-27
基因长度		mRNA 4.75kb
外显子的数目	5	
蛋白质长度	353	1217
活性蛋白质长度	332	51
相对分子量	5947	6200
糖基化位点	无	无
等电点		4.5 ± 0.5
二硫键数目及位点	3	3 对二硫键
细胞来源	肝脏细胞、肾脏细胞、骨髓细胞	甲状腺、胰腺、唾液腺等
功能	增加血小板数量	促生长作用；促使角膜上皮细胞、实质细胞生长
治疗应用	化疗后血小板减少症	烧伤、创伤及外科伤口的愈合、加速移植的表皮生长

续表

名称	aFGF	bFGF	KGF-2
基因的位置（染色体等）	5q31.2-33.2	4q26-27	
基因长度	>19kb	>38kb	
外显子的数目	3	3	
蛋白质长度			208
活性蛋白质长度	155、140 和 134	155、146 和 131	169
相对分子量	16 000	4000	19 300
糖基化位点	无	无	
等电点	5.4	9.0~9.6	8.4 ± 0.5
二硫键数目及位点	无	无	
基本结构			
细胞来源	成纤维细胞	成纤维细胞	正常的基质成纤维细胞
功能	促进内皮细胞的游走和平滑肌细胞的增殖	促进内皮细胞的游走和平滑肌细胞的增殖	特异刺激上皮细胞的新陈代谢
治疗应用	烧伤、刮伤、烫伤、摔伤等新鲜创面的快速修复	烧伤、刮伤、烫伤、摔伤等新鲜创面的快速修复	糖尿病足部及腿部溃疡

名称	NGF	CNTF
基因的位置	1p21-22.1	11q
基因长度	1.1kb	600 bp
外显子的数目	6	2
蛋白质长度	307	200
活性蛋白质长度	118（单体）	200
相对分子量	13 500	22 000~26 000
糖基化位点	1 个	0
等电点	8.4~9.4	5.8
二硫键数目及位点	3 个	无
基本结构	α、β、γ 3 个亚基	由四条反向平行的 α 螺旋组成骨架
细胞来源	成纤维细胞、心肌细胞等	神经元和胶质细胞
功能	调节神经干细胞的增殖和分化；对受损神经元有促再生和保护作用	诱导神经元分化；神经损伤的修复；减肥
治疗应用	治疗外周神经病	神经系统疾病、肥胖、糖尿病

续表

名称	ALR	VEGF
基因的位置		6q21.3
基因长度	375bp	14kb
外显子的数目	3	8
蛋白质长度	125	121、165、189 和 206
相对分子量	15 000	46 000（非还原型）和 23 000 或 18 000（还原型）
糖基化位点		
等电点		8.0
二硫键数目及位点	3（二聚体）	
基本结构	同源二聚体	同源二聚体糖蛋白
细胞来源	心脏、脑、脾、肺、肝、骨骼肌、肾、睾丸	心肌细胞、前列腺上皮细胞、精子细胞等
功能	促进肝细胞生长，促进肝损伤修复作用；巯基氧化酶的活性，诱导线粒体基因表达	调节毛细血管的通透性和血管生成；增加血管的通透性；促进内皮细胞的增殖
治疗应用	重型肝炎、慢性肝炎和肝硬化	断肢再植、创伤愈合、冠状动脉再狭窄等疾病

名称	TGF-β（TGF-β1、TGF-β2 和 TGF-β3）
基因的位置	19q3、1q41 和 14q24
基因长度	
外显子的数目	7
蛋白质长度	390
活性蛋白质长度	112
相对分子量	11.5~12.5kDa 和 25kDa（非还原型）
糖基化位点	无
等电点	
二硫键数目及位点	4 个，7-16，15-78，44-109，48-111
基本结构	同源二聚体
细胞来源	成骨细胞、骨髓和胎肝的造血细胞、活化后的 T 细胞或 B 细胞、几乎所有肿瘤细胞
功能	①对细胞的生长、分化和免疫功能都有重要的调节作用 ②抑制免疫活性细胞的增殖 ③调节细胞表型 ④抑制淋巴细胞的分化 ⑤抑制细胞因子产生
相关病理症状	纤维化、免疫抑制、肿瘤生长、自身免疫、染性疾病
治疗应用	促进褥疮、糖尿病引起的溃疡、烧伤、外科创伤、牙周疾病和视网膜剥离等的愈合

续表

名称	重组全人源化抗肿瘤坏死因子 α 单抗
蛋白质长度	轻链：214；重链 451
相对分子量	轻链：23 408；重链：49 192
糖基化位点	301
等电点	
二硫键数目及位点	16 条（二聚体）
基本结构	2 条轻链与 2 条重链组成四聚体结构
功能	可特异性地与 TNF-α 结合并阻断其与 p55 和 p75 细胞表面 TNF-α 受体的相互作用；在体外有补体存在的情况下，也可溶解表面 TNF-α 表达细胞
治疗应用	适用于类风湿关节炎

名称	重组人 - 鼠嵌合抗肿瘤坏死因子 α 单抗
蛋白质长度	
相对分子量	
糖基化位点	
等电点	7.5~8.4
二硫键数目及位点	16 条（二聚体）
基本结构	2 条轻链与 2 条重链组成四聚体结构
功能	可与 TNF α 的可溶形式和跨膜形式以高亲和力结合，抑制 TNF-α 与受体结合，从而使 TNF 失去生物活性
治疗应用	类风湿关节炎，对于接受传统治疗效果不佳的中重度活动性克罗恩病患者以及瘘管性克罗恩病患者；还可用于活动性强直性脊柱炎患者

名称	重组人源化抗人表皮生长因子受体 2（HER2）单抗
蛋白质长度	
相对分子量	
糖基化位点	
等电点	
二硫键数目及位点	16 条（二聚体）
基本结构	2 条轻链与 2 条重链组成四聚体结构
功能	特异结合于 HER2 受体胞外段，从而阻断 HER2 同源二聚体的组成性激活，并干扰 HER2 与其他 ErbB 家族成员形成异源二聚体；介导 HER2 受体的内吞和在溶酶体中的降解
治疗应用	主要用于治疗转移性乳腺癌、阳性早期乳腺癌（EBC）、转移性胃癌

名称	重组人 - 鼠嵌合抗 CD20 单抗
蛋白质长度	轻链：213；重链 452
相对分子量	轻链：23 057；重链：49 372
糖基化位点	1 个，302 位（单链）
等电点	
二硫键数目及位点	16 条（二聚体）
基本结构	2 条轻链与 2 条重链组成四聚体结构
功能	与 B 细胞淋巴瘤表面测定 CD20 抗原结合后，主要通过补体依赖的细胞毒作用（CDC）以及抗体依赖细胞介导的细胞毒作用（ADCC）将肿瘤细胞溶解。
治疗应用	适用于复发或耐药的滤泡性中央型淋巴瘤的治疗；CD20 阳性Ⅲ～Ⅳ期滤泡性非霍奇金淋巴瘤；CD20 阳性弥漫大 B 细胞性非霍奇金淋巴瘤（DLBCL）

续表

名称	重组人 - 鼠嵌合抗表皮生长因子受体（EGFR）单抗
蛋白质长度	
相对分子量	
糖基化位点	
等电点	
二硫键数目及位点	16 条（二聚体）
基本结构	2 条轻链与 2 条重链组成四聚体结构
功能	通过对与 EGF 受体结合的酪氨酸激酶（TK）的抑制作用，阻断细胞内信号转导途径，从而抑制癌细胞的增殖，诱导癌细胞的凋亡，减少基质金属蛋白酶和血管内皮生长因子的产生
治疗应用	转移性直肠癌

名称	重组人源化抗人血管内皮生长因子（VEGF）单抗
蛋白质长度	重链：453；轻链：214
相对分子量	149 000
糖基化位点	重链 Asn303
等电点	
二硫键数目及位点	16 条（二聚体）
基本结构	2 条轻链与 2 条重链组成四聚体结构
功能	可以特异性地与 VEGF 结合并阻断其与其位于内皮细胞上的受体结合，使 VEGF 失去生物功能而抑制血管形成
治疗应用	转移性结直肠癌

名称	重组人 - 鼠嵌合抗 CD25 单抗
蛋白质长度	
相对分子量	
糖基化位点	
等电点	
二硫键数目及位点	16 条（二聚体）
基本结构	2 条轻链与 2 条重链组成四聚体结构
功能	通过特异性结合激活的 T 淋巴细胞上的 CD25 抗原，阻断 T 淋巴细胞与 IL-2 结合，从而阻断 T 细胞增殖，发挥免疫抑制作用
治疗应用	用于预防肾移植术后的早期急性器官排斥

名称	重组人源化抗人 IL-6 受体单抗
蛋白质长度	
相对分子量	144 985
糖基化位点	
等电点	
二硫键数目及位点	16 条（二聚体）
基本结构	2 条轻链与 2 条重链组成四聚体结构
功能	通过与可溶性和膜型 IL-6 受体（IL-6R）结合，阻碍 IL-6 诱发的免疫系统激活
治疗应用	中度至重度活动性类风湿关节炎

续表

名称	重组人源化抗人表皮生长因子受体（EGFR）单抗
蛋白质长度	重链：453；轻链：219
相对分子量	重链：50.0 ± 5.0kD；轻链：27.0 ± 2.7kD
糖基化位点	Asp303
等电点	8.0~10.5
二硫键数目及位点	16 条（二聚体）
基本结构	2 条轻链与 2 条重链组成四聚体结构
功能	阻断经 EGFR 介导的信号传递和细胞反应，进而抑制肿瘤细胞的增殖、诱导细胞的凋亡和抑制新生血管的生成、增强放化疗疗效
治疗应用	EGFR 表达阳性的Ⅲ / Ⅳ期鼻咽部鳞状细胞癌

名称	重组人肿瘤坏死因子受体 -Fc 融合蛋白	GM-CSF/IL-3 融合蛋白
来源	重组表达	重组表达
蛋白质长度	467（单链）	
糖基化位点	3 个 *N*- 糖基化位点，十几个 *O*- 糖基化位点（单链）	
二硫键数目及位点	28	
相对分子量	150 000（二聚体）	45 000~90 000
等电点	4.8	4.3 ± 0.5
生物学活性	TNF 受体受体可以中和 TNF，与体内的 TNF 结合，从而抑制关节处的炎症反应。	可以刺激干细胞增殖，从而产生更多量的保护性血细胞
临床应用	类风湿性关节炎	预防和治疗肿瘤放疗或化疗后引起的血小板和白细胞减少症，治疗组成型生长因子依赖的人白血病

名称	重组人细胞毒 T 淋巴细胞抗原 -4 抗体 Fc 融合蛋白 CTLA-4-Fc
来源	重组表达
蛋白质长度	357（单链）
糖基化位点	单链中含 *N*- 糖位点 3 个（76，108，207），*O*- 糖位点 2 个（129，139）
二硫键数目及位点	9，cys
相对分子量	92 300（二聚体）
等电点	4.5~5.5
生物学活性	与 T 细胞表面 CD28 分子竞争性结合抗原提呈细胞表面的 CD80（B7-1）和 CD86（B7-2）分子，从而阻断 T 淋巴细胞全面激活所需要的 CD28 介导的刺激信号
临床应用	成人中至重度活动性类风湿性关节炎

续表

名称	重组人促血小板生成素类似物 Fc 融合蛋白	重组人血管内皮生长因子受体 Fc 融合蛋白
来源	重组表达	重组表达
蛋白质长度	269（单链）	432（单链）
糖基化位点	无	5 个 *N*- 糖（单链）
二硫键数目及位点	6（二聚体）	10（二聚体）
相对分子量	59 000（二聚体）	97 000（无糖基化） 115 000（糖基化）
等电点	8.9	
生物学活性	通过与细胞表面受体结合使 CD34$^+$ 细胞向巨核细胞系转化，促进其体积增大和血小板的增多	抑制新生血管生成
临床应用	成人慢性特发性血小板减少性紫癜	黄斑变性，转移性结直肠癌

名称	重组人粒细胞集落刺激因子 Fc 融合蛋白	重组 Exendin-4 Fc 融合蛋白
来源	重组表达	重组表达
蛋白质长度	413（单链）	
糖基化位点	2 个（二聚体）	2 个（二聚体）
二硫键数目及位点	10 个（二聚体）	
相对分子量	46 700（单链）	67 000（二聚体）
等电点	6.5	5.8
生物学活性	促进嗜中性粒细胞的快速分化、增殖	刺激葡萄糖依赖的胰岛素分泌与合成
临床应用	放化疗引起的嗜中性粒细胞减少症	2 型糖尿病

名称	重组 Exendin-4- 人血白蛋白融合蛋白	重组人胰高血糖素样肽 -1 类似物 - 人血白蛋白融合蛋白（GLP-1-HSA）
来源	重组表达	重组表达
蛋白质长度	668	639
糖基化位点		无
二硫键数目及位点		17
相对分子量	75 093	71 361
等电点	4.7	4.8
生物学活性	刺激葡萄糖依赖的胰岛素分泌与合成	刺激葡萄糖依赖的胰岛素分泌与合成
临床应用	2 型糖尿病	2 型糖尿病

续表

名称	重组人干扰素 α2a-HSA 融合蛋白	重组人促卵泡激素 -CTP 融合蛋白（rhFSH-CTP）
来源	重组表达	重组表达
蛋白质长度	755	α 亚基 92，β 亚基 139
糖基化位点	无	α 亚基 2 个 N 糖，β 亚基 2 个 *N*- 糖，4 个潜在的 0 糖位点
二硫键数目及位点	19	α 亚基 5，β 亚基 6
相对分子量	86 000	α 亚基：14~15k β 亚基：24~25k
等电点	5.3	
生物学活性	具有广谱的抗病毒、抗肿瘤和调节机体免疫力的作用	刺激卵泡的生成和成熟
临床应用	慢性乙型肝炎及慢性丙型肝炎	控制性促排卵

名称	重组人胰岛素	重组人生长激素（r-hGH）
分子式	$C_{257}H_{338}N_{65}O_{77}S_6$	$C_{990}H_{1528}N_{262}N_{300}S_7$
基因长度	1430bp	
外显子数	3	5
来源	胰腺的胰岛 β 细胞	人脑垂体前叶
前体蛋白质长度	86	217
成熟蛋白质长度	51	191
糖基化位点	无	单链非糖基化蛋白激素
二硫键数目及位点	3	2
相对分子量	5800	22 000
等电点	5.3	5.2
生物学活性	①促进葡萄糖进入细胞内，加速葡萄糖降解 ②能促进糖的摄取和利用、促进糖原合成和抑制糖原异生，从而降低血糖	①刺激骨端软骨细胞分化、增殖，刺激成骨细胞分化、增殖 ②促进全身蛋白质合成
临床应用	适应证为 1 或 2 型糖尿病	用于因内源性 GH 缺乏引起的儿童侏儒症

续表

名称	重组人促卵泡刺激素 α （r-hFSH α）
来源	垂体的腺垂体细胞分泌
蛋白质长度	α 亚基 92，β 亚基 111
受体	FSH 受体，跨膜蛋白
糖基化位点	α、β 亚基各含 2 个 *N*- 糖基化位点。α 亚基为 52 和 78 位，β 亚基为 7 和 24 位
二硫键数目及位点	α 亚基 5 对，β 亚基 6 对
相对分子量	34 000~45 000
等电点	3.5~6.1
生物学活性	①具有直接或者间接调节生殖系统的功能，促进卵泡膜细胞中的雄性激素转化为雌性激素、雌酮和雌二醇；促进颗粒细胞增殖，使卵泡生长；诱导颗粒细胞中 LH 和泌乳素受体的大量增加；导致合成孕酮所必需的一类固醇合成酶的活化 ②在睾丸中促进曲细精管的成熟。在高浓度睾丸内雄性激素作用下，FSH 可诱导精子产生
临床应用	①治疗无排卵性不孕 ②治疗男性低促性腺激素性引起的低性腺激素症

名称	重组人促黄体激素 α （r-hLH α）	重组人绒促性素 （r-hCG）
来源	中国仓鼠卵巢（CHO）细胞为宿主，经细胞培养，并运用免疫亲和色谱与单克隆抗体高度纯化而得	以中国仓鼠卵巢（CHO）细胞为宿主，经细胞培养，并运用免疫亲和色谱与单克隆抗体高度纯化而得
蛋白质长度	213	237
受体	促黄体激素结合于卵巢膜（及粒层）和睾丸间质细胞上与人绒毛膜促性腺激素共用的受体上，此 LH/CG 跨膜受体属 G 蛋白偶联受体家族	绒促性素可与促黄体激素共同结合于卵巢膜及颗粒细胞上的一种跨膜受体——LH/CG 受体
糖基化位点	α 亚基含 2 个 *N*- 糖基化位点（Asn52 和 Asn78），β 亚基含 1 个 *N*- 糖基化位点（Asn40）	α 亚基含 2 个 *N*- 糖基化位点（Asn52 和 Asn78），β 亚基含 2 个 *N*- 糖基化位点（Asn13 和 Asn30）和 4 个 *O*- 糖基化位点（Ser121、127、132 和 138）
二硫键数目及位点	α 亚基 5 对，β 亚基 6 对	α 亚基 5 对，β 亚基 6 对
相对分子量	29 000	25 715.70
等电点	6.4~9.9	3.2~7.7
生物学活性	调节生殖系统的功能	恢复卵母细胞的减数分裂、促使卵泡破裂，促进黄体形成并产生孕酮和雌二醇
临床应用	用于 LH 和 FSH 严重缺乏的妇女，以刺激卵泡的发育	治疗无排卵性不孕；治疗男性低促性腺激素性引起的低性腺激素症

续表

名称	重组人促甲状腺激素 （r-hTSH）
来源	从人组织中分离得到的人促甲状腺激素 α 亚基 cDNA 和 β 亚基的部分基因组 DNA，分别构建重组质粒，共转染二氢叶酸还原酶（DHFR）缺陷型中国仓鼠卵巢细胞（CHO）获得工程化细胞株，然后大规模表达纯化
蛋白质长度	210
受体	促甲状腺素受体
糖基化位点	α 亚基有 2 个侧链糖基分别结合于 52、78 位的门冬酰氨酸残基上，β 亚基有 1 个侧链糖基结合于 23 位的门冬酰氨酸残基上
二硫键数目及位点	α 亚基含有 5 对二硫键，β 亚基含 6 对二硫键
相对分子量	25 300
等电点	
生物学活性	促甲状腺毒素与促甲状腺素受体结合，产生第二信使 c-AMP，依次诱导甲状腺激素 T3 和 T4 的释放
临床应用	主要用于在分化良好型甲状腺癌的甲状腺切除治疗后

名称	重组人甲状旁腺激素 （PTH）	重组人甲状旁腺激素 1~34 （PTH1~34）
来源	甲状旁腺细胞	甲状旁腺细胞
前体蛋白质长度	115	84
成熟蛋白质长度	84	34
糖基化位点	无	无
二硫键数目及位点	无	无
相对分子量	9400	4100
等电点	8.0-9.0	8.3
生物学活性	维持机体钙平衡；促进骨形成药物	维持机体钙平衡的重要激素之一；促进骨形成
临床应用	骨质疏松	骨质疏松

名称	重组类胰高血糖素 - 贝那鲁肽	重组类胰高血糖素 - 利拉鲁肽
前体蛋白质长度	36	37
成熟蛋白质长度	30	31
分子式	$C_{149}H_{225}N_{39}O_{46}$	
糖基化位点	无	无
二硫键数目及位点	无	无
相对分子量	3298.7	
生物学活性	刺激胰岛素分泌、胰岛 β 细胞增殖和分化	刺激胰岛素分泌、胰岛 β 细胞增殖和分化
临床应用	2 型糖尿病	2 型糖尿病

续表

名称	生物合成高血糖素	生物合成高血糖素类似肽
分子式	$C_{153}H_{225}N_{43}O_{49}S$	
来源	胰岛 α 细胞	哺乳动物的肠 L 细胞分泌 GLP-1，经酶切产生的肽段
前体蛋白质长度	160	
成熟蛋白质长度	29	30
糖基化位点		
二硫键数目及位点		无
相对分子量	3500	3300
等电点	6.75	
生物学活性	分解肝糖元，抑制糖酵解，促进肝葡萄糖的产生与输出，使血糖浓度升高	促进胰岛素的分泌，并随血液中血糖浓度的高低，调整分泌量
临床应用	低血糖引起的各种病患	2 型糖尿病及相关的肥胖症

名称	重组人胰高血糖类多肽 -1（GLP-1）（7 － 37）	重组促胰岛素分泌素
基因长度	9.4kb	
外显子数	6	
来源	哺乳动物的肠 L 细胞分泌 GLP-1，经酶切产生的肽段	大毒蜥 Gila monster Heoderma suspectrum 口腔分泌物中分离出来的一种多肽
成熟蛋白质长度	30	39
糖基化位点	无	无
二硫键数目及位点	无	无
相对分子量	3298.7	4187
等电点	5.0~6.0	4.7
生物学活性	促进胰岛素的分泌；促进生长抑素的释放和抑制胰高血糖素的释放等	降低血糖
临床应用	2 型糖尿病及相关的肥胖症	2 型糖尿病

名称	艾塞那肽	重组鲑鱼降钙素
分子式		$C_{145}H_{240}N_{44}O_{48}S_2$
来源	化学合成	甲状腺内的滤泡旁细胞
成熟蛋白质长度	39	32
糖基化位点	无	
二硫键数目及位点	无	1
相对分子量	4187	3.4k
等电点	4.7	
生物学活性	促进胰岛素的分泌；促进生长抑素的释放和抑制胰高血糖素的释放等	降低血钙；血钙低时可促使甲状旁腺素分泌增加而使血钙升高
临床应用	2 型糖尿病	溶骨性病变、骨质疏松症、甲状旁腺机能亢进、婴儿维生素 D 过多症、成人高血钙症、畸形性骨炎等

续表

名称	依降钙素	生长抑素
分子式	$C_{148}H_{244}N_{42}O_{47}$	$C_{76}H_{104}N_{18}O_{19}S_2$
来源	化学合成	化学合成
成熟蛋白质长度	31	14
糖基化位点	无	无
二硫键数目及位点	无	无
相对分子量	3363.76	1637.9
等电点		
生物学活性	抑制破骨细胞活性，减少骨的吸收，防止骨钙丢失	抑制生长激素、甲状腺刺激激素、胰岛素和胰高血糖素的分泌，并抑制胃酸的分泌
临床应用	骨质疏松症引起的骨痛	急性食管静脉曲张出血，消化道溃疡出血，急性胰腺炎

名称	胸腺五肽	胸腺肽 α1
分子式	$C_{30}H_{49}N_9O_9$	$C_{129}H_{215}N_{53}O_{56}$
来源	人工合成	可由基因工程菌（大肠杆菌）表达，经分离纯化获得；也可通过化学合成技术制备
成熟蛋白质长度	5 个氨基酸残基	
相对分子量	679.77	3108.37
生物学活性	调节和增强人体细胞免疫功能的作用	调节和增强人体细胞免疫功能的作用
临床应用	①用于 18 岁以上的慢性乙型肝炎患者 ②各种原发性或继发性 T 细胞缺陷病	各种细胞免疫功能低下的疾病；肿瘤的辅助治疗；重症肝炎的治疗；重大外科手术及严重感染

名称	戈那瑞林	醋酸丙胺瑞林	醋酸曲普瑞林
分子式	$C_{55}H_{15}N_{17}O_{13}$	$C_{56}H_{78}N_{16}O_{12}$	$C_{64}H_{82}O_{13}N_{18} \cdot C_2H_4O$
来源	人工合成的促性腺激素释放激素	为一种人工合成的促性腺激素释放激素的九肽类似物	合成的促性腺激素释放激素的类似物
成熟蛋白质长度	9 个氨基酸残基	9 个氨基酸残基	10 个氨基酸残基
相对分子量	1182.33	1167.34	1371.6
生物学活性	它刺激来自脑垂体的黄体生成素（LH）和促卵泡生成素（FSH）的释放	①用药初期可刺激垂体释放促黄体生成素（LH）和促卵泡素（FSH），引起卵巢源性甾体激素短暂升高 ②重复用药可抑制垂体释放 LH 和 FSH，使血中的雌二醇水平下降，达到药物去卵巢的作用	①可抑制男性睾酮的释放，阻止激素依赖性前列腺癌的生长； ②可抑制女性卵巢雌激素的释放，治疗雌激素依赖性疾病或需阻止激素水平上升的情况 ③也可抑制或延缓儿童性早熟的征兆
临床应用	前列腺癌、乳腺癌、子宫内膜异位症、下丘脑性闭经所致不育、原发性卵巢功能不足、垂体肿瘤等	子宫内膜异位症	辅助生殖技术、激素依赖型前列腺癌、子宫内膜异位症、子宫肌瘤等

续表

名称	亮丙瑞林	布舍瑞林	戈舍瑞林
分子式	$C_{59}H_{84}N_{16}O_{12}\cdot C_2H_4O_2$	$C_{60}H_{86}N_{16}O_{13}$	
来源	人工合成的促性腺激素释放激素的九肽类似物	一种人工合成9肽LHRH类似物	一种人工合成的GnRH类似物
成熟蛋白质长度	9个氨基酸残基	9个氨基酸残基	
相对分子量	1269.5	1239.44	
生物学活性	促使黄体生成素（LH）和卵泡刺激素（FSH）的合成释放	刺激来自脑垂体的黄体生成素（LH）和促卵泡生成素（FSH）的释放	①使用初期可促使LH、FSH和性激素分泌增加，经1~2周开始产生相反作用，性激素分泌可降低到去势水平。②长期使用可抑制脑垂体促黄体生成素的合成
临床应用	子宫内膜异位症、子宫肌瘤、前列腺癌，卵巢癌等	前列腺癌、乳腺癌	前列腺癌、乳腺癌及子宫内膜异位症

名称	缩宫素	卡贝缩宫素
分子式	$C_{43}H_{66}N_{12}O_{12}S_2$	$C_{45}H_{69}N_{11}O_{12}S$
来源	丘脑下部特殊的神经细胞	对缩宫素进行修饰得来
前体蛋白质长度		
成熟蛋白质长度	9个氨基酸残基	7个氨基酸残基
相对分子量	1007.2	988
生物学活性	①刺激子宫平滑肌收缩 ②刺激乳腺的平滑肌收缩	同“缩宫素”
临床应用	用于引产、催产、产后及流产后因宫缩无力或缩复不良而引起的子宫出血	①选择性硬膜外或腰麻下剖腹产术后 ②预防子宫收缩乏力和产后出血

名称	醋酸阿托西班	加压素
分子式	$C_{43}H_{67}N_{11}O_{12}S_2$	特利加压素：$C_{52}H_{74}N_{16}O_{15}S_2$ 醋酸去氨加压素：$C_{46}H_{64}N_{14}O_{12}S_2$
来源	合成的肽类物质	丘脑下部特殊的神经细胞
成熟蛋白质长度	8个氨基酸残基	9个氨基酸残基
相对分子量	993.5	1227.4，1069.2
生物学活性	①可在受体水平对人缩宫素产生竞争性抑制作用 ②降低子宫的收缩频率和张力，抑制子宫收缩 ③与加压素受体结合抑制加压素的作用	特利加压素：缩血管和抗出血 醋酸去氨加压素： 引起血管和其他平滑肌收缩；抗利尿
临床应用	适用于妊娠妇女，以推迟即将来临的早产	食管静脉曲张和泌尿生殖系统的出血，中枢性尿崩症

续表

名称	链激酶 （SK）	组织型纤溶酶原激活剂 （t-PA）
基因长度		36kb
外显子数		14
来源	溶血性链球菌	血管内皮细胞
前体蛋白质长度		562
成熟蛋白质长度	414	527
糖基化位点		3
二硫键数目及位点		17
相对分子量	47 000	67 000~72 000
等电点	5.2	7.8~8.6
生物学活性	激活纤溶酶，达到溶栓效果	消除血栓、维持血液动态平衡
临床应用	急性心肌梗死、肺栓塞、脑血栓和其他血栓栓塞性疾病	心肌梗死

名称	Reteplase （rPA）	TNK-tPA （TNKase）
来源	是经基因工程改构的一个“缺失型突变体”，仅包含天然 t-PA 的 K2 区和 P 区	对人类天然 t-PA 的 cDNA 修饰发展而来
蛋白质长度	355	527
糖基化位点	无	4 个 *N*- 糖，1 个 *O*- 糖
二硫键数目及位点	9	17
相对分子量	39 600	63 000（含糖），58 800（不含糖）
等电点	9.0	5.8~8.2
生物学活性	溶解血栓	溶解血栓
临床应用	心肌梗死	心肌梗塞

名称	尿激酶原 （proUK）	葡激酶 （SAK）
基因长度	6.4kb	408bp
外显子数	11	
来源		溶源性金黄色葡萄球菌
蛋白质长度	411	136
糖基化位点	1 个 *N*- 糖，302 位	无
二硫键数目及位点	12	无
相对分子量	46 000（不含糖），49 000（含糖）	15 500
等电点	9.2	6.7~7.7
生物学活性	催化纤溶酶原产生大量的纤溶酶	与纤溶酶原以 1 ∶ 1 等分子比例可逆结合，激活其他纤溶酶原
临床应用	急性心肌梗塞、脑血栓	扩张性心梗、外周动脉栓死、急性心肌梗死、急性脑梗死

续表

名称	水蛭素
来源	水蛭及其唾液腺
蛋白质长度	65 或 66
糖基化位点	
二硫键数目及位点	
相对分子量	7000
等电点	4.0
生物学活性	抑制凝血酶，能高效抗凝血 / 抗血栓形成
临床应用	①预防和治疗各种血栓疾病，并可改善血液循环，防止肿瘤细胞转移 ②治疗心血管疾病以及用于肝素引起的Ⅱ型血小板缺少症（HIT Ⅱ）和相关的血栓栓塞和急性冠状动脉综合征（ACS）的治疗

名称	超氧化物歧化酶（SOD）	重组尿酸氧化酶
基因长度	cDNA 片段为 459bp	
来源	真核细胞胞液、线粒体和原核细胞	通过重组技术在大肠杆菌中表达，经发酵和分离纯化后获得
成熟蛋白质长度	153	302
糖基化位点		无
二硫键数目及位点	2	无
相对分子量	17 000	34 241
等电点	5.6	6.5~8.0
生物学活性	清除氧自由基	将尿酸转化为尿囊素，是嘌呤代谢途径的关键酶
临床应用	慢性风湿性关节炎，骨关节炎，放射性膀胱炎	癌症相关的高尿酸血症；结石性痛风；慢性肾衰等

名称	精氨酸酶	葡萄糖脑苷脂酶
基因长度	11.5kb	7kb
外显子数	8	11
来源	AⅠ为胞质型，在肝脏表达水平很高；AⅡ是诱导型的线粒体酶，表达分布于各个器官	中国仓鼠卵巢（CHO）细胞表达产生 rh-GC，然后经糖链修饰获得
前体蛋白质长度	AⅠ为 322；AⅡ为 354	
成熟蛋白质长度		497
糖基化位点	无	19、59、146 和 270 四个 Asn 位点上连接有 *N*- 型糖侧链

续表

名称	精氨酸酶	葡萄糖脑苷脂酶
二硫键数目及位点		两对
相对分子量	AⅠ为 105 000	60 000
等电点	8.5~9.5	
生物学活性	尿素循环必需的酶之一；在免疫应答中，AⅠ可调节 NOS 的底物 L-精氨酸的生物利用度	催化细胞膜碎片降解产生的葡糖脑苷脂水解成为葡萄糖和 *N*-酰基鞘氨醇
临床应用	抗肿瘤研究；精氨酸酶血症治疗；临床诊断研究	溶酶体内 β-葡萄糖苷脂酶缺乏而导致的葡萄糖脑苷脂病（戈谢病）

名称	重组激活的人凝血因子Ⅶ	重组人凝血因子Ⅷ
基因长度		186kb
外显子数		26
前体蛋白质长度		2351
成熟蛋白质长度	406	2332
糖基化位点		
二硫键数目及位点	1	
相对分子量	50 000	260 000
等电点		
生物学活性	在 rFⅦa 诱发止血的机制中起重要作用	在凝血系统中起加速反应的作用
临床应用	血友病出血或外科手术	治疗甲型血友病

名称	重组人凝血因子Ⅸ（rFⅨ）
基因长度	34 kb
外显子数	8
前体蛋白质长度	461
成熟蛋白质长度	415
糖基化位点	
二硫键数目及位点	
相对分子量	55 000
等电点	
生物学活性	①体内凝血途径为内源性和外源性凝血二种途径 ②与 FⅧa 结合，FⅨ激活 FⅩ成 FⅩa，FⅩa 激活凝血酶原形成凝血酶，凝血酶将纤维蛋白原转变为纤维蛋白，发生凝血
临床应用	①用于乙型血友病或获得性 FIX 缺乏症的治疗 ②用于在外科手术中控制和预防出血

续表

名称	血管抑素	内皮抑素
来源	肿瘤细胞产生或激活某种蛋白酶，将体内的前体分解为血管生成抑制剂	胶原蛋白 X Ⅷ的 C 端非胶原蛋白特征结构域的水解产物
蛋白质长度		192
糖基化位点		无
二硫键数目及位点		2 个，42-182；144-174
相对分子量	38 000	21 110
等电点	8.8~9.8	8.8~9.8
生物学活性	抑制内皮细胞的增殖；抗血管形成	诱发内皮细胞凋亡；抑制血管生成
临床应用	抗肿瘤	抗肿瘤

名称	人纤溶酶原 kringle 5 片段（简称纤溶酶原 K5 或 K5）
来源	人纤溶酶原的第 5 个环状结构域
蛋白质长度	80
糖基化位点	无
二硫键数目及位点	3 个
相对分子量	14 000
等电点	8.8~9.8
生物学活性	抗细胞增殖；阻止血管的形成；抑制内皮细胞的迁移
临床应用	实体瘤

名称	rhEGF-P64k 偶联肿瘤疫苗	rhEGF-CRM197 偶联肿瘤疫苗
来源	重组表达	重组表达
蛋白质长度	51+593	51+535
糖基化位点		
二硫键数目及位点	4	
相对分子量	76 000	68 000
等电点		
生物学活性	诱导机体产生针对 EGF 的中和性抗体	诱导机体产生针对 EGF 的中和性抗体
临床应用	高分泌 EGF 的肺癌	高分泌 EGF 的肺癌

名称	重组人组表位肽 12 rhErbB3-f	HSP65-MUC1 融合蛋白
来源	大肠杆菌中表达的人 ErbB3 受体的一个片段	
成熟蛋白质长度	89	
糖基化位点		
二硫键数目及位点		
相对分子量	9600	61 000
等电点	8.0 ± 0.5	4.0~6.5
生物学活性	对诸如细胞生长、细胞分化以及细胞运动等都具有及其重要的作用	①诱生 MUC1 特异性 CTL ②促进抗原提呈细胞的 MHC Ⅰ类抗原提呈
临床应用	乳腺癌、卵巢癌、结肠癌、肺癌及前列腺癌等	用于治疗 MUC1 阳性的肿瘤如乳腺癌

续表

名称	脑利钠肽	骨形成蛋白
基因长度		1296bp
外显子数	3	
来源	猪脑组织	经脱钙处理的骨组织和骨肉瘤细胞
前体蛋白质长度	108	431
成熟蛋白质长度	32	
受体	与 NPR-A 受体结合	
糖基化位点	无	
二硫键数目及位点	1 个，10-26	
相对分子量	3500	14 900
等电点	10.9	5.5~7.5
生物学活性	①降低心脏负荷，综合性改善心脏功能 ②抑制由于扩血管效应引起的反射性心率增加，避免心律失常的发生	诱导机体内的间充质细胞不可逆地分化为软骨和骨细胞
临床应用	失代偿性充血性心力衰竭	①难治的大段骨缺损引起骨不连或颅骨缺损 ②直接盖髓术

名称	心钠素 α（ANP-α）	人降钙素基因相关肽脂质体（CT/CGRP）
分子式		
基因长度		6.5kb
外显子数		6
来源	心房肌细胞产生和分泌	
蛋白质长度	28	37
糖基化位点	无	
二硫键数目及位点	1 个，7-23	
相对分子量	3000	3789
等电点	6.0-8.0	9.5
生物学活性	在维持机体的水盐代谢平衡中发挥十分重要的作用	参与体内肾上腺能、非胆碱能的神经调节作用，对心血管系统有着重要的调节作用
临床应用	可调节体内水电平衡	重症高血压

名称	天花粉蛋白及其突变体（MTCS）	重组人促黄体激素释放激素 - 绿脓杆菌外毒素 A 融合蛋白（LHRH-PE40）
来源		基因工程方法产生的重组毒素
前体蛋白质长度		
成熟蛋白质长度	247	363
糖基化位点		
二硫键数目及位点		
相对分子量	27 000	42 000
等电点	8.8~9.8	3.7~4.8

续表

名称	天花粉蛋白及其突变体（MTCS）	重组人促黄体激素释放激素 - 绿脓杆菌外毒素 A 融合蛋白（LHRH-PE40）
生物学活性	①免疫调节作用 ②抗肿瘤活性 ③抗病毒活性 ④流产和抗早孕	LHRH 作为导向物，将 PE40 靶向至肿瘤细胞处发挥细胞毒作用
临床应用	AIDS 与肿瘤	抗肿瘤

名称	重组人纽兰格林
蛋白质长度	645
活性蛋白质长度	
相对分子量	7100
糖基化位点	NRG2 有潜在的 *N*- 和 *O*- 糖基化位点
等电点	6.5 ± 0.5
二硫键数目及位点	
基本结构	
细胞来源	多种组织和器官内表达，如乳腺、卵巢、睾丸、前列腺、心脏、肌肉、肺、肝、肾、肠、脑及脾等组织
功能	在神经元细胞迁移过程中发挥关键作用；诱导乳腺肿瘤细胞的分化和施万细胞的增殖；诱导神经肌肉接头形成过程中乙酰胆碱受体的形成等
治疗应用	各种原因导致的慢性心衰及心肌损害

名称	MIP-1α
基因的位置	17q11~q21
基因长度	2.057kb
外显子的数目	3
蛋白质长度	92
活性蛋白质长度	70
相对分子量	7800
糖基化位点	无
等电点	4.6
二硫键数目及位点	2 个：11-35，12-51
基本结构	二聚体，可能通过激活单体聚合
细胞来源	成熟造血细胞和许多造血细胞来源的细胞系 许多组织来源的单核细胞和巨噬细胞
功能	①可激活嗜碱细胞、肥大细胞和嗜酸细胞，并通过诱导组胺释放、激活嗜酸细胞的细胞毒活性而保护周围部位的抗感染 ②抑制造血干细胞和角化细胞的增殖，并在某些情况下，对成熟的原始细胞和比较原始的干细胞有刺激作用
治疗应用	①用作癌症化疗前的干细胞保护剂 ②能保护肺免受流感病毒等病毒的感染 ③在皮炎、皮肤利什曼原虫病、抗 -α-3（Ⅳ）胶原抗体诱导的肾炎及 HIV-1 感染中也有作用

续表

名称	MCP-1	MCP-2	MCP-3
基因的位置	17q11.2-12		17q11.2-12
基因长度	2.5kb	2.5kb	2.5kb
外显子的数目	3		3
蛋白质长度	99	77	99
活性蛋白质长度	76	76	76
相对分子量	9 000~17 000	7500	11 000
糖基化位点	无 *N*- 位点 有 *O*- 位点	无 *N*- 位点 无 *O*- 位点	未知
等电点	10.6	10.8	10.9
二硫键数目及位点	2 个：11-63，12-52	2 个：11-36，12-52	2 个：11-36，12-52
基本结构	随条件为单体或二聚体		
细胞来源	单核细胞、纤维原细胞、上皮细胞等	单核细胞、纤维原细胞、上皮细胞等	骨肉瘤细胞、单核细胞、星形细胞
功能	①在炎症和肿瘤中的白细胞迁移和激活中有重要作用 ②诱导人嗜酸细胞释放组氨酸，并提高 NK 细胞对肿瘤细胞的溶解 ③刺激人嗜碱细胞 Ca^{2+} 依赖的组氨酸释放 ④激活和趋化嗜碱细胞、单核细胞、人外周血 T 淋巴细胞以及树突状细胞 ⑤ MCP-2 和 MCP-3 能活化嗜酸细胞		
治疗应用	无		

名称	LIF
基因的位置	22q12.1-12.2
基因长度	约 6.3kb
外显子的数目	3
蛋白质长度	203aa，23aa 信号序列
活性蛋白质长度	180
相对分子量	38 000~64 000
糖基化位点	重度糖基化，潜在的糖基化位点 7 个在 32、56、86、96、119、128、139 位
等电点	8.6~9.2
二硫键数目及位点	3 个：12-134，18-131，60-163
基本结构	单体，4 个 α 螺旋结构
细胞来源	活化的 T 细胞、单核细胞、神经胶质细胞等
功能	调节细胞的增殖、分化和表型；促进骨的重吸收
治疗应用	①刺激血小板生成 ②局部应用促进骨质愈合 ③全身应用治疗骨质疏松症 ④与其他 CSF 联合应用对髓样白血病有抑制增殖和促进分化的作用

续表

名称	OSM
基因的位置	22q12
基因长度	
外显子的数目	3
蛋白质长度	252
活性蛋白质长度	196
相对分子量	28 000
糖基化位点	*N*- 和 *O*- 糖基化位点
等电点	
二硫键数目及位点	2 个，31~152，74~192
基本结构	
细胞来源	单核细胞系及 T 淋巴细胞系
功能	①诱导小鼠髓样白血病细胞系的分化，抑制胚胎干细胞的分化，及诱导肝细胞产生急性期蛋白 ②抑制人 A375 黑色素瘤细胞、人 H2961 肺癌细胞、乳腺、卵巢及胃肿瘤细胞的生长；刺激许多正常纤维母细胞、兔血管平滑肌细胞、牛主动脉内皮细胞等的生长 ③可在胸腺外刺激 T 细胞的发育与分化
治疗应用	暂无

（陶　磊　整理）